国家出版基金项目
NATIONAL PUBLICATION FOUNDATION

吴清玉
心脏外科学

吴清玉　编著

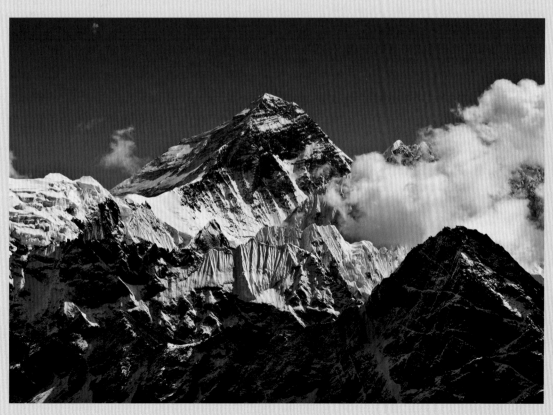

清华大学出版社
北京

内 容 介 绍

本书主要介绍了当今享誉国内外、在爱思唯尔"中国高被引学者年度榜单"上心脏外科领域排名连续多年居首位的吴清玉教授，从医40余年的临床实践总结。

全书共10篇90章，全面介绍了有关心脏外科方面的基础知识、基本手术技术和临床手术经验，还包括有关心脏血管疾病的介入治疗、人工心脏、心肺移植等内容。基础内容重点介绍心脏外科的临床研究工作、手术评估与决策、手术的基本操作、麻醉、体外循环技术等；临床内容系统介绍有关冠心病、瓣膜病、微创心脏外科、先天性心脏病诊治等，如手术方法的沿革和发展、手术适应证和手术时机的选择、手术技术及常见并发症的处理。书中资料许多是首次呈现给读者。

全书230余万字，配有2000余幅精美插图或手术照片。扫描文中55个二维码可获得吴清玉教授的手术视频，扫描封底二维码有吴清玉教授关于心脏外科临床工作思考的内容。本书对国内外心脏外科临床医师，特别是中青年心脏外科医师具有很高的参考价值。

图书在版编目（CIP）数据

吴清玉心脏外科学/吴清玉编著.—北京：清华大学出版社，2023.11
ISBN 978-7-302-62223-9

Ⅰ.①吴… Ⅱ.①吴… Ⅲ.①心脏外科学 Ⅳ.①R654

中国版本图书馆CIP数据核字（2022）第232595号

责任编辑：李　君
封面设计：傅瑞学
责任校对：李建庄
责任印制：宋　林

出版发行：清华大学出版社
网　　址：https://www.tup.com.cn，https://www.wqxuetang.com
地　　址：北京清华大学学研大厦A座　　　邮　编：100084
社　总　机：010-83470000　　　　　邮　购：010-62786544
投稿与读者服务：010-62776969，c-service@tup.tsinghua.edu.cn
质量反馈：010-62772015，zhiliang@tup.tsinghua.edu.cn
印　装　者：三河市龙大印装有限公司
经　　销：全国新华书店
开　　本：210mm×285mm　　　印　张：78.75　　字　数：2304千字
版　　次：2023年12月第1版　　　　印　次：2023年12月第1次印刷
定　　价：998.00元

产品编号：077315-01

著名心脏外科专家，主任医师，教授，博士生导师。

1976年毕业于广州中山医学院，同年被分配至北京中国医学科学院阜外心血管病医院心脏外科工作，1995—2004年任心脏外科主任、副院长。2004年3月调入清华大学。曾任清华大学学术委员会副主任、医学院副院长、医学中心主任，清华大学第一附属医院院长，创建清华大学第一附属医院心脏中心。

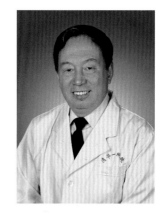

从事心血管外科临床和有关基础研究工作40余年，是我国心脏外科领域主要开拓者和学科带头人，特别是在先天性心脏病、冠心病、心脏瓣膜病、大血管疾病、人工左心辅助等领域皆有突出建树和创新成果。个人完成手术超过万例，冠心病、瓣膜病及疑难复杂先天性心脏病的手术疗效达世界领先水平。荣获国家级及部级成果奖16项（含国家科技进步奖二等奖4项，两项排名第一）。主编或参编专著15部，发表学术论文481篇，其中以第一作者或通讯作者发表210篇，培养硕士、博士59人。

至今连续9年入选爱思唯尔"中国高被引学者年度榜单"，在心脏外科领域排名第一。作为大会主席在国内组织和主持了7次国际心血管外科进展研讨会，包括首次在国内举办的第十五届亚洲心胸血管外科学会（ASCVTS）年会。曾7次受美国专家邀请赴国外进行手术演示。50余次应邀在国外心血管外科重大国际会议上做学术报告。现为美国胸外科学会（AATS）会员（国内第二人）、美国胸外科医师学会（STS）会员、欧洲心胸外科学会（EACTS）会员（国内第一人）、欧亚科学院院士。曾任亚洲心胸血管外科学会常委（国内第一人）和荣誉会员、世界儿童及先心病外科学会（WSPCHS）常委（国内第一人），国务院学位委员会学科评议组成员。多年担任美国《胸外科年鉴》等多个国内外杂志编委。

在国际上首创了Ebstein畸形解剖矫治术等多种新术式治疗复杂心脏畸形，在Ebstein畸形外科治疗方面积累了大量的成功经验。2007年应邀在美国大会上做了关于Ebstein畸形外科治疗的报告，该报告是美国胸外科学会年会举办87届来，首篇来自中国的有关先天性心脏病外科治疗方面的报告。将法洛四联症根治术的手术成功率由90%提高到99%，达到国际领先水平。提出的治疗法洛四联症的原则和手术方法至今还在指导着临床工作，相关论文发表于美国《胸外科年鉴》。

1990年以来，成功解决了许多心脏病手术治疗的重大疑难问题，率先在国内成功开展了心房心室双调转手术、Ross手术等多种高难度手术，全部获得成功。1993年以来，亲自手术治疗各种疑难复杂危重冠心病患者3500余例，冠状动脉搭桥手术成功率99.5%。1994年成功为患者进行了心肺移植手术。2000年，首次在网上向全球直播冠状动脉搭桥手术全过程；在国内率先解决了冠状动脉搭桥术的关键技术问题，并以各种方式进行推广。2001年为晚期冠心病患者植入左心辅助装置且两年后又成功为其进行心脏移植；同年，在国内首次成功进行肺动脉内膜剥脱术，治疗慢性栓塞性肺动脉高压。

他始终心怀慈悲、大医博爱，医德高尚、谦逊正直，学风严谨、亲力亲为。所治疗的心脏外科手术的病人几乎都是复杂、危重和疑难心血管病患者，其中50%以上为辗转全国各大医院后又经专家推荐慕名而至，其极高的手术成功治愈率使无数患者得到了满意的治疗、获得了重生。多年来他千方百计救治贫困家庭患者，多次率队到基层进行义诊、手术示范。言传身教培养的多位心血管领域的专家和学科带头人，为救治广大患者做出了突出贡献。

编　委　会

心脏外科是"高科技、高风险、高回报"的工作。这里讲的"高风险、高回报"指心脏外科医师既可以使患者获得新生，也可以因一念之差、一个操作失误使患者很快失去生命，因此每做一次手术心脏外科医师都会感到如临深渊、如履薄冰，生怕有半点闪失。

"心可近佛，技可近仙"是患者对医师的希望，对心脏外科医师来说更是一种挑战和追求。"心可近佛"可能不难做到，但"技可近仙"谈何容易！这需要心脏外科医师吃苦耐劳、善于学习、勇于实践，经过长时间的磨炼和精进才可能实现。在这个过程中，笔者深感内容翔实、概念清晰、实用性强，能跟上学科发展的参考书非常重要。2003年笔者主编的《心脏外科学》，得到了很多同行的推崇，也存在一些缺憾，相信该书对我国心血管外科的发展有一定的促进作用。一转眼20年过去了，笔者很早就想对书中的内容进行修改，但苦于工作繁忙，一直没有时间。

近几年来，由于疫情等原因，笔者短期脱离了临床工作，集中精力和时间重新回顾和审视自己学习和工作的过程，总结经验和教训，翻阅了大量病案、手术照片和所发表过的论文，开始对《心脏外科学》一书进行重新编写。对笔者来说，工作的舞台和形式改变了，但还是像对临床工作一样尽心竭力。从资料的收集、整理到图片的筛选、修整、图注题写，以及对稿件的审阅、修改，都做到了亲力亲为，包括本书所精选的视频手术都是笔者多年来亲自完成。

全书的内容笔者亲自写了54章，与同事合写4章。写到每一章，都会让我想起一个个患者和他们的手术过程及手术效果。不难想见，从刚出生后不足2小时、濒死的大动脉转位患儿到80岁以上冠状动脉搭桥的老人，病情相差天壤，但他们术后都能恢复正常，其中的决策过程和手术细节非常重要。重新回顾每个手术录像，同时随访他们的恢复过程和现状，让笔者对每一个患者的治疗都有了新的认识和体会，这些在书中笔者都尽可能地给予了详尽的介绍，并在相应章节后面进行了简要讨论。笔者邀请了学养丰厚的专家进行其他有关章节的写作，由笔者进行了数次审改。书中内容力争能反映心血管外科专业的现今水平，文字简洁；配有精美插图和必要的视频资料，一目了然，从而有助于读者理解和做好心脏病的诊治工作。"文章千古事"，本书的作用和影响如何，笔者不得而知，然而在编写过程中，我们所有的作者的确是"甘苦寸心知"！

全书共10篇90章，全面介绍了有关心脏外科方面的基础知识、基本手术技术和临床手术经验，还包括有关心脏血管疾病的介入治疗、人工心脏、心肺移植等内容。基础内容重点介绍心脏外科的临床研究工作、手术评估与决策、手术的基本操作、麻醉、体外循环技术等；临床内容系统介绍有关冠心病、瓣膜病、微创心脏外科、先天性心脏病诊治等，如手术方法的沿革和发展、手术适应证和手术时机的选择、手术技术及常见并发症的处理。书中资料许多是首次呈现给读者。

本书得到了清华大学有关领导和清华大学出版社有关领导，特别是清华大学第一附属医院类延旭书记、张明奎院长、时任清华大学出版社李勇书记和所有作者的大力支持，得到了助理托亚女士、清华大学出版社李君老师的辛勤付出、鼎力协助。多年的同事和朋友常青、邵燕斌的摄影，孙薇医师、刘真女士的精美绘图，张福强医师参与制作的难得的视频都为本书增加了光彩。还有靳永强、张乐峰、唐秀杰、逯春鹏、李亚静、文镇宋等同事，为本书的写作都给予了帮助，在此一并致谢。

笔者期待本书能使广大心脏病患者和医务工作人员有所获益，即使在知识与技术更新后，书中所传承的精神和解决问题的思维方式还能惠及读者。心脏外科临床工作繁杂，问题多多，由于我们能力有限，书中不足之处在所难免，恳请广大读者批评指正。

吴清玉

2022 年 6 月

CONTENTS **目　　录**

第1篇　心脏外科基础

第 2 篇　辅助诊断检查

第 3 篇　辅助治疗技术

第4篇　先天性心脏病

第 5 篇　获得性心脏瓣膜病

第 6 篇　其他心脏病

第 7 篇　主动脉疾病

第 8 篇　心血管疾病的介入治疗

第 9 篇　心血管外科微创手术

第 10 篇　心力衰竭的外科治疗

第1篇

心脏外科基础

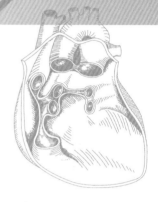

第1篇

云计算与大数据基础

第1章
心脏大血管的解剖

心脏和大血管的正常解剖很复杂，且时有变异，对心血管外科医师来说，明了心脏大血管的正常解剖是非常重要的。只有透彻了解这些知识，才能在手术中进行全面探查，明确诊断，杜绝失误，预防手术并发症，取得更好的手术疗效。

第1节 心脏的位置和结构

正常人心脏位于中纵隔内，心尖及心脏的大部分（约2/3）位于胸前正中线的左侧，其余1/3位于右侧（图1-1-1），而镜面右位心、内脏反位的人刚好相反。心脏由心包腔包裹，上方为心包腔的顶部，约达第2肋软骨水平，下方为心包腔底部，底部的中心部分与膈肌融合，左、右两侧为肺组织。心脏前下方没有肺和胸膜的覆盖，称为裸区，通常为心包腔穿刺的位置。心脏的前方为前纵隔，有胸骨体和第3、4、5肋软骨，后方为后纵隔，有胸主动脉、气管、食管和脊柱。所有这些使心脏位置固定并得到保护。在心包疾病或需要再次手术情况下，可以表现为胸骨和心脏粘连甚紧。

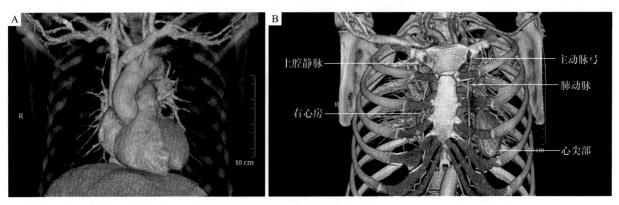

图1-1-1　心脏CT三维重建
A. 心脏的形态；B. 心脏在胸腔中的位置。

心脏上方发出大血管，大血管根部为心底部。位于房室沟平行的切面，为心脏的横轴面即冠状切面。心尖部指向左下，由心尖到心底部最长的连线为心脏纵轴面即矢状面。心脏在胸壁表面的投影大致是心尖部位于左锁骨中线内侧、第5肋间。心脏右缘位于第3至第6肋软骨、胸骨右缘外1～2 cm处，其上方为上腔静脉，下方为下腔静脉。心脏的左缘位于第2至第6肋软骨、胸骨左缘外1～7 cm处，上部为主动脉弓，下部为心尖部（图1-1-2）[1]。

心脏是人体循环系统的中心，右心系统由上及下腔静脉、右心房（右房）、右心室（右室）和肺动脉构成，可将体循环静脉血经肺动脉泵入两肺，进行气体交换。左心系统由4条肺静脉、左心房（左房）、左心室（左室）和主动脉构成，负责将静脉血氧合后经动脉系统输送到全身。另外，心脏还有

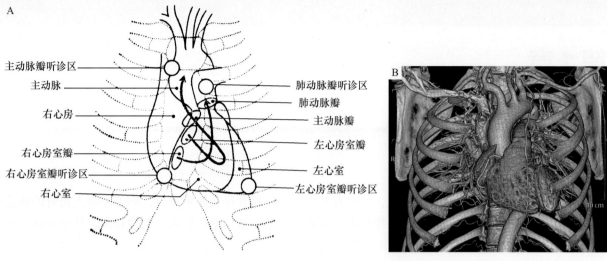

图 1-1-2　心脏在胸壁表面的投影

A. 示意图；B. CT 三维重建。

为其自身供血的冠状动静脉循环系统和控制心律的传导系统。

心脏大小似自身手拳，大小和重量因人而异，且随着人体的生长发育而增加。正常成人男性的心脏重量为 280～340 g（占体重的 0.43%），女性为 230～280 g（占体重的 0.40%）[1]。多数心脏病患者心脏大小及形态会发生改变。

心脏手术经胸骨前正中切口开胸时，需要麻醉师配合使肺萎陷，以免由于肺的膨胀造成胸膜和肺的损伤。在停止体外循环及关胸时，须注意清理患者气管内分泌物，观察其肺膨胀的情况，以免影响呼吸功能。患者部分或全肺不张时有发生，可使患者缺氧和导致心功能不全，甚至不能脱离体外循环机，危及生命。因此，必要时应剪开胸膜，开胸探查。对婴幼儿患者尤其要注意，特别是在肺疝的情况下，更容易发生肺不张。在关胸固定胸骨时，也要注意避免钢丝穿通肺脏，造成气胸。

第 2 节　心　包

心包是包裹心脏并对心脏有保护作用的组织，是一个由壁层和脏层心包构成的浆膜囊。壁层心包由纤维组织形成，脏层心包就是心脏的外膜。脏层心包移行的部分经心底部大血管的根部与壁层心包相连，形成心包腔。心包腔顶部与大血管根部相延续，底部与膈肌中心腱相连。正常心包腔里含有 30～50 mL 的心包液，对心脏有保护和润滑作用[1]。心包两侧有膈神经和与其伴行的膈肌动静脉。偶可见到患者心包部分缺如，多发生在心底两侧附近。心包的厚薄略有不同，可用来做修补心房、心室间隔缺损或瓣膜的材料。心包在主动脉和肺动脉两大血管后方形成一间隙为横窦，经横窦可游离主动脉和肺动脉根部，手术中可置入阻断钳阻断升主动脉。另有一斜窦，位于横窦下方，左心房后壁、下腔静脉与肺静脉之间（图 1-2-1）[2]。

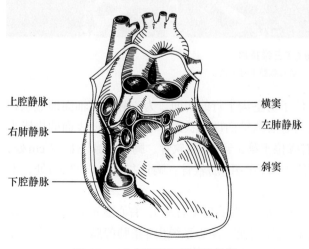

图 1-2-1　心包斜窦与横窦的位置

手术中，多数患者取仰卧位，经胸骨前正中切口进入胸腔。用撑开器撑开胸骨后，首先可以看到心包，切开心包后即可见到心脏和心包积液。实验室检查心包积液对心脏病的诊断也很重要。心脏肿瘤患者心包上可见到肿瘤转移、心包增厚及与心脏粘连。心包本身也可以发生缩窄性心包炎、肿瘤等多种病变。各种原因都可能使心包积液增多，积液性质有纤维素性、血性或脓性的，可能与相应的疾病如心包炎、心脏肿瘤有关。心包腔内积液量越大，越需要及时处理，否则会引起心脏压塞。

第 3 节 心脏的表面

切开心包后，就可以看到心脏表面，前面大部分为右心房和右心室，向左可以看到前室间沟及其中的冠状动脉前降支、左心室。在心脏上方可以看到升主动脉、肺动脉、主动脉右侧的上腔静脉和右心耳。在主肺动脉左上方，向右侧搬开心脏偶可以见到与左上腔静脉并存，可见左心耳、左肺静脉和左下方的心尖部。

右心房连接上腔静脉，在右心房的左上前方有右心耳。右心耳为三角形，基底部比较大，表面光滑。每个人的右心耳大小不尽相同[2]，壁内有较多的梳状肌，这与左心耳有明显的不同。有的先天性心脏病可见到并列心耳。右心房扩大多见于三尖瓣病变，心房壁也可以变得很厚或者很薄。

左心耳与右心耳不同，外观呈弯曲的小手指状、边缘多为锯齿状，壁内缺少梳状肌，壁较薄。左心房与肺静脉相连。在心脏前面左心房大部分看不到，只能看到左心耳（图 1-3-1）。在二尖瓣发生病变时左心房、心耳可以变得很大，张力可以很高，心房内可以形成血栓。风湿性心脏病患者心房可以变得巨大，心房壁可以钙化。在心内有病变如三尖瓣关闭不全时，上、下腔静脉也可以明显扩张。

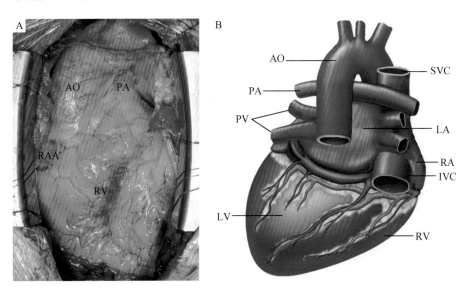

图 1-3-1　心脏的表面结构
A. 心脏正面观；B. 心脏左侧观。
AO：主动脉；PA：肺动脉；RAA：右心耳；PV：肺静脉；LV：左心室；SVC：上腔静脉；
LA：左心房；RA：右心房；IVC：下腔静脉；RV：右心室。

心房的下方可见到房室沟和左、右心室之间的前室间沟。右侧房室沟内可见发自主动脉沿房室沟下行的右冠状动脉，以及其周围的静脉和脂肪。左侧房室沟内为左侧冠状动脉回旋支，一般看不见。前室间沟内有发自主动脉、经肺动脉后方下行的左冠状动脉前降支及其周围的静脉和脂肪。有些患者前降支可以发自右冠状动脉，手术中要避免损伤。前室间沟的左侧为左心室和心尖，右侧为右心室。心肌在心尖部构成一凹陷即心尖切迹，心尖部位于左心室远端。心尖部靠近室间沟的部分多为无血管区，为左心室手术做切口的地方。心室的大小和形态因发育和病情可扩大、变小和心肌增厚，有明显的不同。

冠心病和陈旧性心肌梗死的患者，其冠状动脉表面有时可见淡黄色的动脉硬化斑块附着，在左心室表面可见因心肌梗死所致的红白相间的花斑状的心肌，或心肌收缩无力以及室壁瘤形成。

在上腔静脉和升主动脉之间，可以见到右肺动脉。经上腔静脉后方，右肺动脉发出上、中、下三个肺叶的分支到右肺。各种原因都可以使肺动脉扩张或狭窄。在右心房右侧可见左、右心间的界沟和右侧上、下肺静脉。右下肺静脉左前方为下腔静脉，其近端与右心房连接。右心室右缘呈锐角，故称为锐缘，而左心室边缘称为钝缘。心脏下方与膈肌相邻，故称为膈面。在心脏的膈面（即心室的后方）可以见到后室间沟，冠状动脉的后降支和心中静脉经此延伸到心尖。房室沟和室间沟的脂肪组织较多，心室游离壁则较少。有的肥胖患者整个心脏表面都可能被脂肪包裹，给冠状动脉搭桥（coronary artery bypass grafting，CABG）手术带来困难。

第4节 心房与心室

正常人有左、右两个心房和两个心室。左、右心房之间有房间沟分开，心室之间有室间沟分隔。心房心室之间有横行的房室间沟。房室间沟与纵行的室间沟近乎垂直，交叉处为后十字交叉，又称为房室界区。心房与心室的排列不是简单的上下左右关系，而是右心房、右心室在右上、右前方，而左心房、左心室整体偏于左后、左下，心尖部位于心脏左前、左下方。少数患者可能为单心房、三房心、左心室或右心室发育不良或为单心室。

一、右心房

右心房位于右心室的右上方，上方与上腔静脉相连，下方与下腔静脉相连。上腔静脉与右心房交界的前面为窦房结所在位置。右心房前上方为右心耳，左下方为三尖瓣，左后方为房间隔与左心房相连。房间隔中部可见未闭的卵圆孔或卵圆窝。房间隔下方可见Todaro腱和三尖瓣隔叶的根部以及冠状静脉窦的开口及其静脉瓣，这三条边构成Koch三角，三角中心部分为房室结的所在，希氏束从此发出[3]。右心房下方及冠状静脉窦开口的下方为下腔静脉的开口，开口内常见大小、形态不一的静脉瓣[4]。在修补下缘无边的房间隔缺损时，如不小心缝住下腔静脉瓣，可使下腔静脉血全部或部分引流入左心房，造成医源性右向左分流，术后发生低氧血症，导致严重并发症（图1-4-1）。

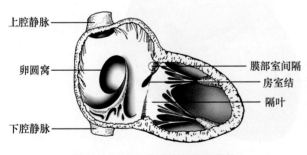

上腔静脉
卵圆窝
下腔静脉
膜部室间隔
房室结
隔叶

图1-4-1 右心房及房间隔的结构

二、左心房

左心房略小于右心房，位于右心房的左后方，左心房顶部位于升主动脉和肺动脉干的后方。术中可在主动脉的后方左心房顶部穿刺测定左心房的压力。左心房壁略厚于右心房。左心房两侧与四条肺静脉相连。心包在肺静脉开口附近形成隐窝，经此隐窝可游离左、右肺静脉。患者如有左上腔静脉并存，可直接与左心房相连，使未氧合的静脉血流入左心房。左心房后下方为二尖瓣，与左心室相连（图1-4-2）。

三、房间隔

房间隔位于两心房之间。在胚胎发育的不同时期，房间隔由原发和继发两层肌纤维间隔形成。靠近中心部分为卵圆窝，肌纤维较薄，周围心肌组织略厚。房间隔前方对着主动脉、后方对着房间沟，中下方有时可见一些纤维网状结构，称为Chiari网，无临床意义，手术中可予切除。房间隔下缘分隔二、三尖瓣口。大约有1/4的人房间隔中部可见

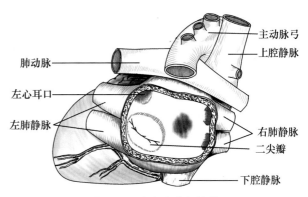

图1-4-2　左心房内部结构

一裂隙，为卵圆孔未闭，是因为房间隔上方两层房间隔未融合所致（图1-4-1）。由于左心房压力高于右心房，左侧房间隔压在右侧顶部房间隔上，不发生心房水平左向右分流。在严重肺动脉高压时，右心房内血液可经卵圆孔分流入左心房，出现右向左分流，以缓解右心室压力，患者表现为紫绀和低氧血症。房间隔的任何部位都可以发生缺损，缺损大小和形态多种多样，甚至房间隔缺如，也常合并其他病变。在右侧房间隔的中下方，可以见到轻度隆起的Todaro腱，为Koch三角的上缘。

四、右心室

右心室通过三尖瓣口与右心房相连。右心室表面向外膨隆，右心室壁厚度为5～8 mm。在各种病变的情况下右心室可以扩张、变薄或肥厚。由于室间隔轻度弯曲地突向右侧，三尖瓣口和右心室横切面呈半月状或马蹄形，部分地环抱着左心室。右心室左侧壁为室间隔，游离壁为前室间沟至右心室右缘，其余部分为下后壁或膈面。在Ebstein畸形可以见到壁薄的房化心室，它常见于下移的三尖瓣后叶的上方，右侧房室沟的下方和右心室的膈面。右心室可以分为流入道、小梁部和流出道三个部分。右心室流入道指由三尖瓣环至前后乳头肌根部水平；流出道为从室上嵴下缘至肺动脉瓣环之间的部分，亦称为肺动脉圆锥部，其构成室间隔部分可称为漏斗间隔，这两部分肌小梁较少。在右心室流入道和流出道之间的部分有较多肌小梁，故称为小梁部。右心室流出道病变较多，可以见到几乎未发育、发育不良，甚至明显扩张、变长的各种状态。如重症法洛四联症或肺动脉闭锁患者，右心室流出道明显发育不良或存在不同程度的狭窄，而Ebstein畸形或肺动脉瓣缺如患者，右心室流出道会变长并明显扩张。室上嵴可以发育很差，也可以很肥厚。室上嵴两侧可延续为明显粗大的壁束和隔束，并可引起右心室流出道狭窄。壁束与右心室游离壁相连，隔束连在室间隔上。经右心房切口可见室间隔上的圆锥乳头肌、腱索与三尖瓣隔叶相连。前乳头肌根部位于右心室前壁下方与前叶相连，后乳头肌在室间隔后下方通过腱索与后叶相连。圆锥乳头肌为修补室间隔缺损手术的重要解剖标志。在其右侧缝合缺损边缘过深时可能损伤传导束，导致房室传导阻滞，要特别小心。而在圆锥乳头肌根部左侧缝合是安全的。前乳头肌根部有肌性的调节束与室间隔相连，右束支由此间经过（图1-4-3）。

在心脏手术中保护好左、右心室功能非常重要，无论是术中还是术后处置不当，都可能使患者无法挽救。

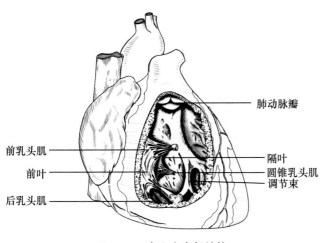

图1-4-3　右心室内部结构

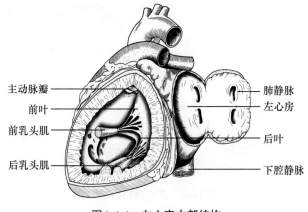

图1-4-4　左心室内部结构

主动脉瓣
前叶
前乳头肌
后乳头肌

肺静脉
左心房
后叶
下腔静脉

五、左心室

左心室是心脏供血的主要心室，从心底部至心尖部呈圆锥状。左心室壁较厚，是右心室的2倍左右，为8～12 mm。左心室亦分为流入道、流出道和小梁部三个部分。左心室流入道是从二尖瓣口至乳头肌根部。二尖瓣乳头肌靠近室间隔，分为前后两组（图1-4-4）。左心室流出道由上面的主动脉瓣环、下方的膜部室间隔及室间隔光滑部分、二尖瓣前叶及其周围的心肌组织构成。二尖瓣前叶为左心室流入道与流出道的实际分隔。左心室内壁大部分包括游离壁和心尖部由肌小梁覆盖，位于流入道和流出道之间称为小梁部。左心室肌小梁较右心室数量多，明显细小。

六、室间隔

室间隔分为漏斗部、膜部和肌部三部分。上方为漏斗间隔也称为圆锥间隔，位于主动脉和肺动脉瓣之间。漏斗间隔下方与膜部室间隔相连，膜部室间隔与肌部室间隔融合一体。膜部室间隔组织比较薄，甚至透明，由致密的结缔组织构成，为圆形或卵圆形，直径约1 cm（图1-4-5）。膜部间隔的右心室面被三尖瓣隔叶分成上、下两部分，上方为房室间隔，下方为室间隔。在左心室面，膜部间隔位于主动脉右冠瓣、无冠瓣和二尖瓣前叶根部的下方。由于二尖瓣位置高于三尖瓣，在二尖瓣和三尖瓣之间的房室间隔部分可以发生缺损形成左心室-右心房通道。膜部下方室间隔逐渐增厚，基底部较厚。室间隔表面有数量不等的肌小梁向左、右心室突出，左侧肌小梁之间也有腱索样组织不与瓣膜相连为假腱索。室间隔在前后室间沟附近，与左、右心室壁融合。在肌部室间隔的右侧有调节束，右束支从中经过。希氏束在膜部室间隔下缘左侧分出左束支[5]。在先天性心脏病中膜部室间隔缺损很常见，肌部缺损较少，但肌部缺损常为多发。心肌梗死可致肌部室间隔梗死、纤维化，甚至穿孔。

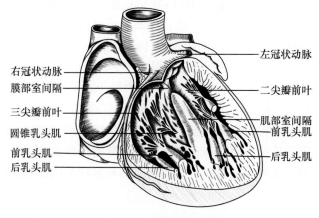

图1-4-5　室间隔的结构

右冠状动脉
膜部室间隔
三尖瓣前叶
圆锥乳头肌
前乳头肌
后乳头肌

左冠状动脉
二尖瓣前叶
肌部室间隔
前乳头肌
后乳头肌

第5节　心　肌

心肌是由心外膜、中间的心肌和心内膜构成。心外膜和心内膜都很光滑、很薄，并且是透明的[6]。心外膜与移行到大血管根部的壁层心包相连接，形成心包腔。心内膜与大血管和瓣膜内膜相延续。在胚胎和生理上，心内膜细胞与血管内皮细胞类似，对心室肌和瓣膜有保护作用。心内膜下层由疏松结缔组织构成，内含血管、神经、淋巴管及心传导系统的分支。当心内膜发生病变时可局部或全部增厚。心脏的瓣膜组织上、下两层均为心内膜，中间为纤维和弹力组织[5]。

心肌纤维分为心房肌纤维和心室肌纤维两种，两者有明显不同。心房肌纤维纤细短小并内含心房特殊颗粒（specific atrial granule），颗粒内为心钠素。心房肌纤维主要分布在心房，由瓣环隔开，不与心室肌相连，因此心房肌的兴奋不能直接传给心室肌。心房肌可分为深、浅两层，浅层心房肌为左、右心房共有，深层心房肌则各自分开。心肌纤维的排列方向是不一致的，通常是相互交织而成。心室肌纤维均附着于心纤维支架上，肌纤维较粗、较长，通常呈螺旋状排列，也称为螺旋肌。其走行方向大致可分内纵行、中环行、外斜行三层，外斜肌起自心脏纤维支架，斜行向下至心尖后再斜行向上连接心肌内中层。中层从心尖部到心底部横斜向上走行，心内膜下层心肌从心底部沿心脏长轴方向向下斜行到心尖部，三者在心尖部汇合，呈螺旋形连接。因此在心肌收缩时，可使心腔在不同径线缩短，将血液搏出。心肌纤维间有传导纤维相连接，互相协调动作，以保证心室的功能[7]。

通过显微镜观察，心肌纤维是由心肌细胞互相连接构成的，心肌细胞可分为工作心肌细胞和自律心肌细胞两类。心肌细胞有兴奋性、自律性、收缩性和传导性，且不易疲劳，但无再生能力[8]。

心肌细胞与骨骼肌相似，都有闰盘（intercalated disk），但心肌细胞一般只有一个细胞核，而骨骼肌细胞有多个细胞核。在其他方面心肌细胞和骨骼肌细胞也有很多不同。心肌细胞大致呈矩形，大小为（100～150）μm×（30～40）μm[9]。每个心肌细胞都含有较多的肌原纤维（myofibril），由肌原纤维构成肌节，形成心肌细胞的基本收缩单位。肌节使心肌细胞在镜下出现条纹状外观，类似于骨骼肌。这些条纹较亮的是肌动蛋白组成，较暗的主要由肌球蛋白组成。除此之外，心肌细胞还含有T管，T管由双层磷脂构成，为心肌细胞表面延伸到细胞内的微细管道，靠近细胞的内部钙存储区（肌浆网）。在这里，单个T管与肌浆网配对成为二联体（dyad），并在细胞表面向细胞外液开放。心肌中的T管比骨骼肌中的T管更大、更宽，但数量却更少。T管的功能是将电脉冲从细胞表面快速传递到细胞内，并在兴奋-收缩耦联（excitation-contraction coupling）的过程中帮助调节细胞内钙的浓度，有助于提高收缩效率[10]。心肌细胞有许多线粒体，以三磷酸腺苷（ATP）的形式为心肌细胞提供能量，从而使它们具有高度抗疲劳的功能。心肌中尚有成纤维细胞（fibroblasts），对心肌细胞有重要的支持功能。这种细胞不像心肌细胞那样具有收缩性，但可以维护细胞外基质，并在心肌损伤修复过程中起关键作用。例如在心肌梗死后，成纤维细胞可以通过产生胶原蛋白修复坏死区域。成纤维细胞比心肌细胞小，但数量更多，并且成纤维细胞可以几个一起附着在心肌细胞上，由此可以影响心脏传导系统的电流穿过心肌细胞外膜，起绝缘作用。成纤维细胞还可以转化为肌成纤维细胞（myofibroblast）和脂肪细胞。

正常心脏收缩由窦房结启动，以电的形式发出收缩信号传至房室结，在房室结传递延迟后经由房室束，将讯息迅速传至整个心室，引起心室收缩。在这个过程中，每个心肌细胞都需要与其周围的细胞进行协调收缩，形成功能性合胞体（functional syncytium），以有效地将血液从心脏泵出。如果这种协调被破坏，尽管很多心肌细胞都在收缩，但不能协调动作，例如心房颤动、心室颤动，都会使心输出量明显减少。

第6节 心脏纤维支架

心脏纤维支架也称心骨架（cardiac skeleton），构建在心底部，由致密的结缔组织和弹力纤维构成，所有的心肌组织和瓣膜都附着在心脏纤维支架上，对心脏有固定和支撑作用。心脏纤维支架由纤维性的肺动脉瓣环、主动脉瓣环、纤维三角、漏斗韧带、三尖瓣环和二尖瓣环一起构成。主动脉瓣环位于其他三个瓣环的中央。在主动脉瓣环后方偏右、三尖瓣环和二尖瓣环之间形成右纤维三角，即中心纤维体，希氏束从其右前方通过。在主动脉瓣环的左侧，主动脉瓣环与二尖瓣环之间，形成左纤维三角。左纤维三角明显比右纤维三角小，与二尖瓣环紧密相连。主动脉瓣环与肺动脉瓣环之间有漏斗韧带相连。心脏纤维支架通过心肌和瓣膜使心室和心房壁紧密相连（图1-6-1）。

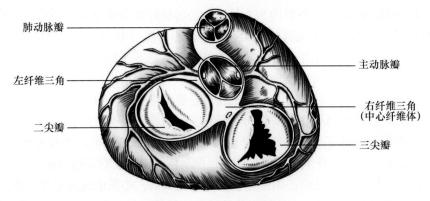

图1-6-1　心脏的纤维骨架

第7节　心脏的瓣膜

心脏有4个瓣膜，其中半月瓣为主动脉瓣和肺动脉瓣，房室瓣为二尖瓣和三尖瓣。瓣膜的阀门作用保证了血液向单一方向流动的生理需求。4个瓣膜都具备关闭严密、阻力小、易开放、韧性强及耐久性好等优点。

一、三尖瓣

三尖瓣位于右心房和右心室之间，由瓣环、三个瓣叶、瓣下相连的腱索及乳头肌构成。三个瓣叶中前叶面积最大，隔叶和后叶较小[11]。三个乳头肌中，圆锥乳头肌最小，发自圆锥间隔下方，为手术时重要标志。三尖瓣环为瓣叶附着处，近似肾形。隔叶位于三尖瓣环内侧，附着在室间隔上，较平直，较少变化。前叶附着在前瓣环，范围较大。后叶附着在后瓣环，范围相对较小（图1-7-1）。三尖瓣环周长为11～12 cm。瓣环在前叶和后叶附着部分可因病变而扩大，因此手术时可在此范围内缩小瓣环。

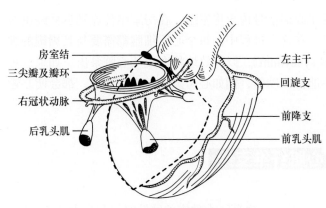

图1-7-1　三尖瓣环解剖结构及周边关系

瓣环的右后方可见冠状静脉窦开口与其不完整的冠状瓣。三尖瓣瓣叶间有三个交界，由相邻瓣叶组织重合构成，防止反流。交界区腱索分别与相近的乳头肌相连。前隔叶交界位置较高，隔后叶交界位置略低。前隔叶交界下方为膜部室间隔，其后下缘有希氏束经过。手术修补室间隔缺损后下缘时易致希氏束损伤，引起三度房室传导阻滞。修补室间隔缺损上缘时，可损伤主动脉右冠瓣，造成主动脉瓣关闭不全；也可损伤三尖瓣隔叶和腱索，导致术后三尖瓣关闭不全。

二、肺动脉瓣

肺动脉瓣附着在肺动脉瓣环上，有三个瓣叶，为半月瓣。因半月瓣的底部为弧形，所以瓣环弯曲呈波浪状。瓣环直径为2～2.4 cm，大小因人而异。瓣叶为一前叶和两后叶排列。肺动脉瓣叶菲薄，启闭功能良好。与瓣叶相对应的肺动脉壁向外膨突为肺动脉瓣窦，当肺动脉高压时肺动脉瓣窦膨突更为明显。肺动脉高压可以使主肺动脉扩张，肺动脉瓣环扩大，导致肺动脉瓣关闭不全。肺动脉瓣环下方为肌性肺动脉圆锥，与三尖瓣环之间无纤维连续。由于肺动脉瓣下方有完整的圆锥心肌，进行主动脉瓣置换或主动脉根部替换手术（如 Ross 手术）时，可以充分游离整个肺动脉根部，也可以部分游离。由于先天性的原因，肺动脉瓣可以未发育、闭锁或狭窄，在此基础上可以发生感染并形成赘生物。

三、二尖瓣

　　二尖瓣位于左心房和左心室之间，和三尖瓣相似，也由瓣环、瓣叶和瓣下装置构成。二尖瓣前叶心室面对应左心室流出道，心房面为左心室流入道。二尖瓣口周径 10～11 cm，面积 4～6 cm²。二尖瓣环前 1/3 为二尖瓣前叶根部附着处，二尖瓣环后 2/3 为后叶根部附着处。二尖瓣前叶根部与主动脉的左冠瓣和无冠瓣相连接，二尖瓣前瓣环（占瓣环 1/3）与主动脉瓣之间为帘幕状结构，无肌肉组织，后 2/3 瓣环有肌性组织（图 1-7-2）。二尖瓣环在心脏舒张和收缩时不在一个平面上，呈马鞍形。二尖瓣前叶较长，但根部占瓣环较短；后叶短，但根部范围较宽，因此前后瓣叶面积相似。瓣叶心房面大部分比较光滑，游离缘附近比较粗糙。从二尖瓣前交界到后交界依次将前叶分为 A1、A2 和 A3 区，后叶对应地分为 P1、P2 和 P3 区[12-13]。这种分区对二尖瓣病变的诊断和瓣膜成形手术有一定帮助。二尖瓣后瓣环在左心房室沟内，靠近冠状动脉回旋支，在进行瓣膜手术时要注意避免缝

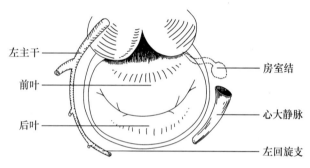

图 1-7-2　二尖瓣环解剖结构及周边关系

合过深，损伤冠状动脉，特别是在前交界附近缝合时更要注意。在二尖瓣后瓣环靠近三尖瓣的附近有冠状静脉窦经过。二尖瓣左上方为左心耳开口，手术中常需闭合，以防血栓形成。前后瓣叶游离缘的两端构成前后交界。前交界在左前方，后交界在右后方靠近脊柱。后交界也靠近中心纤维体和传导束，手术中此处缝合过深可损伤传导束，引起房室传导阻滞。通过二尖瓣瓣口和交界可以看到腱索和乳头肌。乳头肌分为前后两组：前乳头肌起自左心室前方，靠近室间隔；后乳头肌起自左心室后方室间隔。腱索与乳头肌相连，腱索分三级，连接瓣叶游离缘的为一级，连接瓣叶中间的为二级，连接瓣叶根部的为三级。一级腱索较粗大，对保持二尖瓣关闭功能至关重要，三级腱索在机械瓣替换后可以发生断裂，引起机械瓣功能障碍，术中应予剪除。在二尖瓣关闭时是前后瓣叶本体的对合，而不是游离边缘的对合，游离缘是在实际关闭线的下方贴紧，游离缘至关闭线水平至少为 5 mm，这样的结构可防止关闭不全。常见的二尖瓣退行病变腱索细长、断裂和瓣环扩大导致二尖瓣关闭不全。乳头肌病变也可引起二尖瓣脱垂并关闭不全。风湿性心脏病可致二尖瓣瓣叶发生钙化和乳头肌挛缩融合，造成狭窄或关闭不全。

四、主动脉瓣

　　主动脉瓣位于主动脉根部的主动脉瓣环上。主动脉瓣上方为主动脉窦管交界及升主动脉，下方为左心室流出道。主动脉瓣直径为 2～2.5 cm，面积约 4 cm²，主动脉瓣环大小因人而异。主动脉瓣有左冠瓣、右冠瓣和无冠瓣三个半月瓣，呈一前叶和两后叶排列。瓣叶组织菲薄，呈半透明状。瓣叶游离缘中间均有小结节，称为 Morgagni 结节，为三个瓣叶关闭时的对合处，是主动脉瓣成形手术的重要解剖标志。三个瓣叶基底部均呈弧形，附着在主动脉瓣环上，因此主动脉瓣环亦为波浪状曲线形。在瓣膜关闭时，关闭线在瓣叶游离缘下方 3～5 mm。瓣叶上、下表面为心内膜，中间为致密的胶原纤维

组织。因此在进行瓣膜置换手术时，要注意缝在瓣环上而不是缝在瓣叶组织上，以避免发生瓣周漏。瓣叶及相对应的主动脉壁向外膨出与瓣环一起形成主动脉窦，分别称为左冠窦、右冠窦和无冠窦，也称Valsalva窦。右冠窦靠近右心房和右心室，无冠窦与左冠窦靠近左心房和肺动脉。左右冠状动脉分别开口于左、右冠状窦。冠状窦易发生窦瘤破裂，右冠窦尤为常见。主动脉壁在窦部较薄，由于先天性的原因可发生瘤样扩张或主动脉瓣脱垂并关闭不全，如马方综合征。手术时应在窦部上方做切口，以避免切口出血。右冠瓣与无冠瓣下方分别为膜部和肌部室间隔，膜部室间隔后下方有传导束，在主动脉瓣置换手术时如在此处缝合过深可损伤传导束。此处的心肌显著肥厚可能为特发性心肌肥厚或梗阻性心肌病，可以手术治疗。无冠瓣与左冠瓣下方为二尖瓣前叶，主动脉钙化可延及二尖瓣，经二尖瓣前叶根部切开可扩大主动脉瓣环[14]。

第8节　心脏传导系统

心脏传导系统是由特殊的心肌细胞和纤维构成的，包括窦房结、房室结、希氏束，及左、右束支和浦肯野（Purkinje）纤维[5]。这些组织使心脏具有兴奋性、自律性和传导性，保证了心脏跳动的节律和功能。窦房结为心脏的起搏点，位于上腔静脉与右心房交界前方偏右，心外膜下方。呈月牙形，大小约15 mm×5 mm×0.5 mm。血液供应来自右冠状动脉近端发出的窦房结动脉。传统认为窦房结发出前、中、后3条结间束与房室结相连，但一直没有得到确切的证实，房室间的传导方式尚不完全清楚。房室结位于冠状静脉窦开口的左侧约0.5 cm处心内膜下方，即Koch三角内。Koch三角上方为Todaro腱，右侧为冠状静脉窦开口，下缘为三尖瓣隔叶根部。房室结靠近中心纤维体，长5～7 mm。房室结的血液供应来自右冠状动脉发出的房室结动脉。在Koch三角顶部，房室结向前发出希氏束，希氏束穿过中心纤维体，沿膜部室间隔的后下方进入圆锥乳头肌后方，发出左、右束支。右束支为希氏束的延续，沿肌部室间隔上方进入室间隔和调节束，再进入前乳头肌。希氏束在穿过室间隔到达右冠瓣与无冠瓣下方后，在心内膜下发出左束支，分成前组、隔组及后组，呈扇形分布在室间隔上（图1-8-1）。左、右束支的供血来自冠状动脉的前、后间隔支。左、右束支不断分支与浦肯野纤维相连，分布在心肌上。Koch三角对外科手术非常重要，由于房室结和希氏束在心内膜下心肌内，看不见，手术缝合过深、牵拉、局部出血或水肿等都可能引起房室传导阻滞。即使是介入治疗，封堵器压迫也可以导致完全性房室传导阻滞。

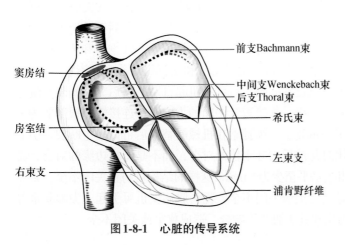

左侧标注：
窦房结
房室结
右束支

右侧标注：
前支Bachmann束
中间支Wenckebach束
后支Thoral束
希氏束
左束支
浦肯野纤维

图1-8-1　心脏的传导系统

第9节　心脏大血管

一、上腔静脉

上腔静脉位于主动脉的右侧，自下而上垂直经过右肺动脉的前方。它直径约1.8 cm，其在心包内部分长约4 cm、直径1.5～2 cm。在上腔静脉右后方，距近端1～2 cm处有奇静脉汇入。来自左侧头颈部、上肢和胸壁的血流汇入无名静脉，与右头颈静脉的血流共同汇入上腔静脉进入右心房。上腔静脉血流量大约占全身静脉血流量的 1/3。手术中常需游离上腔静脉穿阻断带，必须小心不要损伤静脉后壁。上腔静脉开口于右心房的右上方，开口附近右侧心房壁为窦房结所在，手术中要特别注意，避免损伤。如在胚胎发育过程中，左侧上腔静脉未能吸收成为韧带，左上腔静脉可并存。左上腔静脉可经无名静脉连接至右上腔静脉，或在心脏后方与冠状静脉窦连接汇入右心房。手术中要常规探查，穿阻断带，必要时插入引流管，否则在心脏阻断后，心脏引流不好、心脏过胀、术野不清甚至体外循环难以维持，使手术陷于被动。

二、下腔静脉

下腔静脉位于右下肺静脉的前方，靠近冠状静脉窦。它开口于右心房，其在心包内长 1~2 cm，直径略大于上腔静脉。肝静脉汇入下腔静脉进入右心房，也可以单独开口于右心房。下腔静脉肝段缺如时，血流通过奇静脉或半奇静脉流入上腔静脉。在其右侧心包外可见膈神经和伴行的心包膈肌动静脉。下腔静脉血流主要来自下半身，包括下肢和腹腔脏器系统，约占全身静脉血流量的 2/3。

三、肺动脉

肺动脉亦称主肺动脉，近端为肺动脉瓣，远端在主动脉弓下方分为左、右肺动脉。右肺动脉与主肺动脉几乎成直角，经主动脉和上腔静脉的后面，向右直行至肺门后发出右肺上、中、下肺动脉分支，后随支气管反复分支形成肺小动脉和肺泡血管网。左肺动脉较短，从主肺动脉分支后，在左支气管前方横行，向后向左发出左肺上下肺动脉，同右肺动脉一样，伴随气管不断发出分支连接肺泡血管网。

四、主动脉

主动脉管径粗，直径为 2~3.5 cm，分支多，范围广，发生病变较多。主动脉包括主动脉根部、升主动脉、主动脉弓和降主动脉。升主动脉起自主动脉根部，范围从主动脉瓣环和窦管交界的上方至无名动脉近端，其前上方为无名静脉，但无名静脉也可位于主动脉后方。无名动脉近端至左锁骨下动脉远端为主动脉弓，全长 5~6 cm。主动脉弓在心包外发出无名动脉，无名动脉又分支为右颈总动脉和右锁骨下动脉。主动脉弓在无名动脉以远依次发出左颈总动脉和左锁骨下动脉。从体表看，主动脉弓位居胸骨柄中部，胸骨右缘第二肋软骨向后至第四胸椎水平。其右后方有右肺、气管、食管、胸导管、右喉返神经和脊柱；左侧有左肺、膈神经、左迷走神经和左喉返神经。左锁骨下动脉开口远端的主动脉延续为主动脉峡部，此处有动脉导管韧带与肺动脉连接。动脉导管韧带为动脉导管退化形成，如未退化即发生动脉导管未闭。峡部与胸降主动脉连接。主动脉弓下缘与胸降主动脉两侧发出支气管动脉，沿支气管走行，伴行肺动脉进入肺组织，负责供血于支气管壁和脏层胸膜。胸降主动脉在第四胸椎左侧，沿脊柱下行，经膈肌主动脉裂孔进入腹腔，延续为腹主动脉。腹主动脉分为左、右髂总动脉。主动脉壁由外膜、中层弹力层和内膜构成。各种原因都可能使主动脉发生病变，导致主动脉瘤或夹层。主动脉直径大于 5 cm 称为动脉瘤，需要手术治疗。

五、肺静脉

肺静脉有 4 条。左肺静脉很短，连接左肺门，左上、下肺静脉分别开口于左心房的左侧和左心耳后方；右上、下肺静脉连接右肺门，略长，分别开口在左心房的右侧和界嵴的后方。如果发育异常，可以见到各种类型的肺静脉畸形引流。肺静脉开口周围的心房肌延伸为心肌袖，镜下可见心肌纤维分布杂乱，可能与心房颤动发生有关，是射频消融治疗的理论依据之一[15]。

第10节 冠状动脉和静脉

心脏本身供血十分重要。冠状动脉和静脉是心脏供血的保证。无论动脉还是静脉发生病变，都将影响心脏的供血和功能，严重者如冠心病，可引起大面积的心肌梗死危及生命。

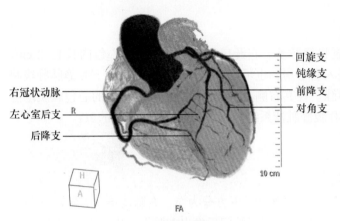

图1-10-1 心脏冠状动脉的分布

冠状动脉从主动脉根部的冠状窦发出，左冠状窦发出左冠状动脉，右冠状窦发出右冠状动脉（图1-10-1）。偶见左、右冠状动脉从一个冠状窦里发出，或为单一冠状动脉。冠状动脉分布常见有三个类型：①右优势型占65.7%，即后降支较粗大，发自右冠状动脉，向室间隔后1/3供血。②左优势型占5.6%，为前降支主干沿前室间沟转向心室膈面，可达后房室交界区，向室间隔后1/3供血。③均衡型占28.7%，则介于两者之间，心室后间隔供血共同来自左、右冠状动脉（图1-10-2）。

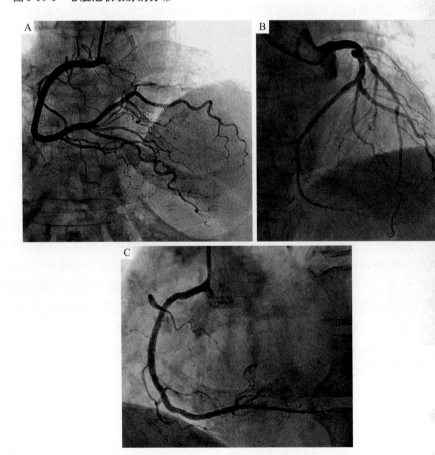

图1-10-2 冠状动脉造影
A. 冠状动脉右优势型；B. 冠状动脉左优势型；C. 冠状动脉均衡型。

一、左冠状动脉

　　左冠状动脉发出后为左主干，较短，长 1.0～2.8 cm。左主干向左发出两大分支，即前降支和左回旋支（图 1-10-3）。左主干转到肺动脉的后方，发出前降支沿前室间沟下降，到心尖部转向后室间沟下 1/3，与后降支汇合。前降支发出 1～3 条对角支，供应左心室游离壁；还发出室间隔支动脉，供应室间隔前 2/3 的部分；发出左、右心室前壁的分支，供应左、右心室的前壁，分别称为左心室前支或右心室前支。左回旋支沿左侧房室沟走行，依次发出中间支、1～3 条钝缘支和左心房支，供血左心室侧壁、后壁和左心房。前降支形态可有异常，向左心室侧壁延伸（图 1-10-4），左回旋支可以粗大（图 1-10-5），构成左优势型冠状动脉。

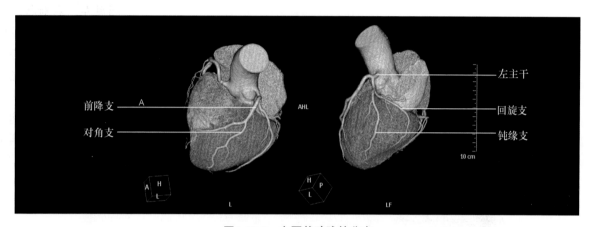

图 1-10-3　左冠状动脉的分支
A：前侧；H：头侧；L：左侧；P：后侧。

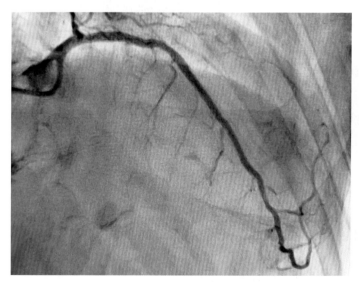

图 1-10-4　前降支异常向侧壁延伸

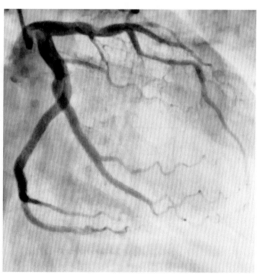

图 1-10-5　回旋支、钝缘支粗大

二、右冠状动脉

　　右冠状动脉从右冠状窦发出后沿右心房室沟依次发出右心室前支、锐缘支和右心房支（图 1-10-6），分别供应右心室游离壁、右心室后壁及右心房。右冠状动脉向后转至后室间沟分为后降支和左心室后

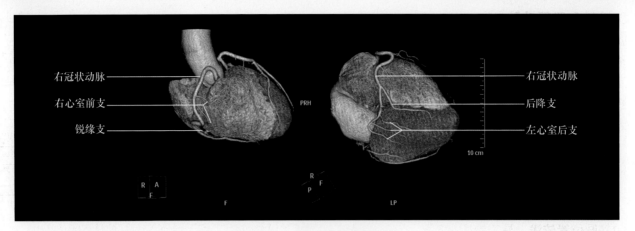

图1-10-6　右冠状动脉及其分支
R：右侧；F：足侧；A：前侧；P：后侧。

支，分别供应后1/3的室间隔和左心室后壁。

和动脉分支一样，冠状动脉是肌性动脉，由内膜、中膜和外膜构成。内、外膜间存有弹力纤维，逐渐过渡到以平滑肌为主要成分的中膜。冠状动脉主要分布在心外膜与脂肪之间。少数人冠状动脉节段性行经心肌之间，临床诊断为肌桥。多见于前降支，严重者可引起心肌缺血或梗死，需要手术治疗。

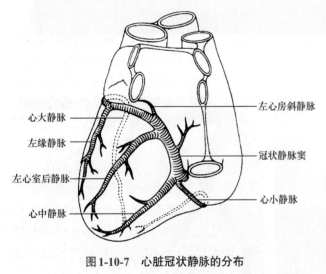

图1-10-7　心脏冠状静脉的分布

三、冠状静脉

绝大部分冠状静脉分支与冠状静脉窦相连，冠状静脉血流最终汇入冠状静脉窦进入右心房。冠状静脉主要分支有伴行前降支的心大静脉、伴行后降支的心中静脉和伴行右心房室沟冠状动脉的心小静脉，左心房后还有一条左心房斜静脉（图1-10-7）。有些右心房室壁的静脉血流可直接回流入右心房及右心室。冠状静脉窦与左心房之间，部分静脉壁缺如或开口于左心房，称为冠状静脉窦无顶综合征，使冠状静脉血回流入左心房，常需手术矫治。

第11节　心外科常用血管解剖

一、乳内动脉

乳内动脉亦称胸廓内动脉，是冠状动脉搭桥手术中最常用、最重要的血管材料。自20世纪60年代被应用于临床以来，因其远期通畅率高，使许许多多的冠心病患者改善了症状，避免了心肌梗死，延长了寿命，为人类健康做出了很大贡献。乳内动脉有左、右两条（图1-11-1），分别发自左、右锁骨下动脉，沿胸骨两侧1～2 cm处下行至第5～6肋间隙，分支为两条动脉，延续为腹壁上动脉和肌膈动脉。乳内动脉附着于胸膜外，每于肋间发出左、右前支和穿支，前支与肋间动脉交通，穿支与胸壁血管交通。在延续下行过程中，乳内动脉两侧有乳内静脉伴行。乳内动脉供血区域为心包、胸膜和胸腺组织。肋间动脉前支和穿支供应胸骨、胸壁和乳腺。乳内动脉还可以发出迷走支气管动脉及交通支向支气管供血。

二、大隐静脉

大隐静脉在冠状动脉搭桥手术中也是很重要的血管材料。大隐静脉位置较浅，易于剥离，长度比乳内动脉有明显优势，因此应用更广，但其远期通畅率明显比乳内动脉差。大隐静脉发自股静脉，本身发出旋髂浅静脉、腹壁浅静脉、股内侧静脉、股外侧浅静脉和阴部外静脉五大属支，之后沿大腿内侧下行，经股骨内

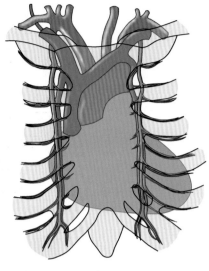

图 1-11-1　乳内动脉解剖示意图

侧髁后方 2～3 cm 处，过膝关节内侧，在附近发出较多分支，并与隐神经伴行，经胫骨内侧延续至内踝前方 1～2 cm 处与足背静脉弓相连。大隐静脉与小隐静脉通过穿支静脉及深静脉连接。大隐静脉管径 2～5 mm，全程有 9 或 10 对静脉瓣。

三、股动脉

股动脉为髂外动脉的延续，至腹股沟韧带中点下方为股总动脉。股总动脉分为股动脉和股深动脉，股动脉发出腹壁浅动脉、旋髂前动脉和阴部外动脉。在股三角内，外侧为股神经，中间为股动脉，内侧为股静脉（图 1-11-2）。

四、锁骨下动脉

右锁骨下动脉为无名动脉的分支，左锁骨下动脉直接发自主动脉弓。锁骨下动脉在胸廓上口穿出后，在锁骨与第一肋之间通过，在第一肋外缘延续为腋动脉（图 1-11-3）。锁骨下动脉可分为三段：第一段位于前斜角肌内侧、胸膜顶的上方，前内侧有迷走神经，外侧有膈神经。该段动脉上壁发出锥动脉，和其对应的下壁发出乳内动脉。在前斜角肌内缘发出甲状颈干，甲状颈干发出很多分支。第二段位于前斜角肌后方，上方为臂丛神经，下方为胸膜顶。发出肋颈干，再分支为颈深动脉和最上肋间动脉。第三段为前斜角肌外侧缘至腋动脉之间。

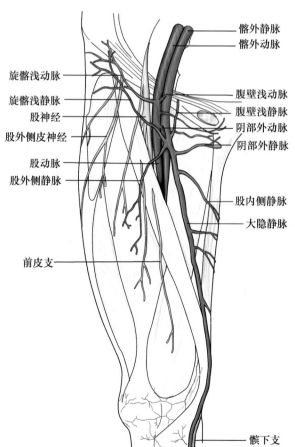

髂外静脉
髂外动脉
旋髂浅动脉
旋髂浅静脉
股神经
股外侧皮神经
股动脉
股外侧静脉
腹壁浅动脉
腹壁浅静脉
阴部外动脉
阴部外静脉
股内侧静脉
大隐静脉
前皮支
髌下支

图 1-11-2　右侧股动、静脉

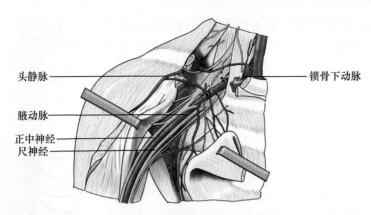

图 1-11-3　右锁骨下动脉、腋动脉

头静脉

腋动脉

正中神经
尺神经

锁骨下动脉

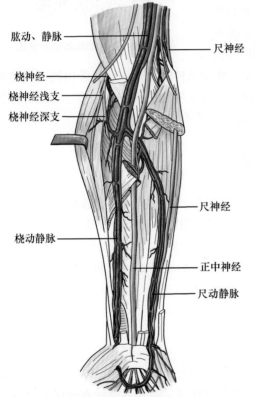

肱动、静脉

桡神经
桡神经浅支
桡神经深支

桡动静脉

尺神经

尺神经

正中神经

尺动静脉

图 1-11-4　桡动脉及其伴行静脉

五、腋动脉

锁骨下动脉在第一肋外缘的延续部分即为腋动脉（图 1-11-3），位于锁骨中点的外侧，腋窝的深部，胸大小肌后方，于背阔肌下缘延续为肱动脉，内侧有腋静脉伴行，外侧有臂丛神经干经过，发出较多分支供血于肩背部肌肉和组织。

六、桡动脉

桡动脉为肱动脉的延续，长约 20 cm，直径约 3 mm。自肱动脉发出后经肱桡肌与旋前圆肌之间至桡骨下端斜过拇长展肌和拇短伸肌腱后方，进入手掌深部与尺动脉相连形成掌深弓。桡动脉分支较多，两侧有桡静脉伴行（图 1-11-4）。此动脉很重要，可用于诊断与治疗，也可用作冠状动脉搭桥材料。

（吴清玉）

参 考 文 献

[1]　宋来凤. 心脏和大血管解剖 [M]// 吴清玉. 心脏外科学. 济南: 山东科学技术出版社, 2003: 1-12.

[2]　LAWRENCE H COHN, L HENRY EDMUNDS JR. 成人心脏外科学: 第 2 版 [M]. 刘中民, 吴清玉主译. 北京: 人民卫生出版社, 2007: 29-47.

[3]　MCGUIRE M A. Koch's triangle: useful concept or dangerous mistake [J]. J Cardiovasc Electrophysiol, 1999, 10 (11): 1497-1500.

[4]　TRENTO A, ZUBERBUHLER J R, ANDERSON R H, et al. Divided right atrium (prominence of the eustachian and thebesian valves) [J]. J Thorac Cardiovasc Surg, 1988, 96 (3): 457-463.

[5]　ANDERSON R H, HO S Y, BECKER A E. The surgical anatomy of the conduction tissues [J]. Thorax, 1983, 38 (6): 408-420.

[6]　CHUMMY S SINNATAMBY. Last's anatomy: regional and applied [M]. 11th ed. Edinburgh: Elsevier/Churchill

Livingstone, 2006.

［7］ STÖHR E J, SHAVE R E, BAGGISH A L, et al. Left ventricular twist mechanics in the context of normal physiology and cardiovascular disease: a review of studies using speckle tracking echocardiography [J]. Am J Physiol Heart Circ Physiol, 2016, 311 (3): H633-644.

［8］ CAMPBELL N A. Biology: concepts & connections [M]. 5th ed. San Francisco: Pearson/Benjamin Cummings, 2006: 473.

［9］ BERS D M. Excitation-contraction coupling and cardiac contractile force [M]. 2nd ed. Dordrecht: Kluwer Academic Publishers, 2001.

［10］ HONG T T, SHAW R M. Cardiac T-tubule microanatomy and function [J]. Physiol Rev, 2017, 97 (1): 227-252.

［11］ SILVER M D, LAM J H. RANGANATHAN N, et al. Morphology of the human tricuspid valve [J]. Circulation, 1971, 43: 333.

［12］ LAM J H, RANGANATHAN N, WIGLE E D, et al. Morphology of the human mitral valve. I. Chordae tendineae: a new classification [J]. Circulation, 1970, 41: 449.

［13］ YACOUB M H, KILNER P J, BLACKSTONE E H, et al. Adult human valve dimensions and their surgical significance [J] . Am J Cardiol, 1984, 53: 552.

［14］ KIRKLIN J W, BARRATT-BOYES B G. Anatomy, dimensions, and terminology [M]// KIRKLIN J W, BARRATT-BOYES B G. Cardiac Surgery. 2nd ed. New York: Churchill Livingstone, 1993: 3.

［15］ SCHLANT R C, SILVERMAN M E. Anatomy of the heart [M]// HURST J W, LOGUE R B, RACHLEY C E, et al. The Heart. 6th ed. New York: McGraw-Hill, 1986: 16.

第2章
心 脏 生 理

心脏是由心肌和瓣膜组成的动力泵，其主要生理功能是维持血液循环。心肌的周期性舒缩活动推动血液在循环系统内周而复始地运动，将氧气、营养、激素运送到机体各器官组织，同时将代谢产物及二氧化碳运送到适当器官进行处理或排出体外。另外，心脏还有内分泌功能[1-2]。

心脏的正常生理功能是维持机体各脏器生理功能的基础。心脏泵血功能减低、心力衰竭将影响机体各脏器的功能和代谢；低心排血量综合征会造成多脏器功能不全，如不及时纠正，生命会不可避免地终结；心脏收缩停止等于生命结束。心脏外科手术通过矫治心脏的病理结构，恢复其生理功能，达到改善患者生活质量和延长寿命的目的[3]。

心脏的生理功能与心脏的解剖形态是密切相关的，解剖形态的改变可导致生理功能的改变，外科治疗的目的是尽量恢复心脏的解剖形态，这是最理想的结果。如大动脉转位的大动脉调转手术，但有的心脏病变不可能恢复其解剖形态，仅能恢复其生理功能，如瓣膜修复手术的目的是使病变瓣膜形成一个既无狭窄又无反流，从而满足机体生理需要的单向阀门，而不是一定要（也不可能）恢复原瓣膜的解剖形态，瓣膜替换即以人工单向阀门（人工瓣）代替病变得不能修复的瓣膜。Norwood手术就是用右心室代替发育不良的左心室行使维持循环的泵功能，而左心辅助装置和全人工心脏则是用人工心脏代替心脏行使维持循环的泵功能。心脏手术的对象是心脏病患者，其生理功能都有不同程度的受损减低，即处于病理状态。心脏手术时的麻醉、低温、体外循环对心脏生理功能有干扰、损害及降低作用，因此了解心脏的生理，对于进一步理解心脏病理改变，预防和减少手术中对心脏生理功能的进一步损害及促进其生理功能的恢复极其重要。

心肌组织具有收缩性（contractility）、兴奋性（excitability）、自律性（autorhythmicity）和传导性（conductivity）四种生理特性[1-2]。心肌的收缩性指心肌能够在肌膜动作电位的触发下产生收缩反应的特性，它是以收缩蛋白质之间的生物化学和生物物理反应为基础的，是心肌的一种机械特性。心肌的兴奋性、自律性和传导性是心肌的电生理特性，是以心肌细胞膜生物电活动为基础的。心肌细胞根据其生理功能不同可分为两大类：一类为具有舒缩功能的心肌细胞，又称工作细胞（working cardiac cell），包括心房肌和心室肌，有收缩性、兴奋性和传导性，没有自律性，是非自律细胞；另一类是具有起搏和传导功能的心肌细胞，主要包括P细胞和浦肯野细胞，有兴奋性、自律性和传导性，又称自律细胞（autorhythmic cell），其收缩功能较弱。心肌的周期性的舒缩活动与心肌的这些特性有关[2]。本章主要介绍心脏的泵血功能。

心脏由左、右两个心泵组成，右心将血液泵入肺循环，左心则将血液泵入体循环各个器官。每侧心脏均由心房和心室组成。心房收缩力较弱，但其收缩可帮助血液流入心室，起了初级泵的作用，可提高30%的每搏输出量。因此，对于心衰患者纠正房颤、增加心排血量是很重要的。心室收缩力强，可将血液射入肺循环和体循环。心脏和血管中的瓣膜使血液在循环系统中只能以单一方向流动。心脏内特殊的传导系统，即窦房结、房室交界、房室束和浦肯野纤维网，具有产生节律性兴奋的能力，并将节律性兴奋传导到心脏各部分的心肌，通过兴奋-收缩耦联机制，引起心房和心室有序的节律性收缩和舒张[2]。

　　心肌在功能上是一个合胞体。心肌细胞多数有分支，相互联结成网状（图2-0-1），心肌纤维的连接处称闰盘（图2-0-1），该处的细胞膜紧密相贴，电阻很低，仅为其余部位细胞膜电阻的1/400，能允许离子相对自由扩散。在电位差的驱动下，一些离子可沿着心肌细胞通过闰盘纵向流动，使动作电位很容易从一个心肌细胞传到另一个心肌细胞，使左、右心房或心室同步收缩[2]。

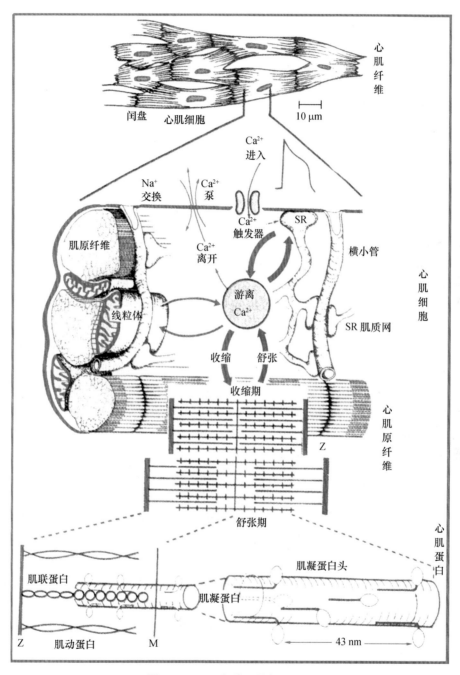

图 2-0-1　心肌纤维及其超微结构

　　心脏实际上是由两个合胞体组成的，左、右心房是一个合胞体，左、右心室是另一个合胞体。房室孔周围的结缔组织环将这两个合胞体分开。在正常情况下，兴奋只能经房室交界仅几毫米宽的房室束（atrioventricular bundle）由心房传向心室，并在此处传导速度减慢。这就保证了心房和心室泵血的顺序性和有效性[2]。

第1节 心肌细胞的结构和舒缩机制

一、心肌细胞的结构

心肌纤维（即心肌细胞）由一层薄的膜包绕，称为肌膜（sarcolemma），心肌细胞内含有大量肌原纤维（myofibril）、线粒体、肌浆网（sarcoplasmic reticulum，SR）等超微结构（图2-0-1）。

（一）肌原纤维

肌原纤维直径1～2 μm，它纵贯肌纤维的全长，每条肌原纤维呈现规律的明暗交替的区带，分别称为明带（I带）和暗带（A带），暗带中间稍为明亮的称为H带，H带中央有一条横向暗线称为M线。暗带长度固定，无论静止或收缩时，多保持在1.5或1.6 μm的长度。在明带中夹有横向的暗线称为Z线，位于两条Z线之间的肌原纤维称肌小节（sacomere），它包括位于中间的暗带和两侧各1/2的明带。肌小节是心肌舒缩的基本单位，肌小节平均长度为2.2 μm，最大收缩时不短至1.5 μm[2, 4]。

1. 肌原纤维的组成 肌原纤维是由粗、细两种肌丝组成，前者直径12 nm，长约1.5 μm，后者直径约6 nm，长约1 μm。暗带主要由粗肌丝组成，M线则是把成束的粗肌丝固定在一定位置的物质结构。明带由细肌丝构成。就一个肌小节而言，细肌丝的一端固定在Z线上，而另一端伸向肌节的中央。当心肌收缩时，细肌丝向M线滑动，粗、细肌丝交替重叠部分增宽，明带和H带变窄乃至消失，Z-Z距离缩短；相反，舒张时细肌丝向反方向滑动，由暗带重叠区拉出，明带和H带变宽，Z-Z距离加大，肌节伸长（图2-0-1）。

2. 肌丝的分子结构 肌球蛋白又称肌凝蛋白（myosin），为组成粗肌丝的重要成分，由200～300个肌球分子组成一条粗肌丝，每个肌球蛋白分子长150 nm，又分为头、颈、尾三部分。头颈部为重型肌球蛋白，构成粗肌丝的横桥，颈可弯曲，粗大的头部有与肌动蛋白结合的作用点，可与肌动蛋白结合形成肌球-肌动蛋白复合体，并具有ATP酶的活性，可分解ATP释放能量以供肌丝滑动之用。尾部为轻型肌球蛋白，为肌球蛋白的主体（图2-1-1）。

肌联蛋白（titin，connectin）是一种特别长、易弯曲、纤细的肌原纤维蛋白，长0.6～1.2 μm，肌联蛋白分子从Z线处开始，止于M线附近。它分两个阶段：同肌球蛋白相互作用不能伸展的节段和随肌节长度增加而伸展的节段。肌联蛋白的作用是将肌球蛋白连接至Z线上，并有弹性伸展作用（图2-0-1）。

肌动蛋白又称肌纤蛋白（actin），是构成细肌丝的主要成分，呈球状，并由许多球状单体肌动蛋白串联形成螺旋状的结构。在其球形单体的表面有与肌球蛋白头部结合的活性区，可与肌球蛋白结合，并有增强肌球蛋白头部ATP酶的作用（图2-0-1、2-1-2）。

原肌球蛋白又称原肌凝蛋白（tropomyosin），是嵌在肌动蛋白双螺旋槽内的一种呈双螺旋形分子蛋白，它的作用是阻止粗肌丝的横桥与细肌丝接触搭桥，对心肌收缩起着调节作用（图2-1-2）。

肌钙蛋白复合体（troponin）与原肌球蛋白相连，由三个不同性质的亚单位形成，即钙结合亚单位（TnC）、原肌球亚单位（TnT）和抑制亚单位（TnI）。

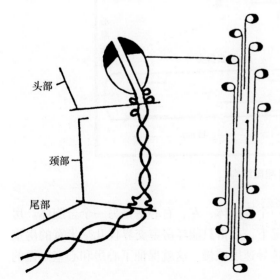

头部

颈部

尾部

图2-1-1　粗肌丝的分子结构及其排列

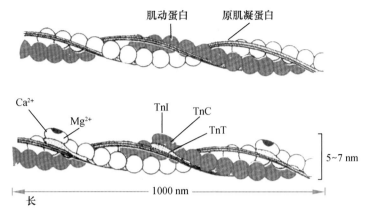

图 2-1-2　细肌丝的分子结构及其排列

TnC 与钙离子结合力很强，与 Ca^{2+} 结合的部位，又称钙受体；TnT 与原肌球蛋白有较强的亲和力，与原肌球蛋白结合形成复合体；TnI 有抑制肌球蛋白和肌动蛋白相结合的作用，并可抑制肌球蛋白 ATP 酶的活性（图 2-1-2）。

（二）肌管系统

肌管系统指包绕在每条肌原纤维周围的膜性囊管状结构，它对调控心肌舒缩起着关键性的作用。它是由来源和功能不同的两个管道系统所组成。

1. 横管系统（简称 T 管）　它是肌膜在 Z 线处向内凹陷，形成的与肌原纤维垂直并平行于 Z 线的管道系统。它们相互交通，开口于肌外膜，和细胞外液相通。其主要作用是把细胞兴奋时肌膜的电变化传入细胞内每条肌原纤维，是完成心肌兴奋-收缩耦联的重要结构。

2. 肌浆网（肌质网，又称 L 系统）　它是由细胞质内蛋白质颗粒排列组成的膜性小管系统，走行方向与肌原纤维平行，在接近肌节两端的横管时，管腔膨大成扁平囊状，称为终池，从而使其以较大的面积与横管相靠近，但不相通。肌浆网和其终池的主要作用是通过对钙离子的贮存、释放和再摄取，触发肌节的收缩和舒张。另外，每一横管和其两侧肌浆网的终池构成所谓三联体（如只有一侧终池，称为二联体），此为电变化和机械变化衔接的关键结构。其主要功能是使心肌兴奋-收缩耦联起来（图 2-0-1）。

二、心肌舒缩的机制

（一）心肌的收缩

当心肌细胞兴奋去极化时，细胞外的 Ca^{2+} 从细胞外顺离子浓度差转入细胞质，同时激发肌浆网释放 Ca^{2+} 进入细胞质，使细胞质的 Ca^{2+} 浓度迅速升高；当 Ca^{2+} 浓度从 10^{-7} mol/L 升至 10^{-5} mol/L 时，钙则与肌钙蛋白的 TnC 结合，从而改变 TnC 和 TnI 的构型，使 TnI 移开肌动蛋白，并通过 TnT 使向肌球蛋白旋转到肌动蛋白的两条螺旋沟中，从而使被掩盖的肌动蛋白作用点暴露出来，与肌球蛋白头部接触形成横桥；同时 Ca^{2+} 激活肌球蛋白头部 ATP 酶，水解 ATP 放出能量，启动肌球蛋白头部定向偏转，使由肌动蛋白构成的细肌丝沿着肌球蛋白构成的粗肌丝向肌节中央滑行，结果肌节缩短，心肌收缩，因为本过程把心肌的兴奋与收缩紧连在一起，故称为兴奋-收缩耦联过程[2,4]。

（二）心肌的舒张

当心肌收缩后复极化时，肌浆网借助于钙泵的作用从肌浆中把 Ca^{2+} 摄取回来，同时另一部分钙通过肌膜转至细胞外，这样，肌质内的Ca^{2+}浓度迅速降低，当降至10^{-7} mol/L时，Ca^{2+}即与肌钙蛋白解离，使TnC和TnI构型恢复原状，进而通过TnT使向肌球蛋白从肌动蛋白螺旋沟中转移出来，恢复其原来位置，肌动蛋白上的作用点又重新被掩盖。同时，ATP把肌球蛋白头部的ADP置换下来，横桥与细肌丝分离，细肌丝向外滑行恢复原位，肌节恢复原状，心脏舒张。此过程心肌的复极和舒张是同时发生的，故又谓之心肌复极-舒张耦联过程。

从上述心肌收缩-舒张过程中可以看出，钙在其中起了关键的作用，没有Ca^{2+}的改变就没有心肌的舒缩；ATP为肌丝的滑动、Ca^{2+}逆离子浓度运转、横桥ADP的替代提供能量，所以，心肌缺血、缺氧，酸中毒、离子通道异常、膜结构破坏等引起离子转运、分布异常，以及ATP生成和利用障碍都可影响心肌兴奋-收缩耦联。在一定范围内，细胞外液的Ca^{2+}浓度升高，兴奋时内流的Ca^{2+}量会增多，心肌收缩便增强，当发生低心排血量综合征时，静脉补充Ca^{2+}可增加心肌收缩力，使心排血量增加[2, 4]。

第2节　心脏的生物电活动

有生命的心肌细胞，在安静状态和兴奋激动状态都有电活动，称为生物电活动。

一、正常心搏节律

（一）静息膜电位

心肌细胞的状态与电化学梯度密切相关。静息时（舒张期），心肌细胞膜处于极化状态。肌纤维膜两侧的电势主要由膜两侧的K^+浓度差决定。这个浓度差又是由钠-钾泵决定的。但是，一旦钠-钾泵关闭，这个稳态就由电势力和化学力的平衡决定。肌纤维膜对部分离子是不可通透的，对部分离子是可通透的，还有一部分则是选择性透过，各种可自由穿过细胞膜的渗透性离子形成的这种稳态称为吉布斯-唐南平衡（Gibbs-Donnan equilibrium）。肌纤维膜能阻止阴离子的扩散（例如，蛋白质和磷酸酯）。静息时，细胞膜上大多数钾通道是开放的，所以细胞膜对K^+有较高的通透性，但对Na^+通透性则较低。由钠-钾泵形成的浓度梯度差促进K^+透过细胞膜外流。外流的阳离子和细胞内阴离子的负电性增加正好平衡。吉布斯-唐南平衡认为，细胞内的负电性可以延续K^+外流回到原来水平。细胞内K^+浓度在135 mmol左右，细胞外为4 mmol左右，这样维持静息膜电位在-94 mV。实际上，因为有Na^+、Ca^{2+}等其他离子的参与，真正的膜电位大概在-90 mV，但是K^+仍然是维持静息膜电位的主要离子[5]。

（二）动作电位

动作电位可以体现细胞对内在或外在刺激的应答。当膜电位降低到接近-65 mV时，快钠通道开放。通道开放只有几毫秒，这段时间内失活阀门是关闭的。细胞内外较高的钠离子浓度梯度促进钠离子快速内流，使细胞除极化略成正电位，即动作电位的0期。一过性外向电流则是1期早期复极化的主要外向电流，随后该通道迅速关闭。2期平台期保持一个中性或略带正电位的水平，主要由持久的钙通道的Ca^{2+}内流维持。此外，参与平台期的离子流还有i_{k1}。随着时间的推移，L型钙通道关闭，延迟整流钾流进一步增加，形成3期（快速复极末期）。3期复极化开始后，外向的i_{k1}电流逐渐增大，使复极化增快，直至复极化完成回到静息电位。4期静息期主要由i_{k1}维持[5]。

（三）不应期

由失活状态变为重新开放（3期复极化）之前，钠通道不会再次对去极化刺激产生反应。因此，在这段时间内，无论多强的刺激也不能使细胞再次兴奋，这段时间称为绝对不应期。3 期快速复极化的早期，部分细胞膜已完全复极化，部分钠通道已经复活，这段时间内，大于原来阈值强度的刺激强度可以使细胞兴奋，这段时间称为相对不应期。加快失活通道复活的药物则能缩短绝对不应期和相对不应期[5]。

（四）自动去极化

慢反应细胞（如窦房结细胞，房室结细胞）和快反应细胞动作电位不同。

由于没有快钠通道，0 期去极化幅度较小。由于没有快速内流的钠离子流，所以 1 期是缺失的。另外，由于缺乏持续内流的钠离子和钙离子，2 期平台期同样缺失。与肌细胞相对稳定的静息膜电位不同，慢反应细胞从 3 期快速复极化末期迅速恢复到 4 期静息期，接着进行下一次去极化。4 期静息期的缓慢去极化称为舒张期去极化，或者起搏点电位膜电位的持续去极化，最终使膜电位接近阈电位。这种舒张期去极化电位就是心肌起搏细胞自律性的生理基础。舒张期去极化由以下几个协调的步骤组成：①舒张早期（4 期）钾离子外流减少；②持续缓慢的钙离子内流；③舒张期不断增加的钠离子内流。其中，钠离子内流在结节细胞和传导束中占优势。舒张期去极化的程度决定起搏细胞动作电位产生的速率，是决定心率的主要因素。在所有心肌细胞中，去极化最快的是窦房结，动作电位频率在每分钟 70～80 次。房室结稍慢，动作电位频率每分钟 40～60 次。心室肌细胞最慢，每分钟 30～40 次。一旦起搏细胞开始去极化并向周围扩散，其他心肌细胞也开始相继去极化。改变舒张期去极化的斜率则可以改变心率（如，乙酰胆碱可以减少斜率、减慢心率，β 受体激动剂可以增加斜率、增快心率）。如果斜率不变，超极化（更多负极静息电位）或者提高阈电位会增加去极化到阈值的时间，也能减慢心率[5]。

（五）动作电位的传导

相邻肌细胞之间通过细胞尾部的嵌入式圆盘连接在一起。这些圆盘通过缝隙连接，可以促进分子电荷从一个细胞转移到另一个细胞。这些缝隙组成了一种蛋白，即连接蛋白。ATP-依赖式激酶和环磷酸腺苷激酶可以增强缝隙的通透性。所以如果 ATP 水平降低，缝隙连接则会关闭，从而减少细胞的电机械活动。当部分心肌受损时，它可以局限细胞死亡的范围，这个作用是非常重要的。当环磷酸腺苷对肾上腺素刺激增强时，动作电位传导速度也会加快。

窦房结细胞自动去极化后，动作电位就会传到整个心脏，专门的传导通路会促进这一传导过程。心房的窦房结和房室结细胞间有三条传导束。动作电位经过窦房结细胞后，继续向前传导，穿过希氏束直到左右心室的浦肯野纤维网。这种快速传导使心房肌细胞能同步收缩（在 60～90 ms）。房室结传导延迟 120～140 ms 可以使心房肌细胞在心室肌细胞开始收缩前完成收缩。房室结传导较慢，是因为一部分缝隙连接和升高的动作电位使得细胞内部阻力相对增高[5]。

二、异常心律

（一）异常起搏点

正常情况下，窦房结细胞首先自动去极化，然后随着这个起搏点，心脏搏动，自律性降低。如果窦房结细胞被迷走神经活动或者药物（如乙酰胆碱）干扰，速率减慢，那么心房内、房室结内或者浦肯野纤维系统内的起搏细胞就可能替代它。异常起搏点偶发的自动去极化会产生和心室心房不同步的期前收缩，也称为早搏。这种期前收缩通常不会影响心脏的正常搏动[5]。

（二）折返型心律

折返型心律失常是最常见的危险心律之一。通常情况下，动作电位使所有心房肌和心室肌细胞在很短时间内去极化，因此，所有的心肌细胞很难在同一时间接受其他刺激。折返型心律失常就是由一个动作电位在心内形成环形通路的传播。只有当动作电位传导的某一方向被阻断时（短暂或持久的），这种折返才会发生。此外，细胞重新进入有效不应期的时间肯定短于环内传导时间。比如，一部分已经去极化的心肌细胞在动作电位没有完全传导至心房心室之前就已经复极化，动作电位就会继续传导到这些复极化的细胞，使其再次去极化。只有相对长的传导通路和相对短的复极化时间同时存在，这种情况才会发生。

临床上，局部缺血影响钠-钾泵功能，静息电位时间延长，动作电位的传导减慢。高血钾使静息膜电位降低，提高兴奋性，使钠-钾泵失活，减慢动作电位的传导。心房的扩张也会使传导通路变长。肾上腺素可以缩短不应期。

有一种特殊的折返心律叫预激综合征，在房室特殊传导组织以外，还有一些普通工作心肌组成的肌束连接在心房心室之间。这种附属通道可以在心房心室之间形成一个环形通路。传导单向通过房室结，附属通路形成一个环，环内传导时间大于房室结复极化时间，就导致室上性心动过速。在特定条件下，由于附属通道没有固有延迟和房室结复极化时间，这种房性心动过速可以以1：1的速率下传，使得心室率也快，达300次/min[5]。

第3节 心动周期及心脏泵血过程

心动周期指心脏完成一次收缩和舒张的机械活动周期，它包括心房的收缩和舒张期以及心室的收缩和舒张期。心脏的机械性收缩和舒张是由窦房结的自动节律性电活动所引起的，经过心内特殊的兴奋传导系统，先兴奋心房，再兴奋心室，并引起它们收缩。通常以心房开始收缩作为心动周期的开始。

一、心房在心动周期中的变化

当心房和心室都舒张时，血液从静脉流入心房，使心房压高于心室压，约75%的血液直接流入心室。待心室充盈后，心房开始收缩，使其容积缩小压力升高，使心房内的血液进一步挤入已充盈的心室中。心房收缩持续约0.1 s，随之舒张，舒张期为0.7 s[2]。

二、心室在心动周期中的变化

心动周期中心室的泵血过程分为心室收缩期和舒张期，其间，心脏内压力、容积、瓣膜启闭及心音和心电都要出现相应的变化（图2-3-1）。

心室收缩期约为0.3 s，舒张期约为0.5 s，当心率增快时，心动周期缩短，以舒张期缩短更明显，因此，心肌的工作时间相对延长，休息时间相对缩短，这对于心脏的持久活动是不利的，特别是缺血性心脏病患者。

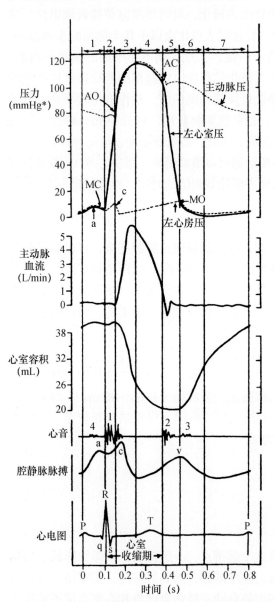

图2-3-1 犬心动周期各时相中左心房、主动脉、左心室压力，血流，容积等变化

1. 心房收缩期；2. 等容收缩期；3. 快速射血期；4. 减慢射血期；5. 等容舒张期；6. 快速充盈期；7. 减慢充盈期。

AO：主动脉瓣开启；AC：主动脉瓣关闭；MO：二尖瓣开放；MC：二尖瓣关闭（*1 mmHg=0.133 kPa）。

（一）心室收缩期

1. 等容收缩期　是从房室瓣关闭到半月瓣开放的一段时间，约为 0.05 s。当心房完全舒张后，心室开始收缩，因室内压力升高，导致房室瓣关闭，因此时室内压仍低于主动脉压，半月瓣仍然处于关闭状态，心室肌虽然收缩，但并不射血，因血液是不可压缩的液体，虽然室内压升高，但容积不变，故称为等容收缩期。等容收缩期时程的长短与心肌收缩能力及后负荷有关，后负荷增大或心肌收缩能力减弱，则等容收缩期延长。

2. 快速射血期　当心室压高于动脉血时，半月瓣开放，血液迅速摄入动脉内，在此期间心室射出的血量约占射血总量的 70%，时间约 0.11 s，这段时间称为快速射血期。

3. 减慢射血期　快速射血期后，心室收缩力量和室内压开始下降，射血速度减慢，称减慢射血期。在此期间血室射血量约占总射血量的 30%，时间约 0.15 s。

（二）心室舒张期

1. 等容舒张期　收缩期结束后，射血中止，心室开始舒张，使心室内压力迅速下降，当室内压刚低于大动脉压时，半月瓣即关闭，此时因室内压仍高于心房压，使房室瓣仍处于关闭状态，室内压下降，但容积不变，故称为等容舒张期。此期时间为 0.06～0.08 s。

2. 快速充盈期　等容舒张期末，心室内压降低到刚低于心房内压力时，房室瓣即开放，心室迅速充盈，这时心室继续舒张，使室内压低于房内压，甚至造成负压，心房和大静脉的血液因心室抽吸而快速流入心室，称为快速充盈期。此期入室血量约占总量的 2/3，时间约 0.11 s。

3. 减慢充盈期　随着心室内血液的充盈，心室与心房之间的压力差减小，血液流入心室的速度减慢，这段时期称为减慢充盈期。本期持续时间较长，约 0.22 s。

三、心房内压力在心动周期中的变化

在心动周期中，随着房室的舒缩和瓣膜的启闭，其心房压力也在发生变化，根据心房压力变化曲线，依次出现 a、c 和 v 三个正向升波和 x、y 两个负相降波（图 2-3-1）。

左、右心房的压力波形曲线是一致的，右心房压力变化幅度 0～5 mmHg，左心房压力变化幅度 2～12 mmHg。

心房的压力波沿着静脉传播，用脉搏描记仪可记录到与心房同样的压力波形曲线，只是时间稍迟（图 2-3-1）。

（1）a 波是由于心房收缩，房内压升高所致。当心房颤动时，该波变小，而当心房排空受阻时，a 波增大。

（2）c 波当心室开始收缩时，心室内的血液向上推顶已关闭的房室瓣，使之凸入心房，导致房内压略有升高而形成 c 波。当房室瓣关闭不全时，c 波增大。

（3）x 波由于心室收缩射血，心室容积缩小，心底部向下牵拉，致使心房容积扩大，加之这时心房继续舒张，心房内压下降，形成下降的 x 波。

（4）v 波静脉血不断从静脉流入心房，由于房室瓣仍然关闭，房内压不断上升，形成 v 波。

（5）y 波随着房室瓣的开放，血液由心房迅速进入心室，房内压下降，结果就形成 y 波的降支，在减慢充盈期，由于血液继续流入心房，使房内压逐渐上升，从而形成 y 波的升支[2]。

四、瓣膜在心动周期中的作用和变化

房室瓣的功能是防止血液在心室收缩期由心室反流至心房，而半月瓣的功能是防止血液在心室舒张期由主动脉和肺动脉反流回心室腔。瓣膜的开闭是由其两边的压力差来决定的，心脏的舒缩是造成压力差的动力。

房室瓣由于其结构特征，不需血液的回流，仅依靠房室间的压力差即可关闭。心室收缩时，乳头肌也收缩，它们通过腱索牵拉房室瓣的边缘，可防止瓣膜脱向心房。如果腱索断裂或延长，会造成房室瓣关闭不全，导致心衰。二尖瓣结构完整对维持正常的左心室收缩功能有重要作用，保留二尖瓣结构的瓣膜替换术可以减少术后低心排血量综合征的发生率及病死率，当其完整性受到破坏时，如切断乳头肌和腱索，乳头肌附着部心室壁心肌的收缩力降低，左心室腔的横径扩大，这种改变也是造成二尖瓣替换术后左心室破裂的原因之一。

半月瓣的结构与房室瓣不同，心室舒张早期，较高的主动脉内压力造成血液向心室方向反流，使半月瓣迅速关闭。半月瓣口径较小，射血期的血液流速较快。由于半月瓣的迅速关闭及血液在该处的快速流动，半月瓣边缘受到的机械磨损比房室瓣明显[2]。

第4节　心　音

心音是由于心脏瓣膜关闭和血液撞击室壁引起振动所产生的，可在胸壁的一定部位上用听诊器听取。如果用换能器将此机械振动转换成电信号并记录下来，即为心音图（图2-3-1）。

瓣膜开放是一个较慢的过程，并不产生心音，当瓣膜关闭时，在瓣膜游离缘闭合及其周围血液的影响下可以产生声音，并向胸壁传导。每一心动周期中，可听到两个心音，分别称第一心音和第二心音。少数情况下可以听到第三心音、第四心音。这4个为基本心音，每一个都可能正常或异常。

第一心音发生在收缩早期，标志着心室收缩开始，第一心音是由房室瓣关闭，血流冲击房室瓣引起振动及心室射出的血液撞击动脉壁引起的振动而产生。其音调较低，持续时间较长。心室收缩力越强，第一心音越响。听诊于胸壁左锁骨中线内第5肋间最响。

第二心音发生在舒张早期，它是由主动脉瓣和肺动脉瓣迅速关闭，血流冲击大动脉根部及心室内壁振动而形成的。第二心音音调较高，持续时间短，其强弱可反映主动脉和肺动脉压力的高低。听诊在胸骨旁第2肋间最响。

第三心音发生在快速充盈期末，为一种低频低振幅的心音。在快速充盈期末，血流充盈减慢，此时血流速度的突然改变和室壁扩张受限可造成心室壁和瓣膜振动，而产生第三心音。正常青少年可有第四心音。心室顺应性下降时，可产生病理性第三心音，与第一、二心音构成三音律，临床称为"奔马律"。

第四心音发生在舒张晚期，由于心房收缩使血液进入心室，引起振动而产生。正常情况很少听到第四心音。病理性第四心音见于左心室肥厚、纤维化、顺应性下降时，需心房加强收缩的情况下。

听取心音对于诊查瓣膜功能有重要意义。第一心音可反映房室瓣的功能，第二心音可反映半月瓣的功能。瓣膜关闭不全或狭窄时，均可使血液产生涡流而发生杂音，根据杂音产生的时间及杂音的强度和性质可判断瓣膜功能损伤的情况。听取心音还可判断心率和心律是否正常[1-2]。

第5节　心脏泵血功能评定

评定心脏泵血（心泵）功能是否正常，在医疗实践中很重要，下面是一些常用的评定心泵功能的指标。

一、每搏心排血量和射血分数

一次心搏由一侧心室射出的血量称每搏输出量，简称搏出量。成年人在安静时每搏输出量约为

70 mL，心室舒张末期由于血液的充盈，其容量可达 145 mL，称为舒张末期容量。在收缩期末，心室内剩余血量称为收缩末期容量，约为 75 mL，这部分血量的多少和心肌收缩力有关。每搏输出量和舒张末期容量的百分比为射血分数，在安静状态下，射血分数约为 60%。射血分数的大小和心脏的容积及心脏收缩力有关。心脏强烈收缩时，收缩末期容量可减少到 20 mL。舒张末期容量也会变化，舒张末期容量可增至 160 mL。机体通过增加舒张末期容量和减少收缩末期容量，可使每搏输出量增加 1 倍[1-2]。

二、心排血量与心指数

每分钟由一侧心室输出的血量称为心排血量，它等于每搏输出量乘以心率，成人为 5～6 L/min。在空腹和安静状态下，每平方米体表面积的每分心排血量称为心指数。正常心指数为 3.0～3.5 L/（min·m²）。不同年龄的人，心指数不同，随年龄增长而心指数减少，10 岁左右，心指数可达 4 L/（min·m²）以上，到 80 岁时，心指数接近于 2 L/（min·m²）。

三、心脏做功量

心室一次收缩所做的功称为每搏功，简称搏功。可用搏出的血液所增加的动能和压强能来表示。其中动能占整个搏出功的比例很小，可以略而不计。而压强能实际指心脏将静脉血管内较低的血压变成动脉血管内较高的血压所消耗的能量。因此，计算左心室每搏功和每分功的简式如下：

$$每搏功（g·m）＝搏出量（cm^3）×（1/1\,000）×[平均动脉压－平均心房压]（mmHg）×13.6（g/cm^3）$$
$$每分功（kg·m/min）＝每搏功（g·m）×心率×（1/1\,000）$$

假设搏出量为 70 mL，收缩压为 120 mmHg，舒张压为 80 mmHg，平均左心房压为 6 mmHg，心率为 75 次/min，则左心室每搏功为 83.1 g·m；每分功为 6.23 kg·m/min。右心室搏出量与左心室相等，但肺动脉平均压仅为主动脉平均压的 1/6，故右心室做功量也只有左心室的 1/6[1-2]。

临床上常用的指标是心排血量和心指数，用其指导治疗，判断预后。

第 6 节　心脏泵血功能的调控

心脏的泵血功能随不同生理情况的需要而改变，安静状态下心排血量为 4～6 L/min。剧烈运动时，心排血量可增加 4～7 倍。这种变化是在复杂的神经和体液调节下实现的，下面只介绍心脏本身直接调节心排血量的因素。心排血量＝每搏输出量×心率，影响每搏输出量的因素为前负荷、后负荷和心肌收缩力，所以影响心排血量的因素有以下几点。

一、心脏前负荷

由前负荷（容量负荷）所决定的心肌初长度是调控心肌收缩功能的重要因素。在前负荷和心肌初长度达到最佳水平之前，心肌的收缩强度和作功能力，随着前负荷的增加而增加。在体心脏的前负荷指心脏在舒张末期容纳血量所造成的负荷（容量负荷），常以心室舒张末压表示，临床上则以心房压表示。当心室舒张末期容积增加时，心脏的收缩功能加强，射血量增加。心脏借着前负荷增加造成的心肌初长度改变，自动地适应回心血量的变化，将回心血量射出，以保持"流入"和"射出"量的动态平衡，谓之"异长自身调控"，即 Frank-Starling 效应，这是调控心搏量的重要机制。这种调控是有一定限度的，当心肌初长度超过最佳长度或心室充盈压超过最适前负荷时，心肌的收缩功能和心室搏出量则不随前负荷的增加而增加（图2-6-1）。

心脏这种不需要神经和体液因素参与的自身调节机制在泵血功能中的作用，还可通过"心室"功能曲线的测定得到进一步的说明。

心室功能曲线反映左心室舒张末期容量或充盈压（前负荷）与心室每搏功的关系（图2-6-2）。心室功能曲线大致可分为三段：①充盈压12~15 mmHg是人体心室最适前负荷，位于其左侧的一段为功能曲线的升支，表明在初长度达到最适前负荷之前，每搏功随初长度的增加而增加。通常左心室充盈压为5~6 mmHg，可见正常心室是在功能曲线的升支段工作，也表明心室具有较大程度的初长度储备；②充盈压在15~20 mmHg范围内，曲线渐趋平坦，说明前负荷在上限范围内变动时对泵血功能的影响不大；③充盈压高于20 mmHg以后，曲线平坦，或轻度下倾，但并不出现明显的降支，说明正常心室的充盈压即使很高，搏动基本不变或仅轻度减少。

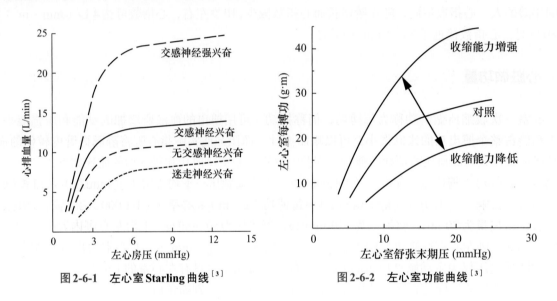

图2-6-1 左心室Starling曲线[3]   图2-6-2 左心室功能曲线[3]

目前多认为前负荷调控心搏量的基本机制决定于肌节的初长度，当肌节长度小于2.2 μm时，随着肌节长度的增加，收缩力逐渐增大，初长度达到2.2 μm时，粗细肌丝处于最佳重叠状态，有效横桥数目最多，故产生的收缩力最大，这个肌节长度称为最适长度（L_{max}）。短于或超过L_{max}时，由于有效横桥作用数目减少，所产生的张力或缩短程度也就减小，上下偏离L_{max}越大，减小也越明显。肌节长度达到2.6 μm时，粗细肌丝不能重叠，丧失收缩功能。因为肌节初长度-主动张力曲线和心室功能曲线在形态上比较相似，故认为心室功能曲线的升支就是肌节初长度-主动张力曲线升支在整个心室功能上的反映。所以前负荷对心搏量的影响，其基本机制决定于肌节的初长度。在正常情况下，左心室充盈压为5~6 mmHg，此时肌节的初长度在1.7~2.1 μm之间，当前负荷增加时，由于肌节初长度增加，有效横桥数目增加，而心室正在心功能曲线上升支工作，故其搏出量也随之增加，直到充盈压12~15 mmHg时，达到峰值，此时肌节处于最佳长度（2.2 μm），超过12~15 mmHg时，因肌节超过了L_{max}，心搏量则不随前负荷的增加而增加。

骨骼肌的长度-张力曲线出现降支，而正常心功能曲线不出现降支，但心衰时可出现降支，这是由于心肌细胞与骨骼肌不同，心肌细胞伸展性较大（可能是由于肌联蛋白的固定和弹性作用），所产生的静息张力也大，故可阻止心肌细胞继续被拉长。实验证明，在前负荷增加到很大的情况下，肌节的长度也不会超过2.25~2.30 μm，所以在前负荷继续增加时，心功能曲线变得平坦也不会出现降支。心肌的这种抗过度伸展作用，对心脏泵血功能有重要生理意义，它可使心脏不至于在前负荷明显增加时，发生搏出量和作功能力的下降。

在整体情况下，心室的前负荷主要取决于心室舒张末期充盈的血液量，心室舒张末期充盈的血量是影响前负荷的关键因素，心室充盈血量与下述因素有关。

（一）静脉回心血量

它受下述因素的影响：①心室舒张充盈时间，心率增快时，舒张期缩短，充盈不完全，搏出量会减少；心率一定程度减慢时，舒张期延长，回心血量增加。②静脉回流速度，它取决于外围静脉压与心房、心室压之差，压差大可促进静脉回流。③心室舒张功能，心肌舒张速度越快，快速充盈期产生的心室负压越大，心室抽吸作用越强，静脉回心血量越多，心室能充盈更多的血量。④心室顺应性，是心室壁受外力作用时能发生变形的难易程度，心室舒张顺应性降低时，不利于静脉回流，可使心室充盈量减少；相反，当心室舒张顺应性增加时，有利于静脉回流和心室的充盈，当心肌纤维化或肥厚时，心肌顺应性减低，使心室充盈量降低。

（二）心室残余血量

心室收缩末期所具有的血量称为心室残余血量，残余血量与心肌收缩力有关，心肌收缩力强，射血分数大，残余血量就减少。

残余血量加上心室舒张期充盈的血量，就是心室的实际充盈量。

前负荷在调节心排血量方面具有很大作用。但人体是一个完整的机体，临床医师考虑问题应该从整个机体来考虑。任何一个器官的病变都会影响到整个机体，甚至危及生命。临床上，如左心室舒张末期压太高，会造成肺瘀血、肺水肿，造成呼吸衰竭。右心室舒张末压太高会造成全身水肿、肝大及胸、腹水，影响神经系统、消化系统及肾脏的功能。前负荷的增加，使心室壁张力增高，增加心肌耗氧量。所以临床医师应通过调整血容量、心肌收缩力等措施，使之维持在正常范围内。

二、心脏后负荷

后负荷指心脏收缩过程中所承受的负荷，即心脏收缩期心室射血过程中要克服的阻抗（动脉血压）。在心率、心肌初长度和收缩能力不变的情况下，后负荷与心搏出量成反比关系。因为当负荷增加时，心脏需要做更多的功，才能克服加大的射血阻抗把正常的血量射出，否则会使心搏量减少。正常心脏在一定的范围内可以进行调节维持适当的心排血量（图2-6-3）。这是因为后负荷增加导致搏出量减少，而搏出量减少的结果是造成心室内残余血量和充盈量增加，后者可通过"异长自身调控"的机制，使搏出量恢复正常。另外，也可通过加强心肌收缩力的机制，对心搏量进行调节。在心肌收缩功能减弱的情况下，后负荷对心搏量的负性影响远较正常心脏明显而持久。由图2-6-3可见，在动物实验中，逐步钳夹主动脉远端，使主动脉压力逐渐升高，并同时测定每分输出量，在动脉压力升高达160 mmHg前，每分输出量并无明显变化，仍相当于回心血量，一直到主动脉的压力超过一定范围之后，后负荷的继续增加才使心脏每分输出量明显减少。也就是说，在一定范围内，尽管动脉血压升高，后负荷增大，但决定心排血量的仍是静脉回心血量。这是由于当后负荷增大时，心肌收缩力加强，故能维持一定的搏出量。

动脉压、动脉血管顺应性、总外周血管阻力以及血容量和血液黏稠度是影响后负荷的因素，而其中常以平均动脉压

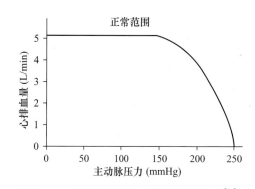

图2-6-3　后负荷变化和心排血量的关系[3]

和总外周阻力作为反映后负荷的指标。

（一）动脉压

动脉压是决定后负荷的基本因素。在心率和前负荷不变的情况下，当动脉压升高时，由于主动脉瓣的开放推迟，从而使等容收缩期延长，射血期缩短，加之射血相时心肌缩短的速度和程度减小，使射血速度减慢，结果可导致搏出量减少。相反，当动脉压降低时，由于射血阻抗减少，可使心搏量增加。不过对健康人，由于调节机制的参与，动脉压的升高和降低对心排血量的变化并无重大作用，只有当动脉压力升高到170 mmHg以上时，才能使心排血量降低。另外，如动脉压太低，冠状动脉灌注压不足，会影响心肌供血、供氧，使心肌收缩无力，造成低心排。

（二）总外周血管阻力

总外周血管阻力主要取决于小动脉床的横断面积和血管紧张度。当小动脉收缩和血管紧张度升高时，外周阻力增高，这样，一方面使动脉压，尤其舒张压升高，另一方面在血管长度不变的情况下，血管口径的缩小，可使血液阻力增高，导致心室射血阻抗增大。开始，由于心肌收缩加强和（或）心肌的代偿性肥大等调控机制的发挥，不至于使心搏量降低，但当这些调控机制不足时，则可导致心搏量的下降，这就是应用扩张血管药，减轻心脏后负荷，改善心泵功能的病理生理基础。

（三）动脉血管顺应性

动脉血管顺应性指血管壁的弹性或扩张性。大动脉血管壁的顺应性对血压变化具有缓冲调节作用，即当心脏射血时，动脉扩张，不至于使血压升得过高，当心脏射血停止时，借助于血管壁的弹性回应作用，又不至于使舒张压降得过低，同时这种血管弹性回位的势能还推动血液向前流动。当大动脉顺应性降低（如动脉硬化、大动脉炎）时，这种对血压的缓冲作用减弱或消失，可增加心室射血阻抗和后负荷。

此外，血液黏稠度和血容量也影响心脏后负荷。血黏稠度增大或血容量增加时，可增加后负荷；相反，可降低后负荷。

在临床上对于后负荷的调整应考虑到过去动脉压情况，如过去有明显的高血压，血压降得过低、过快，会造成脑、心、肾等重要脏器的灌注不足。

三、心肌收缩性

心肌收缩性指心肌在接受适当刺激后能主动产生张力和缩短的能力，它不受前、后负荷和心率的影响，是决定心搏量的最关键因素，也是血液循环动力最基本的来源。当心脏收缩能力增强时（如给予去甲肾上腺素），其心功能曲线向左上方移位，当心肌收缩能力下降时（如心衰、应用负性肌力药物），心室功能曲线移向右下方（图2-6-1、图2-6-2）。因此，当人们运动量加大或代谢增强时，心搏出量可成倍增加。

心肌细胞的结构、心肌兴奋-收缩耦联过程、心肌能量代谢、交感神经活性和体内一些正性肌力激素，都可影响心肌的收缩性。

（一）心肌细胞结构

正常的心肌细胞结构是心肌收缩力的基础，各种毒素，缺血、缺氧，可造成心肌细胞损伤、变性、坏死、凋亡；在病理情况下，心肌细胞的过度肥大（与运动锻炼造成的心肌增粗不同），都会导致心肌收缩力的降低。

（二）心肌细胞能量 ATP

心肌收缩是一个主动耗能的过程，Ca^{2+} 的转运和肌丝的滑动都需要 ATP，当心肌缺血、缺氧使 ATP 生成障碍时，可影响到心肌的收缩。

（三）Ca^{2+}

心肌的兴奋是电活动，而收缩是机械活动，将两者耦联在一起的是 Ca^{2+}，Ca^{2+} 在把兴奋的电信号转化为收缩的机械活动中发挥了极为重要的中介作用。体内 Ca^{2+} 的浓度，影响 Ca^{2+} 转运、分布的因素，都会影响心肌的收缩。

（四）心率

上述心脏的前、后负荷和心肌的收缩功能都是通过改变心搏量来调控心排血量的，心排血量是搏出量与心率的乘积，故心率也是调控心排血量的重要因素。

不同年龄、性别和不同生理情况下，心率会有不同。正常成年人安静状态时，心率在 60～100 次 /min 之间，有明显的个体差异。新生儿的心率较快，在 130 次 /min 以上，随年龄的增长而逐渐减慢，至青春期接近成人的心率。在成年人中，女性的心率比男性稍快，经常进行体力劳动和锻炼的人，平时心率较慢。同一个人，在安静或睡眠时心率较慢，运动或情绪激动时心率加快。

在一定范围内，心率的增加可使每分心排血量增加，但当心率增加到某一临界水平，如每分钟 180 次时，由于心脏过度消耗供能物质，会使心肌收缩力降低。另外，心率加快时，舒张期缩短，心室缺乏足够的充盈时间，心排血量反而下降。心率低于 40 次 /min 时，心脏舒张期过长，心室充盈早已达最大限度，不能再增加充盈量和搏出量，故每分心排血量下降。

动物实验表明，当用电直接刺激心脏，使心率保持在约 150 次 /min 时，心脏已发挥其最大泵血功能，再增加刺激频率，心排血量反而下降。而给予儿茶酚胺类药物时，最大泵血能力在心率 170～220 次 /min 时出现。这一差别的原因是交感神经兴奋时，不仅增加心率，也增加心肌收缩力量，同时还缩短收缩期，使舒张期充盈时间相应延长。

影响心率的体液因素有循环血液中的肾上腺素、去甲肾上腺素和甲状腺素。心率也受体温的影响，体温升高 1℃，每分钟心搏将增加 12～18 次[1-2]。

四、心泵功能的储备

心泵功能的储备又称心力储备，指在突发情况下心脏增加输出量（或起码维持心排血量）的能力。突发情况指增加全身氧耗量、增加后负荷与减低前负荷。例如，健康成年人在静息状态下，每分钟心排血量为 5～6 L，而强体力劳动时，每分心排血量可增加至 30 L 左右，即达到最大心排血量。说明健康成年人有相当大的心力储备。

心脏的储备能力取决于心率和每搏输出量的储备。心率的最大变化为静息时心率的 2 倍多。婴幼儿心肌收缩力储备少，当发生低心排血量综合征时，主要靠增加心率来增加心排血量。每搏输出量是心室舒张末期容量和收缩末期容量之差。每搏输出量又可分为舒张期储备和收缩期储备，一般来说，舒张期储备要比收缩期储备小得多。静息状态下，舒张末期容量约 145 mL，由于心肌细胞外间质含有大量胶原纤维，心肌的伸展性较小，心室不能过分扩大，一般只能达到 160 mL 左右，即舒张期储备只有 15 mL 左右。左心室收缩末期容量通常约为 75 mL，心肌收缩能力增强时，能射出更多的血，使心室剩余血量不足 20 mL。可见，通过动用收缩期储备，就可使搏出量增加 55～60 mL，远比舒张期储备大[1]。

舒张期储备是通过增加心肌初长度引起的自身调节过程而使收缩力加强，当进行剧烈体力活动时，由于交感肾上腺系统活性增强，主要通过动用心率储备和使心肌收缩能力增强的收缩期储备；另一方面，由于肌肉泵的作用，使静脉回流增加，心室舒张末期的心室容积有所增大，也动用了舒张期的储备，使心肌收缩力量加强。这些都可导致心排血量的增加。坚持体育锻炼可使心肌纤维变粗，心肌收缩能力加强，因此收缩期储备增加；同时心率储备也增加。训练有素的运动员在安静时心率较慢，运动时心率可明显增加，说明经常进行体育锻炼可以增进心脏健康，提高心力储备[1]。

对于需要外科手术的患者，了解其术前心力储备情况非常重要，常用运动试验检测其心力储备。患者在心脏手术后能够平顺恢复，只有适当的心功能是不够的，还需要有适当的心力储备。体外循环下心脏手术，主动脉阻断，心脏缺血，会造成不同程度的心肌损伤。下述情况下可使心脏储备不足表现出来：氧耗量增加（躁动、高热），心室后负荷突然增加（婴幼儿肺高压危象）。由于失血导致的急性心室前负荷减少，这在心力储备不足的情况下，可能导致猝死。在平静状态下已至心力储备边缘的患者，不能满足前述的术中和术后阶段应急状态，因此，心脏手术前，不但要评估心脏功能，还应评估心力储备。

五、冠状动脉血流

心肌的正常泵血功能依赖于冠状动脉正常供血，冠状动脉（冠脉）血流量占循环血量的4%～5%，人静息状态下的冠状动脉血流量为每100克心肌60～80 mL/min，血流通过心外膜大的导流血管到达心脏，然后通过垂直于心脏表面的穿动脉到达毛细血管网供应心肌。冠脉血流的阻力主要来自于穿动脉（20～120 μm），被称为阻力血管。

由于冠脉大部分深埋于心肌内，心肌收缩期挤压小血管，血流减少，在舒张期血流增加，左心室收缩期的冠脉血流仅有舒张期的20%～30%，当主动脉瓣关闭不全时，会因动脉舒张压过低导致心肌缺血。

因心肌细胞代谢很旺盛，所以毛细血管的密度也很高，几乎每个心肌细胞都有一条毛细血管，静息时相邻毛细血管间距离约为17 μm，心内膜下心肌毛细血管的密度远高于心外膜下。当心肌需氧增加时，心肌血流可增加到平时的3～4倍，这要靠阻力血管的扩张和使静息时关闭的毛细血管开放来实现。更多毛细血管开放后，毛细血管间距缩短，输送氧和营养物质的距离缩短。当心肌肥厚时，毛细血管数量并不会相应增加，易发生供血不足。

心肌摄氧能力强，静息状态下摄氧率达70%左右（远高于其他器官25%～30%），所以当机体需氧量增加时主要通过增加冠脉流量来适应机体需要。

冠脉血流受下述因素影响：①心肌代谢性血管调节：当心肌局部氧供不足时，ATP生成减少而分解增加，并且产生腺苷，腺苷具有强烈的扩张小动脉作用，心肌的其他代谢产物CO_2、乳酸和（前列腺素E（PGE）等也有扩张局部冠脉血管的作用。②神经调节：冠状动脉受交感神经和迷走神经的双重支配，交感神经兴奋α受体使冠脉收缩，也可兴奋β受体使心脏活动增强，代谢产物增多继发冠脉扩张；迷走神经兴奋时，通过冠脉M受体实现舒张，通过心肌M受体抑制心脏活动使心肌代谢水平降低引起冠脉收缩；在完整机体，神经因素的影响可在很短时间内被心肌代谢引起的血流变化所取代。在剧烈运动或大失血时，交感神经可选择性地收缩其他血管而对心脑血管无明显收缩，保证心脑重要器官血供。③肾上腺素和去甲肾上腺素主要通过增加心肌代谢水平使冠脉血流增加，甲状腺激素、一氧化氮（NO）和降钙素基因相关肽使冠脉血流增多，Ang Ⅱ和大剂量血管升压素使冠脉血流减少。

由于心脏氧摄取率高，几乎无氧储备，当供氧减少时，心肌收缩力会迅速降低，如果发生的心肌缺血持续3～6 h，可发生不可逆的心肌细胞损伤坏死。心肌发生短暂重度缺血后，1～2周的心肌功能异常，可慢慢恢复，称之为心肌顿抑。心肌慢性缺血，可维持心肌细胞基本代谢，心肌收缩功能下降，称为心肌冬眠。在缺血一段时间后重新恢复血流，反而会进一步加重损伤，称之为缺血-再灌注损伤。

六、心力衰竭

心力衰竭简称心衰，是各种原因引起心脏的结构和功能受损，收缩功能和（或）舒张功能发生障碍，心脏不能将静脉回心血量充分排出心脏，导致静脉系统血液淤积，动脉系统血液灌注不足，从而引起心脏循环障碍综合征，此种障碍综合征集中表现为肺淤血、腔静脉淤血。心力衰竭并不是一个独立的疾病，而是各种心脏疾病发展的终末阶段。其中绝大多数的心力衰竭都是从左心衰竭开始的，即首先表现为肺循环淤血。

心力衰竭是多种循环系统及非循环系统疾病发展到终末阶段的共同结果，主要原因：

1. 心肌收缩性降低　是造成心脏泵血功能减退的主要原因，心肌结构或代谢性损伤可引起心肌的收缩性降低，如心肌梗死、心肌炎和心肌病时，心肌细胞发生变性、坏死及间质纤维化，造成收缩性降低；心肌缺血，首先引起能量代谢障碍，久之亦合并结构异常；药物或微生物毒性，可损害心肌的代谢和结构；

2. 心室前负荷过重　如瓣膜反流、先天性心脏病（先心病）大量分流、甲状腺功能亢进症（甲亢）、严重贫血等疾病，可致心脏离心性肥厚，超过心脏代偿能力时可致心衰。

3. 心室后负荷过重　如高血压、肺动脉高压、半月瓣狭窄等疾病造成心脏向心性肥厚，超过心脏代偿能力时可致心衰。

4. 心室舒张及充盈受限　肥厚型心肌病、心肌纤维化、限制型心肌病使心肌的顺应性减低，心室舒张期充盈障碍，造成心排血量降低。

七、低心排血量综合征

各种原因导致的心脏指数（CI）低于 $2.0 \, L/(min \cdot m^2)$，同时伴有血压下降，组织器官灌注不足、微血管收缩等一系列临床表现的病理状态。心脏术后 6～8 h 心脏功能均会有所下降，机体通过代偿，如交感神经兴奋、内源性儿茶酚胺物质释放，使心率增快、血压升高、心排血量增加，维持 CI 在 $2.2 \, L/(min \cdot m^2)$ 以上，通常可以满足机体供氧和代谢之需，但是对于一些复杂、重症心脏手术患者，由于心脏收缩功能低下、体外循环时间过长等原因，使心肌收缩力进一步下降，不能维持有效心排血量 $[CI < 2.0 \, L/(min \cdot m^2)]$ 时，导致组织细胞处于低灌注状态，乳酸水平显著上升，是心脏手术后非常危险的并发症，影响患者恢复过程，增加手术死亡率（图2-6-4），必须给予足够重视和积极处理尽快纠正。

低心排血量综合征主要原因是心肌受损及心脏前、后负荷异常。①心肌收缩力下降：术前心脏功能不全或术中心肌保护不充分、术后血管桥痉挛或再次出现心肌梗死，导致心肌受损，收缩力下降。②前负荷严重不足：术后大量失血或进入组织间隙体腔导致血容量不足，影响心脏每搏射血量。③后负荷增加：补液过多或过快、血管张力增加及肺动脉高压等，均可导致心脏射血阻力增加，心排血量下降。④心律失常：心律失常也可影响心脏排血量，从而导致心排血量下降，如房颤或结性心律，心室舒张期血容量减少，使心排血量减少

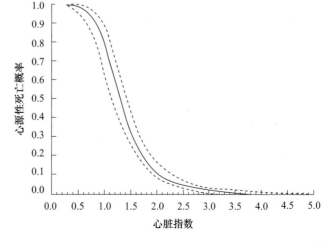

图2-6-4　婴幼儿心脏术后早期心指数与手术死亡率的关系 [6]

20%～25%，室性心律失常则影响更大，如室性期前收缩使心排血量显著减少，短阵室性心动过速使搏出量减少至近乎为零程度，从而影响心排血量。⑤手术矫治后心脏有较重的结构性病变：如纠正右心室流出道狭窄时存在的残余梗阻、矫治房室间隔缺损时出现的残余分流、换瓣术后的瓣周漏或瓣叶活动障碍，以及冠状动脉移植术时桥血管不通等，均可能影响心脏功能，从而导致患者出现比术前更为严重的循环问题。⑥其他：胸内压增高，如张力性气胸、过高呼气终末正压（PEEP）以及心脏压塞等，均可导致心脏舒张受限及心肌灌注不足，使心排血量减少。酸碱失衡及电解质紊乱，也可能影响心肌细胞对内源性或外源性血管活性药物的反应，从而影响心脏功能。

低心排血量综合征主要表现为心率增快、脉搏细数、血压下降（收缩压＜90 mmHg）、脉压减小（＜20 mmHg）、尿量减少、末梢湿冷、组织器官灌注不足、CI＜2.0 L/（min·m²）、血乳酸水平增加、混合静脉血氧饱和度降低等。

低心排血量综合征一旦发生，应积极处理，以免长时间组织灌注不足影响其他器官功能。立即行床旁超声等检查，结合临床表现及化验结果进行评估，如存在心脏结构异常，如畸形纠正不满意、人工瓣活动障碍、桥血管阻塞及心脏压塞等，应立即再次手术。其他治疗包括：①排除和纠正心外因素：如张力性气胸、内环境紊乱等。如胸片显示有张力性气胸存在，则应积极行经皮胸腔穿刺术，逐步排气，降低张力性气体对心脏的压迫，但是排气不宜过快过急，以防止纵隔摆动；并可通过穿刺留置导管，进一步排气；通过血气分析动态监测内环境，及时调整酸碱及电解质平衡。②调整前、后负荷，使之处于最佳状态：如血容量不足者，补充血容量使中心静脉压（CVP）维持在10～15 mmHg，对于肺动脉高压或体循环阻力增加患者，可采用扩血管药物如NO、硝普钠等，通过降低循环阻力，增加每搏心脏射血量。③改善心脏功能：若低心排血量综合征是以心肌收缩力下降为主，可以应用正性肌力药物如肾上腺素、多巴胺、多巴酚丁胺、米力农及氯化钙等。如果上述治疗效果不佳时，应尽早启用主动脉内球囊反搏或体外膜氧合（extracorporeal membrane oxygenation，ECMO）[6]。

八、经验与启示

解剖与生理是医学的最基本的基础知识，掌握这些知识对于心脏科医师是重要的也是必要的。心脏的解剖结构和生理功能是相适应的，是经过亿万年的进化形成的，是最精妙、最完美的结合，两者都有一定的代偿功能，两者在一定的条件下会发生变化，且互相影响。外科手术的目的是恢复心脏的解剖结构，从而达到恢复正常心脏生理功能的目的，但有时受心脏病理改变所限，不能恢复其解剖结构，只要通过手术治疗恢复其生理功能满足机体需要即可，有些手术即使恢复了解剖结构但也不能恢复其生理功能。掌握这些生理知识对于手术理念、手术适应证、手术时机、手术矫治标准的把握非常重要。以二尖瓣为例，正常二尖瓣口开放面积4～6 cm²，是一个既无狭窄又无关闭不全的单向阀门，保证一定量的血液单方向流动。它的病变是狭窄或（和）关闭不全，通常瓣口狭窄大于2.5 cm²或中量反流患者只有体征没有症状，说明二尖瓣有很强的代偿能力，通过瓣口的血流可满足机体生理代谢需求，虽有病变但不需手术治疗，这就是生理与手术适应证的关系。二尖瓣狭窄和反流对心脏造成的危害也不同，二尖瓣狭窄阻碍血流一般不损害左心室功能（长期重度狭窄也有造成左心室废用性萎缩的可能），二尖瓣关闭不全增加左心室做功，使左心室离心性扩大，长期大量二尖瓣反流会造成心肌纤维粗细肌丝滑行连接减少左心室心肌纤维增生，晚期即使做了手术心功能也难以恢复，所以二尖瓣狭窄只要症状不重并不急于手术，而二尖瓣大量反流要适时手术，这就是病理生理与手术时机的关系。手术矫治并不能恢复二尖瓣的解剖结构而以满足生理需求为目的，风湿性心脏病（风心病）二尖瓣狭窄做球囊扩张术只要扩至2.0 cm²，就可满足机体生理代谢需求，扩得再大很可能造成二尖瓣反流，二尖瓣反流能恢复正常瓣口大小更好，如瓣叶条件不好，能保持2.5 cm²开口面积就可满足机体生理代谢需求，这就是生理与手术矫治标准的关系。

（吴　信）

参 考 文 献

［1］　林默君, 曾晓荣, 王庭槐, 等. 血液循环 [M]// 朱大年, 王庭槐. 生理学. 8版. 北京: 人民卫生出版社, 2013: 87-151.

［2］　吴信. 心脏生理 [M]// 吴清玉. 心脏外科学. 济南: 山东科学技术出版社, 2003: 13-23.

［3］　吴立玲. 心功能不全 [M]// 王建枝, 殷莲华. 病理生理学. 第8版. 北京: 人民卫生出版社, 2013: 198-218.

［4］　OPIE L H. Mechanisms of cardiac contraction and relaxation [M]//BRAUUWALD E. Heart disease. 5th ed. Philadelphia: W. B. Saunders, 1997: 360-393.

［5］　周纯, 吉冰洋. 心脏外科生理 [M]// 郑哲, 成人心脏外科学. 4版. 北京: 人民卫生出版社, 2016: 35-54.

［6］　KOUCHOUKOS E H, et al. Postoperative care [M]//KOUCHOUKOS N. Cardiac Surgery. 3rd ed. Philadelphia: Churchill Livingston, 2003: 195-253.

第3章

分子医学基础

第1节 分子医学发展史

应用分子生物学、基因组学、蛋白质组学和遗传学解决医学研究与临床问题的新兴学科，被称为分子医学。分子医学正在发生着日新月异的变化，它掀起了一场临床医学的革命，将从根本上改变我们对疾病病因、分类、诊断及治疗的认识。以往我们对一个疾病做出临床诊断主要根据临床特征，以及不尽完善的各种实验室检查，很少考虑遗传对疾病的影响。毋庸置疑，分子医学革命已使很多医师感觉到有些力不从心。即使对分子医学及其影响有所了解的人，也认为这是一门专业性十分强的学科，目前对日常的临床实践用处不大。事实上，这种看法是片面的。越来越多的证据表明，完全不受基因影响的临床疾病很少。本章简要介绍分子医学基本知识及对心血管病的影响，并主要侧重于对外科方面的影响。希望通过本章基本知识的介绍，能更好地为患者服务。

分子医学可追溯到1871年发现核蛋白（nucleoprotein）的年代，当时认为这种蛋白是酸性物质，故取名叫核素（nuclein），尔后改称为核酸。1944年发现肺炎球菌的遗传信息位于DNA内，6年之后证明DNA内碱基腺嘌呤（adenine，缩写为A）与胸腺嘧啶（thymine，T）数相等，鸟嘌呤（guanine，G）与胞嘧啶（cytosine，C）数量相等。20世纪50年代，弗兰克林（Rosalind Franklin）与威尔金斯（Maurice Wilkins）研究X线晶体衍射的工作以及沃森（James Dewey Watson，1928出生）与克里克（Francis Harry Compton Crick，1916出生）的努力，证明DNA是双螺旋结构，进行复制时双链解开。1956年发现DNA聚合酶，能够合成小段双链DNA。沃森等的发现使DNA的研究进入了一个新的时代。为此，1962年诺贝尔生理学或医学奖颁给了克里克与沃森以及威尔金斯三位科学家。20世纪60年代发现与阐明了细胞核通过信使RNA（mRNA）与细胞质内蛋白合成体系联系，并把染色体以外的DNA叫"质粒"，后者被生物工程界广泛应用，即"载体"。在这一时期，人们搞清了氨基酸是由三个核苷酸组成的密码子编码[1-3]。

科学技术进步推动了分子医学的发展。1970年，特曼（Howard Martin Temin）与巴尔的摩（David Baltimore）发现从"DNA→RNA→蛋白"这条被公认的信息通路，在反转录病毒中行不通，这一发现帮助科学家发现了反转录酶，使遗传工程以RNA为模板复制DNA变成现实。以此方法合成的DNA叫互补DNA（cDNA）。反转录酶的发现，使我们了解到为何某些病毒能把自己的遗传信息整合到宿主基因组。这项成就使特曼和巴尔的摩两位研究者以及他们的老师杜尔贝科（Renato Dulbecco）共享了1975年诺贝尔生理学或医学奖。

限制性内切酶与连接酶：20世纪60年代后期及70年代早期，人们相继发现了很多不同种类的限制性内切酶，能够使科技人员像用剪刀一样，在DNA特定位点，把DNA剪成所需要的片段。同时用DNA连接酶能把DNA片段连接起来。这些发现把我们带入了DNA重组时代。1973年，科恩（Stanley

Norman Cohen）等发现可以把外源DNA插入病毒质粒中去，且质粒感染细菌后，插入的DNA也随细菌的增殖而增殖。使用该方法能够同时无限制地扩增外来DNA片段，由此产生了"基因克隆技术"，第一个被克隆的真核细胞基因是1976年完成的兔β-球蛋白基因[1-3]。

DNA探针：20世纪60年代，人们已经了解到DNA是双链螺旋结构，在一定条件下可以解链，也可以重新复链。DNA双链的形成遵循严格的A/T、G/C配对原则。因此，了解一条链的序列，便可了解另一条链的结构。DNA探针就是选择一段DNA并将其标记，标记的这段DNA能够通过杂交（碱基互补）与特定的DNA区域结合，由此而识别出这一段特定的DNA结构。1975年，萨瑟恩（Edward M. Southern）把DNA转移到固体支持膜上，使杂交在膜上进行，即把DNA用限制性内切酶切开，转到膜上，发明了目前常用的Southern印迹技术[1-3]。

基因结构与功能：1975—1977年，两种DNA测序方法的建立，对DNA结构有了更好的了解，使桑格（Frederick Sanger）与罗伯茨（Walter Gilbert）以及贝格（Paul Berg）获得1980年诺贝尔奖。1977—1978年，罗伯茨等又发现基因的结构不是连续的，中间有内含子（intron）将其隔开；罗伯茨与夏普（Phillip Allen Sharp）发现了编码氨基酸的基因序列，叫外显子（exon）。转录过程中能够剪除内含子，使外显子连到一起，这一发现使他们获得了1993年的诺贝尔奖。1995年诺贝尔生理学或医学奖授予刘易斯（Edward B. Lewis）、尼斯林-沃哈德（Christiane Nusslein-Volhard）及威斯乔斯（Eric Wieschaus），以表彰他们在早期胚胎发育遗传机制方面的卓越贡献。

基因多态：20世纪70年代中期，发现人群中间每个人DNA长度有差异，如果人群中频率超过1%即叫基因多态（polymorphism），现在基因多态与基因突变被统称为遗传变异。20世纪80年代人们提出用DNA多态作标记，构建基因组图谱诊断疾病和进行群体遗传学研究。

生物工程：把外源DNA整合到宿主细胞，在体外产生蛋白，使基因重组技术进入商业化。1976年世界上第一个生物工程公司基因泰克公司（Genentech Inc），在美国加利福尼亚州诞生，人胰岛素成为第一个于1982年正式上市的基因工程药物，20世纪80年代产生了转基因动物，1988年第一个转基因动物专利获准[1-3]。

近期进展：人们通过功能、定位克隆及基因突变分析，找到一些致病基因，进行了大量基因治疗的尝试，为疑难疾病的诊断与治疗带来了曙光。聚合酶链反应（polymerase chain reaction，PCR）技术，成为分子生物学研究中最常用的技术手段。DNA多态分析为寻找疾病易感基因及药物敏感性与毒性指明了方向，并产生了一门新的学科——基因组药理学。

第 2 节　DNA、RNA 与 cDNA

DNA为脱氧核糖核酸，系双链大分子，储存着有机体的遗传信息。分离DNA需要有核细胞、蛋白酶（多用蛋白酶K）消化破坏细胞膜与蛋白及化学物质，把核酸从中分离出来。

DNA经过转录合成RNA，再经过翻译形成肽链，经过内质网和高尔基体加工后成为有一定空间结构的蛋白质。mRNA经过反转录形成cDNA（complementary DNA，指互补于mRNA的DNA分子）。

DNA的来源：①所有生物体的各种有核细胞（所含基因组DNA序列相同）。为方便采集，通常DNA来源于循环中的有核血细胞，10 mL血液可分离出大约DNA 250 µg。具体步骤为分离有核细胞后，细胞再被蛋白酶消化，分离出细胞核，再用酚、氯仿把DNA分离出来。②唾液中的脱落细胞。③头发根部的细胞，均可用作DNA的来源[1-3]。

DNA的双链结构：①一级结构：核苷酸排列顺序，即碱基排列顺序。②二级结构：即双螺旋模式。两条链平行/反向，两个方向，两链之间剪辑链接。A，T有两个氢键；G，C有三个氢键。核酸一圈：

10个碱基对，螺距3.4 nm；二级结构记忆口诀：结构独特双螺旋，单链排列反平行，碱基互补氢键配，头5尾3顺到底。③三级结构：超螺旋。

脱氧核酸的5′与3′碳原子上连着核酸骨架，每条链末端5位碳上的磷酸基称为5′末端，3位碳上的磷酸基称为3′末端。

正义链：遗传信息以核苷酸碱基A、T、G、C形式从5′到3′方向排列。

反义链：正义链的对应序列，A与T，C与G配对。

如，正义链（起始）5′-ATG-GGT-TCT-GTT-GCT-GCT-TGG-TAA-3′（终止）；反义链（起始）3′-TAC-CCA-AGA-CAA-CGA-CGA-ACC-ATT-5′（终止）[1-3]。

基因是产生一条多肽链或功能RNA所需的全部核苷酸序列；基因具有双重属性：物质性（存在方式）和信息性（根本属性）。基因携带生、老、病（健康）、死，种族、血型、孕育等过程的全部遗传信息，同时也是应对环境变化，决定生命健康的内在因素[1-3]。

遗传密码：以三个核苷酸为一个密码子，编码一种氨基酸。起始密码子为ATG，终止密码子为TAA、TAG、TGA。合成一个肽由不同的密码子所编码，开始与终止也受到密码子的控制。肽链合成开始：起始信号，终止密码为UAA、UAG、UGA。信号肽：由信号密码所编码，信号密码子位于成熟mRNA5′端起始密码之后。因此信号肽是蛋白质合成中最先被翻译的氨基酸序列。任何密码上的单个核苷酸碱基的变异都有可能导致某些疾病的遗传易感性增高（多基因疾病）或导致遗传病（单基因疾病）。因此，遗传密码需从正义链解读。RNA是以DNA反义链为模板合成的核糖核酸。若需要合成RNA序列，则应以DNA反义链为模板。RNA与DNA不同的是，RNA是单链。RNA的尿嘧啶（U）取代DNA中的胸腺嘧啶（T）。提取RNA时需要抑制RNA酶分解，提取过程复杂、严格，避免RNA分离提取过程中RNA的降解。

RNA具有组织特异性，相关的RNA只能从该基因转录活性高的组织中获得。mRNA仅含有重要的外显子遗传信息，无内含子，用在重组DNA技术上更为方便。以mRNA为模板，合成一段与该段mRNA互补的核苷酸序列，并以此为模板再合成一条互补序列成为双链，即为cDNA。cDNA仅含编码序列，无非编码序列。

DNA探针：DNA双链结构及碱基互补配对的特征，使我们能够选择某一段单链DNA作为探针，使之与另一段亦为单链的互补DNA片段结合，通过已知的探针序列推断另一段与之结合的DNA序列。由于DNA双链结构是由氢键结合在一起的，可用热变性法及氢氧化钠处理使之解链，热变性的DNA溶液经缓慢冷却或氢氧化钠处理的DNA溶液的pH恢复，两条解链的互补单链DNA重新缔合；即"退火"重新形成双链结构。DNA探针与DNA探针、靶DNA片段与靶DNA片段、DNA探针与靶DNA片段均可在一定条件下形成双链。如果用放射性P（磷）标记DNA探针，则DNA探针与靶DNA片段的结合可通过放射自显影检测。也可用一些化学物质标记探针，以避免核素带来的环境污染。

DNA探针有3种类型：cDNA、基因组DNA与寡核苷酸。cDNA探针用反转录酶以RNA为模板合成，只含外显子序列。基因组DNA可来自任何DNA片段，可以处在内含子与外显子交界处或未知功能、未知定位的片段。寡核苷酸探针通常很短，仅20～30个碱基，可根据需要合成[1-3]。

RNA探针：由质粒载体产生，用来检测RNA。为避免混乱，探针有统一命名，如D19S51，即人19号染色体51节段。探针pTD3-21黏质粒，TD即T. Donlon，是制备此探针科学家的名字。探针标记通常用放射性磷或非核素化学物质。标记方法有随机引物标记法、切口平移标记法、末端标记法。非核素标记法（化学物质比色法）的敏感性较核素标记法低。化学发光底物比色法标记探针虽然较贵，但准确性与敏感性均较高，故应用越来越广泛。若检测基因组DNA，则寡核苷酸探针并不是一种好方法，因其长度太短、非特异结合较多，但用于扩增DNA片段十分有效[1-3]。

第 3 节　人类基因组

一、遗传信息

　　人类基因组由 60 亿个核苷酸以双链螺旋脱氧核糖核酸（DNA）分子的形式组成，这些遗传信息编码人体的基本结构并控制机体的功能运行。遗传信息由 4 种碱基组成，即 A（腺嘌呤）、T（胸腺嘧啶）、C（胞嘧啶）、G（鸟嘌呤）。遗传信息就是指核酸中碱基的排列顺序，在双链螺旋 DNA 分子中以线形序列排列，两条链互补，一条链的核苷酸与另一条链的核苷酸配对，如 A 与 T 配对，G 与 C 配对。遗传信息的破译以 3 个碱基为一组，每 3 个碱基组成一个密码子（codon），编码一种氨基酸。蛋白质由 20 种氨基酸组成。由基因编码的特异氨基酸线性序列在细胞内的多核糖体（polyribosomes）上组装，最后折叠成二级结构，发挥蛋白质的功能。

　　蛋白质合成过程首先以 DNA 中的核苷酸序列为模板合成 mRNA，由 mRNA 指导翻译成线形氨基酸序列（图 3-3-1）。控制遗传信息的表达是调控蛋白质合成的关键步骤，后者调控着细胞功能。因此，遗传信息指导蛋白质合成，蛋白质则调节细胞功能。

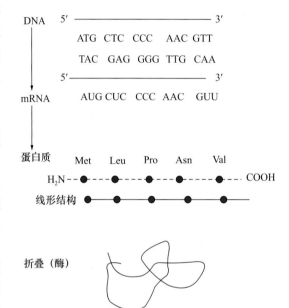

图 3-3-1　信息通路

AUG 编码蛋氨酸为起始密码子。

Met：蛋氨酸；Leu：亮氨酸；Pro：脯氨酸；

Asn：天冬氨酸；Val：缬氨酸。

二、人类基因组中遗传信息的含量

　　人类基因组含有 32 亿个核苷酸对组成，由 4 个代表不同碱基的字母 ATGC 组成（A 腺嘌呤、T 胸腺嘧啶、G 鸟嘌呤、C 胞嘧啶），以 3 个碱基为单位组成密码子储存遗传信息，每个密码翻译成一个氨基酸，由氨基酸组成蛋白。

　　用人类基因组遗传信息指导合成细胞功能所需的蛋白质。这一过程的起始信号（诱导信号）告诉机体细胞需要某种蛋白导致特异基因表达，并指导合成所需蛋白质，但目前我们对此过程的了解甚少。在染色体找到正确的基因后，合成蛋白质所必需的信息被转录成 mRNA，如同在图书馆内找到相关信息并复印所需内容。mRNA 再翻译成蛋白质，有时大的蛋白质由几条链构成，每条链由一个基因所编码，因此有多个基因参与。细胞可在数秒内找到自己所需的基因，于数分钟内合成新的蛋白质。人类基因组基本稳定。虽然基因重组、突变、自然选择都会改变人类基因组的组成，但这些都是罕见的事情。

　　遗传密码：蛋白质如同一个房子，氨基酸如同砖块，房子是由砖砌起来的，蛋白质是由氨基酸组成的。氨基酸的合成与组装均由 RNA 指导下完成。从 DNA 转录成 RNA，T 被 U 取代。4 种核苷酸，3 个为一个密码子，故有 64 种组合。有些氨基酸由一个以上的密码子编码，如 UUU（编码苯丙氨酸），CUC、CUA、CUC 三个密码子均编码亮氨酸，这是一种保护机制，如 CUC 中的 C 突变成 A，CUA 仍然编码亮氨酸，保证了蛋白质的氨基酸序列不发生改变。

三、基因解剖图谱

20世纪医学院的学生都在学习人体解剖、组织学。进入21世纪，随着对人类基因组学结构与功能的更深一步了解，医学生除应学习人体解剖及组织学之外，还应学习基因组解剖学及基因组功能学，以便能更好地服务于人类健康与患者。

（一）基因的定义

基因由外显子（exon）与内含子及5′端调控部分组成。外显子序列转录成RNA，依次再翻译成蛋白质。内含子序列并不编码氨基酸，其功能目前尚不明确。细菌及其他简单生物的基因序列无内含子。人类基因从DNA转录成RNA时，内含子与外显子均被转录，mRNA的成熟，需经过转录后加工修饰，即内含子转录的序列被剪掉，仅保留外显子转录的那一部分RNA为成熟的mRNA。分析DNA序列是否含有基因，首先要找到开放读码框架（ORF），ORF即一段较长的DNA序列，其后被终止密码子（UUA、UAG、UGA）断开。寻找ORF可从DNA序列的任意第1个字母开始读起，看是否会在其后的序列中发现终止密码子。若没有找到，则再从第2个字碱基开始、第3个碱基开始，依次进行。如果都不是ORF，大约每30个碱基会遇到一个终止密码子。若从一个内含子或非编码序列的基因交界区开始，则很难找到正确的ORF。若找到ORF，且在ORF之前能够同时发现Kozak结构及终止密码子，则可确定是ORF。其他基因结构如TATA boxes，长的终止重复序列（poly A尾巴），限制性内切酶酶切位点，都有利于确定找到的序列是否是一个完整的基因。接下来的问题就是找到的基因编码什么样的蛋白质、表达是如何调控的、在哪些组织表达、功能如何等。

（二）基因组的物理图谱

前面提到一个基因的解剖图谱，如ORF、增强子、外显子、内含子，只能帮助我们理解基因如何发挥功能，并没有给我们一个立体的图像。基因有多长？基因组结构如何？了解基因组的物理图谱十分重要，因为人体细胞核只有数微米大小，却能装下数米长的DNA。正如把数十万乃至数百万公里长的绳子装到一个十几平方米的房间内，且要在数秒钟内从这条绳子上的任何位点能找到所需的一个基因（仅为绳长的数百万分之一）。正视我们所尚未了解的东西，与正视我们已经了解的东西一样重要。DNA在细胞核内，以四级结构分层折叠，包装存放。目前我们尚不了解为何细胞能在很短的时间内完成这么复杂的工程；当细胞需要其中某一段时，是如何完成定位并找到这一段，又是如何快速将双链打开、阅读，然后再关闭上。

四、基因的表达与调控

基因由编码氨基酸的核苷酸序列以及调控基因表达的序列组成。细胞分裂从细胞核内基因组全部DNA复制开始，细胞功能的调控则是通过改变基因表达来实现。基因表达包括DNA复制、DNA序列转录成RNA、RNA通过剪接被加工成mRNA、mRNA在核糖体翻译成多肽链、后者再经加工成空间结构不同的蛋白质。

（一）DNA复制

细胞分裂，从胎儿发育到成人，遗传信息均应严格地进行复制，传给子代细胞。人的DNA复制需要6～12 h。细胞分裂间期是真核细胞进行有丝分裂或减数分裂的准备时期，在分裂间期细胞完成DNA分子的复制和有关蛋白质的合成。细胞分裂间期的时间要远远长于细胞分裂期。间期常分为G_1，

S，G_2 三个时期。有丝分裂间期是有丝分裂全部过程重要准备过程，是一个重要的基础工作。G_1 期：合成 RNA 和核糖体及复制所需酶。S 期（DNA 合成期）：主要是遗传物质的复制，DNA 和组蛋白组成核小体结构。新的组蛋白也是在此期合成。G_2 期：有丝分裂的准备期，主要是 RNA 和蛋白质（包括微管蛋白等）的大量合成。

DNA 复制步骤：双链 DNA 螺旋解链，这一过程由数个酶的催化完成。DNA 解旋酶（helicase）负责双链 DNA 分子的解旋，DNA 聚合酶催化合成新的 DNA 双链。

人类基因组，每 6～12 小时必须精确复制 64 亿个碱基对，速度不但要快，而且十分准确，任何差错都会造成永久性突变。从受孕时受精合子开始，到成长至体重 70 kg 的成人，将进行约 10^{15} 次 DNA 复制。细胞周而复始地分裂增生，满足机体生长及修复所需。每次 DNA 直接复制的误差是万分之一左右，但机体有错误校正系统，以保证误差在最低限度，这些机制可使实际误差在千万分之一。即每次细胞分裂整个基因组大约有 60 个拷贝错误，但很多误差发生在非编码区。就总体而言，每个细胞所需要的基因数目较少，故不影响基因功能。正如北京图书馆全部藏书中，仅有 60 个字拼写错误，就每一位读者来说，遇到错误及被误导的机会极少。

（二）基因表达

基因表达指基因序列翻译成一个蛋白质产物。激活基因是启动这一过程的关键步骤。正如前所述，基因 5′ 端有很多调控序列，比较重要的有启动子（promoter）、增强子（enhancer）等。基因激活通常是一个诱导蛋白与位于基因 5′ 端的启动子结合，把基因激活，转录 mRNA，合成蛋白质。基因调控的一个常见机制是负反馈机制，即当蛋白质合成增多，基因表达停止。这种"开/关"机制维持了基因表达产物的平衡，保证了细胞功能处于一种动态的平衡。

细胞外的信号能够与细胞膜上的受体结合，激活一些与受体有关的激酶（如酪氨酸激酶）及一系列细胞质内蛋白及其他分子，然后通过细胞质到达细胞核，或直接通过与特定基因的启动子结合，或通过作用于另外的诱导蛋白（转录因子），调节有关基因的表达控制"开/关"。有些分子可直接进入细胞内，迁移到细胞核，调节基因的表达。细胞膜受体数量本身受基因的调控，当基因下调时，细胞膜受体数量减少，直到消失，此时细胞对相应的细胞外信号不反应。

基因表达步骤：转录，即 DNA 转录成 mRNA，此过程在细胞核内进行。当诱导蛋白结合到基因临近第 1 个外显子 5′ 末端的启动子后，5′ 末端开始解旋，DNA 双链解开，形成两条单链。以 DNA 单链为模板，以碱基互补的原则（A/U，C/G）合成新的 RNA 链。这条 RNA 链是 DNA 链的仿真拷贝（互补链），所不同的是 DNA 链中 A 的对应碱基为 T，在 RNA 中 T 被 U 所取代，RNA 中不含 T。

在细胞核内转录完成之后，RNA 转移到细胞质，进行加工整理，由内含子转录，不编码氨基酸的部分序列被剪掉。在每个外显子起始与结束的部位存在"剪接受体"与"剪接供体"序列，这有助于酶的识别与剪接。最后再在 RNA 分子 5′ 端加上"帽"（如甲基化），在尾部加上多聚腺苷酸即生成所谓的成熟 mRNA。

翻译：以基因 DNA 为模板，转录生成的 mRNA，两者碱基严格互补即 mRNA 携带了基因 DNA 的遗传信息；mRNA 分子上的碱基排列顺序决定了遗传密码的排序，也就决定了氨基酸的排列顺序。mRNA 遗传密码排列顺序翻译成多肽链的氨基酸排列顺序，组装成蛋白质。这一过程在细胞质的核糖体中进行。RNA 分子上每 3 个核苷酸组成一个密码子，每个密码子携有一个运载分子叫转运 RNA（tRNA），一端与 mRNA 上的密码子匹配，另一端载有一个氨基酸，每个密码子有其特异的 tRNA，每种 tRNA 只载有一种特异的氨基酸。核糖体沿 mRNA 移动，每次加上一个氨基酸，合成一条氨基酸链称"肽"，直到移动到终止密码子，肽链合成终止，mRNA 与核糖体分离，使用过的 mRNA 很快降解。合成的肽亦与核糖体分离，折叠成 II 级、III 级结构。有些蛋白质翻译后再加工修饰，如加上糖基，变成糖蛋白。

（三）基因表达的调控

基因表达调控非常复杂，可发生在基因表达的不同阶段，如在转录水平，基因第1外显子5′末端的上游存在一些特异序列，如启动子、TATA序列，有利于RNA聚合酶结合，控制转录速率。其余结构如增强子距基因更远，亦参与基因表达调控。

五、反义寡核苷酸

反义寡核苷酸通常是人工合成的15～30个碱基对长的DNA，是某种mRNA分子一段序列的互补序列，能够与mRNA分子上的相对应序列结合，产生一段小的双链结构，从而封住这段序列，使mRNA不能译成蛋白质。同时细胞把mRNA双链视为异己，这种双链RNA很快即被核苷酶H所分解掉。如果细胞质内存在大量的反义寡核苷酸，则细胞中mRNA的翻译即会终止。人们现已利用反义寡核苷酸的这一特性，阻止一些不希望表达的基因（如癌基因）的表达。同时用反义寡核苷酸可以研究新基因功能，观察阻断后的细胞功能变化。

反义寡核苷酸的特性展示了其临床应用的前景，如抗病毒、抗肿瘤等。但其结构极不稳定，在血或细胞内可很快被破坏，且分子量大（5 000～15 000），很难进入细胞，限制了其应用。为满足临床需要，还需加大研究力度，克服这些困难。

第4节　细胞分子生物学技术简述

一、PCR（聚合酶链反应）

要获得目的DNA或RNA片段，可通过PCR的方法对目的序列进行扩增并使之达到一定量。这一过程需要DNA或RNA标本、寡核苷酸引物、DNA聚合酶、4种核苷酸混合液、温度循环装置（PCR仪）。

PCR是基因重组技术及基因分析中最常用的单项技术。这项技术由穆利斯（Kary Mullis）于1983年建立，1987年发表，1993年他因此获得诺贝尔奖。PCR工作原理是，选择一段DNA（目的片段），通常为100到数千个碱基长，周而复始地对此段DNA进行合成扩增，使这一目的片段成为主要成分，便于分析和利用。

（一）PCR基本步骤

（1）双链DNA变性成单链（通常用加温方法），此单链DNA成为合成新DNA链的模板。

（2）引物与靶序列两末端杂交，引物是特异的寡核苷酸，与靶DNA或RNA序列互补，通常加入的引物量远远高于模板量，故引物不会成为扩增过程中的限制因素。

（3）加入4种核苷酸碱基即dATP、dCTP、dGTP及dTTP，以及聚合酶，通常是Taq酶。Taq酶耐热，在温度变性阶段不影响酶的活性。

以上是PCR的一个循环。经一个循环后，单链DNA靶片段变成双链，周而复始，每个循环都有新的DNA目的片段合成，模板扩增的倍数为2^n，如20个循环后模板成为2^{20}。

（二）PCR方法

1. 引物　为两小段人工合成的DNA，一般长20 bp左右，作为引物。

2. 游离单核苷酸　将过量的游离单核苷酸与引物共同加入目标DNA样品，再加上热稳定的聚合酶 Taq 酶，催化 DNA 的合成。

3. 变性　95℃，使 DNA 双链解开，成为两条单链。

4. 退火　55℃左右，使引物与目标 DNA 片段的碱基互补区域互补杂交。

5. 延伸　75℃左右，Taq 酶促进 DNA 的合成，从双链形成的部位开始，即引物与 DNA 单链结合的部位，大约每秒合成 20 个核苷酸，几分钟就可使链长达 1 000 bp 左右。

95℃→55℃→75℃是第一个循环。第二个循环温度又从 95℃开始，全部 DNA 解链成为单链，温度再回到 55℃，引物与目的 DNA 杂交，75℃ DNA 合成。如此周而复始，共进行 20～30 个循环，大约合成 100 万条目的 DNA。

二、基因检测

（一）DNA 检测

需要 DNA、限制性内切酶、电泳、Southern 印迹、DNA 探针、放射自显影。限制性内切酶能识别特异碱基序列。

Southern 印迹是一种检查 DNA 变异的方法。

第一步，从人组织和外周血细胞中提取 DNA，再用限制性内切酶把 DNA 切成 100～20 000 个碱基对（bp）长的数以万计的片段，用氢氧化钠处理使其解链并变成单链，通过凝胶电泳把这些片段按大小进行分离。在胶条上，小片段比大片段移动得更快，走在胶床的最前端，用 EB 染色，于紫外光下观察。

第二步，把 DNA 从胶床上转移到一种膜上（尼龙或者醋酸纤维素膜），这种方法是 Southern 发现的，故取名 Southern 印迹。

第三步，探针是一段与需要检测目的 DNA 的互补链。此探针用核素（或非核素）标记，与膜上的 DNA 杂交。

第四步，洗脱掉未结合的探针，然后把膜放到 X 线片上进行曝光。洗片后 X 线片上出现可见的条带，即为所感兴趣的 DNA 条带。

通过比较正常组织与异常组织（细胞）间条带的差异来诊断某些疾病，此种方法存在的问题是非特异杂交。避免非特异杂交的方法：用其他种属 DNA 与膜先杂交（如常用的鲑精 DNA），杂交后用严格条件洗脱，如高温 65℃、低盐溶液，使互补碱基间随机形成的氢键断裂。

用 Southern 印迹方法检查 DNA 分辨率的上限为 30～40 kb，下限为 100～200 bp。

（二）RNA 检测

RNA 长度可用 Northern 印迹方法检测 RNA，峰度特低的 RNA，可用 S1 mapping 或 RNase 保护分析方法检测，使 RNA 探针与 RNA 形成的双链不被 S1 核酸酶或 RNase 破坏。

mRNA 降解十分快，从多核糖体上解离后在细胞内质网中可很快被降解，所以提取分离 RNA 比 DNA 要复杂、困难得多，Northern 印迹亦比 Southern 印迹难。分析细胞 RNA 有助于了解基因目前的表达状况。

（三）蛋白检测——Western 印迹

Western 印迹是与 Southern 印迹与 Nothern 印迹类似的分析蛋白的方法，它结合了免疫方法，使蛋白先通过凝胶电泳，并根据分子量大小进行分离，转到膜上，然后根据抗原抗体反应原理，用抗体与之杂交、染色，观察比较蛋白条带。

（四）斑点印迹

将 DNA、RNA 或蛋白直接点到膜上，省去电泳步骤，直接与探针进行杂交，这种方法叫斑点杂交（dot blot）。

（五）原位杂交（in situ hybridization）

标记核酸探针直接与细胞或组织中的核酸杂交，叫原位杂交。杂交的目的核酸可以是 DNA，也可以是 RNA。与 Northern 印迹及 Southern 印迹不同的是，此时的 DNA、RNA 仍在细胞或组织中，杂交后直接观察。

（六）免疫组织化学

使用某种标记的特异抗体，直接与组织或细胞中的抗原结合，通过这种方法，可直接观察在蛋白水平的基因表达情况。与 Western 印迹的不同是，后者已将蛋白抽提出来，而免疫组织化学是目的蛋白仍在细胞或组织中。

（七）DNA 测序

测序分为手工和自动两种方法。手工方法包括化学降解法和二脱氧链终止法。自动测序采用美国 PE 公司的 ABI 377 DNA 测序仪进行。

三、基因突变检测方法

（一）DNA 缺失

DNA 缺失检查方法：小的缺失用 PCR 方法，较大缺失用 Southern 印迹方法，最大缺失用脉冲场胶电泳（PFGE）或荧光原位杂交（FISH）。

（二）点突变

点突变 DNA 测序用 PCR 方法。

四、染色体分析

此为分析染色体形态结构、数量是否有变化。

五、定位克隆

定位克隆是根据目的基因在染色体上的位置而不是功能特征来分离克隆基因。

六、细胞计量分析

细胞是生命获得的基本单位、独立生存的生命实体、获得生命状态全部特点的最小单位，是组成生物体的结构和功能的基本单元。单细胞分析技术则是分析单个细胞的 DNA 变化，如染色体异常或染色体数目改变。细胞分析技术常用的有单细胞测序、流式细胞计数及影像细胞计数方法。

因为细胞是生物体和生命活动的基本单位，揭示一些生命活动规律，就必须要以细胞为研究基础。但是，研究细胞群体获得的信息存在很多局限性与弊端，因为生物体内的组织具有不均匀性，单个细胞之间变异性更大。单细胞研究，能够掌握更全面的细胞信息，以便深入探讨以往群体分析中平均结果，对个别信息掩盖的局限性。单细胞分析的引入对于疾病的早期预防和诊断有重要意义。对生命活动规律和本质的探索、疾病的诊断与治疗、药物的筛选与设计等都具有十分重要的意义。自微流控芯片面世以来，以其微型化、集成化、自动化和便携化等优势越来越多地应用在细胞分析领域。

单细胞分析：即单细胞测序，应用毛细管电泳电化学检测、毛细管电泳激光诱导荧光检测、单细胞质谱分析、单细胞微流控分析、单细胞图像分析、单细胞纳米技术、单细胞测序技术等。

微流控芯片（microfluidic chip），又称微全分析系统（micro total analysis system，μ-TAS）或者芯片实验室（lab-on-a-chip），指把化学和生物等领域中所涉及的样品制备、反应、分离、检测及细胞培养、分选、裂解等基本操作单元集成或基本集成到一块几平方厘米（甚至更小）的芯片上，由微通道形成网络，以可控流体贯穿整个系统，用以取代常规化学或生物实验室的各种功能的一种技术平台。

流式细胞术工作原理是在细胞分子水平上通过单克隆抗体对单个细胞或其他生物粒子进行多参数、快速的定量分析。它可以高速分析上万个细胞，并能同时从一个细胞中测得多个参数，具有速度快、精度高、准确性好的优点，是当代最先进的细胞定量分析技术之一。

七、基因重组技术

基因重组又称"遗传工程"、基因克隆、DNA重组。病毒携带克隆的DNA片段感染人体细胞后，可影响人体细胞基因的表达。能够携带外源DNA的病毒，称之为"载体"，这一过程叫"转染"。基因重组的基本步骤如图3-4-1。

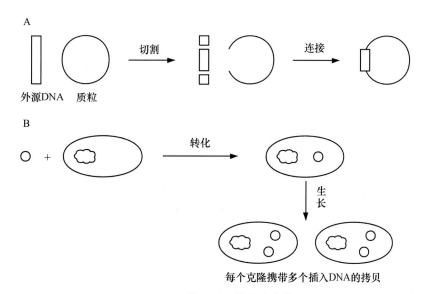

图 3-4-1　基因重组的基本步骤
A. 把外源DNA插入载体；B. 把重组载体整合到细菌细胞。

第 5 节　遗传病简述

一、遗传病分类

（1）单基因病：主要指由一对等位基因突变导致的疾病，主要由显性基因和隐性基因突变所致。

罕见，遗传谱明确，对亲属危害大[4-5]。

（2）多基因遗传病：是遗传信息通过两对以上致病基因的累积效应所致的遗传病，其遗传效应较多地受环境因素的影响。与单基因遗传病相比，多基因遗传病不是只由遗传因素决定，而是遗传因素与环境因素共同起作用。常见，遗传谱不明确，对亲属危害相对小（如冠心病、糖尿病、肿瘤）。

（3）染色体病：染色体病是染色体遗传病的简称。主要是因细胞中遗传物质的主要载体——染色体的数目或形态、结构异常引起的疾病。通常分为常染色体病和性染色体病两大类。罕见，遗传谱不明确，通常对亲属危害小[5-9]。

（4）体细胞突变可引起的疾病：估计人体由60万亿个细胞组成，它们作为不同器官系统的成员执行着无数的任务。这些细胞起源于受精卵，在生命周期中持续分裂增殖，补偿着细胞死亡，同时维持组织功能正常运转。然而，在生命过程中，细胞都在不可避免地积累变异。这些体细胞变异的发生通常与细胞活动中遭受的各类DNA损伤和细胞分裂过程中DNA的复制错误，没有得到正确的修复相关。最广为熟知的体细胞突变造成的疾病就是癌症[9-10]。

二、遗传病的诊断

遗传病的治疗很难，目前仍以预防为主。遗传病的影响很大，包括对经济、本人、家属及社区的影响等。与环境有关的疾病越来越多地被控制，而遗传病的问题越来越多地凸显出来。因此，遗传学专业医师肩负着重要使命：使医务人员、公众对遗传致病的问题有足够的认识，特别是分子遗传学的宣教；确立正确的诊断；提供预后风险评价及遗传评估。

（一）正确诊断

确定遗传模式及家系图谱（图3-5-1）。画出家系图谱是记录遗传信息的最佳方式。画家系图时，应记录家系成员的全名、出生日期，有无流产及滞产史，有无婴儿死亡史，是否多次结婚，是否近亲结婚，家族成员的医疗情况等[9-10]。

（二）评估遗传危险性

有无遗传危险性及危险性的大小，与疾病的遗传模式、病变是由基因突变还是染色体病变所致，与疾病的严重程度、预后，以及有无治疗方法有关。有遗传疾病的人能否受孕、生子，是否避孕、绝育、人工授精、卵子捐献及收养，又涉及有无产前诊断的方法、伦理、宗教、法律等问题。因此，医师不能对上述问题提供指导性意见，只是提供一些信息，让当事人自己作出判断与决定。医患之间要在安静的环境，付出一定的时间，建立互相信任的友好关系，这一点至关重要。

实验室是临床遗传科一个不可缺少的组成部分，可提供细胞遗传服务、生化遗传服务、分子遗传服务。

（三）遗传模式

遗传模式由孟德尔（Gregor Mendel，1822—1884）首先描述，到目前为止已登记的孟德尔遗传病——单基因疾病至少有8 000多种，受累家族内成员的危险性很高。常染色体显性遗传特点为男女均可受累。受累者是杂合子，将异常的等位基因传给他们的一半子女；未受累者不传给下一代。

下列情况影响诊断：发病年龄差异很大，有些携带致病基因者可能终生仅有轻微的临床表现，有些成年之后才发病，结婚组织家庭时并不知道自己是否携带致病基因。因此，症状出现前能发现致病基因至关重要。疾病的严重程度，同一家系中受累者表现差异很大，无法预测。

新生突变（de novo）：可能无家族史可以追查。

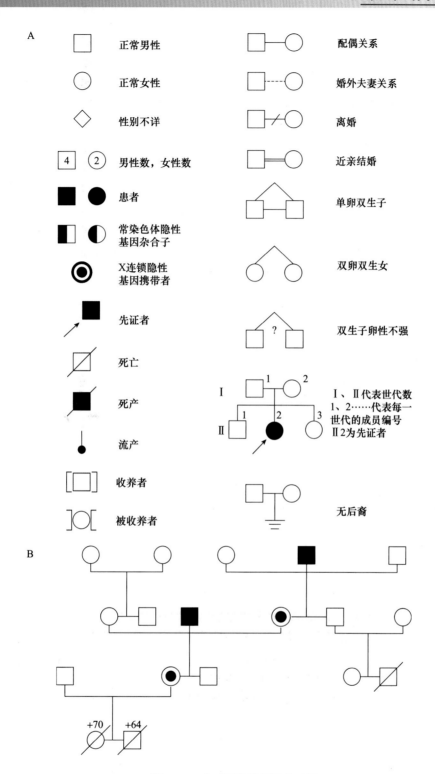

图 3-5-1 家系图谱符号及家系图

A. 家系图谱符号；B. 家系图。

外显率（penetrance）：携带致病基因者，出现临床症状（疾病状态）的比率。有些基因突变，携带者100%发病，有些则不一定，这些不发病的致病基因携带者，仍可以将此病传给他的下一代。

常染色体显性遗传病，多为杂合子突变，他们的子女有50%的概率遗传到致病基因。常染色体隐性遗传病，携带单个致病基因者并不发病，但可将等位基因不同比例地传给子女（25%的机会）。此种家系家族史不明确。近亲结婚，男女双方可能携带从同一祖先遗传下来的相同致病基因，可能同时将两个致病基因遗传给子女，导致子女发病。因为男性仅有一个X染色体，女性有两个X染色体，因此，X染色体隐性遗传病的特点：具有隔代交叉遗传现象；患者中男多女少；女患者的父亲及儿子一定为患者，简记为"女病，父子病"；正常男性的母亲及女儿一定表现正常，简记为"男正，母女正"；男患者的母亲及女儿至少为携带者（图3-5-2）。X染色体显性遗传病，本病是由位于X染色体上的显性致病基因所引起的疾病。特点：不管男女，只要存在致病基因就会发病，但因女子有两条X染色体，故女子的发病率高于男子。Y染色体病，只有男性发病，遗传方式为从父亲到儿子。

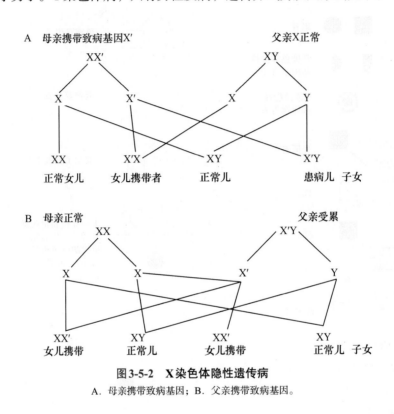

图3-5-2　X染色体隐性遗传病

A. 母亲携带致病基因；B. 父亲携带致病基因。

第6节　先天性心脏病的分子遗传学进展

先天性心脏病多是心脏发育的缺陷。先天性心脏病患病率为每出生100个孩子，有2～3个存在先天性心脏畸形，是最常见的先天缺陷，也是先天缺陷中致死的最常见原因。尽管治疗技术大幅提高，治疗手段非常多，但是如果理解病因，则可以更好地预防与治疗。

我们已经对胚胎时期心脏发育进行了广泛的研究，但是对于调控这一过程的基因所知甚少。心脏是个复杂器官，在其发育与形成过程中，有不同的细胞参与，涉及很多基因，有些是心脏特异的，有些并不一定是心脏特异的。目前，我们所了解的与心脏发育有关的基因多数来自脊椎或非脊椎动物模型的实验结果。心脏的发育形成过程受到一系列信号分子及组织特异的转录因子的调控。

一、心肌细胞的形成发育过程

心肌细胞来自原肠胚形成后的前侧中胚层干细胞，中胚层细胞向心肌细胞的转化，受到来自内胚层蛋白因子如骨形成蛋白的调控。目前，对心脏发育过程的认识较为粗浅，大致过程如下：在骨形成蛋白的作用下，激活NKX2一类的转录因子，将中胚层干细胞转化成成心肌细胞，成心肌细胞在转录因子MEF2及GATA等作用下，分化成心肌细胞。心肌细胞一方面可在内皮素-1作用下，分化成浦肯野细胞，进而分化成传导系统细胞；另一方面在GATA因子作用下，发育成"心管"（heart tube）。心管再在不同因子作用下，分化成心房（coup-TF Ⅱ HRTI）、心脏瓣膜（NF-ATC，Smad6，TGF-β家族）及心室。近年来，对调控心脏发育过程的一些重要的转录因子，如Nkx2-5、GATA4、dHAND、eHAND、MEF2C、Pax3以及TBX5等研究比较多。研究发现心房在NKx2-5、TBX5作用下，形成房间隔、心房分隔；心室在dHAND、MEF1c（myocyte enhancer factor 1C）、Versican因子作用下形成右心室，在TBX5作用下形成室间隔，将左、右心室分开。转录因子MEF2c、TBX、eHAND及NKx2.5促使左心室发育[10-12]。

二、先天性心脏病预防

首先要了解有多少心脏畸形与遗传相关，多少是受孕头30天因子宫内原因，如感染、情绪刺激所致。有几点值得注意：①目前的依据提示，多数先天性心血管畸形是基因突变所致；②目前已报告有500多个基因与先天性心脏病有关，但对这些基因如何指导心血管发育尚了解有限。由于60%～70%的肥厚型心肌病由基因突变所致，近年有些教科书将肥厚型心肌病分类到先天性心脏病中。有些先天性心脏病的致病基因已找到（表3-6-1），可对这些家系进行基因诊断。遗传检查帮助风险评估，为临床处理提供信息，为未来生育的遗传咨询提供依据[9-12]。

表3-6-1　某些先天性心脏病的基因突变

心脏病类型	染色体定位	基因
房间隔缺损	5p34	NKx2，NKx5
房室间隔缺损	12q24	TXB5
肺动脉狭窄	20p12	JAGGED-1
动脉导管未闭，主动脉狭窄（Turner综合征）	6p12	TFAP2B
家族性主动脉瓣上狭窄及William综合征	7q11.23缺失	弹性蛋白
主动脉动脉瘤	15q21	原纤蛋白
主动脉扩张Ehler-Danbs综合征Ⅳ型	2q31	Ⅲ型胶原
法洛四联症	22q11	?
右心室双出口，永存动脉干	18号染色体	?
马方综合征	15q21.1	原纤蛋白-1
DiGeorge综合征（主动脉弓离断，右弓血管起源异常）	22号染色体	?
Down综合征	21q22	?
二尖瓣、三尖瓣发育不良	18号染色体	?
二尖瓣、三尖瓣脱垂	15q21.1	原纤蛋白-1

三、单基因与染色体异常综合征与非综合征先天性心脏病

先天性心脏病（先心病）：基因突变导致的心脏病，广义归类为先天性心脏病，如伴有心脏大体解剖结构异常的心肌病、肥厚型心肌病、扩张型心肌病、心律失常心肌病、心肌致密化不全。另一类基因突变导致的心脏病，心脏大体解剖结构没有异常，如心脏离子通道病。第三类，即传统概念的先天性心脏病，可能是单基因变异或染色体异常所致。先天性心脏病诊断，首先检查患者是否临床表现局限于心脏？还是伴有心脏外表现（综合征类先天性心脏病）。

收集家系成员的临床资料，画出家系图以及详细的表型，判断遗传模式（常染色体显性、常染色体阴性遗传、性染色体遗传、线粒体遗传）。目前，临床上有不少基因检查组合，如心肌病组合（panel）、心律失常-猝死基因组合、综合征类先天性心脏病组合。也可以进行全外显子或全基因组检查。

（一）先天性心脏病遗传研究与诊断策略

先天性心脏病分为单纯型，综合征型（25%～30%），伴有心脏外畸形或伴有神经发育障碍型。大约 70% 的先天性心脏病是非综合征型。在 309 种先天性心脏病当中，目前已经找到大约 400 个致病基因，解释 30% 的先天性心脏病[9-10]。

1. 先天性心脏病遗传致病机制

（1）染色体异常：染色体异常主要包括染色体非整倍体和染色体微小缺失。非整倍体是最早发现的先天性心脏病遗传原因，也是各种综合征型先天性心脏病最常见的病因。通过染色体 G 显带核型分析（分辨率在 5 Mb，现代分析技术使分辨率提高到 0.5 Mb），可以检测出大部分染色体非整倍体异常。

（2）拷贝数变异（CNVs）：造成 10%～15% 的先天性心脏病。CNVs 指与参照基因组比较，长度为 1 kb 以上（数个 Mb）的基因组大片段的缺失、插入、重复、倒位和复杂多位点的变异，为亚显微水平的缺失和重复。CNVs 通过各种分子机制导致孟德尔遗传规律性疾病，包括基因数量、断裂、融合、位置效应等。目前，大多数 CNVs 的研究是通过以下基因分析平台：微阵列比较基因组杂交技术（aCGH）、微阵列单核苷酸芯片技术（SNP-Array）和新一代测序技术，如全外显子测序与全基因组测序。借助密集芯片为基础的平台技术，找出重复与缺失的基因组编码与非编码区域[9-16]。

非综合征型的先天性心脏病，随着从轻到中等严重程度的进展，CNVs 负担越来越重。染色体微阵列技术成为标准的 CNVs 检测手段，助推了对 CNVs 致先天性心脏病的认识。

（3）点突变：经典连锁分析，定位克隆，候选基因靶向测序证实，点突变可以导致先天性心脏病，呈孟德尔遗传模式。已经发现的致病基因：编码心脏生长发育的转录调控因子的基因变异，如 NKX2.5（与 GATA4 相互作用）；锌指蛋白 GATA 家族，T-box 因子，包括 TBX5、TBX1 与 MEF2 因子。编码各种信号分子与细胞结构成分的基因变异：Nodal 信号通路，NOTCH 信号通路，Wnt/β-Catenin 信号通路，骨形态发生蛋白（bone morphogenetic proteins，BMP）信号通路，刺猬索尼克（Sonic Hedgehog，SHH）信号通路，Ras/Mapk 信号通路，血管内皮生长因子信号通路；染色质修饰成分变异，肌小节编码基因变异，心脏发育与其他系统发育的共享调节系统，特别是神经发育，肌微丝与细胞外基质蛋白编码基因。

（4）新发突变：大部分先天性心脏病患者没有家族史，提示新发遗传变异（染色体异常、比较小的拷贝数变异、点突变）所致。研究发现，新发突变导致接近 10% 散发先天性心脏病，至少 20% 的伴有心脏外表型与神经发育异常的先天性心脏病。新发突变遗传给下一代的风险仅仅 3%～5%；故不可能出现大家系。也已经发现，新发突变可导致综合征型（概率比较低）以及少数非综合征先天性心脏病（没有任何心脏外畸形，没有神经发育障碍）。大多数先天性心脏病是散发型，仅仅 2% 的一级亲属受累。散发病例尽管生育能力低，由于已经存在的突变因为生育适应障碍，难以传递给下一代。为何先天性心脏病的发病率仍然维持稳定？提示新发突变参与构成某些先天性心脏病的病因。

（5）染色质修饰因素-表观遗传调控：染色质调控体系大约由 600 个基因组成，在发育过程中协调一致地动态调控基因表达或催化染色质结构变化。尽管相对罕见，染色质修饰分子已经被发现致单纯先天性心脏病，如组蛋白甲基化转移酶 PRDM6 与非综合征型-动脉导管未闭相关。研究证实，组蛋白（histone）修饰参与先天性心脏病发病。组蛋白分为 5 类，H1、H2A、H2B、H3、H4；是真核生物体细胞染色质与原核细胞中的碱性蛋白质，和 DNA 共同组成核小体结构。它们是染色质的主要蛋白质组分，作为 DNA 缠绕的线轴，并在基因调控中发挥作用。致先天性心脏病的组蛋白修饰：组蛋白 H3 的第 27 个赖氨酸残基上甲基化修饰（H3K27me）、组蛋白 H3 上第 9 位赖氨酸残基甲基化修饰（H3K9me）、组蛋白 H4 第 20 位赖氨酸残基甲基化修饰（H4K20me）、组蛋白 H2B 第 120 位赖氨酸残基泛素化修饰（H2BK120ub），H2BK120ub 为组蛋白 H3 第 4 位赖氨酸残基甲基化修饰（H3K4me）所需。

染色质修饰基因突变也与综合征型先天性心脏病相关，如索托斯（Sotos）综合征、歌舞伎面谱（Kabuki）综合征、CHARGE 综合征（眼缺损，心脏畸形，后鼻孔闭锁，生长和（或）发育迟缓，生殖与耳畸形），其他综合征。同时，人神经发育与精神疾病全基因组测序研究发现，染色质修饰基因突变，导致亚端粒缺失综合征（Kleefstra 综合征）、面部退缩综合征（Schinzel-Giedion 综合征）、精神发育迟滞综合征（Claes-Jensen 综合征）、韦弗综合征（Weaver 综合征）、索塔斯综合征与科芬-西里斯（Coffin-Siris）综合征，以及其他综合征。尽管这些综合征以神经发育异常为最突出的特征，但是高达 50% 的这些综合征患者并发先天性心脏病。这些结果提示，染色质修饰基因突变导致心脏与神经发育 2 个系统的损害，两者具有共同的发育遗传病因。

（6）纤毛相关的基因变异，导致内脏异位型先天性心脏病与没有合并偏侧型缺陷的先天性心脏病，呈隐性遗传模式。

纤毛病：在先天性心脏病患者中已经发现纤毛病隐性遗传的主要突变类型。纤毛是头发样细胞器，位于大多数脊椎动物细胞的表面，执行多功能，包括信号转导、推动细胞外液体、细胞周期调控。纤毛结构与功能缺失与很多人类疾病相关，呈现多效性特征表型，包括肾、神经、感觉、偏侧性变异。统称为"纤毛病（ciliopathies）"。原发性纤毛不动症（primary ciliary dyskinesia，PCD）即呼吸道上皮纤毛运动异常，是一个遗传高度异质性疾病，目前至少发现 35 个基因与 PCD 连锁。虽然尚不明确多少个 PCD 基因变异引起先天性心脏病，但是高达 50% PCD 患者存在完全性内脏异位。在心脏发育过程中纤毛是确立的调控左-右（L-R）不对称发育的因素，决定心脏袢的方向。纤毛基因突变不只影响纤毛运动，也会导致内脏异位与先天性心脏病。

遗传因素不仅是先天性心脏病的致病因素，也是并发疾病的主要调控因素，如调控心衰风险、心律失常风险、神经认知后果，甚至参与调控先天性心脏病患者癌症易感性。

（7）环境因素：除了基因-基因相互作用外，基因-环境相互作用，也影响先心病表型的表达。

携带遗传危险因素的先天性心脏病患者，临床表型表达、对治疗的反应、预后，均受环境因素的影响。基因突变导致的先天性心脏病遵循孟德尔遗传规律（显性遗传或隐性遗传），特别当家系中有数个家族成员受累，遗传规律比较清晰。但是，多基因先心病由于遗传与环境因素相互作用，孟德尔遗传规律不清晰。先天性心脏病的环境保护因素；补充叶酸减少产生先天性心脏病风险。其他与孕妇相关的危险因素：妊娠糖尿病、频尿（pollakiuria）、发热疾病、风疹、感冒、饮酒、吸烟，使用致畸药物如沙利度胺（thalidomide）、华法林、血管紧张素转化酶抑制剂、血管紧张素受体拮抗剂，某些抗惊厥药、抗炎药。

2. 先天性心脏病遗传诊断策略　既往主要通过对家系连锁分析和对大量无直接亲缘关系的个体或小家系进行连锁不平衡分析两种方法，揭示遗传病因。随着细胞遗传与基因组技术的进展，遗传检查手段费用低，敏感性与准确性提高，对先心病遗传因素的认识越来越深刻[9, 16-20]。

先天性心脏病遗传检查主要涉及结构性先天性心脏病的遗传问题（不包括遗传性心脏离子通道病，遗传性心肌病）。遗传检查方法要根据患者的病史，家族史，症状，体检，实验室检查结果选择。如患者存在先天性心脏病，同时伴有心脏以外的临床表型，考虑是综合征型先天性心脏病，应当首先进行核型分析，排除染色体异常。先天性心脏病最常用的临床遗传检查技术有下面几种。

（1）遗传连锁分析：是找出致病基因染色体定位的强有力的工具。这项技术基于位于染色体内物理距离相近的基因在减数分裂（meiosis）的时候，仍然连锁（linked）。借助这些早期单基因疾病遗传筛查技术找到先心病致病基因 NKX2.5、GATA4、TBX5、TOTCH1、TBX20 等。做连锁分析的前提条件，需要大家系、家系内有多个遗传受累成员。根据基因在染色体上呈直线排列，不同基因相互连锁成连锁群的原理，即应用被定位的基因与同一染色体上另一基因或遗传标记相连锁的特点，进行定位。根据孟德尔遗传定律，遗传变异与疾病共分离。利用遗传标记与疾病的连锁关系，找出与疾病连锁的标记，遗传标记在基因组的定位是已知的，锁定遗传基因所在的位置，再精细扫描，找出致病基因变异，且在家系中与患病成员共分离（家系中患病成员均携带与疾病连锁的遗传标记）。这种情况，在先心病很罕见[9, 16-20]。

新的遗传标记，基因分型自动化，遗传图谱（genetic mapping）均可非常快速完成；人类基因组连锁图谱、模式动物基因组图谱均已完成，提供构建基因组物理图谱的基础，借此快速定位疾病性状，一旦确立疾病表型的染色体定位，对连锁的区域进一步测序确定导致疾病表型的致病变异[9, 16-20]。

（2）核型分析：能够使先天性心脏病确诊率达10.5%～23%，如唐氏（Down）综合征、特纳（Turner）综合征。检查亚显微结构异常，可以发现综合征型先天性心脏病。常用的分子核型分析与亚显微染色体异常的检查手段染色体分析（核型分析）、外周血微阵列比较基因组杂交（aCGH），是在比较基因组杂交（CGH）基础上，发展起来的新的染色体病诊断技术。CGH是检测基因组DNA的片段扩增或缺失的有效方法。

（3）外周血微阵列比较基因组杂交：通过在一张芯片上用标记不同荧光素的样品，仅需少量的DNA即可系统地检测整个基因组DNA的扩增或缺失。与传统的核型分析相比，aCGH不需要细胞培养，分辨率能够达到0.05 Mb（传统核型分析分辨率5.0 Mb），操作简单，自动化程度高，且软件分析结果，减少了人为主观因素产生的误差，可以检测到一些传统核型分析检测不到的染色体的微小缺失或重复，诊断整个基因组缺失或重复。全基因组微阵列（genome-wide microarray）检查能够明确10%～25%的受检患者的遗传因素，另外可以找出8%的患者携带意义未明的遗传变异。能在全基因组水平发现大量的*CNVs*，尤其是基因组片段微小缺失、重复（5 Kbp～3 Mbp），包括常见先心病相关的*CNVs*，如*del22q11*［狄乔治（DiGeorge）综合征］、*del7q11*［威廉（William）综合征］等异常的诊断优势突出。

（4）单核苷酸多态性阵列（SNP-Array）芯片技术：是在aCGH基础之上利用新的遗传标记——单核苷酸多态作为芯片发展而来的含有大量SNP位点序列的高密度芯片，通过比较目标基因DNA片段的信号强度与其他个体的强度，从而确定每个位点相对应的基因拷贝数目。除可监测染色体拷贝数变异以外，还可获得SNP信息。

（5）靶向荧光原位杂交（FISH）：是细胞遗传学和分子遗传学相结合的一种诊断技术。在原位杂交的基础上，利用荧光标记的特异核酸探针与细胞内相应的DNA靶序列或RNA分子杂交，在荧光显微镜或共聚焦激光扫描仪下，观察荧光信号，来确定与特异探针杂交后被染色的细胞或细胞器的形态和分布，或者是结合了荧光探针的DNA区域或RNA分子在染色体或其他细胞器中的定位，获得细胞核内染色体或基因状态的信息。FISH技术的应用，大大提高了对染色体缺失和重复染色体异常的检测灵敏度。靶向荧光原位杂交（FISH）最常用于检查染色体*22q11*缺失，患者*22q11* FISH阳性检查结果与临床表型关联率25%～50%，临床表型即主动脉弓离断、肺动脉闭锁伴有室间隔缺损或永存动脉干。靶向FISH发现的异常也可用全基因组微阵列获得，且效价比更好。

FISH技术的限制：由于FISH技术受探针特异性的限制，只能使用已知位点探针检测已知的染色体异常，不能用于发现新的染色体异常，限制了其进一步应用。

（6）多重连接酶依赖探针扩增技术（multiplex ligation-dependent probe amplification，MLPA）：是目前临床上常用的产前诊断工具之一。此技术是在多重扩增探针杂交技术基础上改进而来，基本原理：针对基因组内*CNVs*，对可与样本DNA正确杂交，并被连接酶连接的探针进行扩增和半定量分析。广泛用于检查染色体数目异常，遗传性缺陷疾病的DNA缺失、重复，单核苷酸多态性等。

（7）直接基因组合（panel）测序：如先天性心脏病相关基因组合或57基因组合，或123个基因组合或125个基因组合，诊断非综合征型先天性心脏病，显性遗传家系的致病突变检出率25%～46%；非家族性先天性心脏病检出率比较低。

（8）全外显子测序与全基因组测序：PCR技术是检测目标基因组区域是否存在基因变异的基本技术。实时（real time）定量PCR（qPCR）能很好地对拷贝数缺失和重复进行定量检测，其准确率高；但是，通常只能对一个区域进行检测。近年来，应用的短荧光片段多重定量PCR（QMPSF）、多重扩增探针杂交（MAPH）和多重连接探针扩增（MLPA）等技术，可同时检测多达50个独立区域，并且可以检测传统方法所不能检测的所有外显子缺失和重复。

新一代测序技术和相应的实验策略，如末端配对作图（paired-end mapping，PEM）与基于测序技术的深度检测分析方法，也可以发现*CNVs*并对其进行精确定位。下一代测序，打开了更好理解复杂先天性心脏病遗传机制的窗口，特别是全外显子测序，可以筛查出用传统基因组技术无法筛查出的突变，如新发变异，没有清晰孟德尔遗传模式的遗传变异，外显率显著降低的遗传变异，体细胞遗传变异等。

全外显子测序，仅仅测定1%的基因组序列，花费大约20%全基因组测序费用。用于表型不能解释的大的队列全外显子测序，具有费用优势。随着技术改进，实际上目前已经可以筛查全部编码区的点突变，发现一些新的致病基因。

（二）遗传检查获益

（1）确诊，给予患者个体化治疗，改善预后，靶向（针对性）随访。

（2）遗传检查是预测家系成员是否存在疾病共发（recurrence）风险的工具，确定遗传模式，决定是否需要进一步家系筛查。

（3）产前或胚胎植入之前（prenatal or preimplantation）：确定胎儿或胚胎是否存在先天性心脏病风险。

尽管遗传与基因组学是一个非常特殊的专业，但是作为一名现代心脏科医师，应当掌握基本知识：遗传模式，家系成员共患风险，那些能够使用的筛查与诊断工具，包括熟悉这些遗传诊断工具的长处与限制。医师掌握这些知识，可以给予患者所需要的咨询意见。

（三）需要回答的科学与临床问题

虽然先天性心脏病遗传病因与诊断已经取得巨大进展，但是，到目前为止，最多只有50%的先天性心脏病已经找到致病遗传因素，仍然有50%的先天性心脏病的遗传因素没有被找到。挑战依然存在，如如何认识非编码遗传变异的作用？如何解开多基因先天性心脏病的奥秘？下一代测序技术的进步，快速扩大了对先天性心脏病的认识，最大贡献之一，10%的先天性心脏病是新发突变所致，有大于20%的合并心脏外表型或神经发育障碍的先天性心脏病，也是新发突变所致[9, 16-20]。

（1）先天性心脏病遗传因素仍面临着巨大的挑战。某些生物通路参与先天性心脏病发病如染色质修饰、纤毛基因、Notch信号通路；环境紊乱可能导致这些突变效应的拟表型；极端的遗传异质性，通过基因型预测表型的能力极其有限。

（2）目前尚没有找到的先天性心脏病的遗传因素。发掘隐蔽的致病DNA、非编码DNA、体细胞突变，阐明基因-基因相互作用、基因-环境相互作用、表观遗传修饰。

（3）既往对候选基因分析与家族性先天性心脏病研究较多，而双等位基因突变研究比较少。随着新的测序与生物统计学方法的不断改进，结合大的研究队列、无偏移隐性遗传变异分析，将有助于应对隐性散发性先天性心脏病的遗传挑战。很可能某些先天性心脏病继发于复杂遗传模式，如杂合突变、修饰突变或缺乏保护变异。有些患者携带突变则表型不完全外显或无外显。需要借助模型动物回答这些问题。

（4）先天性心脏病易感基因：虽然单基因疾病致病基因临床表型呈有或无效应，但是致病基因的外显率与表达性受很多因素的影响，如遗传因素、修饰因素、环境因素等。多基因疾病更加复杂，易感基因变异呈量-效反应，遗传突变量达到阈值，则发生疾病临床表型。随着相互作用组数据库的建立与使用，基因-基因水平相互作用组、蛋白水平相互作用组的分析更加健全强劲（robust），更加全面细致，有可能把先天性心脏病基因组数据与遗传相互作用组数据结合起来，更好挖掘出隐藏在复杂相互作用组当中的信号通路与关键靶点，阐明先天性心脏病的遗传机制。

（5）发掘与阐明与先天性心脏病相关的非编码DNA，需要全基因组测序，不但覆盖全部外显子，提供最全面的基因组信息，也要全面确定编码区以外的突变，改进对外显子 CNVs 的发掘。组学时代、数字医学时代面临诸多挑战：花费大，大量获得数据的储存与分析（机器学习与人工智能），如何解释非编码DNA序列变异？

四、产前诊断

产前诊断是发现与防治先天性心血管畸形的重要方法。近年来该领域有重大进展，如在受孕头3个月取绒毛膜样品的技术，用重组DNA技术诊断单基因遗传病。选择产前诊断方法时应考虑妊娠时间及安全性、准确性，各项技术的安全性及适用时间见表3-6-2。

表3-6-2　产前诊断技术比较

技术	安全性	适用时间
超声	安全	主要在受孕4～6个月期间进行
羊水检查（羊膜穿刺）	操作危险0.5%～1%	同上，常用
绒毛膜活检	危险性2%～3%，需特殊技术	受孕1～3个月期间
经皮脐血取样（脐穿刺术）	危险性1%，需专业技术	受孕4～6个月期间
胎儿组织活检	危险性1%，需极其专业化技术	受孕4～6个月期间
胚组织活检	很少用	

产前诊断检查指征：一是高度遗传危险。高龄孕妇，生化检查异常，或已有一个患遗传病的孩子，有明显、严重的遗传性疾病家族史。二是严重疾病。严重遗传病，不可避免地要导致流产、婴幼儿死亡，生存下来的患儿则有严重的机体及精神残障，如唐氏综合征、神经管畸形、肌萎缩等。无有效治疗方法一般不做产前诊断检查，只有存在有效治疗方法的疾病，才应早检查、早治疗，注意检查方法是否准确可靠。

（惠汝太　刘　哲　段岩峰）

参 考 文 献

［1］　惠汝太.分子医学基础 [M]//吴清玉.心脏外科学.济南：山东科学技术出版社，2003：24-37.

［2］　KINGSTON H M. ABC of clinical genetics [M]//Mendelian inheritance. UK: BMJ Publishing Group, 1997: 1-18, 46-49.

［3］　TRENT R J. Molecular Medicine [M]. 2nd ed. London: Churchill Livingstone, 1997: 913-974.

［4］　BELTRAMI A P, URBANEK K, KAJSTURA J, et al. Evidence that human cardiac myocytes divide after myocardial infarction [J]. N Engl J Med, 2001, 344 (23): 1750-1757.

［5］　CHIEN K R. Genetic circuits and the integrative biology of cardiac diseases [J]. Nature, 2000, 407 (6801): 227-232.

［6］　CHINETTI G, LESTAVEL S, BOCHER V, et al. PPAR-α and PPAR-γ activators induce cholesterol removal from human marrophage foam cells through stimulation of the ABCAl pathway [J]. Nature Med, 2001, 7 (1): 53-58.

［7］　CHAWLA, BARAK Y, NAGY L, et al. PPAR-γ dependent and independent effects on macrophage-gene expression in lipid metabolism and inflammation [J]. Nature Med, 2001, 7 (1): 48-52.

［8］ GLASS C K, WITZTUM J L. Atherosclerosis. The road ahead [J]. Cell, 2001, 104 (4): 503-516.

［9］ BLUE G M, KIRK E P, GIANNOULATOU E. Advances in the genetics of congenital heart disease. A clinician's guide [J]. JACC , 2017, 69 (7): 859-70.

［10］ EWART A K, MORRIS C A, ATKINSON D, et al. Hemizygosity at the elastin locus in a developmental disorder, Williams syndrome [J]. Nature Genet, 1993, 5 (1): 11-16.

［11］ HEINECKE J W, LUSIS A J. Paraoxonase-gene polymorphisms associated with coronary heart disease: Support for the oxidative damage hypothesis? [J]. Am J Human Genet, 1998, 62 (1): 20-24.

［12］ KOCHER A A, SCHUSTER M D, SZABOLCS M J, et al. Neovas cularization of ischemic myocardium by human bone-marrow-derived angioblasts prevents cadiomyocyte apoptosis, reduces remodeling and improves cardic function [J]. Nature Med, 2001, 7 (4): 430-436.

［13］ LUSIS A J. Atherosclerosis [J]. Nature, 2000, 407 (6801): 233-241.

［14］ MOORE K J, ROSEN E D, FITZGERALD M L, et al. The role of PPAR-γ in macrophage differentiation and cholesterol uptake [J]. Nature Med, 2001, 7 (1): 41-47.

［15］ SRIRASTAVA D, OLSON E N. A genetic blueprint for cardiac development [J]. Nature, 2000, 407 (6801): 221-226.

［16］ BLUE G M, KIRK E P, GIANNOULATOU E, et al. Targeted next-generation sequencing identifies pathogenic variants in familial congenital heart disease [J]. J Am Coll Cardiol, 2014, 64 (23): 2498-2506.

［17］ CHAIX M A, ANDELFINGER G, KHAIRY P. Genetic testing in congenital heart disease: a clinical approach [J]. World J Cardiol, 2016, 8 (2): 180-191.

［18］ Pediatric Cardiac Genomics Consortium. The Congenital heart disease genetic network study: rationale, design, and early results [J]. Circ Res, 2013, 112 (4): 698-706.

［19］ SALIBA A, FIGUEIREDO A C V, BARONEZA J E, et al. Genetic and genomics in congenital heart disease: a clinical review [J]. J Pediatr (Rio J), 2020, 96 (3): 279-288.

［20］ DIZ O M, TORO R, CESAR S, et al. Personalized genetic diagnosis of congenital heart defects in newborns [J]. J Pers Med, 2021, 11 (6): 562.

第4章
心脏外科的研究

第1节　心脏外科研究的重要性

一、医学的发展离不开医学研究

医学的发展和其他所有学科的发展有相似的地方，都离不开研究工作。在医学方面，研究的重要性尤为突出。因为人是社会的核心，而人类的生存和追求的目标之一就是身心健康。身体健康是人类生存的基础和保障，也是心理健康乃至创造财富和文化艺术精神的载体。医学是在人类活动过程中产生的，人类对医学有着巨大的需求，医学也会随着人类的进步而不断地得到发展。现代医学的发展主要依靠研究工作，从某种程度上说，医学研究是医学发展的动力，一部医学发展史也是医学研究史。医学的研究成果离不开社会政治、经济和科技、文化的进步，很难想象在没有显微镜的情况下，能有细菌学的建立和无菌术的发明。

二、医学研究的条件和误区

任何时期的医学研究都需要有良好的出发点和认真的态度，良好的出发点就是以人类疾病的预防、治疗和康复为中心，以探索未知领域、寻求科学真知造福于患者为目的，而不是出于其他的动机。良好的出发点是认真的态度的基础，而认真的态度是实现研究目标的保证、是取得医疗研究成果的基本条件。除此之外，医学研究还要有足够的人力、各种资源和经济基础，有相应的时间等条件的保证。当然更重要的是研究人员的队伍建设、责任心和才智。有了正确的态度还要有先进的方法，根据所具备的条件，掌握和参考大量的国内、外相关的信息和资料，找出亟待解决的问题和确定研究的方向、路线和可行性，才能稳步实施，圆满完成医疗研究计划。

随着研究工作的进展，从宏观到微观，人们所积累的知识和经验不断增加，研究领域和目标持续向更深、更广的方面扩大，医学会不断取得进步和发展。因此往往一些旧的问题解决了，许多新的问题就会纷至沓来。各种概念和提法也可能会不断涌现，近年来就医学本身也出现了一些新概念，如循证医学（evidence-based medicine）、转化医学（translational medicine）、再生医学（regenerative medicine）、精准医学（precision medicine）……也许以后还会不断地涌现出一些新的关于医学概念和提法，总体来说这些概念都有一定的局限性。

循证医学旨在经验医学的基础上，集中多学科优势找到临床证据，来修正某些原有的理论和改变现有的医疗方法，以便为患者制定更好的医疗方案，采用更好的方法来提高医疗质量。

循证医学可以通过更系统、更科学的方法来研究临床医疗过程和经验，从中发现医疗原则和规律，是经验医学的提升，有助于制定各种临床诊疗指南。但循证医学不能全面否定经验医学所具有的科学性，如果研究数据有误或离开了个案的研究成果，换句话说离开了经验医学，循证医学就是无本之木。

虽然循证医学在指导临床工作方面对提高医疗质量有一定的保证，但在某种程度上也会限制医师的手脚，使他们很难在医疗工作中取得重大突破和进展，因此也可能会阻碍医学的发展。

同样，转化医学的根本目的也是为了促进医学技术的发展，即从实验室到临床（bench to bedside）、从临床到实验室（bedside to bench），通过研究工作使两者结合更加紧密。具体说来是利用各种现代科学技术和方法将实验室或其他领域的研究成果转化为可用于临床的产品与技术。同时根据临床需要，进行更优化的研究设计，促进多学科研究工作的进展，如研发新药、新型医用材料、医用设备、检验仪器和手术器械等，以促进医疗水平的提高。简要地说，将科技成果转化服务于临床工作即为转化医学。而这种转化实际上古已有之，并不新鲜，并会一直持续下去。回顾临床各专业的发展过程，转化医学如影随形一直相伴左右。临床外科专业伊始，从剃头刀到改形后的手术刀就是一个很好的转化。再生医学是这样，精准医学也不过如此，从针灸取穴到手术刀切除病变的组织，从抗生素的使用到靶向治疗，没有哪个时代医务人员不求精准的，只是决定于当时的条件，做到的精准程度不同而已。今天我们认为是已经精准了的医疗手段，将来人们一定会认为很粗疏，因为随着社会的发展对"精准"的要求和标准也会不断地提高。因此，应该理解医学的发展是全方位的，和社会的政治、经济、文化、科技的发展密不可分。

上述的各种医学的概念，不过是在不同时期不同的研究人员根据当时的情况和条件，强调某一方面医学研究工作的重要性而已。在"医学"这两个字前面无论冠以任何字眼，最终都会回归医学就是医学，并会按照自身的规律发展。

三、研究工作是心脏外科发展的基础

历史证明心脏外科的发展必须依靠研究工作。心脏外科虽然开始不算晚，但在很长时期内发展缓慢。1801 年罗梅罗（Francisco Romero）在世界上最早实施了心包手术[1]。1895 年 9 月 4 日卡佩伦（Axel Cappelen）在挪威奥斯陆（Oslo）Riks 医院完成了世界第一例心脏手术，他为一位 24 岁的患者经左侧开胸，结扎了被刀刺伤的冠状动脉，术后 3 天患者死于感染[2]。20 世纪 40 年代开展的主动脉缩窄、动脉导管结扎、二尖瓣狭窄闭式扩张等手术，特别是在第二次世界大战后心脏外科才得到了较快的发展。1952 年刘易斯（F. John Lewis）在美国 Minnesota 大学在低温下完成了最早的心内手术。当时的人们视心脏手术为禁区，缺少有关的研究工作[3]。

直到 1953 年才出现了人类的伟大创举，美国的吉本（John Heysham Gibbon）在 Jefferson 医学院成功地用他所发明的人工心肺机进行体外循环，为 1 例房间隔缺损的患者实施了心脏手术。但后来由于后两次手术失败，他本人放弃了这项技术。1954 年利勒海（C. Walton Lillehei）以石破天惊的举动，让患者父母作为"心肺机"在交叉循环下，为 45 例其中大多数为 2 岁左右的患儿实施了心脏手术，取得了很大的成功[3-5]。同年柯克林（John W. Kirklin）首先使用 Gibbon 人工心肺机在 Mayo Clinic 完成了心脏手术，为心脏外科的开展奠定了基础[6]。其中的每一项工作无疑都充满了挑战，都是大量研究工作的结果。后续的心脏外科的发展，包括复杂先天性心脏病、瓣膜手术，冠状动脉搭桥手术、心脏移植、心肺移植、人工瓣、起搏器、左心辅助、体外膜氧合（ECMO）技术等无不如此。因此可以说，如果没有创新的思想和艰苦细致的研究工作，就不会有心脏外科的发展。由此可见心脏外科和其他学科一样，也是一个由理论到实践的研究、认识和发展过程。只有在临床实践中，经过艰苦、细致的研究工作，才能总结新经验，发现新问题，创造新的方法，才能产生新理论指导和改进临床工作。

四、做学者型的心脏外科医师

心脏外科医师（academic cardiac surgeon）手术后，使心脏病变得到了矫治、解决了患者的血流动力学的问题、取得了良好的手术效果等只是满足了科学方面的要求；如果能做到手术后的心脏从外观到每一针缝线看起来都很美，就有了艺术效果，实现了科学和艺术上的统一。因此心脏外科医师不仅要有工匠精神、熟练的手术技术和丰富的临床经验，更要有良好的人文和学术思想及科学的态度，同时能组织和进行相应的实验研究，还要能认真学习，努力实践，及时客观地总结临床工作和发表论文，成为一个善于学习和研究并勇于实践、探索和创新的学者。发表论文介绍自己及团队的研究成果、临床经验和体会，也会得到同行的关注和讨论，不仅有利于提高自己的研究能力和水平，也有利于个人和整体学术水平的提高。

在临床工作中，尽管患者和手术在某种程度来说是有重复性的，外科手术技术也确实是"熟能生巧"，手术数量的增加和经验的积累也很重要，但外科医师不能单纯追求手术速度和数量，没时间进行深入思考，研究总结，技术水平就难以不断提高，也写不出可以发表的论文，就会被人讥为"手术匠"。

如果有的医师工作很忙或经验不多，忽略了临床研究工作的特点和重要性，原始数据不完整、不可靠，急于出成果，"一叶障目，不见泰山"，发表了很多不符合实际的论文，对医疗技术水平的提高不会有帮助，还很可能误导。有的医师甚至沦为只会写论文，不会治病，更是不可取的。不能认为多发表论文就一定是好医师，但不会写论文的医师也不会是真正的好医师。

（吴清玉）

第2节　心脏外科研究的条件和方法

心脏外科研究需要专业技术人员队伍、科研资金、动物实验条件和实验室设施，还依赖于实验外科学的前期研究基础。心脏外科的研究涉及很多领域，如心血管遗传学、生理学、病理学、分子生物学等相关的基础研究，影像学、医用设备、医用人工材料等多方面，而心脏外科的研究主要是解决临床方面所遇到的问题：诸如新的手术方法，体外循环、心肌保护技术和手术设备与器械的改进，术前诊断的准确性，手术方法的改进与提高，手术适应证、合并症，手术后的近、远期疗效等。在研究方法上有动物实验、临床经验的总结、个案分析，前瞻性或回顾性的研究，文献复习与综述、荟萃分析等。

一、动物实验

动物实验前要做好实验设计，根据研究目的，制定研究路线和方法。首先要组织好参与动物实验人员队伍，并使他们对某项研究工作的目的、方法和路线有充分的了解，大家对每次实验手术操作步骤都能清晰明确，才能在实验中密切配合，认真圆满完成研究任务。实验中所用动物和实验方法有很多不同，都要严格按实验计划进行实验，记录好所要的数据，保护好动物实验标本，以备光学显微镜和电子显微镜等检查。必要时利用照相、录像等手段保存好完整的资料。

大动物实验如羊、猪、犬、牛等动物多用于研究手术方法的改进，手术器械、植入体内的器材、新型医用材料或人工心肺等设备的研发与改进等研究，按照研究计划和实验要求选择合乎标准的动物和数量。这种实验常需要麻醉、体外循环等其他科室的紧密协作，手术风险大，需要做预实验，以便手术技术稳定和熟练，进一步验证实验的可行性。其他动物实验可以选择兔和鼠类或其他动物，根据不同的研究方向和方法进行。

每一项新的手术的诞生都要经过反复多次的动物实验，从实验到临床的过程中，研究人员常要冒很大的风险，艰苦备尝，才可能取得重大的突破和进展，心脏外科治疗技术每项进展都证明了这一点。

同时患者也做出了很大的牺牲和贡献，很多新的手术在临床应用早期，由于技术不完善，经验不足，手术死亡率、并发症发生率都很高。正是由于医患双方的密切合作，才有了现代医学发展的巨大成就，体现了人类文明程度的不断提升。

二、临床研究

心脏外科的研究有很多特点。首先任何研究在手术安全、疗效和伦理方面要有保证，手术只能成功不能失败。因此和其他学科包括心内科的研究不同，几乎不采用盲法。心血管药物临床试验，使用单盲、双盲甚或三盲的设计研究很常见，但心脏外科医师不可能让患者术前不知道手术方案，这样做既违反医学伦理，又不利于医患配合和患者的康复。由于心脏外科专业的特殊性，在治疗效果的研究方面，心脏外科医师也很少设立正常对照组，也不和心血管内科药物治疗结果比较，因而开放性（open）或称非盲法研究是心脏外科研究中最常用的方法。

临床研究主要研究患者外科手术治疗的适应证、手术方法、手术并发症的避免和恢复过程、手术后的近期和远期疗效，多采用回顾性研究的方法。具体做法是收集好患者的手术前后各种必要的资料，加以整理对比和分析，总结经验与教训。常对病例（case）进行手术前后对比（before-after），来评价手术疗效，提出、观察和解决临床上存在的问题[7]。由于患者的发病年龄、病程、病情严重程度、疾病的并发症等状况的不同，心血管内、外科治疗方法不同，一般不会将心脏内外科患者的治疗效果进行对比研究。除非是治疗同种疾病时，不同治疗方法在适应证方面有重合，可选择样本和数量相似的患者进行研究。如进行经导管主动脉瓣置换术（TAVI）手术和常规主动脉瓣替换的研究，冠状动脉旁路移植术（coronary artery bypass grafting，CABG）和经皮冠状动脉腔内成形术（percutaneous transluminal coronary angioplasty，PTCA）治疗心肌缺血的疗效对比，多中心、大样本随机化的临床试验对客观地进行对比评价很有作用。判断随机对照试验的价值，首先要看其临床意义、先进性与实用性，设计是否合理和真正随机分组；样本量的大小，病例数量越多科学性越强。随访时间越长研究结果越有意义。统计学处理方法是否得当和疗效判断标准制定也很重要。

有些心脏外科的临床研究工作在研究目的明确的情况下，也可以进行前瞻性的研究。需要制定周密的研究计划和可靠的观察指标，更容易得到较客观和完整的资料，在进行统计分析之后，研究成果可能更有科学价值。但在实际上有一定的困难，这种研究方法应用较少。

在手术的适应证方面，不同时期会有不同的认识，总体上有些疾病手术适应证会有所扩大。如以往有些认为不能手术的、左心室射血分数<30%的患者，在有存活心肌的情况下也可以行CABG手术，效果良好。有些法洛四联症的患者以前被认为手术危险性大、不宜手术或者不能根治，而今这些患者可以得到根治，术后也取得了很好的疗效，这些都是经过很多临床研究工作取得的。但有些疾病经过了大量的研究，如继发心内分流的肺动脉高压患者，已经发生了艾森曼格综合征，再去研究如何采用常规手术方法治疗，已经毫无意义。同样错过了手术时机再做考虑大动脉调转等手术也意义不大。这样的临床研究工作是其他研究工作不能取代的。

在手术方法的对比、手术并发症和疗效研究方面，患者最好随机分组，对照组之间在年龄、性别、病情等方面要尽量匹配，要有较好的可比性。但因为涉及患者安危和外科医师手术技术，即使有较大样本数量，也要客观分析，有时也有误差。道理很简单，如研究体外循环（on-pump）和非体外循环下（off-pump）CABG手术时，如果注意不到患者病情和冠状动脉病变情况不同及外科医师技术上的差别，就可能得不到符合实际的研究结果。

心脏外科研究的另一个特点是有些研究（包括随访）周期较长，甚至长达数十年之久。如美国进行的冠状动脉外科研究（coronary artery surgery study，CASS），从1974年直至1996年。再如世界各国广泛进行的瓣膜置换术后长期随访，观察抗凝治疗的并发症、手术远期并发症和病死率等，常需要很多年时间。并且这些研究的终点指标需要多中心、较大的样本量的研究。由于研究过程较长，需要较稳定的研究队伍，排除各种干扰，保存好完整的研究资料和完善的数据库建设，这样才可能做出有价值的临床研究成果。

个案研究无论是成功的经验还是失败的教训，是手术方法的改进还是病情或诊断上的特殊性，对临床工作的参考、指导都很重要，有时一个个案的成功可能具有划时代的意义，如第一例Fontan手术、第一例心脏移植以及其他很多开创性的手术等。况且大组病例的研究都是由一个个的个案组成的，就像离开每一棵树就不成为森林一样，没有每一例患者手术治疗的成功，没有外科团队每一个成员的努力，临床研究结果都会大打折扣，甚至可能得出错误的结论。因此作为撰写论文的执笔人员不参与完成研究工作是不合适的。

三、文献研究

利用已发表文献，根据文献数量、质量和内容，进行加工整理、归纳分类、去伪存真，进行综合分析，包括文献综述、Meta分析等形成的二次文献结论，找出对临床有指导意义的规律和方法，或新的认识、不同的理念等，都具有科学价值，也有重要的临床意义。心脏外科方方面面的进展在专业杂志上都可以看到，大量的研究工作都得到了体现，从中多学习，多做研究工作，提高医疗水平，再进行深入总结，将研究成果发表，同时会得到读者的关注、讨论和评论是搞好临床研究工作的重要途径。

（吴清玉）

第3节 心脏外科研究的常见类型

心脏外科研究通常根据研究目的，如某一干预手段（如新的手术方式或药物）对疾病及其预后等方面的影响，提供客观的安全性和有效性评价。为达到此目的，试验的设计尤为重要。试验目的必须明确，以此试验目的为核心，与该临床研究相关的所有设计、伦理、质控、统计分析方法及实施方式都应在试验方案中予以明确。

心脏外科中常见的临床研究类型有疾病的预后性研究和疾病的治疗性研究两类。预后研究往往利用回顾性资料进行筛选，开展病例对照研究或横断面研究（cross-sectional study），或作回顾性队列研究或前瞻性队列研究，进行深入的描述和分析。疾病防治或治疗效果的研究有两类方法：观察性研究和试验性（干预性）研究。较为常用的是试验性研究（experimental studies），常称为临床试验（clinical trials）。根据病例分组是否随机，对照组设置是否同期或平行，又分为若干种。本章主要介绍病例对照研究、队列研究及临床试验三种常用设计方法。

一、病例对照研究

病例对照研究（case-control study）是一种以人群为基础的设计，其研究结果可以推广到目标人群，在疾病病因研究中广泛应用，亦是分析流行病学最基本的研究类型之一。

病例对照研究是以某人群内一组病例和同一人群内未患病与患病有关的某些因素和病例组相似的对照组作为研究对象比较，即已知结果（outcome），回溯暴露因素（exposure）。通过询问、实验室检查或复查病史，调查不同分组人群对某个或某些因素、指标和数据的有无和（或）严重程度（计量）；

通过对两组病相关资料和数据的统计学检验，研究各种原因的可能性。

病例对照研究的设计与实施包括如下步骤：

（一）提出假设

在广泛查阅文献的基础上，根据所了解疾病已知相关危险因素，提出病因假设。

（二）制定研究计划

明确研究目的，选择适宜的对照形式，选择病例与对照比较的类型。根据研究目的选择匹配方法。匹配可保证对照与病例在某些重要方面的可比性。对于小样本研究以及因为病例的某种构成如年龄、性别构成特殊，随机抽取的对照组很难与病例组均衡可比，此时个体匹配特别有用。

（三）病例组与对照组的选择

1. 理想的研究对象应符合　①病例组和对照组要有代表性。②病例组和对照组相互要有可比性。

2. 病例的选择　主要是确定判断患者的标准和怎样获得这些符合判断标准的患者，尽量采用国际通用或国内统一的标准，以便与他人的工作比较。

3. 对照的选择　在病例对照研究中，对照的选择往往比病例的选择更加复杂和困难。要求排除选择偏倚，缩小信息偏倚，在符合真实性要求和逻辑限制的前提下使统计把握度达到最大。

（四）样本量的估计

样本量的估计是实际中必须考虑的问题。样本量过大，不仅人力物力花费较多，调查时间延长，而且研究的系统误差也可能会增大；而样本量过小，在统计学上不能显示出疾病或事件与调查因素之间确实存在的关系。样本量的具体估算方法可用查表法、公式法。

（五）结果分析

依据之前制定的研究计划分析结果。

病例对照研究对于少见病例以及单一结果的多暴露因素的分析是最佳选择。然而病例对照研究往往很难找到评估暴露因素的最佳时间窗，以及潜在的、有时不可避免的选择和观察偏倚，从而影响研究质量及结果的可信度。

二、队列研究

队列研究（cohort study）的研究对象是加入研究时未患病的一群人，根据是否具有所研究的病因（暴露）的程度而划分为不同组别，在一定期间随访观察不同组别的该病（或多种疾病）的发病率或病死率。如果发病组的率显著高于未患病组的率，则可认为这种因素与疾病存在联系，并在符合一些条件时有可能是因果联系。即已知暴露因素（exposure），观察结果（outcome）。

队列研究所观察的结局是可疑病因引起的效应（发病或死亡），除了所研究的疾病，还可能与其他多种疾病有关，使用该方法可观察一个因素的多种效应，这正是队列研究法不可取代的用途。根据作为观察终点的事件在研究开始时是否已经发生，可把队列研究分为前瞻性与回顾性两类。另有一种双向型的队列研究，适宜研究对人体兼有短期与长期效应的因素，可用回顾性队列法研究前者而用前瞻性队列法研究后者。还有一种把病例对照法与前瞻法结合起来的设计，其特点是用队列法建起队列（研究对象）并随访发现其中发生的病例，然后用病例对照法调查病例及队列中适宜作对照的一部分人的资料。这里，病例与对照都来自一个界定明确、有基线资料记录的队列，暴露史的质量较高，还可以有病例尚未发病时的实验室检验记录，而且可以省去对占绝对多数的未发病成员的暴露史调查。

（一）病例队列研究

病例队列研究是将队列设计和病例对照研究设计相互交叉，融合两者的优点后而形成的一种设计方法，其设计原理：首先确定某个人群作为所研究的队列（全队列）；然后在该队列中用随机的方法抽取一个样本（即子队列）作为对照组；再收集全队列中所有的欲研究疾病的病例作为病例组；最后用一定的统计方法比较分析两组资料，以探索影响疾病发生、疾病生存时间、预后等的因素。

特点：

1. 属于观察法　队列研究中的资料和数据不是人为给予的，不是随机分配的，而是在研究之前已经客观存在的，如携带基因型，这是队列研究区别于实验研究的一个重要的方面。

2. 设立对照组　与病例对照研究相同，队列研究也必须设立对照组以资比较。对照组可与暴露组来自同一人群，也可以来自不同的人群。

3. 由"因"及"果"　在队列研究中，疾病发生之前就确立了研究对象的相应的指标状况，而后探求这些指标与疾病的关系。

（二）前瞻性队列研究

前瞻性队列研究，首先根据研究对象在加入研究时的情况分组，以后通过直接观察或其他信息渠道确定其中在某段时间内发生的病例或死亡，最后比较各组的发病率或病死率。

应进行尽可能完全的随访，以确定各成员的结局。所谓结局是预定的观察终点，通常是死亡或发病。如以其他健康效应作为终点，则其确定更复杂。

队列一般是全人群的一个有高度选择性的亚群，所以队列研究的结论不能无条件地推及全人群，但这并不影响其真实性。如果随访工作做得好，一般不会发生选择偏倚。疾病或死亡信息（即终点的判定）的收集，要保证各组间信息质量的可比性，而且不受研究对象情况的影响，以免发生信息偏移。

队列研究是发生率的研究，包括疾病发生率与死亡发生率。以死亡作为终点的队列研究比以发病作为终点的多，这是因为死亡的确定比发病的确定容易。

队列研究的结果，可以用于计算所研究疾病在随访期间并发症的发病率或病死率及各种专率。通过对研究组与非对照组的率的比较，对可疑的因素与疾病（死亡）是否存在联系，联系强度如何，是否是因果联系作出判断。

（三）回顾性队列研究

回顾性队列研究的研究对象是根据其在过去某时点的特征或暴露情况而入选并分组的，然后从已有的记录中追溯从那时开始到其后某一时点或直到研究当时为止这一期间内，每一成员的死亡或发病情况。工作性质上相当于从过去某时点开始的前瞻性队列研究的随访，但实际做的是在现在调查过去的既成事实，这时的过程与疾病或死亡均已成事实，而前瞻性队列研究的随访则是查寻在过程中新出现的病例或死亡及其死因。

回顾性队列研究与前瞻性队列研究相比，人力、物力可以大为节省，特别是因为研究开始时所研究的疾病已经发生，所以无须多年随访等待。

1. 队列选择　选择的队列应有许多病例研究指标是显著的，这样发病数或死亡数才易于被查出来；其次，所有各成员资料应有正确的记录。

2. 观察终点　可选择并发症发生率或病死率。因为队列通常是一个有特殊情况（病种、手术）的人群，所以可以把他们的并发症发生率或病死率与对照组比较，但对信息可靠性要加以核实。

3. 追踪　这是主要的现场工作，以查阅、摘录档案记录为主，以少量访问调查为辅。应尽可能查清所研究病例的结局（发病、死亡或健在），减少失访者的数目。

4. 结果分析　计算研究组的病死率或发病率与对照组的比较，选作比较标准的率应在时间上和相关条件方面尽可能接近，加以比较。

以上，无论是病例对照研究还是队列研究，都应该注意在病历资料及随访过程中可能出现的偏倚，及时使用配对或限制入组等试验设计予以纠正（需注意，偏倚一旦产生，无法通过统计分析等予以纠正）。同时，在数据分析时应注意混淆因子（confounder）及效应修饰因子（modifier）的存在，通过亚组分析检验等予以修正，以期获得最真实的结果。

三、临床试验

试验性研究（experimental studies）亦称干预研究（intervention studies），最常称为临床试验（clinical trials）。根据病例分组是否随机，分为随机化临床试验和非随机化临床试验；又根据对照组设置是否同期或平行，分为平行对照（parallel trials）和非平行对照（non parallel trials）。随机对照试验（randomized controlled trials，RCT）是衡量心脏外科学研究中治疗效果优劣的标准方法。但在一定的情况和条件下，非随机对照研究抑或非同期对照研究作为选择性的研究方案，由于简便易行，临床医师时常采用，仍具有不可忽视的利用价值。

对于治疗性研究方案的选择，有两条基本原则可供参考：一是设计方案的科学性。采用的研究方案所获得研究结果真实可靠，科学论证强度高。二是设计方案的可行性。采用的研究方案在实施时，研究对象的人选、人力、财力、物力和其他条件有保障，在预期的研究时间内能达到预期目标。

心脏外科医师应根据实际情况，参考其他专业人员的建议，采用相应的设计方案，开展防治性研究。此外，心脏外科医师除注重设计方案和研究方法外，也应了解治疗效果还会受到许多因素的影响，使研究结果的真实性降低，必须加以注意和克服。

防治性研究应注意各对比组间的可比性，除手术方案不同外，不同分组间其他预后因素和特征应尽可能一致。研究的样本量，应按主要观察指标通过统计学推断而定，以确定一个适当的样本量，使其产生的 α 和 β 的机会控制在一个可以接受的范围内。对小样本研究结果进行解释和下结论时，应持慎重的态度。此外，尚需要注意各种可能的偏倚（bias），如评价性偏倚。可采用盲法评价（blind evaluation），尽可能减少这方面的误差。研究中也应尽可能避免干扰，提高患者对研究方案的配合程度。

（张晓雅）

第 4 节　心脏外科研究常采用的统计学方法

心脏外科研究离不开统计学的应用，它是临床研究的工具之一，在对某种疗法进行比较和判断时，必须获得定性和定量的各种数据，并利用一定的统计方法进行分析。

在预后因素研究的描述性研究或总结报告中，常用一些率的指标表示预后（表4-4-1）。

在对比分析性研究中，以及对临床试验数据进行处理和评价结果时，首先要明确研究组和对照组间是否有差异以及差异的大小，然后对组间的差异进行统计学显著性检验。在统计检验时需要注意：资料的类型；两组比较还是多组比较；是否采用配比方法或分层方法；根据临床专业知识和已有的经验确定备选假设，决定单测或双测检验。

表4-4-1   预后因素研究中常用的"率"

率	定义
病死率	患者死于该病的百分比，分母在心脏外科研究中往往仅包括某时间段内某院或数家医院经外科手术的患者总数
疾病死亡专率	每10 000或100 000人口中死于某种疾病的人数，分母是社会人群
缓解率	接受某种治疗后，症状缓解、进入疾病临床消失期的患者占总治疗例数的百分比。有部分缓解、完全缓解率之分
有效率	接受心脏外科手术治疗后，有改善的患者的百分比
复发率	疾病经治疗获得缓解或痊愈后又重新发作的患者百分比
生存率	从病程中的某个时点起，存活满一段时间（如5年、10年）的患者的百分比

根据不同研究的设计方案与数据性质或资料的类型，选用相应的显著性检验方法。表4-4-2简略介绍了心脏外科临床数据与相应的显著性检验方法，供研究时参考。

表4-4-2   资料的类型和显著性检验方法

资料类型	比较组数	显著性检验方法
计数配对	两组或多组比较	配对卡方检验
计数非配对	两组或多组比较	卡方检验
计量配对	两组比较两组以上比较	配对t检验区组方差分析或协方差分析
计量非配对	两组比较两组以上比较	t或Z检验方差分析
等级配对	两组比较多组比较	符号秩和检验
等级非配对	两组比较多组比较	符号秩和（或）μ检验、H检验、Ridit检验
计量相关性	单组、两组或多组比较	相关性和线性回归分析及统计检验
多变量资料（包括计量和计数）	单组、两组或多组比较	多元线性回归，Logistic回归分析及检验
生存率资料和分析	单组两组生存率比较 两组或多组间多因素分析	寿命表及Kaplan-Meier生存率曲线 时序检验（Log-rank test） Cox回归（比例风险模型）分析
计数资料的病例对照	两组或多组比较	比数比（odds ratio）及显著性检验
队列研究	两组或多组比较	相对危险性（relative risk）及显著性检验

（张晓雅）

第5节   心脏外科研究系统评价

尽管随机双盲实验在临床试验中为金标准，但是大规模RCT消耗人力、财力和时间，多数单位没有条件作大规模RCT，多数单个RCT样本量小而不能得出准确和可靠的结论。此时我们需要系统评价（systematic review）使证据的应用更加可靠方便，其中，最常用的便是Meta分析（meta analysis）。

Meta分析的定义是采用统计学方法，将多个独立的、针对同一临床问题、可以合成的临床研究综合起来进行定量分析。对多个同类独立研究的结果进行汇总和合并分析，以达到增大样本含量，提高检验效能的目的，尤其是当多个研究结果不一致或都没有统计学意义时，采用Meta分析可得到更加接近真实情况的统计分析结果。

Meta分析步骤包括：选题、拟定研究计划；检索、收集资料；根据入选标准选择合格的研究；复习每个研究并进行质量评估；提取信息，填写摘录表，建立数据库；计算各独立研究的效应大小；异质性检验；敏感性分析；总结报告。

为保证Meta分析的质量，所有Meta分析均应在Cochrane Library注册题目，且保证至少2名完成人参与，以确保最大限度完整的文献搜集及准确的文献评价。确定入组文献后，Meta分析的统计学内容主要包含三步：异质性分析、计算合并效应量及合并效应量的检验。统计学分析采用Rev Man及Stata进行，需要心外科医师熟悉各类统计学软件的使用。

（张晓雅）

第 6 节　临床资料数据库

一、病历的数据库化

心外科的早期，病例、手术少，医师主要凭自己有限的经验或直觉决定下一步治疗措施。这种情况下，他们对某些疾病的病情演变或治疗措施的结果所做的预见经常是不准确的。同时，由于医师们工作繁忙，使用的记录、分析工具原始、低效，无暇也无法对本应该详细观察、准确记录的东西进行观察、记录。当临床病例已经积累到足够数量时，仍然不能根据对以前病例的总结及分析得出经验，指导临床工作。由于对临床数据的定义和采集项目不同，医院之间，甚至同一所医院的外科医师之间都无法将各自的数据汇集、共享。

非电子病历时代，国内典型的心脏外科数据记录仅仅是一个手术登记本，由一位科里的人员（医师、护士或技术员）兼职，记录每日手术的最基本的内容。记录本上经常有漏记、错记。当对某一简单数据（如某种患者的数量、患者的平均年龄、体重等）进行计算时，由于不可避免的人为错误，反复计算数次而结果不一。如果计划对某一疾病或手术进行统计时，要设计一张病例数据登记表，再到病案室调出相关的病历，逐份阅读、登记。如果被研究的病例数量较多或在计算、讨论时发现需要另外一些新的数据，调阅病历的工作量是惊人的。工作量大、时间有限，只能动员所有可以动员的力量，如进修生、研究生、护士、技术员等进行数据登记，所登记的数据准确性依人员的素质高低而差距较大，根据这些数据计算出的结果经常需要进行人为修正。

国内进入电子病历时代后，临床数据收集上似乎跨出了一大步。但如果实际统计、分析过这些数据，就会发现相当多的问题。和手书病历相比，数据量上的确跨了一大步，但质量上的提高没有那么明显。相当多的电子病历内容仅仅达到了电子文本化，没有达到方便使用的数据库化。收集数据时仍然需要人工逐字逐句阅读病历、报告单，采集数据。病历录入时，书写病历的医师水平参差不齐，仍然会有很多手书病历时代那样的缺项、错项。这些不便同时也与数据库技术的水平不够、软件投入不足、病历管理的要求与临床研究的需要不符等有很大的关系。

目前国内公立医院的管理水平，至少在病历记录的准确性与完整性上，与临床需要有一定差距。一份病历，从卫生行政管理部门所要求的角度上看，可以达到甲级病历，但当进行某些数据的统计时，往往根本找不到所需要的数据。病案管理、病历书写标准是针对整个医院、所有科室的，无法也不可能在某些内容上达到专科、专病种的要求。而在临床研究中，恰恰是以专科中的某一特殊疾病为对象的。病历记录的不完整，造成某一数据缺失。这样的病历对于研究工作来讲，无疑是一种灾难。从统计中除去这一病例，将造成统计的对象不能反映实际工作的数量。如果上述情况在一组为数不多的病例中反复出现，其统计结果将毫无意义。

解决上述问题的方法有两个，一是建立详尽的专科专病种的表格病历，二是针对专科专病种建立数据库，按数据库的要求严格记录各项数据。由专人根据病历记录及向患者补充询问病情后，在一般病历记录之外填写专门的数据库登记表，患者出院后将登记表录入数据库。这样做需要有专人负责数据的登记及录入，增加了工作量，但数据的准确性高，人为错误率低，是一种切实可行的方法。

利用计算机对病历进行管理，必须将病历所记录的内容分门别类存入数据库。对这些数据，可以进行查询、索引、统计、计算等操作。对于存入数据库的数据，最基本的，也是唯一的要求，就是必须准确地记录疾病的发展及治疗过程。准确有两方面的含义，一是数据值要准，记录的数据值与实际情况是否尽可能地一致；二是所记录的项目要全面，能全面反映疾病的全貌。只有当能够全面反映某一疾病过程的各项数值被准确记录后，这些记录才是有价值的。各种疾病有很多共同点，同时也有自己的特点。数据库对于疾病过程的记录，必须根据各种疾病的特点有所侧重。因此，建立数据库时必须针对不同种类的疾病建立专门的数据库，使记录的项目有所侧重，反映不同疾病的特点。

二、数据库的构成

具体到心脏外科，成人冠状动脉外科与获得性心脏瓣膜疾病外科是最规范、内容相对简单且相互有关联的内容，最容易确定需要记录的内容，每个患者在记录内容之间的差异也最小。血管性疾病（主动脉及其主要分支）就比较复杂，患者之间需要记录的内容其不同之处相差较多。先天性心脏病是最难建立数据库的一组疾病，原因在于心血管及其他系统的先天性畸形种类繁杂，畸形组合繁多。我们目前建成并已经在使用的数据库包括心脏外科患者手术一般情况数据库、成人冠状动脉及瓣膜疾病数据库及先天性心脏病手术数据库。

一旦确定要对哪些疾病建立数据库，接下来的工作就是要确定数据库应该包括的数据表字段。这项工作是整个数据库的基础，只有达到几乎"面面俱到"的程度，才能保证在今后的查询、统计工作中不必再到病案室调阅病历，或者避免因为无法获得某一关键数据而后悔不已。

确定数据库的数据表字段这一项工作应该由有较高学术水平的心外科医师与软件开发人员共同完成。外科医师从学术的方面考虑数据库应该记录有关疾病哪些项目、数据，而软件开发人员要从数据库的建立和使用方面着眼选择有利于计算机工作的方式。例如，患者年龄是一项很重要的数据，但从数据库工作的角度看，以一种格式准确地表示年龄比较不便（3天、2周、13个月、80岁等等），数据库记录的数据应该是患者的出生日期和入院日期、手术日期，其差值即为年龄，以任何时间单位（年、月、日、小时等）表示均很方便。再比如，一个患者有5个诊断，如果没有数据库方面的知识，设计出的数据库很可能是一个患者平行地对应5个诊断。而实际情况是这5个诊断有主次之分，而这种信息没有被数据库记录。软件开发人员应该具有这种能力，发现潜在的、需要记录的字段，去除可以通过查询、计算、检索得到的字段，以最佳的方式记录需要的数据。我们设计冠状动脉外科及获得性瓣膜病外科数据库时，在选择所需要记录的数据表字段时，参考了5个国外有关的数据库和我院的一个瓣膜疾病数据库，结合中国人的特点及所在医院的情况，确定了需要记录的字段。将这些数据表字段编成表，下发到每一位具有高年资主治医师以上资格的人员，广泛征求意见后才确定下来。

数据库各个项目的具体内容必须有科学的、统一的定义，使数据库内的每一个数值都表示一个确定的含义。这个含义不会因使用者的观点不同而改变。美国胸外科协会STS数据库（STS Adult Cardiac Surgery Database）V2.9数据库总共涉及1316个数据项（字段），每一项都有详细说明，整个定义共946页。数据库各个项目的每一个具体数值的准确含义是什么，必须有统一的、成文的定义。根据我们的经验，最需要同时也是最难以定义的项目是诊断、手术和并发症。

接下来的工作，是确定这些数据表字段之间的逻辑关系，这些关系就是整个关系型数据库的逻辑基础。例如，患者与心脏瓣膜的关系是一对多的关系（每位患者最多可能有4个瓣膜受损），而每个瓣膜与其具体病理变化的关系也是一对多的关系（每个瓣膜可以有数目不定的多种病理变化）。当数据库的建立完成后，有关每位患者各瓣膜的病理变化就存放在多个子数据表中，病理变化之间、病理变化与瓣膜之间、瓣膜与患者之间就是以上述的逻辑关系相互关联的。

如果以传统的记录单的方式进行疾病数据的采集，最经典的做法是画一张大表。表的纵向各栏为需要登记的项目，横向为每一患者一行。当每位患者需要登记的项目完全相同时（如每位患者均记录姓名、性别、出生日期、手术日期、体重、病历号），这种登记表完全可以满足要求。但是如果每位患者的登记项目不同，问题就出现了。例如，现在要登记每位患者的诊断。如果无论一个患者有几个诊断，都将其混合记录在一栏内（如风湿性心脏病、二尖瓣狭窄、三尖瓣关闭不全、心房颤动、左心房血栓），将造成无法对诊断进行检索（比如500个患者，其中有多少个患者第一诊断是二尖瓣狭窄，其中有多少人伴有心房颤动，这之中又有多少人有左心房血栓？）。如果将每一诊断作为一个项目单独记录，那么应该为诊断留出多少栏呢？是3个还是8个？对于有些患者，3个也用不了，而对于有些患者，8个还不够用。如果每个患者有多个类似的项目（症状、手术、并发症），情况就更为复杂了。如果预留"估计够用"的空栏，势必造成表的横向栏数很多，而大量患者有很多项目是空白。在数据库中，数据同样是以"表"的方式存放的。每一个表的宽度［字段（field）的数量］是有限的，如不超过255个，表的长度（记录的数量）受到数据库文件总的大小的限制，如不大于128 MB。如果表的字段数量越多，每个记录所占空间越大，则可容纳的记录数量就越少。数据库文件越大，对计算机系统的要求也越高，计算机工作负荷越大，计算、查询、检索的速度越慢。

解决上述问题的方法是建立关系型的数据库。在这种数据库中，可以将患者姓名、出生日期、性别、体重、住院日期这几个基本字段建立一个表，同时在表中增加一个关键字段（key field）。这个关键字段的内容是数据库自动生成的一个唯一数，即在这个表的每一个记录中，这个数字都是不同的，而且不能更改。这个表中每一位患者的诊断记录在另一个表中。这个另外的表包括三项，第一项是关键字段，第二项是诊断，第三项是诊断的次序。例如，在患者基本情况的表中，关键字段是"5"的患者，在记录诊断的表中记录了8个诊断。这8个记录的第一项都是"5"。这两个表的关系是通过一个共同的关键字段建立的一对多的关系。以同样的原理，可以建立多个与那个记录患者基本项目的表有关系（关键字段内的数值相同）的子表，记录手术内容、症状、并发症等字段。如果患者没有并发症，则在并发症的子表中就没有关键字段为"5"的记录。

由此看来，作为一个字段，关键字段的意义重大。笔者曾经审阅过有关心脏外科数据库建立的专业杂志投稿。该稿件的作者在数据库中采用病历号作为关键字段。国内多数医院，每位患者不论住院多少次，始终只使用一个病历号。如果单独使用病历号作为关键字段，患者第二次住院时将造成关键字段内容的非唯一性（有重复），导致数据表间的关系混乱。当然，也可以采用病历号和住院日期联合作为关键字段。但这样做会给日后的查询添加不必要的麻烦。实际上，关键字段内容的唯一性是对所有数据库的基本要求。几乎所有的数据库软件都有自动生成关键字段内容的功能。

为了使数据库工作得更有效，更易于被管理，在数据库的设计中应该引入数据库与对象库的技术。一个数据库应该由2个数据库文件组成，一个是数据库文件，另一个是对象库文件。数据库文件应存放在服务器上，它仅仅存放所有的数据表，并记录表之间的逻辑关系，不包含其他任何"对象"。对象库文件应存放在工作站或终端上，它首先应该以"链接"的方式读取数据库文件中的数据表，同时，它还应该包括所有的数据输入信息表、查询、表单、宏、模块等等所有的所谓"对象"。这样做的好处有以下几方面。一是可以形成所谓客户机/服务器形式的计算量分配，充分利用服务器的性能，加快数据库的运行速度。二是允许多个用户在不同的网络节点上同时对一个数据库进行录入、查询等操作，方便使用。三是只要服务器的安全措施、备份措施得当，就可以保证数据的安全。四是如果位于各客户机上的对象库需要升级，可将升级的软件由服务器直接下载至客户机上，便于软件的维护。由于目前局域网的软、硬件极为普及、使用方便，只要一个科室有两台以上的计算机，都应该以这种方式设计数据库。

三、错误数据与数据库防错

在数据库行业中有一句至理名言："数据库如果进去的是垃圾，出来的也一定是垃圾"。这句话告诫我们，如果一个数据库存入的信息有错误，与实际不符，使用这些错误的信息进行查询、计算，得到的结果也一定是错误的，对实际工作没有指导意义。数据库内的错误数据，往往不易被发现，即使发现，也难以当场核实。当查询、计算的过程包括这些错误数据时，这些错误的数据会对正确的数据产生一种"污染"，使正确的数据不能得出正确的结果。

数据的错误，可以发生在数据的采集过程中，也可以发生在数据被录入计算机的过程中，还可以发生在对数据库进行具有修改动作的查询过程中。错误都是由人造成的。数据库的数据登记、录入人员的专业素质及责任感是数据低错误率的最重要的保证。对这些人员的要求，下面还有讨论。数据的采集及登记过程中，要尽可能地利用医院内已有的、记录患者数据的电子文件（如住院处患者登记、手术室计算机手术单等），减少对患者基本情况（出生年月、病历号等）的反复多次录入，降低出错的可能。人在计算机上录入数据时，总会有一些错误，尽管错误率的高低因人而异、因时而异。数据库编程时，数据库结构和数据录入的人机界面编制是否合理、是否充分利用了数据库软件包提供的防错机制，对于日后数据录入过程中错误数据进入数据库的多少有极大的影响。由于这些数据库软件多为世界知名计算机软件公司的产品，在防错机制上都有很完善的功能，只要能充分利用这些防错功能，就可以得到非常好的效果。这一点对于初次进行数据库编程的非计算机专业人士来说是一个特别要注意的方面。

每个数据应该尽量避免手工输入，而是通过数据库里的数据进行输入，这一点非常重要。这样可以增加录入速度，避免歧义和失误。例如，我们知道"冠心病"和"冠状动脉粥样硬化性心脏病"指的是同一种心脏病，但对于数据库来说，就是两个完全不同的东西。诊断、手术名称和手术并发症必须使用行业内的公认标准，如ICD编码。先天性心脏病的诊断和手术名称，必须使用国际先天性心脏外科命名法及数据库（International Congenital Heart Surgery Nomenclature and Database）。只有这样，数据库得出的数据才和国际国内同行说的是同一种疾病的同一种手术。

当数据录入数据库后，应该对数据进行检查和整理，发现数据登记、录入过程中产生的错误。例如，检查一定年龄以下的儿童的体重分布情况，对于体重超过正常分布较多（年龄1岁、体重40 kg，或者年龄8岁、体重8.5 kg）的数据复查原始病历记录。通常，这种检查会发现意料不到的错误。

对于数据库进行某些动作查询（更新、删除、添加等）时，数据库内的原始数据可能被查询修改。如何防止未经授权的人进行这类查询，如何恢复有此授权的人员所做的误操作，这些问题涉及数据库的安全管理及数据的备份。设想一下，如果一个已运行数年、存入数千患者资料的数据库，在没有备份情况下其数据被损毁或丢失，这种损失即便仅以工作量计算，也将是巨大的。这种数据的损毁或丢失，在实际工作中很可能无法弥补。数据库的数据，对其进行查询的次数越多，说明它利用得越充分。一个科室的专业数据库，应该由这个科室的专业人员共同享用，数据对所有有关的人员都应该是开放的。但是，得到这些数据的权力与对数据库进行查询、操作的权力完全是两回事。不是所有人员都可以对数据库进行查询，尤其是进行动作查询。查询应该由数据库的管理员进行。管理员有专门的知识，能够使数据库在被查询的过程中受到损失的可能性降至最低，最大限度地保证数据的完整与正确。完善的安全机制与严格的数据库操作授权，是数据正确与完整的重要保障。这方面的具体技术问题，建议读者参阅有关计算机技术书籍。

四、人员

一个专科疾病数据库的正常运行需要一些相对固定的人员。如何选择和使用这些人员是数据库成败的关键。

错误数据对于整个数据库质量的影响前面已经讨论过。为了尽可能地降低数据的错误率，在数据的登记与录入中，要尽可能地认真、仔细。认真、细致、锲而不舍，这是对数据采集、登记人员的最基本的要求。当录入数据时发现有一个次要的数据漏记，是立即补查，还是以后再说，还是估计一个数值填上，不同的态度必然会产生不同质量的数据。

数据库的数据涉及专门疾病，在数据的查找、记录过程中，数据库人员需要一定的专业知识。没有这些专业知识或专业知识不够时，得到的数据肯定也是低质量的。试想一下，一个文秘专业毕业、未经心脏外科专业知识培训的人怎么可能搞清心脏室间隔缺损的类型或患者手术前的美国麻醉学会（ASA）分级呢？

人类无论从事何种工作，一个不变的规律就是完成某项工作的数量和质量与对该项工作的熟练程度成正比。在数据库的建设中，我们对此体会极深。在我们的数据库建立初期，数据登记、录入中的错误率较高，查询、计算后经常发现数值、结果不准确。仔细检查数据库中各数据表的内容，也能发现有不少错误。但随着时间的推移，错误率很快下降至较低水平。我们认为，参与数据库工作的有关人员要尽量稳定。每次更换人员，数据错误率便会上升一段时间。遇有人员休假等情况时，既要避免数据库登记不及时、患者出院后无法弥补数据缺失，又要防止临时人员替班造成的数据错误。一旦选中数据库登记及录入工作的人员，要尽可能使其工作保持稳定。

由每位患者的经管医师或手术主刀医师填写登记表或在计算机终端直接输入有关手术内容，是一种错误率较高的方法，至少目前如此。大医院中进修、实习等人员多，这些人专业知识不够丰富，人员素质参差不齐，但多是患者的直接经管医师。由他们登记或输入数据，错误率高是可以理解的。手术主刀医师登记或输入数据时，对某些项数据的含义会有自己的理解，而这种不同的理解会存在于不同的手术医师之间，也会存在于该医师与数据库的设计者之间。理解上的不同必然导致数据值的不同。另外，并不是所有医师在有关信息资料上的学识水平都很高。实际工作中，有些人在这方面所具有的知识极少。错误率如此高的数据被输入数据库，这个数据库必然毫无价值。当然，如果数据库设计合理、防错机制应用充分、医师们对数据库的内容有统一的理解、计算机及数据库的有关知识普及得较好，这种方法也是可行的。

五、STS 和 EuroSCORE 数据库

说到心脏外科数据库就不能不提到这两个数据库。这两个数据库对全世界心脏外科医师提高医疗服务质量起到了巨大的作用。

美国胸外科医师协会数据库（STS National Database）建立于 1989 年。美国政府的医疗财务管理局（Health Care Financing Administration）于 1986 年发布了各医院未经患者分层、源于非临床数据的心脏外科手术死亡数据。其结果是好的医院和教学医院的病死率比一般医院更高（没有考虑患者轻重及手术的复杂程度）。担心于这样的统计数据带来的误导，美国胸外科医师协会着手数据库的建立。至 2018 年，STS 数据库由成人心脏外科（Adult Cardiac Surgery）、普通胸外科（General Thoracic Surgery）、先天性心脏病外科（Congenital Heart Surgery）和国际机械循环辅助协会（INTERMACS）的数据库（STS INTERMACS Database）四部分组成。其中历史最长、累计患者数量最多的是成人心脏外科数据库（Adult Cardiac Surgery Database，ACSD）。

美国胸外科医师协会与软件及数据服务公司合作，由他们编写用于每个数据库参与医师的数据录入软件，同时对医师上传的数据进行存储、分析及出具分析报告。ACSD 数据库的主旨目的是向参与医师提供其自身临床结果与本地区及全国其他风险因素相仿患者临床结果的比较。另一个目的是提供用于临床医学研究及医疗服务质量改善的数据。

为了保证录入数据的质量，美国胸外科医师协会提供数据录入人员的培训，也给每位参与数据库的医师提供非常详尽数据质量报告，指出具体的错误数据所在，提出今后提高数据质量的建议。

2018年STS的ACSD数据库有1119个医疗单位共计3107位医师参加，累计病例628万例，包括美国全部50个州、10个加拿大医院和21个其他国家和地区的医疗单位病例，涵盖了每年全美国95%的成人心脏外科手术病例。全部医疗单位中的10%受到了随机性的审计，证明数据库参加医疗单位内几乎100%的病例均被包括，数据与病历记载的相符程度超过95%。同年的先天性心脏病外科数据库（Congenital Heart Surgery Database，CHSD）报告显示，有119个医疗单位共计394位医师参加，累计病例43.5万例，包括美国40个州（113个医疗单位）、加拿大（3个医疗单位）、哥伦比亚和土耳其的医疗单位病例，其中包括了北美95%的开展儿童先心病手术的医疗单位（美国125个，加拿大8个）病例。

六、结语

医疗信息的计算机数据库化是随着计算机技术的日益普及而进入临床医疗工作的一项新技术，其中的很多概念、观点和思路与在此以前的传统的方法有很大的不同。临床医师除了要不断提高自己的专业知识水平外，还应该不断学习、吸收和掌握计算机技术这一新的工具，以适应业已到来的信息时代。

（董　超）

参 考 文 献

［1］　ARIS A. Francisco Romero, the first heart surgeon [J]. Ann Thorac Surg, 1997, 64 (3): 870-871.

［2］　SÖREIDE K, SÖREIDE J A. AXEL H. Cappelen, MD (1858—1919): first suture of a myocardial laceration from a cardiac stab wound [J]. J Trauma, 2006, 60 (3): 653-654.

［3］　COOLEY D A, FRAZIER O H. The past 50 years of cardiovascular surgery [J]. Circulation, 2000, 102 (20 Suppl 4): IV 87- IV 93.

［4］　COOLEY D A C. Walton Lillehei, the "father of open heart surgery" [J]. Circulation, 1999, 100 (13): 1364-1365.

［5］　LIVESAY J J. Landmarks in cardiac surgery [J]. Tex Heart Inst J, 2000, 27 (2): 222-223.

［6］　MOLLER J H, SHUMWAY S J, GOTT V L. The first open-heart repairs using extracorporeal circulation by cross-circulation: a 53-year follow-up [J]. Ann Thorac Surg, 2009, 88: 1044 -1046.

［7］　ADAMS D H, ANYANWU A C, CHIKWE J, et al. The year in cardiovascular surgery [J]. J Am Coll Cardiol, 2009, 53 (25): 2389-2403.

第 2 篇

辅助诊断检查

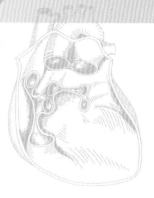

第5章
心电图诊断

心电图是一种将心脏电活动以图形的形式表达，能精确地反映心房、心室肌和传导组织在激动过程中所产生的电压及时序变化，对心律失常的诊断有非常重要的价值，也是非创伤性无可替代的检查手段。不同心脏病（风湿性心脏病、缺血性心脏病、先天性心脏病）在心电图上有不同的表现和特征，心电图可作为术前某些心脏病诊断和手术适应证的参考指标，术中、术后心电图的连续监测或间断描记可作为手术效果判断和及时处理的重要依据。

以下简述与心脏外科相关的心电图改变。

第1节 心律失常和先天性心脏病

先天性心脏病作为目前最常见的出生缺陷，发生率可达0.7%～0.8%。先天性心脏病合并心律失常是临床常见问题，这些心律失常的类型较广泛，包括几乎各类室上性与室性心动过速、窦房结功能障碍、房室与束支传导阻滞等。这些心律失常的发生机制也十分复杂，包括心脏传导系统的先天发育异常和血流动力学变化对于心脏组织电生理特性所造成的影响。先天性心脏病患者若同时合并心律失常，常使心功能进一步下降，甚至导致猝死。

表5-1-1列举了各类与先天性心脏病术前相关的心律失常。

表5-1-1 先天性心脏病（术前）与心律失常的关系

心律失常的类型	相关的先天性心脏病
窦房结功能不良	房间隔缺损△
	先天性右上腔静脉缺如△
	先天性心房异构△
	先天性右冠状动脉缺如○
房室阻滞	先天性心房异构△
	先天性矫正性大动脉转位△
	房间隔缺损△
	室间隔缺损○
	Ebstein畸形△
	永存左上腔静脉△
	动脉导管未闭○
	先天性Valsalva窦动脉瘤○
	心内膜垫缺损△

续表

心律失常的类型	相关的先天性心脏病
束支传导阻滞	房间隔缺损△
	Ebstein畸形△
	心内膜垫缺损△
	先天性Valsalva窦动脉瘤◎
	先天性冠状动脉畸形◎
	先天性主动脉瓣狭窄◎
房室折返性心动过速	Ebstein畸形△
	先天性心房异构△
	先天性矫正性大动脉转位△
	先天性冠状窦畸形△
	肺动脉瓣疾病△
	三尖瓣闭锁△
	膜部室间隔缺损△
	右心室双出口△
	左心发育不全综合征△
心房扑动与心房颤动	房间隔缺损◎
	Ebstein畸形◎
	先天性肺动脉瓣狭窄◎
房性游走心律	左心房异构◎
	先天性矫正性大动脉转位◎
室性心律失常	先天性主动脉瓣狭窄◎
	室间隔缺损◎
	Ebstein畸形◎
	先天性矫正性大动脉转位◎
	先天性冠状动脉畸形△
加速性特发性室性心动过速	房间隔缺损△
	室间隔缺损△
	Ebstein畸形△
	动脉导管未闭△
	先天性肺动脉闭锁△
先天性长QT间期综合征	右位心伴内脏转位△
	室间隔缺损△

△：患者的心律失常先天存在；◎：心律失常随患者年龄增长而出现或逐渐加重。

近年来，先天性心脏病矫治手术的技术有了很大的提高，但手术后发生的心律失常会导致患者死亡，从而降低了手术后患者的存活率。部分心律失常在手术前便存在，若能在手术前对于这些心律失常进行有效的控制则会提高手术后患者的存活率与生活质量。

在过去半个世纪，由于外科手术的普及，先天性心脏病患者的生存得到显著改善，并可存活至成年。心律失常已成为成年先天性心脏病患者病死率的主要因素，儿童合并心脏结构异常及心律失常这一特殊群体的患者数量也在不断增长，关于儿童先天性心脏病相关的心律失常及诊治方案正日益受到关注和重视。先天性心脏病的心律失常主要与潜在的心脏结构异常或外科手术相关。此类患者心脏特殊的结构畸形所致的慢性血流动力学改变能造成心脏电生理及解剖异常，易促发各类折返性心律失常。

第 2 节 窦房结功能异常

导致窦房结功能障碍的原因很多，包括窦房结的先天发育不良，窦房结细胞的变性、纤维化及窦房结缺血等。先天性窦房结缺如或功能不全主要见于房间隔缺损、先天性右上腔静脉缺如以及心房异构患者，但较为罕见。外科手术所致窦房结或窦房结动脉直接损伤，常见于 Mustard、Senning、Glenn 和 Fontan 手术。窦房结功能障碍会导致心脏其他部位组织兴奋性增强而发生各种类型的异位性心律失常。近 10 年来，人们对于手术中避免损伤窦房结及其血液供应所做出的努力已使术后窦房结功能障碍的发生率大幅下降。

一、先天性心房异构合并窦房结功能障碍

心房异构是一种比较少见的先天性心脏病，双侧心房均表现为左心房的结构或右心房的结构，分别称为"左心房异构"与"右心房异构"。这类患者通常伴有全身脏器的畸形，如多脾综合征及无脾综合征等，是全身脏器畸形的组成部分。心房异构患者常合并心脏传导系统的畸形，如右心房异构患者通常双侧心房均具有窦房结；而左心房异构患者的窦房结常表现为缺失或发育不良，或异位于心房的游离壁处及冠状窦口处，所以左心房异构患者常表现窦房结功能障碍。据统计，婴儿期左心房异构患者中约 20% 伴有心房节律异常，心房节律异常的发生率随患者的年龄增长而逐渐升高，15～30 岁年龄组患者中约 70% 伴有心房节律异常。

心电图表现：缓慢的心房率伴有交界性逸搏是左心房异构患者典型的心电图表现，这种表现在患者的病程中常因表现为一过性而易被忽视，却是左心房异构患者的早期临床表现之一（图 5-2-1、图 5-2-2）。

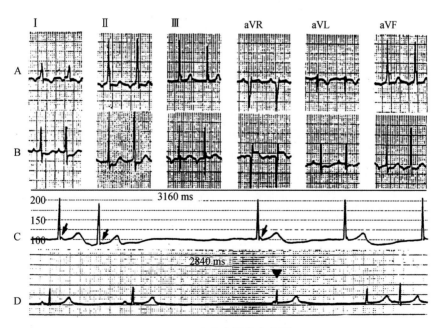

图 5-2-1　左心房异构心电图

A，B. 为一名 6 岁的左心房异构患儿间隔 11 天所做的心电图。从该图可以看出 P 波电轴发生了大幅变化，P 波电轴由 −150°（A）转变为 −25°（B）。该患儿未曾接受任何手术与治疗，并且临床表现在这段时间内没有任何变化。C、D. 是两名左心房异构患者的心电图监护所显示的图形。C 表现为交界区心律伴 P 波倒置（箭头处所示）；D 表现为基础心律为窦性，在长达 2.84 s 的窦性停搏后出现交界区性逸搏（箭头处所示）。

Ⅰ、Ⅱ、Ⅲ、aVR、aVL、aVF 均为心电图导联。（引自：Wren C, et al. Am J Cardiol, 1987；59：1156.）

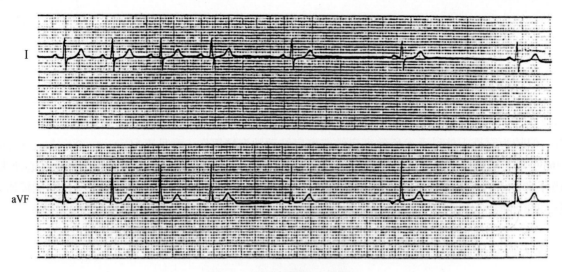

图 5-2-2　左心房异构心电图

13岁左心房异构女孩，这个患儿同时存在下腔静脉闭锁伴奇静脉与右心房相连及引流入冠状窦的永存左上腔静脉。

从图上可以看出心房率缓慢，P波形态多样。

二、先天性心脏病手术合并窦房结功能障碍

外科手术切口的直接损伤或高位右心房的缝合都有可能损伤窦房结。在Fontan、Glenn、Mustard和Senning手术特别容易发生。Mustard术后50%以上的存活者在成年后会出现窦房结功能障碍。窦性心律的消失是大动脉转位的心房挡板术后最常见的心律失常，随术后时间的推移，发生率逐渐上升。

慢性的交界性逸搏心律或逸搏夺获二联律在心脏正常儿童多无须治疗。但若发生于先心术后早期，这种心律将导致心排血量下降。另外，这种心律可能为发生房扑及心房内折返性心动过速之先兆（图5-2-3）。治疗方面以心房起搏最为有效，选择按需心房起搏（AAI），异丙肾上腺素及阿托品有时可起到维持窦律的作用[1-2]。

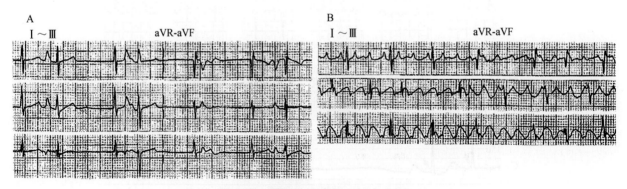

图 5-2-3　Fontan术后8 h患儿心电图

A. 结性逸搏心律伴间断性窦房结夺获；B. 同一患儿10天后记录到的心房扑动。

第3节　房室阻滞

先心病房室传导障碍可能是由于传导系统发育异常或手术直接损伤引起。

先天性完全性房室阻滞患者合并先天性心脏病，约占胎儿时期先天性完全性房室阻滞的50%，及新生儿期先天性完全性房室阻滞的30%，这种差异的原因是合并先天性心脏病的先天性完全性房室阻滞患者在胎儿时期具有极高的病死率。有四类器质性心脏病与先天性完全性房室阻滞相关：①心内膜弹力纤维增生症。心内膜弹力纤维增生可以累及并破坏心脏房室传导系统，造成房室阻滞；②可能合并房室传导系统畸形的器质性心脏病，如先天性矫正性大动脉转位、左心房异构、完全性心内膜垫缺损等；③伴有左向右分流的先天性心脏病，如房间隔缺损、室间隔缺损及动脉导管未闭等，对于这类患者，心脏传导阻滞所致的心率缓慢加重了心室负担，极易发生心力衰竭；④近期提出某些器质性心脏病可能与先天性完全性房室阻滞相关，即一部分先天性完全性房室阻滞患者在病程中会逐渐出现二尖瓣关闭不全，而这些患者无感染性心内膜炎病史。目前认为造成这种现象的原因有两方面：其一为长期心室负荷过重；其二为患者合并系统性红斑狼疮所并发的Libman-Sachs心内膜炎所导致。合并二尖瓣关闭不全的先天性完全性房室阻滞患者晕厥及猝死的发生率较高。

在两种特殊畸形，房室管发育异常和矫正性大动脉转位（L-TGA）患者传导功能异常，是由于房室结的位置异常，分布在Koch三角以外。5%的L-TGA患者在出生时即出现房室传导阻滞，大多数在20年内传导功能进行性减退，20%以上的患者成年后需要起搏器治疗（图5-3-1）。

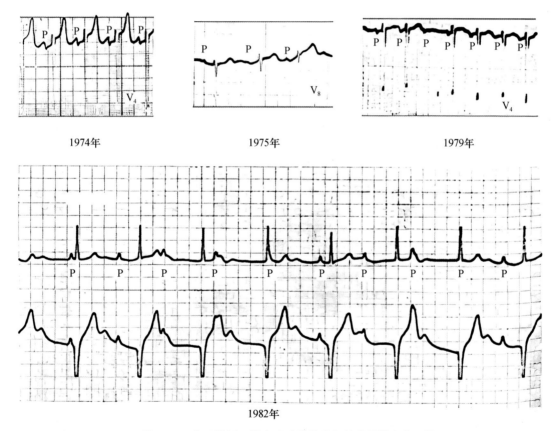

图 5-3-1　先天性矫正性大动脉转位进行性发展的房室阻滞

这是一名单纯性先天性矫正性大动脉转位患者在病程中逐渐发生的进行性房室传导阻滞。从图上可以看出：1974年患者心电图表现为正常的房室传导；1975年心电图表现为Ⅰ度房室传导阻滞；1979年心电图表现为Ⅱ度房室传导阻滞；1982年心电图表现为Ⅲ度房室传导阻滞。

（引自 Daliento L，et al. Am J Cardiol，1986，58：314）

尽管近年来许多研究人员对各种先天性心脏病传导路径进行了大量研究，但因传导系统在术中受损而导致完全性房室传导阻滞仍为儿童植入永久性起搏器的主要原因。术后完全性房室阻滞较易识别，其主要特点为缓慢的心室率及房室分离。如术中发现完全性房室传导阻滞，应随即安装心外膜电极用于起搏。对于所有的接受心脏手术的患儿，术中常规安装临时心外膜电极使得那些术中发生间断性完全性房室传导阻滞或手术切口关闭后发生完全性房室传导阻滞患者的治疗变得简单。需要时，可立即安装按需心室起搏器（VVI）。临时心外膜起搏可持续应用2～3周。完全性房室传导阻滞持续存在是植入永久起搏器的绝对指征。患儿无明显感染时，即便可耐受该种心律失常，亦应植入永久性起搏器，因为手术导致的完全性房室传导阻滞预后难以预测。2013年欧洲EHRA/AEPC心律失常工作组联合发布的"儿童心律失常药物与非药物治疗共识"，是国际上首个针对儿童心律失常的治疗共识，提出了儿童先天性心脏病术后心动过缓起搏器植入的适应证，内容全面细致，充分考虑了儿童特点：

　　I类适应证：术后高II度房室阻滞或III度房室阻滞无望恢复或者持续至心脏外科术后7天（B）。

　　IIb类适应证：术后短暂III度房室阻滞，恢复后遗留双束支传导阻滞（C）。

第4节　束支传导阻滞和室内传导延迟

　　此种传导障碍的共同特点是激动于心室内传导迟缓，心电图QRS波时间延长。束支阻滞是由于激动在束支内传导延迟，心室激动不能正常地经左、右束支抵达两侧心室内膜，使室间隔及心室壁的除极顺序改变，心电图上QRS波形态异常。左束支阻滞时V_5导联QRS波顶端粗钝或挫折，V_1导呈宽大粗钝且较深的S波，电轴可以左偏（图5-4-1）。右束支阻滞心电图图形为QRS波在V_1、V_2导联主波为R波（或rsR′形），V_5、V_6导联S波粗钝，常有心电轴右偏（图5-4-2）。双侧束支阻滞时指右束支阻滞合并左束支或其分支传导阻滞，也见于一侧束支阻滞合并不完全房室阻滞。室内传导阻滞在心电图上QRS波时间增宽，而没有明确的束支阻滞图形或其他传导阻滞图形，其阻滞部位难以确定。左束支阻滞的临床意义比右束支阻滞大，多表明心脏病变范围较广。

　　右束支传导阻滞约见于75%～90% Ebstein的患者，反映了激动在房化右心室中传导的延迟（图5-4-2），以及法洛四联症术后患者。

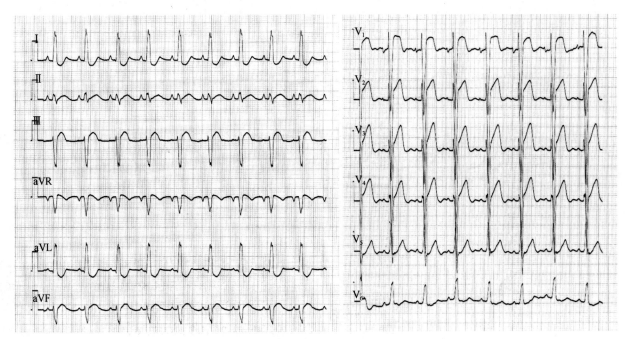

图5-4-1　完全性左束支阻滞心电图

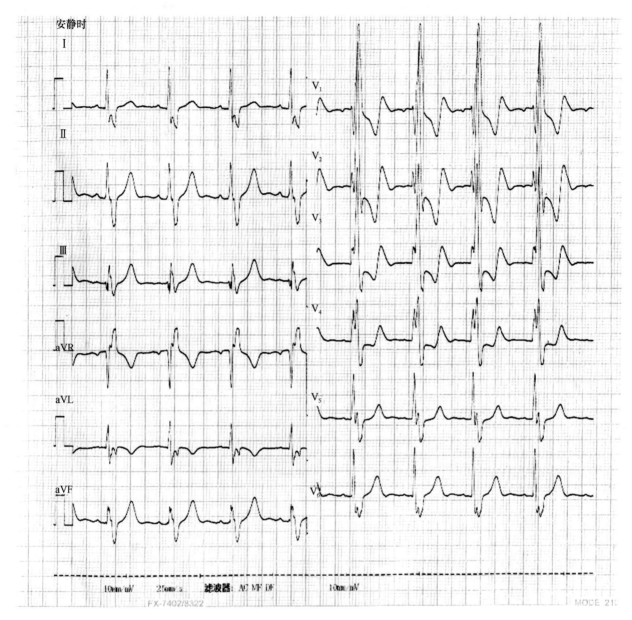

图5-4-2　完全性右束支阻滞心电图

第5节 右 位 心

镜面右位心的特点：① Ⅰ、aVL导联中，P、QRS、T波都是以向下为主。②aVR导联的P波直立，其QRS、T波不一定倒置，它的波形特点与左位心情况下的aVL导联相同。③心前导联V$_1$～V$_5$导联的R波依次逐渐减小，S波依次逐渐相对增深，R/S值依次逐渐减小（图5-5-1）。

看到这类心电图时，首先要注意是否有导联线的连接错误，左位心者，如果把左、右上肢的导联线连反了，也可出现上述①②两项表现，但心前导联不会出现上述第③项的异常现象。在肯定没有导联线连错而判定为镜面右位心后，可把左、右上肢的导联线有意地反连，并记录心前导联的V$_2$、V$_1$、V$_{3R}$、V$_{4R}$、V$_{5R}$、V$_{6R}$，分别代表其V$_1$～V$_6$，这样可以按照左位心的原则判读。

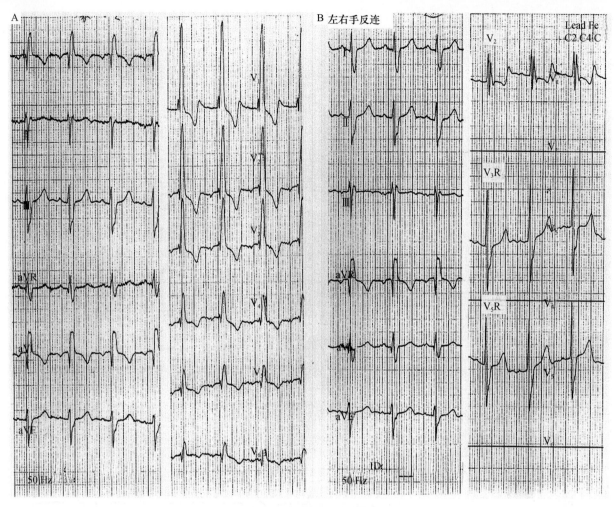

图5-5-1　右位心心电图

A. 常规方法记录的心电图，其QRS波群表现与一般左位心所见有所不同，例如 I 导联的P波和T波都是倒的，aVL导联的QRS波像是aVR导联的，心前导联的QRS波群移行规律与常见的情况相反；B. 心电图为将左、右手的导联线反连，并用V_2、V_{3R}、V_{5R}代替V_1、V_2、V_3描记的心电图，使之成为相应左位心的心电图，图示还有右束支传导阻滞及右心室肥厚的改变。

第6节 心房扩大

一、右心房扩大（图5-6-1）

（1）肢体导联P波尖耸，振幅>0.25 mV（尤以 II 、III 、aVF导联为明显）。如果QRS波群低电压，则P波振幅大于同导联R波的1/2就能诊断。

（2）V_1导联直立的P波振幅>0.20 mV；如为正负双向P波，则要求其前半部直立高耸部分大于0.15 mV。

二、左心房扩大（图5-6-2）

（1）P波时间延长至>0.11 s。

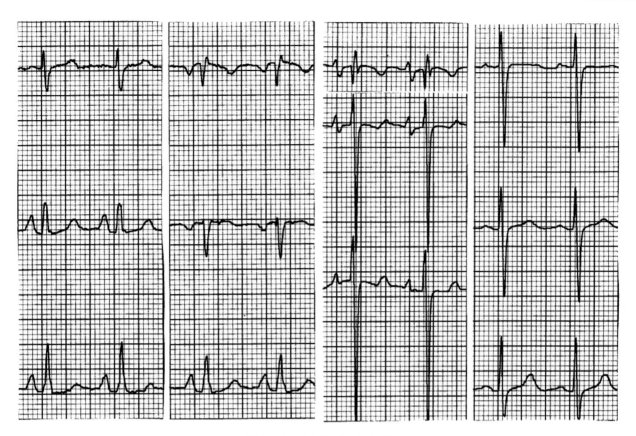

图 5-6-1　右心房扩大心电图

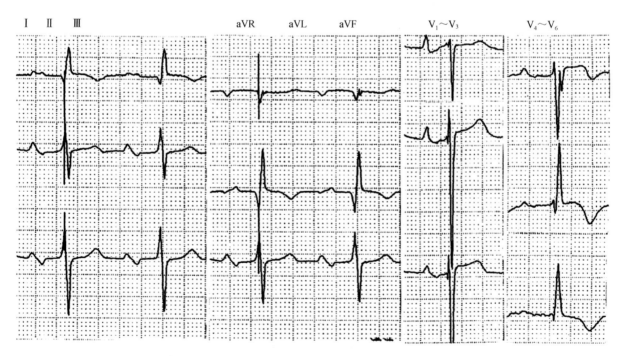

图 5-6-2　左心房扩大心电图

（2）P波有切迹，切迹双峰间距>0.04 s。

三、双侧心房扩大

（1）P波时间延长至>0.11 s。

（2）P波振幅增高（在肢体导联中>0.25 mV，V_1导联中P波正向部分>0.20 mV，负向部分>0.10 mV）。

上述P波异常的意义，应结合临床资料进行判断。

第7节　心室肥厚

一、左心室肥厚（图5-7-1）

心电图主要表现为QRS波群电压增高，常伴有ST-T改变，R波为主的导联ST段降低和T波低平、倒置、双向。

1. 成人左心室肥厚的心电图诊断标准

（1）QRS波群振幅增高：$R_I+S_{III}>2.5$ mV；$R_{aVL}>1.2$ mV；$R_{aVF}>2.0$ mV；RV_5或$RV_6+SV_1>4.0$ mV

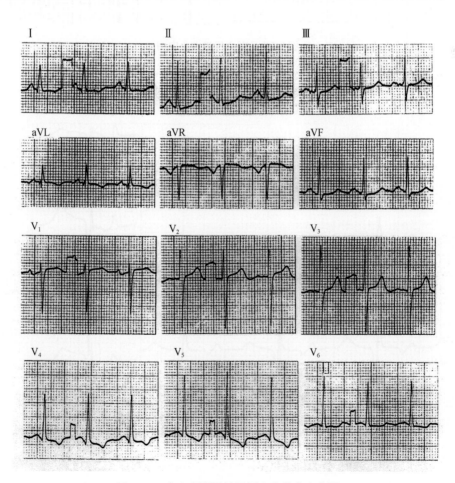

图5-7-1　左心室肥厚并双侧心房扩大心电图

心电图示$R_{V5}>2.5$ mV，$R_{V5}+S_{V1}>4.0$ mV，继发性ST-T改变，为左心室肥厚劳损。P波既增宽，也增高，为双侧心房扩大。

（男性）或＞3.5 mV（女性）。

（2）额面心电轴轻度至中度左偏（＋29°至−30°）时只有参考价值。

（3）QRS时间可轻度延长，但不大于0.11 s。

（4）以R波为主的导联中ST段下降超过0.05 mV。T波平坦、双向或倒置。

2．儿童左心室肥厚的心电图诊断标准

（1）RV_5＞3 mV（＜3岁）、＞3.5 mV（＞3岁）

（2）RV_5＋SV_1＞4.5 mV（＜3岁）、＞5.0 mV（＞3岁）

（3）RV_6＞RV_5

（4）QV_5、V_6＞0.4 mV

（5）电轴左偏

二、右心室肥厚（图5-7-2）

1．成人右心室肥厚的心电图诊断标准

（1）QRS波群的形态和振幅改变I导联的S波加深，R/S＜1；aVR导联的R/Q＞1，或R波＞0.5 mV；V_1导联的QRS波群呈Rs、R、qR型，R/S＞1，或R波振幅＞1.0 mV；V_5导联的R/S＜1；RV_1＋SV_5＞1.2 mV。

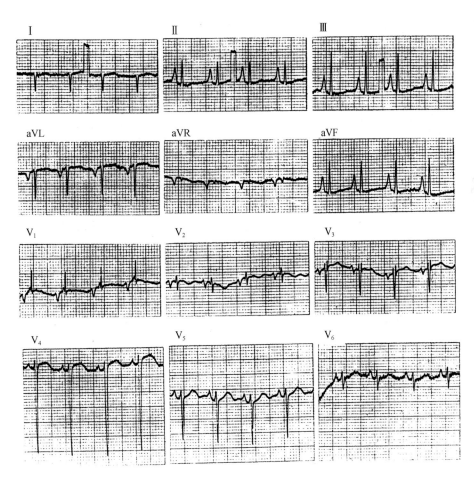

图5-7-2　右心室肥厚心电图

心电图示电轴右偏，Ⅱ、Ⅲ、aVF导联P波尖耸，高于同导联QRS波群电压的1/2，符合"肺型P波"。额面QRS电轴右偏，V_1导联的R/S＞1，RV_1＋SV_5＞1.2 mV。

（2）额面心电轴右偏（＞＋110°）。

（3）ST-T改变 V_1 导联的R波高伴有ST段降低和T波倒置；V_5 导联的S波加深而T波直立。

2. 儿童右心室肥厚的心电图诊断标准

（1）RV_1＞2.0 mV。

（2）V_1 导联R/S超过正常限值。

  4～12月龄＞4.5

  1～3岁＞2.5

  4～5岁＞2.0

  6～14岁＞1.5

（3）V_1 呈 rsR′型时 R′＞1.5 mV。

（4）电轴右偏。

三、双侧心室肥厚（图5-7-3）

双侧心室肥厚的心电图诊断标准：

（1）左及右侧心前导联分别呈现左及右心室肥厚的心电图改变。

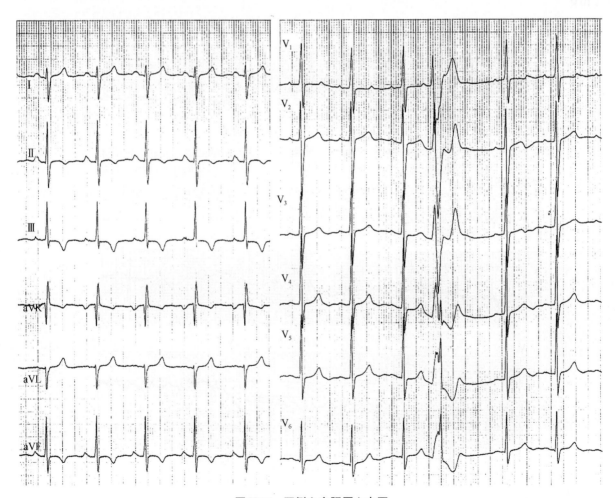

图5-7-3　双侧心室肥厚心电图

心电图示 V_5 导联R波达4.0 mV，RV_5＋SV_1＞4.0 mV；心电轴右偏，V_1 导联R波达3.0 mV，RV_1＋SV_5＞1.2 mV，aVR导联R波＞0.5 mV，为双侧心室肥厚。心前导联中第4个QRS波群为室性期前收缩。

（2）心电图上有左心室肥厚的明显表现，但 V_5 导联的 S 波 ＞ R 波，aVR 导联的 R 波 ＞ Q 波。

（3）从心前导联改变上可以判断为左心室肥厚，但额面心电轴右偏至 ＋90° 以上。

第 8 节　与缺血相关的心电图改变

一、慢性冠状动脉供血不足（图 5-8-1）

慢性冠状动脉供血不足可致以 R 波为主的导联 ST 段降低，和（或）T 波低平、双向、倒置。ST 段降低呈水平型或下垂型，上斜型者意义不大。倒置的 T 波降支和升支比较对称。诊断慢性冠状动脉供血不足要结合临床资料，患者是否有典型心绞痛或心肌梗死病史，而且慢性冠状动脉供血不足者心电图改变的轻重，常与症状的轻重、病情的演变相符，有动态变化过程。

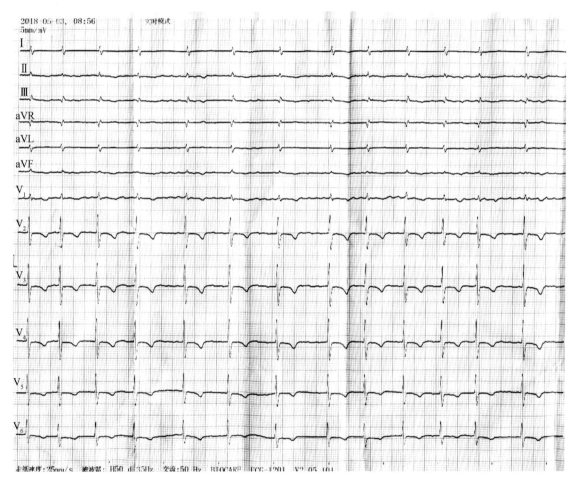

图 5-8-1　慢性冠状动脉供血不足心电图

患者具有典型心绞痛症状。胸导联 $V_1 \sim V_6$ 导联 T 波倒置，Ⅰ、Ⅱ、Ⅲ、aVR、aVL、aVF 导联 T 波低平，Ⅰ、aVL、V_5、V_6 导联 ST 段压低，判断为慢性冠状动脉供血不足。

二、急性心肌梗死的心电图诊断

心肌梗死的诊断需依靠临床症状、血清心肌酶谱改变及心电图改变三者相结合。心电图改变具有特征性，是诊断心肌梗死很有价值的工具。

1. 急性心肌梗死心电图演变过程

（1）超急期　冠状动脉闭死发生心肌梗死后，最早出现的心电图改变是T波直立、尖耸，此阶段为时极短，临床工作中很少有机会记录到这阶段的心电图。

（2）急性发展期　①心肌梗死数分钟至数小时后，ST段升高，凸面向上，与T波一起形成单相曲线，这是心肌损伤型心电图改变。②出现Q（q）波，原理是梗死之心肌已坏死，没有电力发生，是坏死型心电图改变。有Q波的心肌梗死，称为Q波型心肌梗死，反映坏死心肌累及心壁较深，约2/3以上。也有心肌梗死不出现Q（q）波，称为无Q波型心肌梗死，反映坏死心肌累及心壁只在心内膜下浅层。③ST段回降，T波开始倒置。

（3）稳定演变期：①ST段约于数小时至数周之后逐渐回降至等电位线。有的患者ST段长期不能回降至等电位线，这是室壁瘤形成的标志。②T波倒置逐渐加深，倒置的T波形状是对称的，称为冠状T，是缺血型心电图改变。3～6周T波倒置达到一定深度后，又逐渐倒置变浅。心肌梗死愈合后，有的患者T波可能恢复直立，有的患者T波长期倒置，呈慢性冠状动脉供血不足的表现。③坏死性Q波大多不消失，但也有变小而且消失者，这是因为瘢痕收缩，范围变小，周围存活心肌代偿肥大，故Q（q）波消失。有时在Q（q）波中可生出"胚胎型r波"。

2. 心肌梗死的心电图定位　根据上述心肌梗死特征性心电图发生在哪些导联，可判断心肌梗死的部位（表5-8-1、图5-8-2、图5-8-3）。

表5-8-1　心肌梗死的心电图定位

	V₁	V₂	V₃	V₄	V₅	V₆	V₇	V₈	V₉	aVL	aVF	I	II	III
前壁	−	±	+	+	±					±		±		
前侧壁	−	±	+	+	+	+	±	−	−	+		+	−	−
前间壁	+	+	±	−	−	−	−			±		±		
高侧壁	−	−	−	−	±	+				+		+		
下壁										−	+		+	+
正后壁	+*	+*	±*			±	+	+	+					
后侧壁	−	−	−	±	±	+	+	+	+	+	−	+	−	−
后下壁	−	−	−	−	±	+	+	+	+	−	+	−	+	+

注：*表现为R波升高，T波高耸。

右心室梗死（一般伴发于下后壁梗死），表现在V₃ᵣ～V₅ᵣ导联ST段升高>0.1 mV，V₃ᵣ导联的升高比V₄ᵣ更显著。V₄ᵣ导联中QRS波群呈Qr型。临床无肺淤血而呈低血压、休克，并有颈静脉怒张等右心室功能不全的征象。

心房梗死在心电图上可表现为PR段升高，以及房性心律失常，需结合临床材料考虑。

在已有室内传导异常的QRS波群时（包括束支传导阻滞、心室异位搏动和心律、右心室起搏心电图），判断心肌梗死存在一定限度。原则上对急性心肌梗死的判断依靠ST段和T波的一系列改变（见前述）；对陈旧性心肌梗死的判断，在常规情况下参考异常Q（q）波的原则，当存在室内传导异常时就不适用了。在窦性心律伴有右束支阻滞时，异常Q（q）波还有判断意义；在窦性心律伴有左束支传导阻滞、右心室起搏、心室内异位搏动时，异常Q（q）波的判断价值就不大了。总的说来，应当结合全面临床资料分析判断。

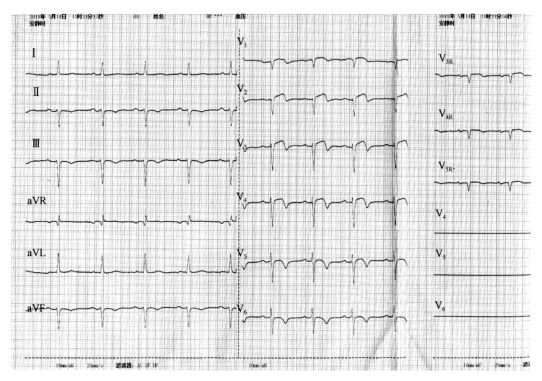

图 5-8-2　急性广泛前壁心肌梗死心电图

心电图示 $V_1 \sim V_5$ 导联 ST 段弓背向上抬高，T 波倒置；胸导联 R 波递增不良。另外，Ⅱ、Ⅲ、aVF 导联有异常 Q 波，T 波倒置，推测合并陈旧性下壁心肌梗死。

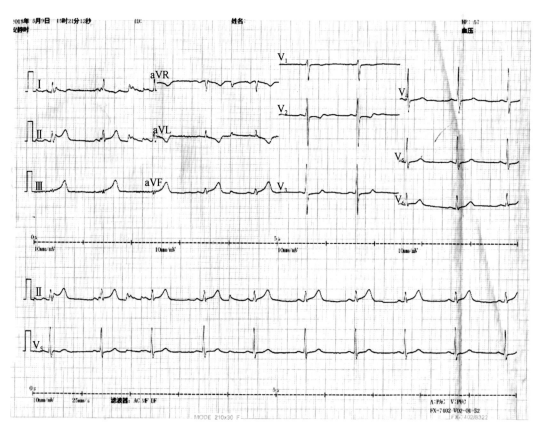

图 5-8-3　急性下壁心肌梗死心电图

心电图示 Ⅱ、Ⅲ、aVF 导联 ST 段弓背向上抬高，与高尖 T 波融合。另外，前壁镜像导联 $V_1 \sim V_3$ 导联 ST 段水平压低。

第9节 快速性心律失常

一、心房颤动

心房颤动指心房发生350～600次/min不规则的冲动，引起不协调的心房肌颤动。心房颤动是成人最常见的心律失常之一，其发生率仅次于窦性心律失常、期前收缩、房性心动过速，是心房扑动的15～20倍，与心房扑动、房性心动过速构成快速房性心律失常。心房颤动的发生机制尚未完全阐明。目前主要认为心房的病理生理改变弥散而不均匀，形成许多碎裂的微型折返，使兴奋波在各处分化成不规则而互相割裂的小波，表现为分散的、极不协调的颤动活动。心房颤动可引发的血流动力学紊乱及血栓栓塞并发症。

心电图特征：P波消失，代之以大小不等、方向相反的f波（f波频率350～600次/min，f波在各导联中振幅不等，部分导联可能无法辨认），R不规则（图5-9-1）。

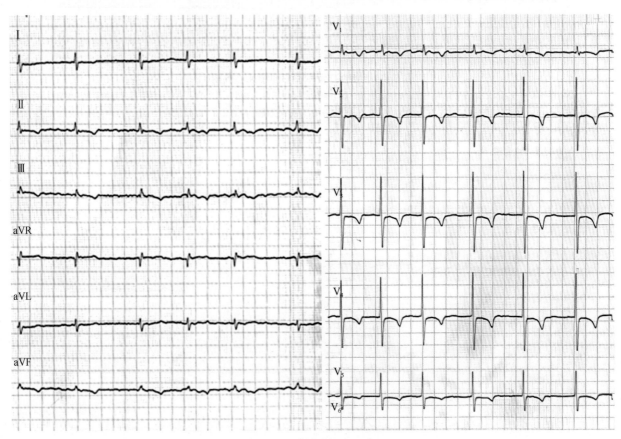

图 5-9-1　心房颤动心电图

二、房扑和心房内折返性心动过速

术后晚期最常见房性心律失常，包括房扑和心房内折返性心动过速，可发生于术后数月至数年。常见于Fontan、Mustard、Senning术和法洛四联症矫治术后，也可见于室间隔缺损修补术，特别是心房扩大的患者。术后晚期心律失常发生与先心病复杂程度、手术术式数量、血流动力学状态及术后时间等因素相关。而术后晚发房性心动过速主要是围绕手术瘢痕的折返引起。诱发因素包括异物组织的存在和心房结构的电生理病理改变。

　　心电图特征：呈现规律的锯齿状扑动波 F，扑动波之间的等电线消失，在 Ⅱ 、Ⅲ 、aVF 或 V₁导联最为明显，常呈倒置。典型房扑的心房率通常为 250～350 次/min；心室率规则或不规则，取决于房室传导比率是否恒定。（当心房率为 300 次/min，未经药物治疗时，2∶1 房室传导，心室率通常为 150次/min）。QRS 波群形态正常，当出现室内差异传导或原先有束支传导阻滞时，QRS 波群增宽、形态异常（图 5-9-2）。

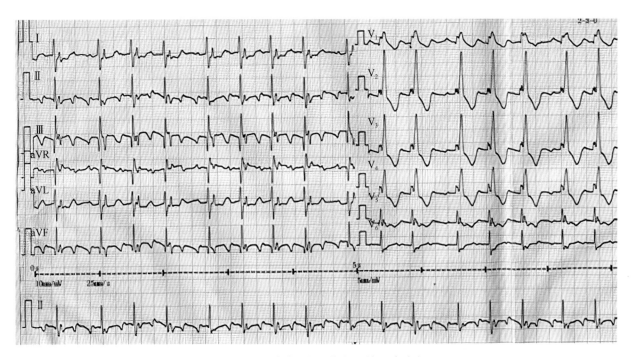

图 5-9-2　心房内"切口"折返性心动过速

9岁9个月患儿，房间隔缺损修补及三尖瓣两次成形术，术后5年发生心房扑动，心房率250次/min，房室率以2∶1～3∶1下传。入院后行电生理检查和射频消融，证实为心房内"切口"瘢痕依赖折返性心动过速。

三、Ebstein 畸形合并室上性心动过速

　　1. 室上性心动过速心电图特征　QRS 波呈室上型，快而整齐，房室折返（含显性和隐性预激综合征）者多在 QRS 波后 T 波升支见到逆行的 P′波（图 5-9-3）。当预激综合征心动过速时旁道前传或室上速伴有束支传导阻滞时心动过速的 QRS 波宽大畸形。

　　2. Ebstein 畸形最易合并室上性心动过速　25% 的 Ebstein 畸形患者合并房室旁路或房束旁路，旁路多位于心脏右侧，最多见于右后侧壁（56.4%）、右后间隔（32.5%）和右前间隔（6.8%），还有少数旁路分布于右前壁、右中间隔及左侧。多旁路发生率高于非 Ebstein 畸形人群。Ebstein 畸形患者合并心脏传导异常并不少见。Ebstein 畸形患者典型的心电图表现为 P 波的时限延长、PR 间期延长与右心房扩大，多伴右束支传导阻滞或心前导联 QRS 波形态呈 QS 型。P 波时限延长的发生机制是三尖瓣位置下移导致右心房扩大，心房中激动的传导延迟，其延长的程度与三尖瓣下移的程度呈正相关。PR 间期延长则反映了房室结-希氏束系统的传导异常。右束支传导阻滞约见于 75%～ 90% 的患者，反映了激动在房化右心室中传导的延迟[3-4]。

　　心电图表现：Ebstein 畸形患者典型的心电图表现为 P 波的时限延长、PR 间期延长与右心房扩大，

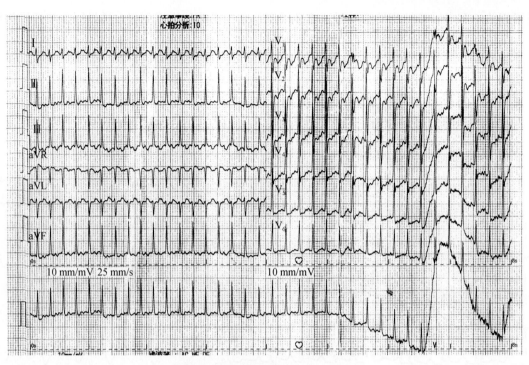

图 5-9-3　房室结顺传型 AVRT 心电图

窄 QRS 波群快速匀齐，是阵发性室上性心动过速的特征性心电图，逆传 P' 波位于 T 波起始部位，经心内电生理检查明确为隐匿性预激综合征，
房室结顺传型房室折返性心动过速。

多伴右束支传导阻滞或心前导联 QRS 波形态呈 QS 型（图 5-9-4）。约 15% 的心电图显示有预激（图 5-9-5）。
无显性预激表现的 Ebstein 畸形患者，心电图无右束支传导阻滞表现常提示存在房室旁路，其敏感性高
达 98%（图 5-9-6）[5-6]。

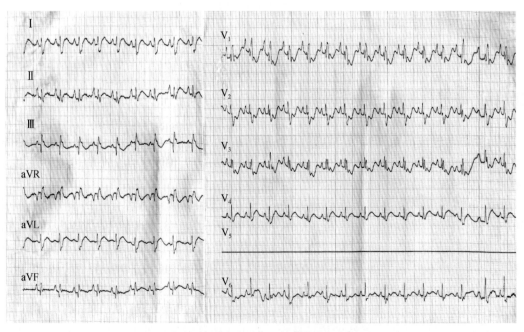

图 5-9-4　Ebstein 畸形窦性心律心电图

1 岁 7 个月男孩，Ebstein 畸形外科矫治手术前心电图，P 波高尖，QRS 呈右束支阻滞图形。

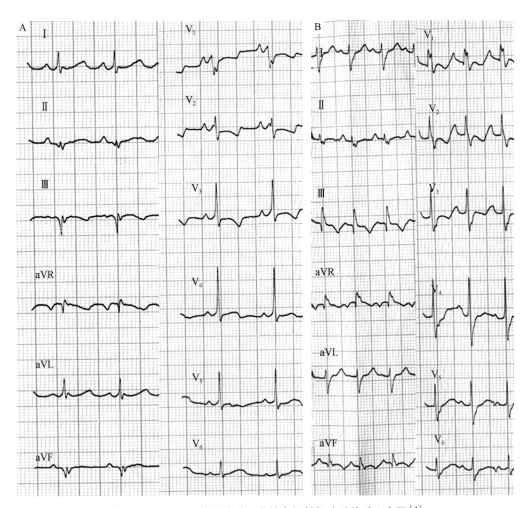

图 5-9-5　Ebstein 畸形合并预激综合征射频消融前后心电图[4]

3 岁 1 个月男孩，反复心动过速发作 1 年半。心脏彩超示三尖瓣下移畸形，房间隔缺损，三尖瓣中度反流。心电图显示有预激波。心内电生理检查并射频消融证实为多旁路，旁路位于三尖瓣环右后侧壁 8 点、7 点、6 点及冠状静脉窦口内，均成功消融。A. 射频消融前，心电图显示有预激波；B. 成功射频消融后，预激波消失，QRS 呈右束支阻滞图形。

四、室性心动过速

　　3 个或 3 个以上成串的室性搏动，室率大于 120 次 /min。3 个或 3 个以上成串的室性异位搏动，频率较低＜120 次 /min，称为加速性心室自主律（有时以心室率＞100 次 /min 为界）。心室自主律被认为是良性的，除非产生血流动力学异常，通常无须治疗。急性心肌梗死患者溶栓治疗后再灌注可出现自主性室性心动过速，其意义和是否需要治疗，知之甚少。室性心动过速可为单形态或多形态的，非持续的或持续的（＞30 s 或需急救措施的）。短暂而非持续的室性心动过速在急性心肌梗死是常见的，无即刻或远期的预后意义，如无症状不需治疗。持续室性心动过速并发于各种心脏病，较常见于心肌梗死后期（常伴以左心室室壁瘤）、左心室心肌病（如特发性、肥厚性、酒精性）以及右心室发育不全。室性心动过速伴有心脏解剖结构异常以及严重的心脏疾病，说明预后严重。

　　心电图特征：连续出现 3 次或以上的室性期前收缩，宽大畸形的 QRS 波群（时间大于 0.12 s），频率在 100～250 次 /min，节律均齐或稍不均齐，T 波与 QRS 主波方向相反；如能发现窦性 P 波，则窦性 P 波频率较慢，P 波与 QRS 波无关；可见心室夺获和（或）室性融合波；具有起止突然的特点，每次以期前收缩的形式开始，以代偿间歇的形式结束（图 5-9-7）。

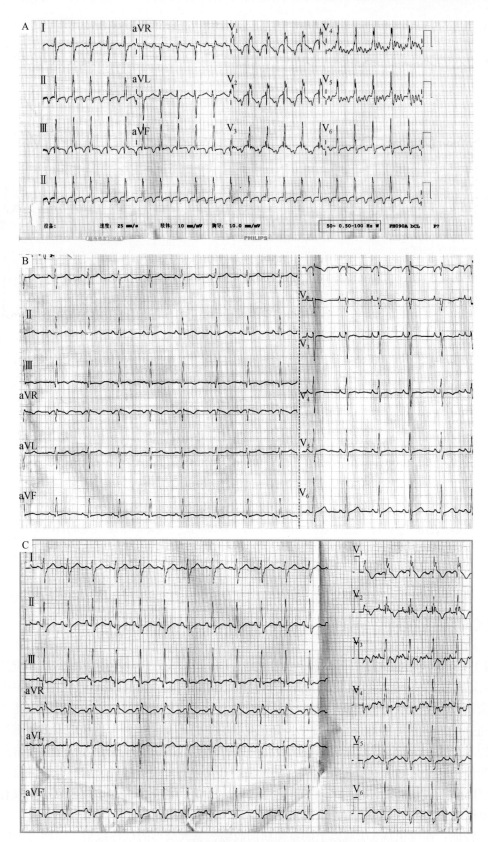

图 5-9-6　Ebstein 畸形合并室上性心动过速射频消融前后心电图

11岁男孩，三尖瓣下移畸形，反复心动过速发作半年。心电图显示有预激波。心内电生理检查并射频消融证实为右后旁路，旁路位于三尖瓣环右后侧壁7点，成功消融。A. 室上性心动过速，心电图显示心动过速时QRS波呈右束支阻滞图形；B. 消融前窦性心律时呈窄QRS波图形；C. 成功射频消融后，QRS呈右束支阻滞图形。

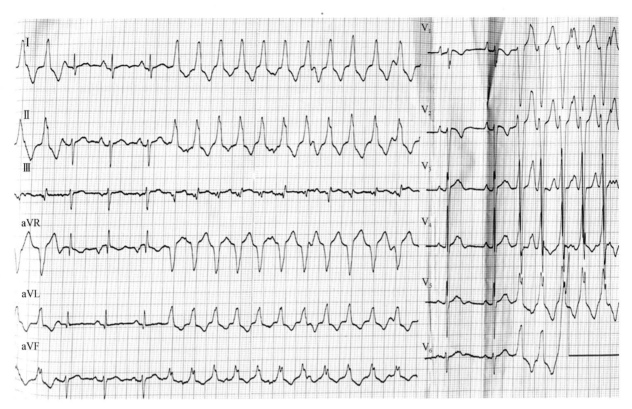

图 5-9-7　室性心动过速心电图

宽 QRS 波心动过速，可见室房分离。

五、心室颤动

心室颤动是导致心源性猝死的严重心律失常，也是临终前循环衰竭的心律改变。临终前室颤一般难以逆转，突然意外地发生于无循环衰竭基础的原发性室颤，可呈短阵或持久发作，给药及时且治疗恰当的，有长期存活的可能。

心电图特征：QRS-T 波消失，呈大小不等，形态不同的心室颤动波，频率为 250～500 次/min，最初的颤动波常较粗大，以后逐渐变小。波幅＞0.5 mV 称粗波型心室颤动，易除颤成功（图 5-9-8）。

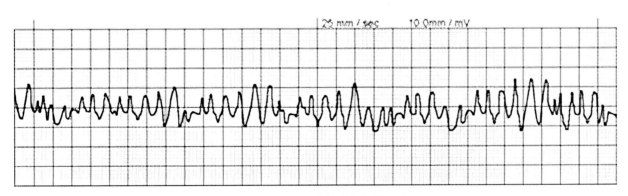

图 5-9-8　心室颤动心电图

（李小梅　江　河）

参 考 文 献

［1］ MANNING P B, MAYER J E, WERNOVSKY G, et al. Staged operation to Fontan increases the incidence of sinoatrial node dysfunction [J]. Thorac Cardiovasc Surg, 1996 (111): 833-840.

［2］ CONNELLY M S, LIU P P, WILLIAMS W G, et al. Congenitally corrected transposition of the great arteries in the adult: functional status and complications [J]. Am Coll Cardiol, 1996 (27): 1238-1243.

［3］ LEO B, ELENA G, MADINA D, et al. Advantages and disadvantages of one-stage and two-stage surgery for arrhythmias and Ebstein's anomaly [J]. Eur J Cardiovasc Surg, 2005, 28: 536-540.

［4］ 李小梅, 张宴, 包敏. 射频消融治疗小儿Ebstein畸形合并房室折返性心动过速8例分析 [J]. 中国实用儿科杂志, 2012, 27 (2): 106-108.

［5］ RIVERA R L, ITURRALDE P, CALDERN C J, et al. Surgical radiofrequency catheter ablation of accessory pathways in Ebstein's anomaly [J]. Arch Cardiol Mex, 2005, 75 (4): 421-424.

［6］ TAMMO D, GIDEON J, MARRY E R, et al. A multicenter, long-term study on arrhythmias in children with Ebstein anomaly [J]. Pediatr Cardiol, 2010, 31 (2): 229-233.

第6章
心脏超声诊断

超声心动图是应用超声测距原理，脉冲超声波透过胸壁、软组织，测量其下各心壁、心室及瓣膜等结构的周期性活动，在显示器上显示为各结构相应的活动和时间之间的关系曲线，用记录仪记录这些曲线，即为超声心动图。超声心动图是检查心脏和大血管的解剖结构及功能状态的一种首选无创性技术，被广泛应用于各种先天性心血管畸形、心脏瓣膜病、冠心病、心肌及心包疾病、心脏肿瘤等疾病的病理解剖及病理生理学评价。在导管室及手术室，经食管超声心动图可以实时引导及辅助心血管诊疗，及时评价治疗效果。超声心动图技术的不断进步，使之成为心脏外科术前诊断、术中评价、围手术期处理及术后随访不可或缺的重要技术。

第1节 重要超声心动图技术种类

一、传统经胸超声心动图

（一）M型超声心动图

M型超声心动图是最传统的超声心动图技术，采用单声束扫描，是将心脏及大血管的运动以光点群随时间改变所形成曲线的形式显现的超声图像。当M型取样线依次穿过心房、心室时，可以了解心腔大小及心肌活动能力[1]。它的特点是时间分辨率高，最常用来快速测量室壁厚度、左心室舒张末及收缩末内径和左心室收缩功能，但它的使用有一定限制，存在节段性室壁运动异常的时候，应该采用二维模式来计算左心室射血分数，因为M型只能选取取样线经过的心肌节段，会低估或高估左心室射血分数。由于M型超声心动图优越的时间分辨率，可以显示二尖瓣及主动脉瓣病变时在不同心动周期时相的异常瓣叶抖动，彩色M型可以帮助识别异常血流的时相特点，有助于鉴别诊断。

常用波群：

1. 心底波群　声束依次通过胸壁—右心室前壁—右心室流出道—主动脉前壁—主动脉瓣口—主动脉后壁—左心房腔—左心房后壁（图6-1-1）。

2. 二尖瓣波群　声束依次通过胸壁—右心室前壁—右心室腔—室间隔—左心室—二尖瓣叶—左心室后壁。

3. 心室波群　声束依次通过胸壁—右心室前壁—右心室腔—室间隔—左心室腔—左心室后壁（图6-1-2）。

（二）二维超声心动图

二维超声心动图又称切面超声心动图（cross-sectional echocardiography），简称二维超声，将从人体反射回来的回波信号以光点形式组成切面图像，亦称辉度调制型（brightness mode）。二维超声能清晰、直观、实时显示心脏各结构的形态、空间位置及连续关系等，是基本的检查法。超声心动图多采用相控阵扇形扫描模式，只需较小的透声窗就能检查较大范围内的心脏结构[2]。常规检查一般选用60°～90°的扇角，有些仪器能提供120°大扇角满足严重心脏扩大时的检查需求。

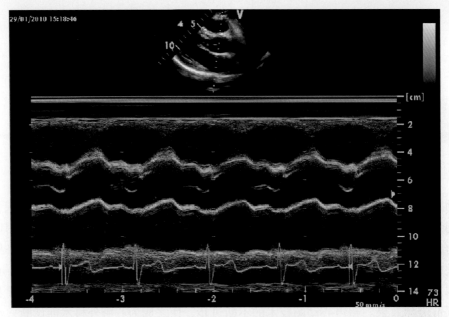

图 6-1-1　M 型超声心动图心底波群

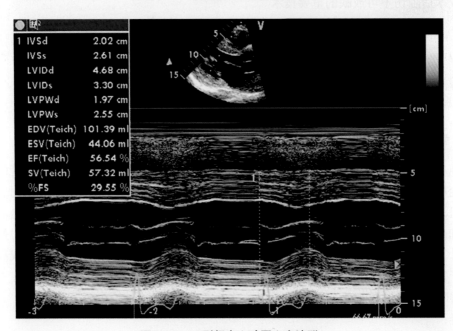

图 6-1-2　M 型超声心动图心室波群

　　超声心动图已广泛用作心脏病的无创伤性检查，M 型超声心动图只能记录心脏结构的一维图像，因而受到限制。二维超声心动图克服了 M 型的限制，更适用于评价心肌收缩异常和估计心室功能。

　　二维超声心动图是各种类型超声心动图发展的基础，超声造影、经食管超声均建立在二维超声心动图像的基础上。它可从二维空间显示心脏大血管不同方位的断层结构、毗邻关系与动态变化，是心脏超声的核心检查手段，适合于各种类型心血管疾病的检查。

　　1. 图像获取　经胸心脏超声检查时的扫查位置包括胸骨左缘、心尖、剑突下、胸骨上窝和胸骨右缘，通过探头移动、倾斜、旋转等手法获取理想图像。胸骨旁和心尖的图像多需患者左侧卧位，剑突下和胸骨上窝图像多采取患者平卧位。严重胸廓畸形、肥胖、肺部疾病可影响图像质量，必要时可采用经食管超声心动图。

　　二维超声心动图检查心脏时，基本上是用三个相互垂直的平面系列，与左心室主轴平行的长轴切面、与左心室主轴垂直的短轴切面、经过心尖的心脏冠状切面——四腔心切面。

2. 二维超声心动图基本切面

（1）胸骨左缘左心室长轴切面：可显示主动脉根部、左心房、左心室、室间隔及右心室。

此切面是 M 型超声心动图测量的基础切面，可评价心腔大小、室壁厚度，评价室间隔与主动脉前壁的连续性，了解主动脉后壁与二尖瓣前叶纤维延续性、主动脉瓣结构及有无瓣上瓣下狭窄、升主动脉瘤及夹层的存在，观察二尖瓣结构（图 6-1-3）。

（2）胸骨左缘右心流入道长轴切面：显示右心房、右心室、三尖瓣前后叶，是诊断 Ebstein 畸形时评价三尖瓣后叶的重要参考切面（图 6-1-4）。

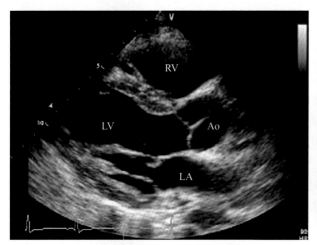

图 6-1-3　胸骨左缘左心室长轴切面
LA：左心房；LV：左心室；RV：右心室；Ao：主动脉。

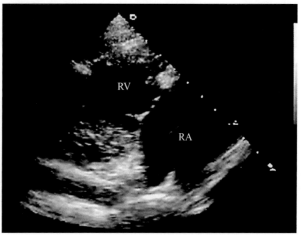

图 6-1-4　胸骨左缘右心流入道长轴切面
RA：右心房；RV：右心室。

（3）胸骨左缘大动脉短轴切面：标准大动脉短轴切面可显示主动脉瓣、右心室流入道及流出道、肺动脉瓣及主肺动脉等结构（图 6-1-5）。可用来显示主动脉瓣的数目及启闭情况，观察是否有主动脉窦瘤，了解是否存在室间隔缺损及其具体位置，右心室流出道、肺动脉瓣及瓣下是否有狭窄，显示房间隔缺损、左心房内异常血栓或占位病变。

在标准大动脉短轴的基础上稍微侧动调整探头方向可以观察到更多心内结构，比如可以观察冠状动脉起源及走行，动脉导管，左、右肺动脉等。

（4）胸骨左缘左心室短轴系列切面：从基底到心尖扫查分别可获取二尖瓣短轴切面、乳头肌短轴切面和心尖短轴切面。结合其他左心室长轴切面可精确显示不同节段心肌缺血时的室壁运动

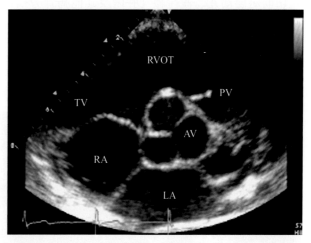

图 6-1-5　胸骨左缘大动脉短轴切面（右心室流出道水平）
LA：左心房；RA：右心房；TV：三尖瓣；RVOT：右心室流出道；
PV：肺动脉瓣；AV：主动脉瓣。

异常，帮助了解冠心病的缺血范围和可能的病变血管。二尖瓣短轴切面可以评价二尖瓣叶分区及前后交界处病变情况，对于二尖瓣脱垂及外科成形术前评估非常重要，在二尖瓣口水平可以测量二尖瓣口面积帮助评估狭窄程度（图 6-1-6）。乳头肌短轴可以帮助了解乳头肌位置及发育情况（图 6-1-7）。心尖短轴结合心尖四腔心等切面更好地了解有无室壁瘤形成及附壁血栓。

（5）心尖区扫查切面：包括四腔心切面、心尖两腔心切面、心尖长轴切面、心尖五腔心切面、冠状窦切面。

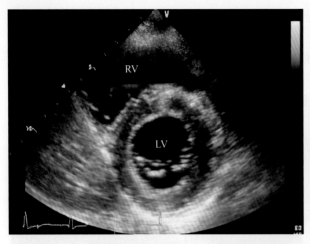

图6-1-6　胸骨左缘左心室短轴（二尖瓣腱索水平）
RV：右心室；LV：左心室。

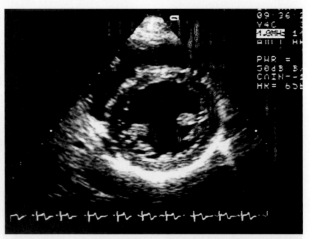

图6-1-7　胸骨左缘左心室短轴（乳头肌水平）

　　心尖四腔心（图6-1-8）可以显示心脏的左、右心房和心室，观察其大小和比例，腔内有无异常肿块，了解双侧房室瓣的结构功能及位置关系、房室间隔的完整性、肺静脉回流情况等。此切面继续向前扫查可获得心尖五腔心（图6-1-9），增加了主动脉瓣、左心室流出道信息，是定量评价主动脉瓣狭窄及左心室流出道狭窄的主要切面，此外还增加了膜周部室间隔缺损的显示。四腔心基础上向后扫查能显示冠状窦长轴，用于评价冠状窦扩张及合并畸形。心尖两腔心（图6-1-10）及心尖长轴（图6-1-11）多用于评价不同心肌节段的室壁运动，辅助诊断冠心病心肌缺血。对于不同二尖瓣分区的病变结合短轴切面可以更好地显示。

　　（6）剑突下切面：剑突下可以获得与胸骨旁相似的各种切面，图6-1-12显示剑突下四腔心切面。此切面对婴幼儿、慢性肺气肿以及其他胸骨旁扫查受影响的患者尤其有用。剑突下大血管短轴显示右心室流出道狭窄，测量流速时角度较胸骨旁更佳，对于胸骨旁大动脉短轴因多普勒角度接近垂直严重影响测量的病变，经常可以取得满意测值。剑突下切面对房间隔缺损及上下腔静脉的显示更佳，对于静脉窦型房间隔缺损是重要的识别切面。观察下腔静脉内径及随呼吸变化程度可以帮助更好地评估肺动脉压和三尖瓣关闭不全（图6-1-13）。

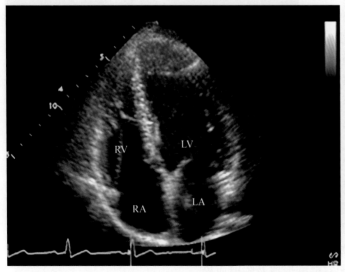

图6-1-8　心尖四腔心
RA：右心房；RV：右心室。LV：左心室；LA：左心房。

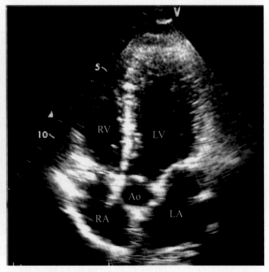

图6-1-9　心尖五腔心
RA：右心房；Ao：主动脉；RV：右心室；LV：左心室；
LA：左心房。

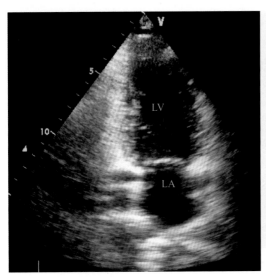

图 6-1-10 心尖两腔心
LA：左心房；LV：左心室。

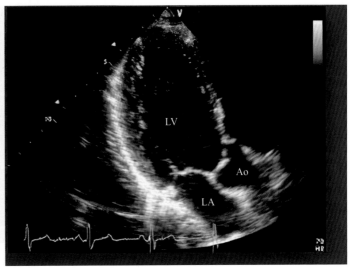

图 6-1-11 心尖长轴
LA：左心房；Ao：主动脉；LV：左心室。

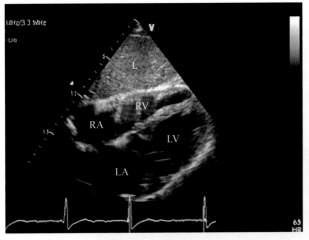

图 6-1-12 剑突下四腔心
LA：左心房；RA：右心房；RV：右心室；LV：左心室。

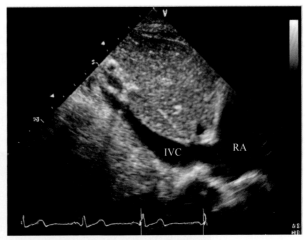

图 6-1-13 剑突下切面显示下腔静脉右心房入口
IVC：下腔静脉；RA：右心房。

（7）胸骨上窝扫查：胸骨上窝长轴（图6-1-14）可显示升主动脉、主动脉弓、头臂动脉开口、胸主动脉、动脉导管等重要结构，用来诊断主动脉弓缩窄及弓中断、主动脉夹层等，对于严重肺动脉高压左向右分流不明显的动脉导管以及迂曲走行胸骨旁大动脉短轴显示不满意的动脉导管，具有重要补充诊断价值。

胸骨上窝短轴是评价上腔静脉（图6-1-15）和分支肺动脉发育的较好切面。有异常上腔静脉存在时，可分别从左右颈部扫查到两侧的上腔静脉。对于肺动脉闭锁或肺动脉严重狭窄发育不良的先心病，这个切面可以提供分支肺动脉发育的重要信息。在婴幼儿，修正的短轴切面可以清晰显示4条肺静脉回流，心上型肺静脉异位引流存在时，垂直静脉的显示可以帮助确诊。

（三）多普勒技术

因波源和观测者之间存在相对运动，而出现的观测频率与波源频率不相等的现象，叫作多普勒效应。因为这一现象是奥地利科学家多普勒于1842年发现的，所以称之为多普勒效应。心脏及血管内的血流处于流动状态，如果保持探头位置不变，多普勒频移值就能反映血流速度与方向。因此，多普勒

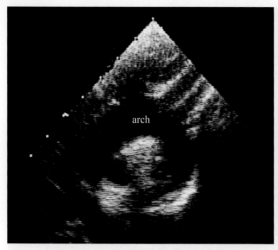

图 6-1-14　胸骨上窝长轴显示主动脉弓

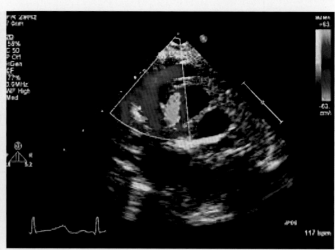

图 6-1-15　胸骨上窝短轴显示上腔静脉蓝色回心血流

技术主要用来评价血流状态。

传统多普勒技术主要包括：脉冲多普勒、连续波多普勒、彩色多普勒血流显像。新型的组织多普勒技术应用于心肌而非血流，将在后面专门叙述。

1. 脉冲多普勒（pulsed wave Doppler，PW）　间断发射脉冲并选择性接收特定组织深度的血流信号，从而精确测量某一点的血流信息。它和扇形扫描的二维超声结合起来就是所说的双工多普勒，既能进行解剖结构定位，精确放置所需要的取样容积位置，又能使用多普勒技术准确测量。脉冲多普勒的主要缺陷是它所测的速度存在极限（Nyquist 极限），超过这个极限时就会产生折返，因此不能反映病理状态下的高速血流。图 6-1-16 为二尖瓣口的脉冲多普勒血流频谱。

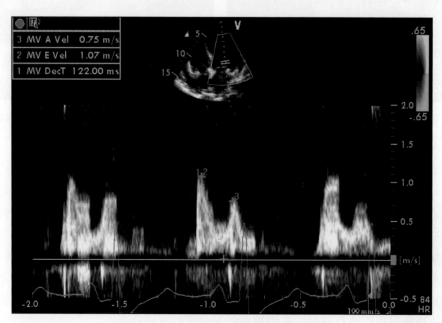

图 6-1-16　二尖瓣口脉冲多普勒血流频谱

2. 连续波多普勒（continuous wave Doppler，CW）　通过连续发射和连续接收超声波信号，弥补脉冲多普勒不能测量高速血流的缺陷。一般心血管病理状态下的高速血流信号都能检测评估。与脉冲多普勒相比，它的缺陷是不能精确定位，所测的高速血流是多普勒取样线上的最高值。所以临床使用时和彩色血流显像结合使用更好。图 6-1-17 显示主动脉瓣反流时测得的连续多普勒血流频谱。

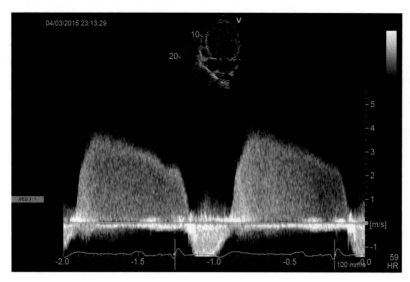

图6-1-17　连续多普勒血流频谱显示主动脉瓣反流

3. 彩色多普勒血流显像（color Doppler flow imaging，CDFI）　彩色多普勒超声一般是用自相关技术进行多普勒信号处理，把自相关技术获得的血流信号经彩色编码后实时地叠加在二维图像上，即形成彩色多普勒超声血流图像。因此，彩色多普勒显像既能显示所取切面内的结构状态，又能同时显示腔内血流。彩色编码将朝向探头的血流定义编码为红色，背离探头的血流定义编码为蓝色，而血流速度超过显示极限速度时会出现花色混叠。

多普勒技术作为超声心动图的重要核心技术，在临床有着广泛用途，可以用来诊断以下疾病：

（1）狭窄型疾病：包括瓣膜狭窄、心内局限性狭窄及梗阻、血管狭窄（图6-1-18）。多普勒对狭窄的诊断依赖于高速血流信号的识别，以及血流路径上截面积的变化。根据连续方程原理，可以计算狭窄瓣膜的面积，用以定量评估狭窄程度。当存在多段狭窄、不能准确测量血流路径狭窄前及狭窄处的流速时会影响计算的准确性。单一依靠高速血流流速来判断狭窄时，高动力血流状态及心功能不全等都会影响狭窄的判断。

（2）瓣膜关闭不全：传统彩色多普勒根据反流束面积占心房面积比来评价房室瓣关闭不全程度（轻＜20%，中20%～40%，重＞40%），半月瓣是根据反流束的宽度与流出道宽度比值判断（轻＜30%，中30%～60%，重＞60%），受影响因素比较多，包括仪器敏感性、增益、扫查技巧等。综合临床诊断需要结合瓣膜形态结构、心腔大小等（图6-1-19）。

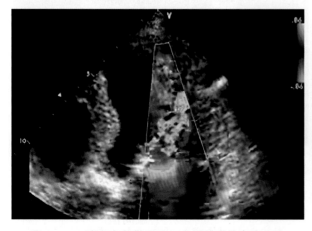

图6-1-18　彩色多普勒显示二尖瓣狭窄的高速血流

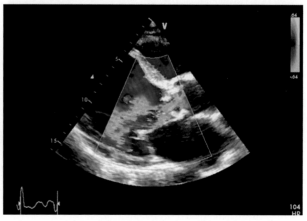

图6-1-19　彩色多普勒显示大量主动脉瓣反流

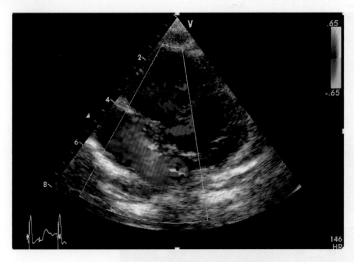

图6-1-20　彩色多普勒显示房间隔缺损

红色：左向右分流。

（3）心内分流：在二维图像的基础上，通过彩色血流显像可以确定分流的位置与方向，是先心病诊断必需的技术。异常分流血流的识别受分流口大小和分流两端的压力差影响，常见的房、室间隔缺损，动脉导管未闭等病变一般条件下容易显示（图6-1-20），但如果存在严重肺动脉高压会影响动脉导管未闭的识别，明显右心室流出道狭窄及严重肺动脉高压的存在也影响室间隔缺损的诊断，一般较大室间隔缺损（如法洛四联症）即便没有高速彩色分流信号，因为二维结构的清晰显示容易诊断，但小缺损或多发肌部室间隔缺损在右心室压力很高时极易漏诊。有冠状动脉瘘等异常分流存在时，频谱多普勒通过分流时相的判定可以帮助鉴别诊断。

二、实时三维超声心动图

三维超声技术在过去10～15年有了明显改进，让医师能用它进行更多心脏结构和功能的研究。新型超声设备和技术能提供更佳的图像质量、更高的准确性和扩展能力。因此，更多更好的成像模式可用来评估心脏解剖、心室功能、血流速度和瓣膜病。三维超声心动图提高和扩大了心脏超声的诊断能力。

实时三维超声心动图弥补了二维超声不能显示三尖瓣短轴的缺点，可以精确评估三尖瓣三个瓣叶的病变（图6-1-21）。因能直视房间隔成像，在房间隔缺损的不规则形态显示和介入封堵中提供重要帮助（图6-1-22）。在二尖瓣外科成形术或介入术中，它能实时显示不同瓣叶分区的病变及干预效果。在经导管主动脉瓣修复术（TAVR）中，使医师更准确评估主动脉瓣局部解剖及相邻冠脉的情况，成为镶嵌手术必备技术。在左心耳封堵术中，实时三维超声可以显示心耳形态并指导手术。

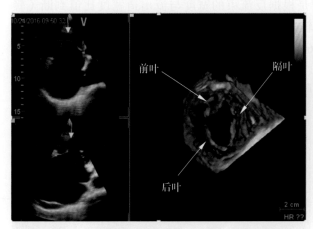

图6-1-21　三维超声心动图显示三尖瓣短轴3个瓣叶直视图（从心尖仰视）

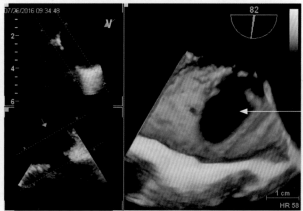

图6-1-22　三维超声心动图右心房侧直视房间隔显示不规则形态房间隔缺损（箭头）

因为右心室解剖形态的特殊，传统二维超声并不能直接计算右心室容积及射血分数等重要参数，随着三维超声心动图图像质量的不断改进，让右心室功能的超声评价成为可能，它所得到的右心室容积和射血分数等指标在文献报道中与MRI相比有良好相关性。在左心室功能的定量评估中，三维容积、射血分数、应变等多项指标较二维超声提供了更多更准确的信息。

三、负荷超声心动图

负荷超声心动图是在心脏负荷量增加的情况下，通过超声心动图观察及监测心脏室壁运动及功能的变化。一般分为运动负荷及药物负荷两类，通过比较基础状态及不同负荷量下的超声图像，来判断心肌缺血及功能的变化。

运动负荷主要包括运动平板及卧位脚踏车两种。平板运动负荷可以识别运动后诱发的心肌情况，同时也能了解患者的功能状态，缺陷是运动后超声图像质量下降，容易影响判读。卧位脚踏车负荷适用于体弱不能正常跑步者。

药物负荷检测心肌缺血的常用药物包括多巴酚丁胺、双嘧达莫（潘生丁）及腺苷。通过正性肌力增加心肌做功或扩张血管改变心肌血流灌注分布等识别潜在的心肌缺血。较运动负荷相比，药物负荷获取超声图像质量更加稳定，准确性及可重复性提高。负荷超声心动图检测心肌缺血与受累冠脉的范围及程度相关，单支冠脉狭窄较多支冠脉病变检出率低。

小剂量多巴酚丁胺或双嘧达莫负荷超声心动图还可以检测心梗后的存活心肌，主要是通过观察负荷剂量后室壁运动的改善来判断，结合心肌造影超声心动图，既可观察负荷后室壁运动，也可观察心肌灌注的情况，提高存活心肌检测的准确性。存活心肌的判断对冠心病严重心梗后是否需要血运重建术提供参考。

药物负荷还可以帮助识别肥厚型心肌病患者是否存在潜在梗阻，部分静息状态没有流出道梗阻的患者，在一定量的药物负荷后可以激发明显梗阻，帮助制定必要的手术干预策略。

四、对比超声心动图

对比超声心动图（contrast echocardiography）又称心脏声学造影，是一种经心导管或外周静脉注入声学造影剂，通过超声心动图显示造影剂显影部位、时间、顺序、流动方向、时相，判断心腔内有无分流与反流的检查技术。声学造影剂的种类繁多，特点和用途不一，检查时应根据造影的部位和目的选用。

右心造影常用的超声造影剂主要有二氧化碳、过氧化氢和声振微气泡等，其共同特点是造影剂微气泡的直径大于8 μm，即大于红细胞直径，从外周静脉注入后不能通过肺循环，因而正常情况下不能到达左心系统，若在左心内显示造影剂则提示异常右向左分流的存在。随着超声仪器的改善，彩色多普勒敏感性不断增加，现在已经较少使用右心声学造影来显示左向右分流的存在，通过调整彩色多普勒参数及增益，一般都能显示左向右分流，当可疑存在右向左分流彩色多普勒超声不确定时，右心声学造影能发现有微气泡出现在相应分流位置的左心侧（图6-1-23）。清华大学第一附属医院现在使用的方法是，使用8 mL生理盐水外加1 mL自体血及1 mL空气，用三通注射器快速推注20次以上充分混合后外周静脉注入，同时结合标准Valsalva动作，让右心腔充分显影并观察是否存在右向左分流。临床上使用比较多的是检测卵圆孔未闭，当卵圆孔未闭为右向左分流或者

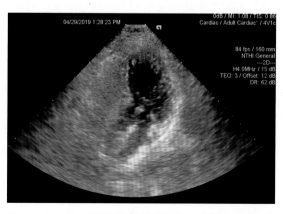

图6-1-23　右心声学造影显示卵圆孔未闭右向左分流

双向分流时，彩色血流敏感性降低，声学造影可以清晰显示，如果结合经食管超声心动图效果更好。同样，动脉导管未闭在出现右向左分流时彩色多普勒诊断较为困难，也可以依此办法帮助检出。

判断永存左上腔静脉的存在及连接是另一个常用右心声学造影目的，通过左上肢外周静脉注射声学造影剂，如果看到扩张的冠状窦及右心房顺序显影，则提示永存左上腔静脉注入右心房；若左心房显影，则提示永存左上腔静脉注入左心房。

复杂先心病体静脉连接异常时，可以出现下腔静脉肝段缺如，若常规超声图像显示不满意，从下肢的外周静脉注射声学造影剂，如能看到造影剂经上腔静脉进入右心房则可明确诊断。

肺动静脉瘘单凭常规超声心动图难以诊断，通过右心声学造影可以对诊断提供帮助，可以看到任何外周静脉给药，都能出现左心微气泡显影，其特点是显影及排空均晚于右心。

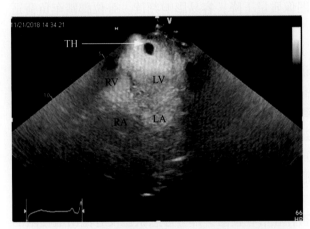

图6-1-24　左心声学造影显示左心室心尖部附壁血栓
RA：右心房；RV：右心室；LA：左心房；LV：左心室；TH：血栓。

左心及心肌造影所用超声造影剂的微气泡小而稳定、直径小于红细胞（3～6 μm），由外壳及其内含的气体两个部分组成。外壳由人血白蛋白、脂质、糖类或有机聚合物构成。根据内含气体的不同，可分为两代：第一代内含空气，仅适用于心腔造影，而心肌显影效果不佳；第二代内含氟碳类（烷、六氟化碳等）气体，适用更广，也可用于心肌声学造影。左心腔声学造影一般用于增强心内膜及心尖部结构的清晰显示，可用于任何常规超声左心显示不佳的情况，在局部血栓、心室肌致密不全、心内占位、室壁瘤诊断方面尤其有用（图6-1-24）。心肌声学造影可以帮助显示心肌灌注，有助于评价心肌缺血、存活心肌的识别，以及血运重建术后患者跟踪随诊，与负荷超声结合使用可提高诊断率。

五、胎儿超声心动图

胎儿超声心动图作为一种无创影像学方法，对于产前宫内诊断胎儿心脏血管异常有着重要作用，在妊娠期及早发现确诊胎儿先天性心脏病和心律失常，准确评估心功能，对胎儿的优生优育具有重要意义。

一般在妊娠16周开始，已经能明确显示胎儿心脏结构，但最佳声窗期为妊娠20～24周。由于严重心脏畸形会出现腔室及动脉比例失调，容易早期诊断（图6-1-25）。其中，累及双侧房室瓣的畸形、主动脉和肺动脉及其相连的心室流出道存在畸形的病变，胎儿期检出率高，复杂的主动脉弓病变，有时受胎位影响可能显示不清，胎儿期动脉导管及卵圆孔正常开放，双侧心室压力基本平衡，所以有分流时彩色血流显示不明显，小的室间隔缺损不容易诊断。

胎儿超声心动图的基本切面包括心尖四腔心切面，双侧心室流出道切面、三血管气管切面、主动脉弓切面、动脉导管弓切面。除了观察四个腔室大小是否正常，还要明确两条大动脉的包绕关系，卵圆孔及动脉导管充分开放，弓降部血管结构正常。另外大脑中动脉、脐动脉及静脉导管的频谱也是胎儿综合功能评估的重要参考。

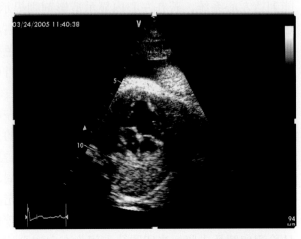

图6-1-25　胎儿超声心动图显示孕31周胎儿单心室

虽然胎儿超声心动图并没有成为每位孕妇的常规检查项目，但以下高危因素存在时，应该推荐胎儿超声心动图检查：

（一）母体方面

（1）母体患有糖尿病、各种结缔组织病（如系统性红斑狼疮）、慢性酒精中毒。

（2）妊娠早期有病毒感染、感冒、高热病史、服药史（苯丙胺、苯妥美钠（大仑丁）、氯化钾、三甲双酮等）。

（3）妊娠早期接触放射线、汞化合物、油漆、农药、染发剂或服用抗癌药物、化学制剂等。

（4）感染病毒：风疹病毒（早孕感染发病率90%，中期25%）、巨细胞病毒（发病率1%～2%）、弓形虫（发病率1%～2%）、人细小病毒B19（宫内感染胎儿病死率9%）。

（5）高龄孕妇（年龄大于35岁），有不正常妊娠、流产、引产史、先天性心脏病家族史、先天性心脏病生育史等。

（6）母或同胞兄妹中有先天性心脏病及家族性心脏病史，如肥厚型心肌病。

（二）胎儿方面

（1）胎儿合并其他器官畸形：如脑积水、腹壁裂等。

（2）染色体异常。

（3）胎儿心律失常：包括心动过缓（小于120次/min）、心动过速（大于200次/min）及心律失常。

（4）胎儿水肿：包括胎儿皮下、体腔（胸腹壁）积液及心包积液。

（5）羊水异常：羊水过多或羊水过少。

（6）胎儿宫内发育迟缓。

有时早期一次胎儿超声心动图心内结构变化可能不明显，对于可疑不明确的病例可以定期随诊观察，动态过程中发现异常。

六、组织多普勒及心肌应变成像技术

组织多普勒超声心动图（tissue Dopper imaging，TDI）又称多普勒组织显像（Doppler tissue imaging，DTI），是一种检测和评价心肌运动的新技术。它是在传统的探查心腔内血流的彩色多普勒仪器的基础上，通过改变多普勒滤波系统，除去心腔内血流产生的高速、低振幅的频移信号，保留心肌运动产生的低速、高振幅的频移信号，并经相关系统处理，以彩色编码显示出来，能定量测量室壁运动。

TDI有脉冲组织多普勒频谱和彩色组织多普勒成像两种模式。脉冲组织多普勒是实时显示局部心肌运动峰值速度，不能脱机测量，而彩色组织多普勒是显示取样点的平均速度，可以脱机测量，且将多个取样点的信息同时显示，它的测值较脉冲组织多普勒值低约25%，使用时两者不能互相替代。组织多普勒和传统多普勒一样也受角度影响。

心肌组织多普勒主要有三个波，分别是s′、e′及a′，对应心肌收缩、舒张早期心肌松弛和舒张晚期的心房收缩。

TDI主要有如下临床应用。

（一）心脏收缩功能测量

直接测量局部心肌的收缩速度，检测心肌缺血，并识别亚临床的心肌收缩功能受损，在射血分数减低之前，高血压、糖尿病、心肌病、冠心病、心功能不全患者的组织多普勒s′值可以检测到异常。它还可以结合负荷超声使用，增强对缺血心肌和存活心肌的识别，帮助判断预后[3]。

（二）舒张功能评估

二尖瓣血流频谱常用来评价左心室舒张功能，但E值及E/A比值在正常和明显异常的情况下会有类似，容易造成混淆，结合二尖瓣环组织多普勒测值（图6-1-26），E/ e′现已被公认可以较好反映左心室舒张末期压力，比值大于15代表左心室充盈受限，存在严重舒张功能异常。

有研究报道a′能反映左心房功能的变化，a′＜7 cm/s较a′＞7 cm/s组预后不良。

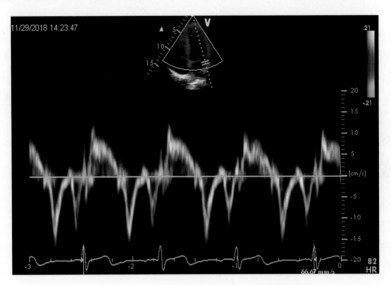

图6-1-26　二尖瓣环侧壁脉冲组织多普勒频谱

（三）右心室功能评价

三尖瓣环的s′值可以反映右心室收缩功能，s′值正常为（14±2）cm/s，有报道s′值＜11.5 cm/s预测RVEF＜45%的敏感性和特异性分别为90%和85%。右心功能的另一个重要指标Tei指数，又称心肌做功指数，用组织多普勒测量更为准确方便，因为脉冲组织多普勒可以方便测量等容收缩时间及等容舒张时间，弥补了血流多普勒不能同时测量这两个值的缺点。

TDI除了能测量局部心肌运动速度外，在此技术上还能得到心肌应变、应变率等指标，比起射血分数及标准室壁运动分析能更直接评估心肌本身的收缩能力。应变（strain）也称应变力，通常用来描述物体的形变。应变率（strain rate，SR）指物体发生形变的速度，即单位时间内的应变。心肌应变是1973年米尔斯基（Mirsky）等率先提出用来测量心肌组织在指定时间内相对于原始形状的变形程度。应变分析不但可以直接估计心肌收缩变形程度，而且能提供关于心肌收缩起点和峰值时间等重要信息，进而评估心肌运动的协调性。

通过心肌纵向、轴向等不同心肌应变和应变率的评估，可以了解心肌缺血、同步性等重要功能变化，但组织多普勒依然存在角度依赖性和重复性欠佳的缺点。

二维斑点追踪技术（two-dimensional speckle tracking imaging，2D-STI）是近年来发展起来的一种超声定量分析工具，以高帧频二维灰阶图像为基础，把心肌组织看成无数个像素，即均匀分布于心肌内稳定的"回声斑点"。在心动周期中逐帧扫描某个像素的位置，通过自相关技术和区块匹配法，滤除随机斑点，可以在连续帧中准确地追踪每个斑点标记并计算出其运动轨迹，重建心肌组织的实时运动和形变，从而定量地检测心肌运动速度、应变、应变率及心脏扭转变形情况，对心肌病变、心脏旋转及扭转运动、心功能测定以及心脏同步性研究具有重要作用（图6-1-27、图6-1-28）。图6-1-29展示的是根据心肌不同节段达峰时间显示心肌同步性。

STI作为一种新技术，与传统组织多普勒技术相比，不仅实用性强、可重复性好，而且克服了TDI

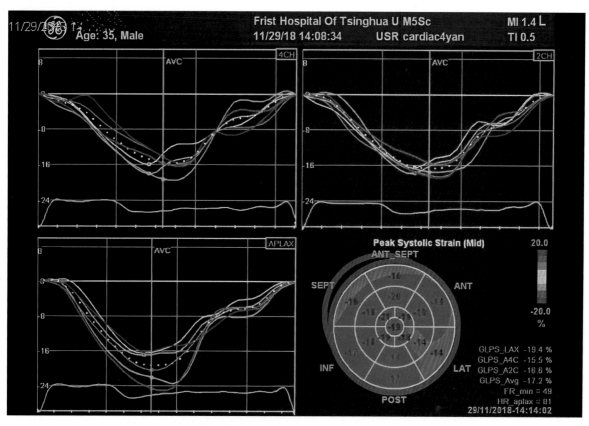

图6-1-27　二维斑点追踪技术显示左心室不同节段心肌应变曲线及牛眼图

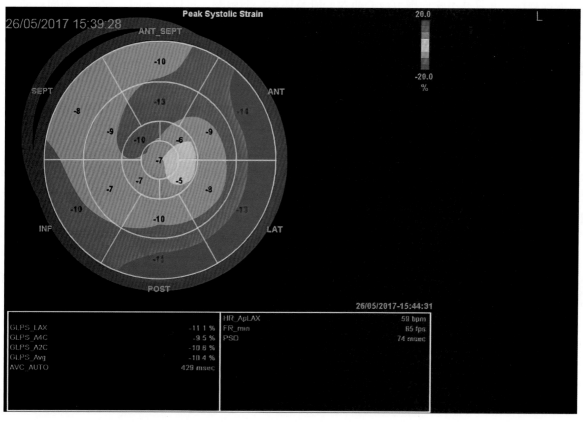

图6-1-28　二维斑点追踪成像牛眼图显示一心肌梗死患者大范围心肌应变异常（深红色为正常区域）

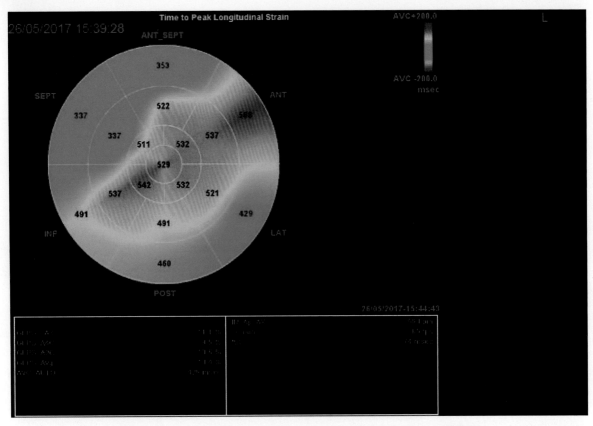

图6-1-29   左心室长轴应变达峰时间牛眼图，黄红色区域显示达峰延迟

的角度依赖性，并且其不受周围节段心肌及心脏整体运动的影响，可以从纵向、径向、圆周运动及旋转和扭转等多方面综合评价心肌运动，具有很大的发展潜力和临床应用前景。

七、经食管超声心动图

经食管超声心动图（transesophageal echocardiography，TEE）是将特制的超声探头从口腔插入食管内，从心脏后面观察心脏内部病变。因排除了肺脏气体对检查心脏的影响，图像更加清晰。

TEE探头有应用于儿童及成人的两种，主要区别是管径的粗细。现在TEE探头为多平面可旋转探头，能通过控制不同深度、前后左右弯曲、探头内部角度旋转等手段调整扫查部位。同经胸超声心动图比较，TEE的优势是显示更多细节，图像更清晰，但扫查角度受限，所以在TEE检查前要有一个详细的经胸超声检查做基础，TEE起到重要补充作用，而不是经胸超声的替代。

1. 适应证   因患者本身因素或解剖结构原因经胸超声心动图观察不满意时，均可以选择TEE检查。常见适应证有房室瓣或主动脉瓣结构显示不满意、人工瓣功能异常、夹层动脉瘤、感染性心内膜炎评估赘生物及瓣周脓肿、左心耳血栓及心内肿瘤、先心病补充检查、疑有反向栓塞检测卵圆孔未闭、各种介入性治疗及心脏外科术中评估。

2. 安全性   TEE检查比较安全，采用喉咽部局部麻醉时，大多数患者仅有咽部不适及轻度恶心，但个别患者可能出现并发症，如麻醉剂过敏、呕吐或呛咳、严重心律失常、食管损伤、心脑血管意外等。

3. 禁忌证   为避免出现严重并发症，以下情况应避免TEE检查：严重心力衰竭、严重心律失常、食管静脉曲张、狭窄及憩室等畸形、新近胃-食管手术、活动性上消化道出血、颈椎不稳定、体质极度虚弱、剧烈胸痛、胸闷或剧烈咳嗽症状不能缓解者、血压过高或过低者、急性心肌梗死期。

4. 注意事项   ①检查前消除口腔和食管内活动异物，比如可以取下的假牙、牙套，防止脱落掉入气管造成窒息。②检查前8h禁食、禁水，精神紧张可给予镇静剂。患者取左侧卧位，术中监测可取仰卧位。③检查完毕后，患者应平卧休息数分钟再离开，术后禁食2h，4h内只能进食流质。④对血液传播性疾病的患者必须用透声性能良好的探头套隔离TEE探头。

5. 临床应用　对于胸廓畸形、肥胖、胸部外伤等无法获得满意经胸超声心动图者，TEE可确保获取清晰图像，获取必需的心脏结构及功能信息。

在房颤电转复及电生理检查治疗前，TEE检查已经成为常规项目，它对左心耳血栓的识别敏感性高，以确保治疗的安全性（图6-1-30）。

对夹层动脉瘤的诊断，TEE较经胸超声检查效果更好，可以识别真假腔及血栓，有时可以看到夹层的破口。需要注意的是，有夹层动脉瘤时，患者应尽量控制血压、心率，减少应激，避免夹层进一步撕裂，所以TEE检查尽量在镇静状态下完成。

人工瓣功能异常时，往往伴有人工瓣的异常结构变化，经胸超声受人工瓣声影干扰，常检查受限，TEE检查避开了经胸检查声影对相应部位的遮盖，更能清晰显示血栓、赘生物及瓣周漏，识别人工瓣异常的病因。

对于高度怀疑感染性心内膜炎的病例，经胸超声检查没有相应异常发现时，TEE检查因探头频率

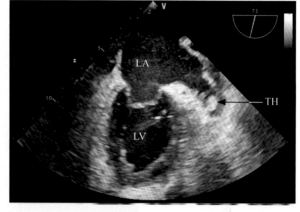

图6-1-30　慢性心房颤动患者TEE检查显示左心耳血栓
LA：左心房；LV：左心室；TH：血栓。

高，可以发现更小的赘生物，对于瓣周脓肿的识别也更高。动态跟踪检查也是提高检出率的重要手段。

反复偏头痛及疑有反向栓塞患者中，卵圆孔未闭是临床一个重要的潜在病因。TEE检查配合Valsalva动作，可以检出经胸超声难以发现的卵圆孔未闭，在双向分流及右向左分流存在时尤其有帮助，此时经胸超声比较容易漏诊。

TEE在介入性心脏病治疗中发挥了重要作用。对于房间隔缺损患者，TEE检查可更清晰显示缺损的边缘，识别残端不足及过于菲薄的情况，筛选合适的封堵对象及适宜的封堵伞大小。3D超声心动图的不断普及推广，让不少患者通过经胸三维超声也能较好地评估房间隔缺损信息。在一些简单先心病的介入封堵中，采取单纯TEE超声引导下封堵，或介入封堵，或微创外科镶嵌技术封堵都已积累了不少经验，优点是避免了X线辐射暴露。图6-1-31为TEE引导房间隔缺损封堵术，图6-1-32为TEE引导室间隔缺损微创封堵术。

在现代介入心脏病治疗中，如TAVI手术、左心耳封堵术及Mitral Clip手术，3D TEE术中指导已成为不可或缺的重要技术，可以应用三维技术客观评价主动脉瓣环内径、与冠脉的关系，以及介入手术指导房间隔穿刺、心耳封堵伞的选择及实时评估效果等。

在心脏外科手术中，术中TEE因不干扰手术野，能及时提供手术矫治效果的信息，已广泛应用于心脏外科手术。在手术开始前，还可以确认诊断并补充信息。尤其在瓣膜成形术及各种缺损修补术中有重要帮助，可以评估残余的反流/分流量，必要时进行相应处理，取得满意手术效果（图6-1-33）。术中还可以用来评价心功能及血流动力学信息，辅助体外循环及麻醉用药管理。

6. 局限性　TEE并不能取代经胸超声心动图的作用，它的视野较小，不如经胸超声切面角度灵活机动，有些图像血流方向与声束方向间的夹角过大，可能会造成血流速度的低估；TEE对位于图像远场的心脏前方结构显示稍欠，如右心室流出道、肺动脉瓣等结构不如左心内结构显示清晰；术中麻醉状态下能获取深胃底切面图像并对三尖瓣、左心室流出道、主动脉瓣等流速进行准确评估，但在清醒患者检查时，受患者耐受力影响，不宜较长时间检查，影响详细参数的获取。在测量时，因角度及扫查范围限制，往往不能获取精确的标准化测量参数。

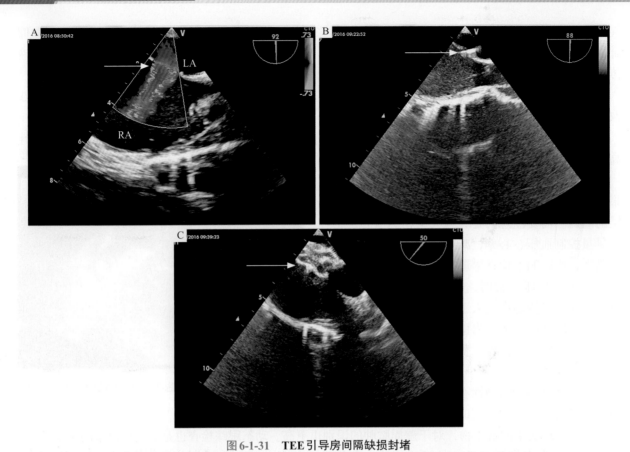

图 6-1-31　TEE 引导房间隔缺损封堵

A. TEE 检查显示中央型房间隔缺损左向右分流；B. 箭头显示指引导丝穿过房间隔；C. 箭头显示封堵伞释放完毕。

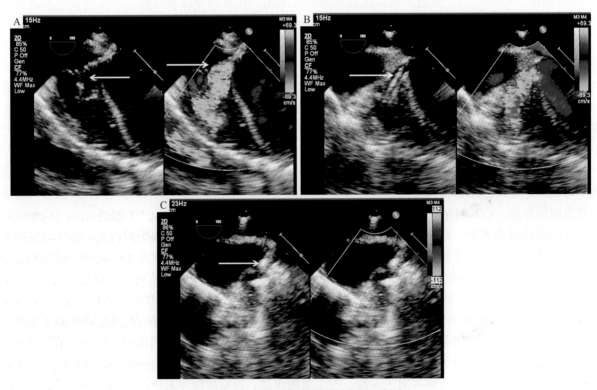

图 6-1-32　TEE 引导室间隔缺损微创封堵

A. TEE 四腔心切面显示室间隔缺损及左向右分流（箭头）；B. TEE 四腔心切面显示导丝通过室间隔缺损（箭头）；C. TEE 四腔心切面显示封堵伞释放完毕，室间隔分流消失（箭头）。

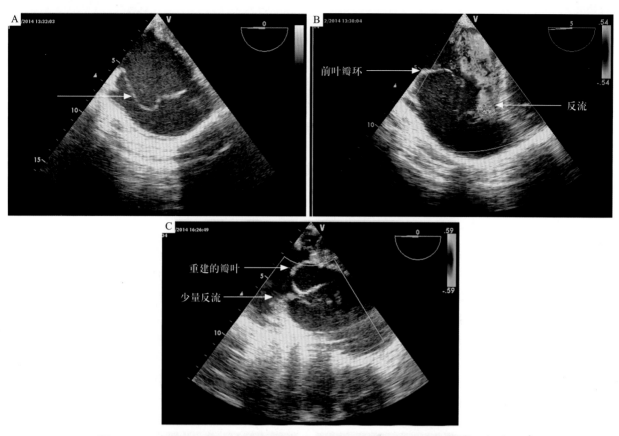

图 6-1-33　TEE 显示 Ebstain 畸形患者三尖瓣发育异常及成形术后瓣膜功能恢复正常

A. TEE 检查显示三尖瓣前叶冗长（箭头），隔叶在正常位置不能显示，提示严重下移发育不良或缺如；B. 同一例患者 TEE 检查彩色多普勒显示大量三尖瓣反流，反流口起源低，提示三尖瓣隔后叶明显下移（箭示）；C. 同一例患者三尖瓣成形重建后，瓣环回到正常水平，仅少量反流，瓣膜功能正常（箭示）。

第 2 节　超声心动图在常见心脏疾病诊断中的应用

一、心脏瓣膜病

（一）瓣膜狭窄

超声心动图可以评估瓣膜的形态学改变，以及通过跨瓣高速血流及压差改变，有效识别瓣膜狭窄。

1. 主动脉瓣狭窄　分为先天性、风湿性、老年退行性三种主要原因造成的狭窄。先天性狭窄的特征是瓣叶数目异常或者发育不均匀，常见的先天性主动脉瓣狭窄为二叶瓣畸形，此外，还有单叶瓣、四叶瓣及三叶瓣异常发育的情况。风湿性主动脉瓣狭窄瓣缘交界处增厚、钙化、挛缩常见，所以经常合并关闭不全及二尖瓣病变，孤立不累及二尖瓣的单纯风湿性主动脉瓣狭窄较为少见。年龄较大，且病变主要累及瓣环者，是老年退行性主动脉瓣病变的特征。根据瓣膜增厚、开放活动受限及彩色血流花色信号可以做出主动脉瓣狭窄的定性诊断，定量评估主动脉瓣狭窄程度，多采用连续方程测量主动脉瓣口面积。多普勒技术可以获得跨主动脉瓣的最大流速、最大压差、平均流速及平均压差，单纯根据压差判断狭窄程度有可能出现误判，因为高血流动力状态、严重心功能不全等会影响压差的绝对值。通过连续方程测量主动脉瓣瓣口面积对狭窄程度分级：轻度狭窄，瓣口面积 1.6～1.9 cm²；中度狭窄，瓣口面积 1.0～1.5 cm²；重度狭窄，瓣口面积 ＜1.0 cm²。

2. 二尖瓣狭窄 二维超声心动图可以对二尖瓣装置进行全面观察，包括瓣环、瓣叶形态、腱索发育、乳头肌数目，以全面评价二尖瓣装置的结构异常。彩色多普勒可以显示狭窄时的高速过瓣血流。二尖瓣狭窄最常见的原因是风湿性瓣膜病变，表现为瓣尖增厚、挛缩、开放受限。先天性的狭窄常见病因有二尖瓣上狭窄环、降落伞二尖瓣畸形等。评估二尖瓣狭窄程度的主要方法有二维瓣口面积描记、多普勒压力减半时间法计算。对于轻度狭窄者，二维描记法更可靠，而中度以上狭窄时，瓣膜钙化明显、瓣口形态不规则，更适合多普勒法计算。二尖瓣狭窄超声心动图对狭窄程度划分标准：瓣口面积 $1.6 \sim 2.5 \ cm^2$ 为轻度狭窄，$1.0 \sim 1.5 \ cm^2$ 为中度狭窄，小于 $1.0 \ cm^2$ 为重度狭窄。中度狭窄且瓣膜弹性好，无明显钙化及关闭不全，无心内血栓者可以行球囊扩张治疗，其他更严重的病变情况宜选择外科手术换瓣治疗。

（二）瓣膜关闭不全

二维超声能显示相应瓣膜形态学的结构变化，在此基础上根据彩色多普勒显示的反流信号做出诊断。反流严重程度的半定量评估，一般根据反流束占反流心腔的比例，房室瓣多为反流所占心房的面积比，半月瓣为反流束占瓣环宽度比（详见多普勒技术相关内容）。瓣膜结构本身的变化能提示反流相关的病因。风湿性心脏瓣膜、老年退行性及先天性改变如前所述，在感染性心内膜炎时，瓣膜赘生物或瓣周脓肿的存在是重要特点，结合临床病史可以诊断（图6-2-1）。在瓣叶脱垂者，有瓣叶冗长对合不良并向心房侧弯曲的特点，也容易识别。值得注意的是，有时二维超声不能全方位观察到病变，三维超声的使用对诊断有很大帮助。对于瓣叶脱垂病例，精确描述受累瓣叶及其分区（如二尖瓣），对于外科手术修补术式计划有帮助（图6-2-2）。

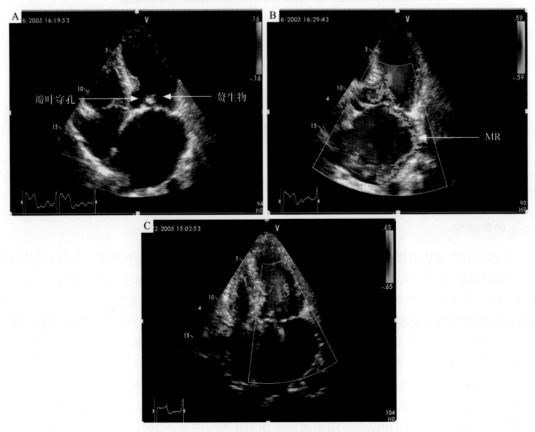

图 6-2-1 瓣膜关闭不全超声表现

A. 55岁男性感染性心内膜炎患者，心尖四腔心显示二尖瓣前叶穿孔并赘生物（箭示）；B. 彩色多普勒显示自穿孔处起源偏心走行大量二尖瓣反流；C. 二尖瓣成形术后反流基本消失。MR：二尖瓣反流。

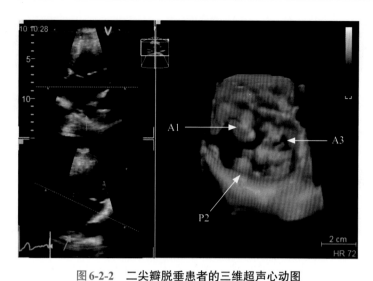

图 6-2-2　二尖瓣脱垂患者的三维超声心动图

左心房侧俯视二尖瓣，显示前叶 A1～A3 区均有脱垂，后叶 P2 区脱垂为主（箭示）。

瓣膜关闭不全的手术时机，需要结合临床及重要的超声测值。反流程度分级是一项参考，但是有时偏心反流等情况可造成评估误差，还有左心室舒张末及收缩末内径的变化，都是衡量手术时机的重要指标，所以在超声报告中要准确测量报告。

二、冠心病

超声心动图检测冠心病可从以下几个方面认定：

（1）稳定无缺血发作的冠心病患者，常规静息超声心动图可无特异性表现，超声发现可以和一般高血压、糖尿病等表现类似，如舒张功能减低、退行性瓣膜改变等。

（2）冠状动脉狭窄明显或多支血管受累者，负荷超声心动图（药物负荷或运动负荷）可以出现节段性室壁运动异常、收缩功能下降等表现，其异常室壁运动的范围符合相应冠脉供血区域特征（如前降支病变常出现左心室前壁、前间壁及心尖部异常；右冠脉病变常出现下壁异常；回旋支病变常出现侧壁异常等）。

（3）急性心肌梗死或急性心肌缺血发作时，可以观察到特征性心肌节段性室壁运动减低或消失、心肌增厚异常及收缩功能减低、心脏扩大等。

（4）陈旧心肌梗死除室壁运动异常及心脏扩大外，可见心室壁变薄、回声增强、不运动，提示心肌坏死瘢痕形成。小剂量药物负荷试验可以通过观察室壁运动改善情况帮助判断存活心肌。

（5）急性心肌梗死严重并发症：出现室壁瘤时，可见梗死区固定瘤样膨出（图 6-2-3），局部心肌无运动或反向运动，要注意室壁瘤中是否有血栓形成；室间隔穿孔容易发生于前壁心肌梗死，可见室间隔中下段回声失落并出现高速左向右分流束，心尖四腔心切面分流束与多普勒角度垂直，所以容易忽略；有时心肌梗死穿破心室游离壁被包裹住后，则形成假性室壁瘤，表现为心肌连续性中断，局部异常膨出；严重下壁心肌梗死容易合并乳头肌断裂及功能不全，可以观察到二尖瓣后叶运动异常并严重反流。严重心肌梗死并发症的及时诊断，有助于早期治疗处理，改善预后。

三、心肌病

1. 扩张型心肌病　扩张型心肌病是一个以心室扩大和收缩功能减低为特征的疾病，诊断的基础是必须除外明显负荷增加（如高血压、瓣膜病）及冠状动脉疾病导致的心肌收缩功能异常。该病可以累

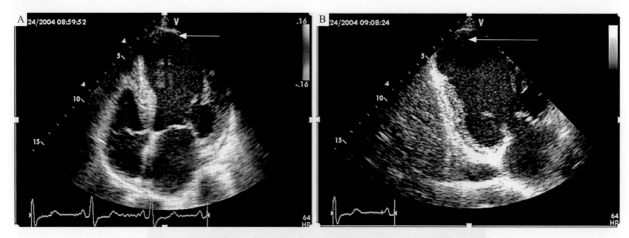

图6-2-3　57岁男性，冠心病心肌梗死患者，超声心动图诊断室壁瘤
A. 心尖四腔心切面显示左心室心尖部室壁瘤形成（箭示）；B. 心尖两腔心切面显示室壁瘤（箭示）。

及左心室或双侧心室。典型病例以左心室扩大为主，室壁运动及收缩增厚率明显减低，左心室射血分数下降。由于心腔扩大导致房室环扩张，多合并不同程度的房室瓣反流（一般在中量以下），严重病例可出现心腔内血栓形成。

2. 肥厚型心肌病　是不能用后负荷增加来解释的部分左心室肌增厚，多存在自体突变或家族遗传的基因异常。超声心动图可见室壁增厚，尤其是不对称性增厚，心房扩大，一般心室大小正常，舒张功能减低，收缩功能正常或轻度减低。左心室流出道梗阻时，可见二尖瓣收缩期前向运动（SAM征）及主动脉瓣收缩中期关闭，多普勒可在梗阻局部测量到高速血流信号及压差，是判断梗阻程度的重要依据（图6-2-4）。需要注意的是，肥厚梗阻型心肌病一般合并二尖瓣反流，用连续波多普勒测量流出道梗阻的压差时，要尽量避开二尖瓣反流束，避免造成频谱重叠导致误估。部分临床有明显症状但常规超声检查无梗阻的患者，可以通过小剂量药物负荷或运动负荷观察是否存在可激发的潜在梗阻。部分肥厚型心肌病晚期可出现肥厚的心肌变薄及心室收缩功能减低，以上表现提示预后不良。

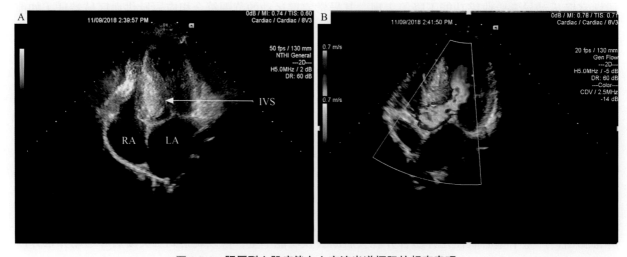

图6-2-4　肥厚型心肌病伴左心室流出道梗阻的超声表现
A. 女性6岁肥厚型心肌病患者，可见明显室间隔增厚（箭示）；B. 彩色多普勒显示左心室流出道高速血流信号，提示流出道梗阻。
RA：右心房；LA左心房；IVS：室间隔。

3. 限制型心肌病　突出特点是心房扩大而心室内径正常，心室的收缩功能基本正常，多普勒技术提示左心室为限制性充盈状态（E/e′>15），有时可以看到心肌的异常粗糙光点回声，应用心肌应变分析，一些疾病可发现特殊改变，如心肌淀粉样变性可以呈现除左心室心尖以外心肌的明显应变减低。

限制型心肌病和缩窄性心包炎的血流动力学表现非常相似，重要的鉴别诊断点是缩窄性心包炎有局部心包增厚，随呼吸变化房室瓣的血流频谱峰值有明显变异。

四、心脏肿瘤与心内血栓

心脏肿瘤及心内血栓都表现为心腔内的异常团块回声，团块形态、部位、回声特点、活动规律、心肌功能和血流动力学情况，可以帮助诊断。附着于心室壁运动障碍区的团块多为血栓；有明显二尖瓣狭窄者，附着于心房壁或左心耳的实性回声，一般是血栓。在心腔大小正常、心脏收缩功能正常的患者，一般不会出现心腔内血栓，但在一些激发自身免疫的病理状态，如抗磷脂抗体阳性患者，会出现罕见的心内血栓形成。

最常见的心内良性肿瘤是黏液瘤，典型病例肿块附着于房间隔，质地较松，运动幅度大，左心房内多见（图6-2-5）。局部粘连、合并心包积液的肿块多为恶性肿瘤。此外，右心内的肿瘤较左心肿瘤恶性的偏多。右心内尤其是右心房内的肿瘤，要仔细扫查腔静脉以除外转移瘤。位于右心室流出道前方的较大肿块，经常压迫右心室流出道及主肺动脉，这一般为心外的纵隔占位，恶性者还可侵袭侵犯心包腔，出现多量心包积液。

儿童最常见的心脏肿瘤为横纹肌瘤和心脏纤维瘤，心室常见。横纹肌瘤易多发，强回声，临床上容易合并结节性硬化，婴幼儿期可部分或全部消退。心脏纤维瘤为单发强回声肿块，最常位于左心室游离壁和室间隔，其内可有钙化，肿块可延伸到心腔并导致局部梗阻和心力衰竭症状（图6-2-6）。

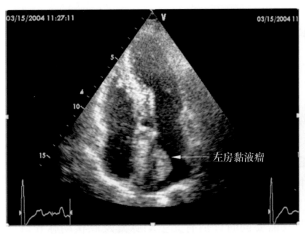

图 6-2-5　黏液瘤

女性60岁，左心房内占位附于房间隔中部，术后病理提示黏液瘤

（箭示）

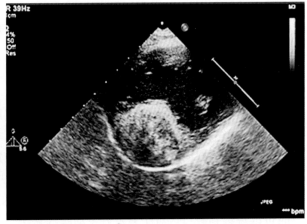

图 6-2-6　左心室后壁心脏纤维瘤呈类圆形膨胀性突入左心室腔

临床有深静脉血栓或外科术后制动及长久卧床者，容易发生肺动脉栓塞，但实际上在这些患者超声较难观察到肺动脉主干里较大的回声团块，有些血栓栓子掉到远端的肺动脉分支中超声并不能探及，没有以上病理生理学基础，出现在肺动脉主干里的团块回声，应该高度警惕肿瘤的可能（图6-2-7）。

五、心包病变

通过检出心包腔内的液性暗区，可诊断心包积液，根据暗区的分布及深度，可以半定量诊断。暗区局限于左心室后，舒张末液深不足1 cm，为少量心包积液；暗区增加并向左心室侧及右心室前扩展，整个心包腔均可见液性暗区，但仍以左心室后为主，舒张末暗区液深1～2 cm，为中量积液；液深大于2 cm并出现心脏摆动，为大量心包积液量。

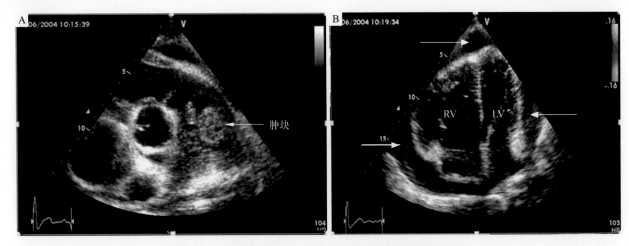

图 6-2-7　31 岁男性患者，主肺动脉内占位的超声检查所见

A. 主肺动脉内团块回声，手术病理提示肺动脉血管肉瘤；B. 同一患者心尖四腔心显示右心扩大，大量心包积液（箭头）。

RV：右心室；LV：左心室。

　　心包积液进入慢性期后，经常合并心包增厚及心包腔内纤维条索状回声，超声可以直观显示这些病变。

　　心脏压塞的超声表现：舒张期右心室塌陷，随呼吸变化心室流入道、流出道及下腔静脉频谱峰值的明显变异。

　　缩窄性心包炎超声表现：检测到心包增厚、下腔静脉增宽、室间隔随呼吸摆动。M 型超声心动图可以观察到室间隔异常摆动、左心室后壁舒张中期平坦，二尖瓣血流频谱 E 峰流速变异大于 25%。

六、主动脉疾病

　　（1）识别显著扩张的主动脉诊断主动脉瘤，定期随访评估动脉瘤的进展，为外科把握手术时机提供信息。

　　（2）评估合并的主动脉瓣结构及功能异常并做定量评估，为外科术式选择提供信息。主动脉显著瘤样扩张多合并主动脉瓣关闭不全，部分病例易合并主动脉瓣二叶瓣畸形。

　　（3）评估主动脉夹层，可以在扩张的主动脉内显示剥脱内膜回声，彩色多普勒清晰显示真假腔，有时可以观察到破口。对于累及升主动脉的夹层，尤其需要同时评估有无主动脉瓣及冠状动脉开口处受累；对于累及头臂动脉分支的夹层，结合高频线阵探头能显示颈内动脉受累的程度；经胸超声显示主动脉夹层的全程受累范围及追踪破口依然有受限之处，所以临床上作为快速筛选工具，增强 CT 是最重要的影像学工具。

七、先天性心脏病

　　先天性心脏病是出生就存在的心脏畸形，在心脏结构畸形的同时会伴发相应的血流动力学异常。在胚胎发育过程中产生的心脏结构异常可能累及多个节段，导致先天性心脏病异常的种类繁多。超声心动图是评价先天性心脏病最重要的诊断工具，系统性超声诊断遵循普拉格（Van Praagh）提出的先心病分段诊断法，把心脏分为三个节段及两个连接，三个节段是内脏心房位置、心室袢、动脉干；两个连接是心房-心室连接、心室-动脉连接。由此对各种心脏畸形规律、系统地进行诊断[4]（表 6-2-1）。

表6-2-1　先天性心脏病节段分析法

内脏心房位置	房室连接一致性
内脏位置、内脏心房一致性	心底到心尖的心轴指向（左位心、右位心）
心房形态（正位、反位）	动脉连接
静脉流入方式	识别大动脉
心室定位	心室动脉连接一致性
心室袢	大动脉及室间隔的空间位置关系

1. 判断心房位置　心房位置有三种类型：① 内脏心房正位：形态学右心房与肝脏同在右侧，形态学左心房与胃、脾脏同在左侧。②内脏心房反位：与正常情况相反，脾胃及形态学左心房位于右侧，肝脏及形态学右心房位于左侧。③内脏心房不定位：心房与内脏的位置不确定，常合并多脾或无脾，出现包括胸腹腔多个脏器的发育异常。多脾征的经典表现是双侧心耳为左心耳形态，出现水平肝，伴发副脾，下腔静脉肝段缺如。无脾症的经典表现是双侧心耳为右心耳形态，水平肝，脾脏缺失。少数内脏心房不定位的情况，并不遵循无脾征或多脾征的一般规律，胸腔内脏器和腹腔内脏器可以各自异常，出现复杂畸形。

采用腹部横断面超声扫查判断心房位置最为实用，心脏心房正位的表现是腹主动脉及下腔静脉分别位于脊柱左侧及右侧，肝大叶位于右季肋区，脾脏位于左季肋区。如果扫查到的结构位置和以上所述完全相反，则是内脏心房反位。内脏心房不定位时，经常可以发现下腔静脉和腹主动脉位于脊柱同侧，肝脏为水平横位，失去一侧肝大叶的特征，双上腹扫查不能发现脾脏，为无脾综合征；腹主动脉前方没有下腔静脉回声，只能在腹主动脉后方探及静脉（奇静脉及半奇静脉），在一侧季肋区探及多叶脾脏（或主脾并多个小的副脾回声），水平肝形态，此为多脾综合征的形态学特征。

虽然说根据心耳的形态可以帮助判断心房，但有时明确区分心耳形态不容易。经验表明，依照内脏位置判断心房位置较为常用，因为上腔静脉和肺静脉出现变异的情况相对较多，所以依照下腔静脉引流来判断右心房比较有帮助。

2. 判断心室位置

（1）室袢的分类：心室袢可分为右袢和左袢两种类型。正常情况下，结构右心室位于右侧，称为右袢（D-loop）。异常情况下，结构右心室位于左侧，称为左袢（L-loop）。

（2）心室的超声判定：超声诊断中右心室及左心室鉴别，主要依赖于心室形状、房室瓣、腱索、乳头肌、肌小梁等几个方面。右心室的特征是肌小梁较为粗糙，心尖部可见调节束回声，多数情况下短轴呈新月形，四腔心呈三角形，左心室肌小梁较为光滑，多数情况下短轴呈圆形，四腔心呈椭圆形。但有明显压力及容量负荷异常时，心室的形态可能会有变化。可以参照其他特征加以区分。

通过判定房室瓣来区分心室比较实用，一般情况下，房室瓣位置总是与心室相对应，二尖瓣总是与左心室相伴随，三尖瓣与右心室相伴随。因此，确定了房室瓣的位置，也就基本确定了心室的位置。区分二尖瓣和三尖瓣，四腔心观察三尖瓣环的位置更靠近心底，心室短轴观可以看到二尖瓣的两个瓣叶，二维超声看不到三尖瓣的短轴，三维超声心动图通过短轴也可以对三尖瓣的三个瓣叶加以区分。另一个重要特征是三尖瓣有腱索与室间隔相连，二尖瓣的腱索只与左心室游离壁相连。

超声诊断时需要比较双侧心室的发育情况，识别是否存在室间隔缺损及分流，并根据位置做出分型（膜周部、漏斗部及肌部缺损）。当一侧心室流入部未发育，可以诊断为单心室。

3. 房室连接方式

（1）房室连接正常：右心房开向右心室，左心房开向左心室。这时心房和心室的位置相一致，即在心房正位时，心室为右袢；在心房反位时，心室为左袢。

（2）房室连接不正常：右心房与二尖瓣及左心室相连，左心房与三尖瓣及右心室相连。这种情况通常发生在心房正位时，心室为左袢。心房反位时，心室为右袢。

（3）房室瓣闭锁：心房肌与心室肌由房室环连接，但房室环的孔口被膜性组织封闭。房室之间被一高回声带分开，此回声无开放及关闭运动。三尖瓣或二尖瓣均可发生闭锁，但三尖瓣闭锁更为常见。根据心室位置的不同，三尖瓣闭锁可以在右侧，也可以在左侧。二尖瓣闭锁可以在左侧，也可以在右侧。房室瓣闭锁时，常伴有相应的心室发育不良、房间隔缺损及室间隔缺损。

（4）其他的房室序列异常还有房室瓣坐跨（overriding）、房室瓣骑跨（straddling）、心室双入口（double-inlet）与共同入口（common-inlet）等少见情况。房室瓣骑跨与跨立都有一侧房室瓣环向室间隔对侧跨越，区别是跨立时瓣下腱索附着于对侧心室，所以对外科根治影响大，超声诊断时要及时发现。跨越或跨立程度超过50%，则视为心室双入口，诊断单心室[5]。

判断房室连接时，应对房室瓣及其瓣下结构的发育进行评估，诊断是否有并存的狭窄和关闭不全。

4. 动脉位置及关系

（1）大动脉关系正常：肺动脉瓣始终位于主动脉瓣的前方。根据肺动脉瓣与主动脉瓣的左右方位关系分为两种类型，即正位型和反位型正常大动脉关系。

（2）大动脉关系异常：主动脉瓣位于肺动脉瓣的右前方、左前方及正前方均为异常。心室动脉连接异常产生的各种类型的大动脉转位和大动脉异位均属大动脉关系异常的范畴。还有一种少见的大动脉关系异常，称为解剖矫正的大动脉异位，即房室动脉连接均正常，仅有主动脉和肺动脉的空间关系异常。

超声判断大动脉关系的关键是确认主动脉和肺动脉，主动脉的特征是至少发出一条冠状动脉，主干较长且能追踪到弓部的头臂血管分支；肺动脉主干较短且很快分支成左右肺动脉。

5. 心室–动脉连接方式

（1）心室–动脉连接正常，左心室连接主动脉，右心室连接肺动脉。

（2）大动脉转位（transposition）：右位型转位多为完全性大动脉转位，即主动脉位于肺动脉右前方，发自结构右心室。左位型转位多为矫正性大动脉转位，即主动脉位于肺动脉左前方，发自结构右心室（左袢），同时合并房室连接不一致。

（3）心室双出口：即一条动脉的全部和另一条动脉的大部从一侧心室发出，包括右心室双出口及左心室双出口。双出口时，两条大动脉之间的异常关系用大动脉异位（malposition）表达，以区分转位。

常见的简单先心病包括分流性病变和狭窄性病变。分流性病变包括房水平、室水平和大动脉水平的分流；各种狭窄性病变包括双侧流出道、瓣、瓣下及瓣上的狭窄，以及组合性狭窄。

复杂先心病可以发生在任何节段并有各种组合，通过以上节段分析法[6]，可以使构成心脏的各个节段和连接都得到评价（图6-2-8，一例复杂先心病，右位心、内脏异位综合征、完全性房室间隔缺损、矫正性大动脉转位、肺动脉狭窄）。超声检查时，每一段结构的形态和功能都得到评估，根据疾病发生的解剖学基础和病理生理学分析，尽可能提供详细的结构和血流动力学信息，为临床提供帮助。

八、心功能评价

收缩功能：传统评估心脏收缩功能的指标是左心室射血分数（LVEF）。对没有节段性室壁运动异常的人，一般采用M型超声心动图测量，取胸骨旁长轴图像，M型取样线通过左心室基底部二尖瓣腱索水平进行测量，优点是快速简单，缺点是单一切面一维取样线测量容易造成偏差，尤其是有心肌节段性室壁运动异常存在时。在心肌梗死等有节段性室壁运动异常情况下，需要采用双平面二维法测量LVEF，避免了M型测量造成的偏差。二维双平面法是取心尖四腔及两腔心两个切面测量，但依然有室壁运动异常累及的心肌节段在这两个切面不明显的情况，三维超声左心室容积及射血分数的测量更为客观可以弥补不足。

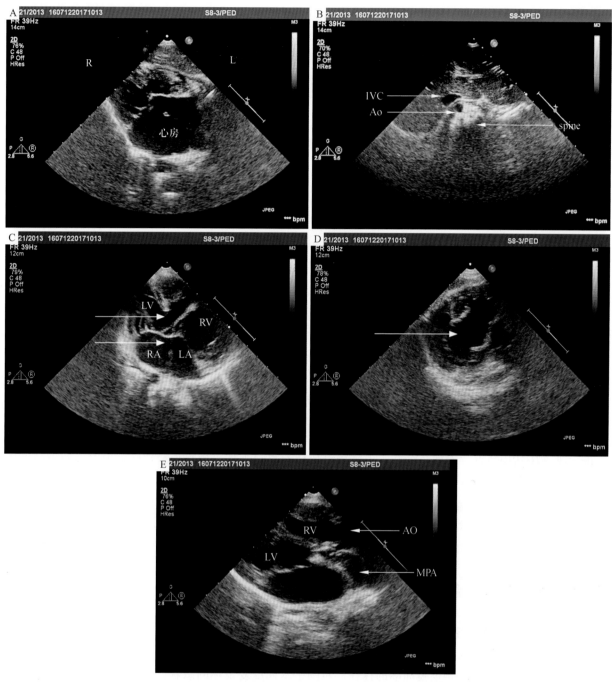

图 6-2-8　复杂先心病，超声显示心脏结构、位置及与大动脉关系等多发异常

A. 剑突下切面显示心尖指向右侧，提示右位心；B. 腹部横断面显示下腔静脉及腹主动脉异常排列于脊柱同侧，下腔静脉位于腹主动脉前方，符合内脏异位综合征（无脾综合征）；C. 心尖四腔心切面显示完全性房室间隔缺损（箭头）、房室连接不协调；D. 心室短轴切面显示一组共同房室瓣（箭头），二三尖瓣正常结构消失；E. 长轴切面显示主动脉及肺动脉并行排列，心室-动脉连接关系不协调，肺动脉瓣狭窄。

RA：右心房；RV：右心室；LA：左心房；LV：左心室；IVC：下腔静脉；AO：主动脉；spine：脊椎；MPA：主肺动脉。

　　值得注意的是，传统指标 LVEF 受前负荷、后负荷、心室率、心肌收缩力几种因素影响。例如中量以上二尖瓣反流时 LVEF 测值明显高于实际心肌收缩力；在快速心室率情况下 LVEF 测值在心肌收缩功能正常时依然可以低于正常值，可以在控制好心室率后复查超声。这些影响 LVEF 测值的情况在临床工作中应予重视，如瓣膜病术前术后心肌功能的客观认识。

　　一些 LVEF 正常的患者中，依然可能存在亚临床状态的心肌收缩功能受损（如高血压、心肌病、肿瘤化疗患者等）。在临床科研需要时，可选择组织多普勒、斑点追踪技术等，通过评价心肌应变等新的超声指标进行评估。

舒张功能：传统指标通过二尖瓣前向血流频谱的E/A比值及E峰减速时间评价左心室舒张功能，但在左心室舒张功能明显受损时可出现假性正常化的情况，容易误诊。应用二尖瓣血流频谱结合二尖瓣环的组织多普勒，E/e'现已被公认可以较好反映左心室舒张末期压力，比值大于15代表左心室充盈受限，存在严重舒张功能异常，正常人E/e'小于8，在8～15之间被认为是灰色地带。在部分LVEF正常或者轻度减低的患者，临床上却存在明显心衰症状，这些患者往往存在严重的舒张功能异常，及时准确的超声诊断可以帮助指导治疗。

九、术中心脏超声评价

经食管超声心动图因其不干扰术野，快速提供解剖结构及血流信息，已经成为心脏外科手术中最重要的影像学工具。

1. 确认及补充诊断　经胸超声心动图依然是术前的主要诊断工具，绝大多数心脏畸形及血流动力学异常可以得到诊断，但依然有少数问题可能在经胸常规超声检查时被遗漏，有时是因为患者经胸图像不满意，或者一些特殊的解剖结构经胸超声难以评价，在术中停循环前的TEE检查，除了确认已经诊断的畸形外，认真扫查是否有合并的其他问题被遗漏，对TTE检查仍有疑问的部位可以补充及确认诊断，方便同期手术矫正。

2. 术中评价矫治效果　确认房室间隔修补是否有残余分流；瓣膜成形术后有无狭窄、是否存在明显反流；复杂先心病矫治后流出道有无狭窄、内隧道通畅及功能评估等。评价手术即时效果，应该在心脏复跳后容量及心肌收缩力基本恢复的条件下进行更为准确，否则容易出现低估。二维TEE因不能提供三维立体结构信息，在评价部分心内结构时依然有受限之处，如三尖瓣短轴直视面、缺损的立体形态等可以通过三维TEE探头检查得到较好显示。

3. 术中评价心脏收缩功能　术中评价心脏收缩功能，作为麻醉医师或灌注师用药参考。

TEE检查是术中超声的主要工具，特殊情况下，应用高频探头或者常规心脏探头配合水囊进行心表超声检查也能获取有用的信息。

十、超声检查在术后随访管理中的应用

1. 围手术期管理　超声检查帮助发现低血压及血流动力学不稳定的原因：有无局部血块造成的心脏受压、大量心包积液及胸腔积液的存在，有无容量不足、心肌本身收缩障碍造成的心衰，有无明显瓣膜反流、人工瓣功能障碍及瓣周漏的存在。对围手术期反复发热的患者，检查有无感染性心内膜炎超声征象。围手术期心肌梗死患者，可以及时发现室壁运动异常及心功能的改变。通过频谱多普勒可以检查肺高压危象患者。

对于不明原因低氧或者拔管脱呼吸机困难者，首先应全面心脏超声检查是否为心源性，如右向左分流、肺动脉高压、右心功能不全等，待明确非心脏原因后，可安排相应检查肺的情况和其他可能的原因。

2. 术后随访　手术后患者进入平稳期，应进行全面的超声心动图检查，记录手术后心脏结构及功能的变化，如分流、反流的消失，狭窄的解除，容量或压力负荷的变化。检出残余分流、反流、狭窄并评价程度，作为处置参考及基础随访数据。

人工瓣植入术后，因体表面积及瓣膜种类存在个体差异，自身数据对照最具临床意义。术后早期要详细记录人工瓣的流速、压差、瓣口面积等各种数据作为随访基础，并详细观察人工瓣开放、动度

等。在术后长期随访过程中，对照患者自身既往人工瓣检查的数据了解瓣膜功能变化，及时检出异常。

一些外科姑息或根治手术后，需要动态随访了解手术效果及可能的并发症。如 B-T 分流等是否通畅，肺静脉异位引流术后吻合口是否出现狭窄，复杂圆锥动脉干畸形类手术双侧流出道是否发生后续狭窄等，都是超声随访中需要密切关注的问题。

（王廉一）

参 考 文 献

［1］　杨娅. 超声掌中宝：心血管系统 [M]. 北京：科学技术文献出版社，2009.

［2］　王新房. 超声心动图学 [M]. 北京：人民卫生出版社，2009.

［3］　ARMSTRONG W F. Feigenbaum's Echocardiography [M]. 7th ed. Philadelphia: Lippincott Williams & Wilkins, 2011.

［4］　ANDERSON R H, SHIRALI G. Sequential segmental analysis [J]. Ann Pediatr Card , 2009, 2: 24-35.

［5］　JACOBS J P, FRANKLIN R C, JACOBS M L, et al. Classification of the functionally univentricular heart: unity from mapped codes [J]. Cardiol Young, 2006, 16 (S1): 9-21.

［6］　SHINEBOURNE E A, MACARTNEY F J, ANDERSON R H. Sequential chamber localization-logical approach to diagnosis in congenital heart disease [J]. Br Heart J, 1976, 38: 327-340.

第7章
心脏X线影像学诊断

第1节 心脏X线检查

普通X线检查是心血管疾病影像学及临床诊断的重要组成部分，是一种广泛应用的检查技术，对心脏血管疾病诊断和肺循环的判断有重要价值。但由于普通X线是一种重叠影像，不能直接显示心脏内部结构，只能根据心脏边缘和轮廓分析来判断心脏及各房室的增大，因此有一定的局限性。常见的心脏X线检查方法包括摄影和透视。

一、心脏X线透视检查

透视一般均用影像增强透视，简便、经济，可实时了解心肺情况。与摄影比较，其主要优点是可以请患者转动体位，配合检查。从不同角度观察心脏大血管轮廓及其搏动，有利于病变的定位，有利于分析病变与周围结构（如肺、横膈、胸膜及骨等）的关系；可校正因胸廓畸形、体位不正或吸气不足（尤其是婴幼儿）所造成的X线片中心脏与大血管影像的失真。但也有很多不足：检查时间长，接受射线剂量大（约为摄片之10倍），影像不够清晰；不能留下客观记录以供复查对比等。目前心脏X线透视检查仅为补充检查手段。

二、心脏X线摄影检查

与透视相比，摄影检查的优点在于曝光时间仅为数十毫秒，患者接受的X线剂量比透视小得多；所获图像空间分辨率高；应用标准检查体位，有利于图像保存和随访。摄影是目前最常用的心脏普通X线检查。

（一）心脏X线摄影体位

1. **正位（后前位）** 患者直立，前胸壁贴近胶片，X线由后向前水平穿过人体胸部。可用于心脏及其径线的测量。

2. **斜位** 包括两种体位，①右前斜位：患者直立向左旋转45°，右肩贴近胶片；②左前斜位：患者直立向右旋转60°，左肩贴近胶片。斜位时可以加服钡剂，有利于判断心腔增大情况。左前斜位有利于观察主动脉全貌和分析各房室增大情况，右前斜位主要观察左心房增大及肺动脉圆锥的情况。斜位和后前位结合还可以观察双肺门及肺内血管纹理状态。

3. **左侧位** 患者取侧位，左胸壁贴近胶片。左侧位可以观察胸廓畸形如漏斗胸、鸡胸、桶状胸、直背等，是主动脉瘤与纵隔肿瘤定位较适宜的体位。

4. **床旁摄片** 一般取半坐前后位，主要用于急重症患者及手术后恢复前无法行立位摄片的患者。

主要用于粗略观察外科术后双肺膨胀情况,胸腔及心包积液或积气程度,纵隔或胸壁积气,比较明显的肺实变或水肿、肋骨骨折等。需要注意的是由于床旁摄片受体位及呼吸的影响较大,对心脏大小及心影的判断存在较大误差,应密切结合临床及其他检查综合判断,或动态摄片对比观察。

后前位为心脏 X 线摄影检查的基本位置,根据病情需要可再选择加摄斜位或左侧位像。为减小放大率所致失真,投照时要求 X 线管距离胶片(暗盒)至少 1.8 m。

(二)正常心脏 X 线表现及常用测量

1. 后前位 右心缘分上、下两段(弓或弧),中间常有一浅切迹。上段为上腔静脉及升主动脉的复合投影,青少年主要为上腔静脉,较平直;老年人则多由延长、迂曲的升主动脉构成。下段由右心房构成,右心缘与横膈交界构成心膈角,此处于肥胖者有时可见心包脂肪垫,瘦者(尤其深吸气时)有时可见下腔静脉的投影。左心缘则分上、中、下三段,上段主要由主动脉弓降部投影而成,称主动脉结。少数有左上腔静脉者,左上段可稍增宽且较平直向上延长。左心缘中段多较平直或轻度凹陷,称为肺动脉段或心腰,由肺动脉干或部分左肺动脉构成。下段由左心室构成,其与中段交界处有左心耳隐于其中,正常时不外凸(图 7-1-1)。

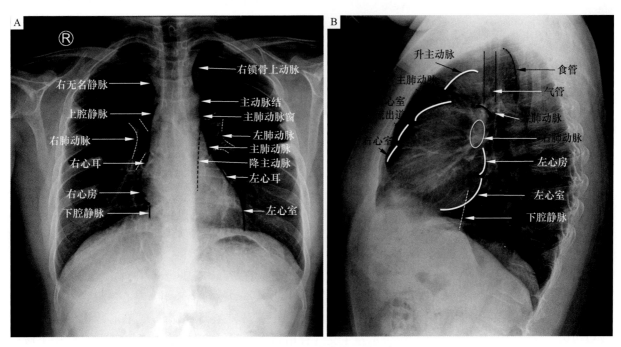

图 7-1-1 正侧位 X 线胸片心影示意图
A:后前位;B:左侧位。

2. 左前斜位 此体位室间隔与中心 X 线束几乎平行,两心房室大致前后对称。心前缘上段由右心房(耳)构成,右心房的上方由升主动脉前缘构成,心前缘下段为右心室,与右心房界限不清。心前缘与胸壁之间自上而下的斜行长方形间隙,称为心前间隙。心后缘上段为展开的主动脉弓,弓下可见主动脉窗,窗内有气管、气管分叉与分支和与之伴行的左肺动脉。心后缘下段为左心房、室阴影,有时两者之间有一浅切迹即房室沟。后心膈角可见下腔静脉影。心后下缘、食管与膈之间构成的三角形间隙,称心后食管前间隙,降主动脉走行其间或与脊柱相重。

3. 右前斜位 其心后缘上段由主动脉升部后缘、弓部、气管及上腔静脉重叠组成;下段由心房构成,其上部较长且稍向后凸者为左心房投影,下部膈上小段为右心房投影。食管中下段与左心房相邻,故左心房对食管可有轻度压迹,食管移位是左心房增大的重要标志。心前缘上段由升主动脉构成,其下为肺动脉主干、右心室漏斗部及右心室，近膈处一小段为左心室心尖部，但左、右心室间无明显标志，平片无法辨认。

4. 左侧位　心前缘下部为右心室前壁，上部为右心室漏斗部及肺动脉主干，心前缘上方为一浅弧向后上移行影即升主动脉前壁。上述结构与胸骨后缘的间隙称为心前或胸骨后间隙，正常时心脏与胸骨接触面约位于下1/3处，肺动脉高压右心室增大时心前间隙变小，心前缘下段前凸，与胸骨的接触面增大。心后缘上段小部分为左心房，下段稍向后凸为左心室，其后心膈角处可见三角形阴影为下腔静脉。主动脉弓及主动脉窗因有部分重叠而较左前斜位小。气管分叉前缘可见右肺动脉的轴位投影（图7-1-1）。

5. 心胸比率　随着超声、CT和MRI等技术的普及，大部分心脏X线测量已经不在临床上使用。目前最常用的心脏X线测量是心胸比率（图7-1-2），即心脏横径与胸廓横径之比。心脏横径等于左、右心缘至体中线的最大距离之和（心脏横径），胸廓横径为通过右膈顶水平胸廓的内径。国内外均以心胸比率0.5为正常上限，在新生儿中心胸比可以稍大，小于0.6则认为正常。X线测量心胸比受到一些因素影响，包括投照角度、患者体位（直立或卧位）、心脏搏动周期等。由于左心房和右心室对心脏横径影响小，除非左心房或右心室明显增大，否则两者增大并不增加心胸比。

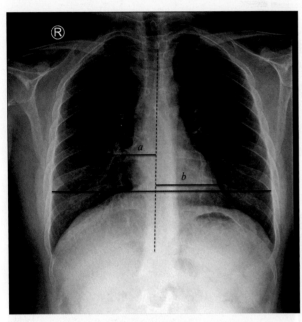

图7-1-2　心胸比测量，心胸比＝（$a+b$）/c

（三）心脏、大血管异常X线征象

1. 心影形态和大小异常　观察心影形态和大小的变化是发现和诊断心脏大血管疾病的最重要的X线影像征象，心脏大血管疾病一般表现为心影增大，一个或多个心腔增大，四个心腔都增大称全心或普遍增大[1]。

（1）左心房增大：增大顺序常为先向后、上，再向左、右膨凸，常见于二尖瓣狭窄或反流，左心衰竭，左心房内有占位病变，先天性原因常见于室间隔缺损和动脉导管未闭，左心室发育不良也可以引起左心房增大。X线表现：后前位片示左心缘出现"四弓"（左心耳部膨凸），右心缘出现双重密度或双边影，气管隆凸角开大；左前斜位示左主支气管抬高；右前斜或左侧位服钡检查示食管中下段局限性受压后移，此为左心房增大最明显征象及判断增大程度的主要依据（图7-1-3）。仅食管前壁受压者为轻度增大；食管受压并移位但不超过胸椎前缘者为中度增大；受压移位超过胸椎前缘者为重度增大。有时屈曲延长的降主动脉也可牵拉食管后移，应注意鉴别。

（2）右心房增大：右心房位于心脏的右下方偏后，右心房增大常先向右前上方，然后向后下膨凸。常继发于三尖瓣狭窄或反流、房颤、扩张性心肌病、房间隔缺损或Ebstein畸形等。X线表现：后前位片示右心房段（右心缘下部）向右上膨凸。左前斜位示心前缘上段延长或向上、下膨凸，与其下方的右心室段构成"成角现象"。右前斜位表现不明显，明显增大时示心后缘下段呈圆弧状膨凸。上、下腔静脉扩张可视为右心房增大的间接征象。

（3）左心室增大：左心室增大一般先向左下，继之向后膨凸。多由高血压、主动脉瓣膜疾病、二尖瓣关闭不全和室间隔缺损等引起。X线表现：后前位片示左心室段延长向左膨凸，心尖下移，心腰凹陷，呈"主动脉型"心。左前斜位示心后缘向后下膨凸、延长，心后间隙变窄、消失或与脊柱重叠，

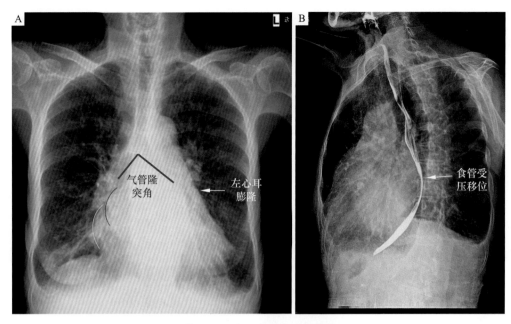

图 7-1-3　左心房增大 X 线影像

A. 正位 X 线片示气管隆突角轻度增大（95°），右心缘出现双边（红色为左心房缘，黄色为右心房缘），左心缘可见左心耳膨隆（箭示）；
B. 右前斜位示食管受压后移超过胸椎前缘（箭示），是 X 线发现左心房增大最敏感的投照体位。

室间沟切迹向前移位。左侧位：后心缘下段向后下膨凸，与下腔静脉重叠，有人认为心后缘若超过下腔静脉后缘 1.5 cm 为左心室增大。

（4）右心室增大：增大顺序一般先向前及左上，继之向后膨凸。常见于三尖瓣关闭不全、肺源性心脏病、肺动脉狭窄、法洛四联症、肺动脉高压及左向右分流先心病等。X 线表现：后前位片示心尖上翘、圆凸，肺动脉段饱满、平直，有时可见肺动脉段下的圆锥部膨隆。左前斜位示右心室段（下段）向前膨凸，心膈面增宽，此时左心室段常被推向后上翘。右前斜位示心前缘圆锥部（中段）饱满，代表右心室流出道-肺动脉圆锥增大，心前间隙变窄，此征象对早期右心室增大较为敏感。左侧位示心前缘前凸，与胸骨的接触面增大，一般认为若前心缘与胸骨接触最高点，超过胸骨-膈夹角至胸骨上缘的下 1/3，则为右心室增大。

2. 心影增大分型　不同类型心脏病均可导致心腔扩大，临床上心脏病变常为多心腔增大，不同心腔增大或增大的程度不同，心脏可产生不同方向的旋转，加上心脏位置异常、大血管的病变或异常，可使心影呈现不同的外形，后者对心脏病的诊断具有"分类导向"作用（图 7-1-4）[1]。

（1）二尖瓣型：典型病变见于二尖瓣狭窄，也可见于房、室间隔缺损，动脉导管未闭，肺动脉高压等右心负荷加重的疾病。主要 X 线表现为肺动脉段凸出，主动脉结正常或变小，心脏轻度逆时针转位，心尖上翘，心脏轮廓似梨形，又称"梨形心"。

（2）主动脉型：通常反映左心负荷增重或以其为主的心腔变化，常见于主动脉瓣疾病、高血压、冠心病或心肌病等。主要 X 线表现为左心缘向外下膨隆，心脏略顺时针转位，心尖略向下移位，常与左膈重叠。肺动脉段凹陷，主动脉结凸出，外形似靴，又称"靴形心"。

（3）普大型：心影比较均匀地向两侧增大，肺动脉平直，主动脉结多正常。为左、右心负荷均增重的表现，或为心包积液、纵隔肿物等心外因素所致。常见于累及全心的心肌损害、心包疾患或风湿性多瓣膜损害等。

（4）其他："8"字形心（或称"雪人"征）为心上型完全性肺静脉畸形连接的主要特征。另外还有所谓"怪异形"或"分叶形"心，主要见于缩窄性心包炎和心脏肿瘤。左、右心室均受累尚可有"二尖瓣-主动脉""二尖瓣-普大""主动脉-普大"等移行型。

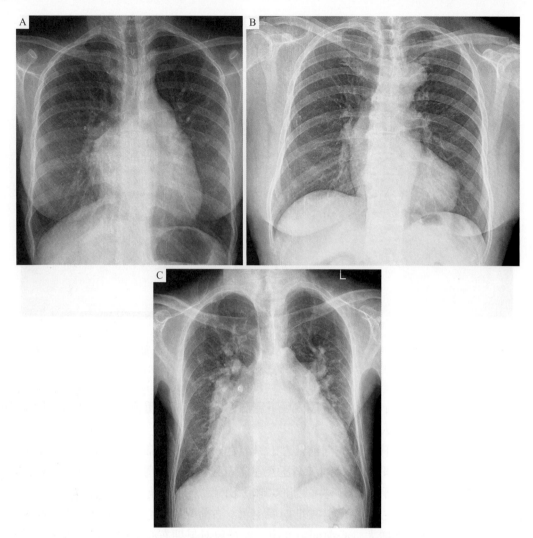

图7-1-4　心影增大：正位X线胸片示不同类型心影增大
A. 二尖瓣型；B. 主动脉型；C. 普大型。

3. 心脏移位和心脏位置异常

1）心脏移位：指由于胸肺疾患或畸形而导致的心脏偏离其正常位置。常见者如下：

（1）心脏向患侧移位：多见于全肺或肺叶不张、广泛胸膜肥厚粘连、肺发育不全或不发育等牵引心脏所致。

（2）心脏向健侧移位：多见于大量胸腔积液、气胸、巨大肿块等推压心脏所致。

（3）其他：鸡胸常引起心脏轻度前移；漏斗胸则多使心脏后移或向漏斗的对侧偏移；胸椎侧凸者心脏一般向胸椎凹侧移位；若胸椎的生理性后凸消失、变直，胸廓前后径缩小、扁平，心脏向前稍凸，肺动脉段-心腰部可凸出，心影似"二尖瓣型"，心底部大血管因受压可于胸骨左缘闻及收缩期杂音，这种情况称为"直背综合征"（图7-1-5），应与器质性心脏病相鉴别。

2）心脏位置异常：系指心脏位置的先天异常。心脏位置异常的分析主要根据心脏在胸腔内的位置及其与内脏的位置关系，基本类型则由心脏轴线的方向及内脏位置决定。

心脏轴线是指心底与心尖之间的最长径线。它指向左方、右方及居中，分别称为心脏左位或左位心，心脏右位或右位心，及心脏中位或中位心。从内脏位置来看，腹腔内肝脏在右侧，胃脾在左侧，称内脏正常位，属正常位置关系，同时胸内脏器亦多相适应右肺三叶、左肺二叶、大支气管亦呈相应的分支关系，即右侧支气管短，在右肺动脉上方；左侧支气管长，在左肺动脉的下方。上述脏器的位

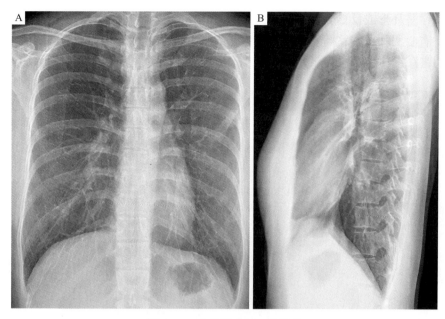

图 7-1-5　直背综合征 X 线影像

A. 正位 X 线胸片无特异性发现；B. 侧位片示胸椎生理曲度消失、变直，胸腔前后径变窄。

置倒转，即肝脏在左，胃脾在右，称为内脏转位。如肝脏居中（所谓水平肝），胃的位置不定，称为内脏异位或不定位。以下为各型心脏位置异常的特点。

（1）镜面右位心：心脏轴线右位，内脏转位，即胸腹脏器及心影外形为正常左位心的镜面像。常独立存在，循环功能正常。并发其他心内畸形者很少，不超过 10%（图 7-1-6）。

（2）右旋心：又称单发右位心。心脏轴线右位，内脏正常位。一般心室亦转位，70%～80% 并发其他心内畸形，如矫正型大动脉转位、室间隔缺损和（或）肺动脉狭窄等。

（3）左旋心：又称单发左位心。心脏轴线左位，内脏转位或异位。一般心房亦转位，绝大多数并发其他心内畸形，如单心房、单心室、大动脉转位及共同房室通道等。有报道 2/3 的病例合并无脾症。

（4）中位心：心脏轴线居中，内脏位置不定。心房、心室位置可正常或转位。中位心较罕见，常并发其他心内畸形。

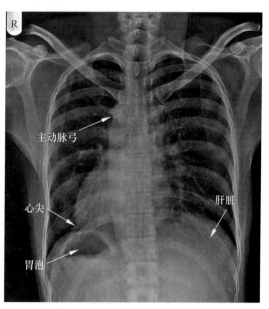

图 7-1-6　镜面右位心正位 X 线胸片

示心脏轴线右位，右位主动脉弓，内脏转位（胃泡在右，肝脏在左）。

4. 其他心脏异常　心脏瓣膜病是我国一种常见的心脏病，常见病因包括风湿性心脏病、感染性心内膜炎、缺血性心脏病、瓣膜退行性病变或先天畸形等。瓣膜病变的 X 线表现主要包括瓣膜疾病引起的心腔增大或瓣膜钙化。正常情况下 X 线片上无法直接显示瓣膜，主要根据心腔的位置来推测瓣膜的位置，一般情况下侧位片胸骨肋骨角至气管隆突连线通过主动脉瓣，二尖瓣位于连线的后方，而三尖瓣和肺动脉瓣在前方，需要注意的是心脏增大时瓣膜位置会有变化。主动脉瓣钙化常表现为侧位片前下向后上走形的短的粗大钙化，单纯主动脉瓣钙化往往与主动脉狭窄相关。二尖瓣钙化最常见的病因是风湿性心脏病，普通 X 线上二尖瓣瓣叶钙化表现为线状或条状，瓣环钙化表现左心房和左心室间粗大的不定性钙化，呈环形或反C形，二尖瓣钙化通常在左心房和左心室间垂直走形，位于主动脉瓣后下方。三尖瓣在右心房和右心室间垂直走形，位于二尖瓣的前方和右侧。肺动脉瓣位于右心室流出道和主肺动脉之间，在主动脉瓣的上方（图7-1-7）。

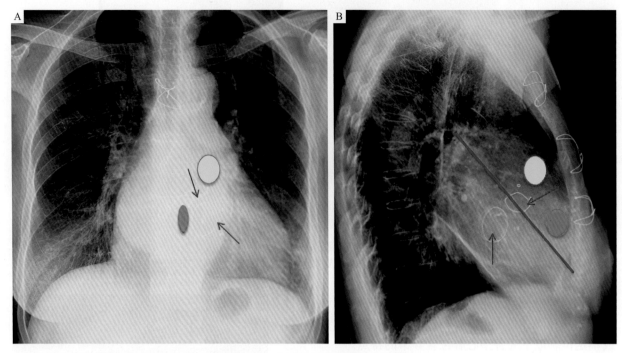

图7-1-7　X线片上心脏瓣膜的位置

A. 主动脉瓣（蓝箭）和二尖瓣（红箭）置换术后；B. 胸骨和膈交点至气管隆突连线（蓝箭）通过主动脉瓣，二尖瓣位于其后方，三尖瓣（绿圆）和肺动脉瓣（黄圆）位于其前方。

心包积液正位X线片表现为全心增大，形状像烧瓶，也称为烧瓶心。心包钙化表现为心缘弧形或蛋壳样致密影，需要与心肌钙化或心室室壁瘤钙化鉴别，有时单纯X线鉴别困难，需要进一步行CT检查明确诊断。

5. 肺循环异常　肺循环和心脏密切相关，可反映其血流动力学及功能状况，是心血管疾病X线诊断的重要依据。主肺动脉位于主肺动脉窗下方，左肺门内侧，外缘平直，儿童和青少年可轻度外凸，这部分膨大是肺动脉压力增高的早期征象。肺门血管主要评估左、右肺动脉主干，右下肺动脉和左上肺动脉。右下肺动脉正常直径不超过15 mm。正常生理状态下侧位胸片左、右肺动脉直径略小于气管直径。直立位时，由于重力的作用，肺血从上到下呈梯度分布，肺尖部动脉直径最小，肺底部动脉直径最大。肺门处肺动脉直径约等于邻近支气管直径，上肺区肺动脉直径约为邻近支气管直径的85%，下肺区肺动脉直径超过相邻支气管的30%左右。

1）肺血减少：为肺动脉血流量减少。病理基础及原因：右心排血受阻或兼有右向左分流，如肺动脉瓣狭窄、法洛四联症、肺动脉闭锁及三尖瓣闭锁等；严重肺动脉阻力——压力升高，如原发性和继发性肺动脉高压、肺心病等；肺动脉分支本身的狭窄与阻塞性病变，如肺动脉血栓栓塞、大动脉炎等。

X线表现：肺动脉段可凹陷，提示主肺动脉缩小。肺门动脉缩小，肺内血管纹理变细、稀疏，肺静脉亦呈相应缩小，肺野透明度增加。肺血减少严重时，肺门动脉可消失，代之以较粗乱的血管纹理，于肺野内呈网状结构，系来自体动脉的侧支循环，切勿误认肺血增多，常见于肺动脉闭锁及重度法洛四联症等。局灶性某一叶或段肺血减少比较容易诊断（图7-1-8）。

2）肺血增多：为肺动脉血流量增多，也称肺充血，是左向右或双向分流畸形（如房室间隔缺损、动脉导管未闭、单心室、右心室双出口等）及心排血量增加（如甲状腺功能亢进，贫血，肺心病及体、肺动静脉瘘）等各种情况的基本征象。

X线表现：肺动脉段凸出，两肺门动脉扩张（右下肺动脉径成人大于1.5 cm，儿童大于胸锁关节水平气管的横径），肺血管（动脉）纹理增多、增粗，肺静脉也呈相应的扩张（图7-1-9）。

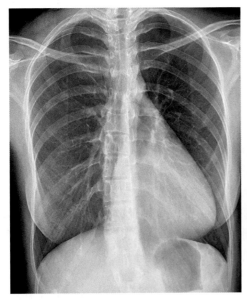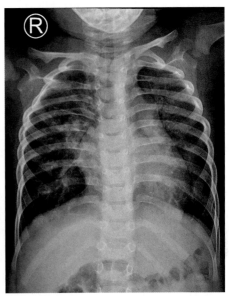

图 7-1-8　肺血减少　　　　　　　　　　　图 7-1-9　肺血增多

3）肺动脉高压：指静息状态时肺动脉平均压大于25 mmHg，运动时大于30 mmHg。肺动脉高压常见于左向右或双向分流的先心病、心排血量增多的疾患、肺心病等肺胸疾患、肺动脉血栓-栓塞等。

X线表现：早期表现为肺动脉段凸出，继而引起肺门动脉扩张，而肺野外周肺动脉正常，与肺血增多不同；晚期肺动脉高压患者可出现艾森曼格综合征，即肺循环压力超过体循环压力时，此时左向右分流进展为右向左分流，影像上表现为主肺动脉和肺门动脉明显扩张，外围肺动脉分支截然变细、稀疏，呈"残根"状（图7-1-10）。

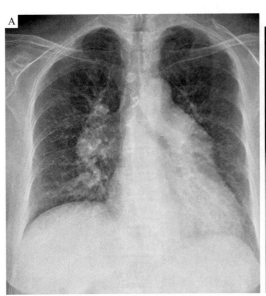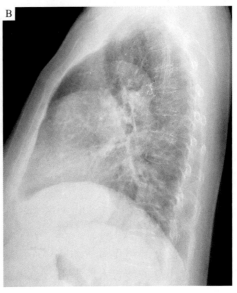

图 7-1-10　肺动脉高压 X 线表现

A. 正位示肺动脉段明显突出，右下肺动脉增粗；B. 侧位示心前上缘膨隆。

4）肺静脉高压：肺静脉压与左心房压相等，临床上用肺毛细血管楔压（pulmonary capillary wedge pressure，PCWP）来反映肺静脉和左心房压力。PCWP正常值为6～12 mmHg，大于12 mmHg为升高。

肺水肿指肺泡和肺间质内过多液体聚集。肺水肿可以分为心源性和非心源性肺水肿，急性右心排血量增多或左心功能不全等病因导致的肺静脉压力升高，是心源性肺水肿的主要病因，而非心源性肺水肿的主要原因包括各种原因引起的肺毛细血管通透性增加，肾功能不全，肝硬化，神经源性或药物损害等。非心源性肺水肿时PCWP正常。

肺静脉高压引起心源性肺水肿主要分为三个阶段：PCWP小于15 mmHg一般无肺充血；15～25 mmHg，肺充血明显；PCWP在25～35 mmHg为间质性肺水肿；PCWP大于35 mmHg会呈现出肺泡性肺水肿。

（1）肺充血：上、下肺静脉管径比例失调，肺血重新分布，X线表现为肺静脉上粗下细；肺血管纹理增多，肺门及血管纹理边缘模糊；肺野透明度降低。

（2）间质性肺水肿：液体由肺静脉渗出并在肺间质内聚集，导致肺间质增厚。X线可出现各种间隔线即Kerley线，包括A、B、C线等。Kerley A线：是自肺野外围斜行引向肺门的不分支的线状影，长5～6 cm，宽0.5～1 mm，不与支气管和血管走行一致，多见于上叶；Kerley B线：最多见，为长2～3 cm、宽1～3 mm的水平线，最多见于双下肺外带肋膈角区，常达胸膜缘并与之垂直；Kerley C线：很细很短的线状影，可任意方向走形，常交织呈网格状，多见于肺底；其他表现包括肺静脉边界不清；支气管管壁增厚，边界模糊，又称为"套袖征"。

（3）肺泡性肺水肿：肺内广泛分布的斑片状实变阴影，边缘模糊；严重者两肺大片影聚集于肺门附近，构成"蝴蝶状"阴影；上述片状模糊阴影在短期内变化较大。病变多为双侧对称分布，某些特殊情况可呈单侧或单肺叶分布。

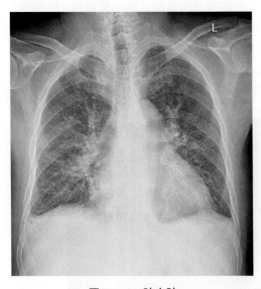

图7-1-11　肺水肿

肺充血、间质性肺水肿和肺泡性肺水肿三种征象之间可以互相移行，亦可同时出现（图7-1-11）。

5）肺栓塞和肺梗死：肺栓塞是由于内源性或外源性的栓子堵塞肺动脉主干或分支，引起肺循环障碍的临床和病理生理综合征。在肺栓塞基础上进一步发生肺组织坏死者，即称为肺梗死。

X线诊断肺栓塞和肺梗死的敏感性及特异性均较低。X线提示肺栓塞的主要征象包括单侧肺或局部肺血管纹理稀疏、纤细（Westermark征），一侧肺门或肺动脉分支细小（Fleischer征），肺野外围尖端指向肺门的三角形或楔形实变阴影（Hampton征）提示可发生肺梗死，其他征象包括患侧横膈抬高、胸腔积液、肺动脉高压等。X线平片对肺栓塞和肺梗死的诊断有一定限制，应结合临床及其他影像方法（如多排螺旋CT和放射性核素扫描等）进行诊断。

6. 导管和心脏植入物　心脏患者术前或术后会置入各种导管，临床上一般用胸部X线片来观察各种导管的位置，观察不同导管的走形和位置也有助于先天性心脏病的诊断（表7-1-1）[2]。

临床上目前广泛开展经皮冠状动脉介入治疗、心脏起搏器和转复除颤器植入治疗。胸部X线片作为心血管植入型电子器械装置术后常用随访检查，可以确定有无导线脱位、导线绝缘层破裂、导线折断、导线与脉冲发生器连接问题、心肌穿孔等（图7-1-12）。同时胸部X线片可以用来初步观察心脏人工瓣膜（图7-1-7）。

表7-1-1　常见导管X线表现及临床意义

置管	理想位置	CHD临床意义
气管插管ETT	气管隆突上5~10 mm	气管左偏：右位主动脉弓
脐静脉置管	上行：沿腰椎右侧 末端：下腔静脉-右心房连接处	沿左侧上行：内脏转位 心内向左行经过脊柱：房间隔缺损，卵圆孔未闭
经外周静脉中心静脉置管（PICC）	上肢静脉置管：上腔静脉-右心房连接处 下肢静脉置管：下腔静脉-右心房连接处	沿左侧纵隔下/上行：左侧上/下腔静脉
脐动脉置管	上行：沿腰椎左侧 末端：腰3-4或胸6-10椎之间	沿腹部右侧上行：内脏转位 沿胸部右侧上行：右位主动脉弓 沿胸部左侧上行，向右行经过脊柱：右位主动脉弓伴旋转
胃管	左侧胃区	右侧胃区：内脏转位
营养管	胃、十二指肠或空肠	右侧胃区：内脏转位

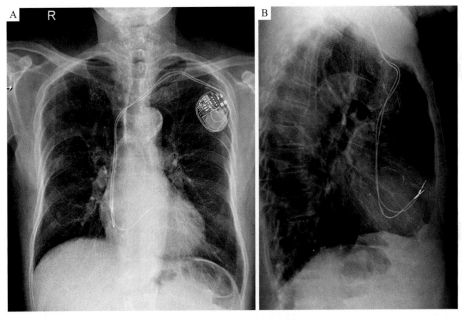

图7-1-12　双腔心脏起搏器

X线正（A）侧（B）位示电极分别位于右心房和右心室。

第 2 节　心脏CT检查

　　由于心脏一直持续搏动，传统CT的扫描速度不能满足心脏成像的需求，在很长一段时期内心脏CT检查的价值十分有限。电子束CT（eletron beam CT，EBCT）扫描速度快，时间分辨率高，对心脏大血管检查有其独到之处，但由于价格昂贵，设备普及率很低，并未发挥重要作用。多排螺旋CT（multi-detector spiral CT，MDCT）的问世极大地推动了心脏CT检查的进展，尤其是64排或以上MDCT的时间分辨率可以达到200 ms甚至100 ms之内，空间分辨率可达到各向同性0.5~0.625 mm，适用于各种心脏疾病的检查，尤其是冠状动脉CT血管成像已成为临床常规检查[3]。目前心脏CT检查可以分为冠状动脉和非冠状动脉CT检查。

一、心脏CT检查原理

（一）扫描技术

心电触发或门控技术是心脏CT检查区别于其他部位CT检查的最大特点。心脏搏动为周期性运动，假定不同心动周期的同一时相，心脏运动时相相同，心脏CT检查时就可以应用心电触发/门控技术进行数据采集和重建，从而获得整个心脏的连续图像。

1. 前瞻性心电触发采集　通常称之为前门控采集，指在心动周期的设定时相曝光和数据采集，在不同心动周期的同一时相上连续获得不同层面的心脏图像，利用MDCT的宽体探测器优势，一般不超过3～4个心动周期即可完成整个心脏的CT检查。前门控采集的最大优势在于显著降低X线辐射剂量，但对于受检者心率要求比较高，目前主要用于心率较慢（＜70次/min）且心律较齐的情况下。

2. 回顾性心电门控采集　通常称之为后门控采集，指在所有心动时相内连续进行CT扫描，同时获取心电数据，然后在图像重建时对数据进行选择，应用特定时相的数据从而获得特定心动周期时相的心脏CT图像。后门控采集是目前心脏CT检查最常用的技术，对心率要求没有那么高，适用于大部分受检者。其优点在于获取的数据覆盖整个心动周期，可以分别重建出心动周期不同时相的图像，进行心功能测定。其缺点在于X线辐射剂量较高。

3. 非门控采集　对于患者不能配合或心律显著不齐，无法实施门控采集，可以采用常规螺旋扫描方式进行非门控心脏CT检查。非门控采集优势在于扫描速度快，辐射剂量低，但图像的运动伪影干扰明显，显示心脏细微结构差，无法进行冠状动脉成像。目前非门控采集主要用于无须观察冠脉的婴幼儿患者的心脏CT检查。

4. 对比增强　心腔及血管内的血液与心肌和血管壁缺乏天然对比度，为了提高心腔和血管的对比度，在心脏MDCT成像时需要使用高浓度含碘造影剂（350或370 mgI/mL）和高注射流率（通常为4～5 mL/s），并以相同流率追加注射30～40 mL生理盐水。造影剂在心腔和血管内存留和保持较高浓度的时间有限，必须准确掌握时机进行曝光扫描。目前扫描延迟时间设定主要分为小剂量造影剂团注测试技术和造影剂团注追踪技术。

（二）心脏MDCT检查流程

1. 检查前准备　受检者静息心率应控制在70次/min以下，心率过快者应在排除禁忌证后口服β受体阻滞剂（美托洛尔）。受检者仰卧位，扫描前进行屏气训练，并正确连接心电图导联线。

2. MDCT扫描　一般分为平扫和增强扫描两步完成。

（1）平扫为钙化积分扫描，评价冠状动脉钙化同时确定增强扫描范围。采用前瞻性心电门控步进式采集模式，层厚2.5～3.0 mm，采集时间窗位于70%～80%RR间期；重建视野（field of view，FOV）20～25 cm；矩阵512×512。

（2）增强扫描根据检查目的不同确定延迟曝光时间，冠状动脉CT血管成像（computed tomograpic angiography，CTA）要求升主动脉或冠脉造影剂浓度最高，多选择最快旋转速度，覆盖肺动脉水平至心脏膈面。回顾性心电门控螺旋扫描通常采用智能螺旋技术，X线管和检查床的运动与患者心率同步，避免容积投影数据采集中产生间隙。前瞻性心电触发扫描需根据患者心率和心律情况，预先设定触发扫描的心电时相及曝光脉冲的宽度。扫描或重建时相的选择：心率＜70次/min，一般选择70%～80%RR间期；心率＞70次/min，一般选择30%～40%RR间期。

非冠脉心脏CT扫描，例如先心病的MDCT检查，适当的延迟扫描时间是CT检查成功的关键，需要根据每位患儿具体情况确定增强后扫描延迟时间。由于先心病患儿心率一般较快，因此扫描时应尽量缩短扫描时间，可缩短至1～2 s，患儿可以不用屏气即可完成心脏CT检查，虽然对心内细微结构的显示稍差，但心外大血管畸形显示效果很好，能满足临床诊断需求。

3. 图像后处理　图像后处理技术包括最大密度投影（maximum intensity projections，MIP）、曲面重组（curved planner reconstruction，CPR）、多平面重组（multiplannar reconstructions，MPR）、容积再现（volume rendering，VR）、表面遮盖显示（shaded surface displays，SSD）等技术（图7-2-1）。利用各种后处理技术显示心脏和冠状动脉结构。

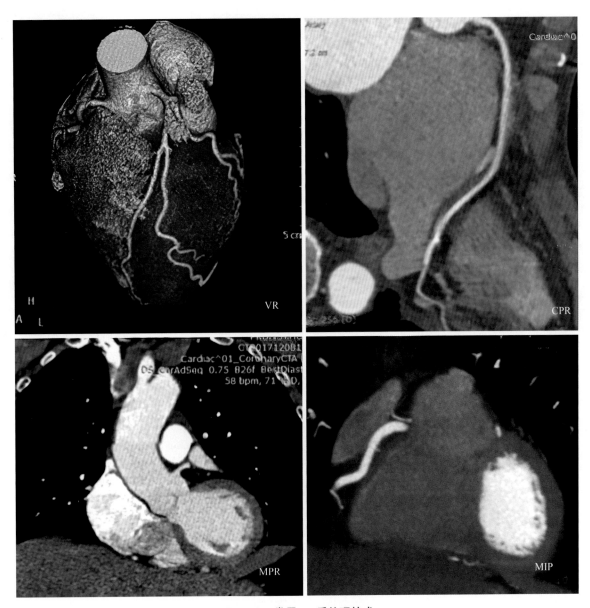

图7-2-1　常用CT后处理技术

VR：容积再现；CPR：曲面重组；MPR：多平面重组；MIP：最大密度投影。

二、正常心脏CT解剖

多层螺旋CT扫描速度快，空间分辨率高，利用心电门控技术及对比增强能清晰显示心脏的腔室、乳头肌、心室壁、房室间隔、瓣膜、大血管等（图7-2-2）。

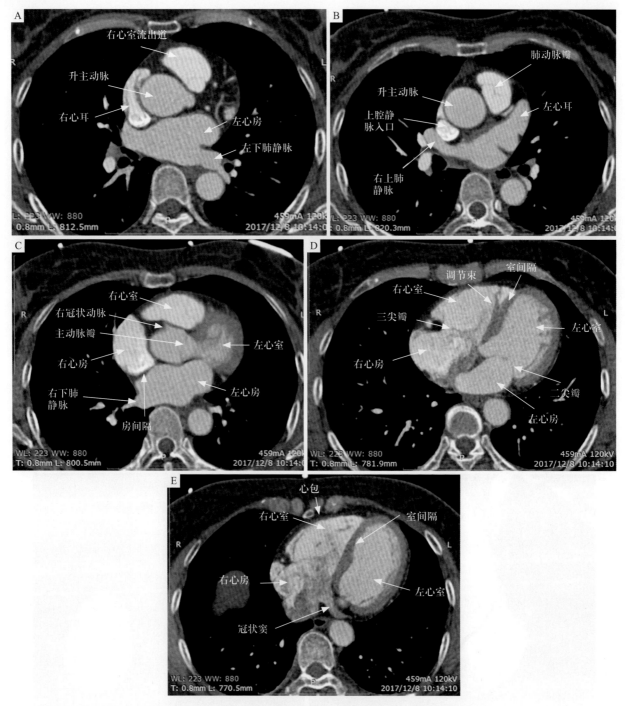

图7-2-2　正常心脏CT解剖（A～E）

（一）正常心腔CT解剖

1. 右心房　右心房壁薄而腔大，前部由原始心房衍变而来，称固有心房，其前上部的锥体形盲囊突出部称右心耳；后部由原始静脉窦发育而成，称腔静脉窦。右心房内壁前后两部之间以界嵴为界，右心房上、下方分别有上腔静脉和下腔静脉入口。

2. 左心房　位于右心房的左后方，是4个心腔中最靠后的一个。左心房亦可分为前部的左心耳和后部的左心房窦。左心耳突向左前方，覆盖于肺动脉干根部左侧及冠状沟前部，因与二尖瓣邻近，为心外科常用手术入路之一。左心耳较右心耳狭长，外观呈手指状。左心耳腔面结构与右心耳相似，其内壁因有梳状肌而凹凸不平，似海绵状，梳状肌没有右心耳发达而且分布不匀。由于左心耳腔面凹凸不平，当心功能障碍时，心内血流缓慢，容易导致血栓形成。后部的左心房窦腔面光滑，其后壁两侧有左、右各一对肺静脉开口。左心房的前下部有左心房室口与左心室相通。

3. 右心室　右心室壁较薄，CT 显示右心室游离壁心肌厚 1～3 mm。右心室位于右心房的左前下方，为四腔最靠前的部分。右心室腔分为流入道和流出道。流入道是右心室的主要部分，室壁内面有许多相互交错的肌性隆起称为肉柱，其中有几个粗大而呈锥状的肉柱，叫乳头肌。流入道的入口即右心房室口，在口的前、后、内侧缘有 3 个近似三角形的瓣膜，称为三尖瓣。每个瓣膜的底附着于右心房室口周缘的纤维环上，其尖称游离缘，借腱索连于相邻的两个乳头肌上。由于增强 CT 右心造影剂充盈常不均匀，而且三尖瓣比较薄，CT 有时难以清晰显示三尖瓣。右侧房室沟内有右冠状动脉走形，是三尖瓣环的位置标记。流出道是右心室向左上方的突出部分，称为动脉圆锥或称漏斗部，其壁内面光滑无肉柱。斜行的调节束（moderator band，MB）是流出道的下界，调节束在 CT 上表现为自室间隔斜行与右心室游离壁乳头肌相连。流出道的出口即肺动脉口，口的周缘有 3 个半月形的瓣膜，称为肺动脉瓣，心脏门控 CT 扫描能清楚地观察到肺动脉瓣膜结构。三尖瓣与肺动脉瓣远离，两者间有圆锥肌，无纤维连接。

4. 左心室　左心室游离壁心底部分最厚，为 6～12 mm，心尖部心肌最薄，CT 显示约 2 mm。左心室腔以二尖瓣前瓣为界分为左心室流入道和流出道。流入道是左心室的主要部分，左心室小梁比右心室细腻、密集，左心室腔更光滑，在左心室中有明显粗大的两组乳头肌。流入道的入口即左心房室口，在口的前、后缘附有两个近似三角形的瓣膜，称为二尖瓣。每个瓣膜的底附着于左心房室口周缘的纤维环上，其尖或游离缘也借腱索连于两组乳头肌上。流出道是左心室的前内侧部分，称为主动脉前庭，其内面光滑无肉柱。流出道的出口即主动脉口，口的周缘也附有三个半月形的瓣膜，称为主动脉瓣，与每瓣相对的主动脉壁向外膨出，称主动脉窦，其中两个发出冠状动脉，并因此命名为左冠窦、右冠窦和无冠窦。二尖瓣和主动脉瓣能在门控心脏 CT 上清楚显示，二尖瓣和主动脉瓣关系密切，主动脉左瓣尖的左后部与二尖瓣前叶纤维性连接。

5. 心脏静脉及心包　心脏静脉大部分经冠状窦流入右心房，冠状窦位于心膈面的冠状沟内，左心房和左心室之间。在 CT 图像上心包在低密度的纵隔脂肪及心外膜脂肪层的衬托下显示清楚，为一光滑细线样结构，厚度多在 1～2 mm，最厚不超过 3 mm。

（二）冠状动脉 CTA 的正常解剖

冠状动脉共有左、右两支，右冠状动脉（right coronary artery，RCA）起自右冠窦后行于右心房室沟内，于右心室锐缘转向后方，并在接近后室间沟分出后降支和左心室后支。右冠状动脉分为近、中、远段，近中段以锐缘支为界，中段为锐缘支至 RCA 转自水平处，其远侧即为远段。右冠状动脉主要供应右心室、左心室下壁、左心室后壁和室间隔后 1/3。

左主干（left main artery，LM）起自左冠窦，并分为两支重要的分支，前降支（left anterior descending branch，LAD）和回旋支（left circuflex branch，LCX）。LM 长度变异较大，在 5～20 mm，有时 LM 分为三支，即所谓中间支从左主干上发出。前降支（LAD）向前向下走行于室间沟，到达心尖部。LAD 沿途发出数支对角支，依次命名为 D1、D2 等，走行于心外膜下，并参与左心室前侧壁的血供。前室间隔支呈直角自 LAD 发出，供应室间隔前 2/3。LAD 以第 1、2 对角支为分界分为近、中、远段。LAD 主要供应心脏前壁、左心室前侧壁、室间隔的前 2/3。LCX 走行于左心房室沟，LCX 的主要分支是钝缘支，依次命名为 OM1、OM2 等，LCX 根据钝缘支发出部位分为近段和远段。部分冠状动脉左优势型的人 LCX 可以延续至后十字区，发出后降支（posterior descending artery，PDA）、房室结支以及左心室后支。回旋支主要供应左心室侧壁、后侧壁、高侧壁。目前 CT 报告一般采用国际心血管CT协会（Society of Cardiova Scular Computed Tomography，SCCT）冠脉分段（表7-2-1）。

表7-2-1　SCCT冠状动脉分段标准

冠状动脉分段	解剖描述
1. 右冠（RCA）近段 pRCA	右冠开口至拐弯处一半长度
2. RCA中段 mRCA	右冠近段末端至拐弯处
3. RCA远段 dRCA	右冠中段末端至后降支（PDA）开口
4. 右冠起源后降支 R-PDA	后降支起自右冠
5. 左主干 LM	左主干开口至前降支（LAD）和回旋支（LCX）分叉处
6. 前降支近段 pLAD	左主干末至第一大间隔支或第一对角支（直径大于1.5 mm），以最近者为准
7. 前降支中段 mLAD	前降支近段末端至心尖部的一半长度
8. 前降支远段 dLAD	前降支中段末端至前降支末梢
9. 第一对角支 D1	第一对角支
10. 第二对角支 D2	第二对角支
11. 回旋支近段 pCx	左主干末端至第一钝缘支（OM1）开口
12. 第一钝缘支 OM1	横穿左心室侧壁的第一支钝缘支
13. 回旋支中远段 LCx	第一钝缘支开口至血管末梢或左后降支开口
14. 第二钝缘支 OM2	第二钝缘支
15. 回旋支起源后降支 L-PDA	后降支起自左回旋支
16. 右冠起源后侧支 R-PLB	后侧支起自右冠
17. 中间支 RI	血管起自前降支和回旋支开口分叉处之间
18. 回旋支起源后侧支 L-PLB	后侧支起自左回旋支

根据后降支和左心室后支的起源划分，80%～85%的人为右优势型，8%～10%为左优势型，其后降支和左心室后支分别发自RCA和LCX，只有7%～8%的人为均衡型。

三、心脏CT检查的临床应用

（一）适应证与禁忌证

心脏CT检查临床应用广泛，适应证包括：

1. 冠心病诊断

（1）MDCT主要用于对门诊患者冠状动脉斑块及其狭窄的初步筛查。

（2）无症状的中、高度风险人群的冠心病筛查。

（3）对于已知冠心病或冠状动脉粥样硬化斑块临床干预后，病变进展和演变的随访观察。

2. 经皮冠脉介入术术前术后评价

（1）冠心病行冠脉介入术（percutaneous coronany intervention，PCI）术前评估，包括病变累及范围、钙化程度、分叉病变、左主干病变以及完全闭塞病变的远端显影情况等。

（2）指导导丝通过和球囊扩张的可行性，以及支架大小尺寸的选择，特别是对于完全闭塞病变的斑块特征、硬度和范围等的评估有独到价值。

（3）血管成形术和支架置入术后的随访评价。

（4）评价冠状动脉造影或介入术后并发症，如出血。

3. 冠状动脉旁路移植术前术后评价　包括术前评价内乳动脉（internal mammary artery，IMA）解剖和升主动脉管壁粥样硬化（钙化和管壁增厚情况），以确定升主动脉能否吻合；评价术后搭桥血管和吻合口是否通畅；评价术后患者再发心绞痛症状的病因（包括冠状动脉）等。

4. 非冠心病心脏手术前的冠状动脉评价　与常规冠状动脉造影相比，CT 相对无创、廉价、操作简单和安全；利用 CT 较高的阴性预测价值，排除非冠心病外科手术前明显的冠状动脉病变。

5. 电生理射频消融术前评价　在双心室起搏器植入前明确心脏冠状静脉解剖；房颤射频消融之前用于明确患者的肺静脉解剖，测量左心房大小、与周围组织关系（如食管），以及除外左心房附壁血栓。

6. 心脏解剖结构的诊断　明确超声心动图的异常发现，如心包病变、心脏肿块或肿瘤、心内膜炎（赘生物和脓肿）、左心室心尖部的血栓、冠状动脉瘘以及肺动脉、肺静脉和主动脉弓部的异常等；客观准确地评估先天性心脏病，特别是复杂性先天性心脏病的各种心脏和大血管畸形。

7. 大血管疾病　包括各种动脉瘤，主动脉夹层，大动脉炎，主动脉缩窄，上、下腔静脉狭窄和阻塞，以及各种大血管先天畸形和变异。

CT 临床应用广泛，大部分患者都能完成 CT 检查，相对禁忌证包括：①既往有严重的造影剂过敏反应史；②不能配合扫描和屏气的患者；③怀孕期妇女；④临床生命体征不稳定（如急性心肌梗死、失代偿性心衰、严重的低血压等）；⑤严重的肾功能不全。

（二）心脏 CT 钙化积分对冠心病诊断价值

心脏 CT 钙化积分：钙化积分的量化采用国内外通用的 Agatston 积分，规定 CT 值≥130 Hu，面积≥1 mm² 的斑块是钙化，每支冠状动脉的积分相加即为该患者的钙化积分。

美国一项研究显示，除了传统的风险因子之外再使用一种基于冠状动脉钙化积分，可提高预测冠心病事件的风险分级的能力。另有研究表明冠脉高度钙化（agatston 积分 >400）是患者发生心血管事件的危险因素，高于高血压、糖尿病、高脂血症、吸烟史这些常见的危险因素[4]。钙化积分为 0 时说明没有冠状动脉钙化，意味着 95% 以上的病例没有明显的动脉狭窄，但是并不说明没有软斑块，尤其在年轻患者和严重吸烟者，因此对钙化积分的分析需要结合临床或冠脉 CTA 等。

（三）冠心病的诊断和评价

1. 冠状动脉狭窄的 CTA 评估　冠状动脉粥样硬化是以冠状动脉内膜下脂质沉积、平滑肌细胞增生与泡沫细胞形成、纤维组织及黏多糖等基质增多，导致冠状动脉管壁增厚变硬并失去弹性、管腔变窄的病变，是冠心病的最主要病因。冠状动脉斑块常见于左前降支、回旋支、右冠状动脉以及冠状动脉较粗大分支，临床上习惯将左前降支、回旋支和右冠状动脉称为 3 支血管，按照受累情况称为单支、2 支或 3 支病变。

冠状动脉粥样硬化引起的管腔狭窄多数表现为偏心性，少部分为向心性。冠脉狭窄程度评估以病变近、远端相对正常的管腔面积或内径的平均值作为参考，按照管腔直径减少的百分比值进行分级，即无狭窄或管腔不规则（0~25% 的狭窄）、轻度狭窄（<50% 的狭窄）、中度狭窄（50%~74% 的狭窄）、重度狭窄（≥75% 的狭窄）和闭塞（100% 狭窄）。冠状动脉 CTA 一般用于评估管径 1.5 mm 以上的冠状动脉。

2. 心肌缺血和梗死的 CT 评估　左心室局部心肌强化程度减低提示心肌缺血。急性梗死心肌表现为无明显强化或灌注缺失。陈旧心肌梗死在 CT 平扫图像上表现为心肌内的低密度影，CT 值甚至是负值（脂肪病灶），增强无明显强化。MDCT 也可以通过评估心肌的"首过灌注"和"延迟强化"来分析心肌的存活性，但目前因为缺乏 CT 心肌灌注的量化诊断指标，在临床尚未得到广泛认可和应用。除非临床有明确要求，不推荐在常规 CTA 后对心肌行延迟 CT 扫描评估心肌活性，以尽量减少辐射剂量。

3. 易损斑块的 CT 征象　冠状动脉 CTA 还可用于评估斑块，一般来说，钙化斑块 CT 值≥300 Hu，纤维斑块CT值在100 Hu左右，脂质斑块<50 Hu。由于纤维斑块和脂质斑块在CT上存在很大重叠，实际工作中很难将两者准确分开，因此一般CTA上斑块分为钙化斑块、非钙化斑块和混合斑块三种。

尸检报告显示，大多数急性冠脉事件是由于斑块破裂，导致突发管腔内血栓形成所诱发，这种斑块称为易损斑块，易损斑块在形态上与稳定型斑块截然不同，最新研究结果表明CT可以用来评估易损斑块，主要特征包括低密度斑块（<30 Hu）、餐巾环征、点状钙化和正性重构。

4. 冠状动脉支架植入术后CTA评价　随着冠状动脉支架植入术（percutaneous coronary intervention，PCT）的推广应用，术后进行CTA评估越来越多。MDCT对支架随访的价值在于评价支架的位置、形态、支架内是否有显著的内膜增生或血栓形成以及邻近血管的情况等。支架内再狭窄在支架术后1个月内不常见，3个月时达到高峰，3~6个月趋于稳定。支架两端是发生再狭窄的好发部位，主要表现为支架内低密度。由于目前支架均由金属材料制成，支架金属伪影会影响CT对支架内管腔的显示，CTA对于<3.5 mm支架内狭窄的观察受限[5]。

5. 冠状动脉搭桥术后CTA评价　冠状动脉搭桥术（coronary artery bypass grafting，CABG），是国际上公认的治疗冠心病远期效果最好的治疗方法。其方法为用移植的血管即桥血管（动脉或静脉，常为大隐静脉或带蒂的乳内动脉）在升主动脉根部与冠状动脉狭窄远端建立血管通路。MDCT是评估CABG术后首选的影像检查方法。MDCT能够对93%以上的桥血管通畅性做出准确评估，包括旁路血管的数量、吻合口位置，旁路血管内腔和吻合口是否通畅，以及吻合口远端冠状动脉的通畅性[5]。MDCT对完全闭塞的搭桥血管诊断敏感性和特异性均达到了100%。但是，目前MDCT不能判断旁路血管内血流方向和进行血流量测定。

（四）先心病的CT诊断和评估

多排螺旋CT空间分辨率高，对于先心病解剖形态的显示有其独到之处，特别是对于复杂性先天性心脏病的诊断和术前评估有其优势：①有利于复杂先心病的节段分析；②有利于发现心脏外畸形；③对先心病的显示客观准确，与超声心动图相结合，可以提高先心病的诊断准确率。

1. 顺序节段分析法　将心脏分为心房、心室及大动脉三段进行分析诊断。根据各自相对恒定的解剖特征按顺序进行分析，分析彼此间的解剖联系、空间排列和相互关系。

1）心脏位和内脏位：心脏位决定于心脏位于胸腔的位置及其与内脏相对位置关系，心脏位仍应参考X线心脏正位片。内脏位对于诊断复杂性先心病很重要，内脏位包括胸腔脏器和腹腔脏器位置，CT横断图像及三维后处理能很清楚地显示左右支气管的形态和变异，能很好地识别腹腔脏器。

2）心房、心房位和内脏-心房连接：

（1）心房分为左心房和右心房，解剖特点决定于心房耳部解剖特征。形态学右心房耳部宽大呈三角形，其中可见条状梳状肌；形态学左心房耳部呈拇指状，尖端指向前外侧（图7-2-3）。

（2）心房位：

（i）心房正位（atrial situs solitus）：正常位置关系，左、右心耳分别位于心脏左、右两侧。

（ii）心房转位（atrial situs inversus）：正常位置的镜面关系，左、右心耳分别位于心脏右、左两侧。

（iii）心房不定位（atrial situs ambiguous）：两心耳均是解剖

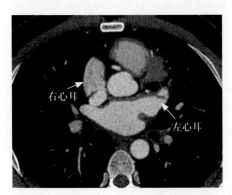

图7-2-3　左、右心耳CT影像特征

左或右心耳形态，又称为心房异构（atrial isomerism）。左心房异构：双侧均为解剖左心房，此时存在内脏不定位，腔静脉回流异常，双左肺，常合并多脾，75%合并心内畸形。右心房异构：双侧均为解剖右心房，内脏不定位，肺静脉畸形引流，双右肺，常合并无脾，90%合并心内畸形。

（3）内脏-心房连接：依据肺脏、腹部器官，通常将内脏-心房连接分为三种类型。

（i）内脏-心房正位：肝脏—下腔静脉—右心房位于右侧，胃泡—脾脏位于左侧；正常肺脏左侧两叶、右侧三叶。

（ii）内脏-心房转位：镜面右位，肝脏—下腔静脉—右心房位于左侧，胃泡—脾脏位于右侧；镜面肺脏左侧三叶、右侧两叶。

（iii）内脏-心房不定位：肝脏位置居中，呈水平肝，胃位置不定，肺脏可以是双左肺或双右肺结构，心房不定位。无脾或多脾综合征。

3）心室、心室位和房-室连接。

（1）心室，分为左心室和右心室，决定于心室解剖形态特征。完整的心室解剖包括流入道、小梁部和流出道。房室瓣和半月瓣之间有圆锥肌者称为无纤维连接，无圆锥肌称为纤维连接。

（i）右心室：肌小梁粗厚，有心室调节束，有室上嵴圆锥肌，房室瓣与半月瓣无纤维连接。

（ii）左心室：肌小梁纤细，无心室调节束，无室上嵴圆锥肌，房室瓣与半月瓣纤维连接。

（iii）未定型心室：心室肌小梁呈非左心室非右心室特征，称之为未定型心室，多见于单心室畸形。

（2）心室位：CT可以显示心室位置和空间排列。心室正位是正常排列关系，即形态学右心室位于左心室右前方，胚胎学上称为心室右祥（D-loop）。心室转位指的是形态学右心室位于左心室左前方，也称为心室左祥（L-loop）。

（3）房-室连接：可以分为以下几种情况。

（i）房-室连接相协调（concordant）：左心房—左心室，右心房—右心室，正常左位心及镜面右位心，见于双室型心脏。

（ii）房-室连接不相协调（discordant）：左心房—右心室，右心房—左心室，见于双室型心脏。

（iii）房-室连接不定型（ambiguous）：双右心房或双左心房与双室连接，见于双室型或单室型心脏。

（iv）心室双入口（double inlet）：双房与一个心室连接，见于单心室。

（v）房室无连接（absent connection）：一侧房室瓣闭锁，见于单心室。

4）大动脉、大动脉位及心室-大动脉连接

（1）大动脉：包括主动脉和肺动脉，CT上根据动脉的分支和血供来区分大动脉。主动脉发出冠状动脉及体动脉分支。主肺动脉干发出左、右肺动脉，分支进入肺内。如果一根动脉既发出冠状动脉、体动脉，又发出肺动脉，则称为永存共同动脉干。

（2）大动脉位置关系：以半月瓣水平为准，升主动脉位于主肺动脉干右后方为正常排列关系。升主动脉位于主肺动脉右前方为右位型异位（D-malposition），升主动脉位于主肺动脉左前方为左位型异位（L-malposition）。此外，两大动脉可以呈前后或左右并列关系。

（3）心室-大动脉连接：可以分为以下几种情况。

（i）心室-大动脉连接相协调（concordant）：LV—AO，RV—PA。

（ii）心室-大动脉连接不相协调（discordant）：LV—PA，RV—OA，大动脉转位（transportation）。

（iii）心室双出口（double outlet）：双大动脉起自同一心室。

（iv）心室单出口（single outlet）：单一动脉起自任一心室，有三种情况，即共同动脉干、肺动脉闭锁、主动脉闭锁。

根据命名学，心室-大动脉连接不协调称为大动脉转位（transportation）（图7-2-4）；仅是大动脉空间排列异常，而心室-大动脉连接相协调，则称为大动脉异位（malposition）。

半月瓣下圆锥肌的存在与否，在一定程度上决定了大动脉的位置及其与心室的连接关系，半月瓣下圆锥肌有四种不同形态。

（i）肺动脉瓣下圆锥肌（正常）：正常心脏主动脉瓣下圆锥肌吸收，主动脉位于后下，主动脉瓣与

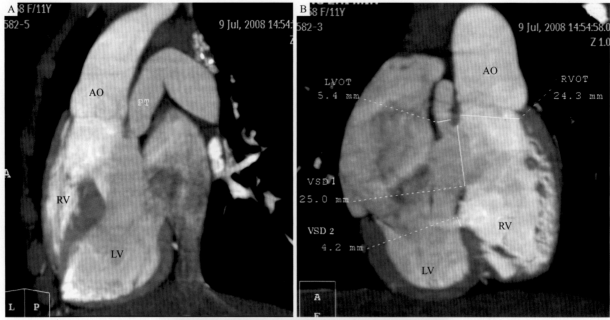

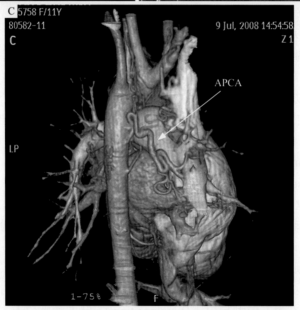

图 7-2-4　女，11 岁，复杂性先心病（大动脉转位、室间隔缺损）

A. 斜矢状面 MPR 示肺动脉主干（PT）起自左心室（LV），主动脉（AO）起自右心室（RV）；B. 斜冠状面 MPR 清楚显示右心室流出道（RVOT）和左心室流出道（LVOT），室间隔有 2 处缺损（VSD1 和 VSD2）；C. 三维 VR 重建可以清楚显示发自降主动脉的一支体肺侧支（APCA）（箭示）。

二尖瓣间纤维连接。

　　（ii）主动脉瓣下圆锥肌，主动脉推向前上方，见于 D- 或 L- 转位；

　　（iii）主动脉瓣下及肺动脉瓣下双圆锥肌；

　　（iv）双圆锥肌缺如。

　　2. 其他心脏畸形　采用顺序节段分析法对复杂先心病畸形进行分析以外，CT 能显示其他心脏大血管畸形，包括房间隔缺损、室间隔缺损、心室流出道狭窄等，以及心脏外畸形，包括主动脉或肺动脉发育不良和狭窄，肺静脉发育畸形等。

（五）心脏瓣膜疾病

　　心脏瓣膜疾病时由于炎症、变性、退变、先天畸形或缺血坏死等原因引起单个或多个瓣膜结构和功能异常，导致瓣膜狭窄或关闭不全。经胸超声心动图仍然是心脏瓣膜疾病首选的影像检查方法。除瓣膜明显钙化，胸部 X 线片不能直接观察瓣膜，临床上可以作为判断心脏大小和肺血改变的随访检查。CT 和 MRI 能够显示瓣膜形态、瓣叶异常和瓣膜运动改变，尤其是 CT 对于瓣膜细小钙化非常敏感（图 7-2-5）。CT 和 MRI 还可以观察心脏顺应性，测量心脏功能，可以显示主动脉和肺动脉扩张，日

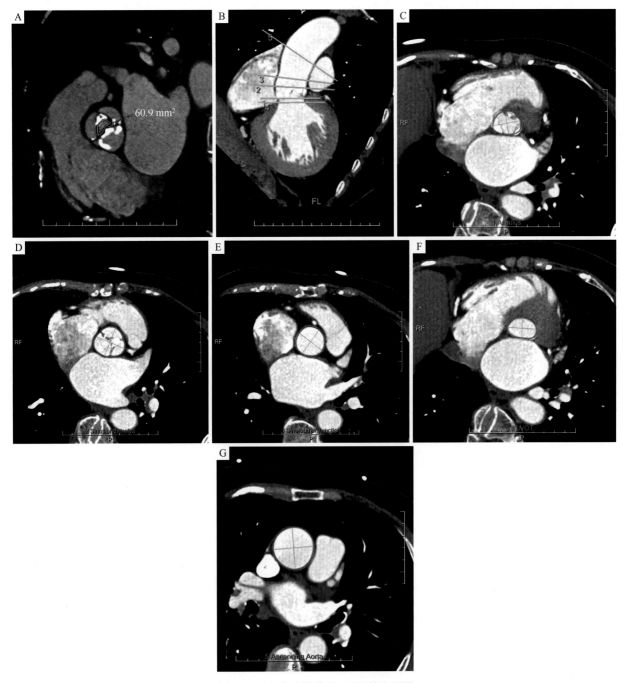

图 7-2-5　主动脉瓣狭窄 CT 评估和测量

主动脉瓣多发钙化，收缩期主动脉瓣瓣口面积约 60 mm²。同时还可以进行手术或经导管主动脉瓣植入术（transcatheter aortic valve implantation, TAVI）进行测量，测量层面：A. 瓣口狭窄示意图；B. 重建层面定位示意图；C. 主动脉瓣环层面；D. 主动脉窦层面；E. 窦管结合部层面；F. 左心室流出道；G. 升主动脉近段层面。

益受到临床重视，是超声心动图的备选检查。对于心脏瓣膜瓣环周围脓肿或人工瓣膜术后感染，CT和MRI比超声心动检查更有优势。

（刘晶哲）

参 考 文 献

［1］ 李坤成, 郭启勇. 中华临床医学影像学 (心血管分册) [M]. 北京: 北京大学医学出版社, 2016.

［2］ KIRPALANI H. Imaging of the newborn [M]. 2nd ed. New York: Cambridge University Press, 2011.

［3］ DE ROOS A, HIGGINS C B. Cardiac radiology: centenary review [J]. Radiology, 2014, 273: S142-S159.

［4］ ABBARA S. Problem solving in radiology cardiovascular imaging expert consult [M]. Philadelphia: Saunders Elsevier Inc, 2013.

［5］ 中华放射学杂志心脏冠状动脉多排CT临床应用协作组. 心脏冠状动脉多排CT临床应用专家共识 [S/J]. 中华放射学杂志, 2011, 45 (1): 9-17.

第8章
心导管诊断

心导管术是由外周血管插入各种功能的导管至心腔及血管进行生理资料检查及选择性心室、血管造影，从而为外科手术前提供精确的解剖和生理功能资料。随着心血管病诊疗技术的进步，尤其是复杂先心病手术的相继开展，对术前生理资料、解剖畸形的诊断及心脏功能检测提出了更高的要求，拓宽了心导管术的应用范围[1-4]。本章将心导管诊断分为心导管检查和心导管造影，分别进行讲述。

第1节 心导管检查

一、心导管检查适应证及禁忌证

（一）适应证

1. 复杂先心病的术前诊断 复杂先心病外科手术前需进行全面的解剖畸形诊断和生理状况评价，心导管检查能根据外科手术的种类提供必要的生理参数。

2. 评价肺动脉压力和阻力 肺动脉的压力和阻力的评价对于先心病手术适应证和手术方法的选择非常重要，尤其是左向右分流的先心病出现重度肺动脉高压以及某些肺充血性复杂性先心病，心导管检查能确定肺血管病变的严重程度和性质，即肺动脉高压是动力性还是器质性，有助于手术适应证的选择和术后预后的判断。

3. 肺血管发育评价 全面评价肺血管发育，包括固有肺动脉及侧支发育，肺动脉狭窄程度，左、右肺动脉及远端肺血管发育，肺动脉灌注范围、肺循环时间等评价肺血管床结构及功能的变化。

4. 先心病治疗前后血流动力学变化监测及复查

（二）禁忌证

随着心导管技术及内外科治疗的进展，目前心导管术无绝对禁忌证，如为抢救患者需获得的必要的血流动力学资料或围手术期出现的大咯血，为明确出血原因及封堵罪犯血管需急诊心导管术。相对禁忌证包括急性严重的感染、严重的肝肾功能不全、各种出血性疾病及各种原因导致的血流动力学不稳定等。

二、方法

（一）设备及器械

1. 导管室设备 X线心血管造影机（双向造影机为最佳）、多道生理记录仪、血氧监护仪、血气分析机、麻醉机、抢救及复苏设备等。

2. 常用器械　4～6 F血管穿刺鞘，超滑导丝（长150 cm、直径0.035 in），造影导管包括：4～6 F多用途端孔导管、猪尾导管（pigtail）及COBRA导管等。

（二）术前准备

（1）完善各项术前检查，如血、尿、粪常规，电解质，肝、肾功能，凝血功能及免疫功能，心电图、X线胸片及心脏彩超等辅助检查，明确心导管指征，确定心导管操作方案。

（2）向患者及家属交代病情及风险，签知情同意书。

（3）完善术前准备：①备皮：双侧腹股沟区；②术前禁食：小于1岁至少禁食4 h，一岁及以上禁食6 h，禁食后补液，避免脱水；③碘过敏实验。

（三）导管插入部位选择

1. 右心导管　股静脉为小儿最常用的穿刺血管，此处血管较粗，肢体容易固定，离心脏有一定距离，便于导管操作，而且该途径符合心导管自然弯度，容易操纵导管通过三尖瓣进入右心室。奇静脉通常用于患儿生后72 h内，最好在24 h内进行，此时静脉导管还未闭合，由奇静脉至静脉导管进入下腔静脉达右心房。锁骨下静脉及颈外静脉穿刺常用于髂静脉或下腔静脉阻塞的患者，也可用于上腔静脉与肺动脉分流手术（Glenn术）后的随访，用于检查吻合口是否通畅，肺动脉发育情况以及肺循环的血流动力学状态。

2. 左心导管　股动脉为最常用的途径，由于股动脉于腹股沟韧带下部搏动较为明显，容易触及，且容易固定，同时血管直径较粗、操作方便等优点，因此可用于各年龄组。

（四）导管操作方法

1. 右心导管术　成人和可以配合手术的儿童采用局麻，10岁以下或患儿不能充分配合的采用浅度全身麻醉。

患者仰卧位，穿刺股静脉，在透视下将端孔导管送入上腔静脉，然后后撤导管至右心房上、中、下部及下腔静脉，顺序采取各个部位1～2 mL血标本测定血氧饱和度，操纵导管通过三尖瓣进入右心室，随后进入主肺动脉及左、右肺动脉，分别在上述部位取血标本及测量压力，最后穿刺股动脉取外周动脉血标本并测量动脉压力。如按常规部位取血测上、下腔静脉血氧饱和度异常升高，应重新取上腔静脉或下腔静脉远端的血标本。

连续测压：测压状态下将导管缓慢均匀的自肺动脉后撤至右心室并记录肺动脉-右心室有无压力阶差或压力阶差移行区。

肺动脉楔压不是常规右心导管的测定项目，其测定对于评价肺血管状态，反映左心房压力及左心室舒张末期压等有重要意义。若临床需要可将端孔导管或球囊-漂浮导管送达肺动脉远端分支嵌入肺小动脉来测量。

2. 左心导管检查　通常逆行股动脉插管为最常用的方法，充分肝素化防止血栓形成，导管循导丝插入，根据病情需要在主动脉相应部位测定压力或行连续测压，了解是否存在压力阶差，并经升主动脉进入左心室测定左心室压及左心室至升主动脉连续测压，取得血流动力学资料，与造影配合进一步明确诊断。

（五）术后处理

当各部位血氧饱和度和压力记录齐备并核对无误后撤出导管。局部穿刺点压迫5～10 min后加压包扎，沙袋压迫6 h，平卧24 h。一般情况下不需用抗生素预防感染。

（六）压力及血氧饱和度测量注意事项

心导管检查操作中必须仔细、规范操作，确保压力和血氧测量值数据的准确性。

（1）测压时必须保证导管、压力延长管、换能器的连接严密和通畅，通路必须定时冲洗，排气要完全，若导管及传感器内有空气、血凝块或连接不紧密等，均可致压力波形改变、记录仪基线偏移及零点位置变化，导致压力数值失真；导管在心腔内摆动幅度大也可致使压力数值记录出现误差。若发现波形异常需及时调整导管位置，保持传感系统通畅和稳定，反复核对记录。每次测压前必须重新校零，以避免零点漂移带来的误差。

（2）测压取血时需保证准确、良好的导管头端位置。如导管头端嵌入心室肌小梁或紧贴心壁会导致取血困难、测压不准确。测压时不要触动导管以保证测压的稳定性。

（3）各部位血氧饱和度的测定受血流层流、导管冲洗程度、测定时间等多种因素的影响，每次测定时需要仔细核对，并保持导管位置不变。原则上每个部位的血氧饱和度取2～3个样本，取平均值，以保证准确性。每次取血后应及时测定，尽量缩短体外停留时间。每次取血标本前必须充分冲洗导管，并用10 mL注射器先抽取2～4 mL导管内残留血液后再抽取血标本。

三、血氧分析

1. 血氧饱和度 血氧饱和度即血液标本的实际氧含量和此标本与空气或氧气充分接触后所测得的氧含量相比，得出百分率，多采用分光光度计测定血氧饱和度来反映血液含氧状态。

正常情况下，血液经肺循环氧和后，肺静脉、左心房、左心室及主动脉血均为饱和血，血氧饱和度达95%～100%。血液经体循环后回到腔静脉，由于组织耗氧，氧和血红蛋白解离，因此腔静脉、右心房、右心室及肺动脉血为不饱和血，血氧饱和度降至70%±5%。根据血氧饱和度变化，可判断左心与右心、动脉与静脉系统间有无交通以及交通部位的血液分流方向。

右心房与腔静脉血氧的测定需要注意：①大脑的耗氧量较大，因此上腔静脉的血氧饱和度通常低于下腔静脉；②右心房分别接受来自上腔静脉、下腔静脉及冠状窦的血液，不易充分混合均匀，使右心房内不同部位血标本血氧饱和度出现一定差异。血氧饱和度正常值见表8-1-1。

表8-1-1 正常右心及大血管不同部位血氧饱和度值

部位	正常范围（%）	平均值（%）
上腔静脉	67～87	77
下腔静脉	77～89	83
右心房	74～86	80
右心室	71～87	79
肺动脉	73～83	78

2. 血氧含量异常及意义

（1）左向右分流：①心房水平：当右心房血氧高于上腔静脉，超过8%时提示心房水平存在左向右分流。如房间隔缺损、肺静脉异位引流、冠状动脉右心房瘘等疾病。②心室水平：当右心室血氧高于右心房，超过4%时提示心室水平存在左向右分流。如室间隔缺损、冠状动脉右心室瘘、主动脉窦瘤破裂入右心室等疾病。③肺动脉水平：当肺动脉血氧高于右心室，超过2%～3%时提示肺动脉水平存在左向右分流。如动脉导管未闭、主肺间隔缺损等疾病。④腔静脉水平：需分别采取腔静脉近端与远端的血标本，若近端血氧较远端升高超过9%，提示肺静脉异位引流至腔静脉。

（2）右向左分流：体动脉血氧饱和度低于94%为动脉血氧不饱和，提示右向左分流。分流部位除心内缺损及动脉异常通道外，尚有肺内分流，可根据临床情况分析，一般不计算右向左分流的绝对值。①心房水平：三尖瓣或肺动脉严重狭窄、三尖瓣下移畸形伴三尖瓣重度反流及重度肺动脉高压伴三尖瓣重度反流等疾病，使右心房压力升高出现右向左分流，导致右心房血流通过房间隔缺损或卵圆孔进入左心房。②心室水平：肺动脉、右心室流出道狭窄或重度肺动脉高压导致右心室压力升高，出现右心室血流通过室间隔缺损进入左心室。③肺动脉水平：动脉导管未闭或主肺间隔缺损合并重度肺动脉高压、婴儿型主动脉弓缩窄，肺血流通过动脉导管进入降主动脉，使降主动脉血氧饱和度降低，出现特征性差异性紫绀表现。④肺动静脉间右向左分流：动静脉瘘使肺动脉内血流不经氧和直接进入肺静脉，使肺静脉血氧饱和度降低。

四、压力资料分析

血管和心腔内压力变化通过传感器将压力信号转变为电信号，经过滤放大后以压力随时间变化的方式显示。压力波形图在评估血流动力学中起着重要作用，准确获得压力波形对评估心功能及肺动脉高压状态至关重要，不准确的结果可能对评估手术方式选择产生不利影响。因此测量前应对压力换能器进行校正、调零，确保导管与转换器连接紧密，不能存在任何气泡、血块等。正常心腔及血管的压力见表8-1-2。

表8-1-2　正常各心腔和动脉的压力

部位	收缩压/舒张压（mmHg）	平均压（mmHg）
右心房	$4\sim6/-2\pm2$	$2\sim4$
右心室	$15\sim30/2\sim5$	
肺动脉	$15\sim30/5\sim10$	$10\sim20$
左心室	$80\sim130/5\sim10$	$70\sim95$
主动脉	$80\sim130/60\sim90$	

1. 心腔内压力曲线的形态及意义　正常压力曲线见图8-1-1。

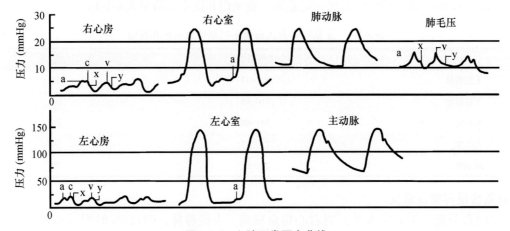

图8-1-1　心腔正常压力曲线

（1）心房压力曲线：每一心动周期右心房压力曲线包括a波、c波和v波及x和y倾斜，a波略高于v波。a波为心电图p波后出现的第1个波，由右心房收缩引起，a波明显升高见于肺动脉高压、三尖瓣狭窄、肺动脉狭窄等各种原因导致的右心房压升高，v波代表心室射血后期，大量腔静脉血流回流到右心房所致，高耸的v波提示右心衰竭或三尖瓣反流。

左心房压力略高于右心房，压力曲线与右心房类似，a波为左心房收缩，v波为左心房充盈产生的压力波形，v波略高于a波。a波增高见于二尖瓣狭窄及左心室顺应性下降，v波增高由二尖瓣反流所致。

（2）心室压力曲线：正常的心室压力呈高原型，心电图R波之后，S波中压力曲线迅速上升，曲线顶点为收缩压，心室射血后曲线略有下降，形成波峰下的顿挫，然后进入心室舒张期，压力迅速下降至最低点，然后略有回升，形成小切迹，即心室舒张压，正常右心室压力曲线大致呈不对称的三角形。右心室压力增高见于肺动脉高压及肺动脉狭窄者，收缩压升高可等于甚至高于左心室水平，此时左、右心室压力曲线形态相似难以区分。舒张压超过10 mmHg即为过高，见于右心功能不全及舒张受限时。

左心室压力曲线上升支及下降支与基线几乎成直角，平顶较宽接近长方形。左心室收缩压增高见于高血压患者、左心排血受阻病变（如主动脉瓣狭窄及主动脉缩窄等）。舒张压超过10 mmHg为过高，见于左心衰竭、心肌病及缩窄性心包炎。

（3）大动脉压力曲线：射血期开始动脉内压力迅速上升，以后缓慢上升达收缩期顶峰，随后收缩压下降至半月瓣关闭为止，正常动脉收缩压与相连心室收缩压相同。肺动脉高压时，收缩压及舒张压均升高；肺动脉狭窄时压力曲线小而畸形，肺动脉瓣关闭不全时肺动脉收缩压升高而舒张压接近右心室舒张压。主动脉瓣狭窄时，上升支缓慢，峰值压力减低，脉压差减小。主动脉关闭不全时，收缩压增高，舒张压减低，脉压差增大。

（4）肺小动脉嵌入压：通常反映左心房压，其波形与左心房波形相似，压力值略低于左心房压，呼吸可影响其振幅。平均压超过12 mmHg即提示左心功能不全，二尖瓣病变及肺静脉梗阻等疾病。

2. 压力连续曲线　导管通过大血管或心腔经狭窄的瓣膜或缩窄的血管腔时记录的压力曲线变化，可显示压力阶差的幅度和性质。

肺动脉至右心室连续测压，收缩期峰值压差反映肺动脉瓣及瓣下狭窄程度。右心室-肺动脉压力阶差20～40 mmHg为轻度狭窄，50～90 mmHg为中度狭窄，90 mmHg以上为重度狭窄。房间隔缺损引起大量左向右分流时，右心室-肺动脉压力阶差最高可达30 mmHg，系肺动脉瓣口血流量增加所致，而非器质性肺动脉瓣狭窄，应加注意。

左心室-升主动脉连续测压力，收缩期峰值压力阶差超过10 mmHg提示主动脉瓣狭窄；主动脉缩窄时自升主动脉至降主动脉连续测压力可见收缩期峰值压力阶差。

五、血流动力学评价

根据血氧及压力等数据，通过Fick公式可计算出心排血量（cardiac output，CO）、体循环及肺循环血流量，并推算出左向右分流及右向左分流量，以及血管阻力及瓣口面积[5]。

1. 心脏血流量计算　心排血量计算：以指示剂稀释法测定CO的概念，首先由菲克（Fick）于1870年提出并使用至今。心导管心排血量利用氧作为指示剂，根据氧耗量、动脉氧含量及混合静脉血氧含量来测定，目前导管室采用血气分析仪测量血氧饱和度，需要根据血红蛋白含量换算血氧含量（血氧含量 mL/dL = 血氧饱和度 × 血红蛋白量 × 1.36），因此Fick公式见式8-1-1：

$$心排血量（L/min）= \frac{氧消耗量（mL/min）}{（主动脉血氧饱和度－混合静脉血氧饱和度）× Hb（g）× 1.36 × 10} \quad （式8-1-1）$$

在无分流的情况下，右心排血量即肺循环血流量，左心排血量即体循环血流量（式8-1-2、式8-1-3），肺循环血流量等于体循环血流量。当存在左向右或右向左分流时，需分别计算体循环及肺循环血流量。

$$体循环血流量（L/min）= \frac{氧消耗量（mL/min）}{（主动脉血氧饱和度－混合静脉血氧饱和度）× Hb（g）× 1.36 × 10} \quad （式8-1-2）$$

$$氧消耗量（mL/min）= \frac{肺循环血（L/min）}{（主动脉血氧饱和度－动脉血氧饱和度）× Hb（g）× 1.36 × 10} \quad （式8-1-3）$$

混合静脉血氧饱和度取自上腔静脉，此处取血可以避免不少影响血氧浓度的因素，对各种心内分流的疾病均适用。因肺静脉血不易得到，公式中主动脉血氧饱和度替代肺静脉血氧饱和度。

肺循环血流量与体循环血流量之比（Q_p/Q_s）：可分别计算肺循环血流量及体循环血流量，然后再比较，也可通过简化公式计算（式8-1-4）。

$$Q_p/Q_s=\frac{主动脉血氧饱和度-混合静脉血氧饱和度}{肺静脉血氧饱和度-肺动脉血氧饱和度}\qquad（式8-1-4）$$

Q_p/Q_s 是最简单的定量评价左向右分流方法，其删除了大部分可变数，最后得出体、肺循环血流量与血氧饱和度的差异（肺静脉-肺动脉及体动脉-体静脉）成反比，Q_p/Q_s 可对心腔的容量负荷作大致评定，如 Q_p/Q_s 大于1、小于1.5为少量分流；大于1.5、小于2为中等量分流；大于2为大量分流。临床一般不计算左向右或右向左分流量的绝对值，因此本章不做详细介绍。

2. 肺血管阻力计算及意义

血管阻力表达单位：阻挡血流通过某处血管床的力量称为阻力。根据流体力学原则，阻力等于一段血管床中两点之间压力的下降值与通过该段血管的血流量之比。阻力与压力有密切关系，阻力越高，维持恒定血流所需的压力越大。对重度肺动脉高压的患者常用肺小动脉阻力（PVR）或全肺阻力（TPR）来评估肺血管床的解剖与生理状态，以指导治疗方法的选择及疗效评定。肺小动脉阻力指血液从右心室排出经过肺动脉及分支血管床的阻力（式8-1-5）。全肺阻力指血液从右心室排出经过肺动脉及分支再回流至左心房及左心室的阻力（式8-1-6）。在肺动脉压力重度升高的患者，如左心房压力正常，左心房平均压力值相对甚小可忽略不计，其全肺阻力可代表肺血管阻力。

肺阻力的单位有两种：①达因·秒·厘米$^{-5}$（$dyn·s·cm^{-5}$），以单位时间内心脏做功计算。②Wood单位，由压力与心排血量计算，即 $mmHg·min/L$。1 Wood单位＝80达因·秒·厘米$^{-5}$。目前临床通常应用的阻力单位为Wood单位。

$$肺小动脉阻力（Wood单位）=\frac{肺动脉平均（mmHg）-肺小动脉平均压（mmHg）}{肺循环血流量（L/min）}\qquad（式8-1-5）$$

正常肺小动脉阻力为0.6～2 Wood单位，2～5 Wood单位为轻度增高，≥5 Wood单位为明显升高，包括中重度肺阻力升高。

$$全肺阻力（Wood单位）=\frac{肺动脉平均压（mmHg）}{肺循环血流量（L/min）}\qquad（式8-1-6）$$

正常全肺阻力为2.5～3.7 Wood单位，3.5～5.5 Wood单位为轻度增高，≥5.6 Wood单位为明显升高，包括中重度肺阻力升高。

六、心导管附加试验

1. 肺动脉扩张试验　对于重度肺动脉高压 $Q_p/Q_s<1.5$ 的患者实施急性肺血管扩张试验，评价肺血管反应性和病变严重程度。吸入纯氧、NO或药物扩张小动脉，在用药前后测定肺动脉压力、体循环压力及各部位血氧饱和度，计算 Q_p/Q_s 比值、肺阻力、心排血量及左向右分流量，从而评价肺动脉高压的性质，为术前评估手术适应证及预后。

（1）吸氧试验：用面罩吸入纯氧10 min以上。吸入纯氧可使痉挛的肺血管扩张，肺阻力下降，肺循环血量增加，本试验一直作为左向右分流先心病合并重度肺动脉高压患者手术适应证的选择依据。

（2）一氧化氮吸入试验：NO是一种内皮衍生舒张因子，可舒张血管平滑肌。在肺动脉高压患者中，血管内皮损伤导致一氧化氮合酶及NO生成障碍，吸入外源性NO可选择性扩张肺血管，降低肺动脉压力。通常吸入 80 ppm（$8×10^{-5}$）NO 30 min，同时吸入空气或氧气。

（3）伊洛前列素吸入试验：肺动脉高压患者中，内皮功能受损导致前列环素生成减少，外源性补充前列环素可扩张肺动脉而降低肺动脉压。伊洛前列素是可吸入的稳定的前列环素类似物，直接作用于肺动脉，对体循环无影响，通常吸入伊洛前列素 15 min，但吸入伊洛前列素临床现已较少采用。

2．运动试验 运动时体动脉扩张、体循环血流量增加，而肺阻力固定增高的患者因肺血管床的限制，其肺循环血流量不能增加。可采用运动试验来比较运动前后 Q_p/Q_s 的变化及体动脉血氧饱和度的变化以评价肺阻力状态。如踏车运动 3 min 后 Q_p/Q_s 从休息状态下的 1.5 下降为 1，或体动脉血氧饱和度明显下降，均提示患者运动耐量下降，不宜修补缺损，但此试验临床较少采用。

3．堵塞试验 通过心导管模拟外科手术后的反应以评估手术后的结果。如肺动脉高压肺阻力升高者，以球囊导管在肺动脉内扩张球囊直至远端肺动脉压力降低，以模拟肺动脉环缩术，如能良好耐受则患儿可安全接受肺动脉环缩术。同样，动脉导管未闭合并重度肺动脉高压者，可在介入封堵前或外科结扎前以球囊堵塞或封堵器封堵，观察封堵后肺动脉压力及血压的变化。

第 2 节 心血管造影

心血管造影指通过心导管将造影剂注入心腔或大血管，并用 X 线电影或数字电影等摄影方式将显影过程记录下来，通过观察心腔、大血管的充盈情况及显影顺序，了解心腔及大血管的形态、大小、位置和相互连接关系等解剖情况，对心血管畸形作出全面、准确的诊断，为进一步治疗提供可靠依据。

一、造影剂选择

目前小儿心血管造影检查使用的造影剂首选非离子型造影剂。根据渗透压不同还可将非离子型造影分为高渗和等渗两种。如临床上常用的碘海醇 350 即属于高渗型非离子造影剂。注射此类造影剂可导致血浆渗透压及血容量升高，由于渗透性失水，红细胞在肺微血管内皱缩合聚集，使肺动脉压力升高和肺血流量减少，这些改变在肺血减少型先心病有可能产生一系列不良反应。威视派克（碘克沙醇注射液）是目前唯一和血浆等渗的非离子型造影剂，可避免高渗透压产生的不良反应，但其价格较高，临床上未广泛使用。

使用造影剂的不良反应包括过敏反应及物理化学反应，过敏反应的常见临床表现包括荨麻疹、喉头水肿、血管神经性水肿等。物理化学反应与造影剂用量有关，常见的表现有恶心、呕吐、潮红、局部疼痛等，其与渗透压、内皮和血脑屏障损害、红细胞损害、高血容量有关，目前尚无可靠方法预防造影剂反应发生，过敏试验效果也不可靠，但采用预防措施，注意观察患者反应，准备好抢救预案，有助于防止严重不良反应发生。

二、造影部位选择

复杂先心病心导管造影过程，需对左心室、右心室、主动脉及肺动脉分别造影，以全面显示心内畸形，通常右心及左心导管同时进行，在造影部位选择时有以下一些基本原则。

1．分流性病变 导管置于高压腔，快速地注入足量的造影剂于心腔和大血管中，例如显示室间隔缺损和动脉导管未闭时需在左心室和主动脉造影，造影剂从高压的左心室及主动脉进入右心室和肺动脉，能准确显示室间隔缺损和动脉导管的位置及形态，了解分流量。

2．反流性病变 导管置于反流瓣膜的上游，导管尽量不要通过待评价的瓣膜。例如二尖瓣反流需将导管通过主动脉送入左心室造影，主动脉瓣关闭不全行升主动脉造影。但三尖瓣及肺动脉瓣反流时，导管只能通过瓣膜行右心室及肺动脉造影，此时导管会影响瓣膜关闭使反流程度略显严重。

3. 狭窄性病变　导管置于狭窄病变的近端，如主动脉瓣狭窄行左心室造影，肺动脉瓣狭窄可行右心室造影。若主动脉瓣狭窄无法进入左心室行左心室造影，可将导管置于主动脉瓣上行升主动脉造影，此时不含造影剂的高速血流将升主动脉内造影剂冲淡，形成一个透明束，称为"负性射血征"，同样可以评价主动脉瓣狭窄程度。

4. 静脉病变　导管置于拟评价部位的远端，如下腔静脉肝段缺如评价下腔静脉走行需将导管置于肝水平以远，上腔静脉肺动脉分流术后（Glenn术）评价吻合口及上腔静脉血流应将导管置于上腔静脉远心端。腔静脉造影时需控制造影剂流速及压力，避免压力过高使静脉穿孔。

三、造影剂用量及速率

1. 造影剂用量　造影剂的用量和心脏血容量有关，通常心脏容量与造影剂剂量之比为8∶1，同时还要视心内外分流及瓣膜反流情况而定。婴儿心脏的相对容积较成人为大，用量较年长儿偏大。临床上常用的造影剂用量：心室造影剂量一般不超过1.5 mL/kg，肺动脉造影为每次1～1.5 mL/kg，主动脉造影为每次1 mL/kg，总量<5 mL/kg，年龄越大单位体重所需的造影剂量越小，另外需根据造影的目的和要求调整造影剂量。

2. 造影导管最大注射速率　过高的速率可引起导管破裂，过低速率造影效果差，单位时间内注射的造影剂剂量与导管的直径和长度相关。临床上常用的造影导管为猪尾导管，5 F猪尾导管最大速率为16 m/s，6 F猪尾导管最大速率为24 m/s。

四、造影投照角度

选择适当的心血管造影投照角度是高质量心血管造影的关键。通过旋转X线机C型臂使原来的互相重叠的心脏结构得以分开，获得清晰的影像。常用的投射体位包括：

1. 左、右心房投照体位　房间隔与矢状位大致呈40°～45°角，左前斜位40°角左右投照时，X线与房间隔呈切线位，左、右心房可清楚地分开，复合头40°角投照，将相对位于后方的左右心房投影向头端，与相对位于前方投影于足端的左、右心室分开，可明显减少左、右心室和左、右心房的相互重叠，此投照体位称为肝锁位。

2. 左、右心室的投照体位　室间隔呈略向右突出的弧形走向，前部间隔与矢状面夹角大，为60°～70°，因此左前斜长轴斜位60°～75°，X线与前部室间隔相切，使左、右心室相互分开，复合头20°～30°角投照可使室间隔影得以适当拉长，病变显示更清晰。左前斜60°～70°，复合头位20°～30°称为长轴斜位，可清楚地显示膜部及基部室间隔是否完整，可显示心室与大动脉连接关系，还能较好地显示左心室流出道及主动脉弓部。

3. 肺动脉干及左、右分支的投照体位　正位投照时肺动脉主干明显重叠缩短，肺动脉分叉部分为肺动脉主干遮挡，为解决此问题可将头成角40°，X线与肺动脉趋于垂直，肺动脉主干得以拉长，肺动脉分叉部不再被肺动脉主干遮挡，肺动脉主干、分叉部及左右肺动脉起始部得以良好显示，此投照体位称为坐观位。在此基础上复合左斜或右斜5°～15°，可良好地显示左或右肺动脉起始部。

五、心导管检查并发症的预防和处理

1. 心律失常　多由导管在心房内打圈刺激房壁或导管进入心室后刺激心室肌导致，多表现为房性

期前收缩、室性期前收缩、短阵室速等，调整导管位置此类心律失常多终止发作；部分患者出现持续性室上性或房性心动过速，血流动力学稳定的情况下，可试行导管压迫心房壁而终止发作，无效时可使用药物治疗，心功能正常情况可使用心律平静推，心功能不全可选用胺碘酮泵入。房室传导阻滞多为导管刺激房室交界区引起，多为一过性，可加用激素减轻水肿，必要时加用阿托品提高心室率。

2. 低血压　常见于禁食时间较长小儿患者，多由血容量不足或酸中毒导致，因此小于 6 个月婴儿禁食时间不超过 4 h，6 个月以上禁食 5～6 h，禁食后及时补液。

3. 心搏骤停　为最严重的并发症，通常发生合并重度肺高压伴心脏扩张、复杂畸形伴传导束分布走形异常、严重心功能受损、缺氧及电解质紊乱未纠正等患者。发现后立即撤出导管，立即心前区叩击、心外按压，纠正酸碱失衡及电解质紊乱，若为室颤需尽快电除颤，病情稳定后尽快转入 ICU 进行复苏后处理。

4. 心脏及大血管穿孔　为小儿患者心导管术死亡主要原因。由于心脏血管壁薄弱，容积小，硬质导管及导丝操作不当引起穿孔。以下征象提示穿孔：原因不明的血压急剧下降、心率增快、导管位置异常、压力曲线异常及透视见心影增大、心脏搏动减弱或消失等心脏压塞征。一旦确诊应立即心包穿刺避免心脏压塞，及时联系外科开胸修补。

5. 造影剂快速注入反应　主要为造影剂快速注入心腔及大血管内引起的急性反应，可表现为过敏反应、肺动脉高压、肺水肿甚至脑水肿，因此造影剂总剂量不能超过 4～5 mL/kg。

6. 缺氧发作　常见为造影后半小时内出现紫绀加重、呼吸不规则、血压降低等，多见于法洛四联症等右心室流出道梗阻型先心病，既往有缺氧发作病史的患者更容易出现。多由术中导丝及导管刺激右心室流出道导致流出道反应性痉挛，肺循环血流量减少导致；术中麻醉过浅、患儿长时间哭闹也是引起缺氧发作的病因。对于术前有缺氧发作的患者，需口服 β 受体阻滞剂，术中持续吸氧，及时纠正酸中毒预防缺氧发作。缺氧发作后，立即采取膝胸位，给患儿面罩吸氧，水合氯醛镇静，碳酸氢钠纠正酸中毒，若仍未缓解，可静注普萘洛尔或吗啡缓解右心室流出道痉挛。

（陈国良）

参 考 文 献

［1］　周爱卿. 先天性心脏病心导管术 [M]. 上海: 上海科学技术出版社, 2009: 38-97.

［2］　DA VIDSON C J, FISHMAN R F, BONOW R O. Cardiac catheterization [M]//BRAUNWALD E. Heart disease. 5th ed. Philadelphia: Saunders, 1997: 177-197.

［3］　MATHEW V, HOMES D R. Atlas of interventional cardiology [M]. 2nd ed. Philadelphia: Current Medicine, 2003.

［4］　WIDIMSKY P. Catheterization and interventional cardiology in adult patients [M]. New York: Oxford University Press, 2010.

［5］　WINNIFORD M D, LAMBERT C R. Blood flow measurement [M]//PEPINE C J, HILL J A, LAMBERT C R. Diagnostic and therapeutic cardiac catheterization. 2nd ed. Baltimore: Williams & Wilkins, 1994: 322-323.

第9章
心脏磁共振诊断

第1节 概　述

近年来随着磁共振设备硬件和软件技术的突飞猛进，心脏磁共振成像（cardiac magnetic resonance imaging，CMRI）检查越来越多应用于临床，在心脏疾病，尤其是心肌病变方面发挥着重要作用。心脏MRI的优点在于其软组织对比好，能进行任意方向成像，全面显示心脏大血管结构。一次心脏MRI检查可以提供心脏大血管结构、心脏运动功能、心脏血流流量、心脏灌注及代谢等多种信息，号称"一站式"（one stop shop）心脏影像检查[1]。

磁共振是利用氢原子核（即质子）在磁场内共振产生的信号进行影像重建的一种技术。人体内氢原子核（^1H）可以看作一个具有固定质量、带单位正电荷且不停高速自转的小磁针，自然状态下人体内大量质子（^1H）呈杂乱无章分布，磁矩互相抵消，宏观上人体不显磁性。当将人体置于强磁场中时，原本杂乱无章的质子（^1H）发生偏转，顺磁场方向的质子（^1H）比逆磁场方向的多，于是就产生一个沿外磁场磁矩方向的宏观磁矩。宏观磁矩在射频脉冲的作用下吸收能量发生偏转，使整个自旋系统偏离平衡状态，当去除射频脉冲后，自旋系统自发恢复到平衡状态的过程称弛豫（relaxation）。弛豫过程分为纵向弛豫和横向弛豫，纵向弛豫恢复到最大值的63%的时间称为纵向弛豫时间，用T1来表示，单位为毫秒（ms）；横向弛豫衰减至37%的时间称为横向弛豫时间，用T2来表示，单位为毫秒（ms）。人体各组织中质子的T1和T2值存在差异。所有影像检查都是利用组织间的对比来成像，例如X线和CT是利用组织对X线衰减不同（密度）来成像。与CT检查的单一密度参数成像不同，MRI可以进行多种参数成像，基本参数成像：主要反映组织间T1值差别的T1加权像（T1WI）；主要反映组织间T2值差别的T2加权像（T2WI）；主要反映组织间质子密度差别的质子密度加权像（PDWI）。人体不同组织及其病变具有不同的T1、T2值和质子密度，因此在T1WI、T2WI和PDWI上产生不同的信号强度，组织信号越强，图像上相应部分就越亮；组织信号越弱，图像上相应部分就越暗。

磁共振血管成像（MRA）：MRA目前常采用的方法分为时间飞跃法（TOF）、相位对比法（PC）和对比增强 MRA（CE-MRA）。时间飞跃法和相位对比法不使用造影剂，主要是利用血流动力学特点与周围静止组织的自然对比，清楚显示相应部位的血管，可以分为2D和3D采集，2D采集成像速度快，但分辨率较差，对微小病变的显示不如3D采集。不使用造影剂的MRA检查存在一些缺点：①采集时间长，需患者密切配合，儿童或精神躁动的患者可能会出现明显的伪影；②由于扫描时间长及饱和效应，使得血流信号下降，血管小分支显示不佳；③血流走行和扫描层面不垂直或扭曲的血管等也会因饱和作用而造成信号丢失，出现伪影，造成误诊；④血管狭窄或分叉处的湍流也可能会引起局部信号丢失，造成误诊。

对比增强 MRA（CE-MRA）：经静脉注射顺磁性含钆造影剂（Gd-DTPA），造影剂能显著缩短血液T1值，增强血管与背景组织的对比，从而显著提高MRA图像质量，比不使用造影剂的MRA更为可靠，出现伪影和假象明显减少，几乎所有的心血管系统可利用CE-MRA成像。

第 2 节　心脏、大血管 MRI 检查要点

一、心脏磁共振扫描序列

心脏磁共振成像（CMRI）凭借其多参数、多平面、多序列成像以及较高的软组织分辨率等优点，成为目前无创性评估心脏结构与功能的"金标准"。目前临床上常规应用的心脏大血管 MRI 成像技术包括反转恢复（IR）、心脏电影成像、对比增强磁共振血管成像（CE-MRA）、心肌灌注与延迟增强等（图 9-2-1）。

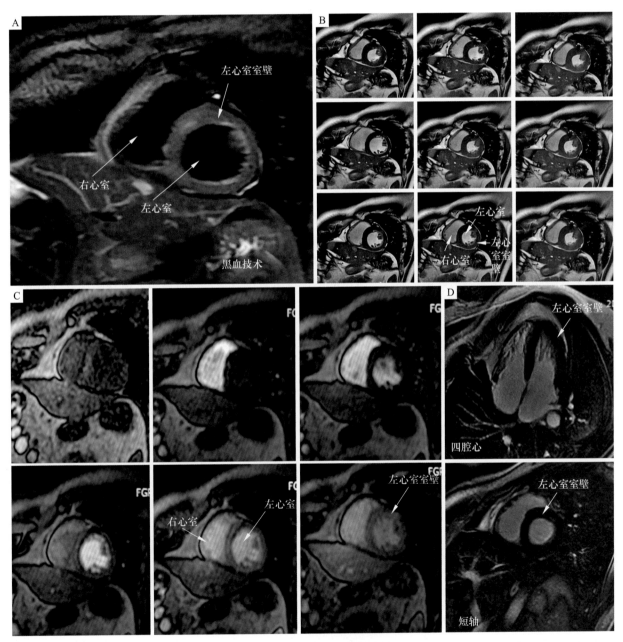

图 9-2-1　心脏磁共振常用序列
A. 黑血技术；B. 白血技术；C. 心肌首过灌注；D. 心肌延迟增强。

1. 反转恢复（IR）序列 通过多个反转使血液呈低信号，突出显示管壁和心肌组织，又称黑血技术，能很好地显示心内结构，是显示心脏解剖结构最为清楚的扫描序列，可以用来观察心肌形态和病变。

2. 心脏电影成像 心脏电影成像又称白血（或亮血）技术，主要是用快速稳态平衡自由进动序列使血流呈高信号。此序列图像信噪比高，扫描时间较短，可做无间隔的心电门控动态扫描，动态观察整个心动周期室壁运动情况，定量分析测量包括心室容量、心肌质量、每搏量和射血分数等心功能参数。可以显示瓣膜的狭窄和反流。

3. 对比增强磁共振血管成像（CE-MRA） CE-MRA序列不需要心电门控，外周静脉注入钆造影剂后5～10 s开始快速三维扫描，每次扫描需20 s左右，重复3次，所得图像在工作站上进行回顾性重建，重建后的图像与心血管造影图像很相似。CE-MRA是显示心外大血管解剖结构的最佳序列。如高时间分辨率动态增强血管成像序列（TRICKS），每次扫描时间可以缩短至2～6 s，进行多次动态扫描，动态显示心腔和大血管内造影剂流入和流出的情况，更接近传统的心血管造影图像。

4. 心肌（首过）灌注成像 该成像指经静脉团注钆造影剂，同时利用快速成像序列动态获取造影剂首次通过心肌的一系列图像，评估心肌血流灌注的成像方法。注射钆造影剂后延迟10～20 min扫描称为延迟增强扫描，可以用来进行心肌活性评估。

5. 其他检查技术：

（1）负荷心肌灌注成像：在需要判断有无心肌缺血时需加做负荷-静息态心肌灌注成像。

（2）定量成像技术：T1和T2是组织的固有属性，在特定的场强下具有特定的数值。T1 mapping、T2 mapping、细胞外间质容积分数（extracellular volume，ECV）等定量成像技术可无创、定量地反映心肌组织的水肿、纤维化等变化，联合多种先进技术，可提高诊断的准确度和灵敏度。

（3）磁共振血流测定：一般采用磁共振相位对比（PC）流速编码电影成像技术。采用二维相位对比技术可对心脏大血管血流流速和流量进行定量测量，并根据流速计算出左心室流出道或心脏瓣膜的峰值压差。最新的四维血流分析（4D flow）可在3个垂直的空间方向上，利用心电门控技术和膈肌导航技术获得相位流速编码的数据，通过三维空间内速度矢量的改变，以流速图、流线图及迹线图等三维可视化形式描述血流状态与变化，还可测量常规流量和流速，血流动力学参数如壁面剪切力、脉冲波速度、压力阶差和能量损失等。

二、心脏MRI基本检查流程

1. 检查前准备 患者仰卧位，胸前贴心电电极，连接心电门控，调整心电信号至R波清晰可见，心前区覆盖相控阵线圈，扫描中心定位。

2. 形态学检查 主要包括黑血和亮血技术两大类。扫描覆盖范围一般为从主动脉弓至心脏膈面，旨在观察心脏解剖结构，初步显示心房、心室和大血管结构。可以采用CE-MRA来显示心血管结构。

3. 功能学检查 最常用的采集方法是稳态自由进动梯度回波电影序列。扫描层面一般采用左心室两腔心、四腔心、左心室流出道及左心室短轴等层面。

4. 首过法心肌灌注 通常采用快速损毁梯度回波序列进行动态快速扫描，经肘前静脉注入钆造影剂，剂量为0.1 mmol/kg，3～7 mL/s流速，造影剂后追加同流速20 mL生理盐水。

5. 钆造影剂延迟扫描（late gadolinium enhancement，LGE） 采用心电门控屏气相位敏感反转恢复序列，通常需在首过心肌灌注后追加造影0.05～0.10 mmol/kg，于造影剂注射5～15 min后开始扫描。

三、心脏磁共振临床适应证和禁忌证

1. 心脏 MRI 的适应证

（1）冠心病：目前冠状动脉 MR 成像仍处于临床前期研究阶段，受到很多因素制约，其诊断价值尚无前瞻性大样本多中心数据支持。目前 MRI 在冠心病方面的应用主要在于判断心肌活性。

（2）心肌病变：包括各类心肌病，高血压和主动脉瓣病变所致心脏改变，肺动脉高压或肺动脉瓣疾病所致心肌肥厚。

（3）大血管疾病：包括各种动脉瘤，主动脉夹层，大动脉炎，主动脉缩窄，上、下腔静脉狭窄和阻塞，以及各种大血管先天畸形和变异。

（4）心包疾患：包括心包积液、缩窄性心包炎以及心包占位性病变等。

（5）先天性心脏病：各种类型先天性心脏病，特别是各种复杂先心病。

（6）心脏肿瘤：包括心腔内、心壁内肿瘤及其与心包、纵隔肿瘤的鉴别。

（7）心功能测定：目前 MRI 被认为是无创测定心功能最准确的方法。

（8）心脏瓣膜病：MRI 能清楚显示瓣膜形态和赘生物，能完成各种瓣膜病的心脏功能评估。

2. 心脏 MRI 的禁忌证

（1）体内装有心脏起搏器及神经刺激器者。

（2）体内存在有活动的金属异物者。

（3）高热患者。

（4）昏迷、神志不清、精神异常不能配合者。

（5）幽闭症患者。

第 3 节　心脏、大血管 MRI 正常影像及测量

心脏 MRI 黑血技术能清晰显示心内膜、心肌和心外膜。亮血电影序列用来动态观察心腔和瓣膜运动情况。心脏 MRI 可以根据病变部位和特点任意选择扫描层面，常规主要扫描层面为四腔心和左心室短轴层面，也可以根据需要扫描二腔心、三腔心、心室长轴或心室流出道层面（图 9-3-1）。

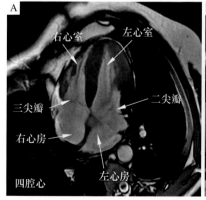
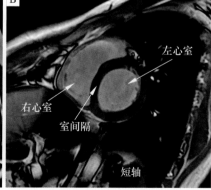
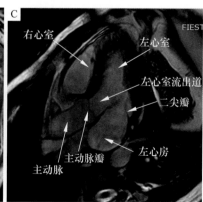

图 9-3-1　心脏 MRI（亮血技术）扫描层面

A. 四腔心；B. 左心室短轴；C. 左心室流出道层面。

MRI 可以用于心脏形态和功能评估，与超声心动图相比具有更高的空间分辨率和可重复性，目前已经成为心功能评价的金标准。MRI 心脏形态和功能各项指标测量值与性别和年龄相关，常用心脏形

态和功能参数参考值见表9-3-1～表9-3-4[2]。

表9-3-1 成人左心室MRI心脏指标参考范围

指标	男性		女性	
	<60岁	≥60岁	<60岁	≥60岁
EDV（mL）	161±21（119，203）	148±21（106，190）	132±21（90，174）	120±21（78，162）
EDV/BSA（mL/m²）	82±9（64，100）	76±9（58，94）	78±8.7（61，95）	69±8.7（52，86）
ESV（mL）	55±11（33，77）	48±11（26，70）	44±9.5（25，63）	38±9.5（19，57）
ESV/BSA（mL/m²）	28±5.5（17，39）	25±5.5（14，36）	26±4.7（17，35）	22±4.7（13，31）
SV（mL）	106±14（78，134）	100±14（72，128）	88±14（60，116）	82±14（54，110）
SV/BSA（mL/m²）	55±6.1（43，67）	52±6.1（40，64）	52±6.2（40，64）	47.5±6.2（35，60）
EF（%）	66±4.5（57，75）	68±4.5（59，77）	67±4.6（58，76）	69±4.6（60，78）
Mass（g）	147±20（107，187）	145±20（105，185）	106±18（70，142）	110±18（74，146）
Mass/BSA（g/m²）	74±8.5（57，91）	73±8.5（56，90）	62±7.5（47，77）	63±7.5（48，78）

注：①EDV：舒张末期容量；BSA：体表面积；ESV：收缩末期容量；SV：每搏输出量；EF：射血分数；Mass：心肌质量。②参考数值为平均值±SD标准差，括号内为最大值和最小值。

表9-3-2 成人右心室MRI心脏指标参考范围

指标	男性		女性	
	<60岁	≥60岁	<60岁	≥60岁
EDV（mL）	169±25（119，219）	153±25（103，203）	133±22（89，177）	114±22（70，158）
EDV/BSA（mL/m²）	87±12（63，111）	77±12（53，101）	78±9（60，96）	66±9（48，84）
ESV（mL）	62±15（32，92）	48±15（18，78）	49±13（23，75）	35±13（9，61）
ESV/BSA（mL/m²）	32±7（18，46）	24±7（10，38）	28±7（14，42）	20±7（6，34）
SV（mL）	107±17（73，141）	105±17（71，139）	85±13（59，111）	80±13（54，106）
SV/BSA（mL/m²）	55±8（39，71）	53±8（37，69）	50±6（38，62）	46±6（34，58）
EF（%）	64±7（50，78）	69±7（55，83）	64±6（52，76）	70±6（58，82）
Mass（g）	68±14（40，96）	63±14（35，91）	50±11（28，72）	44±11（22，66）
Mass/BSA（g/m²）	35±7（21，49）	32±7（18，46）	30±5（20，40）	25±5（15，35）

注：①EDV：舒张末期容量；BSA：体表面积；ESV：收缩末期容量；SV：每搏输出量；EF：射血分数；Mass：心肌质量。②参考数值为平均值±SD标准差，括号内为最大值和最小值。

表9-3-3 儿童（8～17岁）左心室MRI心脏指标参考范围

指标	男性	女性
EDV/BSA（mL/m²）	80±12（56～104）	75±10（55～95）
ESV/BSA（mL/m²）	28±6（16～40）	25±5（15～35）
SV/BSA（mL/m²）	54±9（36～72）	50±8（34～66）
EF（%）	66±5（56～76）	63±6（51～75）
CI（L/min/m²）	4.4±0.85（2.7～6.1）	3.9±0.62（2.7～5.1）
Mass/BSA（g/m²）	62±12（38～86）	53±9（35～71）

注：①EDV：舒张末期容量；BSA：体表面积；ESV：收缩末期容量；SV：每搏输出量；EF：射血分数；CI：心脏指数；Mass：心肌质量。②参考数值为平均值±SD标准差，括号内为最大值和最小值。

表9-3-4 儿童（8～17岁）右心室MRI心脏指标参考范围

指标	男性	女性
EDV/BSA（mL/m²）	84±12（60～108）	76±9（58～94）
ESV/BSA（mL/m²）	32±7（18～46）	27±5（17～37）
SV/BSA（mL/m²）	52±8（36～68）	49±7（35～63）
EF（%）	62±4（55～70）	63±4（55～71）
Mass/BSA（g/m²）	21±5（11～31）	18±4（10～26）

注：①EDV：舒张末期容量；BSA：体表面积；ESV：收缩末期容量；SV：每搏输出量；EF：射血分数；CI：心脏指数；Mass：心肌质量。②参考数值为平均值±SD标准差，括号内为最大值和最小值。

第4节 MRI 心血管疾病诊断

一、冠心病的MRI诊断

目前冠状动脉MR成像仍处于临床研究阶段，冠心病患者行MRI检查的目的主要用来评估左心室体积和射血功能，评估心肌灌注和心肌活性。

1. 冠心病心脏形态和功能MRI评估 心肌缺血常常无明显形态异常，缺血严重时可以出现心肌变薄、心腔扩大。急性心肌梗死时心肌厚度变薄、收缩运动低下、无运动或运动不协调。陈旧性心肌梗死表现为左心室室壁明显变薄，收缩期增厚率消失，收缩功能低下。并发室壁瘤时表现为局部心室壁明显变薄，收缩期室壁局限性异常膨出，室壁矛盾运动或运动消失。附壁血栓表现为附着于左心室壁的低信号充盈缺损。

2. 心肌灌注MRI评估 正常心肌首次灌注表现为从心内膜到心外膜信号强度逐渐升高，心肌强化幅度均匀一致。冠脉轻度狭窄时缺血心肌或启动冠状动脉储备，与正常心肌灌注相似。缺血严重时可以出现灌注减低。梗死心肌表现为心内膜下心肌或全层心肌透壁性灌注减低或缺损。

3. 心肌活性MRI评估 磁共振一般结合灌注及延迟增强来判断心肌活性。存活心肌（顿抑心肌和冬眠心肌）表现为灌注减低，而延迟增强心肌无延迟强化。失活心肌（梗死心肌或瘢痕心肌）灌注呈低信号，而延迟增强为高信号（图9-4-1）。

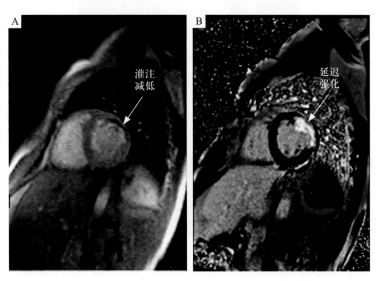

图9-4-1 失活心肌：MRI灌注呈低信号，延迟增强为高信号（A、B）

二、先心病的MRI诊断

磁共振无电离辐射，软组织分辨率高，可以采用不同的序列清楚显示心脏大血管解剖异常和功能变化，对先天性心脏病的诊断和评估具有一定优势。对于单纯的以心内结构异常为主的简单先心病，如房间隔缺损、室间隔缺损等，目前认为磁共振检查通常并不能比超声提供更多的诊断信息。对于以心外大血管异常为主的先心病如主动脉缩窄、肺静脉异位引流等，磁共振常能比超声提供更多的诊断信息，特别是CE-MRA技术对于心血管显示效果最佳，其诊断效果可以与心导管造影相媲美[3]。对于复杂性先心病，磁共振检查也有很大价值（图9-4-2）。与多排螺旋CT一样，MRI对复杂性先心病也需要用节段分析法来诊断，MRI比CT更好地显示心肌小梁、瓣膜等心内结构，更有助于判断左右心房和心室，这对于节段分析法非常重要。磁共振扫描视野大，能在显示心脏解剖的同时显示肝脏、脾脏和气管、支气管形态，这些脏器的形态、位置对心房位置的确定很有帮助[4]。

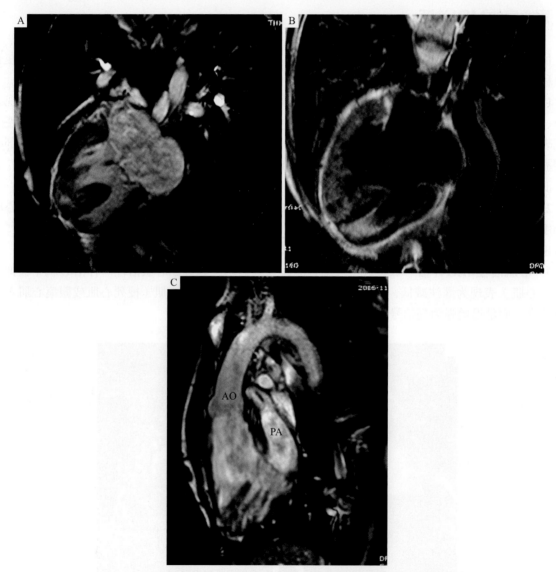

图9-4-2　患者19岁，男性，复杂性先心病（右位心，完全性心内膜垫缺损，单心房，右心室双出口）

A. 亮血电影序列；B. 黑血序列，清楚显示房、室间隔缺损，一组共同房室瓣；C. 显示主动脉（AO）和肺动脉（PA）起自共同心室（右心室）。

　　磁共振CE-MRA在显示大血管解剖和畸形方面与CTA一致，MRI还具有无放射辐射、软组织分辨率高和可以进行功能评价等优势。但多层螺旋CT图像空间分辨率更高，特别在冠状动脉显示方面优于磁共振。因此如在儿童先心病诊断中，观察的重点是冠状动脉，可考虑用多层螺旋CT，如无这方面要求，考虑到射线剂量和功能评价，儿童先心病诊断优先考虑用磁共振。但无论多层螺旋CT还是磁共振，都是超声心动图的补充，而不是替代超声心动图。

　　先心病矫正或姑息手术的进步使先心病患者生存率明显提高，术后患者心脏大血管形态、结构以及功能异常直接影响手术长期效果，无创的影像检查尤其是MRI有助于对先心病术后结构和功能的评估（图9-4-3）。如观察Fontan 和Glenn 术后吻合口是否通畅、法洛四联症术后是否存在外周肺动脉狭窄、主动脉缩窄术后是否存在吻合口狭窄等，CE-MRA能很好地显示这些病变，使患儿避免用心导管造影来复查。另一方面，还可应用相位对比（PC）技术对法洛四联症或肺动脉闭锁伴室间隔缺损术后、各种分流术后进行术后血流动力学分析。

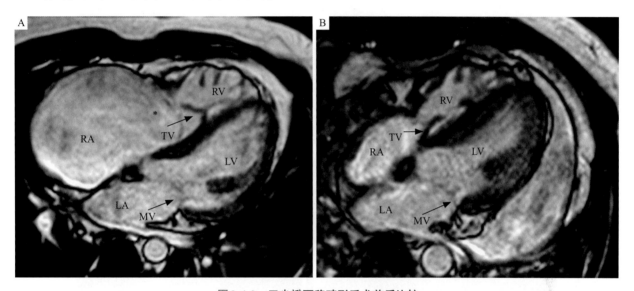

图9-4-3　三尖瓣下移畸形手术前后比较

A. 术前MRI显示三尖瓣（TV）下移，右心房（RA）明显增大，房化心室（＊）；B. 三尖瓣下移矫治术后MRI
显示三尖瓣成形，重塑右心房、右心室。

RV：右心室；LV：左心室；LA：左心房；MV：二尖瓣。

三、心肌病的MRI诊断

　　心脏磁共振（CMR）在心肌病病因诊断、危险分层及预后判断上具有独特价值，已成为心肌病最理想的无创性检查手段。心肌病MRI检查包括常规心脏MRI技术，例如反转恢复（IR）、心脏电影成像、心肌灌注与延迟增强。还可以采用T1 mapping、T2 mapping直接对心肌组织的T1、T2值进行定量成像。造影剂延迟增强不仅可以对冠心病进行心肌活性的判断，而且可用于心肌纤维化的识别，广泛用于各种心肌病的MRI检查[5]。

　　1. 肥厚型心肌病　肥厚型心肌病（ hypertrophic cardiomyopathy，HCM）是以左心室心肌异常肥厚、舒张功能受损、心肌纤维化以及可能伴随左心室流出道梗阻为主要特征的一种家族多基因遗传性疾病。根据形态学将HCM分为非对称性室间隔肥厚型、左心室壁普遍肥厚型和左心室游离壁局限性肥厚型。

　　MRI可以清楚观察到左心室壁的肥厚，非对称性室间隔肥厚型是HCM最常见类型。目前HCM的诊断标准为成人舒张末期最大室壁厚度≥15 mm或有明确家族史患者室壁厚度≥13 mm，并排除其他能引起室壁肥厚的心血管疾病或者全身性疾病。MRI电影序列可进一步分析心室收缩-舒张运动功能的变化，在收缩期可清楚显示二尖瓣前叶异常前移和左心室流出道狭窄；可观察到左心室充盈不良，二尖瓣关闭不全和左心房的扩大。钆造影剂延迟扫描（late gadolinium enhancement，LGE）是目前临床评估心肌局灶纤维化最有效的方法，约65%的HCM患者会出现LGE，多表现为肥厚心肌内局灶或斑片状强化，其中以室间隔与右心室游离壁交界处局灶状强化最典型（图9-4-4）。

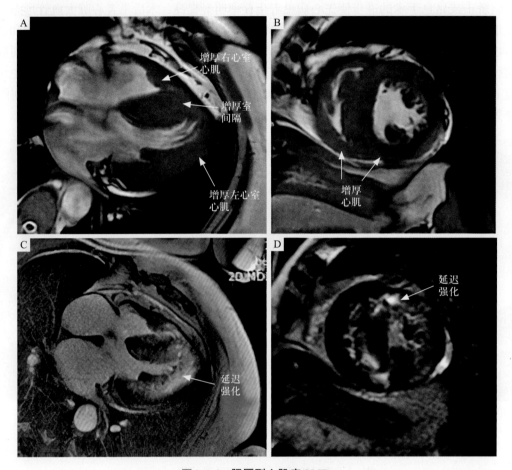

图9-4-4　肥厚型心肌病CMR
A～D. 左心室弥漫增厚，累及右心室，延迟增强肥厚心肌内呈斑片状强化。

2. 扩张型心肌病　扩张型心肌病（dilated cardiomyopathy，DCM）指无引起整体收缩功能障碍的异常负荷因素（高血压、瓣膜病）或冠状动脉疾病而发生的左心室扩张合并左心室收缩功能障碍性疾病，伴或不伴右心室扩张和功能障碍。DCM无特异影像学表现，以心腔扩大、收缩功能减低为主要表现。

MRI表现为心脏增大，以左心室腔的球形扩张（横径增大显著）为主，心室壁及室间隔厚度正常或变薄，室壁收缩期增厚率普遍下降（图9-4-5）。心室壁运动普遍减弱甚至消失。心室容积增加，EF值减低。26%～42%的DCM患者钆造影剂延迟扫描（LGE）会出现延迟强化，其中以室间隔壁间细线状强化最常见，也可呈点片状或弥散状强化，多呈沿外膜下或中层内分布。

3. 限制型心肌病　限制型心肌病（restrictive cardiomyopathy，RCM）是以双侧心室或某一心室充盈、舒张受限，而室壁厚度和收缩功能正常或轻度受损为主要特征的一类非缺血性心肌病。RCM分为右心型、左心型和双室型。影像表现取决于具体类型及其血流动力学改变，受累心室一般不增大，而表现为室壁增厚，心腔变小，相应心房增大扩张。

MRI可见心室轮廓大致正常，心室腔大小正常或缩小，室壁厚度正常或轻度增厚；一般心房明显

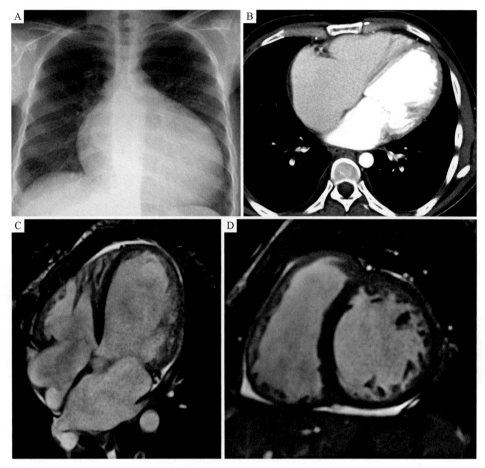

图 9-4-5　扩张型心肌病影像表现
A. 胸片；B. CT；C、D. MRI。可见左心室室壁变薄，心腔扩大。

扩大，房室大小不成比例，心包无增厚。心脏收缩功能正常或接近正常，而充盈受限，顺应性降低，房室瓣继发性关闭不全为常见征象。

RCM 需与缩窄性心包炎鉴别：心包是否增厚是鉴别两者的关键，缩窄性心包炎常伴有心包增厚。增厚的心包在 X 线或 CT 上可有钙化，在 MRI 均表现为低信号。

4. 致心律失常性右心室心肌病　致心律失常性右心室心肌病（arrhythmogenic right ventricular cardiomyopathy，ARVC）以纤维脂肪进行性替代右心室心肌为特征的一种遗传性心肌病。表现为右心室功能障碍（局部或整体），伴或不伴左心室疾病。

MRI 发现右心室心肌内脂肪浸润是 ARVC 特异性影像征象，采用 T1 加权自旋回波黑血序列及抑脂技术相结合可对心肌脂肪浸润进行准确识别，水脂分离技术进一步提高对于心肌脂肪浸润检测的敏感性。MRI 功能学评估表现为右心室室壁运动不协调，局部室壁瘤形成；右心室扩张及射血分数减低。钆造影剂延迟扫描（LGE）可以显示心肌的坏死瘢痕组织及纤维化，纤维化对诊断也具特异性。

5. 左心室致密化不全心肌病　左心室致密化不全心肌病（left ventricular non-compaction cardiomyopathy，LVNC）是以突出的左心室肌小梁、深陷的小梁间隐窝和变薄的致密化心肌为特征的心肌病。正常胚胎发育中，室壁肌小梁的致密化过程从基底段到心尖部，从心外膜到心内膜，从间隔段到侧壁逐渐致密化。LVNC 的发生是胚胎期心肌正常致密化过程的失败，导致心腔内隐窝的持续存在，肌小梁发育异常粗大，而相应区域的致密心肌形成减少。

MRI 显示心肌分为两层，外层为较薄的致密化心肌（C），类似于正常心肌信号强度。内层为较厚的非致密化心肌（NC），由大量交错排列的肌小梁和小梁间隙内的血液混合构成，呈一种蜂窝状结构

（图9-4-6）。MRI可以准确判断小梁化心肌的受累节段，并对非致密化心肌（NC）和致密化心肌（C）进行测量，以心尖段、左心室中段侧壁最常见，而基底段和室间隔较少受累。LVNC尚未有统一的诊断标准，大多数研究者接受的CMR诊断标准为左心室长轴位舒张末期NC/C比值大于2.3[5]。

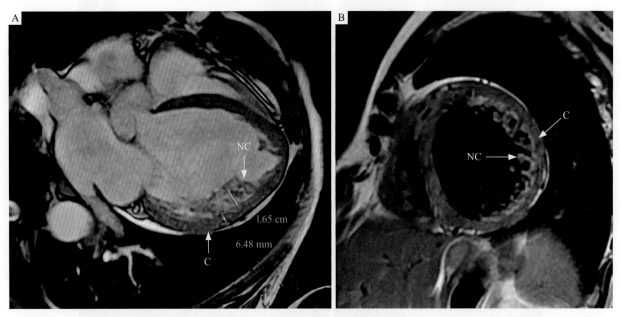

图9-4-6　左心室致密化不全CMR

A．左室长轴；B．左室短轴。

左心室游离壁内层增厚，肌小梁粗大呈蜂窝状改变，考虑为非致密化心肌（NC），与相应致密化心肌（C）在舒张末期比值为2.5，符合LVNC诊断标准。

四、心脏肿瘤的MRI诊断

磁共振黑血技术能清楚显示心腔内占位形态、大小、位置以及与周围结构关系。MRI软组织分辨率高，能准确鉴别血栓和肿瘤。血栓好发于左心室心尖部和左心耳，信号多变（与血栓时间有关），典型表现为电影序列为低信号，T2WI为中-高信号，无强化。同时根据MRI组织信号特点，能准确诊断脂肪瘤、囊肿。良恶性肿瘤常见影像鉴别见表9-4-1。

1. 心脏黏液瘤　最常见的原发肿瘤，一般散发，亦可见于Carney综合征。易脱落，肿瘤内部异质，常见囊变、坏死和出血，16%可见钙化。肿瘤90%单发，左心房为主，最好发于房间隔卵圆孔区，多以窄蒂固定于心腔内壁，可活动。CT上可见肿块密度不均，可见钙化。MRI在T2WI上表现为明显高信号，钙化表现为低信号，电影序列可以观察到肿物随心动周期摆动的过程。

2. 乳头状弹力纤维瘤　第二位的心脏良性肿瘤。肿瘤90%以上累及瓣膜，以主动脉瓣和二尖瓣居多。肿瘤较小，常<1 cm，肿瘤为无血管的纤维结缔组织覆以内皮细胞构成，呈乳头状或分支状附于心内膜。有时需要与瓣膜赘生物相鉴别，瓣膜赘生物可以伴有瓣叶结构异常，而乳头状弹力纤维瘤对瓣膜结构和功能没有影响。

3. 横纹肌瘤　婴幼儿最常见心脏肿瘤，好发于1岁幼儿，50%伴有结节性硬化，随年龄增长肿瘤可自发缩小消退。肿瘤起源于心肌，90%为多发，影像学表现为心室壁或室间隔结节状突起，MRI上表现为T1WI等信号，T2WI高信号，增强后可低于心肌强化。

4. 心脏脂肪瘤　常发生于心外膜，肿块密度及信号具有脂肪组织特点，肿块内可见纤细分隔，增强后无强化。脂肪瘤需要与房间隔脂肪瘤样肥厚（lipomatous hypertrophy of the interatrial septum）相鉴别，房间隔脂肪瘤样肥厚指脂肪细胞在房间隔的增殖而产生对相邻结构组织的挤压，一般病变较小，哑铃状，不累及卵圆孔，偶尔压迫上腔静脉。

5. 心脏肉瘤　心脏原发恶性肿瘤好发于成年人，以肉瘤最多见。既往文献报道在成人患者中血管肉瘤占 37%。心脏肉瘤侵袭性生长，可累及多个心腔或邻近大血管和心包。肿瘤一般较大，直径多＞5 cm，MRI 平扫信号多混杂，增强后多明显强化，可见心包及胸腔积液。

表 9-4-1　心脏良恶性肿瘤的影像特征

影像特征	良性	恶性
大小/数目	小（＜5 cm），单发	大（＞5 cm），多发
位置	左≫右	右≫左
形态	心腔内	心肌内
基底	窄颈，有蒂	宽基底
强化	无或轻度	中等至明显
边界	光滑，清楚	不规则，不清
侵犯	无	心内/心外
转移	无	可能有
心包积液	无	可能有
钙化	少见（纤维瘤、黏液瘤或畸胎瘤除外）	骨肉瘤

（刘晶哲）

参 考 文 献

［1］　李坤成, 郭启勇. 中华临床医学影像学 (心血管分册) [M]. 北京: 北京大学医学出版社, 2016.

［2］　KAWEL-BOEHM N, MACEIRA A, VALSANGIACOMO-BUECHEL E R, et al. Normal values for cardiovascular magnetic resonance in adults and children [J]. J Cardiovasc Magn Reson, 2015, 17 (1): 29.

［3］　ABBRAR S. Problem solving in radiology cardiovascular imaging expert consult [M]. Philadelphia: Saunders Elsevier Inc, 2013.

［4］　KIRPALANI H. Imaging of the newborn [M]. 2nd ed. New York: Cambridge University Press, 2011.

［5］　中华医学会心血管病学分会. 心肌病磁共振成像临床应用中国专家共识 [S/J]. 中华心血管病杂志, 2015, 37 (8): 1409-1417.

第10章
心血管系统核医学诊断

心血管系统核医学历史悠久、临床应用广泛，以无创、安全、简便地评价心肌血流、代谢和心脏功能为特色，在心脏病的诊治方面有较重要的临床应用价值。近年来随着显像剂和显像仪器的发展，特别是单光子发射计算机体层成像技术（single photon emission computed tomography，SPECT）和正电子发射体层成像技术（positron emission tomography，PET）的临床应用，心血管系统核医学日臻完善，同时定量分析技术也与时俱进，逐渐形成了一门独立的学科——核心脏病学（nuclear cardiology）。心血管系统核医学不仅用于心血管疾病的诊断，更为重要的是能够提供疾病危险程度分层和预后信息，指导临床治疗方案的选择，并对疗效给予客观评价。

放射性核素显像是根据人体某些脏器或病变组织对某一特定放射性药物（放射性示踪剂或显像剂）选择性吸收、摄取，通过显像仪器显示该脏器或病变组织的影像，从而反映人体脏器功能。心肌灌注显像和代谢显像主要反映的是心肌血流灌注情况以及心肌代谢情况。核素心室显像主要反映右心室功能和左心室整体收缩功能、舒张功能和局部室壁运动。

放射性药物和显像仪器对核素显像缺一不可。放射性药物是根据脏器的生理、生化特点，选用放射性核素标记一定的化合物。不同显像剂代表不同的生理、生化功能，如^{99m}Tc-MIBI主要测定心肌血流灌注分布，用于冠心病心肌缺血的诊断；^{18}F-FDG显像主要用于测定心肌葡萄糖代谢，用于鉴别存活心肌与非存活心肌[1]。

第1节　心肌灌注显像

核素心肌显像可分为心肌灌注显像、心肌代谢显像、亲心肌梗死显像及心脏受体显像，目前最常用的为心肌灌注显像及心肌代谢显像[2]。

一、原理与显像剂

（一）原理

心脏要维持正常功能，需要冠状动脉供应血液。不同冠状动脉供应不同区域的心肌组织，所供应的范围和部位在不同个体有很大差异。正常人在静息状态下，心肌的平均血流量大约为80 mL/（100 g·min），在生理负荷状态如运动可达到正常水平的2～3倍；在药物负荷作用下，如内源性或外源性血管扩张剂如腺苷和双嘧达莫（潘生丁）等，可使心肌血流增加4～5倍。

具有功能的心肌细胞选择性摄取某些显像剂，其摄取量与冠状动脉血流量成正比，与局部心肌细胞的功能或活性密切相关。静脉注入该类显像剂后，缺血、损伤或坏死部位心肌的心肌细胞摄取显像剂的功能降低甚至丧失，则表现为相应区域心肌显像剂分布稀疏或缺损，据此可判断心肌缺血的部位、程度、范围，并提示心肌细胞是否存活。

（二）显像剂

1. 单光子核素心肌灌注显像剂　最常用的单光子核素心肌灌注显像剂 ^{99m}Tc-MIBI（甲氧基异丁基异腈），是一种脂溶性、正一价的小分子化合物，首次通过心肌的摄取率约为66%，通过被动弥散方式进入心肌细胞线粒体，并牢固地与细胞膜结合，而滞留在细胞内，半衰期大于5 h。^{99m}Tc 发射出140 keV的γ射线，物理半衰期为6 h。与 ^{201}Tl 相比，^{99m}Tc 标记的显像剂具有适宜的物理特性和较低的辐射剂量，允许使用较大剂量，其影像质量更好。^{99m}Tc-MIBI主要从肝胆系统和肾排出，注射30 min后进食脂餐加速其从胆囊排泄，以减少对心肌影像的干扰。常规静脉注射 ^{99m}Tc-MIBI 740MBq（20 mCi）后60 min采集图像。

2. 正电子核素心肌灌注显像剂　主要有 ^{13}N-NH$_3$·H$_2$O、^{82}Rb（铷）、^{15}O-H$_2$O等，其共同特点是心肌首次摄取率高，分别为100%、83%及59%，这几种核素的物理半衰期很短，分别为9.96 min、1.26 min 和2.07 min，静脉注射后需即刻显像，可一日内多次重复检查。其中 ^{13}N-NH$_3$·H$_2$O半衰期相对较长，临床应用较为广泛。

二、心脏负荷试验

1. 原理　正常人的冠状动脉血流有很强大的储备功能，指在最大扩张冠状动脉作用下，冠状动脉血流可较静息时增加的倍数，正常人最大血流量/静息血流量的比值可达5。同时，心脏具有很强的代偿功能，即使冠状动脉明显狭窄（如70%～80%），借助于其自身的调节作用（如侧支循环），在静息状态下心肌灌注显像也可以无明显异常所见。但在负荷状态下，正常冠状动脉扩张，通过的血流量明显增加，而病变的冠状动脉难以扩张，血流量不能增加或增加量低于正常的冠状动脉，致使正常与缺血心肌显像剂分布出现明显差异。心脏负荷试验分为运动负荷试验和药物负荷试验，前者可使正常冠状动脉血流量增加2～3倍，后者采用双嘧达莫和腺苷药物负荷试验可使正常冠状动脉血流量增加4～5倍，多巴酚丁胺约达3倍。

2. 适应证　通常首选运动负荷试验，不宜或不能完成者，选择药物负荷试验。

（1）运动负荷试验适应证：胸痛综合征的病因诊断；心肌缺血的范围、程度及预后评估；心脏病内科和手术治疗的疗效观察；心脏疾患的心脏储备功能的估测。

（2）药物负荷试验适应证：无法进行运动负荷试验者，如年老体弱者、过度肥胖、患有严重肺部疾患以及病窦综合征等情况时，左束支传导阻滞，心室起搏器，需要评价心脏储备功能和诊断冠心病时，药物负荷试验是最佳选择。支气管哮喘、收缩压≤90 mmHg和心功能不全的患者，适用于多巴酚丁胺试验。

三、图像分析

首先目测分析，对比评价负荷和静息状态下显像剂的分布，之后借助于计算机软件进行定量分析。定量分析的优势在于消除了目测分析的主观影响因素，提高了诊断的灵敏度，增加了评价的可重复性。

（一）正常图像

1. 体层图像　静息状态下左心室显影清楚，侧壁心肌最厚，表现为显像剂的明显聚集，心尖部心肌较薄，分布略稀疏，室间隔膜部因是纤维组织，呈稀疏、缺损区，其余各心肌壁分布均匀。右心室及心房肌壁较薄，血流量相对较低，显影不清，负荷试验后可轻度显影。心肌灌注断层影像：

（1）短轴体层影像：是垂直于心脏长轴从心尖向心底的依次断层影像，若第一帧图像为心尖，最后一帧则为心底部，影像呈环状，可显示左心室前壁、下壁、后壁、前间壁、后间壁、前侧壁和后侧壁。

（2）水平长轴体层影像：是平行于心脏长轴由膈面向上的体层影像，呈横向马蹄形，可显示间壁、侧壁和心尖。

（3）垂直长轴体层影像：是垂直于上述两个层面由室间隔向左侧壁的依次断层影像，呈倒立马蹄形，可显示前壁、下壁、后壁和心尖部。正常心肌在静息和负荷状态下显像剂分布均匀（图10-1-1）。

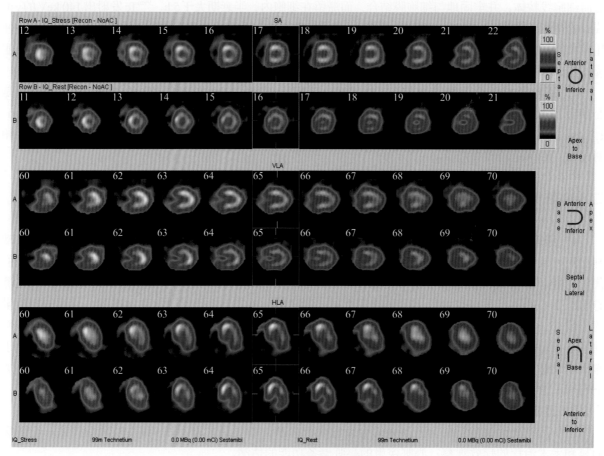

图 10-1-1　正常心肌灌注图

2. 靶心图（polar bull's eye plot）　应用专用软件将短轴体层影像自心尖部展开所形成的二维同心圆图像，并以不同颜色显示左心室各壁显像剂分布的相对百分计数值即为靶心图，也称原始靶心图。其价值体现：

（1）为计算机辅助定量分析奠定基础：将靶心图各部位显像剂计数与预存于计算机内的正常值进行比较，低于正常平均值 2.5 SD 的部位以黑色显示，称为变黑靶心图（blackout bull's eye plot）。较单纯目测分析更加客观、准确。将负荷影像与静息（再分布）影像或治疗前后影像经相减处理，可定量分析心肌缺血的部位、程度、范围或者评价疗效。

（2）体现缺血心肌与受累血管的对应关系：冠状动脉具有节段性供血的特点（各个分支供应不同区域的心肌血流），如左心室前壁、前侧壁、前间壁和心尖的供血来自左前降支，后侧壁的供血来自左回旋支，下壁、后壁、后间壁和右心室供血主要来自右冠状动脉等，而靶心图与冠状动脉供血区相匹配，通过分析靶心图上各节段心肌对显像剂的摄取量，可明确"罪犯"（病变）血管的位置。

（二）异常图像

判断心肌灌注异常的标准：在同一方位断面上连续 2 帧或 2 帧以上层面出现显像剂分布减低或者是

缺损，且同一节段在2个或2个以上的方位断面上同时出现。将静息与负荷心肌灌注显像的断面图像对比分析，常见的异常影像表现有以下3种。

1. 可逆性缺损（reversible defect）　可逆性缺损指负荷状态下局部心肌摄取显像剂减少或者缺失，在静息或延迟显像时表现为正常（图10-1-2）。见于可逆性心肌缺血（reversible myocardial ischemia）。

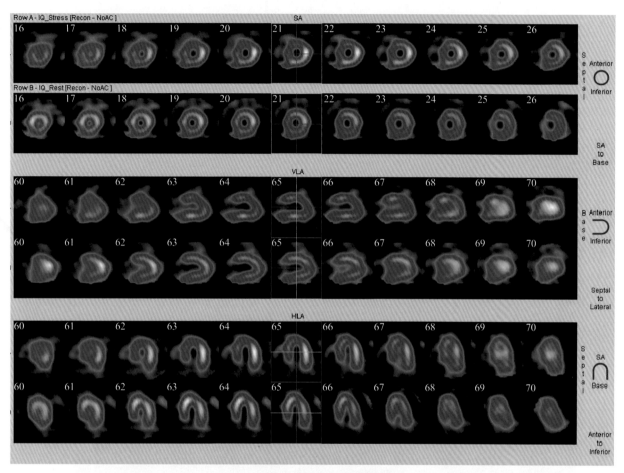

图 10-1-2　心肌可逆性缺损灌注图

2. 固定缺损（fixed defect）　固定缺损指在负荷和静息（或延迟）显像时，同一节段始终表现为范围和程度相同的显像剂分布稀疏或是缺损。多见于心肌梗死、心肌瘢痕和冬眠心肌（图10-1-3）。

3. 部分可逆性缺损（partial reversible defect）　部分可逆性缺损指在负荷状态下，局部心肌分布缺损或者明显稀疏，在静息下，相应区域的缺损或稀疏的程度减轻和（或）范围缩小，提示心肌梗死伴缺血或侧支循环形成（图10-1-4）。

四、临床应用

（一）心肌缺血的诊断

冠心病指由于各种原因导致的心肌缺血。心肌灌注显像为冠心病的诊断提供心肌缺血的直接证据，还可检出无症状心肌缺血，提示冠状动脉病变部位，对早期诊断冠心病具有重要价值，其灵敏度和特异性均可达90%以上。应用门控心肌灌注断层显像能同时获得心室功能参数，评估心室各局部室壁运动，进一步提高对心肌缺血的诊断价值。

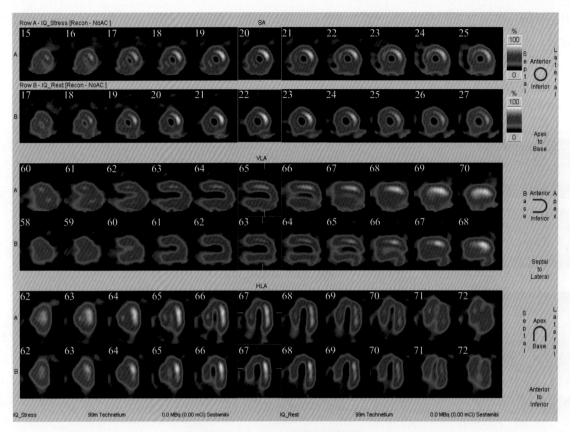

图10-1-3　心肌固定缺损灌注图

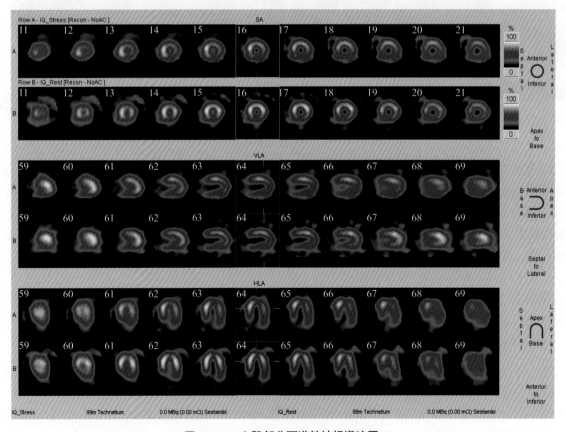

图10-1-4　心肌部分可逆性缺损灌注图

心肌灌注显像对心肌缺血的诊断效率受冠脉狭窄累及的支数、狭窄的部位和程度、运动负荷的程度及局部室壁运动异常等因素的影响。据报道，^{201}Tl 心肌显像探测单支病变的灵敏度为 83%，二支病变敏感性为 93%，三支病变敏感性为 95%；^{99m}Tc-MIBI 心肌显像探测单支病变的敏感性为 90%，三支病变敏感性为 98%。PET 心肌灌注显像诊断冠心病的灵敏度与 SPECT 相近，但特异性更高[3]。

（二）冠心病患者危险度分层、疗效评价和预后判断

1. 危险度分层　危险度分层指了解冠心病患者发生心脏事件（cardiac events），包括心脏病致死、非致死性急性心肌梗死的概率，对于确定治疗方案和评估预后具有重要的价值。心肌灌注显像能够确定心肌缺血的部位、范围、程度和冠状动脉的储备功能，为危险度分层奠定了基础[4]。临床资料证实，心肌灌注显像正常者，年病死率小于 1%。因此，此类患者一般不必进行侵入性检查。轻度可逆性灌注缺损患者，一般仅需内科药物治疗；高危的可逆性缺血患者，无论症状如何，均应考虑侵入性检查和再血管化治疗。高危险度的影像特征包括：①在两支以上冠状动脉供血区出现多发可逆性缺损或出现较大范围的固定缺损（左心室缺损＞20%）；②门控 SPECT 显像中测定的左心室 EF 值＜40%；③运动负荷后心肌显像剂肺摄取增加；④负荷试验心肌显像见暂时性或持续性左心室扩张；⑤左主干冠状动脉分布区的可逆性灌注缺损。

2. 疗效评价　心肌灌注显像是评价冠心病疗效的首选方法，其价值体现在：①疗效评价：根据治疗前后心肌缺血程度和范围的变化以及心功能的改变，评价其疗效；②监测冠状动脉搭桥术患者有无围手术期心肌梗死；③确定治疗后有无残存心肌缺血，是否需要再次手术治疗；鉴别冠状动脉血运重建治疗之后出现的胸痛是否为心源性的；④了解病变冠状动脉有无再狭窄。单纯的经皮冠状动脉腔内血管成形术（percutaneous transluminal coronary angioplasty，PTCA）术后一部分患者可能出现再狭窄，冠状动脉造影是判断再狭窄的可靠方法，但属于有创性检查，且不能评估冠状动脉再狭窄尤其是单支病变，对心肌细胞所造成的病理改变。PTCA 术后择期进行心肌灌注显像，如有可逆性灌注缺损，则高度提示再狭窄或心绞痛复发，而显像正常则提示血管通畅[5]。

3. 预后判断　预测未来 2～3 年内的心脏事件发生概率（心脏性死亡或心肌梗死），对确诊或怀疑冠心病的患者或拟做心外科手术的患者进行评估，负荷心肌显像的价值很大。有研究表明，有可逆性缺损患者的心脏事件发生率为 14%，而显像结果正常者仅为 1%[6]。

（三）在心肌病中的应用

扩张型心肌病以心力衰竭为主要表现，往往和冠状动脉粥样硬化引起的缺血性心肌病相混淆。两者心肌灌注显像均可见心室腔扩大，心室壁变薄，但扩张型心肌病显像剂分布为普遍性稀疏、缺损，而缺血性心肌病则表现为与冠脉血管分布节段相一致的稀疏或者是缺损。肥厚型心肌病则以心肌的非对称性肥厚，心室腔变小为特征，灌注显像可见心室壁增厚，以室间隔和心尖部为多，心腔变小，室间隔与后壁的厚度比值可大于 1.3。

（四）在微血管性心绞痛中的应用

如原发性高血压伴左心室肥厚的患者及 X 综合征患者，由于冠状动脉微小分支病变所致的心绞痛，常称为微血管性心绞痛。这类患者临床上表现为典型的心绞痛症状，但冠状动脉造影正常，心肌灌注显像时，约有半数的此类患者表现为不规则的血流灌注异常，提示心肌有缺血改变。

第 2 节　心肌代谢显像与存活心肌评估

根据心肌缺血发生的速度和程度、所累及的范围和侧支循环建立的时间不同，心肌细胞的损害

可能出现以下三种不同结果：一是坏死心肌（necrosis myocardium），即不可逆性的心肌损害，即使冠状动脉血流恢复，坏死心肌细胞不会复活，心功能也不会改善。二是冬眠心肌（hibernating myocardium），慢性持续性心肌缺血时，心肌细胞通过代偿性调节，降低其氧耗量及代谢功能，使心肌细胞保持其存活状态但部分或全部地丧失局部心肌收缩功能，当冠脉再通，改善和消除心肌缺血后，这部分心肌的功能可部分或全部恢复正常。三是顿抑心肌（stunned myocardium），指心肌经短时间（急性）缺血后，心肌细胞发生一系列生理、生化及代谢改变，心肌尚未发生坏死。血供恢复后，心功能的恢复需要数小时、数天或数周的时间。缺血时间越长，心功能恢复时间也越长。上述的冬眠心肌和顿抑心肌即为缺血存活心肌。

梗死与顿抑或冬眠心肌的影像学表现有许多共同点，如室壁运动异常、局部血流灌注减低及心电图异常等，使得超声、冠脉造影、ECG和心肌血流灌注显像等检查技术难以准确鉴别，心肌灌注显像在评价存活心肌方面具有一定价值，但是会低估心肌细胞活力。代谢是心肌细胞存活的标志。PET心肌代谢显像通过示踪心肌能量代谢底物如葡萄糖、脂肪酸等进行显像，可准确判断心肌细胞的活性。

一、心肌葡萄糖代谢显像

生理状态下，心肌细胞维持心脏收缩和稳定离子通道所需能量主要是从脂肪酸氧化获取，游离脂肪酸供应心脏所需能量的2/3，葡萄糖仅约1/3。在空腹、血糖浓度较低时，心肌的能量几乎全部来源于脂肪酸氧化。因此，这种状态下脂肪酸代谢显像清晰。在糖类饮食或葡萄糖负荷后，心肌细胞转以葡萄糖作为能量的主要来源，此时心肌葡萄糖代谢显像清晰。当心肌缺血、氧供应不足时，局部心肌细胞脂肪酸氧化代谢受抑制，主要以葡萄糖的无氧糖酵解产生能量。心肌缺血病灶中脂肪酸代谢降低、葡萄糖代谢增加，是鉴别心肌是否存活的主要依据。

^{18}F-FDG是最常用的葡萄糖代谢显像剂。^{18}F-FDG为葡萄糖的类似物，进入心肌细胞后被己糖激酶催化变成6-P-^{18}F-FDG，但由于结构上的差异，不再参与后续的葡萄糖代谢过程，同时由于其带负电荷，不能自由通过细胞膜，加之心肌细胞内葡萄糖-6-磷酸酶活性低、作用微弱，因此6-P-^{18}F-FDG滞留在心肌细胞内，其聚集程度反映心肌组织的葡萄糖代谢活性。

在检查前禁食6 h以上，显像前1 h口服葡萄糖50～75 g。糖尿病患者需使用胰岛素调节血糖至正常范围，以刺激心肌细胞摄取^{18}F-FDG，获得高质量图像。静脉注射^{18}F-FDG剂量根据显像设备类型及患者年龄有所不同，成人剂量一般为185～370 MBq（5～10 mCi），注射45～50 min后进行断层采集。

二、存活心肌的评估

正常时，葡萄糖负荷心肌^{18}F-FDG影像与心肌血流灌注影像表现基本相同，均呈现显像剂的均匀分布。心肌代谢显像需要与心肌灌注显像对比分析，根据血流与代谢显像是否匹配（match）判断心肌活性。

（一）灌注-代谢不匹配（perfusion-metabolism mismatch）

心肌灌注显像表现为显像剂分布稀疏或缺损区域，代谢显像时表现为显像剂摄取正常或相对增加（图10-2-1），这是局部心肌细胞缺血但存活的有力证据，是PET诊断"冬眠"心肌的标准。

（二）灌注-代谢匹配（perfusion-metabolism match）

心肌灌注显像表现为稀疏或缺损区域，在葡萄糖代谢或者脂肪酸代谢显像时无明显的显像剂聚集，表现为一致性的稀疏或缺损（图10-2-2），此为局部心肌无活力（瘢痕组织）的标志。

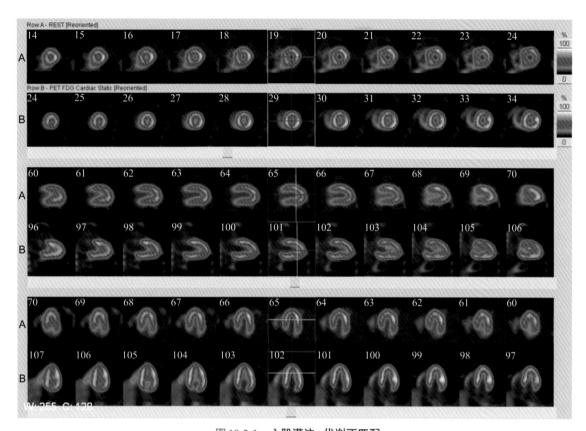

图 10-2-1　心肌灌注－代谢不匹配

A. 心肌灌注显像示心肌灌注部分缺损；B. 心肌代谢显像正常。

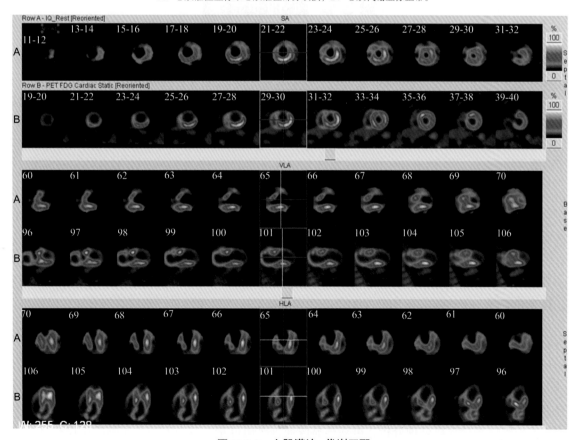

图 10-2-2　心肌灌注－代谢匹配

A. 心肌灌注显像；B. 心肌代谢显像均显示部分缺损。

三、临床应用

冠状动脉血运重建是治疗冠心病严重心肌缺血的重要方法，但缺血心肌具有活力是确保患者受益的必要前提；血运重建后，缺血心肌的改善状况如何，均可以通过心肌代谢显像进行评价。

（一）疗效预测

严重心肌缺血患者，术前准确评价血流灌注减低区心肌是否存活，是确保患者受益的重要保障。研究结果显示，^{18}F-FDG PET心肌体层显像检测心肌存活的阳性和阴性预测值达80%～90%，以代谢/血流不匹配的特征对于冠脉血运重建术后收缩功能改善的阳性预测值为78%～85%，阴性预测值达78%～92%。尤其是心肌灌注显像呈血流灌注减低节段，葡萄糖代谢显像有摄取的冬眠心肌节段，冠脉血运重建治疗的效果最佳，局部室壁运动异常及整体射血分数均可迅速得到恢复；而葡萄糖摄取减低的心肌节段，术后心室功能改善不明显。研究发现，代谢/血流显像不匹配的患者接受血运重建手术治疗后，心脏事件发生率明显低于药物治疗患者（8% vs 41%），而代谢/血流匹配的患者两种治疗方法心脏事件的发生率没有明显差异，提示有存活心肌的患者，手术治疗是最佳的选择。

（二）疗效评价

PCI治疗后，缺血面积、具有代谢的缺血心肌的面积较治疗前是否有明显变化，可以通过心肌灌注显像结合^{18}F-FDG代谢显像，借助于定量分析的方法进行客观评价。

第3节　心血池显像

心功能测定对于心血管疾病的诊断和评价非常重要。应用放射性核素，采用平衡法门控心血池显像（equilibrium radionuclide angiocardiography，ERNA）也称之为放射性核素心室造影（radionuclide ventriculography，RVG）、多门控采集（multigated acquisition，MUGA）或者是首次通过法心血池显像（first pass radionuclide cardioangiography，FPRC）测定心室功能，在临床实践中发挥重要作用。

一、原理

（一）平衡法门控心血池显像

静脉注射能在血液循环内暂时停留而不逸出血管的显像剂，如^{99m}Tc-RBC，在血液循环中分布达到平衡后，以患者心电图R波作为打开SPECT或γ相机采集的触发信号，按设定的时间间隔自动、连续、等时地采集，称为心电门控采集。通常每一个心动周期设定16～32个时间段，由于每一时间段采集时间短，信息量有限，须连续采集300～400个心动周期按对应的时间段进行影像数据叠加，以获得清晰的心血池系列影像。圈定左、右心室ROI，经计算机处理，可得到左右心室的时间-放射性曲线或称心室容积曲线（ventricular volume curve），计算得出左、右心室的心功能参数。

（二）首次通过法放射性核素心血池显像

经肘静脉"弹丸"（bolus）式注射显像剂后，立即启动γ相机进行快速动态采集。利用ROI技术勾画出左或右心室，经计算机处理分析，可获得显像剂首次通过左、右心室的系列影像及心室容积曲线，并进一步得到多项心功能参数。

二、临床应用

核素心血池显像可获得左、右心室各项心功能参数，观察室壁运动，通过时相分析还可了解心肌收缩力、收缩顺序和协调性等方面的信息。心血池显像可以作为多种疾病的辅助诊断和评价手段。具有特色的临床应用体现在以下几个方面。

（一）室壁瘤的诊断

室壁瘤是由于心肌梗死后坏死心肌在心腔内压力的长期作用下向外膨出形成，它隐藏着室壁破裂的危险。典型影像表现为心室影形态失常，心动电影示局部有反向运动，呈囊袋状膨出；射血分数减低，局部心室轴缩短率呈负值；相位图示局部时相明显延迟；相位直方图上在心室峰与心房峰之间出现附加峰，相角程明显增宽。门控心肌灌注断层显像对室壁瘤诊断的准确性较高，尤其对心尖部及前壁室壁瘤的诊断符合率达95%，可鉴别左心室真性与假性室壁瘤。

（二）心脏传导异常

时相分析可以显示心肌激动的起点和传导的途径，对判断其传导异常有重要价值。当束支传导阻滞时，表现为阻滞的心室时相延迟，时相图上色阶发生改变，相角程增宽，左、右心室峰分界清楚，甚至心室峰出现双峰。预激综合征时表现为预激的起点和旁路部位时相提前，时相图色阶改变，相角程有不同程度的增宽，其诊断符合率约为90%。通过时相电影显示能更直观地显示传导异常的部位、范围及程度。

（刘晶哲）

参 考 文 献

［1］　HELLER G V, HENDEL R C. 核心脏病学临床应用 [M]. 李思进, 靳春荣, 夏兆云, 译. 北京: 军事医学科学出版社, 2012.

［2］　王荣福, 安锐. 核医学 [M]. 9版. 北京: 人民卫生出版社, 2018.

［3］　BELLER G A, ZARET B L. Contributions of nuclear cardiology to diagnosis and prognosis of patients with coronary artery disease [J]. Circulation, 2000, 101 (12): 1465-1478.

［4］　NAVARE S M, MATHER J F, Shaw LJ, et al. Comparison of risk stratification with pharmacologic and exercise stress myocardial perfusion imaging: a meta-analysis [J]. J Nucl Cardiol, 2004, 11 (5): 551-561.

［5］　HENDEL R C, WHITFIELD S S, VILLEGAS B J, et al. Prediction of late cardiac events by dipyridamole thallium imaging in patients undergoing elective vascular surgery [J]. Am J Cardiol, 1992, 70 (15): 1243-1249.

［6］　JOHNSON S H, BIGELOW C, LEE K L, et al. Prediction of death and myocardial infarction by radionuclide angiocardiography in patients with suspected coronary artery disease [J]. Am J Cardiol, 1991, 67 (11): 919-926.

第3篇

辅助治疗技术

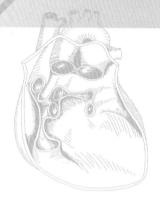

第 3 篇

第11章
心脏外科手术麻醉

第1节 先天性心脏病手术麻醉

一、先心病的一般麻醉处理

（一）麻醉前评估

1. 病史 详细了解术前病史是术前评价的重要环节。应详细了解小儿的症状、体征、活动、喂养、Apgar评分、过去和现病史、过敏史等。既往手术麻醉记录有重要参考价值，但不能确切预示当前手术麻醉时小儿可能的反应。仔细询问有关呼吸道情况如缺齿、打鼾、呼吸道感染等。根据小儿运动耐受能力可估计心功能受损严重程度。新生儿和婴儿喂乳时情况很重要，如哺乳时出汗、呼吸急促、紫绀、激动和易疲劳，表明严重慢性心力衰竭（chronic heart failure，CHF）和（或）低氧血症。若患儿活动能力和生长发育水平明显低于同龄正常儿童，表明功能严重缺损。晕厥常见于严重的左心室梗阻。蹲踞或急性紫绀史，表明肺血流通道不稳定，肺血流处于边缘状态。

掌握目前使用药物及剂量。洋地黄（除用于控制心律失常外）和利尿药应在术前晚用最后一次后停药。用于控制法洛四联症（TOF）漏斗部痉挛或心动过速的普萘洛尔（心得安），应持续至术日。用于治疗CHF的血管活性药物或钙通道阻滞药、维持动脉导管未闭（patent ductus arteriosus，PDA）开放的PGE$_1$须持续使用。

2. 体格检查 在进行任何可能激惹小儿的检查前，应首先获取安静状态下小儿的心率、呼吸频率和血压等基础参数，并与正常同龄儿比较。新生儿和非常小的婴幼儿最好在熟睡时进行检查。体检时应注意观察肤色、发育状态，呼吸频率、方式及伴随症状，有助于评价呼吸功能，并为术后拔除气管导管提供参考。主动脉缩窄或姑息手术后需检查四肢肢端动脉搏动。触诊检查脉搏，结合脉压差可发现主动脉瓣关闭不全和PDA，应作心肺听诊。密切注意呼吸道，胸廓畸形，上、下肢血压，腹部肝脏位置等。根据手术瘢痕和位置可了解外科手术史。应注意检查周围脉搏搏动情况和建立静脉通路的难易程度。

注意有无合并畸形，有约30%的先天性心脏病（congenital heart disease，CHD）合并其他畸形，通常以骨骼畸形为主。心内膜垫缺损小儿常伴有Down综合征，PDA新生儿常伴有呼吸窘迫综合征、小肠结肠瘘和肾功能受损等。注意检查呼吸道及外周血管的合并畸形。

3. 特殊检查

（1）心电图（ECG）：与成人相比婴幼儿正常心电图的变异较大，且随着年龄增长ECG也在变化，ECG正常并不能排除CHD。

（2）胸部X线片：术前胸部X线检查可以发现肺血流的增多或减少、心脏形状大小和气道有无压迫等。可观察心脏及主动脉弓的位置，同时可发现内脏位置和肺脏浸润性改变。

（3）实验室检查：除常规检查外，重点注意血气、红细胞压积、SaO$_2$、电解质和尿素氮等。

（4）超声检查：可显示解剖和血流动力学异常，测量心腔和血管的直径、心室功能，估测肺动脉压力等。多普勒超声提供血流方向、速度和压差等资料。

（5）心导管检查：明确解剖关系，提供分流（位置、方向和程度）、心腔压力、肺血管阻力（PVR）和外周血管阻力（SVR）等资料。

（二）麻醉前准备

1. 患儿的准备

（1）禁饮食：禁饮食时间过长有引起脱水、代谢性酸中毒的危险，应根据麻醉需要和小儿个体不同来确定。紫绀患儿因红细胞增多（特别是红细胞压积超过60%者），脱水使血液黏滞性增加，甚至导致缺氧发作。充血性心力衰竭的小儿通常需要限制液体，可耐受较长时间的禁食水。<6个月患儿术前4 h喂奶或固体食物，6个月至3岁患儿术前6 h喂奶或固体食物，>3岁患儿术前6～8 h禁食固体食物，所有年龄小儿术前2 h可饮清水或清饮料（如苹果汁、糖水等）。

（2）静脉输液：禁食后静脉输液有一定益处，麻醉诱导前空腹时间得到适当延长。术前液体治疗应严格管理，严重紫绀的小儿可能需要1～1.5倍维持量的液体，而充血性心力衰竭的小儿可能仅需要1/4～1/2的维持量的液体。手术当日静脉通路的建立也利于麻醉诱导。

（3）血液准备：术前应进行交叉配血为围手术期输血做准备。再次手术、贫血和紫绀等侧支循环较多的小儿，手术开始前即应做好输血的准备。婴幼儿由于骨髓制造红细胞的能力较低，输血治疗的指征较成人宽。

（4）术前用药：合适的术前用药可以减缓小儿与父母分离时的焦虑紧张，尽量避免不良刺激（如肌内注射）引起的不利生理反应。但存在呼吸抑制、丧失呼吸道保护性反射和心脏抑制等缺点，应权衡其利弊。小儿患者给药途径的选择也非常重要，肌内注射常引起恐惧、哭闹和挣扎，氧耗急剧增加，有可能诱发紫绀小儿缺氧发作。通过口服咪达唑仑（0.3～0.6 mg/kg）或氯胺酮（4～10 mg/kg）糖浆制剂，可避免肌注引起哭闹。如果已建立静脉通路，在小儿与父母分离前可静脉使用催眠药物。5岁以下或全身条件较差的小儿可免去术前用药，改为手术室内基础麻醉。

2. 手术室内准备

（1）麻醉设备：小儿心脏麻醉的仪器设备与成人相似，但有其特殊性，应准备适用于小儿甚至低体重新生儿的麻醉环路、监测用具、经食管超声及其小儿探头等。常规准备气管插管物品、负压吸引设备和保温设备。

（2）静脉通路：所有CHD患儿都应特别注意将所有静脉通路仔细排气，对右向左分流者特别重要。但对左向右分流者同样需要，因为在某些情况下会出现短暂的右向左分流（正压通气、人工挤压心脏或咳嗽等）。婴幼儿应备用微量输液器或输液泵，以精确控制液体输注。

（3）药物准备：使用合适的注射器将常规和抢救用药抽好备用，同时应算好剂量以便快速精确用药。持续输注的药物浓度在满足剂量范围较宽的同时，要保证液体不会过量（表11-1-1）[1]。

表11-1-1　小儿心脏手术常用药物

药物	用量（静注或输注）
阿托品（atropine）	0.02 mg/kg
葡萄糖酸钙（calcinate）	15～30 mg/kg
氯化钙（calcium chloride）	5～15 mg/kg
肾上腺素（epinephrine）	0.05～10 μg/kg
芬太尼（fentanyl）	0.25～100 μg/kg
氯胺酮（ketamine）	1～5 mg/kg

续表

药物	用量（静注或输注）
利多卡因（lidocaine）	1～2 mg/kg
咪达唑仑（midazolam）	0.01～0.1 mg/kg
去氧肾上腺素（phenylephrine）	0.05～0.5 μg/kg
碳酸氢钠（sodium bicarbonate）	1 mmol/kg
舒芬太尼（sufentanil）	0.05～10 μg/kg
维库溴铵（vecuronium）	0.1～0.2 mg/kg
顺苯磺酸阿曲库铵（cisatracurium）	1～2 μg/（kg·min）
米力农（milrinone）	0.375～0.75 μg/（kg·min）
氨力农（amrinone）	5～10 μg/（kg·min）
多巴酚丁胺（dobutamine）	2.5～10 μg/（kg·min）
多巴胺（dopamine）	2.5～15 μg/（kg·min）
去甲肾上腺素（norepinephrine）	0.02～1 μg/（kg·min）
异丙肾上腺素（isoproterenol）	0.02～1 μg/（kg·min）
硝酸甘油（nitroglycerin）	0.05～7.0 μg/（kg·min）
前列腺素 E_1（prostaglandin E_1）	0.05～0.4 μg/（kg·min）
硝普钠（sodium nitroprusside）	0.05～5 μg/（kg·min）
胺碘酮（amiodarone）	5～15 μg/（kg·min）

（三）麻醉诱导和维持

1. 麻醉诱导　根据CHD类型、心室功能、年龄和合作程度、术后是否需要延长机械通气等因素，选择麻醉诱导的方法和药物。无论采取何种方法，目的要保证诱导的平稳和安全。目前常采用咪达唑仑、芬太尼和无或少影响心血管功能的非去极化肌松药。对不合作的患儿可选择氯胺酮1.5 mg/kg肌内注射或采取面罩吸入七氟烷至入睡。多采用以阿片类为主的静脉复合麻醉。须事先评估患儿血管内容量状况，诱导前可输入适度的液体以减少低血压的发生。静脉诱导药物选择不当或注射速度过快，可使心排血量完全丧失。自主通气长时间大量吸入挥发性麻醉药，可损害心肌收缩力，吸入诱导后应迅速建立静脉通路并给予神经肌肉阻滞药完成气管内插管。

气管插管需注意的问题：① 气管内导管应尽可能选用内径较大的导管，除可降低呼吸做功外，有利于肺内吸引、不易被分泌物堵塞并且抗扭结性能强。对全身水肿（可能累及呼吸道）的患者应准备略小于正常的导管。② 婴幼儿、复杂畸形和术后戴管时间较长患儿一般多选择经鼻气管插管，具有耐受性好、戴管时间长、易于固定和容易口腔护理等优点，但插管技术要求高，插管操作不当易引起鼻腔出血。③ 畸形相对简单的CHD或年龄较大的患儿多选择经口腔气管插管。④ 气管插管后必要时留置胃管，排出胃内气体。

2. 麻醉维持　麻醉维持需根据病情、预计手术时间和气管拔管时间来决定。大剂量阿片类麻醉，可以提供稳定的血流动力学，对心肌的抑制很小，降低肺血管的反应性。缺点是需要延长术后机械通气时间。吸入麻醉维持，提供不同的血流动力学效应，满足不同麻醉深度的调节能力，通过肺快速排出。

切皮、开胸和分离大血管前及时追加麻醉维持药物，多选择芬太尼单次静脉注射，辅助吸入麻醉。体外循环前可以再次追加适当剂量芬太尼和肌松药。虽然低温减少了对镇痛性麻醉药的需求，但仍需使用一些辅助用药如阿片类、睡眠药和肌松药等，通过体外循环回路也可使用挥发性麻醉药。复温后要及时追加肌松药，在加深麻醉的基础上，如果血压仍较高，可以选用血管扩张药物。不推荐婴幼儿长时间静脉输注丙泊酚以避免发生代谢性酸中毒甚至输注综合征等并发症。为避免手术结束后麻醉突然减浅，导致血流动力学波动，在止血关胸期间应以静脉麻醉为主或逐渐过渡到以静脉麻醉为主，并适当追加麻醉辅助药物如睡眠药和肌松药等。

3. 体外循环期间的麻醉管理　阻断上、下腔静脉后可停止呼吸。检查中心静脉压和头面部充血情况，防止心房回流管位置异常或静脉引流不畅。准备好正性肌力药物、扩血管药物、起搏器、鱼精蛋白和新鲜血液等。使用气道湿化器，静脉液体预热。心脏复苏前校正压力传感器。复温开始后根据需要追加阿片类药物、睡眠药物和肌肉松弛药物。去除头部冰袋，打开变温毯，升高手术室室温。开始通气前应先吸痰再膨肺。脱离体外循环的标准：肛温超过35℃，心律和心率正常，电解质、酸碱状态和血红蛋白在可接受的范围，确认呼吸功能和呼吸机工作正常。在脱机过程中和脱机后血流动力学尚不平稳时，应纯氧通气并检查呼吸音。可使用血管活性药物，患儿脱离体外循环，且血流动力学稳定，可给予鱼精蛋白拮抗，重度肺高压者可经主动脉根部或左心房管注射，亦可稀释后静脉滴注。根据创口出血情况、尿量和心脏充盈程度、动静脉压和心肌收缩力等，补充血容量。

脱离体外循环困难，不一定是由于心力衰竭，还应考虑以下因素：畸形纠正是否满意、残余分流、动脉流出道或静脉流入道梗阻、肺动脉高压、肺泡通气不足、血管活性药物使用不当等医源性原因。

4. 体外循环后的麻醉管理

（1）血流动力学管理：体外循环后为了维持血流动力学稳定，停机时所用的正性肌力药物和血管活性药物应继续使用。体外循环后容量的补充常常以胶体液为主，如体外循环后剩余的肝素血液、血浆或5%白蛋白。同时应备好血液制品以补充有功能的血小板和凝血因子。注意每输入100 mL肝素血追加鱼精蛋白3～5 mg。体外循环时间长血液破坏较重出现血红蛋白尿者，剩余肝素血经处理后可以使用。

（2）手术室内拔管：早期拔管可避免持续带管、肌肉松弛剂（管道脱开引起的气道丢失或窒息、气管导管内梗阻）和正压通气（气道压增高、PVR增高、静脉回流减少和气胸等）所带来的潜在危险。手术室拔管的标准：患儿清醒、有力、温暖；自主呼吸时血气正常；未用体外循环或使用体外循环心肌阻断时间短；肺动脉压正常；血流动力学稳定，未用高剂量正性肌力药物支持；止血彻底完善，渗血量少。

（3）出手术室前处理：①患儿血流动力学状态满意，备好抢救药物、氧气袋、简易呼吸器和转运监测仪等。②可追加适量肌松药和阿片类药物，防止因低温寒战引起血压升高和代谢增加。③术毕时应检查气管插管，双肺听诊以判断气管导管深度，气管插管内径过细（小于4.0 mm）易被堵塞者，必要时在离开手术室前可选择性地更换气管内插管。

二、常见先心病手术的麻醉处理

（一）室间隔缺损（ventricular septal defect，VSD）

麻醉要点：

1）术前用药取决于心室功能，目的在于使小儿进入手术室时处于睡眠状态，哭闹和挣扎可进一步加重对循环系统的损害。严重肺高压术前用药剂量减少或取消，因为呼吸抑制引起的$PaCO_2$升高，可进一步增高肺动脉压，并减少肺血流量。在使用术前药的同时应注意给氧。

2）心室功能较差者可用氯胺酮或阿片类麻醉诱导，能耐受一定程度心肌抑制的小儿，可考虑使用吸入麻醉诱导。麻醉后应注意补充静脉容量。如VSD为非限制性且肺血流增多，应维持正常二氧化碳分压并限制吸入氧浓度，以预防PVR降低引起肺血流进一步增加（肺窃血），而体循环血流减少。

3）原有肺高压、右心室功能损害以及需要切开心室进行修补的小儿，脱离体外循环时可能困难，可以联合使用正性肌力药和血管扩张药。在脱离体外循环前应设法降低PVR，维持最低的右心室后负荷。脱离体外循环特别困难时，应考虑是否存在多发VSD（通常在肌部）或其他病变等因素。

4）房室传导阻滞时有发生，短暂者可以使用山莨菪碱、阿托品或异丙肾上腺素等纠正，通常需要使用临时起搏器。

5）肺动脉高压：体外循环后可以采取以下措施，降低肺血管阻力，维持血流动力学的稳定：

（1）维持一定的麻醉深度，加强镇痛和镇静，降低肺血管的反应性。

（2）吸氧，防止缺氧性肺血管收缩。过度通气，维持$PaCO_2$在25～28 mmHg。吸入0.05～80 ppm的NO。

（3）使用血管扩张药：如硝普钠、硝酸甘油、PGE_1等。

（4）术后镇痛：通常选择芬太尼或舒芬太尼。患儿对芬太尼往往很快适应，有时需要每天增加用药剂量。芬太尼可减缓气管内吸引所致的肺（体）血管反应。对已知肺血管反应性较高的患儿，可在气管内吸引前追加芬太尼。镇静药常用咪达唑仑和丙泊酚等。

（二）房间隔缺损（atrial septal defect，ASD）

麻醉要点：

（1）可根据年龄和有无静脉通路选择麻醉诱导用药。最常用的麻醉维持方案是静吸复合麻醉。吗啡的组胺释放作用会降低体循环阻力，因而不倾向使用。

（2）尽管ASD分流为左向右，也应注意避免静脉气栓。许多麻醉操作（如正压通气）可一过性出现右心房压高于左心房压，导致血液分流方向短暂的逆转。

（3）缺损修补后房水平左向右分流消失，在血流动力学满意的情况下，与术前相比中心静脉压往往较低，应注意体外循环后输血输液时不要过快，以避免左心室容量负荷过重，否则容易引起急性左心衰。

（4）体外循环时间通常不超过1 h。脱离体外循环一般较顺利，困难时应考虑是否存在其他心内缺损。体外循环结束时应限制追加阿片类药物，以免影响术后拔管。如果患儿满足拔管条件也可在手术室拔管。对于伴有肺动脉高压心功能不全的患儿，有必要进行持续的镇痛、镇静和机械通气。

（三）心内膜垫缺损或房室通道

麻醉要点：

（1）完全性心内膜垫缺损纠正术的麻醉过程往往欠平稳，手术时间较长，麻醉处理中应注意维护合适的心率、心肌收缩力及前负荷，维持满意的心排血量。在操作中应避免（pulmonary circulation resistance，PVR）与（systemic circulation resistance，SVR）比值下降或明显升高，后者将导致右向左分流。

（2）合并Down综合征者对镇静药物敏感，术前用药应减量或不用。选用静脉麻醉诱导以避免对心肌的抑制和出现低血压、心动过缓，大剂量芬太尼或舒芬太尼能较好地维持血流动力学稳定，减轻由于气管插管引起的SVR升高及手术刺激引起的PVR升高。

（3）体外循环前应设法降低过多的肺血流，同时应避免SVR急剧升高以免引起肺血流进一步增多，机械通气是控制PVR最有效的方法，吸入氧浓度以50%为宜。

（4）婴幼儿可采用深低温停循环或低流量方法。

（5）脱离体外循环时会有心室功能紊乱、PVR高及房室瓣反流的可能。应给予正性肌力药物并设法降低PVR。房室传导出现问题时通常需要使用房室起搏器。

（6）肺血管反应性增高者，特别是Down综合征，术后应持续镇静和采用机械通气。

（四）动脉导管未闭

麻醉要点：

（1）因发育不良和肺部疾病，容易导致缺氧，术前应吸氧、限制液体入量。

（2）常温PDA结扎手术通常时间短，失血量少，但术中有可能撕裂PDA或其他血管，建议开放两条可靠的、大口径的静脉通路。新生儿有时只需用阿片类药和肌松药气管插管。年龄较大患儿，可以在手术室内拔管。非体外循环者麻醉维持可以选择异氟烷或七氟烷吸入，辅助控制性降压，利于早期气管拔管。

（3）现已不必常规监测有创动脉压，但需进行无创血压监测、ECG、SPO_2（右上肢为宜）、温度和$PetCO_2$监测。挤压术侧肺脏有时可以引起缺氧，应维持SPO_2在95%以上。控制性降压期间密切注意ECG、SPO_2的变化，可反映降压时外周和心肌的灌注状况。

（4）常温结扎时可以用硝普钠或硝酸甘油降压，平均动脉压在结扎或切断时可以暂时控制在40～50 mmHg。结扎后由于分流到肺的血流重新分布到外周，可出现舒张压升高和脉压差缩小。

（5）低流量体外循环经肺动脉缝闭时，应注意警惕主动脉进气，采取头低位利于头部灌注和防止气栓。

（五）主动脉缩窄和主动脉弓中断

麻醉要点：

（1）术前：合并左心衰的新生儿，输注PGE_1可以维持远端血流和减少酸中毒。如果已经气管插管，要过度通气和给予碳酸氢钠。扩血管药要持续给药。

（2）术中：动脉压监测宜选择右桡动脉和下肢动脉同步监测缩窄部位上、下方压力。阻断升主动脉时，可以引起上部高血压、颅内压升高，而下部远端可以出现低灌注、酸中毒或脊髓缺血。在阻断以前就应该开始应用硝普钠等血管扩张药，以控制血压升高和维持下部侧支循环。适度的浅低温（34℃）可能有助于减少神经并发症。

（3）年龄较大的主动脉缩窄患儿，一般不会出现心衰，可以选用吸入麻醉药。术中高血压可用普萘洛尔等β受体阻滞药治疗。

（4）体外循环应严密监测尿量，停循环后血流恢复时可能无尿，可以使用甘露醇拮抗体外循环引起的抗利尿激素释放，同时肾血流增加，体温恢复后可进行利尿。

（5）避免SVR增高以及PVR降低，否则可使肺血流增加、左心室压力过高。

（6）术后：宜早期气管拔管，可以避免气管内插管引起的高血压。

（六）肺动脉瓣狭窄

麻醉要点：

（1）任何年龄右心室压力超负荷的患儿，须维持稳定的心率、充足的充盈压和心肌收缩力。心率的维持在不同年龄患儿不同，而且与心脏功能受损程度有关。因此，右心梗阻性缺损患儿不能耐受心率减慢。

（2）从开胸至建立体外循环要迅速，尽量避免发生室颤。

（3）严重肺动脉瓣狭窄的新生儿，充血性心衰儿茶酚胺耗竭很快，最好不用抑制心肌收缩力的药物如氟烷，麻醉以阿片类药和肌松药为主。由于该类患儿对前、后负荷剧变的耐受较差，因此用药应缓慢。

（4）机械通气时适当过度换气，降低肺血管阻力，维持体循环阻力，使肺血流增多。

（七）法洛四联症

麻醉要点：

（1）术前：详细查阅病历的重要资料。了解"缺氧发作（tet spells）"的频率和程度，有无减状手术史和心衰的症状与体征。熟悉心导管检查资料，重点了解肺动脉的大小，是否存在跨过右心室漏斗部的异常冠状动脉左前降支、心室功能和肺动脉瓣环的大小。

（2）体外循环前：维持血管内有效容量，维持 SVR，降低 PVR（尽管引起肺血流梗阻的主要原因是狭窄的右心室流出道），预防缺氧发作。负性肌力药物，如吸入麻醉药、普萘洛尔或艾司洛尔（Esmolol），可能有助于缓解漏斗部痉挛和增加肺血流，提高动脉血氧饱和度。如采用静脉麻醉诱导，需注意维持适当的 SVR，可以选择氯胺酮和芬太尼。体外循环前低血压，常常是由于血容量不足，一般对静脉补液反应良好，可以静注去氧肾上腺素 1～2 μg/kg 暂时纠正。通过放血进行血液稀释，降低血液黏度，在增加肺血流和心排量临床上有一定作用，对体重超过 20 kg、血细胞压积超过 50% 者，可以考虑放血 10～20 mL/kg 备用，但应注意麻醉管理和无菌操作，主张在体外循环初始，通过腔静脉引流管放血，安全可靠。

（3）体外循环后：应支持右心室功能，并设法降低 PVR。成功地脱离体外循环，有赖于成功的手术矫正、右心室功能、肺动脉大小和反应性，以及心肌保护。体外循环后大多需要使用正性肌力药物如多巴胺 3～10 μg/（kg·min），特别是婴幼儿和右心室切开者。有时对短暂房室传导紊乱，需要安置临时起搏器。

（4）缺氧发作的治疗措施：①吸 100% 氧气，降低吸气峰压，适当减慢通气频率，降低胸腔内压，从而增加静脉回流；②输注液体缓解容量过少；③应用吸入性麻醉药减轻心肌过度收缩；④应用芬太尼减慢心率，减少儿茶酚胺释放；⑤应用艾司洛尔减轻漏斗部痉挛；⑥应用去氧肾上腺素、腹部加压、屈腿，增加 SVR；⑦输注碳酸氢钠溶液纠正酸中毒，恢复正常的 SVR。

（八）大动脉转位

麻醉要点：

（1）术前：所有动脉导管依赖性缺损的新生儿，应使用 PGE$_1$ 维持动脉导管的开放。尽管动脉导管维持开放，由于肺循环和体循环隔离，血液混合不足，可出现严重的低氧血症。在心导管检查时可行气囊房间隔切开术（Rashkind 手术），该手术可在左右心房间建立一个较大的交通，从而在房水平改善血液混合。婴幼儿通常可省略术前用药。

（2）麻醉诱导可用静脉和吸入麻醉，但应注意不要引起 PVR 的剧烈波动（升高或大幅降低）。一般应维持正常的 PaO$_2$、pH 平衡、氧合和适当的麻醉深度。体外循环开始后可停用 PGE$_1$。术中应注意保护心肌和冠脉循环。

（3）合并阻塞性肺血管病变的患儿，可通过调整通气来降低 PVR；对合并轻度左心室流出道狭窄的患儿也可通过干预通气来降低 PVR，增加肺血流及体肺循环间的血流混合；对合并 VSD 及充血性心力衰竭的患儿，不主张以通气干预来降低 PVR，因其改善动脉血氧饱和度的效果不明显，而且以牺牲全身灌注为代价。

（4）对大动脉复位冠状动脉移植手术，注意在开放主动脉阻断钳后，应考虑输注硝酸甘油 0.5～1 μg/（kg·min），特别是 ST 段抬高者。怀疑冠脉气栓时，可在主动脉插管远端间歇、短暂阻断主动脉，使冠脉"超灌注"有助于通过心肌循环排除气栓。一般情况下左心室可很好地接受并适应 SVR。

（5）术后：一般应维持 24 h 机械通气。应监测心肌缺血，出现心肌梗死后应积极治疗（供氧、监测 ECG、硝酸甘油、降低后负荷并控制心律失常）。

（九）三尖瓣闭锁

麻醉要点：

（1）术前：胸部 X 线片、超声和心导管检查，对确定是否伴有 TGA 和评价肺血流通道非常重要。由于慢性容量超负荷引起的左心室病变，术前可能需要使用正性肌力药物。新生儿肺血流降低时，应开始使用 PGE$_1$ 0.1 μg/（kg·min），维持动脉导管开放。如果 ASD 或开放的卵圆孔较小，可行心导管气囊房间隔切开术。

（2）术中：麻醉管理的关键在于维持合适的血管内容量，降低 PVR 和左心房压（left atrial

pressure，LAP），促进肺血流的改善。如能控制呼吸道防止PVR增高并能避免出现低血压（动脉导管血流依赖于动脉压），可使用吸入麻醉诱导。对心室功能受损的患者（术前需要正性肌力药物），最好使用对心肌抑制最轻并能维持SVR的药物静脉诱导（阿片类或氯胺酮）。如果患者曾经做过减状手术，由于侧支循环和心包粘连体外循环前的出血会增加。

（3）由于支气管肺动脉侧支循环的存在，在体外循环期间虽然阻断了主动脉，血流仍可达到心肌，使心肌温度升高，从而影响低温心肌保护。由于已有的心室功能紊乱和修复缺损，有时需要相对较长的体外循环时间，在脱离体外循环时，需要使用正性肌力药物和扩血管药物。在并行循环时就开始使用这些药物，有助于增加首次脱机的成功率。

（4）Glenn或双向Glenn手术常在非体外循环下手术，术中应建立上腔和下腔两条深静脉通路。通过下腔静脉输血补液和给予少量多巴胺输入，同时监测上腔（术后肺动脉压）和下腔的静脉压。

（5）Fontan术后中心静脉压（central venous pressure，CVP）急剧升高，体循环静脉压成为肺血流的驱动压，因此维持肺血流的关键在于体循环静脉系统能否耐受此压力。术后维持一个合适的CVP（12～15 mmHg）和尽可能低的LAP非常重要。

（6）正确的呼吸管理是Fontan术后重要的治疗环节，应避免使用PEEP。正压通气可降低肺血流，术后应尽早停用。但是，在年龄较小、肺血管床反应性高者，为了预防$PaCO_2$增高和肺高压，可使用正压通气辅助呼吸。如使用正压通气，应缩短吸气时间，维持尽可能低的平均气道压。

（十）永存动脉干

麻醉要点：

（1）麻醉管理的重点在于控制肺血流。

（2）体外循环前期应设法降低肺血流量。限制吸入氧浓度，维持正常的$PaCO_2$和合适的麻醉深度；将$PaCO_2$增高到45～55 mmHg，可进一步增加PVR；增加平均气道压的方法，如PEEP也可限制肺血流；开胸后如果必要可由术者机械压迫肺动脉以限制肺血流。

（3）缺损修补完毕脱离体外循环后，应设法增加肺血流。使用100%O_2吸入、适度过度通气、加深麻醉深度、纠正酸中毒及吸入NO等来治疗肺动脉高压。

（4）术后：要预防PVR增高或外通道梗阻而出现右心室衰竭。使用机械通气，维持较低的二氧化碳分压，PaO_2应高于100 mmHg，以降低PVR。用正性肌力药和血管扩张药支持心功能。

（十一）完全性肺静脉异位引流

麻醉要点：

（1）术前：重点在于维持正常的PVR和支持心室功能。继发于肺血流增加或肺静脉梗阻的肺水肿可能需要正压通气和正性肌力药物的支持。为了控制肺血流的进一步增加，应避免过度通气和吸入氧浓度过高。

（2）术中：通常以阿片类麻醉药物为主，因其对心肌抑制轻微。肺血管反应性增加，且常伴有肺血流的增加和肺静脉充血。在脱离体外循环时可能需要采取降低PVR的措施（过度通气、纯氧通气、轻度碱血症）。如果术前已开始使用正性肌力药物，通常在脱离体外循环时仍需继续使用。

（3）术后：主要问题是肺血管阻力增高，肺静脉梗阻，右心室衰竭。一般需要机械通气，为了减弱肺血管反应性术后要足够的镇静，可以持续输注芬太尼等。

（十二）左心发育不良综合征

麻醉要点：

（1）为了避免或尽可能地减小对心肌的抑制作用，不用术前药。麻醉诱导和维持以阿片类为优。

注意防止静脉气体栓塞。

（2）维持 PVR 和 SVR 间的平衡，保证足够的氧合和体循环灌注是麻醉处理之关键。当体循环饱和度为 75%～80% 时，表明 Q_p/Q_s 接近 1∶1～2∶1，估测混合静脉血氧饱和度为 50%。如果采用降低 PVR 措施，如过度通气、吸入高浓度氧等，SaO_2 可增加到 85%～90%，但肺血流的增加势必要减少体循环血流，Q_p/Q_s 增加到 4∶1～5∶1，从而导致体循环灌注不足和代谢性酸中毒。因此，维持 SaO_2 接近 80% 比较理想[1]。

（3）心肌需要正性肌力药物支持。如果冠脉血流处于临界状态，心肌应激性可能会很高。有时可能存在肾功衰竭使处理复杂化。

（4）术后早期维持适度过度通气，增加肺血流。维持 SaO_2 在 80%～85% 前提下，将 FiO_2 降到最低。通过采用大潮气量低频率机械通气方式，使 $PaCO_2$ 逐渐正常，同时监测对 SaO_2 的影响，预防肺血流过多。另外，可采用 PEEP、CO_2 重吸入等技术增加 PVR，调节 PVR 与 SVR 的平衡。维持动脉导管开放可用 PGE$_1$ 0.05～0.1 μg/（kg·min）。

（5）术后适度镇静预防出现肺高压危象。

（十三）右心室双出口

麻醉要点：

根据 DORV 的血流动力学变化及其临床表现，大致可分为肺动脉高压型和法洛四联症型。

1）肺动脉高压型的麻醉

（1）维持适当的麻醉深度，避免应激引起的肺循环阻力增加。

（2）畸形矫治前使用 50%～60% 的吸入氧浓度。停机后使用 100% 的吸入氧浓度过度通气。尽量避免使用氯胺酮等导致肺循环压力增高的药物。

（3）降低后负荷，改善右心室功能，停机前尽早使用血管扩张药物，如硝酸甘油、氨力农、米力农等。吸入一氧化氮。

（4）必要时使用多巴酚丁胺、多巴胺等正性肌力药物。

2）法洛四联症型的麻醉

（1）纠正酸中毒，补充容量，防止脱水和缺氧发作。

（2）降低肺循环阻力，增加肺血流，维持体循环阻力，防止低血压引起的右向左分流增加，而进一步加重紫绀。

（3）维持循环平稳，顺利脱离体外循环机，尽早使用肾上腺素、多巴酚丁胺、多巴胺等正性肌力药物。

（十四）Ebstein 畸形

麻醉要点：

1）术前准备：使用强心利尿药物，纠正右心衰竭。凝血功能障碍的患者可用维生素 K 和凝血酶原复合物等治疗。术前低氧血症者，麻醉前用药应减量，以免呼吸抑制。

2）术中监测：除标准监测外，术中要进行经食管超声（TEE）监测。通过 TEE 可以观察和评价手术效果，评估心室收缩功能和左、右心室前负荷，指导血管活性药物的使用和容量治疗。

3）麻醉管理：取决于患者病理生理改变和程度。

（1）麻醉诱导和维持：此类患者血液在右心房内滞留，静脉用药起效延迟注意避免用药过量。不论是麻醉诱导或维持，都应耐心观察用药效果，避免用药过量引起严重血流动力学后果。

（2）降低肺血管阻力：术前肺动脉压大多正常，在严重三尖瓣关闭不全和右向左分流时，还可能降低。在三尖瓣和 ASD 矫治后，尽量避免任何可能增加右心室后负荷即肺血管阻力的因素，如使用

PEEP、高碳酸血症、缺氧等。对轻度三尖瓣反流的患者，可以使用硝酸甘油、一氧化氮等降低肺阻力的药物。

（3）血管活性药物：因右心室功能受损，必要时可以在体外循环前、后使用增强心肌收缩力的药物。首选不明显增加α受体兴奋性的正性肌力药物，如磷酸二酯酶Ⅲ抑制药（米力农或氨力农）。使用β受体兴奋药，如多巴酚丁胺，对肺血管阻力的影响优于多巴胺，但都有潜在引起快速性心律失常的可能。确实需要选择血管收缩药时，因去甲肾上腺素的α受体兴奋性和较弱的β受体兴奋性，可能成为首选。

（4）心律失常：可因合并预激综合征，快速性室上性心律失常最常见。应及时纠正电解质的异常，尤其注意血钾浓度。严重心律失常的患者使用β受体兴奋药更应慎重。麻醉诱导期室上性心动过速的发生率可达10%～20%，有时需要紧急建立体外循环来终止。在合并预激综合征者，使用洋地黄类和维拉帕米可以增加室颤发生率，慎用。

（5）避免气栓：因半数以上合并卵圆孔未闭合ASD，在静脉注射时应特别注意避免注入气泡或碎片，以免形成反常性栓塞。任何可能使右心房压力增高的因素，都会使右向左分流量增加。

4）术后处理：术后仍须积极行内科治疗，控制心力衰竭和心律失常，密切观察血清钾、钠、氯等离子测定和心电图改变，及时补充氯化钾。注意保持引流管通畅，可输入纤维蛋白原、新鲜血等止血。注意术后发生突然死亡的患者大部分因伴有围手术期室上性心动过速，进而发展为室性心律失常而致命。

（十五）部分减状手术的麻醉处理

1. 肺动脉环缩术

麻醉要点：

（1）患儿年龄常常小于6个月，存在复杂的缺损，要等年龄稍大一点，才能手术矫治。生后最初几个月发生的肺动脉高压，限制了肺血流，但随着PVR的降低和肺血流增加，婴幼儿出现症状。术前提示存在PDA，应限制给氧和使用药物关闭。

（2）通常不给术前药。麻醉诱导可以选择静脉麻醉。维持一定的麻醉深度，尽量避免SVR的突然升高或PVR的明显下降，因为可以进一步增加肺的血流。如果存在严重的心衰，应避免吸入麻醉。术前无气管插管的幼儿可以在手术结束时气管拔管。

（3）保持理想的体循环压力，维护心脏功能。手术开始后可以通过中心静脉适当输注微量多巴胺等血管活性药物。术中至少准备两通道直接压力监测，连续体循环动脉压和肺动脉压监测。

（4）严密监测SPO_2、PaO_2和$PaCO_2$，尽量维持恒定的吸入氧浓度（50%）。

2. 体-肺动脉分流术

麻醉要点：

（1）术前：通过给氧、过度通气、补充血容量和及时纠正酸中毒，可以改善氧合和降低PVR。用PGE_1 0.1 μg/（kg·min）输注，以保持动脉导管的开放。如果右侧严重阻塞或ASD太小，可以通过导管球囊扩张，以增加房水平血液混合和改善氧合。

（2）术中：通过降低PVR以增加肺血流，从而改善氧合。如果患儿无心室功能不全，通常可以耐受吸入麻醉，有时可以缓解右心室流出道痉挛和增加肺血流，年龄较大的患儿可以减少阿片类药量以利于早期拔管。术中要防止缺氧，保证足够的通气，尤其应注意手术操作对术侧肺的压缩、肺血管的扭曲或钳夹，此时缺氧通常加重。当钳夹肺动脉时，通过$PetCO_2$监测可以及时地估计$PaCO_2$。及时地进行血气监测，可以了解氧合、通气和酸碱平衡状态。但是，在估计手术分流量的大小时，应考虑降低PVR措施对升高肺血流的作用，因为一旦撤除这些措施分流量可能不够。分流太小或阻塞可以表现为持续缺氧，分流量过多可以表现为体循环低血压、舒张压降低、脉压差增大、肺水肿和酸中毒。

（3）术后：早期通常肺血流增加，年龄较大的患儿可以早期拔管，尽量不用正压通气，减少交感神经刺激。通过降低PVR，可以改善氧合，增加肺血流。

三、成人先心病（ACHD）手术的麻醉

在过去几十年，围手术期治疗的进步使经姑息治疗或心脏修补的先天性心脏病患儿活到成年的数量不断增加，他们成年后常常面临再次心脏手术的可能。这些成人先天性心脏病（ACHD）患者具有解剖和生理的高度复杂性，手术的成功常常有赖于多学科的团队合作。

（一）ACHD 患者的非心脏问题

各个器官系统都有可能受到长期先天性心脏病的影响（表 11-1-2）。因为先天性心脏病可以是多器官遗传或畸形综合征中的一个表现，所以全部患者需要全面系统地检查。其中先天的或医源性的血管异常，可影响麻醉医师血管置管的可行性和矫正压力的测量（表 11-1-3）。

表 11-1-2　ACHD 患者在其他方面的损害[2]

潜在的呼吸并发症	肺顺应性降低（肺血流增加或肺静脉引流受阻）
	支气管受压
	脊柱侧弯
	咯血（晚期艾森曼格综合征）
	膈神经受损（既往胸科手术）
	喉返神经损伤（既往胸科手术；罕见心脏结构的侵犯）
	对低氧血症的呼吸反应迟钝（紫绀患者）
	对紫绀患者，可通过 $ETCO_2$ 估算动脉血 CO_2 分压
血液学并发症	交感型血液高黏稠度
	出血体质
	异常假血管血友病因子
	人为增加凝血酶原和部分促凝血酶原的时间
	人为血小板减少症
	胆结石
潜在的肾脏并发症	高尿血红蛋白血症和关节痛（紫绀患者）
潜在的神经系统并发症	可疑脑栓塞
	脑脓肿（右向左分流患者）
	占位病变（来自于旧脓肿灶）
血管异常	可以是先天的或医源性的

表 11-1-3　ACHD 患者潜在的血管病变

血管	可能的问题
股静脉	如果通过切开做心导管，股静脉有可能被结扎；粗的治疗导管在婴儿常引起股静脉血栓
下腔静脉	一些损害，特别是与内脏异位（多脾）相关，有下腔静脉中断，就不能从股静脉将导管送入右心房
左锁骨下和足背动脉	各种原因的术后主动脉再狭窄，脉搏会摸不清或缺失，血压异常
锁骨下动脉	血压低，同侧伴有典型的 Blalock-Taussig 分流和各种可能改进的 Blalock-Taussig 分流
上腔静脉	Glenn 手术的导管相关性栓塞危险

（二）ACHD 患者的心脏问题

心脏解剖结构缺损的血流动力学作用会随着时间、紫绀的复合作用、肺疾患及年龄等因素的变化而发生改变，尽管手术治疗是目标，但真正没有后遗症和并发症的治疗在普通人群并不多见。

（三）成人先心患者麻醉的一般方法

1. 手术前

（1）复习最近的实验室检查资料，导管、超声和其他影像资料；了解既往心脏手术方式；最近的心脏病专家建议；应及时获得并研习这些资料。

（2）画一幅完整的、带有压力血流方向的心脏图，这经常会使复杂、不熟悉的心脏解剖明了清楚。

（3）如果患者是红细胞增多症，为避免血液浓缩，应尽快治疗。

（4）术前镇静没有绝对禁忌证。

2. 术中

（1）再次开胸手术及紫绀患者需要较粗的腔静脉通路（可考虑的血管通路，表11-1-3）。

（2）所有静脉导管避免气泡，即使在以左向右分流为主的病变，也可能会有短暂的右向左分流（可以放滤器，但会严重影响供血能力）。

（3）重复开胸和心功能差的患者放体外除颤电极。

（4）适当对心内膜炎进行预防（切皮前口服或静脉使用抗生素）。

（5）抗纤溶治疗，特别是对以前有开胸手术史的患者。

（6）使用TEE监测。

（7）适当用药或调整通气改善肺和体循环阻力。

3. 术后

（1）适当的疼痛治疗（紫绀患者对高碳酸血症和麻醉药有正常的通气反应）。

（2）为使动脉血氧饱和度正常，应维持适当血细胞压积。

（3）为改变心室舒张顺应性或有益的房水平分流，应维持中心静脉和左心房适当压力。

（4）当遇到右向左分流时，即使充足的氧供也不会明显增加动脉氧分压；同样减少氧供动脉血氧分压也不会明显下降（肺循环缺失）。

（张东亚　张艳丽　李慧先）

第2节　心脏瓣膜手术麻醉

心脏瓣膜病变术前病程长，患者心功能较差，欲维持瓣膜患者术中稳定的血流动力学和充分的全身灌注，需要准确理解瓣膜病的病理生理和影响心肌功能的所有相关因素。心脏瓣膜病病理生理的共性为跨瓣膜血流异常使心腔的（压力或容量）负荷增加，心脏的有效心排血量（CO）下降。因此，心脏瓣膜病手术麻醉的关键是在围手术期尽量保护各种代偿机制以维持有效的心排血量。一个瓣膜的两种病变（如二尖瓣狭窄合并关闭不全）或联合瓣膜病（如二尖瓣狭窄合并主动脉关闭不全）的麻醉处理，要比单个瓣膜的单种病变复杂。一般而言，麻醉处理原则应首先针对病变最严重的瓣膜，同时又要考虑另一病变瓣膜的情况。

一、二尖瓣狭窄

1. 血流动力学要求　归纳为以下三点：①术前控制心室率；②维持充足的血容量；③避免使肺循环高压进一步加剧的因素。

2. 术前用药　根据患者的精神状态给予适量的术前药，以消除术前紧张。一般可予吗啡0.1 mg/kg，术前30 min肌注。抗胆碱能药以东莨菪碱为佳，因不易引起心率增快并有镇静作用，成人用量一般不超过0.3 mg。对心率偏快的患者，可不用抗胆碱能药。对用洋地黄控制心室率者，术前不必停药。

3. 监测

（1）心电图：心率的快慢比心律是否窦性更为重要，因心率的快慢是决定跨瓣压差的主要因素。

（2）直接动脉内测压：对房颤患者尤其必要。如在同一屏幕上同步显示ECG和动脉压力曲线，便于发现人工瓣膜故障。动脉穿刺测压应在全麻诱导前进行。

（3）中心静脉压（central venous pressure，CVP）：应特别注意CVP数值的动态变化。

（4）漂浮导管：正常情况下，肺毛细血管楔压（pulmonary capillary wedge pressure，PCWP）反映左心房压（LAP），LAP的改变又反映了心室充盈压的变化。二尖瓣狭窄患者由于二尖瓣口存在跨瓣压差，PCWP和LAP的绝对值高于左心室舒张末压（left ventricular end-diastolic pressure，LVEDP）。但在心动过速期间，LAP和PCWP上升，LVEDP却下降，PCWP在心动过速期间不能反映左心室充盈压。持续监测肺动脉压对肺循环高压患者极有意义，因肺循环高压恶化能促发右心衰竭。如不能放置漂浮导管，可放置左心房管，停机后直接测定LAP很有帮助[3]。

4. 麻醉诱导及维持

（1）麻醉诱导：对心功能不全、肺循环高压患者，应以大剂量芬太尼辅以小剂量咪达唑仑诱导，也可用依托咪酯与芬太尼诱导。

（2）麻醉维持：以静吸复合或单纯静脉维持都可，以维持血流动力学稳定、减小对心血管影响为目的。

（3）肌松药的选择：以维库溴铵和顺阿曲库铵为首选，因其低血压和心动过速的不良反应。临床研究证实，即使顺阿曲库铵的用量达到ED$_{95}$量的8倍，对那些没有心血管疾病的患者来说，不会引起组胺释放和心血管副作用，且顺阿曲库铵不依赖肝肾代谢，是肝肾功能异常患者的优先选择。

5. 术中处理

（1）维持血气和电解质在正常范围，及时纠正恶化肺高压的各种因素。PCO$_2$维持在30～35 mmHg有利于降低肺动脉压力。

（2）根据CVP、PCWP、血压、心率、尿量等指导输液量，使血容量维持正常。另一方面，由于此类患者肺静脉扩张，肺血管顺应性降低，对液体过负荷很敏感，容易导致肺间质水肿。

（3）重症肺高压或心衰患者需用肺动脉扩张药，如硝普钠、硝酸甘油、酚妥拉明或吸入NO等以减轻右心后负荷，用多巴胺、多巴酚丁胺、肾上腺素等药物以增强心肌收缩力，增加心排血量，以利于脱离心肺机和维持循环稳定。必要时可考虑球囊反搏（intra-aortic balloon pump，IABP）支持循环。

（4）停机后同时监测CVP和LAP，对指导输血及病情判断很有帮助，特别对重症肺高压患者能及时发现右心衰竭。右心衰竭时CVP明显升高而LAP降低，有时右心衰竭可被误诊为低血容量，输血只会加重右心扩张和损伤，应给予正性肌力药物。

（5）心动过速和低血压的处理：首先要消除引起的原因。窦性心动过速可用美托洛尔、艾司洛尔以小剂量逐渐增加的方式处理。术中新发生的房扑、房颤往往心室率很快，需立即电击复律，因LAP在快速心室率时急剧增加。房颤患者如术中心室率突然增快，可首先静注毛花苷C（西地兰）（须注意血钾水平），无效时可谨慎静注β受体阻滞药。不提倡电击复律，因不仅不易成功而且有可能引起全身性栓塞。处理低血压最好避免使用血管收缩药，因升高肺动脉压可促发右心衰竭。应早期使用正性肌力药物以增加心排血量，升高血压。

6. 术后注意事项　术后肺血管阻力、肺动脉压和左心房压即下降，而心排血量增加。随着时间的推移，大多数患者肺血管阻力将持续下降。而肺动脉压不降表明出现了不可逆的肺动脉高压和左心室功能不全，提示患者预后不良。

术后注意监测左心室的舒张末压，在保证足够心排的前提下应尽量降低左心室舒张末压。

二、二尖瓣关闭不全

麻醉处理：

1. 血流动力学要求 ①避免增加左心后负荷，维持较低的外周阻力，以增加前向血流，减少反流。给予血管扩张药可降低舒张期容量和心脏大小而获益，血管扩张药常用硝普钠或硝酸甘油。②心率偏快（但不宜超过110次/min）对二尖瓣关闭不全患者有利（合并冠心病患者例外），因在较快的心率下反流减少[4]。

2. 依心脏功能好坏给相应的术前药 二尖瓣脱垂患者需给重量术前药，因焦虑和紧张可引起心律失常。另外心动过速降低舒张末期容量，对二尖瓣脱垂患者可恶化反流。药物和用量可参阅本节二尖瓣狭窄部分。

3. 监测 具体可参阅本节二尖瓣狭窄部分。

4. 麻醉诱导、维持及术中处理 具体可参阅本节二尖瓣狭窄部分，但须注意以下几点：①吸入麻醉药直接扩张血管，对此类患者有利。安氟醚、异氟醚可能有增快窦房结频率的作用，故对心功能较好的患者可吸入低浓度的麻醉药。对心功能受损的患者，最好使用麻醉性镇痛药实施麻醉，必要时可给予血管扩张药降低外周阻力。②二尖瓣置换后，由于消除了瓣膜反流，等容收缩期的收缩峰压则明显上升，心室腔内压力升高直接增加了左心室壁张力，但舒张末期容量下降可以代偿收缩峰压的上升而使室壁张力正常。瓣膜置换后射血分数和每搏量下降可能系前负荷降低的缘故，故需维持适当高的左心房压。③多数急性二尖瓣反流患者在急性心肌梗死期间有严重的乳头肌功能失常或断裂，收缩能力严重受损，因此血管扩张药对保持前向血流特别有用。但血管扩张药能导致低血压，威胁冠脉灌注，恶化心肌缺血，需要给予正性肌力药物和（或）主动脉内球囊反搏支持循环。正性肌力药物以多巴酚丁胺为首选，因不增加梗死面积。

三、主动脉瓣狭窄

麻醉处理：

1. 血流动力学要求 ①维持窦性心律及充足的血容量。②避免心动过速、后负荷增加及严重的心肌抑制。

2. 给予足量的术前药 以避免术前心率增快，具体用法可参阅本节二尖瓣狭窄部分。

3. 监测 具体可参阅本节二瓣狭窄部分。特别提倡ECG用V_5或McL_5导联监测有否心内膜下缺血，因左心室肥厚的患者心电图易出现ST段异常。心肌肥厚和左心室顺应性降低的患者，左、右心房压力相差很大，肺动脉置管所监测的PCWP值低于LVEDP，但"a"波的绝对值接近LVEDP。TEE对进一步明确术前诊断，确定手术疗效和及时发现术中病情变化有着重要作用，可作为该类手术的常规监测项目，尤其是合并冠脉病变的患者。同时TEE也有助于体外循环后的心腔排气，判断人工瓣膜功能，评价心功能及指导容量治疗。

4. 麻醉诱导及维持 可参阅本节二尖瓣狭窄部分。

5. 术中处理

（1）心动过速恶化，心肌氧供需之间的不平衡，直接增加心肌氧需、缩短冠状动脉灌注时间而减少心肌氧供。心动过速使舒张充盈减少，LVEDV和LVEDP降低，每搏量下降。主动脉舒张压下降，冠状动脉灌注压降低，对主动脉瓣狭窄患者极为不利。因此，不管任何性质的心动过速都必须即刻处理，即使血压正常亦然。如窦性心动过速时血压正常，没有缺血征象，可谨慎静注新斯的明（0.5～1 mg）、β_1受体阻滞药（美托洛尔1～3 mg或艾司洛尔0.5～1 mg/kg）。如为室上性心动过速，可静注维拉帕米（1～2 mg）或普罗帕酮（1～1.5 mg/kg）等，如无效，特别在出现ST段改变时，应电击复律。如出现室性心动过速（血压可急剧下降），在静注利多卡因（1～2 mg/kg）的同时，应立即进行心脏按压，同时准备电击复律。

（2）低血压降低冠状动脉灌注压，损害心肌做功，处理首先应注意有无低血容量和心动过速。低血压如因外周阻力降低所致，药物可选用去氧肾上腺素（苯福林）。如因心肌收缩力减弱，应给予正性肌力药。

（3）术中高血压需积极有效地进行治疗，因动脉阻抗增加降低跨瓣压差而使心搏量下降，可谨慎使用硝普钠处理。如同时伴有肺动脉压升高，应首选硝酸甘油。钙通道阻滞药尼卡地平既可有效地降低外周阻力，又可改善心肌血供，可用于心功能较好的患者。

四、主动脉瓣关闭不全

麻醉处理：

1. 血流动力学要求　①避免增加后负荷，维持低的外周阻力，能增加前向血流，减少反流。②心率增快可减少反流，同时也减少了每搏量而使反流的比例无变化，但可缩小心室腔。③保持充足的血管内容量。

2. 术前药　根据患者的具体情况谨慎给药，少量的术前用药既能维持心率和心肌收缩力，又不至于因为焦虑而增加外周血管阻力。对危重或急性主动脉瓣关闭不全患者可不给术前药，建议入手术室严密监测下再使用小剂量镇静药物以实现各种有创监测。

3. 监测　由于左心室顺应性高，无症状患者心室功能多较好，CVP能较准确地反映左心室前负荷。但如术中血管阻力突然增加，左心室功能失常，则难以立即反映于CVP，故仍提倡肺动脉置管。TEE越来越多地作为常规监测之一。具体可参阅本节二尖瓣狭窄部分。

4. 麻醉诱导、维持及术中处理　具体方法可参阅本节二尖瓣狭窄部分。其特殊性应考虑以下几点：

（1）心功能较好的患者能较好地耐受吸入麻醉，安氟醚特别是异氟醚因有扩血管和增快心率的作用，对此类患者有一定益处。但对心功能不全患者则应考虑大剂量芬太尼麻醉。有时尽管麻醉深度合适，手术刺激仍可发生高血压，此时可用血管扩张药，但必须同时补足血容量。

（2）有时可发生阿托品难以奏效的心动过缓，可给微量异丙肾上腺素处理。如心包已切开，可考虑心房起搏。

（3）体外循环开始血流降温，由于心动过缓或心室颤动，心室可急性扩张。心室扩张可损伤心肌，必须预防。可在转流前即放置左心引流管或尽早阻断升主动脉以防止心室扩张。

（4）急性主动脉瓣关闭不全术前常给予血管扩张药，术中应持续使用。应避免使用吸入麻醉药，因轻度的心肌抑制即可降低心搏量，恶化心室扩张。应联合使用正性肌力药和血管扩张药以维持灌注压减少舒张期反流。另外，此类患者的PCWP常低于实际水平的LVEDP，原因是左心室舒张压迅速上升使二尖瓣提前关闭，补充血容量时应注意此点[5]。

（5）麻醉用药的原则：保证患者前负荷，维持或降低外周血管阻力，改善正常的心肌收缩力。心率尽量保持在90次/min。由于主动脉瓣关闭不全患者的脉压差较大（高达80～100 mmHg），所以关注舒张压及平均动脉压的变化比关注收缩压更重要。

（张东亚　高　源）

第 3 节　肥厚型心肌病（HCM）手术麻醉

一、术前优化

经验证明术前准备充分的肥厚型心肌病（hypertrophic cardiomyopathy，HCM）患者的转归一般都不错。患者术前应从以下两方面进行优化：

（1）该类患者术前多正在接受β受体阻滞剂和钙通道阻滞剂治疗，不宜停用。所有心脏药物应在整个围手术期维持，尤其是β受体阻滞剂治疗。术前还应予以充分镇静、抗焦虑，尽量使患者入手术室时进入浅睡眠状态，有利于降低儿茶酚胺水平。

（2）容量管理方面，麻醉诱导前应充分补液，以降低麻醉药物相关的血管舒张以及与正压通气相关的前负荷减少所引起左心室流出道梗阻（left ventricular outflow tract obstruction，LVOTO）的风险。

二、血流动力学管理

HCM患者麻醉最令人担忧的并发症是LVOTO的恶化。术中血流动力学管理的总体目标是尽可能保持窦性心律，维持足够的前负荷和后负荷，并抑制交感神经刺激，从而降低LVOTO发生和恶化的概率。

此类患者的左心室收缩功能多数较正常人更强，收缩期心室强烈收缩常使心室腔闭合，射血分数达80%以上者很常见，对麻醉药、β受体阻滞剂、钙通道阻滞剂的耐受能力较强。术中需以适度的麻醉抑制心肌的收缩力，避免应激反应。诱导期间的主要目标是减弱对刺激的交感神经反应，同时实现最佳的插管条件。芬太尼与硫喷妥钠、异丙酚或依托咪酯一起作为催眠剂的选择，缓慢滴定可以避免血压剧烈波动。建议通过插管前静脉注射美托洛尔或艾司洛尔来预防喉镜插管期间的心动过速，特别是对于有心力衰竭病史、心绞痛、HCM相关晕厥史或高静息梯度的患者。选择肌肉松弛剂时，应考虑是否有其他合并症，如肝功能衰竭或肾功能衰竭。维库溴铵和顺阿曲库铵被认为是适合的肌松剂。吸入麻醉药由于具有心肌抑制作用，用于麻醉维持可能更加有利。七氟醚可能更加优于异氟醚和地氟醚，因为后两者倾向于增加心率。关于氧化亚氮的使用尚有争议，有报道其有增加肺动脉压的倾向。β受体阻滞剂和钙通道阻滞剂均可降低心肌收缩力，减少心肌氧耗，改善心肌顺应性。

保持适度前、后负荷对HCM患者非常重要。此类患者前负荷下降可使左心室腔容积缩小而加重LVOTO，后负荷降低不仅可反射性增强心肌收缩力，而且增加了左心室-主动脉之间的压力阶差，也可加重LVOTO，因此必须维持较高的前后负荷。由于左心室顺应性下降，左右心充盈压差别很大。中心静脉压（CVP）的绝对值对左心室舒张末期压（LVEDP）的判断意义不大，但CVP的动态变化对血容量的估计仍有一定意义。虽然肺动脉楔压（PCWP）也不能反映此类患者的LVEDP，但优于CVP。较为稳妥的措施：在较为准确地估计患者液体出入量的基础上，综合患者血压、心率、CVP、PCWP等的动态变化，以维持稳定的血流动力学为原则来调节液体的入量，不能机械地以CVP和（或）PCWP的绝对值来估计前负荷。对重症心血管手术患者，术中常给予血管扩张药以降低左心后负荷，改善心功能，但不适于此类患者，理由前已叙述。整体血流动力学目标是将平均动脉血压维持在不低于65～70 mmHg，以维持肥厚心脏中心内膜下的冠状动脉灌注压。

一过性低血压可用α_1受体激动剂和液体治疗。液体治疗最好是在经食管超声心动图（TEE）指导下进行。去氧肾上腺素是一种纯α-肾上腺素能血管收缩剂，无肌肉收缩作用，是治疗低血压的首选药物。它具有减缓某些患者心率的附加优势，从而改善肥厚心室的灌注。如果存在非窦性心律，则建议使用β受体阻滞剂治疗，进而后行电或药物复律。其中艾司洛尔半衰期较短，最为合适。

相反，使用具有β-肾上腺素能活性的药物，如多巴胺、多巴酚丁胺或异丙肾上腺素，来治疗与高PCWP相关的低血压将导致血流动力学恶化，增加LVOTO和二尖瓣反流的程度，并导致循环衰竭和肺水肿。

HCM患者对继发于正压通气机制的静脉回流减少的耐受性很差，须予以适当治疗，具有小潮气量和高频率的通气策略有助于减轻静脉回流的减少。

HCM患者术中"满意"的心率，应维持在术前或略低于术前安静时的水平。麻醉诱导和（或）维持期除应有较深的麻醉深度外，应避免使用可增快心率的药物。心率增快使舒张期缩短，心室充盈减少，可恶化流出道梗阻，必须努力避免。一旦发生，须即刻治疗。首选药物为美托洛尔，如血压也高，可静注地尔硫䓬。对低于60次/min的窦性心律，只要动脉血压稳定，无须处理。维持窦性心律也是非常必要的，因此类患者的心房收缩对左心室充盈至关重要。如出现异位心律，需积极治疗以恢复窦性心律。对于急性发作的房颤建议直接电复律，而不是药理速率控制，因为心室充盈依赖于心房收缩，而LVOTO的患者不能耐受前负荷的显著下降。当术前已使用双腔起搏器来保持节律相关的前负荷，从而降低左心室流出道（left ventricular outflow tract，LVOT）梯度时，则该双腔起搏器不应在麻醉期间停用。

　　HCM患者治疗低血压的目标和措施总结在表11-3-1中。胺碘酮被推荐用于治疗快速心律失常，但电复律应该更加积极；地高辛因其正性肌力作用而不适用。HCM患者心搏骤停后的心肺复苏需要非常了解此病病理生理学，正性肌力药（肾上腺素）是禁忌的，因为它们会使LVOTO恶化[6]。

表 11-3-1　治疗低血压的目标和措施

麻醉目标	治疗措施
增加前负荷	静脉补液（在TEE指导下）、避免正压通气
增加后负荷	去氧肾上腺素、加压素
降低心肌收缩力	β受体阻滞剂、维拉帕米/地尔硫䓬、避免使用儿茶酚胺
减慢心率	β受体阻滞剂、维拉帕米/地尔硫䓬
保持窦性心律	胺碘酮、电复律

TEE：经食管超声心动图。

三、围手术期监测

　　在麻醉诱导之前建立有创血压监测对于立即识别低血压和实现快速治疗干预非常重要。不论是无创还是有创CVP的值，和PCWP的值一样，都不能绝对准确地反映容量状况。由于左心室（LV）舒张顺应性降低，高PCWP和高CVP并不等于LV充分填充。目前尚没有一个用于预测容量状态的动态指标得到验证。无论是每搏量变异率（stroke volume variation，SVV）、脉压变异率（pulse pressure variation，PPV）、收缩压变异率（systolic pressure variation，SPV）、呼气末阻塞试验还是被动直腿抬高试验，是否能精确可靠地用于预测HCM患者群体的容量仍无定论。CVP的动态变化可一定程度上反映容量的变化，通过中心静脉血氧饱和度可反映氧供需平衡相关信息，用于快速给予血管活性药物。对于接受中度或高风险非心脏手术的HCM患者（特别是那些不稳定性梗阻的患者），可考虑放置肺动脉导管，通过监测PCWP（充盈压）和心排血量有助于更好地管理LVOTO的HCM患者。在血容量不足或外周血管阻力（systemic vascular resistance，SVR）降低导致急性LVOTO的情况下，PCWP波形可显示心脏指数降低或甚至突然出现大V波（提示LVOTO，SAM和急性二尖瓣关闭不全）[7]。

　　经食管超声心动图检查（transesophageal echocardiography，TEE）长期以来一直被提倡用于心脏手术，尤其适用于接受心肌切除术或非心脏手术的HCM患者，能够更可靠、更准确地指导容量治疗。因为它允许直接可视化LV舒张末期、收缩末期容量和收缩性，还可以通过测量下腔静脉大小和塌陷、三尖瓣射流反流速度和心肌功能来持续监测血管内状态；增加彩色血流多普勒成像将揭示任何二尖瓣关闭不全的程度和机制。及时诊断收缩期前向活动（systolic anterior motion，SAM）对于指导后续治疗至关重要。这些因素对HCM患者特别有帮助，因为正常的前负荷和后负荷是预防LVOTO恶化的两个关键因素。

　　TEE对指导外科切除术也至关重要，可用于确定所需切除的范围，评估二尖瓣结构异常、残留的肌切除术后梗阻，以及体外停机后二尖瓣关闭不全。室间隔缺损（VSD）是手术切除术的一个潜在并发症，TEE对于明确是否发生这种并发症至关重要。TEE还可术后即刻对左心室流出道梗阻进行定性分析，对梗阻的缓解程度进行定量分析（采用多普勒在术后食管中段四腔心切面及左心室流出道长轴切面对流速及压差进行定量评估），以评价手术效果。

总之，在选择监测方式时，麻醉医师应综合考虑以下因素：①LVOTO程度（静息梗阻、不稳定梗阻或无梗阻）；②患者是否有心力衰竭的体征或症状；③手术类型和血容量大量丢失或体液移位的可能性；④使其处于围手术期并发症（如糖尿病、肾功能不全）风险较高的其他合并症[8]。

（张艳丽　张东亚）

第4节　冠状动脉旁路移植术的麻醉

冠状动脉旁路移植术（coronary artery bypass grafting，CABG），又称冠状动脉搭桥术，始于20世纪60年代，旨在重建病变冠状动脉血运，是治疗缺血性心肌病的有效外科手段。CABG手术方式常为体外循环或非体外循环下手术，近年来微创手术逐渐增多，个别中心甚至开展了机器人辅助胸腔镜下施行CABG，但适应证有限，经验较少。本节主要阐述体外循环下（on-pump CABG）和非体外循环下（off-pump CABG，OPCABG）冠状动脉旁路移植术的麻醉。

一、麻醉处理

CABG麻醉处理的要点是维持心脏氧供需平衡，包括避免心肌氧耗增加，预防心动过速，维持冠状动脉灌注压等。麻醉医师需要考虑和处理多方面的问题，包括手术时机、术前评估与处理术中血流动力学不稳定和心肌缺血、体外循环期间心肌保护、术后处理等多个重要环节。麻醉医师和外科医师应该合作并制定最佳围手术期策略，以确保快速和完全康复。

（一）术前评估和优化

经皮冠脉介入术（PCI）应用的快速增长导致很多轻症的患者从CABG术中分流，而留下更多的老年病情危重的患者以及急症病例。目前接受CABG的患者病情变得更重或面临更大的风险，其中包括许多患者患有三支血管病变、靶血管条件不佳、心室功能降低，以及需要再次手术。因此，CABG患者的术前评估与处理需全面考虑，术前应全面地接受心血管功能的检查，给予积极的药物处理（包括与患者相关的所有降血压、控制心绞痛及其他药物治疗）。

CABG术前高危心脏病的特点和主要并发症：①心脏病史和现有症状：急性不稳定型心绞痛、急性心肌梗死、充血性心力衰竭失代偿期、心源性休克；②冠状动脉解剖：左主干严重病变、三支病变、左前降支近段损伤；③心室功能：射血分数小于30%；④瓣膜和结构解剖和功能：合并主动脉瓣狭窄、急性二尖瓣关闭不全、急性主动脉瓣关闭不全、室间隔缺损；⑤ECG：急性或持续缺血表现，左束支传导阻滞（肺动脉导管置入时潜在的完全心脏阻滞）；⑥X线胸片、胸部计算机体层扫描：心包积液或心脏压塞、主动脉钙化（不能钳夹阻断主动脉）；⑦颈动脉和脑血管疾病：颈动脉高度闭塞性疾病；⑧外周血管疾病（PVD）：降主动脉存在显著的PVD（即主动脉内球囊反搏术的禁忌证）[2]。

采取术前支持循环（包括主动脉内球囊反搏、静脉输注左西孟旦和体外膜肺氧合等）、通气和全身疾病控制等措施，在一定程度上可改善某些"高风险"患者的预后。对于麻醉医师而言，了解术前可改善的危险因素和不可改善的危险因素，降低现有风险以产生更好的结果非常重要。表11-4-1显示了常见的CABG术前可改善和不可改善的风险因素[9]。

表 11-4-1　CABG 术前可改善和不可改善的风险因素

不可改善的因素	可改善的因素
年龄	左心室功能不全/充血性心力衰竭
性别	术前使用主动脉内球囊反搏
种族	输注左西孟旦术前治疗
既往心肌梗死、急性心肌梗死	术前体外膜肺氧合
既往心脏手术	控制糖尿病
急诊手术	控制高血压
同期其他手术	缓解肾功能不全
CABG 手术治疗左主干病变	管理动脉粥样硬化
肥胖	戒烟
	贫血

（二）术前用药

心脏麻醉医师必须熟悉各种药物使用时对患者的益处，或者不使用时可能导致的危害，其中包括抗心绞痛药物、β 受体阻滞剂和抗血小板药物。

1. 心血管用药　术前无须停止服用心血管用药。β 受体阻滞药在 CABG 术前的常规使用不仅有助于术前改善心肌缺血，也利于手术中循环的控制，特别是术中心率的稳定。通常使用美托洛尔、阿替洛尔等。反之，术前突然停用易发生心肌缺血、高血压以及因 β 受体密度增加而继发的心动过速等。常服钙通道拮抗药患者也宜继续服用，但术前用硝苯地平和地尔硫䓬会降低对去氧肾上腺素的升压反应，故术中出现低血压而用去氧肾上腺素治疗时应适当增加剂量。术前用钙通道拮抗药合并 β 受体阻滞药者，围手术期心肌缺血发生率比单用钙通道拮抗药者低，这与用 β 受体阻滞药后心率减慢有关。

2. 麻醉前用药　足够的术前抗焦虑用药可以减轻患者焦虑。中效苯二氮䓬类药物通常在手术前 1 h 口服给药。对心功能尚佳患者，术前 1.5 h 肌内注射吗啡 0.1 mg/kg、东莨菪碱 0.005 mg/kg；老年和心功能差的患者宜适当减量，必要时可在入手术室后根据患者情况再补充用量。

3. 其他　在手术前正确管理抗血小板和抗血栓形成药物，术前自体献血，正常血容量血液稀释和常规使用细胞保存装置，对 CABG 患者的血液保护有着重要意义。

（三）围手术期监测

CABG 围手术期需要充分的血流动力学监测，以监测心肌缺血和进行血流动力学管理。常用的方法：①具有自动 ST 段分析的 5 导联表面心电图（ECG）；②脉搏血氧饱和度；③连续尿量；④食管和直肠温度；⑤桡动脉和（或）股动脉的直接动脉血压；⑥中心静脉导管（CVC）和（或）肺动脉导管（PAC）；⑦经食管超声心动图（TEE）；⑧脑电频谱麻醉深度；⑨脑氧饱和度；⑩凝血指标监测。

通过留置的动脉导管进行持续的有创动脉监测和血气分析，还需考虑到取桡动脉、再次手术、经腋动脉插管体外循环需双侧动脉监测、主动脉内球囊反搏术行股动脉置管，以及更多的中央动脉插管（腋动脉、股动脉）用于在停止体外循环时更精确的读取数值。

在体外循环下，建议监测膀胱或食管（核心温度）和鼻咽部或鼓膜（脑部温度）的温度，以尽量减少复温过程中的温度差，并防止大脑温度过高。对于 OPCABG，监测膀胱温度就足够了。

TEE 是现代心脏手术中的关键监测技术。它提供了有关左心室功能和右心室功能、区域室壁运动、瓣膜功能和整体心脏功能的详细信息，如今推荐用于 on-pump CABG 和 OPCABG。有助于体外循环前的心功能评估，相关瓣膜病变包括功能性二尖瓣反流，主动脉粥样硬化的评估（主动脉插管和阻断的位置，可能的"no-touch"技术），检测卵圆孔未闭，永存左上腔静脉（逆行心脏停搏问题），CPB插管定位，包括逆行心脏停搏插管定位、主动脉插管定位，相关并发症如医源性主动脉夹层和插管位置、容量状态、心室功能、对正性肌力药的反应、主动脉开放后以及脱机时排气。新的节段性室壁运动异常是术中心肌缺血最敏感的指标，甚至先于在任何ECG上的改变。冠状动脉血运重建期间的TEE图像质量可能因使用手术器械、心脏的不同位置和心包腔中的空气而受到影响[10]。

凝血监测的最常见参数是活化凝血时间（activated coagulation time，ACT）。然而，OPCAB没有标准化的ACT目标值，大约80%的美国/加拿大外科医师和60%的欧洲外科医师接受约300 s的ACT值。接受OPCAB治疗的患者术后可能出现促凝血活性增加。因此，抗凝预防方案是强制性的。

（四）麻醉方法选择

1. 麻醉方式　各种各样的麻醉技术都曾被用于CABG术的麻醉诱导和维持，但是复合麻醉还是最常使用的麻醉技术。早期研究认为麻醉方法对CABG患者预后的影响不大，更重要的是维持血流动力学稳定，但新数据表明不同麻醉方法对患者确有影响。如在停止体外循环时使用吸入麻醉有助于保护心室功能，静脉用药可加强交感阻滞等，但尚缺乏大规模的多中心报道。

公认为胸段硬膜外麻醉（TEA）的去交感神经效果对心脏和冠脉循环具有良好的效应，但因有关使用潜在抗血小板制剂的规定标准使其应用受限。由于其确切的冠脉血管扩张作用和术后镇痛作用，TEA一直未离开麻醉医师的视线，常作为心脏手术全身麻醉的辅助方法。美国局部麻醉与疼痛医学学会发布的《椎管内麻醉与抗凝共同声明》推荐在椎管内麻醉前适当取消抗凝与抗血小板治疗，通常是术前一天在C_7至T_3节段进行置管。快通道技术的使用是TEA潜在的推动力量，比如快速拔管的可能、优良的镇痛、降低心肌耗氧量的能力使TEA成为一种受欢迎的技术。大样本荟萃分析表明，TEA对术后心肌梗死或病死率没有影响，但是在抗心律失常、肺部并发症、拔管时间或术后镇痛方面有着显著的有利影响。

2. 麻醉药物　缺血性心脏病麻醉药物的选择应以维持心肌氧的供耗平衡为原则，努力避免心率增快和血压下降，并可扩张冠状动脉，无冠脉窃血作用。因此，应详尽了解各种麻醉药物对心血管系统的影响。

（1）吸入麻醉药在广义上可看作钙通道阻滞药，随着吸入浓度的增大，对心肌收缩力的抑制也进行性增加，一般认为抑制的强度：安氟醚＞氟烷＞异氟醚≈七氟醚≈地氟醚。异氟醚麻醉下，心率有增快趋势。七氟醚复合芬太尼维持麻醉，心率有减慢趋势，有利于OPCABG的心率管理。异氟醚可扩张冠状动脉；安氟醚对冠状动脉有一定的扩张作用，没有发现心肌缺血的证据。现已证明当代所有的吸入麻醉药物都具有有效的缺血预处理作用，能够减少术后肌钙蛋白释放，并通过专有的血管内机制改善心室功能，吸入麻醉药在后处理效应中的作用也逐步开始得以阐明。

（2）常用静脉麻醉药

咪达唑仑：虽然小剂量咪达唑仑可降低（mean arterial pressure，MAP），但由于体循环阻力下降，CO可轻度增加，对心肌的氧供耗平衡无明显影响。

硫喷妥钠：现已很少用于心外科麻醉诱导，它对血流动力学的影响包括降低MAP和CO，HR轻度增加，这些是由直接的心脏抑制、血管舒张和中枢交感神经递质减少共同作用的结果。

氯胺酮：因具有通过间接刺激中枢和外周交感神经作用而引起心率和MAP增加（如抑制神经元再摄取儿茶酚胺）。在儿茶酚胺耗竭的孤立状态时，氯胺酮表现为直接的负性肌力和血管舒张作用，并降低舒张顺应性。尽管在CABG患者的麻醉中氯胺酮不常应用，但仍可用于严重EF减退患者的麻醉诱导。可与其他镇静药物合用，以达到血流动力学稳定的目的。

依托咪酯：不具有或具有微弱的直接负性肌力作用和交感兴奋作用，心脏功能受损患者的麻醉诱导中常用，肌松阻滞不全时可见肌束颤动。在正常心肌功能患者中使用时应谨慎考虑，因其钝化对插管引起的肾上腺能应激反应，可引起高血压和心动过速，特别是现今小剂量应用阿片类药物技术时更容易出现。

异丙酚：进行麻醉诱导时易发生低血压，原因主要是由于外周血管扩张。异丙酚麻醉下，由于外周血管扩张，心排血量可轻度增加，由于中枢迷走样作用，心率减慢，心肌氧耗量下降，心肌氧供耗平衡维持良好。丙泊酚常用于CABG术中患者的镇静，近年更趋向于使用右美托咪定使丙泊酚使用率下降。对比丙泊酚复合阿片类（多数用舒芬太尼）与吸入麻醉复合阿片类药物这两种组合的麻醉方法，发现血流动力学和心肌缺血发生率差异甚微；评估脱离体外循环后心室功能和围手术期释放的心肌缺血标志物，结果表明应用吸入麻醉药比全凭静脉应用丙泊酚有更好的心肌保护作用，这与前述吸入麻醉药对缺血的预处理和后处理作用有关。

阿片类药物：①吗啡：镇痛作用较好，但无睡眠作用。快速、大剂量静注吗啡能引起组织胺释放导致血压下降，同时注意补充液体可避免。吗啡通过脑干的作用使迷走张力增高而引起心动过缓，由于吗啡的半衰期长，易引起组胺释放使血压下降，现已较少使用。②芬太尼：镇痛作用较吗啡强，但持续时间短。芬太尼无明显的组胺释放作用，对静脉容量血管床亦无明显的扩张作用。芬太尼的迷走兴奋作用可减慢心率。由于芬太尼对心肌无抑制作用，不干扰心肌的氧供需平衡，不明显影响循环动力学，故大剂量芬太尼麻醉对心血管系统有良好的稳定作用。但大剂量芬太尼麻醉难以实施术后早期气管拔管，不利于术后患者的快速康复。③舒芬太尼：药理学作用类似于芬太尼，但镇痛作用较芬太尼强5～10倍，血浆 $t_{1/2}$ 亦较芬太尼短（芬太尼为219 min，舒芬太尼为149 min），故清醒时间和术后呼吸抑制时间均短于芬太尼。但该药和芬太尼一样，其镇痛效应有封顶现象，封顶现象的血浆浓度芬太尼约为30 μg/mL 血浆，舒芬太尼约为3 μg/mL 血浆。因此，单独使用这两种药物无论多大剂量也难以消除应激反应。④雷米芬太尼：较芬太尼和舒芬太尼更大程度导致低血压。由于其作用持续时间短，需注重术后镇痛，提倡联用椎管内麻醉，更适合于术后早期气管拔管和术后患者的快速周转。

肌肉松弛药：虽然绝大多数肌松药均可在CABG手术中应用，但应选用对心血管系统影响小的药物。表11-4-2显示了心脏麻醉常用的非去极化肌松药的特性。

表11-4-2　心脏麻醉常用非去极化肌松药

肌松药	插管剂量（mg/kg）	维持量	临床持续时间（min）	血流动力学效应	注释
泮库溴铵	0.08～0.12	0.01 mg/kg 每20～60分钟1次	60～120	临床剂量引起迷走神经抑制++，释放去甲肾上腺素	在肾功能不全，减少剂量或避免全量
维库溴铵	0.08～0.2	0.8～2 μg/（kg·h）	45～90	不明显	长时间使用活性代谢产物积累
顺苯磺酸阿曲库铵	0.15～0.2	1～2 μg/（kg·min）	40～75	不明显	霍夫曼清除
罗库溴铵	0.4～1.0	0.01 mg/（kg·min）	35～75	轻度抑制迷走神经（高剂量）	没有活性代谢产物

α₂受体激动剂：右美托咪定，具有镇静、镇痛和稳定血流动力学的能力，术中使用有很好的辅助作用，可以防止插管、手术刺激及麻醉过程中出现的高血压、心动过速和降低血浆儿茶酚胺浓度，血流动力学更稳定。接受右美托咪定的患者，很少需要使用β受体阻滞剂来治疗心动过速。

（五）麻醉诱导及维持

冠心病患者术前能否有效地控制心率，不仅直接影响抗心绞痛治疗的效果，而且对确保患者术后不发生心绞痛，顺利过渡到麻醉状态至关重要。同时应注意保暖，因为寒冷会导致血压升高和心率增加，从而引起氧耗增加。诱导前须连接心电图和置入侵入性的持续性压力监测。在为CABG患者选择诱导方式时，应考虑到左心室功能和冠状动脉病理。另外限制阿片类药物的用量和（或）应用短效药物，是快通道麻醉早期拔管的重要基础。没有一个单一的麻醉方法适用于所有的CABG患者，经验丰富的临床医师将选择镇静催眠药、阿片类和吸入麻醉药以不同组合且效果确切应用于麻醉诱导和麻醉维持。

麻醉维持通常采用静吸复合麻醉，要求循环稳定，血压和心率不应随着手术刺激的强弱而上下波动，适度偏深的麻醉是CABG麻醉的基础。麻醉医师应熟悉手术程序，通常在切皮、锯胸骨、分离上下腔静脉、置胸导管和缝合胸骨等刺激较大时，应调整麻醉深度。心功能不全、心肌梗死急性期等循环不稳的患者，宜避免吸入高浓度吸入麻醉药。体外循环转流前也应适当追加肌肉松弛药和静脉全身麻醉药等，以维持转流中合适的麻醉深度。体外循环停止后的早期常有循环不稳，尽量避免使用吸入麻醉药。手术即将结束，由于术后继续机械通气支持呼吸，减少呼吸做功，应维持合适的麻醉深度，可停止吸入全身麻醉药，但需追加镇静、镇痛药物。一般而言，术前心功能较好的患者，CPB前只要尿量满意，内环境稳定，无代谢紊乱，$SVO_2 > 70\%$，心率在50次/min左右，无须处理。临床实践表明，CPB前控制性心动过缓（心率50次/min左右）、控制性血压偏低（收缩压90~100 mmHg左右）的循环状态，对无高血压病史的患者，更有利于心肌氧的供耗平衡和储备。对于心功能较差，需要较高的交感张力来维持心排血量的患者，则须努力避免对心肌的任何抑制，必要时可用正性肌力药来辅助循环。

当术者游离乳内动脉时，CVP和PCWP的数值由于患者体位的变化可明显升高，应注意识别其假象。术中应密切注意血气和电解质的变化，$PaCO_2$应维持在正常范围，避免过度通气。$PaCO_2$过低不但减少冠状动脉血流量，而且可使氧离曲线左移，并可促发冠状动脉痉挛。

总的原则：①麻醉期间应严格维持血流动力学稳定，特别是左主干疾病的患者；②快通道麻醉旨在大多数患者能早期拔管，但并非适用于所有CABG患者；③越来越多的证据证明强效的吸入麻醉药对缺血预处理的作用，但应避免使用引起气体栓塞的笑气；④维持冠状动脉灌注压而不增加心肌氧耗（去氧肾上腺素，硝酸甘油，避免心动过速）；⑤抗纤溶治疗（6-氨基己酸或氨甲环酸），但除外OPCABG患者；⑥低潮气量机械通气有利于左乳内动脉（LIMA）的游离；⑦肝素通常在钳夹LIMA蒂前给予以避免形成栓塞，罂粟碱的使用偶尔会引起低血压；⑧肝素用量300~400 IU/kg，全血活化凝血时间（ACT）在450~500 s之间才能实施CPB[11]。

（六）血流动力学调控

CABG围手术期血流动力学管理的原则是维持心肌氧的供需平衡，避免加重和处理心肌缺血。冠状动脉疾病患者出现心肌缺血，通常是因为增加的心肌氧需超过了狭窄冠脉的供氧能力。一般认为冠状动脉狭窄不会改变，但实际上70%的狭窄会根据不同的情况而改变。左前降支的急性破裂，常伴有严重的血流动力学抑制。OPCAB期间心脏的特定定位会产生血流动力学不稳定性，麻醉医师需要立即对其进行处理。血流动力学管理的关键是外科医师和麻醉医师之间的良好沟通。

1. 避免增加心肌氧需（氧耗）的因素　心肌氧耗的影响因素：①心肌收缩力；②心室壁张力（受心室收缩压及舒张末压的影响）；③心率。围手术期心肌氧需增加，通常是由于血压升高和（或）心率增快所致。围手术期心率维持稳定，避免心率增快，控制心率在术前安静状态下的水平（体外循环前心率慢于70次/min，停机和术后心率一般不超过90次/min），则明显有利于心肌氧的供需平衡。动脉血压对心肌氧供、耗平衡起双重作用。血压升高增加氧耗，但同时也增加冠状动脉的灌注压力而增加心肌的血供。术中、术后血压剧烈波动，对心肌氧的供、耗平衡极为不利，围手术期应维持血压稳定。左心每搏排血量与左心室舒张末期容量（LVEDV）密切相关，但LVEDV增加使LVEDP升高到16 mmHg以上，则明显增加心肌的氧耗。除心排血量低下的患者应维持较高的LVEDP（14~18 mmHg）外，冠心病患者的LVEDP不宜超过16 mmHg（合并瓣膜病变者除外）。心肌收缩力对确保心排血量至关重要，但对术前无心肌梗死病史、心功能尚好的患者，适度抑制心肌收缩力，则明显有利于维持心肌氧的供需平衡。

2. 避免减少心肌氧供　心肌的氧供取决于冠脉的血流量及氧含量。正常情况下，冠状动脉血流的自动调节有一压力范围（50～150 mmHg），但冠心病患者由于冠状动脉的堵塞，其自动调节的压力范围的下限大幅上扬，故围手术期的血压应维持较高水平，尤其对合并高血压者更应如此。由于冠状动脉血流主要发生在舒张期，围手术期避免心率增快不仅可降低心肌的氧耗，而且对确保心肌的血流灌注也至关重要。

心肌的氧供与动脉血液的氧含量密切相关。动脉血中的氧能否向心肌组织充分释放，与血中 2,3-DPG 的含量、pH 及 $PaCO_2$ 等是否正常有关，麻醉及围手术期应注意这些参数的变化。即使无心肌缺血的老年患者对低血红蛋白的耐受性也较差，因此，在维持足够循环血容量的同时，必须注意血红蛋白的含量。

冠心病患者由于心肌缺血、心肌梗死、室壁瘤等原因往往存在不同程度的心功能不全，常需投以正性肌力药来增强心肌收缩力。任何正性肌力药均增加心肌氧耗，常规或预防性使用并无益处；但正性肌力药可增加血压、提高冠状动脉灌注压，有利于供血。没有良好的灌注压，对冠心病患者是极其危险的。因此，需全面评估血流动力学状态后再确定使用以及如何使用。应用正性肌力药的指征为 PCWP>16 mmHg，而平均动脉压（MAP）<70 mmHg 或收缩压<90 mmHg，CI<2.2 L/（min·m^2），SvO_2<65%。正性肌力药可选用多巴酚丁胺、多巴胺、肾上腺素等。

CABG 围手术期应用硝酸酯类药首选硝酸甘油。硝普钠可能对冠状动脉血流有窃血作用而不利于冠心病患者，较少使用。硝酸甘油扩张狭窄的冠状动脉及降低心肌氧耗的作用越来越得到认可，它不仅有效地降低肺动脉压和 PAWP，增加到一定剂量也可控制体循环压力，安全性和不良反应均远远优于硝普钠。围手术期硝酸甘油治疗的指征：①动脉压超过基础压力20%；②PAWP>16 mmHg；③PAWP 波形上 a 和 v 波>18 mmHg 或 a、v 波高于 PCWP 平均值 5 mmHg；④ST 段改变>1 mm；⑤区域性室壁运动异常；⑥急性左或右心室功能失常；⑦冠状动脉痉挛[12]。

β 受体阻滞药对冠心病患者的有益作用已被充分肯定。超短效、具有选择性的 $β_1$ 受体阻滞作用的艾司洛尔，即使在心功能中度减弱时也安全有效。由于 β 受体阻滞药的负性肌力作用，对于高度依赖交感张力或快速心率来维持心排血量的患者能促发心力衰竭，对严重窦房结功能不全者能导致窦性停搏，使用需慎重。

钙通道拮抗药可扩张冠状动脉，防止冠状动脉痉挛，增加冠状动脉血流，改善心肌缺血。以地尔硫䓬为首选，静脉给药的常用剂量为 1～3 μg/（kg·min）。

（七）停机前后的处理

停机前后的处理是冠心病麻醉处理中最重要的环节之一。欲顺利脱机和停机后维持稳定的血流动力学，须注意以下几点：①认真细致评估心脏复苏进程，水和电解质、酸碱、容量、体温等基本正常是脱机的基础，转流期间应加强管理。停机期间循环不稳多数与心肌保护欠佳或心脏复苏不够等有关，也要警惕移植血管功能不佳的情况。②心脏复跳后即注意预防心跳增快。对缓慢的心跳（30～40次/min）不宜急于处理，往往在钳夹主动脉侧壁、进行主动脉侧壁口吻合期间，心率即可自行增快。③主动脉侧壁口吻合期间，应维持满意的灌注压。如灌注压超过术前的 MAP 值，可用硝酸甘油、尼卡地平、异丙酚等处理，不宜轻易地降低灌流量。如灌注压较低，除增加灌流量外，应适当减少静脉引流量，若血压仍不回升，可从人工心肺机中给予麻黄碱、去氧肾上腺素等提升血压。④主动脉侧壁口吻合毕，冠状动脉血流开始恢复。如每搏量满意，将会出现良好的动脉压波形，此时可逐渐减少灌流量，缓慢回输血液，在 ECG 和循环动力学指标满意的情况下缓慢脱机。

术前心功能正常或轻度受限的患者，通常需要强心药支持；术前心室功能受损的患者，停机前即时的 TEE 评估能提供重要的参考，从而为选择强心药或血管收缩药治疗提供指导；对术前已置入主动脉内球囊反搏（IABP）的患者，这一特殊支持可持续应用至术后；对心室功能差的患者，放置 IABP 有利于停机期间心功能的支持。

二、OPCABG 的麻醉特点

1967年首例OPCABG手术获得成功，由于其操作技术较难，手术条件要求较高，直到20世纪90年代中期，随着手术技术和器械条件的进步，OPCABG才有了长足发展。与体外循环CABG相比，OPCABG显示出一些优势，尤其是减少术后并发症，如全身性炎症、心房颤动、出血、肾功能不全和脑损害。但两者在再血管化的效果和术后病死率等方面的对比尚未有明确的结论。OPCABG的麻醉原则、麻醉方法、用药等与CPB下CABG无显著差异，但在麻醉管理上有诸多特殊性，需做好充分准备。

相对于常规CABG手术，OPCABG增加了手术所致的血流动力学改变。手术操作不可避免地要干扰心脏的排血功能，心脏位置的变动也必然影响心脏的血流供应，吻合冠状动脉不同分支对血流动力学影响不一。具体影响包括心脏解剖的几何扭转，比如右心室受压，可能的二尖瓣环扭曲变形。经验丰富的外科医师手术时上述改变较轻，且容易通过体位改变（头低脚高位），使用血管活性药物、变性肌力药及扩容来纠正。然而严重的改变可能导致急性心肌缺血、二尖瓣反流、右心室受压，甚至需要紧急体外循环下手术。

OPCABG麻醉期间对心率控制更具重要性，通常需要维持较慢的心率（60次/min左右），适度地抑制心肌的收缩幅度，为外科提供良好的手术条件。近年越来越多的病情严重的冠心病患者选择OPCABG，减慢心率和抑制心肌收缩幅度有时比较困难并可带来风险，心率管理目标应适当放宽（60～80次/min）。

血管吻合期间控制血压有一定难度，但冠状动脉灌注压必须维持在最低限，否则将严重影响心肌供血，并可能导致更严重的并发症。在侧支循环较差的冠脉中，严重的血流动力学抑制主要是来自于对靶血管的夹闭，可首先通过血管收缩剂和容量治疗来改善。当发生严重的血流动力学抑制时，可合并使用心肌收缩剂。正性肌力药的使用，只会使已经缺血的心肌的耗氧量进一步增加，而导致增加心肌损伤的风险。如果在血管吻合的关键时刻，不能使心脏回到合适位置，此时可暂时性使用正性肌力药物。一般情况下，以吻合回旋支、搬动左心室而致血压下降、心律失常最严重。首次搬动心脏，收缩压降至40～50 mmHg、频发室性期前收缩并非罕见。此时外科医师应暂缓搬动心脏，如心脏恢复原位后血压回升、心律失常消失，可不用药物处理；再次搬动心脏，血压下降、恶性心律失常的发生往往会有所减轻。心脏垂直位时患者采取头低脚高位有助于减轻血流动力学改变。在进行OPCABG时，如果血流动力学不能被药物所纠正，应该立即进行CPB。

吻合主动脉近端冠脉侧壁阻断主动脉时，为避免并发症的发生，需控制性降压，将MAP控制在60 mmHg左右。常单次给予和输注血管舒张剂如硝酸甘油。

OPCABG中没有了热交换器的作用、术中身体暴露面积大，极易出现低体温，并且术后复温困难，应积极防治低体温。

为预防血管吻合口血块凝集，OPCABG应部分或全部肝素化。一些医师常使用小剂量的肝素（如100～200 IU/kg）以使ACT时间在250～300 s；而部分医师给予完全剂量肝素（如300 IU/kg）。ACT应该每30 min测一次，并根据此数据追加肝素。就OPCABG患者而言，主要关注早期移植血管的栓塞而导致潜在、危险的后果，包括血管重建后突发心源性死亡。

要点小结：

a. 标准监测包括有创动脉血压和中心静脉通路；

b. 目前绝大部分OPCABG患者也放置肺动脉导管（PAC）；

c. 除非有使用TEE禁忌证，所有行OPCABG患者都推荐使用TEE；

d. 为了保证患者正常体温，推荐术中使用加温装置；

e. OPCABG患者肝素的使用剂量存在争议，一般是完全剂量和低剂量两种；

f. 快通道包括实现早期拔管，是OPCABG的目标之一；

g. 心脏位置的变换或固定装置的使用，可导致血流动力学抑制。心脏位置搬动技巧、容量管理和血管活性药可用于保持血流动力学的稳定。CPB应该作为应急备用。

三、快通道技术在CABG麻醉中的应用

快通道心脏麻醉即在心脏手术后早期拔除气管内导管（<6 h），缩短患者在ICU和病房的滞留时间，其目的为改善患者的预后和降低医疗费用。快通道技术能避免长时间机械通气而影响呼吸功能的恢复，减少呼吸道并发症，拔除气管内导管后患者更舒适，更少需要使用血管活性药物，并可较快离开ICU，应用得当不增加围手术期的病死率和发病率。近年该技术在CABG中应用已积累了丰富经验和大量资料，渐趋成熟，但其对患者选择、外科因素、可能的风险等有一定特殊性，应权衡利弊。

据目前经验，若患者有下列情况，应考虑放弃快通道心脏麻醉：①术前射血分数（EF）<25%；②术后心功能不全需用IABP等辅助循环；③心肌梗死进展期的患者；④术前伴有左束支传导阻滞或频发室性期前收缩，或术中放置临时起搏器；⑤肾功能不全；⑥伴有心脏瓣膜病；⑦术中转为CPBG的OPCABG患者；⑧严重呼吸功能障碍。

为实现快通道麻醉，麻醉方案需精心选择，核心原则：短效麻醉药和阿片类药物麻醉的选择和滴定，术后常温、多模式镇痛，早期拔管、下床活动和早期出院。应当避免大剂量长效药物的应用。芬太尼诱导用量应控制在5 μg/kg之内，总量控制在10～20 μg/kg，为术毕拔管创造条件。围手术期使用右美托咪定对血流动力学的稳定性也可产生有益作用，从而并不一定需要大剂量麻醉药才能达到无神经内分泌应激状态，有助于早期拔管。吸入麻醉药宜选择七氟烷或地氟烷。持续静脉输注丙泊酚，也可使用靶控输注。镇痛药物可选择瑞芬太尼持续输注或靶控输注。应当避免肌肉松弛药过量，可选择阿曲库铵或顺阿曲库铵。维持适当体温，以避免影响药物代谢和术后寒战。体外循环手术要求停机前复温至38℃，非体外循环手术中维持患者体温在36.5℃以上。关胸前停吸入麻醉药，闭合胸骨后停丙泊酚。

复合胸段硬膜外阻滞（TEA）降低围手术期应激，可减少术中及术后静脉阿片类药物的需要量，保证患者舒适，有利于早期拔管，近年受到广泛关注。但因全身肝素化后有潜在脊髓血肿压迫的顾虑，理想的硬膜外导管置入时机仍有待探讨。丙泊酚由于其快速恢复的特性和血流动力学效应，不仅可以理想地用于快通道手术中的麻醉管理，更适于心脏手术后早期机械通气患者的镇静。这些新型药物和技术有利于早期拔管，缩短了机械通气和ICU的滞留时间，有利于降低总的医疗费用。

（张艳丽　张东亚）

第5节　主动脉病变的麻醉

主动脉病变包括先天性主动脉畸形和后天获得性主动脉病变。先天畸形有主动脉瓣及瓣上狭窄、主动脉窦瘤、主动脉缩窄、主动脉弓中断及主动脉环、动脉瘤。后天性疾病包括动脉硬化、感染、创伤所致的动脉瘤。还有先天与后天双重因素所致的马方综合征动脉瘤。

一、主动脉缩窄

麻醉注意事项：

（1）麻醉应维持较深水平，肌松完全。应以吸入麻醉为主，以便于加深、减浅。

（2）温度：如在低温下完成手术，有利于延长脊髓和肾脏耐缺血时间，发生意外时有益于保护中

枢神经系统。如在常温下完成手术，则需较高的手术技术，缩短手术时间。常温下手术可减少出血。

（3）控制性降压：术中应上（右桡动脉）、下（股动脉或足背动脉）肢同时测压。阻断后上肢血压可降至正常或稍低水平。如术野清晰，也可使平均动脉压（MAP）稍高于正常。阻断后如下肢MAP维持在30 mmHg以上，一般不会发生脊髓损伤，如MAP达到40 mmHg，则手术时间不受限制。

（4）阻断：阻断前降压，使MAP降至40～60 mmHg。如阻断后血压继续下降，心率减慢，则为心脏不能耐受血流动力学剧变的标志，应立即开放阻断钳，改在体外循环下手术。

（5）开放阻断钳前停止降压，并准备好升压药物，快速输液，然后开放阻断钳。阻断钳可分步开放，以防严重低血压。

（6）开放后积极处理低血压，除快速输液外，必要时可给少量升压药。同时应根据血气变化，及时给予碳酸氢钠纠正酸中毒，另应给予甘露醇、呋塞米，以促进肾功能恢复。

（7）术后并发症及其处理：术后高血压的原因可能为儿茶酚胺、肾素增多所致，可用血管扩张药、β受体阻滞药、钙通道阻滞药处理。气管插管后数日内血压可降至正常，仅有少数病例持续高血压。

二、马方综合征

马方综合征为一组综合征，除动脉瘤形成外，还有眼晶状体脱位和骨骼变形、韧带松弛等。一旦形成夹层动脉瘤，即须手术治疗。手术的方式主要有Bentall手术、升主动脉人工血管替换术、主动脉弓人工血管替换术、象鼻技术等。

（一）麻醉处理及注意事项

投以足量术前药，使患者术前充分镇静。麻醉诱导力求平稳，可用镇静药复合大剂量芬太尼诱导。术中全程维持平均动脉压不低于60 mmHg。

（二）低温体外循环和深低温停循环

主动脉根部和升主动脉手术，可在低温体外循环下完成。弓部手术和部分累及升弓部手术，则须在深低温停循环（deep hypothermia circulatory arrest，DHCA）下完成。DHCA可为手术创造良好的条件，但目前仍有一些问题有待深入研究。主要问题为脑损伤，其次还有脊髓和肾功能损伤。损伤的主要原因为阻断时间，其次是温度。由于外科技术的提高和所用材料的改进，目前手术阻断时间很少超过60 min，这对20℃体温下停循环的肾脏和脊髓来说不会造成严重的缺血性损害，所以关键问题是如何保护大脑。脑保护的措施：①选择性脑灌注，即在右锁骨下动脉插管进行体外循环。停循环时，阻断无名动脉和右颈总动脉，小流量头部灌注。也可从上腔静脉插管逆行灌注。②药物性脑保护：大剂量甲泼尼龙30 mg/kg；硫喷妥钠30 mg/kg，利多卡因4 mg/kg，停循环前5 min静注；停循环时通过静脉放血方式，将CVP控制在4～6 cmH$_2$O（1 cmH$_2$O＝0.098 kPa）；停机后给甘露醇0.5～1 g/kg，呋塞米10～20 mg。

（三）术后处理

1. 维护心功能　多数患者心功能较好，无须正性肌力药，少数患者因手术时间长、心功能差，需用药物支持，一般选用多巴胺即可。

2. 控制血压　维持MAP在60～70 mmHg，收缩压不超过100 mmHg，目的是预防吻合口出血。

三、主动脉瘤

主动脉瘤不是一种单一的病变，而是各种因素作用于主动脉管壁使主动脉壁的结构发生改变，在动脉压力的作用下逐渐扩张，形成动脉瘤。主动脉升、弓部手术及麻醉方法与马方综合征相同，而胸降主动脉瘤和胸、腹主动脉瘤可在常温全麻或硬膜外阻滞下完成。

（一）胸降主动脉瘤和胸腹主动脉瘤的麻醉方法

常温全麻，双腔气管插管，右侧位，左侧开胸或左胸腹联合切口。使用体外循环机，经股动脉插管，并经股静脉插管至下腔或右心房，全身肝素化后进行血液回收，并经股动脉输入。术中阻断动脉瘤的两端进行手术。如果瘤体的某一端不能游离时，可在深低温停循环下进行手术。

（二）使用体外循环机进行血液回收

其优点：①手术时术野清晰，回收出血并可随时输入。②阻断后如上半身血压高，可通过静脉管引流以控制血压在理想水平，同时提高下半身的充盈压。③开放时可快速输血输液，缩短开放后的低血压时间，并可辅助循环。④术中必要时可进行辅助循环和深低温停循环[13]。

（三）腹主动脉瘤手术

可在连续硬膜外麻醉或常温全麻下完成。硬膜外麻醉因能降低外周血管阻力，减轻主动脉阻断对后负荷的影响，术后很少发生心血管并发症。该部手术因累及的范围小，可仅用血液回收，经静脉输入调控容量。

（四）注意事项

（1）阻断时的高血压影响心脏功能，特别对合并冠心病者后果更为严重。阻断部位越接近心脏影响越大，必须及时处理。开放时都有严重的低血压，应加快输血输液，必要时给予升压药物。如血压过低，可重新阻断分步开放。

（2）肺出血：患侧肺出血是胸部动脉瘤手术的严重并发症之一，有时出血量很大。出血的原因可能为塌陷的肺脏使血管扭曲变形、受损。低温下血管扩张和肝素化加重了出血的严重性。预防措施包括：①患侧肺塌陷后再全身肝素化，肝素拮抗后再通气。②肺动脉插管减压，使血液尽量少流入肺内。

（3）肾脏衰竭：主动脉瘤手术肾衰竭的发生率较高，文献报道急症手术肾衰竭的发生率高达18%～20%，应积极预防。可采取的措施：①主动脉阻断前30 min给甘露醇以增加肾皮质血流量。②应用钙通道阻滞药以减轻肾皮质缺血。③小剂量多巴胺（2 μg/kg·min）可扩张肾血管，增加肾血流量和尿量。④开放主动脉后立即给呋塞米20 mg利尿。

（4）脊髓损伤：胸、腹部动脉瘤切除时，脊髓最易受损，截瘫是术后最严重的并发症。预防措施包括：① 阻断前给一定剂量的硫喷妥钠（5～10 mg/kg）和甲泼尼龙。② 脑脊液引流，提高脊髓灌注压及鞘内注射罂粟碱。但最重要的还是尽量缩短脊髓缺血时间及尽量吻合脊髓供血血管。

（张东亚　高　源）

第6节　心脏介入治疗的麻醉

随着人们物质生活和医疗诊断水平的大幅提高，心血管疾病的发生率也随之不断增加。介入治疗已基本涵盖所有心血管疾病，并逐渐替代传统的开胸心脏手术。不仅是对传统心脏手术方式的一种革新，同时也对相应的麻醉提出了新的要求。成人和较大儿童常规心血管造影及部分心血管疾病介入治疗，通常只需局部麻醉或辅助镇静即可，但小儿的心导管和电生理检查或手术、非体外循环下经皮导管内心脏瓣膜置换术等心血管疾病微创介入治疗方式，不仅需要全身麻醉，同时还需要诱发心室颤动、心脏停搏、食管超声监测等各种麻醉相关的复杂操作，对我们提出了更高的要求。本节主要简单介绍心脏导管检查与治疗的麻醉、小儿心脏电生理检查与治疗的麻醉以及非体外循环下经皮导管内心脏瓣膜置换术的麻醉。

一、心脏导管检查与治疗的麻醉

1. 左、右心导管检查的麻醉　经动脉或静脉放置导管到心脏或大血管，可以检查心室功能、瓣膜、心脏及肺血管的解剖，检查心室内的压力和血管结构。右心导管检查主要用于诊断先天性心脏病，左心导管检查主要用于诊断后天获得性心脏病和大血管病变，多需要同时进行造影检查。此外，在不同部位取血样分析氧饱和度可以判断异常分流的位置，尤其是对诊断复杂的心脏解剖异常，心导管检查仍然是"金标准"。由于在检查中需于不同时点进行多种测量和反复抽取血样，为保证对血流动力学和分流的计算准确性，在检查过程中必须保持心血管状态的相对稳定，动脉血氧分压和二氧化碳分压必须保持正常，所以以麻醉平稳和方法一致就尤为重要。

为保证小儿心导管检查诊断的准确性，必须维持呼吸循环在相对稳定的状态，为避免PaO_2过高或者$PaCO_2$过低而引起肺动脉痉挛，可行机械通气控制呼吸，必要时可使用PGE_1预防。儿童能耐受创伤性操作的镇静深度，通常容易发生呼吸抑制，所以儿童心导管检查常需全身麻醉并行机械通气。近年来由于喉罩可在保证通气同时提供满意的镇静深度，应用越来越广。除常规监测外，小儿心导管检查麻醉还应进行血气分析监测代谢性酸中毒情况。对病情严重的患儿，即使是轻度的代谢性酸中毒也需进行处理，可能还需使用正性肌力药物。术中镇静、镇痛或全身麻醉的深浅必须恰当，既要预防心动过速、高血压和心功能改变，又要避免分流量增大、高碳酸血症和低碳酸血症、过度心肌抑制。前后负荷改变、体液平衡改变或过度刺激均可导致分流量增大，影响诊断的准确性。氯胺酮会增加全身氧耗，但不会影响诊断的准确性，常用于婴幼儿。

小儿在心导管检查中（尤其是全身麻醉时），常见低体温，需要特别注意保温。新生儿可能会发生低钙血症和低血糖。小儿对失血的耐受性低于成人，应严密监测血细胞压积，并对贫血进行适当的治疗。严重紫绀的患者红细胞增多，应充分补充液体以减少造影剂造成血液高渗和微栓塞的发生。

成人心导管检查经常同时进行冠脉造影，右心导管经过静脉系统到达右心和肺循环，冠状动脉造影经过动脉系统到达冠状动脉时也到达了左心即体循环。检查通常在局部麻醉下进行，辅以适当镇静和镇痛对患者有益，常用芬太尼和咪达唑仑，有时加用丙泊酚。由于导管要放置到心腔内，在检查中经常发生室性或室上性心律失常，应监测心律并及时处理心肌缺血和心律失常。需备用除颤器和心肺复苏药物、氧气、硝酸甘油、血管活性药物等。心导管检查中可以给氧，但检查肺循环血流动力学时必须保持血气在正常范围。

心导管检查的常见并发症包括心律失常、血管穿刺部位出血、导管造成心腔或大血管穿孔、血管断裂或血肿形成以及栓塞。心脏压塞有特征性的血流动力学改变，X线透视可见下纵隔增宽、心脏运动减弱，心脏超声检查可以确诊，而且能指导心包穿刺。心包引流导管对心脏的机械刺激会引发室上性或室性心律失常，危重病患难以忍受，部分压塞严重患者需要紧急进行外科开胸手术。

2. 冠状动脉造影和支架术的麻醉　成人多于术中经静脉给予心血管药物和镇静、镇痛药物即可，对于焦虑、疼痛或呼吸困难而不能耐受局部麻醉下手术的患者可选用全身麻醉。穿刺前局部阻滞，减少患者痛苦，术中鼻导管吸氧以保证充分的氧合，发生心肌缺血时舌下含服或静脉给予硝酸甘油。常规标准监护，换能器可以直接连接动脉导管监测动脉压，及时发现并治疗心绞痛或心力衰竭。经皮冠状动脉介入治疗（PCI）是指经冠状动脉造影定位狭窄后，使用头端带有球囊的导管穿过冠状动脉狭窄处，用球囊扩张狭窄部位并植入支架，使冠状动脉狭窄基本恢复正常解剖的和血供的一种微创治疗冠心病的方法，目前已广泛应用于临床医疗中。在 PCI 球囊扩张时会发生短暂的冠状动脉阻塞，需要严密监测患者的血流动力学状态。室性心律失常可发生于缺血期或冠状动脉扩张后再灌注期，从而影响血流动力学，治疗首选利多卡因。冠状动脉破裂可导致心包内出血和心脏压塞，心脏压塞需紧急行心包穿刺或手术止血。

二、心脏电生理检查与治疗的麻醉

1. 心脏电生理检查和异常传导通路导管消融术的麻醉　心脏电生理检查是将专用的多电极导管放置到心腔内，诊断异常心律的起源、通路等，并确定最合适的治疗方案。通常选用股动脉和股静脉进行血管穿刺放置导管，在颈内静脉放置另一根导管。麻醉中使用抗心律失常药物，可能影响对异位心律起搏点以及附属旁路监测的准确性，所以检查前及术中不宜使用抗心律失常药。手术常要使用多种导管，持续时间长，为保证患者舒适，常需给予镇静、镇痛药，术后穿刺侧肢体还需要相应的制动和压迫止血。对于无法合作的小儿则需要全身麻醉。无法通过导管超速抑制终止的心动过速，需要电复律，这需要短时间的麻醉和气道管理。多数择期治疗可以进行适当准备，急诊时需要注意患者的禁食水情况、胃内容物反流病史、电复律和血栓栓塞病史等。心房颤动或心房扑动是最常用电复律治疗的心律失常。

目前国内外小儿心律失常射频消融术多采用中到深度镇静或全身麻醉[14]：对≤10 岁、合并心肺疾病、血流动力学不稳定或术中需完全制动的患儿采用全麻；对能够配合的年长儿，可局部麻醉复合镇静麻醉。建议由具有相应的心血管、小儿麻醉和急救复苏经验的麻醉医师实施。所有患儿都应进行 ASA 标准的基本监测：连续无创血压、HR、SPO_2、$ETCO_2$、ECG、体温。如有条件，推荐麻醉深度和动脉血气监测，对于手术时间长和合并先天性心脏病的儿童尤其重要。

喉罩可减少小儿咽部和气道并发症，应用较广。但对涉及颈部操作、需变动体位或合并缺氧性疾病的患儿，仍首选气管内插管全麻。术中避免过量使用肌松药，术毕待患儿自主呼吸和保护性反射恢复良好，方可拔出气管导管或喉罩。视病情将患儿安全转送至 ICU 或 PACU，途中应连续监测 HR 和 SPO_2，吸氧，并注意保持气道通畅。

尽量避免使用影响自律性和交感-迷走神经张力的麻醉药物和剂量。现有的经验尚不全面：临床剂量的阿片类、苯二氮䓬类、吸入麻醉药和非去极化肌松剂是相对安全的；异丙酚应避免用于小儿异位房性心动过速；氯胺酮不宜用作基础麻醉，但小剂量或可减轻其他麻醉药物对自主神经的影响。右美托咪定显著抑制小儿窦房结和房室结功能，尚未批准应用。

常见麻醉并发症有低氧血症、喉痉挛、支气管痉挛、苏醒期躁动和尿潴留等，多与麻醉药物残余、舌后坠、分泌物和局部刺激有关，一般可经吸氧或加深麻醉而缓解。严重气道痉挛需加压给氧辅助呼吸甚至气管插管。

2. 置入起搏器或埋藏式电复律除颤器手术的麻醉　在心导管检查室内，越来越多的患者接受永久性心脏起搏器或埋藏式电复律除颤器（implantable cardioverter-defibrillator，ICD）置入，这两种手术都需要通过静脉将电极植入右心房和（或）右心室，然后将起搏器埋入或除颤器放置于皮下。虽然局部麻醉可以减少放置起搏器或除颤器的不适，但全身麻醉气管内插管或喉罩控制通气使手术更加便利。对埋藏式电复律除颤器进行测试时，一般需对患者进行全身麻醉，对有严重心室功能障碍的患者应该进行直接动脉压监测。

三、非体外循环下经皮导管内心脏瓣膜置换术的麻醉

心脏瓣膜病是心脏病中最常见的一种疾病，其传统治疗方式主要依靠外科手术。非体外循环下经

皮导管内心脏瓣膜置换术是一种最新的心脏瓣膜微创手术方式，避免了开胸、体外循环、主动脉夹闭、心脏停搏等创伤性操作，使不能耐受传统手术的有严重合并症的老年患者同样能进行换瓣手术治疗，同时缩短住院时间，有效改善生活质量。

1. 术前准备　完善各项生化指标及血流动力学检查。术前常规行主动脉弓、双侧股动脉及髂动脉血管超声检查，明确有无动脉粥样硬化斑块及血管扭曲；行心脏彩色多普勒超声检查，明确有无室壁瘤及心包病变，有助于手术入径的选择。术前常规给予阿司匹林300 mg和氯吡格雷300 mg口服。术前常规准备肝素5 000 IU，于主动脉生物瓣释放前维持全血活化凝血时间（ACT）大于250 s。麻醉诱导前常规留置16 G静脉针。术中需诱发快速型室性心律失常导致低血压，术前常规准备强心药物、血管活性药物、抗心律失常药物及除颤仪。

2. 全身麻醉　行非体外循环下经皮导管内心脏瓣膜置换术的患者，多数为伴有严重并发症不能耐受传统瓣膜置换手术的老年患者。患者一旦体动往往造成术中瓣膜释放位置的漂移。受周围手术环境条件的限制，不能及时有效地处理气道。特别是在局部麻醉下无法行TEE监测，而持续TEE监测在整个手术过程中至关重要。因此，非体外循环下经皮导管内心脏瓣膜置换术首选气管插管的全身麻醉。麻醉诱导和维持无特殊。手术过程中球囊预扩张和瓣膜支架扩张前都需要诱发快速型室性心动过速，停止左心室射血，以保证球囊预扩张和瓣膜的准确定位释放，术毕需迅速恢复血流动力学并维持稳定。对于术前心功能严重受损或心力衰竭的患者，往往需要使用强心药物和血管活性药物恢复血压，抗心律失常药物或者电除颤恢复心率，偶有患者需体外循环并行辅助恢复心功能。儿茶酚胺类药物（如肾上腺素等）对于左心室肥厚的患者往往会加重其低血压，因此须谨慎使用。术中可在TEE的指导下使用相关血管活性药物。

3. 术后管理　手术完成后即可拔除气管导管，返回ICU。由于伤口小，一般口服镇痛药物即可。而经心尖部非体外循环下经皮导管内心脏瓣膜置换术的伤口相对较大，术后可行肋间神经阻滞镇痛。

非体外循环下经皮导管内心脏瓣膜置换术麻醉的关键在于：①在麻醉诱导时应尽量降低冠状动脉灌注压及避免心动过速。②在诱导快速型室性心律失常时应尽量维持体循环灌注压。③在行主动脉瓣膜释放时需严格抑制心脏射血防止主动脉瓣漂移，同时防止呼吸伪影影响心脏显影。

所有非体外循环下经皮导管内心脏瓣膜置换术的患者，术中均需全程TEE监测。麻醉诱导插管后即放置超声探头。术前TEE全面评价基础心功能及有无二尖瓣、三尖瓣反流，升主动脉及主动脉弓有无动脉粥样硬化斑块。一旦发现升主动脉或主动脉弓有动脉粥样硬化斑块，应尽量避免粗导管在主动脉中的操作，以防斑块破裂形成动脉夹层，以选择心尖部入径为宜。TEE术中还可测量主动脉瓣环、左心室流出道及主动脉根部直径，明确主动脉生物瓣型号及手术的可行性。在诱导快速型室性心动过速过程中，TEE还能协同动脉波形共同判断心室收缩力是否消失及左心室射血是否停止。TEE监测在非体外循环下经皮导管内心脏瓣膜置换术中具有重要意义。

（张艳丽　张东亚）

第7节　心脏肿瘤手术的麻醉

一、术前评估

术前访视应着重了解患者有无晕厥、栓塞等病史，注意患者的心功能情况，了解肿瘤部位、大小、活动度，作为术中中心静脉穿刺置管的参考。了解患者自觉舒适的体位，叮嘱等待手术期间不要剧烈活动。术前充分估计手术难易程度，对肿瘤涉及重要部位、术中需要连同切除相应心脏组织，如瓣膜、心房壁、房间隔及大血管等，需要功能重建和同时进行瓣膜成形置换及冠状动脉旁路移植术等，均应事先了解。对于生长部位暴露和切除困难的肿瘤，术中可能会有大量失血，需准备充足红细胞和血浆，必要时提前准备血小板制剂。如肿瘤侵犯大血管或二次手术术野分离暴露困难，可能需要在体外循环深低温低流量或停循环下完成手术。转移性心脏肿瘤在原发心外肿瘤（如肝癌、肾癌等）根治性切除同时处理心脏问题，有可能涉及联合手术，需要提前协调手术顺序、互相配合。对难以根治性切除且无心外转移的心脏肿瘤，可以考虑行同种异体心脏移植术。

术前有心肌缺血相关症状和50岁以上患者常规进行冠状动脉造影，对肿瘤累及冠状动脉和同时患有冠状动脉病变者，需在切除肿瘤同时行CABG。术前24 h动态心电图检查有助于发现无症状性心肌缺血发作，了解有无心律失常及诱发原因，可以提高麻醉医师术中处理的针对性。全身反应重、病情发展快、反复发作栓塞、晕厥等威胁生存状况，需做急症手术安排，手术风险大大增加。条件允许时宜积极控制心力衰竭，待病情平稳后手术。

二、监测

心脏肿瘤摘除术麻醉的一般监测与普通心脏手术无异，特别要强调SpO_2和$PetCO_2$监测，术中一旦发生无明显原因的SpO_2下降，$PetCO_2$突然降低，同时合并血流动力学波动应高度怀疑瘤栓脱落造成肺梗死。

避免可能影响腔内肿瘤的有创监测，如右心房室黏液瘤不要放置肺动脉导管，CVP置管亦应避免导丝置入过深。

超声心动图已经成为诊断心脏肿瘤的首选影像方法，TEE出色的图像显示能力使其诊断黏液瘤的敏感性接近百分之百，由于相对无创、可连续监测，有证据支持在心脏肿瘤手术中应用TEE监测可以辅助麻醉处理，提高手术质量。TEE在心脏肿瘤手术中的作用包括：①术前检查核对肿瘤部位、大小、瘤蒂附着部位、活动度和瓣膜受累情况，为术者设计调整手术方案提供第一手资料；②指导建立体外循环和中心静脉置管；③术中连续监测肿瘤位置和活动度，及时发现肿瘤的位移、脱落；④围手术期监测分析急性血流动力学变化原因，评估瓣膜情况和心脏功能。

约半数心脏黏液瘤患者应用常规剂量肝素（400 IU/kg）后ACT不能达到480 s的体外循环转机要求，部分患者肝素用量很大仍然不能使ACT达到转机水平。建议对心脏黏液瘤患者术中强化ACT监测，不达标不能开始体外循环，术中适当缩短ACT监测时间。术前还应常规检测血浆抗凝血酶Ⅲ水平，发现异常及时准备相应措施。出血量大、止血困难的手术，可应用血栓弹力图或血小板功能仪检测分析凝血功能紊乱原因，对体外循环后常见肝素对抗不全、凝血因子缺乏、血小板数量减少和（或）功能降低以及纤溶亢进等凝血功能紊乱进行针对性处理。

三、麻醉处理

1. 麻醉前准备　纠正全身情况，包括改善营养状况和纠正水、电解质异常。对有心力衰竭症状者应先控制心力衰竭，待病情平稳后手术。了解患者平时自我感觉舒适的体位，转送患者时应尽量维持患者的舒适体位，搬动患者时动作要轻柔，随时注意观察患者一般情况，防止肿瘤突然阻塞房室瓣口。术前心包积液导致循环不稳定，麻醉诱导前可先通过心包穿刺引流减压减轻心脏受压程度，改善心排血量，提高麻醉处理的安全性。复发性心脏肿瘤二次手术时，需开放足够数量、通畅的静脉通路，以备突然出血时快速容量复苏。因心脏难以完全暴露，复苏时难以实施有效的电转复术，术前应安置胸外体表除颤电极。

2. 麻醉处理要点　手术时患者一般取平卧位，急诊手术可能需要半卧位诱导。肿瘤部位大大影响麻醉管理。左心房黏液瘤容易引起二尖瓣梗阻，常并存肺动脉和肺静脉高压，麻醉处理与二尖瓣狭窄相似；右心房黏液瘤由于三尖瓣梗阻产生右心功能不全的表现，手术体位安放不当可以引起严重静脉回流障碍，表现为严重低血压和心律失常；体积大的心内肿瘤发生血流动力学不稳定的可能性明显增加，诱导时应密切观察，防止肿瘤阻塞房室瓣口，引起低血压或心脏停搏。25%以上的患者可能会出现围手术期心律失常，尤其是心房颤动或扑动，需要立即治疗。术中一旦发生血流动力学突然波动，应立即调整患者体位，一般首先调整为头低脚高位，右心房黏液瘤可取左侧位，左心房黏液瘤可取右侧位，多数情况下瘤体离开二尖瓣口症状即可缓解。无效时应用小剂量升压药，若仍无效则应紧急开胸手术。一旦出现心脏停搏，不建议心脏按压，以防瘤体脱落导致栓塞。

麻醉诱导力求平稳，避免患者躁动、呛咳，芬太尼类药物静脉注射时需缓慢。患者入室后可先予镇静，局麻下建立动脉压力监测。避免注射依托咪酯可能引起的肌肉颤动。麻醉诱导的原则是务必保证患者平稳入睡和维持相对稳定的循环状态。大量心包积液有心脏压塞表现，由于患者心脏每搏量相对固定，心排血量为心率依赖性，维持相对较快的心率才能保持循环稳定，麻醉诱导可选用氯胺酮等，避免心率变慢。气管插管时防止呛咳，插管后应用低压通气，心脏压塞患者气道压力升高会严重影响静脉回流。心包切开减压后，及时适量液体维持适宜心脏前负荷，维持循环平稳。根据患者心脏功能情况决定麻醉维持方法，术前心功能较差患者采用少量滴定方式逐渐加深麻醉，循环功能极差患者也可在诱导和维持期间用适量的氯胺酮提供一定麻醉深度，同时有助于维持循环稳定。

麻醉诱导后循环功能不稳定，最常见原因是血容量不足和麻醉诱导后血管扩张的同时代偿性交感反应消失。此时应根据患者反应加快液体输入，适当头低位或抬高下肢，可以很快缓解低血容量患者的循环状态。对心功能差的患者，必要时在体外循环开始前输注小量多巴胺2～4 μg/（kg·min）支持循环。

体外循环拔管前对比LAP和CVP，为手术后期调节容量提供参考。术后早期适量控制液体输入，必要时补充血容量也要恒速。左心房黏液瘤的病理生理变化与二尖瓣狭窄相似，长期低充盈压力的左心室面对腔内肿瘤摘除后突然改善的心室充盈状态需要一定时间适应，此时对容量过负荷的代偿能力不足，快速输液有可能导致急性左心功能不全。

肝素用量超过500 IU/kg仍然不能使ACT值达标（<480 s）可诊断为肝素抵抗，此时应继续增加肝素用量，每次10 000 IU，直到ACT值达标才可以开始体外循环，术中缩短ACT监测间隔，保证抗凝效果。黏液瘤患者容易发生肝素抵抗的原因包括抗凝血酶Ⅲ含量和活性降低、血小板数量增加及黏液瘤细胞分泌带负电荷的黏多糖样物质同肝素竞争与抗凝血酶Ⅲ的结合位点，但结合后却不能使凝血酶失活。临床诊断抗凝血酶Ⅲ缺乏时输注新鲜冰冻血浆400～600 mL或直接补充抗凝血酶Ⅲ（50 IU/kg）。对高血小板患者在肝素抗凝同时应用血小板活性抑制药。但术中即使肝素用量很大，术毕鱼精蛋白对抗亦应从小量开始。

避免术中栓塞是黏液瘤手术的重点问题。手术操作和体外循环插管应尽量避免挤压肿瘤。体外循环开始后应尽早阻断升主动脉或采用电诱发心室颤动避免心脏射血。手术一般在全身中度低温、心脏局部深低温及心脏停搏下进行。瘤体切除后应反复冲洗所有心腔，冲洗后麻醉医师加压膨肺使血液从肺静脉溢出，排除肺血管血液内碎片，最大程度地减少肿瘤碎片脱落引起全身栓塞的可能。体外循环使用微栓滤器是防止肿瘤播散和避免栓塞的有效手段。

心脏肿瘤二次手术时应常规准备腹股沟皮肤，必要时经由股动脉股静脉插管建立体外循环。如升主动脉也无法游离，或肿瘤侵犯上下腔静脉时，可在深低温停循环下完成手术，术中适量应用甲泼尼龙等脑保护药物，有助于减少术后神经并发症。

（张艳丽　张东亚）

第 8 节　心脏移植手术的麻醉

随着心脏移植手术高成功率和受体长期成活率的不断提高，心脏移植已经成为扩张性心肌病和某些终末期心力衰竭治疗的常规手术。鉴于受体既往反复发作的循环危象和伴随的复杂并发症，麻醉医师在围手术期面临着严峻的挑战。麻醉的风险除了终末期心脏本身因素以外，还得面对难逆的肺、肝、肾等脏器的继发损害。

一、术前准备

除与其他心内直视手术麻醉前准备相同外，还应注意以下几点：

（1）该类患者病情都极其严重，多为心脏病的晚期（如心肌缺血性疾患伴广泛多发心室壁瘤、严重传导系统损害、晚期瓣膜病、不能修复的心外伤、先天性心脏畸形不能用常规手术修复、心脏原发肿瘤或术后不可逆心功能不全等），有些患者呈恶病质状态且术前准备时间有限，麻醉风险极大。

（2）术前评估应注意心血管系统及其他重要器官受损程度。根据术前体检情况及实验室检查（如心导管检查、冠状动脉造影、左心室造影、心电图、超声心动图、血液生化检查、凝血功能、X线胸片检查）结果等资料，全面评估患者对麻醉手术的耐受性和危险性，采用适合患者的麻醉药物及麻醉方式，并做好处理意外的各项准备。

（3）患者术前常服用多种药物治疗，如强心剂、利尿剂等，这类治疗要持续到手术开始前。曾使用转化酶抑制剂治疗的患者在诱导和复温时要备好血管活性药物，如异丙肾上腺素、去甲肾上腺素等，以防血管突然松弛。

（4）所有心脏移植患者均要接受免疫抑制治疗，围手术期各种操作均要注意严格无菌，以防感染发生。不提倡鼻腔插管。

（5）心脏移植手术时间受供体的影响，禁食时间难以保证，麻醉应按饱胃患者处理。

（6）麻醉前用药酌情使用，原则是减少患者焦虑紧张的同时不对心功能造成影响。

二、监测

（1）常规监测与其他心内直视手术相同。

（2）可能的情况下尽量进行经管道超声监测。TEE可在移植前观察心室充盈度、瓣膜及室壁的运动情况，指导补液及用药；在移植后评价心室和瓣膜功能和外科吻合口。

（3）建立中心静脉通道时应选择左侧颈内静脉，右侧颈内静脉应留作术后采取心内膜活检的通道。对术前是否放置Swan-Ganz导管目前存在不同意见。

三、麻醉诱导和维持

麻醉诱导的药物配伍很多，总原则就是避免使用抑制心肌、增快心率、降低心肌收缩性的药物。在诱导过程中要保证充分的氧供，稳定体循环和冠脉的灌注压，还要注意调节体、肺循环间的有效平衡。诱导宜采用分次、缓慢给药的方式，因此类患者的循环迟滞，诱导药物作用迟缓，切忌操之过急。

体外循环前麻醉的重点是稳定循环，保证重要脏器的足够灌注。拟行心脏移植患者心功能都存在严重的损害，其代偿储备能力较一般心内直视手术的患者差，有的术前即已采用辅助循环的措施（如主动脉内球囊反搏）治疗。因而，对各种麻醉药物的耐受性及对缺氧、CO_2蓄积、电解质紊乱和各种应激反应的耐受力都很差。吸入麻醉药对心肌有或多或少的抑制作用，一般不主张使用。麻醉宜维持在较浅水平，既要保证患者代偿所必需的应激反应能力，又要抑制手术强烈刺激所致的过度心血管反应，应用以阿片类为主，辅以丙泊酚、苯二氮䓬类药物维持麻醉。在排除心内气体时可开始机械通气，开放升主动脉前保持头低位。

四、血流动力学管理

（1）低血压：麻醉诱导至体外循环前常见的异常危险情况为低血压，其发生与受体的心脏功能、全身状况、选择的麻醉药物及给药速度有关。为预防低血压的发生，建议应选择以麻醉性镇痛药为主的麻醉方法，并应注意给药速度，及时补充必需的循环血量。需要药物支持的患者，应选用正性肌力药物，谨慎使用单纯增加血管阻力的药物，因该类患者常合并严重的肺动脉高压。

（2）维持脏器血液灌注。由于该类患者脏器术前常处于低灌注状态，体外循环中应力求增加脏器灌注，改善脏器功能，故转流中应给予高流量，并维持较高的灌注压，并应注意晶、胶比例。

（3）注意电解质和酸碱平衡。

（4）移植心脏复苏后循环动力学的维持应遵循生理学原则。移植心脏经电除颤或自动复跳后心率往往缓慢，常表现为心动过缓、结性心律及心肌收缩无力，常需要血管活性药物支持，一般应选用对心脏有直接作用的儿茶酚胺类药物。去神经支配的心脏，β肾上腺素受体仍然保存，对异丙肾上腺素、肾上腺素、多巴胺等的正性肌力作用仍然有效。

（5）心脏移植后右心室功能容易受损，严重的可致移植心脏右心室急性扩张、衰竭。其原因是患者术前多有长期心力衰竭史，导致慢性肺动脉高压。肺动脉高压对心脏移植手术非常不利，长期适应于正常肺血管阻力的供心经低温、缺血、再灌注后已有一定的损伤，难以适应突然增高的肺阻力，移植后右心室又面对过高的后负荷，易导致右心功能衰竭。因此，心脏复跳后应立即着手降低肺动脉压。肺动脉高压的原因之一是术前已存在肺动脉高压，但更常见的是继发性的肺血管收缩所致的急性肺动脉高压。此时须联合应用血管活性药物治疗，包括针对右心室的正性肌力药物治疗和肺血管扩张药治疗。磷酸二酯酶抑制药、前列腺素E_1（PGE_1）、吸入NO均为常用的处理措施。如果药物治疗效果不明显，可考虑用机械支持，包括右心辅助装置和体外膜氧合器（ECMO）。短暂的动静脉右至左分流已被成功地应用于治疗严重的移植后右心室衰竭，在术后早期肺血管动力学常得以改善[15]。

（6）心律失常：主要是室上性的，同血流动力学的改变有关。由于这些患者有无症状心肌缺血的危险，应该应用ST段趋势分析仔细观察心电图。通常移植患者的心律失常包括Ⅰ度房室传导阻滞和房室结双径通道。缓慢性心律失常应用肾上腺素和异丙肾上腺素治疗。一些患者须安置心脏起搏器（最好为房室顺序起搏）。以往认为移植后的心脏不宜使用β受体阻滞药，但临床实践证明，β受体阻滞剂只要使用得当，可获得良好的循环动力学反应。

（张艳丽　张东亚）

参 考 文 献

［1］　CAROL L L. 小儿心脏麻醉学 [M]. 晏馥霞，李立环，译. 北京: 人民卫生出版社, 2008.

［2］　KAPLAN J A, REICH D L, SAVINO J S. Kaplan's cardiac anesthesia: the echo era [M]. 6th ed. Philadelphia and London: Saunders, 2011.

［3］　孙大金. 心血管麻醉和术后处理 [M]. 北京: 科学出版社, 2011.

［4］　卿恩明. 心血管手术麻醉学 [M]. 北京: 人民军医出版社, 2006.

［5］　朱晓东, 张宝仁. 心脏外科学 [M]. 北京: 人民卫生出版社, 2007.

［6］　GERSH B J, MARON B J, BONOW R O, et al. 2011. ACCF/AHA guideline for the diagnosis and treatment of hypertrophic cardiomyopathy: a report of the American College of Cardiology Foundation/American Heart Association Task Force on Practice Guidelines [J]. Circulation, 2011, 124: e783-831.

［7］　ROZNER M. Miller's anesthesia [M]. San Francisco: Churchill Linvingstone, Inc. 2005.

［8］　POLIAC L C, BARRON M Z, MARON B J, et al. Hypertrophic cardiomyopathy [J]. Anesthesiology, 2006, 104: 183-192.

［9］　CHAKRAVARTHY M. Modifying risks to improve outcome in cardiac surgery: an anesthesiologist's perspective [J]. Ann Card Anaesth, 2017, 20 (2): 226-233.

［10］　SMUL T M, HOFFMAN N J, ROEWER N, et al. Vascular cannulation and hemodynamic monitoring for cardiac and thoracic vascular surgery - a review [J]. Anasthesiol Intensivmed Notfallmed Schmerzther, 2014, 49 (1): 60-67.

［11］　于钦军, 李立环. 临床心血管麻醉实践 [M]. 北京: 人民卫生出版社, 2005.

［12］　STRAARUP T S, HAUSENLOY D J, LARSEN J K R. Cardiac troponins and volatile anaesthetics in coronary artery bypass graft surgery: a systematic review, meta-analysis and trial sequential analysis [J]. Eur J Anaesthesiol, 2016, 33 (6): 396-407.

［13］　胡小琴. 心血管麻醉及体外循环 [M]. 北京: 人民卫生出版社, 1997.

［14］　SAUL J P, KANTER R J, ABROAMS D, et al. PACES/HRS expert consensus statement on the use of catheter ablation in children and patients with congenital heart disease [J]. Heart Rhythm, 2016, 13 (6): e251-e289.

［15］　RAMSINGH D, HARVEY R, RUNGON A, et al. Anesthesia for Heart Transplantation [J]. Anesthesiol Clin, 2017, 35 (3): 453-471.

第12章
体外循环

第1节 体外循环历史

20世纪的体外循环（cardiac pulmonary bypass，CPB）开创了心脏外科发展的新纪元。回顾体外循环发展的历史，我们必须要缅怀两位杰出的心脏外科医师，他们为人类突破心脏手术治疗的禁区做出了伟大贡献。一位是著名的吉本（John Gibbon）医师，他在1953年5月6日将自己多年苦心研制的人工心肺机首次投入临床并成功地为一名19岁女孩实施了房间隔缺损（ASD）修补术；另一位是著名的利勒海（W. Lillihei）医师，他在1954年3月26日用"交叉循环"的方法完成了历史上首例室间隔缺损（VSD）修补术，正是此次手术中采用患者自体"生物氧合器"的伟大想法，为其在次年与同事一起研发出首个人工氧合器奠定了坚实基础。

伴随着人工心肺机和氧合器的问世，在20世纪60～70年代极大地推动了心脏直视手术的发展。但在心外科技术尚未成熟的早期，人们逐渐认识到简易粗糙的体外循环设备和技术根本无法保证心脏手术术后患者的良好恢复。从20世纪70年代开始，在国际医疗科学技术发展的推动下，众多优质生物材料和设备陆续问世，医学工作者们也不断创新出适合各类心脏病的手术术式和体外循环技术。终于在国内外专家的共同努力下，越来越多重症复杂心脏病患者得到了宝贵的救治机会，并获得了满意的手术结果[1]。本章节内容将从近些年来的设备材料更新、管理理念提升及新技术的创新开展等方面，结合国内外的相关信息进行重点阐述。

第2节 体外循环前的准备

一、访视患者

访视患者一般营养发育状况，了解身高、年龄及体重等。复习术前患者病历，包括了解患者病史，评估术前血、尿常规，血生化，凝血功能等检查以及心电图、心脏彩超、X线片、右心导管造影和CT等辅助检查。知晓外科医师拟行的心血管手术术式，便于制定合理体外循环术中管理计划并完成手术配合。熟悉上述各项内容对术前准备体外循环物品如氧合器、插管、预充液成分及术中管理等都非常重要。

二、物品准备

（一）设备与耗材

根据患者的一般资料和拟实施术式选择合理的设备和耗材。设备包括体外循环机（图12-2-1）、气源设备、变温水箱（图 12-2-2）、变温毯、血氧饱和度监测仪（图 12-2-3）、ACT 监测仪（图 12-2-4）、自体血液回收机等（图 12-2-5）。选择耗材有氧合器、管路套包、动脉微栓滤器（整合式氧合器除外）、动静脉插管、吸引管路、灌注针、超滤器及相应监测物品等。

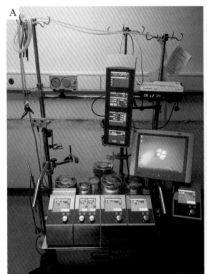
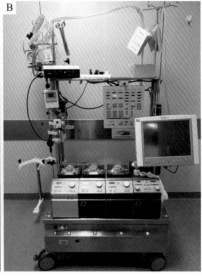
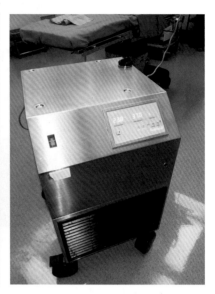

图 12-2-1　体外循环机（A、B）　　　　　　　　　图 12-2-2　变温水箱

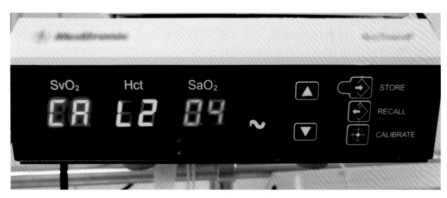

图 12-2-3　血氧饱和度监测仪

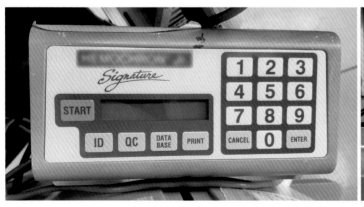
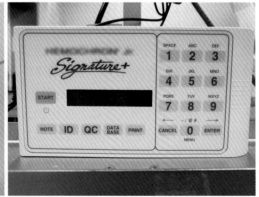

图 12-2-4　ACT 检测仪

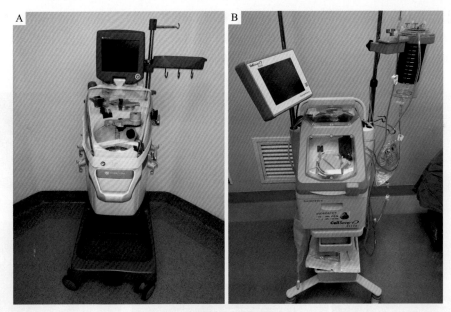

图12-2-5　自体血液回收机（A、B）

（二）液体和药品准备

体外循环预充液主要分晶体和胶体两大类，晶体预充液包括复方林格液、乳酸钠林格液、醋酸钠林格液、甘露醇以及5%碳酸氢钠等。其中，新生儿和婴幼儿体外循环晶体预充液以醋酸钠林格液为主[2]。胶体预充液包括人血白蛋白、新鲜冰冻血浆、人工胶体液如羟乙基淀粉类和明胶类等。此外，0.9%生理盐水、复方生理盐水溶液主要用于自行配制心肌保护液。

围体外循环期常需备用药物有10%氯化钾、10%或25%硫酸镁、5%氯化钙或10%葡萄糖酸钙溶液，及呋塞米、肝素、20%利多卡因等。辅助药物有甲泼尼龙或地塞米松、酚妥拉明、硝酸甘油、甲氧明、苯肾上腺素、抑肽酶、乌司他丁等。

三、系统预充

合理选择预充液成分和制定预充比例是体外循环初始工作的重点。预充液成分以人工胶体、晶体液和肝素为主。婴幼儿患儿由于体重轻、血容量少等特点，为防止血液过度稀释，可根据术前血细胞压积（HCT）水平和管路系统预充量酌情考虑加入血液制品等。预充液的用量决定血液稀释度，应根据患者的年龄、体重、病情、手术方式、循环回路的容量、患者血红蛋白浓度等来选择预充液种类、剂量以及所用药品和剂量，制定详尽的预充计划及合理用药计划，实施合理的血液稀释。基本原则：一般成人手术中HCT控制在21%～23%；新生儿和低体重患儿及老年人术中HCT应维持稍高24%～27%；体外循环初期和低温期HCT可稍低，体外循环后期和复温期应提高HCT；除术中的HCT水平外，还要关注预充液晶、胶比例，维持一定的胶体渗透压（COP），目前对于CPB中理想的血浆胶渗压的水平尚无定论，但国内较为共识的标准是CPB结束时COP达到16～18 mmHg即可。

四、体外循环前患者信息及系统安全检查

体外循环转流前要严格核查患者信息，尤其是对于婴幼儿患者或需要补充血液制品的成年患者，仔细核对血液制品的相关信息。

体外循环前连接氧合器、微栓过滤器及循环管路等各组件，确保各接头处连接紧密。预充排气过程中，高流量排净 CPB 管道及各组件内气体。排除多余晶体，按需加入胶体或血制品。连接变温水箱、气源和安装连接各种监测设备。核对整个管道的连接及方向是否正确。体外循环前对氧合器的性能应有很好的了解，在转机前应保持合适的液面。检查管路有无残余气体，如果手术室温度偏高，体外循环管道可有气体溢出，在前并行前应再次充分排气。转机前的各种检查，如变温水箱工作状况、压力零点校正、泵管的松紧度、紧急摇把以及变温管道的连接等都要确保无误。检查气源是否通畅。监测仪器零点校正。准备插管和台上物品，配制停搏液并备好可能用到的各种药物。体外循环前通过中心静脉给予肝素 300~400 U/kg，检测 ACT 达标（大于 480 s，不同监测方法目标值略有差异），方可进行体外循环。抗凝不足者应分析原因并妥善处理。

五、制定 CPB 方案

根据患者病情、手术难易程度以及时间长短选择不同的灌注方法、温度和灌注血流方式。如复杂手术或婴幼儿手术操作不易者可选择深低温低流量或深低温停循环等灌注方法；全胸腹主动脉置换术可选用左心转流、半身或局部灌注法；简单手术可选用浅低温或常温灌注方法。

第 3 节   体外循环术中的基础管理

一、抗凝

20 世纪 50 年代开始，肝素应用于心脏手术抗凝，目前依然被公认为抗凝的标准药物。肝素是一种葡萄糖胺糖醛类黏多糖，主要由肥大细胞合成储存。市售肝素多从猪小肠黏膜或牛肺中提取，前者主要为肝素钠，后者多为肝素钙。肝素通过增强抗凝血酶 III（AT III）的活性而产生抗凝作用。AT III 是一种分子量为 58 000 u 的糖蛋白，正常血浆浓度为 150 μg/mL，绝大部分由肝脏生成，小部分由血管内皮细胞生成。肝素与 AT III 的赖氨酸残基结合，从而改变 AT III 的构象，使其更易与凝血酶结合。肝素使 AT III 的活性提高 1 000 倍以上。手术时常用的肝素首剂量为 200~400 IU/kg，体外循环前经静脉或右心房一次性给予。临床上肝素抗凝的主要指标是全血活化凝血时间（activated clotting time，ACT）。主要原理是将全血与激活物（硅藻土或高岭土）混合来促发表面激活，并探测血块形成，所显示的时间是从监测开始到探测到血块的时间。体外循环期间一般维持 ACT>480 s。术中影响 ACT 测定的因素有肝素效价、患者自身 AT III 水平、温度、血液稀释及同期药物使用情况等。

体外循环开始前，如全量肝素化后 ACT 不达标，在反复追加肝素后仍无法达标，或者体外循环期间发现 ACT 值缩短，反复追加肝素后仍难以达标，称为抗凝不足。肝素抵抗是导致抗凝不足的最主要原因。肝素抵抗常见原因有家族性 AT III 减少、术前持续肝素治疗、严重血栓栓塞症等。其主要机制为AT III 水平低下或活性不足。可以补充新鲜冰冻血浆或 AT III 浓缩制剂。一般情况下，补充 2~3 单位新鲜冰冻血浆足以补充轻中度 AT III 缺乏。AT III 浓缩制剂已经上市，使用更为方便，且对血流动力学影响较小，但昂贵的价格限制了其广泛应用。目前人工重组 AT III 正处于研究阶段。

二、前并行和后并行的管理

（一）前并行

前并行阶段通常指从体外循环转流开始至升主动脉阻断前这段时间。转机开始后首先关注主泵压力变化，泵压力有无异常，尤其防止主动脉插管插入夹层。在婴幼儿及新生儿插管时，应预防插管位置过深覆盖头臂干或插管头端朝向头臂干内。主动脉插管插入夹层的临床征象除泵压升高外，还包括体循环压力骤降、升主动脉扩张等。婴幼儿插管位置过深会出现右上肢血压下降，如插管头端进入头臂干则会引起左上肢血压下降、下半身灌注不足、少尿甚至无尿。并行循环后如回流室液平面低，应排除一些因素，如静脉管路残存气体或管路打折导致引流不畅，应及时排空管道内气体捋顺管路。如静脉插管插入过深应调整插管位置保证引流通畅。另外要提醒外科医师检查是否术野血液丢失过多，如胸膜破裂，大量血液残存胸腔内应及时吸回。这一阶段将患者从自主循环灌注顺利地切换到体外循环灌注，是一个从生理过程向非生理过程的转变[3]。由于血液稀释和从搏动灌注变为平流灌注等原因，前并行开始后患者血压会显著降低，这一阶段血压到底维持多少合适尚无定论，但是前并行阶段血压必须能够满足各脏器灌注。一般成人血压维持在50～80 mmHg，婴幼儿血压维持在30～50 mmHg。但是不同病种不同年龄的血压目标值也不尽相同。如长期高血压患者，应尽量避免并行循环过程中血压过低。重度紫绀的先心病患儿前并行期间血液稀释后，血压下降幅度可能较大，应密切关注，必要时使用缩血管药物提高血压。为避免前并行阶段血压波动太大，应从自主循环缓慢过渡到全流量辅助循环，维持动静脉血流的平衡和一定的前负荷。

（二）后并行

后并行指从心脏成功复跳至体外循环停止这一阶段，也称为辅助循环期，包括辅助循环和停止体外循环两部分。后并行期间的主要任务包括：心脏功能逐步恢复，从体外循环过渡到自身循环；调整电解质和血气；继续复温；调整血容量；通过超滤、使用利尿剂等方法调整血红蛋白浓度；治疗心律失常（必要时安装起搏器）；婴幼儿停机后改良超滤；做好停机前的准备。后并行心脏开始搏动灌注，肺脏也开始进行气体交换。上、下腔静脉插管时在开放上、下腔插管阻断带后呼吸机应及时通气，使用单根右心房插管者在开放升主动脉心脏复跳后就应适当通气。检查肺氧合功能以防出现肺不张等。此外，停机前应备好相应血管活性药物、除颤器、起搏器等以备不时之需。

（三）停机

停止体外循环的标准：①减少体外循环灌注流量时能维持满意的血压。②血容量基本补足，中心静脉压基本满意。③鼻咽温36～37℃，直肠温度35℃以上。④血红蛋白浓度达到预计值。通常成人大于80 g/L，婴幼儿大于90 g/L，不同中心的要求略有差异。⑤血气、电解质基本正常。⑥心律齐或经药物、安装起搏器已调整到满意程度。⑦血管活性药物或正性肌力药已准备就绪或已开始输注[4]。

如上述标准已经达到，仍然出现停机困难，首先应继续维持体外循环辅助，间断监测ACT值保证足够抗凝。分析停机困难原因，从以下几方面入手：心脏收缩是否有力；心律和心率是否合适；畸形矫正是否满意；是否存在瓣膜反流。

三、血流动力学管理

（一）全身血流动力学监测

1. 动脉压

1）平均动脉压的监测及意义

体外循环期间常用的测压途径是左侧桡动脉，也可根据患者实际情况和术式选用肱动脉、股动脉或足背动脉。目前体外循环中理想的动脉压值尚无统一标准，一般成人平均动脉压维持在50～80 mmHg，婴幼儿可适当降低，维持在30～50 mmHg。高龄、高血压和糖尿病等患者因基础血压较高、脑血流自主调节能力差，转中应维持较高的动脉压。颈动脉狭窄患者也应维持较高动脉压以保证脑血流灌注。

2）体外循环初期动脉压过低的原因

（1）出入量不平衡，引流量多于灌注流量。

（2）CPB开始后血液稀释使得血液黏滞度骤然下降。

（3）搏动血流变为平流灌注，微循环血液淤滞造成有效循环血量下降。

（4）体内血管活性物质稀释，外周血管阻力下降。

（5）药物过敏，毛细血管通透性增加，有效循环血量减少。

（6）含血心脏停搏液灌注引起分流造成动脉灌注相对不足。

（7）复温时，外周血管扩张，外周阻力下降。

（8）婴幼儿血容量少，缓冲能力差，当预充液温度过低或pH过低时，易造成心肌收缩无力，血压下降。

（9）体外循环前即存在血容量不足、酸碱失衡等。

3）体外循环初期动脉压过高的原因

（1）CPB降温时，外周血管收缩，阻力增加，血压升高。

（2）CPB中麻醉深度不够，应激反应强烈，外周阻力升高。

（3）出入不平衡，灌注流量过高。

（4）应激造成儿茶酚胺等血管活性物质增多，引起血管阻力持续升高。

（5）深低温停循环时，体内应激反应产生大量儿茶酚胺，在恢复流量后血压会急剧增高。

2. 中心静脉压　体外循环中通常监测右心房压或上腔静脉压，主要用来评价静脉引流情况。体外循环中由于落差虹吸效应，静脉引流通畅时CVP应为零或负值，其最高值不能高于10 mmHg。

体外循环期间中心静脉压的影响因素包括：体外循环近结束时CVP过低，提示低血容量；CVP过高提示静脉引流不畅，应注意检查是否存在插管型号不当、引流路径阻塞或落差不足；腔静脉插管过深、并行循环时右心功能不全都会直接或间接导致静脉压升高。

3. 左心房压　左心房压的正常值为5～12 mmHg，是反映左心室前负荷的可靠指标之一，比静脉压更能准确、快速地反映左心室的射血功能和心脏的充盈度。在可能的条件下LAP应为常规监测的指标。对心功能差、左心室发育不良、完全性大动脉转位矫正术患者监测LAP有重要意义。

左心房压过低提示前负荷不足，可补充容量。左心房压过高时，无论CVP如何，均说明前负荷已达阈值，此时盲目扩容可能导致左心衰竭，可适当应用正性肌力药和血管扩张药。

4. 肺动脉压力　肺动脉压反映右心后负荷和肺血管压力的变化，间接反映左心的射血功能。在左心衰的患者中，左心房压和肺动脉压都增高，比静脉压对心脏充盈度的反应更迅速更准确。

肺动脉压力升高的主要原因：①药物过敏如鱼精蛋白反应，或使用缩血管药物。②原发性肺动脉高压或先心病引起的肺内血管器质性病变。③心内左向右分流。④左心室过度膨胀影响肺循环，导致肺动脉压力增高。

肺动脉压力降低的主要原因：低血容量、肺动脉或肺动脉瓣狭窄、右心功能不全等。

（二）血管活性药物在体外循环中的应用

体外循环中常用的缩血管药物：去氧肾上腺素、去甲肾上腺素、肾上腺素、异丙肾上腺等。用药时的注意事项：①给药前一定要在流量充分的前提下使用。②给药前积极纠正酸中毒。③体外循环开始阶段不要急于纠正低血压，以增加流量为主。④根据不同患者的目标血压决定是否使用，合并有严重高血压、冠心病和老年患者灌注压可稍高。

体外循环中常用的扩血管药物有硝酸甘油、酚妥拉明、硝普钠、尼卡地平等。用药时的注意事项：

体外循环中血压升高应先寻找原因，如麻醉过浅等；使用扩血管药物时应少量多次，尽量维持血压在稳定范围；心脏复跳后，降压时要注意补充容量，避免血压过度下降。

四、体外循环中水、电解质代谢管理

水、电解质代谢管理是体外循环的重要组成部分。但是水、电解质代谢是一个复杂的过程，在体外循环期间，除生理调节外，还受到很多客观因素的影响，如术式、手术时间长短、药物应用以及不良反应等。这就需要体外循环医师在围手术期对患者情况全面客观分析，制定个体化CPB预充和转流方案，将水、电解质紊乱程度降至最低。

（一）水代谢管理

1. 积极预防水肿发生　小儿和老年人水代谢调节能力较差，术前心功能较差的患者如瓣膜病患者，往往因右心功能不全造成体循环淤血症状，如肝大、下肢水肿等。此外，术前营养状况较差的患者易合并低蛋白血症，也应引起重视。CPB前应针对不同患者选择不同氧合器，以达到最佳氧合性能和最小预充量。尤其对小体重婴幼儿和新生儿，应严格根据年龄和体重选择最佳CPB系统以尽量减少预充量，减少CPB过程中的水肿发生率。根据患者术前的一般状况和实验室检查结果，制定预充计划，合理补充胶体，必要时补充白蛋白。人工胶体可以维持良好的胶体渗透压，在一定程度上可以替代人血白蛋白。

静脉插管引流是否充分直接影响患者术后各脏器水肿的发生率，静脉引流障碍容易造成毛细血管静水压增高，是引起水肿的独立影响因素。引流不畅的表现包括氧合器液面逐渐下降、中心静脉压升高、患者头面部潮红等。一旦发现应及时与外科医师沟通，以免长时间水肿影响患者重要脏器功能。另外，CPB中还应该根据患者的体重和体表面积给予适当的灌注流量，维持合理的晶、胶比，保证机体重要脏器的灌注。

2. 加强液体排出

（1）利尿：健全的肾功能对患者CPB期间和CPB后的液体排出至关重要。在CPB早期，由于血液稀释，血管活性物质浓度也降低，患者血压有所下降，肾灌注减少，多呈现少尿甚至无尿，此时无须积极利尿。随着CPB继续进行，循环中的血管活性物质浓度会进行性升高，血压也会逐渐升高，一般在复温或心脏复跳后，尿量会逐渐增多。如此时仍无尿或者少尿，首先应排除机械因素，考虑尿管是否通畅，位置是否准确，及时进行调整。排除机械性因素后如果仍无尿或少尿，可使用药物辅助。体外循环中常用的利尿药为呋塞米。呋塞米主要抑制肾小管髓袢升支粗段对Cl^-的主动重吸收，Na^+的重吸收也随之减少，使髓质间高渗状态不能维持，肾脏尿液浓缩能力下降，促进水分排出。CPB中使用呋塞米应注意以下几点：第一，给药时机，在CPB初期一般不积极给药，复温或复跳后如仍少尿或无尿可以适当给予。第二，婴幼儿和新生儿肾功能发育不完善，对呋塞米不敏感，给药可相对积极，CPB初期即可给药。成年患者如无严重肾功能不全，在手术矫治后心功能得以恢复，血流动力学随之改善，肾灌注充足后排水功能得以改善，确定无尿可给予呋塞米处理。第三，呋塞米用药后电解质随尿液排出，易引起电解质平衡紊乱，尤其要注意补钾，避免低钾血症。甘露醇为脱水剂，静脉注射后主要分布于血管内，不易透过毛细血管，可以迅速提高血浆胶体渗透压，使组织间隙水分向血管内移动。甘露醇在肾小球不被吸收，通过高渗作用阻止肾小管对原尿的重吸收，增加尿液的排出。但甘露醇在低温时易结晶，低温体外循环应避免使用，用量一般成人1.0 g/kg，婴幼儿0.5 g/kg。

（2）血液超滤：血液超滤的基本原理是通过一个半透膜，将血液中的水分和可溶性小分子物质与血管内细胞成分和血浆蛋白分开并滤出，滤过的驱动力主要是膜两侧的跨膜压差。超滤技术能有效地排除CPB中的多余水分，滤出液体的分子量为2 000～20 000，一般不含蛋白质，基本成分相当于原尿，炎性因子、乳酸、肝素等也会随滤液排出一部分。影响超滤效果的主要因素包括跨膜压差、血流量、滤过膜厚度、孔径大小等。目前体外循环中的超滤方法主要分为三类：①常规超滤：一般在复温以后开始超滤，根据血红蛋白值和氧合器回流室液面情况决定滤液量，部分特殊情况如HTK停跳液完全回收到回流室、手术时间长、术中血液稀释严重、婴幼儿等，也可以在CPB开始即超滤以达到目标血红蛋白浓度。超滤器与体外循环通路并联，其入口端与动脉管路相连，出口端与静脉回流室相连（图12-3-1）。②改良超滤：在体外循环结束后可以继续滤除体内多余水分，多用于新生儿和婴幼儿，可以有效提高患者胶渗压，防止肺水过多，有利于早期术后恢复。改良超滤连接方法如图12-3-2。③零平衡超滤：在常规超滤的基础上加入平衡盐溶液并滤出等量的液体。多用于体外循环转机时间较长、乳酸进行性增高时，可以滤除患者体内炎性介质，以减少炎性介质对毛细血管内皮的损伤，减少渗出。零平衡超滤连接方法同常规超滤。

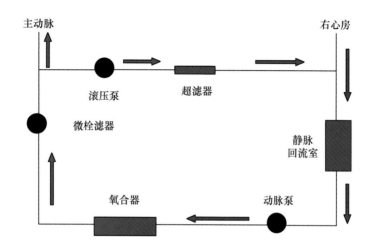

图 12-3-1　常规超滤示意图

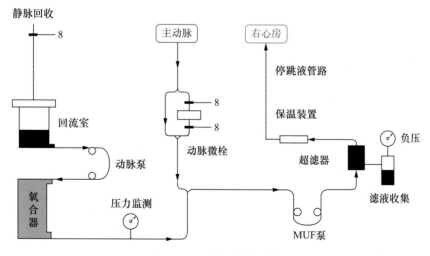

图 12-3-2　改良超滤示意图

（二）电解质代谢管理

1. 钾代谢

（1）低钾血症　低钾血症指血清钾浓度低于3.5 mmol/L。体外循环中的低钾血症应以血气监测为准。引起低钾血症的原因主要有血液稀释，术前使用大量利尿剂使得尿量过多，体外循环中过度通气引起的碱中毒、pH值增高、钾离子细胞内移引起细胞外钾离子浓度降低。低钾血症的防治主要包括：

对术前长期因心力衰竭而服用排钾利尿剂的患者，术中应密切关注血钾变化；复跳后补钾建议少量多次并观察心律变化；定期监测血钾浓度。低钾血症常与低镁血症同时发生，如补钾效果不明显，应合并补镁。另外，体外循环中的补钾速度不同于临床常规静脉补钾，由于体外循环可以维持稳定的血流动力学，并且循环管路能有效稀释药物，因此可以将15%的KCl在短时间内分次从回流室给予。

（2）高钾血症　高钾血症指血清钾浓度高于5.5 mmol/L。体外循环中的高钾血症主要见于钾摄入过多或排出减少。钾摄入过多见于处理不当，如输注钾盐过多或输注大量库血。钾排出减少是高钾血症最主要原因。体外循环早期血压相对较低，后期血管活性物质增高都会使肾血流减少，肾小球滤过率降低，尿生成和排钾障碍。体外循环中产生的微栓使肾小管功能障碍，肾小管对醛固酮和皮质激素的作用不敏感，排钾功能下降。此外红细胞破坏、内分泌异常和酸中毒都会引起高钾血症。高钾血症对机体最重要的影响是引起心室颤动和心搏骤停。因此体外循环中应积极预防高血钾。术中如需输注血制品应尽量输注新鲜红细胞，转中维持酸碱平衡，减少心内吸引以减轻血液破坏。CPB中治疗高血钾可以用胰岛素疗法、利尿排水、钠盐治疗等。

2. 钙代谢　正常成人血清钙浓度为2.25～2.75 mmol/L。当血清蛋白浓度正常时，血清钙<2.25 mmol/L时称为低钙血症。体外循环中钙合适浓度没有绝对标准，成人患者CPB中的低钙多为低蛋白所致，对这类患者不宜强调钙离子维持正常水平。对于预充库血或新鲜冰冻血浆的患者，一般以婴幼儿和新生儿为主，因枸橼酸螯合钙离子，血浆钙离子明显降低，对这些患儿应积极补钙。预充液中可适量补充葡萄糖酸钙，待心脏复跳5～10 min后继续补充钙剂以增强心肌收缩力和血管张力。在复跳前应维持相对低浓度钙离子以防钙超载引起的心肌缺血-再灌注损伤。

血清蛋白浓度正常时，血清钙>2.75 mmol/L称为高钙血症。CPB中的高钙血症主要为医源性，多数是一过性血钙增高。高钙血症对心肌的影响是使钠离子内流的屏障作用加大，钠离子内流受到抑制，心肌兴奋性和传导性均降低。主要表现为心动过缓和心律失常。体外循环后并行期间一般尿量较多，体内钙代谢较快，一过性血钙增高较易纠正，一般无须特殊处理。

3. 镁代谢　镁是数百种酶系统的辅助因子，是酶的变构激活剂，可保持膜的稳定性。镁对其他重要生物过程如糖酵解、氧化磷酸化、核苷酸代谢等均有重要作用。体外循环中的低镁主要原因一般是术前禁食禁水摄入不足、血液稀释、肾排出过多以及库血输入等。体外循环中常规补镁，具体方法：10%硫酸镁0.6 mL/kg，分降温和复温两个阶段给予，但由于镁容易扩张外周小动脉，降低体循环阻力，引起一过性血压降低，因此在补镁时要密切注意血压水平。体外循环高镁血症的防治主要有以下几点：防治原发病，改善肾功能；应用利尿、超滤等技术排镁；用钙剂拮抗镁对心肌的抑制作用；纠正水和其他电解质紊乱，特别注意处理伴发的高钾血症。

4. 钠代谢　血钠水平高于145 mmol/L称为高钠血症。高钠血症总是和高渗并存，导致细胞内液向细胞外转移，引起细胞萎缩。体外循环中的高钠血症主要是医源性原因，往往在抢救心搏骤停患者时，为了矫正酸中毒而输注过多碳酸氢钠造成高钠血症。其次，体外循环中初选血糖水平过高时也容易引起高钠血症。高钠血症对机体的严重影响是造成脑细胞脱水、萎缩，引起脑出血甚至术后高渗性昏迷。也可因细胞严重脱水造成外周血管容量负荷增加，心脏前负荷增大，引发严重心功能不全。高钠血症防治的关键点是防患于未然，切忌在抢救时盲目输注碳酸氢钠，应待患者重要脏器恢复血供后再决定补碱量。目前尚无有效处理体外循环中高钠血症的方法，有学者提出加入等渗置换液清除高血钠。

五、酸碱平衡和血气管理

酸碱平衡失常是继发于多种疾病的病理生理过程，体外循环中酸碱平衡及其调节的影响因素众多。不恰当的灌注流量和通气量可使酸碱负荷增加，血液稀释对酸碱缓冲能力及体外循环对肾肺功能的影响减弱了机体对酸碱的调节功能，因此较容易产生酸碱失调。

（一）体外循环酸碱平衡失调特点

体外循环中的酸碱失调多为急性，其调节主要依赖于血液本身的缓冲作用。体外循环引起血液稀释，使机体细胞内和细胞外的酸碱缓冲能力明显减弱。因此在预充液中，尤其是婴幼儿CPB预充系统中需添加适量碳酸氢钠以提供缓冲物质。由于体外循环使用人工肺通气，肺的代偿作用消失，而肾代偿起效较慢，在短时间的CPB过程中很少起效，所以体外循环中的酸碱失调较少有机体代偿。

体外循环中酸性物质的增加分为外源性和内源性。外源性酸性物质有库血、药物、生理盐水等。内源性有酸性物质增加，如体外循环期间微循环灌注不足，引起缺血缺氧造成乳酸大量蓄积。另外肝脏血供不足使得肝脏对乳酸代谢能力下降。CPB期间的低温使得体内乳酸脱氢酶活性下降、胰岛素抵抗，对酸性代谢产物清除障碍。体外循环低温期间，温度会影响血气结果，这是CPB酸碱平衡管理的特殊方面。

（二）代谢性酸中毒

代谢性酸中毒的病理生理基础是血浆HCO_3^-浓度原发性减少，使标准碳酸氢根（standard bicarbonate，SB）、实际碳酸氢根（actual bicarbonate，AB）、缓冲碱（buffer base，BB）降低，剩余碱（base excess，BE）负值增大，pH下降。CPB中代谢性酸中毒的主要原因有：酸性物质产生过多，如乳酸酸中毒、酮症酸中毒、肾性酸中毒等；稀释性酸中毒如生理盐水输注过多造成缓冲对稀释，在输注晶体液中也可能输入过多的Cl^-，产生高氯性酸中毒；酸性物质输注过多如输注长时间储存的库血等；消化道丢失H^+如术前灌肠可能造成严重腹泻，引起HCO_3^-大量丢失。

代谢性酸中毒在血气结果表现为pH<7.30、PCO_2正常、BE<−3 mmol/L。对心血管系统的影响主要表现为心肌收缩力减弱，心脏复苏困难和心律失常，外周血管扩张、通透性增高，血压下降。另外代谢性酸中毒还会抑制中枢神经系统。

代谢性酸中毒的防治主要有以下几点：①维持充足的灌注流量、适宜的血压、适当的血红蛋白水平和血液氧合，避免复温过快，复温过程中维持SvO_2>60%。②合理预充CPB系统，减少酸性物质输入。③对肾功能不全或无尿患者，应用髓袢利尿剂，如呋塞米、依他尼酸等，必要时使用超滤。④转中维持合适的麻醉深度，避免麻醉过浅。⑤纠正酸中毒的常用公式：碳酸氢钠（mmol）=0.25×BE（负值）×体重。需要注意的是，CPB过程中由于体外循环管路系统的存在，实际动态容量多于患者自身血容量，因此$NaHCO_3$实际用量要大于计算值。另外，使用$NaHCO_3$存在两面性，一方面$NaHCO_3$可以纠正严重酸中毒，提高pH值，减轻外周血管扩张，增强心肌收缩力，改善组织灌注；但$NaHCO_3$也有其不利的一面，增加容量负荷和血钠浓度。在正常血流动力学恢复以后，乳酸被代谢利用可反过来产生代谢性碱中毒。目前有观点认为，用$NaHCO_3$纠正乳酸酸中毒的目的是使血液pH维持在7.20以上。

（三）代谢性碱中毒

代谢性碱中毒的病理生理基础是血浆HCO_3^-浓度原发性增高，血浆中SB、AB、BB均增高，BE正值增大。

代谢性碱中毒的原因主要包括：①H^+丢失过多，如胃肠道丢失；长期使用利尿剂如呋塞米等引起低氯性碱中毒；体外循环激活RAAS系统，醛固酮分泌增多，保钠排钾，伴随氯离子重吸收减少，导致低氯性代谢性碱中毒；高钙血症增强肾H^+排出及HCO_3^-重吸收。②H^+细胞内移，如低钾血症引起H^+内移导致代碱。③HCO_3^-负荷过量，如碳酸氢盐摄入过多；预充或补充大量库血，库血中枸橼酸盐在体内代谢生成HCO_3^-，血浆HCO_3^-增高。

代谢性碱中毒血气结果表现：pH>7.45，PCO_2正常，BE大于3 mmol/L。氧离曲线左移，SvO_2可以很高，但组织仍存在缺氧，这是碱中毒对机体最大的危害。神经系统功能改变主要表现为中枢神经系统兴奋，神经肌肉应激性很高。碱中毒常伴有低钾血症，可引起心律失常，应予以重视。

代谢性碱中毒的治疗首先应防治原发病，血容量不足者应及时补充血容量，存在低血钾和低血氯时也应及时补充。肝功能不全者不用NH_4Cl。应用碳酸酐酶抑制剂，如乙酰乙胺等，尽量少用髓袢类或噻嗪类利尿剂。使用超滤。

（四）呼吸性酸中毒

呼吸性酸中毒的病理生理基础是血浆H_2CO_3浓度原发性升高，pH<7.35，$PaCO_2$>6.0 kPa（45 mmHg），SBE正常。

呼吸性酸中毒的主要原因是氧流量或通气量偏低或向氧合器中吹入CO_2所致。CPB中氧合器排气口或氧合器本身排气功能不佳也能引起呼吸性酸中毒。另外，在前并行和后并行停机前阶段，体外循环仅部分替代心肺功能，此时如不机械通气也可能导致呼吸性酸中毒。

呼吸性酸中毒血气结果表现：pH<7.35，$PaCO_2$>6.0 kPa（45 mmHg），SBE正常。心血管表现与代谢性酸中毒类似，如外周血管扩张、血压下降、心肌收缩乏力、心律失常等。呼吸性酸中毒对中枢神经系统影响最为重要。中枢神经系统功能紊乱与脑脊液pH值密切相关。CO_2可自由通过血脑屏障，使脑组织内$[H^+]$迅速升高，脑血管扩张，破坏脑血管的自主调节机制，使颅内压升高。

呼吸性酸中毒的防治包括了解氧合器性能，CPB前打开氧合器排气口，肺循环建立后打开呼吸机，如因外科操作暂不能进行肺通气，应维持足够灌注流量。转中发现呼吸性酸中毒应增大通气量，同时参考PaO_2值，如果不能通过调节通气量恢复，则要考虑更换氧合器。对于术前存在慢性呼吸性酸中毒的患者，体外循环中可以维持一定的呼吸性酸中毒。

（五）呼吸性碱中毒

呼吸性碱中毒的病理生理基础是血浆H_2CO_3浓度原发性减少，PaCO2降低，pH升高。

呼吸性碱中毒的主要原因是氧流量或通气量偏高。并行循环时，麻醉通气过度也能引起呼吸性碱中毒。

呼吸性碱中毒血气结果表现：pH>7.45，$PaCO_2$<4.7 kPa（35 mmHg），SBE正常。对机体的主要影响：①$PaCO_2$减低，呼吸性碱中毒比代碱更容易出现神经系统功能障碍。②多数严重呼吸性碱中毒患者血浆磷酸盐浓度明显降低，这是因为细胞内碱中毒使糖原分解增加，消耗大量的磷。③产生碱血症，血红蛋白氧离曲线左移使组织供氧不足，有时可因细胞内外离子交换和肾排钾增加引起低钾血症。

呼吸性碱中毒治疗主要是在CPB中给予合适的氧流量或通气量，在纠正呼吸性碱中毒的同时要密切关注PaO_2的变化。

（六）混合性酸碱紊乱

CPB中的混合性酸碱紊乱有四种类型，即呼吸性酸中毒（呼酸）合并代谢性酸中毒（代酸）、呼吸性碱中毒（呼碱）合并代谢性碱中毒（代碱）、呼吸性酸中毒合并代碱和呼吸性碱中毒合并代谢性酸中毒。CPB期间的混合性酸碱紊乱，不论pH值正常与否，都应进行处理。呼吸性紊乱通过调节氧流量或通气量纠正，代谢性紊乱则按各自防治原则处理。

第4节　重要脏器保护

一、心肌保护

体外循环中心肌保护的主要目的是保证心脏手术心肌功能代谢的恢复[5]。在阻断升主动脉前中后，通过降温、停搏、引流等各种方法减少心肌细胞氧耗，保证氧供充分，在体外循环全程中维持心肌细胞氧代谢的供需平衡。体外循环心脏手术升主动脉阻断后造成的心脏缺血、开放升主动脉后心肌恢复灌注是心肌损伤的主要因素之一。

（一）心脏停搏前的心肌保护

前并行期间的心肌保护重点如下：①维持适当的灌注压，保证心脏跳动。②建立心内引流，避免心腔过度膨胀。建立心内引流的途径主要包括：经右肺上静脉，通过二尖瓣口至左心室；经主动脉根部；经心尖直接左心室吸引。

（二）心脏停搏阶段的心肌保护

升主动脉阻断期间的心肌保护是重中之重，关键点在于低温和停搏。

低温：低温可以使心肌酶促反应降低，减少细胞对能量的消耗，增加心肌的缺氧耐受性。低温还可以使心肌舒张期去极化增加，动作电位时程延长，促进电机械活动停止，抑制炎性反应。但心脏停搏的最佳温度目前仍未有定论。

停搏：阻断升主动脉后灌注冷停搏液使心肌细胞电机械活动停止。心脏停搏可以减少心肌细胞耗氧的80%。理想的停搏液应可以使心脏迅速停搏，并提供适合的渗透压、pH、离子浓度、能量底物，可以保证心脏停搏期间电机械活动完全停止，并且提供充分的能量底物维持细胞基础代谢和细胞膜的稳定性，避免心肌细胞水肿。停搏液种类、灌注方式、心肌温度是心肌保护的关键。

停搏液　目前临床上常用的停搏液分为晶体停搏液和含血停搏液。

1）晶体停搏液

（1）细胞外停搏液：最具代表性的是St. Thomas停搏液（表12-4-1），为细胞外停搏液，其钠、钙离子接近于细胞外水平，主要通过细胞外高钾去极化作用使心脏停搏。其具体灌注量为首次剂量20 mL/kg，此后每30 min补灌注一次10 mL/kg，或有电机械活动立即补灌。

表12-4-1　St. Thomas停搏液

成分（单位）	No.1	No.2
氯化钠（mmol/L）	144	110
氯化钾（mmol/L）	20	16
氯化镁（mmol/L）	16	16
氯化钙（mmol/L）	2.4	1.2
碳酸氢钠（mmol/L）	10	
盐酸普鲁卡因（%）	1	
pH值	5.5～7.0	
渗透压（mmol/L）	300～320	280～300

（2）细胞内停搏液：为低钠、无钙停搏液，钠离子接近细胞内水平。主要通过减少钙离子内流使心肌不能收缩而停搏，代表配方是HTK液（表12-4-2）。灌注剂量：婴幼儿40 mL/kg，5～10 min灌完，出现电机械活动立即补灌。成人剂量为20～30 mL/kg，最大剂量2 000 mL，出现电机械活动立即补灌。

2）含血停搏液：目前临床大多数采用氧合血与晶体以4∶1比例混合。含血停搏液成分见表12-4-3。首次采用高钾诱导停搏，使心脏停搏于有氧环境，避免心脏停搏前短时间内的电机械活动对ATP的消耗。心脏停搏期间有氧氧化过程得以进行，降低无氧酵解，有利于ATP的保存。氧合血停搏液有较好的缓冲能力，较高的渗透压及带有更为生理的底物和微量元素。含血停搏液与晶体停搏液的比较见表12-4-4。

表 12-4-2　HTK 停搏液

成分	浓度	成分	浓度
氯化钠（mmol/L）	15	α-酮戊二酸（mmol/L）	1.0
氯化钾（mmol/L）	9	色氨酸（mmol/L）	2.0
氯化镁（mmol/L）	4	渗透压（mmol/L）	327
盐酸组氨酸（mmol/L）	18	pH	7.1
甘露醇（mmol/L）	30		

表 12-4-3　含血停搏液成分

名称	高钾	低钾
Na^+（mmol/L）	105	105
K^+（mmol/L）	20～25（高钾）	9～12（低钾）
Cl^-（mmol/L）	100	100
HCO_3^-（mmol/L）	18	18
血细胞压积	约20%	约20%

表 12-4-4　含血和晶体停搏液的比较

名称	氧合血	晶体
氧含量	丰富	极少
胶体渗透压	较合理	零
缓冲液	丰富	少量
多种灌注方法	适应性强	适应性差
灌注压力和容量	可控性好	可控性差
对转中血容量影响	影响小	影响大
常规操作	简单	复杂
专用器械	必须	不需

　　del Nido 停搏液由黎尼多（del Nido）医师在20世纪90年代设计，由四份晶体和一份血[6]混合而成。基本配方见表12-4-5，其中勃脉力为Baxter公司生产的平衡盐溶液。灌注量为小儿20 mL/kg，成人最大灌注量为1 000 mL。阻断时间预计小于30 min的手术可减半量。一般90～180 min内只需灌注一次，超过180 min可再次灌注半量。灌注速度小儿120 mL/min，成人300 mL/min。其优点为缺血耐受性强，180 min内只需灌注一次。波士顿儿童医院常规使用del Nido停搏液并取得较好效果。

表 12-4-5　del Nido 停搏液配方

1 L勃脉力A加入以下溶液：
20%甘露醇，16.3 mL
50%硫酸镁，4 mL
8.4%碳酸氢钠，13 mL
氯化钾（2 mmol/mL），13 mL
1%利多卡因，13 mL

　　3）灌注方式　停搏液的灌注方式包括：①顺行灌注：停搏液从主动脉根部经冠状动脉窦顺行灌注简称顺灌。冠状动脉端压力应低于110 mmHg。②冠状静脉窦逆行灌注：停搏液从右心房经冠状静脉窦逆行灌注，简称逆灌，灌注压力一般不超过40 mmHg。③冠状动脉窦直视灌注：直视下经分别经左、右冠状动脉窦灌注。一般左冠为总量的2/3，右冠为总量的1/3。但在法洛四联症、成人巨大房间隔缺损右心室肥厚的患者应注意量的分配。④血管桥灌注：在冠状动脉循环阻断期间，如果完成血管桥的心脏端吻合，可经桥血管进行含血停搏液灌注。桥灌时应注意流量，压力一般在20 mmHg左右，以防造成桥血管损伤。⑤复合灌注：根据病情将上述方法选择性结合达到更好的心肌保护效果。

（三）心脏复跳后的心肌保护

开放升主动脉后，冠状动脉血流恢复，此时灌注压不宜过高，适合的压力为60 mmHg左右，待心脏复跳后可提高灌注压力。复跳后5～10 min适量补充钙剂，忌过早大量补充钙剂，以免引起细胞内钙超载。

冠脉血流恢复后，如心脏未自动复跳可电击除颤，但应避免反复电击除颤。反复电击除颤易使心肌挛缩，消耗大量ATP，更不利于心功能恢复。应具体分析原因。具体解决对策见表12-4-6。

表12-4-6　恢复冠状动脉循环后心脏不跳的原因、诊断及处理

原因	诊断	处理
高钾	实验室：$K^+ > 5.5$ mmol/L	利尿、给钙、$NaHCO_3$、胰岛素、超滤
冠状动脉问题	冠状动脉触摸有结节感、病史、心电图	搭桥、修复冠状动脉
温度	<30～32℃	复温
动脉压低	流量小，血管张力低	增加流量，给予缩血管药物
房室传导阻滞	心电图：房跳室不跳	安装起搏器
氧合不佳	血液呈黑色	改善氧合状态
冠状动脉进气	冠状动脉有明显气栓	重新阻断、停搏液灌注冲刷气体
药物作用	大量普萘洛尔、维拉帕米	辅助循环

二、脑保护

（一）脑血流的影响因素

CPB期间影响脑血流的因素主要有以下几点：①温度：CPB过程中温度是决定脑血流量的主要因素，温度升高脑代谢率也随之增加。温度下降10℃，代谢率降低超过50%，脑血流（cerebral blood flow，CBF）也会成比例减少。但当温度低于22～23℃时，CBF和代谢不再产生耦联。小儿在深低温下可能会出现轻度脑瘫，但生理学和生物物理学原因尚不明确。②平均动脉压：在非CPB状态下，健康大脑平均动脉压50～55 mmHg时能维持脑血流量，在CPB中脑血流自动调节能力能基本维持。由于许多患者都有脑血管疾病或高血压，平均动脉压至少维持在50～55 mmHg。③二氧化碳分压：PCO_2是影响脑血流量最主要的因素之一，$PaCO_2$引起脑血流量的变化大部分独立于脑氧代谢率的改变，因此当血液稀释时，$PaCO_2$的变化可能会改变脑血流量和脑代谢的比例。④红细胞压积（HCT）：体外循环引起的血液稀释降低血液黏滞度、血管阻力，增加脑血流量。但进一步血液稀释后，脑血流量的增加不能代偿动脉血氧含量的降低和氧摄取能力的耗竭，此时的HCT值即为临界点。尽管实验表明患者在CPB中能耐受非常低的HCT，但目前仍未检测到HCT的低限[7]。⑤体外循环流量和脑灌注：体外循环流量对脑灌注非常重要，这是因为它产生平均动脉压，如果平均动脉压降低，单纯维持体外循环流量不能保证脑灌注量。⑥固体和气体栓塞：手术操作导致的斑块脱落、抗凝不足引起的微小血栓，CPB管路中未排净的气栓，都有可能引发脑栓塞事件。

（二）CPB期间神经精神评价手段

术中神经系统监测的主要手段包括脑电图（EEG）、放射性核素法、颈静脉血氧饱和度、近红外光谱分析技术和经颅多普勒等。

（三）脑保护手段

常用的神经系统保护药物：钙离子通道阻滞剂，如尼莫地平；氧自由基清除剂；谷氨酸拮抗剂；谷氨酸释放抑制剂和γ-氨基丁酸增强剂。

低温也是预防脑缺血性损伤的有效措施之一。低温可以通过降低代谢延缓ATP耗竭、抑制兴奋性氨基酸及神经递质释放、减慢自由基与脂类氧化连锁、减轻酸中毒和乳酸堆积等方式进行脑保护[8]。

在涉及主动脉弓的手术时，可通过左颈总动脉或无名动脉进行单侧脑灌注的方法来实施脑保护。脑灌注的基础是无严重脑动脉狭窄且大脑Willis环完整。灌注的流量根据温度不同有所变化，一般在5～10 mL/kg。

三、肺保护

心血管外科体外循环手术后肺损伤是毋庸置疑的，其原因是多源的，包括体外循环相关的因素及非体外循环相关的因素：与体外循环相关的肺损伤因素有血液与人造材料接触、肺缺血-再灌注、低温、鱼精蛋白反应、停止通气等；与非体外循环相关因素有全身麻醉、胸骨劈开、外科操作以及机械通气本身等原因。概括起来，急性肺损伤的病因有三类：外源性刺激物、缺血缺氧及机械损伤。

体外循环引起肺损伤的机制复杂，目前认为主要原因是血液与异物表面接触，导致炎性反应、补体和中性粒细胞的激活、蛋白酶及自由基的释放所致[9]。体外循环心血管手术围手术期肺损伤是多因素共同作用的结果。在减轻或抑制肺损伤方面，只有联合应用针对这些环节的多种干预手段，才有可能取得较好的防治效果。

（一）体外循环系统的改进与肺保护

利用人工材料表面涂层技术提高人工材料表面相容性，具体包括肝素结合技术、仿细胞膜磷脂涂层、其他惰性技术涂层。各种滤器和滤过技术的应用包括动脉微栓滤器、白细胞滤器和血液超滤。膜式氧合器较鼓泡式氧合器减少微气泡对血液细胞和蛋白质的破坏，降低微栓栓塞、溶血、白细胞激活、血小板激活，对体外循环相关肺并发症有一定预防作用。以体外循环管路微型化和逆行血液预充等方法综合应用减少预充量。

（二）体外循环中药物介入与肺保护

能抑制体外循环中炎症反应的药物均可减少体外循环相关肺损伤，有肺保护作用。临床上常用的有皮质激素、广谱丝氨酸蛋白酶抑制剂如抑肽酶、乌司他丁、前列腺素类药物、环氧化酶抑制剂和抗氧化剂等。此外，据报道TNF-α抗体可减轻肺组织损伤，促炎消退的脂质介质可减轻各种原因导致的肺组织损伤。

（三）其他肺保护措施

1. 吸入一氧化氮　NO是一种舒血管剂，由内皮细胞中的精氨酸代谢产生。它可以通过拮抗内皮素、抑制白细胞在肺内聚集和白细胞与血管内皮黏附、抑制炎性细胞的NADPH氧化酶、减少自由基产生等方法进行肺保护。

2. 肺动脉低温药物　灌注肺脏CPB期间降温效果差，在手术期间利用低温保护液进行肺动脉灌注，可以有效降低肺脏温度，减轻肺内炎性反应，通过阻断内毒素途径抑制肺泡巨噬细胞和支气管上皮iNOS的表达。

3. 体外循环中维持机械通气的方法　体外循环中应用连续气道正压（CPAP）或低潮气量通气，

在有限时间内有助于减轻炎性反应，改善氧合、肺内分流和肺机械特性。由于肺组织只能通过肺泡弥散和血管灌注供氧，因此体外循环中联合应用保护性通气策略和改进肺灌注方法，可能有助于肺保护。

4. 液体通气　液体通气已广泛应用于新生儿 ARDS 的治疗，临床液体通气的载体为潘氟隆。但在体外循环中的应用尚处于基础研究阶段。

5. ECMO 技术　可用于严重呼吸功能衰竭、常规通气治疗无效的患者。

总之，围体外循环期肺损伤的因素复杂多样，心血管手术围手术期肺保护应是综合性的，特别是对一些高危患者，如肺动脉高压、肺代偿功能降低、手术复杂、体外循环时间长的患者，运用现有可行措施加强肺保护，对患者转归和预后有积极的影响。

四、肾脏保护

肾功能不全或急性肾衰竭（ARF）是体外循环心脏术后严重并发症之一。围手术期良好的肾保护是降低病死率、提高成功率的关键点之一。对于已诊断 ARF 的患者，在围手术期可以通过综合的肾脏保护措施帮助患者度过危险期。

（一）合理的操作和管理

保证充分的灌注流量，推荐成人 CPB 流量为 $1.8 \sim 2.4$ L/（min·m^2），婴幼儿流量为 $100 \sim 150$ mL/kg。加强围手术期血流动力学监测，必要时行有创监测；适当使用正性肌力药物和血管扩张药，调控心脏的前后负荷；重视电解质管理；常规监测尿量；保证灌注压力的前提下，适当使用扩血管药物，尽量避免缩血管药物尤其肾血管收缩剂的使用。

选用优质体外循环耗材，如优质膜式氧合器、离心泵、管路和微栓滤器等。转中根据血气监测结果纠正术中可能出现的酸中毒，碱化尿液，防止肾小管损伤。复温后使用血液超滤器进行超滤浓缩，滤除体内多余水分，减轻心脏负担。CPB 中进行适度血液稀释，降低血液黏滞度，改善微循环，增加组织灌注、RBF 和 GFR[10]，增加尿量。对于易患 ARF 者尽量减少 CPB 时间，术中减少负压吸引的使用。对于夹层动脉瘤破口侵犯肾动脉开口的患者，尽量避免股动脉插管，避免术中出现肾灌注不良。

（二）药物干预

药物干预预防心脏手术后急性肾损伤的研究结果尚未统一。目前常用的药物主要分为增加肾血流药物和利尿药两大类。增加肾血流药物包括多巴胺、前列腺素、钙通道阻滞剂和非诺多泮。利尿药物包括呋塞米和甘露醇等。

五、血液保护

血液保护指保护和保存患者的血液，防止其丢失、破坏和血源性疾病的传染。围手术期血液保护的主要措施如下：

（一）血液稀释

血液稀释是体外循环的基本技术，可以减少库血使用，利于组织灌注。血液稀释的原理是通过人为方式移除部分红细胞，同时补充血浆代用品或其他晶胶体，降低单位体积血液中的红细胞数量，待术毕再将红细胞回输，以达到避免或减少异体血液输注的目的。常见的血液稀释方法：急性等容血液稀释（ANH）、急性高容量血液稀释（AHH）和急性非等容血液稀释（ANIH）[11]。

（二）减少破坏

避免使用对红细胞有损伤的药物和材料，选择合适口径的泵管，调整合适的松紧度，避免因泵头机械挤压造成红细胞破坏。此外，还需注意吸引泵的情况，避免负压造成的血液破坏。改善体外循环用品的生物相容性，改进体外循环技术如优化体外循环管路和配置合理预充液等。

（三）自体血液回收

如体外循环时间不超过6 h且无过度负压吸引，体外循环停机后可将氧合器、管道中的血液尽量回输给患者。方法有直接回输和血液回收机处理两种。

使用血液回收机在手术全程将术中失血全部回收，经肝素化后再用生理盐水洗涤和浓缩回输给患者。血液在24～30℃下保存不得超过6 h。经过处理的血液中仍有微栓和微小碎片，因此回输时应常规使用滤器。目前术中血液回收自体输血已成为血液保护的重要措施之一。

（四）血小板分离技术

血小板功能和数量的保护是体外循环中血液保护措施中最为重要的部分。为了使血小板避免遭受体外循环的打击，在体外循环前利用血小板分离技术将部分血小板从患者全血中分离出来，制成单采血小板或富血小板血浆术后回输，此为数量和功能的双重保护。其分离原理类似于血液回收机，利用特制的密度梯度高速离心机、离心杯及血小板贮存液将患者自体血中的血小板进行分离并贮存。

输血是一把双刃剑，既是心脏外科围手术期常用的重要治疗手段，也会增加术后不良事件的发生率和病死率。但临床上的节约用血不是绝对的，不能为了省血而省血，这是科学用血的核心。在围手术期减少血液丢失和破坏，预防输血并发症和输血传播疾病是临床医师的共同目标。血液保护需要外科医师、麻醉医师、体外循环医师和ICU医师共同协作。

第 5 节　特殊病种的体外循环管理

一、先心病体外循环

先天性心脏病病种多样，新生儿和婴幼儿患者较多，基于上述特点将此类特殊病种的体外循环技术分成以下三种分别加以介绍。

（一）新生儿体外循环管理

新生儿体重小、器官发育未成熟。需要在新生儿期体外循环下进行的手术均是复杂重症心脏手术，术后并发症多。常见病种包括大动脉转位（TGA），尤其是室间隔完整型TGA、完全性肺静脉异位引流（TAPVC）等。

1. 特殊物品准备　特殊物品包括适合新生儿体外循环的氧合器、迷你管路、插管、超滤器；优质血液制品，如贮存1周左右的悬浮少白红细胞，新鲜冰冻血浆和血小板等；预充液需要以含醋酸盐缓冲液的晶体液、人工胶体液及白蛋白等；改良超滤装置；HTK心脏停搏液；新生儿体外循环术中的上、下腔静脉插管均选择以直头静脉插管为主，其他特殊手术要求除外；血液回收装置等。

2. 术中管理要点　预充液循环保温。转流前系统内（含预充血液制品）肝素化总量1 000 U。前并行控制血温和变温水箱温度差小于5℃，缓慢降温。前并行期间适当放空心脏，保持心脏跳动，避免因心脏充盈过涨或温度下降过快而导致心率变慢甚至发生室颤。升主动脉阻断后灌注HTK心脏停搏液，因新生儿体重轻，灌注 50～60 mL/kg，灌注时间 5 min。转中应保证患儿的红细胞压积在 24%～27%，血浆胶体渗透压在 12～14 mmHg。复温阶段均匀复温，注意鼻咽温和血温的温差小于 5℃，鼻咽温和直肠温小于 2℃。后并行鼻咽温和直肠温均应大于 36℃，以防止停机后改良超滤导致机体温度降低。通过改良超滤使患儿红细胞压积大于 35%，COP 维持 18～22 mmHg。

3. 注意事项　胶体预充包括白蛋白的应用一定要监测胶体渗透压，避免胶渗压过高而引起术后尿量减少[12]。心脏后并行期间平均动脉压维持在 30～50 mmHg 即可，避免过高左心后负荷对心脏功能的影响。注意新生儿保温，改良超滤前一定要保证直肠温达 36℃ 以上，适当控制改良超滤血流量（40～60 mL/min），同时密切观察膜肺及管路有无气栓发生。停机后需要空气热毯为患儿保温，手术室房间温度适宜，避免体温下降。

（二）合并主动脉弓部病变矫治术的体外循环管理

1. 中深度低温区域性低流量灌注＋下半身停循环　适应于缩窄病变范围较大，需要做主动脉弓补片加宽成形或 IAA 的手术。

特殊物品准备包括升主动脉插管，尽可能选整体动脉插管，静脉插管可选择直角上腔、直头下腔静脉插管。插管部位主要经升主动脉、肺动脉-PDA 或降主动脉。灌注技术主要选择动脉单泵双管灌注，适用于 IAA 或缩窄的严重 COA 患者，如图 12-5-1。根据手术时间全流量并行下降温鼻咽温 25～28℃，肛温 27～29℃。区域性低流量灌注：待温度接近目标值，阻断升主动脉，灌注心肌停搏液，停搏液为 HTK 液或 St.Thomas 液，期间继续降温，温度达标后，将升主动脉插管送至无名动脉，行区域性灌注，同时阻断左颈总动脉、左锁骨下动脉、病变远端降主动脉，单泵双管者则拔除下半身灌注管。RLFP 流量：根据脑氧饱和度和上肢压力调节，一般 20～50 mL/kg。

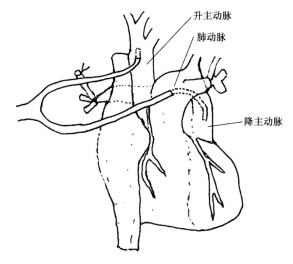

图 12-5-1　**CPB 单泵双管示意图**

动脉压力监测部位要选择右侧桡动脉和股动脉。桡动脉压力 30～60 mmHg，股动脉压力 10～20 mmHg。同时还要密切监测混合静脉氧饱和度：SvO_2>60%，脑氧饱和度 SCO_2（NIRS）：基础值 80% 以上。

复温：COA 或 IAA 手术操作完毕，将主动脉插管退回至升主动脉，全流量灌注恢复全身循环，灌注 3～5 min，待 SvO_2>75% 或 SCO_2 恢复至基础值，根据心内手术时间长短，提前将温度复温到 28～32℃。药物：复温至鼻咽温 30℃，给予甘露醇 0.5 g/kg、甲泼尼龙 30 mg/kg（降温、复温各 15 mg/kg）。吸入麻醉药（七氟醚）在血压>60 mmHg 和复温时可开启，浓度 2%～3%。

停机：停机早期上、下肢动脉压可能有压差，尤其是收缩压，这种情况通过积极纠正酸中毒，根据左心房测压不足容量会逐渐改善。

2. 中低温或浅低温心脏不停跳（心脑联合灌注）＋下半身停循环　适用于 A 型 COA，病变比较局限或估计下半身停循环时间<30 min，维持心脏跳动，减少心脏阻断时间，采用心脑联合灌注。体外循环管理主要目的是调整心脏前后负荷，可以维持大脑的生理性搏动灌注。

术中管理要点：

温度：鼻咽温 30～32℃。升主动脉插管，阻断钳位于无名动脉与左颈总动脉之间，左颈总动脉和左锁骨下动脉采用套带阻断。心脏不停跳下，行 COA 矫治，根据右上肢动脉血压和心脏胀满程度调整流量，维持血压 40～60 mmHg。此时呼吸机保持通气，潮气量为正常 1/3～1/2。关注心电图变化，及时提醒外科医师避免外科操作对冠脉血供的影响，防止心脏胀满。COA矫治完毕，恢复全流量及下半身灌注，阻断升主动脉，灌注心脏停搏液，实施心内手术操作。

注意事项：对于升主动脉发育偏细的患者，动脉插管可能会阻挡左心室泵血，导致左心室后负荷过重，停机早期通过根部血压监测可以判断，通常表现为根部与右上肢血压之间的明显压差。确认升主动脉无狭窄、吻合口无外科性出血的情况下，备好快速输血通道及血制品，停机后立即拔出升主动脉插管。预防措施为选择小号的升主动脉插管，忍受转中高泵压。左心减压，建议动脉阻断前放好左心引流，避免因心室充盈过度而导致室颤的发生。区域灌注期间灌注流量、局部压力的高低需要根据患者区域代谢情况及综合监测结果进行个性化调整。

（三）复杂先心病长时间体外循环管理

复杂先天性心脏病外科矫治需要强大团队的支撑，对复杂畸形病理生理的掌握及手术前后血流动力学变化的理解是体外循环医师顺利完成术中配合的关键所在。此类常见手术：完全性大动脉转位（TGA）动脉调转术、矫正型大动脉转位（c-TGA）根治术、双根部调转术（DRT术）、半Mustard＋Rastalli术、ROSS术、肺动脉融合术、二次先心病矫治术及其他体外循环时间超过3 h的心脏手术。熟悉手术步骤和方法，术前与外科医师充分沟通，对制定合理的CPB管理策略尤显重要。

体外循环管理要点：

1. 物品准备　根据患者术前血红蛋白浓度及预估血容量选择合适体外循环耗材管道等物品。血液保护：决定是否需要术前或CPB前并行期间放血进行血液稀释，根据预充总量的多少，计算或预估放血量。原则上在保证CPB有效组织氧供的前提下血液稀释程度越大，血液破坏越小。①心肌保护：为避免多次灌注心肌保护液，使用具有长时间保护效果的细胞内液型器官保护液——HTK液。在HTK液长时间保护心脏的同时，需要间断心包腔局部低温保护心脏。HTK通常需要120 min后追加半量灌注一次，以达到更确切的心肌保护的效果。②内环境维护：维持稳定的动脉PO_2、PCO_2，保证细胞生存的正常酸碱环境，监测组织代谢指标（血浆乳酸浓度）维持相对正常水平。③监测：长时间体外循环患者生命支持的成败离不开对患儿的全面监测，除关注有效准确的生命体征监测外，还包括全项动脉血气（能够监测重要电解质浓度及乳酸浓度）、ACT、SvO_2（混合静脉氧饱和度）、rSO_2（局部氧饱和度）、COP（维持术中合理稀释的血液胶体渗透压对内环境稳定非常重要）、FHb（红细胞破坏监测的直接指标）。特殊区域性灌注的体外循环管理尚需要密切监测不同区域的灌注效果（监测局部NIRS氧饱和度、局部温度、颜色、综合代谢指标等）。④超滤：长时间CPB致使全身炎性反应综合征（SIRS）加剧，通常在复温期间采用零平衡超滤（ZBUF）技术来降低炎性介质浓度。自2003年开始北京中国医学科学院阜外医院小儿病例选用复方电解质溶液作为平衡液，通过ZBUF降低SIRS，缓解高血糖，减轻高血钾。

2. 特殊药物准备　长时间CPB需要稳定的血流动力学维护，常备缩血管药物、扩血管药物、吸入麻醉药等，维持循环稳定，对患儿重要脏器功能保护及内环境稳定具有重要意义。脑保护方面长时间平流灌注有引发组织水肿的危险，复温后使用脱水剂（甘露醇）、利尿剂（呋塞米）等有助于脑功能的保护与恢复。

3. 注意事项　延迟关胸。如关胸对患儿血流动力学影响较大，可选择延迟关胸。有些手术创面大、渗血出血严重的患者可能需要携带自体血液回收装置转运至术后恢复室。当患儿无法脱离CPB时，外科、体外循环、麻醉、ICU协商后，可以由CPB直接过渡为中长期机械辅助，例如ECMO支持治疗。

二、瓣膜病体外循环

瓣膜病体外循环需要准备有相应型号的成人氧合器；单纯主动脉瓣膜病变者选择搭桥包，单纯二尖瓣/联合瓣膜病选择常规包，还有成人停搏液包、成人微栓滤器；单纯主动脉瓣膜/符合冠心病、主动脉根部扩张、室壁瘤等的插管准备有动脉插管1根、双级静脉插管1根、硬右心2根、进口左心20/16号1根、灌注针头（常另需国产或进口冠状动脉直视灌注管）；单纯二尖瓣/联合瓣膜病的插管准备有动脉插管1根、腔静脉插管2根（直角静脉管二次手术或射频消融术时备用）、硬右心2根、进口左心20/16号1根、灌注针头（常另需国产或进口冠状动脉直视灌注管）；预充液是可根据体重调节的人工胶体、晶体和肝素混合液。

瓣膜手术的体外循环管理步骤包括常规诱导、消毒铺巾、开胸（二次手术时需要分离粘连）、肝素化后动静脉插管、核对ACT后开始前并行、降温。阻断主动脉后根部灌注停搏液，主动脉瓣膜病变者可能切开主动脉根部直视下灌注左右冠状动脉。二次手术可视手术情况予以15 mg/kg甲泼尼龙，注意监测血糖变化；由于瓣膜患者的特殊病理生理，术中可出现容量较多情况，可予超滤滤除多余水分；若预计转流时间较长，且血红蛋白浓度较高，可放血并加入人工胶体和电解质液进行稀释，减少转中血液破坏，待复温后回输，并进行超滤浓缩血液，快速提高血红蛋白浓度；二次手术或转流时间较长者可予适当平衡超滤；长期心衰、利尿治疗的患者同时注意补充钾离子。建议停机血红蛋白大于80 g/L；年纪较大、病情较重、心功能差的患者建议大于90 g/L。

瓣膜手术体外循环心肌保护需要注意的是根部灌注的压力在240 mmHg左右，左、右冠脉直视灌注的压力控制在200 mmHg以下，以免损伤冠脉。一般左、右冠脉灌注量比例为2∶1。

三、冠心病体外循环

需要准备有相应型号的成人氧合器；搭桥包、成人停跳液包、成人微栓滤器；动脉插管1根、双级静脉插管1根、硬右心2根和灌注针头。预充液是可根据体重调节的人工胶体、晶体和肝素混合液。搭桥手术的体外循环管理步骤包括：常规诱导，消毒铺巾，开胸；肝素化后动静脉插管，前并行转机降温；阻断主动脉后根部灌注停搏液，由于一般不单独放置左心引流，因此灌注和左心吸引不可同时进行。伴有主动脉瓣反流的患者，灌注期间可能出现左心胀满，可暂停灌注，通过左心吸引给左心减压后，继续灌停跳液。前并行：术者需要在心脏跳动的情况下探查冠脉病变情况，可能会翻动心脏影响静脉引流。转中：要求术前血压正常患者MAP维持50 mmHg以上，有长期高血压病史、动脉硬化、肾动脉狭窄的患者，根据既往血压维持较高的MAP，通常MAP不超过90 mmHg。后并行：血红蛋白浓度满意、血气电解质正常、心肌收缩有力、心电图基本正常、鼻咽温36℃、直肠温35.5℃以上，满足以上条件可以缓慢停机。搭桥手术体外循环心肌保护需要注意：压力不超过250 mmHg，首次灌注量全钾氧合血保护液20 mL/kg，冠脉堵塞严重、完全闭塞、多支病变、心脏偏大的患者首次灌注剂量需要加大，首次灌注后每隔30 min需追加心肌保护液，剂量为首次灌注的一半，根据血气钾离子浓度，选用全钾或半钾停搏液。

血管桥灌注（桥灌）心肌保护需要注意灌注压不超过40 mmHg，过高可能会撕裂吻合血管；提醒术者避免血管桥扭曲；桥灌需要和氧合血灌注心肌保护方法联合使用。

四、大血管体外循环

需要准备MAQUET氧合器；成人血管包、停跳仓、微栓滤器、超滤器；脑氧饱和度监测（停循环手术需准备）；动脉吸引头插管2根（根据患者体重选择，大多24、22号）；动脉皮套，双级静脉插管；硬右心吸引头2根，软右心吸引头1根，进口左心吸引管1根，灌注针头（术中选择切开主动脉直视灌注，但直灌头使用概率较小，可以台下准备），氧气管及二氧化碳、8 mm×10 mm接头、3/8×1/4 in（in＝2.54 cm）接头。预充液为人工胶体、复方电解质、肝素、人血白蛋白和15 mg/kg甲泼尼龙混合液。

大血管手术体外循环管理包括以下步骤。

（一）涉及主动脉弓部中低温停循环手术

开始转流注意泵压，前并行期间注意维持灌注压大于 60 mmHg，注意容量管理，容量过多适当放血，转中适度血液稀释，维持血红蛋白浓度 70～80 g/L。建立左心吸引后降温，水温设定与血温温差不超过 10℃，注意与麻醉医师核实患者头戴冰帽或颈动脉放置冰袋。鼻咽温 24℃ 时停循环时间不超过 15 min，停循环期间维持适合的通气血流比，注意监测脑氧饱和度和静脉饱和度，血气管理采用 α 稳态。恢复循环后静脉饱和度大于 90% 可以开始复温，复温时水温与血温温差不超过 10℃，鼻温与肛温温差不超过 5℃。直肠温 28～30℃ 时给予甘露醇 0.5 g/kg，转中注意调节电解质、pH；血糖大于 12 g/L 应积极处理，给予胰岛素后注意补钾（尤其手术涉及主动脉瓣的患者应保证停机后血钾大于 5.0 mmol/L）。超滤浓缩血液，保证停机血红蛋白达到 90～100 g/L。停机后开始鱼精蛋白中和时，应及时停用心外吸引，动脉回收时一定要确认两根动脉都已拔出。

（二）涉及主动脉弓部不停循环手术

开始转流注意泵压，前并行期间注意维持灌注压大于 60 mmHg，转中适度血液稀释，维持血红蛋白浓度 80 g/L 左右。建立左心吸引后降温（一般鼻咽温降至 28℃ 左右）。阻断升主动脉后大多数患者由于合并主动脉瓣关闭不全会选择切开主动脉直视灌注，含血停搏液总量 20 mL/kg，右冠脉优势患者左右冠脉灌注量为 2 : 1，灌注压维持于 160～180 mmHg。降至目标温度后在第二根动脉插管时可能会短暂地减低流量，此时应注意与主刀医师配合，以防发生意外。复温时水温与血温温差不超过 10℃，鼻温与肛温温差不超过 5℃，注意调节电解质、pH。血糖大于 2 g/L 应积极处理，给予胰岛素后注意补钾（尤其手术涉及主动脉瓣的患者应保证停机后血钾大于 5.0 mmol/L）。超滤浓缩血液，保证停机血红蛋白达到 90 g/L。

停机后开始鱼精蛋白中和，应及时停用心外吸引，动脉回收时一定要确认两根动脉都已拔出。

（三）单纯涉及升主动脉和（或）主动脉根部的手术

这类手术一般只需要一根动脉插管。股动脉、右心房插管开始转流，前并行注意泵压，转中注意维持灌注压大于 60 mmHg，转中适度血液稀释，维持血红蛋白浓度 80 g/L 左右，建立左心吸引后降温（一般鼻咽温降至 32～34℃）。阻断升主动脉后切开主动脉直视灌注，含血停跳液总量 20 mL/kg，右冠脉优势患者左右冠脉灌注量为 2 : 1，灌注压维持于 160～180 mmHg。注意调节电解质、pH。血糖大于 2 g/L 应积极处理，给予胰岛素后注意补钾（尤其手术涉及主动脉瓣的患者应保证停机后血钾大于 5.0 mmol/L）。超滤浓缩血液，保证停机血红蛋白达到 80～90 g/L。

五、微创体外循环

需要准备的机器配置有 Stockert S5 型体外循环机、负压辅助静脉引流（VAVD）（图 12-5-2）、微量注射泵（图 12-5-3）、Medtronic 氧饱和度仪。耗材准备，氧合器：MAQUET QUADROX-i 71000/51 000、Sorin inspire dual、Medtronic Fusion；管道包；微创包：微创 1（上下腔包）、微创 2（搭桥包）；停搏液管路：成人 MP-Ⅱ：微量停跳液灌注包/儿童晶体停跳包；微量泵停搏液配方：15% 氯化钾 15 mL＋复方钾钙镁 10 mL 稀释至 50 mL，600 mL/h，配合灌注泵 25 RPM 时输出全钾含血停搏液；300 mL/h，配合灌注泵 25 RPM 时输出半钾含血停跳液。预充液是 1500 mL 复方电解质液，排气完毕，加入 800 mL 胶体，预留液面 400 mL。

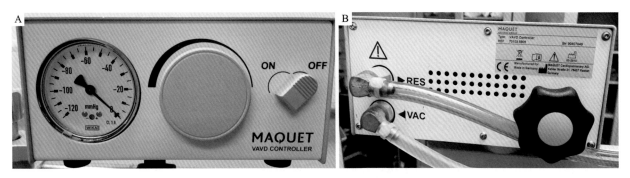

图 12-5-2　**Maquet VAVD 正、背面图**

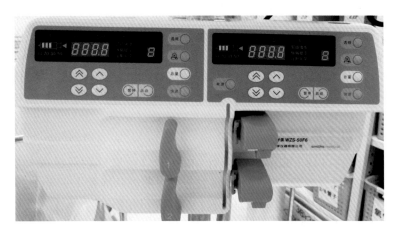

图 12-5-3　微量注射泵

（一）房间隔缺损修补术或十三尖瓣成形术

右心房入路，一般选用含血微量停搏液。准备进口 18～22 F 动脉插管 1 根，16/18 F 动脉插管 1 根；22～28 F 股静脉插管（＋导丝）1 根；婴儿型左心引流管 1 根，国产弹簧头儿童左心吸引管 1 根；成人硬右心吸引头 2 根；长款灌注针 1 根；二氧化碳钢瓶 1 个、氧气管、过滤器。

股动脉灌注：根据性别、年龄、体重、血管条件等因素选择插管型号（比国产动脉插管小 4 号）；颈内静脉引流上腔：一般选择 16 F；股静脉引流下腔：根据性别、年龄、体重、血管条件等因素选择插管型号（22～28 F）；停搏液灌注：主动脉根部缝灌注荷包，长款灌注针，一般使用微量停搏液。

手术大致流程及配合：常规诱导，插双腔气管插管，穿刺双侧深静脉（右侧用于插管引流上腔）。左侧卧位，消毒铺巾。切皮游离股动静脉同时全身肝素化，直视下粗略估计股动静脉粗细，选择合适型号插管。插好股动脉后注意测试泵压，之后插股静脉和颈内静脉。胸壁切开后行单肺通气，切开心包游离上、下腔静脉后，核对管路和 ACT 后打开 VAVD 开始转流，依次打开上、下腔静脉，观察各自引流状况，引流不佳时尝试调整插管位置，心脏尚未停跳时灌注流量应略低于全流量。上、下腔静脉分别套阻断带，开始降温，同时游离主动脉，缝灌注荷包，插好灌注针后阻断升主动脉，灌含血微量停搏液，剂量同常规 1∶4 含血停搏液。复跳后超声评价时还血接近停机状态，确认畸形矫治满意后引空心脏，减低流量主动脉，低张力下拔灌注针，还血停机。回收静脉血后关 VAVD。术中管理同常规房间隔缺损修补术。

（二）二尖瓣置换／成形术

经房间沟入路，不打开右心房。需备进口 18～22 F 动脉插管 1 根，16/18 F 动脉插管 1 根；进口 22～28 F 股静脉插管（＋导丝）1 根，或进口 24/29 F，或 30/33 F 双极股静脉插管 1 根；进口婴儿型左心引流管1根，国产弹簧头儿童左心吸引管1根；成人硬右心吸引头2根；长款灌注针1根；二氧化碳钢瓶1个、氧气瓶、过滤器。

股动脉灌注：根据性别、年龄、体重、血管条件等因素选择插管型号（比国产动脉插管小4号）；颈内静脉引流上腔：一般选择16 F；股静脉引流下腔：根据性别、年龄、体重、血管条件等因素选择插管型号（22～28 F）；停跳液灌注：主动脉根部缝灌注荷包，长款灌注针，一般使用微量停搏液。

手术大致流程及配合：常规诱导，插双腔气管插管，穿刺双侧深静脉（右侧用于插管引流上腔）。左侧卧位，消毒铺巾。切皮游离股动静脉同时全身肝素化，直视下粗略估计股动静脉粗细，选择合适型号插管。插好股动脉后注意测试泵压，之后插股静脉和颈内静脉。胸壁切开后行单肺通气，切开心包游离上、下腔静脉后，核对管路和ACT后打开VAVD开始转流，依次打开上、下腔静脉，观察各自引流状况，引流不佳时尝试调整插管位置，心脏尚未停跳时灌注流量应略低于全流量。上、下腔静脉分别套阻断带，开始降温，同时游离主动脉，缝灌注荷包，插好灌注针后阻断升主动脉，灌施尔升/HTK停搏液，剂量为30～40 mL/kg，灌注时间6～8 min。

复跳后超声评价时还血接近停机状态，确认畸形矫治满意后引空心脏，减低流量主动脉，低张力下拔灌注针，还血停机。回收静脉血后关VAVD。术中管理同常规二尖瓣置换/成形术。

（三）小切口主动脉瓣置换术

国产动脉插管1根或进口18～22 F动脉插管1根；进口经皮穿刺双极股静脉插管1根，或进口24/29 F，或30/33 F双极股静脉插管1根，或进口22～28 F股静脉插管（＋导丝）1根；进口16 F左心引流管1根；成人硬右心吸引头2根；国产普通灌注针1根。

术中管理同常规主动脉瓣置换术。

六、心脏移植体外循环

需要准备MAQUET氧合器、Sorin离心泵（与滚压泵并联）；36号下腔静脉插管、28号直角上腔静脉插管、32号普通上腔静脉插管（开放升主动脉后为便于放置漂浮导管，需将直角上腔静脉插管换为普通上腔静脉插管）、进口左心吸引管、软右心吸引头；血液超滤器、灌注针头。预充液是复方电解质、肝素、白蛋白、甲泼尼龙混合液。

心脏移植手术体外循环管理步骤包括降温至鼻咽温28～30℃。必要时放血、维持转中HCT21～24；心脏移植患者红细胞脆性较高，体外循环时间长，容易出现血红蛋白尿，因此血液保护非常重要。血钠浓度最好控制在小于135 mmol/L，不宜超过140 mmol/L；此类患者特别容易出现代谢性酸中毒，在纠正酸中毒和避免高钠血症之间需要仔细权衡。如果出现血钠大于140 mmol/L，可考虑使用注射用水进行零平衡超滤，同时注意补充钾、钙、镁等离子。钠大于135 mmol/L时如需补充碳酸氢钠，应与注射用水按照3∶7比例混合。心脏阻断后，切除患者心脏后，供体心脏按照左心房、右心房、肺动脉、主动脉的顺序吻合。一般耗时60～80 min。吻合完成后开始缓慢复温，并开放升主动脉。复温时给予甲泼尼龙500 mg。复温分为两部分进行，首先缓慢复温到鼻咽温33～34℃，在该温度下进行1.5～2 h的后并行，对供心进行辅助。开放升主动脉后为便于放置漂浮导管，需将直角上腔换为普通上腔，此时应注意引流。心脏移植患者容易出现高血糖，血糖大于2 g/L应积极处理，可给胰岛素10 U，20 min复测血糖，如血糖未下降可加大胰岛素剂量。心脏移植患者术前长期利尿，细胞内缺钾。在体外循环稀释作用下，阻断后首次血气血钾一般都在4 mmol/L以下。如果用胰岛素控制血糖，血钾可能更低。因此必须在停机前控制血钾大于5～5.5 mmol/L。辅助1.5～2 h后，心脏在空负荷下收缩满意，可尝试少量还血，利于漂浮导管置入，也可初步观察心脏对容量负荷的反应。如果心脏收缩反应好，可继续第二阶段复温，到直肠温大于36.5℃。复温过程中应加入放出的血液，滤出多余的容量，使停机血红蛋白大于 90 g/L。并在停机前调整好内环境尤其是钾、血糖、BE、pH。停机后超滤减少机血量，不超过 1 000 mL。如心功能恢复不满意，无法停机时，首先尝试 IABP＋ECMO 联合支持，植入 IABP 后再辅助半小时，如仍无法停机应考虑转为 ECMO 辅助[13]。

心脏移植手术体外循环心肌保护需要注意[14]：极少数情况下可能术中发现供体心脏合并房间隔缺损、冠心病等异常。需再次阻断主动脉进行手术矫治。

七、肺栓塞体外循环

需要准备：MAQUET 氧合器、Sorin 离心泵（与滚压泵并联）；36 号下腔静脉插管、28 号直角上腔静脉插管、进口左心吸引管、软右心吸引头；儿童停跳管路、血液超滤器；脑氧饱和度监测仪、冰帽循环泵（降温时开始循环，鼻咽温 36℃ 后撤出）；预充液是复方电解质、肝素、白蛋白、甲泼尼龙混合液。

肺动脉血栓清除术体外循环管理步骤包括前、后并行期间注意维持主动脉根部灌注压大于 60 mmHg，保证右心室充分灌注，上下肢血压不一致时，以下肢为准。患者在停循环后上肢外周血压可明显低于主动脉根部压。降温到鼻咽温 18℃、直肠温 20℃（降温时间大于 1 h），停循环不超过 20 min，每段停循环之间恢复灌注至少 10 min，SvO_2 绝对值不低于 40%；必要时放血、维持转中 HCT 21～24；复温过程中鼻咽温、直肠温差异小于 5℃；复温到直肠温 36.5℃；血钠浓度最好控制在小于 135 mmol/L，不宜超过 140 mmol/L；此类患者特别容易出现代谢性酸中毒，在纠正酸中毒和避免高钠血症之间需要仔细权衡[15]。如果出现血钠大于 140 mmol/L，可考虑使用注射用水进行零平衡超滤，同时注意补充钾、钙、镁等离子。钠大于 135 mmol/L 时如需补充碳酸氢钠，应与注射用水按照 3∶7 比例混合。复温时甲泼尼龙 15 mg/kg（大体重患者不超过 1 000 mg）；鼻咽温 28～30℃ 时给予甘露醇 0.5 g/kg。停机血红蛋白大于 90 g/L。

肺动脉血栓清除术体外循环心肌保护一般使用 HTK 液，30～40 mL/kg；灌注压力 200～250 mmHg、灌注时间 5～10 min。

第 6 节　总　结

近年来随着心外科技术的飞速发展，体外循环无论是相关技术还是硬件条件都相应得到大幅度提升。目前，迷你体外循环、微创体外循环、婴幼儿 CPB 系统无血预充及体外膜氧合支持等先进技术已广泛应用于临床，同时对于常规手术体外循环管理的理念也在不断更新迭代。未来，体外循环仍将在各种模拟培训基础上，制定标准化临床管理规范，提升从事该职业人员素质，更好地为救治患者提供安全有效的临床保证。

（周　纯　刘晋萍）

参 考 文 献

［1］　龙村. 阜外心血管体外循环手册 [M]. 北京: 人民卫生出版社, 2013.

［2］　BRINKMAN A C, ROMIJN J W, van BARNEVELD L J, et al. Profound effects of cardiopulmonary bypass priming solutions on the fibrin part of clot formation: an ex vivo evaluation using rotation thromboelastometry [J]. J Cardiothorac Vasc Anesth, 2010, 24 (3): 422-426.

［3］　FERRANDO C, SORO M, BELDA F J. Protection strategies during cardiopulmonary bypass: ventilation, anesthetics and oxygen [J]. Curr Opin Anesthesiol, 2015. 28: 73-80.

［4］　BAKER R A, BRONSON S L, DICKINSON T A, et al. Report from AmSECT's international consortium for evidence-based perfusion: American society of extracorporeal technology standards and guidelines for perfusion practice: 2013 [S/J]. J Extra Corpor Technol, 2013, 45 (3): 156-166.

［5］　LOOR G, LI L, SABIK JF 3rd, et al. Nadir hematocrit during cardiopulmonary bypass: end-organ dysfunction and mortality [J]. Thorac Cardiovasc Surg, 2012, 144 (3): 654-662.

［6］　MATTE G S, DEL NIDO P J. History and use of del nido cardioplegia solution at boston children's hospital [J]. J Extra Corpor Technol, 2012, 44 (3): 98-103.

［7］　HABERTHEUER A, WIEDEMANN D. KOCHER A, et al. How to perfuse: concepts of cerebral protection during arch replacement [J]. Biomed Res Int, 2015, 2015: 981813.

［8］　HAMMON J W. Brain protection during cardiac surgery: circa 2012 [J]. J Extra Corpor Technol, 2013, 45 (2): 116-121.

［9］　HUFFMYER J L, GROVES D S. Pulmonary complications of cardiopulmonary bypass [J]. Best Pract Res Clin Anaesthesiol, 2015, 29 (2): 163-175.

［10］　KRAMER R S, HERRON C R, GROOM R C, et al. Acute kidney injury subsequent to cardiac surgery [J]. J Extra Corpor Technol, 2015, 47 (1): 16-28.

［11］　WIEFFERINK A, WEERWIND P W, van HEERDE W, et al. Autotransfusion management during and after cardiopulmonary bypass alters fibrin degradation and transfusion requirements [J]. J Extra Corpor Technol, 2007, 39 (1): 66-70.

［12］　SHI S, CHEN C, ZHAO D, et al. The role of plasma gelsolin in cardiopulmonary bypass induced acute lung injury in infants and young children: a pilot study [J]. BMC Anesthesiol, 2014, 14: 67.

［13］　LIMA M L, FIORELLI A L, VASSALLO D V, et al. Comparative experimental study of myocardial protection with crystalloid solutions for heart transplantation [J]. Rev Bras Cir Cardiovasc, 2012, 27 (1): 110-116.

［14］　LEE K C, CHANG C Y, CHUANG Y C, et al. Combined St. Thomas and histidine-tryptophan-ketoglutarat solutions for myocardial preservation in heart transplantation patients [J]. Transplant Proc, 2012, 44 (4): 886-889.

［15］　KONSTANTINIDES S V, TORBICKI A, AGNELLI G, et al. 2014 ESC guidelines on the diagnosis and management of acute pulmonary embolism [S/J]. Eur Heart J, 2014, 35 (43): 3033-3069.

在心脏直视手术中，心肌保护是手术成功的重要保证。在阻断升主动脉和心脏停搏下完成手术，心脏不可避免地会受到缺血性损害。心肌缺血引起再灌注损伤和心肌能量代谢障碍是心肌损害的根本原因，也是心脏手术后并发低心排血量综合征和死亡的主要原因之一。大约90%的心脏手术后患者死亡都和心肌受损有关。

心肌保护的主要目的是维护心肌的正常代谢和保证心肌结构和功能的恢复。手术中很多环节都会影响心肌保护，通过降温、心脏充分引流、在阻断升主动脉后经主动脉根部灌注心脏停搏液使心脏停搏等各种方法，可减少心肌细胞的代谢和氧的消耗，保证供氧，维持供需平衡，减少或避免心肌损伤。外科医师要想取得满意的手术结果，必须重视心肌保护，并对有关理论和方法进行不断地研究和改进。

一、历史回顾

20世纪50年代比奇洛（Bigelow）首先提出在手术中用低温方法保护心脏，1955年，梅尔罗斯（Melrose）研制了高钾停搏液，1957年唐纳德（Donald）应用此种心脏停搏液矫治心内畸形，由于停搏液中血钾浓度太高，对心肌造成损害，一度被停用。直到1973年盖伊（Gay）和埃伯特（Ebert）降低了钾的浓度至1/10，避免了钾的浓度过高对心肌的损害，才使含钾的心脏停搏液安全地应用于心脏外科手术。20世纪80年代弗雷米斯（Fremis）等证明含血停搏液较晶体停搏液对心肌保护效果更好。尔后又有新的心肌保护液被应用于临床，并取得了明显的效果。1979年康蒂（Conti）等提出高钾心脏停搏液与低温结合保护心肌，为心脏手术的成功提供了重要的保证，目前临床上多采用灌注心肌停搏液的方法[1]，保护心脏。

第1节 心肌保护的基础知识

在手术过程中，心肌损伤的程度主要与心肌缺血时间的长短和保护方法有关。缺血期间能量供求平衡的改变、机械性损伤（包括手术操作、挤压等）、麻醉、体温变化、体外循环和再灌注等因素都有影响。近年来对心肌保护的认识已逐渐深入，这些理论认识的提高对心肌保护有重要意义。

一、心肌的正常代谢

心肌耗氧有两个特点：一是心肌耗氧量高，正常心肌耗氧量为8～10 mL/（100 mg/min）。冠状动脉血流量平均为80 mL/（100 mg/min），其中75%的氧被摄取利用，主要用于维持心肌的电活动、基础代谢、心肌张力、心率、心肌收缩性等方面的消耗。由于心内膜下心肌承受较大的张力，氧耗也更大，血管可相应地扩张，因而血流也更多，心内膜下与心外膜下血流之比为1.2∶1以上。低温时，心肌耗氧量下降，心肌温度每下降10℃时，代谢可减少90%，在2℃时氧耗可降到0.3 mL/（100 g·min）。然而有研究表明，常温下心脏机械功能活动停止，即可使心肌耗氧减少90%，因此，认为低温不是降低心肌耗氧的主要因素[2]。

心肌的另一特点是缺血后心肌氧的储备很少，无氧代谢效能低，在几秒钟内即耗尽自身的氧。在正常有氧代谢的情况下，心肌能量总需量的60%～90%由自由脂肪酸氧化提供，葡萄糖及糖类氧化后提供约心肌总耗能的18%，其余能量可来自乳酸、丙酮酸、氨基酸等的有氧代谢。

正常心脏的血流灌注取决于灌注压（舒张压）、舒张期长短、心肌张力和血管阻力等因素，其中血管阻力与心肌收缩、冠状动脉内皮细胞和平滑肌细胞等功能有关，而心肌张力受心脏大小、心肌厚度的影响。正常冠状动脉有较好的储备和较强的调节能力，当心肌增厚或冠状动脉病变时，冠状动脉调节能力会明显下降，供血供氧就会减少。血氧的消耗主要与左心室后负荷有关。

供氧与氧耗之比小于0.8就表明发生心肌缺血。在主动脉瓣狭窄或冠心病时，心肌更易受到缺血性损害。由于左心室主要在舒张期供血，在此期间，左心室心内膜下心肌受心室舒张末压高的影响，故最容易受到缺血损害，而右心室和心外膜下心肌在整个心动周期中均可供血，一般不受影响。

二、心肌细胞膜离子通道、膜受体与心肌保护

（一）心肌细胞膜上的离子通道

到目前为止已发现钠、钙、钾、氯四种离子通道。各种离子通道又有其亚单位，心肌细胞的电流活动都直接或间接与这些离子通道的开放和关闭有关。众所周知，心肌细胞动作电位的发生过程可分为五期，各期的离子电流如下：0期为快速去极化期，有两种内向电流，即经钠通道的Na^+快速内流和瞬时经T型钙通道内向钙电流。1期为早期复极化期，以K^+外流为主的瞬时外向电流。2期为平台期，以K^+外流为主的外向电流及以Ca^{2+}为主经L型钙通道的内向电流。3期为后复极化期，以K^+外流为主的外向电流。4期为舒张期或静息期，包括K^+外流形成的外向电流为内外电流平衡状态。理论上，在心脏手术过程中，采取措施如使用膜离子通道开放剂或阻滞剂，维持细胞膜停留于某种状态（如超极化或去极化），并消除或限制缺血-再灌注对膜离子通道的影响，可停止心脏的电机械活动，减少心肌的能量消耗，减轻缺血-再灌注损伤，有利于心肌保护。数十年来一直使用的高钾停搏液，便是通过细胞外高钾来影响K^+电流，从而使心肌细胞停留在去极化状态，以抑制心肌电-机械活动。

随着对离子通道认识的进一步加深，人们逐渐重视从心肌细胞膜水平研究离子通道与心肌保护的关系，研究较多的是钾离子通道开放剂及钠离子通道阻滞剂。

1983年，努马（Noma）首先在猪的心室肌细胞发现并描述了ATP敏感钾离子通道（K-ATP），后来这种通道被证实存在于整个心血管系统。这种通道在生理状态下是关闭的，当组织缺氧或缺血伴随细胞内ATP浓度下降时，K-ATP通道短暂开放，并使细胞膜处于超极化状态。已有明确的证据表明，缺血过程中代谢障碍、缺氧，特异的K-ATP通道开放剂存在时，此通道开放。K-ATP通道开放剂可竞争抑制ATP与K-ATP结合位点。这种结合是可逆的，再灌注时被血流带走。已证实，K-ATP通道开放剂可以促使K-ATP通道开放，大量钾离子外流，使心肌细胞膜电位近乎达到心肌细胞的静息电位，处于超极化状态。此外，钾离子通道开放剂在心肌缺血-再灌注损伤过程中能减少钙离子转运，提供保护作用。并且，K-ATP通道开放剂对平滑肌的舒张起重要作用，并与腺苷相互作用，促使冠状动脉管道扩张，保护冠状动脉内皮细胞功能。钠离子通道阻滞剂，抑制Na^+内流，亦能通过抑制Na^+/Ca^{2+}交换而间接减轻钙离子内流，影响细胞动作电位的发生，达到电机械静止状态。基于这些特点，目前已有钾离子通道开放剂及钠离子通道阻滞剂用于心脏手术中心肌保护的研究。

（二）心肌细胞受体

心肌细胞受体在心肌保护所起的作用逐渐受到重视，研究较多的是心肌细胞β受体。受体依赖性L型钙离子通道便是受β受体控制的。该通道的钙离子流决定了心肌细胞动作电位的平台期内向电流分布。β受体受刺激激活时，通过影响L型钙离子通道及其他方面引起的心肌细胞生理反应，主要是正变力作用、正变时作用和正变传导作用。在体外循环期间，儿茶酚胺类明显增加，肾上腺素含量比正常情况增加了9倍，去甲肾上腺素含量增加了2倍，同时缺血心肌的β受体数量是上调的（包括急性缺血期）。这种改变对缺血心肌的危害：增加心肌氧及高能磷酸盐的消耗；增加糖原分解及脂类分解而增加了H^+；使血小板聚集。此外，主动脉阻断后，心肌从循环中隔离出来，处于低温心肌保护下，心肌交感神经末梢释放大量肾上腺素，心肌在高浓度的儿茶酚胺作用之下。由于儿茶酚胺过度刺激，会使β受体系统失敏，导致术后β受体对儿茶酚胺作用不敏感而发生心功能不全。上述不良作用可用受体阻滞剂来防止。β受体阻滞剂尚有其他药理特点，如普萘洛尔的膜稳定作用等。

三、细胞黏附分子对心肌的影响

体外循环可以引起全身性炎症反应。人们也注意到黏附分子（adhesion molecule）在心肌缺血-再灌注损伤中的作用，黏附分子是介导细胞之间及细胞与细胞基质之间相互结合的细胞表面受体。介导中性粒细胞黏附移行、聚集到炎症部位的黏附分子分为三个家族：选择素（L选择素、P选择素、E选择素）、整合素（CD18、CD11B、CD11C）和免疫球蛋白家族（ICAM-1、VCAM-1、PECAM-1）。在体外循环过程中，体外循环的转流时间、温度、机器管道、预充液、氧合器、血泵及过滤或超滤手段均影响黏附分子的产生。黏附分子P选择素、E选择素、CD18、CD11B、CD11C、ICAM-1等均会上调，导致白细胞-内皮细胞黏附作用增加，白细胞跨内皮移行，引发全身炎性反应综合征，严重时可导致多器官功能衰竭，并且损伤心肌。例如，内皮细胞P选择素储存于内皮细胞的Weibel-Palade小体（Weibel-Palade body，WPB）小体，在内皮受刺激时迅速表达于细胞膜表面，介导中性粒细胞滚动，它是调节心肌缺血-再灌注损伤早期中性粒细胞与内皮细胞黏附的重要分子，并促进中性粒细胞跨内皮进入缺血-再灌注心肌，加重心肌损伤。

四、心肌缺血 - 再灌注损伤

（一）心肌缺血-再灌注损伤的表现

心肌在缺血后几秒钟内即由有氧代谢转为无氧代谢。由于心肌无氧代谢效能低，最终会导致ATP的产生受到抑制，心肌内乳酸积聚，发生酸中毒，可引起心肌细胞膜、细胞器等改变，心肌细胞、心功能损害[3]。严重时，可出现缺血性心肌挛缩，即"石样心"。而经过一段时间的缺血，心肌恢复血流灌注后，心肌细胞的损伤反而加重，人们把这一阶段称为心肌缺血-再灌注损伤。表现如下：

1. 心功能 持续的左心室功能低下，室性心律失常，心肌收缩力比单纯缺血时显著降低；明显的再灌注性心肌损伤，使原来尚存活的心肌和血管内皮细胞向不可逆性损伤发展。

2. 心肌代谢 缺血时心肌ATP、CP含量下降，由于ATP的降解，ADP、AMP的含量升高，进一步降解为核苷类（腺苷、肌苷）及碱基（次黄嘌呤等），这些非磷酸化的嘌呤可进入血管，再灌注时由于血流冲洗，致使这些物质明显下降，使ATP的合成受到影响。

3. 超微结构 心肌细胞基底膜部分缺失，质膜破坏，肌原纤维结构损害，出现严重的收缩带、肌丝断裂、溶解、线粒体损伤，表现为极度肿胀、嵴断裂、溶解、空泡形成、基质内致密物增多。

（二）心肌缺血-再灌注损伤的机制

主要与下列因素有关：

（1）能量代谢障碍：主要是由于心肌缺血-再灌注时氧化磷酸化脱耦联以及高能磷酸化合物缺乏所致。

（2）细胞内钙超载：缺血期Na^+-K^+-ATP酶活性降低，同时由于细胞内酸中毒，再灌注时细胞内外形成pH梯度差，激活Na^+-H^+交换机制，细胞内Na^+增多，大量钙离子通过Na^+-Ca^{2+}交换机制进入细胞内，形成细胞内Ca^{2+}超载，这是细胞内钙离子超负荷的主要原因。应用钙离子通道阻滞剂并不能消除再灌注时发生的钙超载，故钙超载的发生并不主要是特异的钙通道异常所致。细胞内钙离子超负荷可激活膜磷脂酶A2，促使膜磷脂分解，使细胞质膜以及细胞器膜均受损伤，并促进ATP分解、氧自由基产生、心肌纤维挛缩、心律失常，导致细胞损伤甚至死亡。

（3）氧自由基的产生：再灌注时氧自由基的产生与线粒体功能受损、中性粒细胞合成、儿茶酚胺的增加、胞质黄嘌呤氧化酶形成增多等有关。产生的大量氧自由基（超氧阴离子、羟自由基、单线态氧、过氧化氢等）可与各种细胞成分（膜磷脂、蛋白、核酸等）发生反应，促使蛋白变性、酶活性下降、DNA断裂及染色体畸变，同时又加重了钙超载[4]。

（4）白细胞的机械阻塞作用及炎症反应失控。

（5）心肌细胞、血管内皮细胞肿胀，微血管痉挛和堵塞，心肌细胞收缩引起的无复流现象。

（6）内皮素的作用：强烈收缩血管，激活中性粒细胞，直接损伤心肌细胞等。

五、心肌预适应

心肌预适应即指通过短暂心肌缺血使心脏避免损伤的一种机制。预适应是各种应激（如缺血、缺氧及其他非生理打击等）状态使机体组织对长时间缺血-再灌注损伤等产生保护作用的一种代偿性机制，预适应可使机体内源性保护递质产生或释放增多，如腺苷、内皮细胞释放的缓激肽、前列环素、一氧化氮等，分别通过细胞膜上各自相应的受体与离子通道的介导，经过细胞膜内信息的传递，最终激活蛋白激酶（PKC），后者作用于相应的蛋白质，使其发生磷酸化修饰，进而对细胞产生保护作用，例如限制钙离子超载、减少细胞凋亡、抗氧化酶合成增加和扩张冠状动脉等。预适应的保护作用在受到刺激后会很快发生，但消退也较快。预适应也可产生延迟保护作用，也称"保护作用的第二窗口"，机制可能为PKC和有丝分裂原激活的蛋白激酶（MAPKS）的活化，通过转录因子，刺激细胞核，加速基因转录和表达，使热休克蛋白和某些酶（如Na^+/K^+转移ATP酶、磷酸二酯酶同构体）等蛋白质合成增加及心肌抗氧化储备增加，使机体对缺血的耐受性明显增强。这两个阶段的机制是不同的，但彼此之间存在一定的联系。

心肌预适应对心脏的保护作用主要涉及以下几个方面：限制心肌梗死的范围；减少缺血与再灌注后恶性心律失常的发生；促进心肌功能的恢复。预适应保护作用的持续时间，与动物种属、预适应方法及缺血的持续时间有关。保护作用具有如下特点：限时记忆性；呈双峰分布，即初始阶段及延迟阶段；非特异性。人们已把这种预适应机制逐渐用于心肌保护的探讨。在心脏手术过程中通过对心肌进行预适应或模拟预适应中的某些过程，以达到心肌保护的目的。

第2节　心肌保护方法及临床应用

心肌保护不仅是在心脏阻断后，而是在整个手术过程中都应受到重视。例如在冠心病患者，体外循环前低血压会使心肌缺血，可能会使心肌缺血进一步加重，造成心肌或心内膜下心肌梗死；在低血压时心率过快，使心肌耗氧量增加，左心室舒张期时间缩短或左心室舒张末压升高，均可能加重心肌缺血。正性肌力药物的应用也会增加心肌耗氧。

在主动脉瓣狭窄时，由于心肌肥厚、冠状动脉供血不足，也可致心肌缺血。在主动脉瓣关闭不全时，心率慢会使主动脉瓣反流加重，左心室舒张末压上升，心内膜下心肌供血减少，这些因素可致心搏骤停。

在体外循环过程中，体外循环时间的延长、血液成分的破坏、微栓等因素，均可能对心肌造成损害。在阻断升主动脉后，经主动脉根部灌注停搏液时，要避免主动脉瓣关闭不全而导致左心室过度膨胀，必要时可切开升主动脉经冠状动脉开口直接灌注，同时要在整个过程中避免气栓。

主动脉阻断不全或停搏液钾含量过低，温度过高，会导致心脏不完全停搏。灌注时压力不可过高，过高则会引起心肌水肿。因此，在灌注过程中要加强对压力的监测。

在复苏时要创造良好的条件，调整好血 K^+、Na^+、Cl^- 浓度及 pH，勿使心脏过胀。停止体外循环后要保持麻醉平稳，尽早纠正血气，水、电解质及酸碱平衡紊乱，使心率、血压及心脏前后负荷维持在合适的状态。

心脏停搏使心肌细胞电-机械活动停止，可以减少心肌细胞耗氧的80%。理想的停搏液应可以使心脏迅速停搏，并提供适合的渗透压、pH、离子浓度，可以保证心脏停搏期间电-机械活动完全停止，并且提供充分的能量底物维持细胞基础代谢和细胞膜的稳定性，避免心肌细胞水肿。

心脏停搏液、心肌低温和心脏停搏前后手术和麻醉的处理是心肌保护的重要因素。

一、心脏停搏法

（一）心脏停搏液

理想的心脏停搏液应有如下特点：立即停止心肌的电及机械活动，尽可能保持储备的ATP及CP。尽量减少能量消耗并防止电及机械活动的恢复。加入外源性物质以稳定细胞膜，防止钠、钾、钙泵衰竭。在阻断主动脉期间提供底物，以供心肌无氧或有氧代谢所需。包括具有缓冲酸中毒的物质，以减轻无氧代谢所致的心肌细胞内酸中毒，能清除氧自由基，使pH保持稳定，具有高渗压，以减轻缺血及低温引起的心肌细胞水肿和组织细胞间隙扩大。心脏停搏液的成分和浓度可使细胞结构保持良好和细胞完整，心脏功能恢复满意。

1. 常用的心脏停搏液的成分和影响因素

（1）钾：钾能使心肌电-机械活动迅速停止，使心脏在舒张期快速停跳，从而使心肌能量消耗减少并可以恢复。心肌细胞内、外钾的浓度差靠 Na^+-K^+-ATP酶维持，心肌细胞静息膜电位和细胞内外钾离子浓度的梯度密切相关。体内酸碱平衡状态对钾的代谢有很大的影响。心肌细胞膜对钾离子有较高的通透性。高钾停搏液可使细胞外钾离子浓度升高、跨膜钾浓度梯度下降，钠向细胞内流速度减慢，因此心肌细胞动作电位上升速度、幅度、传导速度下降。当膜电位降至 -50 mV 时，钠通道关闭，钠离子不能进入细胞内，不能产生动作电位使心脏在舒张期停跳。但高钾使膜电位下降的同时，钙通道开放，促进了细胞内钙超载和缺血-再灌注损伤，高浓度钾对心肌和冠状动脉内皮也会带来损伤。钾的浓度在 10 mmol/L 比较合适。晶体停搏液时为 15～20 mmol/L，在血液停搏液时为 25～30 mmol/L。

（2）镁：镁是细胞内重要的阳离子，已被证明是天然的钙通道阻滞剂。它主要存在于肌原纤维和细胞内线粒体中，是组成高能磷酸盐的重要成分及细胞酶系统的一个辅助因子，参与心肌细胞的各种代谢，它又是各种ATP酶的激活剂，可以维持细胞膜的完整性。在细胞膜上与钙离子有共同的通道，可与钙离子相竞争，防止钙离子内流，避免"钙反流"（calcium flux）[5]。一般认为将镁离子浓度维持在正常细胞外液镁离子浓度（0.8～1.2 mmol/L）为宜。

（3）钙：钙能参与心肌细胞的兴奋-收缩耦联，增加心肌收缩力，抑制了心肌的舒张，可维持细胞膜的完整性，并参与细胞内许多其他功能，晶体停搏液中最佳钙离子浓度为0.5～1.2 mmol/L。

（4）渗透压：心肌缺血时造成钠离子缓慢内流，这就需要依靠Na^+-K^+-ATP酶泵的作用来维持细胞内的离子平衡。长时间缺血的心肌由于Na^+-K^+-ATP酶泵的活性下降及毛细血管通透性增加，可导致细胞内钠潴留，引起心肌细胞水肿。提高停搏液的渗透压可减轻细胞水肿，渗透压应维持在300～380 mmol/L（300～380 mmol/kg）。

（5）甘露醇：在心脏停搏液中，高渗甘露醇可清除心肌组织中氧自由基又可减少心肌细胞肿胀。

（6）pH：心肌缺血期间不可能进行有氧代谢，必须进行无氧糖酵解，极易导致细胞内酸中毒。H^+的积聚需用缓冲液来纠正酸中毒，以清除过量的氢离子并帮助维持细胞内pH值稳定。常用的缓冲剂有碳酸氢钠、碳酸盐、磷酸盐、组氨酸等。停搏液的pH维持在7.6～7.8时心脏功能恢复较好。

（7）血液：含有氧合血停搏液可在有限的时间内提供有氧代谢，保持心肌的新陈代谢。含血停搏液在灌注过程中可改善冠状动脉的灌注，并能减少心肌缺血和再灌注损伤。此外，红细胞含有高浓度的碳酸酐酶，该酶有助于用碳酸氢根清除氢离子，以生成二氧化碳和水。

（8）利多卡因：利多卡因被归类为钠通道阻滞剂，是一种常用的抗心律失常药物。钠通道阻断可延长心肌细胞的不应期，防止钠和钙在细胞内的蓄积，有助于减轻高钾去极化停跳的不良反应。

（9）底物：如前所述，心脏为高能量依赖器官，心脏功能发挥需要持续的能量供应，但心肌本身并不储存能量，心脏在缺血保存时，线粒体由于缺少代谢底物而减少了ATP生成。生物膜主动转运因缺乏ATP而不能正常运转，因此心肌细胞内离子的紊乱、代谢底物的缺乏和生化反应的异常，引起心肌细胞的损伤。因此除应用上述停搏液达到心肌电-机械活动停止，减少能量消耗及增加糖原储备外，还应该供给底物，如能量或能量载体（ATP、葡萄糖、腺苷、氨基酸等）及各种氧自由基清除剂（维生素E、维生素C、辅酶Q10等）。其他底物还有抑制或减少再灌注中出现"钙反常"的药物Na^+/H^+交换抑制剂、抗细胞黏附分子、模拟预处理的药物等。现有心脏保存液中加入的能量物质为UW液中35.83 g/L乳糖酸、ST液中28 g/L乳酸酯、HTK液中1 g/L 2-酮戊二酸、Celsior液中20 g/L谷氨酸。然而这些添加剂需心肌细胞经一系列的生化反应最终生成ATP，维持心肌细胞正常的代谢。

（10）低温：低温可降低心肌代谢率，减少氧和能量的消耗，抑制心肌酶反应，增加心肌的对缺氧耐受性。低温对心脏停搏液有辅助作用。低温还可以加强心肌舒张期去极化，抑制炎性反应。停搏液温度可为8～12℃。

2. 临床常用的心脏停搏液的种类

（1）HTK液（histidine-tryptophan-ketoglutarate solution, Custodiol HTK solution）：HTK液是一种心脏停搏和脏器保护液，因含有组氨酸（Histidine）、色氨酸（Tryptophane）和酮戊二酸（Ketoglutarate）成分，因此取其词首字母，称为HTK液。HTK液的显著特点是"平衡作用"，它能使血管腔隙和组织腔隙得到完全的灌注。又因其注册商标为"CUSTODIOL"，因此也称为"康斯特液"。该液是德国Bretschneider1975年研发的，1979年用于心脏手术，1985年用于心脏移植。它既可用于心脏术中的心肌保护，也可用于移植的心、肾、肝、胰脏器的供体保护。HTK液的基本成分是一种电解质混合液，所含钠、钾、钙与细胞内水平相仿，在心肌保护中，属于细胞内液型心脏停搏液。HTK液是通过清除细胞外钠和钙使细胞失去功能而发挥作用，其中钾离子浓度为9 mmol/L，可以避免高浓度钾对心肌及冠状动脉内皮的损伤。用组氨酸/盐酸组氨酸在细胞外间隙形成强缓冲对，在一定的温度范围内有强大的缓冲能力，使糖酵解顺利进行并保证ATP水平不下降，因此可延长对缺血的耐受。色氨酸可以增强细胞膜的稳定性和完整性，可避免微循环通透性增加，减轻心肌水肿。α-酮戊二酸作为高能磷酸化合物的底物，在诱导心脏停搏和复跳的过程中有促进作用。HTK液灌注后可以较长时间耐受缺氧，减少脏器代谢，但其效果并不受温度影响。因此，可以减少灌注次数，有利于手术的进行[6-8]。

因为电解质在血液中和 HTK 液中的浓度不同，所以不同电解质达到平衡所需的时间是不同的。钠平衡需要至少 5 min，钾平衡需要 3 min，温度平衡需要 2~4 min，氧代谢平衡需要 5~7 min。因此，在灌注过程中，应保持 HTK 液在 5~8℃。灌注时需要的时间比较长，应维持在 6~8 min。灌注压力应该用泵维持，开始应和主动脉根部压力相当，使心脏停搏，时间为 1~2 min，然后降低压力一半，继续灌注直至总量结束。灌注量 20~40 mL/kg。成人无论体重大小，建议一次 1 500~2 000 mL，最多不超过 2 000 mL。

（2）UW 液（University of Wisconsin solution）：UW 液是美国威斯康星大学贝尔泽（Belzer）及其小组人员研制的一种器官保护液，主要是由羟乙基淀粉（HES）、乳糖酸和木棉糖提高渗透压；在保护液中加入氧自由基清除剂，如谷胱甘肽、别嘌醇等。UW 液被广泛应用于各种器官的保存，均有很好的保存效果。但是 UW 液中高钾（125 mmol/L）对心肌细胞及冠状血管内皮细胞能造成损害，同时 UW 液的高黏滞性也减弱其保存效果。

（3）ST 液（St. Thomas' Hospital cardioplegia solution）：ST 液是一种细胞外类晶体保护液。在 ST 液中加入磷酸二酯酶抑制剂可以抑制心肌细胞和血管平滑肌细胞Ⅲ型磷酸二酯酶的活性，提高心肌细胞 cAMP 的水平，激活肌浆网钙泵的活性，促进肌浆网对 Ca^{2+} 摄入。肌浆网对 Ca^{2+} 摄入的增加也相应地增加了细胞质 Ca^{2+} 的浓度，这可能是磷酸二酯酶抑制剂提高峰收缩压、降低舒张压和改善心功能的原因。在 ST 液中加入 CAPE（caffeic acid phenethyl，CAPE），可以提高心肌抗氧化的能力，对抗缺血 - 再灌注损伤。

（4）Celsior 液（Celsior solution）：Celsior 液是一种细胞外液型心肌保护液，主要特点是高钠低钾，是一种稳定的含乳糖酸和甘露醇及组氨酸缓冲系统的高渗性保护液，可减少在心肌缺血期间心肌细胞 Na^+ 和 Cl^- 内流，因此可减轻心肌细胞水肿，维持心肌细胞的完整性。

（5）del Nido 停搏液（del Nido cardioplegia solution）：delNidol 停跳液由 del Nido 医师配制[9-10]，晶体液与血的比例为 4∶1。其电解质成分类似于细胞外液。基本溶液（Plasma-Lyte）电解质浓度为 140 mmol/L 钠、5 mmol/L 钾、3 mmol/L 镁、98 mmol/L 氯化物、27 mmol/L 乙酸盐和 23 mmol/L 葡萄糖酸盐。pH 值为 7.4。该基本溶液的心脏停搏添加剂：20% 甘露醇 16.3 mL、50% 硫酸镁 4 mL、8.4% 碳酸氢钠 13 mL、氯化钾（2 mmol/mL）13 mL、1% 利多卡因 13 mL。重要的是基本溶液中没有钙。

成人最大灌注量为 1 000 mL，小儿为 20 mL/kg。阻断时间预计小于 30 min 的手术可减半量。在 180 min 内只需灌注一次，超过 180 min 可再次灌注半量。灌注速度成人 300 mL/min，小儿 120 mL/min。文献报道心肌保护效果良好。

（二）传统高钾停搏液的替代方案

直接的 ATP 敏感性钾通道开放剂（例如尼可地尔、阿普卡林）或者间接的 ATP 敏感性钾通道开放剂（例如腺苷、阿片样物质）也是间接的钙拮抗剂，减少钙进入组织中。一种认为 ATP 敏感性钾通道开放剂也作为钙拮抗剂的机制是通过加速 3 期的复极，缩短心脏动作电位的持续时间，并因而缩短了平台期。在平台期，钙净流入可以通过钾经过钾通道的流出而被平衡。该增强的 3 期复极可以通过阻滞或抑制 L 型钙通道而抑制钙进入细胞，并避免组织细胞中的钙（和钠）超载。

钙通道阻滞剂可以选硝苯吡啶、尼卡地平、尼莫地平（nimopidipine）、尼索地平、乐卡地平、泰洛地平（telodipine）、盐酸地尔硫䓬（angizem）、地尔硫䓬（altiazem）、苄普地尔、阿洛地平、非洛地平、依拉地平和卡沃尔（cavero）以及其他外消旋变体。

二氮嗪是一种钾通道开放剂，被认为可维持离子和容积的调节、氧化磷酸化和线粒体膜完整性（似乎是浓度依赖）。最近，二氮嗪已经显示出通过再氧化时降低线粒体氧化应激而提供心脏保护作用。目前，不知道钾通道开放剂的保护作用是否与线粒体中活性氧的产生的调节相联系。

多年来，含钾停搏液已成为所有心肌保护的基础，传统的心脏停搏液均含有高钾，高钾能给心脏带来良好的停搏效果。然而，传统的心脏停搏液仍有许多缺陷，高钾能使细胞去极化，使心肌处于电-机械静止状态，但这种去极化也可以导致穿膜离子电流如氯离子内流，同时钠离子内流，细胞内钠离子增多，钠、钙交换增多，钙离子从肌浆网渗漏。所有这些因素均可导致心肌细胞钙超载、心肌水肿，这在心肌顿抑、再灌注损伤的发展中起着重要的作用。因此，近年来人们一直在研究一种替代传统高钾停搏液的方案。

1. 受体阻滞剂停搏液 毛里齐奥（Mauricio）等（1997）在37℃对离体鼠心脏、兔心脏以及体外循环下猪的心脏等模型上，将含有超短效β受体阻滞剂艾司洛尔的K-H缓冲液持续灌注心脏，并与传统的高钾停搏液进行对比研究，证实在常温心脏手术过程中，艾司洛尔在诱导并保持可逆的心脏停搏方面与高钾停搏液有相似的效果，而且避免了高钾的不良反应。目前在临床上仅有少数报道。

2. 超级化停搏液 有研究表明，K^+-ATP通道开放剂组成的停搏液可以促使K^+-ATP通道开放，钾离子外流，使心肌细胞膜电位近乎达到心肌细胞的静息电位，产生心脏超极化停搏，并且无须激活其他通道或离子泵，避免了细胞外高钾的不良影响。K^+-ATP通道开放剂在心肌缺血-再灌注损伤过程中能减少钙离子转运，提供心肌保护作用。K^+-ATP通道开放剂还对平滑肌的舒张起重要作用，并与腺苷相互作用，促使冠状动脉扩张，保护冠状动脉内皮细胞功能，使缺血心肌得到良好灌注，亦对心停搏的作用产生有益影响[11-13]。理论上，K^+-ATP通道开放剂作用于缺血区时，可引起电活动的不一致，增加了折返形成和室性心律失常发生的可能性。添入钾离子开放剂（PCOs）的心脏保护液，在引起心脏停搏的同时，几乎不会产生再灌注后心律失常和心肌收缩功能的异常，还可以显示出较好的心肌和冠状动脉保护效果。目前应用的钾离子开放剂：尼可地尔（nicorandil），匹那地尔（pinacidil），二氮嗪（diazoxide）。以上方案还处在研发阶段。

（三）心脏停搏液的临床应用

1. 心脏停搏液的分类 含血心脏停搏液：低温稀释氧合血与晶体停搏液的比例为4:1，一般认为，此停搏液在20℃以下对心肌保护效果最好。

冷晶体心脏停搏液：含有上述停搏液的主要成分，停搏液温度为4℃，利用低温和心脏迅速完全停搏以降低心肌代谢率和耗氧量的原理来保护心肌。

2. 心脏停搏液灌注方法 常用的心肌保护方法主要为全身中低温，升主动脉阻断，心脏局部深低温，用含血、冷晶体停搏液间断灌注心肌，使心脏停搏、保持低温，心电图呈持续直线状态。

停搏液灌注管为"Y"形管，一端连接主动脉根部的灌注针头，另一端与左心吸引管相连。在顺行灌注停搏液时，用一管道钳阻断左心吸引管，在用左心吸引时阻断停搏液管道，十分便利。在长期使用过程中，人们也发现低温高钾停搏液的局限性。已证实在低温高钾停搏液中的缺血心肌细胞，由于去极化停搏过程中高钾使膜电位降至-50 mV左右，钠离子通道开放，细胞外钠离子进入细胞内，低温抑制了Na^+-K^+泵及其他负责调节细胞容量的转运系统，因而出现心肌水肿和肿胀。而细胞水肿被认为在左心室功能异常中起主要作用，可导致心肌机械功能障碍，能减慢传导和节律，影响冠状动脉血流复灌，并促进再灌注时心肌细胞的损伤。此外，低温停搏液诱导的快速心肌降温，可导致心肌"冷挛缩"，一般作用较强，并能持续2～3 min，引起细胞内钙离子聚集，能量消耗，不利于心肌保护。冷挛缩还会造成冠状血管内皮受损，阻力增高，从而使心肌保护液分布不均匀，对心功能保护作用差。有以下几种灌注方法。

（1）经主动脉根部顺行灌注：用12号的套管针经主动脉根部顺行灌注，灌注压力维持在50～60 mmHg，首次量10～20 mL/kg，每半小时灌注一次，后续每次10 mL/kg，使心肌温度保持在10℃左右，心电图呈直线。灌注时经冠状静脉窦可见心脏停搏液回流情况，也可以此判断主动脉阻断是否完全。如冠状静脉窦回血较多，主动脉根部压力偏高，说明主动脉阻断不完全；如灌注液回流少，主动脉根部压力低，要检查灌注针头位置是否在主动脉腔内或管道有梗阻；如灌注液回流少，左心室胀，则可能为主动脉瓣关闭不全，灌注液回流左心室，并影响心肌灌注。在做冠状动脉搭桥手术时，冠状动脉近段病变可能影响狭窄远端心肌的灌注和增加灌注的时间，因此加上静脉桥灌注效果好。冠状动脉搭桥再手术时顺行灌注可能导致静脉桥斑块脱落，远端栓塞，操作要小心。

（2）经冠状动脉开口灌注：主要用于升主动脉瘤切除、主动脉瓣换瓣等手术。在降温后心律减慢、主动脉压力不高的情况下，用主动脉阻断钳阻断升主动脉迅速切开，找到冠状动脉开口，在冠状动脉开口直接插管灌注含血含钾冷心脏停搏液。最好用软管两个冠状动脉开口同时灌注。左冠状动脉灌注总量的2/3，右冠动脉为总量的1/3。可根据需要调整。如用HTK停搏液，可以每2小时灌注一次。其他保护液30 min灌注一次。

（3）逆行灌注：即经冠状静脉窦开口插管灌注。在并行循环时于右心房表面，缝一直径约1.5 cm荷包线，用尖刀切开，插入冠状静脉逆灌管。灌注管有可自动膨胀式球囊，可防止灌注液的反流，也可以在直视下经冠状静脉窦插管进行灌注，维持灌注压力小于40 mmHg。逆灌的好处是停搏液分布好，特别是冠状动脉近端严重阻塞的患者行CABG手术时，可避免损伤冠状动脉开口，多用于CABC手术或心肌阻断时间长的患者。但作者多年的实践表明逆灌注并不重要，并且逆灌注增加手术时间和技术操作，增加费用，可能出现冠状静脉窦穿孔等并发症。

（4）经移植静脉桥血管灌注：在CABG手术中，血管桥远端吻合后，可经桥血管灌注心脏停搏液50～100 mL，此法既可以弥补因冠状动脉狭窄局部灌注不足，加强心肌保护，又可以检查吻合口是否通畅和有无出血，如有出血加以修补比较容易。临床上多用主动脉阻断加静脉桥灌注，也是一种复合灌注的方法。

（5）复合灌注：有的手术可以用逆行灌注加顺行灌注或再加桥血管灌注联合应用的方法，理论上灌注液分布合理，效果最好，实际上一般不需要。

二、心脏不停搏法

本法指在手术过程中不使用心脏停搏液，可以在体外循环或非体外循环下，维持冠状动脉系统的血液循环，使心脏在保持跳动的状态下完成手术，可使心肌始终得到持续的氧合血灌注。这种手术方法已被应用于冠状动脉搭桥术和其他心内直视手术，如全腔-肺动脉吻合、瓣膜成形或替换等。

三、心肌预处理

根据心肌预适应的机制，在冠状动脉搭桥的手术中，可以采用间断阻断主动脉的方法，使心肌产生短暂的缺血和预适应，达到保护心肌的目的。事实上在这种情况下，心脏很难完全停止跳动，不利于手术操作，并可加重心肌缺血-再灌注损伤，目前在临床上很少应用。

四、低温室颤

可在室颤的情况下完成冠状动脉搭桥手术远端吻合，再在侧壁钳阻断升主动脉下，完成血管桥的近端吻合。某些先天性心脏病或瓣膜病手术也可以在室颤下完成。但在室颤下心内膜下可能发生缺血，术野及冠状静脉窦回血多，显露不清。心脏停搏不好可影响手术操作和心功能的恢复。

五、其他重要心肌保护措施

手术中对心肌保护应有全面的认识和理解。应将维护心肌结构和功能的理念体现在整个手术过程之中。除以上各种措施外，还应注意以下各点。

（一）手术前危重患者的心肌功能储备

如换瓣患者，心功能Ⅳ级伴有水肿的患者，术前应予强心利尿，加强营养，消除全身水肿，增强心肌收缩力及能量储存，争取较好的心脏基础，使心脏功能提高Ⅰ级，以减少手术风险，也有利于术后心功能的恢复。

（二）麻醉过程中的心肌保护

在患者进入手术室到建立体外循环、升主动脉阻断、灌注心脏停搏液期间，应保持心脏血氧供需平衡，特别是冠心病及主动脉瓣狭窄、左心室肥厚的患者，更应高度重视。予以充分镇静，维持正常血压，保证心肌灌注，防止心率过快，以减少氧耗。

罗（Roe）研究已表明，这段时间麻醉处理不当可导致30%～40%的患者心肌损害。此外，麻醉预处理（anesthetic preconditioning，APC）可降低肌浆网钙周期蛋白的分解，这也是APC心肌保护作用机制之一。心脏缺血-再灌注期，激活心脏的红细胞生成素受体系统、阿片类受体系统和内源性降钙素基因相关肽受体均具有心肌保护作用。麻醉预处理也能减轻钙超载，其作用机制与Na^+/Ca^{2+}交换蛋白抑制剂不重叠，与Na^+/Ca^{2+}交换蛋白抑制剂联合应用时心肌保护作用强于单独应用Na^+/Ca^{2+}交换蛋白抑制剂。根据预适应的理论，可采用在停搏液中加入药物模拟预适应效应，达到心肌保护目的。

（三）手术操作过程中的心肌保护

手术操作应轻柔、准确，尽量减少升主动脉阻断时间，避免过度牵拉、按压心脏。尽量减小或避免心室切口，切口应避开较大的冠状动脉，以保证心肌血供。

（四）心脏复苏前后的处理

在手术基本完成的情况下，维持动脉平均压60 mmHg，心腔内充分排气，减流量后，去除主动脉阻断钳，开放升主动脉。此时冠状动脉血流迅即恢复，心肌开始蠕动。注意不必立刻恢复全流量灌注，以防心脏过胀，并要注意心室特别是左心室的充分引流。避免过早使用多巴胺等升压药物以防血压高、心率快。待心脏复跳、心律正常后可提高灌注压力。复跳后5～10 min后可根据血钙情况，适量补充钙剂，不补充过量以防细胞内钙超载。

冠脉血流恢复后，如心脏未自动复跳可电击除颤，如仍不能复跳应该查找原因，维持血流动力学稳定，不能着急，也不要反复电击除颤。反复除颤可使心肌能量消耗增加，更不利于心功能恢复。往往需要耐心等待，等心肌组织功能恢复后即可自动复跳。此种情况常见于手术时间短或主动脉瓣置换手术。心脏不能复苏的常见原因为高钾、缺氧、血压低、体温低、冠状动脉进气等各种原因所致心肌缺血，心肌保护不好，房室传导阻滞等，经积极对症处理，静脉使用多巴胺、利多卡因等药物，一般均可恢复。

第3节　未成熟心肌的保护

人们一般把未成熟哺乳动物（豚鼠2天，羊6天，猪15天，新西兰兔4周，犬8周）、新生儿、婴幼儿的心脏称为未成熟心肌。由于其结构、生化代谢等方面与成熟心肌差别较大，故手术时所采取的心肌保护措施与成熟心肌有所不同。

一、未成熟心肌与成熟心肌的区别

（一）结构

未成熟心肌体积小，胞质内细胞器疏松，糖原含量丰富，线粒体散在分布于核的周围及肌纤维之间，肌浆网不发达，形态结构均未成熟，肌浆网内与钙离子有关的球形颗粒含量少；细胞之间星点状连接较疏松，肌原纤维含量低，纤维直径小且短。成熟心肌细胞大且长，呈正方形或多种不同的形状，数量增多；线粒体的含量更丰富，连接肌膜（sarcolemma）和肌浆网的横管系统发达，钙离子摄取能力增强，双核细胞多，细胞间以闰盘紧密连接。

（二）生化功能

未成熟心肌能够代谢各种物质，包括糖类、中短链脂肪酸、酮体、氨基酸，比成熟心肌有更强的无氧代谢能力。而成熟心肌仅使用长链脂肪酸作为主要能量底物。

（三）对钙离子的调节

未成熟心肌钙通道发育不完善，密度及活性明显低于成熟心肌。细胞发生兴奋时所需的钙离子主要靠细胞外钙离子内流提供，细胞内游离钙离子的浓度调节主要靠Na^+/Ca^{2+}交换系统来完成。未成熟心肌Na^+/Ca^{2+}交换电流的大小及作用与成熟心肌明显不同，细胞膜上Na^+/Ca^{2+}交换的mRNA表达水平比成熟心肌高2～3倍。成熟心肌兴奋时钙离子主要由肌浆网内储存的钙释放及细胞外钙离子经钙通道内流提供，细胞内的钙离子则由Na^+/Ca^{2+}交换外排、钙泵外排及肌浆网摄取来共同调节。与成熟心肌相比，未成熟心肌细胞内钙离子浓度低，收缩力小，伸缩速度慢。

（四）对缺血、缺氧的耐受性

大量研究表明，未成熟心肌比成熟心肌更能耐受缺血和再灌注损伤。缺氧时，未成熟心肌能量代偿机制与成熟心肌不同，对低氧的代偿主要通过加强糖酵解能力来完成。

二、心脏手中未成熟心肌的保护措施

（一）升主动脉阻断前的处理措施

心肌阻断前尽可能使患儿内环境稳定，除完全性肺静脉畸形引流外对大多数紫绀性心脏病都能使用PGE使PDA再通。保证肺血流和降主动脉供血，纠正水、电解质平衡，使pH维持在正常范围，纠正贫血，给予足够的营养支持。在患儿进入手术室后要保持良好的通气、充分的供氧和麻醉平稳，血压过高可使体循环血过多进入肺循环，特别是对粗大的PDA或共同动脉干、主肺间隔缺损等。患者麻醉诱导和机械通气使肺血管阻力下降，如血压下降可导致心肌缺血，在手术中要避免心脏过胀，以免增加心肌缺氧，给心肌带来损害。

（二）缺血期的处理措施

1. 低温保护　单纯低温（15℃）能使缺血的未成熟心肌得到良好地保护，缺血1～2 h后的心肌功能几乎可完全恢复，已经证实低温对未成熟心肌的保护功能要比成熟心肌强。除了低温能降低代谢外，对于未成熟心肌，可能的保护机制：①缺血期间，低温通过线粒体膜的作用，减少钙离子在线粒体内聚集。②低温能调节缺血对膜离子通透性的影响，而低温措施和心脏停搏液联合使用对心肌保护效果更好。

2. 未成熟心肌心脏停搏液的成分　停搏液采用高钾、低温，对未成熟心肌的保护作用已经比较肯定。对于含血停搏液，有些医师认为并没有明显优势，仍坚持使用晶体液，但也有研究表明，含血停搏液更有利于心脏功能的恢复。多数医院对大部分先天性心脏病患者仍应用冷含钾晶体液，一般每千克体重20~30 mL，采用顺行灌注方法，经主动脉根部或直接灌注。理论上，含有一定钙离子浓度的停搏液对未成熟心肌具有保护作用，但理想的钙离子含量尚未明确[14-15]。

3. 停搏液灌注的次数　在未成熟心肌的动物实验中，心肌缺血后单次灌注停搏液对心肌保护、心功能恢复要比多次灌注效果好。实践证明使用HTK停搏液持续两小时灌注一次，可以完成大部分心脏手术，效果良好。

（三）心脏恢复跳动后的保护措施

在心脏恢复跳动后，应尽可能提供充分的氧供和降低氧耗，保证心肺功能和血流动力学在最佳状态，维持血气和电解质正常。术后可能血钾高，应尽快调整至正常水平，维持心律正常。心率不能过快或过慢，应积极应用临时起搏器。采用血滤及时有效地滤出体内多余的水分，给予白蛋白和血浆，提高胶体渗透压。输血使血红蛋白恢复正常。应用血管扩张剂以改善组织灌注。输入血小板和凝血因子，以减少失血和尽快使血容量和血液成分恢复到正常水平。

目前，尽管对心脏停搏液、体外循环方法存在着各种不同的意见和看法，但实践证明没有一种方法十全十美。能否取得满意的手术效果，关键在于是否明确诊断，手术方法是否科学、合理，心内畸形或病变在有限时间里是否得到了满意的矫治。因为心肌保护仅仅是心脏手术的一个重要组成部分，并不是心脏手术的全部。随着大量研究工作的进展和时间的推移，在心肌保护方法上，会得到不断的改进与提高。

（吴清玉）

参 考 文 献

［1］ YAMAMOTO H, YAMAMOTO F. Myocardial protection in cardiac surgery: a historical review from the beginning to the current topics [J]. Gen Thorac Cardiovasc Surg, 2013, 61 (9): 485-496.

［2］ KUHN E, LIAKOPOULOS O, SLOTTOSCH I, et al. Buckberg versus Calafiore cardioplegia in patients with acute coronary syndromes [J]. Thorac Cardiovasc Surgeon, 2018, 66 (6): 457-463.

［3］ JENNINGS R B, REIMER K A. Lethal myocardial ischemic injury [J]. Am J Pathol, 1981, 102 (2): 241-255.

［4］ WERNS S W, SHEA M J, LUCCHESI B R. Free radicals and myocardial injury: pharmacologic implications [J]. Circulation, 1986, 74 (1): 1-5.

［5］ ISERI L T, FRENCH J H. Magnesium: nature's physiologic calcium blocker [J]. Am Heart J, 1984, 108 (1): 188-193.

［6］ CAREAGA G, SALAZAR D, TÉLLEZ S, et al. Clinical impact of histidine-ketoglutarate-tryptophan (HTK) cardioplegic solution on the perioperative period in open heart surgery subjects [J]. Arch Med Res, 2001, 32 (4): 296-299.

［7］ DE HAAN M, VAN STRATEN A, OVERDEVEST E, et al. Safety of Custodiol cardioplegia: a cohort study in patients undergoing cardiac surgery with elongated aortic cross-clamp time [J]. Perfusion, 2020, 35 (7): 591-597.

［8］ HOYER A, LEHMANN S, MENDE M, et al. Custodiol versus cold Calafiore for elective cardiac arrest in isolated aortic valve replacement: a propensity-matched analysis of 7263 patients [J]. Eur J Cardiothorac Surg, 2017, 52 (2): 303-309.

［9］ MATTE G S, NIDO P J D. History and use of del Nido cardioplegia solution at Boston Children's Hospital [J]. J Extra Corpor Technol, 2012, 44 (3): 98-103.

［10］ OHKADO A, CAO-DANH H, SOMMERS K E, et al. Evaluation of highly buffered low-calcium solution for long-term preservation of the heart: Comparison with the University of Wisconsin solution [J]. J Thorac Cardiovasc Surg, 1994, 108

(4): 762-771.

[11] CHAMBERS D J. Polarization and myocardial protection [J]. Curr Opin Cardiol, 1999, 14 (6): 495-500.

[12] CHAMBERS D J, HEARSE D J. Developments in cardioprotection: "polarized" arrest as an alternative to "depolarized" arrest [J]. Ann Thorac Surg, 1999, 68 (5): 1960-1966.

[13] DOBSON G P, JONES M W. Adenosine and lidocaine: a new concept in nondepolarizing surgical myocardial arrest, protection, and preservation [J]. J Thorac Cardiovasc Surg, 2004, 127 (3): 794-805.

[14] KEMPSFORD R D, HEARSE D J. Protection of the immature myocardium during global ischemia. A comparison of four clinical cardioplegic solutions in the rabbit heart [J]. J Thorac Cardiovasc Surg, 1989, 97 (6): 856-863.

[15] KONISHIS T, APSTEIN C S. Comparison of three cardioplegic solutions during hypothermic ischemic arrest in neonatal blood-perfused rabbit hearts [J]. J Thorac Cardiovasc Surg, 1989, 98 (6): 1132-1137.

第14章
心脏手术后的监护和处理

各种心脏病手术的成功，除了手术之外，很重要的方面是术后监护和处理。对心外科医师来说，不仅要做好手术，还要解决好患者在手术后恢复过程中的各种问题，才可能挽救患者生命。

心外科医师对患者术后的监护和处理应亲力亲为，时间长了，经验多了，就能对心脏手术后如何处理了然于心，做到得心应手。并且能在患者的恢复的过程中，发现和认识心外科医师在手术中、术后所取得的成绩和不足之处，对心外科的治疗形成一个闭环似的整体观念，才能提高心血管外科的医疗水平。如果不了解患者术中、术后发生了什么情况及其前因后果，不懂得如何治疗和处理，就不会成为好的心血管外科医师，患者的生命也得不到保障。

第1节　ICU 团队的组织与管理

心脏手术后的监护和治疗是一个团队工作，首先需要组织很好的团队。需要心血管内、外科医师、ICU专职医师、麻醉师、体外循环师、护士长和护理人员参与，心血管外科医师、ICU专职医师和护理人员应为团队的主要成员。

ICU团队要有共同的理念和追求，那就是要尽最大的努力使者顺利康复。应该在治疗患者的过程中，不断地改进工作，提高整体医疗水平。为实现这一目标，团队中每一个成员都要尽职尽责做好自己的工作，把患者的安危放在第一位，不计较个人得失，除了要有精湛的技术，还要有通力合作的精神。

医护人员应密切观察患者病情的变化，全面地掌握患者的第一手资料，经过研究和分析做出正确的判断，制定和执行好最佳的医疗方案，并保持观察和治疗的连续性。

心血管外科医师从开始就应该是这个团队的灵魂、组织者和领导者。心血管外科负责医师要为ICU的工作建立切实可行的、严格的规章制度，坚持实行必要的会议和会诊制度，并能以身作则，认真监督执行。

ICU医师要对工作认真负责，能及时发现和处理患者的问题。若自己处理不了，必须及时请示上级大夫，在情况紧急或对诊治有不同意见的情况下，事关患者安危，要直接汇报和请示负责主任医师，以免延误治疗。

医护人员既要分工明确，又要密切合作。护理人员要经过严格的培训和考核才能上岗，并能定期、有计划地进行培训、提升和流动。

ICU工作可监督和考察每一位医务人员的责任心、工作作风和学习的精神。这项工作不仅是手术后治疗患者的重要环节，也是培训心血管外科医师和ICU专科医师的一个重要环节。对在ICU学习和工作的年轻心血管外科医师要有系统性的培训和严格要求，并应给予足够的重视，至少安排他们在ICU连续工作一年时间。

第 2 节　术后患者的转运

心血管外科术后 ICU 的设计要靠近手术室，以方便患者的抢救和治疗。患者术后早期，循环还不十分稳定，影响患者安全的因素很多，因此需要密切观察。应按预定程序，在呼吸、循环状态平稳，气管插管、呼吸机等各种管道检查无误，血气分析等各种指标正常的情况下，方可将患者送往 ICU。

患者的运送要由外科医师、麻醉师和护士共同负责，麻醉师要负主要责任。在运送的过程中要保证患者安全，不能出任何意外。要维持患者呼吸、循环情况稳定并要注意保温，注意血压、心率、血氧饱和度等各项指标的稳定，保证静脉给药等各种医疗措施不能中断，并要监测心电图的变化。

患者进入 ICU 后，医师和护士要进行严肃认真的交班，外科医师和手术室护士要较详尽地介绍病情、手术方式和结果。使 ICU 的医师和护士充分了解手术过程和在手术中患者的情况，以制定合适的医疗和护理方案。交班最好要用简略的表格模式，表格中要包括各项重要的指标，如年龄、体重、手术、麻醉、体外循环等有关项目，但又不能太繁琐，浪费时间。

第 3 节　体外循环对患者的影响

体外循环的发明和发展为心脏血管外科手术提供了保障，但由于体外循环期间，患者处于非搏动性血流灌注和非生理状态，加上体外循环设备和条件的影响，会给患者的组织器官带来一定的损害，手术时间越长损伤越大。

体外循环损伤的主要是由于低温、血液稀释、非搏动血流灌注、微栓、血液与人工材料接触等原因，引起全身性的炎症反应和大量炎性介质的释放。体外循环可以激活患者内源性或外源性细胞因子、补体系统、凝血系统，激活血小板引起凝血系统机制紊乱，激活白细胞释放炎性介质（proinflammatory mediators），这些介质可以增加血管的通透性，引起组织水肿，并可导致血管阻力的增加，使组织器官的供血供氧可能减少，加上氧自由基的激活，可使组织细胞受到损伤甚至坏死[1]。在体外循环期间，血液中可能产生微栓，如脂肪颗粒、血小板聚合物、人工材料脱落成分等，这些会随血流栓塞微小动脉，导致供血不足，严重时可引起组织的坏死。随着设备和各种条件的改善，这些损害迄今已经明显减少，但如手术时间长，对体外循环管理不善，还会在以下几方面给患者带来损害，影响患者的康复。

一、对呼吸系统的影响

在体外循环下，心脏停搏后，肺脏主要靠支气管动脉系统供血，仅占正常血流量的 3%～5%，因此可造成肺组织的缺血性损伤。致使炎性介质和氧自由基的释放，引起肺组织肺泡上皮细胞损伤。肺表面活性物质（surfactant）减少和活性下降，加上血液稀释后渗透压低、肺毛细血管通透性增加，肺间质水肿，肺顺应性下降，支气管内出血、分泌物增多，肺功能残气量下降，呼吸做功增加最终可能导致肺的通气和换气功能障碍，CO_2 的蓄积和 O_2 分压的下降，pH 值降低。有研究表明，在术后 3 天内肺顺应性可以减少 30%，1 周左右才可能恢复正常。此外如患者术前有气管炎、肺气肿、肺水肿、胸腔积液等慢性病变，心脏手术后肺、胸壁和膈肌都可能受到损伤，使患者手术后呼吸系统损伤进一步加重。以往由于患者肺损伤严重，可发生"灌注肺"，表现为低氧血症和肺内出血，类似急性呼吸窘迫综合征（ARDS）的表现，尸检发现肺不张和弹力纤维异常[2-3]。目前"灌注肺"已经很少见到。

二、肾损伤

体外循环对肾损伤几乎不可避免，特别是对年龄超过70岁、糖尿病、术前心肾功能不全的患者损伤更大。手术和体外循环时间越长、红细胞破坏越多、灌注压越低，损害越严重。表现为肾小球滤过率减少，肌酐清除率下降，血尿、蛋白尿，尿少或无尿。术中和术后低血压不仅使肾脏供血不足，还会促进肾素-血管紧张素的释放，加重肾缺血[4-5]。

三、消化系统损伤

消化系统损伤会比肺损伤轻，也和非生理性血液灌注有关，机制较为复杂。心脏术后虽然消化系统并发症发生率不高，但病死率却不低。体外循环期间多种因素可导致消化系统缺血缺氧、组织损伤，引起胃肠道出血、消化性溃疡，非梗阻性肠系膜缺血引起的麻痹性肠梗阻、肠坏死，引起胰腺炎、胆囊炎、转氨酶升高及肝衰竭等消化系统并发症。主要原因如下：①体外循环期间的低温、血液稀释、非搏动血流灌注等导致血管阻力的增加，组织缺血，导致胃肠上皮细胞能量供应不足，黏液和碳酸氢盐分泌减少，削弱了黏膜清除酸性物质的能力，再加上氧自由基的激活也使肠黏膜发生缺血-再灌注损伤甚至细胞坏死。②正常胃肠道黏膜代谢活跃，当胃肠黏膜完整性和屏障保护功能被破坏后，肠道内的细菌或内毒素向肠外组织移位，可引起肠道局部或全身性的炎症反应释放炎性介质。③体外循环期间组胺分泌增加，促进胃酸大量释放。④体外循环时，血中的微栓可栓塞肠系膜动脉，发生供血不足，严重时可出现肠坏死。⑤长期吸烟酗酒的患者，消化系黏膜微静脉收缩、血流淤滞和黏膜缺血。糖尿病患者可因长期高血糖使胃肠运动减弱。⑥高血压患者在体外循环低血压期间胃肠对缺血缺氧的耐受差，易发生组织坏死。⑦老年心血管病患者消化系统并发症较多见，可能与对缺血代偿能力差有关。

术前消化系统损伤的主要危险因素：患者年龄>70岁、低心排血量、血肌酐>14 mg/L、既往有慢性肾衰、慢性阻塞性肺病、外周血管病、高血压、房颤、心肌梗死、肝素诱发的血小板减少症等病史，手术和体外循环时间过长、血管活性药物的用量较大、急性肾衰竭、机械通气>24 h、术中输血多等，均可诱发心脏手术后消化系统的并发症[6-7]。

四、内分泌系统损伤

麻醉和体外循环对患者内分泌系统影响是多方面的，在体外循环开始后由于应激状态，血液中儿茶酚胺、激素等因素的影响，血糖会升高，复温后会进一步升高。糖尿病患者体外循环开始后胰岛素下降，血糖也会明显升高。甲状腺素T3、T4、TSH明显下降。甲状旁腺素开始下降，90 min后恢复正常。体外循环也可以使血管升压素（抗利尿激素）分泌增加使血管收缩。

第4节　ICU 的常规处理

一、ICU患者的监护

患者进入ICU之后就要进行全面的检查和监护。首先要接好呼吸机辅助呼吸，监测血压、心率和血氧饱和度，维持血氧饱和度在95%以上。如有起搏器要检测起搏器的起搏情况和密切观察心电图的变化，特别是冠心病搭桥手术后的患者更要注意。

要观察神经系统的变化，如神志是否清醒，瞳孔的大小，是否等大等圆，对光反射是否正常。检查四肢皮肤的颜色和温度，背部、尾骶部皮肤有无压伤。

测量中心静脉压（CVP）和左心房压（LAP），CVP的测量位置应该在第三四肋间、腋前线水平，实际上是上腔静脉近端距右心房1～2 cm处，要注意调好零点。CVP受右心功能、血容量、三尖瓣功能、外周阻力和胸腔内压的影响，容量不足会使CVP下降，右心功能差、容量过多、心脏压塞、张力性气胸和使用PEEP等因素会使CVP升高。如辅助呼吸加用PEEP，CVP测定的实际数值应该减去PEEP值。CVP可以帮助评价血容量即右心前负荷和右心功能，LAP在评价心室容量即心室前负荷是否合适更为可靠，LAP也是观察左心容量和功能的重要指标，LAP超过12 mmHg提示左心室功能不全。

要进行体检，在连接呼吸机之后要听诊两肺的呼吸音和有无干、湿性啰音。心脏有无杂音，杂音的位置和性质。肝脏是否增大、增大多少，有无肠鸣音、腹胀和腹水，头颈及四肢活动情况有无损伤、出血和血肿。

测量体温、尿量，观察胸腔引流管是否通畅和引流液的多少。抽血标本，送检动静脉血气分析和相关的实验室检查，常规为患者摄床旁胸部X线片，必要时做超声心动图检查。

二、ICU患者的常规处理

在ICU处理患者的原则：要使患者呼吸、循环稳定，心包和胸腔引流液少，及早清醒和拔出气管插管。鼓励患者进食、下地活动，帮助他们尽快康复，早日返回病房[8]。需要处理好以下各个环节。

（一）辅助呼吸

心脏手术后绝大多数患者需要用人工呼吸机辅助呼吸，呼吸机需要经过培训的护士使用，医师也要掌握机械辅助呼吸的技术，主要有三方面：

1）患者进入ICU后，要尽快地接上呼吸机辅助呼吸，充分镇静。要重视以下三点：

（1）固定好气管插管，记录气管插管在门齿外的长度以便于观察，对儿童及婴幼儿患者尤为重要。

（2）根据患者的年龄、体重和病情决定呼吸机辅助呼吸的模式。开始可给予吸入气体氧浓度60%～80%，再根据患者血氧水平调整。潮气量8～12 mL/kg/体重，呼吸10～25次/min，吸气与呼气时间比为1∶2，PEEP 5 cmH$_2$O左右，根据血气和病情，及时调整呼吸模式。

（3）病情不稳定，血气分析应20～30 min查一次，稳定后可1 h查一次。要注意两肺的呼吸音和干、湿性啰音，重视预防感染和无菌术操作，及时清除气管内的分泌物，保持呼吸道的通畅。

2）呼吸机辅助呼吸有一定的副作用，要进行积极的预防和处理。常见以下：

（1）胸腔内压增加，回心血量减少。

（2）激活肾素-血管紧张素系统使血管收缩，肾动脉血流减少。

（3）气道黏膜清除能力下降。

（4）由于插管损伤喉头和气管。

（5）可以引起肺炎。

（6）高气道压力导致肺泡损伤和气胸。

（7）因活动受限、肢体受压发生压疮。

（8）由于口腔护理不够，口腔和胃分泌物可进入下呼吸道导致肺部感染。

3）停用呼吸机、拔出气管插管应具备以下的条件：

（1）神志清醒。

（2）心率、血压稳定。

（3）胸腔引流液不多。

（4）能进行有效的咳嗽、咳痰。

（5）血气正常，潮气量＞5 mL/kg，呼吸次数10～18次/min。

（6）如果患者辅助呼吸时间较长，超过72 h，体质弱，要加强营养和呼吸锻炼，逐步降低辅助呼吸条件，再拔出气管插管，同时要静脉内给予激素等药物以防气管喉头水肿。

4）拔除气管后患者要半卧位，以利于通气，同时要密切观察，做好万一需要，再次插入气管插管的准备。

5）如果辅助呼吸时间较长、1周左右仍不能拔出气管插管，则需要做气管切开。气管切开可以减少换气无效腔，便于吸痰和清理呼吸道及口腔护理，减轻患者痛苦，有利于进食。气管切开可用常规手术方法或使用经皮无创扩张、气管切开的方法。

（二）维持循环稳定

密切观察血压和心率的变化，尽量维持血压在90～130/70～80 mmHg，心率在60～100次/min。新生儿、儿童血压要低于正常成人水平（50～90/40～60 mmHg），心率要高于正常成人水平，可在100～150次/min。必要时给予多巴胺和肾上腺素等正性肌力药物和硝酸甘油等血管扩张剂。

（三）补充血容量

心脏手术后心功能、心率、血压、血容量、血管外周阻力是决定循环稳定的重要因素，各因素间会相互影响。有时容量不足和心功能不全并存，容量补多和容量不足之间的范围很小，需要密切观察心率、血压、动脉波形和尿量等指标的动态变化，及时调整补液的成分、速度和总量。

术后早期患者心率快、血压不平稳，常见胸腔引流液多，可使血容量不足。应根据病情和手术情况补充血容量，LAP和CVP是很重要的参考指标，一般情况下LAP、CVP应该维持在正常范围（6～8 mmHg），在不同的情况下要有所调整，如法洛四联症根治术后，肺动脉瓣明显反流，右心室流出道残留狭窄，CVP需要维持在10～12 mmHg，才能保证心率血压稳定和组织灌注，而在右心室功能不全、肺动脉瓣发育不好、反流严重的情况下，CVP超过8 mmHg就可能使右心室功能不全加重，患儿可能会很危险。Fontan系列手术后CVP通常要维持在14～18 mmHg血液。在特发性肥厚型心肌病手术后由于左心室顺应性差，LAP需要维持在较高水平（12～15 mmHg）。总之需要根据心率、血压、尿量和血气的变化来调整补充的容量和速度。

如补充血容量后血压升高且稳定，心率减慢、尿量增加、血气正常，说明处置得当。相反，在补液的过程中，血压不升反降，心率不减慢，CVP和LAP明显升高，听到肺底有细湿性啰音，提示补充液体过多，有发生肺水肿可能，应及时停止补液和加强心利尿治疗。要注意体温，当体温升高的时候，外周阻力下降，血压也会下降，因此补充足够的血容量尤其重要。血气和末梢循环的情况变化也是补充容量的重要指标，如果患者血气正常、尿量不少，四肢末梢温暖证明补充血容量有效。如胸腔引流液较多，应有针对性地使用止血药和血制品。

（四）血制品的使用

患者术前口服抗凝药、抗血小板治疗，或有肝功能障碍凝血机制不好，术后加上体外循环的影响，可能出现胸腔出血渗血，需要使用血制品。在血红蛋白＜100 g/L时需要输血，输血可能带来输血反应，过敏、肺损伤、各种感染等不良反应，因此输血不宜过多。体外循环、手术时间长，各种原因所致血小板破坏是血小板减少的主要原因。如果患者血小板＜50×10⁹/L，应该静脉输入血小板。也可以根据渗血情况，输入含有各种凝血因子的冻干血浆和凝血酶原复合物，非手术原因出血还可静脉输入凝血因子Ⅶa。可根据需要，酌情输入血浆和白蛋白。

（五）维护肾功能

心脏手术、体外循环不可避免地会给肾脏带来损伤。患者有基础病变，手术时间越长，肾功能损害越严重，甚至发生肾功能衰竭。如手术后早期血压低、循环情况不平稳，尤易发生。因此应注意治疗和防止发生低心排血量综合征。维持心率70～100次/min，血压90～130 mmHg，特别是冠心病患者血压不能低于110/70 mmHg，以保证肾脏的组织灌注，所有心脏手术后都要保证尿量1～2 mL/（kg·h）。但值得注意的是，仅靠升压药维持血压和频繁使用大剂量利尿药，不能保证肾组织血液灌注的及时恢复，效果不好。婴幼儿患者可在手术台上或在ICU后置入腹膜透析管，进入ICU后可以开始腹膜透析治疗。如患者少尿、无尿，BUN、血钾升高，则按急性肾衰竭处理。

（六）维持水、电解质平衡

心脏手术后由于麻醉和体外循环的影响，术后患者水电解质平衡紊乱很常见。主要原因为患者内环境的改变，有效血容量和血红蛋白、血小板等血液成分的减少和血液稀释、组织水肿。利尿药物的使用等。肾功能的损伤、手术时间长、炎性介质释放、血管渗透性增加、出血、渗血也是重要原因。应该在补足血容量、维护好心功能的基础上，加强利尿，严格控制入量。红细胞压积是一个很重要的指标，应该维持在正常35%～45%水平。一般情况下患者术后第一天体液入量不超过2 mL/（kg·h）。新生儿或婴幼儿由于心、肾功能不全，对水电解质调节能力差，液体给予过多过少都不利于组织器官功能的恢复，可能因给予过多，造成肺水肿和心功能衰竭，也可能因入量不足导致尿少或无尿、肾功能衰竭，更应密切观察及时调整。

心脏手术后易发生电解质紊乱，其中低血钾最常见，钙、镁也常有降低，钠、氯很少降低，可能和血液稀释、肾功能不全、利尿剂的使用过多、尿多有关。要随时复查及时补充血钾，要把血钾维持在正常水平。当血钾低于35 mmol/L需要补钾。在心律失常的情况下，可维持血钾在偏高水平＞45 mmol/L。术后如患者循环情况不稳定，经静脉给予过多的碳酸氢钠和利尿剂患者会出现高血钠和低血氯。若用肝素盐水冲洗动脉管道也可以使血钠升高，高钠会使细胞脱水，如补水太快，可致细胞间质水肿，应经口和胃肠道补水，逐步缓解。血镁可稳定心肌细胞膜，增加有关酶的活性，减少心律失常的发生。若血镁水平低于5 mmol/L，需要补充镁离子。

（七）纠正酸、碱平衡

术后血气检查几乎是最重要的实验室检查，检验方便，出结果快，可靠性强。血气可以很适时、准确地反映和评估患者的呼吸、循环状态，评价治疗效果。血气pH值低于7.35，提示酸中毒，高于7.45则为碱中毒。酸碱中毒都与呼吸代谢有关，和呼吸有关的酸碱中毒，如果患者胸腔完整，无积气积液，肺损伤不重，通过调整呼吸机，30 min左右都可以恢复。

代谢性的酸、碱中毒多和心肾功能有关，而心功能影响最大。只要心功能好，血容量够，代谢性酸中毒很容易纠正。补碱的公式：BE的绝对值×0.3 kg/体重＝4.2%NaHCO$_3$ mL。纠正代谢性酸中毒可以提高机体对儿茶酚胺类升压药物的敏感性，增强心肌收缩力，恢复血液正常的pH值，改善内环境。要注意酸中毒纠正过快可使血钾转移到细胞内，导致低血钾，故纠正酸中毒的同时补充钾离子。

纠正代谢性碱中毒比较困难，常和肾功能不全，低钾、钠、氯离子紊乱有关，如低钾等离子紊乱所致碱中毒应予补钾和调整钠、氯离子至正常水平。代谢性碱中毒血钾正常，可以静脉输入盐酸精氨酸、醋氮酰胺等药物。盐酸精氨酸（分子量为210.5），每210.5 mg盐酸精氨酸，可提供1 mmol盐酸，20 g盐酸精氨酸约可提供100 mmol盐酸。加入生理盐水或葡萄糖生理盐水500～1 000 mL中，缓慢静滴。24 h内用量不得超过20～40 g。因带正电荷的精氨酸进入细胞内可使K$^+$转入细胞外液，须小心避免高钾血症，肝功能不良者禁用。

（八）镇静、镇痛

合理地使用镇静、镇痛的药物，可以稳定患者情绪，减少伤痛，有利于循环的稳定和患者康复。应根据病情决定使用药物的剂量和时间。如果患者病情较重，估计需要较长辅助呼吸时间，可以持续镇静，但尽可能不影响患者血压，如影响血压可加用肌松剂。如果患者病情稳定，可考虑早拔气管插管，可以间断给药，保证患者及时清醒。

小儿和成人一样，术中麻醉维持用顺式阿曲库铵 0.2 mg/（kg·h）、舒芬太尼 0.5 μg/（kg·h），丙泊酚 $1\sim4$ mg/（kg·h）持续泵入到ICU，异氟醚或七氟醚0.3%~1%吸入（紫绀或心功能不全0.3%）。

术后镇静、镇痛可以静脉输入咪唑西泮$0.04\sim0.2$ mg/（kg·h），丙泊酚$0.5\sim2$ mg/（kg·h），可以加用右美托咪定$0.2\sim0.7$ μg/（kg·h），一般0.4 μg/（kg·h），15岁以上可经静脉给药镇痛，舒芬太尼100 μg，加托烷司琼$10\sim15$ mg到100 mL，术后2 mL/h，注意观察呼吸，可以分次加药，0.5 mL一次，单次锁定15 min，1 h最多4次。

（九）营养支持

患者术后要给予足够的营养和多种维生素，维持血糖在$1\sim1.3$ g/L，糖尿病患者$1\sim1.8$ g/L。葡萄糖和血氧一样是为大脑及全身正常发育和能量代谢所必需的重要物质，血糖的稳定对于全身功能的维护至关重要。由于患者可能处于应激状态，激素的释放会使血糖升高，胰岛素也会增加，但由于胰岛素抵抗，血糖还会升高，应根据血糖情况加用胰岛素控制。

术后数小时，胃肠功能恢复即可开始进食水，早期以流质为主，后逐步改为正常饮食。总体以高热量、高蛋白为主。维持给予热量$20\sim25$ kcal/（kg·d）（1 kcal＝4.18kJ）。对进食差的患者可以静脉输入白蛋白，维持白蛋白$40\sim45$ g/L。但对心功能差的患者要适当控制入量，以防加重心脏负担，影响恢复。对于年老体弱的患者可以使用生长激素。

患者病史长，病情重，特别是瓣膜病患者心功能差，全身营养不良，会严重影响术后恢复。有的患者即使心脏手术后，心功能明显改善，但由于营养不良、呼吸肌无力，术后长期不能脱离呼吸机，易合并肺部感染，预后很差。

术后早期患者不能进食，由于创伤，患者处于负氮平衡状态，加上心功能不全，消化系统功能差，营养吸收不好，因此加强营养非常重要。除了维持血糖在正常水平之外，需要给予肠道外高营养，经锁骨下静脉或颈静脉插管输入脂肪乳剂、氨基酸、维生素等高营养物质。

（十）应激性溃疡

患者术前消化道有慢性炎症或心脏手术后应激状态，很容易诱发应激性溃疡，导致消化道大出血。尤其是高龄、体弱、病程长、病情重的患者，容易发生。虽发生率不高，但可能病变广泛，为弥漫性出血，出血量大，易致死亡。应以预防为主，治疗可经胃管使用冰盐水、肾上腺素和止血药止血，静脉给予H_2受体阻断剂和其他抗酸药加以治疗和预防。胃镜对诊断和治疗有很大的帮助，有的出血可以经胃镜直接夹闭止血[7]。

（十一）感染的预防与治疗

术后可常规使用抗生素预防感染。手术后静脉给予抗生素头孢呋辛，成人$1.5\sim3$ g/d，儿童0.1 g/（kg·d），一般$2\sim3$ d即可。如患者手术复杂、手术时间长、病情重，手术3 d以后持续发热，要警惕是否有伤口感染或合并细菌性心内膜炎。术后感染增加了手术死亡率和住院的费用，应该早期诊断和治疗。

如患者出现高热、烦躁、谵妄、定向力缺失、血小板和动脉血氧下降、代谢性酸中毒、肾功能不全、血压下降等症状，可能和感染有关，要尽力找到感染灶。主要检查肺部、尿管、静脉插管和与手术有关部位是否存在感染。前 3 种感染发生在术后 5 d 左右。手术中引起感染的症状和致病微生物有关，可能在手术后 1～2 周出现症状，患者持续发热，血象升高，精神不振，食欲差。在这种情况下，即使床旁 X 线胸片、痰培养和其他检查找不到原因，也应该开始用抗生素抗感染治疗。要结合医院的常见细菌和耐药情况，开始用广谱抗生素，病变明确就该更有针对性，使用足量有效的抗生素抗感染治疗。处理上要注意维持血流动力学的稳定，加强营养支持治疗。使用胰岛素控制血糖在 1.1 g/L 左右，可使用免疫球蛋白。

伤口或纵隔后发生严重的组织感染，应该及时手术清创引流和冲洗。如确诊为亚急性细菌性心内膜炎，内科治疗无效，应该及时再次开胸手术治疗。

（十二）体温的控制和监测

术后早期患者体温低，应予保温。儿童术后因体表面积大，散热快，体温低，更需要保温，这对新生儿尤其重要。否则外周阻力升高会加重心脏负担，减少组织灌注。同时体温过低、代谢率低会降低患儿的免疫力，增加伤口感染的机会，不利于患儿的恢复。

患者体温度每增高 1℃，心率将增加 10 次 /min，基础代谢率将增加 8%，因此术后应该通过调节室温、床温，对患儿输入血制品，呼吸机管道保温，应维持体温在腋温 37℃左右，可以降低手术的风险。

术后前 3 天左右体温高可能是全身炎性反应，感染、输液过敏反应也可致体温升高。如超过 38.5℃，可给予退热药，没有严重的心动过速或其他症状，一般不需要特别处理。如术后持续低热，体温在 38℃左右，各种检查没有发现明确的感染，血沉快，血常规检查中性白细胞轻度升高，可能为心包切开术后综合征，可以用阿司匹林等非激素类消炎药治疗，需要做超声心动图检查除外心包积液。

第 5 节　心脏手术后常见并发症的处理

一、低心排血量综合征

低心排血量综合征（low cardiac output syndrome，LCOS）指心脏排血量不足，不能满足机体代谢的需要，导致多器官功能障碍和组织代谢异常的一种综合征。LCOS 是心脏手术后最常见的、致命的并发症，治疗也较困难，有了左心辅助和 ECMO 技术之后，治疗效果得到了明显提高。

发生 LCOS 根本原因为手术后心脏结构和功能受到了严重的损害，表现为心功能不全。如果病变可逆，经过辅助和治疗心脏功能可能恢复，否则可因心力衰竭而致死。

发生低心排的原因很多，由于致病原因和病变不同，患者可出现右心功能不全、左心功能和全心功能不全。常见原因有术前病情重、心功能差、营养不良、贫血；患者年龄 >65 岁，左心射血分数低于 30%；由于心肌细胞内钙的清除能力低下，心肌细胞支架成分（cytoskletal element）紊乱，术前高血压、肥厚梗阻性心肌病、心动过速等原因也可单独引起左心室舒张功能不全。术前肺动脉高压、三尖瓣关闭不全、肺栓塞、左心病变等因素可导致右心功能不全；冠心病心肌供血不足，急性心肌梗死，搭桥手术心肌再血管化不完全；先天性心脏病、畸形复杂心肌缺血时间长，畸形矫治不彻底；瓣膜病手术出现心脏和瓣膜功能障碍；术中心肌保护不好等，都可能导致 LCOS。

其他原因如出血所致血容量不足、心脏压塞、心律失常、心脏停搏、血管麻痹等也可导致 LCOS。

（一）病理生理

病理主要表现在心肌细胞功能下降和凋亡（apoptosis）、缺血 - 再灌注损伤。或在心肌冬眠状态的基础上，致使左心室收缩和舒张功能不全，心排血量下降，导致器官及组织缺血、缺氧、酸中毒，左心房和肺毛压力升高，出现心源性肺水肿，形成恶性循环，心衰逐渐加重。

（二）LCOS临床表现和诊断

LCOS诊断不难，患者血压低，成人血压平均压低于60 mmHg，心率快＞100次/min，心律失常，少尿或无尿、尿量＜1 mL/（kg·h）；外周末梢循环不好，皮肤苍白、温度低，肢体末梢湿冷，皮肤温度低，肛温高。血气分析可见血氧饱和度下降，低氧血症，代谢性酸中毒（pH＜7.4），乳酸＞3.0 mol/L，碱剩余＜−3 mmol/L；混合静脉血氧饱和度SvO_2＜65%；右心功能不全，可见CVP增高至15 cmH_2O 以上，颈静脉怒张，肝大、下肢水肿；左心功能不全则LAP升高，可超过12 mmHg，为肺水肿，血压低等。超声心动图有助于发现病因，可除外心脏压塞、胸腔和心包腔积液及评价心功能，但不能连续不断地监测。胸片可以发现肺淤血、肺水肿、肺不张和胸腔积液，有助于诊断。漂浮导管检查心排血指数＜2.0，很容易确诊[9]。

（三）治疗

1. 病因治疗　尽可能针对病因治疗，如室间隔修补术后残余分流或再通、冠状动脉搭桥术后再缺血、瓣膜替换术后人工瓣膜功能障碍等，均需要再手术治疗。

2. 用呼吸机辅助呼吸　持续镇静镇痛，降低机体耗氧量。注意镇静药不能使用过量，以免影响血压和循环的稳定。

3. 药物治疗　经静脉使用正性肌力药物如多巴胺、肾上腺素、去甲肾上腺素等收缩血管提高血压，增加心率和增强心脏收缩力，保证重要器官和心脏血液灌注。同时加用血管扩张剂，减轻心脏前后负荷，加用毛花苷L、地高辛、米力农和呋塞米等强心利尿药物改善心功能。

常用药物有以下几种：

（1）多巴胺：作用在α和β受体，0.5～3 μg/（kg·min）可以使肾动脉和腹腔动脉扩张，但不能预防肾功能衰竭。3～10 μg/（kg·min）兴奋β受体，可以增加心率和心排血量，但肺动脉压也会升高，如增加剂量至10 μg/（kg·min）以上可兴奋α受体、释放去甲肾上腺素，使外周阻力增加。主要不良反应是抑制脑垂体释放激素，胃肠道黏膜缺血，心肌耗氧量增加。婴幼儿患者心率慢可加用多巴酚丁胺。多巴酚丁胺也作用于在$β_1$、$β_2$和α受体，加快心率作用明显，这同时也是此药的不良反应。

（2）肾上腺素：作用于$β_1$和$β_2$受体，剂量为0.02～0.05 μg/（kg·min）以$β_1$受体兴奋为主，加强心肌收缩力，0.05～0.2 μg/（kg·min）增加心肌收缩力也增加外周血管阻力。剂量超过0.2 μg/（kg·min）则以α受体兴奋作用为主增加血管外周阻力。其不良反应为心动过速，肺动脉压升高和增加心肌耗氧量。

（3）去甲肾上腺素：主要作用在α受体，对$β_1$和$β_2$受体也有作用，虽然也能加强心脏收缩而主要靠增加外周阻力、提高血压而改善心肌和组织灌注。常用于米力农无效或外周血管阻力过低，其不良反应与肾上腺素相似。

（4）米力农（milrinone）：米力农的正性肌力作用主要是通过抑制磷酸二酯酶Ⅲ，使心肌细胞内环磷酸腺苷（cAMP）浓度增高，细胞内钙增加，心肌收缩力加强，心排血量增加。也可以直接作用于小动脉，使外周血管扩张，降低心脏前、后负荷，降低左心室舒张末压，改善左心室收缩和舒张功能。米力农不像儿茶酚胺类药物有增加心肌耗氧的不良反应。

（5）血管升压素：此药血管收缩能力强，适用于血管麻痹综合征。但即使很小的剂量也会影响微循环，临床上效果并不理想。在治疗LCOS过程中常需要同时静脉输入硝普钠、硝酸甘油等扩血管药物扩张末梢血管，减轻心脏的前后负荷，改善微循环和组织灌注。

（6）硝酸甘油：是扩张冠状动脉和静脉的主要药物，用于治疗心肌缺血和降低肺动脉压力，减轻右心负荷，对治疗右心衰竭很重要，其不良反应可增加肺内右向左分流，使血氧合减少和头痛。

（7）硝普钠：可以扩张动脉血管，减轻心脏后负荷，减少氧消耗，增加心脏排血量。最大不良反应为低血压和氰化物中毒，也可以使肺内右向左分流增加，使肺内氧合受影响。但由于此药降压作用较强，临床上很少用于治疗 LCOS。

（8）一氧化氮（NO）：为吸入性血管扩张剂，可以用于扩张肺动脉，降低肺动脉压，改善氧合。主要副作用为长期使用可致高铁蛋白血症和出血倾向，在剂量<20 ppm 的情况下是安全的，不良反应发生率很低。

对不同患者、不同心脏手术用药选择和剂量也不同，如冠心病搭桥手术后去甲肾上腺素很常用，也有效，而对先天性心脏病手术后的 LCOS 几乎是无效的。因为冠心病搭桥术后患者多数年龄大，外周阻力低，需要血管收缩药物升高血压以保证心脏等重要器官的组织灌注。对先天性心脏病手术后的 LCOS 主要问题是需要改善心功能。患者常见外周阻力高，需要扩张外周血管，改善组织灌注，因此去甲肾上腺素常常无效。

4. 减轻心脏前后负荷　应该观察和调整合适的心脏前后负荷，加强利尿，根据血压、组织灌注和 CVP、LAP 决定补液的多少和判定心室前后负荷是否合适。右心衰竭治疗要早，除了常规治疗之外，要给予吸入 NO 和给予较大剂量的硝酸甘油 $0.5\sim1.5$ μg/（kg·min）、米力农以减轻右心室负荷，改善心肌供血。由于心功能差，常见心室容量负荷过重，多数患者需要严格限制入量，积极利尿。当心功能差时，肾脏灌注不好，利尿药剂量大也常常没有效果。如能限制入量，减轻心脏负担，心功能有所恢复后，利尿效果会明显。但如果利尿太过，又可能使血容量减少，影响血压和组织灌注，减少心脏和肾脏的血液供应，导致心衰加重，形成恶性循环。

5. 维持酸碱和水电解质平衡　LCOS 常合并呼吸及肾功能不全，出现水、电解质紊乱，加重心功能不全和心律失常。多为高钾和低钙，应该及时调整和处理。在呼吸功能维护较好的情况下，通过治疗使血气中 BE 和乳酸维持正常水平，是治疗 LCOS 的重要指标，其重要性超过对血压水平的维持。特别是在治疗先天性心脏病手术后的 LCOS 的过程中，即使血压水平低于 50 mmHg，只要乳酸水平正常，患者有可能恢复。而血压水平高于 50 mmHg，乳酸不下降反而持续增高，表明患者 LCOS 治疗无效，预后不好。

6. 维持心率稳定　婴幼儿患者心率可维持在 120～150 次/min，成人 70～120 次/min。除冠心病手术外，减慢心率的药物效果差，可能会影响心脏收缩功能，特别是新生儿或婴幼儿患者心率快很常见，可达 200 次/min，只有心功能改善，心动过速或心律失常才能恢复，因此单纯处理心率快不是上策。

7. 治疗心律失常　LCOS 患者常合并心律失常，如心率慢用多巴胺，肾上腺素等药物治疗效果不好，可置入临时心脏起搏器治疗。瓣膜手术和冠心病搭桥手术的患者术后易发生心房颤动，如心室率正常，不影响血压可以观察，如室上性心动过速可首选毛花苷 C，无效时选用胺碘酮（可达龙）治疗。室性心动过速可用利多卡因和胺碘酮等。

8. 注意体温　体温高、血管扩张可影响血容量和组织灌注以及心功能，要注意维持体温在正常水平。

9. 人工心脏辅助　药物治疗无效可考虑及时使用 IABP、心脏辅助和 ECMO 技术支持治疗。

10. 预防感染、营养支持　患者发生 LOCS 后不能进食，应静脉输入脂肪乳剂、白蛋白、维生素等高营养物质，给与足够的热量支持。由于辅助呼吸和静脉插管等多种医疗措施，需要加强护理，严格无菌操作和使用抗生素预防感染。

二、手术后出血、渗血的处理

心脏手术后止血不彻底、创面血管残端开放或由于体外循环对血液的破坏、凝血功能紊乱、血小板减少、鱼精蛋白中和后肝素反跳、血压高等因素，可致术后手术切口或创面出血、渗血，胸腔和心包引流液增多，发生率1%～3%。出血、渗血都可导致血容量不足，循环不稳定，甚至失血性休克。如引流不畅还可能发生心脏压塞，这些都是心脏手术后严重的并发症，处理不及时会危及生命。

（一）诊断

心脏手术后影响出血渗血的因素很多，可能同时存在互相影响，导致出血量较多，处理可能有一定的困难。止血要兼顾多种因素，有针对性地治疗，要及时地对出血的原因做出诊断。

出血常见于4种情况和手术有关：①动脉出血，引流液色鲜红，多见于冠状动脉吻合口、乳内动脉、主动脉或左心室手术切口出血，出血速度快、量大，引流管中可见血液黏稠和血块，有时触摸引流管都能感受到血液的温度。若引流液突然减少，可能为引流管内形成血栓、引流不畅，可致心脏压塞。②静脉系统出血，则血色暗红，多见于右心房室、肺动脉手术切口或创面小静脉出血，单位时间出血量也可能很大，但速度会相对缓慢，监测ACT时间不一定延长。③创面渗血，引流液会逐渐增多，量也可能很大，引流管内血液较稀、血块不多，监测ACT时间可能延长，止血药物治疗有效。④多种原因混合引起出血。

从出血的位置看，也可见4种情况：①心脏本身、手术切口出血。②心包、膈肌及纵隔组织出血。③皮下、胸壁或胸骨手术切口周围出血。④其他原因如心包穿刺刺破心脏，拔引流管损伤心肌或桥血管，主动脉与胸壁摩擦破裂、自发性出血等。检验胸腔或心包引流液的Hb浓度和观察Hb是否继续下降，红细胞压积，有助于诊断和观察治疗效果，但一般不需要。胸部X线片和超声心动图对诊断胸腔、心包腔积血、积液很有帮助。

（二）治疗

1. 控制血压 控制血压在较低水平，根据ACT时间给予鱼精蛋白，加用PEEP辅助呼吸。如血压过低加用多巴胺等升压药。

2. 药物治疗 经静脉输入对羧基苄胺（抗纤溶芳酸）、维生素K、酚磺乙胺（止血敏）等止血药物。

3. 使用血液制品 补充血容量。监测血小板计数和功能、纤溶及肝素反跳的情况，适当输入红细胞、血小板和新鲜血浆，凝血酶原复合物。

4. 手术治疗 密切观察胸腔、心包引流量和血压、心率的变化。无论什么原因，如经各种保守治疗引流液不减少，婴幼儿心包引流量＞3 mL/（kg·h），成年患者术后引流量达300～400 mL/h，或持续引流超过1 000 mL，或引流管被血栓堵塞、引流不畅以致心脏压塞，应该积极手术探查，清除血块，手术止血。紧急情况下二次开胸探查止血，可以在ICU开胸探查，心包引流减压。如病情允许应在手术室进行，需要注意准备好血液、血小板和血液制品，保证高质量的照明条件、体外循环设备、人员和手术器械。

三、心脏压塞的诊治

心脏手术后出血、渗血引流不畅，可引起急性心脏压塞，因抗凝治疗或心包穿刺出血、心包炎症也可引起亚急性或慢性心脏压塞，均应尽早明确诊断，积极穿刺减压治疗或急诊手术止血、引流。

（一）临床表现

患者有出血或渗血的病史，表现为心悸、呼吸困难，血压低、心率快，尿少或无尿，末梢循环差，代谢性酸中毒等低心排血量综合征的征象。CVP明显增高至10 mmHg以上，如果是血块压在右心房或右心室流出道上，CVP增高也可能不明显。心脏压塞和低心排表现明显不同的是儿茶酚胺等血管活性药治疗无效。体检可发现典型患者的脉搏呈现奇脉，听诊心音减弱或遥远，颈静脉怒张。心脏胸部X

线片示心影扩大，上纵隔增宽，心脏可呈烧瓶状。超声心动图可见心脏受压、心包积液而确诊。

（二）治疗

1. 心包穿刺　如果患者呼吸循环比较稳定，可在剑突下方或胸骨旁用套管针进行穿刺，抽出心包积液，进行心包减压，患者病情可能很快得到缓解，再置放引流管引流继续减压。

2. 再次开胸探查止血　如心包腔内疑有血块或活动性出血，血压低、心率快，病情危重，应尽快送入手术室，进行开胸探查，清除血块和积血，彻底止血，重新置放心包引流管引流并及时补充血容量。

四、肾衰竭

心脏手术后急性肾衰竭（ARF）较常见，发生率1.2%～48.5%。一旦发生，手术死亡率明显增加（40%～80%）[4-5]。

（一）原因

心脏手术后急性肾衰竭原因很多，机制也很复杂。患者高龄，体重大，手术前有高血压、冠心病、糖尿病、心、肾功能不全病史，术中病情重、手术复杂；手术和体外循环时间长，血流量减少，血液稀释，体外循环期间引发炎性反应和对肾脏的缺血-再灌注损伤；微栓塞，小于40 μm的栓子不能被CPB系统过滤器有效过滤，并且可以直接损害肾毛细血管；神经激素激活，外源和内源性毒素和氧化应激反应；血液有形成分破坏，溶血使血红蛋白在酸性条件下形成管型阻塞肾小管；围手术期大量输血；手术后低血压、低血容量、低氧血症等，尤其是合并低心排血量综合征，使用大量的血管收缩药物如肾上腺素、去甲肾上腺素等升压药物，极易导致急性肾功能不全的发生。总之ARF是由术后肾脏血液灌注不良、炎症、肾脏局部缺血性损伤等多因素相互作用引起，常为多脏器衰竭的一部分，可导致体液潴留、组织水肿、肺水肿、容量超负荷、心律失常、高血钾、电解质紊乱和代谢性酸中毒，肌酐和尿素氮升高，凝血功能紊乱，使心功能损害加重形成恶性循环，因此预后较差，应该早期诊断及时处理。

（二）诊断标准

手术后48 h内肾功能突然减退，SCr绝对值升高≥3 mg/L；或SCr较基础值升高≥50%；或尿量减少 [尿量<0.5 mL/（kg·h）]，时间超过6 h。

（三）预防

ARF要尽量预防，主要是维持好血压、血红蛋白和血容量，避免使用缩血管和其他可能损伤肾脏的药物。心脏手术后ARF多继发于心脏手术后低心排血量综合征和手术中肾损伤，在这种情况下，要预防急性肾衰竭的发生几乎是不可能的。

（四）治疗

首先要维护好心功能，严格控制入量，量出为入。使用较大剂量利尿药，维持好水、电解质平衡，减轻心脏负荷和肺水肿。要密切观察血尿素氮（BUN）、血肌酐（SCr）、血钾的变化，特别要积极处理高血钾，根据血糖、血钙的情况，经静脉给予胰岛素和钙剂治疗高血钾。

心脏手术后尿量是很重要的指标，要确认尿管是否通畅，如果术后24 h仍尿少或无尿，多种措施治疗无效时，SCr >200 μmol / L、BUN >17.85 mmol/L、血钾>6 mmol/L，应该采用血液透析即间断性或连续肾脏替代治疗（continuous renal replacement therapy，CRRT）。

CRRT治疗对血流动力学影响不大，是心脏术后ARF的有效治疗措施，积极应用可以改善预后。心脏手术后出现组织水肿，尿量减少、对利尿药反应差者，应在SCr上升前尽早开始行CRRT治疗。术后早期应用CRRT可清除器官和组织的多余水分，提高胶体渗透压，改善心功能和肺水肿，也可降低SCr及BUN并能及时纠正水、电解质紊乱，清除多种炎性因子，减轻脏器损伤。适合于血流动力学不稳定、容量负荷过多、合并多脏器功能不全的ARF患者。对凝血功能或血小板异常的患者，血液透析时应选用无肝素血液透析或低分子肝素钙血液透析，并应加强抗感染治疗。

新生儿和婴幼儿期的先天性心脏病患儿，低体重、血容量少，各器官发育不完全，器官功能代偿能力差，并且多为复杂手术、手术难度大。术前患儿即可能存在内环境紊乱，心、肺功能不全，病情危重，术后急性肾衰竭发生率高，心脏手术预后受到严重影响。术后早期血流动力学不稳定的小儿患者最好选择腹膜透析，在手术室就可以置入腹膜透析管。腹膜透析无须抗凝，创伤小，是治疗心脏外科手术后ARF安全、简便、有效的方法，可降低手术死亡率，效果好。应用静脉导管进行腹膜透析，更符合新生儿的实际情况，可减少出血、肠穿孔、透析液渗漏、腹腔感染、腹膜炎等并发症，安全性更高。

应用14G单腔静脉导管代替Tenckhoff管进行腹膜透析，管腔易被堵塞，引流效果欠佳，影响腹膜透析疗效。可用注射器抽取肝素液进行管道冲洗，或向静脉导管内置入穿刺导丝疏通，无法疏通的，应重新置入静脉导管。应用14G单腔静脉导管进行腹膜透析后，患儿心肺功能明显改善，尿量、血肌酐、血钾、血乳酸可恢复正常，内环境酸碱平衡紊乱被纠正，肾功能恢复，患儿可顺利康复。

很多心脏术后发生ARF患者都能恢复，关键是要做到维护好心功能，使呼吸、循环稳定，间断或持续透析治疗，保持好水、电解质平衡，加强营养，预防感染。即使有的患者无尿期可能超过1个月，也完全可能恢复正常。

五、呼吸功能衰竭

心脏手术后呼吸系统并发症很常见，主要为肺不张（发生率50%～90%），肺水肿多和肺间质水肿、左心功能不全有关。胸膜渗出、胸腔积液，气胸和血气胸，肺部感染，因机械辅助呼吸时间长，可导致呼吸机肺炎。极少数患者可能发生呼吸窘迫综合征（ARDS）。绝大部分患者经过尽早拔出气管插管，下地活动，加强护理和营养，积极的内科治疗，胸腔引流等措施可以治愈。极少数的患者可致呼吸功能衰竭。呼吸衰竭为心脏手术后严重的合并症，患者表现为呼吸困难、浅快，紫绀、呼吸性酸中毒、低氧血症和心功能不全[2-3]。

（一）原因

主要原因为麻醉、体外循环时间长，炎性反应，缺血-再灌注损伤，大量输血（超过6个单位），感染，术后低蛋白血症，再次开胸探查等原因引起。患者年龄超过75岁，体重大，术前有气管炎、肺气肿、慢性阻塞性肺气肿、慢性呼吸功能不全病史；再次心脏手术，肺动脉高压，左心功能不全，术中心搏骤停，均为高危因素。

（二）病理及病理生理

病变早期肺间质水肿，可见肺炎、肺实质出血。由于肺泡表面活性物质减少肺泡萎陷，肺通气血流比例失调，有通气的地方可能没有血流灌注，有血流灌注的肺组织没有通气。肺毛细血管内血栓形成、缺氧引起肺血管收缩，炎性介质释放可以加重肺组织细胞的破坏。其他器官因缺氧也会受到损害，为维持足够的氧分压，呼吸机辅助呼吸的模式也可能增加肺的结构性损害。

（三）诊断

（1）有呼吸困难、紫绀、心率快、酸中毒，循环不稳定症状。同时期血气分析见血氧分压（PO_2）<60 mmHg，或伴有二氧化碳分压（PCO_2）高于 50 mmHg，血氧分压和吸入氧浓度之比<300 为轻度，<220 为中度，<100 为重度呼吸衰竭。

（2）X 线胸片可见肺部渗出、间质水肿，透过度下降。需要除外呼吸机管道系统因机械因素所致通气不足、血胸、气胸、膈肌运动障碍，肺水肿、肺不张和心内右向左分流等因素。

（3）LAP 低于 15 mmHg，可以除外左心功能的影响。

（四）治疗

治疗原则一是病因治疗，二是保证组织供血供氧。

（1）机械辅助呼吸和患者体位调整，辅助呼吸压力支持可能损害肺泡结构，应减少潮气量至 4～6 mL/（kg·m），在这种情况下 CO_2 可升高至 50 mmHg，患者可以耐受。如合并代谢性酸中毒可能会给患者带来损害，如血 pH 值偏碱会影响氧的解离，应该予以适当的调整。PEEP 维持较高压力通气可以打开萎陷的肺泡，调整吸呼比为 2∶1 至 4∶1，吸入气氧浓度可加至 100%。另外可调整体位和使用高频通气。如气管插管保留 1 周左右应考虑做气管切开。可给予解除支气管痉挛和祛痰药物，如沙丁胺醇（舒喘灵）、硫酸特布他林（博利康尼）解痉，乙酰半胱氨酸、盐酸氨溴索（沐舒坦）等药物祛痰。

（2）严格控制入量，维持血容量和血红蛋白在正常水平，以保证氧的供给。使用白蛋白，维持较高的胶体渗透压，减少肺泡的渗出。

（3）使用镇静和肌松剂，吸入前列腺素、激素可改善血压、肺的氧合和辅助呼吸时间。

（4）纠正酸碱失衡、心律失常。

（5）其他支持治疗：使用肠道外营养。

（6）内科治疗方法效果无改善，可使用 ECMO 治疗。

六、肺动脉高压

心脏手术后肺动脉高压很常见，主要原因为患者术前有严重肺动脉高压，如风湿性心脏病二尖瓣狭窄、二尖瓣替换术后；先天性心脏病房间隔或室间隔缺损患者年龄偏大，术前肺动脉高压严重，心内左向右分流量大或继发肺血管病变较重术后肺动脉高压没能明显下降，术后仍可能存在肺动脉高压；另外某些肺内血流减少的病变，如法洛四联症、肺动脉闭锁由于肺血管发育不好，术后全肺阻力高；术中肺大面积不张、胸腔积液肺受压、肺血管损伤等因素可引起肺动脉高压，如处理不当，可导致低心排血量综合征，甚至发生肺动脉高压危象，危及生命。

术后早期要予以持续充分镇静，有的患者可能需要持续镇静 72 h，呼吸机辅助呼吸，保持呼吸道通畅。吸入 NO，维持血氧分压>80 mmHg、CO_2 分压在 35 mmHg 左右，直接经肺动脉置管测压或用漂浮导管测压，连续监测肺动脉压力的变化。静脉给予米力农、肾上腺素和少量多巴胺等正性肌力药物，同时静脉加用前列腺素、硝酸甘油等药物，扩张肺动脉，降低肺动脉压力。还可以选择西地那非、波生坦、万艾可等药物治疗。维护好心功能，加强强心利尿。通过 CVP、血压、心率的变化和超声心动图的检查，密切观察心功能和肺动脉高压的发展趋势。若经积极治疗病情无好转或发生肺动脉高压危象，可考虑应用 ECMO 技术支持治疗。

七、消化系统并发症

心脏手术后消化系统并发症并不常见，发生率占心外科手术的3%～5.5%，但病死率很高，可达30%。胃肠道应激性溃疡、出血是较常见的并发症，发生率占心脏手术的3%。其他消化系统并发症为肝脏损伤[10]、胰腺炎、急性胆囊炎、肠缺血、肠梗阻等。

导致消化系统并发症的原因很多，体外循环非搏动性血流、应激性和炎症反应，使用肾上腺素类药物，在围手术期心排血量低、低血压引起内脏血流灌注不足和缺氧，肠道菌群紊乱、药物反应等是大多数胃肠道溃疡、出血等并发症的主要原因，医源性损伤如胸、腹腔穿刺也可伤及肝脏和肠道。

患者年龄超过70岁、体重超重，急诊或再次手术，手术时间长，手术后发生低心排血量综合征等各种手术并发症，使用抗凝药物和IABP为危险因素。

由于心脏手术后，患者可能用呼吸机辅助呼吸，使用镇静药，胃肠道并发症的症状和体征可能被掩盖，腹胀、腹痛等症状可能被忽略，要及时发现和明确诊断。如果保守治疗不能缓解，通过腔镜或手术治疗可以取得很好的效果，挽救患者的生命。

因为没有特异性症状，腹腔动脉、肠系膜上动脉非栓塞性肠缺血容易误诊，病死率较高，可达70%～100%。患者表现为代谢性酸中毒，乳酸和磷酸盐增高，并伴有麻痹性肠梗阻和血白细胞增高，应对怀疑诊断本病的患者开腹探查，50%的患者可以得到救治，否则患者出现症状时间超过12 h很难存活。

主动脉夹层也可以发生类似并发症，腹腔动脉和肠系膜动脉开口被动脉内膜组织或动脉硬化斑块堵塞后，可引起肠缺血、坏死，常需要外科手术或植入血管内支架，达到恢复动脉血流、治疗肠缺血的目的。

八、神经系统并发症

中枢神经系统损伤是心脏手术后较常见的并发症，可以显著地增加手术死亡率和住院时间及医疗费用。术中、术后或晚期都可以发生，但多发生在术后48 h内，发生率0.8%～5.2%。严重的脑损伤预后不好，可致手术死亡率明显升高至20%～40%，5年生存率47%。常见于主动脉、冠状动脉搭桥、瓣膜等各种心脏手术[11]。

心脏手术后中枢神经系统并发症的主要原因为动脉血管栓塞和脑组织血液灌注不足所导致的缺血、缺氧。

在手术过程中，手术操作使血管壁动脉硬化斑块脱落可致颅内动脉栓塞。主动脉插管、阻断，动脉瘤手术，冠状动脉搭桥近端手术吻合等都可以发生。体外循环下动脉导管未闭手术时，升主动脉进气，各种心脏手术心腔内排气不彻底，手术时瓣膜或心肌组织碎屑脱落，都可发生脑血管栓塞。术后患者房颤、瓣膜置换手术抗凝不够也可能发生栓塞。

另外一个重要的原因为术中血压不平稳，忽高忽低，或低血压、平均压低于50 mmHg，或心搏骤停，持续时间10 min以上可以导致脑缺血缺氧损害。血压过高可出现脑出血、硬膜外血肿。

体外循环过程中低温、血液稀释，各种微栓如脂肪颗粒、气栓等所致脑缺血、缺氧，也是常见的原因。患者手术前有糖尿病、高血压、动脉硬化、颈动脉狭窄、心房颤动、陈旧性脑梗病史，女性、年龄70岁以上、再次手术为高危因素。

临床表现轻者可以有谵妄等轻微症状或无症状，也可以表现为偏瘫或肢体瘫痪，如病变影响大脑皮质可出现癫痫发作，重者可至昏迷、死亡。临床表现与脑组织损伤的程度、部位，导致脑缺血的动脉管径大小、严重程度和有无其他疾病有关。

　　病理可见整个脑组织多发性、弥漫性缺血缺氧改变，小血管栓塞，脑内可见点状或局灶性出血，也可见硬膜下血肿、硬膜外出血，也可以为局部脑组织空泡变性、脑坏死、软化。

　　心脏手术后神经系统并发症可分为缺血缺氧性脑病（encephalopathy）、脑卒中（stroke），ICU 精神失常（psychosis），周围神经损伤包括危重病性多发性周围神经病（critical illness polyneuropathy）。

（一）缺血缺氧性脑病

　　心脏手术后缺血缺氧性脑病多为广泛脑损伤，很多因素如术中低血压，大出血，体外循环血液过度稀释，静脉引流不畅、CVP 明显升高，气栓，人工肺氧合功能差等均可引起。

　　患者表现为术后逾期不醒、昏迷，脑水肿、四肢肌肉松弛，对外界刺激无反应，对光和角膜反射存在，瞳孔变大，咳嗽反射可以存在。在恢复的过程中会出现抽搐和躁动等症状。轻者术后 2～3 天可以完全清醒而无任何后遗症，重者可持续昏迷 1 周以上或致死，恢复后可遗留后遗症，也可为植物状态。

　　CT 检查可无特异性征象或显示脑内广泛的低密度影。治疗应在维持循环稳定的前提下，脱水利尿降低颅内压，同时对症治疗。患者躁动可经静脉给予芬太尼、巴比妥类镇静药物，也可以使用保护脑细胞的药物。注意加强营养，预防感染、压疮等继发病变，多数患者在 1 周左右可以清醒，恢复正常。

（二）脑卒中

　　心脏手术后由于栓塞、缺血、缺氧导致的脑组织局灶性或整体性损害，出现缺血性坏死或软化即为脑卒中[12-14]。脑卒中可分为脑出血或脑梗死两种类型，可为暂时性或永久性的脑损害，发生率 2%～10%。冠状动脉搭桥手术后发生率 1.4%～3.8%，体外与非体外搭桥手术脑卒中发生率没有明显区别。脑梗死占全部脑卒中的 80%。脑梗死面积可小于 1.5 cm 为腔隙性梗死，也可以为中等或大面积的脑梗死。脑出血的发生率较脑梗死发生率低，病情轻重取决于出血的部位、出血量的多少和诊治是否得当、及时。超声心动图有可能发现血栓来源，临床诊断主要靠 CT 和 MRI 检查。

　　（1）CT 检查：患者发生脑梗死 2 h 后，CT 扫描就可以发现脑梗死灶的位置、形状及大小，准确率 66.5%～89.2%。但在发生脑梗死的 6 h 内，只能见到边界不清的稍低密度病灶，在 24 h 后才能显示边界较清的低密度灶。较大的脑梗死灶可使脑室受压、变形及中线结构移位。如梗死灶小于 8 mm，或发生在脑干和小脑处、脑皮质表层和后颅凹梗死，CT 检查可能不易显现。应在短期内复查，以免延误治疗。增强 CT 扫描能够提高病变的诊断率。出血性梗死 CT 表现为大片低密度区内有不规则斑片状高密度区，与脑血肿不同。CT 显示早期脑出血的准确率 100%，可以有助于鉴别脑出血性梗死的诊断。

　　（2）MRI 检查：MRI 可发现缺血 1 h 内的脑损害，6 h 后的脑梗死几乎都能被诊断。对脑部缺血损害的敏感性优于 CT。也可发现脑出血的部位和范围及周围脑组织的情况，但在心脏手术后早期检查不方便。

　　治疗原则：在维护心肺功能稳定和改善的前提下，尽快改善脑缺血区的供血，促进神经细胞功能恢复，治疗和预防与栓塞相关的并发症。如为出血则应及时止血，必要时开颅手术止血，清理病灶并开窗减压。

　　术后脑卒中多以内科治疗为主，脑出血和脑血栓治疗截然不同，脑出血需要降血压，降低颅内压和使用止血药物，必要时手术治疗。而缺血性脑卒中主要用于以下几项措施治疗。

　　1. 脑水肿的治疗　争取上半身抬高 30°，用甘露醇利尿和短效的巴比妥，激素已不推荐使用，可以考虑外科开颅减压。

　　（1）甘露醇：甘露醇是最常用的有效的脱水剂之一。成人常用量：1～2 g/kg 体重，一般用 20% 溶液 250 mL 静脉滴注，剂量可减小至 0.5 g/kg。严密观察肾功能。

　　（2）10% 甘果糖（甘油果糖）：可通过高渗脱水而发生作用，甘油还可进入脑代谢过程，降低颅内压和眼压，消除脑水肿，改善脑代谢。静脉滴注，成人一般一次250～500 mL，一日1～2次，每500 mL需滴注1～1.5 h。根据年龄，症状可适当增减。

（3）利尿剂：静脉输入呋塞米、利尿酸钠等药物。

2. 急性期溶栓治疗 血栓形成和栓塞是脑梗死发病的基础，溶栓治疗可使脑组织在出现坏死之前恢复正常的血流，减轻神经细胞及其功能的损害，心脏手术后因担心出血，临床上不常用。脑梗死发生在6 h内要首选溶栓治疗，可通过药物（如阿替普酶、替奈普酶）静脉注射，让药物直接接触血栓，将其溶解，这种方法的治疗获益具有时效性，发病3 h内的患者效果较好。后期用药主要以阿司匹林等抗血小板聚集的药物，以及阿托伐他汀等降血脂药物为主。可选择重组组织型纤溶酶原激活剂（rtPA）或尿激酶经静脉溶栓。常用尿激酶（UK）：阿替普酶（重组组织型纤溶酶原激活物），不推荐用链激酶（SK）静脉溶栓，因易引起出血。也可在DSA直视下进行介入动脉溶栓治疗，使用尿激酶动脉溶栓合用小剂量肝素静脉滴注，后续用肝素等抗凝剂防止新的血栓发生。

3. 用支架取栓 如果无法确定栓子成分，可选择机械取栓方法治疗。目前常用支架取栓，将一条直径0.3 mm左右的导丝从患者股动脉穿入体内，送到血栓部位后，将拧成麻花状的取栓支架释放，形成圆柱形网状结构支架，与血管壁贴合，嵌入血栓，再慢慢拉出支架和栓子。后期抗凝用华法林为主。

4. 其他治疗

（1）脑保护药物：可通过降低脑代谢治疗因缺血所致细胞毒性机制以减轻脑损伤。包括使用氧自由基清除剂（过氧化物歧化酶、巴比妥盐、维生素E和维生素C、21-氨基类固醇等），以及阿片受体阻断药纳洛酮、钙通道阻断药、兴奋性氨基酸受体阻断药和镁离子等。

（2）抗凝治疗：根据患者情况可选择阿司匹林/氯吡格雷、肝素、华法林等。应监测凝血时间和凝血酶原时间，预防出血。

（3）降纤治疗：通过降解血中纤维蛋白原、增强纤溶系统活性以抑制血栓形成。可选择的药物包括巴曲酶（Batroxobin）、去纤酶、安克洛酶（Ancrod）、蚓激酶等。

（4）并发症治疗：根据患者具体情况选择抗感染、控制癫痫发作及预防深静脉血栓形成药物。

（三）ICU患者精神异常（psychosis）

心脏手术后ICU的患者由于术前恐惧手术，思想压力大，麻醉和体外循环的影响，术后可能发生焦虑、偏执、幻觉、躁动、定向力失常、认知障碍，甚至对医护人员进行暴力行为。很多因素与此有关，如缺氧、出汗、脱水、体温高，低心排血量综合征和药物等。高龄患者易出现谵妄，轻度谵妄可不必处理，个别患者可给予奋乃静治疗，严重的可用异丙酚镇静。

（四）危重病性多发性周围神经病

这种并发症少见，病变主要累及运动神经轴突，影响患者呼吸肌的运动，需要人工辅助呼吸，常反复气管插管[15]。病死率可达30%，50%在半年至一年之内可以恢复。此病多发生于败血症和多发性创伤后，和全身性炎症综合征、多器官衰竭有关，无法预防和对症治疗。

（五）其他原因所致周围神经系统损伤

周围神经损害，比如主动脉手术可致脊髓缺血导致下肢截瘫，动脉导管手术可致喉返神经损伤等。四肢神经的损伤主要是机械性压迫所致，只要在手术中予以足够重视，为患者摆体位时注意预防，这些手术并发症基本可以避免。

（吴清玉）

参 考 文 献

［1］ MAHLE W T, MATTHEWS E, KANTER K R. Inflammatory response after neonatal cardiac surgery and its relationship to clinical outcomes [J]. Ann Thorac Surg, 2014, 97 (3): 950-956.

［2］ AILAWADI G, CHANG H L, O'GARA P T, et al. Pneumonia after cardiac surgery: experience of the National Institutes of Health/Canadian Institutes of Health Research Cardiothoracic Surgical Trials Network [J]. J Thorac Cardiovasc Surg, 2017, 153 (6): 1384-1391.

［3］ NG C S H, WAN S, YIM A P C, et al. Pulmonary dysfunction after cardiac surgery [J]. Chest, 2002, 121 (4): 1269-1277.

［4］ MISHRA J, DENT C, TARABISHI R, et al. Neutrophil gelatinase-associated lipocalin (NGAL) as a biomarker for acute renal injury after cardiac surgery [J]. Lancet, 2005, 365 (9466): 1231-1238.

［5］ VIVES M, HERNANDEZ A, PARRAMON F, et al. Acute kidney injury after cardiac surgery: prevalence, impact and management challenges [J]. Int J Nephrol Renovasc Dis, 2019, 12 (1): 153-166.

［6］ SAKORAFAS G H, TSIOTOS G G. Intra-abdominal complications after cardiac surgery [J]. Eur J Surg, 1999, 165 (9): 820-827.

［7］ ALLEN S J. Gastrointestinal complications and cardiac surgery [J]. J Extra Corpor Technol, 2014, 46 (2): 142-149.

［8］ ENGELMAN D T, BEN A W, WILLIAMS J B, et al. Guidelines for perioperative care in cardiac surgery: enhanced recovery after surgery society recommendations [J]. JAMA Surg, 2019, 154 (8): 755-766.

［9］ LOMIVOROTOV V V, EFREMOV S M, KIROV M Y, et al. Low-cardiac-output-syndrome after cardiac surgery [J]. J Cardiothora Vasc Anesth, 2017, 31 (2): 291-308.

［10］ CHACON M M, SCHULTE T E. Liver dysfunction in cardiac surgery-what causes it and is there anything we can do? [J]. J Cardiothorac Vasc Anesth, 2018, 32 (4): 1719-1721.

［11］ HOGUE C W J R, MURPHY S F, SCHECHTMAN K B, et al. Risk factors for early or delayed stroke after cardiac surgery [J]. Circulation, 1999, 100 (6): 642-647.

［12］ GAUDINO M, RAHOUMA M, MAURO M D, et al. Early versus delayed stroke after cardiac surgery: a systematic review and meta-analysis [J]. J Am Heart Assoc, 2019, 8 (13): e012447.

［13］ GOTTESMAN M F, MCKHANN G M, HOGUE C W. Neurological complications of cardiac surgery [J]. Semin Neurol, 2008, 28 (5): 703-715.

［14］ SALAZAR J D, WITYK R J, GREGA M A, et al. Stroke after cardiac surgery: short-and long-term outcomes [J]. Ann Thorac Surg, 2001, 72 (4): 1195-1201.

［15］ CALLAGHAN B C, PRICE R S, FELDMAN E L. Distal symmetric polyneuropathy: a review [J]. JAMA, 2015, 314 (20): 2172-2181.

第15章
心脏手术后常用的医疗技术

心脏术后患者的病理生理过程有一定的特征性，低温、体外循环、凝血干预等可导致器官和组织不同程度损伤，甚至发生手术并发症。有些并发症需要在ICU及时诊断，尽快处理，常用的几项操作技术很重要。

第1节 胸腔穿刺与引流

心脏术后各种原因可致胸腔积液、积气，如不及时处理会危及患者生命，特别是对婴幼儿构成的危险更大。患者术后右心功能不全、体静脉系统压力增高的，常出现组织水肿及胸腹腔渗出，伴蛋白丢失，Fontan术后患者胸腔积液尤其常见。对于此类患者处理重点在于降低肺循环阻力，强化利尿，胸、腹腔及时穿刺和引流必不可少。

一、胸腔穿刺

胸腔积液量大小可由X线胸片、超声和叩诊浊音的变化来确定。需要监测患者心率、血压等生命体征，避免患者发生严重胸膜反应。

穿刺技术步骤：

（1）安置患者于合适体位，常规取直立坐位，上身略前倾；卧床患者取仰卧高坡位；穿刺点依据患者积液范围而定，必要时可用超声辅助。

（2）常规消毒、铺巾，于穿刺点局部浸润麻醉，后沿肋骨上缘逐层回抽至抽出液体。

（3）选择合适大小套管针，沿上述路径进针，回抽出液体后将套管送入胸膜腔，退出金属针芯。

（4）套管连接三通及注射器，缓慢抽吸积液。

（5）注意穿刺点定位准确，在穿刺过程中避免进气和刺伤肝脏、肺和在无积液的位置上穿刺。

二、胸腔闭式引流

对于胸腔积液、积气量大，对血流动力学造成影响，或者可能持续积液和并发张力性气胸的患者，应采用胸腔闭式引流。操作步骤如下：

（1）安置患者于合适体位，常规取半卧位，血流动力学不稳定者，取平卧位，积液引流一般选腋中线第6～7肋间进针，气胸引流选锁骨中线第2～3肋间。

（2）常规消毒铺巾，于引流处局部皮下注射浸润麻醉剂，注射器针头沿肋骨上缘逐层回抽浸润麻醉，至抽出液体，于此处做一约1 cm大小切口。

（3）沿切口垂直用血管钳向深部钝性分离肋间肌，最后突破壁胸膜进入胸腔。

（4）将引流管以钳子夹闭，送入胸腔，引流气体时管口置于第二肋间的胸壁下方，将引流管固定后连接水封瓶。引流液体时管口冲向后肋膈角，置入适宜深度后，以丝线缝合固定，连接引流瓶。

胸膜腔大量积液，开放引流时应缓慢。引流液体首次勿超过 1 000 mL，防止复张性肺水肿的发生。

第 2 节　气 管 切 开

心脏术后患者可因全身炎症反应或发生肺损伤，机械通气是重要且有效的治疗手段。对于 ICU 长期气管插管患者应行气管切开术。气管切开术指在患者的气管前壁切开置入气管套管以辅助呼吸。气管切开可以使上呼吸道生理无效腔减少最多 150 mL 或 50%。与经口插管相比，有利于减少患者在呼吸时的做功，在降低气道阻力的同时提高肺泡的通气量。

气管切开后使用气管套管通气，可以使空气直接进入气管和肺内，而不通过鼻腔、咽和咽喉，更有利于分泌物的排出。患者更容易耐受，可以经口进食，加强营养支持，从而有利于患者恢复。

气管切开的方式包括三种：开放性气管切开术、经皮气管切开术、环甲膜气管切开术。经皮气管切开应用 Seldinger 技术，直接切开皮肤由导丝引导置入气切套管，具有创伤小、出血少，手术切口美观、可床旁操作、术后不会造成气管软化、并发症少等优点。

需要注意的是，对于紧急的呼吸道梗阻应使用外科环甲膜气管切开，以避免浪费抢救时间。对于儿童，过于肥胖、术后抗凝治疗的患者，不易识别气管解剖标志，或气管部位存在感染，经皮气管切开应谨慎决定。在操作的过程中还要注意不能用暴力，避免气管插管穿出气管外或伤及周围组织。

经皮气管切开主要使用专用的牛角形气切套装，操作步骤如下：

（1）根据患者年龄体重选择合适型号的气管套管。

（2）患者面朝上平卧，颈肩部下方垫高，使头后仰呈过伸位。

（3）确认解剖标志和穿刺点，调整气管插管气囊位置到声带上方，选用 2～3 软骨环之间为穿刺点，穿刺点局麻，切一个 1.5～2.0 cm 的横切口。

（4）针头和套管经选定点穿刺入内，接好注射器（预装水），朝下肢方向插入。回推针头，直至可轻松回抽空气，注射器内可见气泡。移除针头，将套管留于原处。

（5）缓慢向前移动导丝固定器，插入套管。沿固定器向前送入导丝，直至第一条标记到达皮肤水平。确认导丝可自由运动。撤出针头套管，将导丝留于原处。

（6）沿导丝置入初步扩张器。扩张软组织。当感觉到气管壁的阻力时，轻微扭转并前推扩张器，使其穿透气管前壁。确认导丝和扩张器可自由移动后，移除扩张器并将导丝留于原处。

（7）沿导丝置入引导管。置入引导管时，不可超出安全停止线。

（8）握住扩张器手柄末端，将其浸入盐水或消毒液中。沿导丝和引导管置入单步扩张器，直至其远端末端接近引导管的安全停止线。引导管的近端标志仅在扩张器手柄位置可见。

（9）稳住导丝及引导管，确保其位置不变。置入扩张器并部分抽出，重复这一过程，每次均向前推入扩张器，直到气管扩张至略超出气切套管通过的大小。

（10）移出牛角形扩张器，沿导丝导入已经插好置管器的气切套管，拔出置管器，留气切套管于原位，固定。

第 3 节　二 次 开 胸

心脏外科术后延迟关胸或出血需要二次开胸，心脏手术后出血的原因很多，可分为内科和外科两大类。经过长时间体外循环手术，术后纵隔出血往往与凝血功能异常有关（内科性出血）。凝血异常纠正后，仍有活动性出血点需要开胸探查止血（外科性出血）。持续出血、输血会加重凝血功能异常。故心外科术后出血应积极探寻出血原因并对应处理。一般情况下，关胸时患者的"干湿"程度利于外科及监护室医师对出血原因做出初步判断。如果关胸时患者创面较为干燥，转入ICU后突然大量纵隔出血往往提示外科性出血；反之若关胸时患者凝血功能不佳，则优先调整患者凝血功能。纵隔出血2～4 mL/（kg·h）的可严密观察，一般处理如下：保持胸腔纵隔引流管通畅；保温，避免低体温造成的凝血功能减低；监测ACT，追加鱼精蛋白；控制血压；适度镇静；增加PEEP；及时补充钙离子、凝血因子及血制品，必要时给予止血药物（CABG慎重）。经过常规处理后，引流仍未减少，或短期大量出血大于4 mL/（kg·h），有造成心脏压塞的可能，是ICU内施行急诊开胸探查的指征。

当出现下列表现时，应考虑心脏压塞：①原来存在的大量出血突然减少或终止；②随呼吸变化的低血压，脉压差变窄，尿量减少，乳酸升高；③中心静脉压升高（积液-压力均衡变化，血块-压力局限性增高）；④胸片提示纵隔增宽、心影扩大；⑤心电图改变，包括电压降低、代偿性心动过速、心律失常，最终可导致电机械分离。心脏压塞多为临床诊断。如果患者血流动力学稳定，应行超声心动图以鉴别低心排和心脏压塞，典型的压塞超声表现为右心房右心室舒张期塌陷，一旦确诊应尽快送入手术室开胸探查。如果患者出现显著血流动力学波动或突然发生心搏骤停，则无须浪费时间鉴别，须床旁急诊开胸以解除压塞，挽救患者生命。

手术技术方面：心脏外科ICU都必须备有急诊开胸包，ICU医师都必须掌握急诊二次开胸技术。须注意急诊开胸过程中，应快速通过中心静脉补充血容量，具体手术步骤如下：①去除敷料；②将消毒液倾倒于皮肤上，对于心搏骤停的患者，开胸的同时垫一块无菌纱垫继续胸外按压；于切口周围铺4块无菌巾，当消毒后，可立即经原切口切开；③用手术刀直接切开皮肤，剪断原缝线直达胸骨；④钢丝剪直接剪断、去除胸骨钢丝；⑤放置撑开器，显露心脏；⑥清除纵隔及心包内的积液、血块，充分暴露，对于心搏骤停患者打开胸骨后即刻实施胸内按压和进行复苏处理；⑦寻找活动性出血点，控制主要及次要出血，严密止血；若无明确出血点，创面广泛渗血，温盐水反复冲洗，积极调整凝血功能，必要时纱布压迫止血；⑧温盐水及抗生素冲洗伤口，留置引流管，关胸。

第4节　肾脏替代治疗

体外循环术后急性肾功能不全发生率约15%。除CPB过程中炎症因子造成的肾损伤外，ICU中肾功能不全多为肾前性：低血压、血流动力学剧烈波动、严格限制入量、白蛋白过度补充等，都可能造成肾损伤。对于循环和内环境相对稳定的肾功能不全，应积极纠正损伤原因（提高肾脏灌注压、增加入量等），可采取保守方法治疗和观察。对于肾衰竭的患者应及早采取肾脏替代治疗。

心脏术后ICU常用的肾脏替代治疗主要包括腹膜透析、持续静脉-静脉血液滤过（continuous veno-venous hemofiltration，CVVH）和间断血液透析（hemodialysis，HD）。腹膜透析对于肾功能损伤并不严重、炎性介质清除不十分必要的小儿患者效果较好，成年患者最常见的肾脏替代疗法，即间断血液透析以及持续静脉-静脉血液滤过。具体肾脏替代治疗的方式取决于临床指征（滤水？滤溶质？）以及血流动力学是否稳定。研究表明，CVVH和HD对肾功能的恢复和病死率有着近乎相同的结果。

一、腹膜透析

腹膜作为半透膜，只能进行水、电解质及部分代谢产物的交换，对于炎性介质的清除功能近乎为零。目前腹膜透析置管操作包括传统外科置管术和Seldinger穿刺置管技术。相较传统外科置管技术，Seldinger穿刺置管技术创伤小、出血少、手术切口美观、感染机会小，透析效果与传统外科置管相当，是 ICU 内腹膜透析的首选。

（一）外科置管技术

（1）患儿平卧，可全麻或局部浸润麻醉。

（2）脐下 2 cm 切开皮肤至腹直肌后鞘切开后暴露腹膜，利用血管钳夹起腹膜，再同血管钳夹保持 0.5 cm 荷包缝合，于荷包缝合中央位置将腹膜切开。

（3）置入 Tenckhoff 管，荷包缝合打结。

（4）建立皮下隧道，皮下隧道出口选择近水平线 1/3 弧形区域的位置，穿出 Tenckhoff 管，缝合固定。

（二）Seldinger 穿刺置管技术

（1）患儿平卧，选择脐与右髂前上棘连线中内 1/3 处为穿刺点，利多卡因局部浸润麻醉。

（2）对于床旁彩超明确腹腔有积液的患儿，穿刺点向耻骨联合方向进针，先在皮下潜行 1 cm 左右后斜行向下进入腹膜腔。

（3）对于不存在腹腔积液的患儿，可参考腹腔镜 Trocka 置入方式穿刺。

（4）调整穿刺针方向，向膀胱直肠凹处送入导引钢丝，将中心静脉导管沿导引钢丝插入腹腔，尽量使其末端达膀胱直肠凹陷处。

（5）导管用专用的固定装置妥善固定于腹壁，并用透明敷料贴覆盖伤口。

二、持续静脉-静脉血液滤过（CVVH）

CVVH 具有迅速清除血液中的水、电解质、各种炎性介质及含氮代谢产物的功能。其应用的最重要的指征是容量超负荷、高钾血症和代谢性酸中毒。

CVVH 需要抗凝及专用设备，其中包括血泵、压力监测装置、空气探测-关闭控制装置和交换滤芯，肝素通过这个管路的流入部分注入，以维持透析装置的抗凝。CVVH 操作只需要一个三腔深静脉置管即可操作，一般泵血速率保持在 250 mL/min，超滤速率保持在预设值 167 mL/min 或 1 L/h。通常日超量为 24 L。使用置换液注入系统入口或者静脉腔，置换液可为 0.9% 氯化钠溶液 1 L＋10% 葡萄糖酸钙溶液 10 mL 或 0.45% 氯化钠溶液 1 L＋50 mmol/50 mL 8.4% 碳酸氢钠溶液。

三、间断性血液透析（HD）

近来研究表明，在患者肾功能不全的症状，以及肌酐水平逐步进展之前，早期的"预防性"透析能够显著改善患者预后。术前有中度肾功能不全（血浆肌酐＞20～25 mg/L）的患者应进行"预防性"透析。透析时机的选择显著影响患者的预后，需要外科及 ICU 医师仔细评估。

HD 对循环影响较大，其指征为血流动力学稳定的高钾血症、酸碱平衡紊乱及液体超负荷，是肾脏替代治疗方式中最有效去除溶质（肌酐、尿素、炎性因子）及纠正严重酸碱平衡紊乱的措施，结合超滤可短期内降低体内液体负荷。

短期或预防性 HD 使用单根双腔管置于颈内静脉或锁骨下静脉，股静脉途径可能发生肢体远端静脉栓塞，但可用于短期透析。永久性的透析可进行造瘘。如患者肾功能已不可能恢复而需要进行造瘘，应尽可能保护好一侧的上肢血管。间断性 HD 持续 3～4 h，过程中注意容量控制，避免血流动力学波动，如在短时间透除大量液体，往往会发生低血容量或交感神经抑制，此时需要补充胶体、输血或应用血管活性药（α受体激动剂）。

（张晓雅）

心搏骤停（cardiac arrest，CA）表现为心脏泵血功能和机械活动突然停止，造成全身血液循环中断、呼吸停止和意识丧失，患者无脉搏，无自主呼吸或濒死叹息样呼吸，如不能得到及时有效救治，常致患者即刻死亡，即心脏性猝死（sudden cardiac death，SCD）。CA本质上是一种临床综合征，是多种疾病的终末表现，也可以是某些疾病的首发症状，常常是心源性猝死的直接因素。CA发作突然，10 s即可出现意识丧失，如在4 min黄金时段内及时救治，32%可获存活，4 min以后再进行心肺复苏（cardiopulmonary resuscitation，CPR），只有17%能救活（表16-0-1）。

表16-0-1　心搏骤停时间与临床表现之间的关系[1]

心搏骤停时间	临床表现	心搏骤停时间	临床表现
3 s	黑矇	45 s	瞳孔散大
5～10 s	晕厥	1～2 min	瞳孔固定
15 s	阿斯综合征或抽搐	4～5 min	大脑细胞不可逆损伤

根据《中国心血管病2018》数据，我国心血管疾病患者已达2.9亿，心血管疾病已成为我国居民死亡原因的首位，并仍然呈逐年增长的趋势。近年来，我国CA的发生率也明显增加，约为41.84/10万（0.04%），每年约有54.4万人发生CA，发病率已接近发达国家水平，并成为青壮年人群的主要杀手，但整体抢救水平远低于发达国家和地区，CA患者神经功能良好的出院生存率仅为1%左右。而作为抢救CA这一直接威胁人们生命急症的主要手段——CPR就成了能使临危患者"起死回生"的最重要的方法。

CPR是一系列提高CA后生存机会的救命措施，指对CA的患者给予循环和呼吸支持，主要包括基础生命支持（basic life support，BLS）和高级心血管生命支持（advanced cardiovascular life support，ACLS）。

1956年，萨法尔（Peter Safar）与伊拉姆（James Elam）发明了口对口人工呼吸并提出了用封闭式胸腔心脏按压进行复苏的技术，1966年首个CPR操作指南由美国心脏病协会（AHA）发布。从2000年开始AHA主导的国际复苏联合会（International Liaison Committee on Resuscitation，ILCOR）召集全球专家每隔5年制定CPR与心血管急救（emergency cardiovascular care，ECC）指南，因其更重视循证医学证据并避免利益冲突，使其具有权威性和代表性。CPR流程力求操作简单有效，使CPR质量不断得到提高，极大地推动了全球CPR的培训和普及。然而，目前CPR仍是一个世界性难题，研究表明院外CA的生存率为6.0%～8.5%，临床医师在CPR的诸多方面仍面临较多挑战和困惑。

我国为发展中国家，医疗资源有限且分布不均，要从根本上提高我国CA患者的整体抢救成功率，必须构建具有中国特色的科学和高效的CA综合防治体系。这一防治体系贯穿CA前预防、CA抢救的CPR全程直至CA复苏后处理的完整过程[2]。强调CA前期要以"预"字为纲，预防、预识、预警的"三预"方针（心肌缺血的预防、高危心电图预识、血流动力学预警），变被动抢救为主动防控；CA中期突出抢救中以"化"字为主，标准化、多元化、个体化的"三化"方法（高质量的CPR标准化技能、腹部提压心肺复苏多元化技术、特殊人群CPR个体化技艺），使CPR科学技术与临床实践紧密结合，准确把握 CA 患者和 CPR 技术共性标准和个性特点，辨证施救与科学复苏；CA 后期则以"生"字为重，复生、超生、延生的"三生"方略（低温调控复生方案、呼吸支持超生方策、移植伦理延生方要），主要为体温的控制、呼吸支持、并发症的预防和促进全身功能的恢复。

第 1 节　心脏性猝死的原因

1）冠心病：在发达国家，冠心病及相关并发症是心脏性猝死（SCD）的主要原因，约占 80% 以上；在发展中国家，冠心病引起的 SCD 比率也在逐年增加。在冠心病患者中至少有 20%～25% 的患者以 SCD 为其首发症状。在缺血性心脏病患者中，左心室射血分数（LVEF）<30% 是 SCD 的独立预报因子，但其特异性相对较低。心律失常的危险性与 LVEF 降低相似，在对心肌梗死存活者长期随访中发现，室性期前收缩特别是频发的、多形性及反复发生者，预示 SCD 的危险性明显增加，而且心梗后出现室性期前收缩与左心室功能异常两者间往往有相互协同作用。

2）非粥样硬化性冠脉异常：并不是 SCD 的常见原因，但某些特殊的异常仍明显增加了 SCD 危险性。非粥样硬化性冠脉异常通常包括先天性的异常、冠状动脉栓塞、冠状动脉炎、冠状动脉机械性异常。

（1）先天性冠脉异常病变：左冠状动脉异常起源于肺动脉相对常见，如未行手术治疗，这类患者在幼年即有较高的病死率；左冠状动脉异常起源于右冠窦或无冠窦，特别是异常的动脉通过主动脉与肺动脉根部者，SCD 的危险性增加；右冠状动脉异常起源于左冠窦的危险性较低。

（2）冠状动脉栓塞：好发于主动脉内膜炎。栓塞常常是由于病变本身的栓子或人工心脏瓣膜上形成的血栓脱落所致，栓子也可源于左心室的附壁血栓或因手术以及心导管检查。常常表现为心肌缺血或心肌梗死，而 SCD 实际是栓塞所引起的心肌缺血的结果。

（3）多发性结节性动脉炎：该病及相关血管炎综合征可引起 SCD，可能是由于冠状动脉炎所致。

（4）冠状动脉机械性阻塞也可引起 SCD，如马方综合征合并冠状动脉夹层形成。

（5）冠状动脉痉挛：不论是否伴有冠脉粥样硬化，均可引起严重的心律失常和 SCD。

3）瓣膜性心脏病：是引发 SCD 的第二大因素。主动脉瓣狭窄是 SCD 最常见的非冠状动脉性原因之一。SCD 还是瓣膜置换术后第二个最常见的死亡方式。一般情况下，术后 3 周病死率最高，术后 8 个月趋于稳定。SCD 常与室性心律失常及血栓栓塞有关。

4）与 SCD 有关的先天性心脏病中，最常见的为先天性主动脉瓣狭窄及艾森曼格综合征。外科治疗的先心病，特别是法洛四联症、大动脉转位及房室共同通道等，晚期并发症主要是致死性的心律失常。

5）心室肥厚：特别是左心室肥厚，也是 SCD 一个常见的独立危险因子，并可能是致死性心律失常发生的病理学基础。如原发性高血压、瓣膜性心脏病、梗阻性或非梗阻性肥厚型心肌病、原发性肺动脉高压伴有右心室肥厚，以及继发于先天性心脏病引起的右心室负荷过重等。

6）电生理异常：房室结和希氏束、浦肯野纤维的后天性病变，以及异常房室传导通路的存在是两类特殊传导系统的结构异常，均与 SCD 相关。

7）其他原因：有极少数没有明显的心脏结构和功能的异常，SCD 可能与特发性室颤有关。这种情况常发生在年轻健康人群中，而且有睡眠中发生的倾向。近年来抗心律失常药物的致心律失常作用也引起了广泛关注。药物过量、肺栓塞、严重哮喘、酒精中毒、突然异物窒息等诸多因素，这些情况在及时去除诱因后效果非常好。而生命限制性疾病：如晚期肿瘤、严重感染晚期、器官衰竭等，对于 SCD 的意义不大。

与心脏直视手术相关的 CA：包括术后的电解质紊乱、缺氧、低容量、低血压、低体温、心脏压塞、气胸、胸腔积液、药物应用不当或过量、搭桥术后的血管堵塞等。多发在术后 24 h 以内，较早发现并及时纠正，往往有较好的复苏效果。这些诱因大多可逆，这也是心血管术后 CA 复苏的特殊性。

第2节 心肺复苏——基本生命支持（BLS）

高质量的CPR对于CA的救治至关重要。CPR是形成暂时的人工循环与人工呼吸，以期达到心脏自主循环恢复（return of spontaneous circulation，ROSC）、自主呼吸和自主意识的挽救生命技术。因此，大力提升临床急救的施救能力，切实实施高质量的CPR，也就成为了CA抢救成功的关键和根本保证。已经证实，大部分CA发生在院外，部分患者CA发作前会有先兆，及早识别CA发作，发作时第一反应者及时实施CPR，获得自动体外除颤仪器（automated external defibrillator，AED）及时除颤，当地有高效、专业的急诊医疗服务体系（emergency medial service system，EMSS）是决定患者存活的关键。

BLS（basic life support）是CA后挽救生命的基础，指专业或非专业人员对CA患者进行的徒手实施CPR。BLS的基本内容包括识别CA、呼叫急救系统、尽早开始CPR（胸外按压、开放气道、人工通气）、迅速使用除颤器/AED除颤。2010年AHA指南对于成人、儿童和婴儿（不包括新生儿）强调先进行胸外按压（C），再行保持气道通畅（A）和人工呼吸（B）的操作，即CPR的程序是C-A-B。但如果明确是由于窒息而造成CA，应进行传统CPR程序即A-B-C。成人、儿童和婴儿高质量CPR要点总结见表16-2-1。

表16-2-1 高质量CPR的要点总结[3]

内容	成人和青少年	儿童	婴儿
现场安全	确保现场对施救者和患者均是安全的		
识别心搏骤停	检查患者有无反应 无呼吸或进食喘息（即呼吸不正常） 不能在10 s内明确感觉到脉搏（10 s内可同时检查呼吸和脉搏）		
启动应急反应系统	如果您是独自一人且没有手机，则离开患者，启动应急反应系统并取得AED，然后开始CPR，或者请其他人去，自己则立即开始CPR，取得AED后尽快使用	有人目击的猝倒，参照成人和青少年流程 无人目击的猝倒，给予2 min的CPR，离开患儿去启动应急反应系统并获取AED；回到该患儿身边继续CPR；取得AED后尽快使用	
没有高级气道的通气与按压比例	一名或2名施救者	一名施救者30∶2 2名以上施救者15∶2	
有高级气道的通气与按压比例	以100～120次/min的速率持续按压，每6秒给予1次通气（每分钟10次通气）		
按压速率	100～120次/min		
按压深度	至少2 in（5 cm），不超过2.4 in（6 cm）	至少为胸廓前后径的1/3，大约2 in（5 cm）	至少为胸廓前后径的1/3，大约1.5 in（4 cm）
手的位置	双手放在胸骨的下半部	双手或一只手（对于很小的儿童可用）放在胸骨的下半部	一名施救者，将两根手指放在婴儿胸部中央，乳线正下方；两名或以上施救者，将双手拇指环绕放在婴儿胸部中央，乳线正下方
胸廓回弹	每次按压后使胸廓充分回弹；不可在每次按压后倚靠在患者胸上		
尽量减少中断	中断时间限制在10 s以内		

注：婴儿指1岁以下，儿童指大于1岁至青春期，青春期以女性乳房发育和男性腋毛的出现为标准。

一、成人生存链

成功的CPR需要一整套协调的措施，各个环节紧密衔接，即组成5环生存链。生存链每个环节的成功依赖于前面环节的效果。2015年AHA指南已把生存链分为院内CA（inside hospital cardiac arrest，IHCA）生存链与院外CA（out of hospital cardiac arrest，OHCA）生存链（图16-2-1）。作为CPR成功的关键，生存链包括5个环节：

1. OHCA生存链　①早期识别和启动应急反应系统；②即时高质量CPR：强调有效胸外按压；③快速除颤：AED；④基础及高级急救医疗服务：入院前分诊和转诊；⑤早开始有效的高级生命支持和CA的后续综合治疗：多学科合作，直到出院和康复。

2. IHCA生存链　①心电监测和CA的预防；②早期识别和启动应急反应系统；③即时高质量CPR：强调有效胸外按压；④快速除颤：AED；⑤早开始有效的高级生命支持和CA的后续综合治疗：多学科合作，直到出院和康复。

落实"生存链"各环节的质量决定了CPR实施的质量和最终效果。有研究报道了优化后的"生存链"可将OHCA患者的存活率从6.0%～8.5%提高到16.0%～19.0%，"生存链"中的5个环节相互依赖，其中任一环节削弱均可影响患者预后及最终存活率。

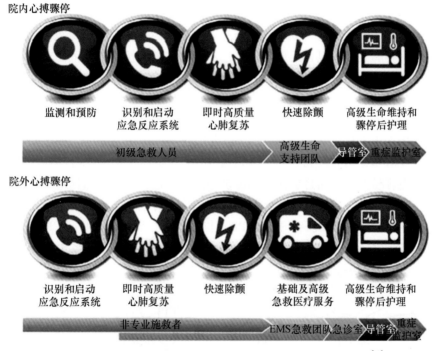

图 16-2-1　**2015年院内心搏骤停生存链与院外心搏骤停生存链**[4]

二、成人CPR标准

1. 判断患者意识　只要发病地点不存在危险并适合，应就地抢救。急救人员在患者身旁快速判断有无损伤和反应。可轻拍或摇动患者，并大声呼叫"您怎么了"。如果患者有头颈部创伤或怀疑有颈部损伤，要避免造成脊髓损伤，对患者不适当地搬动可能造成截瘫。

2. 判断患者呼吸和脉搏（非医务人员只判断呼吸即可）　患者心脏停搏后会出现呼吸减慢、停止，甚至出现濒死叹气样呼吸或也称为喘息，而部分CA的原因正是呼吸停止或窒息。因此，一旦患者呼吸异常（停止、过缓或喘息），即可认定出现CA，应该立即予以CPR。通常，我们通过直接观察胸廓的起伏来确定患者的呼吸状况；也可以通过患者鼻、口部有无气流或在光滑表面产生雾气等方法来参考判断。对于经过培训的医务人员，建议判断呼吸的同时应该判断患者的循环征象。循环征象包括颈动脉搏动和患者任何发声、肢体活动等。检查颈动脉搏动时，患者头后仰，急救人员找到甲状软骨，沿甲状软骨0.5～1.0 cm处，气管与胸锁乳突肌间沟内即可触及颈动脉，同时判断呼吸、脉搏的时间限定在5～10 s[5]。

3. 启动EMSS 对于第一反应者来说，如发现患者无反应、无意识及无呼吸，只有1人在现场，对成人要先拨打当地急救电话，启动EMSS，目的是求救于专业急救人员，并快速携带AED到现场。现场有其他人在场时，第一反应者应该指定现场某人拨打急救电话，获取AED，自己马上开始实施CPR。EMSS是贯穿OHCA患者抢救全程的关键，是整个生存链串联、稳固的核心。

4. 实施高质量的CPR 胸外按压技术标准[5]：CPR时为保证组织器官的血流灌注，必须实施有效的胸外按压。有效的胸外按压必须快速、有力。按压频率100～120次/min，按压深度成人不少于5 cm，但不超过6 cm，每次按压后胸廓完全回复，按压与放松比大致相等。尽量避免胸外按压中断，按压分数（即胸外按压时间占整个CPR时间的比例）应≥60%。在建立人工气道前，成人单人CPR或双人CPR，按压/通气比都为30:2，建立高级气道（如气管插管）以后，按压与通气可能不同步，通气频率为10次/min。

胸外按压实施标准：如图16-2-2所示，患者应仰卧平躺于硬质平面，按压者跪位于其旁侧。若胸外按压在床上进行，应在患者背部垫以硬板。按压部位在胸骨下半段，按压点位于双乳头连线中点。用一只手掌根部置于按压部位，另一手掌根部叠放其上，双手指紧扣，以手掌根部为着力点进行按压。身体稍前倾，使肩、肘、腕位于同一轴线上，与患者身体平面垂直。用上身重力按压，按压与放松时间相同。每次按压后胸廓完全回复，但放松时手掌不离开胸壁。按压暂停间隙施救者不可双手倚靠患者。仅胸外按压的CPR是指如果旁观者未经过CPR培训，则应进行单纯胸外按压CPR，即仅为突然倒下的成人患者进行胸外按压并强调在胸部中央用力快速按压，或者按照急救调度的指示操作。施救者应继续实施单纯胸外按压CPR，直至AED到达且可供使用，或者急救人员或其他相关施救者已接管患者。所有经过培训的非专业施救者应至少为CA患者进行胸外按压。另外，如果经过培训的非专业施救者有能力进行人工呼吸，应按照按压：人工呼吸为30:2进行。单纯胸外按压（仅按压）CPR对于未经培训的施救者更容易实施，而且更便于调度员通过电话进行指导。按压应力图恢复到复苏前的动脉血压水平，在ICU的患者，如果有创动脉监测存在，均以有创动脉压作为心脏按压效果的标准。另外，对于心脏病因导致的CA，单纯胸外按压CPR或同时进行按压和人工呼吸CPR的存活率相近。

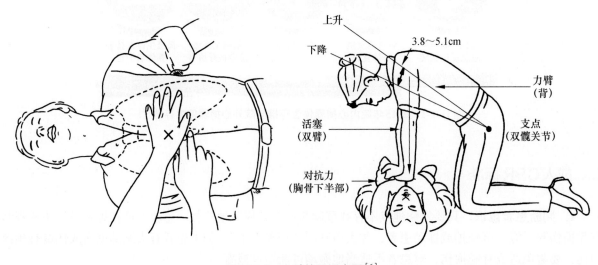

图16-2-2　心脏按压示意图[6]

实施标准CPR过程中30%～80%并发肋骨或胸骨骨折，骨软骨交界分离导致肺、胸膜及心脏损伤，尤其是术后早期的心脏直接挫伤、破裂，搭桥患者的血管桥损伤等，是常见的并发症。避免或减少并发症的唯一方法就是尽快采取有效的方法恢复心脏自主搏动，恢复血流动力学，停止心脏按压。

开胸心脏按压CPR是一种特殊的CPR方法，早在20世纪60年代就已经开始，可以为脑和心脏提供接近正常的血流灌注。该方法多在胸部外伤、心脏压塞、心胸外科手术等特殊的条件下才使用。研究表明，CA早期，经短期体外CPR无效后，直接心脏挤压可提高患者的存活率；急诊开胸心脏挤压是有创的，可能会导致部分患者死亡，因此进行这一操作需要有经验的抢救团队，并能在事后给予最佳护理。故不提倡常规实施开胸直接心脏按压的CPR，仅可用于某些特殊情况，也不应作为复苏后期的最后补救措施。目前CA开胸的指征包括胸部穿透伤引起的CA，体温过低、肺栓塞或心脏压塞，胸廓畸形、体外CPR无效，穿透性腹部损伤、病情恶化并发CA。

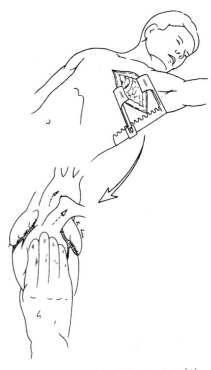

开胸术后心脏按压，大部分都能达到较好的血流动力学效果，恢复到较正常的血压（多有创动脉压监测），与胸外按压比较，收缩压在两组差别不大，但开胸组舒张压、中心静脉压明显低，因此冠状动脉的灌注和心肌血流，及脑血流量明显增加，复苏效果显然明显提高。个别病例复苏时间超过30～40 min仍有复苏成功的，可能与胸骨正中切开后，直接的按压效果好有关，另外也与当时ICU迅速有效的呼吸机支持，以及随后的开胸、除颤、药物、监护甚至体外循环支持等综合治疗有关。

心脏外科手术、胸部创伤手术后，可立即沿原手术路径进入。对无手术的患者，常规推荐左侧第5肋间切口进入，如图16-2-3所

图16-2-3　开胸心脏按压示意图[6]

示。用一只手按压心脏，另一只手压住胸主动脉，以增加冠状动脉的血流，或用两只手按压。

短期胸外按压（3～5 min）效果不佳，如果条件允许应立即行开胸按压，尤其对于在医院、ICU的术后患者，效果明显提高，而且绝大部分术后CA的患者，或多或少地有一些可逆性的因素存在，及时开胸按压能够最大限度地发挥院内抢救优势，并及时提高对如心脏压塞、高钾、低温、低容量等诱因的发现和清除。在部分CABG的患者，没有原因的术后CA，多半与搭桥血管阻塞有关（可能这时心电图、心肌酶表现不明显），开胸则能尽早发现问题。

开胸按压并发症包括右心室穿孔、出血、肺撕裂、膈神经损伤、食管及主动脉的损伤、心脏撕裂、心包感染，感染率约5%。与胸外按压造成的诸如搭桥血管的损伤、心脏挫伤、出血、骨折等相比，由于它是在直接观察下按压，效果肯定，其总体损伤可能较小。

5. 人工通气　开放气道：如果患者无反应，急救人员应判断患者有无呼吸或是否异常呼吸，先使患者取复苏体位（仰卧位），即先行30次心脏按压，再开放气道。如无颈部创伤，可以采用仰头抬颏或托颌法，开放气道，对非专业人员因托颌法难于学习，故不推荐采用，专业急救人员对怀疑有颈椎脊髓损伤的患者，应避免头颈部的延伸，可使用托颌法。

仰头抬颏法：完成仰头动作应把一只手放在患者前额，用手掌把额头用力向后推，使头部向后仰，另一只手的手指放在下颏骨处，向上抬颏，使牙关紧闭，下颏向上抬动，勿用力压迫下颌部软组织，以免可能造成气道梗阻，也不要用拇指抬下颏。气道开放后有利于患者自主呼吸，也便于CPR时进行口对口人工呼吸。如果患者假牙松动，应取下，以防其脱落阻塞气道。

托颌法：把手放置患者头部两侧，肘部支撑在患者躺的平面上，托紧下颌角，用力向上托下颌，如患者紧闭双唇，可用拇指把口唇分开。如果需要行口对口人工呼吸，则将下颌持续上托，用面颊贴紧患者的鼻孔。此法效果肯定，但费力，有一定技术难度。对于怀疑有头、颈部创伤患者，此法更安全，不会因颈部活动而加重损伤。

人工通气：采用人工呼吸时，每次通气必须使患者的肺脏膨胀充分，可见胸廓上抬即可，切忌过度通气。在建立高级气道后，实施连续通气的频率统一为1次/6 s（10次/min）。但应该强调，在人工

通气时应该使用个人保护装置（如面膜、带单向阀的通气面罩、球囊面罩等）对施救者实施保护。

口对口呼吸：口对口呼吸是一种快捷有效的通气方法，呼出气体中的氧气足以满足患者需求。人工呼吸时，要确保气道通畅，捏住患者的鼻孔，防止漏气，急救者用口把患者的口完全罩住，呈密封状，缓慢吹气，每次吹气应持续 1 s 以上，确保通气时可见胸廓起伏。口对口呼吸常会导致患者胃胀气，并可能出现严重合并症，如胃内容物反流导致误吸或吸入性肺炎、胃内压升高后膈肌上抬而限制肺的运动。所以应缓慢吹气，不可过快或过度用力，减少吹气量及气道压峰值水平，有助于降低食管内压，减少胃胀气的发生。对大多数未建立人工气道的成人，推荐 500～600 mL 潮气量，既可降低胃胀气危险，又可提供足够的氧合。

球囊-面罩通气：使用球囊面罩可提供正压通气，但未建立人工气道容易导致胃膨胀，需要送气时间长，潮气量控制在可见胸廓起伏。但急救中挤压球囊难保不漏气，因此，单人复苏时易出现通气不足，双人复苏时效果较好。双人操作时，一人压紧面罩，一人挤压球囊通气。如果气道开放不漏气，挤压 1 L 成人球囊 1/2～2/3 量或 2 L 成人球囊 1/3 量可获得满意的潮气量。如果仅单人提供呼吸支持，急救者位于患者头顶。如果没有颈部损伤，可使患者头后仰或枕部垫毛巾或枕头，使之处于嗅闻位，便于打开气道，一手压住面罩，一手挤压球囊，并观察通气是否充分，双人球囊-面罩通气效果更好。

6. 儿童和婴儿 CPR（BLS）标准　界定儿童的年龄在 1 周岁至青春期，婴儿则指出生后至年满 1 周岁。不同于成人患者，儿童和婴儿患者出现 CA 多由于各种意外和非心脏原因（特别是窒息）。因此，注重预防是儿童和婴儿 CPR 的首要原则。在 CPR 实施过程中，相对于成年人，对儿童和婴儿的复苏应该更加重视人工通气的重要性，不建议对儿童实施单纯胸外按压的复苏策略。此外，对年轻患者，包括儿童和婴儿，应该延长 CPR 的时间，不轻易终止 CPR。儿童 CPR 标准的操作流程与成人大致相同，主要的差别是胸外按压的深度，儿童应控制在 5 cm 左右，在实施双人儿童 CPR 时，按压：通气比例应该为 15：2（成人为 30：2）。高质量 CPR 的标准与成人相同[7-8]。为婴儿实施 CPR 时，判断患儿意识采用拍打足底的方法，胸外按压时采用二指垂直按压（单人）或双拇指环抱法（双人），按压深度约为 4 cm，按压/通气比与儿童一致[9]。

7. 电除颤　大多数成人突发非创伤性 CA 的原因是心室颤动（ventricular fibrillation，VF），电除颤是救治 VF 最为有效的方法。研究证实，对于 VF 患者每延迟 1 min 除颤，抢救成功率降低 7%～10%，因此早期电除颤是 CA 患者复苏成功的关键之一。心律分析证实为 VF/pVT（无脉性室速）应立即行电除颤，之后做 5 组 CPR，再检查心律，必要时再次除颤。单相波除颤器首次电击能量选择 360 J，双相波除颤器首次电击能量一般为 120 J 或 150 J。对心室静止（心电图示呈直线）与肺动脉内膜剥脱术（PEA）患者不可电除颤，而应立即实施 CPR。AED 能够自动识别可除颤心律，适用于各种类型的施救者使用。如果施救者目睹发生 OHCA 且现场有 AED，施救者应从胸外按压开始 CPR，并尽快使用 AED。在能够使用现场 AED 或除颤器治疗 CA 的医院和其他机构，医务人员应立即先进行 CPR，并且尽快使用准备好的 AED/除颤器。如果 OHCA 的反应者不是院前急救人员，则急救人员可以先开始 CPR，同时使用 AED 或通过心电图检查节律并准备进行除颤。在上述情况下，可以考虑进行 2 min 的 CPR，然后再尝试除颤。如果有 2 名或 3 名施救者在现场，应进行 CPR，同时拿到除颤器。对 IHCA，没有足够的证据支持或反对在除颤之前进行 CPR。但对于有心电监护的患者，从 VF 到给予电击的时间不应超过 3 min，并且应在等待除颤器就绪时进行 CPR，电除颤的作用是终止 VF 而非起搏心脏，因此，在完成除颤后应该马上恢复实施胸外按压直至 2 min 后确定 ROSC 或患者有明显的循环恢复征象（如咳嗽、讲话、肢体明显的自主运动等）。

第 3 节　心肺复苏——高级生命支持（ACLS）

ACLS（advanced cardiovascular life support）指由专业人员应用器械和药物对呼吸、心搏骤停患者进行抢救，包括建立静脉通道、呼吸机机械通气、纠正心律失常及药物治疗。其基本环节包括：①气管插管：机械通气、评估氧合作用，对于不能通过球囊-面罩实施满意通气的昏迷患者和气道保护性反射消失的昏迷或心搏骤停患者，是紧急气管插管的适应证；②心律失常的处理：开放静脉、心电监测、药物复苏及电复律。

一、二氧化碳波形图（$PETCO_2$）的检测

1. PET CO$_2$变化的临床意义　①推荐PETCO$_2$（partial pressure of end-tidal carbon dioxide）的定量检测，以确认和监测气管插管的位置及监测CPR的质量；②当气管插管患者的PETCO$_2$<10 mmHg时，预示心排血量不足。若经过20 min心肺复苏后，呼气末二氧化碳（PETCO$_2$）仍然较低，未达10 mmHg以上的插管患者复苏的可能性很低；③CPR期间监测PETCO$_2$的变化趋势，也可以对按压的深度和速率做出适应性调整，便于发现按压者是否已经疲劳；④CPR期间PETCO$_2$突然而持续升高，是自主循环恢复的指标。

2. PETCO$_2$假阴性的原因　假阴性见于插管位于气管内，但没有检测到CO$_2$，可见于：①肺栓塞；②检测仪被胃内容物或酸性药物污染（如气管内使用肾上腺素）堵塞；③严重呼吸梗阻的患者，如哮喘持续状态或肺水肿。

二、气管插管和机械通气

1. 气管插管方法　插管前要用面罩-气囊吹气2～3 min，100%纯氧，插管时由助手按压环状软骨有助暴露声带，又可防止胃内容物反流，宜在30 s内插入，如需要再次插管。应用面罩-气囊吹起30 s，一般插入深度为19～23 cm。

2. 确定插管位置

（1）用气囊吹气：在上腹部听诊及观察胸廓运动。如上腹部听到气过水声，无胸廓运动，此为插入食管；如上腹部无气过水声，吹气时胸廓抬举，双侧胸前及腋中线有呼吸音，再次听上腹部无气过水声后，可确定插入气管内；如仍有疑问，可用喉镜证实。

（2）PETCO$_2$的检测：气管插管后，建议连续监测呼出气CO$_2$曲线，以监测和确定气管插管的位置。

3. 机械通气　通气开始可先用100%纯氧，潮气量6～7 mL/kg，呼吸频率1次/6 s（10次/min）。监测血氧饱和度或做血气检查。

三、心律失常的处理

1. 开放静脉　开始BLS后，尽快建立静脉通道，同时考虑应用药物抢救。药物抢救的给药途径包括经外周静脉、骨髓腔、中心静脉和气管。应首先建立外周静脉如肘前静脉或颈外静脉，它快速、安全，不影响复苏过程。但药物须经1～2 min即可达到中心循环，故通过外周静脉给药时，必须将药物迅速推入静脉，再用20 mL液体冲击，并抬高肢体10～20 s。已经建立中心静脉通道者应马上应用，颈内静脉或经锁骨上的锁骨下静脉穿刺，对复苏的妨碍最小。如果不能够立即建立静脉通道，又需要立即给药，可通过气管插管给药，药物用盐水或注射用水稀释到10 mL，总量增加到2～2.5倍。注射用水比生理盐水对药物的溶解更好，且对PaO$_2$影响小。给药后应迅速给予几次送气，以利于药物送到达肺的远端吸收。

2. 心电监测　引发CA常见的心律失常类型包括心室颤动（VF）、无脉性室性心动过速（pulseless ventricular tachycardia，pVT）、心室停顿以及无脉性电活动（pulseless electrical activity，PEA），后者并称

为电-机械分离。因此，早期的准确判定对成功复苏有重要意义。

成年人VF或pVT引起的CA发生率较高。2015年来自7个亚洲国家的数据显示，成年人院外CA（OHCA）VF/pVT 发生率为4.1%～19.8%，欧洲国家为4.4%～50.0%（平均为22.2%），美国为21.3%。院内CA（IHCA）VF/pVT 统计资料相对较少，在意大利为18.9%，英国为16.9%，美国为19.5%。电除颤难复律性VF/pVT 指在一次电除颤后仍然存在或复发的VF/pVT。成人CPR患者出现除颤难治性 VF/pVT 时往往提示预后不佳，是ACLS中影响CPR成功率和CA患者预后的主要因素之一。抗心律失常药物本身不能从药理学上逆转VF/pVT，但其可辅助提高电除颤成功率并减少心律失常的复发风险[10]。一些抗心律失常药物已经被证实可增加自主循环恢复（ROSC）比例，但没有一种被证实可增加长期生存率。针对CPR期间如何使用抗心律失常药物，以及在电除颤时药物的选择及使用时机这方面的困惑，2018 年AHA指南重点更新了成人CA及儿童CA后ACLS期间的抢救流程图及心肺复苏质量框（图16-3-1及图16-3-2）。

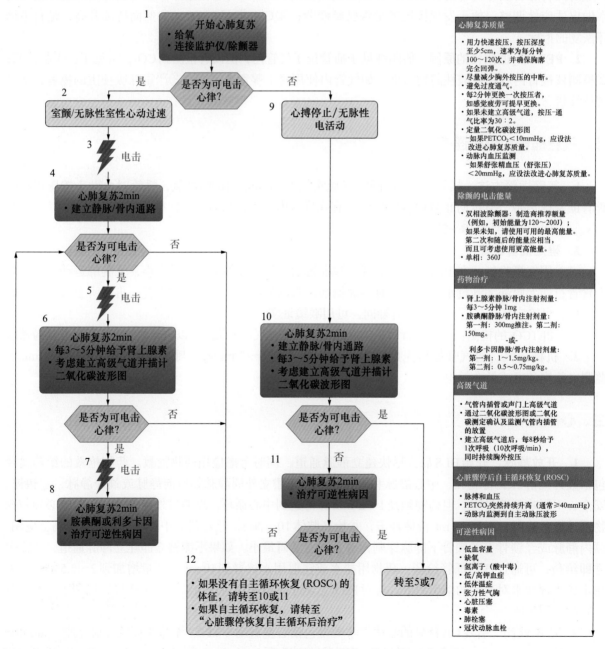

图16-3-1　成人ACLS心搏骤停流程图（2018新版）[11]

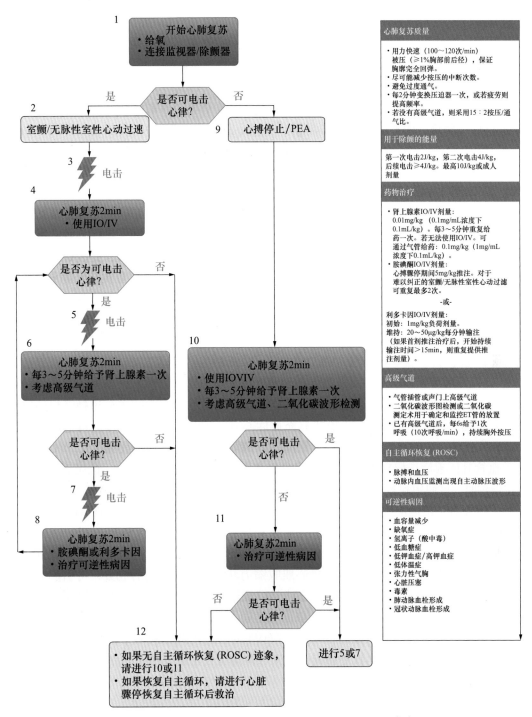

图16-3-2 儿童ACLS心搏骤停流程图（2018新版）[12]

第4节 心肺复苏常用药物

CA期间药物治疗的主要目的是促进自主心律的恢复和维持。药物应用可提高自主循环恢复（ROSC）率，并增加将患者送至医院进一步抢救的机会和比例，但不能改善脑功能恢复良好的长期存活率。迄今为止，未能证实任何药物应用与CA患者生存预后有关。CPR时，用药应考虑在其他方法之后，如急救人员应首先开展BLS、电除颤和适当的气道管理，而非先应用药物。

一、肾上腺素

肾上腺素作为血管收缩药已有100年的历史，作为CPR基本用药也已有40多年的历史。主要药理作用有增强心肌收缩力、增加冠脉及脑血流量、增加心肌自律性和使VF易被电复律等。目前，肾上腺素仍被认为是复苏的一线选择用药，可用于电击无效的VF、pVT、心脏静止或肺动脉内膜剥脱术（PEA）患者。

肾上腺素用法：1 mg静脉推注，每3～5分钟重复1次。每次从周围静脉给药后应该使用20 mL生理盐水冲管，以保证药物能够到达心脏。常规CPR不推荐心内注射，因心内注射可增加发生冠脉损伤、心脏压塞和气胸的危险，同时也会延误胸外按压和肺通气开始的时间，因此，仅在开胸或其他给药方法失败或困难时才考虑应用。肾上腺素主要作用为激动α-肾上腺素受体，提高CPR期间的冠状动脉和脑灌注压。在ACLS期间，在至少2 min CPR和1次电除颤后，每3～5分钟应经静脉或骨髓腔注射一次1 mg肾上腺素。递增肾上腺素剂量的方法不能提高患者存活率。

与肾上腺素相比，其他备选的血管活性药（去甲肾上腺素、苯肾上腺素）并不能提高存活率。

二、胺碘酮

胺碘酮属Ⅲ类抗心律失常药物。目前胺碘酮仍是治疗各种心律失常的主流选择，更适宜于严重心功能不全患者的治疗，如射血分数<0.40或有充血性心衰征象时，胺碘酮应作为首选的抗心律失常药物。因为在相同条件下，胺碘酮作用更强，且比其他药物致心律失常的可能性更小。当CPR、二次电除颤以及给予血管升压素后，如VF/pVT仍持续时，应考虑给予抗心律失常药物，优先选用胺碘酮静脉注射；若无胺碘酮时，可使用利多卡因75 mg静注。胺碘酮用法：CA患者如为VF/pVT，初始剂量为300 mg溶入20 mL的5%葡萄糖液内快速推注，3～5 min后再推注150 mg，维持剂量为1 mg/min持续静脉滴注6 h，后18 h为0.5 mg/min，总量不超过2.0～2.2 g。非CA患者，先静推负荷量150 mg（3～5 mg/kg），10 min内注入，后按1.0～1.5 mg/min持续静滴6 h。对反复或顽固性VF/pVT患者，必要时应增加剂量再快速推注150 mg。胺碘酮的临床药物中含有负性心肌收缩力和扩血管的作用的成分，可引起低血压和心动过缓。这常与给药的量和速度有关，预防的方法是减慢给药速度，尤其是对心功能明显障碍或心脏明显扩大者，更要注意注射速度，监测血压。

2000～2015年指南一直推荐胺碘酮为治疗VF/pVT的首选用药，利多卡因虽然仍在使用，但选择排在胺碘酮之后；而2018年指南再次更新时推荐对于除颤无反应的VF/pVT的CA患者，胺碘酮或利多卡因均可选择[11]。

三、利多卡因

利多卡因仅作为无胺碘酮时的替代药物。初始剂量为1.0～1.5 mg/kg静推。如VF/pVT持续，可给予额外剂量0.50～0.75 mg/kg，5～10 min 1次，最大剂量为3 mg/kg。过量的利多卡因会导致定向力障碍、听力障碍、感觉异常、肌肉痉挛、癫痫发作。

四、硫酸镁

硫酸镁仅用于尖端扭转型VT和伴有低镁血症的VF/VT以及其他心律失常两种情况。用法：对于尖端扭转型VT，紧急情况下可用硫酸镁1～2 g稀释后静注，5～20 min注射完毕；或1～2 g加入50～100 mL液体中静滴。必须注意，硫酸镁快速给药有可能导致严重低血压和CA。它的不良反应有潮红、心动过缓，注射过快会导致低血压、高镁血症，还会导致瘫痪无力、CA。

五、碳酸氢钠

目前关于在CA和复苏时酸碱失衡的病理生理学解释是，低血流条件下组织中产生的CO_2发生弥散障碍。所以在CA时，足量的肺泡通气和组织血流的恢复是控制酸碱平衡的基础，这就要求首先要进行胸外心脏按压，然后迅速恢复ROSC。目前的研究尚无肯定的认识，血液低pH值会影响除颤成功率，影响ROSC或短期的存活率。交感神经的反应性也不会因为组织酸中毒而受影响。只有在一定的情况下，应用碳酸氢盐才有效，如患者原有代谢性酸中毒、高钾血症或三环类或苯巴比妥类药物过量。此外，对于CA时间较长的患者，应用碳酸氢盐治疗可能有益，但只有在除颤、胸外心脏按压、气管插管、机械通气和血管收缩药治疗无效时方可考虑应用该药。应根据患者的临床状态应用碳酸氢盐，使用时以1 mmol/kg作为起始量，在持续CPR过程中每15分钟给予1/2量，最好根据血气分析结果调整补碱量，防止产生碱中毒。

六、钙

在复苏过程中，钙剂不应常规应用，即使在复苏过程中离子钙水平可能是低的。钙能使心脏产生正性肌力作用，当然也有潜在的冠状动脉和脑血管收缩作用。预先存在低钙血症、高钾、钙阻滞剂过量，可以给予钙剂。除此之外，目前研究显示在CA的复苏中，没有发现给予钙剂带来的益处。

第5节　ECMO 辅助心肺复苏

各种原因导致的CA对救治的时效性要求高，总体预后不佳。传统心肺复苏（CCPR）是CA治疗的基本手段。但CCPR时心排血量仅为CA前心排血量的25%～40%，仅能够为心脏和脑分别提供CA前血流灌注的10%～30%和30%～40%，通过CPR治疗的CA患者仅有47%能够恢复自主循环（ROSC），出院存活率仅为8%～10.9%。因此，如何进一步提高CA患者的出院生存率和神经功能转归，是全球心肺复苏领域临床和科研的热点。

体外心肺复苏（extracorporeal cardiopulmonary resuscitation，ECPR）指在潜在的、可逆病因能够祛除的前提下，对已使用CCPR不能恢复自主心律或反复心搏骤停而不能维持自主心律的患者，快速实施静动脉体外膜氧合（venoarterial extracorporeal membrane oxygenation，VA-ECMO）提供暂时的循环及氧合支持的技术。与CCPR相比，ECPR治疗的CA患者ROSC可达到95%，出院生存率为27.6%～50%，出院患者的神经功能恢复良好的比例是仅接受CCPR患者的2～4倍。

体外膜氧合（ECMO）又称体外生命支持，作为一种可经皮置入的机械循环辅助技术，具有置入方便、不受地点限制、可同时提供双心室联合呼吸辅助和价格相对低廉等优点，近年来开始应用于常规生命支持无效的各种急性循环和（或）呼吸衰竭。随着ECMO用于循环和（或）呼吸辅助临床经验的积累以及生物医学工程技术的进步，更加便携、性能更加稳定的ECMO设备进入临床，越来越多的危重症患者从中获益。据国际体外生命支持组织（ELSO）统计，截至2017年7月，世界范围内共计16 561例成人循环衰竭患者接受了ECMO辅助治疗。近年来我国ECMO治疗例数增加迅猛，根据中国生物医学工程学会体外循环分会统计数据，2016年全国ECMO例数达到1 234例。尽管ECMO技术已相对成熟，但对于ECMO辅助时机选择、适应证以及辅助期间患者管理等相关问题，不同ECMO中心存在一定差异，影响了ECMO辅助效果的判定。

一、ECMO工作原理及对血流动力学的影响

ECMO技术引流患者静脉血至体外，经过氧合和二氧化碳排出后回输患者体内，承担气体交换和（或）部分血液循环功能。根据血液回输的途径不同，ECMO技术主要有静脉到静脉（venovenous ECMO，VV-ECMO）和静脉到动脉（venous-arterial ECMO，VA-ECMO）两种形式，前者仅具有呼吸辅助作用，而后者同时具有循环和呼吸辅助作用[13]。

VA-ECMO根据插管部位不同，分为中心插管和外周插管两种形式。成人循环辅助最常选用股静脉-股动脉插管方式。股静脉-股动脉ECMO辅助时，ECMO辅助能够引流大部分回心血量，降低右心室前负荷，进而降低左心室前负荷，但存在增加左心室后负荷和心肌氧耗的风险。少部分患者需要行左心减压措施，促进左心功能恢复，预防左心室内血栓形成和肺水肿加重。

二、ECPR的病理生理机制

很多因素都可以影响CA患者的结局。影响CA预后的因素包括合并症、初始心律是否为可电击心律、胸外按压开始的时间及质量。如果出现可电击心律，电除颤的时机也是影响预后的重要因素。ECPR有能力改善上述因素的影响，但目前缺乏数据来证明ECPR的直接影响。

ECPR上机后，能够替代心脏的泵血功能以及肺的气体交换功能，有效恢复微循环，为缺血缺氧的组织器官提供相对充足的血供及氧气，减轻酸中毒及脏器损伤，促进代谢产物的清除，因此能够减轻其他脏器功能的损伤。此外，ECPR还能够增加主动脉及冠状动脉血流，心肌灌注增加能够提高电除颤成功率，心肌缺氧改善后可降低不可电击心律的发生率，有助于保持心肌活力。针对复苏患者在复苏后4～7 h发生的心功能不全，使用ECMO能够促进心脏恢复收缩及舒张功能，避免CA反复发生。体外循环允许在心肺复苏阶段快速实施目标温度管理，极大地降低了再灌注时的高体温影响，降低脑组织氧耗，同时增加脑组织局部氧供，迅速恢复有氧代谢，减轻脑水肿，保护血脑屏障功能，促进大脑功能恢复。

三、ECPR的适应证及禁忌证

2015年AHA心肺复苏指南建议，能够快速实施ECPR的医疗机构可以为存在可逆原因的CA患者实施ECPR，但该指南并未明确ECPR的适应证。不同医疗机构实施ECPR的入选标准也不尽相同，但目前认同度较高的ECPR的适应证包括[14]：①年龄18～75周岁；②CA发生时有目击者，并有旁观者进行CCPR，从患者CA到开始持续不间断高质量CCPR时间间隔不超过15 min；③导致CA的病因为心源性、肺栓塞、严重低温、药物中毒、外伤、急性呼吸窘迫综合征等可逆病因；④CCPR进行20 min无ROSC、血流动力学不稳定或出现ROSC但自主心律不能维持；⑤CA患者作为器官捐献的供体或即将接受心脏移植。

高龄CA患者使用ECPR后出院率低于年轻患者，但高于经CCPR治疗的患者，因此不能单纯因高龄排除患者实施ECPR。由于ROSC的比例随着CCPR时间的延长而降低，一半以上ROSC发生在CA后10～15 min以内，20 min以后ROSC发生的概率极低。CPR超过20 min，即使ROSC，随后严重的心肌缺血-再灌注损伤引发的多器官功能衰竭也会导致患者死亡。CCPR支持超过20 min无ROSC，或CA反复发生无持续ROSC时，及时进行ECMO支持非常重要。实施ECPR的理想目标时间是在CCPR实施后20 min内，最迟不能超过60 min。如果CA患者通过传统措施恢复ROSC的可能性较低，则需要

在10 min内开始并在15 min内完成临床决策，以求在允许时间窗内完成ECPR。院外CA后实施ECPR流程如图16-5-1所示。对于院内CA患者，常规CPR抢救持续10 min仍未能恢复有效自主循环，且无ECMO辅助禁忌证时，可立刻启动ECPR抢救流程。ECPR建立前胸部按压60～90 min的患者存活且无神经功能受损的情况已有报道，表明ECPR建立前积极的CCPR能够提供脑部血供，心脏按压时间大于30～60 min已经不是开始ECPR的禁忌证。

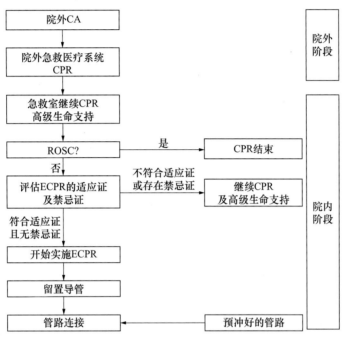

图16-5-1 院外CA后ECPR实施流程[14]

无论CA患者的初始心律为VF、pVT、心脏停搏或无脉性电活动（PEA），对患者实施ECPR后，4种初始心律的患者间出院生存率差异无统计学意义。如果衰竭的器官是心脏或肺，且有可能在短期内接受器官移植，可适当放宽ECPR入选标准。

如果患者存在如下情况，不建议选择ECPR治疗。ECPR的禁忌证包括：①CA前意识状态严重受损；②多脏器功能障碍；③创伤性出血无法控制，消化道大出血，活动性颅内出血；④有明确的拒绝心肺复苏的意愿；⑤左心室血栓；⑥严重的主动脉瓣关闭不全。

相对禁忌证包括：①主动脉夹层伴心包积液；②严重的周围动脉疾病；③严重脓毒症；④心搏骤停时间已超过60 min。

目前有报道严重脓毒症患者使用ECPR后存活的病例，但临床试验结果显示严重脓毒症患者使用ECPR效果不佳。另外，目前仍然没有相关前瞻性随机对照研究来证实ECPR的安全性和有效性，不同中心患者出院存活率差异较大（14.5%～34.9%），其原因主要与以下因素有关：患者的选择、有效的常规CPR、高效而安全的ECPR以及CA出现到开始有效ECMO辅助的间隔时间等。

四、ECPR的建立

成人循环衰竭接受ECMO辅助时，需结合患者病情和ECMO中心临床经验等，采取合适的ECMO辅助形式和置管方式。置管有外科切开和经皮穿刺两种方式。可选择一侧股部置管，也可两侧同时置管。紧急（如ECPR）状态下经皮置管时，尽量在超声引导下进行，确保穿刺针和导丝在内径较大的血管腔内，并鉴别动静脉，有利于减少插管并发症，才能继续下一步操作，如果短时间内无法成功应采取外科切开。无论采取哪种置管方式，送入导丝时无阻力方可继续，切忌暴力。经皮穿刺置管时，应有心血管外科医师处于待命状态。

股动脉插管时，应选择条件较好的一侧。如双侧股动脉均存在严重狭窄或明显钙化病变时，可选择腋动脉或锁骨下动脉插管。另外，腋动脉或锁骨下动脉插管发生插管部位感染较少，患者也容易进行康复训练，多用于等待移植的患者。建议根据患者需要的辅助流量，选取与之适应的插管形式和型号。循环衰竭患者 ECMO 辅助流量主要由股静脉插管型号决定。股动、静脉插管完成，连接 ECMO 环路，获得稳定的辅助流量后，可放置远端灌注管，增加动脉插管侧下肢血液供应，预防下肢严重缺血发生。已有研究证实，下肢严重缺血是患者死亡的独立风险因素，建议 ECMO 辅助过程中定期观察患者 ECMO 插管侧下肢血供情况，及早发现下肢缺血。如果发生下肢缺血，建议请血管科及骨科会诊。

对于心脏手术难以脱离体外循环机患者，可以采用中心插管 ECMO 辅助（选用心脏手术体外循环插管继续作为 ECMO 插管），也可以采取股动静脉插管建立 ECMO 辅助。中心插管感染和出血风险相对较高，且护理难度大，撤机时需再次入手术室开胸。对于循环功能衰竭合并呼吸功能衰竭患者，出现上半身缺氧，即 Harlequin 综合征时，可通过适当调整股静脉插管位置，也可采用静脉-动脉-静脉（VAV-ECMO）方式或腋动脉插管缓解脑和心脏缺氧。

五、ECPR 的并发症

ECPR 的并发症发生概率较高，特别是置管和 ECMO 维持期间。出血（31.3%）是最常见的并发症，通常与抗凝治疗相关，其他并发症包括肢体并发症（11.1%）、管路并发症（8.8%）、感染（7.4%）、痫性发作（5.5%）等。最常见的出血部位是置管位置，经皮置管的出血风险要小于外科直视下切开置管。置管部位出血通常可以通过使用局部止血剂来治疗，但有时需要外科探查。全身使用抗凝剂增加了其他部位（如颅脑和消化道）出血的风险。颅内出血是严重的并发症，极大降低患者存活机会。经皮穿刺造成的血管损害包括置管失败、远端血流减少、动静脉瘘和腹膜后血肿。动脉损伤通常需要通过外科手术来治疗。

六、总结及展望

ECPR 对于 CCPR 失败的 CA 患者是非常重要且临床可行的治疗措施。需要严格掌握 ECPR 的适应证，该技术的成功实施，需要 ECMO 团队的密切配合，如 ECMO 专业人员、麻醉医师、心脏内/外科医师、ICU 医师、体外循环医师、急诊科医师和相关护理人员等。从 CA 到 ECMO 开始转机的时间窗是 ECPR 预后的决定性因素。ECPR 维持期间鉴别病因并进行针对性治疗也至关重要。未来需要进一步研究来明确 ECPR 在 CA 治疗中的角色和地位，相信 ECPR 将有更广阔的应用前景。

第 6 节　复苏后救治

对于 CA 复苏后的患者，其自主循环的恢复并不是高级生命支持的终止，而需要后续多学科的合作治疗。多学科合作治疗的内容：

（1）改善患者的心肺功能和重要脏器的组织灌注；

（2）将院外 CA 复苏后的患者转运到具备冠脉介入治疗、神经系统监测治疗、重症监护和低温治疗条件的医院；

（3）明确和治疗呼吸心搏骤停的病因，预防呼吸心搏骤停再次发生；

（4）控制患者的体温，促进神经功能的恢复；

（5）血流动力学目标要求；

（6）识别和治疗急性冠脉综合征，被怀疑心肌梗死的复苏后患者应进行冠状动脉造影。如果CA复苏后出现ST段抬高或血流动力不稳定的患者，建议全部进行紧急冠状动脉造影，找出其可能跟心脏相关的原因；

（7）完善机械通气策略，使肺损伤减小；

（8）降低多器官损伤的风险，必要时提供器官功能支持；

（9）评估患者预后，必要时对复苏成功者进行康复治疗。

CA后脑损伤的程度取决于全脑缺血的时间（CPR前的时间）和CPR过程中相对脑缺血的时间。即使高效的标准闭胸CPR时，心排血量也仅是正常时的20%～30%。但最新研究数据显示，临床上有可能获得较高的心排血量。

一、CPR后期的血压处理

在CA后救治中，应该避免和立即矫正低血压，防止患者的收缩压（SBP）低于90 mmHg或平均动脉压（MAP）低于65 mmHg，以确保器官的血流灌注足够。在心跳恢复后，一般收缩压60 mmHg左右，应及时给血管活性药物，首选多巴胺。CA后期低血压可明显降低脑灌注压，因而CPR后期高血压不需要治疗。若血压非常高时，需要治疗。但对血压升高的临界值还存在争议。通常，舒张压可允许高至120 mmHg。

二、CPR后低温治疗

2015年国际复苏联络委员会强烈建议将目标温度管理（targeted temperature management，TTM）作为复苏后管理的一个重要组成部分。TTM是最早被证实具有脑保护效能的治疗措施。最新的循证资料表明，采用低温治疗比不采用低温治疗能提高患者30%的生存率，并且可显著改善神经功能预后[15]。高温（或发热）可以引起脑损伤而使脑功能障碍。体温升高时增加脑代谢需要，体温每升高1℃增加脑代谢率8%～13%，并增加氧自由基产生，并随着脑水肿的加重而加重细胞骨架和血脑屏障破裂。CA后由于脑缺血和缺氧引起的后果最为重要，可导致一系列损毁性变化，包括：葡萄糖及ATP缺失，细胞结构的完整性受损，导致线粒体损伤，细胞内Ca^{2+}水平增高，兴奋性毒性作用增强，兴奋性神经递质过度释放，诱发细胞坏死或凋亡，自由基生成，神经炎性作用增高，癫痫活性增强，血脑屏障损坏，血管渗漏，脑温度变化等，这些损毁性连锁反应的严重程度决定着损伤细胞能否成活。治疗性低温则可以抑制或减轻上述的病理生理改变，可以减轻炎性连锁反应，减少兴奋性氨基酸及自由基的释放，减轻细胞内兴奋性毒素的暴露，终止程序性细胞死亡途径的激活，并可兴奋保护系统。低温还可有效地减轻颅内高压及脑水肿，改善脑氧代谢及脑血容量。但是，低温也可产生许多不良作用，包括免疫抑制，感染危险增高，因寒冷而利尿，血容量减低，胰岛素抵抗，电解质紊乱，药物清除障碍，凝血障碍等。临床上可出现寒战、血流动力学障碍、高血糖、低血钾及感染等，必须采取相应干预措施，以预防和治疗这些不良作用。

所有在CA后恢复自主循环的昏迷成年患者都应采用TTM，应在6 h内开始低温治疗，目标温度选定在32～36℃之间，并至少维持24 h。诱导低温时长尽可能缩短，最好2～4 h达到目标温度。复温速度采取主动控制，复温时升温速度为0.25～0.5℃/h。同时应该精确测量核心体温。核心体温监测的"金标准"是肺动脉导管温度，其与脑部温度最接近，但目前仍首选膀胱或直肠温度监测技术，以发挥其无创、易操作和最接近脑温的优势。

对于院外CA或院内CA后持续昏迷的婴儿及儿童（出生后24 h～18岁）也进行TTM。控制体温在32～34℃，即亚低温治疗；继而维持在36～37.5℃，或控制体温在36～37.5℃，即控制性正常体温治疗。亚低温治疗在动物模型和新生儿缺氧缺血性脑病治疗中，以及减轻心脏停搏后综合征的副作用方面仍显现出优势。CA后患儿出现发热是常见的，但已有数据显示，发热预示预后欠佳，因此，不论采用何种策略进行TTM，须尽力避免体温超过37.5℃。

最新的研究显示，对于初始表现为VF/VT的昏迷患者，治疗性低温（32～34℃，持续24 h）很可能改善神经功能预后和生存，建议应用；对于初始表现为VF/VT或无脉性电活动/心脏停搏的昏迷患者，TTM（36℃维持24 h，随后8 h复温到37℃，再控制体温＜37.5℃维持72 h）可能和治疗性低温改善神经功能预后和生存的作用相同，建议作为治疗性低温的替代方法。但对于CA后昏迷的患者，院前降温并不能帮助院内低温治疗进一步改善神经功能预后。

诱导性低温治疗优先选择具有温度反馈调控装置的新型全身体表低温技术或血管内低温技术开展低温治疗。如不具备条件，也可选择传统全身体表降温（包括冰毯、冰帽、冰袋）完成低温治疗。另外，可选择4℃生理盐水静脉输注的低温技术辅助诱导低温，但存在心功能不全和肺水肿风险的患者慎用。可选择头部联合颈部低温技术降低脑实质温度，但须对血压和颅内压进行监测。

对于低温时的寒战控制，可采取的措施：①应常规评估寒战程度，评估量表可选择寒战评估量表（bedside shivering assessment scale，BSAS[16]），以指导抗寒战策略实施。BSAS分为4级：0级，无寒战；1级，轻度寒战，仅局限于颈部和（或）胸部抖动；2级，中度寒战，上肢、颈部和胸部明显抖动；3级，重度寒战，躯干和四肢明显抖动。②可选择丁螺环酮（负荷量30 mg，维持量15 mg，每8小时1次）、盐酸哌替啶（负荷量1 mg/kg，维持量25～45 mg/h）、咪达唑仑（负荷量0.1 mg/kg，维持量2～6 mg/h）等联合抗寒战方案。当寒战控制不理想或需要快速降温时，加用维库溴铵（负荷量0.03～0.05 mg/kg，维持量0.02～0.03 mg/kg·h）或罗库溴铵（负荷量0.6 mg/kg，维持量0.3～0.6 mg/kg·h）等。药物剂量调整须考虑个体差异。③选择体表主动保温方式，并与抗寒战药物联合。

对于脑保护的药物，目前还没有任何一个药物通过临床试验而广泛用于CA患者以改善神经功能预后。没有证据支持或反对使用皮质醇改善生存率或神经功能预后。

三、脑缺血损伤后高血糖的处理

无论全脑或局部脑缺血，高血糖对脑功能、代谢、脑水肿都有不良影响。实验研究也显示，正常血糖或胰岛素诱导的轻度低血糖能改善全脑缺血或局部缺血后的脑功能。此外，胰岛素本身具有神经生长因子样作用，其具有脑保护作用。因此，建议对脑缺血损伤后的高血糖给予胰岛素治疗。

四、全脑缺血后癫痫发作的处理

全脑缺血后的癫痫发作能加重脑损伤。癫痫发作可增加脑代谢300%～400%，恶化CA后氧释放和需求之间的失衡，从而加重脑损伤。但对CA患者在CPR过程中是否预防性应用抗惊厥药仍存在争议。不过，对于癫痫发作，应该给予快速有效治疗。由于意识障碍患者的脑对外界刺激的反应（例如体格检查、气道抽吸）可以增加脑代谢，镇静麻醉药和肌松药可以预防氧供和氧需之间的失衡，因而可以改善脑功能。有越来越多的较完整而精确的脑功能和生活质量的评估显示，CA患者的脑功能结局比预期的结果要好。对于复苏后慢慢恶化至死亡或脑死亡的患者，应该评估其为潜在的器官捐赠者。

五、结语

心肺脑复苏研究包含了从CA的预防、早期识别、基础生命支持、高级生命支持到复苏后综合征的综合救治等诸多内容。心肺复苏成功率的提高不但与专业技术相关，也与公众教育、医疗体制、法律法规等方面息息相关。随着大数据的应用、人员培训质量不断提高、AED的普及、复苏后综合征研究的不断深入，相信心肺复苏治疗的前景会更加光明。

（徐忠华）

参 考 文 献

［1］刘元生. 心肺复苏2015年指南与解读 [J]. 临床心电学杂志, 2015, 24 (6): 401-409.

［2］中国研究型医院学会心肺复苏学专业委员会. 2016中国心肺复苏专家共识 [S/J]. 中华灾害救援医学, 2017, 5 (1): 1-23.

［3］心肺复苏2011中国专家共识组. 心肺复苏2011中国专家共识 [S/J]. 中国心血管病研究, 2011, 9 (12): 881-887.

［4］KRONICK S L, KURZ M C, LIN S, et al. Part 4: Systems of care and continuous quality improvement: 2015 American Heart Association Guidelines Update for Cardiopulmonary Resuscitation and Emergency Cardiovascular Care [S/J]. Circulation. 2015;132 (18 Suppl 2): S397-413.

［5］KLEINMAN M E, BRENNAN E E, GOLDBERGER Z D, et al. Part 5: Adult basic life support and cardiopulmonary resuscitation quality: 2015 American Heart Association Guidelines Update for Cardiopulmonary Resuscitation and Emergency Cardiovascular Care [S/J]. Circulation. 2015; 132 (18 Suppl 2): S414-435.

［6］吴清玉. 心脏外科学 [M]. 济南：山东科学技术出版社, 2003.

［7］程晔, 刘小娥, 陆国平. 2015美国心脏协会心肺复苏指南更新解读——儿童基础生命支持部分 [J]. 中国小儿急救医学, 2015, 22 (11): 747-751.

［8］DE CAEN A R, MACONOCHIE I K, AICKIN R, et al. Part 6: Pediatric basic life support and pediatric advanced life support: 2015 International Consensus on Cardiopulmonary Resuscitation and Emergency Cardiovascular Care Science With Treatment Recommendations [S/J]. Circulation, 2015, 132 (16 Suppl 1): S177-203.

［9］ATKINS D L, BERGER S, DUFF J P, et al. Part 11: Pediatric basic life support and cardiopulmonary resuscitation quality: 2015 American Heart Association Guidelines Update for Cardiopulmonary Resuscitation and Emergency Cardiovascular Care [S/J]. Circulation, 2015, 132 (18 Suppl 2): S519-525.

［10］商娜, 周荣斌. 2018 年心肺复苏和心血管急救科学与治疗建议的国际共识关于心搏骤停期间或之后使用抗心律失常药物的更新解读 [J]. 中国全科医学, 2019, 22 (20): 2393-2397.

［11］PANCHAL A R, BERG K M, KUDENCHUK P J, et al. 2018 American Heart Association focused update on advanced cardiovascular life support use of Antiarrhythmic Drugs During and Immediately After Cardiac Arrest: An Update to the American Heart Association Guidelines for Cardiopulmonary Resuscitation and Emergency Cardiovascular Care [J]. Circulation. 2018, 138 (23): e740-e749.

［12］DUFF J P, TOPJIAN A, BERG M D, et al. 2018 American Heart Association focused update on pediatric advanced life support: an update to the American Heart Association Guidelines for Cardiopulmonary Resuscitation and Emergency Cardiovascular Care [J]. Circulation, 2018, 138 (23): e731-e739.

［13］中国医师协会体外生命支持专业委员会. 成人体外膜氧合辅助循环专家共识 [S/J]. 中华医学杂志, 2018, 98 (12): 886-894.

［14］中华医学会急诊医学分会复苏学组, 成人体外心肺复苏专家共识组. 成人体外心肺复苏专家共识 [S/J]. 中华急诊医学杂志, 2018, 27 (1): 22-29.

［15］心肺复苏后昏迷患者早期神经功能预后评估专家共识组. 心肺复苏后昏迷患者早期神经功能预后评估专家共识 [J]. 中华急诊医学杂志, 2019, 28 (2): 156-162.

［16］中华医学会神经病学分会神级重症协作组. 神经重症低温治疗中国专家共识 [S/J]. 中华神经科杂志, 2015, 48 (6): 453-458.

第17章
心脏起搏技术应用

20世纪50年代第一例体内埋藏式起搏器的成功植入，使缓慢性心律失常的治疗方式发生了历史性变革，缓慢性心律失常患者的生存率大大提高。近年来，无论是起搏治疗的规模，还是起搏适应证，都有了很大发展。心脏起搏器的应用已扩展至县级医院，我国每年植入起搏器的病例数由最初的数千人增至上万人；治疗疾病谱也从单纯的缓慢性心律失常扩展到心力衰竭、心源性猝死等领域。本章主要就永久起搏器的适应证、起搏系统组成、起搏器类型、起搏器植入技术及临时性心脏起搏器的应用等进行介绍。

一、起搏系统

1. 起搏系统由两个组成部分构成 起搏电极导线和脉冲发生器（即起搏器）。起搏电极的分类方法有数种：根据植入部位可分为心外膜与心内膜起搏电极导线；根据起搏电极极性可分为单极和双极导线；根据固定方式分为主动固定电极导线和被动固定电极导线；以及目前应用较多的激素释放电极导线和频率适应性起搏电极导线。脉冲发生器俗称起搏器，外壳多由钛合金铸成，钛合金与组织相容性好，植入体内基本不会发生异物反应，不受液体腐蚀，密封严密，导电性能良好。脉冲发生器内含复杂的集成电子控制线路，除提供基本的脉冲电刺激，还具有复杂的计时周期、自动转换起搏模式、存储信息、诊断和遥测程控等功能。脉冲发生器主要利用电化学能源技术供能，目前锂碘电池已成为起搏器的唯一实用的能源。脉冲发生器大致为四类：①单腔起搏器；②双腔起搏器；③三腔起搏器（CRT）；④埋植式心律转复除颤器（ICD），包括将ICD和三腔起搏器合为一体的CRT-D。

2. 起搏器编码及其含义 起搏器类型增多，功能日趋多样化、复杂化。为方便交流信息，国际专家委员会定制了起搏器编码，并两次进行修正，即目前通用的NBG代码（表17-0-1）。

表17-0-1　NBG起搏器代码

类型	数字	代表字母	类型	数字	代表字母
起搏心腔	1	O：无 A：心房 V：心室 D：双腔 （A+V）	程控/……频率反应	4	O：无 P：单项 M：多项 C：遥测 R：频率反应
感知心腔	2	O：无 A：心房 V：心室 D：双腔 （A+V）	抗心动过速	5	O：无 P：快速起搏 S：点击 D：双腔 （P+S）
感知后反应	3	O：无 I：抑制 T：触发 D：双重 （I+T）			

起搏器编码与工作方式，例如DDD：心房心室均能感知和起搏，起搏器会随着患者自主心率的增减、房室传导速度的快慢及程控参数的不同，而出现不同的工作方式，代表不同的功能，对患者的生理状况发挥不同的影响。DDDR：在以上类型的基础上增加频率自适应功能，适合窦房结功能障碍患者。起搏器的工作方式很多，但临床常用的起搏模式主要有VVIR、AAIR、DDD等几种（图17-0-1～图17-0-4）。

二、永久起搏器植入适应证

目前应用永久性心脏起搏器的适应证已很明确，但对少部分指征尚有不同意见。根据2018年ACC/AHA/HRS发布2018 ACC/AHA/HRS指南/心动过缓和心脏传导延迟患者的评估和管理[1]，主要适应证有以下几方面：

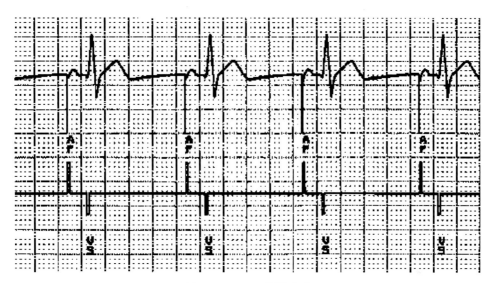

图 17-0-1　AAI起搏方式
心房起搏、心房感知。

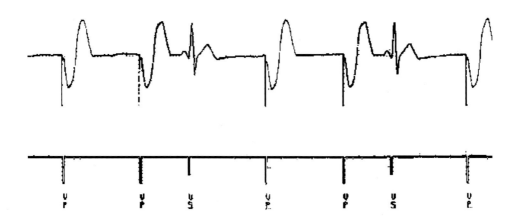

图 17-0-2　VVI起搏方式
第一、第二、第四、第五和第七个QRS波均为起搏心律，起搏功能良好，起搏间期为1.0 s，起搏频率为60次/min。第三和第六个QRS波为心室自身心律，其后1.0 s内无起搏信号，说明感知功能良好。其后1.0 s时仍无心室自身心律出现，起搏器即发放心室刺激脉冲。VS：心室感知；VP：心室起搏。

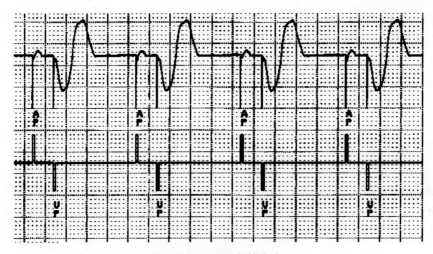

图 17-0-3 DDD 起搏方式

心房、心室起搏和感知。

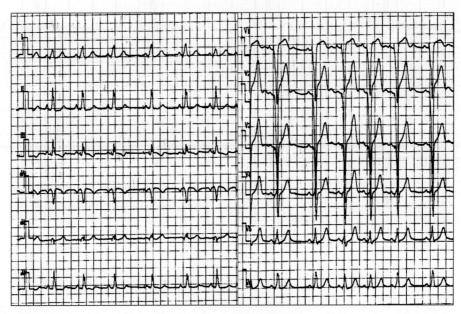

图 17-0-4 VDD 起搏方式

心室起搏，心房心室感知，第 4 搏为心房、心室起搏（DDD）。

（一）窦房结功能障碍（SND）（表 17-0-2）

表 17-0-2 窦房结功能障碍（SND）起搏治疗适应证

推荐	推荐等级
1. 对症状性 SND 患者，无可逆因素，推荐永久起搏器治疗，以提高心率并改善症状	I
2. 对接受指南指导的药物治疗引起的症状性 SND 患者，在该药物为必须且无替代治疗方案的情况下，推荐永久起搏器治疗，以提高心率并改善症状	I
3. 对由快慢综合征导致的症状性心动过缓患者，可进行永久起搏器治疗，提高心率并减低灌注引起的症状	Ⅱ a
4. 对症状性变时功能不全的患者，可植入具有频率应答功能的永久起搏器，增加活动时的心率并改善症状	Ⅱ a
5. 对不适症状可能由 SND 引起的患者，可考虑口服茶碱试验，以提高心率，评估症状的改善情况以及永久起搏器治疗的可能效果	Ⅱ b

（二）成人获得性房室阻滞（AVB）（表17-0-3）

表17-0-3 成人获得性房室阻滞（AVB）起搏治疗适应证

推荐	推荐等级
1. 对获得性二度Ⅱ型AVB、高度或三度AVB患者，无可逆因素，推荐永久起搏器治疗，无论患者是否有症状	Ⅰ
2. 对神经肌肉系统性疾病患者，包括肌营养不良或者Kearns-Sayre综合征，如果合并传导障碍，出现二度AVB、三度AVB或HV间期≥70 ms，推荐永久起搏器治疗，无论是否有症状。如有必要且预期生存时间>1年，推荐植入ICD	Ⅰ
3. 对永久性房颤合并症状性心动过缓，推荐永久起搏器治疗	Ⅰ
4. 对接受指南指导的药物治疗引起的症状性AVB患者，在该药物为必须且无替代治疗方案的情况下，推荐永久起搏治疗，提高心率，改善症状	Ⅰ
5. 对浸润性心肌病如心脏结节病或心肌淀粉样变的患者，发生二度Ⅱ型AVB、高度或三度AVB，可应用永久起搏治疗，如有必要且预期生存时间>1年，可考虑植入ICD	Ⅱa
6. 对核纤层蛋白A/C基因突变的患者，如LGMD和EDMD，如果出现PR间期>240 ms和LBBB，可应用永久起搏治疗，如有必要且预期生存时间>1年，可植入ICD	Ⅱa
7. 对显著的一度AVB或二度Ⅰ型AVB患者，如果出现与其明确相关的症状，可应用永久起搏治疗	Ⅱa
8. 对神经肌肉性疾病，如Ⅰ型肌营养不良，出现PR间期>240 ms，QRS>120 ms，或者束支阻滞，可考虑永久起搏治疗，如有必要且预期生存时间>1年，可考虑植入ICD	Ⅱb

（三）肥厚型心肌病（表17-0-4）

外科心肌切除术后AVB发生率为3%~4%，酒精消融术后AVB发生率为10%~33%。

表17-0-4 肥厚型心肌病术后AVB起搏治疗适应证

推荐	推荐等级
1. 外科心肌切除术后或者间隔支酒精消融术后患者，出现二度Ⅱ型AVB、高度或三度AVB，持续不能恢复，则在出院前建议永久起搏器治疗	Ⅰ
2. 外科心肌切除术后或者间隔支酒精消融术后有永久起搏治疗指征的患者，如果心脏性猝死的风险高，且预期生存时间>1年，可植入ICD	Ⅱa
3. 肥厚型心肌病行间隔支酒精消融的患者，有发生延迟房室传导阻滞的风险，可考虑延长动态心电图监测的时间	Ⅱb
4. 肥厚型心肌病行间隔支酒精消融的患者，可考虑术中行电生理检查评估室房传导，以确定患者AVB的风险	Ⅱb

（四）心脏手术合并心动过缓

冠脉搭桥术后出现的心动过缓2%~58%，瓣膜＋房颤外科术后约11%的患者需要永久起搏治疗，主动脉瓣置换术后3%~8.5%、二尖瓣手术后1%~9%、三尖瓣手术后1%~9%需要永久起搏治疗。

（1）对拟行房颤、主动脉瓣置换或修复、三尖瓣外科手术的患者，建议常规植入心外膜临时起搏导线。

（2）外科术后出现新发的症状性或血流动力学不稳定的窦房结功能障碍或房室传导阻滞，持续不能恢复，出院前建议永久起搏器治疗。

（3）对拟行外科手术患者，如果未来有CRT或者心室起搏治疗的需求，可考虑在术中植入永久左心室心外膜起搏导线。

（五）心脏移植后起搏治疗

心脏移植后的患者，心动过缓的发生率为8%~23%。显著的缓慢性心律失常和停搏会增加猝死的风险。移植术后患者发生窦房结功能障碍或Ⅲ度房室传导阻滞，移植排异患者发生的心动过缓及晕厥时预防性起搏器植入的作用不确定，应该植入永久性起搏器，心房起搏能增加心排血量和改善患者的心功能。

三、永久起搏器植入技术

经静脉植入心内膜起搏器的技术要点：静脉入路、导线电极固定、参数测试和制作囊袋包埋起搏器。

1. 静脉选择 国内常用的静脉入路为锁骨下静脉或腋静脉（图17-0-5）。

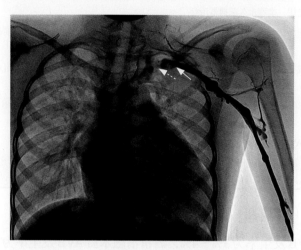

图17-0-5 左侧腋静脉及锁骨下静脉造影图

经左侧外周静脉造影显示左侧腋静脉及锁骨下静脉走行。白色实线箭头所指为腋静脉内侧段（腋静脉穿刺的最佳点）；

白色虚线箭头所指为锁骨下静脉穿刺点

2. 心室电极植入位置的选择 传统的起搏部位为右心室心尖部（RVA），电极易于到位，起搏阈值低，起搏参数稳定可靠，电极脱位率低。但是由于RVA部起搏改变了心室激动顺序，造成左、右心室之间电-机械活动的不同步和左心室内收缩不同步，长期RVA部起搏可导致左心室收缩和舒张功能障碍，起搏器综合征的发生率为6%～13.4%。随着主动固定电极的出现，可将起搏电极置入RVOT间隔部或希氏束部位，左、右心室不同步现象明显减轻，对左心室血流动力学影响较小，临床应用逐渐增多[2-4]。

3. 电极导线头端的固定方法 电极导线分为被动固定和主动固定电极。被动电极导线只能固定在肌小梁丰富的部位，例如右心耳、右心室心尖部和流入道等，有一定的电极导线脱位率，但很少引起心肌穿孔。主动电极导线可损伤心肌，因此不能立即获得满意的起搏和感知参数，需等待5～10 min自动改善。

经静脉的心房和心室电极导线，欲保持其稳定性，在电极导线进入血管的入口，用8号2.0非吸收缝线固定于皮下组织，用8号缝线将电极导线通过护套缝于胸部皮下组织，操作时避免用手术器械夹电极导线，或缝线直接结扎电极导线。

4. 阈值测试 是植入起搏器的一个重要步骤，包括起搏阈值和感知阈值。测试的内容包括电压、电流、心肌阻抗、P波和R波振幅，达到表17-0-5的要求。

表17-0-5 植入起搏器阈值测试要求

部位	电压（V）	电流（mA）	阻抗（Ω）	P/R波振幅（mV）	脉宽（ms）
心房	<1.5	<2.5	300～1 000	>2.0	0.5
心室	<1.0	<2.0	300～1 000	>5.0	0.5

5. 起搏器囊袋制作 起搏器均埋于左侧或右侧胸前，于锁骨下第 1 肋间做 4～5 cm 的横切口，分离皮下组织至胸大肌筋膜，用中指、示指钝性剥离周围组织，再做一个与脉冲发生器大小相适应的囊袋，充分止血后植入脉冲发生器，导线与脉冲发生器连接，剩余之导线盘旋后置于起搏器下方。

术前应停用一切活血药和抗凝制剂，以免囊袋内渗血形成血肿，继发感染。

四、心脏再同步化治疗的应用

心脏再同步化治疗（cardiac resynchronization therapy，CRT）是心力衰竭治疗领域中的一项重大进展。20 世纪 90 年代以来，随着大量多中心临床试验结果的公布，如 PATH-CHF Ⅰ、Ⅱ，INSYNC Ⅰ、Ⅱ，MIRACLE，MUSTIC，CARE-HF，证实 CRT 是治疗心力衰竭重要治疗方法，随着技术进步以及循证医学的积累，CRT 治疗心衰的适应证进一步拓宽，应用越来越普及。

（一）CRT 治疗心衰的适应证

1）缺血性或非缺血性心肌病患者同时满足以下条件者可植入有 / 无 ICD 功能的 CRT

（1）窦性心律，LVEF≤0.35，QRS 时限≥120 ms。

（2）充分抗心力衰竭药物治疗后，心功能（NYHA 分级）仍在 Ⅲ 级或不必卧床的 Ⅳ 级。

2）以下情况可以考虑采用 CRT 治疗

（1）慢性房颤合并心衰患者可行有 / 无 ICD 功能的 CRT 治疗（多数患者需结合房室结射频消融以保证有效夺获双心室）。

（2）LVEF≤0.35，符合常规心脏起搏适应证并预期心室起搏依赖的患者，心功能 Ⅲ 级及以上。

（3）LVEF≤0.35，已植入心脏起搏器并依赖心室起搏者，心脏扩大及心功能 Ⅲ 级及以上。

（4）充分药物治疗后心功能 Ⅱ 级，LVEF≤0.35，QRS 时限≥120 ms。

（二）CRT 植入技术简介

相对于普通起搏器而言，CRT 植入的特殊和关键之处在于追加了起搏左心室的电极导线。

1. 手术步骤

1）患者准备：患者呈仰卧位，建立心电、呼吸、血压、氧饱和度监测并建立静脉通道。此后按普通起搏器常规操作完成手术视野的消毒、铺巾。

2）麻醉：除非有禁忌证，所用患者均可用局麻，必要时可给予适量镇静剂。对于儿童、不合作者、CRT-D 植入过程中测试除颤阈值（FDT）的时候及其他某些特殊情况应给予全麻。

3）完成静脉穿刺途径及囊袋制作：1% 利多卡因局麻下行左锁骨下静脉穿刺（或左头静脉分离术、左腋静脉穿刺术），插入导引钢丝并透视确认导丝远端已到达下腔静脉。一般分别穿刺两次（或三次），分别送入两根（或三根）导丝，上述过程失败可酌情改行右侧相对应的静脉入路。穿刺成功后，钝性分离皮下组织制作起搏器囊袋。

4）电极导线的植入：电极导线植入的顺序一般来说先植入左心室电极导线，成功后再植入右心房及右心室电极导线。

（1）左心室电极导线植入方法的选择：目前最常用的方法是经冠状静脉窦（CS）将左心室电极导线植入至心脏靶静脉，成功率达 90% 以上。如果上述方法失败，可酌情考虑以下两种方法：①开胸或借助胸腔镜将左心室电极导线缝合在左心室心外膜上，但此操作创伤大，需外科医师帮助。②行房间隔穿刺，将左心室螺旋电极导线固定在左心室内膜，但此操作风险较大，血栓发生率高，涉及术后抗凝等一系列问题，目前还在研究阶段尚未达到临床广泛应用。

（2）经CS植入左心室电极导线：①CS插管：是通过特殊设计的左心室电极导线输送系统来完成。取左前斜或右前斜，在透视下先将CS电生理标测导管（最好可调控头端弯度）作为指引导管送入CS，确认导管在CS后，再将CS长鞘沿电生理标测导管送入CS远段。长鞘送入CS口时，在透视下沿长鞘注入少量造影剂，确认长鞘已在血管真腔内，方可再继续送入长鞘。若CS开口位置变异，不能找到CS开口时，可行冠状动脉造影，延长摄片时间，观察冠状静脉回流，以确定CS开口，并可预知冠状静脉分支情况。②冠状静脉窦造影：检查并确认静脉造影系统完好，体外进行造影球囊的充气及放气测试。先将0.014 in（1 in＝254 cm）PTCA导丝经CS长鞘送入CS远端，再沿导丝将静脉造影球囊导管送入CS长鞘远端2～3 cm，透视下证实球囊完全置于CS长鞘外1 cm以上。撤出PTCA导丝，透视下推注造影剂2～3 mL"冒烟"，确认长鞘和造影导管在CS内（不在血管夹层、心包腔或其他异常结构内）。首次将造影球囊导管定位应在CS中远段，根据"冒烟"影像提供的CS内径，球囊充气可选择1 mL或1.5 mL，快速充盈球囊并在透视下确认球囊"亮泡"出现且位置正确后，经端孔快速注入造影剂5～10 mL，摄影充分显示冠状静脉分支，回抽球囊内气体，必要时变换投照角度和体位重复造影，满意后撤除球囊造影导管。③选择靶静脉及植入左心室电极导线：靶血管首选为侧后静脉、侧静脉或术前超声提示心脏收缩延迟区所对应的心脏静脉，其次是心中静脉，心大静脉一般不予选择。左心室电极导线的直径一般在4～7F之间，需参照造影结果选择粗细、弯度、硬度与靶血管匹配的左心室电极导线型号，导线过粗难于植入靶静脉，导线电极过细在静脉内不易固定，导致起搏阈值增高和容易脱位。将左心室电极导线经长鞘插入至CS内，可直接沿CS推送和旋转电极导线使其进入靶静脉的远端，亦可经PTCA导丝送入电极导线，先将PTCA导丝送入靶静脉的远端，再沿PTCA导丝送入电极导线至靶静脉的远端，尽量选择电极导线固定良好的位置。左心室电极导线的起搏参数为阈值≤2.5 V，阻抗300～1 000 Ω，R波振幅≥5.0 mV，10 V起搏不引起膈肌跳动，不建议为追求更好的阈值等参数而将电极导线植入对纠正收缩不同步作用不佳的心大静脉等区域。

（3）右心房/右心室电极导线及脉冲发生器的植入：按普通双腔起搏器的方式将右心房、右心室起搏电极导线植入右心耳、右心室尖部（或右心室间隔部）。在X线透视监视下，借助轨道刀切开冠状窦长外鞘尾端，一只手固定刀片和电极导线，另一只手匀速撤除长鞘。若用可撕开的冠状窦长外鞘。将3根电极导线分别正确地插入相应的脉冲发生器插孔内，紧固螺丝，将脉冲发生器放入囊袋内。植入CRT-D的患者需测试右心室除颤电极导线的DFT（其方法同ICD）。永久性房颤患者不需植入右心房电极导线，将脉冲发生器的心房电极导线插孔用专用栓子封堵，并将起搏器程控为VVI/VVIR模式（双心室）。

2. 植入术后处理及观察 术后观察及处理同普通起搏器。出院前复查X线胸片、心电图及起搏参数，并在心脏超声下优化A-V间期和V-V间期。

五、起搏装置在儿童的应用

在过去几十年间，起搏技术发展迅速。起搏脉冲发生器变小，起搏电极明显变细。尽管没有适合儿童的起搏装置存在，但是以上技术的发展，使得起搏装置在儿童中的应用变得更容易，越来越多的缓慢性心律失常儿童患者接受永久心脏起搏器治疗。

近十余年来，在我国植入心脏起搏器治疗先天性或获得性房室传导阻滞，已逐渐为儿科医师及患儿家长所接受。除了对于心脏传导异常患儿进行永久起搏治疗外，技术的不断发展包括双心室起搏（BiV）及心脏除颤器（ICD）的体积最小化等也扩大了儿科心律装置的应用范围。但是，我国儿科领域起搏及除颤治疗进展远远落后于我国成人领域及国外儿科领域。美国一份统计资料[5]选用1997、2000、2003及2006年的美国全国儿童住院数据库（Kids' Inpatient Database，KID）数据，资料提取自2 500多所医院，以分析儿科住院患者植入心脏起搏装置的趋势。总住院人数2 890万，其中植入起搏装置 5 788 例（0.02%），占美国总人口的 0.34/10 万，植入装置总数量增长 30%，起搏器植入数量呈水平趋势，除颤器植入的百分比呈上升趋势。我国儿童近 4 年植入永久起搏器仅数百台，占我国总人口的 0.009/10 万，主要为起搏器植入，中国儿童 ICD 及双心室起搏装置的植入极少个案报道。儿科患者对于心脏起搏装置植入的需求不断增加，美国的结果提示 ICD 及双心室起搏装置的植入逐渐增多，心肌病及离子通道病正在越来越多地成为 ICD 植入的主要疾病。我国儿科领域起搏治疗落后的可能影响因素为社会观念的落后、接受度低、医疗体制的不同、儿科领域起搏治疗整体水准的落后和起搏除颤装置成人化。

（一）儿童起搏器植入适应证

儿科患者起搏器植入最常见的适应证为先天性完全性房室传导阻滞或获得性完全性房室传导阻滞，如心肌炎、先天性心脏病外科手术、介入封堵术和射频消融等手术并发症。2013 年欧洲心律学会、欧洲儿科与先天性心脏病协会心律失常工作组联合发表了"儿童心律失常药物与非药物治疗共识"，提出了儿童房室传导阻滞起搏治疗适应证[6]。

1. 先天性完全性房室传导阻滞

（1）先天性完全性房室传导阻滞在新生儿或小婴儿患儿中，心室率低于 55 次/min，或者合并先天性心脏病时心室率低于 70 次/min。

（2）先天性完全性房室传导阻滞患儿出现宽大逸搏心律、复杂心室逸搏，或者心室功能障碍。

（3）先天性完全性房室传导阻滞婴儿期平均心率低于 50 次/min，心室搏动暂停 2～3 个心动周期，或者合并变时性功能不全的症状。

无症状的先天性完全性房室传导阻滞儿童和青少年患者，具有可接受的心率、窄 QRS 波以及正常的心室功能。

2. 非手术原因房室传导阻滞 高二度房室传导阻滞或三度房室传导阻滞患者具有症状的心动过缓、心室功能障碍或低心脏输出量。

3. 术后房室传导阻滞 术后高二度房室传导阻滞或三度房室传导阻滞无望恢复或者持续至心脏外科术后 4 周。

2008 年 ACC/AHA 在先天性心脏病管理指南中指出，先天性心脏病术后二度或三度房室传导阻滞，至少观察 7～10 天未恢复者为永久性心脏起搏器植入 I 类适应证，传导阻滞恢复但仍遗留双分支阻滞者为 Ⅱ b 类。室间隔缺损介入治疗后并发完全性房室传导阻滞，3 周未恢复者应植入心脏起搏器。术后随访期间发生的房室传导阻滞自行恢复的可能性小，需要植入心脏起搏器。外科术后未植入起搏器的房室传导阻滞 1 年病死率可达 50%。因此，即使有适当的交界性心率也应植入心脏起搏器。

2008 年 ACC-AHA-HRS[7] 在心脏节律异常装置治疗指南对儿童、青少年及成人先天性心脏病患者起搏器植入指征提出解释，基于对自然病史的逐步揭示及起搏器技术、诊断技术的发展，对于先天性完全性房室传导阻滞的永久起搏治疗指征正在逐步完善。对于无症状的儿童或青少年先天性完全性房室传导阻滞，应详细评价其平均心率、是否存在心脏停搏、是否合并结构性心脏病、QT 间期及运动耐力。一些研究发现植入起搏器可提高无症状性先天性完全性房室传导阻滞患者远期生存率并预防晕厥的发生。对于这类患者植入起搏器后需要定期评价心室收缩功能，起搏器所致心室不同步导致的心功能不全可在起搏器植入后数年或十数年发生，发生率尚不清楚。

（二）儿童起搏器植入路径和系统选择

心脏起搏电极可经心内膜途径和心外膜途径植入。儿童起搏最大的技术挑战难题之一是需要终身起搏。起搏器的多次更换以及电极数量的增加需要维持静脉血管的通畅。在新生儿、婴儿及低龄儿童中，大多数中心选择植入心外膜电极。在这些患者中植入心外膜电极还是心内膜电极取决于心脏中心和术者的经验，因为心内膜电极植入往往能达到更好的长期效果，在大年龄儿童和青少年中，心内膜电极植入是标准的程序。存在心内分流的患儿植入心内膜起搏电极可增加体循环栓塞的风险，因此如果有可能，在植入心内膜电极前或者植入心内膜电极的同时解除心内分流，否则可考虑植入心外膜电极。如果合并先天性心脏病的患者没有静脉途径进入心脏，尤其是单心室患者，需要植入心外膜电极。在儿童起搏中，最有争议的问题之一是在小年龄的婴幼儿植入心内膜电极。鉴于植入心内膜电极远期的血管并发症以及拔除电极的风险，尽管有很多研究表明在婴幼儿植入心内膜电极技术上是可行的，但并没有被普遍认可。

1. 心内膜起搏电极植入　心内膜起搏电极植入位置。研究显示，长期右心室心尖部起搏可恶化左心室功能，导致不可逆的心室功能障碍。越来越多的研究表明，传统的右心室心尖部起搏（图17-0-6）改变了心脏激动顺序，使左心室较右心室激动延迟，室间隔与左心室后壁呈反常运动，使整个心脏丧失了整体协调性，对血流动力学和心功能产生多方面的不良影响，长期起搏可造成左心室电机械失同

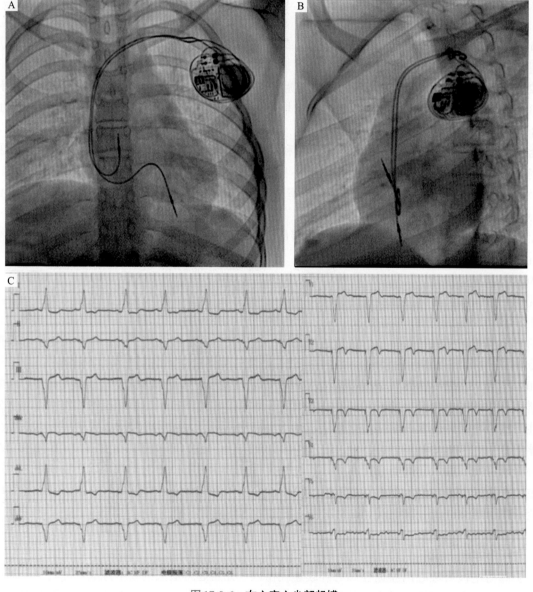

图17-0-6　右心室心尖部起搏

右心房右心室心尖部双腔起搏器X线片及心电图。A. 后前位；B. 左前斜45°；C. 体表心电图（QRS 200 ms）。

步，损害左心室功能，造成左心室结构重塑，增加心力衰竭风险[8-9]。研究表明，右心室心尖部起搏导致起搏器综合征的发生率为6%～13.4%[10-12]。在需要几十年起搏的儿科患者中，如何避免这些长期不良反应的重要性是不言而喻的，选择最优的起搏部位就是最大程度地减少心室电机械失同步的发生。目前最多被关注和采用的部位有右心室流出道、右心室间隔部、希氏束部位和左心室。希氏束部位起搏能产生接近正常生理的电传导顺序，从而避免心功能损害的发生，可产生良好的临床效果[13-14]。但是在儿童患者，希氏束部位起搏难度较大，希氏束部位起搏常常难以实现。右心室流出道间隔部位起搏在儿童心内膜起搏途径中应用较多，疗效可靠，对心功能维护好[15]。尽管对于右心室间隔或右心室流出道起搏的研究结果还存在争执，但是，在右心室中间隔部位起搏可获得窄的QRS波起搏图形，能更好地保护左心室收缩功能。2013年EHRA/AEPC发表的"儿童心律失常药物与非药物治疗共识"[6]推荐的心内膜心室起搏电极位置为右心室间隔部位。近年问世的SelectSecure 3830电极和与之配套的SelectSite鞘管更加适合于儿童，其存在以下特性和优势：①起搏电极细（4F）：选择心内膜路径植入起搏器年龄减小并可降低远期锁骨下静脉狭窄和闭塞并发症的发生；②输送鞘弯度设计使电极易达到右心室流出道中间隔部位；③电极柔软易预留儿童生长所需弯度；④由于上两条特性而因此可缩短手术时间和减少X线曝光量；⑤为主动固定电极易拔除以及无内腔设计：电极寿命可能延长。

　　近些年研究表明，希浦系统起搏具有较好的生理性起搏优势，部分青少年确实能实现希浦系统起搏，但对于绝大数儿科患者来说，希浦系统起搏应用推广较为困难，主要是由于儿童体格和心腔小，器械成人化，难以实现希浦系统准确定位，而且起搏阈值不稳定，安全性较差，部分患儿若出现起搏失败，将有生命危险。另外文献报道大多数儿童均为希氏束内阻滞，因此希氏束起搏并不适用。儿科领域研究表明，儿童右心室室间隔C区域起搏被认为是适合儿童的最佳起搏位点。儿童右心室间隔较右心室心尖部心肌较厚，不容易发生穿孔以及心脏压塞，能保证良好感知和较低阈值。另外儿童右心室室间隔C区域起搏与右心室心尖部相比，由于起搏点距离希氏束较近，起搏电流能够部分通过正常的传导系统迅速激动左、右心室，可以获得类似于生理性房室传导的心室激动顺序，对左心功能的影响较小，能防止心功能减低。即时单腔起搏模式失去房室同步，低龄低体重儿童的右心室间隔起搏相对来说也对心功能影响较小。因此本中心大部分病例选择右心室室间隔C区域起搏，发现QRS波时限正常或仅轻度增宽，中长期随访心功能全部维持在正常范围。并且对于术前因心率过慢引起心脏扩大心功能不全的患儿，文献报道起搏治疗之前因心率过慢引起心脏扩大心功能不全者为起搏综合征高危人群。本中心结果显示，这一类患儿应用3830选择性位点起搏治疗后随访期间心功能均恢复正常。

　　3830心室起搏电极植入方法：常规经左锁骨下静脉或腋静脉途径，穿刺成功后送0.35 in泥鳅导丝跨过三尖瓣环至肺动脉，再沿导丝送入C315鞘管，通过AP、RAO、LAO确认调整鞘管至右心室中间隔C区域。手动固定后撤除指引导丝和鞘管内芯，肝素水冲鞘后，经鞘管送入3830电极至起搏位点，若腔内心电图可见损伤电流，则同轴性旋转4～5圈固定于右心室间隔（图17-0-7）。测试损伤电流及轻拉电极判断稳定性，然后RAO透视下回撤鞘管至高右心房或上腔静脉口同时推送电极，在右心房做弯（使得电极走向与右心房内界嵴走向一致）。电极稳定后15 min，常规测试起搏阈值、阻抗和感知，参数满意后，切开撤出鞘管。缝合固定起搏电极导线，复测电极参数，无异常后连接起搏脉冲发生器，并固定于囊袋中，抗生素冲洗囊袋预防感染。逐层缝合囊袋。

　　植入心内膜电极应在右心房内预留一定的长度以备儿童生长发育所需（图17-0-7）。但是电极不能预留太长，以防多余的电极黏附于三尖瓣环或右心房壁，或者多余的电极圈下垂进入右心室。电极进入血管的起始部位要用缝线把它固定住以进行保护。可吸收缝线能够避免电极固定过多在生长发育过程中导致电极断裂或绝缘层破坏，也可使得电极在回抽时更易移动。

　　2. 心外膜起搏电极植入　心外膜起搏电极植入位置。心外膜起搏器植入可通过剑突下切口、部分胸骨切开、左前外侧胸廓切口或在其他心脏手术时进行。电极通过胸腔建立隧道至腹部，制作皮下囊袋。在需要接受心外膜起搏治疗的完全性房室传导阻滞患儿中，传统的起搏部位为右心室心外

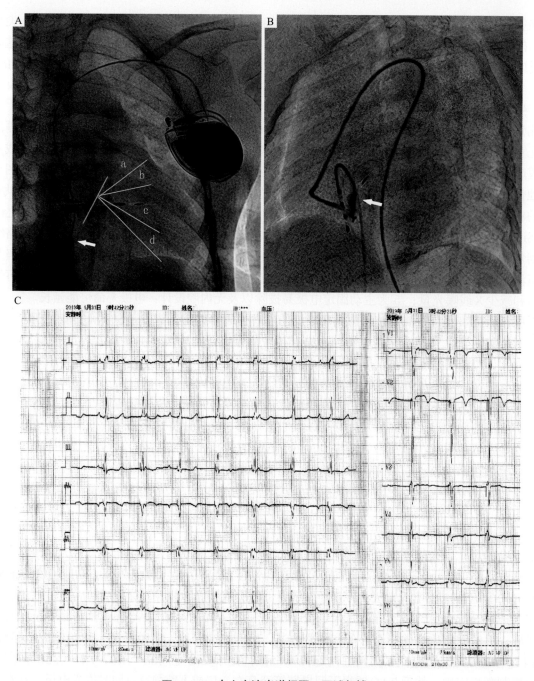

图 17-0-7　右心室流出道间隔 C 区域起搏

心室植入 3830 电极术中 X 线及起搏心电图。A. 右前斜位示 3830 电极植入右心室间隔 c 区域（a 区域代表右心室流出道；b 区域代表右心室前间隔；c 区域代表右心室中间隔；d 区域代表右心室心尖部），O 型弯（白箭头所示）位于右心房内；B. 左前斜位，术中造影显示 3830 电极头端螺旋（白箭头所示）已植入右心室间隔；C. 右心室中间隔 C 区域后心电图，提示心室起搏节律，QRS 波时限 96 ms。

膜，但越来越多的研究表明，传统的右心室起搏改变了心脏激动顺序，长期起搏可造成左心室电机械失同步，损害左心室功能，造成左心室结构重塑，增加心力衰竭风险。最近的研究关注热点为左心室起搏对心功能的保护作用。动物实验和术后早期的儿童研究显示，左心室心尖部起搏比右心室起搏产生更好的血流动力学。已有少量临床研究表明，经胸植入左心室心外膜永久起搏器，可改善双心室间及左心室内收缩同步性，保护左心室内收缩同步性，改善临床症状，防止和逆转起搏器综合征的发生。作者曾接收了两例先天性心脏病术后完全性房室传导阻滞，在外院植入了右心室心外膜起搏器，随访期间发生心功能严重损伤，我们予以置换为左心室心外膜起搏器后，心功能均逐渐恢复正常。因此，建议在接收心外膜路径植入起搏器的患儿，左心室心外膜作为常规及首选位置（图17-0-8），这与EHRA/AEPC（2013）共识相符（表17-0-6）。

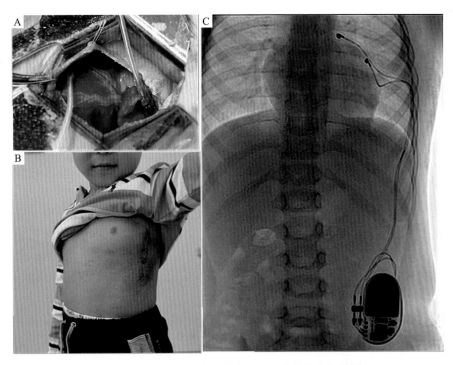

图17-0-8　经胸植入左心房左心室心外膜永久起搏器

A. 心外膜起搏电极分别固定于左心耳及左心室侧壁心外膜表面光滑无血管部位；B. 胸部只需1个手术切口，创伤小，不影响美观；

C. X线影像片：左心房左心室心外膜双腔起搏器。

表17-0-6为该共识[6]推荐儿童患者起搏电极植入路径、位置及起搏方式。

表17-0-6　儿童患者起搏器植入路径、起搏方式和心室起搏电极位置推荐表

儿童体重（kg）	入路	起搏方式	心室电极位置
<10	心外膜 心内膜：特定情况下（心外膜失败）	VVIR DDD（R）：特定的血流动力学要求	LV心尖部 RV间隔部
10~20	心外膜 心内膜	VVIR DDD（R）：特定的血流动力学要求	LV心尖部 RV间隔部
>20	心内膜 心外膜：特定情况下（与心脏外科手术同时进行）	DDD（R） VVIR	RV间隔部 LV心尖部或游离壁：取决于外科手术植入的简易程度

3. 起搏参数的设置　起搏系统的选择。目前的起搏器系统最主要的特点是具有自动阈值检测和相应的输出功率调整。这些功能对于起搏器依赖的患儿可增加起搏的安全性以及通过降低输出电压在边缘范围而延长起搏器电池寿命。

早期的儿童起搏治疗更倾向于双腔起搏而非单腔起搏。但在患有完全性房室传导阻滞的低龄儿童中，双腔起搏器房室同步收缩较单腔起搏器房室不同步收缩的优势并不明显或根本不存在优势。相关研究证明，过早进行双腔导致的高频率起搏会造成心室功能下降。因此，在这些患儿中植入单腔VVIR模式的起搏器是合理的，应延缓双腔起搏治疗，选择单腔心室起搏直到患儿成长为青少年或有明确的临床适应证。与成人不同，儿童不同年龄段的心率范围存在明显区别。目前关于儿童起搏频率设置的文献报道极少，并无统一标准，需结合不同年龄阶段患儿日常活动需求及疾病特点合理设定起搏频率范围。目前的起搏器所具备的频率应答功能较好地保障了儿童应对日常活动变化所需，以符合患儿的生理特点及运动需要。长期过高的心室起搏频率，存在诱发心衰的风险。作者所在中心接诊两例3岁患儿均为先天性心脏病于外院手术并发高度房室传导阻滞，植入起搏器后起搏频率设置过高（分别为100～140次/min，110～180次/min），且没有随儿童年龄增长而做调整。长期以过高起搏频率起搏右心室，导致心功能不全（LVEF分别为45%和35%）。经我们给予下调心室起搏频率（分别为80～140次/min，70～140次/min），心功能均在1个月内恢复正常。由此可见，持续过快的心室起搏频率不利于维持正常心功能，需根据患儿年龄及活动量等因素合理设定起搏频率范围。作者所在中心依据经验对不同年龄VVIR起搏频率的设置：<2岁80～140次/min，2～6岁70～140次/min，7～9岁70～130次/min，≥10岁60～130次/min，并开启低于白天的适当的夜间睡眠起搏频率。在随访过程中还应做动态心电图，根据实际全天起搏心率以及随年龄增长调整起搏参数。

（三）儿童起搏器植入并发症

经血管路径植入心内膜起搏器的早期并发症包括电极移位、囊袋血肿或出血、气胸、心脏穿孔、心脏压塞、装置相关感染、静脉血栓。在儿童中植入心内膜起搏器，穿刺的静脉可发生闭塞或狭窄，由于其侧支循环的形成，即便发生血管闭塞也不会出现明显的症状。但是，今后进行起搏器升级或者电极更换，则会面临血管路径的问题。如前所述，选择SelectSecure 3830电极可降低远期锁骨下静脉狭窄和闭塞并发症的发生。

心外膜起搏器植入和心脏外科手术一样，可能出现一些并发症，如出血和心包切开术后综合征。虽然目前应用的为类固醇洗脱的心外膜电极，但电极的阈值增高、急性传出阻滞以及电极断裂仍时有发生，由此导致起搏器功能障碍。

在所有起搏器植入的患儿中，最主要的并发症是起搏系统感染，发生率在1%～8%。起搏器放置于胸大肌下发生起搏系统感染的机会小于置于皮下。但是，起搏器置于胸大肌下，由于囊袋组织的增生粘连，为今后更换起搏器和电极增加了难度。

（李小梅　江　河）

参 考 文 献

[1] KUSUMOTO F M, SCHOENFELD M H, BARRETT C, et al. 2018 ACC/AHA/HRS Guideline on the Evaluation and Management of Patients With Bradycardia and Cardiac Conduction Delay [S/J]. Circulation, 2019, 140 (8): e382-e482.

[2] RODRÍGUEZ-SERRANO G, LARA-VACA S, PEREYRA-NOBARA T, et al. Left ventricular synchrony with septum stimulation vs. septal ventricular outflow tract in complete atrioventricular block [J]. Rev Med Inst Mex Seguro Soc, 2016, 54 (3): S309-S313.

[3] CZOSEK R J, MEGANATHAN K, ANDERSON J B, et al. Cardiac rhythm devices in the pediatric population: utilization and complications [J]. Heart Rhythm, 2012, 9 (2): 200-208.

[4] GEBAUER R A, TOMEK V, KUBUS P, et al. Differential effects of the site of permanent epicardial pacing on left ventricular synchrony and function inthe young: implications for lead placement [J]. Europace, 2009, 11 (12): 1654-1659.

[5] BRUGADA J, BLOM N, SARQUELLA-BRUGADA G, et al. Pharmacological and non-pharmacological therapy for arrhythmias in the pediatric population: EHRA and AEPC-Arrhythmia Working Group joint consensus statement [J]. Europace, 2013, 15 (9): 1337-1382.

[6] WARNES C A, WILLIAMS R G, BASHORE T M, et al. ACC/AHA 2008 Guidelines for the Management of Adults with Congenital Heart Disease: a report of the American College of Cardiology/American Heart Association Task Force on

Practice Guidelines (writing committee to develop guidelines on the management of adults with congenital heart disease) [J]. Circulation, 2008, 118 (23): e714-833.

[7]　EPSTEIN A E, DIMARCO J P, ELLENBOGEN K A, et al. ACC/AHA/HRS 2008 Guidelines for Device-Based Therapy of Cardiac Rhythm Abnormalities [S/J]. Heart Rhythm, 2008, 5 (6): e1– e62.

[8]　MOAK J P, HASBANI K, RAMWELL C, et al. Dilated cardiomyopathy following right ventricular pacing for AV block in young patients: resolution after upgrading to biventricularpacing systems [J]. J Cardiovasc Electrophysiol, 2006, 17 (10): 1068-1071.

[9]　KIM J J, FRIEDMAN R A, EIDEM B W, et al. Ventricular function and long-term pacing in children with congenital complete atrioventricular block [J]. J Cardiovasc Electrophysiol, 2007, 18 (4): 373-377.

[10]　GEBAUER R A, TOMEK V, SALAMEH A, et al. Predictors of left ventricular remodelling and failure in right ventricular pacing in the young [J]. Eur Heart J, 2009, 30 (9): 1097-1104.

[11]　DESHMUKH P, CASAVANT D A, ROMANYSHYN M, et al. Permanent, direct His-bundle pacing: a novel approach to cardiac pacing in patients with normal His-Purkinje activation [J]. Circulation, 2000, 101 (8): 869-877.

[12]　DESHMUKH P M, ROMANY M. Direct his-bundle pacing: present and future [J]. Pacing Clin Electrophysiol, 2004, 27 (6 Pt 2): 862-870.

[13]　LOTFY W, HEGAZY R, ABDELAZIZ O, et al. Permanent cardiac pacing in pediatric patients [J]. Pediatr Cardiol, 2013, 34 (2): 273-280.

[14]　刘海菊, 李小梅, 崔建, 等. 经胸植入左心室心外膜永久起搏器治疗儿童完全性房室传导阻滞、完全性左束支传导阻滞的疗效及心脏同步性研究 [J]. 中华实用儿科临床杂志, 2016, 31 (23): 27-31.

[15]　KONTA L, CHUBB M H, BOSTOCK J, et al. Twenty-seven years experience with transvenous pacemaker implantation in children weighing ＜10 kg [J]. Circ Arrhythm Electrophysiol, 2016, 9 (2): e003422.

第18章
心脏外科手术的基本技术

心脏外科手术要诊断正确，制定合理的手术方案，还要有良好的手术技术来完成手术。心外科手术基本技术很重要，手术要求准确、轻巧、可靠。心外科手术技术不是一朝一夕就能掌握的，需要多参与临床工作和时间的积累，功到自然成，熟练了就会减少失误，可以加快手术速度，提高手术质量，更有利于患者的康复。

第1节 心脏外科手术人员的组织与配合

1. 手术的配合 心脏手术不同于其他手术，多数手术需要在体外循环的支持下才能完成。手术时患者处于非生理循环状态，血液暴露在人工材料之下，既可能引起全身炎性、过敏反应，又可能使心肌和其他组织器官缺血缺氧，出现缺血-再灌注损伤等一系列病理及病理生理损害。手术时间越长，给患者带来的损伤越大。因此在保证质量的前提下，应该尽量缩短手术时间，手术完成得越快越安全。要做到这一点，手术台上外科医师和护士的配合很重要，需要术者、助手、器械护士各尽所能、配合默契。

2. 心外科医师 作为手术者，在各方面对心外科医师都有很高的要求。心外科医师要选择好的麻醉师、灌注师、外科医师、手术器械护士组成精干的手术团队。在上手术台之前各方面人员应该做好充分准备。即使患者术前诊断已经很明确，术者在手术中也要在心脏内外仔细探查以防漏诊、误诊。误诊少见，常见的漏诊为动脉导管未闭、左上腔静脉永存、房间隔缺损等，如未及时发现、经验不足会给手术带来危险。

术者对手术方案和设计要成竹在胸。由于心脏病变的复杂性，为了患者的安全，术前对可能遇到意外的情况要有足够的思想准备。对已制定的手术方案要有第二、第三甚至第四套手术方案以备选择，以保证需要临时改变时有条不紊，避免着急和慌乱。术者还要选择第一助手，有时也可能需要第二助手，好的助手对手术的顺利完成帮助很大。

术者在手术中要统领全局，对手术室的人员、设备尽收眼底，在操作过程中既能全神贯注，又能眼观六路耳听八方，在第一时间内知道各种可能的意外的发生。给手术团队各成员的指令和要求要简洁、清晰、明确以便执行，并致力在手术室营造一种严肃、认真又不能使大家太过紧张、感到压力太大的氛围。

术者还要选择好手术器械，俗话说"人巧不如家伙妙"，器械不好会影响手术质量和术者的情绪。好的术者自己要始终情绪稳定，无论遇到什么情况，都能镇定自若，应对有方，像航行中的舵手一样不能因狂风巨浪而手忙脚乱、迷失方向，做到"任凭风浪起，稳坐钓鱼船"。

3. 第一助手 心外科医师手术常需要助手，第一助手可以为上级医师，也可以为下级医师，多数为下级医师。术者安排下级医师做助手，一方面是需要助手帮助自己完成手术，另一方面也是指导、考察助手，是对下级医师的一个训练过程。下级医师做助手是学会做手术的重要环节。对下级医师来说，做助手是一个不可或缺的学习机会，大多都很珍惜。上台前第一助手要了解患者的病情，对手术过程和术者的要求要反复思考，做到心中有数不能紧张，术者也要告诉助手不要着急，动作准确就好，以减轻助手的思想压力。助手要清楚自己的作用是帮助和配合术者，而不是自己要做什么。客观上助手所站的位置和角度有可能看不清全部术野，在经验上与术者也是有差距的，因此配合不好也时有发生。做第一助手有时难免心里紧张，怕配合不好术者，也可能发生想表现自己的能力和积极性，动作过于主动的情况。在时间短，不理解术者意图的情况下，自认为有必要的动作，可能会给术者带来麻烦和风险。第一助手操作的原则是帮助术者完成手术，因此所有动作要跟随术者转，满足术者的要求，不能另行其事。只要按术者的要求去做，就能配合完成好手术。第一助手也可能为上级医师，上级医师的责任是教会下级医师做好手术。上级医师做第一助手主要是传、帮、带下级大夫，教他们如何完成和做好手术。应该耐心指导，向下级医师悉心传授自己的技术和经验。

4. 第二助手 第二助手主要任务是观察和学习上级医师的手术过程、手术时上级医师的工作态度和方法及良好的工作作风。学会使用手术器械，配合好上级医师完成手术。同时也能体会手术的艰辛，锻炼自己适应工作的能力。作为第二助手两件器械要使用好，一是拉钩，二是吸引器。助手使用拉钩的用力大小、角度、位置都很重要，有时心脏手术切口小，只能用一个小拉钩显露，多放一个拉钩反而使显露更加困难。吸引器有时也可以替代拉钩，帮助显露术野和进行组织剥离。吸引器大小型号不同，有的为端孔，有的为侧孔，又受负压大小的影响，不注意会让组织将孔堵塞，使其失去作用。助手如果未能及时吸引，可致手术野积血，不利于术者操作。如没注意到术者操作之处，频繁吸引常有可能干扰术者。心内、心外吸引器作用也有所不同，心内吸引器主要用于将需要回收的血液和液体吸回机器，心外吸引器用于将液体吸出术野之外。如过多地在心腔内使用心外吸引器，可致血液不能完全回到机器而影响组织灌注及造成容量不足和血液浪费。

5. 器械护士 器械护士非常重要，术前应该了解患者情况，复习术者手术技术和要求，应熟知手术步骤和各种注意事项，包括术者的风格和习惯，准备好手术器械等各种物品。器械护士在手术台上要集中精力，对外科医师的意图尽量做到心领神会，应对准确无误，动作标准、干净利落。外科医师和助手及护士配合默契时，多不需要较多的语言，有时甚至语言都是多余的。手术器械是否好用和针线质量的好坏会影响术者的操作速度和情绪，要予以足够的重视。

一台好的手术配合像演奏乐曲一样，只要每个成员的演奏做到无可挑剔，就能使整个乐章表现完美。手术能配合默契，一气呵成取得成功，术后虽然大家都很辛苦，但也会感受到一种无可替代的成就感，为患者、为大家的努力和手术的成功感到高兴。

第 2 节 心脏外科基本操作技术

心脏外科手术种类很多，发展很快，发展趋势是很多手术越来越依靠设备和器械，但手术技术的重要性还会存在。目前心脏外科的手术技术还很重要，需要不断地学习、改进和提高。心脏外科基本操作技术和其他外科一样，无非是显露、切开、缝合和打结，所有操作都要求动作轻巧、准确、合理。

1. 术野的显露 术前应根据手术的需要摆好患者的体位，手术野的显露需要很好的照明条件。外科医师应戴头灯，有的头灯与录像系统连在一起，能留下很好的手术录像资料，以备教学和研究之需。在体外循环下手术，要求术者能顺利完成心脏体外循环插管，建立好体外循环，调整好静脉插管、左心引流管使其充分引流，有利于手术野的显露。灌注师要密切配合，在时间、温度、流量和保证器官组织灌注方面维持好平衡，尽量减少心内回血，保证手术野清晰，既可以减少手术时间，又可以保证手术质量。有些紫绀的患者由于侧支循环丰富，不可避免地心内回血很多，影响术野显露，应该通过适当地降低温度，减少机器灌注流量来配合。术野的显露除了体外循环的配合外，也要在切口用好各种牵开器械和吸引器，尤其是用好各种拉钩。

2. 手术切口 做手术切口时要做到长短、深浅合适。切口位置选择或操作失当可能带来手术的风险。如经右心房切口修补膜部室间隔缺损，很安全，显露很方便，而修补干下型缺损会有一定的困难，若在右心室流出道做一个很小的切口，就可以顺利完成干下型VSD修补手术。有的手术切口位置不正确会妨碍手术的顺利进行和增加手术的危险。再次手术开胸时，损伤冠状动脉或者大出血可能导致手术失败；在左心室后壁室壁瘤的手术，做心室切口可能伤及瓣膜及乳头肌；在做大动脉调转手术时，剪破冠状动脉和损伤主动脉瓣，患儿手术很难成功。有些手术切口过长增加了不必要的损伤，会加重心功能的损坏。在做CABG时下肢的静脉取得过长、下肢切口也长，愈合不好会增加患者的痛苦，影响患者恢复，延长住院时间。静脉取多了，还会浪费，更不应该。切口过小会使术野显露困难，延长手术时间。在不同的手术，切口的位置和大小会有相应的改变。

3. 缝合技术 缝合技术在心外科手术中尤显重要，要求很高。手术切口位置不同，缝合方法就不同。缝合心脏切口主要是成形、止血，其次是对合好，以利于伤口的愈合。在不同部位切口的缝合深浅、难度不一样。手术中所用针线种类较多，缝针的大小不同，要选择合适的针线以利于可靠的缝合。心房心室肌肉的缝合相对比较容易，而小血管的吻合就比较困难，尤其是冠状动脉的吻合，说起来容易，要做到就困难得多，可以说是一个挑战。比如怎样能把远端的冠状动脉吻合口做到最大、角度合适、流量最大又不出血？同样大小的吻合口到底该缝多少针？每针缝合多少静脉和动脉血管壁组织？吻合口出血如何缝合修补，缝合修补止血后，又能不影响吻合口管腔口径和血流量？即便这些问题都解决了，如何使血管组织损伤最小？ no-touch技术如何做到？这些因素在手术中都要有充分的考虑。心外科技术需要思考和改进的空间很多，有的可能是能想到而手做不到，何况有的时候可能还是想不到的多，如完全性肺静脉异位引流切口的吻合，肺静脉干和左心房的切口做得都很好，但没注意到将缝线拉线太紧也会使吻合口狭窄，术后会发生致命的并发症——肺水肿。

4. 打结 是外科基本操作技术，打结的要求是可靠，在可靠的基础上做到快捷。要注意打结的线长短合适，太长费时，太短费力可能打不上。在血管吻合后，打结时稍一用力，可能会将血管撕裂，如乳内动脉的吻合一旦撕脱，会给手术带来很大的风险。有时为止血，好不容易缝好一针，打完结松了，前功尽弃，一切需要重来。心脏手术固定主动脉插管的粗线打两个结就够了，而用prolene线缝其他心脏切口需要多打至8个结以避免松脱。在手术后引流量过多，不得不再次进手术室止血的情况下，因心脏切口缝合不好或缝线松脱而活动性出血的并不少见。

因此，外科医师掌握好手术切口和缝合技术很重要，这些基本技术的关键是操作前要有清晰的判断和巧妙的设计及显露清楚的手术野，当然，还需要较长时间训练和积累。

第3节 体外循环的建立

在心脏外科手术中，建立体外循环的技术很重要，体外循环不仅是常规手术的安全保证，有时也是挽救患者生命的唯一有效的方法。如果在建立体外循环过程中，术者技术不好出现失误，也可能危及患者的生命。体外循环的建立过程，主要是心脏插管的过程，要做到迅速而准确。

1. 主动脉插管 在建立体外循环的过程中主动脉插管很重要，对危重患者来说，插好了主动脉插管就等于体外循环建立了一半，患者的安全就有了相当大的保障。因主动脉插管会导致大出血等致命的并发症，因此术者都会异常小心，如履薄冰。在主动脉手术或二次手术时也可以选择在右腋动脉、股动脉插管（图18-3-1）。

患者全身肝素化后，根据患者体重和体表面积，选择好合适的动、静脉插管和接头，确定插管在主动脉的位置和深度。主动脉插管的口径大小的选择主要根据患者体重而定。插管口径粗细要合适，

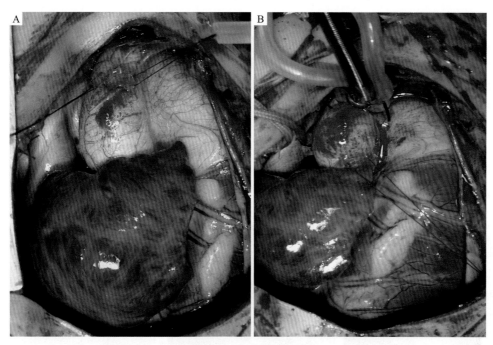

图 18-3-1 主动脉插管
A. 主动脉缝荷包线；B. 主动脉插管并固定。

主动脉插管过细会引起泵压和灌注阻力升高，流量不够，可导致组织灌注不足；主动脉插管过粗在主动脉内所占空间较大，会影响心排血量而加重心脏负担，特别是在撤出体外循环机之前，可能使患者的血压降低，测定插管远、近端压差就可以发现。

主动脉插管切口长度应该超过动脉插管直径的1.5倍，管尖深度应该在管腔中间，在与管腔后壁之间保留一定的距离，不能伤及主动脉后壁造成夹层或出血，并且要固定好。在婴幼儿等先天性心脏病的患者，主动脉插管尽量靠近远端以利于手术操作。对CABG的老年患者要尽力避开钙化的区域，还要考虑到主动脉阻断钳的位置。选择在主动脉适合插管的位置，缝两个荷包线，荷包线的直径应大于插管直径3~4 mm，缝合深度要透过主动脉壁的外膜缝到中层，不能缝进主动脉腔内，以免出血。用组织剪横向剪开荷包线内的主动脉外膜，可见到中层。让助手用血管钳向足侧牵拉主动脉，作为支撑和帮助显露，术者左手持主动脉插管置于主动脉壁切口上，右手用尖刀切开主动脉壁，主动脉切口大小要合适，一旦切开，左手持主动脉插管瞬间插入，助手收紧荷包线并与术者配合固定好主动脉插管。

主动脉管插好后，与已排好气的体外循环机主动脉供血管连接，连接后需要检查主动脉泵管内是否有气，如存在气体需要断开排气后重接，以避免气栓。主动脉插管后，要输血检查泵压是否正常，如泵压过高，原因较多。首先要检查主动脉插管的位置是否合适，插管过浅可能造成主动脉夹层，血流灌注不进主动脉而在主动脉插管周围形成血肿或出血，灌注开始后不难发现。如插管过深伤及主动脉后壁内膜或中层，引起夹层发现较晚，处理会有一定的难度。新生儿等主动脉细小的患儿因插管位置不合适，会减少血流灌注量，多为主动脉插管过深，常需调整。主动脉插管切口过大，会导致大出血，失血补不上可能会出现失血性休克和低血压、心搏骤停。常见的情况是出血量不大，再加缝一个荷包线可以止血。新生儿或主动脉中断的患者升主动脉较细，插管时更要小心。再次手术时因为主动脉壁瘢痕形成，弹性差，主动脉切口小，插管也会有困难。除了主动脉切口小，切口表面的外膜组织未完全切开，也可以妨碍主动脉插管进入主动脉。另外一种情况较多见，是主动脉切口小，主动脉插管插不进去，主动脉出血，术野不清。术者反复插管不得进，出血较多，术者可能会慌张、束手无策，手术台上乱成一团，最后患者在术中或术后失去生命。历史上由于术者经验不足、器械和缝线不好，不少患者因为出血，主动脉插管未进主动脉，不能向全身供血，死于主动脉插管的操作过程中。

2. 上、下腔静脉插管 上腔静脉可以插入直角管，在靠近心包反折处，用5/0 prolene线缝一荷包线，直接用尖刀切开即可插入插管，同主动脉插管一样切口不可太小。也可以经右心耳插入有弹性、直的上腔静脉管（图18-3-2）。在主动脉插管后静脉插管比较安全，一旦静脉出血，动脉插管可以保证输血，不影响循环稳定。实在插不进可以先插下腔静脉，建立体外循环后，再插上腔静脉插管。下腔静脉和上腔静脉一样，可以经心房插管，也可以经下腔静脉插直角管（图18-3-3）。如做全腔-肺动脉吻合术，上下腔静脉必须插直角管。如果切口小，插管的尖端向后顶在静脉壁上，而未进入静脉管腔，插管不会成功。在主动脉瓣置换手术时，常在右心耳向右心房插入单腔静脉引流管，有些手术如微创手术、再次手术，也可以选择在股静脉、颈静脉插管，进行静脉引流。

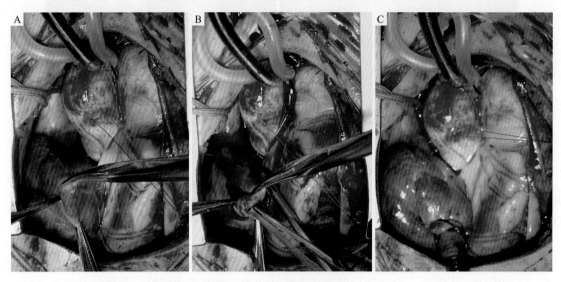

图18-3-2　上腔静脉插管
A. 提起右心耳；B. 切开右心耳；C. 插入、固定上腔静脉。

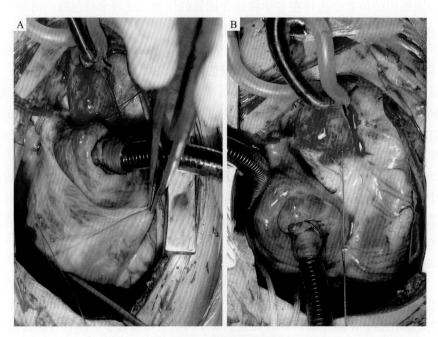

图18-3-3　下腔静脉插管
A. 插入下腔静脉管；B. 缝下腔静脉荷包线。

3. 左心房插管 左心房插管很重要，既可以减少左心压力，又有利于手术野的显露。特别是对有 PDA 或主动脉瓣关闭不全患者，体外循环开始后，很容易心搏骤停，致使左心室过胀不利于心肌保护，有了左心引流管减压，使手术更加安全。心脏复苏后还可以通过左心房插管观察左心房压力，调整左心容量负荷和观察左心功能。

左心房插管多经右上肺静脉插管，也可以在心脏阻断、右心房切开后，经心房间隔或心尖部切开插入左心引流管。左心引流管有侧孔，吸力小可能吸不走左心房内的血液，吸力大可能吸入组织，阻塞引流管，还可能引起血液破坏，因此要选择好用的引流管和置放在合适的位置并能随时调整。在左心室心尖部插管已很少应用，插管时要用 3/0～4/0 prolene 线、双头针加垫片在心尖内部血管区缝荷包线，注意不能缝合过浅。在荷包线中间切开、插入软的左心引流管，要注意切口不可太大，拔管时缝合切口止血也不可过浅，缝合要可靠。

4. 肺动脉插管 肺动脉插管不常用。在经胸骨前正中切口进行主动脉弓中断或缩窄手术时，如降主动脉与肺动脉之间有动脉导管未闭或直接相连，在升主动脉插管后，为向病变远端供血可在肺动脉插管。两条动脉供血管可以用"Y"形管与体外循环机相连。肺动脉插管后，游离左、右肺动脉，穿阻断带，一开始灌注就可以阻断左、右肺动脉，保证远端降主动脉供血。所有动静脉插管完成后，检查管道置放与连接是否正常，确认体内肝素量足够，ACT 时间在 400 s 左右，主动脉开始供血，检查血流灌注是否正常，静脉引流管和左心引流管是否通畅，确认无误后方可开始体外循环，进行降温。另外在左侧开胸切口手术时，可以在肺动脉插入静脉引流管。在主肺动脉瓣窦上方，缝荷包线，在中间做一切口，插入静脉插管，将右心血液引流回体外循环机。

5. 经主动脉根部插心脏停搏液灌注管 用于在心脏阻断后灌注心脏停搏液，在主动脉外膜缝一小荷包线，一般用 5/0 prolene 双头针加垫片缝 2～3 针即可，多用套管针。值得注意的是，不能在穿刺置管时穿破主动脉后壁引起出血，或置管过浅使心脏阻断后心肌保护液灌注困难。也要注意和主动脉阻断钳保持一定的距离，以免主动脉阻断时主动脉阻断钳夹住灌注管（图 18-3-4）。

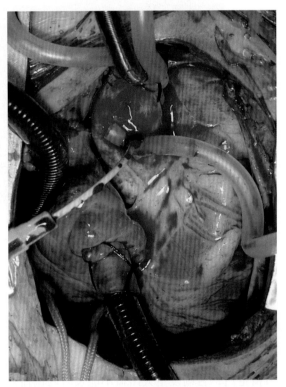

图 18-3-4　主动脉根部插灌注针

第 4 节　体外循环撤除

心脏手术接近完成后，利用体外循环开始复温。有些手术如室间隔缺损、法洛四联症根治术，可以先经房间隔置入左心房测压管，排净左心房室气体，缓慢开放升主动脉阻断钳。心脏恢复供血和开始复苏，通常心脏都能自动复跳。在心脏跳动、并行循环下缝合右心房切口或修复右心室流出道，可以缩短主动脉阻断、心肌缺血时间，有利于心脏功能的维护。如担心在心脏跳动下影响手术操作及其确切性，也可以在手术全部完成后，肛温在 35℃ 以上，各心腔充分排气，再开放升主动脉。一旦供血恢复心脏就可以自动复跳。麻醉师应膨肺吸痰，恢复呼吸机辅助呼吸。根据心率、心律、血压、

CVP、左心房压的情况逐渐补充体内血容量，滤除体内多余的水分，保证血液pH、钾、钠、氯在正常范围，逐渐减少体外循环机血流量。如血压和循环情况不稳定可酌情加用米力农、多巴胺、肾上腺素、硝酸甘油等药物，逐步调整、减少机器血流量，不能太着急，以免影响循环的稳定，有利于心肌保护。待心率、血压平稳，尿量、血气正常，没有特殊情况，就可以停止体外循环，撤离体外循环机（图18-4-1）。

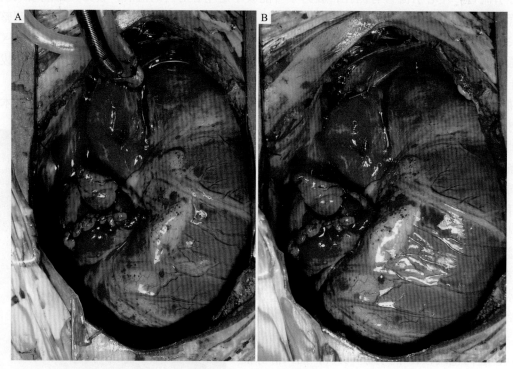

图18-4-1　体外循环撤除
A. 拔出腔静脉插管；B. 拔出主动脉插管。

　　通常用鱼精蛋白中和肝素后，就可以拔出心脏各插管，应先拔静脉插管，后拔主动脉插管。有些手术拔主动脉插管也是一关，常见于CABG或主动脉瓣替换术后、高龄主动脉钙化及退行性变、主动脉壁扩张变薄的患者，拔管后可能发生大出血，不易控制。对这类患者最好是拔出主动脉插管后再给鱼精蛋白，否则发生大出血不能及时回输血液，易致低血压、出血性休克。拔管导致大出血的原因常见的是主动脉弹性不好，荷包线未拉紧，可再加缝荷包线止血。也可见到打结时用力过猛将缝线拉断，甚至将整个荷包线脱离主动脉，造成大出血，异常凶险。处理方法可先按住出血处，再沿切口周围缝一荷包线止血。如有困难可用侧壁钳夹住主动脉切口，再用4/0 prolene线、双头针带垫片缝合止血。必要时可再建立体外循环，根据损伤情况止血。对于婴幼儿患者主动脉荷包线缝合过大，拔出主动脉插管打结后可引起主动脉狭窄，应放松荷包线、控制出血，在原荷包线内重新缝合打结。在停体外循环后上、下腔静脉在拔管时也可能出血，可以再缝荷包线止血。但如果缝合后引起腔静脉狭窄，表现为静脉压升高，直接用测压针测压可发现缝合处远近端存在压差，应拆除原缝线，重新缝合。左心房引流管如经右上肺静脉插入，拔管出血很常见，可加缝褥式缝合止血。特别是婴幼儿患者，注意拔管后不能引起右上肺静脉狭窄。主动脉根部灌注管拔出后，要检查主动脉后壁是否有出血，如有发生及时缝合止血。以上心脏外科基本技术，需要不断实践，做到熟练掌握，为手术的顺利进行提供保障。

（吴清玉）

第19章
心脏外科手术的止血

心脏外科手术后都会出血，但如出血量较大甚至需要再次开胸手术止血，就属于较严重的手术并发症，发生率为2%～10%。再次开胸手术可使患者ICU停留和住院时间延长，手术死亡率明显增加，比没有再次开胸手术患者的手术死亡率增加至3.5倍以上。住院费用也明显增加，应尽量避免。

心脏手术后如果出血量＞2 mL/（kg·h），或6 h内超过800 mL应为大量的出血。大量出血多为活动性出血和严重的渗血，或者两者兼而有之。心脏手术后影响出血的因素很多，互相影响，可致出血量较大。

心脏手术后应密切观察引流量，如出血多应查找原因，密切观察，积极处理。先给予药物和血液制品止血，补充血容量，如效果差、血压低、持续出血，应及时开胸探查手术止血。心外科医师为此要承受很大的压力，付出很多时间和精力，有时止血也会失败，前功尽弃。如能预防和避免出血，手术的成功就多了一份重要的保证。实际上手术中、手术后的出血、渗血是不可避免的，因此了解手术出血、渗血的原因和如何处理对心外科医师很重要[1]，是一项基本技术。

第1节　心脏外科手术出血的原因

心外科手术损伤组织、产生创面就可能出血，通过各种方法出血止住了，术后就不会出血。偶有术中患者出血位置找不到或出血止不住的情况，但多数患者为手术中没发现出血而手术后出血。引起出血有以下原因。

一、患者自身原因

（一）心脏或大血管基础病变

婴幼儿或高龄患者，全身营养不良、心肌或血管组织发育不好、心肌病，易致心脏手术后出血。心室手术切口特别是左心室切口容易出血，且不易控制。各种原因所致的肺动脉高压，术后下降不明显，肺动脉切口也容易出血。多种原因可使主动脉发生病变、主动脉壁组织变薄弱，缝合不牢，手术中发生出血，如主动脉夹层、动脉硬化、主动脉退行性变、钙化、结缔组织病——马方综合征等。主动脉手术后如血压过高，没控制好，主动脉手术切口易致撕裂、出血，如主动脉瓣置换、主动脉瘤、主动脉夹层等手术。再次手术时，主动脉外膜剥离太多、深入中层，可致切口缝合后撕裂出血[2]。

（二）全身情况

（1）患者术前口服阿司匹林、华法林等抗凝药物，瓣膜病患者术前右心功能不全、肝淤血，肝功能障碍，术中缺血缺氧，紫绀性心脏病凝血因子减少等因素可导致患者凝血功能紊乱，出凝血时间延长。

（2）因病情复杂、手术时间长、体外循环、左心辅助、ECMO生命支持技术都可引起全身炎性反应及缺血-再灌注损伤，导致组织细胞坏死；对血液的稀释、破坏使血小板和凝血因子的数量、质量和功能受到损伤，各种凝血因子的凝血活性降低，导致凝血功能下降，是心脏手术后出血的主要原因。

（3）全身肝素化，手术结束后鱼精蛋白中和不够，肝素反跳；纤维素溶解亢进等原因，均可致术后大量的出血、渗血。

（4）手术后麻醉过浅，患者一过性或持续性的血压升高导致手术切口出血。

（5）偶有复杂的先天性心脏畸形患儿，主动脉粗大靠前，手术后由于主动脉与胸骨摩擦引起主动脉破裂大出血。

二、医源性的原因

（1）外科医师在手术中对出血重视不够，创伤过大、手术切口过长、误伤心室或大血管引起出血。

（2）手术操作方法不当　各种手术操作失误，游离心脏、血管损伤组织出血，手术切口出血；CABG手术后远近端吻合口、乳内动脉血管床、静脉桥分支结扎不牢可引起大出血；二尖瓣置换手术心房切口、左心室破裂、主动脉手术吻合口等都可能出血。在缝合止血时术野不清晰，位置不准确，打结不够紧，缝线松脱。改结扎而用电凝止血，止血不彻底等原因也可导致出血。

（3）关胸时胸骨穿钢丝误伤肋间血管，导致钢丝眼出血或对肺组织的损伤未能及时发现和处理。

（4）心包穿刺刺破心脏或冠状动脉，置放引流管损伤周围血管或肋间动脉，拔引流管损伤心肌或桥血管。麻醉师穿刺造成胸腔或肺组织出血。

（5）对凝血过程中的因素和机制不完全明了，不能进行有针对性的处理。

第2节　心脏外科手术出血的危害和预防

心脏手术后大量出血为心脏手术后严重的并发症，可致低血容量、低血压、急性贫血、组织器官缺血、内环境代谢紊乱，引起重要器官功能障碍，也可引起急性肝、肾功能不全，脑卒中等严重并发症，处理不及时会危及生命。如出血量大可致纵隔及胸腔积血，心包引流不畅也可以导致心脏压塞，常需要再次开胸止血。

大量出血增加了血制品使用和输血，一方面大量输血可致肺损伤、呼吸功能不全、输血反应、感染等，给患者带来很大的危险。另一方面增加了手术并发症和病死率，延长了住院时间，增加了医疗费用。因此要予以足够的重视，做到以预防为主、处理有效。

处理大量出血最好的方法就是预防[3-4]，术前对如何预防要有清醒的认识。首先要评估患者的年龄、病情、病变情况，估测出血的可能性，如主动脉瘤、冠状动脉搭桥、瓣膜病等术后出血的可能性大；患者营养不良、肝功能差、高龄、肥胖等术后易致出血。应做好预防和处理各种出血的准备，可采用预存式自体输血方式备血，可减少库血的用量。

预防手术后大出血的关键环节是在手术中，要把好止血关。心脏手术要选择在显露好、容易止血处做切口。切口不能过长以减少出血的机会，切口越长损伤和出血的机会越多。缝合时要选择合适的针线，注意对切口缝线的牵拉力度不能太大，并要尽量减少切口张力。缝合技术要轻巧，避免针眼出血，针距不能过宽，缝合组织要足够，缝合要超越切口的两端，缝合均匀，缝线要拉紧、可靠。动脉系统的手术更需格外注意。要尽量缩短体外循环和手术时间以减少出血的机会。手术后要彻底止血，仔细检查心脏手术切口、人工血管本身及周围组织，血管远、近端吻合口是否有出血点，冲水的方法很有帮助。但在检查的过程中，不能过度牵拉以防撕裂切口出血，也不能遗漏可疑出血的地方，如检查发现有出血应积极缝合止血。

在先天性心脏病手术中心房、心室切口出血少见，只要给予足够的重视，一般不会发生；手术后出血多见于主动脉切口或肺动脉高压患者的肺动脉切口，只要缝合确切术后也很少出血；大动脉调转手术或主动脉手术吻合口出血止血困难，术中需要缝合准确、可靠；二、三尖瓣手术心房的切口缝合要严密、超越切口的两端，基本可以避免出血。二尖瓣置换时手术操作要轻柔，切除瓣膜及瓣下组织不可伤及心内膜，二尖瓣膜根部组织边缘要留够以备缝合，乳头肌应在顶部切断不可伤及心室壁，人工瓣选择大小要合适，缝合不可过深，以上注意事项可以避免致命的手术并发症——左心室破裂出血。在CABG手术时主要注意血管桥远近端的吻合口，心脏复跳后要仔细检查，特别是心室后面边缘支的吻合口出血不易发现和止血，吻合时要格外小心注意预防。主动脉和心脏切口、乳内动脉分支和静脉桥的分支断端钳夹和结扎要准确、可靠。乳内动脉血管床止血要彻底，不可疏忽。主动脉瓣置换或主动脉的各种手术中，要注意避免在薄弱的位置切开，尽可能避免在主动脉窦上做切口，如需要应选择好的人工材料或血管代用品，以防人工血管本身出血渗血。

手术时间长对患者的损伤和危险更大。术中、术后控制血压稳定，可减少大出血机会。在非体外循环、微创手术的条件下可以明显减少用血。在出血危险性很大的情况下，可考虑应用支架等介入治疗或采用杂交手术方法治疗。

第3节 心脏外科手术后常见的出血位置和诊治

一、心脏外科手术后常见的出血位置

心脏手术后出血位置和出血原因有关[5]。手术后的出血部位依次为胸骨，出血常位于胸骨后骨膜及剑突两侧血管，高龄患者骨髓腔也会出血。在开胸时易于损伤膈肌，可能引起术后出血；关胸时穿钢丝不小心，损伤肋间动脉或肺组织，钢丝眼出血；胸腺血管、胸膜、乳内动脉血管床、心包切缘的血管止血不彻底或由于血压升高，小的血管残端再出血；CABG术后远近端吻合口、乳内动脉、静脉桥分支断端出血；严重的是心脏和主动脉切口出血。右心房切口包括静脉切口、体外循环静脉插管处出血都比较少，右心室切口也不常见。法洛四联症根治术等患者经右心室流出道切口手术，术中切断冠状动脉分支，未能发现，缝合切口时遗漏，术后患者清醒血压升高，可致冠状动脉分支断端出血。左心房切口常用于二尖瓣膜手术、完全性肺静脉畸形引流矫治手术，前者手术切口注意缝合要超越，后者注意缝合要均匀可靠。左心室切口常用于左心室室壁瘤切除手术，手术切口尽量做在瘢痕形成的地方，多用2/0 prolene线采用三明治的方法缝合，术后一般不会出血。二尖瓣替换手术后左心室破裂，较少见，一旦发生，危险性很大。主动脉手术后出血的机会最多，更容易导致患者在手术中死亡，常见于主动脉插管、先天性主动脉发育畸形、主动脉瓣置换、主动脉夹层、动脉瘤切除等手术。主动脉根部替换手术（Bentall procedure）临床上很常用，术后出血较常见，多发生在主动脉根部吻合口或冠状动脉开口吻合处，由于组织薄弱、出血术野显露不佳，可致止血困难，甚至导致患者死亡。

二、诊断

患者心包腔、胸腔引流液明显增多，血压逐渐下降，心率快，面色苍白，四肢末梢凉，尿少或无尿，表现为失血性休克、低心排血量综合征。胸部X线片和超声心动图对诊断胸腔、心包腔积血、积液很有帮助。根据引流液情况对4种与手术有关的出血原因可以做出初步判断：①动脉出血，引流液鲜红，多见于冠状动脉吻合口、乳内动脉、静脉桥分支断端，主动脉或左心室手术切口出血，出血速度快、量大，引流管中可见血液黏稠和血块，有时触摸引流管都能感受到血液的温度。若引流液突然减少，可能

为引流管内形成血栓而引流不畅，可致心脏压塞。②静脉系统出血，则血色暗红，多见于右心房室、肺动脉手术切口或创面小静脉出血，单位时间出血量也可能很大，但速度会相对缓慢，监测ACT时间不一定延长。③创面渗血，引流液会逐渐增多，量也可能很大，引流管内血液较稀、血块不多，监测ACT时间可能延长，止血药物治疗有效[6]。④多种原因混合引起出血。实验室检查胸腔或心包引流液的血红蛋白（Hb）浓度和观察患者Hb、红细胞压积是否继续下降有助于出血的诊断。而经过输血输液血压上升、心率减慢、血气变好，说明出血减少，治疗有效。因此应该及时治疗，密切观察。

三、治疗

心脏手术后止血应兼顾心肺功能等多种因素，有针对性地治疗，而最有效的治疗就是再次开胸，手术探查止血。

（一）手术止血

密切观察胸腔、心包引流量和血压、心率的变化。无论什么原因，如经各种保守治疗引流液不减少，循环不稳定，血压下降，心率快，患者术后心包引流量>2 mL/（kg·h），或持续引流200 mL/h、6 h以内总量超过800 mL，或引流管被血栓堵塞、引流不畅以致心脏压塞，应该积极手术探查，清除积血及血块，手术止血[7-9]。

紧急情况下二次开胸探查止血，可以在ICU进行[10]。消毒皮肤，经原切口剪断钢丝，清理血块，找到出血点，仔细止血。清理心包腔积血，引流减压。如病情允许应在手术室进行[11-13]，需要准备好血液、血小板和血液制品，保证高质量的照明条件、体外循环设备、人员和手术器械。

将患者推入手术室后动作要迅速，同时要注意麻醉不能过深，维持患者呼吸循环在正常状态，注意血容量的补充和水、电解质平衡的变化。

消毒备皮要快，经原切口进胸。根据手术情况首先清除积血，探查活动性的出血点，先从心脏切口开始。往往血块淤积较多的地方可发现活动性出血点。临床上多数出血点都可以在心脏跳动下直接缝合止血。手术切口的局部除缝合外，还可用生物黏合剂止血，如醛类胶水（GRFG胶水、ioGlue）、纤维蛋白密封胶、胶原蛋白类黏合剂、聚乙二醇聚合物等。

为减少失血，术中尽量用CELL SAVER进行自体血液回收，洗涤后再将血液回输给患者，可及时有效地补充血容量，节约库血，维持循环稳定。但回收血中凝血成分会逐渐减少，加重凝血机制的紊乱，应予及时补充。患者回ICU后大量失血还可使用术后自体血引流回输装置。

出血严重者可在体外循环甚至心脏阻断下修补、缝合止血。如主动脉根部手术，出血常见，手术中可选用Cabrol Shunt手术方法，即将主动脉根部替换手术后的出血，用扩张的主动脉瘤壁组织包裹人工血管缝合后，于相对应的部位切开右心房，用5/0 prolene线连续缝合，建立主动脉与右心房相连的分流管道，能有效地将主动脉吻合口出血引流入右心房，保证患者的安全。主动脉切口出血可直接用5/0 prolene线加垫片缝合止血，如张力过大止血困难，可用侧壁钳钳夹后，再直接缝合或补片止血。人工血管本身或两端吻合口出血，可用包裹法即用自体心包（或牛心包等其他材料）将吻合口出血包裹起来，或缝合切口周围的组织压迫止血，出血局部也可用纱布填塞压迫止血。必要时在体外循环或深低温停循环下，更换人工血管或其他人工材料，修补主动脉止血。如止血困难，不得不再次建立体外循环止血，增加了患者死亡及其他相关并发症的风险。手术时间长对患者的损伤和危险更大。

缝合止血时，先要维持血压稳定，使心功能不受影响再缝合。如手术中只专注于缝合而不观察血流动力学的变化，结果可能是虽然血止住了，但患者心跳也停止了，所有的工作都失去了意义。

要有良好的术野显露和助手的配合，好用的手术器械和针线，以prolene针线为好。不能因为伤口出血着急，在出血中乱缝，会越缝出血越厉害。如果血压较低就应该毫不犹豫地建立体外循环，在生命有保证的情况下，进行缝合止血。如主动脉、左心室出血止血困难，特别是二尖瓣替换术后左心室破裂大出血是很严重的手术并发症，手术死亡率很高。如有发生，应在体外循环、主动脉阻断下修补，术后可能需要左心辅助或ECMO生命支持技术控制出血，挽救生命。

在再次建立体外循环情况下止血，增加了患者死亡及其他相关并发症的风险。可能出现心肌水肿、心功能不全或者患者组织脆弱不易缝合，可以用纱布压迫创面止血，仅置放引流管、缝合皮肤，延迟关胸。

（二）综合治疗

（1）控制血压 注意维持患者呼吸、循环稳定，加用PEEP辅助呼吸，控制血压在较低水平，如血压过低加用多巴胺等升压药。根据ACT时间给予鱼精蛋白，经静脉使用止血药物如氨甲苯酸（抗止血芳酸）、巴曲亭（立止血）、维生素K、钙剂、重组Ⅶ因子[14]、酚磺乙胺等。

（2）使用血液制品 补充血容量，监测血小板计数和功能、纤溶及肝素反跳的情况，静脉输入血液制品如红细胞、血小板和新鲜血浆，凝血酶原复合物、纤维蛋白原等。

（吴清玉）

参 考 文 献

［1］ 吴清玉. 我国心血管外科手术减少输血的现状与发展 [J]. 中国心血管外科临床杂志, 1999, 11 (4): 209.

［2］ BIANCARI F. MIKKOLA R. HEIKKINEN J. et al. Estimating the risk of complications related to re-exploration for bleeding after adult cardiac surgery: a systematic review and meta-analysis [J]. Eur J Cardiothorac Surg, 2012, 41 (1): 50-55.

［3］ 吴清玉. 如何减少心血管手术输血 [J]. 中国循环杂志, 2000, 15 (6): 372.

［4］ PAGANO D, MILOJEVIC M, MEESTERS M I, et al. 2017. EACTS/EACTA Guidelines on patient blood management for adult cardiac surgery [S/J]. Eur J Cardio-Thorac Surg, 2018, 53 (1): P79-111.

［5］ DYKE C. ARONSON S. DIETRICH W. et al. Universal definition of perioperative bleeding in adult cardiac surgery [J]. J Thorac Cardiovasc Surg, 2014, 147 (5): 1458-1463.

［6］ PAPADAKIS E, KANAKIS M, KATAKI A, et al. The spectrum of myocardial homeostasis mechanisms in the settings of cardiac surgery procedures [J]. Mol Med Rep, 2018, 17 (2): 2089-2099.

［7］ BIANCARI F, KINNUNEN E, KIVINIEMI T, et al. Meta-analysis of the sources of bleeding after adult cardiac surgery [J]. Cardiothorac Vasc Anesth, 2018, 32 (4): 1618-1624.

［8］ FRÖJD V. JEPPSSON A. Reexploration for bleeding and its association with mortality after cardiac surgery [J]. Ann Thorac Surg, 2016, 102 (1): 109-117.

［9］ HALL T S, BREVETTI G R, SKOULTCHI A J, et al. Re-exploration for hemorrhage following open heart surgery differentiation on the causes of bleeding and the impact on patient outcomes [J]. Ann Thorac Cardiovasc Surg, 2001, 7 (6): 352-357.

［10］ KIM D J, SHIN Y C, KIM D J, et al. The safety of resternotomy in the intensive care unit for postcardiotomy bleeding control [J]. J Card Surg, 2016, 31 (11): 672-676.

［11］ LOOR G, VIVACQUA A, SABIK J F 3rd, et al. Process improvement in cardiac surgery: development and implementation of a reoperation for bleeding checklist [J]. J Thorac Cardiovasc Surg, 2013, 146 (5): 1028-1032.

［12］ LOPES C T, BRUNORI E H, SANTOS V B, et al. Predictive factors for bleeding-related re-exploration after cardiac surgery: a prospective cohort study [J]. Eur J Cardiovasc Nurs, 2016, 15 (3): e70-e77.

［13］ MARCRUE, VINCENTCHAN, MUNIRBOODHWANI, et al. How detrimental is reexploration for bleeding after cardiac surgery? [J] J Thorac Cardiovasc Surg, 2017, 154 (3): 927-935.

［14］ RAIVIO P, SUOJARANTA-YLINEN R, KUITUNEN A H. Recombinant factor VIIa in the treatment of postoperative hemorrhage after cardiac surgery [J]. Ann Thorac Surg, 2005, 80 (1): 66-71.

第20章
手术的风险评估、决策和术前准备

心脏外科手术是高科技、高投入、高风险的手术，要想取得心脏外科手术的成功，手术前进行充分的风险评估和术前准备至关重要。

第1节 手术前风险评估的主要方法

心脏手术的风险指在整个手术治疗过程中，由于心脏手术的创伤，发生严重的甚至死亡的可能性。只有能发现和评估手术危险因素并加以预防和处理，才能保证患者的安全和获得最好的手术疗效[1-2]。

术前评估主要是心外科医师要评估手术的风险和疗效，包括对患者的手术指征、手术后处理过程，生理和心理承受能力，远期疗效等因素，为患者权衡手术的利弊得失，以便决定是否为患者手术、做什么手术和手术怎么做，手术前做到心中有数。

手术前的风险评估有以下几方面的好处：①帮助决定是否为患者做手术（decision-making），并有助于患者的手术安全。②进行有效的医疗质量监控，以保证医疗质量的不断提高。③有利于做好术前准备工作。④为临床研究工作的一部分。⑤预测患者的手术近期和远期疗效，有利于患者的心理辅导和康复，并做好亲属工作。⑥较准确地评估住院时间和医疗费用。

准确的风险评估可以帮助心外科医师化解手术风险，在有多种治疗方法的情况下，能帮助患者做出明智的决定，选择最好的治疗方法。

心脏手术前风险评估国外做了大量的工作，先天性心脏病由于诊断与手术复杂，各中心医疗水平有一定的差距。美国胸外科医师学会为了促进医疗质量的提高，组织了北美127家医院，对先天性心脏病手术治疗质量进行研究和评估，创建了先天性心脏外科手术数据库（STS CHSD）。这个数据库是世界上最大的先天性心脏病外科临床数据注册中心，至2016年就登记了435 000个手术的数据，这包括了美国和加拿大几乎所有进行先天性心脏病手术中心的数据，成为世界上评估先天性心脏病手术的疗效和质量的最重要平台[3]。在成人心脏外科方面，目前有20多种评分系统，常用的有European System for Cardiac Operative Risk Evaluation（EuroSORE）Ⅰ，EuroSCORE Ⅱ，Parsonnet scoring system或美国的the Society of Thoracic Surgeons（STS）scoring system，而以 EuroSCORE Ⅱ和STS score最为常用[4-5]。

美国STS的数据库建立于1989年，是世界最大的心外科数据库之一。该数据库由美国90%的做心脏手术的单位、1 100多家医院参与，研发了STS score系统，有530万例手术资料，并每年增加25万例手术资料。

在欧洲，EuroSCORE评分和预测是最常用的心脏风险分层评估方法，是1999年从一个相对较小的数据库（包含19 030例患者手术资料）开发而来的，EuroSCORE Ⅰ是通过将17个风险变量的单个风险得分相加而计算得出的，EuroSCORE Ⅱ增加了新的变量，包括肌酐清除率和肝功能，重新调整了其中一些变量的权重，具有较好的预测能力。这项工作的基础需要较大的数据库建设和尔后工作的不断跟进[6]。

有研究表明，EuroSCORE Ⅱ在预测手术死亡率方面与STS风险评分相似，优于EuroSCORE Ⅰ。STS score和EuroSCORE Ⅱ评分系统预测的病死率和实际病死率相近，而EuroSCORE Ⅰ预测的病死率偏高[7]。EuroSCORE Ⅱ在单纯CABG和二尖瓣手术的评估方面优于STS score，而在主动脉瓣膜替换和CABG加瓣膜手术方面不如STS score。经导管瓣膜植入术的STS风险评分也优于EuroSCORE Ⅰ和EuroSCORE Ⅱ[8-10]。国内在这方面做的工作不多。

由于临床实践和患者群体的不同，任何风险分层算法的预测能力都会随着时间的推移而改变。近年来，有学者认为EuroSCORE的预测能力已经下降，称EuroSCORE在预测病死率方面是不准确的，尤其是对于主动脉瓣置换等手术。这和手术技术提高及一些危险因素发生变化有关。越来越多的证据表明，心理因素、社会背景等对手术预后也有一定的影响。

由于患者来自不同的群体，所处的地理位置、外部环境和民族种属不同，研发术前评估系统所依赖的数据库的信息也会有误差，各种权重系数又系人为所定，所有这些因素会使风险评分系统受到影响，不会非常客观，致使每种手术前评估系统都有其优点和缺点，有一定的局限性。因此即使像EuroSCORE、STS score这样广泛应用方法所估测的手术结果和实际情况也会有很大的出入，况且这些研究工作都在较长的时间里完成，为较大样本的回顾性研究，而临床上决定手术成败更多的是患者个体的病变基础和术者的经验及技术。因此，手术前评估系统只能作为参考[11]，不能仅根据风险评分来决定患者的手术。

心外科医师要根据具体情况，除了评估患者的心脏病变和功能，还要考虑患者全身是否合并其他的疾病，并对手术日期、手术所用时间，手术团队包括外科医师、麻醉师、体外循环师、护士等整体人员的经验和技术水平，医院的各种条件和设备作出评估，能保证患者的安全，才能决定手术。

同一患者在不同的情况下，能否手术，手术后的效果会有很大的不同。心外科医师要有自己的判断力，选择最适合自己患者的方法进行评估，和患者共同做出手术的决定，这也有助于减轻患者的焦虑，得到患者的配合和家属的理解和支持。

外科医师责任心强、技术好，医院有很好的条件保证，可以扩大手术适应证，危险因素也会减少。时代的进步、外科技术的不断改进与提高，会使手术的风险不断降低，手术评估的内容也会因此改变。同样道理，对各种心血管疾病的诊疗指南也不能一成不变，也需要不断地修改与完善。

第 2 节 心脏手术的高危因素及决策

实施心脏手术宛如指挥一场战争，战场上指挥员要有指挥艺术，了解敌情和有关战争胜负的各种因素，做好作战方案并加以实施，否则结果可能杀敌一千自损八百。心外科手术与此类似，术前要评估手术的危险因素，包括患者的年龄、性别、身高、体重，发病过程、临床症状、既往病史、心肺肾的功能和营养状态等，也要评估手术的并发症即可能引起的暂时或永久性损伤，评估患者的术后恢复过程和远期疗效。根据评估结果选择好手术适应证和设计好手术方案及手术方法，明晰各种手术方案对手术近、远期疗效的影响，如手术对病情能根治还是姑息、减轻症状；手术后可能发生哪些合并症；手术后患者所用药物会增加还是减少；必用药物中有哪些副作用；如用机械瓣替换瓣膜后，患者需要终生口服华法林可能会引起致命的出血和血栓并发症；是否需要再手术、自然寿命会如何等。要针对这些因素，充分考虑，合理决策，为患者进行有针对性的、即目标导向治疗。

各种心脏手术差异很大，手术风险和高危因素也因此而不同，但有些共同的因素，肯定会增加手术的危险性，如患者病情重，全身营养状况差，年龄大于65岁或小于1岁，体重（BMI指数）过小或过大，女性，心功能Ⅲ～Ⅳ级，肺、肝、肾功能不全，病史长，有糖尿病、高血压、冠心病、脑血管病史，颈动脉狭窄，急诊、复杂、再次手术，感染、出凝血障碍、心肌病等。

就年龄而言，60～74岁较75岁以上的年龄患者，手术危险性会小一些，有些患者年龄在80岁以上不仅要考虑手术的风险，还要考虑自然寿命、身体其他方面的情况，才能决定是否手术。有的80岁以上年龄的患者做了心脏手术，即使术后恢复得很好，没多久也可能会死于其他原因，所以决定手术要慎重。年龄在1岁以下的婴幼儿，很多手术是安全的，但有些手术会因为患儿肺血管发育不好而增加手术的危险性。

体重过重（100 kg以上）、体重指数（BMI）超标、常合并其他疾病患者，体外循环和手术时间长，手术后活动不便，增加了护理难度，会影响术后恢复和伤口愈合。也有研究证明，BMI过小者，由于全身营养情况差、免疫功能下降易合并感染，总体手术死亡率增加。

对女性患者施行CABG手术，因为血管条件差，可能会增加手术的风险，但有研究结果不支持此种观点[12]。关键还是冠状动脉靶血管条件和CABG手术技术。糖尿病、高血压术前如能得到很好的控制，恢复过程可能正常。对有糖尿病的CABG的患者，可能由于血管条件差使近期和远期疗效不理想。

在做其他心脏手术时，忽略了冠心病的并存可能会带来灾难性的后果，因此凡是在手术前怀疑有冠心病或年龄在40岁以上的患者，都应该先做CTA或冠状动脉造影检查，明确冠状动脉病变诊断和严重程度，必要时同期性进行CABG手术。

脑血管病史、高血压、颈动脉狭窄都增加了手术后脑卒中的危险性。术前要进行头部CT、MRI检查，显示头颈部血管或脑实质病变，如患者颈动脉或颅内动脉狭窄严重，可以先行介入治疗或同期手术治疗，避免手术后发生严重的神经系统并发症。

无论是做哪种手术，术前心功能好坏都是最重要的因素，心功能在Ⅲ级以上都会增加手术的风险。特别是三尖瓣狭窄或关闭不全等右心病变，如果右心室扩大明显、心功能不全，手术危险性很大。冠心病患者右心功能不全、肺动脉高压，说明左心室功能很差，如果左心室射血分数<35%，血管条件很差，就不宜行CABG手术。

其他器官功能不全，如肝功能不全影响出血和凝血机制；呼吸功能差，不足正常人的1/2，直接使血氧下降；慢性肾功能不全，血肌酐（SCr）> 200 μmol/L，都不适合手术。

急诊手术由于术前准备工作不足，病情重、诊断和手术条件受限，对手术结果也会有不利的影响，复杂、危重、再次手术患者术前重要脏器功能不全危险性更是不言而喻的。

对于感染和心肌病的患者，在很多时候不适合手术。在手术适应证不强的情况下，手术很难成功。但如患者有很强的手术适应证，手术是救治患者的唯一机会，手术虽然风险大，也应该做，争取成功救治。

糖尿病、高血压一定要在用药物控制的情况下手术。心律失常的患者要注意频发室性期前收缩和室性心动过速，应针对不同的病因进行治疗。如主动脉瓣关闭不全、左心室显著扩大合并频发室性心律失常做手术会很危险，需要较长时间的术前准备和仔细的评估。

通常对于病情轻到中度的患者常规手术是安全的，危险性不大，做手术的决定不难，难的是一些高危因素较多并对手术期望值很高的患者，对这些患者要进行充分的评估和慎重决定。

第3节　常见心脏病手术的评估和决策

一、冠心病

冠心病的外科治疗主要目标是改善心肌缺血，恢复正常的心肌结构和心功能，预防心肌梗死，彻底消除或减少心绞痛症状。因此，影响手术疗效的最重要的因素是患者的心功能和靶血管条件及外科医师充分再血管化的对策和技术。

（一）急诊手术

急性心肌梗死多可通过介入治疗方法解决，先开通主要病变血管，解决急性心肌缺血问题，防止心肌梗死面积扩大，待病情平稳后，再考虑进一步手术治疗。

如为不稳定型心绞痛、急性冠状动脉综合征，应尽快进行冠状动脉造影检查，明确病变，选择合适的治疗方法，可以行介入或急诊CABG手术治疗。

对于心肌梗死的并发症，应积极手术治疗。如心肌破裂、心肌出血、心脏压塞，应立即开胸止血。在情况允许的情况下，再进行冠状动脉造影，根据病情决定介入或手术治疗。

心肌梗死后腱索断裂、房室瓣关闭不全，室间隔破裂穿孔，病变严重引起急性心功能不全、肺水肿，应该急诊手术治疗。

大面积心肌梗死后室壁瘤形成，左心室造影检查室壁瘤边界清楚，有反向搏动；超声心动图发现心腔内有血栓，应及早手术治疗。

瓣膜病合并冠心病手术只要患者具备条件，心功能较好，其他器官无重要疾病，应该同期进行换瓣膜加CABG手术治疗。

患者年龄>80岁，合并全身疾病，如肾衰竭、呼吸功能不全，应尽量争取介入治疗。

患者放支架介入治疗或搭桥手术后，桥血管严重狭窄，占内径50%以上，支架堵塞、有合适的靶血管，在做好充分准备的情况下，可以争取再做CABG手术。

是否在体外循环（on-pump）下手术，应该根据外科医师自己的经验和患者的病变情况决定。总体上患者病情重，血管条件不好或合并其他心脏疾病应以在体外循环下手术为宜。

（二）手术禁忌证

患者年龄>80岁，升主动脉严重钙化，冠状动脉严重弥漫性病变，且以远端冠状动脉为主；陈旧性心肌梗死范围较大，放射性核素及超声心动图检查无存活心肌，手术对改善心功能帮助不大；心脏扩大显著，射血分数小于20%，右心衰竭或其他重要器官功能不全的患者，应为手术禁忌。

（三）高危因素

高龄>75岁，体重大于90 kg，女性，呼吸功能不全，冠状动脉病变广泛、管腔细，右心室功能差，EF小于35%，肺动脉高压，高血压，糖尿病且合并周围血管病变，有脑卒中史，心源性休克，以及不稳定心绞痛，合并心律失常、心房颤动、频发室性期前收缩，室壁瘤、瓣膜病变等其他心脏手术者，均为高危因素。

二、瓣膜病

瓣膜病常见原因为风湿性心脏病和老年性退行性变，绝大部分患者的瓣膜手术是安全的，患者的全身情况和心功能状态是手术成功的重要条件，要依据体检、病史和最近做过的胸部X线片和超声心动图检查资料，做出手术决定。

（一）二尖瓣狭窄

1. 术前准备　细心询问病史，阅读病历，详细了解术前使用的各种药物，特别是强心利尿药、抗心律失常药、血管活性药及钾盐等。了解既往曾否接受过麻醉及其耐受能力，有无药物过敏反应及麻醉并发症。

体检并观察患者的活动能力，参阅心肺功能资料，充分估计心肺功能状态，特别注意有无心肺功能不全体征。

此类患者多属择期手术，在术前要做好充分准备，以便患者在最佳状态下接受手术。如近期发生过心衰、脑栓塞，则应尽可能延期手术。

2. 辅助检查 除心肺功能检查外，注意评估患者肺动脉高压、房颤及心房血栓、凝血状态及是否存在高心排状态（如甲亢、发热）等。如患者年龄<18岁或>70岁，临床症状不明显，二尖瓣口面积>1.5 cm^2，病变较轻者，可以用药治疗观察。如果左心房明显扩大合并心房颤动和血栓形成，应该手术治疗。

多数患者病史长，有的患者有反复心衰和栓塞的病史。如患者全身情况差、营养不良、呼吸功能障碍合并三尖瓣关闭不全、肺动脉平均压力>50 mmHg、右心功能不全，以不手术为宜。

二尖瓣狭窄合并关闭不全，多数患者病变修复困难，修复术后复发很常见，一般多行人工瓣替换手术。

二尖瓣关闭不全无论原发还是继发病变，应尽量行瓣膜成形术治疗，效果好，并发症少，再次手术或瓣膜无法成形才选择瓣膜替换手术。早期手术干预可以避免左心室扩大和肺动脉高压，效果良好。

（二）三尖瓣病变

三尖瓣狭窄很少见，严重者可以进行瓣膜替换或成形术治疗。先天性三尖瓣病变可能合并右心室发育不良，应以病变情况而决定手术方法。原发和继发原因都可以导致三尖瓣关闭不全、腱索断裂，应尽可能行成形术。瓣膜替换手术后恢复慢，发生血栓形成或栓塞机会多。

（三）主动脉瓣狭窄

无论患者有无症状，瓣口面积<1.0 cm^2，跨瓣压差>50 mmHg，有晕厥或心绞痛病史，应行瓣膜替换手术。

（四）主动脉瓣关闭不全

即使患者症状不明显，左心室扩大也应该手术治疗，如左心室扩大严重，左心室舒张末期内径（LVEDD）>65 mm，应该尽快手术。如>70 mm且合并频发室性心律失常，手术危险性大。

（五）主动脉瓣狭窄合并关闭不全

患者有症状，心电图为左心室肥厚，左心室扩大明显，应该积极手术，进行人工瓣膜替换。

（六）多瓣膜病变

（1）应同期手术处理。二尖瓣进行机械瓣替换时，如主动脉瓣有明显病变，应行双瓣替换手术，因为可能减少再次换主动脉瓣手术的机会，且单瓣或双瓣置换手术后，抗凝治疗是相同的。如二尖瓣手术，三尖瓣有病变也应根据病变的情况，同期手术治疗。

（2）瓣膜的选择。主要以患者年龄为依据，患者年龄在60岁以下应该换机械瓣，70岁以上、准备生育的女患者或其他原因不能服用抗凝药者，应该置换生物瓣。60～70岁之间的患者可以根据自己的情况选择生物瓣。

（七）瓣膜病合并冠心病

应该同时行搭桥加换瓣膜手术，效果良好。只是主动脉阻断、心肌缺血时间和手术时间长，增加了手术的危险性。

（八）瓣膜病合并感染性心内膜炎

条件具备都应争取进行手术治疗，手术效果包括再次手术，明显优于药物治疗。对手术后、抵抗力低、口腔牙齿手术后患者，应常规使用抗生素预防本病4～6周。

（九）抗凝药物的使用

人工瓣膜置换后必须口服华法林（wafarin）抗凝血治疗，通常生物瓣口服3个月，机械瓣需要终生抗凝治疗。抗凝标准：主动脉瓣INR值1.8～2.5，二尖瓣2.0～2.5，三尖瓣2.5～2.8。

三、先天性心脏病

（一）简单的先天性心脏病

大多数房间隔缺损、室间隔缺损、动脉导管未闭的患者可以通过介入或手术治疗，效果良好。但也要考虑手术干预是否确实需要，例如卵圆孔未闭的封堵，以避免造成过度治疗。复杂的心脏病手术风险很大，即使是姑息手术也有一定的风险，和选择手术方法、手术技术有关。

（二）肺血少的先天性心脏病

各种肺动脉和肺动脉瓣闭锁、狭窄、发育不良使肺内血流减少的先天性心脏病很常见，严重者因为缺氧可能会危及生命。幸运的是，多数患者合并动脉导管未闭或较大的侧支循环动脉，使症状得以缓解，肺动脉得到发育。由于严重缺氧可能危及生命，患者可能需要急诊手术。对于肺血管明显发育不好的患者可先行分流手术，以缓解缺氧、改善症状和促进肺血管发育，为将来进行根治性手术奠定基础。

分流手术的方式，管道的位置、长度，吻合口的质量和角度，会影响分流量和远期通畅率。由于肺血管远端发育不好的原因和手术技术的因素，分流管道可能在不同时间里出现血栓形成和堵塞，导致手术的失败。

分流手术增加了左心室的负担，使脉压差增大、舒张压下降，可能会减少心肌血流灌注，加重心功能不全，甚至引起致命的室性心律失常和心搏骤停。因此术后处理主要问题是维持供氧、血压和减轻心脏负担、避免心肌缺血的平衡。

对于紫绀型心脏病应尽可能双心室矫治，如果简单进行双向Gleen手术，可能会使患者失去根治的机会，或者给根治性手术增加危险和困难，给患者及家属带来不必要的痛苦和经济损失。

对不能进行双心室根治的患者可以分期进行Fontan系列手术，先做Gleen手术待肺血管发育较好时，再做心外管道、全腔-肺动脉吻合手术。全腔-肺动脉吻合手术虽为姑息性手术，但效果很好，很多患者可以胜任工作，结婚生子。全腔-肺动脉吻合手术成功的关键因素为手术适应证的选择和手术技术。肺动脉发育良好、心律正常、房室瓣关闭和心室功能良好，是Fontan系列手术成功的保证。

双心室矫治手术的成功除了上述因素之外，还需要双侧心室发育正常，修补好心脏房、室间隔的缺损，保证左、右心室流出道通畅，所有瓣膜功能启闭良好，心律正常，心肌收缩有力。

（三）肺血增多型心脏病

肺血增多型心脏病也很常见，房间隔缺损、心室间隔缺损、动脉导管未闭等疾病可单独存在或合并共存，常引起肺动脉高压，甚至发生右向左分流的艾森曼格综合征。肺动脉高压与心内左向右分流量的大小和房、室间隔缺损，动脉导管或主肺动脉窗的大小和位置有关。缺损越大分流量越大，肺动脉高压发生越早，对肺血管损伤也越重。一旦造成肺血管的严重损伤，肺血管阻力增加，肺内血流就会减少，右心负荷就会逐年增加而形成心内右向左分流、艾森曼格综合征。在这种情况下可出现三尖瓣关闭不全和右心衰竭，失去手术机会。因此应该在诊断明确后，及时进行介入封堵或在体外循环下手术修补缺损。

多年临床实践证明，心内左向右分流性心脏病应该尽早手术，应在两岁以前，最好在一岁以前手术，最晚不能在两岁以后手术。很多合并肺动脉高压的复杂先天性心脏病如完全性房、室间隔缺损，右心室双出口，共同动脉干等，也需要在两岁以前手术。完全性大动脉转位合并肺动脉高压的患儿如心内分流减少应该尽早手术，可能生后即需手术，争取在生后2周内手术，通常手术时间不能晚于生后6个月。而肺血流减少的完全性大动脉转位如没有严重的缺氧，由于要做Rastelli或改良Nikaidoh手术，手术后心外管道需要再次更换，手术时间可以推迟。

对于处于肺动脉高压边缘状态的患者能否做手术，应该先做右心导管检查，给予吸氧试验，在超声心动图下观察吸氧后心内分流方向和多少的变化，如左向右分流量明显增多可以考虑手术，否则不能勉强手术。

对错过手术时机的肺动脉高压患者，多年来很多外科医师由于不了解患者肺血管损伤的严重性和对患者远期疗效的影响，尝试手术修补缺损或封堵动脉导管未闭，虽然有的患者术后可以出院，但远期结果不好，手术可能毫无意义。

如患者诊断为艾森曼格综合征，出现紫绀、杵状指，血氧饱和度低于95%，体检仅能听到Ⅱ级以下收缩期杂音，有时可听到肺动脉关闭不全的舒张期杂音；心电图呈右心室肥厚，胸部X线片示肺血不多，肺动脉段突出、肺动脉明显扩张，肺动脉外围血管影减少甚至呈残根状，心脏无明显扩大，心胸比0.55以下，以不手术为宜。

（四）其他先天性心脏病

其他先天性心脏病的手术可因患者年龄不同、病情不同，而选择不同的手术方法治疗，要兼顾手术的风险，患者的具体情况和患者近、远期疗效等因素综合考虑决定。

第4节　心脏病的手术前准备

心脏病手术术前准备很重要，各种手术有不同的要求，总体来说以下几项是需要的。

一、做好患者和家属的理解和配合工作

经过术前评估、讨论，明确诊断、确定手术方案后，外科医师要和患者及家属商量有关手术事宜，请他们做好理解和配合工作。告知他们手术的必要性，理想的手术疗效和可能的手术并发症及防范措施。说明手术过程患者可能遇到的问题和感受，比如要让患者知道：手术清醒后其要忍受气管插管和伤口的痛苦，要配合早期拔出气管插管，早期进食、早期下地活动的重要性。使患者能够理解手术的风险且可以防范，消除其对手术的恐惧。注意不能将手术危险强调过分，应恰到好处，以便得到家属的理解和配合。

二、常规准备

清洁皮肤，完成血尿常规等各项实验室检查，准备血液制品，如血小板、血浆和白蛋白。术前体

温应该正常，一般体温38℃以上者要密切观察，注意白细胞的变化，查清原因，待体温正常方可手术。应该积极预防感染，治疗感染病灶，保持口腔清洁，诊治好牙齿和口腔疾病。

三、呼吸道的准备

术前应该积极预防和治疗呼吸道的感染。如患儿为先天性心脏病，心内左向右分流的如房间隔缺损、室间隔缺损和动脉导管未闭，术前常合并反复呼吸道感染，有时不易控制，甚至并发心力衰竭，甚至需要用呼吸机辅助呼吸。如在辅助呼吸期间肺内感染不能控制，可能会加重心功能不全。应该尽量争取在感染控制下手术，如不能完全控制，病情危重，也可以手术，手术后由于心功能和全身情况的改善，感染才可以得到较好的控制。

成人患者术前应该至少戒烟两周，如肺部反复感染，要选择合适的抗生素控制感染，锻炼呼吸功能，以利于患者术后恢复。

四、心功能的准备

对于一些病变较重、合并心脏功能不全的患者，除注意卧床休息外，还需应用多巴胺、地高辛等强心药和利尿药。对于一些紫绀严重、红细胞压积很高的患儿，平时宜多饮水，术前12 h需吸氧，以改善缺氧状况。

瓣膜病患者术前心功能不全Ⅱ～Ⅲ级，应该限制活动，应该限制水、钠的摄入和口服强心利尿药物。心功能不全Ⅲ级以上的瓣膜病患者，应该低盐饮食，严格内科治疗至少4周，待心功能好转后，再安排手术。

五、营养状态的支持

尽量给患者提供营养丰富、易消化、有足够热量和多种维生素的饮食，以改善患者的全身营养状况。必要时可以静脉输入高营养物质和输血、输入白蛋白。

六、抗凝药物

CABG术前应停用阿司匹林等抗凝药1周，如急诊手术停用阿司匹林时间短，应配备血小板和有关凝血因子以避免术后出血和渗血。再次瓣膜手术可停用华法林，用肝素替代治疗，手术后继续用华法林抗凝治疗。

七、冠心病患者

可继续用减慢心率的受体阻滞剂，让患者注意休息，减轻患者劳累和思想负担，避免精神紧张诱发心绞痛或心肌梗死。患者睡前及手术前适当应用镇静药和冠状动脉扩张剂，如静脉用硝酸甘油，密切观察患者心率及血压变化，预防突然发生心肌梗死或心肌缺血加重，后者可致猝死。

八、其他心脏病手术

其他心脏病手术术前准备可能有不同的要求，具体参考阅读相关章节。

九、麻醉的准备

除与其他心内直视手术麻醉前准备相同外，还应注意以下几点：

（1）患者病情严重，多为心脏病的晚期，如冠状动脉性心脏病合并室壁瘤、严重传导系统损害、晚期瓣膜病、难以修复的心外伤、复杂的先天性心脏畸形、心脏原发肿瘤或术后、患者呈恶病质、顽固的心功能不全等，如术前准备时间不足，麻醉风险极大。

（2）术前评估应注意心血管系统及其他重要器官受损程度。根据术前体检情况及实验室检查结果，如心导管检查、冠状动脉造影、左心室造影、心电图、超声心动图、血液生化检查、凝血功能、X线胸片检查等资料，全面评估患者对麻醉手术的耐受性和危险性，采用适合患者的麻醉药物及麻醉方式，并做好处理意外的各项准备。

（3）患者术前常服用多种药物治疗，如强心剂、利尿剂等，这类治疗要持续到手术开始前。曾使用转化酶抑制剂治疗的患者在诱导和复温时要备好血管活性药物，如肾上腺素、去甲肾上腺素等，以防血管突然扩张。

（4）所有心脏移植患者均要接受免疫抑制治疗，围手术期各种操作均要注意严格无菌，不提倡鼻腔插管，以防感染发生。

（5）心脏移植手术时间受供体的影响，禁食时间难以保证，麻醉应按餐后患者处理。

（6）麻醉前用药酌情使用，目的是减少患者焦虑紧张的同时不会损伤心功能。

（吴清玉）

参 考 文 献

［1］ COULSON T G, BAILEY M, REID C M, et al. Acute risk change for cardiothoracic admissions to intensive care (ARCTIC index): a new measure of quality in cardiac surgery [J]. J Thorac Cardiovasc Surg, 2014, 148: 3076-3081.

［2］ LOBDELL K W, FANN J I, SANCHEZ J A. "What's the Risk?" assessing and mitigating risk in cardiothoracic surgery [J]. Ann Thorac Surg, 2016, 102 (4): 1052-1058.

［3］ JACOBS M L, P JACOBS J P, HILL K D, et al. The Society of Thoracic Surgeons Congenital Heart Surgery Database: 2019 update on research [J]. Ann Thorac Surg, 2019, 108 (3): 671-679.

［4］ SULLIVAN P G, WALLACH J D, IOANNIDIS J P A. Meta-analysis comparing established risk prediction models (EuroSCORE II, STS Score, and ACEF Score) for perioperative mortality during cardiac surgery [J]. Am J Cardiol, 2016, 118 (10): 1574-1582.

［5］ DE VARENNES B, LACHAPELLE K, COCERE R, et al. Application of the Parsonnet scoring system for a Canadian cardiac surgery program [J]. Can Cardiol, 2007, 23 (13): 1061-1065.

［6］ HOWELL N J, HEAD S J, NICK F, et al. The new EuroSCORE Ⅱ does not improve prediction of mortality in high-risk patients undergoing cardiac surgery: a collaborative analysis of two European centres [J]. Eur J Cardio-thorac Surg, 2013, (6): 1006-1011.

［7］ AD N, HOLMES S D, PATEL J, et al. Comparison of EuroSCORE Ⅱ, Original EuroSCORE, and The Society of Thoracic Surgeons Risk Score in Cardiac Surgery Patients [J]. Ann Thorac Surg, 2016, 102 (2): 573-579.

［8］ NISHIMURA R A, OTTO C M, BONOW R O, et al. 2017. AHA/ACC Focused Update of the 2014 AHA/ACC Guideline for the Management of Patients With Valvular Heart Disease: A Report of the American College of Cardiology/American Heart Association Task Force on Clinical Practice Guidelines [S/J]. Circulation, 2017, 135 (25): e1159-e1195.

［9］ MATIASZ R, RIGOLIN V H. Focused update for management of patients with valvular heart disease: summary of new recommendations [J]. J Am Heart Assoc, 2018, 7 (1): e007596.

［10］ THALJI N M, SURI R M, GREASON K L, et al. Risk assessment methods for cardiac surgery and intervention [J]. Nat Rev Cardiol, 2014, 11 (12): 704-714.

［11］ HOTE M. Cardiac surgery risk scoring systems: in quest for the best [J]. Heart Asia, 2018, 10 (1): e011017.

［12］ DI MAURO M, TOTARO A, FOSCHI M, et al. Gender and surgical revascularization: there is a light at the end of the tunnel? [J]. J Thorac Dis, 2018, 10 (S18): S2202-S2205.

第4篇

先天性心脏病

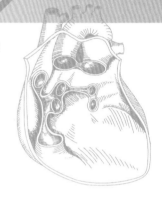

第4篇

决天性心理病

第21章
心脏胚胎发育与先天性心脏病

先天性心脏病复杂繁多，要想真正掌握先天性心脏病的诊断，首先要理解心脏的胚胎发育，这对理解先天性心脏病的形成很有帮助，了解了心脏发育的过程，有助于摸清先天性心脏病的诊断规律。

心脏的胚胎发育分为三个阶段：原始心脏的形成、心脏外形的建立、心脏内部的分隔（图21-0-1、图21-0-2）。

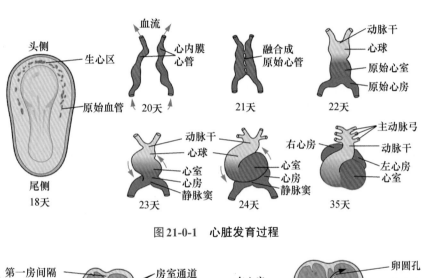

图21-0-1　心脏发育过程

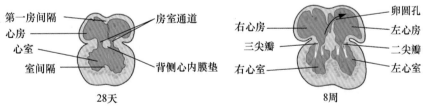

图21-0-2　四个心腔的形成

一、原始心血管系统的建立

胚胎第3周，卵黄囊壁上的胚外中胚层内的血岛，周边细胞分化为内皮细胞，围成原始血管。血岛中央的细胞游离分化成造血干细胞，同时在体蒂和绒毛膜内也以同样方式形成血管网。随后在胚体内部各处的间充质也形成血管，并与邻近的血管相互融合通连，逐渐形成体内的原始血管网。第3周末，胚外和胚内的血管网在体蒂处彼此沟通，逐渐形成原始心血管系统，并开始血液循环，是最早行使功能的系统[1]。

二、原始心脏的形成

心脏来源于胚体头端的生心板，大约在胚胎第18天，生心板细胞分化，中央变空，形成纵行的左、右两条心内膜管。胚胎第4周，左、右两条心内膜管逐渐向中线汇合，形成一条直的心内膜管，颅侧连接第一对动脉弓，尾侧连接卵黄静脉，称为原始心管。

原肠胚期三胚层胚盘头端及两侧的半月形生心中胚层构成第一生心区（first heart field），形成的原始心管仅为左心室原基。位于原始心管头端和背侧的脏壁中胚层间充质构成第二生心区（secondary heart field），不断向心管添加心肌细胞，形成流出道、右心室、部分心房等结构。神经嵴是脊椎动物胚胎发育早期一个暂时性结构，位于神经管背侧，是具有迁移特点和多向分化潜能的细胞群，心脏神经嵴（cardiac neural crest，CNC）在正常心脏发育中发挥着特殊作用，关系到动脉干分隔及主动脉弓发育。

三、心脏外形的建立

心管的头端与动脉连接，尾端与静脉相连，两端固定在心包上。心管上首先出现三个膨大，由头端向尾端依次是心球、心室和心房，心房的尾端连接静脉窦的左、右角。

由于心球和心室的生长较心包腔快，心球和心室向前和尾侧生长，形成U形弯曲，而心房则渐渐向上移至心室头端背侧，静脉窦也随之移到心房的背面尾侧。此时的心脏外形呈S形弯曲，心房因受前面的心球和后面的食管限制，而向左、右扩展，膨出于动脉干的两侧。心球尾端融入心室并演变为原始右心室，原来的心室成为原始左心室。至此心脏已初具成人心脏的外形，但内部没有完全分隔。

通过扭曲旋转，心脏的心管形成两个平行的管道系统，每个管道系统各有一套腔室，最终原始右心室位于右前方，原始左心室位于左后方，这是正常扭曲方式，谓之右襻（D-loop）。如果心球心室向左侧扭曲旋转，形成与正常相反的形态结构，称为左襻（L-loop）。

与此同时，心管的内皮层变为心内膜，心管的原始心肌变为心肌层，来源于静脉窦处的间皮细胞逐渐覆盖全心，成为心包脏层。而心内膜管中层的胶状细胞外基质，后来则变成心内膜垫，在心脏的分隔中发挥重要的作用。

四、心脏内部的分隔

1. 房室管的分隔   在第4周末，房室管的心内膜组织增生，在背侧壁和腹侧壁各形成一个隆起，分别称为背、腹心内膜垫。到第5周，心内膜垫隆起、靠近，最后融合，将原本单通道的房室管分隔为左、右两条管道，分别连接左心房和左心室、右心房和右心室，随后，部分心内膜垫内皮化，形成房室瓣，将心房和心室最终分隔开来。如果心内膜垫发育不正常，就会出现我们临床上碰到的心内膜垫缺损，而发育情况不同也就形成了心内膜垫缺损诊断中分型的不同[2]。

2. 原始心房的分隔   原始心房的分隔始于第4周末，原发隔和继发隔相继形成，最终融合为房间隔，将原始心房分为左、右两房。

首先，在原始心房顶部背侧壁的中央出现一个薄的半月形矢状隔，称原发隔或第一房间隔（septum primum），此隔向心内膜垫方向生长，其游离缘和心内膜垫之间暂留的通道称第一房间孔或原发孔（foramen primum），当第一房间隔与心内膜垫愈合时，第一房间孔闭合，但第一房间隔上部的中央细胞吸收形成第二房间孔或继发孔（foramen secundum）。第5周末，在第一房间隔的右侧，从心房顶端腹侧壁再长出一个较厚的新月形的继发隔或第二房间隔（septum secundum），向心内膜垫生长，其下方留有一卵圆孔（foramen ovale）。第二房间孔的右侧被第二房间隔遮盖，而卵圆孔的左侧被第一房间隔遮盖，这部分第一房间隔组织称卵圆孔瓣。出生前，由于肺循环不行使功能，左心房压力低于右心房，右心房的血液可冲开卵圆孔瓣，进入左心房。出生后，肺静脉回心血增加，左心房压力增大，致使两隔紧贴，逐渐愈合，卵圆孔完全关闭，左、右心房完全分隔[3]。

房间隔缺损与房间隔发育异常的关系：

原始心房的分隔过程中，如果原发隔和心内膜垫的融合出现异常，留下了一个永久的原发孔，就是原发孔型房间隔缺损，而且由于心内膜垫也参与房室分隔的形成，这时常常会伴有二尖瓣的异常。

在原发隔形成继发孔，继发隔逐渐盖住继发孔的过程中，如果继发隔没有生长够，或者原发隔吸收过度，导致卵圆孔过大或者继发孔过大，使得继发孔没有被继发隔完全盖住，形成一个永久的继发孔，是为继发孔型房间隔缺损。

3. 心室的分隔　心室底壁组织向上凸起形成较厚的室间隔肌部。向心内膜方向伸展，上缘凹陷，与心内膜垫之间的孔称为室间孔（interventricular foramen）。第 7 周末，左、右球嵴和心内膜垫的组织与室间隔肌部的前后缘一起，共同形成室间隔膜部，封闭室间孔。至此，左、右心室独立开来，形成肺动脉干和右心室相连通，主动脉和左心室相连通的结构。

室间隔的胚胎来源有三部分：心室本身形成的肌部间隔、圆锥间隔、心内膜垫参与形成的膜样间隔。

第一室间孔和肌部室间隔：心室原为一条横卧的管道，中间并无界限，待胚长约 5.2 mm 时，在原始心室的中段出现一条矢状走行的肌肉嵴，嵴的右侧发育为右心室，嵴的左侧发育为左心室，嵴的上方为连接左、右心室的孔道，称为第一空间孔，这条空间嵴一方面向上生长增高形成肌部室间隔的"光滑部"，另一方面随着心室内壁的海绵样吸收，肌部室间隔不断向下加深形成"小梁化部"，此时，第一室间孔的截面乃是一个完整的环。

第二室间孔和漏斗间隔：房室孔自左侧向中线移动，骑跨于室间孔的后方，圆锥心室孔自右侧向中线移动，骑跨于室间孔的上方，肌部室间隔进一步生长使室间孔缩小，此时室间孔四周不是完整的环，为第二室间孔。

第三室间孔和膜部间隔：房室管的前（上）、后（下）心内膜垫会合后形成中心心内膜垫，将左、右心房室孔分隔开，同时形成室间孔的背侧。此时，肌部室间隔、漏斗部室间隔和中心心内膜垫共同生长靠拢，室间孔成为周边完整的环，其绝对直径缩小，称为第三室间孔。最后由 4 周发出膜样组织覆盖，即成为膜样间隔。

室间隔缺损与室间隔发育异常的关系：从室间隔发育的顺序来看，第一室间孔不能闭合，肌部室间隔缺失过多，会形成近似单心室的情况；第二室间孔不能闭合，涉及到房室孔和圆锥心室孔自两个方向向中线移位的过程，往往和圆锥动脉干畸形共存；第三室间孔不能闭合，是由于心内膜垫组织扩展时不能与球嵴和肌部融合所致。

4. 静脉窦的演变和永久性左、右心房的形成　静脉窦位于原始心房尾端的背侧，分为对称的左、右角，各与同侧的总主静脉、脐静脉和卵黄静脉通连。在房间隔发育的同时，静脉窦和肺静脉也不断发育和移位，静脉窦移至右心房并扩大成为右心房的一部分，使上腔、下腔静脉和冠状静窦分别开口于右心房内。由于右总主静脉演变为上腔静脉，右卵黄静脉演变为下腔静脉，大量血液流入右角，右角逐渐变大，窦房孔也移向右侧。而左角则萎缩变小，其远段成为左心房斜静脉根部，近段成为冠状窦。

胚胎发育第 7～8 周，原始心房扩展很快，以致静脉窦右角被吸收并入右心房，成为房久性右心房的光滑部，原始右心房则成为右心耳。

如静脉窦移位不充分，则影响房间隔的发育，可形成静脉窦型房间隔缺损。

原始左心房最初只有单独一条肺静脉在原发隔的左侧通入，此静脉分出左、右属支，各支再分为两支。当原始心房扩展时，肺静脉根部及其左、右属支逐渐被吸收并入左心房，结果是有 4 条肺静脉直接开口于左心房。由肺静脉参与形成的部分为永久性左心房的光滑部，原始左心房则成为左心耳。

五、流出道的分隔发育

动脉干与心球的分隔：心脏神经嵴起源于神经管的第 1～3 节之间，通过咽弓迁移到心球动脉干隔。胚胎发育第5周，动脉干与心球的内膜组织局部增生，形成一对上下连续、相互对生的螺旋状纵嵴，称左、右球嵴（bulbar ridge），其上段称动脉干嵴，下段称心球嵴，左、右球嵴在中线逐渐融合，便形成螺旋状走行的主动脉-肺动脉隔（aortico-pulmonary septum），将动脉干和心球分隔成肺动脉干和升主动脉。心球是右心室漏斗部和左心室主动脉前庭部的组成部分。由于主肺动脉隔呈螺旋状，故肺动脉干呈扭曲状围绕升主动脉。当主动脉和肺动脉分隔完成时，主动脉通连第4对弓动脉，肺动脉干通连第6对弓动脉。

流出道是心脏畸形最常见的部位之一，因为它需要多种细胞类型的正常发育和增殖。以下缺陷常可导致发育异常：第二生心区-异常分布/增殖导致流出道变长畸形，神经嵴细胞-异常迁移/增殖导致分隔异常，心肌-旋转/偏侧异常导致对合不良，心内膜-异常内皮间质细胞转化/增生导致心内膜垫缺损[4]。

因此，这些异常表现为累及圆锥动脉干的一系列疾病，如共同动脉干、右心室双出口、主动脉弓中断、大动脉转位、法洛四联症和室间隔缺损。

六、瓣膜的发育

许多与心脏瓣膜发育有关的机制，特别是上皮向间质转化（EMT）的过程，目前还不清楚。瓣膜的形成围绕着心内膜垫组织的扩张进行。房室瓣在胚胎发育的第5～8周开始形成。瓣膜小叶通过腱索附着在心室壁上的乳头肌，这些结构是由心室壁发育来的。左侧房室瓣最终发育成有两个瓣叶的二尖瓣，右侧房室瓣发育成有三个瓣叶的三尖瓣。

主动脉瓣和肺动脉瓣，称为半月瓣，由球嵴和心内膜下瓣膜组织形成。原始半月瓣由被心内膜覆盖的间充质核组成，后向内凹陷变薄，形成最终瓣膜组织形状。这些瓣膜形成了下面描述的成人心脏的四个瓣膜。房室瓣和半月瓣形成最后步骤中的重塑机制尚不完全清楚，但被认为涉及凋亡途径。

七、心脏传导系统的发育

心管足侧的心肌细胞最先具有电活性并成为起搏点。窦房结在胚胎第5周发育，最初在静脉窦内，后并入右心房。窦房结略高于心内膜垫。构成希氏束的纤维从快速传导的心室肌发育，而窦房结和房室结则由流入道和房室通道的慢速传导心肌形成。结缔组织从心外膜开始生长，形成将心房和心室传导分开的心脏骨架。

八、发育异常与复杂先心病病理基础

心脏的发育异常涉及心脏左、右发育异常，心室袢异常，第一生心区、第二生心区及心神经嵴细胞异常走向导致发育异常。

从受精到原始心脏管阶段的发育异常，几乎总是导致胚胎死亡，因为早期循环对胚胎和胎儿的进一步生长发育至关重要。

在发育过程中出现左、右及腹背信号异常，容易发生的病理改变是内脏异位综合征、左心室双入口、右心室双出口。胚胎发育过程中出现左、右不对称脏器的镜面反转，多数会伴随器官的正常发育，如单纯右位心或完全内脏反位；但如果胸腔及腹腔内脏器出现非镜面反转异常，会导致器官发生缺陷，最常见的是内脏异位综合征。在心脏的发育过程中，房室孔自左侧向中线移动，移动过程中发生异常，则出现左心室双入口；圆锥心室孔自右侧向中线移动，移动过程中发生异常，则出现右心室双出口。

在心脏弯曲成袢的过程中发生异常，会出现心室反位及大动脉转位。目前在控制左、右发育基因的动物模型方面有相当多的研究。矫正性大动脉转位被认为是成袢异常及流出道发育异常共同存在所致。其他复杂畸形涉及双侧心室和流出道者，被认为至少在弯曲成袢过程中有异常。

动脉干与心球分隔中发生异常，①主动脉和肺动脉错位：由于主动脉肺动脉隔为平直的隔板，以致主动脉由右心室发出，肺动脉则由左心室发出。②主动脉或肺动脉狭窄：由于动脉干和心球分隔不均等，形成一侧动脉粗大，另一侧动脉狭小，即肺动脉或主动脉狭窄。③法洛四联症：包括肺动脉狭窄、室间隔缺损、主动脉骑跨和右心室肥厚，是由于动脉干和心球分隔不均所致。

从心脏发生发育细胞水平来看，主管心脏不同部位发育的生心区细胞及心神经嵴细胞在正常移行过程中出现问题，则表现为不同表现的心脏畸形。第二生心区的细胞正常移动保障流出道的正常发育和旋转，如果发生问题，会出现右心室流出道/主肺动脉发育不良或缺如；心神经嵴细胞负责主动脉弓发育及动脉干的分隔，如果发生问题，会出现弓畸形及共同动脉干（图 20-0-3）。

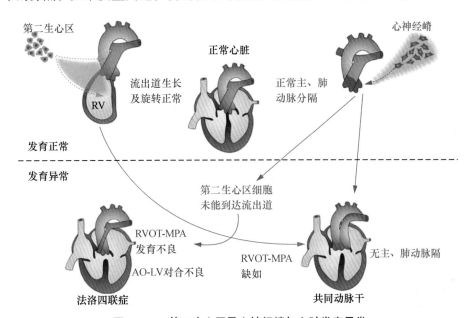

图 21-0-3　第二生心区及心神经嵴与心脏发育异常
RV：右心室；RVOT：右心室流出道；MPA：主肺动脉；AO：主动脉；LV：左心室。

九、心脏发育的分子生物学

在试图确定控制心脏发育的分子机制时，科学家们关注于早期心肌细胞的发育，包括心肌细胞祖细胞的细胞运动、调节从囊胚期到原肠胚期心肌发生的信号机制，以及发育后期发生的形态变化，如环化和分隔。下面列出了一些促进心脏发育的主要分子途径。但是一种畸形的出现，可能存在几种机制，后面也可能有多种基因共同参与。

1. 转录因子　Nk 家族转录因子在所有有收缩血管细胞的动物中都有表达，因此对心肌发育至关重要；Nkx 2.5 是左心室发育的特殊需要。Gata 家族转录因子与 Nk 因子相互作用，促进心肌细胞、平滑肌细胞和内皮细胞的分化；Gata 4 调节心肌表达，是腹中线心管融合所必需的；Gata 5 是心内膜分化所必需的。T-box 基因在心脏形态发生中起重要作用；Tbx 1 可能在神经嵴增殖/功能中起作用；Tbx 2 在心腔特异分化中起重要作用；Tbx 5 是心房分隔的必需基因。Pitx 2 是一种通过调节细胞增殖来控制正常心脏形态发生的左侧转录因子[5]。

2. 信号分子　骨形态发生蛋白（bone morphogenetic protein，BMP）特别是 BMP 2 在心源性中胚层中表达，对心肌的分化和特异性分化具有重要意义。WNT 信号抑制促进心源性中胚层的心脏发生。FGF（成纤维细胞生长因子）与 BMP 共同作用，促进心肌分化。Fgf 8 在心源性中胚层中表达，因此允许心脏分化发生。Notch信号通过调节不对称细胞分裂在心源性中胚层内建立亚群。Notch对心肌分化也有抑制作用。Cripto介导淋巴结信号以允许心肌分化。TBX T-box蛋白作为转录因子调节其他发育基因的表达[6]。

十、胎儿血液循环

胎儿出生后，胎盘血循环中断，肺开始呼吸，血液循环随之发生改变。

（1）脐静脉闭锁：脐静脉腹腔内的部分闭锁成为肝圆韧带。

（2）脐动脉闭锁：脐动脉大部分闭锁成为脐外侧韧带，近段保留成为膀胱上动脉。

（3）静脉导管闭锁：静脉导管闭锁成为静脉韧带。

（4）动脉导管闭锁：由于管壁平滑肌收缩，动脉导管逐渐闭锁成为动脉韧带。

（5）卵圆孔关闭：胎儿出生后，肺血循环回到左心房的血液增加，左心房压力增高，第一房间隔和第二房间隔紧贴，逐渐愈合，出生后1岁左右卵圆孔完全关闭。但约有25%的人卵圆孔未达到完全的解剖关闭。

（王廉一）

参 考 文 献

[1]　ABDULLA R, BLEW G A, HOLTERMAN M J. Cardiovascular embryology [J]. Pediatr Cardiol, 2004, 25 (3): 191-200.

[2]　GITTENBERGER-DE GROOT A C, BARTELINGS M M, DERUITER M C, et al. Basics of cardiac development for the understanding of congenital heart malformations. [J]. Pediatric Research, 2005, 57 (2): 169-176.

[3]　HILL, M A. Embryology cardiac embryology [EB/OL]. [2020-10-08]. https://embryology.med.unsw.edu.au/embryology/index. php/Cardiac_Embryology.

[4]　EPSTEIN J A. FRANKLIN H. Cardiac development and implications for heart disease [J]. N Engl J Med, 2010, 363 (17): 1638-1647.

[5]　MOORMAN A F, CHRISTOFFELS V M. Cardiac chamber formation: development, genes, and evolution [J]. Physiol Rev, 2003, 83 (4): 1223-1267.

[6]　YAMAGISHI H, MAEDA J, UCHIDA K, et al. Molecular embryology for an understanding of congenital heart diseases [J]. Anat Sci Int, 2009, 84 (3): 88-94.

第22章
先天性心脏病分类与命名

　　为了提高手术疗效和医疗质量，需要客观描述先天性心脏病的病理形态，建立先天性心脏病分类与命名的统一科学方法。多年来有关专家做了大量探索和研究工作，其中美国著名心脏病理学家茨普拉格（van Praagh R）和安德森（Anderson RH）等的贡献尤为突出。他们倡导的心脏顺序节段分析法（sequential segment analysis）已得到世界同行的公认和普遍应用。这一方法的要点，是把心脏分为心房、心室、大动脉三个节段，以各自的形态特征为基础，判别各种病理形态，并确定三个节段之间的连接和空间位置，以便完整、准确而又简洁明了地描述各种先天性心脏畸形[1-3]。

　　顺序节段分析包括以下主要内容。

一、心房排列

　　确定心房排列（atrial arrangement）的前提是依据心房的解剖学特征，区分形态右心房和形态左心房。形态右心房的解剖标志：右心耳外观呈较规则的三角形或梯形，基部有宽大开口；右心耳内面的梳状肌扩展到房室前庭（atrioventricular vestibule）全周。与之形成鲜明对照，形态左心房的解剖标志是：左心耳外观狭长且不规则（指状），基部开口窄小；心耳内的梳状肌不扩展到房室前庭，因而有光滑的左心房后下壁。在心耳形态不典型时，心房内梳状肌分布是判定形态心房的唯一标准。

　　以此形态学为基础，心房位置有四种情况[4-5]（图22-0-1）：

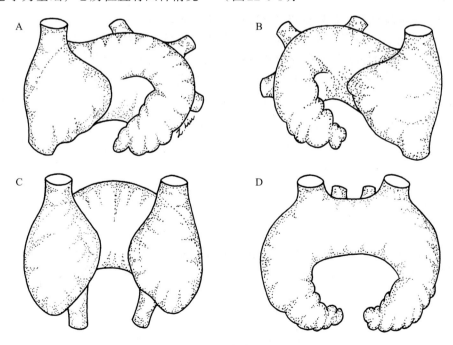

图 22-0-1　心房的四种排列
A. 正常排列；B. 镜面排列；C. 心耳右异构；D. 心耳左异构。

（一）心房正位

心房正位（situs solitus）指形态右心房居右，形态左心房居左。在大多数情况下，与之相对应的内脏器官的侧分化是右肺为三叶、左叶为两叶、胃和脾在左侧、肝和胆囊在右侧。

（二）心房反位

心房反位（situs inversus）指形态右心房居左、形态左心房居右。相应的内脏器官位置左、右互换，构成正常排列的镜面关系。

（三）右房异构（right atrial isomerism）

两心耳均为右心耳形态。

（四）左房异构（left atrial isomerism）

两心耳均为左心耳形态。

二、心室结构

心室结构的确定依据心室的解剖学特征，区分形态上的左、右心室和未分化心室（indeterminate ventricle），正常心室解剖学上由三部分共同构成，即流入道部、肌小梁部和流出道部。流入道是心室的必备部分，缺乏它就不成为形态和功能上完整的心室，而称为残余心室，它由小梁囊和输出腔构成。肌小梁部是心室分化的解剖标识部分。形态右心室的肌梁粗大，排列相对不规则；而形态左心室的肌小梁细小，排列较为密集和规则。流出道部是病理状况下形态学变化最多见的部分，但它是心室的非必需部分。例如在"右心室双出口"，左心室虽缺乏流出道，但仍成为解剖的独立心室。

心室结构有两种情况：心室由室间隔分成形态学上的左心室和右心室，或心室不分化，且不形成室间隔，仅有单一心室（solitary ventricle），又称未分化心室。

值得指出，心室分化成左、右心室并不一定代表该心室具有的解剖和功能上完全独立的两个心室。例如三尖瓣闭锁，形态右心室成为残余心室；又例如左心发育不全综合征，尽管左心室形态完整，但容积过小而不能独立负担体循环。类似这些病变，心室均为功能性单心室。

形态左、右心室又有两种构型（topology）：一是右手构型。右手构型（topology）即右襻，指形态右心室居右，形态左心室居左。在此情况下，右手掌心贴在形态右心室的肌梁部，拇指指向流入道（三尖瓣），其余四指指向流出道（肺动脉瓣），类似的左手可以与形态左心室相吻合，可谓心手相印。二是左手构型即左襻，形态右心室居左，形态左心室居右，在这种情况下，左手对右心，右手对左心，恰与右手构型相反（图22-0-2）。

三、房室结合部

在确定了心房排列和心室体结构之后，即应分析房室结合部（atroventricular junctions）。房室结合部不完全等同于房室瓣，应将两者分别作具体分析。

（一）房室结合部连接

1. 双心室的房室连接（biventricular A-V connections）（图22-0-3） 房室连接一致，即形态右心房连形态右心室。房室连接不一致，即形态右心连形态左心室，形态左心房连形态右心室。不定位房室

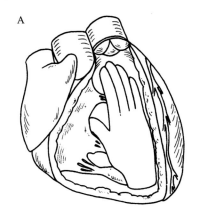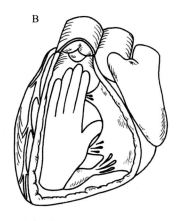

图 22-0-2　心室的两种类型

A. 右手构型；B. 左手构型。

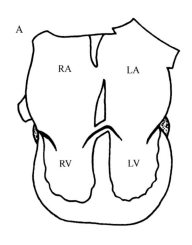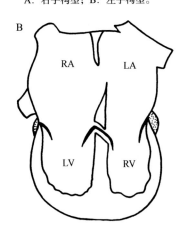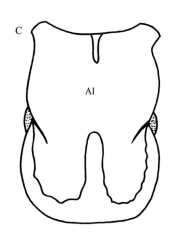

图 22-0-3　双心室的房室连接

A. 一致房室连接；B. 不一致房室连接；C. 不定位房室连接。

RA：右心房；LA：左心房；RV：右心室；LV：左心室；AI. 心房异构。

连接，即心耳异构的房室连接，又有右异构和左异构连接。

2. 单心室的房室连接（univentricular A-V connections）　双入口心室，两组房室瓣均进入一侧心室，另一心室无房室连接。又可分为双入口左心室和双入口右心室：右侧房室无连接，如三尖瓣闭锁；左侧房室无连接，如二尖瓣闭锁[6]（图 22-0-4）。

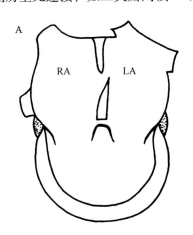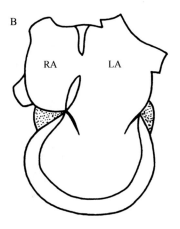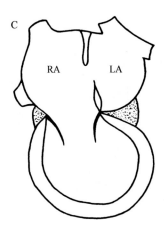

图 22-0-4　单心室的房室连接

A. 双入口心室；B. 右侧房室无连接；C. 左侧房室无连接。

RA：右心房；LA：左心房。

3. 单心房的双室连接（uniatrial and biventricular connections） 这情况是一组房室瓣缺如，另一组房室瓣骑跨或跨越于与之相连的两心室。骑跨指瓣环超过一侧心室，跨越指腱索和乳头肌附着部位超过一侧心室（图22-0-5）。

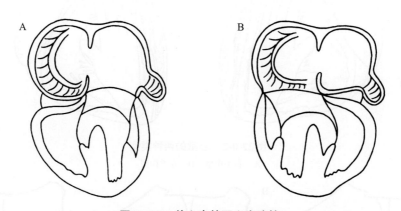

图22-0-5 单心房的双心室连接
A. 右侧房室瓣缺如，左侧房室瓣跨越；B. 左侧房室瓣缺如，右侧房室瓣跨越。

（二）房室瓣形态

房室瓣形态有以下种类：独立的两组房室瓣，包括狭窄瓣、无孔瓣（imperforate valves）、回流瓣、跨越瓣。共同房室瓣与两组房室瓣相似，也可有上述形态种类。

四、动脉段

动脉段（arterial segment）有4种解剖形态（图22-0-6）：主动脉、肺动脉、共同动脉干（common arterial trunk）、单一动脉干（solitary arterial trunk）。

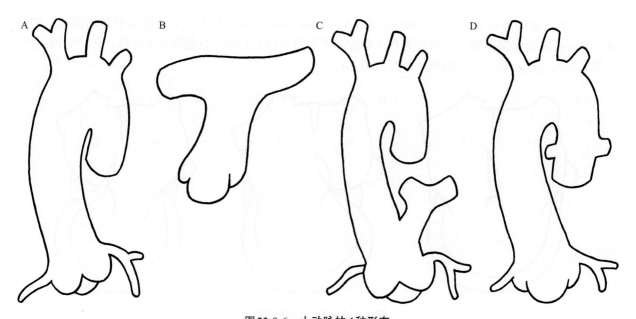

图22-0-6 大动脉的4种形态
A. 主动脉；B. 肺动脉；C. 共同动脉；D. 单一动脉干。

其中共同动脉干和单一动脉干的区别是，若动脉干在心包腔内发出分支到肺，称为共同动脉干；在心包腔以外发出分支到肺，称为单一动脉干。

五、心室−大动脉结合部

首先要确定心室结构和动脉段，然后分别看动脉连接漏斗部和动脉瓣的形态。

（一）心室动脉连接

可有以下几类（图22-0-7）。

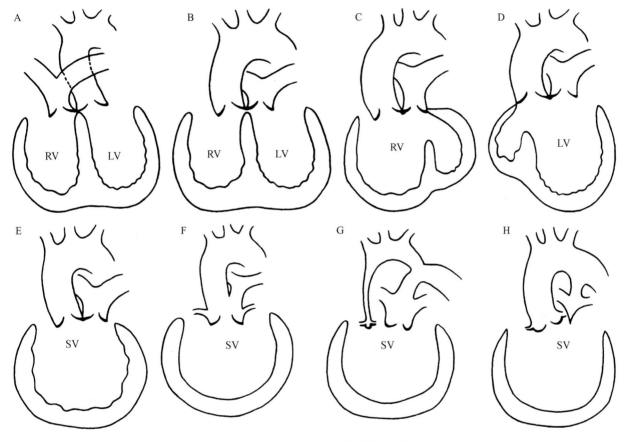

图 22-0-7　心室−大动脉连接的分类

A. 连接一致；B. 连接不一致；C. 右心室双出口；D. 左心室双出口；E. 单心室双出口；F. 共同动脉干；G. 主动脉闭锁；
H. 肺动脉闭锁；LV：左心室；RV：右心室；SV：单心室。

1. 连接一致　即形态左心室连升主动脉，形态右心室连肺动脉。

2. 连接不一致　即形态左心室连肺动脉，形态右心室连升主动脉。

3. 双出口心室　升主动脉和肺动脉发自同一心室，判定标准是50%规则，即一条动脉的全部和另一条动脉的大部分发自同一心室，又可分为右心室双出口和左心室双出口。传统的概念应是两大动脉在90%以上发自同一心室，称为心室双出口。

4. 单出口心脏　单出口心脏（single outlet from heart）见于共同动脉干或单一动脉干。

（二）漏斗部形态

可有以下几类：肺动脉瓣下漏斗、主动脉瓣下漏斗、双侧漏斗（bilateral infundibulums）、双侧无漏斗（bilaterally deficient infundibulums）。

（三）动脉瓣形态

有以下两类：分开的主动脉瓣和肺动脉瓣，又可分为狭窄瓣、无孔瓣、回流瓣、骑跨瓣。共同动脉瓣（common arterial value），根据病理改变，又可分为狭窄、回流、骑跨等类。

六、心脏位置

（一）正常心位

心脏在胸腔内有左、中、右三种位置，因而有左位心（levocardia）、中位心（mesocardia）和右位心（dextrocardia）。根据心脏房室的定位和连接不同，又可进一步细分为镜面、混合和旋转三种情况（图22-0-8）。

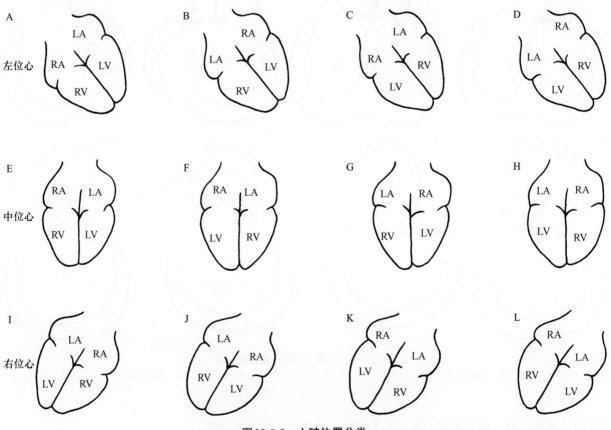

图22-0-8　心脏位置分类

左位心：A. 正常心脏；B. 混合左位心；C. 混合左位心；D. 左旋心。

中位心：E. 中旋心；F. 混合中位心；G. 混合中位心；H. 中旋心。

右位心：I. 镜面心脏；J. 混合右位心；K. 混合右位心；L. 右旋心。

（二）心脏异位

少数病理情况下，心脏可位于胸腔之外，或裸露于体表，也可移至腹腔，常合并有膈肌和胸腹壁组织的缺损。

（三）并列心耳

可视为心脏的某一局部位置异常。正常情况下，两心耳分别位于大动脉根部的两侧。但少数情况下，两心耳位于同侧。临床上，左侧并列心耳较常见，前者常合并各种复杂心脏畸形。

七、其他非对称性内脏器官

胸腹腔内的非对称性器官包括肺、支气管、肝和脾，对这些器官应分别分析。

（一）肺和支气管（图22-0-9）

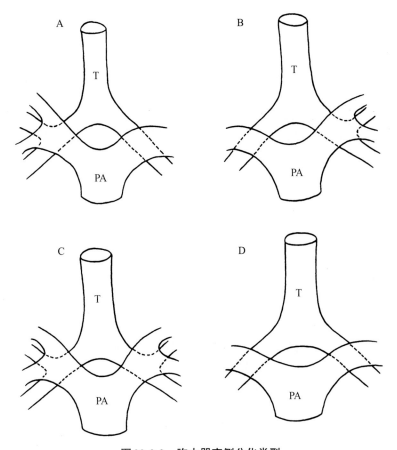

图 22-0-9　胸内器官侧分化类型
A．正常排列；B．镜面排列；C．右异构；D．左异构。
T：气管；PA：肺动脉。

　　1. 正常排列　即右肺三叶，左肺两叶，右侧支气管主干短，走行于同名动脉的上方；左侧支气管长，走行于同名动脉的下方。

　　2. 镜面排列　即右肺两叶，左肺三叶，右侧支气管具有左侧支气管的形态，而左侧支气管具有右侧支气管的形态。

　　3. 右异构　两肺和支气管均具有右肺和右支气管的形态。

　　4. 左异构　两肺和支气管均具有左肺和左支气管的形态。

（二）肝

肝可有右位、中位（水平）、左位三种情况。

（三）脾

脾可有左位、右位、多脾和无脾等4种情况。

一般认为，心房和胸腹腔内的非对称性器官分化和排列是有内在联系的，它们的形态和位置由某种侧分化（laterality）基因所决定，该基因突变可引起侧分化异常而导致相应器官的形态和位置异常（图22-0-10）。因此，通常心耳右异构合并两肺三叶，两侧支气管为右支气管形态，肝、胃位置居中，无脾；而心耳左异构通常合并两肺二叶，两侧支气管为左支气管形态，肝、胃位置居中，多脾。在所有内脏器官中，支气管异构和心耳异构符合率最高。尽管如此，心耳异构与其他内脏器官异构并非完全一致。因此，最可靠的方法是将两者分别分析，而不是仅凭一般规律得出简单推论。

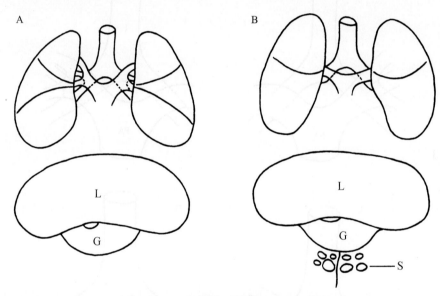

图22-0-10　内脏器官异常侧分化的形态
A. 右异构；B. 左异构。
L：肝；G：胃；S：脾。

八、心脏合并畸形

心脏合并畸形包括间隔缺损、瓣膜回流、大动脉梗阻及体、肺静脉回流异常等。对于先天性心脏病的命名和分类，现在欧美国家临床已分别有了统一且较详细的分类代码，但与形态分类并不完全一致。这主要是因为其病理形成机制尚不完全明了，临床医师和病理学家考虑问题时着重点也有所不同。此外，部分先天性心脏病病理上是一系列疾病谱，有些中间或过渡型病例实际上难以生硬地人为分类，再加上某些传统名称的沿袭使用，致使目前先天性心脏病的临床诊断和形态学命名分类不完全一致，给学术研究和交流带来一定困难。尽管如此，迄今人们取得的进展和达成的共识越来越多，顺序节段分析法就是其中的突出代表之一，它为人们准确认识先天性心脏病的病理形态提供了一条清晰的思路。

九、van Praagh节段分析法字母简称及其含义

如上所述，顺序节段分析法从病理形态上能较完整而确切地描述各种复杂的先天性心脏畸形，在临床应用时作了一些约定俗成的简化，使诊断既简明扼要，又能代表各种畸形的病理形态和病理生理的主要特点。具体来说，临床描述某些复杂的先天性心脏畸形，是先冠以疾病名称，在该名称之后用3个字母来表述该畸形的形态、连接的位置关系。

（一）括号内第一个字母代表心房内脏位置

有以下三种情况：

1. 心房内脏正位（situs solitus，S）　即形态右心房在右侧，形态左心房在左侧；内脏位置是胃居左侧，肝居右侧。见于正常心脏。

2. 心房内脏反位（situs inversus，I）　是心房正位的镜像关系，即形态右心房在左侧，形态左心房在右侧；胃居右侧，肝居左侧。

3. 心房内脏不定位（situs ambiguous，A）　即心房异构，内脏常合并无脾或多脾综合征，总称为内脏异位（heterotaxy）

（二）括号内第二个字母代表心室位置

有以下三种情况：

1. 球室襻右弯（dextro-loop，D）　这种情况下，形态右心室在右侧，形态左心室在左侧，为正常心室位置。

2. 球室左弯（levo-loop，L）　这种情况下，形态右心室在左侧，形态左心室在右侧，两心室位置互换。

3. 球室襻X弯（unknown-loop，X）　表示球室襻弯曲方向不确定，见于极少数未分化型单心室。

（三）括号内第三个字母代表大动脉位置

有以下四种情况：

1. 大动脉正位（solitus，S）　在半月瓣水平，主动脉位于肺动脉的右后方，是正常大动脉位置。

2. 大动脉右转位（D-transposition，D）　主动脉转至肺动脉的右前方，是最常见的大动脉转位。

3. 大动脉左转位（L-transposition，L）　主动脉转至肺动脉的左前方，常见于矫正型大动脉转位。

4. 大动脉反位（inversus，I）　大动脉正位的镜像位置，即主动脉在肺动脉的左后方[7]。

（四）字母组合

上述三个字母组合在一起，就代表心房、心室、大动脉三个节段的相互位置和三者之间的解剖连接关系，以便对某些复杂的先天性心脏病作出大致的形态学描述。例如：正常心脏，可简写为（S，D，S）镜面右位心，简写为I；大动脉转位（S，D，D）表示心房正位，心室右襻，形态右心室在右侧，大动脉右转位，三者的连接关系是右心房-右心室-主动脉、左心房-左心室-肺动脉，即完全型大动脉转位；大动脉转位（S，L，L）表示心房正位，心室左襻，形态右心室在左侧，大动脉左转位，三者的连接关系是右心房-左心室-肺动脉、左心房-右心室-主动脉，即矫正型大动脉转位；大动脉转位（I，D，D）表示心房反位，心室右襻，大动脉右转位，三者的连接关系是右心房-左心室-肺动脉、左心房-右心室-主动脉，即镜面心脏或内脏反位的矫正型大动脉转位。

（吴清玉）

参 考 文 献

［1］　ANDERSON H, BECKER A E, FREEDOM R M, et al. Sequential segmental analysis of coangenital heart disease [J]. Pediatr Cardiol, 1984, 5 (4): 281-287.

［2］　ANDERSON R H, HO S Y. Sequential segmental analysis-description and categorization for the millennium [J]. Cardiol Young, 1997, 7: 98-116.

［3］　ANDERSON R H, BAKER E J, REDINGTON A N. Can we describe structure as well as function when accounting for the arrangement of the ventricular mass? [J]. Cardiol Young, 2000, 10 (3): 247-260.

［4］　SEO J W, BROWN N A, HO S Y, et al. Abnormal laterality and congenital cardiae anomalies [J].Circulation, 1992, 86 (2): 642-650.

［5］　UEMURA H, HO S Y, DEVINE W A, et al. Atrial appendages and venoatrial connections in heart with visceral heterotary [J]. Ann Thorac Surg, 1995, 60 (3):561-569.

［6］　VAN PRAAGH R, ONGLEY P A, SWAN H. Anatomic types of single or common ventricle in man morphologic and geometric aspects of sixty necropsied cases [J]. Am J Cardiol, 1964, 13: 367-386.

［7］　RICHARD VAN PRAACH, M D. Terminology of congenital heart disease [J]. Criculation, 1977, 56: 139-143.

第23章
房间隔缺损、部分型心内膜垫缺损

第1节 房间隔缺损

房间隔缺损（atrial septal defect，ASD）是一种很常见的先天性心脏病。ASD指左、右心房之间间隔发育异常，形成不同形态的缺损，使血液在心房之间双向流动的一种先天性心脏畸形。文献报道在新生儿ASD发病率约为1/1 500，占先天性心脏病的7%～11.4%，男女之比为3∶2，仅次于室间隔缺损[1]。在胚胎时期房间隔形成和心内膜垫发育有关，其过程比较复杂。因此所发生的病变以房间隔缺损为主，也会有卵圆孔未闭、过渡型心内膜垫缺损、左心室右心房通道等。房间隔缺损有两种，一种为原发孔缺损，即Ⅰ孔房间隔缺损，也称部分心内膜垫缺损；另一种为Ⅱ孔房间隔缺损，也称继发孔房间隔缺损。本病多数散发，也有家族发病倾向。Holt-Oram综合征为ASD合并上肢（桡骨）畸形。ASD可以单独存在，也可以合并其他心脏病，特别是继发孔房间隔缺损常合并多种先天性复杂心脏病，如法洛四联症、完全型心内膜垫缺损、肺动脉闭锁、大动脉转位等。

一、历史回顾

1934年，雷斯勒（Raesler）首先报告了60例ASD尸检资料[2]，20世纪有了心导管检查之后，ASD就可以确诊。1936年，阿博特（Abbot）发现原发孔型房间隔缺损（ostium primum atrial septal defect）。1951年9月2日刘易斯（F.J.Lewis）和瓦尔科（Richard Varco）、利莱海（Walton Lillehei）用体表降温、阻断腔静脉的方法，首次成功地为一5岁女孩心内直视修补ASD，为世界第一例成功的心脏直视手术。1953年5月6日，吉本（John Gibbon）最早在体外循环下为一18岁患者心内直视修补ASD，这两例开创性的手术奠定了心外科的基础，成为了心脏外科发展史上的里程碑。20世纪60年代后在体外循环下修补ASD被绝大多数心脏外科医师所采用。北京中国医学科学院阜外医院于1957开始用低温阻断腔静脉、直视下修补ASD，1958年开始行体外循环下心内直视修补ASD。20世纪70年代北京中国医学科学院阜外医院还有时在体表降温、非体外循环下修补ASD[3]。现在患者不仅可以在体外循环下得到直视修补ASD，很多患者还可以选择经皮右心导管介入、封堵治疗。

二、发病机制

在胚胎生成18天后，即可探及胎儿的心肌组织。在胚胎第4周心房向左、右两侧开始扩展发育的同时，胎儿房间隔就开始发育，完成于第15周（图23-1-1）。原始心房早期为一共同心腔，当心房长大，从其顶部发出原发间隔，称为第一房间隔。此隔呈月牙形，向下生长，与房室管的前、后心内膜垫融合，当发育不全时两者之间形成第一房间孔，即原发孔。胚胎第6周，在原发孔闭合之前，第一房间隔上部变薄又吸收、穿孔，可呈筛孔状，这个孔为第二房间孔（继发孔），使胚胎时期心房内血

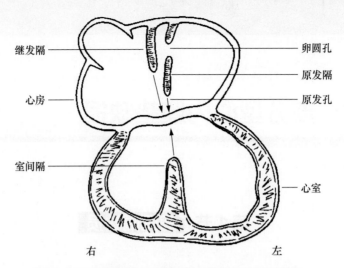

图23-1-1　房间隔及心内膜垫的胚胎发育过程示意图

流从右向左分流。在第二房间孔形成的过程中，紧贴第一房间隔的右侧、心房顶部又出现另一个间隔，称为第二房间隔（继发隔）。继发隔右面与静脉窦融合，静脉窦的右角发育融入右心房，构成右心房后壁平坦的部分，而静脉窦的左角形成了静脉瓣。继发房间隔自上而下生长，其下缘为圆弧形，形成卵圆孔。原发房间隔较薄，形成房间隔卵圆窝部分，覆盖了卵圆孔，如未完全融合，其左面与原发隔之间形成间隙，即为卵圆孔未闭。卵圆孔处组织像一个薄弱的瓣膜，右心房压高时卵圆孔开放，这种情况可维持在生后约1岁。胎儿期右心房压力高于左心房，血流由右心房向左分流。胎儿出生后，由于肺内和左心房血流增加，左心房内压力高于右心房，使原发隔受压，向右贴向继发隔，可防止左心房血液分流入右心房。大部分成人二间隔已融合，只有15%～20%的个体未融合，形成卵圆孔未闭，彩色超声多普勒可发现少数人有微量的左到右的分流。心内膜垫的发育源于房室管区心肌组织前、后两组显著隆起，称为前、后心内膜垫，左、右两侧不明显。前、后心内膜垫逐渐生长并相互靠近、融合，成为房室管中间隔，将房室管分为左、右房室孔。中间隔向上与第一房间隔会合，将原发孔闭合，向下与肌部室间隔会合，闭合室间孔，完成左、右心室的分隔。向左、右发育形成双侧房室瓣及房室结、传导束。在房间隔发育过程中，继发孔过大，继发性房间隔生长发育不良，遂形成了继发孔房间隔缺损（ostium secundum atrial septal defect）或称为继发型房间隔缺损。若房间隔未发育，则左、右心房形成共同心房，造成心房内动静脉血混合，也称为单心房。当心内膜垫部分组织发育不良时，向上不能闭合原发孔，向左侧影响二尖瓣的发育，形成二尖瓣裂、关闭不全，即形成I孔或原发孔ASD或称为部分型心内膜垫缺损。如心内膜垫向下不能闭合室间隔，向右未能形成正常的三尖瓣，或形成共同房室瓣，并影响传导束及房室结的发育，即为完全型心内膜垫缺损，也称为完全性房室间隔缺损。如室间隔缺损不大，虽二尖瓣瓣膜瓣裂明显，但仍为两组房室瓣，则为过渡型房室间隔缺损。由于二尖瓣位置高，在房室间隔二、三尖瓣之间的部分，发育缺陷，形成较小的缺损，致使左心室腔的血流向右心房分流，即为左心室右心房通道。

三、病理解剖

（一）卵圆孔未闭

正常人15%～20%有卵圆孔未闭，在心房间隔遗留有间隙，但没有直接的开孔相通，是由于原发和继发房间隔重合而未融合所致，即为卵圆孔未闭。这一交通的长度通常小于1 cm，正常情况下此间隙因受左心房压而闭合，手术中用镊子向左推开卵圆窝组织即可看到。在有些情况下，右心房压力高于左心房，卵圆孔就会开放，引起心房水平右向左分流。

（二）ASD

根据缺损部位，ASD分为以下几种类型[4]：

1. 中心型　是ASD中最常见的一种类型，占60%。缺损位于房间隔的中心，相当于卵圆窝的部位，四周有完整的房间隔组织形成ASD的边缘，上缘及前、后缘均为继发隔的肌肉组织，下缘为原发隔（图23-1-2）。缺损多数情况下为卵圆形，长1～4 cm、宽0.5～2 cm不等。部分中心型ASD可呈筛孔状或网状结构，组织菲薄。

2. 下腔型　位于在房间隔的后下方（图23-1-3），靠近下腔静脉。上缘、后缘及前缘为继发隔的肌性组织，下缘无明确边缘。多数下腔静脉瓣较大。手术中应该注意，不要将大的下腔静脉瓣误以为是ASD的下缘缝合，术后使下腔静脉血引流入左心房。

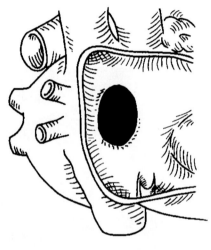 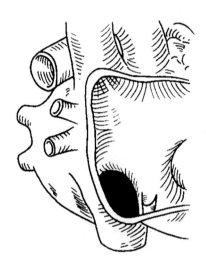

图 23-1-2　中心型 ASD　　　　　　　　图 23-1-3　下腔型 ASD

3. 上腔型（静脉窦型）[5-6]　ASD靠近上腔静脉和右上肺静脉开口，缺损位于右心房内，有10%患者合并部分型肺静脉异位引流（图23-1-4、图23-1-5）。

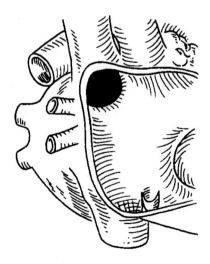 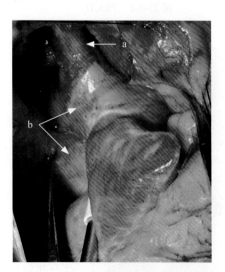

图 23-1-4　上腔型 ASD

图 23-1-5　静脉窦型 ASD 合并部分型
肺静脉异位引流

a. 上腔静脉；b. 右上、下肺静脉（箭示）。

胚胎时期静脉窦主要位于右心房的后侧壁上、下腔静脉之间，在原始心管发育的第3周原始心房由窦房环分开，静脉窦有两个角，右角发育为右心房上、下腔静脉之间的部分包括终嵴、冠状窦瓣，左角发育为冠状静脉窦。静脉窦部分与卵圆窝组织连接错位则形成了静脉窦型ASD。在此种情况下，左、右心房的后上方和上腔静脉开口、右上、肺静脉两个开口，一起汇入右心房，形成一个整体畸形，因此称为静脉窦型ASD。在很小的静脉窦型ASD，也可位于下腔静脉开口旁，更靠近房间隔后下方，可能合并下肺静脉的异位引流，与冠状静脉窦型ASD和继发孔下腔型ASD有所不同。

4. 混合型ASD 兼有上述各类型的特点，多数为较大缺损。

5. 单心房 两心房之间没有房间隔，不论原发还是继发房间隔都不存在，为共同心房，二尖瓣可以正常或伴有二尖瓣裂、关闭不全。

（三）原发孔型ASD

本型也称部分型心内膜垫缺损（partial endocardial cushing defect，PECD）（图23-1-6）。原发孔型ASD有三个特点，一是这种ASD多数不太大，呈新月状，没有原发隔的组织，仅上缘可能有部分原发隔组织（图23-1-7）。

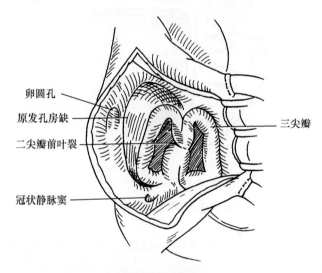

卵圆孔
原发孔房缺
二尖瓣前叶裂
冠状静脉窦
三尖瓣

图23-1-6　PECD

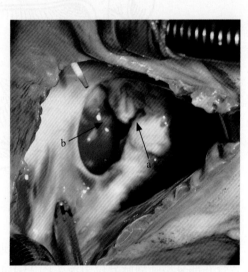

图23-1-7　部分型心内膜垫缺损
a. 二尖瓣裂；b. ASD。

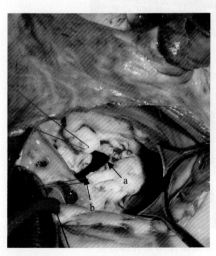

图23-1-8　过渡型心内膜垫缺损
a. ASD；b. 二尖瓣裂。

有时伴有卵圆孔未闭或小的中央型ASD，上缘为弧形，似拱桥状跨于二尖瓣与三尖瓣的结合部，即为二尖瓣和三尖瓣交界。缺损大小不等。二是冠状静脉窦位置可以异常，可开口于左心房的任何位置。三是房室瓣发育异常。二尖瓣前叶中部多有一裂隙，有的裂隙仅及瓣缘，有的则达到瓣环，程度不等。多数情况下瓣裂边缘增厚、卷曲。三尖瓣隔叶发育不良或仅有后半部分。少数患者在二尖瓣与三尖瓣结合处的室间隔上有一膜部室间隔缺损，较小，为0.5～1.0 cm大小，二尖瓣前叶裂可至室间隔上方，可形成过渡型心内膜垫缺损（图23-1-8）。PECD与完全型心内膜垫缺损的主要区别在于前者二尖瓣环是完整的，二尖瓣与三尖瓣结合部前后相连。房室结的位置是随着冠状静脉窦的位置而改变的，修补缺损时要避免损伤传导组织。

（四）冠状静脉窦型

冠状静脉窦型缺损（coronary sinus ASD）在左心房与冠状静脉窦的开口、右心房之间，没有间隔组织，形成缺损，缺损位于房间隔的下方，上方完整。左心房血流与冠状静脉窦和右心房形成交通，即完全型无顶冠状静脉窦综合征，左上腔静脉常开口于左心房，详见第27章"无顶冠状静脉窦综合征"。

（五）ASD 合并畸形

可合并肺静脉异位引流和体静脉的回流异常，还可合并左上腔静脉、PDA、VSD，二、三尖瓣关闭不全等畸形，也常为其他多种复杂心脏病所合并。

四、病理生理

（一）卵圆孔未闭

正常人卵圆孔未闭没有影响，但在右心房压力增高时，卵圆孔可以开放。如原发性肺动脉高压或艾森曼格综合征的患者，由于右心房室压力增高，卵圆孔代偿性地开放，导致心房水平的右向左分流，以缓解右心的压力，患者会有紫绀和缺氧的表现。

静脉系统内的血栓或心房颤动等其他原因形成血栓可通过未闭的卵圆孔进入体循环和神经系统，引起脑栓塞。先天性心脏病紫绀严重的患者静脉或右心系统的感染栓子也可以通过未闭的卵圆孔进入大脑导致脑脓肿。患者在应用左心辅助循环装置时，如未注意患者有卵圆孔未闭，在辅助循环中左心房压下降，右心房内的非氧合血液进入左心房，患者可出现血氧饱和度下降。在很多复杂先天性心脏病中，卵圆孔或ASD都会通过血液的分流、代偿作用，改善患者的生活质量。

（二）ASD

通常不会自行愈合，其病理生理改变决定于缺损的大小、分流量及肺血管床的情况。当缺损较小，Qp∶Qs在1.5∶1以内时，心脏一般无明显变化。缺损较大时，由于右心房内压力低于左心房，左心房氧合血经过ASD分流入右心房，通过三尖瓣，进入右心室，再由右心室进入肺动脉，经肺静脉回左心房。从而使部分血流进入无效循环，加重右心负荷。尽管右心室对容量负荷的耐受性好，也会造成右心房、右心室扩大，并可引起三尖瓣环及肺动脉扩张，肺血多，严重时可发生三尖瓣关闭不全、肺动脉高压和肺动脉瓣关闭不全。当肺动脉压力增高，肺血管会发生病变、肺阻力升高，右心室排血受阻，右心室肥厚、右心室充盈压升高造成右心房压升高时，则会发生心房水平双向或右向左分流，可致艾森曼格综合征，患者出现紫绀和右心功能不全甚至心力衰竭。ASD心内分流对肺血管床的影响，比其他左向右分流型先天性心脏病要小。单纯ASD造成艾森曼格综合征（Eisenmenger's syndrome）者较少见。如心房水平左向右分流量很大，在青少年期即可出现左心房及左心室容量负荷减少，但在大多数患者左心室大小正常。鲁登巴赫综合征（Lutembacher's syndrome，先天性ASD伴风湿性二尖瓣狭窄）中，二尖瓣狭窄加重了心房水平左向右的分流，左心室会有所缩小[7]。如果患者有心房颤动，血栓脱落或ASD患者体静脉血栓经ASD可进入左心房，引起体循环栓塞。

（三）PECD

PECD的病理生理改变，除了心房水平左向右的分流外，还可能有不同程度的二尖瓣关闭不全，因此左心房、左心室及二尖瓣环扩大。重度二尖瓣关闭不全在PECD中发生率低于完全性心内膜垫缺损，并不多见。当ASD与慢性缩窄性心包炎合并存在时，由于患者右心房压升高使ASD的分流量减少，患者临床表现可能不典型。

（四）冠状静脉窦型ASD

该型ASD不常见，心房内血流相互交通，血流的分流量和分流方向随肺动脉压力、肺血管阻力和心功能而改变。和其他类型的ASD不同的是，冠状静脉窦血流可直接进入左心房，可能加重动脉血氧饱和度的降低。

五、临床表现

患者ASD小，分流量小，可无明显症状，常在体检时发现本病。如ASD较大或成年患者有易感冒，活动后心悸、气短，剧烈活动能力下降等症状。成年女性患者，在妊娠及生产时可无症状，40岁左右才出现心悸、气短等症状，有的患者可有房性心律失常或心房颤动，严重的患者可引起肺动脉高压和心功能不全而出现相应的症状。ASD患者伴有心衰或艾森曼格综合征者已很少见。PECD由于伴有二尖瓣关闭不全，易致活动后心悸、气短，心功能不全表现，比单纯ASD患者常见。

部分女患者体型瘦长，胸骨左缘2～3肋间可闻及柔和的、2级左右的收缩期杂音，不伴有震颤。肺动脉瓣第2音可正常或亢进，固定分裂。心脏收缩期杂音与血液分流无关，为右心室排血量增加，肺动脉瓣口相对狭窄所致。而第二心音分裂是由于肺血流增加，肺动脉瓣比主动脉瓣关闭时间延迟所致，也可能与右束支传导阻滞有关。通常在VSD等其他患者，由于肺血流增多，即使有肺动脉第二音亢进，在呼气相肺血流减少，肺动脉第二音也不分裂，而在ASD时呼气相虽然体静脉回心血量减少，而心房内血分流量增加，右心室排血量同样增加，因此第二心音分裂与呼吸无关，始终存在，故称为固定分裂。如伴有其他心脏畸形会有相应的体征变化。PECD的体征除了上述ASD的体征外，心尖部可闻及全收缩期二尖瓣关闭不全的杂音，并向左腋下传导。心界扩大也较ASD明显。当患者发生心功能不全或严重肺动脉高压时，可能有紫绀、颈静脉怒张、肝大、腹水、肝颈征阳性等心功能不全的表现。

六、辅助检查

1. 心电图　极少数ASD患者的心电图是正常的，部分患者有右束支传导阻滞、右心室肥厚或电轴右偏、向量心电图额面顺时针转动。可见ST-T改变，房性期前收缩或心房颤动。PECD患者，由于传导组织的发育受心内膜垫组织的影响，发育不良，位置变异，心电图特点：Ⅰ度房室传导阻滞，右束支传导阻滞和左前分支阻滞；电轴左偏；向量心电图额面呈逆时针转动。

2. 胸部X线片　右心房、右心室扩大，肺血多，肺动脉段突出，主动脉结小。如患者肺血减少，肺动脉段突出明显，主肺动脉扩张，外周血管细小，呈残根状可能为艾森曼格综合征或原发性肺动脉高压。PECD除有上述表现外，如有二尖瓣关闭不全，可以出现左心房、室扩大。

3. 超声心动图　此为诊断ASD和PECD最有价值的方法。超声心动图可以准确发现缺损的位置、大小、分流方向和分流量、肺动脉压力，三尖瓣的功能及合并畸形，如PDA、部分型静脉畸形引流等。经食管超声检查，可明确诊断，清晰显示房间隔缺损类型、部位及大小和二尖瓣裂、关闭不全的情况，也可显示心内膜垫十字交叉房间隔部消失。彩色多普勒可见Ⅰ孔房间隔回声缺失处左向右双期连续过隔分流。二、三尖瓣可探及反流（图23-1-9～图23-1-11）。

4. 右心导管检查　多不需要，只有少数重度肺动脉高压患者可能需要，以了解肺动脉高压程度和性质，决定手术适应证。或因怀疑患者合并其他心内畸形时，为明确诊断，才行心导管检查。

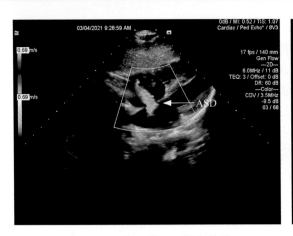

图 23-1-9　中心型 ASD 超声所见
ASD：房间隔缺损。

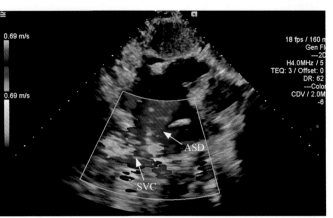

图 23-1-10　上腔型 ASD 超声所见
SVC：上腔静脉。

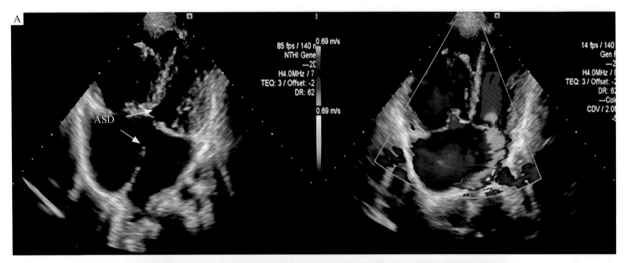

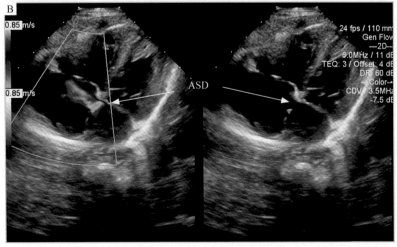

图 23-1-11　PECD 超声所见
A．PECD 和二尖瓣反流；B．PECD 的位置和分流情况。

七、诊断与鉴别诊断

1. 原发性肺动脉高压　由于肺动脉高压，导致右心室肥厚，右心房室充盈压上升，当右心房压力高于左心房，卵圆孔开放，出现心房水平的右向左分流。因分流量小，患者多无明显紫绀，分流量大则紫绀明显。超声心动图和多普勒检查可以明确诊断，确诊为ASD还是原发性肺动脉高压。

2. 部分型肺静脉异位引流　上腔型（静脉窦型）ASD常合并部分型心肺静脉畸形引流，右上、中肺静脉引入上腔静脉近端或上腔静脉与心房交界处，在X线胸片上可以看到移位的上肺静脉。部分型肺静脉异位引流与ASD的鉴别主要靠超声心动图检查、CT、MRI检查及术中探查。右下肺静脉引流入下腔静脉（scimitar syndrome，弯刀综合征）有比较特征性的X线改变。

3. 室间隔缺损　一般与室间隔缺损不难鉴别。因杂音在三级以上、位置低，多在第3、4肋间，同时伴有收缩期震颤。如果缺损较大或合并肺动脉高压，心脏杂音3级以下，无震颤，肺血增多不太明显，应予鉴别。

4. 二尖瓣关闭不全　PECD要与其他原因所致二尖瓣关闭不全鉴别，PECD除了肺血及胸骨左缘第2、3肋间的有杂音外，很重要的一点就是心电图改变，PECD为Ⅰ度房室传导阻滞、右束支和左前半束支阻滞。超声心动图有助于确诊。本病也要和过渡型和完全型心内膜垫缺损鉴别，超声心动图常因室间隔组织薄弱而误将PECD误诊为过渡型心内膜垫缺损。

5. 直背综合征（straight back syndrome）　该综合征指胸椎正常生理性后凸消失，使胸前容积减少，前后径缩短，使纵隔内心脏大血管受压、移位，产生心脏杂音和体征类似ASD。X线胸片可以提示本病，超声心动图可以确诊。

6. 左心室右心房通道　此通道较少见，症状较轻，体检可闻及Ⅱ～Ⅲ级收缩期杂音，超声心动图可以鉴别。

八、自然病程

ASD患者的自然病程与缺损类型、大小和是否合并肺动脉高压及其他心脏畸形有关。生后一年内病死率仅有0.1%。ASD出生后第一年内可自然闭合。闭合率14%～22%不等，出生后第二年开始极少闭合。少数患者无症状，随着年龄的增加，出现心悸、气短等症状，当左心室顺应性下降、心房左向右分流量增加时患者才可能去就医而明确ASD的诊断。患者ASD小、分流量少，症状不明显，可存活70岁以上。由于心房水平的分流，肺血增多，右心室容量负荷增加，右心室扩大，可发生三尖瓣关闭不全，部分患者可以出现快速房性心律失常，如房颤等。少数患者会发生严重肺动脉高压、右向左分流，导致艾森曼格综合征和心功能不全。

九、手术适应证及禁忌证

患者明确ASD诊断后就应考虑手术或介入封堵治疗。由于心房水平左向右分流，右心容量负荷增大，当Q_p/Q_s大于1.5时，更应手术修补或介入治疗，复杂、大的ASD多需要及早手术治疗以避免心房颤动、肺动脉高压的发生。如合并心房颤动应同时做消融手术或介入治疗心房颤动。

因二尖瓣关闭不全不仅加重心房水平左向右分流，还可以加重左心室的负担，故PECD一经诊断即可手术治疗，并应在2岁前完成。患者年龄的大小或合并其他病变不是手术禁忌证。当ASD或PECD因长期大量左向右心内分流，造成不可逆性的肺血管病变和重度肺动脉高压，表现为艾森曼格综合征时，应为手术禁忌证。

十、手术技术

（一）ASD修补手术入路

ASD修补为最简单的心外科手术，效果好，也最安全。因此如何微创和切口愈合美观成为改进手术效果的目标。目前常用以下入路。

1. 右侧腋下切口 适用于单纯ASD患者。患者左侧卧位，悬吊右上肢。以腋中线第4肋间为中点，切口长5～7 cm。切开皮肤及皮下组织，向两侧牵开，显露肋间，用电刀分离、切开肋间肌肉组织。用牵开器牵开肋骨，用大纱布向后推开肺组织，显露心包。在膈神经前1～2 cm处纵行切开心包，用牵引线向两侧牵开心包，显露心脏。全身肝素化后，升主动脉和上腔静脉插管建立体外循环，经第6肋间另一小切口置入下腔静脉引流管，手术结束后，第6肋间小切口可以置入胸腔引流管。主动脉上阻断钳，阻断升主动脉及腔静脉，经主动脉根部灌注停跳液，切开右心房修补缺损。也可以沿肋间做横切口，前端不超过腋前线，切开肋间后的操作方法如上述。

2. 右前外切口 适用于乳腺发育成熟的女性患者，身体右侧垫高35°，悬吊上肢，在右乳腺皮肤皱褶下缘1 cm处做切口，切开皮肤及皮下组织，经第4肋间进胸，同上述方法切开心包，完成手术。

3. 胸骨下段小切口 患者仰卧位，经正中切口，从第二肋间水平至剑突下切开皮肤、皮下组织及脂肪，由剑突自下而上锯开胸骨，尽量不使胸骨横断，逐渐用牵开器牵开胸骨。可切除部分胸腺组织，以利显露。切开心包后手术过程如前述。

4. 胸前正中切口 同常规心脏手术，经前正中切口，切开皮肤及皮下组织，切口上端尽量靠下。纵锯胸骨，牵开器胸骨，切开心包，其他操作同前所述。

（二）修补ASD方法

1. 心外探查 ASD常合并部分型肺静脉畸形引流、PDA、左上腔静脉等畸形，因此手术探查很重要。通常可见患者右心房室增大，心房压力增高，主动脉偏细，肺动脉增粗。在上腔静脉近心端可见到部分肺静脉畸形引流征象，动脉导管、左上腔静脉也不难发现，还要观察冠状动脉有无异常。

2. 体外循环的建立 切开心包后，充分游离上、下腔静脉，升主动脉和肺动脉，腔静脉穿阻断带。经升主动脉，上、下腔静脉插管建立体外循环。怀疑有肺静脉异位引流者，上腔静脉最好插直角管，以利于显露。如左上腔静脉并存，应先游离左上腔静脉，穿阻断带，试阻断之，如CVP无明显升高，患者头面部颜色无异常，说明左、右上腔静脉之间有交通，手术中可以阻断。如左上腔静脉与左心房相通，术后可以结扎。如没有交通，CVP升高明显，则应在左上腔静脉经右心房或直接插入静脉引流管，阻断，将静脉血引流入机器。在心房切开后，要查清左上腔静脉开口和连接的位置，予以相应的处理。可用自体心包片与左心房壁围绕左上腔静脉开口缝合，形成一条人工通道，将左上腔静脉血引流入右心房。

3. 心内探查 建立体外循环并行降温后，应单独阻断升主动脉。这样做的好处是，如果术中发现术前漏诊的心脏合并畸形，如动脉导管未闭、肺动脉狭窄等，便于处理。

阻断升主动脉后，经主动脉根部灌注心肌保护液。注意因手术时间短，不能灌注太多停跳液，以免影响心脏复苏。也要避免灌注针头刺破主动脉后壁，引起出血。待心脏停搏后，沿右冠状动脉上方2 cm左右，平行切开右心房，切口不宜太长，不要损伤窦房结。缝牵引线，牵开心房壁（图23-1-12）。先看清ASD的大小与类型及其与冠状静脉窦的相对位置。探查上腔静脉的开口，左、右肺静脉的开口及二、三尖瓣的情况。注意分清下腔静脉瓣与ASD下缘。由于患者右心室扩大，三尖瓣环也会扩大，可观察三尖瓣的形态及瓣下装置

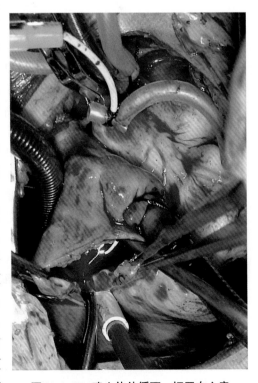

图23-1-12 建立体外循环，切开右心房

情况。通过三尖瓣环检查是否有室间隔缺损、右心室流出道或肺动脉狭窄。还要看清上腔静脉和左、右肺静脉开口以及ASD，辨明它们之间的关系。如左心房内看不见二尖瓣和4个肺静脉开口，是不能修补ASD的，这种情况下可能有三房心（cor triatriatum）等其他畸形并存。

4. 中央型缺损的修补 如缺损直径大小在2 cm以内，缺损边缘较厚，大多可用5/0 prolene线直接缝合。如缺损较大，可用涤纶布或自体心包作为补片材料修补（图23-1-13、图23-1-14）。自体心包补片可避免术后因二尖瓣关闭不全引起的溶血。无论直接缝合还是补片修补，缝合都最好从缺损的下缘开始，如补片，先用双头针5/0 prolene线在缺损下缘中间，褥式缝合左心房下壁一针，穿过补片打结固定后，分别向缺损两侧边缘连续缝合，两针缝至缺损顶端汇合，此时左心房内已充满血液，可以复温，并借助麻醉师持续膨肺，很容易清除左心房内气体，然后再打结。如直接用双头针5/0 prolene线连续缝合至缺损顶部，也可用同样的方法排气后，再打结。无论用哪种方法，都要严密修补ASD，无残余分流；不使ASD周围组织处产生张力，正确分隔体静脉和肺静脉血流，使它们各行其道，保证左、右心房的正常容积。修补完成，检查无误后，由麻醉师辅助呼吸，按摩心脏，经主动脉根部再次持续排气，开放升主动脉。心脏复跳后，连续缝合右心房切口。待各方面的条件具备，血压、心率平稳，停止体外循环，拔出各心脏插管，撤出体外循环机。

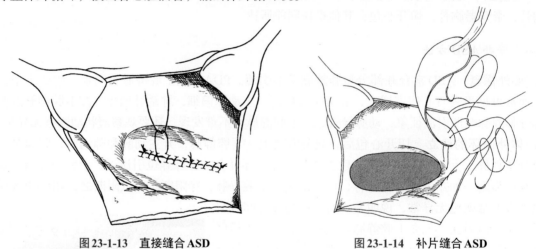

图23-1-13 直接缝合ASD　　　　　　　图23-1-14 补片缝合ASD

5. 混合型ASD的修补 混合型ASD缺损较大，可用相似大小涤纶布修补，方法与中央型相似。

6. 下腔型缺损的修补 此型缺损特点为ASD下缘没有边界，靠近下腔静脉。如缺损较大，下腔静脉开口和三尖瓣环均可扩张，需要补片修补。手术中，剪好大小的补片，在下腔静脉开口与左心房之间，距下腔静脉开口1 cm左右处，用双头针加垫片5/0 prolene线先褥式缝合一针，固定补片，打结后用同一条线，连续缝合缺损左缘，再缝合右缘。由于下腔静脉阻断带的作用，此处心肌组织有皱褶，可在缝合时，用镊子拉开、展开皱褶，使组织与补片之间的针距相等，并与补片缝合服帖。以避免遗留缝隙、发生残余分流，或造成下腔静脉、右下肺静脉开口狭窄。更要注意不能将下腔静脉瓣看成ASD下缘，缝合后使下腔静脉血进入左心房，导致患者术后发生房水平右向左分流，产生血氧饱和度下降和紫绀。

7. 上腔型（静脉窦型）ASD的修补 心房切开后，要看清上腔静脉和肺静脉开口及ASD的大小和它们之间三维空间的关系。如右上肺静脉畸形引流入右心房，在静脉开口之间没有组织边缘，应采用自体心包补片方法修补（图23-1-15）。自体心包片较柔软，有一定的弹性，有利于避免静脉开口狭窄。如缺损较小可向下扩大，切开房间隔长约1 cm，也有利于避免静脉开口狭窄。应先从上腔静脉与肺静脉结合处开始缝合、修补ASD，用5/0 prolene线、双头针加垫片在此处间断褥式缝合3～4针，注意出针和进针距离相等，打结时勿拉线过紧，防止修补后静脉开口边缘变形引起狭窄。将心包补片固定后，再向缺损两边缘连续缝合，排气后打结。余操作技术同前所述。

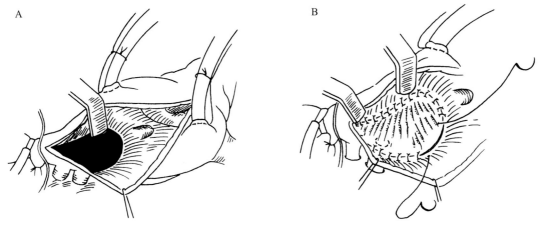

图 23-1-15　上腔型 ASD 修补

A. 显露畸形；B. 完成修补。

8. 部分型心内膜垫缺损的修补

（1）初次手术：经心房切口，探查 ASD 的大小和位置，通常缺损较继发孔小，为半月形，长 1～2 cm。可经缺损探查二尖瓣，如缺损较小可向上扩大，以便探查了解二尖瓣瓣裂长度、形态、瓣环扩大、瓣下腱索和乳头肌的情况。手术先修补成形二尖瓣，从二尖瓣裂的顶端即根部开始，缝向游离缘。用 5/0 prolene 线连续或间断缝合瓣裂，间断缝合一般 3 针左右，缝合尽量平整，保护瓣叶面积，避免二尖瓣口狭窄。修补后，可向左心室内注入冰盐水，观察二尖瓣关闭情况。三尖瓣隔瓣可能发育不良，一般不需进行成形术。心内膜垫缺损修补也应该使用自体心包补片，心包光滑面向左心房一侧，主要为避免手术后并发二尖瓣关闭不全、导致溶血。将心包剪成与缺损大小相似的形状，要看清冠状静脉窦开口的位置和 Coke 三角的边缘。缝合应从缺损下缘的前、后两端开始，分别用双头针、5/0 prolene 线褥式缝合各一针固定心包补片，打结后用其中两个针从两端向中间将心包下缘连续缝合在室间隔上，另两个针分别连续缝合缺损前后缘直到 ASD 上缘排气打结。在缝合缺损后下缘时，应绕过冠状静脉窦开口后再转向 ASD 的上缘，沿左心房二尖瓣根部缝合，可缩小二尖瓣环，同时避免损伤传导束[8]。如果看不清瓣环，可用直角钳探入二尖瓣叶下，即可看清。进针及出针要可靠。如果 PECD 合并小的膜部室间隔缺损即为过渡型心内膜垫缺损，可以在室间隔缺损下缘平行两房室环交界加缝 2～3 针，进针不宜过深，两端超越室间隔缺损前、后缘，然后向上穿过三尖瓣隔叶根部及心包补片下缘，"U"字形间断缝合，闭合室间隔缺损或加用补片修补（图 23-1-16、图 23-1-17）。术后不论是否窦性心律，都应常规置入临时起搏器，防止发生Ⅲ度房室传导阻滞。

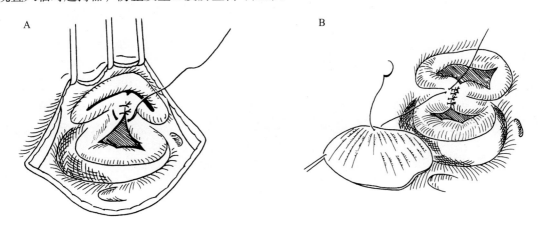

图 23-1-16　PECD 矫治

A. 缝合二尖瓣裂；B. 补片起始处；C. 房室结的位置；D. 修补完成。

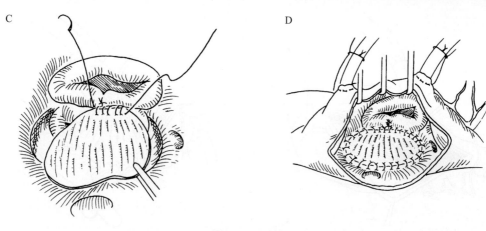

图 23-1-16（续）

（2）再次手术：部分心内膜垫缺损由于初次手术时在传导束附近缝合较浅，术后易致再通，二尖瓣裂缝合少或没缝合，缝线撕脱，术后可并发二尖瓣关闭不全。病情轻者可以耐受，但病情会逐渐加重，如左心房、室扩大明显应该再次手术治疗。

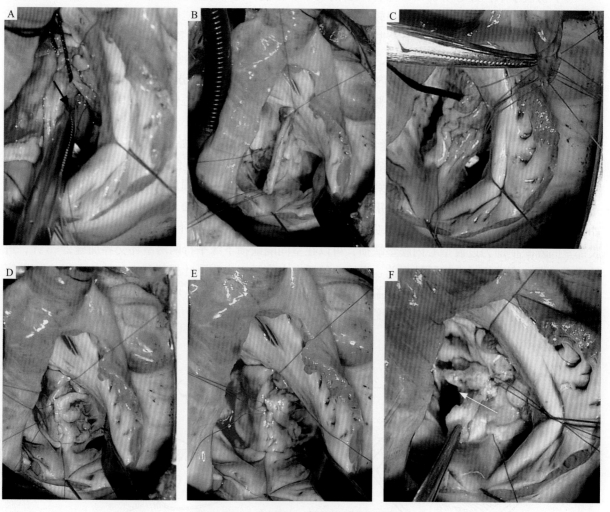

图 23-1-17　过渡型心内膜垫缺损手术矫治

A. 箭示心内膜垫缺损小 VSD；B. 固定心包补片；C. 修补 VSD；D. 连续缝合房间隔缺损下缘；E. 缝闭 ASD 下缘；

F. 箭示二尖瓣裂；G. 连续缝合二尖瓣裂；H. 缝合二尖瓣裂；I. 二尖瓣已修好；J. 开始缝合 ASD 后下角；

K. 缝合已跨过危险区；L. ASD 修补完毕。

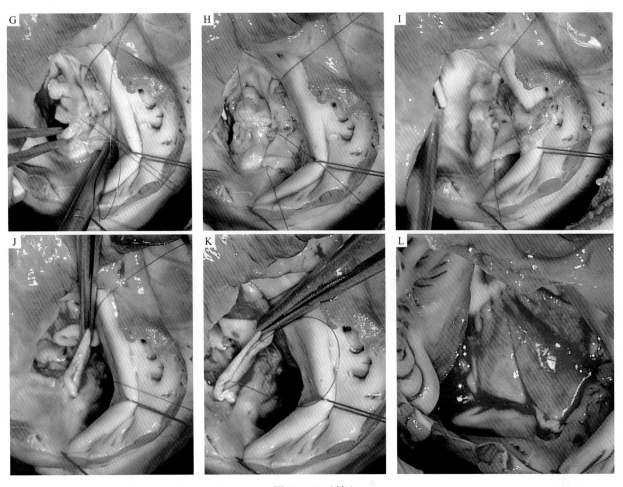

图 23-1-17（续）

　　手术可经原切口进胸，充分游离心脏，常规全身肝素化，插管建立体外循环。升主动脉阻断后，经主动脉根部灌注停跳液保护心肌。经原切口切开右心房及房间隔，显露病变。如瓣膜面积足够大，可直接缝合瓣裂和修补ASD，如瓣膜僵硬、活动度差、面积不够，则无法成形，可以进行二尖瓣替换，术后恢复良好（图23-1-18）。

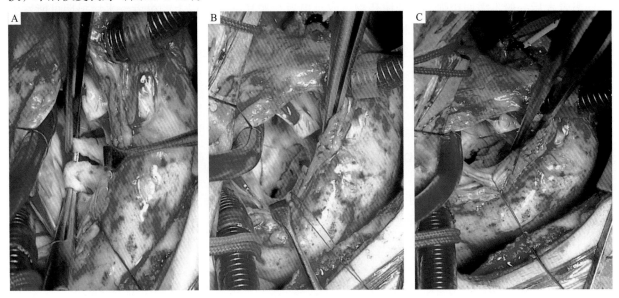

图 23-1-18　心内膜垫矫治术后再次二尖瓣成形术

A. 箭示房间隔切开，可见二尖瓣裂；B. 二尖瓣原缝线断裂；C. 二尖瓣修复后。

9. 单心房的修补　单心房间隔缺损为房间隔缺如，可合并或不合并二尖瓣病变。二尖瓣多为瓣裂，可用PECD修补二尖瓣的方法修补，然后用自体心包片或涤纶布重建房间隔。二尖瓣修补成形后，像PECD修补一样，先重建房间隔的下缘，然后缝合缺损的其余部分。注意二尖瓣和肺静脉四个开口都应该隔入左心房，腔静脉和三尖瓣隔入右心房。

10. 冠状静脉窦型缺损的修补　病变同无顶冠状静脉综合征。最好用较长的自体心包片缝合修补ASD。先缝合冠状静脉窦的上缘，即用5/0 prolene线从左心房下方、冠状静脉窦远端顶部开始，连续缝合修补、重建冠状静脉窦。重建后，在冠状静脉窦左侧，将同一心包补片上翻，转向房间隔的下方，修补ASD。余下全周用5/0 prolene线连续缝合修补[9]（图23-1-19）。

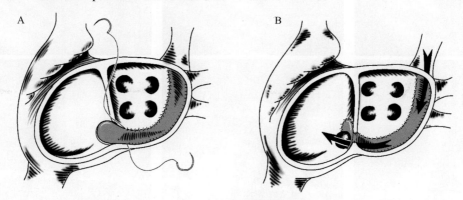

图23-1-19　冠状静脉窦型缺损的修补
A. 冠状静脉窦型ASD修补，左心房内建立内通道；B. 用反折心包片修补房间隔缺损。

十一、术后处理

ASD手术修补为最简单的心脏手术，术后过程较平稳。大多数患者麻醉清醒后，胸腔引流液不多，即可拔除气管插管。极少患者需要使用血管活性药物，可能和术中心肌保护差有关。

成年ASD患者，由于术前左心室功能受损，术后要注意减轻患者左心室的容量负荷。原则是在血压达到正常水平的情况下，保持中心静脉压尽可能处在一个低水平。如术后输血过快可发生急性左心功能不全。

患者术后一般不需服用强心、利尿药物。成年患者，尤其是40岁以上的患者，术后早期可能发生心功能不全，术后可以服用强心、利尿药物。

PECD患者与ASD患者不同，要注意二尖瓣关闭情况和心脏功能及心律的变化，管理好临时起搏器，防止发生严重的房室传导阻滞。

十二、手术并发症

在全麻、体外循环下修补ASD，手术安全，手术并发症较前明显减少，但手术中要给予足够的重视。

1. 中枢神经系统并发症　由于心脏复跳时，心腔内气体未能彻底排净，空气进入脑组织，引起栓塞而使脑组织受到损害，其他原因也可以导致脑卒中，严重者预后不好。表现为患者术后不醒，双侧瞳孔不等大，伴有抽搐、昏迷等症状。应该以预防为主，治疗要针对脑水肿，进行脱水治疗和对症处理。

2. 下腔静脉开口误隔入左心房　这种并发症较少，在修补ASD下缘时，误将下腔静脉瓣认作ASD下缘，将下腔静脉开口隔入左心房，使房水平发生右向左分流。术后患者出现紫绀、血氧饱和度下降，超声心动图可以确诊，应再次手术治疗。

3. 心律失常　ASD术后早期可以出现房颤、室上性心动过速和房室传导阻滞，特别是Ⅰ孔ASD手术后易致Ⅲ度房室传导阻滞，应管理好临时起搏器，根据情况对症处理。

4. ASD残余分流　很少发生，在修补缝合ASD时，针距过疏，或组织撕脱会导致残余分流，一般对临床情况影响不大。

十三、手术效果

ASD修补术后效果良好，手术死亡率应该为零。心脏功能可恢复正常或较术前明显改善，改善的程度与患者手术时的年龄有关，手术越早，改善越明显[10]；如患者手术时间晚，手术后仍会有症状。

第2节　左心室右心房通道

左心室右心房通道也称为Gerbode缺损，是一种少见的先天性心脏病，发病率<1%，男性多于女性（2.2∶1）[11]。可能和胚胎时期基因变异、三尖瓣发育不良、室间隔缺损小有关，后天的因素如感染（37%）、创伤（9%）、医源性因素（51%）也可发生。从发病的机制上看，继发的左心室右心房通道有很大的不同。

一、历史回顾

首先由图尔曼（Thurman）1938年尸检发现，1949年佩里（Perry）根据5例尸检资料提出了分型。格博德（Gerbode）于1958年首次成功地进行了手术修复，故随后被命名为Gerbode缺损[11-12]。

二、病理解剖

在胚胎时期，第27～37天由于心内膜垫的融合，形成了房室管、房室瓣和房室间隔。房室间隔由膜性和肌性两部分组成，这部分发生缺损很常见，占先天性心脏病的7%。膜部间隔被三尖瓣隔叶分为房室间隔与室间隔两部分。隔叶前部分也可能发生穿孔、发育不良，前叶与隔叶交界增宽，使膜部室间隔缺损血流直接由左心室进入右心房，因此左心室右心房通道可分为3型，缺损位于隔叶上方，通常不大，血流直接从左心室进入右心房为Ⅰ型，血流间接通过瓣下膜周部室间隔缺损和发育不良的三尖瓣进入右心房为Ⅱ型，两种方式的混合存在为Ⅲ型。其中Ⅰ型约为1/3，隔叶下型为2/3。也有文献报告Ⅰ型占76%、Ⅱ型16%、Ⅲ型3%～8%[13]。瓣上缺损位于冠状窦的前方，从左心室面看位于右与无冠瓣下方。

三、病理生理

由于右心房压力低，左心室压力高，大量血流可直接或间接由左心室进入右心房，使右心房、右心室扩大，肺血流增多，左心房、左心室扩大，心功能受损。如缺损不大，分流量小，影响不大。如缺损较大，左向右分流量明显增加，会有类似较大室间隔缺损和三尖瓣关闭不全的改变，出现右心室扩大，肺血流增多和左心室扩大及心功能不全。本病可以由医源性原因如介入治疗或瓣膜手术引起，也可以因感染致病，致病菌多为金黄色葡萄球菌或链球菌。如合并室间隔缺损则增加了细菌性心内膜炎的危险。

四、临床表现

病情的严重程度主要决定于缺损的大小，左向右的分流量，肺血的多少及三尖瓣关闭不全的情况。左心室右心房通道分流量小，可以无症状，分流量大可出现呼吸困难、易疲劳、胸痛等症状。体检可闻及Ⅲ级以上收缩期杂音，可伴震颤，右心房压升高，颈静脉搏动。

五、辅助检查

1. 超声心动图 可见右心房扩大，室间隔十字交叉处回声中断，隔叶在其下方，隔叶的连续性也可中断。可发现左心室与右心房交通的位置、大小、形状及收缩期左心室到右心房的高速血流，右心房声学造影对诊断有帮助。

2. CT、MRI 可见缺损的位置、直径的大小，各心腔的结构变化和血流动力学的变化。

3. 右心导管和造影检查 右心导管检查可发现右心房血氧升高，导管可能通过缺损测定肺动脉压力的变化。左心室造影可以确诊。

六、诊断与鉴别诊断

应与三尖瓣关闭不全、小的室间隔缺损、部分型心内膜垫缺损、主动脉窦瘤破裂鉴别。窦瘤分流主要在舒张期，与本病形态结构有明显的不同。超声心动图可以见到分流束的来源、位置和方向，CT、MRI、心导管检查可以确诊。

七、手术适应证

左心房右心室通道分流量小，无症状，可以观察，新生儿也可能自愈。分流量大有症状，合并其他心内畸形，心功能不全或心律失常，出现房室传导阻滞，瓣叶穿孔或畸形导致关闭不全应该手术治疗。介入治疗可能会有残余分流、房室传导阻滞等并发症，如继发于医源性原因或感染内科治疗无效也应该手术治疗。

八、手术技术

手术应该在低温体外循环下进行，可根据缺损的大小决定直接缝合缺损，或补片治疗，为防止复发和损伤周围组织以补片为好。同时修复三尖瓣瓣膜组织和成形瓣环并矫治好并存畸形。

九、手术效果

左心室右心房通道病例不多，介入治疗有并发症如房室传导阻滞的发生，外科手术治疗效果良好[14-15]。

十、经验与启示

ASD是最常见的心脏病，诊断并不困难，超声心动图很有帮助。但如没有例行体检或引起注意，临床上仍可见到失去手术机会的患者。原因是ASD诊断过晚，导致发生了艾森曼格综合征，错过了手术时机，非常可惜。另外如手术前未予足够的重视，因房间隔很薄，超声心动图检查有误，没注意到心房内血液分流情况，致使直视手术中发现房间隔没有缺损的误诊病例。除手术外，很多ASD患者可通过经皮心导管或直接经右心房介入封堵治疗，但也有一定的并发症。在有些情况下，如合并其他心脏畸形，ASD都需要直视手术修补。左心室右心房通道很少见，如为膜部VSD，血流冲入右心房，较常见，手术不复杂。Ⅰ孔ASD均需手术治疗，术中要注意ASD补片以用自体心包、5/0 prolene线连续缝合为好。尽量缝在左心室侧二尖瓣根部，修复好二尖瓣，避免术后发生Ⅲ度房室传导阻滞、二尖瓣关闭不全或左心室流出道狭窄等并发症。ASD手术后也可发生气栓等并发症，后果严重，另外将下腔静脉隔入左心房的情况也可以见到，需要再次手术处理。要重视这些并发症，都可以预防。如患者年龄大，手术时机较晚，许多患者术后仍有症状。介入治疗封堵ASD或小切口手术，微创、安全，效果好。

（吴清玉）

参 考 文 献

［1］ SAMÁNEK M, SLAVÍK Z, ZBORILOVÁ B, et al. Prevalence, treatment, and outcome of heart disease in live-born children: a prospective analysis of 91, 823 live-born children [J]. Pediatric Cardiology, 1989, 10 (4): 205-211.

［2］ ALEXI-MESKISHVILI V V, KONSTANTINOV I E. Surgery for atrial septal defect: from the first experiments to clinical practice [J]. Ann Thorac Surg, 2003, 76 (1): 322-327.

［3］ 郭加强, 薛淦兴, 朱晓东, 等. 先天性房间隔缺损直视闭合术 1083 例报告 [J]. 中华外科杂志, 1984, 22 (12): 745.

［4］ 郭加强. 房间隔缺损. 房室管畸形 [M] //郭加强. 心脏外科技术图谱. 杭州: 浙江科学技术出版社, 1995: 318-347.

［5］ LI J, ZAGHAL A M A, ANDERSON R H. The nature of the superior sinus venosus defect [J]. Clin Anat, 1998, 11 (5): 349-352.

［6］ OLIVER J M, GALLEGO P, GONZALEZ A, et al. Sinus venosus syndrome: atrial septal defect or anomalous venous connection? A multiplane transoesophageal approach [J]. Heart, 2002, 88 (6): 634-638.

［7］ VAIDEESWAR P, MARATHE S. Lutembacher's syndrome: is the mitral pathology always rheumatic [J]? Indian Heart J, 2017, 69 (1): 20-23.

［8］ 吴清玉, 孙寒松. 连续缝合法治疗部分型心内膜垫缺损 [J]. 中国循环杂志, 1992, 7 (6): 554-555.

［9］ 李洪银, 徐忠华, 陆萍, 等. 完全型无顶冠状静脉窦综合征手术方法的改进 [J]. 中华胸心血管外科杂志, 2011, 27 (1): 48-49.

［10］ ATTENHOFER JOST C H, CONNOLLY H M, DANIELSON G K, et al. Sinus venosus atrial septal defect: long-term postoperative outcome for 115 patients [J]. Circulation, 2005, 112 (13): 1953-1958.

［11］ SAKER E, BAHRI G N, MONTALBANO M J, et al. Gerbode defect: a comprehensive review of its history, anatomy, embryology, pathophysiology, diagnosis, and treatment [J]. Saudi Heart Assoc, 2017, 29 (4): 283-292.

［12］ SINISALO J P, SREERAM N, JOKINEN E, et al. Acquired left ventricular-right atrium shunts [J]. Eur J Cardiothorac Surg, 2014, 39 (4): 500-506.

［13］ GERBODE F, HULTGREN H, MELROSE D, et al. Syndrome of left ventricular-right atrial shunt successful surgical repair of defect in five cases, with observation of bradycardia on closure [J]. Ann Surgery, 1958, 148 (3): 433-446.

［14］ TIDAKE A, GANGURDE P, MAHAJAN A. Gerbode defect—a rare defect of atrioventricular septum and tricuspid valve [J]. Clin Diagn Res, 2015, 9 (1): 6-8.

［15］ PRIFTI E, ADEMAJ F, BABOCI A, et al. Acquired Gerbode defect following endocarditis of the tricuspid valve: a case report and literature review [J]. J Cardiothorac Surg, 2015, 10 (1): 115.

第24章
完全型房室间隔缺损

完全型房室间隔缺损（complete atrioventricular septal defect，CAVSD）也称完全性心内膜垫缺损、完全型房室通道，是胚胎时期心内膜垫发育异常所致的一种复杂的先天性心脏病。CAVSD主要表现为心房、心室间隔缺损和仅有一组房室瓣，且多合并关闭不全。本病发病率占先天性心脏畸形的3%～5%，新生儿中发病率约2/10 000[1]。CAVSD可合并多种全身和心脏畸形，如法洛四联症、矫正型大动脉转位、完全型肺静脉异位引流、右心室双出口等，可以和其中一种或多种复杂心脏畸形并存。其中50%患儿伴有染色体异常，以合并21-三体综合征或先天愚型最常见，又称唐氏综合征（Down's syndrome）[2-3]和内脏异位综合征等[4]。

一、历史回顾

1846年皮科克（Peacock）首先描述了本病[5]，1875年罗基坦斯基（Rokitansky）、1936年阿博特（Abbott）也陆续报告了本病；罗格斯（Rogers）和爱德华兹（Edwards）于1948年首先将房室间隔缺损分成CAVSD和部分型房室间隔缺损。1956年Edwards和若井（Wakai）在房室间隔缺损分类中增加了过渡型。1954年利莱海（W Lillehei）等使用交叉循环技术成功地为患儿施行了房室通道修复术[6]。20世纪50年代末 W Lillehei和其他同事完成了在体外循环下，用双片法修复心内膜垫缺损的手术。1962年范米罗普（Van Mierop）等报告了本病的胚胎学起源和发病机制[7]；同年马洛尼（Maloney）报告利用单片法修复完全型房室间隔缺损。1966年拉斯泰利（Rastelli）等提出了完全型房室间隔缺损的病理形态分型[8]。

二、发病机制

胚胎早期心内膜垫向上发育，与第一房间隔下缘融合闭合了原发孔，向下生长与室间隔上缘融合，闭合了室间孔，向左右生长发育形成二尖瓣和三尖瓣。任何因素影响心内膜垫的发育，都可能导致本病。如果心内膜垫在发育过程中出现障碍，则会引起不同程度房间隔缺损、室间隔缺损及房室瓣膜发育异常，包括部分型心内膜垫缺损、过渡型心内膜垫缺损、完全型房室间隔缺损，后者是其中最复杂的一种畸形。

三、病理解剖

CAVSD主要病变为正常心脏十字交叉部分缺失、房室间隔缺损和瓣膜发育异常。房室瓣为共同的瓣环，瓣叶为前后两组，主动脉瓣失去了在二、三尖瓣之间的楔入关系，使左心室流出道延长。

1. 房室间隔缺损　正常心脏的二尖瓣环和三尖瓣坏不在同一水平，二尖瓣环高于三尖瓣环。两组瓣环间有一三角形的间隔组织为房室间隔，它的左侧是二尖瓣下的左心室流入道，右侧是三尖瓣隔叶上方的右心房下部间隔。在完全型房室间隔缺损时，心脏两组房室瓣环不存在，为共同房室瓣环和一组共同房室瓣，使这部分房室间隔的消失在共同房室瓣环上方形成一个较大的房间隔缺损，下方为较大的 VSD。

2. 房室瓣的异常　本病为单一房室瓣环，通常较大，一组房室瓣。一组房室瓣可有 6 个瓣叶，也可以为 5 个，常见右前瓣叶缺失。右心室侧的房室瓣常由右前、右后和右侧叶构成；左心室侧的由左前、左后和左侧叶构成，还可有腱索及乳头肌异常，导致不同程度的房室瓣环扩大、瓣膜关闭不全。

根据前瓣叶的形态，Rastelli 将完全型房室间隔缺损分为三种类型（图 24-0-1）：A 型，有发育较好的左前瓣叶与右前瓣叶，两者之间完全分开，腱索分别附着于室间隔各自心室侧；B 型，左前瓣较大，跨过室间隔延伸至右心室，其在右侧腱索附着于右心室乳头肌，右前瓣较小；C 型，前瓣几无分化而形成一大的共瓣，瓣下无腱索，右前瓣仅有残迹或消失。这种分型并不能十分精确地反映病理形态。由于房室间隔缺损导致传导束向后移位。

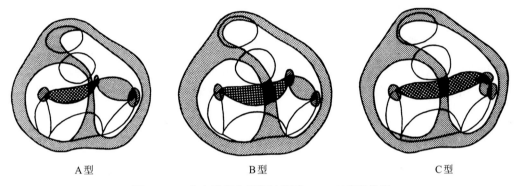

A 型　　　　　　　　　　　B 型　　　　　　　　　　　C 型

图 24-0-1　完全型房室间隔缺损的 Rastelli 病理分型

3. 房间隔缺损　房间隔缺损的大小和范围不一，多数情况下是房室瓣上方的局限性 Ⅰ 孔缺损，直径 1.5 cm 左右。合并卵圆孔未闭、Ⅱ 孔房间隔缺损的也不少见。极少数病例缺损很小，仅在房室瓣上存有一条裂隙；有些病例缺损可以很大，房间隔几乎缺如，仅残留一条肌束，构成功能性单心房。

4. 室间隔缺损　在正常左心室，心尖到二瓣环的距离与心尖到主动脉瓣的距离大致相等，即左心室流入道与左心室流出道长度的比约等于 1。本病的左心室流入道部分都较正常心脏变短，这一比值小于 1（图 24-0-2）。自左心室面观，室间隔缺损紧邻房室瓣下方，流入道室间隔嵴呈一弧形凹陷，为室间隔缺损的下缘，沿主动脉方向扩大后而又变小，它与上方的房室瓣平面构成缺损的边缘，因而缺损呈匙状。大多数情况下，缺损的前、后径大于上、下径。因瓣下纤维组织与邻近腱索的附着和遮挡，室间隔缺损可被分隔。这种情况下，如房室瓣的前后瓣叶连接形成两组房室瓣，就称为过渡型或中间型房室间隔缺损。

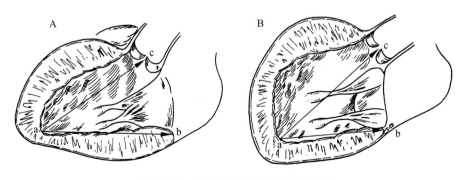

图 24-0-2　左心室流入道/流出道剖面

A. 正常心脏；B. 完全型房室间隔缺损。

ab：心尖部到二尖瓣的距离；ac：心尖部到主动脉瓣的距离。

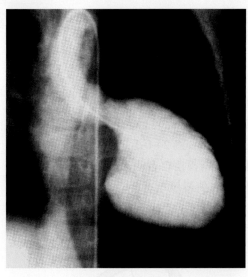

图 24-0-3　左心室流出道影像学的"鹅颈征"

在正常心脏，主动脉瓣环楔入二尖瓣环与三尖瓣环之间。本病仅有一个大的共同房室瓣环，致使主动脉瓣环前移，左心室流出道与左心室流入道缩短相反，本病的左心室流出道增长，其形态在影像学上表现为特有的"鹅颈征"（图24-0-3）。一般情况下它没有血流动力学意义，但少数病例因合并主动脉瓣下狭窄或异常瓣下组织及腱索附着，可引起左心室流出道梗阻。

5. 传导系统异常　本病房室结向后移位和房室束延长。房室结位于冠状静脉窦前和后房室瓣环之间，与肌部室间隔交汇处三点连线构成的三角区（图24-0-4）。房室结位于该三角区前部的心内膜下，它发出的房室束沿室间隔嵴走行至室间隔缺损下缘的中点分出左、右束支，走行于室间隔嵴的心内膜下方。

6. 心室的异常　值得注意的是多数患者左、右心室发育均衡，室间隔嵴与共瓣环中心相对。少数患者左、右心室可能发育不均衡，右心室扩大、室间隔嵴向左移位，左心室和左侧房室瓣发育不良，形成右心室优势而左心室发育不良，反之亦然。

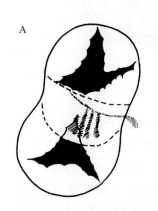
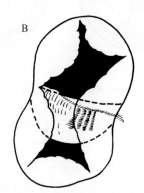
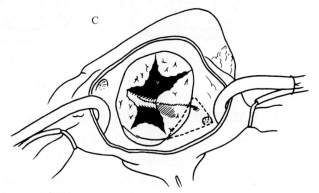

图 24-0-4　房室通道传导系统的解剖定位
A. 部分型房室间隔缺损；B. 完全型房室间隔缺损；C. 结节三角图示。

7. 合并心内畸形　本病常合并其他心脏畸形，如法洛四联症、右心室双出口、完全性大动脉转位、矫正型大动脉转位、完全型肺静脉畸形引流等。

四、病理生理

本病病理生理主要有三方面。

1. 心内分流　因存在房室间交通，在肺血管阻力正常情况下，均有心内左向右分流。完全型房室间隔缺损多因房、室间隔缺损引起大量左向右分流，1周岁内即可产生重度肺动脉高压，出现充血性心力衰竭和器质性肺血管病变，2周岁后易发生艾森曼格综合征，病情较严重，自然预后差。

2. 房室瓣反流　CAVSD共同房室瓣反流很常见，轻度反流可逐渐加重至中度反流，甚至发展为重度关闭不全。房室瓣反流可以明显加重心内分流和导致心室容量负荷增加，继发心脏扩大和心脏衰竭。肺循环血流量的增加可引起肺动脉高压，早期为动力性，晚期为器质性肺血管病变，最终将导致右向左分流的艾森曼格综合征。

3. 所合并的畸形　可以有相应的血流动力学变化。

五、临床表现

本病因有房室间交通、心内分流和房室瓣关闭不全，临床症状较严重，患儿通常在出生后即可表现出明显症状，如多汗、呼吸急促和喂养困难等。病情严重者，在新生儿期即可出现心脏衰竭和肺炎。多数患儿都存在不同程度的发育迟缓、营养不良、贫血及胸廓前凸畸形；静息状态下可见轻微紫绀，哭闹时则明显加重。听诊可发现心动过速，胸骨左缘及心尖部均可闻及Ⅱ～Ⅲ级收缩期杂音，肺动脉区第2心音常亢进或分裂；合并心脏衰竭者可出现肺部啰音，颈动脉充盈和肝脏增大；合并严重肺高压者可出现明显紫绀和杵状指。半数以上的患儿可合并21-三体综合征，因而可有相应的智力低下和特殊面容。

六、辅助检查

1. 心电图 心电轴左偏，额面QRS环电轴在$-90°\sim-15°$之间，在Ⅰ导联QRS波群向上，Ⅲ导联主波向下。P-R间期延长，表现为Ⅰ度房室传导阻滞。左或右心室肥厚，心房扩大，还可见心律失常。

2. 胸部X线片 为不同程度的心影增大和肺血增多。早中期患者心内左向右分流量大，X线胸片可见心脏明显增大和肺血增多，少数病例增大的左心房可压迫左支气管，造成左下肺不张。晚期合并器质性肺动脉高压，可出现右向左分流，胸片表现为肺血管呈残根样改变。

3. 超声心动图 超声心动图是最重要的常规检查方法。二维超声可显示心脏十字交叉消失，共同房室瓣的构成和形态及关闭不全的程度，房、室间隔缺损的大小，左右心房室的发育情况，以及所合并的其他畸形，如矫正型大动脉转位、右心室双出口、法洛四联症、肺动脉狭窄等（图24-0-5）。

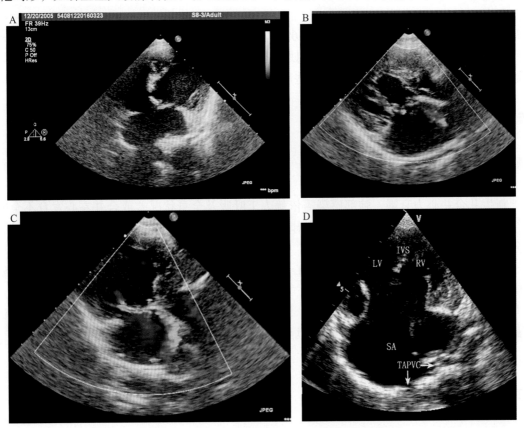

图24-0-5 超声心动图单心房CAVSD合并多种畸形

A. 单心房、CAVSD；B. 单心房、CAVSD、房室瓣反流；C. 单心房CAVSD房室瓣反流；

D. 单心房、AVASD、完全型肺静脉异位引流。

LV：左心室；IVS：下腔静脉；RV：右心室；SA：单心房；TAPVC：完全型肺静脉异位引流。

彩色多普勒可显示房室瓣回流的程度，心内分流的方向和分流量的大小，以及估算肺动脉高压的轻重等。

4. 心导管检查 一般都不需要，但是对于大龄或合并严重肺动脉高压的患者则需要做心导管检查，以确定心内分流的状况，测定肺动脉压力，有利于为患者决定是否做手术。

如合并其他复杂心内畸形者也需要做心室造影检查。可了解心内结构，各心腔与大血管的位置和连接关系，发育情况，房室瓣膜关闭不全，心功能及肺血管发育情况等异常。

本病因为主动脉根部前移，致使左心室流出道延长，影像上表现为"鹅颈征"。可明确房室瓣反流的严重程度和左、右心室发育及功能情况。还可以发现肺动脉是否发育异常。

5. CT、MRI 一般不需要，在怀疑合并其他复杂心内畸形做鉴别诊断时，可能需要。可以了解各心腔和瓣膜的发育情况、房室间隔缺损与大动脉的关系等。

七、诊断与鉴别诊断

结合心脏超声，心电图及其他临床资料，可诊断本病，并可与其他先天性心脏病鉴别。

临床上完全型房室间隔缺损可能需与部分型心内膜垫缺损鉴别。部分型房室间隔缺损无室间隔缺损，仅二尖瓣前叶裂，因而症状较轻，发病年龄较大，多数患者的临床表现如心脏增大、心力衰竭和肺动脉高压等亦不严重。超声心动图很容易鉴别。而中间型或过渡型房室间隔缺损，房室瓣的形态接近部分型心内膜垫缺损，但房室瓣下存在较小的室间隔缺损，超声心动图可以鉴别和确诊。

八、自然病程

患儿出生后如不治疗，一年病死率可达50%。近2/3的患儿于婴儿期死亡。因严重的房室瓣回流和心内分流，患儿可出现充血性心力衰竭。特别是室间隔缺损较大的患儿，肺动脉高压发生早且严重，肺血管的器质性病变在婴儿期内就可出现。有些患儿很早继发艾森曼格综合征，失去了手术矫治的机会。

九、手术适应证

本病一旦确诊，就应手术治疗。最好在3～12月内完成手术，最迟不超过2岁，应尽可能行一期矫治术[9]。

对于新生儿合并心力衰竭、肺部感染需依赖人工呼吸及全身状况差或合并左心发育不全的患儿，也可先行肺动脉环缩术，以控制心内分流和肺动脉高压，待心脏及全身情况改善后，再行二期根治手术。但分期手术也有一定的危险性。

对于完全型房室间隔缺损合并其他复杂心脏畸形者，如大动脉转位、右心室双出口、法洛四联症等，也应该根据病情选择双心室矫治手术。

合并左心室发育不良、肺动脉压力不高、房室瓣关闭良好也可以考虑施行Fontan系列手术治疗。

如患儿肺动脉压力不高可推迟手术时机至3～5岁比较合适。争取降低手术风险和最好的手术疗效。

十、手术禁忌证

本病手术的绝对禁忌证是艾森曼格综合征的患儿，由于器质性肺动脉高压和不可逆的肺血管病变，手术对患儿没有帮助，并可能带来风险。右心导管检查显示肺循环血量/体循环血量<1，肺循环阻力≥

体循环，或肺血管阻力指数大于 10 Wood 单位，应为手术禁忌。

十一、手术技术

（一）体外循环的建立

经胸部正中切口，纵锯胸骨开胸，切开心包，游离剪取心包并用戊二醛浸泡备用。心外探查患者是否合并动脉导管及左上腔等畸形，测定肺动脉压力（图 24-0-6A、图 24-0-6B）。经升主动脉及上下腔静脉插管，建立体外循环（图 24-0-6C）、降温。阻断升主动脉，由主动脉根部间断灌注冷晶体液或氧合血心脏停搏液保护心肌。降温至鼻咽温 25～28℃，婴儿或体重为 8～10 kg 者，为改善术野显露，可采用深低温、低流量灌注［20～50 mL/（kg·min）］，一般不用深低温停循环。切开右心房探查，明确 ASD、VSD 位置、形态、大小和瓣膜情况，确定共同房室瓣的分隔线（图 24-0-6D、图 24-0-6E）。

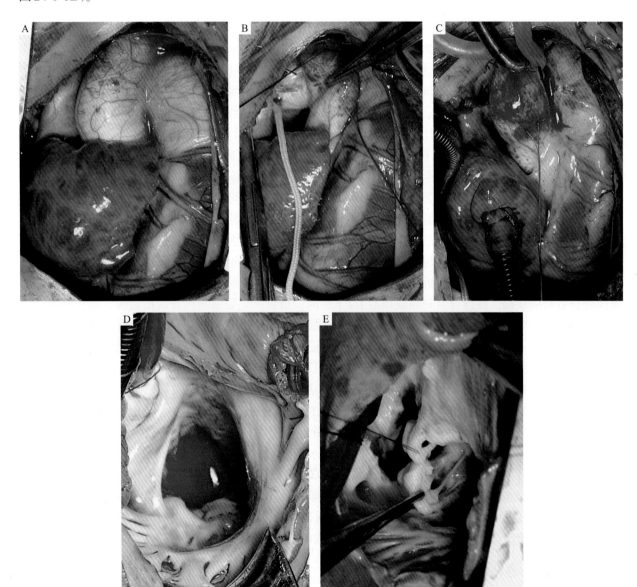

图 24-0-6　CVASD 开胸探查、建立体外循环显露病状
A. 完全型房室间隔缺损；B. 探查右肺动脉、测压；C. 建立体外循环；D. 切开右心房所见；E. 显露 ASD、VSD 及瓣膜。

（二）双片法修补CAVSD

双片法临床应用较早，手术效果可靠。术中不需要切开前、后共瓣，避免了因瓣叶切开后，在瓣膜重建时可能引起的瓣叶撕脱和瓣叶面积减少，导致房室瓣关闭不全[10-12]，但双片法显露和修补室间隔缺损有一定困难（视频1）。

手术需切开右心房（图24-0-7A），在平行右心房室沟上方约1 cm处做斜行切口，用牵引线将心房壁牵开，置入左心房引流管，以利显露（图24-0-6D）。仔细探查房室间隔缺损和共同房室瓣的形态，腱索附着及其与室间隔缺损的关系，左、右心房室的发育情况，瓣口的大小，冠状静脉窦的位置等。当心腔内充满液体的时候可以看得更清楚，可以确定左、右房室瓣的手术分界和瓣口的大小，将前、后共瓣的游离缘拉在一起，用5/0 prolene线缝合一针作为牵引线，用于确定分开共瓣和修补左侧房室瓣裂的标志，应尽可能多保留左侧瓣叶组织。术中要仔细观察室间隔上缘的位置、房室瓣面积、腱索附着部位以及左、右心房室瓣环的大小等。在病变较轻者，前共同房室瓣在室间隔正上方附近常有自然裂隙，如果两侧房室瓣环发育较好，瓣叶对合基本正常，该自然裂隙就是房室瓣的手术分隔线。在病变严重者，前共同房室瓣无裂隙形成或伴有腱索骑跨以及瓣环发育不对称，需根据具体情况妥善处理。可牵拉前共瓣和后共瓣游离缘的牵引线，将前、后共同房室瓣对拢，心室腔内注水使房室瓣膨起，此时可知瓣环大小、瓣叶面积以及并存畸形等（图24-0-7B）。将牵引线放松，将房室瓣分别向前、后牵开，可见室间隔缺损的全貌。前上缘和后下缘常因腱索和瓣下纤维组织遮挡而妨碍显露，需用小直角钳仔细探查，以明确室间隔缺损的形态和边缘（图24-0-7C）。可用牵引线提起室间隔右心室面的腱索，以准确设计房室瓣分隔线和室间隔缺损补片的置入空间。

探查完成后，用缝线或卡尺精确测量房室瓣环前、后径及室间隔缺损最低点到瓣叶平面的距离，并据此剪取相应大小的涤纶或心包片。本病的室间隔缺损自右心室面观缺损前宽后窄，通常前后径大于上下径。又因补片的后下缘要适当离开室间隔缺损边缘，补片可剪成相应的大小。补片的高度应超过室间隔缺损上下缘3~4 mm，这样既适应缺损下缘的"超越"缝合，又可防止房室瓣与补片缝合后下移而引起关闭不全及左心排血受阻。补片的长度则根据房室瓣大小而定。瓣环显著扩大者，补片长度宜略短于瓣环前后径，在补片与房室瓣缝合后可起到环缩瓣环的作用，有利于二尖瓣的关闭。

可从室间隔缺损下缘中点附近开始补片（图24-0-7D），该处一般腱索较少。用4/0或5/0 prolene线连续缝合室间隔缺损。在缝合室间隔缺损后1/2下缘时，缝针一定要适当离开缺损边缘。缺损的前后角位于共瓣下方，常因腱索及瓣叶遮挡而显露不清。靠前、后共同房室瓣根部的两针常常显露困难，在后共瓣根部还要避免损伤传导束，可先用5/0 prolene线，双头针带垫片分别作2~3个间断褥式缝合，缝线应穿过右心房室瓣腱索下方，然后穿片，补片可顺缝线插入腱索间的瓣下空间，也可以连续缝合。必要时可切除妨碍补片的部分腱索，但不切开前、后共同房室瓣叶。室间隔缺损下缘补片缝合后，再在补片上缘用4/0或5/0 prolene线做6~8针间断褥式缝合，先由右侧穿过补片，向上穿过瓣叶分界线，再缝合修复房间隔缺损的心包补片下缘，打结后使涤纶片上缘、房室瓣叶及心包下缘紧密固定在一起（图24-0-7F）。余下步骤与部分型房室间隔缺损修复相似，用5/0 prolene双头针加垫片间断或连续缝合左侧房室瓣前叶间的裂隙，左心室腔内注水，证实瓣膜关闭正常，瓣口无狭窄（图24-0-7E）。用5/0 prolene线分别连续缝合自体心包前、后两侧，左心排气后打结，完成房间隔缺损的修补（图24-0-7G、图24-0-8）。常规心腔内排气，开放升主动脉。在心脏复跳后用食管超声复查畸形矫治效果，观察二尖瓣反流和左心室流出道有无梗阻及心内分流情况，缝闭心房切口。

（三）单片法修补CAVSD

切开心包后，剪下相应大小的心包，用0.5%的戊二醛处理后备用。可量取房间隔缺损顶端到室间隔缺损底部的距离作为补片的高度，共同房室瓣环的前后径作为补片的宽度。但对房室瓣环明显增大

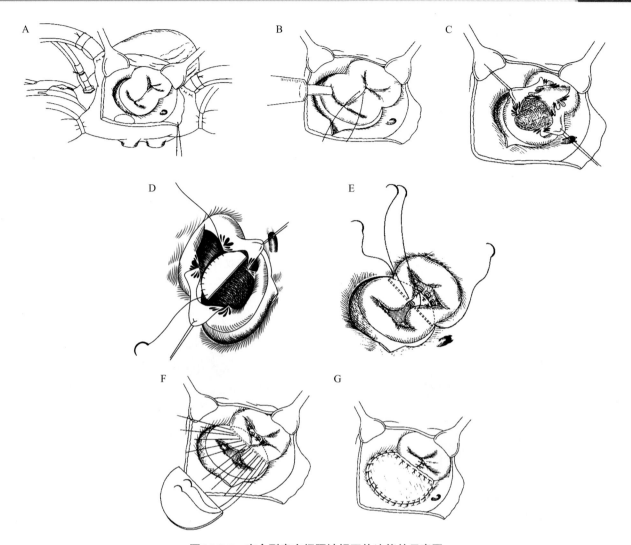

图 24-0-7 完全型房室间隔缺损双片法修补示意图

A. CAVSD 的术野显露；B. 对合前、后共同房室瓣，注水检测瓣膜的启闭状态；C. 牵开前、后共同房室瓣，显露瓣下室间隔缺损的范围；D. 涤纶片修补室间隔缺损；E. 确定左、右房室瓣的分隔平面；F. 自体心包片修补房间隔缺损；G. 心内修复完成后。

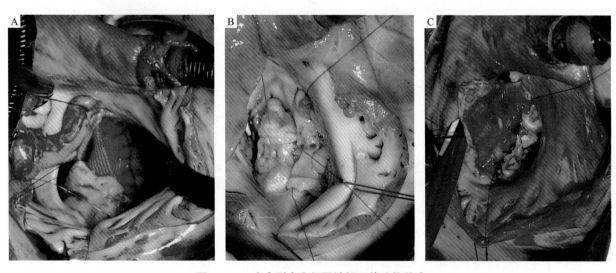

图 24-0-8 完全型房室间隔缺损双片法修补术

A. VSD 修补后，补片上缘缝线穿过瓣叶、缝合心包下缘；B. 修复二尖瓣；C. 修补 ASD。

者，要适当缩短补片的宽度1～2 mm，这样手术完成后瓣环可以有一定的环缩。建立体外循环、阻断升主动脉和心肌保护方法同前述。同样在右心房做切口，经左心房置入引流管显露视野。仔细进行心内探查，关键是确定如何将前、后共瓣分成二、三尖瓣，可注入生理盐水使瓣叶处于收缩状态。一旦确定即用牵引线牵开，并向两侧瓣环垂直方向剪开瓣叶，尽可能多地保留腱索。在左侧房室环或左前瓣较小的病例，分隔面应适当偏右，以保证术后二尖瓣足够大（图24-0-9A）。将瓣叶牵开后即可见室间隔缺损的下缘。切除部分瓣下小腱索，充分显露室间隔缺损边缘，将准备好的心包补片或涤纶片插入切开的瓣膜之间，用间断加连续方法缝合室间隔缺损下缘或用5/0 prolene线自室间隔缺损的下缘中点部分别向前、后两端作连续缝合，修补瓣下缺损（图24-0-9B），在缝到瓣环水平时，用间断褥式缝合的方法使瓣叶固定在补片上，注意固定的水平不可太高。用6/0 prolene线间断褥式缝合二尖瓣前叶裂，也可以先缝好瓣叶裂，再将瓣叶固定在补片上。左心室注入盐水，检查二尖瓣口是否狭窄或关闭不全。最后缝合补片与房间隔缺损边缘（图24-0-9D），完成心房间隔的修补，把冠状静脉窦保留在右心房（图24-0-9C）。术中用食管超声检测瓣膜和心功能的方法与双片修补法同。

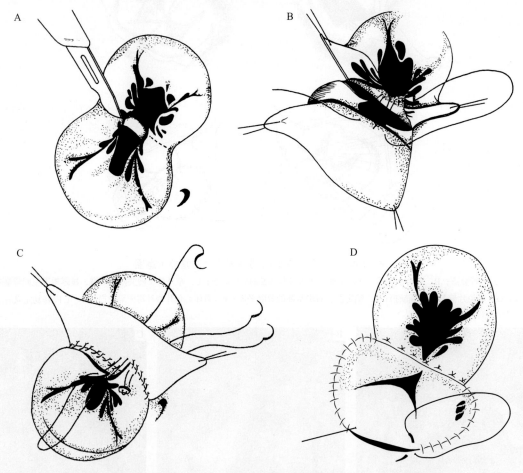

图24-0-9　完全型房室间隔缺损单片法修复

A. 分别切开前、后共同房室瓣；B. 单片修补室间隔缺损；C. 切开的前、后共同房室瓣与补片缝合；D. 单片修补房间隔缺损。

（四）改良单片法修补CAVSD

该法于室间隔缺损下方用双头针加垫片间断褥式缝合，用同一双头针直接穿过瓣叶和房间隔补片的下缘打结，可另加一心包条加固，心包条要短于前后共瓣的长度1～2 mm，以利于瓣膜的关闭和防止瓣环的扩大。缝合共瓣所形成的裂隙，再完成房间隔缺损的修补[13-14]。如果室间隔缺损较大（直径>

1 cm），还应用双片法修补CAVSD，应补片修补共瓣下的VSD。

视频2 完全型房室间隔缺损矫治术＋法洛四联症根治术

（五）合并畸形的手术技术

常见的心脏合并畸形有法洛四联症、右心室双出口和左上腔静脉引流入左心房等。这些合并畸形手术复杂、手术时间长、风险大。对各个学科及整个团队都是一个挑战，因此要特别重视体外循环和心肌保护，并应尽量缩短手术时间（视频2）。

1. CAVSD合并法洛四联症 这种畸形房室瓣多为前后共同房室瓣，腱索附着在室间隔边缘，瓣下室间隔缺损较大，前部扩展至骑跨的主动脉瓣下，右心室流出道的形态类似法洛四联症。依病情轻重，可出现右心室流出道、肺动脉瓣和瓣环以及肺动脉不同程度的狭窄。手术修复的要点是室间隔缺损的补片要裁剪成前大后小的"半月形"状，要明显大于缺损，成形左心室流出道并避免狭窄，补片与前共同房室瓣缝合时形成的左、右心房室瓣的分隔面要适当偏右侧，既可保证左心室流出道通畅无阻，又可保证房室瓣足够大小，可用探子测量左、右心室流出道的大小。右心室流出道成形与法洛四联症根治术相同，均需要做流出道补片或跨环补片。

2. CAVSD合并矫正型大动脉转位（cTGA）、单心房（SA）、完全型肺静脉异位引流（TAPVC）、肺动脉瓣狭窄（PS）或肺动脉高压（PH） 这种极为复杂的先天性心脏畸形临床上较少见，可合并内脏异位综合征。有的患者可以生存至成年。手术是唯一的治疗方法，但手术复杂、手术危险性较大。如果患者心室发育正常，心功能好，肺动脉发育基本正常也可以考虑行双心室矫治术。手术需要进行生理性矫治矫正性大动脉转位、分隔和修复成形房室瓣叶，重建房间隔、修补室间隔缺损，重建右心室流出道，有的还需要解除肺动脉瓣和瓣下狭窄，重新建立右侧心室与肺动脉的连接。我们遇到1例患者为CAVSD合并房室瓣关闭不全、完全型肺静脉异位引流心内型、矫正型大动脉转位、单心房、肺动脉高压，手术过程如下（图24-0-10）：常规建立体外循环，阻断升主动脉后，心脏灌注保护液。切开右心房探查，经右心房和肺动脉切口修补VSD，双片法分隔和修复共同房室瓣。矫治完全型肺静脉异位引流，重建房间隔。心内充分排气，开放升主动脉，心脏复跳，闭合右心房切口，完成手术。

3. CAVSD合并右心室双出口（DORV） 这种病变常见于心房内脏异位综合征，可同时合并单心房、肺静脉畸形引流等心内畸形（图24-0-11）。共同房室瓣的形态与完全型房室间隔缺损相似，但升

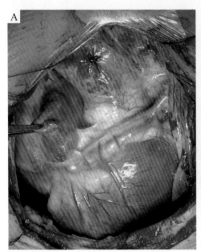
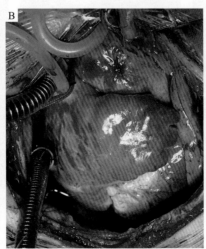
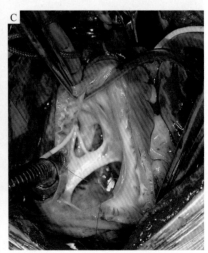

图24-0-10 CAVSD合并复杂先天性心脏畸形的手术过程

A. CTGA＋CAVSD＋单心房＋TAPVC＋PH；B. 建立体外循环；C. 右心房切开后可见肺静脉异位引流（箭示引流开口）、单心房；D. VSD和前后共瓣，（箭示前后共瓣，上箭为共瓣前叶，下箭为共瓣后叶）；E. 切开肺动脉探查；F. 修补VSD；G. 经心房和肺动脉切口，完成VSD的修补；H. 用自体心包重建房间隔，固定下缘；I. 心包下缘固定完毕；J. 修复测试左侧三尖瓣；K. 修复后，测试左侧三尖瓣环大小；L. 准备修补ASD和矫治TAPVC。

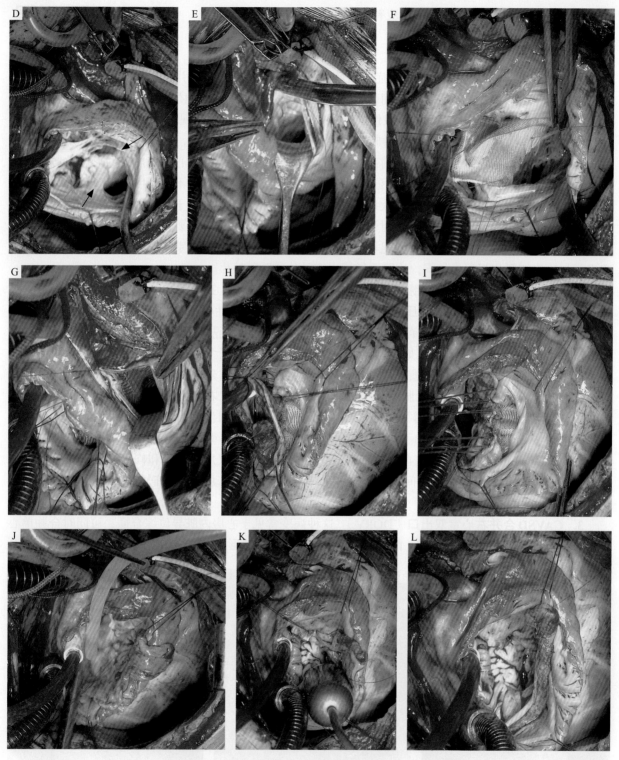

图 24-0-10（续）

主动脉右移骑跨程度超过90%，两大动脉左、右并列起自右心室，VSD远离主动脉可合并右心室流出道及肺动脉狭窄。手术需要将瓣下VSD的修补形成心内通道，补片材料宜采用自体心包、牛心包或有一定弧度的人工血管片。多数病例室间隔缺损足够大，一般不需要扩大。缝合补片时先经右心房完成室间隔缺损流入道部分的修补，再经右心室切口完成流出道部分的缝合，为使流出道成形更好可用双片修补，再将两补片连在一起。右心室或流出道须另加补片扩大成形，或使用右心室带肺动脉带瓣

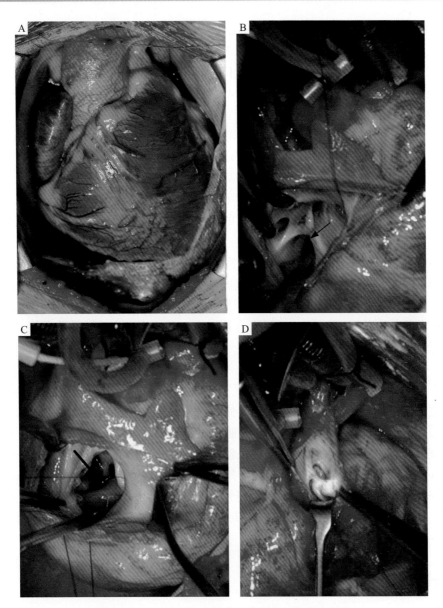

图 24-0-11　CAVSD 合并右心室双出口的术中所见

A. CAVSD＋DORV＋PS＋左上腔静脉；B. 筛孔状 ASD、左上腔静脉引流入冠状静脉窦（箭示）；

C. 箭示 VSD；D. 肺动脉瓣狭窄。

外管道。

　　4. CVASD 合并大动脉转位和肺动脉瓣狭窄　病例少见，如肺动脉瓣发育较好，为避免再次手术，可行房室间隔缺损修补加改良 Nikaidoh 手术。体外循环及心肌保护方法同前述。切开右心房探查后，用自体心包或涤纶布修补室间隔缺损的流入道部分。再切断升主动脉，剥离主动脉和肺动脉根部，剥离主动脉时需要将左或右冠状动脉近端纽扣状切下，将主动脉根部向左或右后移位与左心室连接，在修补室间隔缺损的左心室流出道部分，将切下的冠状动脉开口吻合在主动脉根部，吻合远端升主动脉。切开修补狭窄的肺动脉和肺动脉瓣，将肺动脉连接一合适大小长短的 Gor-tex 管道，用 5/0 prolene 线吻合在右心室流出道切口上。心内排气、升主动脉开放后复查超声、闭合右心房切口。

　　5. CAVSD 合并左上腔静脉引流入左心房　左上腔静脉引流入左心房是冠状窦无顶综合征的一种。术中可见位于左心房顶的左上腔静脉，经房间隔切口可见左上腔静脉开口于左心房顶部，还可在左心房下壁见到冠状静脉的开口。建立体外循环后，先在心包腔内游离左上腔静脉套带。心脏停搏后，切开右心房经房间隔直视插管引流左上腔静脉。裁剪大小合适的自体心包，在左心房内做隧道状补片。补片应缝在左上腔静脉的开口周围，再将其一边沿二尖瓣后环缝合，另一边缘缝到左心房后壁上。使补片包绕左上腔静脉引流管及冠状静脉的各处开口，将左上腔静脉和冠状静脉的血流引至右心房，随后修补房间隔缺损，补片的前下缘部分与左心房心包补片的游离缘缝合，从而保证静脉血的正常回流和左、右心房的分隔。

6. CAVSD合并左心室流出道梗阻　本病左心室流出道的影像特征均有"鹅颈征"改变，仅有少数病例合并器质性梗阻。常有两种情况：一是主动脉瓣下有赘生性纤维组织，或是二尖瓣前叶腱索或乳头肌有附着异常，可经主动脉或二尖瓣将其切除；另一种情况是共同房室瓣前叶受瓣下异常腱索的牵拉而下移。需将前共同房室瓣叶切开，切除瓣下异常腱索，使瓣叶充分游离，并以补片成形，最后室间隔缺损补片与瓣叶缝合，使前叶恢复至正常的高度。但某些瓣膜病变或左心室流出道梗阻严重的病例成形效果不好，需要做人工瓣膜替换术。

7. CAVSD合并左心室发育不良　完全型房室间隔缺损可合并严重房室瓣骑跨或左侧心室发育不良，双心室矫治的危险性很大，如左心室侧房室瓣面积与右心室侧房室瓣面积比>0.67，左心室长轴与右心室长轴之比<1，则不宜双心室矫治，宜采用单心室矫治术。

8. CAVSD合并其他畸形　CAVSD还可以合并PDA、单心室、主动脉弓畸形等，可根据病情进行双心室或单心室矫治。

（六）停止体外循环和关胸

手术接近完成后开始复温，房室间隔、瓣膜修复后，心内充分排气，开放主动脉阻断钳，恢复心肌供血，开放循环。在这种情况下大多数患者心脏可以自动复跳。如肛温36℃以上，各项检查指标正常，麻醉师吸痰后就可以恢复辅助呼吸，调整机器流量，观察血压心率、血气等，条件具备后，逐渐减机器流量，补充体内血流量，停止体外循环。用测压针测定各心腔压力，特别是肺动脉压力，如果肺动脉压力下降明显，患者会恢复快，反之恢复慢、问题多。用食管内超声（TEE）观察房室间隔和瓣膜情况，如没有心室心房之间的分流和二、三尖瓣的反流，则用鱼精蛋白中和全身肝素，拔出各心脏插管，撤离体外循环机。彻底止血，胸骨穿钢丝，置放心包和纵隔引流管，闭合胸骨，逐层关胸。

十二、术后处理

术后常规测定肺动脉及各心腔压力，对手术后畸形矫治情况进行客观评估，以判断手术预后。经房间隔置左心房测压管，监测左心房压，并与静脉压相比较，为术后用药和容量输入提供依据。左心房测压管在患者循环状况稳定后，应尽早拔除，一般保留不要超过48 h。床旁心脏超声是另一重要的监测方法，它可以测定左心室射血分数、左心室流出道速度和压差，还可及时发现房室瓣回流和房、室间隔的残余分流，必要时再次手术修复。

十三、手术并发症

1. 完全型房室传导阻滞　由于本病传导束和房室结位置异常，术前常存在Ⅰ度房室传导阻滞和左前及右束支阻滞，术后较易发生Ⅲ度房室传导阻滞，重在预防。修补室间隔缺损后下缘时，缝线一定要远离缺损边缘。心脏复跳后，如有完全型传导阻滞传导阻滞，可重缝危险区的缝线，应安装心表起搏导线予以临时起搏，必要时可加用异丙肾上腺素等药物。

2. 低心排血量综合征和左心功能不全　术后早期低心排血量综合征是本病常见的并发症，特别是那些左心室或二尖瓣发育较差的病例或合并心内畸形手术的患者，需要用各类正性肌力药物和血管活性药物，并适当调整容量负荷。患者的心率、心缩力和前后负荷应维持在最佳状况，以便顺利度过术后早期的危重阶段。对各种药物治疗无效的顽固性低心排患者，需做床旁超声，可及时除外房室瓣反流、残余漏及左心室流出道梗阻等器质性病变，必要时采用心室辅助或 ECMO 技术支持治疗。

3. 二、三尖瓣关闭不全　由于房室瓣病变基础不同，瓣叶或瓣下装置发育异常，可使手术后二、三尖瓣残余关闭不全，手术应闭合瓣裂但要防止瓣口狭窄。要根据情况环缩瓣环，使瓣叶对合更好，超声心动图可以确诊，轻到中度者可以观察，严重者需要再手术治疗。

4. 肺动脉高压危象　完全型房室间隔缺损多合并中、重度肺动脉高压，术后早期多种因素如药物作用、疼痛刺激以及血气改变等，易诱发肺动脉高压危象，应予密切观察、积极地预防和处理。术后 72 h 内需用芬太尼、吗啡类药物充分镇静。各种操作应减少刺激，辅助呼吸、保持呼吸道通畅维持血氧分压 80 mmHg 以上、CO_2 分压 35 mmHg，同时给予 NO 吸入。静脉使用硝酸甘油、前列腺素等扩血管药物。

5. 室间隔缺损的残余分流　由于室间隔缺损显露不好，缝合不确切，补片大小不合适和缝线撕脱可以导致残余分流，术中食管超声心动图可以发现，应再次手术修补。手术后经胸超声心动图也可发现，应根据分流量的多少来决定继续观察或手术治疗。

6. 左心室流出道狭窄　本病左心室流出道发育异常是导致狭窄的一个因素，多种原因可以导致左心室流出道狭窄，如纤维或肌性组织增生，瓣膜腱索、乳头肌发育异常，室间隔缺损补片不能和患儿同步生长发育等，如果压差 > 50 mmHg 可以采用相应的手术方法治疗，如补片小，可再手术扩大补片，切除异常增生的纤维和肌性组织，采用 KONNO 手术等。

7. 溶血　个别病例术后因二尖瓣关闭不全，反流血液喷射在粗糙的补片上引起，可发生严重的溶血。为避免这种并发症，一般主张用自体心包片修补房间隔缺损，即使术后残留房室瓣反流，红细胞破坏也较轻，如溶血严重需要再手术矫治。

十四、手术效果

本病手术死亡率 1%～5%，远期生存率良好[15]。心脏复跳后，应常规经食管超声确认瓣膜修复完好和没有残余分流，必要时重新手术。这是获得良好远期手术效果的重要保证。影响患者术后远期疗效的主要因素是二尖瓣残余反流和 VSD 的残余分流，发生率可达 10%，和手术技术及病变的基础有关。对于儿童来说轻到中度二尖瓣关闭不全可以观察，病情较重者将导致心脏增大、心脏衰竭和需要再次手术。再次手术时应该尽量争取修复瓣膜，不得已才考虑置换人工瓣膜治疗。换瓣尽量考虑换机械瓣，因其耐久性好，但需要终生抗凝治疗。应尽可能推迟换瓣时机，以避免重复换瓣手术。

十五、经验与启示

完全型房室间隔缺损并不少见，超声心动图可以确诊。一旦诊断明确应该在 3～12 个月内手术，如合并法洛四联症等更加复杂的畸形且没有肺动脉高压，可以延期手术。手术中要细致观察病理结构，确定好房室瓣的分隔界线，设计好室间隔补片的大小和形状。要显露好病变，先从室间隔缺损下缘开始修补，如室间隔缺损垂直径线 < 1 cm 可以直接缝合，类似改良单片法修补，如室间隔缺损较大应予补片，以防左心室流出道狭窄和缝线张力大、撕脱所致室间隔缺损残余分流。在修补室间隔缺损后下角时缝线远离室间隔缺损边缘，完全可以避免Ⅲ度房室传导阻滞。分隔好房室瓣，可偏向左心室保留瓣叶组织，保护好腱索和乳头肌。修补瓣叶时要注意减少损伤瓣叶面积，尽可能缝好由前、后共瓣所形成的瓣裂。必要时进行环缩，三尖瓣应予以足够的重视，修复好。大多数患儿术前肺动脉高压严重，术后可以明显下降，经肺动脉直接测压可以判断患儿预后。手术后患儿要充分镇静，留置左心房、中心静脉测压管对术后容量管理非常重要。如本病合并其他复杂心脏畸形，也可以手术根治，但手术复

杂，时间长，危险性大，应该准备心脏辅助或采用 ECMO 技术支持，以保证患者的安全。

（吴清玉）

参 考 文 献

［1］ CALABRÒ R, LIMONGELLI G. Complete atrioventricular canal [J]. Orphanet J Rare Dis, 2006, 1 (1): 8.

［2］ CALKOEN E E, HAZEKAMP M G, BLOM N A, et al. Atrioventricular septal defect: from embryonic development to long-term follow-up [J]. Int J Cardiol, 2016, 202: 784-795.

［3］ IRVING C A, CHAUDHARI M P. Cardiovascular abnormalities in Down's syndrome: spectrum, management and survival over 22 years [J]. Arch Dis Child, 2012, 97 (4): 326-330.

［4］ CHRISTENSEN N, ANDERSEN H, GARNE E, et al. Atrioventricular septal defects among infants in Europe: a population-based study of prevalence, associated anomalies, and survival [J]. Cardiol Young, 2013, 23 (4): 560-567.

［5］ PEACOCK T B. Malformation of the heart consisting in an imperfection of the auricular and ventricular septa [J]. Trans Pathol Soc, 1846, 1: 61-62

［6］ LILLEHEI C W, COHEN M, WARDEN H E, et al. The direct vision intracardiac correction of congenital anomalies by controlled cross circulation: Results in thirty-two patients with ventricular septal defect, tetralogy of Fallot and atrioventricularis communis defects [J]. Sugery, 1955. 38 (1): 11-29.

［7］ VAN MIEROP L H S, ALLEY R D, KANSEL H W, et al. The anatomy and embryology of endocardial cushion defects [J]. J Thorac Cardiovasc Surg, 1962, 43: 71-83.

［8］ RASTELLI G C, KIRKLIN J W, TITUS J L. Anatomic observations on complete form of persistent common atrioventricular canal with special reference to atrioventricular valves [J]. Mayo Clin Proc, 1966, 41: 296.

［9］ ALEXI-MESKISHVILI V, ISHINO K, BAHUERT I, et al. Correction of complete atrioventricular septal defects with the double patch technique and cleft closure [J]. Ann Thorac Surg, 1996, 62 (2): 519-524.

［10］ YAMIKI S, YASUI H, KADO H, et al. Pulmonary vascular disease and operative indications in complete atrioventricular canal defect in early infancy [J]. J Thoric Cardiovasc Surg, 1993, 106 (3): 398-405.

［11］ BACKER C L, MAVROUDIS C, ALBOLIRAS E T, et al. Repair of complete atrioventricular canal defects: results with the two- patch technique [J]. Ann Thorac Surg, 1995, 60 (3): 530-537.

［12］ WEINTRAUB R G, BRAWN W J, VENABLES A W, et al. Two- patch repair of complete atrioventricular septal defect in the first year of life [J]. J Thorac Cardiovasc Surg, 1990, 99 (2): 320-326.

［13］ NICHOLSON I A, NUNN G R, SHOLLER G F, et al. Simplified single patch technique for the repair of atrioventricular septal defect [J]. J Thorac Cardiovasc Surg, 1999, 118 (4): 642-646.

［14］ FONG L S, BETTS K, KANNEKANTI R, et al. Modified-single patch vs. double patch repair of complete atrioventricular septal defects [J]. Semin Thorac Cardiovasc Surg, 2020, 32 (1): 108-116.

［15］ JACOBS JP, JACOBS ML, MAVROUDIS C, et al. Atrioventricular septal defects: lessons learned about patterns of practice and outcomes from the congenital heart surgery database of the society of thoracic surgeons [J]. World J Pediatr Congenit Heart Surg, 2010, 1 (1): 68-77.

第25章

三 房 心

三房心（cor triatrium）是一种少见的先天性心脏病，发病率占先天性心脏病的0.1%～0.4%[1]，男女之比约为1.2：1。左、右侧心房都可发生三房心，右侧三房心少见，为右心房内有一隔膜组织，使右心房分为两腔，原因不明。手术切除隔膜很容易，效果好。左侧三房心较多，主要病变为左心房由纤维和肌性隔膜隔开，形成副房和真房两个心腔，中间隔膜上有大小不等的交通口，因此产生近似二尖瓣狭窄的临床表现。50%三房心患者合并其他心脏病变，应予手术治疗。

一、历史回顾

1868年丘奇（Church）首次报道了本病，1905年博斯特（Max Borst）命名本病为三房心。1955年利勒海（Lillehei）成功施行了第一例三房心矫治术。瓦因伯格（Vineberg）和刘易斯（Lewis）先后于1956年实施三房心矫治手术获得成功。1961年安德森（Anderson）在体外循环下成功地施行了三房心矫治手术。1964年米勒（Miller）用心血管造影诊断本病。1983年克洛特（Chluter）首次用二维超声心动图诊断两例成年三房心的患者[1]。

二、发病机制

胚胎3周时，由前肠发出肺芽和支气管树，通过总主静脉和脐-卵黄管静脉摄取营养。4周时，总主静脉分化为左主静脉和右主静脉，以后左主静脉分化为左上腔静脉和冠状窦，右主静脉分化为右上腔静脉和奇静脉，脐-卵黄管静脉将来分化为下腔静脉、静脉导管和门静脉。在胚胎发育的第5周，第一和第二房间隔发育完成，第一和第二房间孔均已关闭。原始共同心房被分隔为左、右心房，房室管的前、后心内膜互相接合，原始心腔内左、右分隔过程接近完成。此时原始左心房后壁突出一盲管，此即肺静脉共干，肺静脉共干与肺内各小静脉汇成的4个静脉分支相连并交通，从而使肺静脉血流入左心房。肺静脉共干不断发育扩张，并与原始左心房融合成为一体，构成左心房后壁，4条肺静脉则分别开口于左心房内。三房心形成的原因和机制不十分清楚，一般认为是肺静脉共干在吸收过程发生障碍，未能与左心房融合，从而形成副房或左心房内生成异常隔膜所致[2-3]。

三、病理解剖

左心房由异常纤维肌性隔膜分成两腔，隔上为副房，内含肺静脉血液，与肺静脉相连，因此压力较真房高，壁也较厚，腔也相对大。隔下为真房，为固有左心房，与左心耳、二尖瓣、左心室相连通。两腔之间的纤维肌性隔膜较厚，分为隔膜型、漏斗型、管道型和闭锁型。90%的病例隔膜上有一单孔，也可能为双孔，直径0.65～2 cm，平均1.2 cm，10%为多孔，偶尔也有闭锁的病例。肺静脉一般不扩张，右心房和右心室扩大，固有左心房和左心室变小。大多数（80%）病例在副房和右心房之间，合并卵圆孔未闭或Ⅱ孔房间隔缺损。少部分交通口位于真房和右心房之间，或两个左心房腔均与右心房有交通，占20%。另有少数病例两个左心房腔与右心房均没有交通，副房的血流通过交通口或其他异常静脉回流至真房、二尖瓣。三房心病变复杂，变异较多。涉及4个方面：①左心房内纤维肌性隔膜的形态以及有无交通口；②有无房间隔缺损以及缺损的位置，缺损位于右心房和副房之间还是位于右心房与真房之间，或是和两个均有交通；③副房是否与全部肺静脉连接；④有无体静脉异常引流入左心房或肺静脉。根据以上病变，分型方法较多，通用方法有两种，一种是根据真房与副房之间有无交通，分为典型（A）和非典型三房心（B）两型；另一种是根据副房是否与全部肺静脉交通还是部分肺静脉交通，分为完全型或部分型。三房心也可以合并其他心脏畸形。A型为典型三房心，左心房被分隔为副房与真房，副房连接全部肺静脉，真房连接左心耳与二尖瓣及左心室，二腔之间由隔膜上的孔道交通。多数患者左心房与右心房无交通，少数通过ASD、卵圆孔或其他静脉与右心房交通，真房和副房都可与右心房交通。B型为非典型三房心，左心房内的纤维肌性隔膜完整，使副房与真房之间无交通。副房血流通过ASD、冠状静脉窦或异常体静脉回流至右心房，右心房与真房有交通。另一种分型为无论病理改变是哪种情况，只要4条肺静脉开口全部在副房即为完全型，仅部分肺静脉开口在副房即为部分型，再依据其他病变情况，将完全型分成3种亚型。

　　Ⅰ型：合并房间隔缺损，左心房内的纤维肌性隔膜完整、无交通口（图25-0-1）。

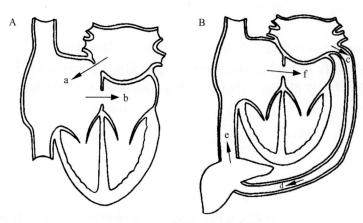

图25-0-1　完全型三房心Ⅰ型

A. 副房和右心房有交通（a），合并房间隔缺损（b）；B. 副房经共同静脉和右心房交通，合并房间隔缺损（f），cde为血流方向。

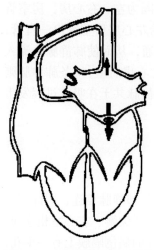

图25-0-2　完全型三房心Ⅱ型

箭示左心房内的纤维肌性
隔膜的交通口。

　　副房肺静脉血经房间隔缺损流入右心房，右心房的血再经另外一房间隔缺损分流入左心房，肺静脉血液也可以经共同静脉汇入肝脏，进入下腔静脉，经房间隔缺损进入左心房，两种情况都可以引起患者出现紫绀。

　　Ⅱ型：合并肺静脉畸形引流和房间隔缺损，左心房内的纤维肌性隔膜有交通口（图25-0-2）。部分血流隔膜经交通口，部分血流经畸形引流的肺静脉进入右心房，再经房间隔缺损进入真房和左心室的患者，也可以有紫绀。

　　Ⅲ型：左心房内隔膜有交通口，不一定有房间隔缺损（图25-0-3）。

　　部分型三房心为只有部分血流进入副房，分成2种亚型：

　　Ⅰ型左心房副房与右心房之间有缺损，左心房内隔膜完整，心房内左向右分流无紫绀（图25-0-4）。

　　Ⅱ型左心房内隔膜有交通口，不一定有房间隔缺损（图24-0-5），患者有类似二尖瓣狭窄的临床表现。

　　三房心病变复杂，可发生各种情况，如肺静脉可分别引流入右心房或腔静脉（图25-0-6），这些分型对临床工作影响不大。

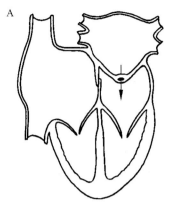
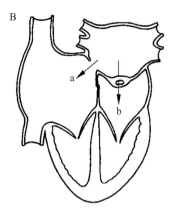

图25-0-3 完全型三房心Ⅲ型

A. 箭示左心房内纤维肌性隔膜有交通，患者症状似二尖瓣狭窄；B. 存在左向右分流（a），
患者无紫绀，右心房内纤维肌性隔膜有交通口（b）。

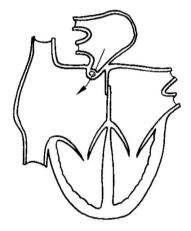
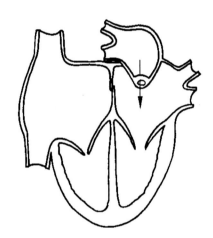
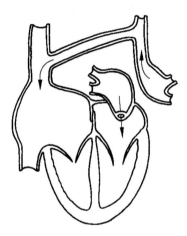

图25-0-4 部分型三房心Ⅰ型	**图25-0-5 部分型三房心Ⅱ型**	**图25-0-6 病变复杂的三房心**
箭示左心房副房与右心房之间有交通口。	箭示右心房内隔膜有交通口。	箭示肺静脉分别引流入右心房或腔静脉。

左肺静脉血液经垂直静脉和左无名静脉至右心房，右肺静脉血液经左心房内纤维肌性隔膜交通口至左心房。

典型的A型三房心与二尖瓣瓣上狭窄相似，二尖瓣瓣上狭窄隔膜距离二尖瓣很近，左心耳和四个肺静脉开口均位于隔膜上方的大腔内[4]，而三房心的四个肺静脉开口在隔膜上方的副房内、左心耳在隔膜下方的真房内。两者的胚胎学起源也不同：三房心是由肺总静脉和左心房连接部的壁未能吸收或吸收不全而残留下隔膜，使肺总静脉残留为副房，故左心耳位于隔膜下的真房内，而二尖瓣瓣上狭窄是由房室管内的心内膜垫发育异常而引起的，常伴有二尖瓣畸形，如二尖瓣交界粘连、腱索缩短、乳头肌异位及降落伞形二尖瓣，此外，还可合并其他心脏畸形，如主动脉缩窄、PDA、室间隔缺损等。

本病可单独存在，也常合并其他畸形，如合并动脉导管未闭、肺静脉畸形引流、冠状静脉窦型房间隔缺损、左上腔静脉和室间隔缺损，还可能合并主动脉缩窄、三尖瓣闭锁、法洛四联症、部分型或完全型房室间隔缺损、Ebstein畸形等。

四、病理生理

三房心的病理生理改变主要取决于左心房内纤维肌性隔膜交通口的大小、房间隔缺损的大小和位置，肺静脉和体静脉的异常回流情况。如隔膜上的交通口大，患者可无明显症状。如合并ASD则表现为心房水平左向右分流情况。如交通口小可表现为肺静脉压增高，肺水肿，类似二尖瓣狭窄。如同时合并 ASD 或卵圆孔未闭，患者右心房、右心室增大，左心房、左心室正常或变小，房水平出现右向左分流，患者可出现紫绀等缺氧症状。如左心房内纤维肌性隔膜完整，不合并房间隔缺损，合并肺静脉畸形引流等各种病变的存在，都可以有相应的血流动力学改变。

五、临床表现

患者症状与病变的复杂及轻重程度有关，表现各异。患者的临床表现和左心房两腔之间交通口的大小、房间隔缺损的大小和位置以及是否合并其他心脏畸形密切相关。如左心房两腔之间交通口小，症状就会出现早且重，同时右心房与真房有交通，就会出现房水平右向左分流，患者出现紫绀和缺氧的表现。如交通口大，肺血增多，肺静脉梗阻以及右心衰竭的症状出现相对晚些，到成人之后才有症状。多数患者有活动后心慌气短、胸痛、咳血、反复呼吸道感染、喂养困难、生长迟缓、心率快、心律失常如房扑等症状。如有肺动脉高压可伴有紫绀，重者往往死于充血性心力衰竭。如交通口大，同时伴有房间隔缺损，则右心房室增大，肺动脉增粗、听诊胸骨左缘2～3肋间可闻及Ⅱ/Ⅵ级收缩期杂音，可无或伴有震颤。杂音也可能不明显，P2亢进、分裂。如合并其他心脏畸形，患者除了会有相应的症状和体征外，三房心的症状和体征可能受到影响，可以表现不典型[5-6]，因此容易漏诊。

六、辅助检查

1. 心电图 多为窦性心律，电轴右偏，右心室肥厚。可有完全或不完全右束支传导阻滞及ST-T改变等、心房扩大、心动过速或房颤等。

2. 胸部X线片 对三房心的诊断意义不大，心影呈二尖瓣型，肺静脉淤血，肺动脉段突出，心脏增大可能不明显。如存在左向右分流，可见肺血多和肺动脉高压征象，右心房、右心室增大，左心房、左心室不大。

3. 超声心动图 超声心动图可发现左心房内的异常纤维肌性隔膜，位于心房内偏上的位置，并附着在房间隔上（图25-0-7）。二尖瓣和隔膜之间有一定距离，隔膜中间有一交通口，彩色多普勒可发现4个肺静脉开口的位置和过隔血流速增快。合并房间隔缺损时多普勒检查可发现有房间隔过隔血流。在合并肺静脉畸形引流或其他复杂心脏畸形时容易漏诊，食管超声可进一步提高确诊率[7-8]。

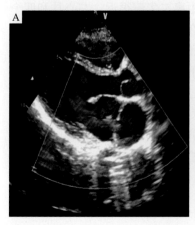 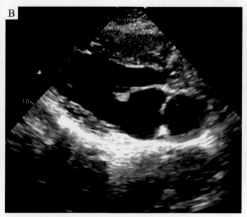 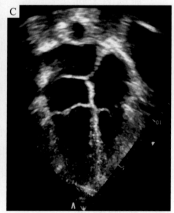

图25-0-7 三房心超声心动图

左心房内纤维肌性隔膜及交通口（A～C）。

4. 右心导管和造影 检查时如右心导管通过异常交通，有助于提示诊断，可以发现肺动脉压和肺毛细血管楔压（肺毛压，PCWP）升高。肺动脉造影可以明确有无肺静脉畸形引流和房间隔缺损，可见造影剂密度高于真房而显示较大的副房，并可见到隔膜上的交通口。在真房造影，可以看到左心耳结构和房内隔膜。左心室造影可排除二尖瓣异常、室间隔缺损等病变。由于超声心动图诊断水平的提高，大多数三房心病例可经超声确诊，仅在病情复杂、合并多种畸形时，才需要心导管和造影检查。

5. CT、MRI　可见左心房内隔膜，各心腔的大小和变化，有无合并其他心脏畸形。

七、诊断与鉴别诊断

依据临床症状与体征，结合上述辅助检查，可以确诊。临床上应与以下心脏病鉴别。

1. 二尖瓣瓣上狭窄　由于心内膜垫过度生长，导致二尖瓣心房侧有完整或不完整的隔膜，隔膜上可有一个或多个筛状小孔。该病和三房心的症状一样，均为肺静脉回流受阻的表现，鉴别主要依靠超声心动图检查。在胸骨旁长轴和心尖位置均能探测到左心房内有一线形回声，为二尖瓣上隔膜，距二尖瓣很近。三房心可见肺静脉开口于左心房隔膜的上部，左心耳位于左心房内隔膜的下方，而二尖瓣上狭窄左心耳位于左心房内隔膜的上方。

2. 先天性二尖瓣狭窄　先天性二尖瓣狭窄的血流动力学改变与三房心相似，因此症状和体征也没有太大区别。超声心动图检查可以鉴别：三房心患者左心房有两个心腔和心房内隔膜，多数心房内有交通；先天性二尖瓣狭窄没有这些征象，而有二尖瓣叶、瓣环和瓣下装置改变的异常征象。

3. 先天性肺静脉狭窄　此狭窄极为少见，发生于一条或多条肺静脉与左心房连接处，症状与三房心相似。超声心动图、心导管肺动脉造影检查、CT和MRI有助于鉴别诊断。

八、自然病程

患儿如果左心房内纤维肌性隔膜上的交通口很小，75%死于婴幼儿期，存活的患儿很早就会出现症状，如不手术，多会在儿童期死亡。如交通口较大，或副房和右心房间有房间隔缺损，症状可能出现较晚。文献报道年龄最大的患者为75岁。

九、手术适应证

鉴于75%的重症患者死于婴幼儿期，存活者出现症状也较早，本病一经确诊，即应考虑手术矫治。对于少数症状出现较晚的患者，也应尽快手术治疗。因为一旦出现症状，病情会逐渐加重，只有手术切除异常隔膜，解除肺静脉血回流受阻，才能解除患者肺静脉淤血、肺动脉高压和右心功能不全的症状。

十、手术技术

手术在全身麻醉、中度低温和体外循环下进行。可经胸骨正中切口或右腋下切口开胸，切开心包，心外探查有无肺静脉异位引流或体静脉异常连接。手术原则是彻底切除左心房内异常隔膜，重建肺静脉与左、右心房的正常连接，修补房间隔缺损，确切地矫治合并的畸形。

常规在升主动脉和上、下腔静脉插管建立体外循环。并行循环后，探查PDA或进入左心房的左上腔和异常连接的体静脉，可以根据情况结扎。

断升主动脉，经主动脉根部灌注停跳心肌保护液。切开右心房和房间隔，或将房间隔缺损扩大，进入左心房探查（图25-0-8）。

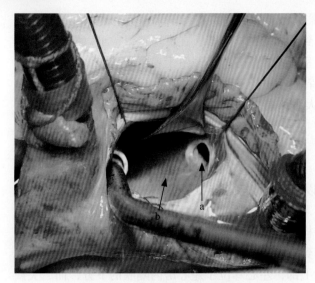

图 25-0-8　术中所见三房心隔膜
a. 交通口；b. 隔膜。

如看到肺静脉开口而不能看到二尖瓣，证明为副房，注意肺静脉开口的数目和位置。如能看到二尖瓣而不能看到肺静脉开口，则证明此腔为真房，肺静脉可能开口在副房内。一旦将房间隔完全切开，左心房内纤维肌性隔膜就清晰可见，可直接用剪刀剪开隔膜，或经隔膜上的交通口剪至左心房壁，剪开后可以更清楚地探查隔膜的形态和范围，彻底剪除隔膜，注意不要剪破左心房壁，切除隔膜后残端不必缝合。手术的关键是认清肺静脉开口、隔膜与左心房壁、二尖瓣的关系。扩大的房间隔缺损可用涤纶布或自体心包片修补，也可直接缝合[9-10]。合并的其他心脏畸形，应予以同时矫治。直接缝合右心房切口，心腔内充分排气后，开放升主动脉（图 25-0-9）。

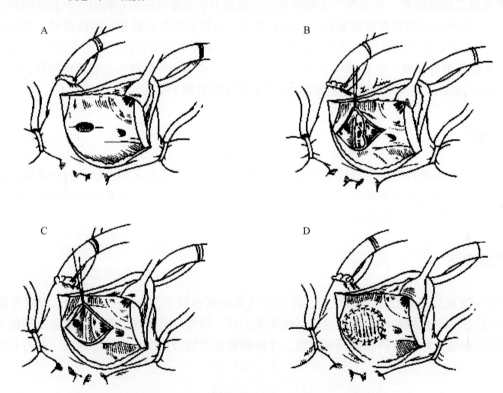

图 25-0-9　经右心房切口切除左心房内纤维肌性隔膜
A. 切开右心房显露房间隔缺损，实线示扩大房间隔切口的位置；B. 切开房间隔后显露左心房内隔膜；
C. 完全切除左心房内隔膜；D. 用涤纶片修补扩大的房间隔缺损。

　　心脏复苏后，复温，调整机器灌注流量，待血压、心律稳定后，在辅助呼吸下，血气正常，可以逐渐减流量，停止体外循环，拔出各心脏插管，彻底止血，置放引流管，胸骨穿钢丝、固定，逐层关胸。

十一、术后处理

　　单纯三房心手术简单，按常规心脏术后处理，通常患者术后恢复顺利。如合并其他心脏畸形手术也可采用相应的方法处理。

十二、手术并发症

三房心常见于合并其他心脏畸形的手术，可出现心律失常、肺水肿、低心排血量综合征等并发症，应有针对性进行术后监护和治疗。

十三、手术效果

三房心的手术简单，在早期手术死亡率偏高，近年是安全的，手术死亡率<1%，术后效果良好[10-13]。合并复杂心脏畸形时，手术风险增大。

（吴清玉）

参 考 文 献

[1] 王水云. 三房心 [M] // 吴清玉. 心脏外科学. 济南: 山东科学技术出版社, 2003: 271-278.

[2] ASCUITTO R J, ROSS- ASCUITTO N T, KOPF G S, et al. Persistent left superior vena cava causing subdivided left atrium: diagnosis, embryological implications, and surgical management [J]. Ann Thorac Surg, 1987, 44 (5): 546-549.

[3] HOROWITZ M D, ZAGER W, BILSKER M, et al. Cor triatriatum in adults [J]. Am Heart J, 1993, 126 (2): 472-474.

[4] 陈和明, 胡建国, 杨进福. 孤立性二尖瓣瓣上狭窄环1例 [J]. 中国当代儿科杂志, 2002, 4 (5): 421.

[5] SALOMONE G, TIRABOSCHI R, BIANCHI T, et al. Cor triatriatum: clinical presentation and operative results [J]. J Thorac Cardiovasc Surg, 1991, 101 (6): 1088-1092.

[6] RODEFELD M D, BROWN J W, HEIMANSOHN D A, et al. Cor triatriatum: clinical presentation and surgical results in 12 patients [J]. Ann Thorac Surg, 1990, 50 (4): 562-568.

[7] VUOCOLO L M, STODDARD M F, LONGAKER R A, et al. Transesoophageal two~dimensional and Doppler echocardiographic diagnosis of cor triatriatum in the adult [J]. Am Heart J, 1992, 124 (3): 791-793.

[8] SHULER C O, FYFE D A, SADE R, et al. Transesophageal echocardiographic evaluation of cor triatriatum in children [J]. Am Heart J, 1995, 129 (3): 507-510.

[9] RICHARDSON J V, DOTY D B, SIEWERS R D, et al. Cor triatrium (subdivided left atrium) [J]. J Thorac Cardiovasc Surg, 1981, 81 (2): 232-238.

[10] ALPHONSO N, NØRGAARD M A, NEWCOMB A, et al. Cor triatriatum: presentation, diagnosis and long-term surgical results [J]. Ann Thorac Surg, 2005, 80 (5): 1666-1671.

[11] AL QETHAMY H O, ABOELNAZAR S, AL FARAIDI Y, et al. Cor triatriatum: operative results in 20 patients. [J]. Asian Cardiovasc Thorac Ann, 2006, 14 (1): 7-9.

[12] OGLIETTI J, COOLEY D A, IZQUIERDO J P, et al. Cor triatrium: operative results in 25 patients [J]. Ann Thorac Surg, 1983, 35 (4): 415-420.

[13] SAXENA D, BURKHART H M, SCHAFF H V, et al. Surgical repair of cor triatriatum Sinister: the Mayo Clinic 50-Year experience [J]. Ann Thorac Surg, 2014, 97 (5): 1659-1663.

第26章
肺静脉异位引流

肺静脉异位引流（anomalous pulmonary venous drainage，APVD）指肺静脉未能与左心房相连，而与右心房或体静脉相连，致使全部或部分肺静脉血不能回流到左心房、左心室而回流到右心房和右心室、体静脉系统的心脏畸形。发病率占先天性心脏病的1.5%～3%，为正常人群的1/100 000。如果4支肺静脉均与体静脉或右心房连接，称为完全型肺静脉异位引流；如果不是全部肺静脉与体静脉或右心房连接，则称为部分型肺静脉异位引流。

第1节　完全型肺静脉异位引流

完全型肺静脉异位引流（total anomalous pulmonary venous drainage，TAPVD）是一种少见的先天性心脏病，占先天性心脏病的1%～1.5%[1]。TAPVD指全部肺静脉都不与左心房相连接的心脏畸形，绝大多数合并房间隔缺损或卵圆孔未闭，也可以合并PDA、矫正型大动脉转位、内脏异位综合征等。

一、历史回顾

1798年威尔逊（Wilson）首次报告了完全型肺静脉异位引流。1951年穆勒（Muller）首次报告在常温下行肺静脉共干与左心耳吻合术，部分地矫治了TAPVD。1956年刘为斯（Lewis）和瓦尔科（Varco）通过低温麻醉和临时阻断腔静脉，经右心房一期修补完全型心内型肺静脉畸形引流，获得成功。同年，柯克林（Jone Kirklin）等首次报告在体外循环下成功地矫治了TAPVD的成年患者，手术效果良好。以往婴幼儿患者手术死亡率高，近年来明显下降，手术疗效得到明显提高[2]。

二、发病机制

在胚胎时期，肺芽由前肠开始发育，肺血管丛来源于内脏静脉丛，约胚胎3周时，原始肺静脉引入脐-卵黄囊静脉和主静脉等体静脉，而不与原始心脏连接。至胚胎5～8周时，左心房静脉窦部发出肺静脉共同腔与原始肺静脉连接，原来与体静脉的连接逐步退化消失。在原始肺静脉与体静脉还保持联系时，若肺静脉的左或右侧入左心房处出现早期闭锁，则形成部分性或完全性肺静脉异位引流；若在肺静脉共同腔形成之前，原始肺静脉就已经退化，则导致肺静脉共同腔闭锁或形成三房心。当心房尚未分隔时，左心房后壁发出的肺静脉共干分为两支，每支又一分为二，分别连接左、右两肺。尔后肺静脉干扩张吸收，形成左心房一部分，并与体循环静脉分离。如果肺静脉干发育不良，与来自肺静脉丛的肺静脉分支未能接通，肺静脉丛分支存留并与体循环系的侧支交通，未能与左心房相连接，而导致完全型肺静脉异位引流。另外，静脉窦与右心房之间原始间隔未发育，使肺静脉与右心房连接也可能是一个原因。

三、病理解剖

根据4支肺静脉与右心房和体静脉系统连接部位及径路的不同，达林（Darling）将本病分为4型。

1. 心上型　4支肺静脉在左心房后方汇入肺静脉共干，经垂直静脉引流入左无名静脉、奇静脉或直接引流入上腔静脉（图26-1-1），占TAPVD的51%，垂直静脉局部可能发生狭窄。

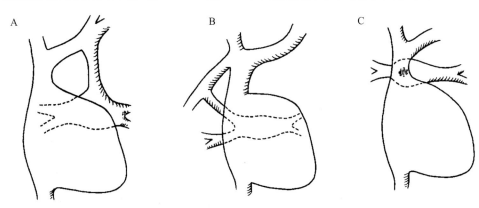

图26-1-1　心上型肺静脉异位引流

A. 入无名静脉；B. 入奇静脉；C. 入上腔静脉。

2. 心内型　4支肺静脉直接开口于右心房，或汇入静脉干再引流入冠状静脉窦，可与无名静脉或其他静脉交通，为心内型，占28%（图26-1-2）。

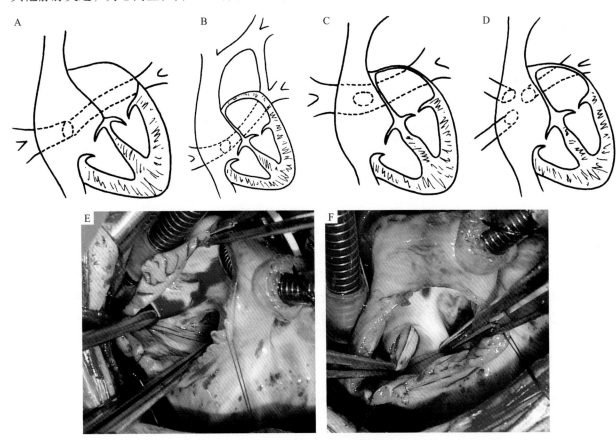

图26-1-2　心内型肺静脉异位引流

A. 入冠状静脉窦；B. 入冠状静脉窦及无名静脉；C. 共同汇入右心房；D. 分别汇入右心房；

E、F. 心内型TAPVC，引流入冠状静脉窦，合并ASD。

3. 心下型 4支肺静脉在左心房后方汇入肺静脉共干经垂直静脉下行,通过膈肌食管裂孔引流入下腔静脉,门静脉或静脉导管等,占14%(图26-1-3)。

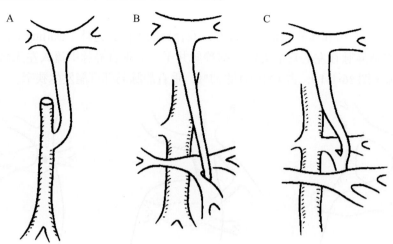

图26-1-3 心下型肺静脉异位引流
A. 入下腔静脉;B. 入门静脉;C. 入静脉导管。

4. 混合型 该型很少见,占7%。4支肺静脉可以以各种方式连通右心房,以心内型与心上型的混合型最为常见,即右肺静脉血流入冠状静脉窦或右心房,左侧肺静脉血流入无名静脉、再进入右心房。或者左上肺静脉血流入无名静脉,其余3支形成肺静脉共干流入右心房或冠状静脉窦(图26-1-4)。

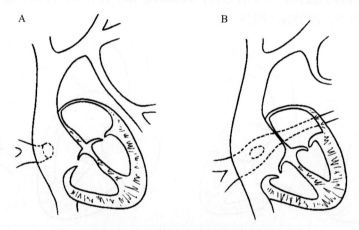

图26-1-4 混合型肺静脉异位引流
A. 右肺静脉入冠状静脉窦或右心房,左肺静脉入无名静脉;B. 右肺静脉及左下肺静脉汇成
共同静脉干入冠状静脉窦,左上肺静脉入无名静脉。

TAPVD患者75%合并卵圆孔未闭,25%合并房间隔缺损,但也有例外。也可以合并肺静脉狭窄、PDA、肺动脉瓣狭窄等其他心脏畸形。特别是在合并内脏异位综合征的情况下,可见到很多复杂情况,如合并单心房、单心室、完全型房室间隔缺损、矫正型大动脉转位、肺动脉狭窄等。

四、病理生理

TAPVD中,不论是哪种类型的异位引流,全部肺静脉血都会回流到右心房,进入右心房的肺静脉氧合血与体静脉血混合后,通过ASD等心内畸形,进入左心房,形成右向左分流,使血液中血氧饱和度明显下降。右心房接受体肺循环的全部血液,如心房水平交通口小,分流量不大,易致肺动脉高压和右心功能衰竭。如分流量大,右心房血进入左心房多,患者紫绀明显,如果合并肺静脉梗阻,新生儿期即可发生肺水肿和心功能衰竭，患儿可在出生后数周死亡[4]。

五、临床表现

患者的临床症状主要取决于肺静脉血回流是否受阻及其严重的程度，也受所合并的心内畸形和心房间的交通口的影响。如心房间交通口小，患儿出生后即可有明显的症状，病情重、发展快，表现为肺动脉高压和充血性心力衰竭。如心房水平分流量大，患儿缺氧发作、明显紫绀，肺动脉高压可能不重。可有发育迟缓、呼吸急促、营养不良等症状。儿童和成人患者则表现为经常感冒，咳嗽，反复肺部感染，活动后心慌、气短，有时心悸、紫绀等，少数患者有咯血或喜蹲踞等症状。因合并心内畸形的不同，会有相应的临床表现，如肺动脉高压、心律失常等。体格检查可见患者紫绀、杵状指，胸骨左缘可无杂音，或可闻及 Ⅱ - Ⅲ / Ⅳ 级收缩期杂音，肺动脉第二心音亢进、分裂。

六、辅助检查

1. 心电图　电轴右偏，右束支阻滞，右心房大，右心室肥厚，心律失常。

2. 胸部 X 线片　心影小，肺血多，如心房间交通口小，新生儿和婴幼儿患者常见肺水肿征象，是 TAPVD 合并肺静脉梗阻典型的表现。如不合并梗阻，则类似房间隔缺损，出现肺血多，肺动脉高压，心脏增大。心上型患者 24%～67% 有 "雪人" 征或称 "8" 字征，为扩张的垂直静脉和无名静脉影，新生儿患者少见此征象。

3. 超声心动图　可发现各心腔和静脉干的情况。左心房内看不见肺静脉开口，可见 ASD 或未闭的卵圆孔。可测量心室腔的大小和心室壁的厚薄。超声多普勒检查可明确 TAPVD 的类型和心内分流量的大小，肺静脉是否有梗阻及其梗阻的部位。此外，还能估计肺动脉压力的高低及所合并的心内心外畸形。

4. 右心导管和造影检查　右心导管可经右心房进入肺动脉测定肺动脉压力，进入左心房确定 ASD 和卵圆孔未闭。进入无名静脉、垂直静脉或肺静脉，以判断肺静脉异位引流位置，有无狭窄。心导管检查资料可算出全肺血管阻力和体循环 - 肺循环血流比（Q_p/Q_s），有助决定手术指征和估计预后。当动脉血氧饱和度小于 80% 时，Q_p/Q_s 可能小于 1.4，而肺血管阻力往往大于 10 Wood 单位。经右心导管注射造影剂进行肺动脉造影，可了解患儿心脏形态的变化，使肺静脉直接显影，可发现畸形引流的肺静脉及与心脏的连接方式和部位、肺静脉梗阻的部位及轻重程度。

5. CT、MRI　可见右心房、右心室扩大，左心室不大。肺动脉增粗、肺动脉结构的变化，更重要的是可发现肺静脉共干及分支形态，肺静脉畸形引流的位置、形态和类型及有无肺静脉狭窄。还可以发现所合并畸形的情况及血流动力学状态。对混合型 TAPVD 的确诊更具意义。

七、诊断与鉴别诊断

TAPVD 除了心上型 "8" 字征或称为 "雪人" 征外，没有其他特征性的临床症状和体征，主要通过辅助检查明确诊断。TAPVD 有时易误诊为其他先天性心脏病，如房间隔缺损、部分型肺静脉异位引流、三房心、房间隔缺损合并肺动脉瓣狭窄等。

八、自然病程

患儿出生后 3 个月以内死亡约 50%，第一年仅存活 20%。大多数患儿有呼吸困难、紫绀和心力衰竭等症状。肺静脉梗阻、卵圆孔未闭是导致婴幼儿患者死亡的重要原因。心下型患儿生存率最低，平均仅3周。1岁以上患者常伴有较大的房间隔缺损，随着年龄的增长，导致部分患者重度肺动脉高压，肺循环阻力明显升高，最终形成艾森曼格综合征。

九、手术适应证与禁忌证

TAPVD一经确诊即应尽早手术治疗。对严重紫绀、缺氧发作和心衰的新生儿和婴幼儿，需急诊手术。对大多数患儿，部分症状较轻、肺静脉回流无梗阻、房间隔交通较大的患者，可推迟到1岁以后再手术。重度肺动脉高压合并艾森曼格综合征不宜手术。

十、手术技术

手术应在全麻低温体外循环下进行，新生儿和婴幼儿可深低温停循环下完成。经正中切口开胸，切开心包，在升主动脉，上、下腔静脉插直角管，建立体外循环。在并行体外循环、全身降温的过程中，探查并游离上行或下行的垂直静脉，穿入结扎线。游离并结扎未闭的动脉导管，经右上肺静脉插引流管进入肺静脉共干，可避免肺淤血和灌注肺的发生，并有利于准确切开肺静脉共干。对不同类型的TAPVD，手术方法也不同。原则上是将肺静脉共干与左心房恢复正常的连接，吻合口要足够通畅无狭窄，同时处理好合并畸形。如闭合房间隔缺损，根据情况游离并结扎上行或下行垂直静脉（图26-1-5）。如患儿肺动脉高压严重，术后下降不明显，可以不结扎垂直静脉，保持开放，待时机合适再予处理。上、下腔静脉和升主动脉阻断后，经主动脉根部灌注心肌保护液。

具体方法如下。

（一）心上型

心上型TAPVD最常见，手术有三种入路。

1. 心房外吻合　主动脉阻断后：①将心尖上翻（图26-1-6）切开肺静脉共干和相对应的左心房壁，进行吻合。②是经房间沟游离显露左心房后壁（图26-1-7），切开肺静脉共干，不要切开肺静脉分支根部以免引起狭窄。在相对应处的左心房后壁做同样大小和形状的切口，将左心房切口与肺静脉共干切口吻合。③是经上腔静脉与升主动脉之间吻合，即游离并向两侧牵开上

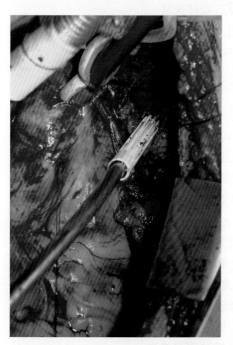

图26-1-5　解剖垂直静脉TAPVC

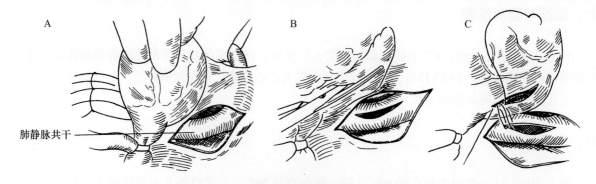

图26-1-6　左心房后壁与肺静脉共干心外吻合法

A. 心尖上翻；B. 肺静脉共干及左心房切口；C. 吻合两切口；D. 结扎垂直静脉；E. 修补房间隔缺损。

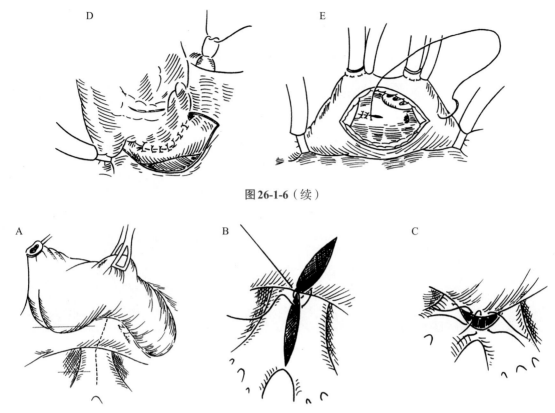

图 26-1-6（续）

图 26-1-7　经房间沟、左心房后壁与肺静脉共干心外吻合法

A. 左心房后壁与肺静脉共干切口；B. 切口吻合；C. 吻合线结扎。

腔静脉和升主动脉，显露并切开左心房顶和肺静脉共干，切开后，将其吻合（图 26-1-8）。

　　2. 经房间隔缺损吻合法　切开右心房，扩大房间隔缺损，以肺静脉共干内的吸引管为标志，来确定左心房后壁切口的部位。切开左心房后壁和相对应的肺静脉共干，将其吻合，用补片修补房间隔缺损（图 26-1-9）（视频 3）。

　　3. 经左、右心房联合切口法　从右心耳下方切开右心房，延长切口，跨过房间隔切开左心房后壁和相对应的肺静脉共干，吻合，再修补房间隔缺损，闭合右心房切口（图 26-1-10）。此手术径路视野较好，通过右、左心房切口的补片加宽能有效地扩大左心房与肺静脉共干吻合口。缺点是创伤较大，心律失常的发生率较高。吻合时多采用 5/0 prolene 缝线连续缝合，也可选择可吸收缝线。

视频 3　完全型肺静脉异位引流矫治术＋房间隔缺损和室间隔缺损修补术

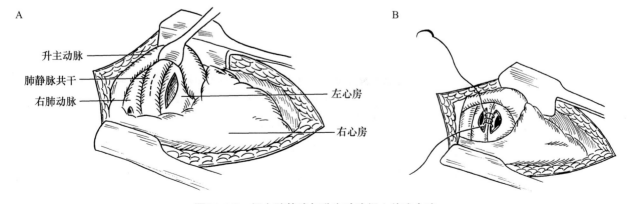

图 26-1-8　经上腔静脉与升主动脉间心外吻合法

A. 上腔静脉与主动脉间显露并切开左心房顶和肺静脉共干；B. 左心房顶与肺静脉共干侧-侧吻合；
C、D. 在腔静脉与主动脉之间吻合。

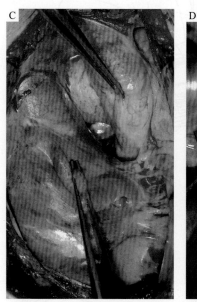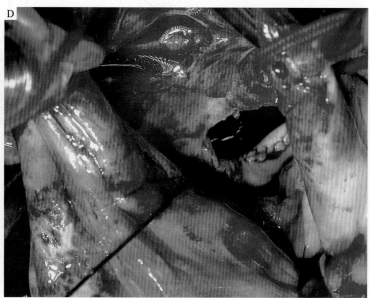

图 26-1-8（续）

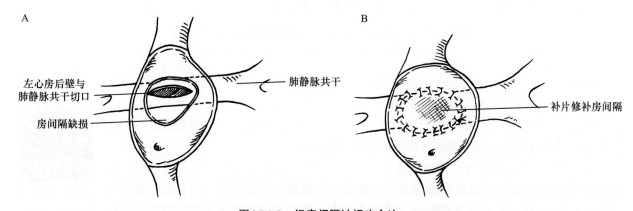

图 26-1-9   经房间隔缺损吻合法
A. 左心房后壁与肺静脉共干；B. 吻合完毕，用补片修补房间隔缺损。

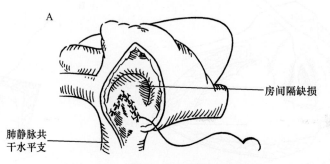

图 26-1-10   经左、右心房联合切口法
A. 左、右心房联合切口与肺静脉共干切口吻合；B. 房间隔缺损修补；C. 缝合右心房切口。

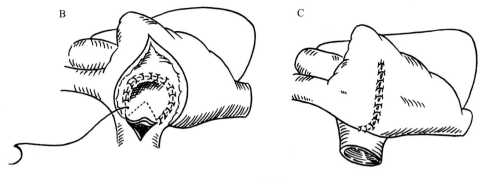

图 26-1-10（续）

（二）心内型

心内型为肺静脉共干或四支肺静脉直接开口于右心房或冠状静脉窦。手术切开右心房，扩大房间隔缺损或未闭的卵圆孔至冠状静脉窦，探查全部肺静脉的开口，辨明其与左、右心房的关系，用补片将肺静脉隔至左心房侧（图 26-1-11），修补房间隔缺损。在扩大房间隔缺损至冠状静脉窦和修补房间隔缺损时，应避免损伤房室结。在肺静脉引流入冠状静脉窦时，要切开房间隔或扩大房间隔缺损，充分切开冠状静脉窦的顶部，直到可以看清 4 支肺静脉的开口，用自体心包将肺静脉隔入左心房，并修补房间隔。

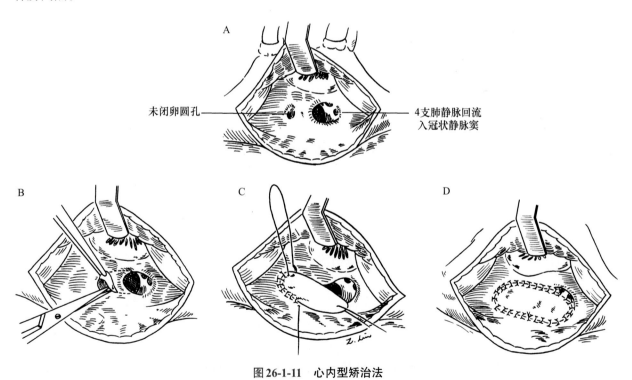

图 26-1-11　心内型矫治法

A. 卵圆孔未闭与冠状静脉窦；B. 扩大卵圆孔至冠状静脉窦；C. 用补片修补扩大的房间隔缺损；
D. 将肺静脉与冠状静脉窦分隔至左心房侧。

（三）心下型

心下型多合并肺静脉梗阻，症状较重，如不及时手术，大多死于新生儿期，故一经确诊即应急诊手术。由于心下型 TAPVD 的肺静脉解剖形态与心上型不同，肺静脉共干是垂直走向，因此，手术方法与心上型也不相同。阻断升主动脉后，向左侧牵拉心脏，显露左心房后壁，充分游离共同静脉干和垂直静脉，在相应的部位在左心房和共同静脉干分别做切口，并尽可能扩大，用5/0或6/0 prolene线连续加间断缝合吻合，完成后，结扎垂直静脉，如患儿肺动脉压吻合后太高，垂直静脉可以不结扎、保持通畅减压（图26-1-12）。

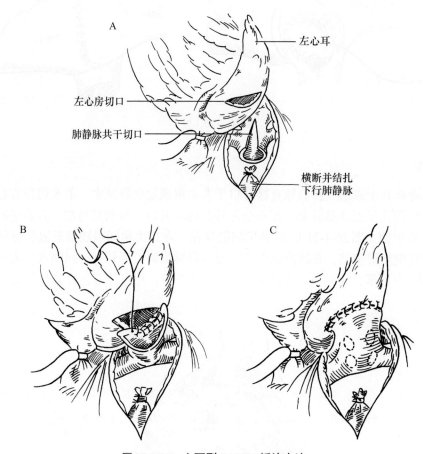

图26-1-12　心下型 TAPVD 矫治方法

A. 左心房后壁与肺静脉共干切口，同时横断并结扎下行静脉；B. 左心房后壁与肺静脉共干切口吻合；C. 吻合口。

（四）混合型

应根据心脏病变的不同而选择不同的手术方法。最常见的为心上型与心内型的混合型，即左侧肺静脉经垂直静脉引流入无名静脉，右侧肺静脉引流入冠状静脉窦或右心房。可切开垂直静脉或左肺静脉共干侧壁，在左心房侧壁相应部位或左心耳，做适当大小切口，同时切除切口附近的肌小梁以保证术后引流通畅。将其与垂直静脉行侧－侧吻合，切开心包以免压迫吻合口，然后结扎垂直静脉。对引流入右心房或冠状静脉窦的肺静脉的处理方法，与心内型 TAPVD 相同。对单支左侧肺静脉引流入无名静脉的手术处理，可切断静脉，将异位的肺静脉直接与左心房吻合。

当混合型 TAPVD 有垂直静脉时，其长度和走行变异很大，术中要充分游离，予以结扎，避免张力过大[5-8]。

十一、术后处理

术后常规镇静镇痛，用呼吸机辅助呼吸，保持呼吸道通畅和水、电解质，酸碱平衡，维持血氧 80 mmHg 以上，二氧化碳 35 mmHg，维持血压心率在正常范围和内环境稳定，必要时加用正性肌力药物。维持左、右心房压 8～10 mmHg，根据左心房压和 CVP，调整出入量，酌情限制入量和使用强心利尿药。保持白蛋白在正常水平，避免肺淤血、肺水肿的发生。如患者术后仍然存在肺动脉高压，左心房压低于右心房压，应采用有效措施来降低肺动脉压，如通过呼吸机辅助过度通气、吸入一氧化氮、应用前列腺素 E 等药物。

十二、手术并发症

1. 低心排血量综合征　常见原因为术前左心室发育较差，肺动脉高压，肺静脉干与左心房之间吻合口不够大，可致肺静脉高压肺水肿，导致心排血量下降。患者表现双肺渗出，粉红色泡沫样痰，心率快，血压低。应加用多巴胺、米力农、肾上腺素等正性肌力药物和控制液体入量，使用利尿药物，必要时使用左心辅助和 ECMO 生命支持技术治疗。如吻合口不够大应尽快再次手术扩大吻合口。

2. 呼吸功能不全　患者以低氧血症、二氧化碳高、痰多、心率快，血压低为主要临床表现。和手术中肺损伤、肺水肿，术后肺感染有关，需要呼吸机辅助呼吸，加强呼吸道护理和对症治疗，此种情况常合并低心排血量综合征，应同时处理，必要时使用左心辅助和 ECMO 支持治疗。

3. 心律失常　心律失常的发生可能和手术中心肌损伤、电解质紊乱有关，表现为室上性心动过速、传导阻滞等，应用临时起搏器和药物治疗。

4. 肺动脉高压危象　此为术后早期严重并发症，尤其在新生儿和婴幼儿患者。患儿术前肺动脉高压严重，术后肺动脉压下降不明显，易致肺动脉高压危象的发生。患儿表现为肺动脉压高于血压，缺氧，血压低，心率快，呼吸困难，心排血量下降。应予充分镇静，呼吸机辅助呼吸，保持呼吸道通畅，吸入一氧化氮，加强营养，预防感染和采用相应的治疗措施处理。

5. 肺部感染　术后肺部感染和患儿体弱、营养不良，术前肺内反复感染，呼吸机辅助呼吸有关。应该加强呼吸道护理和营养支持，选择合适的抗生素治疗。

6. 后晚期并发症　主要为肺静脉梗阻和吻合口狭窄，发生率 5%～18%。为静脉内膜和中层纤维性增生和肥厚所致，可继发肺静脉开口或吻合口，是术后死亡和再手术的主要原因。再次手术和反复球囊扩张是术后处理并发肺静脉梗阻的有效方法。

十三、手术效果

早期 TAPVD 的手术死亡率较高，可达 50%。近年来手术死亡率已明显下降，至 1%～5%，效果良好。远期可发生吻合口和肺静脉狭窄等并发症，有的需要再次手术治疗[9-11]。

第 2 节　部分型肺静脉异位引流

部分型肺静脉异位引流（partial anomalous pulmonary venous drainage，PAPVD）指肺静脉中的 1～3 支肺静脉不与左心房连接而与右心房或体静脉连接，致使肺静脉血液不能全部回流进入左心房而进入体静脉和右心房的心脏畸形。

PAPVD 可单独存在，或合并其他心脏畸形，最常见的是合并静脉窦型房间隔缺损、二尖瓣狭窄、右心室双出口、室间隔缺损、法洛四联症、肺动脉狭窄、主动脉缩窄、动脉导管未闭、右位心等都可发生，但较少见。

一、历史回顾

1950 年德雷克（Drake）和林奇（Lynch）首次报告了通过右下肺叶切除手术治疗镰刀综合征。

1953年内普丘恩（Nep-tune）、柯克林（Kirklin）等分别报告了右肺静脉异位引流至右心房同时合并ASD，左肺静脉异位引流入左无名静脉和PAPVD入下腔静脉及镰刀综合征的外科治疗经验。1956年Kirklin首先在体外循环下进行镰刀综合征矫治和房间隔缺损修补手术获得成功。

二、病理解剖

肺静脉异位引流的支数和引流的位置变异较多，根据肺静脉异位引流的部位可分为心上、心内和心下3种类型。PAPVD最常见的类型为心内型，其次为心上型（图26-2-1～图26-2-3）。也可分为右侧肺静脉异位引流、左侧肺静脉异位引流和双侧肺静脉异位引流三种类型。

具体病变多见于以下情况：

1. 右上、中肺静脉引流入上腔静脉　为最常见的类型，亦为心上型。即右上、中肺静脉直接引流入上腔静脉的下方或与右心房的结合部，右下肺静脉正常回流至左心房。其中95%合并上腔型即静脉窦型房间隔缺损，实际上缺损在房间隔后方，不是真正意义的房间隔缺损（图26-2-4）。右肺静脉引流

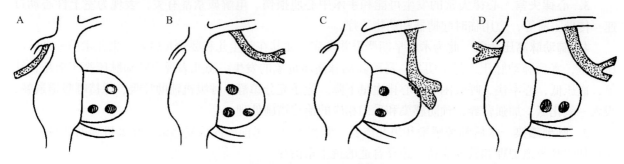

图26-2-1　心上型 PAPVD

A. 右上肺静脉引流入奇静脉；B. 左上肺静脉引流入无名静脉；C. 左肺静脉引流入无名静脉；

D. 右上肺静脉引流入上腔静脉-右心房结合部，左上肺静脉引流入无名静脉。

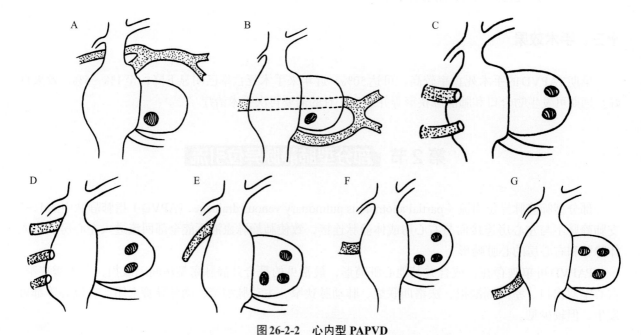

图26-2-2　心内型 PAPVD

A. 右上肺静脉与左肺静脉共同汇入上腔静脉-右心房结合部；B. 右上肺静脉与左肺静脉共同汇入冠状静脉窦；

C、D. 右肺静脉分支分别引流入右心房；E. 右上肺静脉引流入上腔静脉-右心房结合部；

F. 右中肺静脉引流入右心房；G. 右下肺静脉引流入右心房。

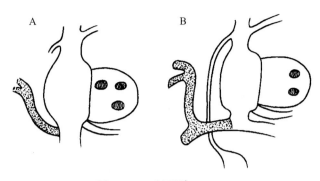

图 26-2-3　心下型 PAPVD

A. 右下肺静脉引流入下腔静脉；B. 右肺静脉引流入腔静脉。

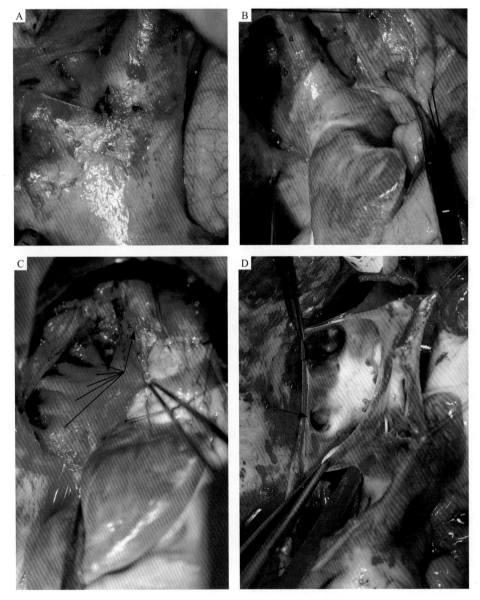

图 26-2-4　右上肺静脉引流入上腔静脉

A. 右上、中肺静脉汇合成静脉干，引流上腔静脉；B. 部分型肺静脉异位引流入上腔静脉（a：SVC，b：RSPV）

C. 多支右肺静脉引流入上腔静脉；D. 右上、中肺静脉引流入上腔静脉（a：RSPV 开口，b：RMPV 开口）

入冠状静脉窦的少见。

2. 右肺静脉直接与右心房连接　右上肺静脉单支或右上、中肺静脉双支直接引入右心房，右下肺静脉引流入右心房者少见。

3. 右下肺静脉异位引流入下腔静脉　右下肺静脉可引流入肝静脉或直接连接下腔静脉也称为镰刀综合征（scimitar syndrome）。

4. 左侧PAPVD　左肺静脉经异常的垂直静脉与无名静脉连接或引流至静脉窦。

5. 双侧PAPVD　右上肺静脉进入上腔静脉和右心房，左上肺静脉经异常的垂直静脉进入左侧无名静脉，也可见左肺静脉引流入无名静脉，右上肺静脉引流入奇静脉和上腔静脉或两者并存（图26-2-1）。右上肺静脉与左肺静脉相连接后引流入冠状静脉窦者极少（图26-2-2）。

在上述PAPVD病变中，以右上、中肺静脉引流入上腔静脉为最常见，右下肺静脉引流入下腔静脉的镰刀综合征是很少见的，仅占出生率的0.001%～0.003%，是心下型部分性肺静脉异位引流的一种特殊类型。镰刀综合征以部分或全部右肺静脉形成一条肺静脉引流入下腔静脉为特征。因该静脉在X线胸部平片上状似"镰刀"而得名。右肺静脉在肺门前方穿过膈肌引流入肝静脉开口附近的下腔静脉，也可以引流入门静脉或肝静脉。值得注意的是右肺静脉可分为两支，经肺门后方进入下腔静脉，并且有10%～20%患者在肺静脉远端狭窄。

镰刀综合征可合并右下肺隔离症，由腹主动脉的分支穿过膈面供血。也常合并整个或部分右肺的发育不良、支气管狭窄，可合并右位心、膈疝、左上腔静脉，25%～50%患者合并房间隔缺损。婴幼儿患者可合并更多心脏畸形，如PDA、VSD、法洛四联症、主动脉缩窄、左冠状动脉起源异常、共同动脉干等。

三、病理生理

PAPVD的病理生理主要取决于肺静脉畸形引流的支数、位置及所导致的心房水平分流量和其他合并畸形。单支肺静脉连接异常其血流量仅占所有肺静脉血流的25%，因而无明显临床变化。如合并上腔型ASD时，上腔静脉大多骑跨于房间隔上，可导致右向左分流，而出现明显紫绀。部分PAPVD患者上肺静脉血流直接入右心房，较大量的左向右分流长期存在，可导致肺动脉高压形成。在伴有其他类型房间隔缺损时，可出现心房水平、肺静脉水平的左向右分流，但肺动脉高压较少发生。镰刀综合征患儿左向右分流若伴有肺实变、肺动脉肌层增厚，肺血管阻力增加，可出现肺动脉高压。

四、临床表现

单支PAPVD不合并其他心脏畸形时，往往没有明显症状，多支PAPVD和（或）合并ASD等心脏畸形时，根据左向右分流量的大小和并存畸形的影响，也可出现心脏衰竭等症状。在婴幼儿时期可有症状，如呼吸困难、心功能不全等等。同时存在右向左分流的患者，可出现紫绀等症状。

镰刀综合征患者临床表现多样，杜普伊斯（Dupuis）等将本病分为婴儿型和成人型，前者临床症状重，左向右分流量大，肺动脉压显著升高，患儿发育缓慢，可见紫绀、呼吸窘迫和充血性心脏衰竭等症状，预后差；后者临床表现不明显，肺动脉压正常或轻度升高，患者可无症状或仅有劳力性呼吸困难和反复呼吸道感染等症状，预后通常较好。单纯PAPVD可没有体征。合并ASD可出现ASD时的体征，如胸骨左缘第2肋间可闻及2～3级收缩期杂音，P2亢进、分裂等。

五、辅助检查

1. 心电图　可为正常心电图，或者表现为右心房、右心室肥厚。

2. 胸部 X 线片　肺血多，心脏增大。有时右上肺静脉影偏上，应考虑右上肺静脉异位引流入上腔静脉。平行于右心缘的新月形影即为"镰刀征"，提示右肺静脉异位引流入下腔静脉，还可见到右肺或右肺下叶异常。

3. 超声心动图　可见心房、心室的大小，异常扩张的肺静脉，肺动脉的压力情况。肺静脉与心脏的畸形连接的方式和部位以及所合并的畸形，彩色多普勒可发现血流异常。

4. 右心导管和造影检查　不同部位静脉血氧饱和度的改变往往提示 PAPVD 的存在。如上腔静脉入右心房处的静脉血氧饱和度明显升高，提示右肺静脉异位引流入上腔静脉。而肺动脉造影则能明确 PAPVD 的支数、途径和部位。如造影过程中提示右肺静脉引流入下腔静脉，应同时行降主动脉造影，以明确是否存在胸或腹主动脉的异常动脉分支至右肺下叶。显示有无 ASD 及其他心血管畸形。Q_p/Q_s 比值对单纯单支或单侧 PAPVD 的诊断有重要意义，当 PAPVD 不合并 ASD 等其他心内畸形时，Q_p/Q_s 比值常常大于 1.8。

5. CT、MRI　可明确显示肺静脉畸形引流的形状和位置及所合并畸形的结构和分流情况，各心腔的大小及功能的变化及所合并的畸形。

六、诊断与鉴别诊断

PAPVD 临床症状和体征没有特征性，主要通过辅助检查明确诊断。大多数患者不需行右心导管和心血管造影检查，由于病变复杂多样，漏诊或误诊率较高。CT 和 MRI 对诊断和鉴别诊断有很大的帮助。

七、手术适应证

PAPVD 绝大多数合并其他心脏畸形均需外科手术治疗。对单纯单支的 PAPVD 如果患者有症状，或右心房、室增大可以考虑手术治疗。镰刀综合征左向右分流明显且合并心内畸形，或右下肺隔离症的患者，应考虑手术治疗。重度肺动脉高压合并艾森曼格综合征应为手术禁忌。

八、手术技术

由于 PAPVD 病变各异，手术方法要有相应改变。手术原则是建立异位引流的肺静脉与左心房的合理连接，使肺静脉血顺畅地回流至左心房，同时修复心内缺损及矫治所合并的各种畸形。

手术经正中开胸，切开心包，悬吊、显露心脏，心外探查后，进一步明确病变。全身肝素化，经升主动脉插管、上、下腔静脉插直角管建立体外循环。根据病变情况，可在并行或阻断循环下完成手术。

（一）PAPVD 的手术

（1）对合并较大 ASD 者，将异位引流的肺静脉开口用自体心包补片隔入左心房和修补 ASD（图 26-2-5）。对 ASD 较小或离畸形引流的右肺静脉开口较远，则需扩大 ASD 后，再补片修补 ASD，将异常的肺静脉开口隔入左

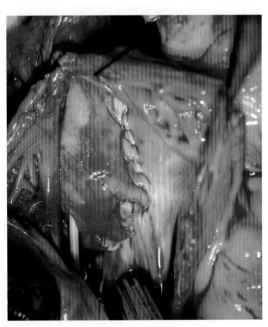

图 26-2-5　将异位引流的肺静脉开口用自体心包补片隔入左心房和修补 ASD

心房。手术应注意避免造成上、下腔静脉及肺静脉入口狭窄，关键是先在右上肺静脉与腔静脉的交界处采用间断缝合，缝线由心外向内缝合固定自体心包，注意防止上腔静脉和肺静脉开口狭窄，缝合也要远离窦房结。最后再完成其余部分的缝合。（参看第23章"房间隔缺损、部分型心内膜垫缺损"第1节"房间隔缺损"。静脉窦型ASD的修补）

（2）Warden手术：为防止肺静脉、上腔静脉狭窄可采用Warden手术。切开右心房，在近端切断上腔静脉，心内ASD用自体心包修补，同时将右上肺静脉开口隔入左心房。再用补片修补上腔静脉开口，将上腔静脉远端与右心耳吻合，右心耳内要切除梳状肌，使上腔静脉血回流更通畅，避免狭窄[12]。

（3）对左肺静脉经垂直静脉引流入无名静脉者，手术游离结扎垂直静脉，将异位的左肺静脉分支切断，使其与左心房或心耳直接吻合，需要避免吻合口狭窄；右上肺静脉引流入上腔静脉者，可将右上肺静脉直接切断，吻合到右心房合适的位置或通过右心房内补片将右上肺静脉隔入左心房，同时通过上腔静脉-右心房切口加宽补片、扩大上腔静脉。

（4）对于不合并其他心内畸形的PATVD，包括镰刀综合征的患者，可以经右侧开胸切口，在心脏跳动、非体外循环下，游离右下肺静脉结扎远端，切断近端，直接将右下肺静脉吻合到左心房[13-14]。

（二）镰刀综合征

根据右肺静脉异位引流的情况和是否合并心内畸形来选择手术方法。手术需要结扎来自降主动脉的分支和切除隔离肺，使右肺静脉转流入左心房，并处理好合并心内畸形。手术可在全麻、体外循环或深低温（18℃）停循环下进行。

主要有两种方法：

（1）直接吻合：充分游离异常连接的右下肺静脉至合适长度，切断近端、结扎。将右下肺静脉远端直接吻合在左心房的侧壁上。或在右心房相对应处切开，将右肺静脉近端开口与右心房吻合，再经ASD或切开房间隔，用补片将该吻合口隔入左心房。

（2）通过右心房-下腔静脉联合切口手术：游离右下肺静脉，延长切口至异位引流的肺静脉入下腔静脉的后外侧壁，用自体心包、5/0 prolene线连续缝合，构成至右心房的内隧道，同时修补ASD，将异位引流的肺静脉经内隧道隔入左心房，可能需要补片加宽下腔静脉（图26-2-6）。如有隔离肺应结扎供血的侧支动脉，可以保留隔离肺，如患者反复发生肺感染，应予以切除。

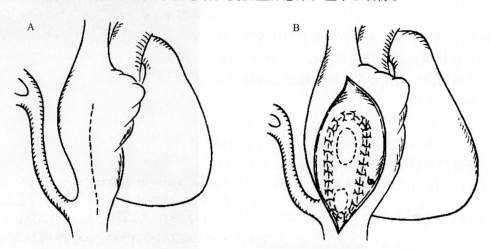

图 26-2-6　心下型 PAPVD 矫治术（补片内隧道法）

A. 右心房-下腔静脉联合切口；B. 将异位引流肺静脉经内隧道隔入右心房。

其他复温，恢复患者呼吸，停止体外循环，止血关胸步骤同常规手术[15]。

九、术后处理

手术后处理与常规心脏手术相同。

十、手术并发症

手术较为安全，并发症少。远期可发生肺静脉狭窄、腔静脉狭窄、心律失常等并发症，应长期随访、观察。

十一、手术效果

PAPVD的手术效果良好，术后早期病死率为0～4%。术后死亡与手术时机、病变严重、复杂程度有关。有作者报告在1982到2006年间，连续306例PAPVD手术，平均年龄5.3岁，其中镰刀综合征15例，手术全部成功，随诊15年97%不需要再手术，但其中镰刀综合征患者易致肺静脉狭窄。

十二、经验与启示

肺静脉异位引流并不少见，诊断主要靠超声心动图、CT和MRI，必要时做右心导管检查。部分型肺静脉检查容易漏诊，常合并其他心内畸形。完全型肺静脉畸形引流在合并其他心内畸形如心房内脏异位综合征的情况下，也可能漏诊。本病一经诊断即应考虑手术治疗，以免延误手术时机。

部分型肺静脉畸形引流手术，包括镰刀综合征手术都不复杂，关键要防止肺静脉和上腔静脉狭窄。右上肺静脉异位引流入上腔静脉，如房间隔缺损小应予扩大，用自体心包将异位引流的肺静脉开口隔入左心房，手术简单，但要显露清楚，补片形态、大小要合适，缝线的置放位置要准确，要避免补片引起腔静脉和肺静脉的梗阻。用这种方法可以避免术后肺静脉和上、下腔静脉远期狭窄。

完全型肺静脉畸形引流手术的关键是尽可能使吻合口做得足够大，这和手术中的操作有关。应充分游离静脉总干、左心房，确定好切口的位置，切口尽可能切大，缝合的针距不可太宽，缝线不可牵拉过紧，避免荷包效应导致吻合口狭窄。术后在吻合口两侧测压很重要，应该做到无压差。拉线也不可过松，过松会导致吻合口出血也很难处理。只要吻合口足够大，术后患者恢复顺利，并发症就可以明显减少，远期效果好。

（吴清玉）

参 考 文 献

［1］ HERLONG J R, JAGGERS J J, UNGERLEIDER R M. Congenital Heart Surgery Nomenclature and Database Project: pulmonary venous anomalies [J]. Ann Thorac Surg, 2000, 69 (4 Suppl): S56-69.

［2］ 孙寒松. 肺静脉异位引流 [M] // 吴清玉. 心脏外科学. 济南: 山东科学技术出版社, 2003: 279-296.

［3］ 商建峰, 梅少帅, 陈东, 等. 胎儿肺静脉畸形伴心脏畸形19例尸体解剖病理分析 [J]. 中华病理学杂志, 2016, 45 (3): 186-190.

［4］ SEALE A N, UEMURA H, WEBBER S A, et al. Total anomalous pulmonary venous connection: Morphology and outcome from an international population-based study [J]. Circulation, 2010, 122 (25): 2718-2726.

［5］ 郭岩, 吴清玉. 部分型肺静脉异位引流至上腔静脉手术矫治方法的改良 [J]. 中国胸心血管外科临床杂志, 2003, 10

(3): 231-232.

[6] HAWKINS J A, MINICH L L, TANI L Y, et al. Absorbable polydioxanone suture and results in total anomalous pulmonary venous connection [J]. Ann Thorac Surg, 1995, 60 (1): 55-59.

[7] KANTER K R. Surgical repair of total anomalous pulmonary venous connection. [J]. Semin Thoraci Cardiovasc Surg Pediatr Cardi Surg Annu, 2006, 9 (1): 40-44.

[8] NAJM H K, CALDARONE C A, SMALLHORN J, et al. A sutureless technique for the relief of pulmonary vein stenosis with the use of in situ pericardium [J]. J Thorac Cardiovasc Surg, 1998, 115 (2): 468-470.

[9] SEALE A N, UEMURA H, WEBBER S A, et al. Total anomalous pulmonary venous connection: outcome of postoperative pulmonary venous obstruction [J]. J Thorac Cardiovasc Surg, 2013, 145 (5): 1255-1262.

[10] VANDERLAAN R D, CALDARONE C A . Surgical approaches to total anomalous pulmonary venous connection [J]. Semin Thorac Cardiovasc Surg Pediatr Card Surg Annu, 2018, 21 (1): 83-91.

[11] C A CALDARONE, H K N A J M, M KADLETZ, et al. Surgical management of total anomalous pulmonary venous drainage: impact of coexisting cardiac anomalies [J]. Ann Thorac Surg, 1998, 66 (5): 1521-1526.

[12] ALKADY H, ELNAGGAR A, ELDEGWY M, et al. The Warden procedure for partial anomalous pulmonary venous connection in children: 10 years experience in 65 cases [J]. Cardiol Young, 2020, 30 (10): 1-4.

[13] FRAGATA J, MANUEL M, BAQUERO L, et al. Partial anomalous pulmonary venous connections: surgical management [J]. World J Pediatr Congeni Heart Surg, 2013, 4 (1): 44-49.

[14] SASIKUMAR N, RAMANAN S, CHIDAMBARAM S, et al. Bilateral anomalous pulmonary venous connection to bilateral superior caval veins [J]. World J Pediatr Congenit Heart Surg, 2014, 5 (1): 124-127.

[15] DUSENBERY SM, GEVA T, SEALE A, et al. Outcome predictors and implications for management of scimitar syndrome [J]. Am Heart J, 2013, 165 (5): 770-777.

第27章
无顶冠状静脉窦综合征

无顶冠状静脉窦综合征（unroofed coronary sinus syndrome）是一种先天性心脏畸形，它的病理改变为左心房与冠状静脉窦之间的共同壁部分或全部缺如，该畸形多合并永存左上腔静脉，还常合并其他心内畸形[1]。

一、历史回顾

1963年，美国Mayo Clinic的拉斯特利（Rastelly）等首次报道应用内隧道方法修补该畸形成功[2]。1964年，黑塞斯（Helseth）等人报道应用左心房内补大片方法纠正该畸形，并首次应用"无顶冠状静脉窦综合征"这一术语[3]。1974年，美国得州心脏病研究所的奥尔门丁格（Allmendinger）等报道缺损局部补片修补部分型无顶冠状静脉窦综合征[4]。他报道了17年间1482例房间隔缺损的患者只发现1例这种畸形。1996年10月1日至2001年12月31日，中国医学科学院阜外医院外科共施行先天性心脏病手术9 727例，其中无顶冠状静脉窦综合征10例，占同期先天性心脏病手术例数的0.1%[1]（表27-0-1）。

二、病理解剖

无顶冠状静脉窦综合征是一组综合性心脏畸形，其基本病理改变为冠状静脉窦顶部及相对应的左心房后壁，即冠状静脉窦与左心房的间隔壁部分或全部缺如。

表27-0-1　无顶冠状静脉窦综合征合并畸形及手术结果（1996年10月至2001年12月）

病例序号	左上腔静脉	合并其他畸形	手术结果
1	有	PECD	治愈
2	无	PECD、二尖瓣前叶裂	治愈
3	有	TOF、PDA、ASD	死于心衰
4	无	PECD、二尖瓣前叶裂	治愈
5	无	TAPVD、ASD	治愈
6	无	ASD	治愈
7	有	PECD、二尖瓣前叶裂、三尖瓣隔叶缺如	治愈
8	有	ASD、MI	治愈
9	无	PECD、二尖瓣前叶裂、三尖瓣隔叶缺如	治愈
10	有	DORV	治愈

注：PECD：部分性心内膜垫缺损；TOF：法洛四联症；TAPVD：完全型肺静脉畸形引流；ASD：房间隔缺损；MI：二尖瓣反流；DORV：右心室双出口。

由于该畸形发病率低，且几乎都合并其他心血管畸形，畸形及合并畸形变化多，其分型尚不统一。根据冠状静脉窦缺损的程度可分为完全型和部分型无顶冠状静脉窦综合征。

1. 完全型无顶冠状静脉窦综合征　即冠状静脉窦与左心房间隔完全缺如（图27-0-1），冠状静脉（Thebesian vein）以多个小开口直接回流至左心房、右心房或双房。本组例2小静脉全部开口于左心房，例8全部开口于右心房。根据房间隔缺损的不同，又可分为两种：① 冠状静脉窦口连接左右心房，形成左右心房之间的交通，又称为冠状静脉窦型房间隔缺损（coronary sinus ASD）；②合并巨大的房间隔缺损或房间隔缺如。

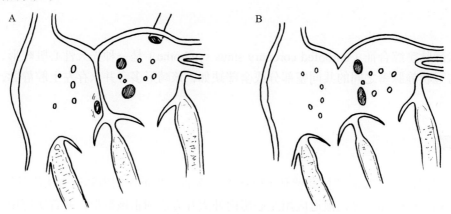

图27-0-1　完全型无顶冠状静脉窦综合征
A. 合并冠状静脉窦型房间隔缺损；B. 合并巨大房间隔缺损。

2. 部分型无顶冠状静脉窦综合征　冠状静脉窦与左心房间隔部分缺损（图27-0-2），根据缺损部位的不同又可分为三种：①中间部位无顶冠状静脉窦综合征，在冠状静脉窦的中部有一个或数个圆

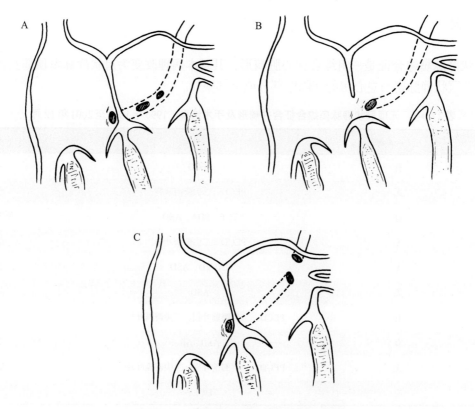

图27-0-2　部分型无顶冠状静脉窦综合征
A. 中间部位窦顶缺损；B. 邻近冠状静脉窦开口部窦顶缺损；C. 邻近左上腔静脉处的窦顶缺损。

形或椭圆形缺损，缺损大小不一，冠状静脉窦通过缺损与左心房相通，又称为冠状静脉窦左心房窗；②邻近冠状静脉窦开口处的窦顶缺损，常合并房间隔缺损，表现为冠状静脉开口于左心房内；③邻近左上腔静脉处的窦顶缺损，邻近冠状静脉窦开口处的窦顶完整，通过这个短的通路左右心房之间存在交通。

该畸形多数合并永存左上腔静脉，永存左上腔静脉可发生于上述任何一型。1965 年，拉吉布（Raghib）报道 8 例该畸形都合并永存左上腔静脉。1979 年，卡热伯尔（Quaegebeur）报道手术治疗该畸形 24 例，18 例合并永存左上腔静脉。北京中国医学科学院阜外医院 10 例中 5 例合并永存左上腔静脉。永存左上腔静脉在左心耳与左上肺静脉之间连接左心房，在完全型无顶冠状静脉窦综合征，永存左上腔静脉直接开口于左心房内（图 27-0-1）。在部分型无顶冠状静脉窦综合征（图 27-0-2），永存左上腔静脉与冠状静脉窦相连，冠状静脉窦口常扩大，也有少数冠状静脉窦口狭窄、闭锁。80% ～ 90% 病例缺乏左无名静脉，即左、右上腔静脉之间无直接连接，右上腔静脉通常较细小。

该畸形除合并永存左上腔静脉畸形外，还常合并其他各种心内畸形。结合文献报道和北京中国医学科学院阜外医院资料（表 27-0-1），该畸形都合并不同类型的房间隔缺损，另外还有完全性心内膜垫缺损、三房心、法洛四联症、右心室双出口、完全型肺静脉畸形引流、肝静脉引流至冠状静脉窦、室间隔缺损、肺动脉狭窄、动脉导管未闭、三尖瓣闭锁、心房反位、心房异构等[1]。

三、病理生理

该畸形的病理生理改变与是否合并永存左上腔静脉、合并的心脏畸形、冠状静脉窦口大小有关。不存在左上腔静脉的部分型无顶冠状静脉窦综合征，左心房血液经冠状静脉窦缺损形成左向右分流。如果存在左上腔静脉，静脉血液可以通过冠状静脉窦缺损产生右向左分流，导致动脉血氧饱和度降低[5]。如果存在冠状静脉窦口狭窄、发育不全或闭锁，分流量增大；如果存在肝静脉引流至冠状静脉窦，则分流量进一步增大。完全型无顶冠状静脉窦综合征合并左上腔静脉，产生右向左分流，可有紫绀[1]。

四、临床表现

临床表现与合并心内畸形有关。

症状缺乏特征性，可以有不同程度的紫绀[5]，也可有易感冒、疲劳、发育差，活动量较同龄儿童小等表现，成年人可有充血性心力衰竭。

体征无特征性，临床多为合并畸形的体征，如合并房间隔缺损的胸骨左缘第 2、3 肋骨间 2/Ⅵ级收缩期杂音，肺动脉第 2 音亢进，合并二尖瓣反流时心尖部可闻及 3 ～ 4/Ⅵ级收缩期杂音等[1]。

五、辅助检查

1. 心电图　无特征性改变，可有右束支传导阻滞，右心房扩大等改变。

2. 胸部 X 线片　表现为心脏正常或增大，肺血增多，肺动脉段凸出，左上纵隔影增宽提示左上腔静脉存在的可能性。

3. 超声心动图　因有无创性优点，为常规检查方法，可显示右心房增大，冠状静脉窦扩大，可见冠状静脉窦壁缺损的部位及大小，经左肘静脉注入声学造影剂微气泡，可见其经左上腔静脉→冠状静脉窦缺损→左心房[6]。

4. CT　CT 能够良好地显示冠状静脉窦的走行，对无顶冠状静脉窦综合征，具有较高的诊断价值。主要表现为冠状静脉窦扩大，多平面重组图像，尤其是冠状静脉窦轴面图像，可直观显示冠状静脉窦的形态以及顶壁缺损、左心房与冠状静脉窦之间血液异常分流情况[7-8]。

5. 心导管和心血管造影 现在已不作为本病的常规检查，只用于合并复杂重症的检查，或存在肺动脉高压时手术适应证的选择。导管可经左肘静脉→左上腔静脉→冠状静脉窦缺损进入左心房，经过左肘静脉注射造影剂，造影剂可经上述途径进入左心房。用导管气囊阻塞左上腔静脉近左心房部位，测肘静脉压力可以预测左上腔与右上腔之间的交通情况，为手术结扎左上腔静脉提供依据[1]。

六、诊断与鉴别诊断

由于该病临床症状不典型，且发病率低，术前可漏诊，在左向右分流的病例（ASD）无艾森曼格综合征而出现紫绀，有永存左上腔静脉，冠状静脉窦口扩大，提示可能存在无顶冠状静脉窦综合征，超声心动图加声学造影可诊断该畸形的存在。

七、自然病程

完全型无顶冠状静脉窦综合征合并永存左上腔静脉左向右分流引起的紫绀，为主要临床表现，并决定其自然病程。在小于17岁的患者紫绀轻微，但在一些年龄较大的患者，紫绀加重。脑栓塞和脑脓肿并发症发生率与其他右向左分流疾病相似，为10%~25%。据此推测，紫绀和红细胞增多及脑部并发症，可缩短患者的寿命[2]。

八、手术适应证

完全型无顶窦合并左上腔静脉的患者，由于存在右向左分流，患者血氧饱和度低，存在脑栓塞和脑脓肿的危险，一经确诊即应手术[2]。不伴有左上腔静脉的患者，如果心内分流量小，心脏各房室大小改变不明显，肺血无明显增多的患者，通常耐受性较好，临床紫绀不明显，活动及生长发育不受限，无须立即手术干预，可以随访观察，也可终生不手术治疗。

九、手术方式

手术方式与是否存在左上腔静脉和左、右上腔静脉之间是否存在通畅的交通有关。

（1）完全型无顶冠状静脉窦综合征不合并永存左上腔静脉，只需修补房间隔缺损[9]。

（2）完全型无顶冠状静脉窦综合征合并永存左上腔静脉，如左右上腔静脉之间存在通畅交通，可结扎左上腔静脉；如交通不通畅，可采用房间隔补片、左心房内隧道或管道，将左上腔引入右心房，或左上腔切断后吻合于右心房、右上腔或肺动脉。

（3）部分型无顶冠状静脉窦综合征，可用直接缝合法或补片闭合缺损，也可用房间隔补片将窦口隔至右心房[1, 9]。

十、手术技术

手术在低温体外循环下进行，婴幼儿合并复杂畸形可在深低温停循环下进行。

（一）准备工作

如术前确诊该畸形，可穿刺左颈内静脉测压，开胸后，备大的心包片。

（二）术中探查

需注意以下几点：①右上腔静脉粗细：如右上腔静脉细，多有永存左上腔静脉，用手向下轻拉左心房即可显露左上腔静脉。②冠状静脉窦开口：如冠状静脉窦口有红色的血液流出，可能存在不合并左上腔静脉的无顶冠状静脉窦综合征；如开口较大且回血多，可能有永存左上腔静脉，探条可经冠状静脉窦口进入左上腔静脉，经冠状静脉窦缺损进入左心房。

（三）左上腔的处理

游离左上腔，并上阻断带。如静脉压＞2.63 kPa（20 mmHg）或面部有明显静脉回流障碍表现，应松开阻断，经冠状静脉窦或左上腔静脉插入左上腔静脉引流管。

（四）手术方法

根据不同病理改变，运用不同方式修补冠状静脉窦顶和处理永存左上腔静脉。

1. 窦顶修补法　适用于部分型患者（图27-0-3），以经冠状静脉窦插入的静脉引流管作为支架，直接缝合左心房后壁，或应用补片修补。

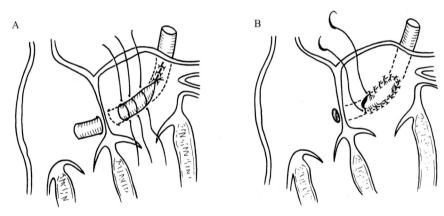

图 27-0-3　窦顶修补法
A. 直接缝合；B. 用补片修补。

2. 心房内隧道法　适用于完全型合并永存左上腔静脉者（图27-0-4）用自体心包或涤纶片建立永存左上腔静脉至右心房通路，可用4/0 prolene线连续缝合法缝于左心房后壁，注意避免影响肺静脉回流。

3. 心房内管道法　适用于完全型合并永存左上腔静脉者（图27-0-5），用与左上腔静脉直径相似的人工血管，一端吻合于左上腔静脉开口，另一端连接ASD的边缘，要注意避免管道阻塞肺静脉及二尖瓣口。

4. 补片分隔法　适用于完全型合并巨大房间隔缺损及左上腔静脉者（图27-0-6），用大的心包片作为挡板将左上腔静脉血液经挡板与左心房顶之间的通路隔入左心房，并修补房间隔缺损[10]。还适用于部分型邻近冠状静脉窦开口部的窦顶缺损。用补片将冠状静脉开口由左心房隔至右心房并修补完全型房间隔缺损（图27-0-7）。

5. 左上腔静脉与右心耳吻合法　适用于完全型且左上腔静脉不能结扎者（图27-0-8），将左上腔静脉切下并吻合于右心耳部，如左上腔长度不够，可切下部分左心房壁作为蒂瓣与右心房壁蒂瓣做成管状延长之。

6. 左上腔静脉与右上腔静脉吻合法　适用于完全型左上腔静脉不能结扎且右上腔静脉直径足够粗者（图27-0-9），切下左上腔静脉，游离并切断半奇静脉，将左上腔静脉吻合至右上腔静脉[11]。

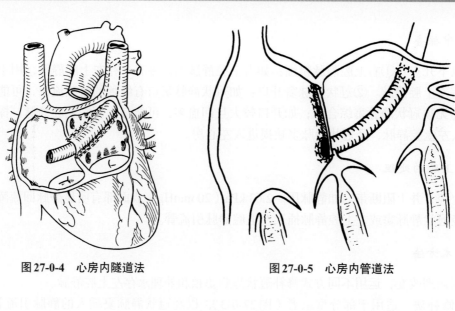

图 27-0-4　心房内隧道法　　　　　　　　　图 27-0-5　心房内管道法

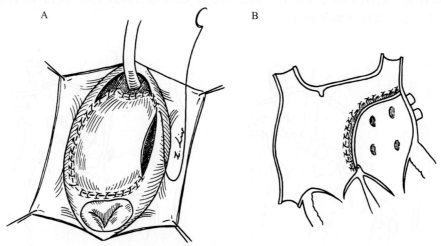

图 27-0-6　完全型补片分隔法（A、B）

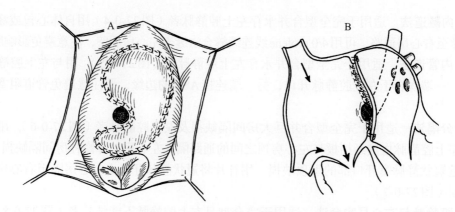

图 27-0-7　部分型补片分隔法（A、B）

7. 左上腔静脉与左肺动脉吻合法　适用于完全型左上腔静脉不能结扎且肺动脉压力不高者，将左上腔静脉吻合至左肺动脉（图 27-0-10）[12]。

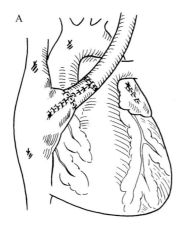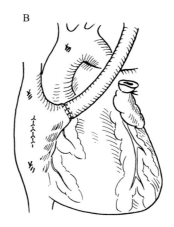

图 27-0-8　左上腔静脉与右心耳吻合法

A. 用房壁延长；B. 直接吻合。

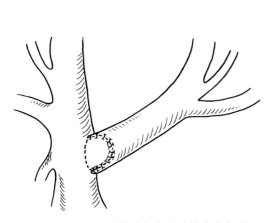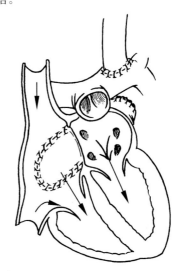

图 27-0-9　左上腔静脉与右上腔静脉吻合法　　　图 27-0-10　左上腔静脉与左肺动脉吻合法

十一、术后处理

应用左心房内管道者术后需抗凝 3 个月，合并心脏复杂畸形者应根据具体情况应用血管活性药物。

十二、手术并发症

1. 漏诊漏治　国内外都有文献报道，术前漏诊，术中亦未能发现该畸形，Fontan 手术后造成右向左分流而引起紫绀[13]。术中应仔细探查，避免漏诊。如因漏诊漏治部分型无顶冠状静脉窦综合征，右向左分流，可用覆膜支架介入闭合[14]。

2. 内隧道、内管道并发症　内隧道和内管道可缩小左心房容积，阻塞肺静脉开口和二尖瓣口，晚期内管道可发生阻塞。应用补片分隔、左上腔静脉和右心房吻合或与右上腔静脉吻合，可避免该并发症的发生。

十三、手术效果

无顶冠状静脉窦综合征未合并复杂心内畸形者，术后早期病死率低，而合并复杂心内畸形者病死率较高。Kinklin总结美国阿拉巴马大学伯明翰医院和格林兰医院两个医院的结果，单纯病变23例，手术死亡1例，合并复杂畸形者6例中有3例死亡[2]。2008年张旌报道44例无顶冠状静脉窦综合征手术治疗患者的临床资料，术前诊断12例，术中诊断32例，44例均合并其他心脏畸形。合并左上腔静脉（LSVC）直接引流入左心房15例，其中手术采用心内隧道引流LSVC至右心房14例，直接结扎LSVC 1例。手术同期矫治合并的其他心脏畸形。本组手术死亡3例，死因都与合并的其他心脏畸形有关，其中1例死于低心排血量综合征，2例死于肺部感染[15]。

十四、经验与启示

该病由于发病率低，临床缺乏特征性，术前易漏诊该病，术者熟知该病的病理解剖，仔细探查，术中建立诊断，及时正确处理很重要。如漏治该病，对于有症状的部分型无顶冠状静脉窦综合征患者，可用覆膜支架介入闭合，免去二次开胸手术。

（吴　信）

参 考 文 献

［1］　吴信. 无顶冠状静脉窦综合征 [M] // 吴清玉. 心脏外科学. 济南: 山东科学技术出版社, 2003: 297-303.

［2］　KOUCHOUKOS E H. Unroofed coronary sinus [M] // Kouchoukos EH. Cardiac Surgery. 3rd ed. Philadelphia: Churchill Livingston, 2003: 790-799.

［3］　HELSETH H K, PETERSON C R. Atrial septal defect with termination of left superior vena cava in the left atrium and absente of the left atrium and abstnce of the coronary sins [J]. Ann Thoracic surg, 1974 (2), 17: 186-192.

［4］　ALLMENDINGER P, DEAR W E, COOLEY D A. Atrial septal defect with communication through the coronary sinus [J]. Ann Thorac Surgery, 1974, 17 (2): 193-196.

［5］　RAGHIB G, RUTTENBERG H D, ANDERSON R C, et al. Termination of left superion vena cava in left atrium, atrial septal defect, and absene of coronary sinus [J]. Circulation, 1965, 31: 906-918.

［6］　SCHMIDT K G, SILVERMAN N H. Cross-sectional and contrast echocardiography in the diagnosis of interatrial communications though the coronary sinus [J]. Int J Cardiol, 1987, 16 (2): 193-199.

［7］　PÉREZ MATOS A J, Planken R N, Bouma B J. Unroofed coronary sinus newly diagnosed in adult patients after corrected congenital heart disease [J]. Neth Heart J, 2014, 22 (5): 240-245.

［8］　CHEN C, XU L, XU Y, et al. Unroofed coronary sinus syndrome: an easily corrected congenital anomaly but more diagnostic suspicion is needed [J]. Heart Lung Circ, 2018, 27 (6): 731-738.

［9］　QUEAGEBEUR J, KIRKLIN J W, PACIFICO A D, et al. Surgical experence with unroofed coronray sinus [J]. Ann Thorac surg, 1979, 27(5): 418-425.

［10］　SAND M E, MCGRATH L B, PACIFICO A D, et al. Repair of left superior vena cava entering the left atrium [J]. Ann Thorac Surg, 1986, 42 (5): 560-564.

［11］　VEN SON J A, HAMBSCH J, MOHR F W. Repair of complex unroofed coronary sinus by anastomosis of left to right superior vena cava [J]. Ann Thorac Surg, 1998, 65 (1): 208-281.

［12］　TAKACH T J, CORTELLI M, LONQUIST J L, et al. Correction of anomalous systemic venous drainage: transposition of left SVC to left PA [J]. Ann Thorac Surg, 1997, 63 (1): 288-230.

［13］　LEE M E, SADE R M. Coronary sinus spetal defect. Surgical consideration [J]. J Thorac Cardiovasc Surg, 1979, 78 (4): 563-569.

［14］　TORRES A, GERSONY W M, HELLENBRAND W. Closure of unroofed coronary sinus with a covered stent in a symptomatic infant [J]. Catheter Cardiovasc Interv, 2007, 70 (5): 745-748.

［15］　张旌, 孙寒松, 罗新锦, 等. 无顶冠状静脉窦综合征的外科治疗 [J]. 中国胸心血管外科临床杂志, 2008, 15 (6): 402-405.

第28章
体静脉异常连接

体静脉异常连接（anomalous vena cava connection）是体静脉系统引流的先天性畸形。体静脉畸形有多种连接方式，根据病理解剖可将其分为三类：①上腔静脉异常连接（包括永存左上腔静脉）；②下腔静脉异常连接（包括肝静脉）；③全腔静脉异常连接。根据畸形连接导致的病理生理改变又可分为三类：①腔静脉异常连接回流至体静脉心房（右心房）；②腔静脉异常连接回流至肺静脉心房（左心房）；③腔静脉异常连接回流至双侧心房。其中第一类没有造成异常分流，不影响机体正常功能，如不存在其他心内畸形，无外科意义，不需矫正。但在行其他心内手术时则有一定意义，下面将详细叙述之。第二、三类则引起机体右向左分流，需外科矫治。

体静脉异常连接在正常人群发生率为0.6%~1.0%，占先天性心脏病的6%~9.4%。其中永存左上腔静脉最多见，占体静脉异常连接的47%，永存左上腔静脉多数引流入冠状静脉窦，开口于右心房内，少数引流入左心房。全部体静脉异常连接至肺静脉心房（左心房）罕见，文献报道不足10例。北京中国医学科学院阜外医院1957~1993年手术治疗先天性心脏病19 029例，合并PLSVC 326例，占1.71%。其中引流至右心房290例（88.95%），引流至左心房36例（11.04%）[1]。中国医学科学院阜外医院从1996年10月1日至2001年12月31日共施行先天性心脏病手术9 727例，其中34例体静脉系统血液引流至肺静脉系统，占0.35%（表28-0-1）；另外，还有下腔静脉缺如4例，肝静脉引流入右心房3例[2-3]。

体静脉异常连接常与其他先心病和心房异构并存，根据文献报道和中国医学科学院阜外医院外科手术资料表明，腔静脉畸形连接合并几乎所有先天性心脏畸形。常见的合并畸形有完全性心内膜垫缺损、部分性心内膜垫缺损、房间隔缺损、单心房、右心室双出口、法洛四联症、单心室、室间隔缺损、动脉导管未闭等[2-3]。

表28-0-1 体静脉引流至左心房病例统计（1996年10月1日至2001年12月31日）

体静脉异常连接	例数（%）	体静脉异常连接	例数（%）
永存左上腔静脉→左心房	23（67.6）	全部体静脉→左心房	2（5.9）
永存左上腔静脉→冠状静脉窦缺损→左心房	4（11.8）	肝静脉→左心房	1（2.9）
右上腔静脉→左心房	3（8.8）	下腔静脉→左心房	1（2.9）
合计			34（100.0）

体静脉畸形连接由于缺乏特征性临床表现，易被合并畸形所掩盖，加之体静脉引流至肺静脉系统畸形少见，术前不易确定诊断。所以外科医师了解该畸形，在心脏手术中一旦遇到，及时正确处理非常重要。下面分别介绍各种体静脉畸形连接。

一、永存左上腔静脉

永存左上腔静脉（persistent left superior vena cava，PLSVC）是体静脉先天性畸形中最多见的一种。

（一）病理解剖

大致可分为如下四种类型（图28-0-1）：

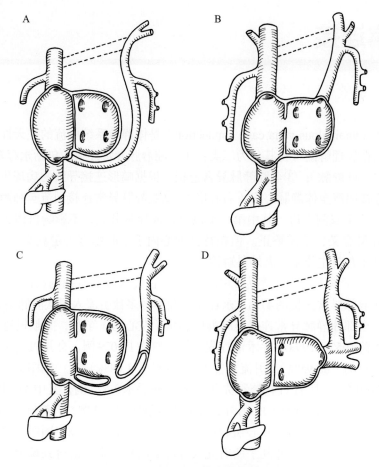

图28-0-1　永存左上腔静脉病理解剖类型

A. PLSVC引流入冠状静脉窦；B. PLSVC引流入左心房；C. PLSVC经过冠状静脉窦与左心房之间的缺损与左心房
相通；D. PLSVC连接左肺静脉。

（1）PLSVC引流入冠状静脉窦，开口于右心房内，是最常见的类型，占PLSVC的85%～90%。该畸形无血流动力学改变，不需要手术。

（2）PLSVC引流入左心房，开口多在左心房顶部相当于左上肺静脉与左心耳之间，冠状静脉窦可正常存在，也可能缺如（完全型无顶冠状静脉窦综合征，见本书第27章）。心脏的静脉直接流入心房，左上腔静脉可能与半奇静脉连接，多伴有房间隔缺损。该畸形可造成右向左分流，可有紫绀，需手术纠治[4]。

（3）PLSVC经过冠状静脉窦与左心房之间的缺损（部分型无顶冠状静脉窦综合征，见本书第27章）而与左心房相通，可产生部分右向左分流。

（4）PLSVC连接左肺静脉，肺静脉血经PLSVC及无名静脉进入右心房，产生左向右分流，其实质为部分肺静脉畸形引流。

（二）临床表现

1型LPSVC无任何临床表现，2型与3型LPSVC可出现紫绀，4型LPSVC可出现肺血增多的临床表现。

（三）辅助检查

1. 心电图 无特征性改变，冠状静脉窦扩张者可有冠状静脉窦性心律，表现为 Ⅱ、Ⅲ、aVF 导联 P 波倒置或双向，PLSVC 引流入左心房常有左心负荷加重的心电图表现，可提示诊断。

2. 胸部 X 线片 在后前位胸片，左上纵隔影增宽，可见一淡淡的血管样影，可提示诊断。

3. 超声心动图 可见明显扩大的冠状静脉窦，超声造影可见造影剂经冠状静脉窦进入右心房或进入左心房，可以确立诊断。

4. 心导管和心血管造影 可以确诊，但一般不需要做此检查，经左上肢插管时导管可进入左心房或经冠状静脉窦进入右心房，经右上肢或下肢插管时导管可进入 PLSVC，经此静脉注入造影剂，可以明确显示静脉走行。

（四）临床意义

第 2、3 型产生右向左分流，4 型产生左向右分流，需手术纠治，第 1 型无功能意义，不需外科治疗，但需注意以下问题。

（1）安装起搏器可能会造成困难，若右上腔静脉缺如，经右侧径路难以将起搏导管送入右心室，经左侧径路导管也难于进入右心室，即使导管经过冠状静脉窦-右心房径路进入右心室，由于导管径路的改变，导管电极易脱落，而造成起搏失败。

（2）如体外循环开始前未发现和处理 PLSVC，可致心内回血多，影响术野显露，延长手术时间，过度吸引可造成血液的破坏。

（3）行腔静脉与肺动脉吻合时需注意，必须行双侧双向腔静脉-肺动脉吻合，如单纯行 Gleen 手术，则左上腔静脉引流的血液经右心房右心室到达单一左肺动脉，可使病情加重，甚至致死。如行心房与肺动脉连接术，引流至冠状静脉窦的左上腔静脉则没有必要再与肺动脉吻合。

（4）完全性大动脉转位，行心房内转流手术（Mustard，Senning）时需将冠状静脉窦隔入新造的左心房内。

（五）手术方式

第 2、3 型有三种手术方式可供选择：①结扎左上腔静脉；②左上腔静脉移植至右心房、右上腔静脉、肺动脉[5]；③心房内分隔、引流，详见第 27 章"无顶冠状静脉窦综合征"[2-3, 6]。

二、右上腔静脉畸形

（一）病理解剖

（1）右上腔静脉远心段缺如是右上腔静脉在奇静脉与无名静脉之间的一段缺如，头臂静脉血液经无名静脉入 PLSVC，而奇静脉血液经右上腔静脉近心段入右心房[7]（图 28-0-2）。

（2）右上腔静脉近心段缺如是右上腔静脉从奇静脉至右心房入口一段缺如，右头臂静脉及奇静脉血经无名静脉入 PLSVC（图 28-0-2）。

（3）右上腔静脉完全缺如指右上腔静近心段和远心段完全缺如，右头臂静脉血经无名静脉入 PLSVC，而奇静脉血经半奇静脉也引流入 PLSVC（图 28-0-2）。

（4）右上腔静脉引流入左心房指右上腔静脉与心脏外形大致正常，在心包内右上腔静脉与左心房顶部汇合（图 28-0-2）。

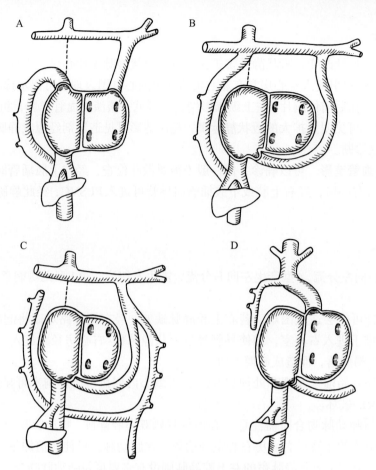

图 28-0-2　右上腔静脉畸形病理解剖类型

A. 右上腔静脉远心段缺如；B. 右上腔静脉近心段缺如；C. 右上腔静脉完全缺如；D. 右上腔静脉引流入左心房。

（二）临床意义

（1）第 1、2、3 型如无右向左分流（左上腔→冠状静脉窦→右心房），不需手术处理，如有右向左分流（左上腔→左心房）则需手术处理，方法同本章永存左上腔静脉[8]。

（2）第 4 型应手术纠正，将右上腔静脉经房间隔缺损或房间隔切口，隔至右心房（图 28-0-3）。

（3）放置心内膜起搏导线时会造成困难，原因见本章永存左上腔静脉。

（4）在体外循环时要认清畸形，选择适当的腔静脉插管与插管途径，充分引流腔静脉回流血液[2-3]。

三、下腔静脉畸形

（一）病理解剖

（1）下腔静脉近心段缺如　少见，下腔静脉血流通过扩大的奇静脉，引流入右上腔静脉。肝静脉直接引流入右心房（图 28-0-4）。

（2）下腔静脉引流入左心房　罕见，常合并下腔型房间隔缺损（图 28-0-4）。

（二）临床意义

（1）下腔静脉近心段缺如：无临床症状及血流动力学改变，不需手术治疗，在心脏手术时探查可发现上腔静脉、奇静脉增粗，而肝静脉开口较细，上腔静脉应选用较粗的引流管，插管位置不宜过深，

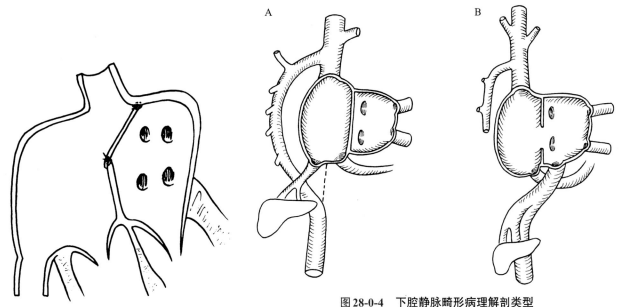

A

B

图 28-0-4　下腔静脉畸形病理解剖类型

A. 下腔静脉近心段缺如；B. 下腔静脉引流入左心房。

图 28-0-3　右上腔静脉补片隔至右心房

应在奇静脉开口的近侧端，以免影响其回流。肝静脉则选择较细的插管。在施行上腔静脉肺动脉端侧吻合术时，结扎奇静脉可断绝下半身血液回流，造成患者血压过低而死亡。

（2）下腔静脉引流入左心房：可出现紫绀，应手术矫治。方法为经右心房房间隔缺损下腔静脉插管或心房外腔静脉插直角管建立体外循环，用补片将下腔静脉隔至右心房并修补房间隔缺损[2-3]（图 28-0-5）。

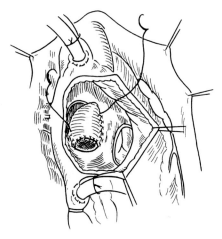

图 28-0-5　用补片将下腔静脉隔至右心房并修补房间隔缺损

四、肝静脉畸形连接

该畸形连接非常少见。

（一）病理解剖

（1）肝总静脉直接引流入右心房：又称双下腔静脉，右下腔静脉正常，这样在右心房底部同时有三个开口：下腔静脉、肝总静脉和冠状静脉窦（图 28-0-6）。

（2）肝总静脉引流入左心房（图 28-0-6）。

（3）一支肝静脉入左心房，另一支入右下腔静脉（图 28-0-6）。

（4）肝静脉一支入下腔静脉，一支入冠状静脉窦（图 28-0-6）。

（二）临床意义

（1）肝静脉与下腔静脉同时开口于右心房，不需手术矫正，但在体外循环手术时，如未发现这种畸形，肝静脉回血多而看不清手术野，可致手术无法进行，应在肝静脉插管引流或未阻腔静脉的情况下，并行循环至深低温停循环，完成心脏手术。

（2）肝静脉引流至左心房应手术纠治，手术可通过房间隔缺损将肝静脉隔至右心房，方法同下腔静脉引流至左心房[2-3]。

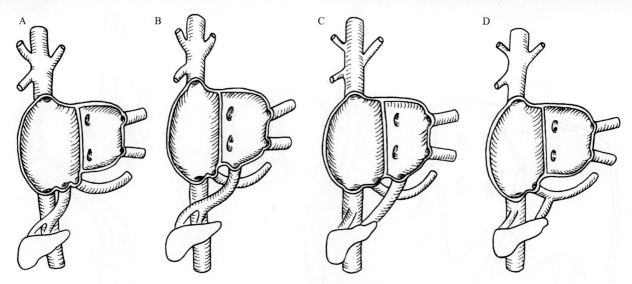

图 28-0-6 肝静脉畸形连接

A. 肝总静脉直接引流入右心房；B. 肝总静脉引流入左心房；C. 一支肝静脉入左心房，另一支入右下腔
静脉；D. 肝静脉一支入下腔静脉，一支入冠状静脉窦。

五、全部腔静脉畸形连接

全部腔静脉畸形连接罕见。

（一）病理解剖

（1）全部静脉血液引流入冠状静脉窦，然后进入右心房，可合并左心室发育不全[9]（图 28-0-7）。

（2）上腔静脉、下腔静脉及冠状静脉窦分别开口于左心房（图 28-0-7）。

（3）右上腔静脉经冠状静脉窦开口于左心房，两支肝静脉开口于左心房，下腔静脉经奇静脉连接
PLSVC，开口于左心房顶（图 28-0-7）。

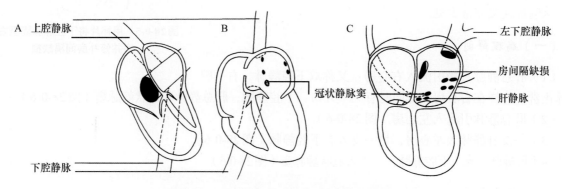

图 28-0-7 全部腔静脉畸形连接病理解剖类型

A. 全部静脉血液引流入冠状静脉窦；B. 上腔静脉、下腔静脉及冠状静脉窦分别开口于左心房；C. 右上腔静脉经冠
状静脉窦开口于左心房，两支肝静脉开口于左心房，下腔静脉经奇静脉连接 PLSVC，开口于左心房顶。

（二）临床意义

（1）1 型畸形虽无分流，但大的冠状静脉窦在胎儿期间可以影响左心房血液进入左心室，影响
左心室发育。

（2）2、3型畸形有明显紫绀，应该手术，将腔静脉隔至右心房，应先经主动脉及右心房插管建立体外循环，温降至18～25℃，在短暂停循环后分别经各静脉开口插入引流管，小的开口可不插引流管，而用心内吸引器吸引，或在深低温停循环下完成心内操作。2型如房间隔缺损小应剪除大部分房间隔组织，用涤纶片将上、下腔静脉及冠状静脉开口隔至右心房（图28-0-8）。3型手术应剪除房间隔，将冠状静脉窦前壁剪开至右心房，然后用补片将左上腔静脉及冠状静脉窦、肝静脉隔至右心房[2-4, 10-12]（图28-0-9）。

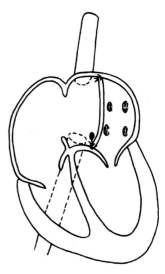

图28-0-8　2型畸形手术治疗

外科矫治体静脉异常回流的结果与合并心脏病的复杂程度密切相关。1996年10月至2001年12月北京中国医学科学院阜外医院手术治疗的34例中死亡5例，都为复杂重症合并多种心脏畸形的患者，而不同手术方式对术后远期疗效有不同影响。左上腔静脉引流至左心房，左心房内补片内通道者如矫治不当可致肺静脉、二尖瓣口血流受阻，如用人工血管远期可堵塞。对于右上腔引流入左心房或全部体静脉引流入左心房，应用补片分隔远期效果良好[2-3]。

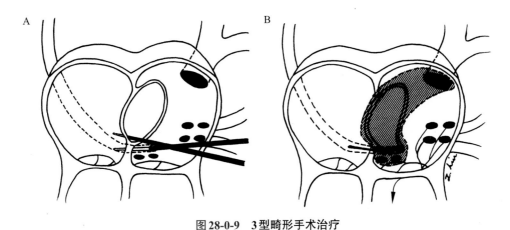

图28-0-9　3型畸形手术治疗
A. 扩大房间隔缺损，剪开冠状静脉窦前壁；B. 用补片将左上腔静脉、冠状静脉窦、肝静脉隔至右心房。

六、经验与启示

体静脉异常连接虽是解剖结构异常，只要不造成右向左分流，都不需手术矫治。与其他心脏畸形并存的体静脉异常连接至右心房，往往术前漏诊，在纠治其他心脏畸形时，可造成大量血液回流至右心房，干扰手术的进行，术者只要具备这方面知识，处理并不困难。笔者曾术中遇一肝静脉回流入右心房患者，切开右心房后，右心房下部回血多，充满血液，根本看不到肝静脉开口，误以为是下腔静脉阻断不全，重新阻断下腔静脉后，出血无改善，才想到是肝静脉异常连接到右心房，插入一根腔静脉引流管，解决了问题，手术得以继续进行。

（吴　信）

参 考 文 献

［1］　潘世伟, 刘迎龙, 萧明弟, 等. 先天性心脏病合并永存左上腔静脉的诊断及术中处理 [J]. 中国循环杂志, 1995, 10: 603.

［2］　吴信. 体静脉异常连接 [M] // 吴清玉. 心脏外科学. 济南: 山东科学技术出版社, 2003: 304-311.

［3］　朱晓东. 体静脉异常连接 [M]// 朱晓东. 心脏外科基础图解. 2版. 北京: 中国协和医科大学出版社, 2002: 275-283.

［4］　ROBERTS K D, EDWAARDS J M, ASTLEY R. Surgical correction of total anomalous systemic venous dranage [J]. J Thorac Cardiovasc Surg, 1972, 64 (5): 803-810.

［5］　TAKACH T J, CORTELLI M, LONQUIST J L, et al. Correction of anomalous systemic venous drainage: transposition of left SVC to left PA [J]. Ann Thorac Surg, 1997, 63 (1): 228-230.

［6］　吴清玉, 薛淦兴, 吴洪斌. 左上腔静脉引流入左心房的矫正手术治疗21例 [J]. 中华心血管病杂志, 1997, 25: 207.

［7］　CHOI J Y, ANDERSON R H, MACARTNEY F J. Absent right superior caval vein (vena cava) with normal atrial arrangemant [J]. Br Heart J, 1987, 57 (5): 474-478.

［8］　PUGLIESE P, MURZI B, ALIBONI M. Absent right superior vena cava and persistent left superior vena cava. Clinical and surgical considerations [J]. J Cardiovasc Surg, 1984, 25 (2): 134-137.

［9］　KADLETZ M, BLACK M D, SMALLHORN J, FREEDOM R M, et al. Total anomalous systemic venous drainage to the coronary sinus in association with hypoplastic left heart disease: more than a mere coincidence [J]. J Thorac Cardiovasc Surg, 1997, 114 (2): 282-284.

［10］　AWASTHY N, RADHAKRISHNAN S, KAUSHAL S, et al. Total anomalous systemic venous drainage to the left atrium: An entity reviewed and investigated [J]. Ann Pediatr Cardiol, 2014 (7): 98-102.

［11］　GUERON M, HIRSH M, BORMAN J. Total anomalous systemic venous drainage into the left atrium. Report of a case of successful surgical correction [J]. J Thorac Cardiovasc Surg, 1969, 58 (4): 570-574.

［12］　GUPTA S K, JUNEJA R, ANDERSON R H, et al. Clarifying the anatomy and physiology of totally anomalous systemic venous connection [J]. Ann Pediatr Cardiol, 2017, 10 (3): 269-277.

第29章
先天性肺静脉狭窄

先天性肺静脉狭窄（primary pulmonary vein stenosis，PPVS）较少见，发生率占先天性心脏病的0.03%～0.6%[1-2]。病变在数量上会累及所有肺静脉，也可能在其中1～3条肺静脉中出现。主要表现在肺静脉与左心房连接处的狭窄。50%以上肺静脉狭窄患者合并其他心内畸形，最常见的是房间隔缺损、室间隔缺损、动脉导管未闭、完全型肺静脉畸形引流或右肺动脉起源异常、完全性大动脉转位等。

另外治疗房颤的射频消融术、肺静脉异位引流手术后、Fontan术后心外管道压迫右侧肺静脉也可引起医源性肺静脉狭窄。结节病、纤维性纵隔炎也可导致肺静脉狭窄。由于病变的范围和严重程度不同，患者临床表现各异，因此应该采取介入或手术方法治疗，本章主要讨论先天性肺静脉狭窄的治疗。

一、历史回顾

1951年雷耶（Reye）报道一例8岁女孩死于肺静脉狭窄和肺静脉开口闭锁，爱德华兹（Edwards）和伯切尔（Burchell）也在同年报道了类似病例。1971年川岛（Kawashima）等报道第一例治疗肺静脉狭窄手术的成功经验。1972年比内（Binet）等切除了肺静脉狭窄的局部，获得了成功[2]。1996年拉古尔·盖耶（Lacour-Gayet）首先采用sutureless方法治疗本病，取得了较好的效果[3]，但手术死亡率仍较高。

二、发病机制

在胚胎发育上，先天性肺静脉狭窄和完全型肺静脉异位引流、三房心等原因相近，胚胎早期在心脏窦房区域形成一憩室，此憩室会形成静脉总干，发育成左心房一部分，并向肺内生长，与发育较好的肺静脉相连。随着左心房的快速生长，肺静脉总干发育成左心房的后壁，肺静脉则分别与左心房相连。如这一正常发育过程中断，就可能发生不同形态的肺静脉狭窄。若肺静脉总干早期发生闭锁就可能形成心上或心下型完全性肺静脉异位引流，狭窄发生较晚可形成三房心，尔后肺静脉总干吸收并延及左心房后壁则可导致肺静脉的狭窄或闭塞。

三、病理解剖

肺静脉狭窄的病变可累及一条或所有肺静脉，可形成局限型或管状狭窄及闭锁，完全型肺静脉异位引流术后可导致肺静脉吻合口呈环形瘢痕性狭窄。主要病变为肺静脉中层及内膜纤维性增厚，使肺静脉在左心房开口附近管腔狭窄和闭塞，病变可随病程延长而逐渐发展，可累及远端肺静脉，使远端静脉管腔弥漫性狭窄及血管萎缩，继而延伸至肺实质，导致血液在肺部淤积，回流左心房受阻，最终可导致肺间质纤维化、肺动脉高压和右心房、室肥厚。

肺静脉狭窄在病因上可分为原发和继发两种类型，在病变范围上可分为三型（图29-0-1）：Ⅰ型，肺静脉节段性发育不良，可累及肺实质；Ⅱ型，肺静脉主干隔膜样狭窄；Ⅲ型，局限于肺静脉开口附近。

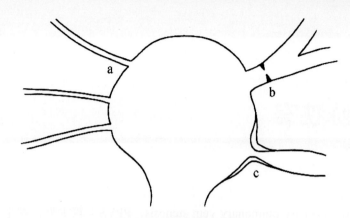

图29-0-1 肺静脉狭窄类型
a：长段发育不良；b：单纯隔膜样狭窄；c：局限内膜纤维化。

其中Ⅱ型最常见。Ⅰ型常见于严重肺静脉狭窄或闭锁的患者，也可存在于左心发育不良综合征的患者[2]。

镜下可见肺静脉中层不同程度肥厚，内膜纤维异常增生，管壁变厚，继发肺血管病，肺动脉扩张，病变局部可见较大量成纤维细胞积聚，严重者可致肺静脉管腔闭塞[4]。

四、病理生理

先天性肺静脉狭窄在出生时症状不明显，在生后几周或几个月狭窄逐渐加重，才出现症状。病情也可能进展较快，发生肺静脉和动脉高压，很难生存到1岁。由于肺静脉狭窄可致肺静脉高压，肺内淋巴通道扩张，肺间质水肿，可致肺动脉高压，右心房、室扩大和右心衰竭，如合并其他畸形会有相应的变化。病变所累及的肺组织易于感染，患者活动量受限。严重狭窄时，肺部血流多转向对侧，而病变一侧的肺静脉接受来自支气管动脉的血流。

五、临床表现

患者临床表现和所有肺静脉高压患者相似，与病变血管的数量和血管狭窄程度有关，单侧肺静脉狭窄症状较轻。

患儿生后1岁前后可见发育迟缓，有呼吸急促、紫绀、反复肺炎等呼吸系统症状，儿童可出现咯血、急性的肺水肿、肺动脉高压、右心功能衰竭。合并其他畸形的患者，常以所合并畸形症状和体征为主要临床表现。

房颤消融术后肺静脉狭窄严重的患者多表现为术后3～6个月活动后呼吸困难，心慌气短，反复咳嗽、咯血、胸痛。患者的临床症状可与血管病变无明显相关性，在一些重度肺静脉狭窄或肺静脉闭塞患者，因侧支形成而症状不明显。故做导管检查或者做其他心脏手术时，才可能发现肺静脉狭窄。

体格检查可发现肺动脉高压征象，包括右心室增大，肺动脉第二心音增强，心底部非特异性的收缩期杂音，也可以听到三尖瓣和肺动脉瓣关闭不全的杂音。

六、辅助检查

1. 心电图 心电图正常或右心室肥厚，和病变的严重程度有关。

2. 胸部X线片 与肺静脉狭窄相关的肺组织淤血、肺血管纹理增强、肺动脉扩张。心脏可以正常大小或右心房、右心室扩大。

3. 核医学检查 肺灌注扫描发现患侧肺灌注缺损，肺通气减低。

4. 超声心电图 应该先除外二尖瓣狭窄、瓣上狭窄或者三房心。二维超声可以直接看到肺静脉狭窄位置和严重程度，也可发现双侧肺静脉狭窄引起严重肺动脉高压，肺动脉、右心室和右心房扩张，右心室肥厚。彩色多普勒可以在狭窄的左心房肺静脉开口发现血液流速快，形成湍流，峰值大于 2 m/s，可以确诊。

5. CT、MRI 可见各心腔扩大，右心室肥厚，可显示肺静脉狭窄的位置和范围及严重程度，肺动脉、静脉扩张。CT 检查可以确诊。

6. 心导管检查 心导管和造影检查可以确诊双侧的静脉狭窄。肺静脉与左心房之间存在压差。狭窄所涉及的肺段，肺动脉压增高。严重肺动脉高压时，肺动脉造影或选择性肺静脉逆行造影是诊断本病的金标准。造影剂可以快速通过无狭窄的肺血管床，可得到很好的影像。单侧或肺段肺静脉梗阻只产生轻度肺动脉高压，造影时可见患侧肺动脉显影延迟或不显影。

七、诊断与鉴别诊断

CT、MRI、导管和心血管造影可以确诊，必要时选择性地行左、右肺动脉分支造影或肺静脉逆行造影，如果右心导管能通过狭窄段，测定肺静脉左心房压差更有助于确诊。

该病应与以下疾病鉴别：二尖瓣狭窄、三房心、原发性肺动脉高压、肺静脉阻塞性疾病、限制性心包炎或纵隔炎，与肺静脉受到肿瘤侵犯和压迫的继发改变相鉴别。

八、自然病程

患者多在 1 岁内出现症状，出现早则提示肺静脉狭窄严重，范围广，会很快产生肺动脉高压。一旦出现症状，发展很快，经常于 3～12 个月内死亡。偶尔有患者在生后 10 年或 20 年内出现症状，说明肺静脉狭窄病情不重，多为单支或局限病变。但一侧肺静脉狭窄也可以产生严重双侧肺动脉高压，其进展可导致死亡。

九、手术适应证与禁忌证

本病药物治疗无效，单支肺静脉狭窄小于直径 50%，无严重肺动脉高压可以观察。二支以上病变，狭窄大于直径 75%，应该介入或手术治疗。由于肺静脉狭窄手术病例少，每一种治疗方法都可能导致再狭窄，因此要严格掌握手术适应证。全部肺静脉弥漫性严重狭窄、肺血管病变严重、心肺功能不全者，禁忌手术。

十、术前准备

术前要加强护理，治疗和控制呼吸道感染。通过呼吸锻炼、吸氧和强心利尿药物改善心肺功能。

十一、手术技术

（一）减少缝合（sutureless）技术

此技术也有作者称无缝合技术，实际上是只解除肺静脉狭窄，在肺静脉本身不再缝合，而用其附近心包重建左心房,使解除狭窄的肺静脉直接开口于左心房内的技术。为防止出血,心包与左心房的缝合需要严密。

手术在全麻低温体外循环下进行。经胸骨正中切口,切开心包,显露心脏。结合有关检查资料,心外探查是否合并动脉导管未闭、左上腔静脉,明确诊断。

对于右肺静脉狭窄,在阻断升主动脉后,切开右心房及房间隔,将右肺静脉狭窄段切除至正常肺静脉,但不要切破胸膜,对肺静脉本身采用缝合减少技术。应用在右心房侧壁的心包包绕右肺静脉开口与左心房切口缝合,形成"新的"左心房,全周连续缝合(图29-0-2)。

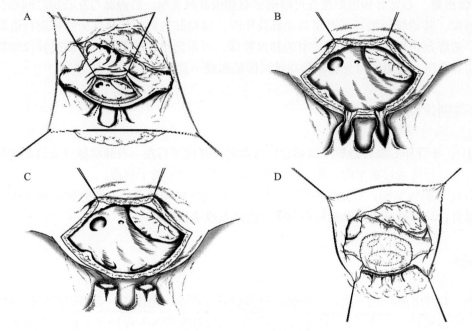

图29-0-2　减少缝合技术治疗肺静脉狭窄手术过程
A. 右肺静脉狭窄;B. 切开狭窄的肺静脉开口;C. 切除狭窄的肺静脉近端;D. 用自体心包成形左心房。

修补房间隔和闭合右心房切口。同法经右心房、房间隔切口,显露左侧肺静脉开口,切除狭窄的肺静脉段,抬起心尖将相邻的心包与左心房壁吻合,5/0 prolene线连续缝合。应注意避免因延长肺静脉切口切穿心包腔与胸腔。切开心房后壁,用5/0 prolene线将左心房边缘连续缝合至心包缘上,使用自体心包片修补房间隔缺损。

Sutureless技术可有效降低术后吻合口或肺静脉再狭窄的概率,从而降低病死率。

切开左心房右侧及肺静脉狭窄处,切除病变的静脉,保持肺静脉切口敞开,用7/0 prolene线连续缝合,缝合尽量远离静脉开口[3, 5-9]。

(二)补片加宽技术

将狭窄的上下肺静脉纵行切开,以房间隔片、自体心包、Gor-tex片作为加宽的补片,加宽肺静脉[10](图29-0-3)。所造成的房间隔缺损可以用自体心包片或者涤纶片或者Gore-tex片予以修补(图29-0-4)。对于左肺静脉狭窄,也可做"V"形切口,把左心耳做成鱼口状切口(图29-0-5),把此切口与左肺静脉切口吻合,用5/0 prolene线连续缝合,使左肺静脉血回流到左心房。

(三)其他技术

如狭窄段切除、肺静脉与左心房吻合等技术,由于术后再狭窄发生率高已经很少应用。有些患者可以考虑行肺移植手术,体重15 kg以下效果不好[11]。

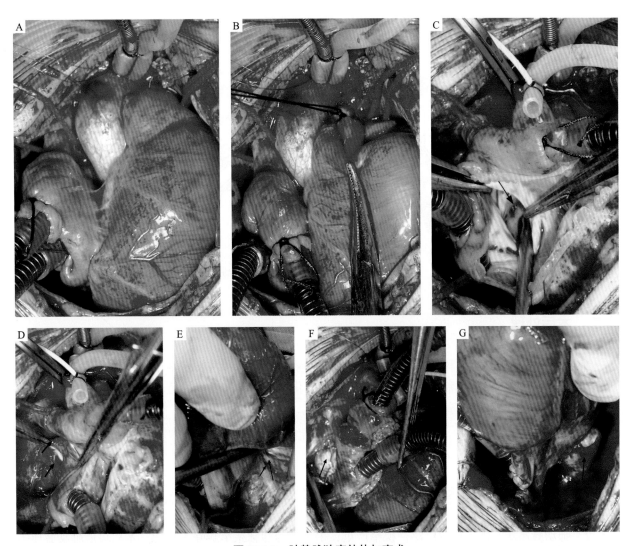

图 29-0-3　肺静脉狭窄补片加宽术

A. 肺静脉狭窄＋房间隔缺损＋动脉导管未闭＋肺动脉高压；B. 结扎动脉导管未闭；C. 箭头所示，ASD＋左肺静脉开口狭窄；
D. 箭头所示，右上、下静脉开口明显狭窄；E. 箭头所示，左肺静脉开口狭窄；F. 箭头所示，用自体心包加宽右肺静脉；
G. 箭头所示，用自体心包加宽左肺动脉。

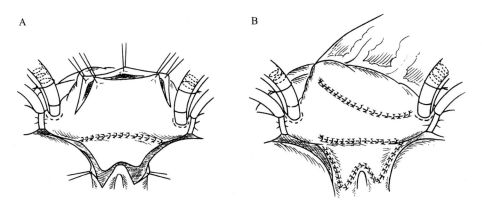

图 29-0-4　右肺静脉狭窄的修补

A. 应用扩大翻转的房间隔片置于右上肺静脉和右下肺静脉狭窄切开处，再修补、房间隔缺损；B. 完全修补后。

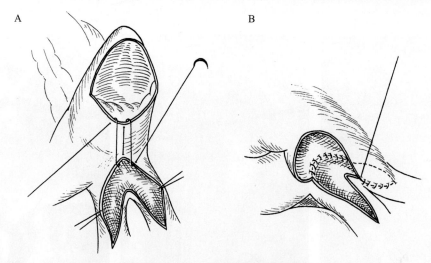

图 29-0-5　左肺静脉狭窄的修补
A. 肺静脉做成 "V" 形切口，左心耳做成鱼口状切口；B. 左肺静脉与左心耳吻合。

十二、术后处理

术后处理同常规心脏外科手术。术中应经右心房置入肺动脉和左心房测压管，术后至少监测肺动脉压、左心房压 72 h，以观察肺动脉和左心房压的变化，了解心肺功能的情况。如患者术后持续严重肺动脉高压，提示肺静脉狭窄解除不满意，预后不好。

十三、手术并发症

1. 出血　Sutureless 手术解除肺静脉狭窄后，可发生严重出血，这与手术中术野显露不佳、缝合不牢有关。

2. 肺动脉高压　由于病变广泛，狭窄严重，手术中肺静脉狭窄解除不理想，术后可能肺动脉压力不下降或下降不明显，对循环有影响，可按肺动脉高压危象处理。

3. 其他合并症　呼吸功能衰竭、肺水肿、心肺功能不全、肾功能衰竭等均可能发生，应按相应的治疗措施处理。

4. 术后再狭窄　需要密切随访，患者远期肺静脉狭窄可能复发。一旦复发，本病不论采用何种治疗方法，包括球囊扩张、植入支架，狭窄隔膜切除、狭窄段切除，应用心包和血管材料血管成形术、肺静脉狭窄段切除后与左心房连接等，远期都还可能出现再次狭窄[12-13]。

十四、手术效果

手术治疗的患者总体不多，早期术后病死率较高，死亡原因为肺动脉高压、心肺功能衰竭。心导管球囊扩张和支架效果不好，可导致术后 33%～50% 会发生再狭窄，50% 患者会发生严重的内膜增生和支架再狭窄[14-15]。

有文献报告 34 例肺静脉狭窄手术，多数为双侧病变，手术死亡率 9%，14% 需要再手术，77% 生存良好[8]。

（吴清玉）

参 考 文 献

［1］ DILORENZO M P, SANTO A, ROME J J, et al. Pulmonary vein stenosis: outcomes in children with congenital heart disease and prematurity [J]. Semin Thorac Cardiovasc Surg, 2019, 31 (2): 266-273.

［2］ 闫军. 先天性肺静脉狭窄 [M] // 吴清玉. 心脏外科学. 济南: 山东科学技术出版社, 2003: 312-313

［3］ LACOUR-GAYET F, REY C. PLANCHE C. Pulmonary vein stenosis: description of a sutureless surgical technique using in situ pericardium [J]. Arch Mal Coeur Vaiss, 1996, 89 (5): 633-636.

［4］ VANDERLAAN R D, ROME J, HIRSCH R, et al. Pulmonary vein stenosis: Treatment and challenges [J]. J Thorac Cardiovasc Surg, 2021, 161 (6): 2169-2176.

［5］ YUN T J, COLES J G, KONSTANTINOV I E, et al. Conventional and sutureless techniques for management of the pulmonary veins: evolution of indications from postrepair pulmonary vein stenosis to primary pulmonary vein anomalies [J]. J Thorac Cardiovasc Surg, 2005, 129 (1): 167-174.

［6］ CHARLAGORLA P, BECERRA D, PATEL P M, et al. Congenital pulmonary vein stenosis: encouraging mid-term outcome [J]. Pediatr Cardiol, 2016, 37 (1): 125-130.

［7］ LACOUR-GAYET F, ZOGHBI J, SERRAF A E, et al. Surgical management of progressive pulmonary venous obstruction after repair of total anomalous pulmonary venous connection [J]. J Thorac Cardiovasc Surg, 1999, 117 (4): 679-687.

［8］ ROSENBLUM J M, ALTIN H F, GILLESPIE S E, et al. Management outcomes of primary pulmonary vein stenosis [J]. J Thorac Cardiovasc Surg, 2020, 159 (3): 1029-1036.

［9］ DEVANEY E J, CHANG A C, OHYE R G, et al. Management of congenital and acquired pulmonary vein stenosis [J]. Ann Thorac Surg, 2006, 81 (3): 992-995.

［10］ 吴清玉, 李洪银, 张明奎. 静脉狭窄外科治疗二例 [J]. 中华外科杂志, 2008, 46 (12): 960.

［11］ BHARAT A, EPSTEIN D J, GRADY M, et al. Lung transplant is a viable treatment option for patients with congenital and acquired pulmonary vein stenosis [J]. J Heart Lung Transplant, 2013, 32 (6): 621-625.

［12］ PATEL N S, PETTERSSON G, TUZCU E M, et al. Successful surgical repair of iatrogenic pulmonary vein stenosis [J]. J Cardiovasc Electrophysiol, 2012, 23 (6): 656-658.

［13］ TARUI T, WATANABE G, KIUCHI R, et al. Surgical repair for the treatment of pulmonary vein stenosis after radiofrequency ablation [J]. Thorac Surg, 2017, 104 (3): 253-254.

［14］ AZAKIE A, LAVRSEN M J, JOHNSON N C, et al. Early outcomes of primary sutureless repair of the pulmonary veins [J]. Ann Thorac Surg, 2011, 92 (2): 666-672.

［15］ KALFA D, BELLI E, BACHA E, et al. Primary pulmonary vein stenosis: outcomes, risk factors, and severity score in a multicentric study [J]. Ann Thorac Surg, 2017, 104(1): 182-189.

第30章
动脉导管未闭

动脉导管未闭（patent ductus arteriosus，PDA）是一种很常见的先天性心脏病，发病率占先天性心脏病的15%～21%，女性多于男性，约为2∶1。动脉导管为胚胎时期胎儿赖以生存的管道，出生后新生儿即开始用肺呼吸、肺阻力下降，生后24小时至6天动脉导管会功能性关闭，少数延至4周左右闭合。如3个月未能闭合，保留开放状态，即为动脉导管未闭。动脉导管未闭可单独存在，也常合并其他心脏畸形（10%）。小的导管（直径5 mm以下）在两岁内还可以关闭，绝大多数患者需要介入或手术治疗[1-3]。

一、历史回顾

1938年8月26日格罗斯（Robert Gross）在美国波士顿儿童医院，在世界上首先结扎了动脉导管，成为心脏外科的开创者。国内吴英恺教授1944年10月成功地结扎了动脉导管。1992年拉博德（Laborde）成功地在胸腔镜下用钛夹夹闭PDA，他12年间完成了743例。1966年波斯特曼（Porstmann）经皮介入封堵PDA获得成功，经过改进，此项技术在临床上得到了广泛的应用。

二、发病机制

在胎儿时期，动脉导管来源于第六弓，肺没有功能，氧合血由胎盘经过动脉导管进入降主动脉，左心室血进入升主动脉以保证灌注全身。因此动脉导管成为胎儿赖以生存的管道。正常人出生后，开始用肺呼吸，肺开始膨胀和萎陷，肺动脉压力、肺血管阻力下降，血氧饱和度升高，体循环压力增加，流经动脉导管的血流减少，甚至出现左向右分流。因动脉导管失去功能、内膜纤维化、中层平滑肌收缩，血栓形成，最后退化关闭，形成动脉导管韧带。如果血氧较低、肺阻力高，会影响动脉导管的闭合，因此高原地区动脉导管的发病率高于平原地区。

三、病理解剖

动脉导管位于锁骨下动脉远端的主动脉峡部，主动脉和肺动脉之间，如为右位主动脉弓则位于无名动脉近端的对侧和右肺动脉之间。其长0.3～2 cm，直径0.1～2 cm，位于胸膜后。发自左迷走神经的左侧喉返神经绕过动脉导管下缘，沿气管和食管之间上行，术中要避免损伤。动脉导管与主动脉组织结构不同，主要为肌性管道，弹力纤维少，几乎没有弹性，平滑肌组织多，且呈螺旋状排列，壁较脆弱，管壁上受体对血里氧分压升高、前列腺素下降很敏感，可致血管收缩，这有利于导管闭合。动脉导管压力与主动脉相同，高于肺动脉，因此出现左向右分流。PDA根据形态可分为5种类型：①管状型，导管两端口径大小相似，长1 cm左右，占75%。②漏斗型，动脉导管主动脉一端较粗，肺动脉一端较细，状似漏斗，占20%左右。③窗型，少见，动脉导管较短、较粗，似两大动脉间之窗。④哑铃型，导管两端大，中间细，少见。⑤因感染或其他原因动脉导管可以扩张，呈动脉瘤样改变，更少见。动脉导管未闭常合并室间隔缺损、法洛四联症、房间隔缺损、主动脉弓畸形、右心室双出口、大动脉转位等心脏畸形，可代偿性地缓解缺氧症状，延长患者寿命。

四、病理生理

导管动脉未闭的病理生理改变决定于动脉导管口径的大小、主动脉与肺动脉的压力阶差和所合并的畸形情况。PDA 导致左向右分流，脉压差增大，出现周围血管征，左、右心室容量负荷增加，心脏扩大，心室的负担加重，引起心功能受损。另外动脉导管未闭使主动脉血向低压的肺动脉分流，造成肺血流增多、肺动脉高压，时间一长，还会损伤肺血管壁，使肺动脉中层增厚、肺小动脉血管闭塞，血栓形成，全肺阻力升高，导致不可逆性的损害，最终形成艾森曼格综合征。

五、临床表现

PDA 分流量的大小、肺血管阻力和所合并的心内畸形是患者临床表现的基础。如导管小，分流量不大，患者可无症状；导管较粗大的婴幼儿呼吸急促、多汗、发育迟缓，易患感冒、肺炎甚至出现心衰。儿童和成人患者出现活动后心慌气短等症状，肺动脉高压严重者可有咯血、活动受限、呼吸困难，晚期肺动脉高压患者会出现差异性紫绀或明显紫绀、杵状指（趾）、右心衰竭等症状。PDA 合并 SBE会出现体温高、心率快、食欲差等症状和多发性栓塞等征象。患者体检可发现水冲脉、股动脉枪击音、脉压大等周围血管征阳性，心界扩大，在胸骨左缘第二肋间可闻及特征性的双期连续性杂音，伴有震颤。肺动脉第二音亢进或分裂。当肺动脉压逐渐升高时，体征会有相应的变化，如双期连续性杂音可变成单纯的收缩期短促的杂音甚至消失，肺动脉第二音亢进、分裂会更明显。

六、辅助检查

1. 心电图　与 PDA 分流量大小和肺动脉压力变化有关，小的动脉导管未闭可见正常，左向右分流增加可见左心室高电压、左心室肥厚，肺动脉压逐渐增高后，可见双心室肥厚或右心室肥厚。合并心肌损害可出现心律失常，T 波和 ST-T 改变。

2. 胸部 X 线片　可见肺血增多，肺动脉段突出，由于左向右分流，降主动脉血流减少，患者主动脉结大，可见漏斗征，为 PDA 特征性的改变。全心扩大，如分流量大则以左心房室增大为主，心胸比可＞0.6。如肺动脉压增高，PDA 分流量减少，左心房室可以不大，而以右心房室扩大为主。如为艾森曼格综合征以右心室肥厚为主，心脏可以不扩大，相应胸部平片表现为外带肺血明显减少，肺动脉增粗，呈残根状改变。

3. 超声心动图　可清晰显示主动脉弓和 PDA 的形态，PDA 内径的大小，各心房室大小和功能情况以及所合并的畸形。彩色多普勒可确定分流量的大小和方向。在婴幼儿患者由于肺动脉压力高，左向右分流不明显，因此超声心动图常常漏诊 PDA，手术中应常规探查和处理。

4. 右心导管　不作为 PDA 的常规检查，当患者有肺动脉高压和合并其他心内畸形，或同时进行介入治疗、封堵 PDA 时才进行右心导管检查。可测定血氧饱和度和分流量的多少、肺动脉压力、全肺阻力，注射造影剂可显示 PDA、主动脉及各心腔的情况。

5. CT、MRI　一般不作为常规检查，为与其他疾病鉴别诊断可进行此项检查。可见 PDA 的大小形态和位置，也可见到各心脏房室腔的形态和变化，及是否合并其他心内畸形。

七、诊断与鉴别诊断

典型PDA诊断并不困难，结合症状、体征及常规检查所见，可以确诊。当PDA合并肺动脉高压或其他畸形时需要与下列疾病鉴别。

1. 主、肺动脉间隔缺损　PDA与主肺动脉间隔缺损流动力学改变几乎一样，只是位置和形态不同，因此体征不同，主肺动脉间隔缺损杂音位置在胸骨左缘第3、4肋间，因主肺动脉间隔缺损的患者肺动脉高压发生早，很少能听到连续性杂音，胸部X线片也见不到漏斗征。超声心动图检查可以清晰地显示主动脉和肺动脉之间的缺损和血液分流情况，右心导管和CT检查可以鉴别。

2. 主动脉窦瘤破裂　本病突发，病情发展快，常有左心衰症状。PDA与主动脉窦瘤破入右心室流出道都可以听到双期连续性杂音，而后者杂音位置更低，常在胸骨左缘第3、4肋间听到且表浅伴震颤。超声心动图可见到破裂的主动脉窦和主动脉瓣关闭不全及分流情况，可以确诊。

3. 室间隔缺损合并主动脉瓣关闭不全　本病也可能有双期杂音，在胸骨左缘3、4肋间听得到，不像PDA在第2肋间具有典型连续性杂音。超声心动图可发现主动脉瓣形态异常和关闭不全及室间隔缺损。

4. 冠状动静脉漏　也可以有连续性杂音，但杂音较轻且不典型，位置低。超声心动图可见瘘口位置和分流多少，以及增粗的冠状动脉。心导管造影和CT检查有助确诊。

八、自然病程

小动脉导管未闭患儿2岁前PDA可以自行关闭愈合，大的动脉导管未闭患儿可反复发生肺感染，发育迟缓，甚至心力衰竭。动脉导管本身也可发生感染，并发亚急性细菌性心内膜炎（SBE）。或因肺动脉高压，发展为艾森曼格综合征。患者死于肺动脉高压和心力衰竭。

九、手术适应证与禁忌证

PDA大多数可以通过介入封堵治疗。动脉导管直径＜5 mm，可以观察或封堵治疗，5～20 mm可以封堵也可以手术治疗。新生儿或婴幼儿反复感冒，心衰，影响发育，应该手术治疗。儿童或成人患者应先考虑介入封堵治疗，也可以选择外科手术治疗。介入封堵治疗创伤小、安全，有封堵不严密的可能。PDA并发SBE的患者应尽量药物治疗、感染控制后再手术，如抗感染治疗无效，也应外科手术治疗。如患者并发严重肺动脉高压，形成艾森曼格综合征，不宜封堵或手术治疗。在复杂心脏病中，动脉导管作为缓解病情的管道，如法洛四联症、完全性大动脉转位、右心室双出口、肺动脉闭锁等不宜手术。

十、术前准备

应根据患者不同的情况进行充分的术前准备，如肺感染者给予有针对性的抗感染治疗，加强呼吸道的护理。心内感染者尽量予以抗感染治疗，争取感染控制后再手术。肺动脉高压患者要吸氧、锻炼呼吸功能和口服扩张血管药物。心功能不全的患者要给予强心利尿治疗。

十一、手术技术

（一）动脉导管结扎术

适用于动脉导管直径1 cm以下，血管弹性好，肺动脉压力升高不重，无感染、无钙化、无粘连的患者，以3岁以下为宜。气管插管复合静脉麻醉，桡动脉置入动脉测压管。患者右侧卧位，在摆体位之前，做好皮肤切口的标记，切口左侧端在肩甲与脊柱之间，经肩甲下方2 cm处至腋前线，在婴幼儿也可以在腋下做纵切口，长4～6 cm。垫高右腋下胸部、增宽肋间隙以利显露，将左臂外展、上臂屈曲，悬吊固定在麻醉架上。此时麻醉师要准备用麻醉药物或硝普钠控制血压。消毒切开皮肤、皮下组织，经第4肋间进胸，用牵开器撑开胸骨，用大纱布和压肺板将肺推向对侧，显露纵隔、主动脉弓降部和肺门，可见动脉导管的位置，沿降主动脉前壁纵轴中线、膈神经与迷走神经后方，纵行切开胸膜，上至左锁骨下动脉根部，下至动脉导管的下方2 cm处，向术者对侧游离至肺动脉，用牵引线牵开，固定。从动脉导管上方疏松组织处用直角钳钝性分离，游离动脉导管，同法游离其下方及后方。注意游离动作要轻柔，不能用暴力，不能损伤喉返神经。动脉导管充分游离后，用直角钳在其后方分别穿入两条10号线，控制收缩压在80 mmHg，可试阻断动脉导管，观察心率、血压的变化，如无明显异常，先结扎主动脉一侧，再结扎肺动脉一侧。结扎操作不可过猛，用力不可过大，或结扎过紧，以免结扎线切割导管导致术中、术后大出血或远期假性动脉瘤形成。为防止动脉导管术后再通，于两线之间再贯穿缝扎一针，打结后剪线、止血。间断缝合胸膜。胸腔常规置入引流管，膨肺，闭合肋骨，逐层关胸。对婴幼儿患者也可以经胸膜外游离动脉导管，予以结扎，但游离过程中胸膜易破，现在已很少应用。

（二）动脉导管切断缝合术

同PDA结扎术，经左后外切口，第4肋间进胸，游离显露动脉导管。在动脉导管两端垂直上阻断钳，先阻断主动脉一侧，再阻断肺动脉一侧，注意勿损伤喉返神经。于两阻断钳之间尽可能多留空间，以利于切断。因主动脉压力高，最好在主动脉侧上两把阻断钳。先缝胸主动脉一侧，可减少主动脉钳滑脱的机会。用5/0 prolene线连续往返缝合，缝好后去除主动脉一侧阻断钳，同法缝肺动脉一侧，缝好后去除阻断钳。止血，间断缝合胸膜，逐层关胸。由于现在器械和针线都很好，动脉导管切断缝合手术安全性比以前大大地提高。

（三）体外循环下PDA闭合和结扎术

如患者年龄大，PDA粗大，PDA呈窗型、钙化，PDA手术后再通，合并中度以上肺动脉高压或室间隔缺损等其他心内畸形、感染或假性动脉瘤形成，为了安全可在体外循环下手术。

患者仰卧位，手术经正中切口，纵锯胸骨，切开心包用牵引线悬吊显露心脏。在升主动脉、上下腔静脉、右上肺静脉插管建立体外循环，注意维持体温无明显下降，避免心脏停搏和左心室过胀。因此要保持左心引流管通畅。可以在并行循环下，向足侧牵开肺动脉，切开局部心包反折，游离动脉导管。先游离PDA前方，再游离导管两侧及后方。在并行循环时肺动脉压力明显下降，游离结扎PDA都很安全，但难于切断缝合。如果结扎有困难如感染和钙化，可继续降温。在降温的过程中，心脏一旦停跳，立即在肺动脉前方，纵行切开肺动脉2～3 cm。术者用示指进入肺动脉，压迫和堵住PDA开口，可继续降温至鼻温8～20℃。减低主动脉灌注流量至5～10 mL/kg，纵行扩大主肺动脉切口，看清PDA肺动脉内开口，如直径<10 mm，可用4/0～5/0 prolene线、双头针加垫片间断褥式缝合动脉导管开口，缝针从导管开口下缘肺动脉壁进入，跨过导管开口，穿出肺动脉外膜加垫片打结，缝合最后一针时恢复流量，排气、打结、复温，一般2～3针即可闭合。然后再检查有无残余分流，如有加针缝闭。注意各针之间要交叉或靠近且缝在同一水平，避免残余分流。如导管内径大于10 mm，直接缝合有困难，可以补片封闭。用Gor-tex补片或涤纶布，剪成和PDA开口大小相似形状。从PDA开口的下缘开始用5/0 prolene线、双头针加垫片，先褥式缝合固定补片，打结后，再分别向两侧连续缝合，至最后一针，提升灌注血流量排气后打结。恢复正常血流量，检查有无残余分流。开始复温，连续缝合肺动脉切口。需要强调，手术要在深低温、低流量下进行，而不是停循环下手术，停循环会导致主动脉进气，发生

气栓。

（四）胸腔镜下 PDA 闭合术

胸腔下闭合 PDA 开始于 1992 年，具有创伤小、出血少，疼痛轻、恢复快等优势，危险是手术中可能损伤动脉导管造成大出血，因此术前术中必须做好开胸准备，以防发生意外。另外也要选择合适的患者，如 PDA 直径＞8 mm，合并中以上肺动脉高压，PDA 钙化合并感染等不宜在胸腔镜下手术。

手术在全麻下进行，保持单侧肺通气，使左侧肺萎陷，在左侧胸壁、腋前线第 4 或第 6 肋间做 1 cm 的切口，植入电视胸腔镜镜头，腋中线或腋后线第 3/4 肋间做操作孔，切口长约 1 cm，放入手术器械，沿主动脉弓降部纵轴切开胸膜，游离动脉导管，用钛铗夹闭。

十二、术后处理

如果患者病情不重，胸腔引流液不多，PDA 术后血流动力学情况稳定，清醒后，即可拔出气管插管。手术后患者易致高血压，应予镇静、镇痛，静脉输入硝普钠控制血压。鼓励患者深呼吸、咳嗽、咯痰，预防肺不张。密切观察胸腔引流液的量，一旦发生出血，要及时处理。

十三、手术并发症

PDA 手术并不复杂，但也可能发生严重手术并发症，处置不当可危及患者生命或致残。

1. 动脉导管大出血　现在由于针线质量的提高，手术器械的改进，此并发症已很少发生。常见于术中，血压控制不好，或阻断钳质量差，主动脉侧阻断钳可局部滑脱，应及时发现，再加合适阻断钳加固。一旦发生，后果严重。术者首先要镇定，适当压迫止血，吸尽积血，查找原因，请上级医师或同事帮忙止血。如缝合不严密、不确切，需要加针止血。严重出血需要游离左锁骨下动脉、近端降主动脉，阻断导管远近端的降主动脉后，缝合止血。必要时，紧急情况下，全身肝素化，建立体外循环，既可以保证患者的安全又可以回收血液。如切断缝合 PDA，撤出阻断钳后针眼出血，用纱布压迫即可止血。

2. 喉返神经损伤　术中游离结扎或切断缝合 PDA 时，对神经分辨不清、操作不当、牵拉过度、术后水肿都可能导致喉返神经损伤。患者声音嘶哑，如果损伤不重，可以恢复，如果神经被离断可致永久性损害。

3. 高血压　术后可发生高血压，可能和术后体循环容量增加、压力和容量改变、反射性等原因有关。轻者应用镇静镇痛药物有效，严重者静脉输入硝普钠可有效控制血压，一般 3 天左右可以恢复正常。也可以加用其他降压药以防术后出血和高血压脑病。

4. 假性动脉瘤形成　假性动脉瘤形成与手术中创伤、血肿形成、感染、血管壁损伤有关。诊断明确后，即应在体外循环下再次手术，切除假性动脉瘤，清除感染组织，修复动脉血管。

5. 动脉导管再通　常见于动脉导管结扎术后，由于结扎线不紧、打结松脱、动脉压力高等原因所致，可采用介入封堵方法治疗。

6. 肺不张　肺不张和术中肺挤压损伤、术后怕疼不敢呼吸、咳痰不利有关，早下床活动可以预防，一般都能恢复。

十四、手术效果

本病手术后效果良好，手术死亡率＜1%。患者可恢复正常人的生活。常规手术和胸腔镜下手术疗效相似，在胸腔镜下手术4%有喉返神经的损伤^[3-5]。

十五、经验与启示

PDA诊断容易，在胸骨左缘第二肋间闻及双期连续性杂音，基本可以诊断，参考胸部X线片和超声心动图的检查结果就可以确诊。手术不难，关键要给予足够的重视，避免手术并发症的发生，特别是喉返神经的损伤和大出血。如患者在两岁内手术，左心功能基本正常，手术风险小，儿童及成人手术风险大。由于手术针线和器械的改进，手术并发症基本可以避免，手术是安全的。

手术中如发生大出血并发症，切忌慌乱，应先控制出血，三头阻断比较快捷，看清视野，准确找到出血位置。如破口小，可以直接用5/0或6/0 prolene线双头针加垫片褥式缝合止血。如动脉破口大，为了安全，应尽早肝素化，回收血液，迅速建立体外循环。体外循环也是很重要的生命保证。有的导管损伤直接缝合不易止血，可能需要补片，减少主动脉壁的张力，才能止血。广泛开展的介入治疗封堵PDA，给患者带来了福音，但也有并发症，如术中封堵器脱落、残余分流、股动脉血栓形成、术后溶血、主动脉缩窄、左肺动脉狭窄等，有些情况还需要手术治疗。

（吴清玉）

参 考 文 献

［1］　蒋世良, 戴汝平, 赵世华, 等. 应用Amplatzer封堵器治疗动脉导管未闭 [J]. 中华放射学杂志, 1999, 33 (11): 745.

［2］　李奋, 周爱卿, 蒋世良, 等. 动脉导管未闭封堵的临床研究 [J]. 临床儿科杂志, 2006, 24 (11): 924-926.

［3］　孙立忠, 郭加强, 吴清玉, 等. 体外循环下动脉导管闭合术179例分析 [J]. 中国循环杂志, 1992, 7 (2): 159.

［4］　ABDEL-BARY M, ABDEL-BASEER K A, FATHY A, et al. Left ventricular dysfunction postsurgical patent ductus arteriosus ligation in children: predictor factors analysis [J]. J Cardiothorac Surg, 2019, 14 (1): 168.

［5］　SEHGAL A, MCNAMARA P J. International perspective on management of a patent ductus arteriosus: lessons learned [J]. Semin Fetal Neonatal Med, 2018, 23 (4): 278-284.

第31章
肺动脉瓣疾病

引起肺动脉瓣疾病的原因很多，其中最常见的是先天性心脏病，包括肺动脉瓣及瓣下狭窄、肺动脉狭窄加关闭不全和肺动脉瓣缺如。后天性的原因多为继发肺动脉高压、感染、外伤及医源性损伤等所致的肺动脉瓣关闭不全。本章介绍先天性肺动脉瓣疾病。

第1节 肺动脉瓣及瓣下狭窄

肺动脉瓣狭窄（pulmonary stenosis，PS）是指肺动脉瓣发育异常，瓣口不能充分开放，使右心室的前向血流受限，不能及时进入肺脏的一种心脏畸形。本病是常见的先天性心脏病，占先天性心脏病总数的8%～10%。它可以单独存在，也常合并其他先天性心脏病[1]。

肺动脉瓣下狭窄即右心室流出道狭窄，可继发于肺动脉瓣狭窄，也可以为原发的、单纯的右心室流出道狭窄，后者不常见。很多先天性心脏病如合并卵圆孔未闭、房间隔缺损、动脉导管未闭、室间隔缺损，都会合并肺动脉瓣和右心室流出道狭窄。本病也常为其他复杂心脏病变的一部分，如法洛四联症、右心室双出口、大动脉转位等。

一、历史回顾

1761年，莫尔加尼（Morgagni）首次描述本病。1817年，梅克尔（Meckkel）首先报告了本病的解剖特征[1]。1948年，塞勒斯（Sellors）首次经右心室行闭式肺动脉瓣切开术并获得成功。1952年，斯旺（Swan）首次成功地施行经肺动脉直视肺动脉瓣切开术。1958年，麦贡（McGoon）和柯克林（Kirklin）在体外循环下行肺动脉瓣切开术。1982年，卡恩（Kan）首先完成肺动脉瓣球囊成形术[2]。

二、病理解剖

肺动脉瓣狭窄的病变比较常见，病理形态和严重程度明显不同。常见肺动脉瓣叶增厚，瓣交界粘连融合，瓣叶开放受限，瓣叶的中心为狭窄开口，较严重者呈拱顶或鱼口状，瓣口直径仅1～3 mm。多数患者为三个瓣叶，二瓣化畸形也不少见，也可见1个或4个瓣叶的患者[1]。

主要病变为肺动脉瓣叶增厚，交界粘连、活动受限而导致瓣口狭窄。有些患者瓣叶和瓣窦发育良好，肺动脉瓣环无狭窄，伴有肺动脉瓣的狭窄后扩张，可能与狭窄所致的血流冲击有关。约10%的病例属肺动脉瓣严重发育不良，即交界完全融合和粘连，且合并肺动脉瓣环狭窄约占15%，瓣口很小，呈偏心状。病变最严重者，肺动脉瓣仅为一增厚的隔膜，不形成瓣叶和交界。由于瓣口狭窄、瓣叶向内牵拉肺动脉壁局部可致肺动脉瓣上狭窄，约占20%，病情轻重不一，并不少见。新生儿或婴幼儿肺动脉瓣狭窄常合并左、右肺动脉发育不全，可能与肺血流量少有关。少数病例可合并瓣下右心室流出道的异常肌束。近半数肺动脉瓣狭窄的新生儿可合并轻至中度右心室发育不全，这与肺动脉闭锁相似，但右心室容积显著减小者仅占5%，且不合并右心室依赖型冠状动脉病变。

本病均不同程度地继发右心室肥厚，心内膜肥厚，且随年龄增长而加重。儿童或成人患者会继发严重的右心室流出道狭窄。

1. 原发性右心室流出道狭窄 较少见，可仅见少到1~2条异常增厚的肌束，多至右心室流出道为异常心肌所充塞，仅有很小的孔道或裂隙与右心室腔相通，狭窄也可由肌性隔膜或纤维束构成。大多数儿童或成年病例右心室和肺动脉瓣及三尖瓣发育正常。少数并发右心衰竭的晚期病例，可见右心房室显著增大和严重的三尖瓣关闭不全。

2. 肺动脉瓣狭窄加关闭不全 比较少见，如患者的4个瓣叶畸形，可同时合并狭窄和关闭不全[3]（图31-1-1）。介入治疗肺动脉瓣狭窄，在球囊扩张后，可致瓣叶从薄弱处撕开，虽然解除了狭窄但可造成不同程度的关闭不全，均可能需要择期手术修复或再次介入治疗，植入人工瓣膜。

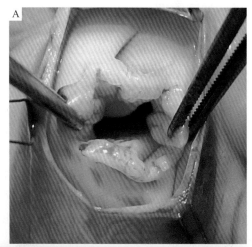

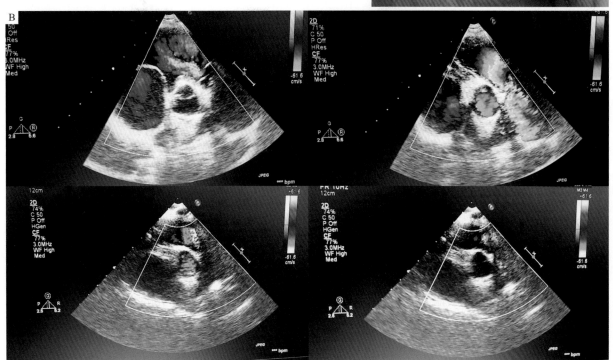

图31-1-1 肺动脉瓣狭窄加关闭不全术中及术后超声心动图表现

A. 肺动脉瓣四叶瓣，狭窄加关闭不全，可见瓣口狭窄，四个瓣叶，瓣叶边缘增厚；B. 肺动脉四叶瓣狭窄加关闭不全手术前后对比。

三、病理生理

其主要表现为肺血流减少、机体缺氧与右心室阻力负荷增加所致的右心功能不全。新生儿严重的肺动脉瓣狭窄，未闭的动脉导管和体肺侧支成为肺内血流的主要来源，导管一旦闭合就可能危及患儿生命。由于不合并室间隔缺损，右心室压可超过左心室压，造成室间隔的左偏和矛盾运动。病变较轻者随年龄增长而右心室肥厚逐渐加重，以致右心室顺应性下降，心功能受损。长期的阻力负荷增加，还将导致右心室扩张和收缩功能减弱。右心功能受损加上三尖瓣关闭不全，可引起右心房压增高，最终出现静脉系统瘀血和右心衰竭。右心房压的增高还将导致卵圆孔不能闭合，静脉血经此形成右向左分流而出现紫绀。

四、临床表现

临床表现和肺动脉瓣及瓣下狭窄的严重程度有关，狭窄越重，右心室腔内压力的增加越明显，并可导致右心室扩大，其严重程度与狭窄程度成比例。轻度PS可无临床症状，危重PS有重度紫绀和猝死可能。在临床上分为新生儿重症型和大龄普通型两类。新生儿重症型较少见，约占婴儿期先天性心脏病总数的3%，但病情危急，需立即抢救。患儿出生后几天甚至数小时内出现呼吸困难、紫绀和缺氧，病情发展迅猛而难以缓解，动脉导管闭合后会更加严重。大龄普通型患者较为常见，常在儿童期甚至成年期才出现症状，症状较轻，表现为劳力性气促和运动受限，部分患者可没有症状。体检胸骨左缘2～3肋间可闻及Ⅲ级以上收缩期喷射性杂音，向左颈部传导，常可扪及收缩期震颤，肺动脉瓣区第二心音减弱或消失，严重肺动脉瓣狭窄合并卵圆孔未闭或房间隔缺损者可见紫绀和杵状指；合并右心衰竭和三尖瓣大量回流的晚期患者，可出现颈静脉充盈和搏动及肝大、腹水和水肿。

五、辅助检查

1. 心电图　多数病例有心房增大所致P波高尖，不完全右束支传导阻滞和右心室肥厚等心电图改变，且右心室肥厚的程度与肺动脉瓣狭窄的轻重密切相关。

2. 胸部X线片　可见肺血流减少，肺野透过性增强，右心缘影可见明显外凸、心影增大，如合并右心室流出道狭窄可见凹陷。合并肺动脉狭窄后扩张者，可表现为肺动脉段直立性扩张。儿童和大龄患者可见不同程度的右心房、右心室增大。

3. 超声心动图　可见肺动脉瓣叶增厚及瓣口狭窄和瓣叶结构异常，肺动脉瓣环的大小、主肺动脉及左、右肺动脉直径、右心室流出道形态及狭窄程度、右心房室容积、发育是否正常，心肌肥厚程度、三尖瓣发育和功能情况以及是否合并其他心脏畸形。根据多普勒测定的肺动脉血流速度可推算跨瓣压差的大小。

4. 心导管及心血管造影　常规检查不需要做心导管及心血管造影，但对于诊断不明确或新生儿重症病例，特别是需要与其他严重紫绀先天性心脏病，如室间隔完整的肺动脉闭锁、严重的埃布斯坦（Ebstein）畸形等做鉴别诊断时或同期行介入治疗时，有必要做心导管和心血管造影，以详细了解肺动脉瓣狭窄的严重程度、肺动脉和右心室发育和形态、冠状动脉的起源和分布、心肺血管的压力和阻力，以及右心瓣膜的功能状况等。

5. CT、MRI　一般不需要，但在合并其他心内畸形时，CT、MRI检查结果有助于诊断。

六、诊断与鉴别诊断

根据临床症状、辅助检查和超声心动图的检查结果，结合心电图和胸部X线片影像特征，就能做出诊断。本病应与其他肺血流减少的先天性心脏病相鉴别。另外也要和特发性肺动脉扩张、直背综合征鉴别，超声心动图检查可以确诊。

1. 室间隔完整的肺动脉闭锁　新生儿重症肺动脉瓣狭窄与室间隔完整的肺动脉闭锁的病理生理和临床表现十分相似，二者的肺循环血流都依赖未闭的动脉导管和其他体肺循环的侧支，均需急症救治，超声心动图、CT或右心导管检查可以鉴别。

2. 肺动脉瓣狭窄合并室间隔缺损　室间隔缺损是肺动脉瓣狭窄最多见的合并畸形之一。合并小的室间隔缺损临床上容易被疏忽。心脏超声检查可以鉴别是否合并室间隔缺损。

3. 其他心脏畸形　本病常合并法洛三联症、法洛四联症等，通过超声心动图、CT、MRI检查，大多数都可以鉴别，必要时需行右心导管和造影检查。单纯右心室流出道狭窄要和小的室间隔缺损、房间隔缺损鉴别。

七、自然病程

肺动脉瓣狭窄的严重程度决定了本病的自然病程和预后。病情越重，年龄越小，临床症状出现越早，预后越差。重症新生儿病例，如不紧急救治，可因缺氧和右心衰竭而死亡。婴幼儿期患儿的预后取决于跨瓣压差的大小，并随年龄增长而加重，其中出现紫绀和右心衰竭者，有半数以上在数年内死亡。临床无症状的轻度患者（跨瓣压差小于40 mmHg），预期寿命与正常人群相同。本病心内膜炎和脑脓肿的发病率分别为5%与3%。

八、手术适应证

轻度肺动脉瓣狭窄（跨瓣压差小于40 mmHg）不需要治疗。对重症新生儿及肺动脉或右心室发育不全者，在切开肺动脉瓣，右心室减压的同时，可能需保留动脉导管和卵圆孔，部分患儿还需要同期加做体-肺动脉分流术。待条件具备再考虑通过介入或手术方法彻底矫治。

右心室发育不全严重者仅能选择切开肺动脉瓣和同时行分流手术，再根据肺动脉发育情况行方丹（Fontan）系列手术。

对大多数肺动脉和右心室发育正常或大致正常的患者，肺动脉瓣病变较轻，可选择肺动脉瓣球囊扩张术。如果肺动脉瓣病变较重，瓣叶增厚明显，瓣口中度以上狭窄，可在体外循环下行肺动脉瓣切开术，可同时闭合卵圆孔和动脉导管。对儿童和大龄患者，可选择肺动脉瓣切开术，可能需要同时疏通右心室流出道。

外科手术对瓣膜狭窄的解除更彻底，对瓣膜的修复更好，特别是对那些肺动脉瓣环狭窄、严重肺动脉瓣发育不良、瓣下流出道狭窄合并右心室发育不良以及介入治疗失败的患者。

肺动脉球囊扩张术作为介入治疗手段，适用于单纯肺动脉瓣狭窄、病变不重的患者。对于病变严重的患者，球囊扩张可能从瓣叶薄弱处撕裂而保留了狭窄病变，导致肺动脉瓣关闭不全，应该再次手术修复[4]或通过介入治疗进行瓣膜置换。

单纯右心室流出道狭窄压差超过40 mmHg的婴幼儿，可以考虑支架或外科手术治疗。

九、手术技术

肺动脉瓣狭窄切开术可以在全身麻醉（简称全麻）、非体外循环下进行，但常规在全麻体外循环下直视手术更安全、效果更好。

对重症新生儿，经正中切口纵劈胸骨进胸，切除大部分胸腺，剪开心包。游离主肺动脉间隔，全身肝素化后，经升主动脉插灌注管，经右心房插上、下腔静脉管，建立体外循环，行循环下游离动脉导管并置线予以临时阻断。心脏停搏后，切开右心房，经卵圆孔引流左心并探查三尖瓣及右心室情况。纵向切开主肺动脉并向两侧牵开，显露肺动脉瓣。将相邻的两瓣叶牵开，用刀片将融合的瓣交界充分切开（图31-1-2）。对肺动脉瓣狭窄严重者，可仔细辨清瓣叶是否能完全开放，如需要可再将肺动脉瓣叶在肺动脉壁两侧各切下0.5～1 mm，充分游离瓣叶，并加以修整成形（图31-1-3）。根据体重或体表面积的大小，选取大小合适的探条通过肺动脉环，检查狭窄解除是否彻底。如不能解除狭窄，则应切开肺动脉瓣交界和瓣环，进行跨环补片。此时可将主肺动脉切口沿肺动脉瓣交接下沿，切开瓣环达瓣下右心室流出道，再将相应规格的探条放入流出道和肺动脉内，并据此裁取相应大小的自体心包作跨环补片。

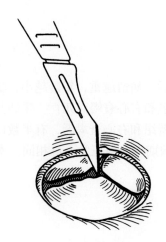

图31-1-2　用尖刀将融合的瓣交界充分切开

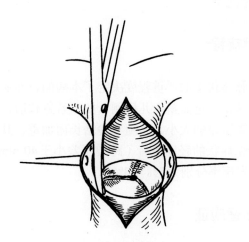

图31-1-3　肺动脉瓣交界切开术，
用剪刀游离瓣交界

对右心室和肺动脉发育正常者，结扎动脉导管，闭合卵圆孔；对合并右心室发育不全者，可保留卵圆孔（3～4 mm），在体外循环停机后，根据动脉血氧饱和度情况处置动脉导管。试阻断动脉导管后，动脉血氧饱和度大于85%可以结扎，血氧饱和度小于80%应将其开放。如导管开放后血氧饱和度能升至85%以上，术后可用前列腺素E维持数日。如血氧饱和度仍无改善，则用直径3.5 mm的Gore-tex血管做中心肺动脉分流术，最好是直接结扎动脉导管，再做分流手术[3]。

对于儿童患者，可采用肺动脉瓣狭窄切开和右心室流出道成形术。手术可在体外循环下完成。如为单纯肺动脉瓣狭窄，可经主肺动脉行瓣交界切开，如为肺动脉瓣环狭窄，也应切开肺动脉瓣交界和瓣环，进行跨环补片。

对于很少见的四个瓣叶狭窄同时合并关闭不全的患者，可以切开肺动脉瓣交界狭窄，加以游离，术后不仅可以解除狭窄，由于扩大了瓣叶面积，关闭不全也可以恢复正常。

球囊扩张术后关闭不全者多需要再手术治疗。

对于原发或继发右心室流出道狭窄患者，要先显露肺动脉瓣并切开瓣交界。切开右心室流出道，切除肥厚的异常肌束，切除增厚的心内膜和纤维组织，但注意要保留厚约0.5～0.8 mm的心肌组织，不可切除太多，以维护右心功能。再用自体心包片或心包加涤纶片做流出道加宽。对个别重度肺动脉瓣发育不良或因赘生物肺动脉瓣毁损严重者，可切开肺动脉瓣环，彻底清除赘生物和修复肺动脉瓣叶，也可以用带预制瓣叶的心包补片做跨环补片。对合并三尖瓣关闭不全、右心房室明显增大且合并右心衰竭的患者，需同时做三尖瓣成形术。

十、术后处理

新生儿重症肺动脉瓣狭窄术后按新生儿体外循环术后的常规处理。术后早期因右心室顺应性较差、心功能不全及肺循环阻力增大，患儿可能出现低心排血量综合征和缺氧，需维持稍高的血氧供给，特别是那些术中缝闭了卵圆孔的患儿。对保留动脉导管的患儿，术后持续静脉注射前列腺素E，维持到撤除呼吸机后。对结扎了动脉导管的患儿，可能需要再手术，加做体肺动脉分流手术，有体肺动脉分流的患儿，术后早期应酌情用肝素抗凝。对术前严重紫绀的患者，术后早期要特别注意血氧分压和心功能的维护。

十一、手术并发症

少数病情严重者，术后可发生下述并发症：

1. 低氧血症　见于合并右心室或肺动脉发育不全的重症新生儿，严重的低氧血症可直接危及患儿生命。对此情况，术中就应有充分估计。体外循环停机后，麻醉吸入氧浓度为50%~70%，患儿动脉血氧饱和度应大于85%，如氧分压低应该测压，明确原因，如肺血少应加做体肺动脉分流手术，以增加肺循环血流量，提高血氧饱和度。术后发生顽固性低氧血症，首先要排除动脉导管闭合、体-肺分流血管阻塞等情况，必要时要加做或重做体肺动脉分流。

2. 急性肺损伤　由于设备条件的改善，现在已很少发生。一旦发生，需采用多种对症支持治疗，包括合理调整呼吸机，吸入一氧化氮，使用激素，预防感染等。

3. 右心功能不全　见于术前右心房室明显增大合并心力衰竭的晚期患者，术中要注意保护心肌，手术切口不可过大，切除心肌不可太多，如合并三尖瓣关闭不全应采用三尖瓣成形术。术后要积极使用强心、利尿及扩血管药物，以改善心功能，必要时应用心脏辅助或ECMO支持治疗。

十二、手术效果

单纯肺动脉瓣或瓣下狭窄的矫治手术死亡率应为0。极少患者术后20年会出现肺动脉瓣关闭不全或残余狭窄，影响右心功能，需要二次手术，肺动脉发育不良和重症新生儿再狭窄发生率更高。单纯肺动脉瓣狭窄患者术后20~30年的长期随诊表明，心功能和寿命多为正常，与病变严重程度及手术技术有关[5-6]。

十三、经验与启示

肺动脉瓣狭窄的婴幼儿缺氧严重，应该急诊或尽快手术。可根据情况选择介入或杂交手术治疗。外科手术可以彻底解除病变，有利于肺动脉瓣成形，包括使瓣叶变薄、瓣窦成形。如术后低氧血症不能缓解，应该及时加做体-肺分流手术。对儿童和成人患者，常需要在切开瓣叶交界后，从肺动脉壁上游离肺动脉瓣叶两侧0.5~1 mm，同时行肺动脉瓣成形术，以彻底解除狭窄并防止肺动脉瓣反流。如瓣下有继发或原发心肌肥厚，应予切除，但不可切除太多。严重者需要疏通右心室流出道并补片加宽和做肺动脉跨环补片，补片大小形状要合适。

第 2 节　肺动脉瓣缺如

肺动脉瓣缺如（absent pulmonary valve syndrome，APVS）是一种较少见的先天性心脏病，主要特征为肺动脉瓣缺如，可合并肺动脉环及瓣下狭窄，也可以不合并[7]。肺动脉及其分支可呈瘤样扩张，压迫气管，可引起呼吸困难，严重者可引发呼吸窘迫综合征，危及生命。此病发生率占先天性心脏病新生儿患者的0.2%~0.4%，占法洛四联症患者的3%~6%。很少患者为室间隔完整、肺动脉瓣缺如合并动脉导管未闭，也可能合并右心室双出口、室间隔缺损、房间隔缺损（atrial septal defect，ASD）、左肺动脉发自主动脉或动脉导管等，保守治疗预后不好[8]。

一、历史回顾

1847年，切弗斯（Chevers）首先报告了一例肺动脉瓣缺如综合征[9]。1962年，米勒（Miller）和他的同事最早报告了肺动脉瓣缺如综合征的临床过程，强调了肺动脉的显著扩张、压迫支气管导致严重的呼吸窘迫症状。1972年，莱顿（Layton）和他的同事率先用带瓣的同种血管成功地治疗了2例儿童肺动脉瓣缺如综合征的患者；1993年，达尼洛维茨（Danilowicz）等成功地用同种瓣治疗新生儿和婴幼儿患者。2002年，梅尔尼科夫（Martinez-Esteve Melnikov）等报道了本病可采用将右肺动脉移植到主动脉的前方，以解除对气管的压迫的勒孔特（Lecompte）手术方法治疗。

二、发病机制

在胚胎时期，动脉导管缺如可能是形成APVS的原因之一。由于第6对动脉弓发育异常而导致动脉导管缺如或闭锁，使右心室和肺动脉血流不能经动脉导管进入主动脉减压，造成肺动脉内压力增高和容量负荷增加，致使肺血流只能返回右心室，右心室血流再反复冲入肺动脉，肺动脉极度扩张并致使肺动脉瓣不发育，导致肺动脉瓣缺如。但并非所有APVS均存在动脉导管缺如，室间隔完整的APVS病例多伴有动脉导管未闭，并且肺动脉可能无明显扩张。右心室血流还可能通过室间隔缺损进入左心室，致使室间隔也不能正常融合而并存室间隔缺损、房间隔缺损或卵圆孔未闭。

三、病理解剖

本病主要表现为肺动脉瓣完全缺如，伴有或不伴有肺动脉瓣环或右心室流出道狭窄。肺动脉可呈不同程度的扩张（图31-2-1），压迫气管、左右支气管及气管分支，气管可发生软化。患者多合并法洛四联症，肺动脉瓣环狭窄较常见，在这种情况下，肺动脉扩张可能不明显，右心室流出道可延长，有明显的异常肌束可致轻度或重度右心室流出道狭窄。室间隔完整合并肺动脉瓣缺如的患者极少见，常伴有动脉导管未闭，肺动脉扩张程度较轻。患者也可合并三尖瓣闭锁、房间隔缺损、右心室双出口等心脏畸形，25%患者合并迪乔治（DiGeorge）综合征。

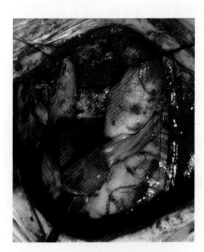

图31-2-1 肺动脉瓣缺如合并右心室双出口，可见右肺动脉显著扩张

四、病理生理

主要表现为肺动脉瓣缺如后，扩张的肺动脉压迫气管和支气管导致呼吸急促，可导致患者发生呼吸窘迫综合征。右心室流出道狭窄引起右心室阻力增加，右心室肥厚，严重者可致右心室功能不全。可能因为肺动脉大量反流致使右心室扩大，主肺动脉及左右肺动脉高度扩张，远端肺动脉灌注不足而使肺动脉远端发育不好，因此肺血管阻力会升高。由于心内右向左分流患者会出现紫绀和缺氧，缺氧也和肺内通气血流比例失调有关。如果右心室流出道狭窄不严重，患者紫绀可以不明显，有的患者可以存活至成年。肺动脉瓣缺如多同时伴有肺动脉瓣环狭窄，使肺动脉前向血流加快、血流量减少，肺动脉的血流反流减少，从而对右心室和肺动脉有一定的保护作用。当室间隔完整合并三尖瓣闭锁时，右心室的血液来源于动脉导管及肺动脉的反流。肺动脉的大量反流使右心负荷明显加重，可导致右心室扩张甚至心功能不全。

五、临床表现

患儿出生后生长发育较同龄儿差，易患上呼吸道感染，呼吸急促，可有哮喘发作，心率快、呼吸性酸中毒、呼吸系统症状较心脏症状更明显。如无气道受压也可以无明显症状，仅表现为活动受限。如右心室流出道狭窄，患儿紫绀、缺氧，还可出现右心衰竭症状。体检可闻及Ⅲ级收缩期杂音并伴有胸骨左缘第二肋间舒张期或双期杂音，如右心室流出道狭窄也可以闻及明显的收缩期杂音。

六、辅助检查

1. 心电图　心电图可以正常，也可能出现肺性P波、不完全右束支传导阻滞和右心室肥厚。

2. 胸部X线片　法洛四联症合并肺动脉瓣缺如胸部平片的特征是肺野外围肺血明显减少，中心肺动脉扩张，右心室扩大，可合并气管受压。室间隔完整的肺动脉瓣缺如也有类似改变（图31-2-2）。

3. 超声心动图　可见肺动脉瓣缺如、主肺动脉扩张、主动脉骑跨、室间隔缺损和右心室流出道的扩张或狭窄。检查有无肺动脉瓣环狭窄及右心室扩张或肥厚，是否合并三尖瓣闭锁等其他心内畸形。彩色多普勒超声可见肺动脉血流加速和反流，三尖瓣闭锁或关闭不全（图31-2-3）。

4. CT、MRI　可见肺动脉扩张、气管受压、肺动脉瓣缺如、肺血流反流。右心室及其流出道扩张或合并其他心脏畸形（图31-2-4）。

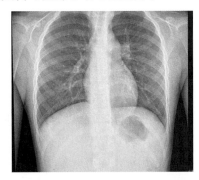

图31-2-2　室间隔完整的 APVS 平片示肺动脉轻度扩张

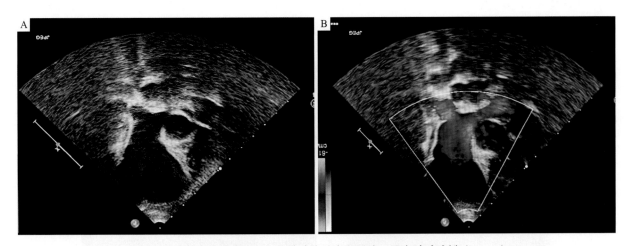

图31-2-3　超声心动图APVS示肺动脉扩张和反流，没有肺动脉瓣（A、B）

七、诊断与鉴别诊断

本病诊断不难，需要和肺动脉瓣狭窄及关闭不全相鉴别。肺动脉瓣狭窄时，超声心动图可见瓣叶结构存在，瓣叶启闭运动基本正常，血流速度快但无明显反流。肺动脉瓣重度狭窄时，肺动脉内亦可呈五彩相间的血流信号，肺动脉主干狭窄后扩张但远端无明显扩张。肺动脉瓣缺如，有肺动脉瓣关闭不全相应的病史，辅助检查可见瓣膜结构的消失，可无明显的肺动脉扩张和气管压迫。

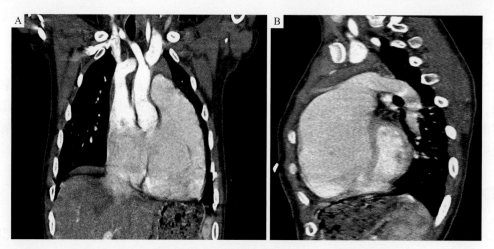

图31-2-4　CT示APVS右心室、肺动脉扩张，肺动脉瓣缺如

A. CT正位可见肺动脉瓣结构缺失；B. CT侧位右心室流出道及肺动脉主干扩张。

八、手术适应证

患儿诊断明确后即可考虑手术治疗。如气道受压严重、呼吸困难明显，应尽早手术治疗。而症状不明显（特别是室间隔完整）应该择期手术治疗。如合并法洛四联症，有心慌气短的症状、心脏明显扩大的儿童或成年患者，应该尽快手术。

九、手术技术

手术原则是重建肺动脉瓣，矫治肺动脉扩张，解除气管受压，成形肺动脉。同期矫治其他心内畸形，必要时术中解除气管局部狭窄。如合并法洛四联症，手术方法见本书法洛四联症一章，如合并其他畸形则进行相应的处理。原则上应置入同种瓣膜，但来源困难，远期同种瓣有钙化、狭窄的问题。也可以植入单叶或三叶瓣膜，用自体心包制作，早期对患者恢复有利（图31-2-5～图31-2-7）。

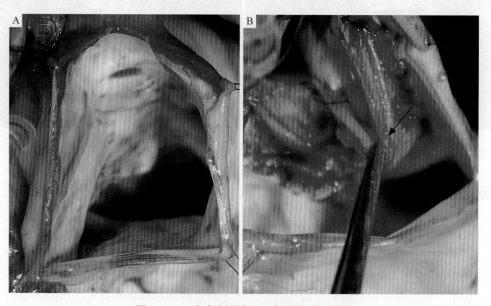

图31-2-5　肺动脉瓣缺如手术重建肺动脉瓣

A. 肺动脉瓣缺如；B. 植入自制心包瓣叶。

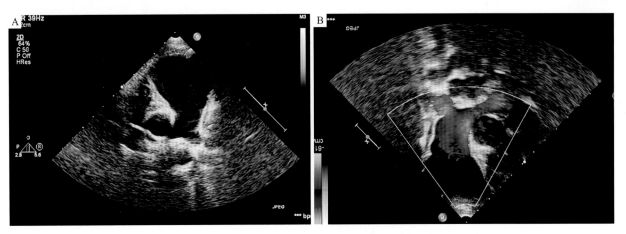

图 31-2-6　手术前肺动脉瓣缺如，超声心动图示没有肺动脉瓣，重度关闭不全

A. 肺动脉瓣缺如；B. 肺动脉瓣重度关闭不全。

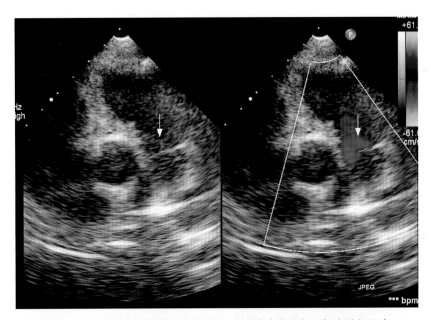

图 31-2-7　自制心包瓣术后一年复查，瓣叶功能良好，轻度关闭不全

　　晚期也会发生钙化，会关闭不全，也可用 Gore-tex 片制成的瓣膜，效果是否优于自体心包还不确定。机械瓣需要终生抗凝，易致出血或血栓形成等并发症。目前肺动脉瓣仍是一个困扰临床的问题。

　　手术常规经前正中切口进行，纵锯胸骨开胸，全身肝素化，心脏插管建立体外循环。阻断升主动脉后，经主动脉根部灌注心肌保护液。切开右心房置入左心房引流管。切开肺动脉探查病变，切断主肺动脉切除多余的主肺动脉或左右肺动脉的前壁，用 5/0 prolene 线连续缝合肺动脉切口。肺动脉可根据具体情况选择瓣膜，如为同种瓣，患者肺动脉瓣环大、右心室流出道扩张，可在肺动脉内植入。先用 5/0 prolene 线连续缝合近端，再缝合远端。如患者瓣环狭窄，可切断主肺动脉、切开瓣环，切除异常肌束后，吻合同种瓣近端再吻合远端，全周用 5/0 prolene 线连续缝合。

　　如用自体心包，可先裁剪 3 个大小相同的瓣叶，用 5/0 prolene 线分别连续缝合并固定在瓣窦上，注意瓣叶大小、形状、位置要合适。连续缝合肺动脉切口。

　　心腔内充分排气后，开放升主动脉，心脏复跳，可用经食管超声检查瓣膜功能情况。待血压、心率、循环情况平稳后，停止体外循环，用鱼精蛋白中和肝素，拔出各心脏插管，彻底止血，置放引流管后关胸。

十、术后处理

按心脏手术常规处理，手术后一般恢复顺利。如气管受压严重或软化需要长时间的辅助呼吸和治疗护理，恢复时间较长。

十一、手术并发症

手术并发症较少，和患者病情有关。主要为低心排血量综合征、呼吸功能不全、术后出血等，经常规处理绝大部分可以恢复。

十二、手术效果

患者手术后恢复良好[10-11]，法洛四联症合并肺动脉瓣缺如手术早期病死率4%～8%，和患者病情及手术技术、术后护理有关。患儿年龄小、病情严重、心脏畸形复杂、手术时间长是手术的危险因素。

晚期仍存在肺动脉瓣关闭不全的问题。文献报道术后1年、5年、10年的生存率分别是83%、80%、78%。5年、10年、20年免除再手术率别为80%、70%、52%。有报告认为术中植入同种瓣、单叶瓣或没植入瓣膜远期效果相似[12-14]。

十三、经验与启示

肺动脉瓣缺如是一种很少见的先天性心脏病，多合并法洛四联症，合并室间隔完整的罕见。本病诊断不难，新生儿、婴幼儿合并肺动脉扩张压迫气道致使呼吸困难应尽早手术，如没有肺动脉扩张、气管受压可以择期手术。新生儿或婴幼儿手术危险性大，主要问题是术后呼吸道受压后的处理较困难和恢复时间长，易致肺部感染等并发症。

最好的手术方法是用同种瓣移植治疗肺动脉瓣缺如所致的关闭不全，同时缩小肺动脉口径至正常范围，修补VSD/ASD、动脉导管等合并畸形。手术安全、效果好。由于目前尚无理想的瓣膜，同种瓣远期可发生钙化、狭窄，各种材料的单瓣叶移植会遗留肺动脉瓣关闭不全，影响术后早期恢复，均可能需要再手术治疗。经皮植入肺动脉瓣的方法可减少患者再手术的风险和痛苦，但瓣膜耐久性仍未解决，期待进一步完善。

（吴清玉）

参 考 文 献

[1]　MILO S, FIEGEL A, SHEM-TOV A, et al. Hour-glass deformity of the pulmonary valve: a third type of pulmonary valve stenosis [J]. Heart, 1988, 8: 128-133.
[2]　沈向东. 肺动脉瓣狭窄 [M]// 吴清玉. 心脏外科学. 济南: 山东科学技术出版社, 2003: 373-376.
[3]　张乐峰, 靳永强, 张晓雅, 等. 1例肺动脉瓣四叶瓣畸形合并狭窄及关闭不全外科治疗及文献复习 [J]. 中华胸心血管外科杂志, 2017, 33 (12): 759-760.
[4]　PARENT J J, HOYER M H. Delayed success of balloon dilation for coexisting pulmonary valve stenosis and sinotubular narrowing [J]. Congenital Heart Disease, 2014, 9 (3): 216-220.
[5]　NIELSEN E A, HJORTDAL V E. Surgically treated pulmonary stenosis: over 50 years of follow-up [J]. Cardiology in the

Young, 2016, 26 (5): 860-866.

［6］　VOET A, REGA F, DE BRUAENE A V, et al. Long-term outcome after treatment of isolated pulmonary valve stenosis [J]. Int J Cardiol, 2012, 156 (1): 11-15.

［7］　张怀军, 许建, 吴清玉, 等. 法洛四联症合并肺动脉瓣缺如的矫治 [J]. 中国体外循环杂志, 2000, 15 (5): 296-297.

［8］　靳永强, 李洪银, 吴清玉. 罕见肺动脉瓣缺如综合征的外科治疗 [J]. 中国胸心血管外科临床杂志, 2016, 23 (5): 518-520.

［9］　GODART F, HOUYEL L, LACOUR-GAYET F, et al. Absent pulmonary valve syndrome: surgical treatment and considerations [J]. Ann Thorac Surg, 1996, 62 (1): 136-142.

［10］　CHEN J M, GLICKSTEIN J S, MARGOSSIAN R, et al. Superior outcomes for repair in infants and neonates with tetralogy of Fallot with absent pulmonary valve syndrome [J]. J Thorac Cardiovasc Surg, 2006, 132 (5): 1099-1104.

［11］　JONAS R A. Surgical management of absent pulmonary valve syndrome [J]. World J Pediatr Congenit Heart Surg, 2016, 7 (5): 600-604.

［12］　STAFFORD E G, MAIR D D, MCGOON D C, et al. Tetralogy of Fallot with absent pulmonary valve. surgical considerations and results [J]. Circulation, 1973, 47 (Suppl 3): 24-30.

［13］　ZUCKER N, ROZIN I, LEVITAS A, et al. Clinical presentation, natural history, and outcome of patients with the absent pulmonary valve syndrome [J]. Cardiol Young, 2004, 14 (4): 402-408.

［14］　CALDER A L, BRANDT P W T, BARRATT-BOYES B G, et al. Variant of tetralogy of Fallot with absent pulmonary valve leaflets and origin of one pulmonary artery from the ascending aorta [J]. Am J Cardiol, 1980, 46 (1): 106-116.

第32章
室间隔缺损

室间隔缺损（ventricular septal defect，VSD）是一种常见的先天性心脏病，占先天性心脏病的25%～30%。以先天性心脏病发病率（6/1 000～8/1 000）计，每1 000名新生儿中有1.5～2.5名患室间隔缺损[1-2]。

本病是由于患儿在胚胎时期，左右心室之间的间隔发育异常，未能完全融合，出现缺损而引起心室间血流交通的一种先天性心脏病。室间隔缺损可单独存在，也常合并其他心脏畸形，包括很多复杂先天性心脏病，大多合并室间隔缺损。本章介绍单纯室间隔缺损。

一、历史回顾

罗格（Roger）于1879年首先报告本病。1898年，艾森门格（Eisenmenger）描述了室间隔缺损伴紫绀和肺动脉高压的临床表现，后来被命名为艾森门格综合征。1952年，穆勒（Müller）报告用肺动脉环缩术进行室间隔缺损的姑息治疗。1955年，利勒海（Lillehei）用交叉循环技术首次成功完成心内室间隔缺损修复。1958年，希斯（Heath）和爱德华兹（Edwards）报告了肺动脉高压的病理形态学改变和分级。1959年，列夫（Lev）报告了房室传导系统和室间隔缺损的解剖关系。所有这些成就都为室间隔缺损的治疗包括心外科的发展做出了重要的贡献[3]。

二、病理解剖

在胚胎的组织结构上，室间隔分为肌部室间隔与膜部室间隔两部分。肌部室间隔的面积占整个室间隔的绝大部分，膜部间隔很小。肌部室间隔又分为窦部（流入道）、肌小梁部和流出道三部分。从右心室面观，上述三部分室间隔的会合处为半透明的近似卵圆形的纤维组织膜，该处即为膜部室间隔。室间隔的任何部分都可以发生缺损，可以为单发型VSD，也可以为多发型VSD，且常伴有各种复杂的先天性心脏病，后天性的原因如外伤、心肌梗死也可以造成室间隔的破裂和穿孔。

（一）VSD的分型

1. 室间隔缺损分型有所不同，按其所发生的位置不同可分为6种类型[1, 4]（图32-0-1）

（1）膜部室间隔缺损：VSD位于膜部，通常缺损不大，直径约8 mm，很常见（图32-0-2）。

2岁以内患儿，有自行愈合的可能。缺损周围可有纤维组织，局部三尖瓣腱索增粗，瓣叶边缘增厚。也可以呈筛孔状膜部缺损，并且左心室高压可能会使

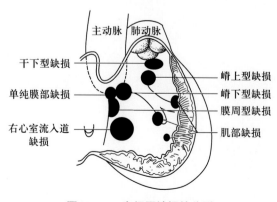

图32-0-1　室间隔缺损的分型

筛孔状膜部室间隔向右心室膨突，形成膜部瘤。可经介入封堵治疗。

（2）膜周部室间隔缺损：膜周部VSD更常见，约占室间隔缺损总数的80%。VSD为膜部室间隔缺损延及附近的室间隔组织，通常VSD直径＞膜部间隔缺损。缺损的上缘是三尖瓣环，其余边缘为肌性组织。根据VSD累及的范围不同，膜周部VSD可分为膜周流入道、膜周肌小梁部和膜周流出道缺损。

1）膜周流入道缺损：缺损位于隔瓣瓣叶下方，室间隔缺损位置偏右，其前缘为膜部间隔。通常缺损较大，一般直径超过1 cm。

2）膜周肌小梁部缺损：缺损位于膜部，从肌部室间隔下方延伸到肌小梁部（图32-0-3）。

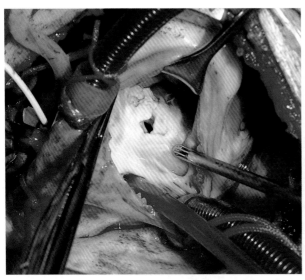

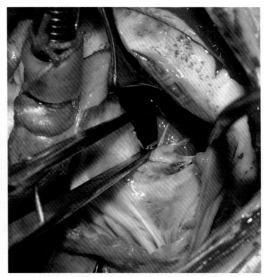

图32-0-2　膜部VSD　　　　　　　　　　　图32-0-3　膜周小梁部VSD

3）膜周流出道缺损：缺损从膜部向前方延展、靠近主动脉瓣下方。这种缺损直径大小可为0.8～1.5 cm，如缺损小，术中需要仔细探查才能发现缺损，修补也有一定难度。

（3）右心室流入道室间隔缺损：也称隔瓣下型或心内膜垫型VSD。VSD完全位于隔瓣下方，与膜周部有一定距离。VSD可较大，纵轴较长，完全性房室间隔缺损的VSD可属于右心室流入道室间隔缺损。

（4）肌部室间隔缺损：VSD位于肌部室间隔，边缘都是心肌，纤维组织很少。肌部室间隔缺损可累及心室流入道、肌小梁间隔和流出道间隔。缺损的大小、位置和数目因人而异。室间隔严重发育异常可导致肌小梁间隔形成蜂窝状的多发室间隔缺损，临床称为瑞士奶酪型缺损。因此，肌部室间隔缺损分为流入道室间隔缺损、肌小梁室间隔缺损和流出道室间隔缺损3种。

1）肌部流入道室间隔缺损：位于三尖瓣隔瓣下，VSD周围为心肌组织，离膜部室间隔有一定距离，VSD多较大。

2）肌小梁室间隔缺损：VSD可多发，常延及心尖部，由于右心室肌小梁粗大、数量多，肌部多发室间隔缺损的数目在右心室面探查，可能会多于左心室。因粗大的肌小梁的分隔，室间隔两侧室间隔缺损数目可不一致，从左心室面观更准确。术中需要仔细探查室间隔缺损的数量和边缘。

3）肌部流出道室间隔缺损：VSD位于圆锥间隔，在室上嵴上方，缺损上方与肺动脉瓣之间有肌肉间隔，周围为肌性组织，据位置和大小不同，称为嵴内型或嵴上型室间隔缺损。

（5）干下型室间隔缺损：VSD位于肺动脉下方，缺损的上缘是半月瓣或瓣间纤维延续。干下缺损大小不一，小者直径仅10 mm左右，大者整个漏斗间隔缺如。由于干下缺损的存在，主动脉瓣的右窦瓣环失去组织支撑，加之长期的血流冲击，患者易合并主动脉瓣叶脱垂、关闭不全。

（6）嵴下型室间隔缺损：该类型的缺损可见于法洛四联症、右心室双出口等。多由于在胚胎发育过程中，圆锥间隔与肌小梁部间隔错位、未能融合（malalignment）所致，缺损通常较大，位于室上嵴下方，特点是VSD上缘与下缘不在一个平面上。

2. 国际先天性心脏病学会命名组织把VSD分为以下5型[1]

（1）动脉干下型（subarterial type）：即为干下VSD包括嵴上型VSD，也称为圆锥间隔、漏斗间隔缺损。VSD位于肺动脉瓣的下方。

（2）膜周型（perimembranous type）：膜周型VSD占VSD的70%。

（3）右心室流入道型（right ventricular inlet type）：即心内膜垫型VSD，占5%，位于隔叶下方、右心室流入道。

（4）肌部型（muscular type）：包括肌部室间隔前、中、后及心尖部，占20%。

（5）左心室右心房通道型：也被称为盖尔博（Gerbode）病，为二、三尖瓣之间的房、室间隔缺损，缺损很小，不常见。

（二）VSD与房室传导束［希氏（His）束］的关系

室间隔缺损与传导系统和心脏瓣膜的关系很重要，也很清晰。房室传导束位于膜部和膜周部VSD后下缘的左心室面心内膜下，沿缺损的后下缘经过，在圆锥乳头肌右侧延伸为左右束支。右心室流入道型VSD，房室传导束也可能从VSD后下缘经过。修补VSD切忌在VSD后下缘缝合过深及过于靠近缺损边缘进行，以免造成房室传导束的损伤（图32-0-4），离开VSD边缘2 mm左右缝合才是安全的。而其他类型的VSD与房室传导束距离较远，术中不会损伤。

（三）肺血管病变

VSD可引起心室水平从左向右分流，致使心脏扩大，继发肺动脉高压，导致肺动脉增粗、扩张（图32-0-5）。

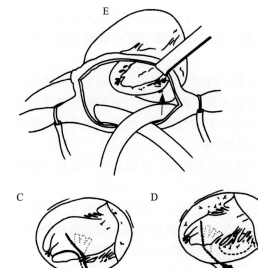

图32-0-4 室间隔缺损与房室传导系统的解剖关系
A. 膜周流出道室间隔缺损；B. 膜周肌小梁部室间隔缺损；
C. 膜周流入道室间隔缺损；D. 肌部流入道室间隔缺损；
E. 切开右心房后，箭头示Koch三角的位置。

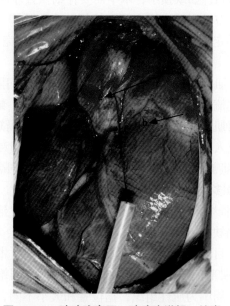

图32-0-5 肺动脉高压，肺动脉增粗、扩张
a. 箭头示主动脉；b. 箭头示肺动脉。

早期为动力性肺动脉高压，晚期为器质性肺动脉高压，两个阶段的肺血管病理变化有很大不相同[5]。

早中期肺小动脉病变以内膜增殖、中层增厚为主，为可逆病变；晚期为不可逆的、器质性病变，以肺小动脉数量减少、血管透明性变和坏死性动脉炎为主。在两者之间还有一个相当长时间的过渡期。晚期心室水平出现从右向左分流，心脏以右心室肥厚为主，肺血流不再增多，为艾森曼格综合征。

（四）合并心脏畸形

室间隔缺损常合并其他简单的先天性心脏病，如动脉导管未闭、房间隔缺损、肺动脉瓣狭窄、主动脉缩窄等。

在许多复杂的先天性心脏病中，室间隔缺损是复合心内畸形的一个重要组成部分，如法洛四联症、心室双出口、主动脉弓中断和大动脉转位等。在这些复杂畸形中，室间隔缺损的有无、大小、位置等直接影响患者血流动力学和病理生理的改变，关系到手术适应证和具体手术方式的选择。

三、病理生理

室间隔缺损的病理生理改变主要是心室水平的血液分流和对心室形态、心功能及肺血管的影响。决定心内分流量大小的因素为VSD的大小、位置、心脏的功能、肺动脉的压力和体循环与肺循环阻力的比值。

如VSD小，室间隔缺损不能自行愈合，心内分流量有限，肺循环血流量不超过体循环血流量的1.5倍，右心室压力正常或略有升高。婴儿期后，心内从左向右的分流量变化不大。

VSD的分流量大小与VSD的位置有关。干下型VSD由于主动脉右冠瓣脱垂的阻挡作用，使分流量减少；同样嵴内型室间隔缺损多数不大，分流量也不大。一般不会引起肺动脉高压。

肺循环与体循环阻力的比值与患儿年龄有关，随年龄的大小和病程的长短而改变，前者尤为明显。室间隔缺损的早产儿因肺小动脉平滑肌发育不全而血管张力低，容易出现肺充血和肺水肿。足月的患儿刚出生时，因肺动脉血管阻力较大，限制了心内左向右分流。随着肺的发育、肺小动脉中层肌肉和弹力层的退化和肺血管床的增加，肺循环阻力逐渐下降，心内左向右分流也相应增大，因此出生后1～3月龄的患儿会出现肺血流增多，心脏增大，心力衰竭加重。

在整个心动周期中，通过VSD的血流方向和流量可因心室内压力和肺血管阻力的变化而改变。在VSD的早、中期，由于左心室压力高于右心室，心内血液从左向右分流，肺循环血流量大于体循环血流量，左、右心室容量负荷增加，婴幼儿可致充血性心力衰竭。随着年龄的增长或VSD较大，其直径接近或超过主动脉瓣环直径时，肺血流量增加，可数倍于体循环血流量，多发VSD的分流量为各个分流量之总和，可以很大，室间隔的作用明显减少，患者会出现心力衰竭。

大量左向右分流使肺血流显著增加，引发肺动脉高压，最初可引起动力性肺动脉高压和可逆性肺血管的损伤，数年以后，肺血管病变会加重，到了晚期可形成器质性肺血管病变。肺阻力和右心室压力明显升高，使左、右心室压力接近，通过心室间隔缺损左向右分流量逐渐减少。当肺循环阻力与体循环阻力相近时，可出现双向分流。当肺循环阻力进一步升高，超过体循环阻力时，最终导致体循环血流量逐渐大于肺循环血流量，通过心室间隔缺损出现右向左分流。临床上患者表现为紫绀、杵状指，形成艾森曼格综合征。

四、临床表现

临床表现与患者年龄、室间隔缺损大小、心内分流量多少和肺动脉高压的程度密切相关。VSD（直径＜0.5 cm）多无任何症状，常在体检时发现心脏杂音，经超声心动图检查确诊。部分患儿可有多汗、心率偏快等表现。中等大小的VSD患者常有多汗、心动过速、活动量受限、反复呼吸道感染等表现。大量心内分流的VSD患儿常有喂养困难、生长发育迟缓、反复心力衰竭和肺炎等临床表现。大龄患儿合并严重肺动脉高压，则可出现活动后气促、紫绀、心力衰竭等晚期症状。小的VSD在胸骨左缘3～4肋间可闻及Ⅱ～Ⅲ级或Ⅲ级以上喷射性收缩期杂音，部分患儿可扪及局限性收缩期震颤。中到大量分流的VSD可发现患儿弥散性心前区搏动，震颤明显且心界扩大。除收缩期杂音外，可闻及肺动脉瓣区第二心音亢进，但干下型室间隔缺损杂音位置高可遮盖第二心音。合并严重肺动脉高压的患儿心脏杂音多为Ⅱ级左右，也可能轻微或消失，但可闻及明显亢进的肺动脉瓣区第二心音，并且可见紫绀及杵状指。

五、辅助检查

1. 心电图　心电图改变可间接反映心内分流的程度和肺动脉高压的变化。VSD（直径<0.5 cm）心电图可正常或左心室高电压，中到大量分流的VSD心电图常有左心室肥厚。合并中到重度肺动脉高压的患者，心电图可表现为双侧心室肥厚，晚期严重肺动脉高压患者以及婴儿期合并肺动脉高压的患儿，心电图则出现右心室肥厚表现。

2. 胸部X线片　小的VSD胸片大致正常。中到大量分流者，胸片可见不同程度的心影增大，肺血增多及肺动脉段凸起，侧位片表现以左心室增大为主。晚期肺动脉高压者，心影接近正常大小，但肺动脉明显外凸，肺门区血管影增强而外周血管影稀疏或消失，呈残根样改变。胸部X线片检查很重要，可以帮助确诊并判断预后，有时仅凭胸部平片就可以决定是否手术。

3. 超声心动图　超声心动图是最常用的重要的检查手段，是诊断VSD的主要方法。超声心动图可以确定VSD的位置、数目、大小及是否合并其他的心内畸形，也可以测定心室容积大小、心肌肥厚程度和心脏射血分数。彩色多普勒可显示心内血液分流的方向，半定量测定心内分流量，还可以根据肺动脉的血流速度估测肺动脉压，为决定手术指征、评估预后、选择治疗方案及判断手术禁忌证提供重要的依据。

4. 心导管检查　心导管检查可直接测定心脏各房室和肺动脉的压力值，测定心脏各腔室及大血管的血氧含量，并以此计算心排血量、心内分流量及体循环、肺循环的阻力值，最为直观和准确地反映VSD的血流动力学改变。但是心导管属于有创检查，主要用于合并严重肺动脉高压患者，可以测定患者肺动脉各各心腔的压力、肺血管的阻力和分流量及血流的方向等，以此作为决定手术的重要依据。VSD一般无须心室造影，对合并其他心内畸形的患者，尤其是复杂先天性心脏畸形，VSD的有无、位置和大小直接关系到手术方式的选择，需要高质量的双侧心室造影。

5. CT、MRI　一般不常规应用，进行鉴别诊断和评估心肌功能时可以采用。

六、诊断与鉴别诊断

VSD是常见的先天性心脏病，一般依据体征和超声心动图检查即可明确诊断。结合心电图、胸部X线片等常规检查，与其他常见的先天性心脏病鉴别诊断并不难。重要的是，在诊断VSD的同时，对可能存在的合并畸形（如主动脉缩窄、主动脉弓中断、动脉导管未闭、主动脉瓣脱垂及关闭不全、肺动脉狭窄等）加以鉴别诊断。这些畸形如在术前不能明确诊断，术中处理会遇到困难，会直接影响手术效果。

七、自然病程

小的VSD可以自行愈合，尤其是膜部VSD，患儿在1岁内可自行闭合[6-7]。学龄前期患儿自愈的机会很少，进入学龄期后更难以自愈。自愈的机制为缺损缩小、边缘形成纤维性粘连而阻挡心室内的分流，使缺损愈合。超声观察显示，室间隔缺损直径小于5 mm者易自愈。从室间隔缺损位置看，肌部缺损和膜周缺损自愈机会较高，干下缺损则很少自愈，随着年龄增长，并发主动脉瓣脱垂和关闭不全的发生率也相应增高。

　　小的 VSD 不影响患者的心肺功能、全身健康和寿命，中量以上分流的 VSD，婴幼儿期内易出现呼吸道感染和心力衰竭。儿童阶段病情相对稳定，若错过手术机会，青少年期后，多将发展成器质性肺动脉高压，最终出现艾森曼格综合征。此外，在 VSD 的基础上可发生心内膜炎，但其发病率不高。瑞士奶酪型缺损的患儿，生后即因大量左向右分流而出现严重的肺动脉高压和心力衰竭，如不尽早手术，一般难以生存。

八、手术适应证

　　VSD 的手术治疗要充分考虑患儿年龄、VSD 位置及大小、肺循环病变的程度、手术时机、手术创伤、恢复过程等因素。

　　1. 膜部室间隔缺损

　　（1）膜部 VSD（直径＜0.5 cm）患儿出生后 1 年内可以自愈，且婴儿期手术风险相对较大，因此应该定期随访，不考虑手术。

　　（2）患儿 VSD 诊断明确，无症状、客观检查提示心肺无异常的患儿可以长期观察。

　　（3）患儿有临床症状，平时易患感冒、肺炎，心电图、胸部 X 线片、超声心动图显示心室增大、心内血液左向右分流和肺动脉高压，心导管显示肺循环血量/体循环血量≥1.5，应该及早手术。

　　2. 干下型室间隔缺损　一般不能自愈，常合并主动脉瓣关闭不全，应积极手术修补 VSD 和修复主动脉瓣。

　　3. 肌部室间隔缺损　常为多发，易致肺动脉高压，应该积极手术修补；缺损不大，可以通过介入方法进行封堵[8]。

　　4. 室间隔缺损合并其他心内畸形　合并房间隔缺损、肺动脉瓣狭窄、动脉导管未闭、房室瓣关闭不全等，应尽早手术。

九、手术禁忌证

　　（1）VSD 合并重症肺动脉高压晚期，患者临床表现为轻度紫绀、杵状指，体检胸前无震颤，听诊收缩期杂音不明显，肺动脉第二心音明显亢进，心电图提示右心室肥厚，X 线胸部平片心胸比＜0.55，肺内血流增多不明显，肺动脉呈残根状改变，血液化验血氧饱和度低于 95%，超声检查显示心室内右向左分流较多，结合右心导管检查结果，综合判断心内分流接近消失、双向分流或以右向左分流为主，艾森曼格综合征应为手术禁忌证。这类患者即使术后得以存活，长期随诊发现肺血管病变会持续加重，由于肺阻力增高、右心衰竭，可能促使患者死亡，不宜手术。

　　（2）心导管提示肺循环阻力/体循环阻力＞1，Q_p/Q_s＜1。或肺循环阻力＞12Wood 单位。

　　有的重症肺动脉高压患儿，肺动脉高压是动力性的还是器质性的肺血管病变，不能截然分开，可能两种病变同时存在，只不过手术越晚的患者肺血管病变可能越严重。要准确评价肺血管病变，单靠右心导管检查是不够的，甚至肺活检都不能完全确定。对手术适应证的确定主要依据患者的临床表现，结合心电图、胸部 X 线片、超声心动图、右心导管检查等结果才能决定。肺活检亦不可靠，重度肺动脉高压患者肺活检取材会造成肺损伤，所以不宜以肺活检结果决定是否手术。

十、手术时机

　　VSD 的手术效果取决于肺动脉高压和肺血管病变的程度。为了获得理想的手术疗效，手术应该在患者出现器质性肺血管病变之前完成。

对于那些室间隔缺损较大（直径>0.8 cm），心脏增大，有临床症状或合并充血性心力衰竭和呼吸窘迫的患儿，应在出生后2~6个月手术。对于多发性室间隔缺损，左向右分流量大，应在新生儿期或3个月内做手术。对合并肺动脉高压的患儿应在出生后3~12个月内手术。如患儿合并其他心内畸形应在出生后1年左右手术，最晚不要超过2年。

十一、手术技术

手术原则是严密修补VSD，避免损伤传导束及瓣膜组织和VSD修补术后残余分流，尽量减少对心脏的损伤，并处理好所合并的其他心脏畸形，如合并房间隔缺损、肺动脉瓣狭窄、主动脉瓣关闭不全等。

在合并复杂先天性心脏病的情况下，VSD更要修补好，修补好VSD是治疗多种复杂先天性心脏病的基础。

手术可经正中切口进胸，也可选用各种胸骨部分切开的小切口或右侧胸部切口进行VSD的修补。在建立体外循环前应仔细做好各项术中探查，特别要注意动脉导管和左上腔静脉。体外循环中也要警惕动脉导管和主动脉缩窄或主动脉弓中断等病变。首先应注意升主动脉和主肺动脉大小，明显增粗的主肺动脉提示肺高压的存在，细小的升主动脉要警惕合并左心室流出道梗阻或主动脉病变。这种情况下，应尽量选用稍小的主动脉灌注管。

对婴幼儿患者插管的荷包缝合不宜太大，以避免拔管打结后，造成医源性主动脉狭窄。可从右心室和肺动脉震颤的位置和范围判断室间隔缺损的大致部位。

对合并严重肺高压，严重右心室流出道狭窄和二尖瓣反流者，转机前后应分别穿刺测定肺动脉压、右心室压和左心房压，以明确诊断，了解病情的严重程度和比较手术效果。

对右上腔静脉细小者，应探查和游离左上腔静脉。对合并动脉导管未闭者，可采用不同的方法处理，但基本原则是修补室间隔缺损之前，先游离结扎动脉导管。对多发VSD、心尖的肌部缺损及室间隔缺损合并主动脉瓣、二尖瓣、三尖瓣病变需同期做瓣膜修复者，通过术中经食管超声及时观察室间隔缺损修补和心瓣膜成形情况以避免遗留病变。

VSD的修复可经右心房、右心室和肺动脉切口进行，个别心尖部的肌部缺损可经左心室显露。为了减少对心功能的损伤，绝大部分膜周和肌部室间隔缺损应经右心房修补，而干下室间隔缺损可经右心室流出道和肺动脉切口修补。极少数VSD可能需要选择右心室流出道切口，一般切口长1.5 cm范围以内均可完成手术，并对心功能无明显影响。直径8 mm以下的膜部VSD大多可以直接缝合。这一类缺损也可以通过微创方法、经右侧切口或胸骨旁切口修补。也可以经介入治疗的方法封堵，但可能会有一定的并发症。更大的缺损则需补片修复。可以采用连续、间断或连续加间断的缝合方法。

（一）膜部及膜周VSD

绝大部分膜部或膜周部的VSD，可经右心房切口修补。阻断上腔静脉后再阻断升主动脉，经主动脉根部灌注停跳液保护心脏。阻断下腔静脉。在右心耳右侧、距房室沟1 cm左右做斜行切口，切开右心房，置牵引线牵开切口，经卵圆孔或切开房间隔，置入左心引流管。最好预置一根"8"字或褥式缝线，以固定置入的左心引流管，拔出左心引流管后，再结扎缝线，闭合房间隔或卵圆孔。

为显露缺损全貌，用牵引线牵开邻近缺损前后缘的三尖瓣隔叶及腱索。膜周缺损后下缘心内膜下有传导系统走行，缺损下缘的圆锥乳头肌至隔叶根部可视为危险区，修补该处时切忌缝合进针过深，离缺损边缘过近，以免伤及传导组织。如为小的VSD（直径<0.8 mm）可用5/0 prolene线、1-3针双头针加垫片直接缝合；特别是边缘为纤维组织，缝合比较容易，也牢靠，但要注意在缺损上缘要缝在隔

叶根部上，不要缝在瓣叶组织上，以免撕脱和影响隔叶活动，引起三尖瓣关闭不全。在缝合VSD前上方时，要注意不要缝在主动脉瓣叶上，导致主动脉瓣损伤和关闭不全。

VSD较大（直径＞0.8 cm），则需要补片修补，先仔细探查室间隔缺损周边的解剖关系，剪好与室间隔缺损大小合适的补片，涤纶布片可能过硬、过厚，可采用心包或其他材料。先用一双头针加垫片在隔瓣瓣叶根部与室间隔缺损后下缘交界处缝合，采用超越危险区缝合及转移针技术是一个安全的方法。第一针将垫片置于缺损肌性边缘，靠近隔叶根部，双头针离边缘至少2 mm以外处进针，深约1 mm出针，其中一针靠近隔叶为转移针，针尖斜向上方，从隔叶根部心房面出针，穿垫片后，再从瓣叶根部穿过至心室面出针。另一针直接从室间隔缺损肌性边缘出针，经腱索内侧将双针牵向术野右侧，有利于显露室间隔缺损，避免损伤传导束。第二转移针双头针加垫片置于前隔交界附近的、隔叶心房面，一针从隔叶根部下方穿出，另一针穿过隔叶根部后，再缝至室间隔缺损前上角、靠近隔叶的室间隔缺损肌性边缘上出针，将双头针向左侧牵开。这样缝合有利于显露并可以防止此处发生VSD残余漏。第三个双头针从室间隔缺损下缘进针，垫片置于右心室面，双头针自室间隔缺损下缘穿出后，穿过补片打结固定补片后，分别向室间隔缺损前后两个方向连续缝合。缝至前面转移针间断缝线后，用前两间断缝线缝合、固定补片，打结后与连续缝合线的一端打结。其余室间隔缺损上缘即隔叶根部可用间断或连续缝合固定补片。在修补缺损后下缘时，缝针部位与室间隔缺损边缘保持一定的安全距离（2 mm左右）（图32-0-6），用此方法能有效防止发生Ⅲ度房室传导阻滞和VSD残余漏。室间隔缺损上缘显露较好者，一般先缝缺损后下缘，即先缝转移针，其余边缘以4/0或5/0滑线连续缝合。缺损位置高或上缘有腱索或瓣膜遮挡者，可先缝缺损上缘，用小拉钩将三尖瓣和腱索牵开，在缺损上缘以间断缝合为可靠。该处最好以涤纶条小垫片或心包条加固，以免发生撕脱。如果显露好，也可以用一条线连续缝合补片修补室间隔缺损，不确切的地方以间断缝合加固。如果患儿体重小，术野显露差，也可以用双头针加垫片全周间断缝合。采用这些方法修补室间隔缺损，可以最大限度地显露室间隔缺损全周，避免因显露不良而切开三尖瓣叶或做右心室切口（图32-0-7、图32-0-8）。但如室间隔缺损为膜周流出道型，经右心房切口显露困难，尤其室间隔缺损左上角难以显露，也可以切开右心室流出道修补。

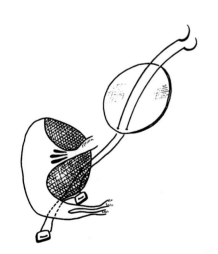 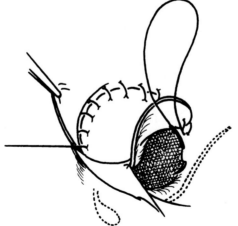 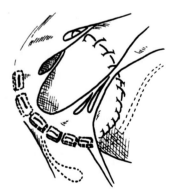

图32-0-6 转移针的缝合方法　　图32-0-7 室间隔缺损补片的连续缝合　　图32-0-8 心包片或涤纶垫片加固室间隔缺损的三尖瓣隔瓣侧缘

右心室流入道型VSD缺损类似于完全性房室通道，它位于三尖瓣隔瓣下方，多呈半椭圆形，常规经右心房显露修补。因右心室面常有多条腱索遮挡，在修补缺损时，最好先缝缺损的前上和后下两角，然后从最大的腱索间隙间置入补片，缺损的肌性边缘可连续缝合，但缺损的后下缘离传导组织近，该处缝针应离开缺损边缘1～2 mm。缺损的三尖瓣边缘应做连续或间断褥式缝合，并在三尖瓣隔叶附着部衬以小垫片加固，对个别三尖瓣腱索跨至左心室者，如不重要可予剪除，也可做补片开衩包绕跨越的腱索缝合。右心室流入道缺损上缘可为肌性，也可以看作是肌部缺损，可采用上述同样的方法修补。但传导系统的解剖可能与膜周流入道缺损不同，其传导束可能走行在缺损的前上缘。巨大的膜周、肌部混合型缺损范围可累及流入道、肌小梁和流出道，修补时要注意补片大小适当，以避免术后室间隔的异常摆动，也可以根据解剖的情况，适当缝合固定。

（二）动脉干下型VSD

1. 经肺动脉切口修补

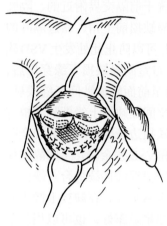

图32-0-9 经肺动脉横向修补干下VSD

在瓣上2～3 mm做平行瓣环的横向切口切开肺动脉，用小拉钩牵开肺动脉瓣叶，即可显露紧邻的瓣下缺损，薄弱的主动脉瓣窦常常经缺损凸向右心室流出道。干下缺损一般应当补片，不宜直接缝合，以免使右心室流出道皱缩而引起术后残留杂音。采用补片修补时，用4/0或5/0 prolene线，先缝位置较深的肌性下缘，缺损的部分上缘可以直接缝在肺动脉壁与半月瓣根部之间的纤维脊上。由于婴幼儿该处组织薄弱不牢固，因此可间断缝合，缝针宜自瓣叶根部进针，穿过补片后，从心室面出针打结。如为连续缝合，缝针可在穿过组织后从肺动脉面出针，缝在肺动脉根部的窦壁上，缝针穿上小垫片后，再由肺动脉面进针穿过补片，从心室面出针。以上述带垫褥式法往返数次，使肺动脉瓣窦根部与补片和小垫片形成"三明治"缝合（图32-0-9）。干下VSD合并主动脉瓣脱垂和关闭不全，如病变较轻，修补室间隔缺损后，关闭不全可以减轻或消失。

2. 经右心室流出道切口修补 在右心室流出道做一斜形切口，一般不超过2 cm长就足够显露。用拉钩拉向切口两侧，显露室间隔缺损的边缘，将事先剪好的涤纶补片，用5/0 prolene线连续缝合，可先从左侧下缘缝起，再缝上缘。上缘为肺动脉瓣根部，常间断缝合，再加垫片加固。注意补片大小、形状要合适。嵴上型或嵴内型缺损可经此切口修补。

（三）肌部VSD

1. 单发VSD 较少见，发生的位置和大小也有明显的不同，因其边缘均为肌性，术野清晰，修补比较容易。如缺损直径较小（<0.6 mm），可用双头针加垫片直接缝合。如直接缝合较大的缺损，可能会引起撕脱，出现残余分流。如缺损较大（直径>0.6 cm），周围边缘均为肌性，应补片修补，可用双头针加垫片沿边缘连续缝合修补。如经右心房切口困难，可经右心室流出道切口修补。

2. 多发性VSD 可经右心室或右心房切口修补。根据不同情况，可分别修补各个缺损，也可采用大的涤纶片自室间隔的右心室面覆盖全部或多个缺损。常采用连续加间断缝法，一般先从位置最深、显露最难处开始缝合。在修补室间隔边缘、靠近游离壁的缺损时，可自相应右心室壁的心外膜进针，穿透心肌、从心室腔内出针，待所有双头针加垫片间断缝线缝合完成后，再从心室腔内穿过补片、打结，完成修补。若补片过大，应在补片中间加缝几个褥式缝合，使补片固定于室间隔右心室面，防止术后心脏跳动时，补片凸向右心室腔而影响心脏功能。

3. 心尖部多发VSD 多发性缺损常发生在心尖部，在右心室面看不清缺损边缘和数量，无论经右心房还是右心室切口（图32-0-10），都会遇到显露困难，手术费时长，且易致术后残余漏，因此可经左心室切口修补。在左心室邻近心尖部做切口，可在心尖部无血管区、冠脉前降支左侧1 cm距离做长约2 cm的切口，经此切口可清晰地看到室间隔缺损的边缘，多须补片修补，可以全周用双头针加垫片连续缝合，必要时以间断缝合加固。切开左心室可缩短手术时间，减少残余漏的发生，但要尽量缩短手术切口，减少对左心室的损伤。严密缝好切口，可在切口两侧用心包条加固，防止术后冠状动脉损伤和出血。

　　VSD病理类型较多，应根据不同病变采用不同的技术修补。室间隔缺损修补完成后，要认真检查排除残余漏。心脏复跳前，应适当膨肺，如有漏血可及时补针。心脏复跳后，再次直视VSD修补后有无残余分流，心脏切口缝合后，要仔细触摸心表震颤是否消失。应常规做经食管超声检查以明确手术结果，如发现残余漏或完全性房室传导阻滞，应重新修补。

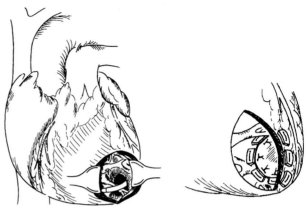

图32-0-10　经右心室邻近心尖切口修补心尖部室间隔缺损

（四）VSD合并常见心脏畸形

　　1. 动脉导管未闭　VSD合并动脉导管未闭很常见。有些患者术前可以诊断，更有些患者术前可能漏诊，原因是当患者存在重度肺动脉高压时，经过动脉导管的分流不明显，体格检查听不到连续性杂音，超声心动图看不见动脉血分流的信号，因此两者都可能漏诊。

　　术中应该常规探查。一旦确诊，应该积极手术处理。术中关键是先处理动脉导管。对婴儿病例，可在建立体外循环前游离动脉导管，先切开心包反折，沿解剖层次小心游离导管两侧，再用直角钳钝性充分游离导管后壁，用10号线结扎。切记不要使用蛮力，会损伤动脉导管，一旦出血，必须尽快建立体外循环。一方面可以回收血液，维持生命体征平稳，另一方面有利于止血。婴儿因动脉导管位置较表浅，操作相对简单，但应注意紧贴肺动脉外膜开始游离，显露导管的肺动脉端。游离位置过深，可能伤及喉返神经和主动脉。对较大龄儿童和合并严重肺动脉高压以及动脉导管位置较深的病例，应该先建立体外循环，在并行循环下游离结扎动脉导管，以避免动脉导管张力过高而破裂出血。结扎动脉导管时，要明确左右肺动脉和降主动脉的解剖关系，注意避免误结扎左肺动脉和胸降主动脉。为保证结扎效果，可切开肺动脉探查，也可以在体外循环、深低温、低流量条件下，经肺动脉内直视缝合动脉导管开口，切忌停循环，以免进气。一般用4/0或5/0 prolene线双头针加垫片间断褥式缝合完成操作。闭合动脉导管后，按常规完成VSD的修补。术前漏诊动脉导管未闭会给VSD修补带来很大风险。在主动脉阻断后，如术野回血多或左心引流量过多，应予以警惕。一定要充分引流减压左心室，尽快切开肺动脉探查，处理动脉导管后，再做其他心内操作，否则会因肺循环灌注过多和体循环灌注不足导致术后各种严重并发症。

　　2. 左上腔静脉并存　在先天性心脏病中，左上腔静脉并存很常见，VSD也不例外。因此在心包切开后，要仔细探查。一般左上腔静脉在左心耳后方、左肺动脉前方，垂直下降与冠状静脉窦相连，也可以开口于左心房。应予常规游离并穿阻断带。如患者右上腔静脉够粗，左、右上腔静脉之间有交通，术中可以阻断左上腔静脉，阻断左上腔静脉后要关注中心静脉压CVP的变化。如阻断后CVP超过10 cmH$_2$O，需要插管引流，或利用右心吸引管引流，否则引流不好会使心脏过胀、头部静脉血回流受阻，同时体循环血流灌注不足，导致术后发生脑水肿等严重并发症。如左上腔引流入左心房，术中应予阻断，并应用自体心包建立心内通道，使左上腔静脉血流进入右心房。如两上腔静脉之间有交通支，可以结扎左上腔静脉。

　　3. VSD合并右心室流出道和肺动脉瓣狭窄　常见室间隔缺损合并轻到中等严重程度的右心室流出道或肺动脉瓣狭窄病变，与术前诊断未予重视有关。术中可经肺动脉切口切开狭窄的肺动脉瓣，也可根据病变情况，经右心房或右心室切口解除右心室流出道狭窄（视频4）。

　　4. VSD合并主动脉缩窄　由于诊断技术的进步，术前对主动脉缩窄基本都能做出诊断，术中很少发现漏诊。可根据患者的情况选择合适的方法治疗。

视频4　肺动脉狭窄切开成形术十三尖瓣瓣叶裂修补术＋室间隔缺损修补术

对绝大多数患儿，包括早产儿、低体重儿及新生儿，多发肌部室间隔缺损合并心力衰竭、呼吸窘迫等，均可采取正中开胸，一期矫治主动脉缩窄和室间隔缺损。主动脉缩窄合并严重主动脉弓发育不全的病例，也可以一起用胸部正中切口矫治。

只有极少数的病例可能需要做分期手术，先左侧开胸解除缩窄，再做室间隔缺损修补手术。或者先通过介入治疗，由球囊扩张和支架解除狭窄后再做室间隔缺损修补手术，这样可能更为安全。对严重主动脉缩窄合并小的VSD的病例，应先矫治主动脉缩窄，室间隔缺损可以门诊随诊观察。

5. VSD合并主动脉瓣关闭不全　VSD合并主动脉瓣关闭不全较常见（5%～10%）[9]，几乎都是干下型缺损。由于干下缺损使主动脉的右冠状窦失去组织支撑，致使主动脉瓣右冠窦增大和瓣叶脱垂，产生关闭不全。当心脏收缩时，主动脉瓣下左向右分流的高速血流产生的低压效应，妨碍主动脉瓣的正常闭合可能也是一个因素。因此在婴幼儿期，干下室间隔缺损可能关闭良好。随年龄增长，如果缺损不能自愈，不做手术，合并主动脉瓣关闭不全的发生率就会增高，这些患儿应尽早进行手术。

主动脉瓣轻度关闭不全，一般不需要特别处理，修补室间隔缺损后关闭不全可以恢复。中等程度以上的主动脉瓣关闭不全需要手术修复，其中大多数病例可做主动脉瓣成形。常用的方法是脱垂瓣叶的折叠和悬吊术。即在主动脉阻断后切开升主动脉，在三个瓣叶的结节处做一牵引线提拉瓣叶边缘，此时可显露增大的瓣窦和脱垂的瓣叶。上提脱垂的瓣叶，使三叶的边缘在同一水平严密对合，将脱垂瓣膜的多余部分折叠缝合固定于紧邻瓣交界的主动脉壁。缝合均需用涤纶片和心包等材料衬垫加固，以防组织撕裂。另一种主动脉瓣的成形方法是楔形切除脱垂瓣叶的中段，再连续缝合切开的瓣叶，并用滑线加做主动脉瓣环环缩。不论采用何种成形方法，心脏复跳后都要用经食管超声检查瓣膜的启闭状况。少数主动脉瓣病变严重者，难以做成形术，而需要换瓣。这类病例多见于儿童或青少年，合并心内膜炎或是瓣膜组织非常薄弱者。

十二、术后处理

VSD修补的术后处理与一般体外循环手术患者的术后处理相同。由于手术较为简单，可顺利康复。但是合并严重肺高压患者的术后处理仍是术后ICU面临的一项挑战。对于这些病例，术后早期24～72 h内应选用芬太尼类药物充分镇静。维持血气指标在正常范围，使二氧化碳分压维持在35%左右，合理应用血管活性药，调控呼吸机，切忌低氧血症和二氧化碳增高。适当加用前列腺素E等扩血管药及一氧化氮吸入治疗等，有助于患者的恢复。

十三、手术并发症

1. 室间隔再通　很多原因可以造成VSD术后出现残余分流，多发室间隔缺损修补时遗漏、术中显露不良而缝合不确切，特别是用自体心包作为补片材料易在边缘形成"猫耳朵"，遗留缝隙，以及缝线从心肌组织撕脱，或牵拉缝线用力太过对心肌组织造成切割等原因，均可导致VSD修补术后再通，形成残余分流。关键是术中要预防其发生。隔瓣下缺损，如隔瓣粘连可形成多个小开口，切勿只缝合一个开口，而遗漏了其余小开口。最好是在修补前仔细探查，看清缺损边缘和数量，修补要严密牢靠。肌部缺损要用直角钳探查缺损周围肌束下"异常通道"并闭合它；连续缝合针距要均匀，补片大小要合适，过小有张力易撕脱，过大易形成折角；肌部要深缝，防止撕裂。如发生残余分流，术中应尽早发现和处理。室间隔缺损修补术后早期，如果患者循环不稳定，听诊有明显的杂音，要及时做床边心脏超声检查以排除残余分流。一旦超声证实有残余分流并对心肺功能有明显损害，应该尽早进行二次修补手术。

2. 房室传导阻滞　实施膜周部VSD修补术后，特别是心内膜垫型缺损，容易出现房室传导阻滞。在解剖上准确区分各类缺损，并且掌握它与房室传导束的关系，是防止其发生的关键。术中应避免对其钳夹、提拉、吸引、缝合。心脏复跳后，如出现Ⅲ度房室传导阻滞，应用山莨菪碱、阿托品或异丙肾上腺素等药物无效，可拆除可疑损伤传导束的缝线，重新缝合。对术后出现非窦性节律和心率减慢的患者，应安装心脏光面起搏导线，用临时起搏调控心率，并使用提高心率加快房室传导的药物。术后一个月仍无改善者，应做电生理检查，必要时安装永久性起搏器[10]。

3. 主动脉瓣关闭不全　修补室间隔缺损时左上角缝合过深，可能缝在主动脉瓣叶上，使瓣叶穿孔或活动受限，导致关闭不全，应该积极手术修复。术中通过灌注停跳液可以看清主动脉瓣位置和形态，可以避免以上误操作。

4. 三尖瓣关闭不全　为了显露术野，在任何位置上切开隔叶、切断腱索都是不可取的，因为不需要。如切开或术中损伤了瓣叶，或缝线缝在瓣叶而不是缝在隔叶根部上，远期可发生三尖瓣关闭不全。术中若给予足够注意可以避免此类错误。

5. 肺动脉高压　VSD修补术后，由于患儿病情重或错过最佳手术时机，患者年龄偏大，术前肺动脉高压严重，术后肺动脉高压没能明显下降，术后仍可能存在肺动脉高压。术后早期要予以持续充分镇静，有的患者可能需要持续镇静72 h，用呼吸机辅助呼吸，保持呼吸道通畅。吸入一氧化氮，维持血氧分压＞80 mmHg、二氧化碳分压在35 mmHg左右，直接经肺动脉置管测压或用漂浮导管测压，连续监测肺动脉压力的变化。静脉给予米力农、肾上腺素和少量多巴胺等正性肌力药物，同时静脉加用前列腺素、硝酸甘油等药物，扩张肺动脉，降低肺动脉压力。还可以选择西地那非、波生坦、万艾可等药物治疗。维护好心功能，加强强心利尿。通过CVP、血压、心率的变化和超声心动图的检查，密切观察心功能和肺动脉高压的发展趋势。若经积极治疗病情无好转或发生肺动脉高压危象，必要时可考虑应用ECMO治疗。如患者继发血管病变严重，VSD修补术后预后不好。即使患者出院，肺血管病变也可能持续加重，手术并无意义。

十四、手术效果

VSD修补术是最常见的、简单的心内直视手术之一，手术成功率接近百分之百。极少数婴幼儿或合并严重肺动脉高压或合并其他心脏畸形的患者仍有一定的手术危险性。其远期效果主要取决于肺动脉高压和肺血管病变的程度，如患儿能在两岁以前手术，未发生严重的手术并发症，患者可完全恢复得和正常人一样。如果患者术前肺动脉高压严重，术后可发生三尖瓣关闭不全、心力衰竭或猝死。患者远期可发生亚急性细菌性心内膜炎SBE、VSD再通、主动脉瓣关闭不全等严重并发症，需要再手术治疗。也可发生心律失常、Ⅲ度房室传导阻滞，需要药物治疗或安置永久性起搏器[11-15]。

十五、经验与启示

VSD是一种常见的先天性心脏病，自行愈合不多，诊断不难。该病变多种多样，且多合并其他心脏畸形。

室间隔缺损修补手术是心脏外科的基础手术，必须做好。绝大部分手术可经右心房切口完成，但偶有病例在右心室流出道切口才能看清。很小的膜周流出道缺损有时显露不好，修补困难，甚至不易发现。在右心室双腔心、矫正性大动脉术中，室间隔缺损修补也有一定困难。室间隔缺损修补要严密可靠，还要避免发生房室传导阻滞和术后残余分流。关键是术野必须要显露清楚，补片大小、缝合心肌组织多少、深浅得当，针距要合适。心跳恢复后，可经心脏切口检查有无分流或常规使用经食管超声监测，对避免发生残余分流很有意义。有的病变可能需要经心房、心室或肺动脉双切口修补才能完成。术中如能认真细致地修补室间隔缺损，手术并发症应该都可以避免，但一旦发生严重的主动脉瓣损伤或较大的VSD再通，不能耽误，需要再做手术，重新修补。

较小室间隔缺损可以通过介入治疗，用导管封堵，但偶尔可发生Ⅲ度房室传导阻滞等严重并发症。

（吴清玉）

参 考 文 献

［1］ JACOBS J P, BURKE R P, QUINTESSENZA J A, et al. Congenital heart surgery nomenclature and database project: ventricular septal defect [J]. Ann Thorac Surg, 2000 69 (4 Suppl): 25-35.

［2］ HOFFMAN J I, KAPLAN S. The incidence of congenital heart disease [J]. J Am Coll Cardiol, 2002, 39 (12): 1890-1900.

［3］ 沈向东. 室间隔缺损 [M]// 吴清玉. 心脏外科学. 济南: 山东科学技术出版社, 2003: 377-385.

［4］ SOTO B, BECKER A E, LIE J T, et al. Classification of ventricular septal defect [J]. Bri Heart J, 1980, 43 (3): 332-343.

［5］ HEATH D, EDWARDS J E. The Pathology of hypertensive vascular disease [J]. Circulation, 1958, 18: 533-547.

［6］ REN W, SONG G, ZHANG X. Prediction of spontaneous closure of ventricular septal defect and guidance for clinical follow-up [J]. Clin Cardiol, 2019, 42 (5): 536-541.

［7］ SHIRALI G S, SMITH E O, GEVA T. Quantitation of echocardiographic predictors of outcome in infants with isolated ventricular septal defect [J]. Am Heart J, 1995, 130 (6): 1228-1235.

［8］ FU Y C. Transcatheter device closure of muscular ventricular septal defect [J]. Pediatr Neonatol, 2011, 52 (1): 3-4.

［9］ CHAUVAUD S, SERRAF A, MIHAILEANU S, et al. Ventricular septal defect associated with aortic valve incompetence. Results of two surgical managements [J]. Ann Thorac Surg, 1990, 49 (6): 875-880.

［10］ FUKUDA T, NAKAMURA Y, IEMURA J, et al. Onset of complete atrioventricular block 15 years after ventricular septal defect surgery [J]. Pediatr Cardio, 2002, 23 (1): 80-83.

［11］ VAN LIER T A, HARINCK E, HITCHCOCK J F, et al. Complete right bundle branch block after surgical closure of perimembranous ventricular septal defect. Relation to type of ventriculotomy [J]. Eur Heart J, 1985, 6 (11): 959-962.

［12］ MEIJBOOM F, SZATMARI A, UTENS E, et al. Long-term follow-up after surgical closure of ventricular septal defect in infancy and childhood [J]. J Am Col Cardiol, 1994, 24 (5): 1358-1364.

［13］ ROOS-HESSELINK J W, MEIJBOOM F J, SPITAELS S E C, et al. Outcome of patients after surgical closure of ventricular septal defect at young age: longitudinal follow-up of 22-34 years [J]. Eur Heart J, 2004, 25 (12): 1057-1062.

［14］ NYGREN A, SUNNEGARDH J, BERGGREN H. Preoperative evaluation and surgery in isolated ventricular septal defects: a 21 year perspective [J]. Heart, 2000, 83 (2): 198-204.

［15］ KIDD L, DRISCOLL D J, GERSONY W M, et al. Second natural history study of congenital heart defects. results of treatment of patients with ventricular septal defects [J]. Circulation, 1993, 87 (2 Suppl): 138-151.

第33章
双腔右心室

　　双腔右心室（double-chambered right ventricle，DCRV）是右心室腔内的一种狭窄，由一条或数条异常肌束跨过右心室腔，将右心室分隔为流入部分的高压腔和流出部分的低压腔，并引起右心室血流梗阻的一种先天性心脏病。也有人称之为右心室异常肌束（right ventricular anomalous muscle bundle），但右心室异常肌束并不一定形成典型的双腔右心室，因此，不造成上述典型病理改变的右心室异常肌束不能诊断为双腔右心室[1]。双腔右心室多伴有其他先天性心脏畸形，常伴有室间隔缺损。

一、历史回顾

　　1933年，埃金（Eakin）报道了首例双腔右心室。1959年，布朗特（Blount）报道了3例低温下右心室漏斗部狭窄疏通术，其中2例为典型的双腔右心室改变。1961年，齐富提斯（Tsifutis）首次准确描述此病，并称之为双腔右心室，他报道7例，其中3例在体外循环下手术成功[2]。1962年，卢卡斯（Lucas）报道7例手术的经验和教训，同年，哈特曼（Hartmann）报道9例，4例手术成功，他指出该病常与法洛四联症、VSD混淆，通过右心导管和右心室造影可以确诊[3]。1983年，马蒂纳（Matina）报道14例双腔右心室患者的超声检查特征，认为二维超声检查本病无创、简单、可靠。

　　本病占先天性心脏病的1%～2.6%。男女患者之比为1.4∶1。中国医学科学院阜外心血管病医院（简称阜外医院）1973—1990年手术治疗双腔右心室患者221例，占同期手术治疗先天性心脏病患者13 273例的1.67%。其中男性135例，女性86例，男女患者之比为1.57∶1[1]。

二、病理解剖

　　右心室内一条/块或多条异常肥厚肌束/块起自室上嵴或下方的室间隔，经过右心室腔，止于心尖与基底部之间的右心室游离壁、前乳头肌根部[4]。异常肌束的梗阻部位在右心室腔内的窦部和漏斗部之间，梗阻程度不一，从轻度狭窄到完全梗阻，将右心室分隔为流入部的高压腔和流出部的低压腔，两者之间有大小及数量不一的交通口。异常肌束近端心室肌肉肥厚，远端心室肌肉正常，形成大的薄壁漏斗部心腔。一般肺动脉瓣和肺动脉发育正常。肥厚肌肉随着年龄的增长而加重，可见心内膜增厚和心肌纤维化。异常肌束的大小、多少不一，根据肌束的形态，可分为以下类型。

　　1. 肌膜型　肌膜型不规则的异常心肌块在流入道和流出道之间形成肌性隔，其上有狭窄孔，血液可通过，孔边缘常为纤维组织，孔大小不等（图33-0-1）。根据中国医学科学院阜外医院资料，肌膜型患者有126例（57%），其孔大小0.2～2.5 cm，多为一孔，少数有2孔、3孔或4孔。

　　2. 肌束型　肌束型异常肌束大小、粗细及数量不一，有的仅为一条异常肌束，有的为多条纵横交错的肌束堵塞于右心室流入道和流出道之间，血液仅通过肌束之间或肌束与室间隔或室壁间的缝隙流入流出道（图33-0-2）。根据中国医学科学院阜外医院资料，肌束型者94例（43%）。

　　3. 混合型　混合型具有肌膜型与肌束型两型的特点（图33-0-3）。

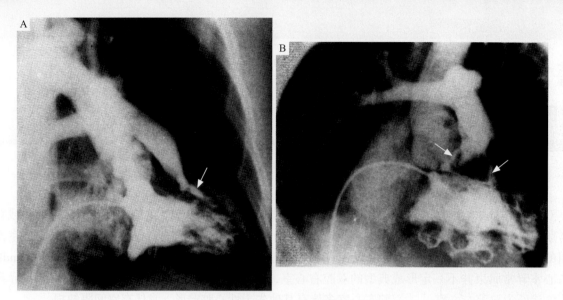

图33-0-1　DCRV肌膜型

A. 有一个狭窄通道（箭头所示）；B. 有两个狭窄通道（箭头所示）。

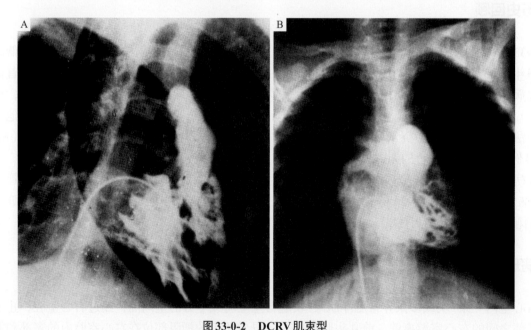

图33-0-2　DCRV肌束型

A. 为粗大肌束形成狭窄；B. 为细肌束形成狭窄。

　　DCRV常合并其他心内畸形，室间隔缺损占80%～95%，肺动脉瓣狭窄占10%～30%，另外还有主动脉瓣下狭窄、右心室双出口、动脉导管未闭、埃布斯坦（Ebstein）畸形等。根据中国医学科学院阜外医院资料，DCRV合并其他心内畸形者共194例，占87.79%（表33-0-1）。

　　室间隔缺损可位于异常肌束的上部或下部。根据中国医学科学院阜外医院资料，在177例DCRV合并室间隔缺损患者中，17例位于低压腔（干下型11例，嵴内型6例），160例位于高压腔，2例多发室间隔缺损。

三、病理生理

　　由于异常肌束将右心室分为近三尖瓣（流入部分）的高压腔和近肺动脉瓣（流出部分）的低压腔，右心室到肺动脉血流受阻，受阻程度与异常肌束的大小、多少以及合并的其他心内畸形有关，可表现

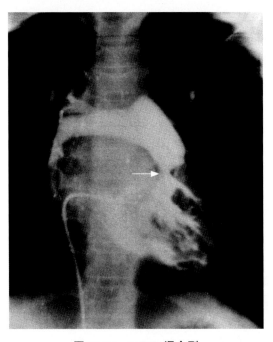

图33-0-3 DCRV混合型
箭头所指为肌膜形成的狭窄孔，造影剂缺失部位为异常肌束。

表33-0-1 DCRV合并其他心内畸形

合并畸形	例数	占比/%
室间隔缺损	177	80
室间隔缺损＋动脉导管未闭	5	2.2
房间隔缺损	3	1.4
右心室双出口	2	0.9
室间隔缺损＋主动脉瓣反流	2	0.9
室间隔缺损＋肺动脉瓣狭窄	1	0.45
室间隔缺损＋肺动脉瓣狭窄 ＋动脉导管未闭	1	0.45
室间隔缺损＋主动脉窦瘤破裂	1	0.45
心内膜炎＋肺动脉瓣反流	1	0.45
预激综合征	1	0.45
合计	194	87.79

为轻到重度梗阻。如合并的室间隔缺损位于高压腔，右心室压高于左心室压时，可造成不同程度的右向左分流；如合并的室间隔缺损位于低压腔，可造成不同程度的左向右分流和肺动脉高压[1]。

四、临床表现

临床症状和体征与血流受阻程度和合并心内畸形有关。

幼年易感冒、发热，可有活动后心悸气短，易疲劳，狭窄严重者可有紫绀。胸骨左缘第3、4肋间可听到4～6级粗糙的收缩期杂音，传导广泛，触及收缩期震颤。多数肺动脉第二心音减低，少数正常或亢进[1, 5-6]。

五、辅助检查

1. 心电图 多见右心室肥厚。由于仅狭窄近端心肌肥厚，心电图多表现为：aVR导联R波不突出，表示右心室远心端心肌不肥厚；V_3R和V_4R导联R波高，表示右心室近心端心肌肥厚；V_1～V_5导联多数正常。

2. 胸部X线片 无特征性改变。根据狭窄程度和室间隔缺损大小，可表现为心脏增大，肺血正常、增多或减少。中国医学科学院阜外医院资料显示心胸比（C/T）0.4～0.72，肺血多122例，肺血少61例，38例正常。

3. 超声心动图 该方法方便、无创，可明确肥厚肌束的大小、位置，流出道入口的狭窄程度。该病的特征性改变为漏斗部正常，右心室前壁和室间隔有肌束突向室腔（图33-0-4）。异常肌束近端室间隔与左心室后壁同

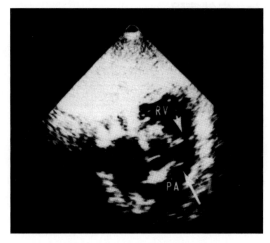

图33-0-4 DCRV的超声心动图
短箭头所指为异常肌束，长箭头所指为肺动脉瓣。
RV：右心室；PA：肺动脉。

向运动。超声心动图还可探明合并心脏畸形。

4. 右心导管　导管从肺动脉缓慢后退，可测出右心室内高低压腔的压差，合并室间隔缺损有心室水平分流，并可计算其分流量。中国医学科学院阜外医院资料显示高压腔收缩压为38～155 mmHg。

5. 右心室造影　可确定异常肌束位置、形态，表现为右心室腔内不规则充盈缺损（图33-0-1～图33-0-3）。

六、诊断与鉴别诊断

随着对该病认识的提高及超声仪性能的提高，根据临床查体和超声检查结果能够明确诊断，右心导管和心室造影仅用于肺动脉高压造成右向左分流时手术适应证的选择和合并复杂畸形时的诊断。该病应与下列疾病鉴别。

1. 肺动脉瓣狭窄、漏斗部狭窄　详见表33-0-2。

表33-0-2　DCRV与肺动脉瓣狭窄、漏斗部狭窄的鉴别[1]

比较项	DCRV	肺动脉瓣狭窄	漏斗部狭窄
收缩期杂音最响亮位置	胸骨左缘第3、4肋间	胸骨左缘第2肋间	胸骨左缘第2、3、4肋间
X片肺动脉段凸	有或无	有狭窄后扩张	无
心导管	右心室有高低压腔压差	压差部在肺动脉瓣	漏斗部压差及压差移行区
右心造影	右心室腔内充盈缺损	肺动脉瓣呈圆顶状，并有喷射征	漏斗部狭窄

2. 室间隔缺损　DCRV合并室间隔缺损（VSD）时可有肺血增多，胸骨左缘第3、4肋间有响亮的收缩期杂音，而小的VSD肺血增多不明显，这些都造成两病鉴别上的困难。两病鉴别要点：DCRV听诊可有肺动脉第二心音减低，心电图示右心室肥厚，超声检查发现右心室异常肌束，右心导管检查存在高低压腔和压差；而VSD听诊肺动脉第二心音不低或亢进，心电图表现左心室肥厚或双心室肥厚，超声检查可发现缺损，右心导管检查右心室血氧含量增加[1]。

3. 法洛四联症　DCRV狭窄严重时可能有紫绀，应与法洛四联症鉴别。两病鉴别点：右心导管检查，DCRV在右心腔内存在压力差，分为近心端的高压腔和远心端的低压腔；法洛四联症肺动脉与右心室存在压力差或漏斗部压差移行区。右心室造影，DCRV右心室流入道与流出道间狭窄，漏斗部正常，室间隔缺损通常较小；法洛四联症漏斗部狭窄，室间隔缺损较大，多大于1 cm，并有主动脉增粗骑跨[1, 4]。

七、自然病程

自然病史仅是推断，尚未见大组长期随访报道，与右心室梗阻程度和合并畸形有关。佩尔洛夫（Perloff）和哈特曼（Hartmann）（1964年）报道异常肌束随年龄增加而增长，使梗阻逐渐加重，严重者可造成漏斗下完全梗阻。室间隔缺损可自发闭合[7]。

八、手术适应证

1. 单纯DCRV　右心室内压差大于40 mmHg，应手术治疗，小于40 mmHg可暂不手术，定期随访，观察其变化。也有人认为，由于异常肌束可进行性加重，所以一经确诊即应手术。

2. 合并其他心脏畸形　需手术矫正，在矫正其他畸形的同时切除异常肌束[1]。

九、手术技术

手术在低温体外循环下进行。常规置经食管超声，畸形矫治前须进一步确定诊断，畸形矫治后检验手术效果。

由于部分患者术前不能明确诊断，术中及时确立诊断非常重要[8]。

（一）手术步骤

1. 心外探查 DCRV有如下特点：主动脉、肺动脉直径相似，肺动脉也可略细；右心室表面心底和心尖之间可见轻度凹陷，此凹陷是由异常肌束附着所致；该部位心肌运动减弱，在其附近可触及收缩期震颤；漏斗部正常或增大。心外探查发现前述四点改变应想到DCRV的可能性。

2. 常规建立体外循环 探查有无房间隔缺损或三尖瓣病变，并经房间隔置入左心引流管，阻断升主动脉。下面介绍经右心室流出道切口和经右心房切口两种手术方法。

3. 经右心室流出道切口 在右心室流出道作纵切口或横切口，注意避开冠状动脉左前降支和大的圆锥支，勿损伤前乳头肌。

明确心室内解剖结构和病理改变，以便正确矫治。由于异常肌束的阻挡，通过右心室切口往往看不到三尖瓣，但可见到异常肌束形成的狭窄孔，勿将其误为VSD，直角钳通过狭窄孔不能进入主动脉内，此点可与VSD鉴别。单个粗大的异常肌束应与调节束鉴别，异常肌束接近三尖瓣，而调节束靠近室间隔。异常肌束跨越右心室腔，位于主流道，可造成血流梗阻；调节束不横过室腔，不妨碍血流。DCRV也需与法洛四联症鉴别（表33-0-3）。

表33-0-3　DCRV与法洛四联症术中鉴别

DCRV	法洛四联症
肺动脉瓣可正常	肺动脉瓣大多数狭窄
主动脉与肺动脉直径相似	主动脉增粗、骑跨
VSD一般不大，显露较差	VSD一般大，为嵴下型
漏斗部正常，狭窄在右心室窦部	漏斗部明显狭窄，圆锥间隔前移
室上嵴位置正常	室上嵴偏前
异常肌束近端心肌肥厚，远端心肌正常	整个右心室肥厚

在直角钳引导下小心切除异常肌束，显露三尖瓣口及VSD（图33-0-5、图33-0-6）。操作中应注意：异常肌束的终点可在前乳头肌根部，不要损伤切断前乳头肌，以免造成三尖瓣反流；在切除室间隔前

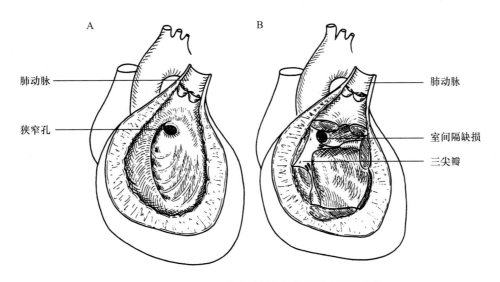

图33-0-5　DCRV肌膜型手术右心室前壁部分已切除

A. 肥厚的肌肉呈片状遮盖三尖瓣和室间隔缺损，仅其上部一小孔通右心室流出道；B. 肥厚的肌肉被切除后显露室间隔缺损和三尖瓣。

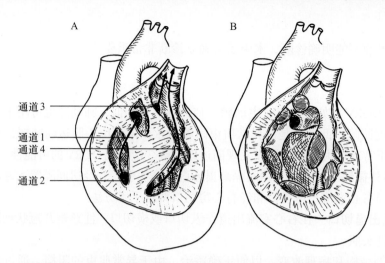

图33-0-6　DCRV肌束型手术：粗大肌束，右心室前壁部分已切除

A. 肥厚的肌束遮盖三尖瓣和室间隔缺损，三个通道与异常肌束有关，通道1位于异常肌束前面，形成室间隔缺损和三尖瓣之间的交通；通道2位于异常肌束下部后面，形成三尖瓣与流出道之间的交通；通道3位于异常肌束上部后面，形成室间隔缺损与流出道之间的交通，注意不要将狭窄的通道（3、4）误认为室间隔缺损；B. 异常肌束切除后显露室间隔缺损和三尖瓣。

方的肌束时，不要损伤主动脉瓣，可加压灌注少量冷停跳液，以观察主动脉瓣和室间隔的关系。

修补VSD：显露术野，有两点可确认VSD：①直角钳通过缺损可进入主动脉腔；②膨肺时有血液自缺损处涌出。小的缺损可直接缝合，较大缺损应补片修复。

4. 经右心房切口　右心房切口（图33-0-7A）心内探查，异常肌束起自调节束，室间隔缺损位于其下，沿图中虚线切除异常肌束（33-0-7B），可以看到无狭窄的漏斗部，修补室间隔缺损（图33-0-7C），小的缺损可直接缝合，较大缺损需补片修补[6-7, 9-11]。

（二）矫正其他合并畸形

解除肺动脉瓣狭窄，闭合未闭的动脉导管。注意如存在动脉导管未闭，应首先闭合，以防血液灌注造成肺损害。

排除左心气体后开放升主动脉阻断钳。心脏复跳后，应常规触摸右心室表面，如右心室表面存在

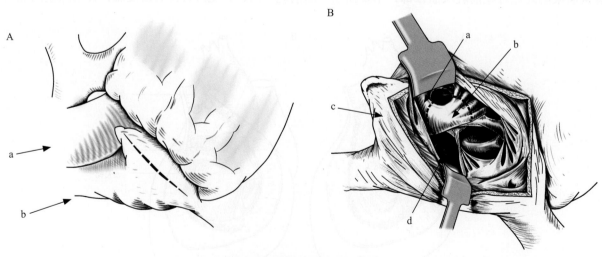

图33-0-7　经右心房切口手术[7]

A. 右心房切口：a. 主动脉，b. 上腔静脉；

B. 切除异常肌束：a. 漏斗间隔，b. 异常肌束，c. 右心房，d. 室间隔缺损；

C. 修补室间隔缺损：a. 横断的异常肌束；b. 调节束；c. 前乳头肌；d. 室间隔缺损补片。

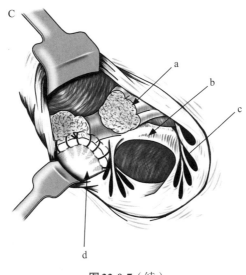

图 33-0-7（续）

收缩期震颤，查清原因后要进行处理，可能为残留异常肌束和狭窄、室间隔缺损闭合不全或遗漏。经食管超声可明确畸形纠正是否满意及右心室表面存在收缩期震颤的原因，常需再次予以纠正[1]。

十、术后处理

术后处理与合并畸形和病理生理改变有关。单纯 DCRV 术后不需要特殊处理；合并重度肺高压者应充分镇静，减少吸痰等刺激；合并复杂畸形者，应根据循环情况应用血管活性药物[1]。

十一、手术并发症

近年来，随着心外科技术的提高和经验的积累，在大的心脏中心，术后患者恢复平顺，很少发生并发症，手术死亡率近于 "0"。文献报道早年曾有如下并发症发生，对于心脏手术经验较少者，现在仍有借鉴意义。

1. 残留梗阻 造成残留梗阻的原因为未发现异常肌束，或怕损伤前乳头肌或主动脉瓣而保留过多的异常肌束。患者表现为心前区收缩期杂音伴震颤，有时有低心排血量表现。预防方法是在修补 VSD 后，常规探查右心室流入道，停机后常规触摸右心室表面，并做经食管超声，发现问题及时处理。术后有体征无症状的病例可不必处理。轻度心力衰竭可用强心利尿剂治疗。右心室内压差在 40 mmHg 以上者，考虑再次手术治疗[1, 8, 11]。

2. 遗漏室间隔缺损或残余分流 遗漏室间隔缺损多因异常肌束遮挡，显露差，或解剖不熟所致。表现为胸前收缩期杂音伴震颤，心力衰竭。因此，手术时应彻底切除异常肌束，充分显露手术野，以预防其发生。一旦发生应使用强心利尿药物控制心衰，并再次手术修补室间隔缺损。<3 mm 的残余分流多为缝线撕脱所致，可不必处理[1, 11]。

3. 误缝闭狭窄口 把右心室异常肌束的狭窄口误为 VSD 而缝合或修补，如有几个狭窄口，闭合一个，等于加重了双腔右心室的狭窄，心室表面仍有收缩期震颤及心力衰竭表现；如只有一个狭窄口，则缝合后心脏不能复苏。术中应探清室内解剖结构，以预防上述并发症的发生。一旦发生，应再次手术，拆除补片，切除狭窄肌束，修补 VSD[1]。

4. 低心排血量综合征 该并发症极少发生，发生原因：①病情重，如合并重度肺动脉高压或复杂畸形；②心肌保护不好，主动脉阻断时间过长；③畸形矫正不满意，如遗漏室间隔缺损和残余狭窄；

④术中副损伤，如主动脉瓣损伤；⑤术后心脏压塞，血容量补充不足或过量。处理原则是术前明确诊断，对合并重度肺动脉高压或复杂畸形者，应做右心导管及心室造影检查；术后做床旁超声检查，明确原因，及时采取正确的治疗措施，如心肌收缩无力应用血管活性药物；术中畸形纠正不满意或副损伤，应再次手术；心脏压塞应及时解除[1]。

5. 三尖瓣关闭不全　本症多为切断前乳头肌所致，表现为右心房收缩期震颤、中心静脉压升高、肝脏增大。预防方法是术中不要损伤前乳头肌，如有损伤，应仔细缝合。应用强心利尿药物治疗只能减轻症状，应再次手术缝合乳头肌断端[1]。

十二、手术效果

现在DCRV手术早期病死率趋向于"0"，但在20世纪60年代，对此病认识不足，并发症多，病死率高。如有人将狭窄孔误作VSD闭合。1962年，卢卡斯（Lucas）报告7例，死亡4例。1962年哈特曼（Hartmann）报告手术治疗9例，成功4例[3]。中国医学科学院阜外医院1973—1990年手术治疗右心室双腔心221例，多合并其他畸形，包括合并室间隔缺损、法洛四联症、右心室双出口、动脉导管未闭等。手术早期死亡11（5%）例，主要原因为畸形复杂而术前未诊断清楚，术中临时处理，阻断升主动脉时间长，术中梗阻解除不满意，术后发生低心排血量综合征等并发症。该院1986年5月至1990年手术治疗右心室双腔心71例，无一例死亡。肖学钧1994年报道1990年1月至1992年6月经手术确诊双腔右心室（DCRV）46例，术后死亡1例，病死率2.2%[12]。八郎（Hachiro）2001年报道1969至1998年间40例手术治疗患者，年龄3月至52岁，右心室压差20～170 mmHg，27（67.5%）例合并VSD，无院内死亡。随访16.5±8.9年（2.5～31年），无再手术病例，外科治疗短期和长期血流动力学和功能都效果良好[13]。

该病手术治疗远期效果好，都能恢复正常生活，生活质量及寿命与普通人群无差别。中国医学科学院阜外医院对66例随访0.5～9年，其中心功能一级64例，心功能二级2例。

十三、经验与启示

该病术前可能误诊，只诊断了室间隔缺损而漏诊右心室异常肌束[8]，打开心包后，看到肺动脉径比主动脉略细或相等，与通常肺动脉比主动脉粗的现象不符，应想到此病的可能，术中应注意。心外探查右心室表面心底和心尖之间可见凹陷，该部位心肌运动减弱，右心室表面收缩期震颤比室间隔缺损强度大且传导广；切开右心室后可见异常肌束，可肯定诊断。在心脏停搏松弛状态下，用探条评估异常肌束切除及右心室通畅程度不准确，往往高估，术中应用手触摸有无凸起残留肥厚肌束，停机后触摸右心室表面有无震颤，测压或经食管超声有无残留压差，如有残留压差，应再次转机矫治。

（吴　信）

参 考 文 献

[1]　吴信. 双腔右心室 [M]//吴清玉. 心脏外科学. 济南: 山东科学技术出版社, 2003: 386-392.

[2]　TSIFUTIS A A, HARTMANN A F, ARRIDSSON H. Two-chambered right ventricle: report on seven patients [J]. Circulation, 1961, 24: 1058.

[3]　HARTMANN A F J R, TSIFUTIS A A, GOLDRING A D. The two-chambered right ventricle: report of nine cases [J]. Circulation, 1962, 26: 279-287.

[4]　陈群, 王志辉, 邬达明. 双腔右心室的手术治疗 [J]. 中国循环杂志, 1988, 3 (2): 94-96.

[5]　徐日兴, 刘欲团, 史鉴运, 等. 双腔右心室9例报告 [J]. 胸心血管外科杂志, 1986, 2: 106.

［6］ MCELHINNEY D B, CHATTERJEE K M, REDDY V M. Double-chambered right ventricle presenting in adulthood [J]. Ann Thorac Surg, 2000, 70 (1): 124-127.

［7］ KOUCHOUKOS E H, et al. Low-lying infundibular pulmonarty stenosis and ventricular septal defect [M]// KOUCHOUKOS E H, et al. Cardiac Surgery. 3rd ed. Philadelphia: Churchill Livingston, 2003: 1045-1048.

［8］ SIMPSON W F, SADE R M, CRAWFORD F A, et al. Double-chamber right ventricle [J]. Ann Thorac Surg, 1987, 44 (1): 7-10.

［9］ CABRERA A, MARTINEZ P, RUMOROSO JR, et al. Double-chambered right ventricle [J]. Eur Heart J, 1995, 16: 682.

［10］ PENKOSKE P A, DUNCAN N, COLLINS-NAKAI R L, et al. Surgical repair of double-chambered right ventricle with or without ventriculotomy [J]. J Thorac Cardiovasc Surg, 1987, 93 (3): 385-393.

［11］ KVSELISP D, ROSENTHAL A, FERGUSON P, et al. Long-term prognosis after repair of double-chamber right ventricle with ventricular septal defect [J]. Am J Cardiol, 1984, 54 (10): 1292-1295.

［12］ 肖学钧, 张镜方. 双腔右心室的诊断及其外科治疗: 附46例报告 [J]. 中华心血管病杂志, 1994, 22 (3): 206-208.

［13］ HACHIRO Y, TAKAGI N, KOYANAGI T, et al. Repair of double-chambered right ventricle: surgical results and long-term follow-up [J]. Ann Thorac Surg, 2001, 72: 1520-1522.

第34章
法洛四联症

法洛四联症（tetralogy of Fallot，TOF）是一种最常见的复杂的先天性紫绀型心脏病，主要病变为室间隔缺损、主动脉骑跨、肺动脉瓣狭窄和右心室肥厚，常常合并动脉导管未闭、房间隔缺损等其他心内畸形。其发病率约占先天性心脏病的10%，为正常出生人口的4/10 000，占紫绀型心脏病的50%。父母一方为法洛四联症者，其子女发生本病的概率为1.5%，而正常人群发病率为0.1%[1]。

患者出生后即表现紫绀、缺氧，蹲踞、发育迟缓、活动受限，如合并动脉导管未闭，缺氧可能不严重，但在动脉导管闭合后，低氧血症会加剧。如能及时进行手术治疗，绝大多数患者都可以得到根治，恢复正常人的生活，即使先行体肺动脉分流术，最后也有机会根治，效果良好。如延误手术治疗，随着患者年龄的增长，心脏会发生继发改变，缺氧会影响整体发育，更多的体肺侧支循环形成，心、肺、肾等功能受到损害，预后不好。

一、历史回顾

1673年，尼可拉斯·埃蒂安·路易斯·亚瑟·法洛（Nicholas Etienne-Louis Arthur Fallot）首先对本病做出了正确的临床诊断并被尸检证实。1945年，布莱洛克（Blalock）和陶西格（Taussig）开始采用姑息手术方法，即将患者右锁骨下动脉近端切断并与右肺动脉进行端侧吻合来治疗本病，使患者缺氧等症状缓解，患者生活质量明显提高。此后，该方法得到了广泛的推广和改良，一直沿用至今。1954年，第一例法洛四联症根治术是由利莱海（Walter Lillehei）在交叉循环下完成的，1957年，他率先报告用补片法加宽右心室流出道，至1960年，他共完成了106例根治术，其中100例是在体外循环下，6例是在交叉循环下完成的。他当时采用了室间隔缺损补片、起搏器等创新性方法。术后长期随访，30年生存率为77%，大部分患者有了家庭和子女，可胜任各种工作，这是一个非常了不起的成就[2]。1955年，柯克林（J. W. Kirklin）在体外循环下行第一例法洛四联症根治术并获得成功。1959年他提出了用跨环补片方法来解除右心室流出道、肺动脉瓣及肺动脉瓣环的狭窄。1965年，他又报告用右心室至肺动脉的外管道治疗法洛四联症合并肺动脉闭锁。1966年，罗斯（Ross）采用带瓣外管道治疗此病。20世纪60年代后，法洛四联症根治术在全世界逐渐开展，后来普遍应用于临床，成为常规手术，并取得了很好的疗效。

二、发病机制

1947年，爱德华兹（Edwards）提出本病在胚胎发育过程中，有三个主要的变异导致了本病的发生，即肺动脉瓣狭窄、动脉圆锥间隔和心室间隔排列异常所致。1970年，范普拉格（Van Praagh）推测本病是动脉圆锥间隔偏移和漏斗部发育不良的结果。VSD是由于动脉圆锥间隔向前、向左移位，未能与基部室间隔融合所致。动脉圆锥间隔移位的同时造成右心室流出道及肺动脉瓣狭窄，主动脉骑跨也与漏斗间隔发育不全和移位有关。右心室肥厚则是继发于室间隔缺损和右心室流出道及肺动脉瓣、肺动脉狭窄的病变。

三、病理解剖

　　法洛四联症，顾名思义本病有四个主要特征，即较大而非限制性的VSD、肺动脉瓣或肺动脉主干或合并各分支和右心室流出道狭窄、主动脉骑跨和右心室肥厚，常合并多种其他心脏畸形[3]（图34-0-1、图34-0-2）。病变表现在以下几个方面。

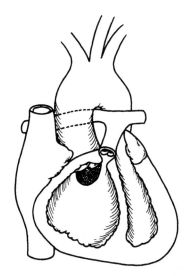

图 34-0-1　法洛四联症病理解剖示意图

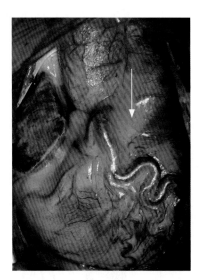

图 34-0-2　法洛四联症心脏外观
冠状动脉圆锥支横跨右室流出道。

　　1. 右心室流出道　法洛四联症几乎都合并不同程度的右心室流出道狭窄，其中74%合并右心室流出道和肺动脉瓣狭窄，单纯右心室流出道狭窄而不合并肺动脉瓣狭窄的约占26%。右心室流出道按狭窄的位置可分为高位、中位、低位狭窄或广泛管状狭窄（图34-0-3）。实际上，每个患者右心室流出道狭窄的位置和界限以及严重程度都不一样。右心室流出道不同水平狭窄都有过渡状态，有的界限并不十分明显，不能截然分开。右心室流出道高位狭窄位于肺动脉瓣环下方，由异常增厚的肌束、纤维束和纤维化心内膜构成，可呈部分或全部环状狭窄，靠近肺动脉瓣环；中位狭窄主要由异常肥厚的壁束、隔束、室上嵴构成，或者以其中一部分为主；右心室流出道低位狭窄位于室上嵴水平，室上嵴肥厚，可以由较多的异常肌束构成显著的狭窄，也可以类似一纤维肌性隔膜，常形成第三心室。所谓第三心室，是狭窄上方局部右心室流出道扩张、壁薄，常提示病变不是特别严重（图34-0-4～图34-0-6）。患者右心室流出道狭窄也可能很严重，不形成第三心室，而呈短管状或弥漫性狭窄，室上嵴可肥厚或发育不良。右心室流出道发育不良也可类似于肺动脉闭锁，在右心室表面可见较粗大的主动脉根部和细小的肺动脉，主动脉与前降支距离很近，右心室流出道及肺动脉瓣环所占的空间很小。

　　右心室流出道任何部位狭窄，绝大多数可在相应的心肌表面见到局限性的凹陷或整体发育不全。

　　干下型VSD患者，圆锥间隔不存在，右心室流出道狭窄可能不严重，狭窄常位于肺动脉瓣环或肺动脉瓣，这类患者多数肺动脉发育良好。

　　婴幼儿患者继发病变少，心肌顺应性好。儿童或成人患者继发病变严重，可致右心室流出道严重狭窄，几乎将整个右心室流出道堵死，右心室心肌普遍肥厚、心肌纤维化和顺应性下降，心功能受损。

　　2. 肺动脉瓣　肺动脉瓣狭窄约占法洛四联症的75%，其中2/3为二瓣化，交界粘连融合、狭窄，

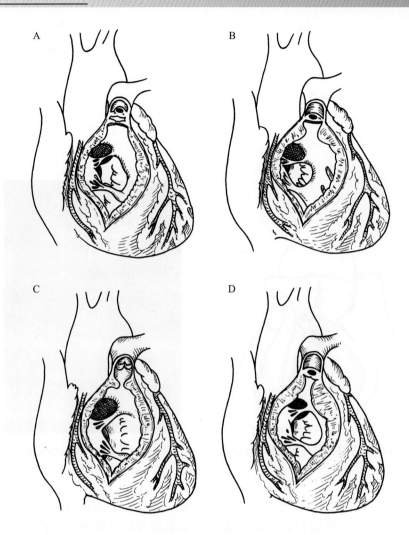

图34-0-3 法洛四联症右心室流出道狭窄的形态和部位
A. 高位狭窄；B. 中位狭窄；C. 低位狭窄；D. 管状狭窄。

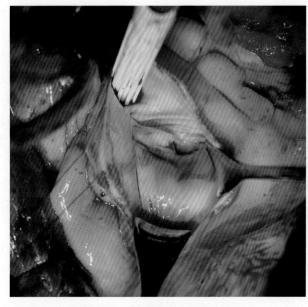

图34-0-4 右心室流出道高位狭窄

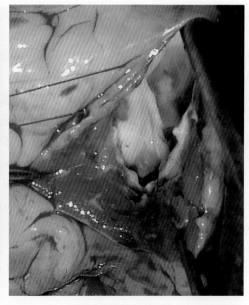

图34-0-5 法洛四联症中位狭窄，内膜纤维化

可因瓣叶增厚、交界融合，在肺动脉瓣口形成中心性或偏心性的小孔（图34-0-7），使整个瓣呈拱顶状，当瓣口偏离中心时，肺动脉瓣像一个单瓣，也可以是三个瓣交界粘连，偶尔可见到四个瓣叶、交界狭窄或瓣缺如。肺动脉瓣的狭窄程度不同，可由轻度交界粘连到接近肺动脉闭锁。瓣叶也可增厚、发育不全而呈不规则残迹。在瓣叶边缘有时可见到大小不等的赘生物。约16%的患者同时合并肺动脉瓣环狭窄，肺动脉瓣缺如少见。

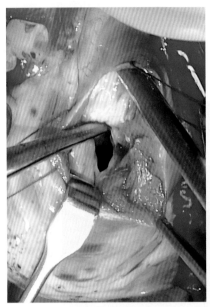 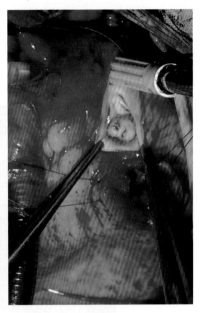

图34-0-6　低位右心室流出道狭窄，第　　　图34-0-7　肺动脉瓣严重狭窄
　　　　　三心室形成

3. 肺动脉　法洛四联症患者主肺动脉都有不同程度的发育差，细小，向左、向后移位。由于狭窄的瓣叶向内牵拉可形成肺动脉瓣上局限性狭窄。

有2.4%～6.3%的患者主肺动脉或左、右肺动脉节段性狭窄或发育不全，尤以左肺动脉起始处狭窄较常见，单纯右肺动脉狭窄者少见。偶可见到主肺动脉及左、右肺动脉不狭窄，而狭窄局限在肺动脉远端分支起始部位（图34-0-8）。肺内动脉也可能形成狭窄，其严重程度可不同，肺动脉可以多处发育差，也可为一侧肺动脉缺如，分布不匀，甚至左、右肺动脉未融合，同时有较大的体肺循环侧支形成。这些侧支可来自纵隔旁血管、支气管动脉、肋间动脉和冠状动脉，以及主动脉与肺动脉间的侧支循环，也可来自动脉导管或医源性分流。患者可能合并肺动脉闭锁（15%～25%），伴有大量的体-肺侧支循环或动脉导管未闭，可在与动脉导管连接处的左、右肺动脉起始处形成狭窄。远端肺血管床发育不良，中层变薄，可形成血栓。另外，肺容量、肺泡的大小和数量也有减少。

4. 室间隔缺损　室间隔缺损通常为嵴下型，可延及膜部，均较大，为非限制性室间隔缺损。其前上缘为室上嵴，后下缘可有2～5 mm宽的肌性组织将VSD与三尖瓣隔开，也可以与三尖瓣隔瓣根部直接连续。如缺损位于肺动脉瓣下，在主动脉瓣与肺动脉瓣之间无或只有少许肌性组织，则为干下型室间隔缺损。干下型室间隔缺损的四联症患者临床表现与嵴下型有很大的不同，由于漏斗间隔缺如，缺损通常较大，进入肺动脉血流受限较轻，肺血流更多，因此多数患者肺动脉发育较好，病情较轻，血红蛋白升高不显著。术中易被认为是主动脉骑跨严重，误诊为右心室双出口。某些成年患者缺损可能不大，但能看到原VSD部分愈合的纤维膜样组织。有3%～15%的患者可合并一个或多个肌部VSD。

5. 传导系统　窦房结和房室结均在正常位置，希氏（His）束走行与VSD相似。由于主动脉向右

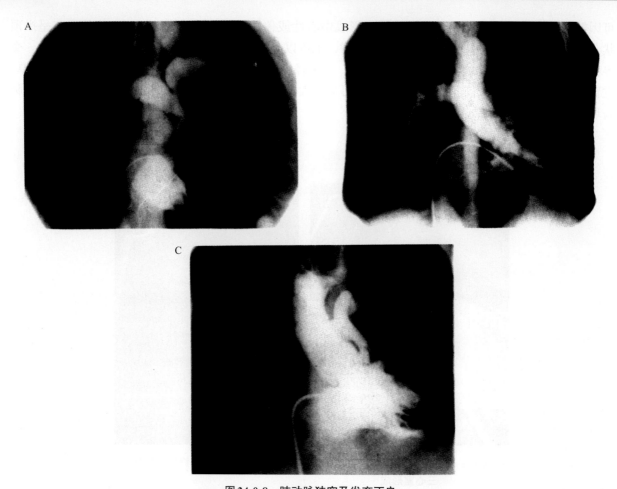

图 34-0-8 肺动脉狭窄及发育不良
A. 左肺动脉起始部位狭窄；B. 左肺动脉缺如；C. 肺动脉广泛发育不良。

骑跨，右纤维三角亦受到影响，使传导束向右前移位，靠近 VSD 后下缘。

6. 主动脉 主动脉内径增粗，向右骑跨可达 30%～80%。有作者将主动脉骑跨超过 50% 归属于右心室双出口的范围，也有作者认为如果骑跨不超过 90%，仍为法洛四联症。极个别患者主动脉增粗、瓣环扩大，可引起主动脉瓣关闭不全，可能需要换瓣治疗。主动脉呈右位主动脉弓、右位降主动脉的患者约占 25%，尤其多见于肺动脉闭锁[4]。

7. 心室 右心室可有不同程度增大，右心室壁明显增厚，隔束、壁束或调节束增粗（图 34-0-9）或位置异常，舒张末期容量减少，顺应性下降，射血分数下降。左心室壁厚度和容量可正常，可能减少或发育不全，也可合并二尖瓣发育不全。

8. 合并病变 法洛四联症 2%～10% 的患者合并冠状动脉异常。多为前降支起自右冠状动脉，大约 10% 的患者合并室间隔缺损，大多数患者并存卵圆孔未闭，可合并左上腔静脉或动脉导管未闭、完全性心内膜垫缺损、三尖瓣关闭不全，可继发脑脓肿、亚急性细菌性心内膜炎等。

法洛四联症合并畸形及其所占比例见表 34-0-1。

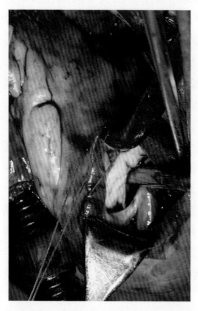

图 34-0-9 法洛四联症壁束、隔束增粗

表 34-0-1 法洛四联症的合并畸形

合并病变	例数及所占百分比	合并病变	例数及所占百分比
ASD	220（6.5%）	LSVC	110（3.2%）
ASD＋PDA	16（0.5%）	PA	34（1.0%）
肺动脉瓣缺如	8（0.2%）	冠状动脉异常	15（0.4%）
PAPVC	5（0.1%）	右位心	13（0.4%）
PDA	74（2.2%）	其他（TI、PI、SBE）	35（1.0%）
		总计	530（15.5%）

PAPVC：部分型肺静脉异位引流；LSVC：右上腔静脉并存；TI：三尖瓣关闭不全；PI：肺静脉瓣关闭不全；SBE：亚急性细菌性心内膜炎。

四、病理生理

法洛四联症的病理生理改变主要取决于右心室流出道和肺动脉系统的狭窄、体循环阻力、主动脉骑跨、VSD 和合并病变及侧支循环建立情况。如果右心室流出道或肺动脉狭窄不重，右向左分流量少，患者可无紫绀或为轻度紫绀，活动量受限也不明显。如果有动脉导管未闭或建立了丰富的侧支循环，患者紫绀可以明显减轻，缺氧的状况也会明显缓解。

右心室流出道和肺动脉狭窄越重，患者心内右向左分流量越大，紫绀和缺氧越严重，右心室肥厚也就越显著。患者晕厥、蹲踞和低氧血症等现象更明显。任何使体循环阻力降低、右心室流出道和肺动脉狭窄加重的诱因，均可使患者诱发缺氧发作、病情加重甚至导致右心衰竭。右心室流出道和肺动脉狭窄可继发心肌肥厚、纤维化，心内膜增厚，右心功能受损。

长期低氧血症可导致红细胞增多、红细胞压积升高，红细胞压积升高易致血栓形成和栓塞。凝血因子减少和大量侧支循环形成可致出现咯血症状。由于心内右向左分流，患者可发生亚急性细菌性心内膜炎、慢性心力衰竭、脑脓肿等并发症。

五、临床表现

患者可有咯血、晕厥和心力衰竭病史，常见紫绀、蹲踞、活动后心慌气短、发育迟缓、活动受限、营养不良等症状。体检可见患者发育差、结膜充血、紫绀、杵状指（趾），可合并上肢或指骨畸形。听诊第一心音正常，第二心音可为主动脉瓣单一关闭音。收缩期杂音亦因病变而异，狭窄不太严重者杂音较响，可在Ⅲ级以上，传导范围较广，可扪及收缩期震颤。狭窄严重者杂音较轻也可完全消失，或仅闻及侧支循环或动脉导管未闭所致的双期或舒张期杂音。肺动脉瓣缺如时，胸骨左缘 2、3 肋间可闻及Ⅱ～Ⅲ级舒张期杂音。

六、辅助检查

1. 心电图 多为窦性心律，电轴右偏，右心室肥厚，右心房扩大。亦可出现完全或不完全右束支阻滞，Ⅰ～Ⅲ度房室传导阻滞。可出现交界区心律，ST-T 段改变，或合并预激综合征（W-P-W 综合征）等。

2. 胸部 X 线片 心脏平片示肺血少，如合并动脉导管未闭或粗大体、肺循环侧支肺血可能有所增多。心腰凹陷，右心室增大，呈"靴形心"。心脏多为轻到中度增大，心胸比率 0.55 左右，少数病例心胸比大于 0.60。可见右位主动脉弓和左上腔静脉，合并 PDA 等相应的征象。通过胸部平片可大致判断患者左、右肺动脉发育情况。

3. **超声心动图** 可明确VSD的位置（多为嵴下型且较大）和是否为多发型VSD。可发现不同程度的主动脉骑跨，右心室流出道狭窄，主肺动脉及左右肺动脉狭窄严重程度。可了解左、右心室发育和形态、心功能及瓣膜情况，也可以发现所合并的ASD、PDA、左上腔静脉等其他心脏畸形。超声心动图无创伤且操作方便，已成为诊断法洛四联症的主要方法，多数患者可仅根据超声心动图的检查结果来决定手术治疗。

4. **心导管检查** 右心导管可了解各心腔压力、心内分流情况。造影检查可明确心内病变的解剖情况，如VSD的大小和位置，肺动脉的病变，冠状动脉起源及其分布，以及体肺循环的侧支情况，同时可发现是否合并其他心脏畸形。目前90%以上患者不再需要心导管和造影检查，仅在患者病情复杂、超声心动图不能明确诊断的情况下，才有必要行导管检查。

5. **CT、MRI** CT和MRI检查可进一步明确病变情况，特别是在需要与其他心脏畸形鉴别诊断时，可以进行此二项检查。可明确心内病变及分流情况，可了解患者肺动脉发育情况，并能经三维重建技术展示患者具体病理结构，评估心脏功能和决定手术方案。

6. **实验室检查** 红细胞数量、红细胞压积及血红蛋白显著增加，凝血因子减少。血氧分压及饱和度下降。尿中有红细胞及蛋白，可能有肾功能不全的表现。

七、诊断与鉴别诊断

临床上主要应和艾森曼格综合征、共同动脉干、右心室双出口、单心室等进行鉴别诊断。上述病变的病理改变与法洛四联症有所不同，但在疾病的不同阶段或不同严重程度时可能误诊。特别在法洛四联症较轻时，紫绀、杵状指均可能不显著，而与上述病变相似，心电图、X线检查甚至超声心动图也不能完全鉴别。如能提高警惕，经过右心导管和CT、MRI及心电图检查，则可完全避免误诊，必要时应做心血管造影检查。

八、自然病程

法洛四联症患儿在1岁内如不手术，病死率可达25%。肺动脉狭窄严重者在3岁内病死率可达40%，10岁内达75%，40岁内达95%，40岁以上者多死于慢性心力衰竭、低氧血症。如合并肺动脉闭锁，由于PDA闭合，患儿多在生后1个月内死亡，3岁内病死率为75%，10岁内为92%。如合并肺动脉瓣缺如，50%患儿在1岁内死亡。极少数轻症患者可活到20~30岁，多死于呼吸衰竭和心力衰竭[1]。

九、手术适应证

明确诊断为法洛四联症，有明显缺氧和晕厥症状。多数患儿可在1~2岁以内行根治术，儿童也应尽早行根治手术。

如为新生儿、全身情况差、肺动脉发育不好、多发VSD、肺动脉闭锁、冠状动脉异常等可先行姑息手术，以改善患者的缺氧状况，增加肺血流量，提高血氧饱和度，促进肺动脉发育和缓解症状，待条件具备时再行根治术。

成人患者即使年龄在50岁以上，有过心力衰竭史，亦可行根治术。过去曾认为年龄大、血红蛋白高、蛋白尿、肾功能不全、肺动脉及左心室发育差，为手术危险因素或手术禁忌。临床经验证明，绝大多数患者可以进行手术，疗效满意[5-7]。

十、手术技术

（一）姑息手术

1. 布莱洛克-陶西格（Blalock-Taussig）分流术　　多经右侧第4肋间开胸，游离右侧锁骨下动脉和右肺动脉。将锁骨下动脉远端结扎、近端切断后与右肺动脉做端侧吻合，用5/0 prolene线连续缝合，使体循环动脉血流进入肺循环，以改善患者的缺氧。也可以用Gore-tex人工血管在锁骨下动脉和右肺动脉之间搭桥（图34-0-10、图34-0-11）。

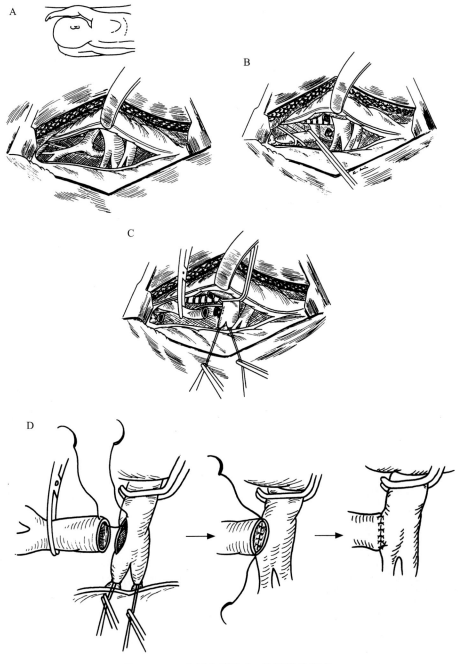

图34-0-10　右侧布莱洛克-陶西格分流术

A. 体位及切口；B. 显露右锁骨下动脉及肺动脉；C. 切断锁骨下动脉近端，阻断肺动脉远端；D. 吻合方法。

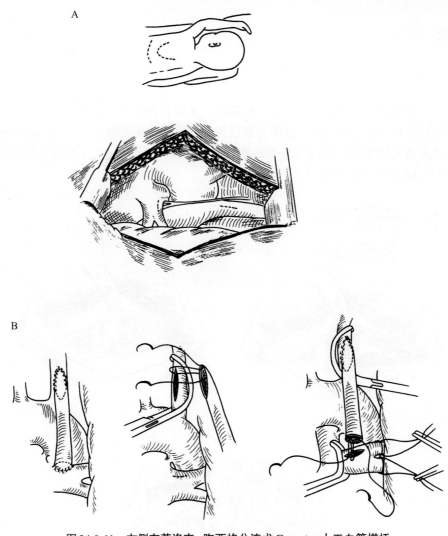

图 34-0-11　左侧布莱洛克－陶西格分流术 Gore-tex 人工血管搭桥
A. 体位及切口；B. 吻合人工血管。

2. 中心分流术　此法简便、安全，有利于再次手术处理分流管道，并且避免了在胸部做切口。手术经胸骨正中切口开胸，切开心包、悬吊，心外探查。游离主动脉和肺动脉，根据体重选择直径大小合适的 Gore-tex 人工血管，于主动脉和主肺动脉之间用 Gore-tex 人工血管搭桥。一般患儿体重在 5 kg 以下选直径 3.5 mm，10 kg 以下选 5 mm，10 kg 以上选 6 mm 的 Gore-tex 人工血管。先在肺动脉上侧壁钳，在肺动脉行长约 1 cm 切口，将 Gore-tex 人工血管一端剪成角度合适的斜面，用 5/0 prolene 线连续缝合，将其吻合在肺动脉切口上，吻合后开放肺动脉侧壁钳，阻断 Gore-tex 人工血管。将该管道长度和角度剪好。在主动脉上选择合适的位置，上侧壁钳，切开主动脉约 1 cm，将人工血管与主动脉吻合，用 5/0 prolene 线连续缝合，缝至最后一针，去除主动脉侧壁钳，充分排气后打结（图 34-0-12～图 34-0-16）。

3. 其他　对有些肺动脉发育不良的患者，也可在体外循环下仅解除右心室流出道或肺动脉瓣狭窄而不闭合 VSD，但在临床上很少应用。

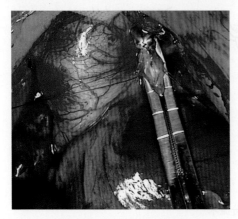

图 34-0-12　主肺动脉切口

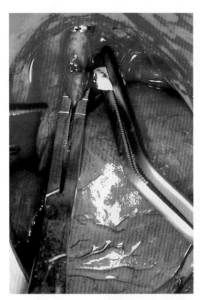

图 34-0-13　用 Gore-tex 人工血管吻合主肺动脉之后，准备吻合主动脉端

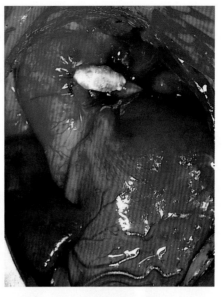

图 34-0-14　主动脉至主肺动脉分流

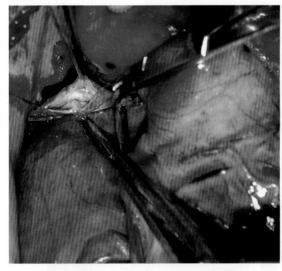

图 34-0-15　分流手术右肺动脉切开

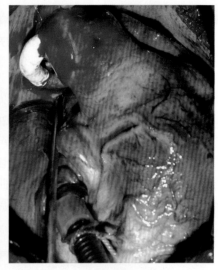

图 34-0-16　右肺动脉分流手术完成

（二）根治术

法洛四联症根治术手术原则是闭合术前存在的重要的体循环和肺循环交通，如 PDA，以及各种分流术的通道；严密修补室间隔缺损即成形左心室流出道；彻底解除右心室流出道和肺动脉系统狭窄；同时矫治所合并的其他心内畸形，如房间隔缺损、三尖瓣关闭不全等，并要尽量保护好心肌、三尖瓣和肺动脉瓣及右心室等（视频 5）。

视频 5　法洛四联症根治术＋动脉导管结扎术

1. 体外循环的建立　手术经正中切口，纵劈胸骨，切开心包、悬吊，显露心脏。心外探查后游离上、下腔静脉，套阻断带，游离肺动脉和主动脉间隙。缝主动脉荷包线，对升主动脉和上、下腔静脉进行插管，建立体外循环（图 34-0-17），降温。在体外循环降温过程中，游离切断缝合或结扎动脉导管或动脉间的分流管道。阻断升主动脉，经主动脉根部灌注 HTK 心脏停搏液。阻断上、下腔静脉，切开右心房，吸走停跳液。首先经卵圆孔或切开房间隔置入左心引流管，进行左心室减压，手术操作要迅速，避免心脏过胀。此法较经右上肺静脉插管简便，引流好，调整位置方便。然后探查三尖瓣，并通过三尖瓣口探查VSD及右心室内病变（图34-0-18）。

2. 疏通右心室流出道 选择在右心室流出道合适的位置做切口（图34-0-19），注意切口与冠状动脉、肺动脉瓣及主动脉的关系，以免损伤。于切口两侧缝牵引线，切开右心室流出道，切除异常肌束。如患者有第三心室，手术时可在此处做切口，切开探查，能清楚地看到导致狭窄的异常肌束，疏通右心室流出道。

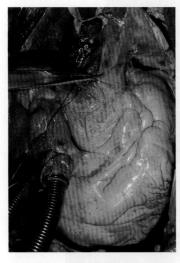 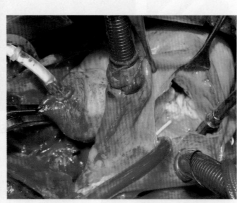 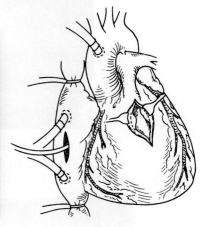

图34-0-17　建立体外循环，探查　　图34-0-18　切开右心房置入左心引流管　　图34-0-19　法洛四联症体外循环
　　　　　　肺动脉　　　　　　　　　　　　　　　　　　　　　　　　　　　　　　　　　插管与切口

手术切口可边切边延长边探查，向上可以跨环至主肺动脉和左、右肺动脉，但尽量不要损伤肺动脉瓣，向下不可过长损伤前乳头肌（图34-0-20～图34-0-23）。同时避免损伤较大的冠状动脉分支，如有损伤应及时处理。注意保护前乳头肌和调节束，保护主动脉瓣和留有足够心肌以利于修补VSD。切除隔束时不要过深，以免形成医源性VSD。切除壁束和部分室上嵴也不能过深，避免伤及主动脉瓣。切除异常肌束多少应依病变而定，切除异常肌束过少不能充分解除狭窄，过多则影响心肌收缩，一般以保留心室壁厚度0.5～0.8 cm为宜，并使切除的异常肌束下面可以形成一个较完整的平面。

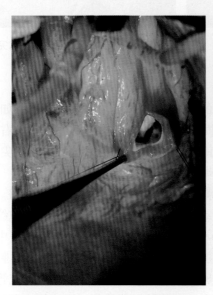 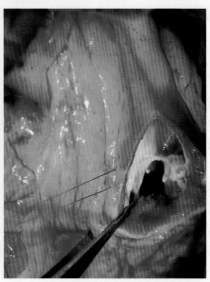

图34-0-20　切开右心室流出道　　　　图34-0-21　延长右心室流出道切口

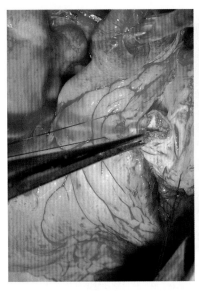

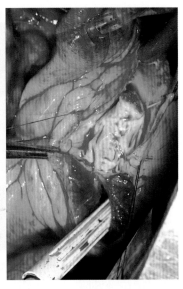

图 34-0-22　肺动脉瓣口严重狭窄和　　图 34-0-23　切开右心室流出道和
　　　　　　赘生物　　　　　　　　　　　　　　　肺动脉，肺动脉瓣环完整

3. 肺动脉瓣狭窄切开和成形　可经心室或肺动脉切口进行肺动脉瓣粘连交界的切开和肺动脉瓣成形术。肺动脉瓣交界切开后，要尽量分离瓣叶与肺动脉壁粘连部分，尽可能多地保留瓣叶组织和修复瓣膜结构，注意瓣的开口和形态以及瓣叶的厚薄，增加瓣叶活动度和维护好肺动脉瓣功能（图 34-0-24～图 34-0-27）。对婴幼儿患者，也可经右心房切口修补 VSD，疏通右心室流出道，再经较小的肺动脉切口解除肺动脉瓣及瓣下狭窄。少切右心室可保护右心室功能，但对年龄稍大的患者，显露会有困难。实际上经右心室切口对心功能影响并不太大。有的患者肺动脉瓣游离缘短小，向内牵拉主肺动脉造成肺动脉瓣上狭窄，应向肺动脉瓣叶游离缘两侧充分游离，可以重建肺动脉瓣结构并解除肺动脉瓣上狭窄。

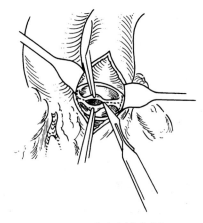

图 34-0-24　肺动脉瓣狭窄切开

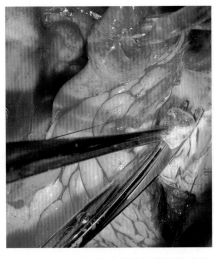

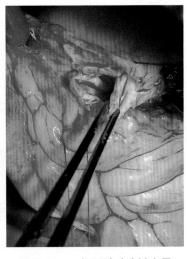

图 34-0-25　切除肺动脉瓣顶端及赘生物　　图 34-0-26　切开肺动脉瓣交界

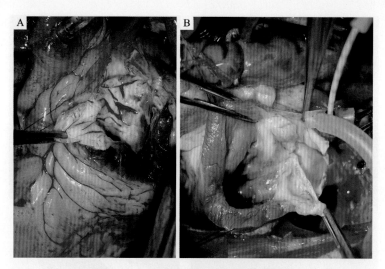

图 34-0-27　肺动脉瓣狭窄切开和成形术

A. 切开右心室流出道、跨过肺动脉瓣至肺动脉；B. 跨过肺动脉瓣环切开肺动脉。

4. 修补室间隔缺损　修补 VSD 应显露好术野，可将鼻温降至 25℃ 以下，于低流量下修补。一般 VSD 均用涤纶布补片修补，对婴幼儿患者，最好用自体心包，柔韧度好，较薄，但心包补片不可过大，以免在心脏跳动时心包补片在心腔内摆动明显。缝合心包补片边缘要均匀可靠，缝合不匀形成"猫耳朵"，可致残余分流。如将心包用戊二醛处理后，对修补更有利，但长期可能会钙化。可用 4/0 或 5/0 prolene 线、双头针加垫片，间断褥式加连续缝合方法，也可以采用全部连续缝合的方法。缝合后下角时要避免损伤传导束，避开损伤传导束的危险区。一般只要缝合不过深或过分靠近 VSD 边缘，危险性很小（图 34-0-28）。该部位可加垫片缝合，以预防撕裂而导致残余漏（图 34-0-29）。如为儿童或成年患者，经右心房切口修补 VSD 显露困难，可经右心室流出道切口修补，也可以经心房和心室切口分别修补室间隔缺损的两侧。干下型室间隔缺损的法洛四联症与嵴下型有很大的不同，由于漏斗间隔缺如，缺损通常较大，术中会被认为是骑跨严重，误诊为右心室双出口。一般术野显露良好，室间隔缺损容易修补。由于修补后肺动脉瓣环会受到影响或本身发育不良，常需跨环补片，加宽肺动脉。这类患者肺动脉发育较好，术后会恢复顺利，效果良好。

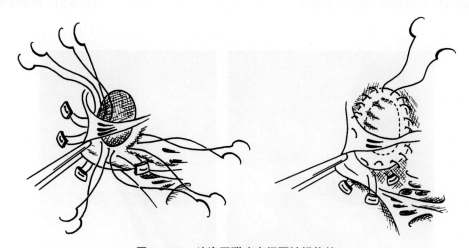

图 34-0-28　法洛四联症室间隔缺损修补

5. 肺动脉成形　法洛四联症肺动脉狭窄很常见，多为主肺动脉狭窄，狭窄也可以在左、右肺动脉起始部且靠近分叉处。术中应予解除，多需补片成形。可用自体心包、牛心包作为补片材料，也可以用Gore-tex或其他人工血管片进行修补加宽。用5/0 prolene线连续缝合。如肺动脉瓣环大小正常，可以在主肺动脉和右心室流出道分别补片，如果瓣环小则需要跨环补片。补片大小应参照肺动脉口径正常值，可用探条测量。

6. 右心室流出道重建 患者右心室流出道疏通后，可直接缝合心室切口，但绝大多数患者右心室流出道发育差，应加宽补片。右心室流出道补片的大小和形状取决于患者的病理改变，不可千篇一律，固定不变（图34-0-30）。原则上能不补就不补，切忌补片过大或过小。补片过大会使右心室收缩功能下降，补片过小可致右心室流出道狭窄，两者均导致术后并发低心排血量综合征。

有些患者需要跨环补片，但跨环补片越大，肺动脉反流也多，右心室容量负荷增加。因此加宽补片大小要做到恰到好处。多年来我们参照患者体重，制订了右心室流出道加宽的标准并

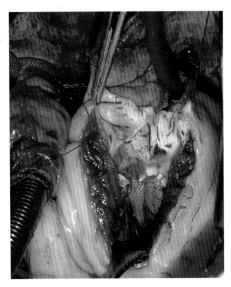

图34-0-29 室间隔缺损补片

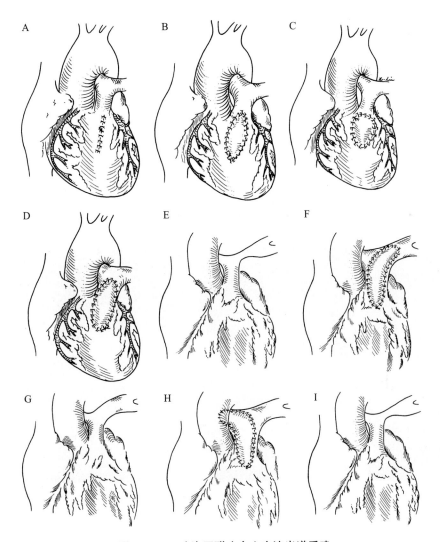

图34-0-30 法洛四联症右心室流出道重建

A. 右心室流出道直接缝合；B. 右心室流出道菱形补片；C. 倒三角形补片；D. 菱形跨环补片；E. 左肺动脉起始处狭窄；F. 主肺动脉至左肺动脉加宽的补片方法；G. 右肺动脉起始处狭窄；H. 主肺动脉至右肺动脉的补片方法；I. 左、右肺动脉起始处狭窄；J. 主肺动脉至左右肺动脉起始处的修补方法；K. 肺动脉瓣环严重狭窄；L、M. 梭形、补片扩大肺动脉瓣环，右心室流出道和主肺动脉的补片方法。

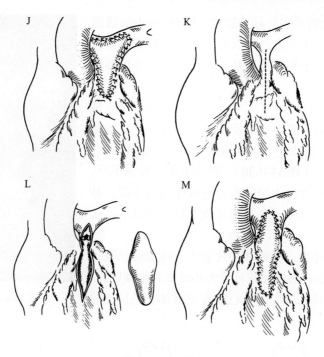

图34-0-30（续）

不断改进（表34-0-2），方法简便，效果可靠。如为较大儿童或成人患者，心肌组织较脆，补片可在心肌阻断下进行，以便右心室流出道补片加宽更精确，减少出血。如果补片较大，可在其表面覆盖一涤纶布，有助于止血，并可避免心包扩张、矛盾运动或形成流出道瘤（图34-0-31～图34-0-34）。

表34-0-2 右心室流出道和肺动脉重建标准

体重/kg	3～5	6～10	11～20	21～25	26～30	31～40	41～
直径/mm	5～7	8～12	13～15	15～16	17～18	19～20	21～22

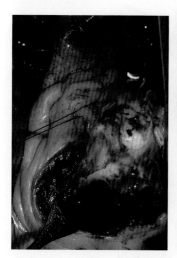

图34-0-31 疏通右心室流出道之后

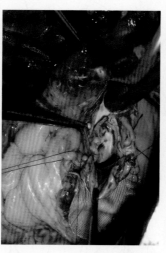

图34-0-32 右心室流出道跨环补片

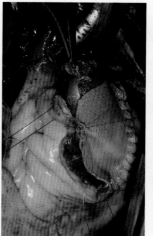

图34-0-33 右心室流出道补片用探子测量大小

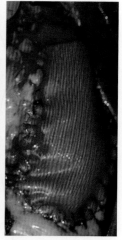

图34-0-34 补片完成

对那些肺动脉发育差、全肺阻力高的患者，可在右心室流出道补片上用自体心包做一单瓣（图34-0-35）。在术后早期，带自体心包的单瓣补片对防止肺动脉反流有好处，已被术中超声心动图所证实，但瓣叶不宜过大，否则可形成梗阻，过小也会不起作用。从远期结果来看，用自体心包做的单瓣可能钙化。

　　患者肺动脉瓣严重发育不良或主肺动脉闭锁，冠状动脉前降支起源异常，横跨右心室流出道，需采用带瓣的同种肺动脉或其他材料的心外管道矫治（图 34-0-36、图 34-0-37）。术中要注意外管道的粗细、长短合适，吻合口要通畅，缝合要严密，以防出血及术后发生假性动脉瘤。同种肺动脉作为心外管道优于同种主动脉，较少发生钙化，但来源太少，很难获取。

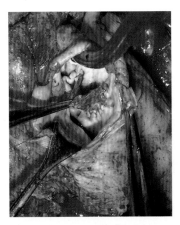

图 34-0-35　法洛四联症术后用自体心包缝制肺动脉单瓣

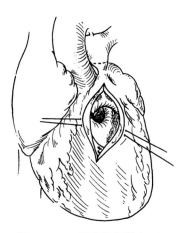

图 34-0-36　肺动脉闭锁＋VSD

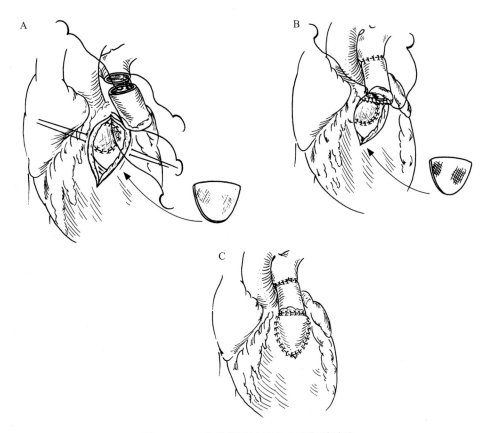

图 34-0-37　心外管道连接右心室与肺动脉

A. 室间隔缺损修补同种肺动脉瓣移植；B. 自体心包重建右心室流出道；C. 术后外观。

在房室间隔修复完成后，复温，排除左心腔内气体，置入左心房测压管，可开放升主动脉。当心脏恢复供血后，大多数患者心脏可以自动复跳。在并行循环、心脏跳动下，应用5/0 prolene线连续缝合，完成右心室流出道的加宽补片手术，有利于缩短主动脉阻断时间和心功能的维护。也可以在心脏完全停跳下完成右心室流出道补片或重建，会增加一些心脏阻断时间，但缝合较为确切。

7. 合并畸形的处理

（1）动脉导管未闭：可在建立体外循环前或在体外循环过程中游离结扎，在体外循环建立后处理动脉导管比较安全。

（2）ASD和卵圆孔未闭：术中应同时修补，如ASD直径＞1.5 cm，可能需要补片。

（3）左上腔静脉：术中应予游离和阻断左上腔静脉或者插管引流。如左上腔静脉引流入左心房，阻断左上腔静脉后，中心静脉压上升不明显，提示两上腔静脉之间有交通，故可以结扎。如CVP明显升高、两上腔静脉之间没有交通，应将左上腔血流引流入右心房，用自体心包做好分隔是一个好办法。

（4）冠状动脉起源异常：多为前降支起源于右冠状动脉，横跨右心室流出道，如术中损伤可致手术失败。可以平行冠状动脉做横或斜行切口，根据病变情况向肺动脉侧牵开切口，于冠状动脉下方切除异常肌束，疏通右心室流出道，也可以在冠状动脉前降支两侧切开疏通右心室流出道。也可采用心外通道治疗，但由于心外通道有耐久性差等缺点，应尽量避免使用，此类患者绝大多数右心室流出道可以疏通，不需要心外通道治疗。极少患者左冠状动脉起源于肺动脉，应将左冠状动脉吻合在主动脉上。

（5）一侧肺动脉缺如：如果肺动脉发育良好，可行常规根治术。如肺动脉发育略差可以采用带瓣外管道治疗。如果肺动脉明显发育不良，也可以考虑施行姑息手术。

（6）体肺动脉侧支：每个法洛四联症患者都有侧支循环，如果侧支血管不大，对手术影响小，可以不处理；如侧支较大则需要处理，否则会因心内回血多，影响手术野显露和患儿体外循环灌注。可根据患者情况选择术前封堵或术中结扎处理。如侧支动脉较大，也可以结扎近端，切断后，将其远端与相近的肺动脉吻合。

（7）完全型房室间隔缺损：比较少见，应先切开肺动脉狭窄，疏通右心室流出道，通过右心房和右心室流出道两个切口，采用双片法分隔房室瓣，修补室间隔缺损和房间隔缺损下缘，修复二尖瓣前叶裂和二尖瓣瓣环，完成房间隔修补，重建右心室流出道，修复肺动脉瓣。术中要注意避免房室传导阻滞和左、右心室流出道狭窄与房室瓣关闭不全。

8. 术中观察　在法洛四联症根治术结束前，应该对手术矫治后的心脏结构进行检测和观察，以保证手术的质量。

即使体外循环停不下来，也要对手术的结果进行检查和监测。两种观察方法可以互相补充，都很重要，一种是经食管超声（TEE），另一种是用测压管直接测定各心腔压力，可用来评估手术的结果。

TEE：可发现房室间隔补片是否严密，有没有残余分流，三尖瓣是否关闭不全，右心室流出道是否狭窄，可以观察肺动脉反流量的大小和心功能的情况。如肺动脉血流速度快，右心室、肺动脉之间压差大，提示右心室流出道残存狭窄，可能需要再次手术加宽。

压力监测：用测压针直接测定左、右心房和右心室的压力。如右心室收缩压力与左心室收缩压力比值（RV/LV）＜0.7，患者术后大多恢复顺利。如RV/LV＞0.7，提示右心室负荷增加，术后发生低心排血量综合征的可能性大，但如处理得当，即使RV/LV比值1∶1，术后也有恢复的可能。

如果右心室-肺动脉压差小于40 mmHg，肺动脉压力在20～30 mmHg，患者术后可以顺利恢复，预后良好；如果右心室与肺动脉收缩期压力差＞40 mmHg，提示右心室流出道或肺动脉有明显的狭窄，应查找原因及时处理。

如果患者右心室流出道跨环补片后右心室-肺动脉压差不大（＜30 mmHg），而肺动脉压力＞40 mmHg，甚至更高至60 mmHg，为肺动脉高压，表明肺血管发育不好，全肺阻力高，肺动脉反流也会因此而增多，右心室负荷加重，手术危险性显著增加。

9. 体外循环的撤除 在患者复温后，麻醉师开始吸痰、膨肺和恢复麻醉机辅助呼吸。根据血压、心率、血气分析等化验指标的变化，适当补充体内血容量，稳步地减少体外循环机的流量，维持血压循环稳定。如需要可适当地选择静脉输入米力农、多巴胺、肾上腺素、硝酸甘油等药物，在体温接近正常、循环稳定的情况下停止体外循环。待患者血压、心率、血气分析等各项指标正常，测压、TEE检查无误，超滤出体内多余的液体及炎性介质，补充血容量足够后，停止体外循环。经左心房测压管缓慢输入鱼精蛋白中和肝素，维持CVP和LAP在正常水平，保持心率、血压平稳，依次拔出心脏插管，撤除体外循环机。

10. 关胸 彻底止血，置放引流管，胸骨穿钢丝，闭合胸骨，逐层关胸。如患儿小或有出血、心脏水肿等原因，关胸会影响其血流动力学的稳定，可以仅缝合皮肤，延迟关胸。

（三）经右胸切口根治术

经右侧开胸切口进行根治手术，胸前看不见手术的瘢痕，手术瘢痕在肋间，比较美观。可以减少胸骨创伤，但增加了肺损伤。由于患者的病理解剖的位置，术野显露有一定的困难，极易发生手术并发症，如主动脉瓣损伤、VSD再通、病变解除不彻底等。如患者合并左肺动脉狭窄、动脉导管未闭、左上腔静脉并存，手术危险性更大（图34-0-38～图34-0-41）。

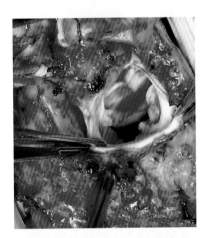

图 34-0-38 右侧开胸TOF根治术后主动脉瓣损伤，需要再次手术行主动脉瓣替换术

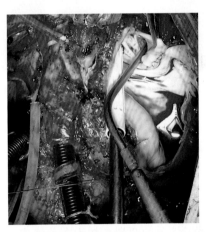

图 34-0-39 右侧开胸切口TOF根治术后，并发主动脉瓣损伤、左肺动脉狭窄、肺动脉瓣关闭不全，右心室流出道显著扩张

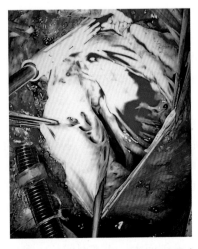

图 34-0-40 右侧切口开胸，TOF再手术可见右心室显著扩张

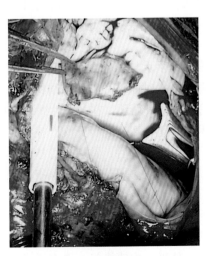

图 34-0-41 TOF右侧切口开胸再手术，用自体心包重建肺动脉单叶瓣

（四）再次手术

法洛四联症姑息性分流手术或根治术都可能需要再次手术。再次分流手术的主要原因为术后人工血管血栓形成和狭窄（图34-0-42～图34-0-44），也可能由于分流管道内径大或肺血管阻力过低而导致肺内分流量过大、肺水肿、心功能不全。再次进行根治术的原因很多，较严重的手术并发症可能都需要再次手术。

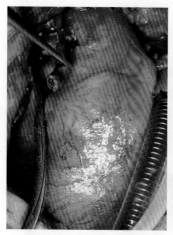
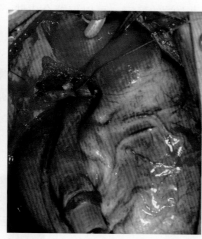
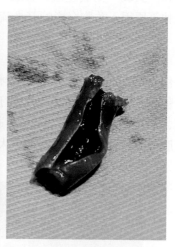

图34-0-42　TOF分流管道血栓　　图34-0-43　TOF再次做分流手术，　　图34-0-44　分流管道内含血栓
　　　　　　 形成狭窄　　　　　　　　　　　　在右肺动脉缝牵引线

1. 再次分流术　手术经原切口进胸，如为中心分流术后，在主动脉侧上侧壁钳，可先切断分流管道，临时开放侧壁钳，探查分流管道近端血栓的位置和狭窄的原因，再重新将侧壁钳置于原位。此时如见肺动脉端出血多、血流通畅，用小的阻断钳阻断人工管道，将两断端调整后冲洗，重新吻合。如肺动脉端不通，应该在肺动脉上侧壁钳，剪断吻合口缝线，去除原人工管道，更换人工管道，重新手术吻合人工管道的两端。如为布莱洛克-陶西格分流，也可以先阻断锁骨下动脉近端，再拆开探查肺动脉吻合口，重新吻合。

2. 再次根治术　多种原因所致再次手术可使手术危险性明显增加，如错过最佳再次手术时机危险性更大。术前要给予充分重视，做好各项准备工作。因为再次手术可能会出血较多，要准备足够的血液和血液制品。术中要重视心肌保护，矫治病变要可靠、彻底。术后要密切观察，处置及时得当。

如第二次手术与第一次手术间隔时间较长，患者全身情况差、心功能不全，应进行较长时间术前准备。再次手术时面临心脏形态结构变化大，粘连严重，开胸有大出血或室颤的危险。可选择在股动静脉插管建立体外循环，在并行性循环下再开胸手术。

手术经原正中切口进行开胸，拔出钢丝，纵锯胸骨，游离粘连。分离出主动脉和肺动脉及上、下腔静脉。全身肝素化后，常规插管建立体外循环。并行降温后阻断升主动脉，经主动脉根部灌注心脏停搏液，保护心肌。切开右心房探查，经房间隔置入左心引流管。应根据病因进行相应的手术，如成形或进行三尖瓣置换；探查和修补再通的VSD；重新成形右心室流出道，切除扩大的右心室流出道补片和解除右心室流出道狭窄；成形肺动脉瓣环、肺动脉瓣或置换肺动脉瓣，治疗肺动脉瓣关闭不全；切开室间隔补片，扩大左心室流出道，解除远期左心室流出道狭窄；清除心腔内感染组织，成形二、三尖瓣膜，处理心内感染等，许多手术可以如期完成。因为手术创面大，手术时间长，渗血多，止血要彻底，以利于患者顺利恢复[5-7]。

十一、术后处理

1. 辅助呼吸 常规用呼吸机辅助呼吸，及时有效地清除呼吸道内分泌物，保持呼吸道通畅。充分给氧，如血氧分压低，可加用PEEP 5～7 cmH$_2$O，根据血气变化及时调整吸入氧浓度、潮气量、辅助方式和决定是否停止辅助呼吸。如患者清醒，血流动力学状态稳定，血气分析结果在正常范围，不需要再手术，没有严重合并症者应尽早停止辅助呼吸，拔出气管插管，鼓励进食，促进患者早期恢复。

2. 补充血容量 法洛四联症根治术后应强调补足血容量的重要性，特别是对年龄稍大的患者，由于术前红细胞增多，红细胞压积高，血浆成分少，侧支循环丰富，术后血容量尤其是血浆容量会明显不足，胶体渗透压低，而出现组织水肿，不利于微循环的改善。另外，术前患者凝血因子不足，凝血机制障碍，手术时间长，术后出血、渗血会多于其他手术，因此，亦应补足血容量。根据血红蛋白和红细胞压积，补充全血、血浆、代血浆或白蛋白，特别是随着患者术后体温上升，血管扩张，补充血容量更应积极，否则血压可能会明显下降。一般术后血压均低于术前10%左右。儿童和成人应维持平均血压在60 mmHg以上，新生儿和幼儿可以维持在40 mmHg以上，尿量至少不能少于1 ml/（kg·h），CVP略高于正常或在正常范围[8]，四肢末梢组织灌注好，血气分析指标正常。

3. 加强心功能的维护 术后要维护好心功能，避免发生低心排血量综合征，后者是术后较常见的并发症和死亡原因之一。特别是跨环补片后的患者，术后肺动脉高压易致肺动脉反流增加、右心功能不全，应严格限制入量，密切监测CVP、LAP和血压、心率的变化。可予充分镇静，吸入一氧化氮，可酌情选用多巴胺、多巴酚丁胺、肾上腺素等药物。如升压药浓度大，应加用血管扩张剂，以维持循环的稳定。

应在充分补足血容量的基础上给予强心利尿治疗。洋地黄类药物和双氢克尿噻等利尿药明显改善心功能，应常规使用。适当加用血管紧张素转换酶抑制剂，对某些术后慢性心功能不全者大有好处。

如对患者心功能维护不够或者患者活动量大，会出现心包积液、胸腔积液、腹水、肝大、CVP增高等右心功能不全的征象，应严格控制入量，在加强利尿的同时应避免低血钾等电解质紊乱。坚持用地高辛和双氢克尿噻等药物至半年或一年，再酌情决定停药。

4. 维持水、电解质平衡 像其他心脏手术一样需要维持水、电解质平衡，保持内环境的稳定。维持血液pH值7.35～7.45，血钾、钠、氯、钙、镁、乳酸在正常范围。患者消化道一旦恢复吸收功能，就应及时让患者进食，给予各种维生素，加强营养。加强运动疗法，监测和预防感染。

5. 纠正心律失常 术后可能出现室上性心动过速、室性心律失常，多与血容量不足或心功能不全有关，应针对病因治疗，洋地黄类药物常常有效。室性期前收缩也可能与低血钾有关，除积极补钾外，可加用利多卡因等对症处理。完全性房室传导阻滞应静脉使用异丙肾上腺素，维持心率在70次/分以上，病情稳定后可口服喘息定等药物。如为交界区心律，心率不慢于60次/分，可密切观察。术后应在心表常规植入临时起搏器，若心率慢于60次/分，4周左右不恢复，应考虑安置永久性起搏器治疗。

6. 肾功能的维护 术前慢性缺氧、肾功能减退及术中或术后肾脏缺血性损害，特别是术后发生低心排血量综合征，常常并发肾功能衰竭，应严密观察尿量、电解质、尿素氮、肌酐等变化，高度重视心功能的维护和补充足够的血容量。要保持血压平稳和良好的组织灌注，应用有效的利尿剂，维持胶体渗透压在正常水平，维持尿量1～2 ml/（kg·h），必要时应按肾功能衰竭予以处理。

7. 防治心脏压塞 术后出血、渗血多，引流不畅可导致心脏压塞。患者表现为严重低心排血量综合征而用任何药物均不能缓解，应行超声心动图和床旁X线胸部平片检查，必要时直接开胸探查、减压。要及时处理，否则可危及生命。

十二、手术并发症

1. 低心排血量综合征   低心排血量综合征为法洛四联症术后最危险、最主要的并发症，原因很多，总不外乎术前、术中、术后几个方面：术前由于患者体重和年龄小，肺血管发育不好，全肺阻力高，左心室发育差；术中心肌保护不好，右心室心肌切除过多，补片过大，室间隔缺损残余分流，冠状动脉损伤，心脏畸形矫治不彻底，右心室流出道残留梗阻，二、三尖瓣或肺动脉瓣关闭不全等；术后液体入量过多、血容量不足等因素，均可导致术后发生低心排血量综合征，也是患者术后死亡的主要原因之一。

患者表现为血压低、心率快，左心房压及CVP升高，组织血液灌注不够，四肢末梢循环不好，肢体多汗、潮凉，皮肤花斑，尿少或无尿等症状。检查结果显示低血氧、顽固的代谢性酸中毒、静脉血氧饱和度降低等，漂浮导管检查可以确诊。超声心动图可见右心房室胀、右心室扩张，心脏收缩无力，排除心脏压塞也可以确诊。

应首先按低心排血量综合征常规治疗和处理，严格限制入量，维持心率、心律、血压稳定，静脉使用正性肌力药物如多巴胺、多巴酚丁胺、肾上腺素、米力农等药物治疗。加强强心、利尿治疗，可静脉给予西地兰等强心药物和速尿等利尿药物，同时纠正酸碱平衡和水、电解质紊乱。值得注意的是，对患者的循环情况要结合各数据和治疗反应综合评价，不能只关注血压一项指标，血液化验乳酸、尿量等指标也很重要。同时要针对病因治疗，如存在心脏畸形矫治不彻底、残余分流等，应该积极再次手术治疗。如确认手术无误，系心功能问题，可考虑使用心室辅助或ECMO生命支持技术治疗。

2. 肾功能衰竭   患者在术前或术中各种原因引起肾功能损伤，特别是在此基础上并发低心排血量综合征，极易继发急性肾功能衰竭。患者表现为少尿或无尿，肌酐、血钾升高，水肿，应维持血压稳定，限制入量，积极强心利尿治疗。注意血钾等电解质和体内酸碱代谢的变化，一旦发生水电解质紊乱应及时处理，必要时可用肾替代疗法治疗。

3. 肺水肿   由于手术时间长，机器预充液中晶体和胶体比例不合适，体外循环中炎性介质导致肺损伤，短时间内体内出入液体较多，心功能差，患者可发生肺水肿。表现为肺内吸出大量稀薄粉红色泡沫样痰，常有吸不尽痰的感觉，严重的低氧血症和二氧化碳增多或减少。体检双下肺可闻及广泛细湿啰音和哮鸣音。X线肺透过度下降，肺内大量渗出，肺门可呈典型的肺水肿改变。

应严格控制入量，加强利尿，可酌情给予白蛋白，维持正常的胶体渗透压。坚持控制正压呼吸，用呼吸终末加压（PEEP）5～7 cmH_2O，及时充分吸痰，加强运动疗法，保持呼吸道通畅，加强维护心功能。患者肺水肿的主要原因如为室间隔缺损再通或二尖瓣关闭不全，应予再次手术矫治。

4. 灌注肺   由于体外循环技术和设备的改进，外科技术的提高和手术时间的缩短，灌注肺目前已较少发生。患者表现为呼吸窘迫综合征和明显的肺组织损害，肺内出血或渗血，以及血液有形成分漏出，低氧血症、紫绀、血痰和合并不同程度的低心排血量等临床表现。患者体检双肺可闻湿性啰音、血痰鲜红，X线胸部平片示双肺透光度降低等渗出性改变，常需较长时间辅助呼吸和PEEP治疗。如呼吸辅助时间超过1周，应行气管切开。预防感染，鼓励患者进食，加强全身营养支持。维持循环稳定是治疗成功的保证。如缺氧严重，不能缓解，可考虑采用ECMO支持治疗。

5. VSD再通   由于术野显露不佳，VSD修补不严密，缝线部分撕脱，均可导致VSD再通，出现不同程度的左向右分流，亦可引起低心排血量综合征和肺水肿，应予密切观察，加强强心利尿治疗。体格检查心前区可听到Ⅲ级以上收缩期杂音，若伴有震颤则更有助于诊断，超声心动图、彩色多普勒检查可以确诊。如VSD再通处直径＞0.5 cm，患者表现为血压下降或波动、粉红色血痰、肺水肿，应予积极再手术治疗。如残余分流量较少，对血流动力学影响不大，无明显的肺水肿，也可以继续观察。

6. Ⅲ度房室传导阻滞（Ⅲ°A-VB）   在修补VSD时于其后下角缝合过深或由于手术牵拉水肿、出血等原因损伤了希氏束，术后可发生Ⅲ°A-VB。心室率慢于心房率，心电图 P 波、R 波没有规律。如损伤位置高，QRS 波群变化不大，心室率＞70 次/分，可静脉使用异丙肾上腺素维持心率，心表植入临时起搏器维持心率，患者一般不需要安置永久性起搏器。如心室率＜60 次/分，且波形有明显改变，可能需要安置永久性起搏器。不论能否恢复正常心律，在手术室都应植入心表面临时起搏器，如能安装顺序起搏器则更好。

7. 三尖瓣关闭不全　修补 VSD 时损伤三尖瓣叶或腱索，术前瓣环扩大、瓣叶畸形等原因，可引起不同程度的三尖瓣关闭不全，应加强强心利尿或手术治疗。

8. 右心室流出道狭窄　由于右心室流出道疏通或补片加宽不够以及心室外通道钙化可导致右心室流出道狭窄，测定右心室流出道和肺动脉压力后可以立即发现。如跨瓣压差＞40 mmHg，患者表现为低心排血量综合征，应予再次手术治疗。

9. 心脏压塞　由于出血、渗血、引流不畅或血块、水肿组织压迫各心腔，以及心包缝合过紧等原因，可致心脏压塞。患者表现为药物无法矫治的低心排血量，组织灌注不好，CVP 高，血压下降，少尿或无尿，超声心动图可以确诊。应予积极再次开胸，解除压塞。

10. 再次开胸止血　术中止血不彻底，患者凝血功能紊乱，渗血多，术后引流量较多，应积极开胸止血。一般胸腺及胸膜表面、剑突下、胸骨后骨膜为较常见的出血位置，应予仔细止血。对于心房、心室、肺动脉切口，特别是在右心室流出道补片边缘的动脉分支断端要处理好，以防术后活动性出血。如果出血或渗血量较大，成人连续两小时超过 250 ml/h，婴幼儿每小时 3 ml/（kg·h）以上，伴有心率快、血压下降，应及时进手术室探查止血。

11. 亚急性细菌性心内膜炎（subacute bacterial endocarditis，SBE）　术中或术后血行污染，可导致心内膜感染，发生细菌性心内膜炎。患者表现高热、寒战，白细胞增高，血培养可能阳性（由于抗生素的大量应用，血培养也可能阴性）。由于心内感染可致心内结构损毁，如 VSD 再通、瓣膜结构异常、赘生物形成。应选择合适的抗生素治疗。如超声心动图发现心内膜有赘生物，亦应考虑再手术治疗，清除感染灶。

12. 慢性右心功能不全　患者表现为食欲缺乏，周身无力，肝大，腹水，可能与右心室流出道补片过大或切除肌肉过多，或与肺动脉瓣、三尖瓣关闭不全有关，应予积极强心、利尿治疗，必要时再手术治疗。

13. 胸腔或心包积液　患者术后早期可见较大量胸腔、心包积液，与患者右心功能不全、CVP 高、营养不良有关。多见于患者有残余分流或术中切除有功能心肌过多、补片过大或严重的肺动脉瓣反流，术后右心室壁变薄，收缩功能不全等情况。应严格控制入量，加强强心、利尿治疗，可予胸腔穿刺或置管引流处理。

14. 肺动脉瓣关闭不全　术后常有发生，和患者肺动脉瓣发育不好，手术经肺动脉跨环补片，肺动脉远端阻力高有关。有的患者术后早期肺动脉关闭不全不严重，由于肺动脉瓣环、右心室、三尖瓣环继续扩大，关闭不全会逐渐加重，形成恶性循环，可使患者发生慢性右心功能不全且日渐加重。应密切观察，如心胸比例＞0.55，且有明显症状，可考虑再次手术或介入治疗，替换肺动脉瓣膜。

15. 心律失常　术后心脏除房室传导阻滞外，还可发生各种心律失常，室性心律失常比较少见，可用药物治疗。偶有患者频发室性心律失常，可能与手术技术和术后心脏扩大、心功能差、心肌损伤后形成手术瘢痕有关。手术瘢痕造成室性心律失常可通过电生理检查的方法确诊，必要时可射频消融治疗。

16. 胸骨感染　患者术后心功能不好，恢复慢，营养不良可致伤口感染，久不愈合，应该清创治疗。

十三、术后远期并发症

绝大多数患者法洛四联症根治术后疗效很好，但患者自身的原因、病理改变的严重程度、手术时机及外科医师的手术技术等因素会影响手术远期结果，甚至会发生远期并发症。常见远期并发症有以下几种，应密切观察，针对病因进行治疗，有些可能需要再次手术治疗。

1. 术后右心室压力下降不够　右心室与肺动脉之间残留压差较大（>40 mmHg），患者有明显症状，右心功能不全，应重新疏通右心室流出道。

2. 肺动脉瓣反流严重　反流导致三尖瓣关闭不全、右心室扩大及心功能不全，应再次手术治疗。进行肺动脉瓣替换或成形手术，也可以选择经皮肺动脉瓣植入术治疗，但肺血管发育不好、肺动脉高压、三尖瓣关闭不全者的手术要慎重。

3. 残余分流　VSD修补不严密或继发感染，使心室水平出现左向右的残余分流，严重者可继发肺动脉高压，应予及时修补，也可以介入治疗。如分流量很少可以观察。

4. 长期心律失常　室上性或室性心动过速可用药物治疗。手术瘢痕造成室性心律失常可由电生理检查确诊，可采用导管射频消融治疗。严重的房室传导阻滞应植入心脏起搏器。

5. 大量胸腔积液　多见于心室水平有残余分流的患者，或术中切除心肌过多、补片过大，或严重的肺动脉瓣反流，右心室壁变薄，收缩功能不全，与手术技术有关，一般均能避免。应控制入量，加强强心利尿治疗，必要时再次手术，切除多余的组织和补片，重建右心室流出道。

十四、手术效果

法洛四联症根治术病死率已明显下降，婴幼儿与儿童手术死亡率为1%～5%，成人组为1.3%～14%。再次手术死亡率应该无明显增高。术后早期死亡的原因多为低心排血量综合征、灌注肺或肺水肿、肾功能衰竭、心脏压塞、心律失常、感染等。

姑息手术并发症并不少见，病死率在1%～3%。姑息术后早期死亡的原因也多为低心排血量综合征、心律失常、体肺动脉分流管道内血栓形成、灌注肺或肺水肿、肾功能衰竭和缺氧。

法洛四联症根治术后绝大多数患者疗效很好，紫绀、低氧血症等症状立即消失，杵状指（趾）会逐渐恢复正常。如患者肺动脉瓣病变轻微或正常，术后杂音可能很轻或完全消失，可从事正常人的活动，参加工作和生儿育女，心功能多在Ⅰ级，不需长期用药。但大多数患者仍可闻及不同程度的收缩期或肺动脉反流所致的舒张期杂音，如反流量小，对心功能影响不大，应密切观察。

有些患者术后会发生完全或不完全性右束支传导阻滞，这种并发症很常见。有作者认为患者术后发生完全性右束支阻滞有猝死的可能。临床上这种情况很少见，对手术疗效影响不大。

法洛四联症根治术后疗效差可能和患者术前病变严重，左、右肺动脉血管发育差，手术技术等因素有关。患者术后右心室压力下降不够，右心室与肺动脉之间残留压差较大，VSD再通，感染，三尖瓣关闭不全，长期心律失常，肺动脉瓣关闭不全，再次手术，是影响远期手术疗效的原因。如VSD修补不严密，心室水平长期存在大量残余分流，未能及时手术修补，可导致严重肺动脉高压，甚至使患者失去再手术机会。

在一组3 283例法洛四联症的报告中，手术早期病死率4.1%，术后1年随访生存率98.6%，5年生存率97.8%，10年生存率97.1%，20年生存率95.5%，25年生存率94.5%。研究发现分期手术、术中对肺动脉瓣保护不好和遗传因素对手术长期预后有不利的影响，成人手术结果略差。猝死、心律失常和慢性心力衰竭是术后晚期死亡的主要原因[9-14]。

【附】法洛四联症合并肺动脉瓣缺如综合征

法洛四联症合并肺动脉瓣缺如综合征的发生率占法洛四联症患者的3%～5%。除一般四联症的病理改变，如室间隔缺损、主动脉骑跨、右心室肥厚外，最主要的病理特征是肺动脉瓣环可狭窄，瓣叶完全未发育，可能连瓣叶残迹都没有。右心室流出道较长、轻度扩张，主肺动脉及左、右肺动脉显著扩张，可呈瘤样扩张，外围肺动脉明显细小。狭窄多位于右心室流出道和肺动脉瓣环。肺动脉主干或左、右肺动脉扩张，压迫支气管可造成肺叶或全肺不张，婴幼儿可致呼吸窘迫综合征。肺动脉扩张原因不明，可能和肺动脉反流有关。如不是肺动脉起源异常，多不合并PDA（图34-0-45）。

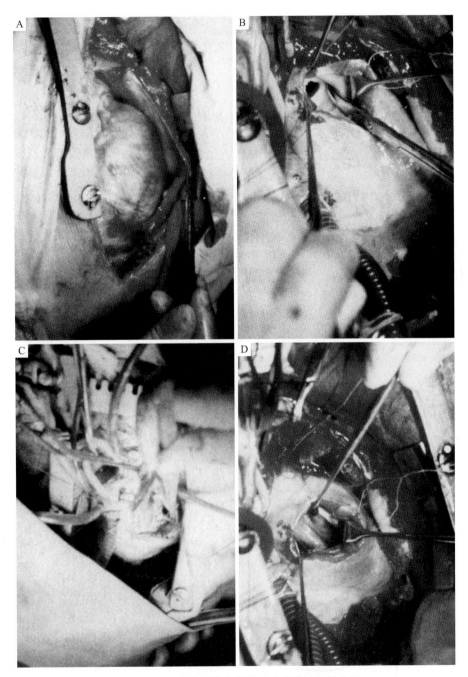

图34-0-45　法洛四联症合并肺动脉瓣缺如综合征

A. 法洛四联症合并肺动脉瓣缺如、右心室流出道延长；B、C. 肺动脉瓣缺如；D. 右心室流出道异常肌束构成狭窄。

（一）临床表现

患者症状与肺动脉瓣环和右心室流出道狭窄的程度、肺动脉反流量大小有关。如肺血流反流量大，肺动脉高度扩张，压迫气管，出生后即可出现顽固性支气管炎、呼吸窘迫、充血性心力衰竭。患儿内

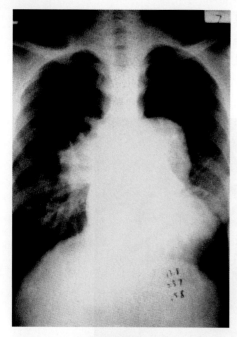

图34-0-46　法洛四联症合并肺动脉瓣缺如的胸部X线片征象

科治疗不能缓解，常死于呼吸窘迫、酸中毒和低心量。如肺动脉瓣环或右心室流出道狭窄严重，紫绀明显，患者大多数在婴幼儿时期死于呼吸和循环衰竭。如狭窄较重，肺动脉血反流量少，症状则较轻，紫绀可不明显，因此患者才可能在较晚得到诊治。

婴幼儿呼吸窘迫，缺氧，心动过速，双肺闻及较多干、湿啰音，静脉压升高，肝脏及心脏扩大。胸骨左缘第2肋间可闻及Ⅱ级以上舒张期杂音或双期杂音，第二心音弱或仅闻及主动脉瓣关闭音。

（二）诊断与鉴别诊断

胸部X线片可见特征性的上纵隔因肺动脉增粗而增宽，肺段或肺叶不张，肺外围血管明显纤细，与肺动脉中心性扩张不成比例。心脏增大或右位心。左心房向后移位，呈支气管受压征象（图34-0-46）。ECG检查与四联症相似，右心导管和造影检查可发现VSD及狭窄的位置、肺动脉瘤样扩张、肺动脉血反流和肺动脉瓣缺如，超声心动图亦可有上述发现，可以确诊。CT或MRI也可以发现相应的变化而确诊（图34-0-46）。

（三）手术技术

手术和体外循环技术与法洛四联症相同，需要疏通右心室流出道，严密修补VSD，但需选择合适的带瓣外管道或同种肺动脉、主动脉（18～22 mm），在右心室和肺动脉间重建肺动脉瓣，由同种动脉瓣代替肺动脉瓣最好。如同种主动脉连接的二尖瓣叶，可用来加宽右心室流出道。肺动脉近端可完全切断，与同种动脉行端端吻合，也可以植入带人工瓣管道，治疗效果好（图34-0-47）。

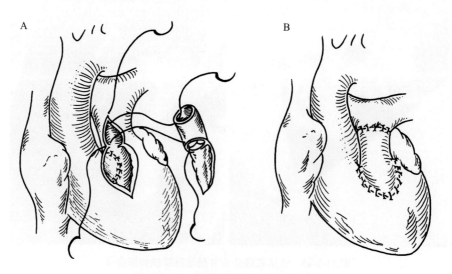

图34-0-47　肺动脉瓣缺如的手术治疗
A. 同种肺动脉植入前；B. 同种肺动脉植入后。

（四）手术效果

手术治疗效果良好，术后远期肺动脉瓣可能发生关闭不全。远期应密切随诊，如关闭不全严重可采用介入或手术置换肺动脉瓣治疗。

十五、经验与启示

法洛四联症诊断不难，一旦诊断明确应尽快手术。但在决定手术时，要注意患儿年龄、体重、左心室和肺动脉的发育情况以及是否有较大的体肺侧支血管，是否合并其他畸形，再根据病情决定手术方案。

绝大多数法洛四联症患者都能做根治手术，效果良好，但总有一些患者由于各种原因，手术具有一定的挑战性，应慎重对待，做好手术，争取最好的结果。

手术成功的关键因素为：

1. 患者年龄、体质和病变的基础 肺动脉特别是远端肺动脉和左心室的发育情况以及合并病变的情况。年龄越小、肺动脉和肺动脉瓣膜发育越差，左心发育不良，术后并发症多，病死率高。

2. 手术指征 法洛四联症的患者99%可以根治，只有个别新生儿或婴幼儿还需要先行姑息手术。除非患儿严重缺氧需要尽早手术，否则可在半岁以后再手术。

3. 手术技术 要修补好室间隔缺损，补片大小、形状要合适，避免发生Ⅲ度房室传导阻滞和残余分流以及三尖瓣关闭不全。应该高度重视右心室流出道和肺动脉瓣及肺动脉的重建，根据患者的病变情况来决定右心室流出道异常肌束的切除多少、补片的大小和形状。

右心室流出道异常心肌的切除应该适当，切除太少会残留右心室流出道狭窄，切除太多会损伤右心功能。在右心室流出道做补片加宽时，补片不可太小，以免造成右心室流出道狭窄，但也不可过大，补片过大对右心功能也有损害。

主肺动脉及左、右肺动脉分支狭窄需要切开、加宽补片，补片面积要足够。如果肺动脉瓣环发育正常，右心室流出道和主肺动脉狭窄可以在肺动脉瓣环两侧分别补片加宽。

患者的肺动脉瓣的狭窄应予充分解除，30%～40%的患者需要跨环补片。术中要尽量保留、修复肺动脉瓣。有的患者肺动脉瓣发育不好，难以修复，可以在补片上用自体心包加做单瓣，以减少术后肺动脉瓣反流。如跨环补片偏大，肺动脉反流会增加，长此以往，肺动脉瓣环会进一步扩大，肺动脉反流会逐渐加重。因此，术中跨环补片的大小以体重为标准，用探条测量，尽量精确地重建肺动脉瓣环和瓣膜非常重要。要尽可能在解除肺动脉瓣狭窄和减少肺动脉瓣反流之间找到平衡。

术后要密切观察患者肺动脉压力和反流情况。如果患者术后右心室和肺动脉收缩压差不大而肺动脉高压，早期应该强调控制入量，维护好心功能，预防低心排血量综合征的发生。密切观察CVP、LAP的变化，给予吸入一氧化氮，静脉输入米力农、多巴胺、肾上腺素和硝酸甘油等血管活性药物治疗。

术中还要注意处理好合并心内畸形如ASD、冠状动脉起源或分布异常，以及动脉导管未闭、左上腔静脉等。

4. 术后限制活动 患者法洛四联症根治术后半年内应适当限制活动，口服强心利尿药6个月至一年，也可以加用卡托普利等ACE拮抗剂，维护好心功能。

5. 长期随诊 术后应坚持长期随诊，超声心动图很有帮助。长期肺动脉瓣反流会加重患者右心负担。如患者发生右心功能不全，药物不能缓解，应考虑介入或手术置换肺动脉瓣膜治疗。远期患者也可能发生右心室流出道狭窄或因患者长大，发生左心室流出道严重狭窄等并发症，应及时诊断，尽快处理，常需要再次手术治疗[15]。

（吴清玉）

参 考 文 献

［1］ BAILLIARD F, ANDERSON R H. Tetralogy of Fallot [J]. Orphanet J Rare Dis, 2009, 4: 2.

［2］ LILLEHEI C W, VARCO R L, COHEN M, et al. The first open heart corrections of tetralogy of Fallot: a 26-31 year follow-up of 106 patients [J]. Ann Surg, 1986, 204 (4): 490-502.

［3］ 郭加强. 心脏外科技术图谱 [M]. 杭州: 浙江科技出版社, 1995: 348.

［4］ ANDERSON R H, WEINBERG P M: The clinical anatomy of tetralogy of Fallot [J]. Cardiol Young 2005, 15 (Suppl 1): 38-47.

［5］ 吴清玉, 郭加强, 薛淦兴. 大龄法乐四联症75例手术经验 [J]. 中国循环杂志, 1992, 7 (4): 315-317.

［6］ 吴清玉, 薛淦兴, 郭加强. 法洛四联症根治术156例报告 [J]. 中华外科杂志, 1992, 30: 207-209.

［7］ 吴清玉, 薛淦兴. 法洛四联症根治术的指征和技术问题 [J]. 中华外科杂志, 1995, 33: 677-680.

［8］ 吴清玉, 薛淦兴, 孙寒松, 等. 法乐四联症根治术后中心静脉压的临床意义 [J]. 中国循环杂志, 1992, 7 (2): 183-184.

［9］ WU QINGYU. Indication and technique of total correction of tetralogy of Fallot in 228 patients [J]. Ann Thorac Surg, 1996, 61: 1769-1774.

［10］ SMITH C A, MCCRACKEN C, THOMAS A S, et al. Long-term outcomes of tetralogy of Fallot: a study from the pediatric cardiac care consortium [J]. JAMA Cardiol, 2019, 4 (1): 34-41.

［11］ KIM G S, HAN S, YUN T J. Pulmonary annulus preservation lowers the risk of late postoperative pulmonary valve implantation after the repair of tetralogy of Fallot [J]. Pediatr Cardiol, 2015, 36 (2): 402-408.

［12］ LUIJTEN L W, VAN DEN BOSCH E, DUPPEN N, et al. Long-term outcomes of transatrial-transpulmonary repair of tetralogy of Fallot [J]. Eur J Cardiothorac Surg, 2015, 47 (3): 527-534.

［13］ NØRGAARD MARTIN A, POUL L, MORTEN H, et al. Twenty-to-thirty-seven-year follow-up after repair for tetralogy of Fallot [J]. European Journal of Cardio-Thoracic Surgery, 1999, 16 (2): 125-130.

［14］ CUYPERS J A, MENTING M E, KONINGS E E, et al. Unnatural history of tetralogy of Fallot: prospective follow-up of 40 years after surgical correction [J]. Circulation, 2014, 130 (22): 1944-1953.

［15］ 吴清玉, 薛涂兴. 法乐氏四联症合并肺动脉瓣缺如的手术治疗 [J]. 中华胸心血管外科杂志, 1993, 9 (3): 199-200.

第35章
右心室双出口

右心室双出口（double outlet of right ventricle，DORV）是介于法洛四联症和完全性大动脉转位之间的一种复杂的先天性心脏病，发病率占先天性心脏病的0.48%～1.67%。DORV病变较多，涉及心房、心室和大血管连接、形态和位置异常，并可以引起肺动脉高压或肺血减少，致使肺血管出现不同的病变[1]。DORV常合并多种心脏畸形，手术的复杂程度和治疗效果也有很大的不同，因此更需要个体化评估和治疗。

一、历史回顾

1949年，陶西格（Taussig H. B.）和宾（Bing R. J.）首先报告了陶西格-宾（Taussig-Bing）畸形，室间隔缺损位于肺动脉瓣下方，肺动脉骑跨于室间隔缺损之上，后来把这种心脏畸形归类于DORV。1952年，布劳恩（Braun）等首先报告一例右心室双出口合并肺动脉狭窄的患者。1957年，柯克林（Jone Kirklin）首先采用心内通道方法进行右心室双出口的矫治术。1968年，帕特里克（Patric）和麦贡（McGoon）首先采用心内通道方法矫治陶西格-宾畸形，1969年，拉斯特利（Rastelli）采用心内外通道方法治疗DORV，1971年，卡瓦希玛（Kawashima）和同事提出切除动脉圆锥、沿肺动脉瓣后方进行心内转流补片矫治陶西格-宾畸形。1981年，威廉姆斯（Williams）等首先采用斯威趣（Switch）方法治疗陶西格-宾畸形。

二、病理解剖

右心室双出口的经典概念应为两大动脉完全起自右心室，VSD为左心室的唯一出口，二尖瓣与主动脉之间无纤维联系，但一般认为后者并不重要。DORV在两大动脉和心房、心室的连接关系上可能有各种异常（图35-0-1）。在两大动脉之间空间位置关系上，也有不同的变化（图35-0-2）。主、肺动脉关系可以基本正常，肺动脉居左偏前，主动脉偏居右后；主动脉可以在正前方，肺动脉在正后方，主、肺动脉呈前后排列；主动脉也可以在左前方，肺动脉在右后方；还可以是平行并列（图35-0-3）。有的作者认为无论两血管间关系如何，主动脉90%以上发自右心室，才能诊断为DORV。亦有作者依据"50%规则"，认为主动脉骑跨超过室间隔50%即应诊断为DORV。国际先天性心脏病学会命名组织认为，一大动脉完全发自右心室，另一大动脉50%以上发自右心室，即可诊断为DORV。由于在心脏停搏后探查主动脉骑跨的百分比常不如影像学资料确切，特别是当法洛四联症合并干下型室间隔缺损时，如室间隔缺损很大，常可能被误诊DORV[1-2]。另外，从治疗方面看，主动脉90%以上起自右心室的DORV，在室间隔缺损修补即左心室内通道的重建后，对于左、右心室流出道造成的影响更大，病情复杂程度明显高于90%以下者。因此主动脉90%以上起自右心室为DORV，90%以下属法洛四联症，有利于对手术疗效的临床研究。

在主动脉与室间隔缺损的解剖关系上，一般有四种情况：VSD位于主动脉下方、肺动脉下方、在

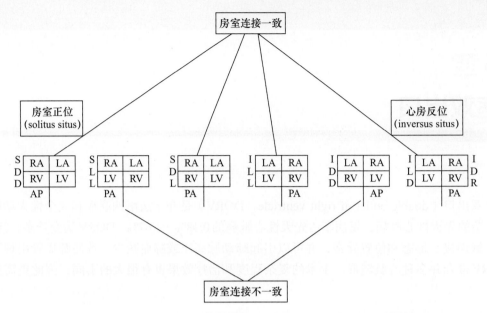

图35-0-1　右心室双出口可能出现的6种类型心房、心室和大血管关系

RA：右心房；LA：左心房；RV：右心室；LV：左心室；P：肺动脉；A：主动脉。

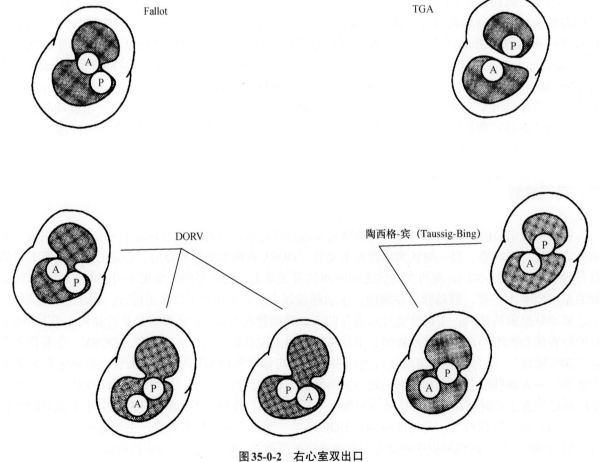

图35-0-2　右心室双出口

主、肺动脉与心室及两大动脉间的位置关系。Fallot：法洛四联症；DORV：右心室双出口；

TGA：大动脉转位；Taussig-Bing：陶西格-宾畸形；A：主动脉；P：肺动脉。

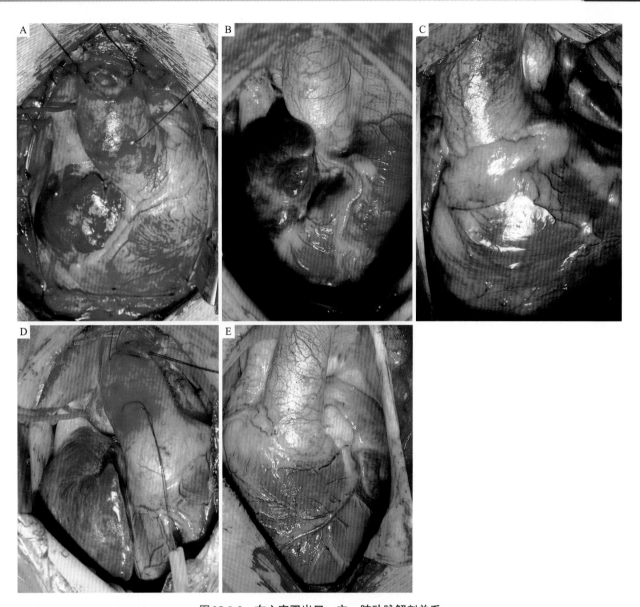

图 35-0-3　右心室双出口，主、肺动脉解剖关系
A. 主动脉位于右前，肺动脉左后方；B. 主动脉和肺动脉平行排列；C. 主动脉位于右前，肺动脉位于左后；
D. 主动脉正前方，肺动脉正后方；E. 主动脉在左前，肺动脉位于右后。

主动脉和肺动脉下方（doubly committed VSD）及远离两大动脉，没有 VSD 者罕见。在室间隔完整的情况下，DORV 一定合并大 ASD，为左心血流的唯一出口（图 35-0-4）。有 90% 的患者 VSD 较大，其直径与主动脉相似，10% 的患者 VSD 较小，为限制型 VSD（图 35-0-5）。

DORV 在主动脉及肺动脉下方均有肌性圆锥，常合并肺动脉瓣狭窄，狭窄还可发生在肺动脉主干及其分支的任何位置。如合并肺动脉和肺动脉瓣狭窄，因长期阻力负荷增加及体循环负荷重，右心室心肌及肌小梁显著肥厚，心功能不全时心室腔可扩大，与法洛四联症相似。如右心室流出道狭窄在相应右心室表面可见凹陷，但合并右心室双腔心者少见。

DORV 如不合并肺动脉瓣或右心室流出道狭窄，常合并重度肺动脉高压，右心室腔亦显著扩大，晚期则表现心肌肥厚或扩张。陶西格-宾畸形，系指主动脉完全起自右心室，肺动脉骑跨于室间隔缺损上方，更接近大动脉转位，因此国际先天性心脏病学会将其归类为大动脉转位型 DORV。

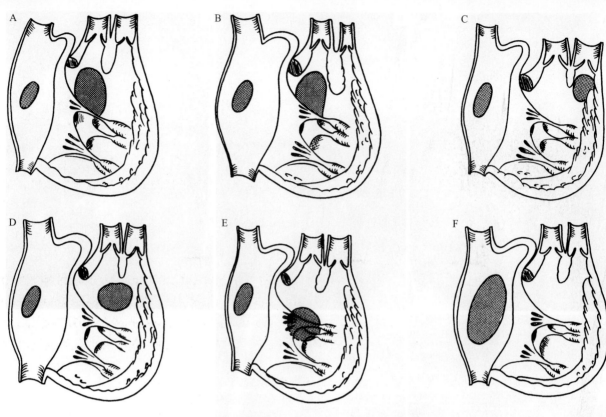

图 35-0-4　室间隔缺损与主动脉和肺动脉的关系
A. 主动脉下 VSD；B. 主动脉下 VSD 合并 PS；C. 肺动脉下 VSD；D. 两动脉下 VSD；
E. 远离两大动脉 VSD；F. 有大 ASD 无 VSD 的 DORV。

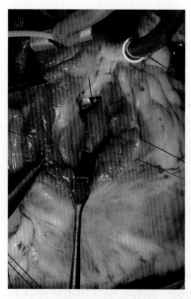

图 35-0-5　限制型 VSD

右心室双出口的传导束解剖与法洛四联症相似，不过由于主动脉向右转位，其希氏束更靠近左心室面。

冠状动脉的发育也可以不正常，可为单一冠状动脉或前降支异常，如同法洛四联症，前降支发自右冠状动脉，横跨过右心室流出道，到达心尖部。如为主动脉左转位，则冠状动脉跨过肺动脉下方。因此使得用跨环补片矫治右心室流出道和肺动脉狭窄的方法受到限制。

本病可合并右位心、房间隔缺损、左心室发育不全、左右心室上下排列，二尖瓣狭窄、骑跨，降落伞样二尖瓣，以及完全型房室间隔缺损、主动脉缩窄或中断、多发性室间隔缺损、动脉导管未闭等畸形。

三、病理分型

右心室双出口有几种分型方法，目前国际先天性心脏病学会命名组织把右心室双出口分为室间隔缺损型、法洛四联症型和大动脉转位型及室间隔缺损远离型。也有作者把合并完全型房室间隔缺损归为其中另一种类型[1]。另外根据肺动脉瓣有无狭窄，DORV 可分为肺动脉高压型和肺动脉低压型（法洛四联症型），肺动脉骑跨于室间隔上方的陶西格-宾畸形属于肺动脉高压型。由于本病存在过渡类型，有的情况下如 DORV 合并轻度肺动脉狭窄，肺动脉压力也可以正常。也可以把 VSD 位于主动脉下的 DORV 为简单型，其他为复杂型（图 35-0-6）。

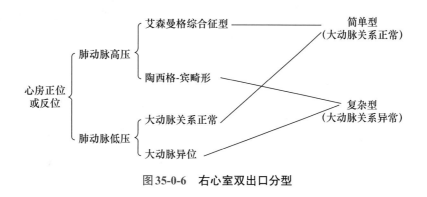

图35-0-6 右心室双出口分型

四、病理生理

由于右心室双出口病变不同，可有不同的病理生理改变，如不合并肺动脉瓣或右心室流出道狭窄，室间隔缺损较大，患者可无明显紫绀，与较大的VSD相似，会出现肺动脉高压和肺血管病变，并且会更严重，并可能出现心功能不全的表现。在合并右心室流出道或肺动脉瓣狭窄时又似法洛四联症，患者出现紫绀和低氧血症。如合并其他心脏畸形，会有相应的病理生理变化。

五、临床表现

DORV患者病理改变多种多样，因此临床表现也有很大的不同。主要决定于室间隔缺损和有无右心室流出道、肺动脉瓣的狭窄以及主动脉和主肺动脉的位置和关系。患者可表现为类似VSD合并肺动脉高压或法洛四联症、大动脉转位。DORV有VSD而无肺动脉狭窄者，肺血明显增多，患者生后可见紫绀，反复出现上呼吸道感染、心率快、气促、喂养困难，早期发生充血性心力衰竭；儿童患者表现为活动后心慌、气短，容易感冒，体重增长缓慢。患儿很早就可以出现肺动脉高压，症状类似较大的室间隔缺损，如VSD直接位于主动脉下方可以无明显症状。如VSD位于肺动脉瓣下方，或伴严重肺动脉高压时，可有不同程度紫绀。如法洛四联症型DORV患儿可出现紫绀、组织缺氧、呼吸困难、头痛、活动受限、发育及营养不良，缺氧可进行性加重，杵状指（趾）明显，有的患儿喜欢蹲踞，有心力衰竭和咯血史。

体格检查可发现患者可有紫绀和明显的杵状指（趾），也可以没有。可见右心室肥厚所致的心前区隆起，肺动脉瓣区第二心音亢进或减弱，和有无肺动脉口狭窄有关。胸骨左缘2～4肋间常可听到3～4/6级全收缩期吹风样杂音，并能触到细震颤，如合并动脉导管未闭和侧支循环也可闻及双期或舒张期杂音。

六、辅助检查

1. **心电图** 电轴右偏，右心室肥厚，或左心室肥厚，常见室内传导阻滞及心律失常。

2. **胸部X线片** 如DORV无右心室流出道或肺动脉狭窄者表现为肺血多，心影不同程度扩大，肺动脉干明显突出，肺动脉高压，类似VSD合并肺动脉高压征象。如为右心室流出道或肺动脉狭窄者肺血少，右心室轻度增大，类似法洛四联症。

3. **超声心动图** 胸骨旁左心室长轴切面可见心脏的位置和心房和心室、大动脉的连接情况及心室功能。可见室间隔连续中断，明确VSD的大小、位置及其与两大动脉的关系。可发现两大动脉均起源于右心室，多为较大的VSD。偶可见到主动脉后瓣与二尖瓣前叶纤维连续中断，主动脉下有肌性圆锥。可判定有无肺动脉高压和其他合并畸形，以及房室瓣是否异常。

4. 右心导管和造影　肺动脉高压型DORV可见左右心室、肺动脉压与体动脉压相接近，肺动脉压力和阻力可能重度升高。室间隔缺损较小者，左心室压力可高于右心室压力。右心室血氧饱和度增高。如VSD位于主动脉下方，动脉血氧饱和度略低或正常，如位于肺动脉下方，血氧饱和度会明显降低。法洛四联症型DORV左、右心室压力相等，右心室和肺动脉之间有较大的压力阶差，患者血氧饱和度取决于主动脉内血液混合的情况。

右心室造影可见主动脉和肺动脉同时显影，主动脉瓣和肺动脉瓣同起于一个平面或肺动脉瓣略高，两大动脉下有肌性圆锥阴影。可确切了解心室和大血管及冠状动脉的发育情况，肺动脉是否扩张，VSD和各心腔及大动脉的关系。特别是可以了解法洛四联症型DORV有不同程度的右心室流出道和肺动脉瓣狭窄和肺动脉及其远端的发育情况。如合并其他畸形也可以有相应的征象。

5. CT、MRI　可以发现DORV的各种病变，有助于确诊。

七、诊断与鉴别诊断

DORV患者根据超声检查结果即可明确诊断，并进行手术治疗。如合并其他心脏畸形者，术前需心血管造影检查和CT、MRI检查。本病需要与大动脉转位进行鉴别诊断，心导管造影检查、CT和MRI可以确诊。

八、自然病程

非法洛四联症型DORV自然预后与VSD相同。如为陶西格-宾畸形，则与完全性TGA相似，肺动脉高压发生早，预后差。如有肺动脉瓣狭窄则和法洛四联症相似。

九、手术适应证

DORV诊断明确即应考虑手术治疗，但在决定手术时机、手术方法时，充分评估患者的病情、病变的复杂程度和治疗后的近、远期效果[3]。

手术方式的选择

1. 双心室矫治　鉴于单心室矫治为姑息手术，应尽量选择双心室矫治术。双心室矫治需要具备左、右心室发育和功能良好，不合并二尖瓣跨越右心室，肺动脉发育基本正常等条件。多发性或心尖部VSD不是手术禁忌。可以在VSD修补心内通道建立之后，再行右心室流出道和肺动脉重建手术，继续完成拉斯特利或改良拉斯特利手术、改良尼凯多赫（Nikaidoh）手术。

2. 单心室矫治　如患者左心室发育不良、瓣膜跨越室间隔、心内矫治困难等不具备双心室矫治条件才考虑采用单心室矫治方法，包括格伦恩（Glenn）手术、心外通道全腔（TCPC）或达穆斯-凯-斯坦塞尔（Damus-Kaye-Stansel）手术。但患者同样需要肺动脉发育和心功能良好，瓣膜无明显病变等条件。

3. 病理分型与手术选择

（1）VSD型DORV：手术指征与室间隔缺损合并肺动脉高压相同，应尽早手术，至少应在2岁以内手术，如病情危重，不能一期根治也可以先施行肺动脉环缩（Banding）手术，减轻症状，再择期根治。手术越早出现左右心室流出道狭窄可能性越大，因此建议患儿一岁左右手术。如患者主动脉全部发自右心室，错过手术时机，紫绀和缺氧明显，为缓解症状可行森宁（Senning）手术。

（2）法洛四联症型DORV：合并肺动脉瓣和右心室流出道狭窄亦可尽早手术，如肺动脉发育不良，不能根治，可先施行分流手术，待肺动脉发育后再行根治术。大部分患者可以根治。手术方法与法洛四联症根治术类似，可能需要跨环补片，肺动脉闭锁或肺动脉瓣严重发育不良者，可行Rastelli手术。

（3）大动脉转位型DORV：陶西格-宾畸形（TGA型DORV），VSD位于肺动脉下方，发生肺动脉高压更早，应尽可能于半岁前行VSD修补加大动脉调转手术，效果很好。

当三尖瓣至肺动脉瓣距离超过三尖瓣至主动脉瓣距离时，也可以考虑行心内通道即川岛（Kawashima）手术，通过切除圆锥肌肉建立室间隔缺损至主动脉的连接。如为大动脉异位、主动脉位于肺动脉前方，VSD合并肺动脉高压，可根据畸形情况选择心内通道或改良拉斯特利手术。如为合并右心室流出道或肺动脉瓣狭窄，可行改良尼凯多赫手术或拉斯特利手术。

（4）室间隔缺损远离型DORV：如为肺动脉高压，可行心内通道手术矫治，也可以根据情况，在修补VSD即成形左心室流出道后，再做大动脉的斯威趣手术。如VSD位于隔瓣下，主动脉位于肺动脉正前方或左前方时，VSD会远离两大动脉，如合并肺动脉瓣或右心室流出道窄，可选择行改良拉斯特利手术，改良尼凯多赫手术。极少数病例可选择单心室矫治手术。

（5）DORV合并畸形的手术：如DORV合并完全性房室间隔缺损、主动脉弓中断、主动脉缩窄、完全型肺静脉异位引流等畸形，也应尽量一期矫治。

十、手术禁忌证

患者错过手术时机，年龄2岁以上，因肺动脉高压导致肺血管器质性、不可逆性改变，形成艾森曼格综合征者不宜手术。为改善症状有的患者可行森宁手术。

十一、手术技术

（一）手术原则

DORV手术矫治应严密而通畅地重建左、右心室流出道（包括修补好VSD）和保持心脏和瓣膜功能良好，处理好合并畸形，避免发生完全性房室传导阻滞。

（二）手术方法

手术应在全身麻醉、低温、体外循环下进行，对于婴幼儿可在深低温、低流量下进行手术。

手术经胸骨正中切口，纵行锯开胸骨，切开心包。探查是否合并动脉导管未闭（PDA）、左上腔静脉和异常冠状动脉等畸形。建立体外循环后，根据病变情况决定温度降低多少、体外循环流量的大小，一般不需要深低温停循环。

在阻断升主动脉后，经主动脉根部灌注心脏停搏液，切开右心房，并经房间隔置入左心引流管。探查VSD与三尖瓣及大动脉关系、腱索及瓣口情况，如显露不佳，可经右心室切口修补。

VSD补片均应较单纯VSD为大，应为半螺旋管道状。在左心室流出道成形后，要注意在患者长大后不会引起主动脉下方即左心室流出道狭窄。在缝合或暴露困难的地方，应先间断褥式缝合2～4针，再用5/0或4/0 prolene线连续缝合，修补要注意异常肌束下的缝隙，不能遗留残余分流孔道，要严密、可靠。要注意补片的大小应合适，补片过大和过小均可造成右心室或左心室流出道狭窄，影响心输出量。

大多数患者需要在VSD前上方行"V"形切开加以扩大，可以楔形切除心肌组织，以防术后左心室流出道梗阻（图35-0-7）。根据病变类型不同，手术方法也应有所不同。

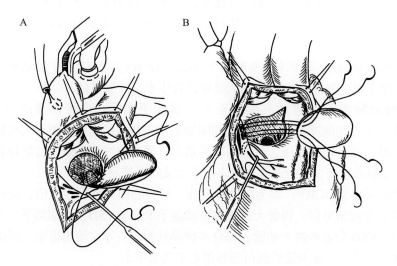

图35-0-7　左心室流出道重建（VSD修补）方法
A. 主肺动脉下方VSD修补方法；B. 扩大VSD的修补方法。

无论在哪种情况下，在修补VSD时都要避免传导束的损伤，防止发生完全性房室传导阻滞，下面分别介绍不同类型DORV的手术方法[4-6]。

1. 室间隔缺损型　如VSD位于主动脉下方，修补方法与法洛四联症相似，可经心房或经右心室切口显露VSD，如VSD不够大，应向VSD前上方边缘切开，扩大VSD，以略大于VSD之涤纶布、自体心包或人工血管片修补，可先于隔叶根部间断褥式缝合2～3针，固定补片，再用5/0或4/0 prolene线连续缝合修补（图35-0-7、图35-0-8）。如经右心房切口不易充分显露，可切开右心室流出道。心内通道完成后可能会引起右心室流出道狭窄，可以补片加宽右心室流出道。

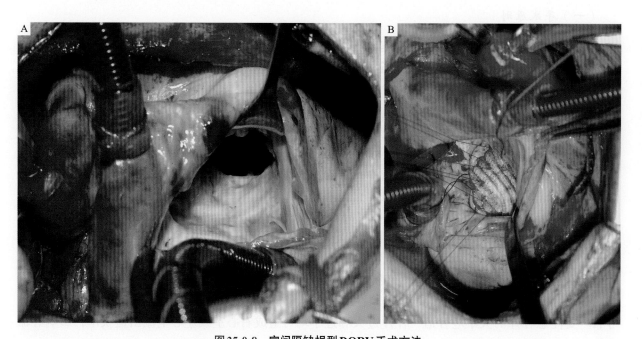

图35-0-8　室间隔缺损型DORV手术方法
A. 切开右心房探查VSD；B. 修补VSD，建立心内通道；C. 完成心内通道的近端修补；D. 建立心内通道。

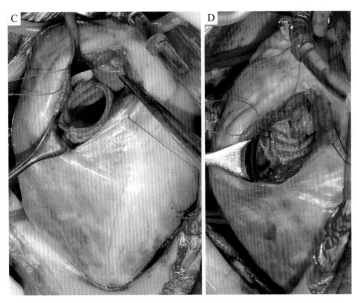

图 35-0-8（续）

　　如 VSD 位于肺动脉下方，又是肺动脉高压型右心室双出口，多可经右心室流出道切口、肺动脉瓣下方修补，重建左心室流出道，一般不需要扩大室间隔缺损。可用涤纶布修补，用 4/0 或 5/0 prolene 线全部连续缝合（图 35-0-9）。如室间隔缺损位于两大动脉下方，修补方法与 VSD 位于肺动脉下方相似。可能同时需要重建右心室流出道。在阻断升主动脉后，平行房室沟切开右心房，探查 VSD 与两大动脉的关系、三尖瓣及肺动脉的情况，一般均可见动脉圆锥间隔，并在三尖瓣隔瓣下方可见主动脉瓣三个瓣叶和主动脉完全起自右心室，必要时可经主动脉根部灌注停搏液加以鉴别。由于肺动脉高压，右心室扩大，肺动脉下方、右心室流出道足够大，因此可选择人工血管，婴幼儿可用自体心包，将其修剪成与 VSD 相应的半管道形状进行修补。如心室间隔边缘前无明显界限，也可将补片缝线经右心室前壁穿出。如 VSD 周围关系显示不清，可于右心室流出道无血管区做斜切口修补 VSD，补片也可以从隔叶根部开始，先用间断褥式缝合，再行连续缝合。补片完成后用 5/0 或 4/0 prolene 线往返缝合心房、心室切口，心腔内充分排气后开放循环，心脏复跳后经心房切口观察心率和是否有残余分流及三尖瓣的关闭情况。如术后肺动脉压力下降明显，术后可能恢复顺利，远期疗效好。如术后肺动脉压力与术前比变化不大，则易致低心排血量综合征和肺动脉高压危象等并发症。

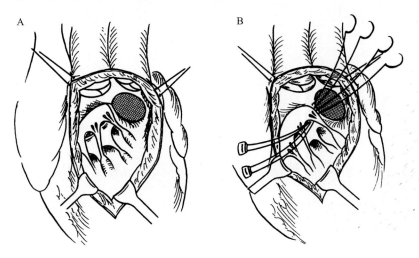

图 35-0-9　肺动脉下方室间隔缺损修补方法

A. 右心流出道切口暴露 VSD；B. 隔叶根部间褥式；C. 涤纶布连续缝合；D. 建立心内通道。

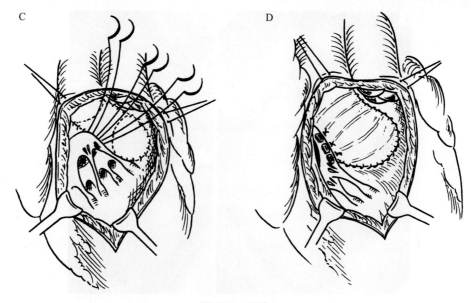

C   D

图 35-0-9（续）

视频 6　右心室
双出口（法洛四
联症型）矫治
术＋动脉导管
结扎术

　　2. 法洛四联症型　经右心房切口探查室间隔缺损，如 VSD 位于主动脉下方，只需重建左右心室流出道，解除肺动脉瓣和瓣下狭窄、肺动脉狭窄。选大小合适的人工血管片或经戊二醛处理的自体心包片，于 VSD 后下缘开始，或于其前上缘开始，采用 5/0 或 4/0 prolene 线连续或间断加连续缝合，将主动脉隔入左心室，再重建右心室流出道及肺动脉（图 35-0-10）（视频 6）。

　　如 VSD 位于肺动脉下方，一般其上缘均有肌肉组织，因此，可在右心室流出道做纵切口，经右心室流出道切口和肺动脉瓣下方，用补片修补 VSD，重建左心室流出道，建立好从左心室至主动脉的心内通道，再切除肥厚的隔束，清除纤维化的心内膜组织，切开狭窄的肺动脉瓣，根据肺动脉瓣环发育情况决定是否仅在右心室流出道补片还是跨环补片。

　　如肺动脉明显位于左后方，左心室至主动脉的心内通道重建后，可能引起右心室流出道狭窄，亦应补片加宽右心室流出道。如加宽后狭窄仍不能解除，应充分游离肺动脉，切断动脉导管韧带，于肺动

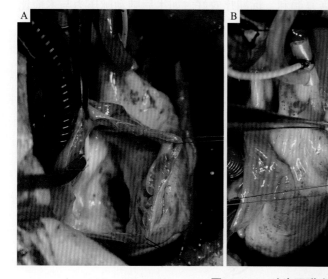
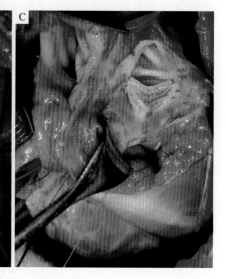

A   B   C

图 35-0-10　法洛四联症型 DORV 手术方法

A. 切开右心房探查；B. 切开肺动脉、肺动脉瓣；C. 将肺动脉与右心室流出道切口连接；

D. 向左上方扩大 VSD；E. 右心室流出道跨环补片。

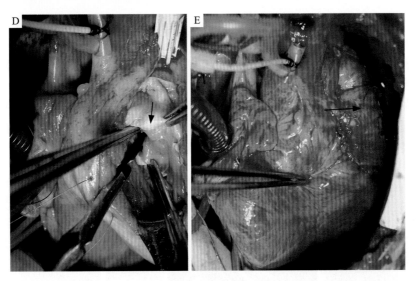

图35-0-10（续）

脉根部横行切断，缝闭肺动脉近端开口，取合适的液氮保存的同种肺动脉或其他人工管道吻合远端肺动脉，近端通过人工血管片与右心室切口吻合，即行心脏外通道手术（拉斯特利手术）（图35-0-11）。如果患者病情允许，应在年龄稍长、3岁以后再手术，以放置合适的心外通道，这有利于患者恢复。

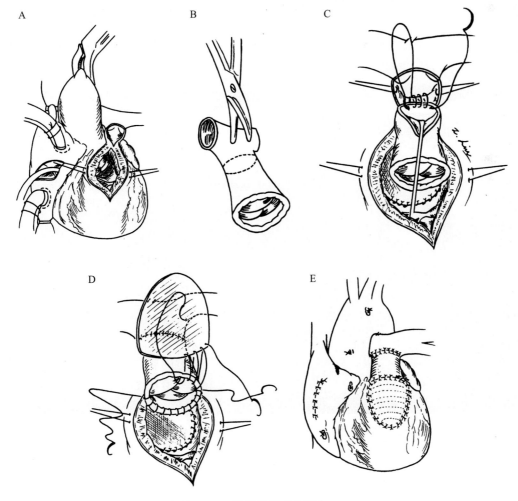

图35-0-11 拉斯特利手术矫治DORV

A. 右心室流出道切口；B. 修剪同种肺动脉；C. 同种血管与肺动脉吻合；D. 同种肺动脉与人工血管吻合；E. 手术完成。

3. 大动脉转位型

1）陶西格-宾畸形合并肺动脉高压

（1）VSD修补、大动脉调转术：为最佳手术方式，即在VSD修补、左心室流出道成形后，做大动脉调转手术（图35-0-12）（视频7）。

术中尽可能在无名动脉近端下方插主动脉供血管，在上、下腔静脉插直角管建立体外循环，在并行循环下充分游离主肺动脉及左、右肺动脉至其分支，切断PDA或动脉导管韧带，心外探查冠状动脉和有无合并畸形情况，阻断升主动脉，灌注心脏停搏液。

视频7 大动脉
调转术

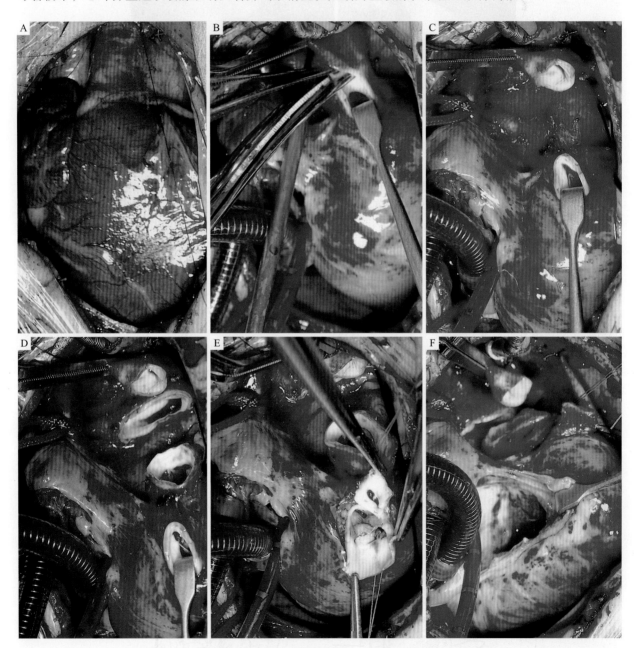

图35-0-12 陶西格-宾畸形合并肺动脉高压行VSD修补＋大动脉调转术

A. 斯威趣手术处理陶西格-宾畸形；B. 切开主动脉探查；C. 切断主动脉；D. 切断主肺动脉；E. 游离冠状动脉，左、右冠状动脉起自共同开口；F. 探查三尖瓣和VSD；G. 经右心房和肺动脉瓣下方修补VSD；H. 吻合冠状动脉开口下缘；I. 冠状动脉开口上缘用自体心包加宽；J. 用自体心包加宽后；K. 从主动脉侧看用自体心包重建后的情况；L. 准备缝合心包上缘；M. 冠状动脉吻合、主动脉根部成形后；N. 缝闭部分左侧肺动脉切口；O. 将主动脉远端移到肺动脉后方；P. 将主动脉远端与肺动脉根部吻合；Q. 闭合肺动脉根部多余的部分；R. 完成冠状动脉吻合，形成新的主动脉根部；S. 心内充分排气后，开放升主动脉；T. 检查吻合口是否出血。

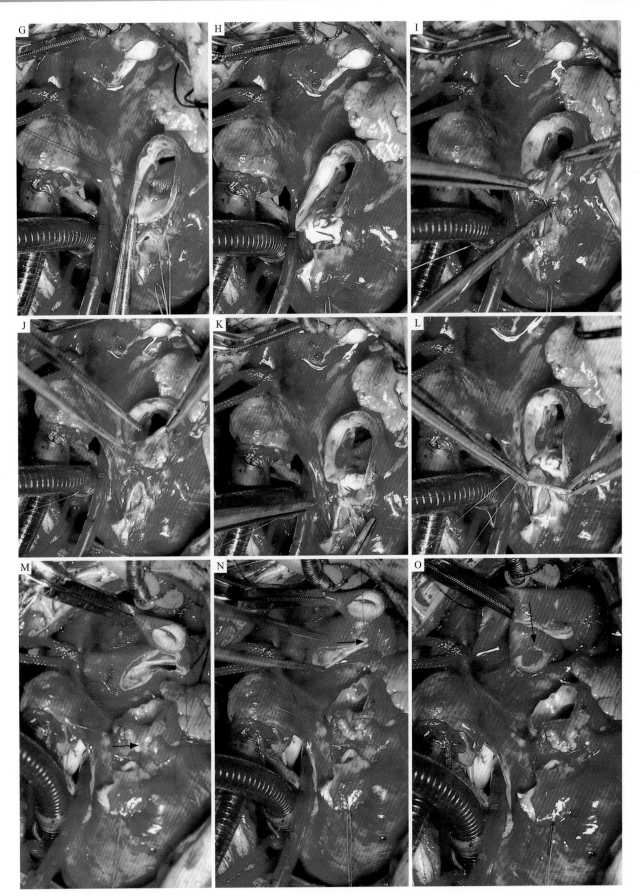

图 35-0-12（续）

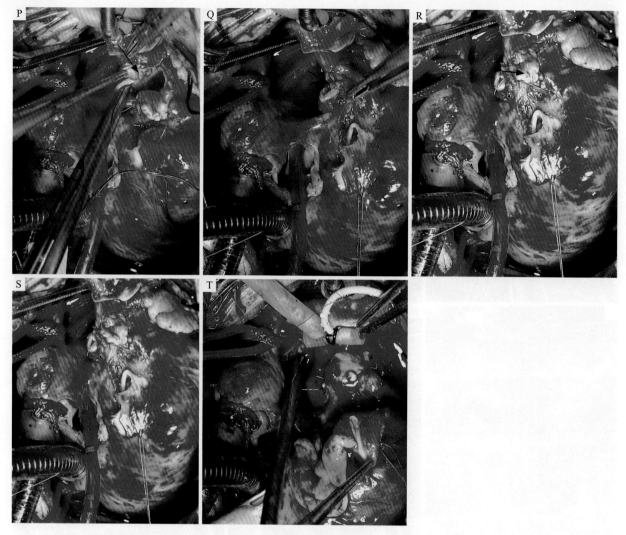

图 35-0-12（续）

　　切开右心房，切开房间隔，置入左心引流管。在半月瓣上方 1～2 cm 处切断两大动脉根部，把左右冠状动脉开口分别由主动脉根部纽扣状切下。经右心房或肺动脉切口将 VSD 修补，把肺动脉完全隔入左心室。修补最好用心包材料，取其柔韧、较薄的特点，后下缘 VSD 修补经心房完成后，VSD 经肺动脉切口会显露更好，可以更加方便和确切地完成 VSD 其余部分的修补。也可以经右心室流出道切口修补，但一般不需要（图 35-0-13）。

　　然后再将左、右冠状动脉开口分别移植在主动脉根部合适的位置，用 7/0 prolene 连续缝合，形成"新"升主动脉，注意避免冠状动脉扭曲、狭窄和张力过大，防止吻合口出血。将主动脉远端于肺动脉后方或右侧与"新"主动脉根部吻合。用自体心包片修补因切除冠状动脉开口所造成主动脉根部的缺损，并将肺动脉与主动脉近端吻合，可能需要在右肺动脉下方延长切口，并封闭左侧切口约 1 cm（图 35-0-14），以利于肺动脉血流顺畅，使主动脉和肺动脉与左、右心室恢复正常的连接，并同时矫治其他可能合并的心内畸形。

　　（2）拉斯特利手术：由于拉斯特利手术远期手术效果不如斯威趣手术，现在已较少应用，在不适合做手术的情况下，可行拉斯特利手术。可先切断主肺动脉，并缝闭其近端开口，在心内左心室流出道重建后，从右心室切口至肺动脉远端建立心外通道。

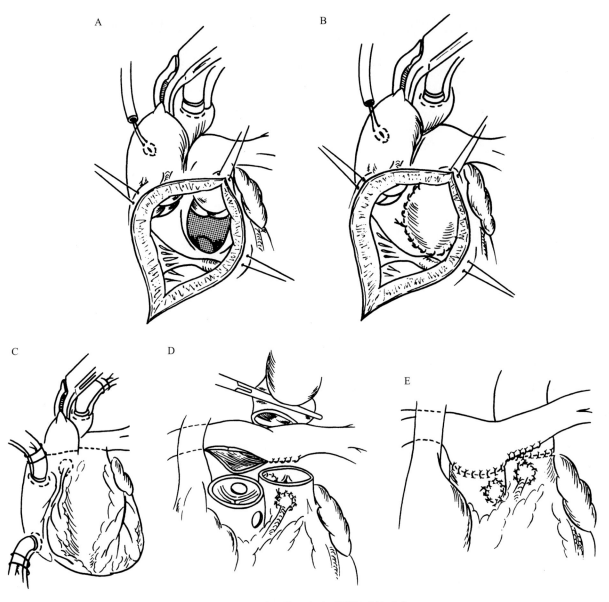

图 35-0-13　陶西格-宾畸形的斯威趣手术

A. 右心室流出道切口；B. 修补 VSD；C. 横断主动脉与肺动脉；D. 肺动脉调转和冠状动脉移植；E. 手术完成。

图 35-0-14　斯威趣手术方法可治疗
陶西格-宾畸形

A. 陶西格-宾畸形；B. 切断主动脉、肺动脉，可见肺动脉骑跨在室间隔之上；C. 缝闭部分远端肺动脉开口；D. 完成主动脉的吻合，用自体心包修复肺动脉。

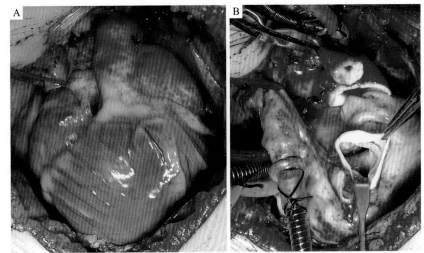

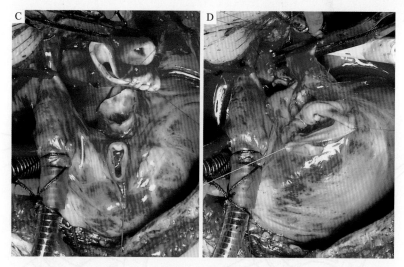

图 35-0-14（续）

（3）川岛（Kawashima）手术：如主动脉和肺动脉呈平行排列，可切除主肺动脉下方的肌性圆锥组织，行川岛手术。用自体心包建立室间隔缺损至主动脉的内通道（图35-0-15）。

2）DORV合并大动脉异位

（1）大动脉调转手术：如主动脉居前，肺动脉位于主动脉的后方，两大动脉完全起自右心室，VSD位于肺动脉下方，肺动脉瓣发育良好，肺动脉高压，也可以在修补VSD、重建左心室流出道后，进行大动脉调转手术。

（2）改良尼凯多赫手术：如主动脉位于肺动脉的前方，偏左，肺动脉常位于后方，偏右，或主动脉位于肺动脉正前方，同时肺动脉瓣及瓣环狭窄且靠近三尖瓣，或在主动脉瓣正后方，肺动脉瓣下方没有真正意义上的右心室流出道，故无法行右心室流出道补片加宽或跨环补片技术，可以采用改良尼凯多赫手术治疗。

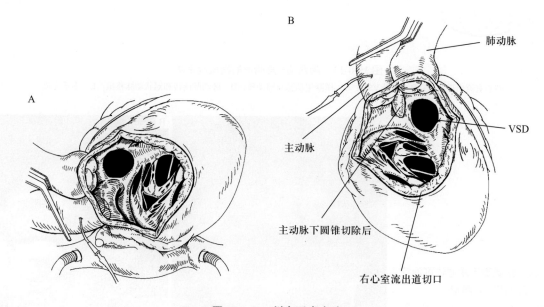

图35-0-15 川岛手术方法

A. 右心室切开探查；B. 动脉圆锥切除后；C. 完成心内通道重建。

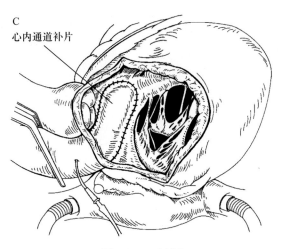

图 35-0-15（续）

　　建立体外循环的方法与常规手术相同，主动脉插管要尽可能靠上。在并行循环下，游离主动脉、肺动脉，切断动脉导管或导管韧带。阻断升主动脉后，在窦管交界上方切断主动脉，游离肺动脉根部，如果肺动脉和肺动脉瓣发育较好，肺动脉瓣环直径接近主动脉80%，应尽可能剥离切除整个肺动脉根部。在主动脉瓣下方0.8 cm左右处，平行切开右心室流出道，游离主动脉根部，可根据冠状动脉的解剖情况，纽扣状切下左侧或右侧冠状动脉开口。可将主动脉近端游离70%～80%，按逆时针方向向后旋转至左心室，用4/0或5/0 prolene线连续加间断缝合，吻合主动脉近端。用相似大小的涤纶布修补VSD，建立左心室流出道，用4/0或5/0 prolene线连续加间断缝合。将用相应大小的人工血管剪成适当的形状，将其近端吻在右心室流出道切口，远端与已剥离下来的主肺动脉根部吻合。此处吻合可在心内排气、开放升主动脉、心脏复跳后并行循环下完成。

　　（3）改良的拉斯特利手术：另外一种手术方式是在主动脉下方无血管区切开右心室，以人工血管片重建左心室流出道，再充分游离肺动脉主干及右肺动脉，并切断其近端，用4/0 prolene线连续往返缝闭其切口。取用液氮保存的同种肺动脉或其他心外管道，远端与患者肺动脉吻合，以4/0 prolene线连续缝合。近端连接人工血管，剪成楔形，切开三尖瓣环下方的右心室流入道，将人工血管近端吻合在右心室流入道，三尖瓣环下方（图35-0-16、图35-0-17）。

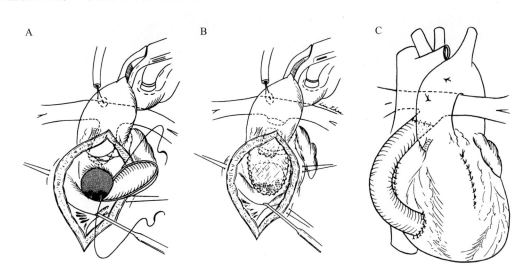

图 35-0-16　DORV 合并大动脉异位的手术方式

A. VSD修补；B. 横断主肺动脉；C. 右心室与肺动脉做外通道连接。

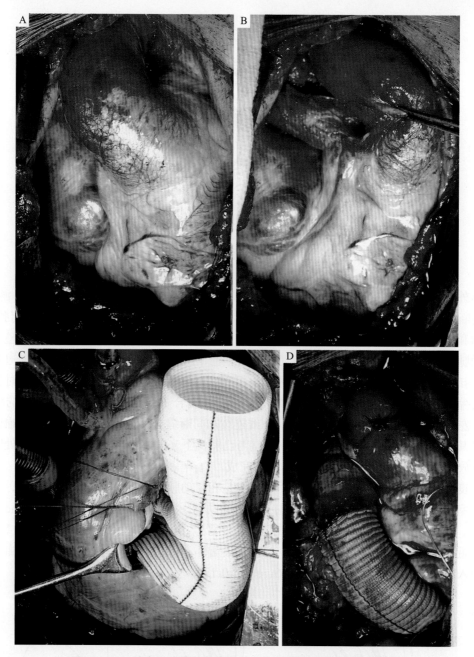

图 35-0-17　改良心外道手术治疗右心室双出口合并主动脉左转位
A. DORV 主动脉在左前，肺动脉右后；B. 主动脉在左前方，肺动脉在右后方；
C. 改良心外通道手术，建立心内通道；D. 完成心内外通道手术。

4. VSD 远离型 DORV　病例比较少见，与 VSD 和主动脉的位置有关。如果 VSD 位于隔瓣下，主动脉又转向前方时，VSD 会远离两大动脉，形成与两大动脉无关系的室间隔缺损（noncommitted VSD），修补方法应尽量扩大 VSD，然后再用涤纶布修补，重建左心室流出道。由于右心室流出道可能会因 VSD 补片导致狭窄，故应切断肺动脉，用 4/0 prolene 线缝闭近端切口，应用心外通道连接右心室切口与肺动脉，个别情况下心内外都可使用完整的管道矫治（图 35-0-18）。

可根据病理解剖情况，选择修补 VSD 和大动脉调转手术或改良拉斯特利手术，即心内可能需用人工管道连接 VSD 和主动脉，心外用人工管道连接右心室和主肺动脉，也可选择改良尼凯多赫手术治疗[7-9]。

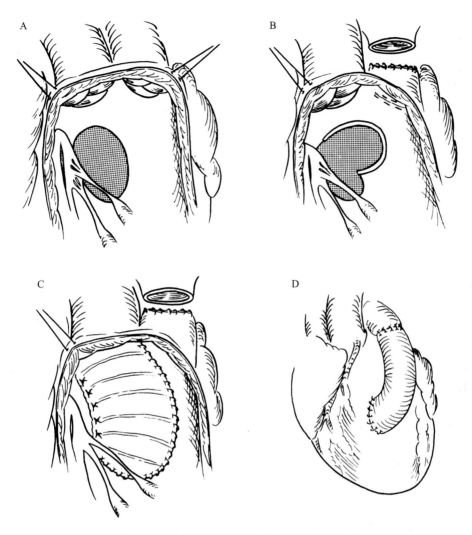

图 35-0-18　远离两大动脉和室间隔缺损修补术

A. VSD 位置；B. 扩大 VSD；C. VSD 补片完成；D. 右心室 - 肺动脉外通道连接。

如建立心内通道困难、右心室流出道、肺动脉瓣狭窄，可考虑按单心室手术方案治疗。

5. DORV 合并畸形矫治术

（1）DORV 合并主动脉弓畸形：多为主动脉缩窄，发育不良，主动脉弓中断少见。以陶西格 - 宾畸形合并主动脉弓畸形为常见。如患者年龄小，心功能好，应积极采取一次根治手术。即在主动脉畸形矫治后，再行 VSD 修补和大动脉调转手术。也可以先置入支架治疗主动脉缩窄，再行大动脉调转手术治疗。

患者病情重，全身情况差，可分期手术，先经左后外切口解除主动脉病变，两周后经正中切口矫治右心室双出口，目前一般不采用此种手术方案。

（2）合并完全性房室间隔缺损：DORV 合并完全性房室间隔缺损较少见。应选择左、右心室功能和肺动脉发育尚好的患者行双心室矫治术，如合并肺动脉高压，应根据右心导管检查和有关资料决定是否为患者手术，如为艾森门格综合征（Eisenmenger's syndrome）则为手术禁忌。

如合并肺动脉瓣狭窄，应视肺动脉瓣狭窄和肺动脉发育情况决定采取何种术式。术中要避免在室间隔即左心室流出道重建时造成左、右心室流出道的狭窄，最好采用双片法矫治心内膜垫缺损，经右心房修补房室瓣及缝合 VSD 的部分心室流入道，再经右心室流出道切口，缝合 VSD 补片的其余部分。右心室流出道一般多需要跨环补片加宽，补片的形态和大小，要依病变情况而定，也可以用心脏外通道重建右心室与肺动脉管道的连接。由于手术时间长，术中要注意保护心肌，尽量缩短手术时间，减少体外循环对各脏器的损伤[10-12]。

（3）合并左心室发育不良、二尖瓣狭窄：应予以扩大ASD，根据单一心室矫治的原则，行全腔肺动脉吻合术或双向格伦恩手术（详见有关章节）。

6. 停机和关胸　手术重要部分完成后，应及时复温，心腔内排气，开放升主动脉，进行心脏复苏，使心脏复跳。右心室流出道和肺动脉或心外通道部分手术操作可在并行体外循环下完成，以尽量减少主动脉阻断和心肌缺血时间，以利于心肌保护。

在停止体外循环之前，要用经食管超声心动图检查术后心脏畸形矫正和心功能情况，还要进行各心腔和肺动脉测压以评估是否需要再手术和能否撤除体外循环。由于手术时间长、手术复杂，术后出血、渗血量大，应积极止血和补充血容量，也可能需要延期关胸。如果患者术后心肺功能差，很可能需要左心辅助或ECMO生命支持技术。

十二、术后处理

根据心脏手术方式不同而异。应监测肺动脉及左心房压，要强调如合并肺动脉高压或低心排血量，应延长辅助呼吸时间，使用多巴胺等正性肌力药物和洋地黄、利尿药及血管扩张剂。维持好心率和心律，保证足够的心排血量和组织灌注。如发生严重的低心排血量综合征和呼吸功能不全，可采用心室辅助或ECMO技术辅助治疗。

十三、手术并发症

（一）手术早期并发症

1. VSD再通　由于术中显露不佳或修补不严密或缝线撕脱，特别是左心室流出道成形补片较大，缝合范围广，术后易引起不同程度的残余分流，由此可致低心排血量综合征或肺水肿。体检心前区可听到Ⅱ～Ⅲ级以上收缩期杂音或伴有震颤，超声心动图彩色多普勒检查可以确诊。应密切观察，加强强心、利尿治疗。如VSD再通处>0.5 cm，肺水肿，血压不平稳，应予再手术治疗。

2. Ⅲ度A-V传导阻滞　如室间隔缺损后下角缝合过深或由于手术牵拉局部水肿、血肿等原因损伤了希氏束，术后可发生Ⅲ度房室传导阻滞，心室率慢于心房率。心电图示P波、R波没有规律。如损伤位置高，QRS波群变化不大，患者可能不需要安置永久性起搏器，如心室率<50次/分，且波形有明显改变者，可能需要永久性起搏器。不论是否能恢复正常心律，在手术室都应安置临时起搏器导线，如能安装临时顺序起搏器则效果更好。

3. 低心排血量综合征　患者表现为心率快，血压低，左心房压及CVP升高，四肢凉，组织灌注不够，尿少或无尿，代谢性酸中毒，静脉血氧饱和度降低等，临床上很常见，诊断不难。超声心动图或漂浮导管检查可以确诊。最常见的原因为术中心肌保护不好，心脏畸形矫治不彻底，如存在残余分流，左、右心室流出道残留梗阻，二、三尖瓣或肺动脉瓣关闭不全等。应首先针对病因治疗，如畸形矫治不彻底，可再次手术矫治，如心肌功能差，应予以药物治疗，必要时应用心室辅助或ECMO治疗。

4. 肺水肿或灌注肺　由于手术时间长，体外循环中炎性介质的释放或其他因素损伤了肺组织，导致灌注肺或肺水肿。术后表现为严重的低氧血症、肺内出血或大量渗出。X线胸片示肺野模糊，间质水肿。应严格控制入量，静脉给予白蛋白，维持正常的胶体渗透压，用呼吸机辅助正压呼吸，加用5～8 mmHg PEEP。及时吸痰，加强体疗，保持呼吸道通畅。

5. 左心室流出道狭窄　由于室间隔缺损小，没有足够扩大或补片过小，可造成左心室流出道狭窄，患者表现为低心排血量，左心房压高。超声心动图可以确诊。应再手术将补片切开加宽，缓解狭窄。

6. 术后溶血　由于二尖瓣关闭不全，左心室流出道狭窄，血流速快，红细胞脆性高等原因，可引起溶血，患者表现为酱油尿、黄疸、血胆红素增高等溶血征象，应予密切观察，必要时可再手术治疗。

7. 三尖瓣关闭不全　心室内补片时缝线缝在瓣叶上或因内通道牵拉影响三尖瓣对合，可引起不同程度的三尖瓣关闭不全，应加强强心、利尿或手术治疗。

8. 右心室流出道狭窄　由于左心室流出道重建，右心室流出道补片加宽不够或心室外通道不畅而导致狭窄，患者表现为低心排血量综合征，应积极再手术处理。

9. 心脏压塞　由于出血、渗血、引流不畅或水肿的组织压迫肺动脉，心包缝合过紧所致，患者表现为用药物无法矫治之低心排血量，组织灌注不足，CVP 高，血压下降，少尿或无尿。超声心动图可以确诊。应予积极再次开胸，解除压塞。

10. 出血和渗血　术中止血不彻底，患者凝血功能紊乱，渗血多，术后引流量较多，应积极开胸止血。一般胸腺及胸膜表面、剑突下、胸骨后骨膜为较常见出血位置，心房、心室、肺动脉切口，特别是右心室流出道补片边缘的动脉分支断端要处理好，彻底止血。

11. 感染　由于患儿病情复杂，手术时间长，免疫功能低下，或者术后恢复慢，在 ICU 极易合并呼吸道感染，常见一些耐药菌株感染，治疗上有一定困难。应以预防为主，治疗上根据血、痰培养情况，选择有效的抗生素，合理使用，加强营养，多数感染可以控制。

12. 细菌性心内膜炎　术中或术后污染，可导致心内膜感染，患者高热、寒战、白细胞增高，血培养可能阳性，但由于抗生素的大量应用，血培养也可能阴性，应选择合适的抗生素治疗。如超声心动图发现心内膜有赘生物，应考虑再手术治疗，清除感染灶。

13. 慢性右心功能不全　患者表现为食欲缺乏、浑身无力、肝大、腹水，可能与右心室流出道补片过大或切除肌肉过多，或肺动脉瓣、三尖瓣关闭不全，室间隔缺损残余分流有关，应予积极强心、利尿治疗。必要时手术治疗。

14. 胸腔积液　患者术后早期可见较大量胸腔积液，与患者心功能不全、CVP 高、营养不良有关，应予胸腔穿刺或置管引流处理。

（二）远期并发症

1. VSD 再通　由于感染或其他原因可致 VSD 修补术后再通，患者有活动后心慌、气短等症状，胸前可闻及Ⅲ级左右心脏杂音，可伴有震颤，超声心动图可以确诊。如残留 VSD 口径超过 5 mm，可再次手术治疗。

2. 右心室流出道狭窄　随着患儿的长大，即使为肺动脉高压型的 DORV 也可能发生右心室流出道狭窄，如右心室流出道与肺动脉压差＞40 mmHg 应再次手术疏通右心室流出道。

3. 左心室流出道狭窄　DORV 术后并发左心室流出道狭窄并不少见，多数原因为患儿长大，原心内通道不会生长发育而发生梗阻，如患者有症状，左心室与主动脉压差＞50 mmHg 应再次手术，重新补片或加宽左心室流出道。

4. 三尖瓣关闭不全　由于术后右心扩大，或术后早期轻度三尖瓣关闭不全逐渐加重，可导致中至重度三尖瓣关闭不全，并影响右心功能，应予强心、利尿治疗，如治疗无效，右心房室扩大可以考虑手术治疗。

5. Ⅲ度 A-V 传导阻滞　患者术后可发生完全性房室传导阻滞，需要安置起搏器。

6. 慢性右心功能不全　术后仍存在肺动脉高压和上述等多种原因，可致患者并发慢性右心功能不全，应予限制活动和强心、利尿治疗，并查找病因，进行针对性的治疗。

7. 各种复杂手术的相应并发症 大动脉斯威趣（Switch）手术、拉斯特利（Rastelli）和尼凯多赫手术都可能发生相应的手术并发症，如VSD残余分流、心外管道狭窄，肺动脉瓣和三尖瓣关闭不全等。

十四、手术效果

右心室双出口手术疗效与患者心脏畸形复杂的程度、手术时机和手术技术有关，术后早期病死率为4.5%～12%。VSD型DORV心内通道手术早期手术死亡率约为5%，术后5年生存率为89.0%～93.5%，15年生存率为83%。VSD位于两大动脉下方的手术结果相似。室间隔缺损型、法洛四联症型、TGA型右心室双出口三种类型远期预后良好，10年生存率为89.5%～95.2%，再手术免除率为87%～97.9%。VSD远离型效果差。

婴幼儿时期手术、室间隔缺损远离主动脉、合并完全型房室间隔缺损及冠状动脉、瓣膜异常等复杂畸形，使用外管道、左心室发育差、手术时间长为手术的危险因素。这类患者手术早期病死率高，手术远期结果也会受到影响。手术晚期再手术率高，有些患者10年内再手术率可达38%以上[14-15]。

十五、经验与启示

DORV是一种很复杂的心脏畸形，有多种病变，因此有多种分型方法，都不够完善。总体来说，只要给予足够的关注，术前诊断并不困难，但如何为患者选择合适的手术时机、手术方案和做好手术，取得最佳的手术疗效仍然是一个挑战。所幸大部分DORV患者为简单型DORV，即主动脉和肺动脉排列关系基本正常，除VSD和右心室流出道、肺动脉瓣狭窄外，而不合并其他心内畸形的，手术方法和VSD、法洛四联症类似，只是重建左、右心室流出道，做好心内通道（修补VSD），解除肺动脉狭窄即可，手术矫治不困难，手术效果满意。如缺损位于主动脉瓣下方，手术成功率更高。目前即使是陶西格-宾畸形采用大动脉调转手术治疗也能取得很好的疗效，实际上把陶西格-宾畸形合并肺动脉高压分类为右心室双出口也有些勉强。

DORV手术的关键是心内通道的建立，多数补片是需要不同大小、螺旋形的，少数需要完整的管道。要注意避免近、远期左、右心室流出道可能发生的狭窄，缝合范围广必然产生残余分流的机会多，因此对心内补片的大小和缝合的位置要给予充分的考虑，缝合要严密牢靠。因为DORV的右心室流出道受左心室流出道重建后的影响大，所以右心室流出道的建立和法洛四联症在补片大小和形态方面应有所不同。影响手术疗效的另外一个重要因素是主动脉和肺动脉的位置，主动脉骑跨50%和骑跨90%以上对手术的结果会有明显不同，后者手术难度和风险、发生并发症的概率也会明显增加。

在DORV合并大动脉异位时，主动脉可转至右前方、正前方或左前方，或平行排列，肺动脉位置也会有相应的改变。因此，室间隔缺损大多会远离主动脉或两大动脉，在左或右心室流出道重建时都会遇到困难，而不能用一般右心室双出口矫治的办法来解决。如主动脉位于正前或左前方，需要不同手术方法处理，如合并右心室流出道或肺动脉瓣狭窄，很可能需要做改良拉斯特利手术或改良尼凯多赫手术治疗，如肺动脉高压、肺动脉瓣正常，则需要做VSD修补和大动脉调转手术。这三种手术复杂，手术时间长，风险大，对体外循环、心肌保护要求更高，术后病死率高，发生并发症的机会更多，因此需要做好各方面的准备，包括准备足够的血液和血液制品以及左心辅助和ECMO等。

对右心室双出口合并完全心内膜垫缺损、完全性肺静脉异位引流、二尖瓣或左心室发育不全，主动脉弓中断、缩窄、发育不良等畸形的患者，也应该尽量采取双心室矫治的方法，只有对左心室发育不良或瓣膜发育严重畸形的患者才采取单心室矫治的方法，同样面临手术难度大、时间长、风险大的情况，应做好各方面的准备工作。

　　复杂型 DORV 术后并发症发生率、病死率都较高，术后应密切随访，若出现远期并发症，应及时处理，很可能需要再次手术解决。

（吴清玉）

参 考 文 献

［1］　WALTERS H L, MAVROUDIS C, TCHERVENKOV C, et al. Congenital heart surgery nomenclature and database project: double outlet right ventricle [J]. Ann Thorac Surg, 2000, 69 (4 Suppl): 249-263.

［2］　ANDERSON R H, BECKER A E, WILCOX B R, et al. Surgical anatomy of double-outlet right ventricle: a reappraisal [J]. Am J Cardial, 1983, 52 (5): 555-559.

［3］　KLEINERT S, SANO T, WEINTRAUB R G, et al. Anatomic features and surgical strategies in double-outlet right ventricle [J]. Circulation, 1997, 96 (4): 1233-1239.

［4］　WU Q, JIN Y, LI H, et al. Surgical treatment for double outlet right ventricle with pulmonary outflow tract obstruction [J]. World J Pediatr Congenit Heart Surg, 2016, 7 (6): 696-699.

［5］　WU Q Y, LI D H, LI H Y, et al. Surgical treatment of double outlet right ventricle complicated by pulmonary hypertension [J]. Chin Med J, 2017, 130 (4): 409-413.

［6］　吴清玉, 於其宾, 杨秀滨. 改良 Rastelli 手术治疗右心室双出口合并左前位主动脉 [J]. 中华外科杂志, 2001, 39 (7): 523-525.

［7］　吴清玉, 楚军民. 右心室双出口的手术治疗 [J]. 中华外科杂志, 2004, 42 (2): 65-67.

［8］　BAO M, WU Q. Central shunt procedures for complex congenital heart diseases [J]. J Card Surg, 2014, 29 (4): 537-541.

［9］　WU Q, YU Q, YANG X. Modified Rastelli procedure for double outlet right ventricle with left-malposition of the great arteries: report of 9 cases [J]. Ann Thorac Surg, 2003, 75 (1): 138-142.

［10］　KIRKLIN J K, PACIFICO A D, KIRKLIN J W. Intraventricular tunnel repair of double outlet right ventricle [J]. J Card Surg, 1987, 2 (2): 231-245.

［11］　ARTRIP J H, SAUER H, CAMPBELL D N, et al. Biventricular repair in double outlet right ventricle: surgical results based on the STS-EACTS international nomenclature classification [J]. Eur J Cardiothorac Surg, 2006, 29 (4): 545-550.

［12］　MAVROUDIS C, BACKER C L, MUSTER A J, et al. Taussig-Bing anomaly: arterial switch versus Kawashima intraventricular repair [J]. Ann Thorac Surg, 1996, 61 (5): 1330-1338.

［13］　EBADI A, SPICER D E, BACKER C L, et al. Double-outlet right ventricle revisited [J]. J Thorac Cardiovasc Surg, 2017, 154 (2): 598-604.

［14］　VILLEMAIN O, BELLI E, LADOUCEUR M, MD, et al. Impact of anatomic characteristics and initial biventricular surgical strategy on outcomes in various forms of double-outlet right ventricle [J]. J Thorac Cardiovasc Surg, 2016, 152 (3): 698-706.

［15］　OLADUNJOYE O, PIEKARSKI B, BAIRD C, et al. Repair of double outlet right ventricle: midterm outcomes [J]. J Thorac Cardiovasc Surg, 2020, 159 (1): 254-264.

第36章
左心室双出口

左心室双出口（double-outlet left ventricle，DOLV）指从形态左心室发出主动脉、全部或大部分肺动脉的一种罕见的先天性心脏病。DOLV有些类似于右心室双出口，病变复杂，所不同的是病例比右心室双出口少见。本病多合并室间隔缺损、肺动脉瓣狭窄、房室连接一致或不一致等心脏畸形。发病率占先天性心脏病的0.03%~0.27%[1]。

一、历史回顾

1967年，榊原（Sakakibara）首先报道成功地用外科手术矫治1例有大VSD、无肺动脉狭窄的左心室双出口患者。1970年，保罗（Paul）通过临床和尸检研究，报道1例室间隔完整的左心室双出口。1971年，克尔（Kerr）报道了1例主动脉瓣下VSD、肺动脉狭窄的DOLV，应用右心室-肺动脉通道矫治并取得了成功。此后，1973年，帕西菲科（Pacifico）首先报道用心外管道进行外科矫治4例DOLV。1976年，沙拉特（Sharratt）报告1例DOLV合并右心室发育不良，实施了改良方丹手术。1978年巴拉蒂（Bharati）等在分析45例患者的基础上对左心室双出口进行了分类。1992年，沙拉特和他的同事首先用肺动脉根部移植术进行本病的矫治。后来陆续有少量病例报道。清华大学第一附属医院医务人员从2005年至2011年手术治疗了4例DOLV患者[1]。

二、病理解剖

DOLV病例不常见，病理形态变异很多，可合并多种畸形[2-5]。根据心脏分段解剖表示法，DOLV可分为4种基本类型（SDD、SLL、IDD、ILL）（图36-0-1），其中以SDD型最多见（SDD：心房正位，心室右袢，主动脉位于右侧；SLL：心房正位，心室左袢，主动脉位于左侧；IDD：心房反位，心室

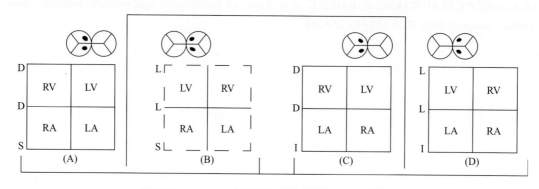

图36-0-1　DOLV大动脉位置的4种基本心脏类型
（A）（B）心房正位；（C）（D）心房反位；（B）（C）房室连接不一致；（A）（D）房室连接一致
LA：左心房；LV：左心室；RA：右心房；RV：右心室。

右袢，主动脉位于右侧；ILL：心房反位，心室右袢，主动脉位于左侧）。VSD 和大动脉的关系、两条大动脉之间的关系对病理生理和病情有很重要的影响。两大动脉可完全或大部分起自形态左心室，两大动脉空间位置关系可以呈不同排列。在心房正位（situs solitus）、心室右袢（D-loop），主动脉位置可以正常，也可以位于肺动脉左侧或右侧、偏前或偏后，两大动脉也可以并列。当室间隔缺损位于主动脉瓣下，合并肺动脉瓣下狭窄时，大血管位置排列多数是正常的。左心室发育正常或增大。心脏的传导系统因 DOLV 类型不同而异，常见的 SDD 型，其房室结和传导束的位置正常。

DOLV 和右心室双出口类似也可以分为以下类型：

1. 主动脉下室间隔缺损型（subaortic VSD）　VSD 位于主动脉下方，占大多数（75%），多为膜周部或嵴上型 VSD，可延及三尖瓣或与瓣环之间有一肌束。主动脉可以位于肺动脉左侧、右侧或与肺动脉并列。多数病例都合并肺动脉狭窄，狭窄部位可位于肺动脉瓣环、瓣下、瓣口或肺动脉，合并主动脉狭窄的少见（<10%）。

2. 肺动脉下室间隔缺损型（subpulmonary VSD）　VSD 位于肺动脉瓣下方，占少数（15%）。多为嵴上型缺损，肺动脉大部分起源于左心室，由于肺动脉下无圆锥间隔，肺动脉瓣可与二尖瓣呈纤维连续。常合并主动脉狭窄（80%），两大动脉关系可正常。

3. 两大动脉下室间隔缺损型（doubly committed VSD）　VSD 位于两大动脉下方，较少见（10%），两大动脉下圆锥间隔发育不全。

4. 远离两大动脉室间隔缺损型（noncommitted VSD）　此型室间隔缺损特别少见，VSD 和两大动脉距离较远。一般不合并主动脉狭窄。

DOLV 患者室间隔完整的罕见，如主动脉下没有圆锥部，主动脉瓣与二尖瓣之间可有纤维连续，如肺动脉瓣下没有圆锥部，肺动脉和二尖瓣可存在纤维连续，这种情况下两组半月瓣位于同一水平。肺动脉瓣下和主动脉瓣下都缺少或都有圆锥间隔的情况非常罕见。

部分 DOLV 病例可伴有心房与心室连接不一致或合并其他心脏畸形，如 ASD、单心房、右心室、三尖瓣可发育不全、瓣口可狭窄甚至闭锁，埃布斯坦（Ebstein）畸形、主动脉缩窄或主动脉弓中断，二尖瓣闭锁或关闭不全，还可合并完全型房室间隔缺损、完全性肺静脉畸形引流、PDA、内脏异位综合征等畸形。

三、病理生理

房室连接正常的病例，肺静脉血液回流至左心室，体静脉的血液通过心房、室间隔缺损也可以回流到左心室。血液在左心室内混合后进入主动脉和肺动脉，患者会存在不同程度的紫绀和缺氧。如肺动脉瓣口不狭窄，肺血明显增加，和大 VSD 相似，患者紫绀不重，会发生重度肺动脉高压，出生后早期可出现充血性心力衰竭。

如主动脉下有肺动脉狭窄、室间隔缺损，体静脉血液会更多地进入主动脉，体循环动脉血氧饱和度明显降低，紫绀可能会更严重。

房室连接不一致的病例，类似矫正性大动脉转位合并肺动脉狭窄，体静脉的血液通过二尖瓣回流到左心室，肺静脉的血液通过室间隔缺损也进入左心室，但肺动脉瓣狭窄使肺血减少，更多的体静脉血流会进入主动脉，因此患者紫绀较房室连接正常的病例更明显。如合并畸形，也会有相应的影响。在 DOLV 心房与心室连接不一致的病例，左心室为腔静脉和肺静脉血流的混合心腔，紫绀会很明显。

四、临床表现

患者的临床表现与病理解剖形态及合并畸形有关，可反复发生呼吸道感染，易感冒，活动后呼吸困难，体力差，生长发育缓慢，可有不同程度的紫绀和缺氧，紫绀可随哭闹、活动而加重。这些与有无肺动脉狭窄、狭窄程度及室间隔缺损位置有关。体检胸骨左缘3~4肋间可触及收缩期震颤，并可闻及Ⅲ级以上的收缩期杂音，可有口唇、指甲青紫，杵状指（趾）。

五、辅助检查

1. 心电图 多见右心室肥厚或左心室肥厚，这与左、右心室通过大的室间隔缺损相通，心室压力负荷大有关。

2. 胸部X线片 与病理解剖改变有关，多表现为心脏增大，肺动脉无狭窄的病例，表现类似于大的室间隔缺损，肺血增多，肺动脉段突出。在肺动脉狭窄病例，表现肺血少，心脏增大不明显。

3. 超声心动图 可以显示房室连接关系，两大动脉起自左心室，可以显示有无主动脉或肺动脉下狭窄以及室间隔缺损位置和大小。通过彩色多普勒检查可以测定室间隔缺损过隔血流、肺动脉血液流速及肺动脉压力[6]。

4. CT、MRI 可以进行畸形节段分析，可以发现心房位置，房室连接，心室形态和功能状态，心室动脉连接关系，大动脉位置异常和合并畸形[7]。

5. 心导管和心血管造影 可提供各种类型DOLV的病理解剖形态影像（图36-0-2）和血流动力学资料。心导管可测定两心室和大动脉压力，并以此计算肺循环阻力。心血管造影可以明确两心房及左右心室位置和大小，双房室瓣连接、发育和功能，VSD位置及大小，两大动脉有无狭窄及其程度，大动脉心室连接关系和两大动脉排列关系及合并畸形，如冠状动脉异常、主动脉弓畸形等。可为手术适应证及手术方式选择提供重要依据。

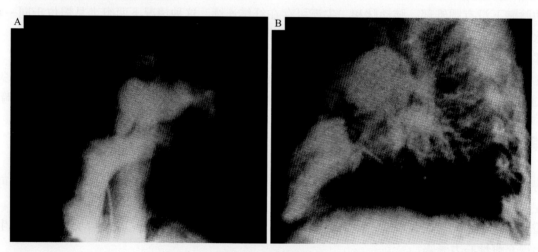

图36-0-2　DOLV心血管造影像（SLL型）
A. 正位像；B. 侧位像。

六、诊断与鉴别诊断

根据超声心动图和CT、MRI可以做出初步诊断，心血管造影可以明确诊断。但由于DOLV发生率低、形态变化大，术前易误诊。该病需与法洛四联症、完全性大动脉转位、矫正性大动脉转位、右心室双出口等疾病鉴别。

七、自然病程

无肺动脉狭窄的DOLV患者自然病程与单纯大的室间隔缺损相似，但VSD不会逐渐变小和闭合。

伴有肺动脉狭窄的DOLV自然病程与法洛四联症相似，缺氧程度和临床过程直接与肺动脉狭窄程度有关。

八、手术适应证

DOLV一经确诊，即应手术治疗，但应根据病理解剖形态和病情选择不同的手术方式。

（1）如果患儿年龄在1岁以下，且有肺动脉狭窄，可以先行体肺动脉分流手术，等到1岁后再行根治术。年龄大于1岁，并且合并轻度肺动脉瓣狭窄，可修补VSD和解除肺动脉狭窄。如狭窄严重应在修补VSD，将肺动脉从左心室分开后，将右心室流出道补片加宽或跨环补片，也可以施行右心室-肺动脉外通道手术，并应尽量争取根治，推迟或避免再次手术干预。

（2）如果无肺动脉狭窄，患儿应在6个月内施行手术，室间隔缺损位于主动脉下方，可修补VSD，再根据情况进行右心室流出道和肺动脉重建。对于VSD位于肺动脉瓣下或双大动脉下，也可以如此处理。如VSD远离大动脉，需建立心外通道连接肺动脉或移植肺动脉。

（3）如果患儿发生充血性心力衰竭，肺血管阻力升高，全身情况差，可以考虑先行肺动脉环缩术，待2岁后时再行矫治术[8]。

（4）对合并其他心内畸形的患者应同期处理。如一侧心室发育不全、房室瓣膜狭窄的病例，若肺动脉发育良好，肺动脉压力<15 mmHg，左心室和二尖瓣大小和功能正常，可选用心外通道、全腔静脉与肺动脉吻合术。

（5）患者年龄大、重度肺动脉高压、肺血管病变严重为手术禁忌证。对呼吸和心、肾功能不全的患者手术要慎重。

九、手术技术

手术的原则是修补VSD，去除心内分流，建立右心室与肺动脉的连接，同时处理好合并畸形[9-10]。

手术应在全身麻醉、低温体外循环下进行。由于病变复杂，术前易误诊，术中要结合术前检查资料，仔细全面探查，搞清病理解剖，再决定手术方式。

（一）拉斯特利手术

适用于双室发育好、肺动脉狭窄的病例。年龄较小的患者，长大后心外通道需要再次手术替换。

患者全身肝素化后，常规心脏插管，建立体外循环，并行降温。阻断循环后，经主动脉根部灌注HTK心脏保护液。切开右心房探查心内病变，以相似大小涤纶布修补VSD，将两大动脉开口隔至左心室，在根部切断肺动脉，并缝闭其近心断端，在右心室前壁做一个切口，用同种带瓣管道连接右心室与肺动脉（图36-0-3）。

（二）肺动脉根部移植术

有两种情况可进行肺动脉根部移植术。

（1）单纯肺动脉移植：适用于肺动脉无狭窄，且VSD距离肺动脉开口较远，不能做心室内补片分隔的患者。如图36-0-4所示，在肺动脉下方5 mm左右处切开左心室，向周围游离心肌组织，完整地将肺动脉连同瓣膜及其根部从左心室剥离下来，注意不要损伤冠状动脉左前降支。切开右心室前上方，修补VSD后，将肺动脉根部从左心室剥离并吻合至右心室切口上。如肺动脉根部长度不够，可连接人工血管。注意右心室切口肌肉切除要足够，避免引起吻合口狭窄。如不连接人工血管，右心室流出道可能需用自体心包修补加宽，并避免心外管道扭曲、成角和狭窄。

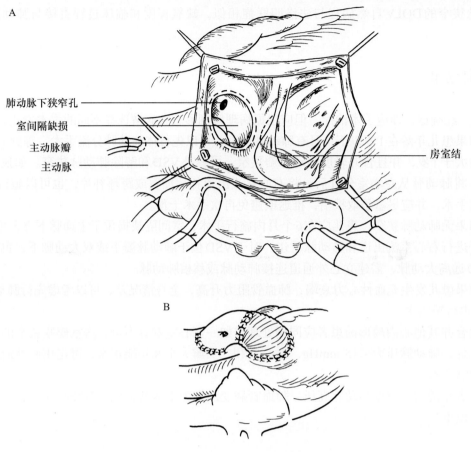

肺动脉下狭窄孔

室间隔缺损

主动脉瓣

主动脉

房室结

图36-0-3　右心室-肺动脉外通道法

A. DOLV的右心室切口及所见；B. 外通道连接右心室及肺动脉。

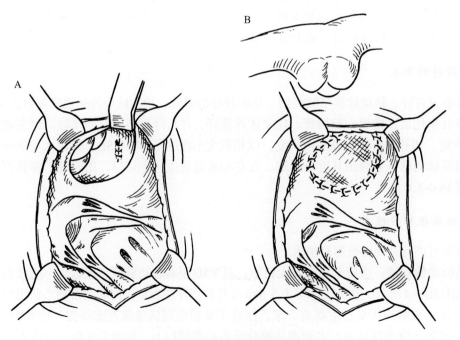

图36-0-4　单纯肺动脉移植

A. 通过VSD缝闭肺动脉圆锥；B. 切下肺动脉根部，修补VSD；

C. 肺动脉后部吻合至右心室切口；D. 用自体心包吻合肺动脉前部至右心室。

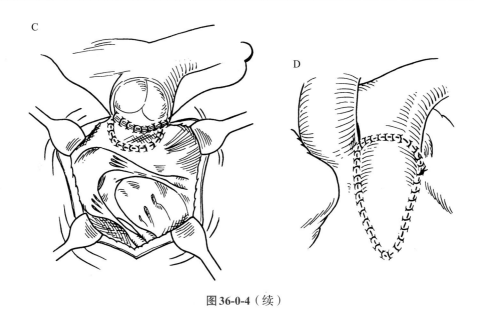

图 36-0-4（续）

（2）肺动脉根部移植、补片加宽　对肺动脉瓣狭窄的患者，如图 36-0-5 所示，在左心室前上方做纵切口，分离并切下肺动脉，从心外缝闭或修补其在左心室残端。通过右心室切口修补 VSD，将

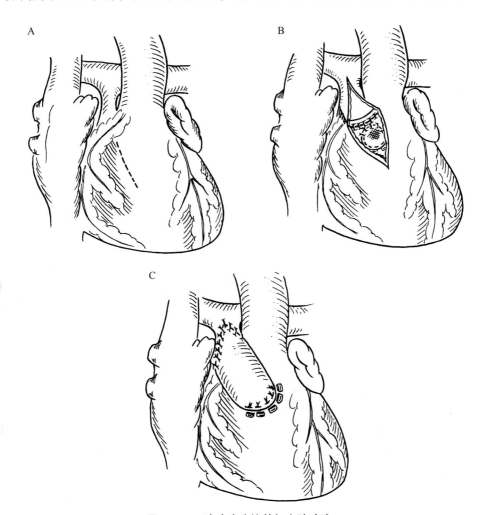

图 36-0-5　肺动脉移植并加宽肺动脉

A. 右心室前壁切口；B. 修补 VSD，将游离的肺动脉缝于右心室切口的后上部；C. 用单瓣补片加宽肺动脉根部，并连接肺动脉与右心室。

自体肺动脉缝于右心室切口的后上缘，解除瓣膜狭窄，将其作为肺动脉的后壁，前面用带单瓣的补片修补[11-14]。

（三）心室内通道补片

适用于肺动脉无狭窄，且VSD距离主动脉较近者，手术操作如图36-0-6所示，切开右心室前壁显露VSD，以修剪大小、形状合适的自体心包或涤纶补片将主动脉隔至左心室，将肺动脉隔至右心室，消除左、右心室之间的分流。修补时要注意左、右心室流出道通畅，术中可用探条测试其直径大小，术后可测左心室-主动脉及右心室-肺动脉压差，如左心室-主动脉压差>20 mmHg，右心室-肺动脉压差>40 mmHg应重新修补。

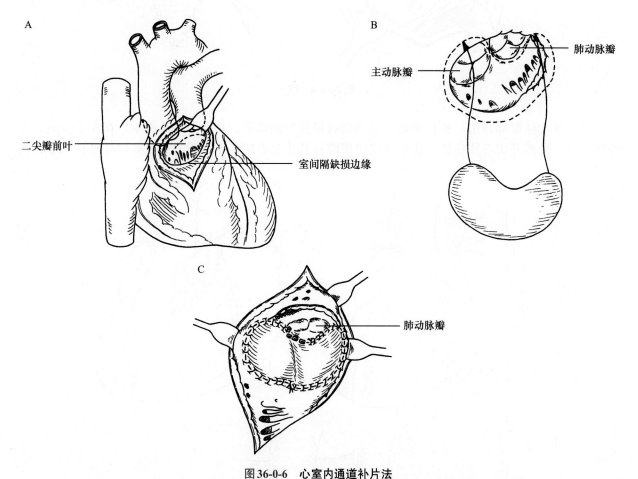

图36-0-6　心室内通道补片法

A. 右心室切口；B. 扩大VSD修剪合适的补片；C. 缝合补片将主动脉隔至左侧，将肺动脉隔至右侧。

（四）改良方丹手术及全腔肺动脉吻合术

如患者肺动脉发育不良，可先行肺动脉分流手术，改善症状，择期行拉斯特利手术。如为肺动脉高压，可先行肺动脉环缩手术，保护肺动脉和肺组织，二期行肺动脉根部移植手术。如右心发育不良，肺动脉瓣狭窄，肺动脉压<15 mmHg，可考虑行双向格伦恩手术或心外通道、全腔肺动脉吻合术。

主-肺动脉分流术，肺动脉环缩手术，详见相关章节。

（五）处理合并畸形

如合并动脉导管未闭、主动脉病变，术中应先处理动脉导管、主动脉病变，再进行心脏手术。如合并瓣膜等心内畸形，应先处理心内畸形，再建立右心室、右肺动脉的连接（图36-0-7）。

十、术后处理

术后处理与其他复杂先天性心脏病心脏术后常规处理相同，详见本书第14章"心脏手术后的监护和处理"。

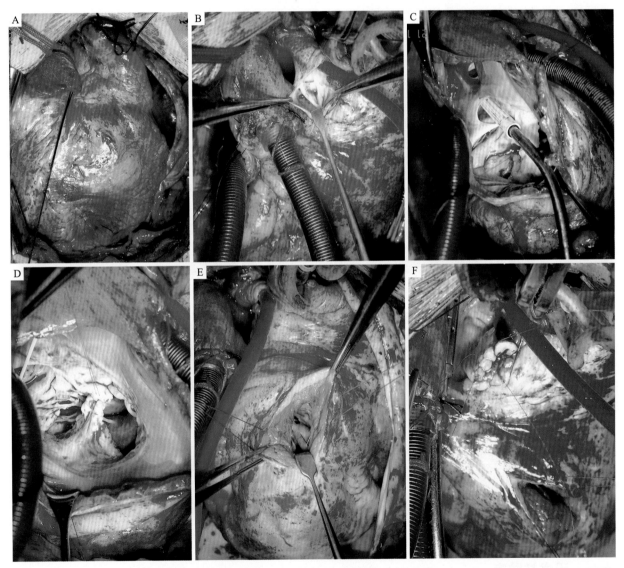

图36-0-7　DOLV合并多种心脏畸形的手术方法

A. DOLV、完全型房室间隔缺损合并肺动脉瓣及瓣下狭窄、单心房、左上腔静脉引流入；B. 在主动脉左前、肺动脉右后，可见肺动脉瓣口狭窄；C. 单心房，左上腔引流入左心房和左心耳开口，一组房室瓣；D. VSD巨大，一组房室瓣；E. 切断肺动脉，缝闭近端，切开心室；F. 闭合肺动脉近端；G. 在前、后共瓣边缘缝上牵引线；H. VSD修补后，重建房间隔；I. VSD修补后重建房间隔；J. 已固定好房间隔下缘；K. 探查和修复二尖瓣；L. 测试二尖瓣口大小；M. 二尖瓣成形后测试；N. 拟建立心外通道；O. 矫治手术后。

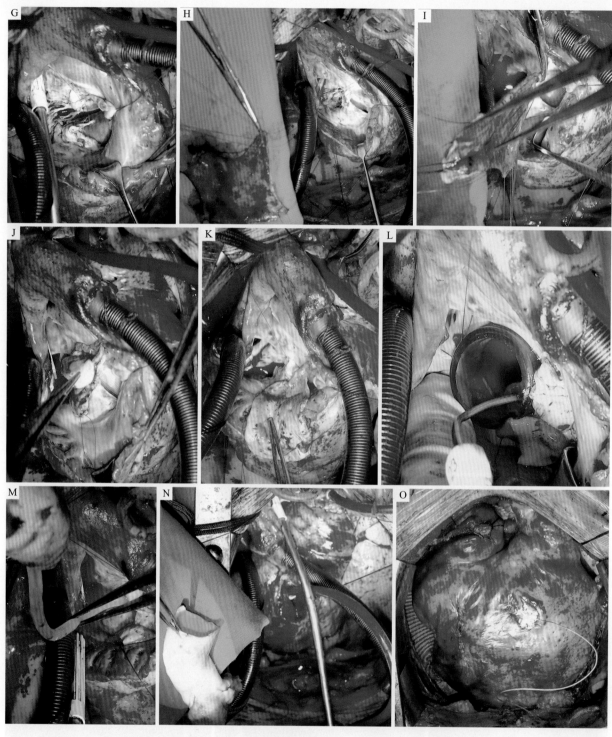

图36-0-7（续）

十一、手术并发症

由于该病发病率低，手术数量少，并发症与右心室双出口、大动脉转位、法洛四联症相似，主要为室间隔缺损残余分流、Ⅲ度房室传导阻滞、外通道狭窄、低心排血量综合征等。

十二、手术效果

本病少见，总体手术例数不多，多数文献为个案报道。有作者复习文献，总结最近45年间37例DOLV手术的报告，患者平均年龄为48个月，做了拉斯特利手术21例（57%），右心室流出道补片7例，肺动脉根部移植6例，心室内通道3例。手术死亡3例，病死率8%，死亡原因为右心衰竭。随诊平均26个月，死亡1例，10年生存率87%。

1993年柯克林（Kirklin）和巴拉特－博伊斯（Barratt-Boyes）总结UAB和GLH两个医院20年的资料，手术23例，死亡5例，病死率23%[5]。清华大学附属第一医院2005—2011年间做了4例DOLV的手术。患者均合并大的室间隔缺损、肺动脉瓣狭窄，其中同时合并右旋心、完全型房室间隔缺损、房室瓣严重关闭不全、肺动脉瓣及瓣下狭窄，单心房、左上腔静脉、无脾综合征1例；房、室间隔缺损、动脉导管未闭、左肺动脉起始处狭窄1例；心房反位、房室连接不一致1例，右位心、单心房、完全性肺静脉异位引流、动脉导管未闭、内脏异位综合征1例。实施格伦恩手术1例，矫治术3例，包括房、室间隔重建和拉斯特利手术。患者1例术后发生严重肺部感染、低氧血症，使用ECMO生命支持技术17天出院，余3例均顺利恢复、出院。

十三、经验与启示

DOLV病例少见，常合并其他心脏复杂畸形，因此术前应该和右心室双出口、完全型大动脉转位等心脏复杂畸形鉴别，明确诊断。

手术原则：应争取尽量矫治双心室，修补VSD，去除心内分流，建立右心室和肺动脉连接，避免左、右心室流出道狭窄，同时处理好合并畸形。

术中要仔细探查，根据心内病变情况决定手术方式。肺动脉根部移植效果好于拉斯特利手术，Rastelli手术适用于DOLV合并肺动脉瓣或肺动脉瓣下狭窄的病例，肺动脉无狭窄的病例在修补VSD后可能需要补片加宽右心室流出道，以保持其通畅。DOLV常合并多种心内畸形，应同时处理好。如无法进行双心室矫治，条件具备可进行方丹系列手术。手术后处理与常规心脏手术相同，术后需要长期密切随诊观察。

（吴清玉）

参 考 文 献

［1］ TCHERVENKOV C I, WALTERS H L Ⅲ, CHU V F. Congenital heart surgery nomenclature and database project: double outlet left ventricle [J]. Ann Thorac Surg, 2000, 69 (4 Suppl): 264-269.

［2］ BHARATI S, LEV M, STEWART R, et al. The morphologic spectrum of double-outlet left ventricle and its surgical significance [J]. Circulation, 1978, 58 (3pt1): 558-565.

［3］ BRANDT P W, CALDER A L, BARRATT-BOYES B G, et al. Double outlet left ventricle. morphology, cineagiocandiographic diagnosis and surgical treatment [J]. Am J Cardiol, 1976, 38 (7): 897-909.

［4］ CHIAVARELLI M, BOUCEK M M, BAILEY L L. Arterial correction of double-outlet left ventricule by pulmonary artery translocation [J]. Ann Thorac Surg, 1992, 53 (1): 1098.

［5］ KIRKLIN J W, BRRATT-BOYES B G. Double outlet left ventricle.//Cardiac Surgery [M]. 2nd ed. New York: John Wiley & Sons, 1993: 1501-1509.

［6］ MARINO B, BEVILACQUA M. Double-outlet left ventricle: two-dimensional echocardiographic diagnosis [J]. Am Heart

J, 1992, 123 (4 Pt1): 1075-1077.

［7］ REBERGEN S A, GUIT G L, DE ROOS A. Double outlet left ventricle: diagnosis with magnetic resonance imaging [J]. Br Heart J, 1991, 66 (3): 381-383.

［8］ PAUL M H, MUSTER A J, SINHA S N, et al. Double-outlet left ventricle with a intact ventricular septum. Clinical and autopsy diagnosis and developmental implications [J]. Circulation, 1970, 41 (1): 129-139.

［9］ LUCIANI G B, DE RITA F, LUCCHESE G, et al. Current management of double-outlet left ventricle: towards biventricular repair in infancy [J]. J Cardiovasc Med (Hagerstown), 2017, 18 (5): 311-317.

［10］ KERR A R, BARCIA A, BARGERON L M JR, et al. Double-outlet left ventricle with ventricular septal defect and pulmonary stenosis: report of surgical repair [J]. Am Heart J, 1971, 81 (5): 688-693.

［11］ SHARRATT G P, SBOKOS C G, JOHNSON A M, et al. Surgical "correction" of solitus-concordant, double-outlet left ventricle with L-malposition and tricuspid stenosis with hypoplastic right ventricle [J]. J Thorac Cardiovasc surg, 1976, 71 (6): 853-858.

［12］ PACEFICO A D, KIRKLIN J W, BARGERON L M JR, et al. Surgical treatment of double-outlet left ventricle. report of four cases [J]. Circulation, 1973, 48 (1 Suppl): Ⅲ 19-23.

［13］ MCELHINNEY D B, REDDY V M, HANLEY F L. Pulmonary root translocation for biventricular repair of double-outlet left ventricle with absent subpulmonic conus [J]. J Thorac Cardiovasc Surg, 1997, 114 (3): 501-503.

［14］ OOTAKI Y, YAMAGUCHI M, OSHIMA Y, et al. Pulmonary root translocation for biventricular repair of double-ontlet left ventricle [J]. Ann Thorac Surg, 2001, 71 (4): 1347-1349.

第37章

肺动脉闭锁合并室间隔缺损

肺动脉闭锁合并室间隔缺损（pulmonary atresia with ventricular septal defect，PA-VSD）是一种复杂的紫绀型先天性心脏病，发病率占先天性心脏病的2.5%～3.4%，占新生儿的万分之一，男性略多于女性。本病可合并多种心脏畸形，包括染色体异常。虽然本病多年前就可以根治，但对肺动脉发育不好的患者只能先进行姑息手术，不能一次根治，需要分期手术，要等各方面条件具备才能进行根治性的手术或者只能进行姑息手术[1]。

室间隔缺损合并肺动脉闭锁曾被认作是重症的法洛四联症，因为在胚胎时期有的患者可以观察到在右心室流出道早期，右心和肺组织还是相通的，后来才闭锁。但世界先天性心脏病学会命名组织将本病归类为PA-VSD。本病和法洛四联症从病变、胚胎发育和手术治疗等方面都有很多不同。总体来说，特别是B型和C型PA-VSD比法洛四联症更复杂，治疗起来也更困难。法洛四联症患者虽有肺动脉发育不良和分布异常，但比起有些PA-VSD患者来说，可能后者肺血管病变更严重。法洛四联症患者肺的血流主要来源于右心室。PA-VSD肺血流不是来源于右心室，而是来自体肺动脉间的交通，如动脉导管未闭、较大的体肺侧支（major aortopulmonary collateral arteries，MAPCAs）形成、医源性分流管道等。PA-VSD主动脉可以完全起自左心室或骑跨室间隔，或完全起自右心室，因此所有的右心室血流都进入主动脉，在治疗方法上更要侧重于肺动脉重建，而不单纯是修补VSD和疏通右心室流出道，解除肺动脉狭窄，这和法洛四联症有所不同（图37-0-1）[1-3]。

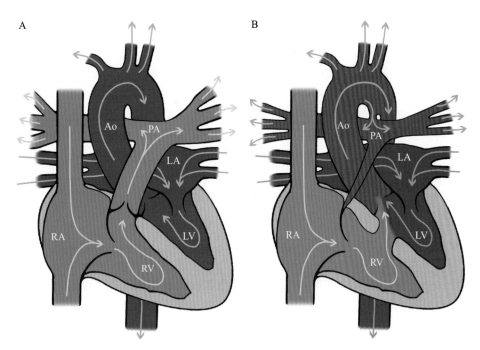

图37-0-1　心脏血液循环示意图

A. 正常心脏；B. 肺动脉闭锁合并室间隔缺损心脏。

RA：右心房；RV：右心室；LA：左心房；LV：左心室；PA：肺动脉；Ao：主动脉。

一、历史回顾

1955年利勒海（W. Lillehei）等首次报告了手术治疗PA-VSD。1973年，麦卡特尼（Macartney）提出了MAPCAs的存在和影响，但直到30年后埃文（Even）才提出了手术处理MAPCAs的概念。20世纪70到80年代，麦卡特尼（Macartney）、蒂内（Thiene）、霍沃斯（Haworth）等在PA-VSD的病理和血流动力学方面做了开创性的工作，使很多患者得到了有效治疗[1]。1981年，霍沃斯（Haworth）等提出了将MAPCAs进行融合或单源化（unifocalization）策略，促进MAPCAs生长。1992年，雷迪（Reddy）等首先经胸骨前正中切口对PA-VSD患者进行了一期矫治手术，10例患者9例恢复良好。1993年罗姆（Rome）等证实了通过体、肺分流手术，增加肺动脉的前向血流，可以促进肺动脉的发育和成长（rehabilitation strategy）。1998年，戈尔（W. L. Gore）等首先报告了在墨尔本皇家儿童医院从主动脉到肺动脉使用Gore-tex管道进行分流方法，促进肺动脉的发育，故将此中心分流称为墨尔本分流（Melbourne shunt）。2003年邓肯（Brian W. Duncan）、米（Mee RBB）等报告了分期手术的结果。2018年，梅因沃林（Richard D. Mainwaring）等报告了85.4%的患者可以通过一期手术对PA-VSD进行双心室矫治，效果良好[1-3]。

二、发病机制

在胚胎发育过程中，法洛四联症是因为圆锥动脉干发育和分隔异常所致，而本病是由于肺内血管发育异常，右心室与肺动脉失去正常连接所致。本病的发生与环境和遗传等因素有关。在胚胎时期，肺发生于前肠（foregut），肺的营养血管来源于背侧的主动脉、第6号分支血管和降主动脉较小的血管。从主动脉第6号起源的动脉血管与肺血管丛相连，发育为肺动脉，使血流进入肺泡和毛细血管网，发育成为正常的肺组织。来源于降主动脉的较小血管发育为营养支气管的动脉，其与肺动脉的交通仍然会存在，管腔较小，出生后会逐渐消失。当右心室和肺动脉正常连接中断时，肺内的血流来源主要依靠动脉导管未闭、支气管动脉和体肺动脉之间的侧支循环。

三、病理解剖

肺动脉闭锁合并室间隔缺损的病理改变变异较多，闭锁可以发生在肺动脉瓣膜、主肺动脉和肺动脉分叉以远的位置。左右肺动脉之间可以融合有交通，也可以没有融合。肺血流可以来源于动脉导管未闭、体肺循环侧支、冠状动脉、支气管和胸膜动脉，也可以来自内乳动脉、肋间动脉和腹主动脉。

在患儿出生后，肺动脉的内径大小也不同，与肺动脉血流有关。如经动脉导管血流进入中心肺动脉的血流多，肺动脉的发育可能正常或轻度发育不良，肺动脉血管分布可能正常；有30%～50%的患儿动脉导管会变细或闭合，肺动脉血流少，则肺动脉呈不同程度发育不良，肺动脉的分布也不正常。随着患儿的生长，肺动脉发育不良会加重，如肺血流来源于侧支血管，肺动脉呈节段性异常。

体肺侧支血管多来源于胸降主动脉，常见于主动脉弓降部或气管分支下方，少数来源于锁骨下动脉、内乳动脉、腹主动脉和冠状动脉的分支。从数量上可为1支或多支，管径直径1～20 mm不等。60%患者在较大的侧支血管近端或远端发生狭窄。40%患者体肺侧支与中心肺动脉交通，60%患者侧支动脉与支气管动脉一样，进入肺门或肺内。50%的患者在胸膜和支气管表面形成血管网，这些血管网的血流增加会使局部的肺动脉血流减少。50%的患者在动脉导管闭合后，体肺侧支血管成为唯一的肺内血流来源。由于体肺侧支对局部肺组织高灌注，可以引起相应供血区的肺动脉高压，造成对肺血管和局部肺组织严重的损害。而侧支血管近端的狭窄对肺动脉和组织有保护作用，但严重的肺动脉狭窄、血流减少，不利于肺血管的发育或因血流不足而形成血栓。

根据肺血流来源，契文科夫（Tchevenkov）2000年提出本病可分为三型，已被国际先天性心脏病学会命名委员会确认。A型有VSD和动脉导管，固有肺动脉接近正常，没有大的MAPCAs；B型有动脉导管，有固有主肺动脉，也有MAPCAs。C型没有固有肺动脉，肺血流仅来源于动脉导管和MAPCAs。而卡斯塔尼达（Castaneda）1997年根据肺动脉发育情况，将本病分为四型，他把以上分型中A型主肺动脉缺如的列为B型，3和4型与上述分型相同。

室间隔缺损与法洛四联症相似，一般均较大，为非限制性室间隔缺损。缺损多位于室上嵴下方、膜周右心室流出道。主动脉扩张、骑跨在室间隔上。有作者依据室间隔缺损和主动脉的关系分为三型，1型主动脉位于左心室，2型主动脉骑跨，3型主动脉完全发自右心室。心房可以增大或大小正常，50%以上的患者存在继发孔ASD或卵圆孔未闭。通常三尖瓣结构正常，右心室肥厚，右心室流出道可能正常、缩小或消失。左心室厚度和大小正常，偶有左心室肥厚或扩张。本病主动脉瓣可以发生关闭不全或SBE。26%～50%的患者为右位主动脉弓，偶有双弓畸形。

冠状动脉发育正常，前降支可以从右冠状动脉发出，右冠状动脉可以发自左冠状动脉窦，也可以产生冠状动脉肺动脉瘘。传导束的解剖和分布类似法洛四联症。

本病可合并多种畸形，包括左上腔静脉并存、完全性肺静脉畸形引流、完全型房室间隔缺损、右位心、矫正型大动脉转位、主动脉瓣狭窄、大动脉转位、右心室双出口、内脏异位综合征等。还可以合并其他畸形，40%～48%患者为22q11染色体异常（chromosome microdeletion），有三分之一患者合并迪乔治（DiGeorge）综合征，4%合并阿拉日耶（Alagille）综合征，这些患者手术疗效也不理想[1-6]。

四、病理生理

由于肺动脉闭锁，肺血流不是来自右心室，而是通过动脉导管和MAPCAs来源于体循环。动脉导管直径的大小，MAPCAs的大小、数量以及位置会影响肺的血流量和血氧饱和度。氧合血从左心房回到左心室后会和经过VSD的右心静脉血混合，进入主动脉，使全身器官和组织缺氧，血氧饱和度下降。进入肺的血流越少，缺氧和紫绀越严重。缺氧会影响身体发育，心内血液分流量大会引起心力衰竭。随着患者年龄增长，体肺侧支会增加。如果侧支粗大、数量多，患者可能发生节段性肺动脉高压，局部肺组织受损，可发生不可逆变化。

五、临床表现

新生儿表现为缺氧和紫绀。如合并动脉导管未闭或较大的侧支，紫绀可能不明显，由动脉导管未闭导致心力衰竭的患儿少。如动脉导管闭合，侧支循环少，患儿会有明显缺氧症状，甚至危及生命，需要早期手术。当患儿合并22q11染色体异常，肺动脉结构和侧支更加复杂，肺血流来源于多支血管，没有中心肺动脉，很难进行双心室矫治。患儿可生长发育延迟，可继发脑脓肿、SBE、心律失常和猝死。

患儿紫绀，杵状指，胸骨左缘第3～4肋间可听到三级以下的收缩期杂音或杂音不明显。如有动脉导管未闭或较大侧支，可在第2肋间闻及双期连续性杂音，也可以在其他位置甚至背部闻及因侧支循环产生的连续性杂音。

六、辅助检查

1. 心电图　可见电轴右偏，右心室肥厚。

2. 胸部X线片　肺血少，肺动脉段凹陷，心脏呈靴形。如合并PDA，肺动脉段可以凸出，肺血偏多。

3. 超声心动图　可以发现右心室内血液分流到左心室而与肺动脉无交通，ASD、VSD大小和是否多发。可见主动脉扩张或骑跨、肺动脉主干存在或缺如、左右肺动脉有无融合、三尖瓣的结构是否正常、主动脉弓和侧支循环的情况，可以发现医源性分流的人工管道。

4. 右心导管和造影　患者均需进行右心导管检查，可发现VSD、ASD大小和位置，心导管不能进入肺动脉，容易进入升主动脉和动脉导管。可逆行显影看到未闭的动脉导管和肺动脉有无融合和狭窄，如见到特有的"海鸥"（seagull）征可确定为固有肺动脉，也可以看到较大的体肺侧支血管来源、分布、大小、形状、体肺侧支交通情况。可了解固有肺动脉和侧支血管灌注肺段的数量，计算总的新肺动脉指数（total neopulmonary arterial index，TNPAI），即固有肺动脉和拟行肺血管单源化手术的侧支血管的横截面积之和（mm^2）除以体表面积（m^2）。还可以测定各血管内的压力，选择性支气管动脉造影对诊断更有帮助。同时，可以观察到冠状动脉是否异常。

5. CT、MRI　为PA-VSD的常规检查，可以明确心内病变和固有肺动脉发育情况，侧支血管数量、起源以及形态特点，可分辨体肺侧支血管与气管和食管的解剖关系。术前可根据CT数据生成3D图像，亦可打印成模型，有助于诊断和为手术提供重要依据。磁共振血管造影（MRA）可较为准确地描绘PA-VSD患者肺血供所有来源，有替代X线血管造影的可能，可以分辨体肺侧支与气管和食管的解剖关系。但由于检查时间较长，对患儿不利。

6. 基因检测　PA-VSD可合并22q11缺失综合征，发生率较高，预后也相对较差。

七、诊断与鉴别诊断

本病应与法洛四联症、完全性大动脉转位、三尖瓣闭锁、右心室双出口等鉴别。右心导管造影检查和CT、MRI检查可以鉴别。

八、自然病程

患者的自然预后取决于肺血流的多少、肺血管的病变和体肺侧支形成的情况。患儿出生后1周内因动脉导管闭合缺氧可危及生命，需积极手术治疗。50%患儿活不到10岁，只有25%肺动脉闭锁合并室间隔缺损大的体肺循环侧支动脉血管的患儿能活到成年，估计只有20%的患者可以活到30岁，少数患者可以活到40多岁。

九、手术适应证

诊断一旦明确，即可考虑手术治疗。两心室和肺动脉的发育情况是本病能否得到根治的最重要的因素。由于本病从心内畸形到肺内血管分布有很大的差异，应根据病情采取个体化治疗方案，区别对待[1, 7-8]。

1. 新生儿期手术　患儿的肺动脉血流依赖于动脉导管，如动脉导管闭合即会出现严重缺氧、代谢性酸中毒，可使用前列腺素E1保持患者的动脉导管开放，以减轻患者的缺氧症状。当患儿$SaO_2<75\%$即应行手术治疗，可先行体-肺动脉分流手术，改善缺氧和促进肺动脉的发育（rehabilitation）。如$SaO_2>90\%$可推迟至3～6个月内手术。

2. 患儿出生后1～3个月　如侧支足够粗大，没有保护性的MAPCAs近端狭窄，就可以行肺动脉融合术，以促进中心肺动脉的发育。如患儿肺动脉发育良好，$SaO_2>90\%$，心室内左向右分流，具备条件可修补闭合VSD，应用人工管道连接右心室和肺动脉，行一期矫治术。根据文献，能否行一期矫治，可以参考以下条件：

（1）预计重建肺动脉后，总的新肺动脉指数≥150 mm²/m²。

（2）麦贡（McGoon）指数≥1.2～1.5。

（3）术前中田（Nakata）肺动脉指数［左右肺动脉分支前的横截面积（mm²）之和除以体表面积（m²）］＞200，心室内为左向右分流。

（4）肺血管融合后，超过75%肺段由中央肺动脉灌注或肺动脉灌注供血达到10个肺段以上，最好在15个肺段以上，相当于一侧肺供血，血氧饱和度＞75%。

（5）术中肺动脉流量试验：对于肺动脉条件较为临界的患儿，可采用该方法。肺动脉流量试验（flow study）是在肺动脉承担正常心排血量的情况下，通过测量肺动脉平均压来评估肺血管阻力的方法。在肺血管融合术后，在主动脉置入肺动脉灌注管并阻断，在主肺动脉插入测压管，连接换能器测量肺动脉压力，扩大房间隔切口，用两根引流管进行充分的左心房引流。灌注开始前吸走左、右胸腔可能的积血，正压气囊通气，避免肺不张，呼吸机保持正常潮气量和频率，肺动脉灌注流量从0.5 L/（min·m²）开始，逐步升高到2.5 L/（min·m²），并保持30 s，稳定后记录肺动脉压力，肺动脉平均压≤25 mmHg时，可关闭室间隔缺损。

实际上麦贡指数由于肺血管病变严重已经没有什么意义，另外两种关于肺动脉的指数仅供参考，因为在侧支吻合后血管面积会改变，如有狭窄或张力大，肺动脉的血流量会受到明显影响。远端肺血管的阻力也是影响肺血流量的一个重要因素。术中肺动脉流量试验增加了手术环节和时间，又是非搏动性血流，也有一定局限性。如肺动脉发育不良，或为临界状态，不能确定是否能关闭VSD，还不如保留，分期手术，以改善症状，再择期行根治术。术后早期右心室压力能有所下降，右心室/主动脉压力比＜0.5，提示手术效果良好。

3. 患儿出生后3～6月　肺血管发育较好、体肺侧支不多或肺组织受到近端狭窄的侧支的保护，可以修补室间隔缺损，同时用心外人工管道连接右心室和肺动脉，进行彻底矫治。如同时伴有较大的MAPCAs不必融合，可在术中结扎。如术后发现有较大的侧支被遗漏了，并引起心功能不全、局部肺水肿等并发症，可进导管室进行确诊和封堵。大的儿童或成人用带瓣的人工管道连接右心室和肺动脉，也可同时将原有的人工管道进行替换。但随着患者年龄增长，心外管道可发生钙化、狭窄，有些患儿需要两三次或多次再手术更换。因此可以根据情况适当延长手术时间，如SaO₂为75%～90%，可待3～5岁以后再行一期矫治手术，即拉斯特利手术，以利于推迟再手术更换心外管道的时间。

4. 患儿出生后6个月　肺动脉发育较差、缺氧严重的（SaO₂＜75%）婴幼儿患者，可先进行体肺分流手术，促进肺动脉发育（rehabilitation），以缓解缺氧症状，再择期行拉斯特利手术。

5. 患儿出生后6～8个月　肺血流来源于多支体肺侧支血管，没有中心肺动脉（PA-VSD C型），即应行UF手术，最迟不超过2岁。可以先行单侧或双侧肺动脉与MAPCAs融合手术（single-stage unifocalization，UF），即将侧支血管从主动脉分离切断、融合，形成较大的肺动脉，并吻合人工血管与右心室相连。肺动脉或侧支血管狭窄的，可用自体心包、人工血管片或同种血管片补片加宽，用7/0 prolene线连续缝合。如果MAPCAs直径＜3 mm或与其他肺动脉有交通，可不融合，可以结扎或夹闭。

多数患者在UF手术后，需要保持VSD开放，以后再修补VSD，行拉斯特利手术。如果进行Rastelli手术后肺动脉压力高，血氧饱和度低（SaO₂＜75%），可能为肺动脉远端血管发育不好或外周阻力高，需要加做主动脉至肺动脉的肺动脉分流术。

6. 儿童或成人患者　如MAPCAs近端有狭窄，对肺有保护作用，心脏功能良好，也可以进行一期矫治；如肺动脉发育不好，也可以进行动脉分流手术，以改善症状。

7. 心外管道的更换　肺动脉闭锁合并VSD一般均需二次或多次手术，除了心室内残余分流、瓣膜需修复之外，最常见的原因是心外管道的钙化或狭窄，无论是牛颈静脉、牛心包、自体心包管道还是人工带瓣外管道都可能发生，心外管道的严重狭窄会加重心脏负荷，必须进行管道置换手术。

8. 其他原因再手术　患儿早期手术、心外管道不会随孩子生长发育而增加管径，遗留VSD或VSD修补后残余分流，肺动脉瓣、三尖瓣关闭不全，左、右心室流出道狭窄也是再手术常见的原因。

十、手术禁忌证

（1）如患儿年龄小于2个月，肺血管管径<3 mm，肺血流来源于较多体肺侧支血管，且体肺侧支血管太细，融合后血管可发生狭窄或闭塞不通，不宜进行UF手术。

（2）如患儿年龄较大，局部的侧支血管较粗，肺动脉压力很高，分布范围很广，肺血管可能发生不可逆性病变时，已失去手术时机，手术危险很大，为手术禁忌证。

十一、手术技术

（一）体-肺分流手术

1. 中心分流术　可在体外或非体外循环下完成。经胸骨正中切口开胸，切开心包，游离主动脉和肺动脉，在主动脉和主肺动脉之间用Gore-tex人工血管搭桥。根据体重选择直径3.5～6 mm的Gore-tex人工血管，一般情况下，患儿体重<5 kg用3.5 mm人工血管，5～10 kg用4 mm人工血管，10～15 kg用5 mm人工血管，>15 kg用6 mm人工血管。在Gore-tex人工血管吻合端剪成斜面备用。在主肺动脉或左右肺动脉，选择长短合适的位置缝牵引线，提起牵引线上侧壁钳，用尖刀切开肺动脉前壁，注意不要切偏和切破后壁。用角度剪延长切口两端，用双头针、6-7/0 prolene线连续缝合，先从切口一端开始缝至另一端，拉紧缝线下管。此时可检查缝线的位置和距离是否合适，再缝其余的部分，缝完后拉紧两端打结。松开侧壁钳排气，将侧壁钳置于人工血管上，检查吻合口的质量，看缝线是否拉紧，有无出血的情况。再确定主动脉端的吻合位置，量出人工管道的长度，近端剪成合适的角度（图37-0-2）。在主动脉上侧壁钳，用尖刀切开合适的大小，用直径3.5～5 mm的打孔器打孔，用5/0 prolene线连续缝合，吻合近端。吻合完毕后，移除侧壁钳（图37-0-2），看吻合口是否出血，人工管道是否扭曲，长短、角度是否合适，不合适则重新吻合。此法简便、安全，再次手术处理管道比较容易。术中要注意患儿血流动力学和血氧饱和度的变化，术后要注意心功能不全和分流过量造成的肺水肿。

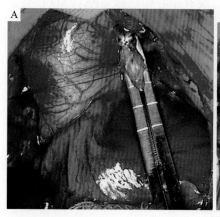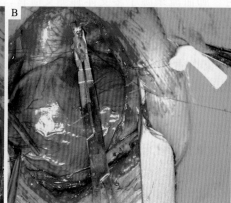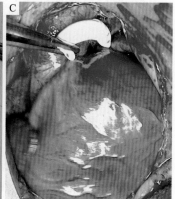

图37-0-2　PA-VSD中心分流术

A. 切开肺动脉；B. 用Gore-tex管开始吻合；C. 肺动脉端吻合完毕；

D. Gore-tex管剪成合适的长度；E. 主动脉上侧壁钳切开；F. 中心分流手术完成。

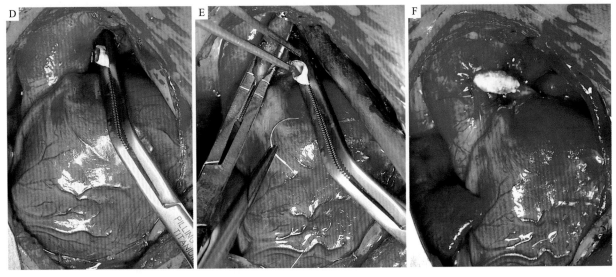

图 37-0-2（续）

2. 布莱洛克 - 陶西格（Blalock-Taussig）分流手术 根据主动脉弓位置决定经左前外或右前外切口手术。在全身麻醉情况下，经第四肋间进胸，游离锁骨下动脉和肺动脉，使用阻断钳阻断锁骨下动脉，远端结扎锁骨下动脉，切断近端与右或左肺动脉吻合，用 5/0 prolene 线连续缝合，使体循环血流入肺循环，也可以用 Gore-tex 血管两端分别吻合锁骨下动脉与肺动脉（图 37-0-3）。

（二）肺动脉与 MAPCAs 融合术（single-stage unifocalization UF）

术前要从血管造影、CT、MRI 等影像资料，充分了解和认识患者 MAPCAs 的病理解剖和血流动力学状态，确定 MAPCAs 的位置和数量，做到心中有数。

在全身麻醉情况下，经胸骨正中切口开胸，切开心包，游离主动脉和肺动脉。根据 MAPCAs 的位置，多需切开右肺动脉下方、左心房上方的心包和胸膜组织，游离胸降主动脉，沿主动脉找到 MAPCAs（图 37-0-4），侧支血管通常比较集中，可位于主动脉的弓降部、降主动脉。MAPCAs 可有狭

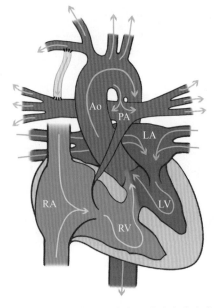

图 37-0-3 右锁骨下动脉至肺动脉分流术

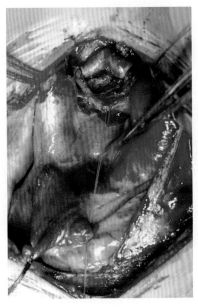

图 37-0-4 降主动脉至右侧肺动脉的侧支血管

窄和迂曲，颜色偏红、壁薄，可有搏动，很容易和其他血管鉴别。应充分游离侧支血管远端至肺组织，近端至胸降主动脉。将发自主动脉及其分支的MAPCAs吻合于固有肺动脉或新建肺动脉上。此手术较为复杂多变，随MAPCAs起源、走行、形态不同而不同，有时由于手术操作刺激，侧支血管痉挛、肺血流减少，可导致患者缺氧、心率快、血压下降。在这种情况下应全身肝素化，尽快插管，建立体外循环，在并行循环下继续以下的操作。

为了手术安全，游离侧支血管可在体外循环下进行。结扎或夹闭MAPCAs近端，远端缝一牵引线牵开，有的MAPCAs侧支很小、直径<3 mm可以直接结扎或钳闭，不必吻合。将所有MAPCAs处理后，将其远端修剪成斜面，找到邻近可以吻合的肺动脉或MAPCAs血管，确定在该血管上的吻合位置，两端阻断后用尖刀切开，再用角度剪剪开至合适的大小，用7/0 prolene线连续缝合，将MAPCAs血管吻合到邻近的MAPCAs后，再吻合到肺动脉上，也可以直接吻合到肺动脉上（图37-0-5）。吻合后要注意吻合口不能出血、扭曲、狭窄，吻合的血管张力不能太高。如肺动脉本身狭窄，可根据具体情况选用自体心包、同种血管片、牛心包片进行补片加宽，以自体心包最常用。多数患者需要吻合两到三支侧支血管。MAPCAs吻合完成后，阻断升主动脉。经主动脉根部灌注心肌保护液，在心脏停搏后，切开右心室流出道，剪除多余的肌束，修剪好切口。患者如有主肺动脉可予切断，将肺动脉远端剪成合适的大小。如无主肺动脉则在左、右肺动脉连接处做切口。如果左、右肺动脉没融合，就需要重建左、右肺动脉。根据患者体重大小，选择大小和长度合适的人工血管（图37-0-6），多用直径10～14 mm Gore-tex人工管道。以其两端分别与右心室和肺动脉相连接，用5/0或6/0的Gore-tex缝线连续缝合，也可以用6/0 prolene线连续缝合。心脏充分排气后，开放升主动脉钳，心脏复跳后，待血压、心率平稳，停体外循环，拔出各心腔插管（图37-0-7），缝合心包，彻底止血，固定胸骨，逐层关胸。

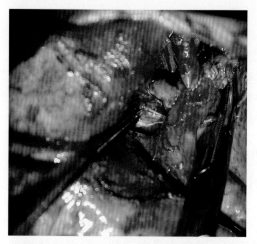

图37-0-5　将MAPCAs切断吻合在肺动脉上

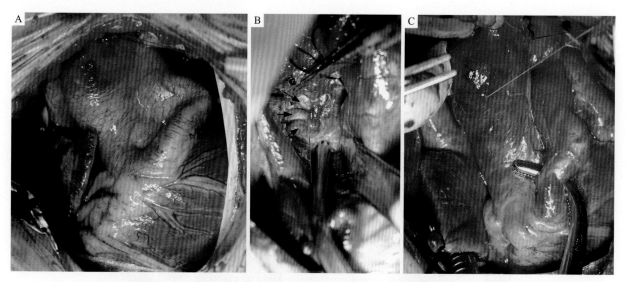

图37-0-6　肺动脉闭锁合并室间隔缺损，肺动脉起自右冠状动脉矫治术

A. 肺动脉闭锁，肺动脉起自冠状动脉；B. 右侧MAPCAs；C. 主肺动脉起自冠状动脉、近端狭窄；D. 用Gore-tex管道与主动脉吻合；E. 切断主肺动脉近端；F. 将主肺动脉远端吻合Gore-tex人工管道，再与右心室相连；G. 将与主肺动脉吻合管道经主动脉后方与MAPCAs吻合；H. 再次手术所见，主肺动脉近端管道；I. 与右侧MAPCAs吻合的管道。

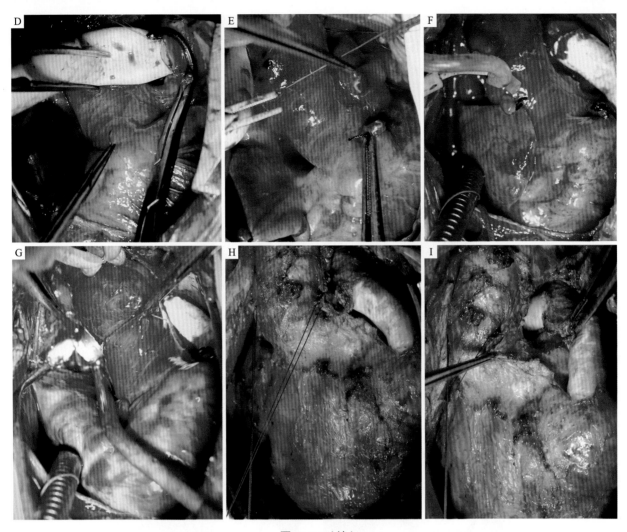

图37-0-6（续）

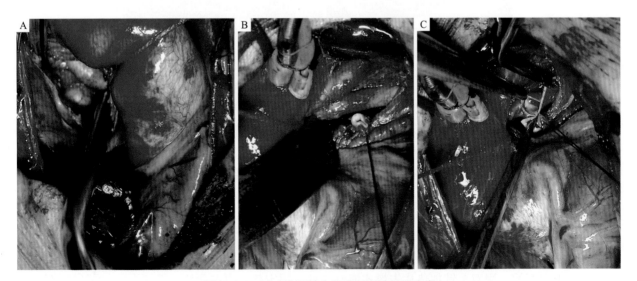

图37-0-7　肺动脉闭锁合并室间隔缺损矫治术

A. 右侧MAPCAs；B. 吻合左侧①MAPCAs；C. 吻合左侧②MAPCAs；

D. 吻合右侧MAPCAs；E. 切开左肺动脉主干；F. 吻合人工血管；G. UF手术后。

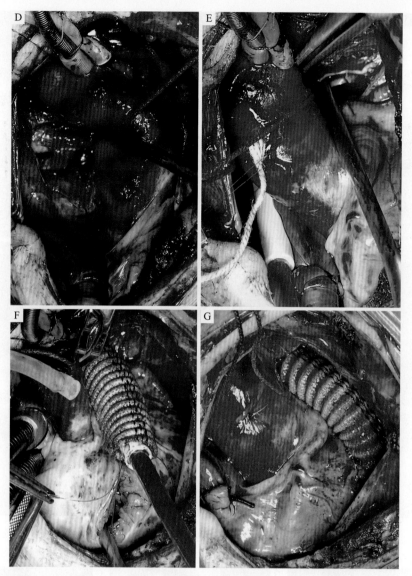

图 37-0-7（续）

（三）拉斯特利手术

1. 手术技术 拉斯特利手术为根治性手术，可在几次分流手术之后完成，也可一次完成。开胸方法与常规手术相同。如为再次手术，应游离股动静脉，准备插管以防意外。经前正中切口切开皮肤，纵锯胸骨开胸。解剖游离心脏和主动脉、肺动脉和腔静脉，插管建立体外循环。在并行循环下，充分游离心外人工管道、肺动脉和左、右心室。升主动脉阻断后，用电刀游离人工管道近端和远端肺动脉，切除人工管道，修整好右心室切口和肺动脉开口。切开右心房和右心室流出道，经房间隔切口置入左心室引流管。用牵引线牵开三尖瓣隔叶，探查室间隔缺损的大小、位置、范围和主动脉骑跨程度。如为限制性室间隔缺损或主动脉起自右心室，应向左上方扩大室间隔缺损，楔形切除心肌，将涤纶布或心包材料剪成合适的大小和形状，修补室间隔缺损即重建左心室流出道。缝合可经右心室切口从室间隔缺损后下角开始，用双头针加垫片先褥式缝合一针，固定垫片再向两侧连续缝合。也可以经有房切口修补一半，另一半经右心室切口修补。最重要的是看清室间隔缺损边缘，不要遗留缝隙，缝合要牢靠。必要时要褥式缝合加针，防止发生残余分流。

用带瓣膜的人工管道先吻合远端肺动脉，再吻合近端，可用 4/0 或 5/0 prolene 线连续缝合，也可以先将一端修剪成斜面的直径20~24 mm人工管道，吻合在右心室切口上，再吻合远端肺动脉，注意管道不能过长，更不能过短。还要避免扭曲、出血和狭窄（图37-0-8、图39-0-9）。

2. 心外管道的选择　心外管道目前以同种肺动脉为好，主动脉其次，但来源有限。自体心包管道、牛心包、牛颈静脉血管比较常用，但都不可避免地出现钙化、再狭窄、不能生长等问题，都需要再次或多次更换。带机械瓣人工管道需要终生抗凝血治疗，可能会出现出血和管道内瓣膜血栓，导致致命的并发症。用Gore-tex材料做成瓣膜的管道，临床应用不多，远期结果还有待于观察[9]。

根据患者体重不同，可选择管径不同的心外管道，为了尽可能推迟因再狭窄而更换心外管道，原则上可选择管径偏大的管道。一般说来，体重在10 kg以下可选择直径12 mm的管道，体重10~20 kg可选择16~18 mm的管道，20 kg以上可选择直径在20 mm以上的管道。

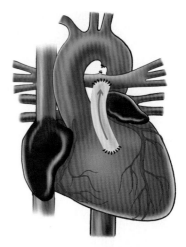

图37-0-8　拉斯特利手术示意图

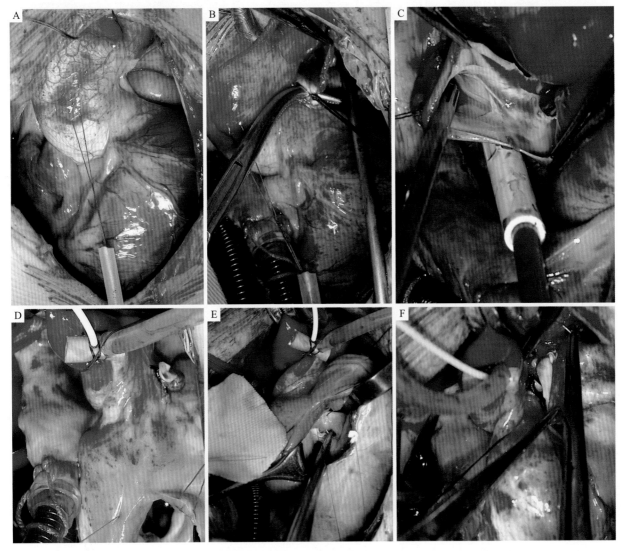

图37-0-9　拉斯特利手术治疗PA-VSD

A. 肺动脉闭锁合并VSD；B. 切断肺动脉近端；C. 切开并扩大右肺动脉开口；D. 切开右心室流出道可见大VSD；E. VSD修补；

F. 用同种瓣吻合肺动脉；G. VSD修补术后；H. 用人工血管吻合肺动脉和右心室；I. 拉斯特利手术完成。

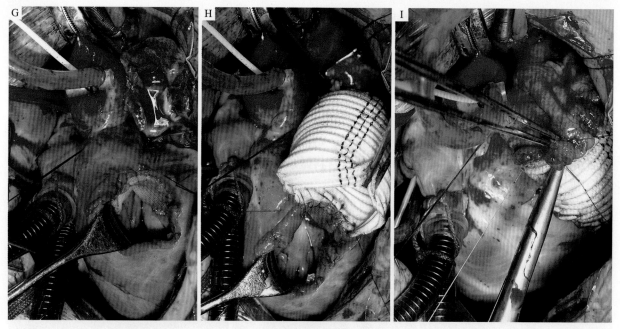

图37-0-9（续）

（四）合并畸形的手术

患者合并主动脉瓣狭窄应该同时进行主动脉瓣替换或成形手术（图37-0-10），合并矫正型大动脉转位、右心室双出口等各种心内畸形也应同时矫正（图37-0-11）。

（五）心外管道的替换

心外管道的替换与其他二次、多次手术一样，手术在低温、全身麻醉、体外循环条件下进行。术前要充分准备血液和血制品及血液回收装置，准备好体外循环机，消毒股动脉皮肤，制定详细的手术方案，以防二次手术大出血。

大出血有以下原因：①患者有基础病变，主动脉居前、扩张，紧贴胸骨。②第一次手术后没放防粘连膜防止粘连。③心脏与周围组织粘连甚紧。④心外管道靠近胸骨。⑤手术前对手术风险认识不足，重视不够。

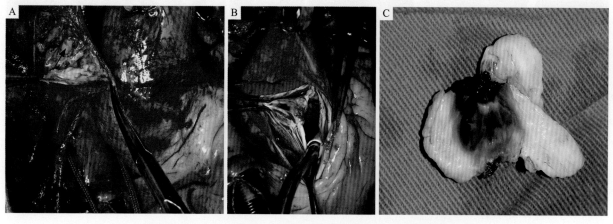

图37-0-10　PA-VSD合并主动脉瓣狭窄加关闭不全的瓣膜替换术
A. PA＋VSD＋主动脉瓣关闭不全，MAPCAs；B. 主动脉瓣二瓣化、钙化、狭窄加关闭不全；C. 切除主动脉瓣叶；
D. 切开肺动脉，显示肺动脉闭锁；E. 切开右心室流出道；F. 切除异常肌束；G. 植入机械瓣；H. 手术完毕。

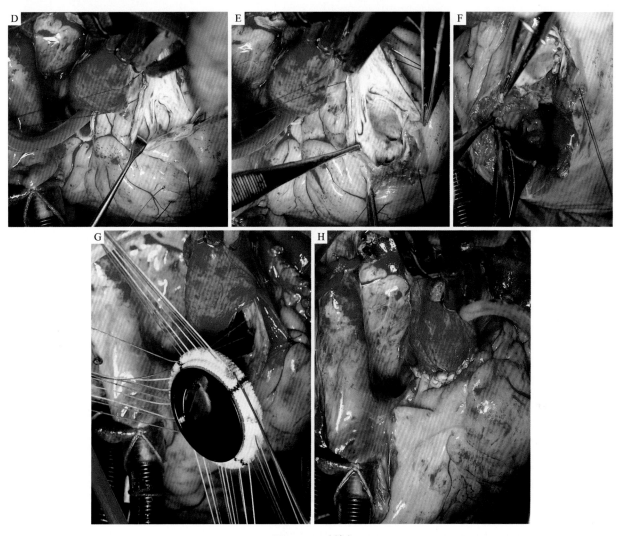

图 37-0-10（续）

手术经原切口进胸，在拔出钢丝、锯开胸骨之后，这一环节是可能发生大出血最危险的阶段，有时是惊心动魄。一旦发生出血不要惊慌，尽快全身肝素化，股动脉插入供血管，用心内吸引和血液回收装置回收出血，并尽快地输回体内。尽快锯开胸骨，经心房或心室破口插入静脉引流管，建立体外循环，在并行循环下止血，继续游离心脏，完成手术。术前胸骨 CT 检查，了解心外管道、主动脉和右心房心室和胸骨的解剖关系很重要，对预防大出血有帮助。如出血可能性大，应先全身肝素化，在股动、静脉插管和体外循环并行条件下，再锯开胸骨。在这种情况下会增加出血渗血和体外循环时间。体外循环开始，患者的循环状况、血压会有波动，可能出现心搏骤停，应注意防范和处理。

心外管道的更换可在体外循环并行下完成。先找到原心外管道，进行游离，游离时要注意冠状动脉的分布和重要分支的位置。沿心外管道周围解剖整个通道。充分游离后沿原吻合口剪开缝线，用电刀切下近端，提起近端向远端游离，在远端吻合口处完全切除心外管道，再以新管道替换，先吻合远端，用 4/0 或 5/0 prolene 线连续缝合，再吻合近端（图 37-0-12）。复温、血液循环稳定后撤除体外循环机，彻底止血，关胸。

（六）停体外循环、关胸

心外管道远端与肺动脉吻合后，患者即可以复温，心内充分排气后，去除主动脉钳，再吻合心外管道的近端。待心脏复苏，血流动力学、血气分析等各项化验指标稳定后，可逐渐减流量，停止和撤

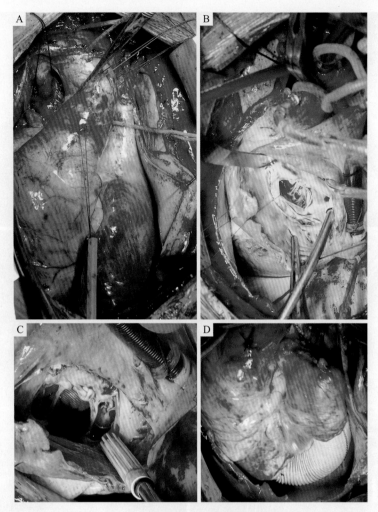

图 37-0-11　PA-VSD 合并多种心脏畸形时的矫治

A. 右位心、矫正型大动脉转位合并肺动脉闭锁、动脉导管未闭、室间隔缺损，游离动脉导管；B. 切开右心房、
二尖瓣根部，显露 VSD；C. VSD、二尖瓣修补后；D. 同种血管、人工心血管连接右心室和肺动脉。

除体外循环机。在撤除体外循环机之前，要复查经食管超声，观察是否有心内残余分流及房室瓣、心功能的情况和有无心室流出道狭窄。常规直接测量左心房、右心房、肺动脉、右心室和左心室压，该类患儿往往不存在左心室流出道梗阻，可用主动脉收缩压代替左心室收缩压。如术后肺动脉平均压＞25 mmHg、右心室与左心室收缩压之比＞0.6，恢复较慢，效果不理想；若右心室与左心室收缩压之比＞0.75 需要大剂量血管活性药物支持，或者循环不稳定的情况下，需要再次体外循环转流拆除室间隔补片或开窗术，切开卵圆孔减压。待病情稳定后，彻底止血，置放引流管，胸骨穿固定钢丝，逐层关胸。为了安全，有的患者需要延迟关胸。特别值得注意的是，关胸时要使用防粘连膜保护心脏，以防再次开胸时损伤心脏和血管[7-8]。

十二、术后处理

与常规的姑息或体外循环下心内直视手术处理相同。用呼吸机辅助呼吸改善肺功能，用强心利尿和扩血管药物改善心功能。如为分流手术，防止血管狭窄或血栓形成，必要时给予抗凝血治疗。患儿在肺动脉融合手术后，可能发生右心室和肺动脉高压，可予以镇静剂、保持呼吸道通畅，或吸入一氧化氮。如为拉斯特利手术，术后要积极补充血容量，维持血压、心率正常，密切注意尿量情况。无论

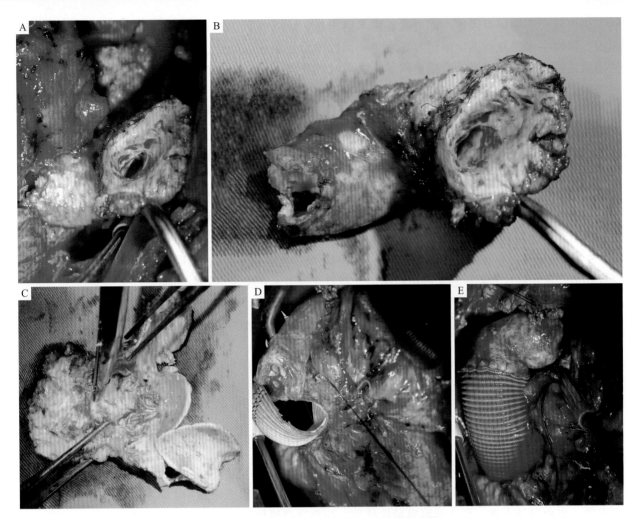

图 37-0-12　PA-VSD 术后病变心外管道的替换

A. 心外管道钙化和狭窄；B. 16 年后同种血管的钙化与狭窄；C. 16 年后同种血管的钙化与狭窄；

D. 人工血管、同种外管道置换；E. 心外管道替换后。

哪种术式，术后一旦发生严重呼吸循环功能衰竭时，应该积极使用体外膜氧合技术，有时可挽救患儿的生命。

十三、手术并发症

1. 低心排血量综合征　分流手术后肺血管阻力高，吻合口狭窄，关胸后人工管道扭曲，血栓形成等因素，可致血氧分压低于 50 mmHg；或者分流量过大、舒张压过低影响心脏灌注；肺动脉融合手术后肺动脉压力增高、低血氧；拉斯特利手术后肺动脉压高、心肌受损等，都可以导致低心排血量综合征，表现为血压低，心率快，尿少，代谢性酸中毒和外周组织灌注不足，肛温高，四肢末梢凉等，应积极针对病因治疗，必要时再手术，或使用体外膜氧合（extracorporeal membrane oxygenation，ECMO）生命支持技术治疗。

2. 呼吸功能不全　由于创伤造成气胸，肺血流过多或减少，肺出血，心功能不全，肺不张，术中损伤肺组织，均可引起呼吸功能不全。应该加强呼吸道管理，用呼吸机控制呼吸，保持呼吸道和胸腔引流管通畅，加强营养和护理，应用有效抗生素预防和治疗感染。

3. 出血　手术时间长，凝血因子和血小板减少，肝素中和不够或反跳，凝血机制差，或缝线撕脱，切口缝合不确切等因素，都可致心脏术后出血，纵隔内广泛侧支血管破坏是导致创面出血主要原因。再次手术患儿创面出血更容易发生，因此术后止血应以缝合、结扎为主要方法。术中应常规使用血液回收机，应积极补充凝血因子，必要时输注血小板。出血难以控制时，需要压迫止血并延迟关胸。

ECMO所需的抗凝要求低，血液破坏较体外循环更少。静脉-动脉插管（V-A）模式可降低左、右心室前负荷，降低中心静脉压和肺动脉压，从而减少出血，所以在出血难以控制的情况下，可考虑行ECMO辅助，即使胸腔引流量明显增加，应快速输血，静脉注射止血药，输入血小板等措施，必要时再次开胸止血。

4. 肺出血 肺出血是比较严重的并发症，可出现于术中或术后数日。术中及术后早期出血，应予延长呼吸机辅助时间，提高呼气末正压（PEEP）或改用高频振荡呼吸机辅助通气，应进行气管镜检查。如出血不能控制，须尽快行心血管造影检查，封堵出血血管。

5. 心脏压塞 心脏或血管出血、渗血，引流不畅、积血较多可致心脏压塞，表现与低心排血量综合征相似，床旁胸片和超声心动图可以确诊，需要开胸手术处理。

6. 术后感染 术后感染较少见，手术时间越长，输血越多，感染率越高。呼吸辅助时间长，营养不良，免疫功能差，很容易合并肺部感染，常为耐药的细菌，治疗有一定的困难，需要综合治疗。术后延迟关胸、肺出血、ECMO辅助均会增加感染风险。

围手术期常规应用二代头孢菌素预防感染。术后发热、炎症指标升高需及时更换抗生素；同时行血、痰培养以明确病原体，根据药敏试验结果选择有效抗生素。对于应用带瓣管道且反复发热的患儿，应避免发生感染性心内膜炎。

7. 心律失常 各种原因可致室上性心动过速、室性期前收缩、房室传导阻滞等，选择药物治疗或安装起搏器。

8. 其他并发症 术后消化道出血、膈肌麻痹、乳糜胸等并发症均可发生，应采取积极措施，针对病因治疗或对症处理。如消化道出血是比较严重的并发症，多出现于术后1周之内，可能与应激性溃疡有关。出血量较大者，可致低血容量性休克，应首选胃镜检查明确出血位置及原因，并可以钳夹止血。必要时行血管造影检查，封堵出血血管。紧急情况下可使用三腔两囊管压迫止血。

十四、术后随访和治疗

PA-VSD患者术后应该长期随访，需要终生观察和治疗。应根据患者病情和手术不同而密切观察患者生长发育、血氧饱和度、心脏瓣膜和功能情况，如发现问题应及时诊断处理。

对已行拉斯特利手术的患者半年后，应行超声心动图检查，必要时行心导管检查，以明确VSD修补后是否有残余分流。评估固有肺动脉及其分支的发育情况，吻合后的侧支血管变化、吻合口是否狭窄，右心室-肺动脉连接管道是否有钙化、狭窄[9]及瓣膜、心功能情况。如肺动脉分支或分流管道狭窄，应积极行球囊扩张或用手术更换心外管道，进一步促进肺动脉发育。对遗漏的MAPCAs血管进行封堵。

对分期手术的UF或分流手术的患者6个月后，须行超声心动图和心导管检查，如发现肺动脉分支、吻合侧支血管狭窄可行球囊扩张术、支架置放术[10]，心脏-肺动脉管道狭窄进行更换，促进肺动脉的持续发育。如具备矫治手术条件者及时行拉斯特利手术。

对于保留VSD或房间隔分流且明确为左向右分流者，半年后应行超声心动图和心导管检查，可手术修补房、室间隔缺损或通过介入治疗方法封闭VSD残余分流及房间隔缺损。如患者没能及时复查，可因心内左向右分流导致肺动脉高压，形成艾森曼格综合征，而使患者失去做根治性手术的机会。应用人工血管患儿术后常规口服阿司匹林3～5 mg/（kg·d），抗凝治疗半年，要注意药物的不良反应。

十五、手术效果

PA-VSD病情较复杂，各医疗中心手术疗效差别较大。患者一期手术根治率42%～95%不等，手术总病死率＜11.5%（1.5%～11.5%），较大的中心手术总病死率＜5%[11-15]。术后3～20年总生存率78%～85%。2018年弗兰克·哈利（Frank Hally）报告241例手术，204例（85.4%）得到一期矫治，术后早期死亡3例（1.5%），晚期死亡8例（4.0%）。

清华大学第一附属医院2004—2017年对233例合并各种畸形的PA-VSD患者进行手术治疗，一期矫治57例，肺动脉融合术24例，手术成功率达到93.7%。有少数患者（10%）因肺血管发育差，无法手术根治。

十六、经验与启示

肺动脉闭锁合并室间隔缺损是一种复杂的紫绀型先天性心脏病，总体比法洛四联症治疗更困难，常需要多次手术，增加了患者的痛苦和手术的风险。不同患儿有很大的差异，应根据不同情况采用不同的手术方法进行治疗，多数患儿会获得满意疗效。

患儿诊断明确就应手术治疗，掌握好本病的手术时机很重要。如果患儿在出生后6个月以内，肺动脉发育不好，应先行中心分流手术，侧支应予保留，不可使用导管封堵侧支，以免使患者失去可手术融合的血管和机会，并加重患者的缺氧。

在术后6个月以后，应再做心导管检查重新评估肺动脉，侧支较粗大应该早做融合手术或有条件则做拉斯特利手术。在2岁以内还可能有做UF融合手术的机会，过了2岁则不能勉强手术。儿童和成人患者也可能有条件一期或分期矫治，至少有条件还可以选择行分流手术，改善症状。

融合手术的关键是找到合适的侧支血管，血管吻合口要通畅，MAPCAs吻合的位置、长度、角度要合适，避免扭曲和出血。有些侧支血管直径＜3 mm或所灌注范围小，可不必处理或用银夹夹闭。

拉斯特利手术要注意右心室功能的维护和心外通道的位置和角度。如果患者术后肺动脉压力增高，提示肺血管远端发育不好，恢复较慢，效果可能不好。对过了最佳手术年龄的患者，分流手术可以改善症状。进行心肺移植也会增加止血的难度和出血的危险。由于心外管道的钙化和狭窄或其他原因，常常需要再次手术，应做好充分准备，防止术中大出血。术后密切随访观察和治疗十分必要。

（吴清玉）

参 考 文 献

［1］　SOQUET J, BARRON D J, D'UDEKEM Y. A review of the management of pulmonary atresia, ventricular septal defect, and major aortopulmonary collateral arteries [J]. Ann Thorac Surg, 2019, 108 (2): 601-612.

［2］　TCHERVENKOV C I, ROY N. Congenital heart surgery nomenclature and database project: pulmonary atresia—ventricular septal defect [J]. Ann Thorac Surg, 2000, 69, (3): 97-105.

［3］　BONNET C, AGNOLETTI G, BOUDJEMLINE Y, et al. Pulmonary atresia with ventricular septal defect and major aortopulmonary collateral arteries [J]. Arch Mal Coeur Vaiss, 2005, 98 (5): 471-476.

［4］　ABELLA R F, DE LA TORRE T, MASTROPIETRO G, et al. Primary repair of pulmonary atresia with ventricular septal defect and major aortopulmonary collaterals: a useful approach [J]. J Thorac Cardiovasc Surg, 2004, 127 (1): 193-202.

［5］　PATRICK W L, MAINWARING R D, REINHARTZ O et al. Major aortopulmonary collateral arteries with anatomy other than pulmonary atresia/ventricular septal defect [J]. Ann Thorac Surg, 2017, 104 (3): 907-916.

［6］ NAJM H K, JHA N K, GODMAN M, et al. Pulmonary atresia, VSD in association with coronary-pulmonary artery fistula [J]. Asian Cardiovasc Thorac Ann, 2007, 15 (4): 335-358.

［7］ JACOBS M L, PELLETIER G, WEARDEN P D, et al. The role of Fontan's procedure and aortic translocation in the surgical management of patients with discordant atrioventricular connections, interventricular communication, and pulmonary stenosis or atresia [J]. Cardiol Young, 2006, 16 (Suppl 3): 97-102.

［8］ LOFLAND G K. The management of pulmonary atresia, ventricular septal defect, and multiple aorta pulmonary collateral arteries by definitive single stage repair in early infancy [J]. Eur J Cardiothorac Surg, 2000, 18 (4): 480-486.

［9］ SIERRA J, CHRISTENSON J T, LAHLAIDI N H, et al. Right ventricular outflow tract reconstruction: what conduit to use? homograft or contegra? [J]. Ann Thorac Surg, 2007, 84 (2): 606-610.

［10］ MCMAHON C J, OSLIZLOK P, WALSH K P. Early restenosis following biodegradable stent implantation in an aortopulmonary collateral of a patient with pulmonary atresia and hypoplastic pulmonary arteries [J]. Catheter Cardiovasc Interv, 2007, 69 (5): 735-738.

［11］ DAVIES B, MUSSA S, DAVIES P, et al. Unifocalization of major aortopulmonary collateral arteries in pulmonary atresia with ventricular septal defect is essential to achieve excellent outcomes irrespective of native pulmonary artery morphology [J]. J Thorac Cardiovasc Surg, 2009, 138 (6): 1269-1275.

［12］ REDDY V M, LIDDICOAT J R, HANLEY F L. Midline one-stage complete unifocalization and repair of pulmonary atresia with ventricular septal defect and major aortopulmonary collaterals [J]. J Thorac Cardiovasc Surg, 1995, 109 (5): 832-844.

［13］ REDDY V M, MCELHINNEY D B, AMIN Z, et al. Early and intermediate outcomes after repair of pulmonary atresia with ventricular septal defect and major aortopulmonary collateral arteries: experience with 85 patients [J]. Circulation, 2000, 101 (15): 1826-1832.

［14］ MAINWARING R D, PATRICK W L, ROTH S J, et al. Surgical algorithm and results for repair of pulmonary atresia with ventricular septal defect and major aortopulmonary collaterals [J]. J Thorac Cardiovasc Surg, 2018, 156 (3): 1194-1204.

［15］ CAROTTI A, ALBANESE S B, DI DONATO R M. Unifocalization and repair of pulmonary atresia with ventricular septal defect and major aortopulmonary collateral arteries [J]. Acta Paediatr Suppl, 2006, 95 (452): 22-26.

第38章
室间隔完整的肺动脉闭锁

室间隔完整的肺动脉闭锁（pulmonary atresia with intact ventricular septum，PA-IVS）是一种少见复杂的先天性心脏病，发病率占先天性心脏病的1%～1.5%，占出生率的4/10万～8/10万[1]，无性别差异。其病理变化范围很大，但大动脉关系多为正常。PA-IVS可在右心室流出道、肺动脉瓣、主肺动脉或左、右肺动脉分叉部形成闭锁，使右心血流不能直接进入肺动脉。心室间隔完整，常合并动脉导管未闭、心房间隔有交通，可伴有不同程度的右心室、三尖瓣发育不良和冠状动脉异常[2]。

一、历史回顾

1783年，亨特（Hunter）首次报告了室间隔完整的肺动脉闭锁。1893年，皮科克（Peacock）将本病首次命名为室间隔完整的肺动脉闭锁。1926年，格兰特（Grant）报告本病右心室腔与冠状动脉之间的心肌窦状间隙交通和冠状动脉异常。1955年，格里沃尔德（Greenwold）提出对右心室正常的患者施行肺动脉瓣切开术。1961年，达维尼翁（Davignon）提出对右心室发育不好的患者施行体-肺动脉分流术，但治疗效果不理想。1967年格索尼（Gersony）报道PA-IVS患者3年生存率只有2.5%。鲍曼（Bowman）（1971年）和特拉斯勒（Trusler）等（1976年）先后提出采用右心室流出道疏通加体-肺动脉分流术治疗PA-IVS，手术成功率明显提高[3]。

二、发病机制

PA-IVS胚胎时期的发病过程和机制尚不十分清楚。有作者认为当胚胎动脉干被分隔为两大动脉时，如果动脉干发育异常，会导致半月瓣形态、数目和交界的异常。如肺动脉瓣可为单叶瓣、二叶瓣、肺动脉瓣狭窄甚至肺动脉闭锁；如肺动脉下圆锥发育不全或其异常肌束过多，可形成右心室漏斗部的狭窄和梗阻。

病理改变与病变发生的时间有关。如果病变发生早，会导致肺动脉瓣、右心室、三尖瓣不发育和广泛的右心室与冠状动脉之间的心肌窦状隙交通。心肌窦状隙是在胚胎期冠状动脉发育前，胚胎的血流滋养心肌的间隙和交通。如果病变发生较晚，肺动脉瓣可发育出三个窦，三个瓣叶完全融合，右心室可发育较好，冠状动脉大致正常。

妊娠期病毒感染可能与上述病变有关，此外早期的血流动力学异常可能继发性导致肺动脉瓣闭锁。三尖瓣病变、右心室发育不良会使右心室收缩压不能超过肺动脉压力，肺动脉瓣不能开放，从而使肺动脉瓣叶融合，造成肺动脉瓣闭锁。该病极少与遗传因素有关[4]。

三、病理解剖和分型

（一）病理解剖

PA-IVS病理改变从单纯肺动脉瓣隔膜状闭锁、右心室发育正常到长段的右心室流出道肌性闭锁、三尖瓣和右心室发育不良、冠状动脉发育异常有很大的不同[2]。

本病均合并心房间交通，房间隔缺损发病率大约20%，其余为卵圆孔未闭。右心房扩大，心房壁增厚，三尖瓣关闭不全可致右心房扩大更为明显，下腔静脉增粗。

大多数患者合并三尖瓣发育不全和增厚。三尖瓣病变范围从埃布斯坦畸形伴三尖瓣环扩张到三尖瓣重度狭窄。三尖瓣环大小与右心室发育密切相关。三尖瓣叶的腱索位置和附着部位可发生异常，三尖瓣可关闭不全、狭窄或二者兼有。大多数患者为关闭不全，25%的患者为重度关闭不全。瓣叶可呈埃布斯坦畸形样改变[5]。大约1/3患者右心室较正常小，室壁肥厚，肌小梁增粗、增多，漏斗部狭窄甚至闭锁。心肌肥厚可发生心肌纤维化，5%的患者右心室扩大。

肺动脉闭锁可为隔膜状闭锁或合并右心室腔与冠状动脉之间的心肌窦状隙交通和冠状动脉异常。冠状动脉与右心室异常交通与分流的多少和程度，与三尖瓣的面积、右心室大小和三尖瓣关闭不全有关。部分患儿右心室腔小，而三尖瓣关闭正常，从而产生右心室高压，收缩期使右心室内的血液经心肌窦状隙交通反流入冠状动脉。高压的右心室可与一侧或两侧冠状动脉相连，常与冠状动脉左前降支相连，使反流的静脉血灌注左心室，造成左心室心肌缺血。如冠状动脉近端与主动脉没有连接，冠状循环来自右心室逆行灌注，并且依赖于右心室的高压，即所谓的右心室依赖型冠状循环（right ventricular-dependent coronary circulation，RVDCC），右心室高压可引起冠状动脉远端狭窄，患儿心肌缺血会更明显[6]。

肺动脉瓣叶发育不全，可能增厚、形态异常。瓣膜表面可见三条嵴向中心融合成为拱顶状的纤维膜样组织，并与右心室完全不通。右心室漏斗部或肺动脉干闭锁少见。主肺动脉直径大小可接近正常，有6%的患儿肺动脉主干或分支发育不良，肺动脉可细小或呈条索状。

左心房扩大，二尖瓣叶可增厚，左心室心肌肥厚，心内膜纤维化，有时可见不同程度的心肌缺血性改变。左心室顺应性下降，主动脉正常，常伴有未闭的动脉导管。

（二）病理分型

PA-IVS患者右心室形态各异，90%的患者右心室肥厚，右心室腔缩小。5%～10%的患者右心室扩张同时伴严重的三尖瓣关闭不全或埃布斯坦畸形，偶有Uhl畸形（Uhl's anomaly，右心室壁薄，无心肌组织）。格里沃尔德（Greenwold）等基于心室形态，将其分为两型。Ⅰ型：右心室发育不良，腔小壁厚，三尖瓣小并发育不良，心内膜呈现弹力纤维增生。心室壁的心肌窦状隙开放，与冠状动脉交通。Ⅱ型：右心室正常或扩大，三尖瓣有关闭不全，继发的心内膜纤维化少见。右心室可分为三种情况：仅右心室流入部存在，肌小梁部、右心室流出部缺如；右心室肌小梁部缺如，其他两部存在；右心室流入部、肌小梁部和右心室流出部均存在。三型所占比例分别为28%、19%和53%[7]。

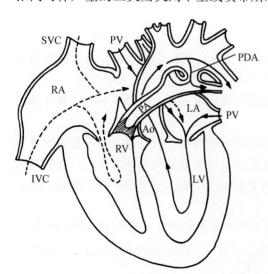

图38-0-1　室间隔完整的肺动脉闭锁病理及血流动力学

SVC：上腔静脉；RA：右心房；IVC：下腔静脉；
RV：右心室；PV：肺静脉；Ao：升主动脉；
LV：左心室；LA：左心房；PDA：动脉导管未闭。

四、病理生理

室间隔完整的肺动脉闭锁，右心室内血流无出路而成一盲端，体循环部分回心血流借卵圆孔未闭或房间隔缺损进入左心，或经未闭的动脉导管和（或）体-肺动脉交通支维持肺循环，这是本病最基本的血流动力学特征（图38-0-1）。

出生前，由于胎儿血供的特点，本病并不影响胎儿的存活，但动脉导管的管径和支气管动脉的供血直接影响胎儿肺血管的发育。胎儿右心室的发育则取决于三尖瓣关闭不全和窦状隙-冠状动脉交通的血流量。

出生后，脐带血流的阻断，通过卵圆孔的血流减少，体循环的回心血液经房间交通及未闭的动脉导管和（或）体-肺动脉交通进入肺循环以维持生命，在数周内可适应生存的需要。患儿生后缺氧的程度取决于肺血流量即未闭动脉导管和心房间交通的分流量。多数病例动脉导管流量不足可引起缺氧，组织的缺氧可刺激动脉导管释放弛缓素加大导管的直径，从而实现肺血流量、动脉导管阻力和低血氧三因素的反馈性调节。但当动脉导管闭合或管壁增厚时，缺氧和紫绀可能加重，甚至发生呼吸性酸中毒、心力衰竭，危及生命。

五、临床表现

90%以上患儿出生时或出生后很短时间内即出现紫绀，并呈进行性加重。紫绀的程度主要取决于通过动脉导管和其他体肺动脉交通到肺的血流量。若动脉导管小，紫绀重，SaO$_2$下降，吸氧无改善，均有杵状指（趾）。患儿生长发育障碍，常有活动后心悸气短，但蹲踞少见。如果体肺交通较大，紫绀较轻，易患呼吸道感染，常可早期出现心力衰竭。如动脉导管趋向闭合，则紫绀呈进行性加重。重症患儿动脉氧分压可降至20 mmHg，血氧饱和度仅为40%左右，可有代谢性酸中毒。右心衰竭多见于三尖瓣关闭不全的患者，有肝大、水肿及心尖区奔马律。如为顺产，一般患儿可发育较好，生后有紫绀，呼吸困难和代谢性酸中毒。

在胸骨左缘2～4肋间，可闻及较轻的收缩期杂音或无杂音，多为Ⅰ～Ⅱ级杂音，很少伴有震颤。在胸骨左下缘或剑突下可触及心室搏动，偶可触及三尖瓣关闭不全的收缩期细震颤。胸骨左缘3～4肋间或右缘可闻及三尖瓣反流性收缩期杂音，呈吹风样，并向右胸或右腋下传导。多可闻及动脉导管未闭或体-肺动脉交通的连续性杂音。

六、辅助检查

1. 心电图　QRS电轴正常或右偏。患儿出生后房性P波多正常，一般在数周内因右心房迅速扩张而出现高大P波，并伴随右心室肥厚或左心室肥厚。

2. 胸部X线片　肺血少，肺动脉段凹陷或平直，主动脉结增宽，心脏增大，三尖瓣关闭不全和心力衰竭时可呈进行性增大（图38-0-2）。

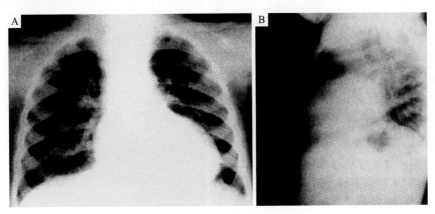

图38-0-2　患儿6岁，女性，室间隔完整的肺动脉闭锁，正侧位胸片

A. 胸片后前位；B. 胸片侧位。

3. 超声心动图 可显示右心室腔的大小及类型、肺动脉闭锁的部位（瓣膜或漏斗部）、三尖瓣及瓣环的大小及功能、房间隔缺损大小，肺动脉、未闭动脉导管形态及左心室腔大小及功能情况。室间隔回声完整，无主动脉骑跨，左心房、左心室内径增大。房间隔回声中断。肺动脉瓣的回声在舒张期和收缩期呈一条致密的增强光带，使主肺动脉与肺动脉下漏斗部分离，而且收缩期无开放运动，此为本病特征性改变。彩色多普勒可发现动脉导管未闭。右心室流出道和肺动脉无正常血流频谱，大多数病例经超声心动图检查即可确诊。

4. CT、MRI 可显示肺动脉闭锁或为未穿孔的膜样结构，显示右心室的大小和发育形态，可见室壁增厚、室间隔完整等，常用于本病的诊断。对较大的患儿可以5～10 mm厚层连续扫描，可显示发育不良的右心室流出道和肺动脉，以3 mm层厚平均扫四层，以减少部分容积效应（亦可取斜冠状位）。但对新生儿和婴儿有一定限制。

5. 心导管检查和心室造影 心导管可经右心房较容易地进入左心房，但不能从右心室进入肺动脉。压力监测在右心房内可记录到高大的a波，且右心房压高于左心房压。无三尖瓣反流者右心室收缩压可高于左心室收缩压。

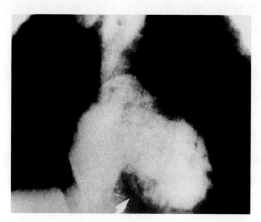

图38-0-3 与图38-0-2为同一患儿，右心房造影
心房水平大量右向左分流，左心室充盈后未见右心室显影，
显示室间隔完整。

冠状动脉造影可明确冠状动脉解剖，尤其是明确冠状动脉狭窄和心室交通情况。结合主动脉根部造影和右心室造影，能准确判断右心室依赖冠状动脉灌注的范围和程度，这对采用何种手术方式十分重要。右心室造影可显示右心室的大小、形态，三尖瓣有无埃布斯坦畸形改变及其反流程度。左心室造影可见造影剂经未闭的动脉导管充盈肺动脉，可显示肺动脉的发育情况和闭锁的位置。

右心室造影是诊断本病的关键：注药后无肺动脉的顺序显影，多数病例闭锁在瓣膜水平可见闭锁的瓣膜前后运动（图38-0-3）。如存在右心室窦状隙→冠状动脉→冠状窦（或升主动脉）交通，右心室造影可见冠状动脉经窦状隙逆行充盈（图38-0-4）。

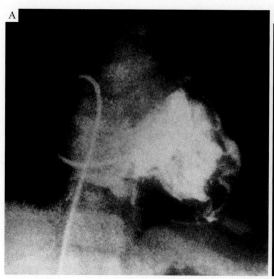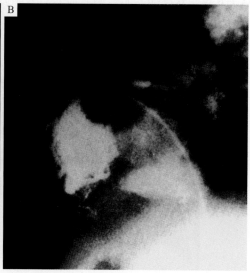

图38-0-4 心血管造影片，右心室造影未见肺动脉显影，冠状动脉通过右心室逆行显影
A. 右心室造影前后位；B. 右心室造影后位。

七、自然病程

PA-IVS 自然预后很差，50% 的患儿于出生后两周死亡，85% 的患儿于出生后 6 个月死亡，也有报告 1 年生存率 71%，5 年 64%。死亡原因主要为缺氧和代谢性酸中毒，特别容易发生在动脉导管闭合后。少数活到儿童期的患者主要靠较大的房间隔缺损和动脉导管未闭，极个别患儿靠较大的心外侧支循环活到成年[8]。

八、手术适应证

新生儿出生后缺氧严重，应静脉滴注前列腺素 E_1 以延迟动脉导管的闭合，充分给氧，纠正代谢性酸中毒，危重症患儿可急诊行体肺动脉分流手术[9]。

出生后 1 个月至 1 岁，如肺动脉和右心室发育良好，可在体外循环下行肺动脉瓣切开，右心室流出道疏通，应用心包、人工补片或同种动脉管道，建立右心室到肺动脉的血流通道，同时闭合心房内交通和动脉导管，为根治性手术[10]。

如肺动脉发育不好，患儿可分期手术治疗，先行一期体-肺动脉分流术，分流手术可增加肺循环血流量，促进肺动脉的发育，以减轻患者的缺氧和紫绀。3～5 岁时，如肺动脉发育好，再行根治术。

如患者为右心室依赖型冠状循环，则不宜行右心室流出道成形或肺动脉瓣切开术，以免右心室压力降低，造成右心室供血不足心肌坏死。如肺动脉发育好，此类患者可行 Glenn 或全腔静脉-肺动脉吻合术，保持房间隔缺损开放，使右心室得到更多氧合血的供应，如肺动脉发育不好，则行体-肺动脉分流术。

由于三尖瓣与右心室的发育程度相一致，因此可将三尖瓣的发育情况作为选择手术方式的依据之一。患儿三尖瓣环大于正常患儿的 70%，且右心室三部分完整者，可关闭心腔内外分流，行右心室流出道、肺动脉通道重建；三尖瓣为正常 55%～70% 者，可以选择右心室肺动脉重建或实施方丹系列手术；小于 55% 或虽行姑息手术后，但右心室仍未发育者行方丹系列手术是唯一的选择。对于三尖瓣、右心室重度发育不全的患儿，右心室流出道完全闭锁，严重的冠状动脉异常，采用体-肺动脉分流术或方丹系列手术则是唯一出路[11]。

患儿 1 岁后，肺动脉瓣为膜性闭锁、肺动脉及瓣环发育好，三尖瓣和右心室发育接近正常，右心室流出道无狭窄，可行直视肺动脉瓣切开术，修补房间隔缺损和闭合动脉导管，进行根治。如肺动脉和右心室发育稍差，可只行直视肺动脉瓣切开术，保留心房间交通和动脉导管未闭，手术可降低右心室压力，减轻三尖瓣反流，促进右心室发育，防止心内膜和心肌纤维化，如术后血氧分压仍低于 50 mmHg 和 SaO_2<85%，应加做体-肺动脉分流手术。

如合并右心室流出道或肺动脉瓣环狭窄，则宜行右心室流出道跨环补片成形术，患儿多数需同时加体肺动脉分流术。2 岁以后可通过介入的方法闭合心房交通和动脉导管。

患儿心房间交通小，有明显右心功能不全症状，可在心导管检查时施行球囊导管房间隔造口术。如并有心室发育不良和紫绀，应先行体-肺动脉分流术。

儿童和成年患者很少见，可根据右心室、肺动脉发育和侧支循环情况决定做根治、分流或方丹系列手术。

任何肺动脉瓣切开手术，都可能在术后发生不同程度的肺动脉瓣关闭不全。肺动脉小到中度关闭不全，患者可以长期耐受。如为重度关闭不全，患者有症状，右心房室扩大明显，收缩功能下降或发生心律失常，应行经皮肺动脉瓣植入术，或再次手术植入肺动脉瓣[12]。

九、术前准备

应静脉持续输入前列腺素 E$_1$（PGE$_1$），以保持动脉导管开放。用量为 0.05～0.1 μg/（kg·min），先从 0.05 μg/（kg·min）开始，根据血氧分压调整药物用量。代谢性酸中毒严重者，可给予适量的碳酸氢钠，加以纠治。有呼吸窘息者，可行气管插管，用低浓度氧（FiO$_2$＝40%）进行机械辅助通气。

十、手术技术

（一）体外循环下手术

体外循环下手术可以避免缺氧和失血，保证患者的安全。直视手术准确、可靠，远期效果优于介入或非体外循环下手术。

1. 肺动脉瓣闭锁切开加体、肺动脉分流术　患者仰卧位，经正中切口，纵行劈开胸骨。切开心包，向两侧悬吊，游离心包以备用。游离主肺动脉、未闭动脉导管，经主动脉和上下腔静脉插管，建立体外循环。阻断动脉导管。纵行切开主肺动脉，探查瓣膜。用尖刀沿肺动脉瓣交界分别切开瓣叶，必要时向下延长切口至右心室流出道，以自体心包行跨环补片成形。切除漏斗部肥厚心肌，一般从隔束开始切除，应小心，要保留适当的厚度，以免室间隔穿孔或损伤冠状动脉前降支的间隔支。如合并肺动脉瓣上狭窄，可将切口向上延长，用心包片加宽。复温，试停体外循环。测右心房、右心室及左心室压力，如动脉血氧饱和度低于85%，右心室和左心室收缩压比值＞0.75，应重新行体-肺动脉分流术和保持动脉导管开放，如以前未做分流，可在升主动脉与肺动脉之间用 Gore-tex 血管搭桥（图 38-0-5），或于无名动脉与右肺动脉之间做分流手术。如患者心排血量和血氧饱和度均满意，可阻断动脉导管和体-肺分流。缝合心包，置心包、纵隔引流管，常规止血，关胸（图 38-0-6）。

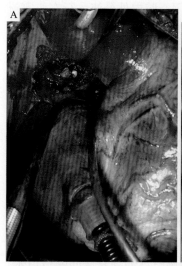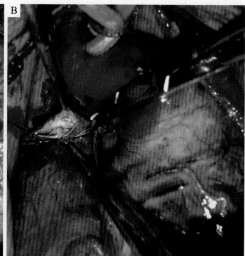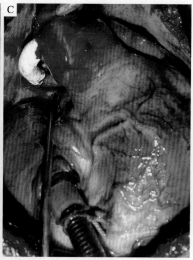

图 38-0-5　PA-IVS 的肺动脉瓣切开加体-肺动脉分流术

A. 结扎切断动脉导管；B. 切开右肺动脉；C. 用 Gore-tex 人工血管行中心分流术。

2. 根治术　切口及显露与姑息手术相同。阻断升主动脉前先切断动脉导管或体肺分流管道，在心脏停搏后，切开右心房，修补、闭合房间交通。切开右心室流出道及肺动脉瓣，必要时切开瓣环行跨环补片或同种肺动脉瓣移植，或建立右心室-肺动脉心外通道连接（图 38-0-7）。

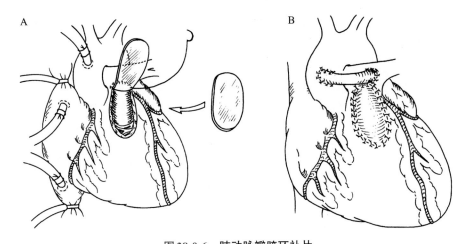

图 38-0-6　肺动脉瓣跨环补片

A. 切开肺动脉、肺动脉瓣，用补片扩大。广泛切除肌肉以扩大漏斗部及窦部；

B. 右心室流出道补片加宽、肺动脉瓣切开加体-肺动脉分流术。

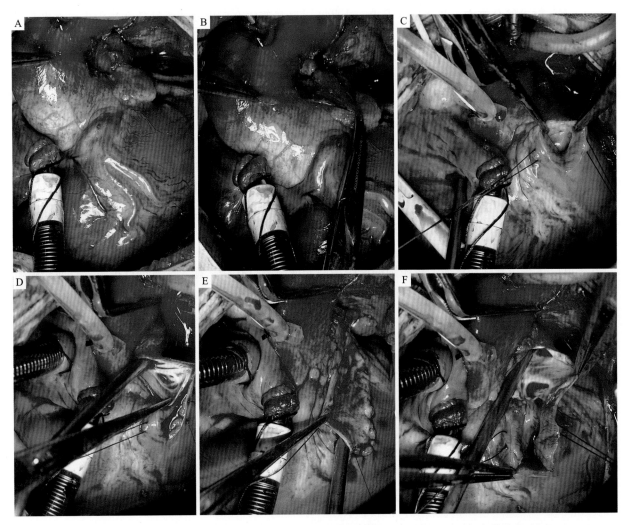

图 38-0-7　PA-IVS 根治术

A. 肺动脉闭锁合并房间隔缺损和动脉导管未闭；B. 结扎 PDA；C. 切开右心室流出道；D. 切开肺动脉，肺动脉近端为盲端；

E. 用自体心包补片；F. 检查补片大小；G. 连续缝合补片；H. 补片完成；I. 撤除体外循环机后。

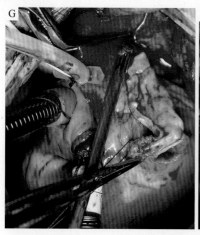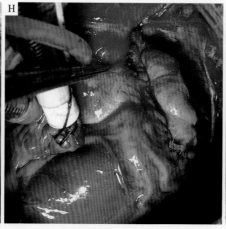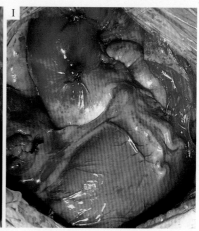

图 38-0-7 （续）

（二）非体外循环下手术

1. 体-肺动脉分流术　此系姑息手术。为防止动脉导管闭合后出现严重缺氧和酸中毒，在患儿出生后即可进行手术。过去一直沿用布莱洛克-陶西格（Blalock-Taussig）分流术，目前，应用 Gore-tex 人工血管作主动脉-肺动脉中心分流术已成为常规手术。

麻醉、体位和手术步骤详见本书有关章节。

2. 直视肺动脉瓣切开术　患儿右侧卧位，采用左外侧切口，经第 3 或第 4 肋间进胸。在膈神经前方纵切开心包，游离主肺动脉。在肺动脉分叉近端，用无创伤阻断钳阻断主肺动脉。纵行切开主肺动脉，用 11 号手术刀将瓣膜交界切开后，随即将福格蒂（Fogarty）导管经该切口插入右心室流出道，用生理盐水充盈导管的球囊，阻断右心室来血，保持术野干净无血。直视下切开肺动脉瓣的融合部分，尽量使瓣口足够开放，再用 5-0 prolene 线缝合主肺动脉切口。快完成缝合时，抽空 Fogarty 导管球囊，退出导管。以侧壁钳夹住主肺动脉切口，开放主肺动脉阻断钳，完成主肺动脉切口缝合。如有必要，可游离左肺动脉，行锁骨下动脉与左肺动脉间吻合术（改良布莱洛克-陶西格分流术），或用人造血管行两者之间架桥术。缝合心包，放置心包、胸腔引流管，常规关胸（图 38-0-8）。通过直视下导管介入的方法可以代替切开肺动脉瓣。将闭锁的瓣膜用激光或射频打孔后，置入球囊进行扩张，打通瓣膜闭锁。此法创伤小，恢复快，但可能使瓣膜撕裂，引起肺动脉瓣关闭不全。

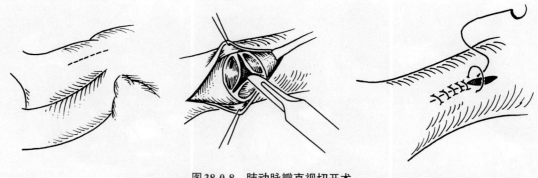

图 38-0-8　肺动脉瓣直视切开术

3. 肺动脉瓣跨环补片术　患者仰卧位，正中切口，纵行劈开胸骨。切开心包，向两侧悬吊。游离主肺动脉，用阻断钳阻断主肺动脉分叉近端。纵行切开主肺动脉，切口超越肺动脉瓣，延向右心室流出道。但此时不能切透心室壁，以免引发出血，影响手术视野，仅切开心外膜和部分心肌，以不出血为宜。补片材料可用心包、人造血管、涤纶或 Gore-tex 片，将补片从肺动脉切口上端向下，用 5-0

prolene连续缝合。补片与右心室前壁缝合时，不应仅缝合心外膜，还应缝合部分心肌。连续缝合完成后，下端缝线不收紧，透过间隙，用组织剪剪开右心室室壁至预定长度，剪开肺动脉瓣。退出剪刀，收紧缝线。开放主肺动脉阻断钳。缝合心包，放置心包纵隔引流管，关胸。

（三）方丹系列手术

方丹系列手术仍为姑息性手术，心导管检查有肺动脉高压，肺血管阻力大于4 Wood单位者，视为手术禁忌证。手术方法、注意事项详见本书有关章节。

十一、手术效果

1980年以前，姑息性手术死亡率在50%左右，其中单独做分流手术或肺动脉瓣切开术病死率最高，分别为57%和65%，而分流术加肺动脉瓣切开以及房间隔切开的病死率为20%。1980年以后，手术死亡率下降至10%以下[13]。早期手术死亡的主要因素为分流术后吻合口大小不当。在第一次分流术后，有患者因吻合口太小需在1个月内再次手术。其次，右心室腔与冠状动脉之间的心肌冠状动脉窦交通、右心室高压、年龄及左心室功能，也是早期死亡的因素。姑息性手术后未做矫治术的患者的3年生存率为50%，5年生存率低于30%[14]。

根治术的早期病死率应低于5%，死亡原因主要是左心室功能不全。流出道重建和右心室与肺动脉带瓣管道吻合术后，大多数患儿右心室可发育较好。应用带瓣心外管道主要并发症是管道狭窄，需再次手术更换。长期生存的患儿心功能可恢复到Ⅰ～Ⅱ级[15]。

十二、经验与启示

通过症状、体征和超声心动图基本可以诊断PA-IVS。患者缺氧严重要静脉滴注前列腺素以保持动脉导管开放，唯一有效的方法是手术治疗。如为出生后1个月以内的患儿，应行体-肺动脉分流手术，对患儿创伤小，效果明显。经张正中切口、体外循环下手术安全，可在体外循环并行下切开肺动脉瓣，解除闭锁，可同时疏通右心室流出道，用自体心包补片加宽或跨环补片，可使患儿得到根治。

术后如血压不稳定，$SaO_2 < 85\%$，应在主动脉和肺动脉之间加做体-肺分流手术。

如患儿肺动脉、右心室发育良好，可进行根治，闭合房间隔交通和动脉导管。如果不能根治则保留心房之间的交通和保持动脉导管的开放，以后通过介入治疗或手术关闭动脉导管和房间隔的交通，进行根治。

有的新生儿早期手术加做分流手术后，随着患儿的生长发育、右心室和肺动脉的发育，分流管道可以自行堵塞，从而得到根治的效果。但如肺动脉瓣发育不好，分流手术管道狭窄或堵塞，应行球囊扩张或再次进行分流手术。

根治手术后肺动脉瓣可能会有关闭不全的问题，轻到中度关闭不全，患者可以长期耐受，严重者应行肺动脉瓣植入术。

无论什么手术患者都需要长期密切随访，发现问题及时处理。

（吴清玉）

参 考 文 献

[1]　EKMAN JOELSSON B M, SUNNEGARDH J, HANSEUS K, et al. The outcome of children born with pulmonary atresia

and intact ventricular septum in Sweden from 1980 to 1999 [J]. Scand Cardiovasc J, 2001, 35 (3): 192-198.

［2］ DAUBENEY P E. DELANY D J. ANDERSON R H. et al. Pulmonary atresia with intact ventricular septum: range of morphology in a population-based study [J]. J Am Coll Cardiol, 2002, 39: 1670-1679.

［3］ 刘玉清. 心血管病影像诊断学 [M]. 合肥: 安徽科学技术出版社, 2000: 528-534.

［4］ MEE R B. Congenital heart surgery [J]. Curr Opin Cardiol, 1992, 7 (2): 249-258.

［5］ DYAMENAHALLI U, MCCRINDLE B W, MCDONALD C, et al. Pulmonary atresia with intact ventricular septum: management of, and outcomes for, a cohort of 210 consecutive patients [J]. Cardiol Young, 2004, 14 (3): 299-308.

［6］ GIGLIA T M, MANDELL V S, CONNOR A R, et al. Diagnosis and management of right ventricle-dependent coronary circulation in pulmonary atresia with intact ventricular septum [J]. Circulation, 1992, 86 (5): 1516-1528.

［7］ MAYER J E JR. Pediatric cardiac surgery [J]. Curr Opin Cardiol, 1991, 6 (1): 119-138.

［8］ FREEDOM R M, WILSON G, TRUSLER G A, et al. Pulmonary atresia and intact ventricular septum [J]. Scand J Thorac Cardiovasc Surg, 1983, 17 (1): 1-28.

［9］ PAWADE A, KARL T. Management strategy in neonates presenting with pulmonary atresia with intact ventricular septum [J]. Curr Opin Pediatr, 1994, 6 (5): 600-605.

［10］ RAO P S. Comprehensive management of pulmonary atresia with intact ventricular septum [J]. Ann Thorac Surg, 1985, 40 (4): 409-413.

［11］ AWORI M N, MEHTA N P, MITEMA F O, et al. Optimal Z-score use in surgical decision-making in pulmonary atresia with intact ventricular septum [J]. World J Pediatr Congenit Heart Surg, 2017, 8 (3): 385-388.

［12］ LAKS H, BILLINGSLEY A M. Advances in the treatment of pulmonary atresia with intact ventricular septum: palliative and definitive repair [J]. Cardiol Clin, 1989, 7 (2): 387-298.

［13］ JAHANGIRI M, ZURAKOWSKI D, BICHELL D, ET AL. Improved results with selective management in pulmonary atresia with intact ventricular septum [J]. J Thorac Cardiovasc Surg, 1999, 118 (6): 1046-1055.

［14］ RYCHIK J, LEVY H, GAYNOR J W, et al. Outcome after operations for pulmonary atresia with intact ventricular septum [J]. J Thorac Cardiovasc Surg, 1998, 116 (6): 924-931.

［15］ BICHELL D P. Evaluation and management of pulmonary atresia with intact ventricular septum [J]. Curr Opin Cardiol, 1999, 14 (1): 60-66.

第39章
主－肺动脉间隔缺损

主－肺动脉间隔缺损（aortopulmonary septal defect，APSD）又称主－肺动脉窗（aortopulmonary window，A-PW），是一种少见的先天性心脏病，发病率占先天性心脏病的0.1%～0.2%。此为升主动脉和主肺动脉之间动脉壁缺损导致血流交通的一种心脏畸形，也常合并主动脉弓缩窄或中断等其他心内病变，外科手术是唯一有效治疗，如能早期手术，患者可完全恢复正常[1-5]。

一、历史回顾

1830年，艾略特森（Eliotson）首次报道了本病。1948年，格罗斯（Robert Gross）用双重结扎的方法首次成功地治疗了本病。1953年，绍特（Sott）和萨比斯顿（Sabiston）成功实施了闭式切断缝合术。1957年，库利（Cooley）首先在体外循环下实施切断缝合术。1969年，德夫拉尔（Devrall）介绍了经主动脉切口用涤纶片修补缺损的方法[2-3]。

二、发病机制

在胚胎时期5～8周，动脉干发育过程中，圆锥动脉干和心球的内膜组织局部增生，形成螺旋状的动脉干纵嵴和球嵴，二者相对而生，在中线处融合，形成螺旋状动脉干间隔（truncal septum），此间隔将动脉干分隔为升主动脉和肺动脉干。如果动脉干间隔不能完整融合，形成缺损，导致动脉干不能完全分开为升主动脉和肺动脉，遂发育成APSD。如果右肺动脉与主动脉后壁相连可能与第六对主动脉弓发育异常有关，为第六动脉弓右侧动脉近端与主动脉连接异常所致[4]。

三、病理解剖

APSD通常较大，多呈卵圆形，小型缺损约占10%，直径大小多为1.5～2.5 cm，缺损距主动脉瓣0.5～1.5 cm。2000年，雅各布斯（Jacobs）根据APSD位置不同，将本病分为4型：Ⅰ型为缺损位于主动脉近端、窦管交界上方的升主动脉和主肺动脉之间；Ⅱ型缺损位于Ⅰ型上方，升主动脉到右肺动脉根部间的缺损；Ⅲ型起自窦管交界至右肺动脉，主动脉和肺动脉之间的间隔完全缺失。在Ⅰ型和Ⅱ型之间的位置为Ⅳ型。实际上这种分型意义不大。1978年，莫里（Mori）等根据缺损所在部位则提出APSD可分为3型，Ⅰ型为近端缺损型，最常见，缺损紧邻半月瓣上方；Ⅱ型为远端缺损型，缺损位于升主动脉远端与肺动脉分叉处之间；Ⅲ型缺损较大，主肺间隔几乎完全缺损，此型为混合型（图39-0-1）。因Ⅱ型APSD常合并右肺动脉起源异常，1982年贝里（Berry）等在莫里分型的基础上，将Ⅱ型分为2个亚型：ⅡA型，右肺动脉仍与主肺动脉及左肺动脉相连，同时主动脉弓可正常或缩窄；ⅡB型，右肺动脉异常起源于升主动脉，左右肺动脉起始端分开，但后壁相连，且通常合并主动脉弓离断或发育不良，被称为贝里综合征，为罕见的心血管畸形，发病率极低。还有一种理查森（Richardson）分型

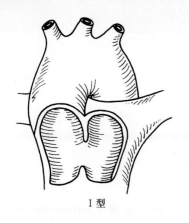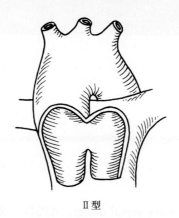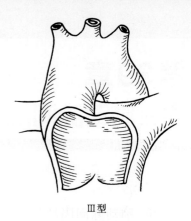

Ⅰ型　　　　　　　　　　　Ⅱ型　　　　　　　　　　　Ⅲ型

图39-0-1　主-肺动脉间隔缺损莫里分型法

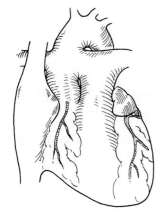

图39-0-2　理查森分型法：
Ⅲ型主-肺动脉间隔缺损

方法，即将主、肺动脉之间的缺损为Ⅰ型；缺损靠近远端，累及右肺动脉开口和升主动脉后壁为Ⅱ型；右肺动脉起自升主动脉为Ⅲ型（图39-0-2）。已很少应用[1, 3, 5]。

四、病理生理

APSD病理生理类似动脉导管未闭，与缺损的大小及左向右分流量的大小密切相关。由于主动脉内的血液直接灌注于肺动脉，加上多数缺损都比较大，因此分流量大、肺血多，肺动脉高压发生早。肺动脉高压逐渐对肺血管造成损害，引起肺小动脉内膜和中层的增厚和纤维化，晚期则出现不可逆的病理改变。当肺动脉压高于主动脉压时，产生右向左分流，临床表现出紫绀，即为艾森曼格综合征。合并其他心内畸形会有相应的改变，如合并VSD会有肺动脉高压，合并法洛四联症肺动脉高压会不太严重等。贝里综合征由于APSD、主动脉弓离断及动脉导管未闭的存在，大量的左向右分流将导致右心负荷加重，患者早期即可出现严重的肺动脉高压和心力衰竭。

五、临床表现

临床表现同动脉导管未闭一样，主要取决于主-肺动脉间隔缺损和左向右分流量的大小、肺动脉高压的程度以及有无合并其他心脏畸形。

患者常常体质差，易患感冒、肺炎，常有活动后心慌、气短等症状。婴幼儿、分流量大的患者易出现左心衰竭，合并重度肺动脉高压时，可出现紫绀和右心衰竭的症状。

如缺损不大，肺动脉高压不重，听诊胸骨左缘3肋间常可闻及收缩期或连续性杂音。如伴重度肺动脉高压，以收缩期杂音为主，杂音可以不明显。如缺损较大，累及整个肺动脉干，两大动脉仅在收缩早期存在压差，听诊时可能仅闻及收缩早期杂音或无杂音。肺动脉第二心音亢进，胸骨左缘3~4肋间可扪及收缩期或双期震颤。此外尚有水冲脉、股动脉枪击音等周围血管征体征。

六、辅助检查

1. 心电图　多为窦性心律，电轴左偏，左心室肥厚。合并肺动脉高压时，可表现为双心室肥厚或右心室肥厚。

2. 胸部 X 线片　示肺血多，肺动脉段突出，左心室大或双心室大。合并其他心脏畸形时，可见相应征象，如主动脉右弓右降，心胸比率增大。

3. 超声心动图　可以确诊。大动脉短轴切面可见主动脉与主肺动脉之间存在回声缺失，彩色多普勒示缺损处主动脉向肺动脉分流或双向血流信号。分流位置偏低，接近主动脉瓣水平。胸骨旁左心室长轴切面示右肺动脉发自于升主动脉后壁可在肺动脉内探及，则应该考虑本病的可能。APSD Ⅰ 型缺损邻近肺动脉瓣上，Ⅱ 型缺损邻近肺动脉分叉处，彩色多普勒可显示缺损处的分流，左心室增大、左心室心肌及二尖瓣运动幅度增强、左心室流出道增宽等左心容量负荷增加征象。

APSD 与动脉导管未闭也需要鉴别、怀疑动脉导管未闭时，超声应常规探测主‑肺动脉间隔，有的病例可以和动脉导管未闭并存，合并其他复杂心脏畸形时也易漏诊。

4. 心导管和造影检查　有助于明确诊断和测定肺动脉压力与肺血管阻力。因本病肺动脉高压发生早，对于就诊晚的患者，导管检查资料对决定是否手术有帮助。

5. CT、MRI　可发现 APSD 的位置，合并畸形及血流动力学情况。

七、诊断与鉴别诊断

根据临床症状与体征，结合辅助检查，可以诊断。临床上主要应和动脉导管未闭、动脉窦瘤破裂、室间隔缺损合并主动脉瓣脱垂、冠状动脉肺动脉瘘等疾病相鉴别。本病胸部平片和心电图表现与动脉导管未闭相比没有特异性，超声检查、心导管造影、超高速 CT 和磁共振检查，有助于进一步确诊。

八、自然病程

APSD 无论大小均不能自然愈合。如果直径在 5 mm 以下，分流量不大，肺动脉高压的发生会相对晚些。对于分流量较大的患者，症状出现早，早期即可发生肺动脉高压，最终会发生艾森曼格综合征。

九、手术适应证

本病一经诊断，即应手术治疗，最好在出生后一个月内手术[6-7]。患者很少可以通过经皮介入封堵的方法治疗[8]。合并其他心脏畸形应同时予以矫治。艾森曼格综合征患者是手术的绝对禁忌证。

十、手术技术

手术应在全麻低温、体外循环下进行，婴幼儿或合并严重主动脉弓缩窄或弓中断等复杂畸形，则需在深低温低流量或停循环下完成。手术有以下几种方式。

（一）APSD 直接切断缝合或结扎术

手术在全身麻醉、低温、体外循环并行下进行。升主动脉插管要尽量靠上，也可以股动脉插管。上、下腔静脉及右上肺静脉分别插管建立体外循环。在并行循环下，游离 APSD 上下间隙及后壁。由于肺动脉高压和肺动脉扩张，肺动脉壁薄且脆，在体外循环下游离就比较安全，但在游离时也要十分小心。如 APSD 直径小于 1.5 cm，可不阻断升主动脉，分别在 APSD 两侧靠近升主动脉和肺动脉，上动脉阻断钳，在阻断钳之间切开，直接用 5/0 prolene 线连续往返缝合主动脉和肺动脉切口。如 APSD 直径

<8 mm，可以在体外循环下，小心解剖、游离，用10号丝线直接双重结扎。也可以在非体外循环下行结扎术（图39-0-3、图39-0-4）。

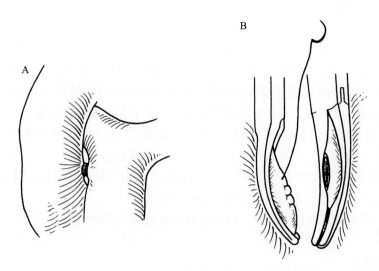

图39-0-3　主-肺动脉间隔缺损结扎法和切断缝合法
A. 结扎法；B. 切断缝合法。

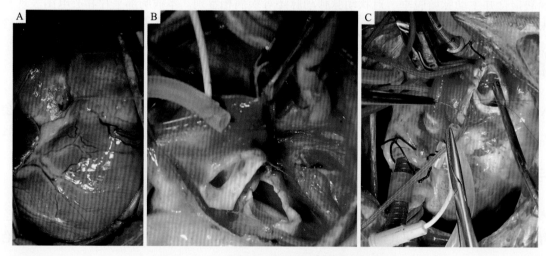

图39-0-4　主-肺动脉间隔缺损的直接切断缝合
A. 游离APSD；B. 切开APSD；C. 直接连续缝合主、肺动脉切口。

如缺损较大，需游离左、右肺动脉和升主动脉，阻断升主动脉远端，在APSD前方切开，经冠状动脉开口直接灌注心肌保护液，效果可靠。也可以经主动脉根部灌注心肌保护液，并同时阻断左、右肺动脉，此法既有利于心肌灌注又可防止灌注肺发生。最好灌注结束后，切开APSD前壁，经主动脉切口，可清楚显露缺损的边缘、两组半月瓣和冠状动脉开口的位置。由于肺动脉增粗，切口偏向肺动脉，绝大多数主动脉和肺动脉切口可以直接闭合（图39-0-5），需要补片的很少（图39-0-6）。

（二）单片法修补术

直接切开APSD前壁向上下延长切口，向下延长切口时，要避免损伤左冠状动脉和主动脉瓣叶。根据缺损的大小和形态，修剪涤纶布，准备补片。用4-5/0 prolene线、双头针加垫片先将已修剪好的补片褥式缝合一针，固定在缺损的后壁，打结后分别由切口两侧向前缝合，至前壁将主动脉、肺动脉

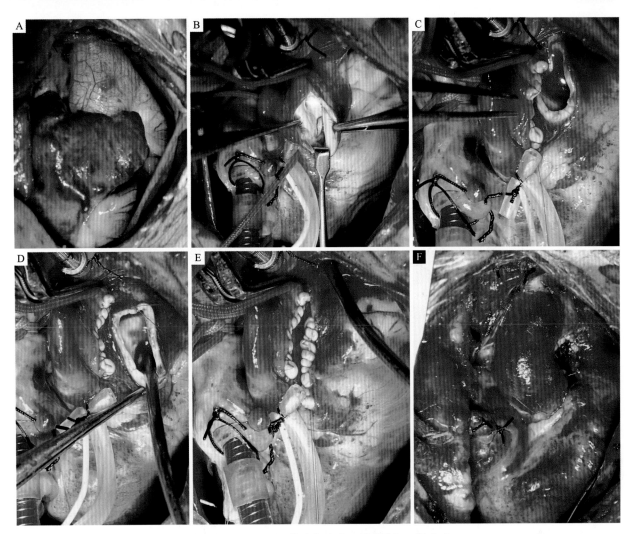

图 39-0-5　经 APSD 前壁主动脉、肺动脉切口缝合术

A. 主-肺动脉间隔缺损合并房间隔缺损和肺动脉高压；B. 经 APSD 前壁切开；

C. 缝合主动脉切口；D. 显露肺动脉切口；E. 缝合肺动脉切口；F. 手术后。

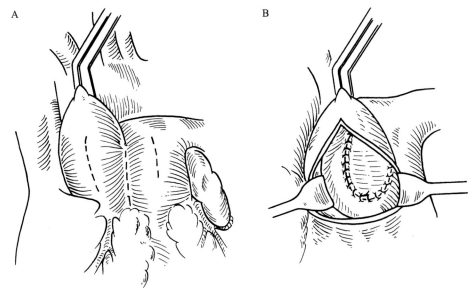

图 39-0-6　经主动脉切口修补术

A. 经主动脉、肺动脉和缺损前壁三种切口的位置；B. 经主动脉切口补片修补缺损。

前壁和涤纶布补片呈三明治式连续缝合在一起（图39-0-7）。此法如补片过大，可致右肺动脉开口受压和狭窄，很少应用。

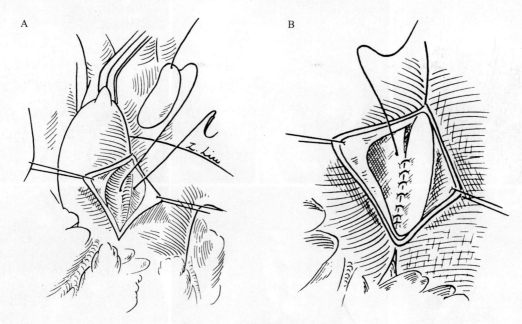

图 39-0-7   经肺动脉切口修补术

A. 切开主-肺动脉间隔缺损前壁；B. 补片修补缺损。

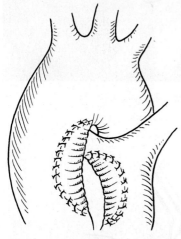

图 39-0-8   双片法修补主-肺动脉间隔缺损

（三）双片法修补

即在主动脉和肺动脉两边分别补片，修补APSD。可在肺动脉前壁做纵切口，看清APSD的边缘，沿其后缘两侧剪下与APSD相似、略小的肺动脉后壁，转向前方，作为补片，5/0 prolene线连续缝合修补主动脉。也可采用Gore-tex或人工血管片修补，再用自体心包或血管片修补、重建肺动脉（图39-0-8）。

（四）经肺动脉切口修补术

APSD直径较小或合并动脉导管未闭时，可选肺动脉纵切口进行手术，可用补片在肺动脉内修补APSD，完成后再缝合肺动脉。缺点是对冠状动脉开口和主动脉瓣显露有一定困难。如补片过大，术后可因主动脉压力高，补片突向肺动脉腔内可引起狭窄（图39-0-7）。

（五）右肺动脉的处理

如右肺动脉与主动脉后壁相连，也可以找到合适的位置切断右肺动脉与主动脉的连接，分别缝合在主动脉和肺动脉的切口，缝合时可利用缝合切口的方向成形主动脉和肺动脉（图39-0-9）。这种手术方法简便，用的都是自己血管组织，缝合好不会产生狭窄，为最好的手术方法。还可以沿右肺动脉的开口，横行切断主动脉，将肺动脉用自体心包或人工血管片修补，将主动脉行端端吻合（图39-0-10）。

（六）合并畸形的处理

APSD可合并A型主动脉弓中断或重度主动脉缩窄和PDA，是复杂的严重畸形（图39-0-11），需

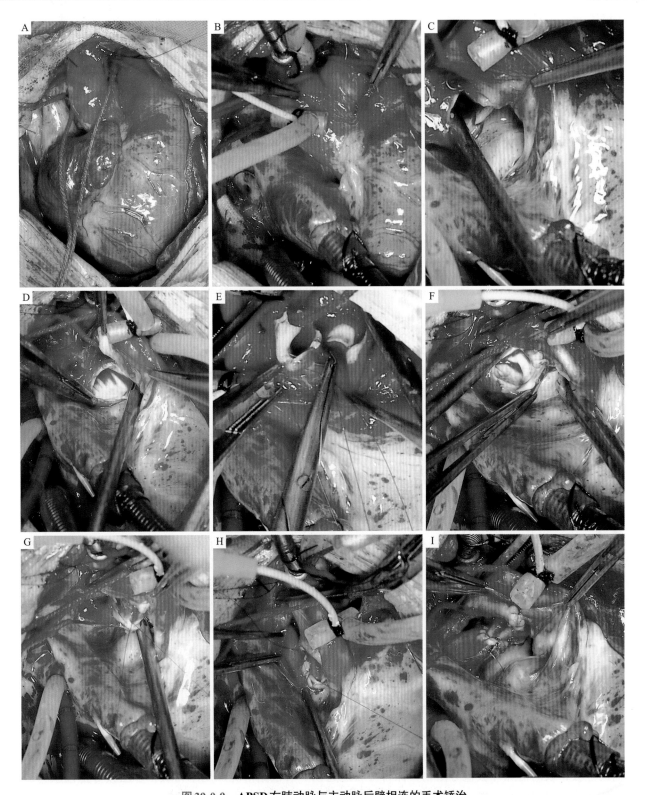

图 39-0-9　APSD 右肺动脉与主动脉后壁相连的手术矫治

A. APSD、右肺动脉连于主动脉；B. 建立体外循环；C. 切开右肺动脉；D. 切下肺动脉；E. 缝合主动脉切口；

F. 探查肺动脉；G. 连续缝合肺动脉切口①；H. 连续缝合肺动脉切口②；I. 手术完成。

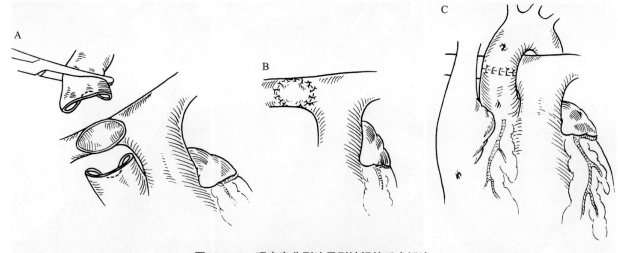

图 39-0-10 理查森分型法Ⅲ型缺损的手术矫治

A. 断离升主动脉；B. 补片修补右肺动脉前壁缺损；C. 矫治后心脏外观。

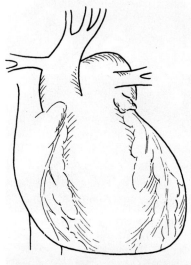

图 39-0-11 APSD 合并 A 型主动脉弓中断和 PDA 示意图

行 APSD 修补和主动脉弓重建术。可经胸骨正中切口实施一期根治术。患者仰卧位，经正中开胸，切开心包，用牵引线牵开，显露心脏。解剖游离升主动脉、肺动脉、头臂血管及动脉导管、主动脉弓降部及近端降主动脉，头臂血管穿阻断带。

全身肝素化后，建立体外循环。除升主动脉、上下腔静脉、右上肺静脉插管外，还需经肺动脉插管灌注下半身。全身降温至 30℃，阻断升主动脉及左、右肺动脉。经主动脉切口、冠状动脉开口直接灌注心脏停搏液，切开右心房探查。切开 APSD，直接缝合主动脉、肺动脉切口，即修补 APSD。继续降温至 18℃，阻断头臂血管，停循环，切断降主动脉，修剪好切口。在升主动脉近端做相应大小切口，与降主动脉近端吻合，可用 6/0 prolene 线连续缝合，重建主动脉弓。或在深低温停循环下，切断动脉导管，切除主动脉弓之缩窄部分及动脉导管组织，行端端吻合，进行弓重建。然后恢复体外循环、复温，检查有无出血，按图 39-0-12 修复主肺动脉间隔缺损。待条件具备后，停止体外循环，拔出各心脏插管，彻底止血，闭合胸骨，关胸[9-10]。

十一、术后处理

术后处理与常规心脏手术相同。多数患儿术后肺动脉压力明显下降，呼吸循环稳定，没有特殊情况可早期拔出气管插管。

对于术后肺动脉压力偏高的患者，主要是防止肺动脉高压危象的发生。应强调充分镇静，呼吸机辅助呼吸，及时清除呼吸道分泌物，保持呼吸道通畅。可根据情况加用米力农、多巴胺等正性肌力药物和血管扩张剂治疗，必要时可用吸入一氧化氮，静脉应用前列腺素等措施。

十二、手术并发症

如果手术适应证明确，直接用切开缝合的手术方法，并发症很少。极少结扎治疗 APSD 的病例可能出现再通，经肺动脉内补片的病例可有残余分流。晚期手术的病例可能发生肺动脉高压危象、低心

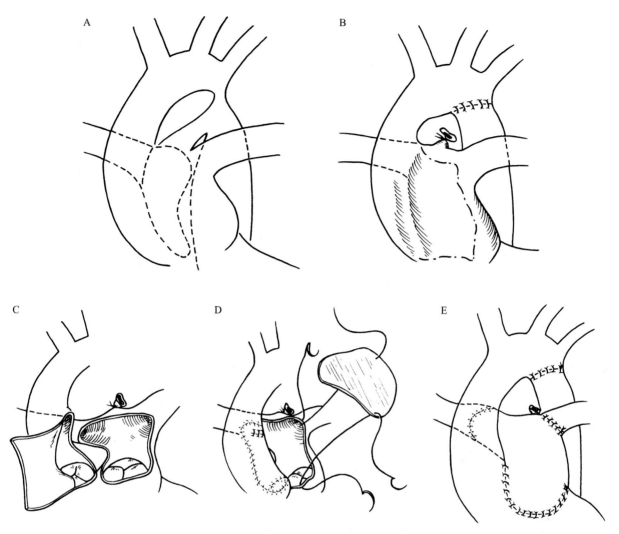

图39-0-12 APSD合并中度主动脉缩窄和动脉导管手术示意图

A. APSD合并重度主动脉缩窄和PDA；B. 切断动脉导管，切除弓缩窄部，行弓重建；
C. 切开肺动脉前壁；D. 翻转矩形肺动脉片修补主动脉壁缩窄；E. 主动脉、肺动脉重建后外观。

排血量综合征。应根据不同情况，积极治疗。

十三、手术效果

本病少见，文献报告的病例不多，结果有较大的差别。清华大学第一附属医院手术6例，其中1例右肺动脉与主动脉相连，均切开APSD，直接缝合动脉缺损，术后恢复顺利，无并发症。有一组55例手术报告，患者45例儿童、10例成人，早期、晚期手术均无死亡。另一组62例患者的报道，平均年龄21.6个月，单纯APSD手术死亡率6.97%，合并其他心内畸形手术死亡率21%。因本病肺动脉高压发生早，应及早手术治疗。手术死亡主要与合并心脏畸形以及重度肺动脉高压有关。对大多患儿来说，手术效果良好[2, 11-12]。

十四、经验与启示

APSD诊断不难，由于肺动脉高压发生早，一经诊断即应手术治疗。介入治疗虽有成功的先例，但和动脉导管不同，如缺损较大或APSD位置靠近瓣膜、冠状动脉或肺动脉开口，不宜进行介入治疗。

手术应在低温、全身麻醉、体外循环下完成，若合并主动脉弓病变，可能需要在深低温、停循环下完成。手术应以在APSD前方切开、直接缝合为主。因肺动脉高压，血管扩张，患者自身血管壁足够用于主动脉和肺动脉的修复。关键是在切开APSD时，要看清瓣膜和冠状动脉开口，同时要注意切开的位置，以利于主动脉和肺动脉重建，一般不需要补片。如用补片也应该用肺动脉壁作为补片材料，修补主动脉，再用自体心包或其他材料修补肺动脉。绝大多数患儿可以获得满意的手术疗效。

（吴清玉）

参 考 文 献

［1］ NAIMO P S, YONG M S, D'UDEKEM Y, et al. Outcomes of aortopulmonary window repair in children: 33 years of experience [J]. Ann Thorac Surg, 2014, 98 (5): 1674-1679.

［2］ 孟强, 吴清玉, 阎军, 等. 主肺动脉间隔缺损的外科治疗 [J]. 中华医学杂志, 2002, 82 (5): 297-299.

［3］ 王水云. 主-肺动脉间隔缺损 [M]// 吴清玉. 心脏外科学. 济南: 山东科学技术出版社, 2003: 234-331.

［4］ CHIDAMBARATHANU S, AGARWAL R, HUSSAIN Z M, et al. A tubular aortopulmonary window: an embryological curiosity [J]. World J Pediatr Congenit Heart Surg, 2016, 7 (3): 411-413.

［5］ MURIN P, SINZOBAHAMVYA N, BLASCHCZOK H C, et al. Aortopulmonary window associated with interrupted aortic arch: report of surgical repair of eight cases and review of literature [J]. Thorac Cardiovasc Surg, 2012, 60 (3): 215-220.

［6］ TALWAR S, SIDDHARTH B, GUPTA S K, et al. Aortopulmonary window: results of repair beyond infancy [J]. Interact Cardiovasc Thorac Surg, 2017, 25 (5): 740-744.

［7］ KUMAR V, SINGH R S, THINGNAM S S, et al. Surgical outcome in aortopulmonary window beyond the neonatal period [J]. J Card Surg, 2019, 34 (5): 300-304.

［8］ TREHAN V, TYAGI N A. Percutaneous closure of nonrestrictive aortopulmonary window in three infants [J]. Catheter Cardiovasc Interv, 2008, 71 (3): 405-411.

［9］ TALWAR S, AGARWAL P, CHOUDHARY S K, et al. Aortopulmonary window: morphology, diagnosis, and long-term results [J]. J Card Surg, 2017, 32 (2): 138-144.

［10］ GOWDA D, GAJJAR T, RAO J N, et al. Surgical management of aortopulmonary window: 24 years of experience and lessons learned [J]. Interact Cardiovasc Thorac Surg, 2017, 25 (2): 302-309.

［11］ ALSOUFI B, SCHLOSSER B, MCCRACKEN C, et al. Current outcomes of surgical management of aortopulmonary window and associated cardiac lesions [J]. Ann Thorac Surg, 2016, 102 (2): 608-614.

［12］ MCELHINNEY D B, REDDY V M, TWORETZKY W, et al. Early and late results after repair of aortopulmonary septal defect and associated anomalies in infants <6 months of age [J]. Am J Cardiol, 1998, 81 (2): 195-201.

第40章
埃布斯坦畸形

埃布斯坦畸形（Ebstein anomaly）即三尖瓣下移，是一种少见的先天性心脏复杂畸形，发生率为1/200 000，占先天性心脏病的1%左右，男女发病率无明显差异[1]。埃布斯坦畸形从简单到复杂，变异很多，形成一个广泛的病变谱。因此在手术适应证、手术方法、手术结果等方面有很多的不同。

埃布斯坦畸形不仅仅是三尖瓣发育异常、隔叶及后叶下移，还伴有其他心脏方面的病理改变，如原发或继发三尖瓣瓣环扩大、关闭不全，下移瓣叶上方的房化右心室形成和其下方的功能性右心室等形态和功能异常，病变可影响到整个右心室、室间隔和左心及肺动脉。实际上它也是一种全心病变，常合并其他心内畸形，如ASD、VSD、法洛四联症、矫正型大动脉转位等。

一、历史回顾

1866年，德国病理学家威廉·埃布斯坦（Wilhelm Ebstein）首次报告了一例三尖瓣下移患者的尸检结果。患者为19岁男性，临床表现为紫绀、心悸、气促，颈静脉充盈，心脏扩大，尸检发现患者右心房扩大，三尖瓣隔叶、后叶下移，前叶穿孔和房化心室形成等病变[1-2]。1949年，图内尔（Tournaire）和他的同事在世界上首次报告了埃布斯坦（Ebstein）畸形的患者[2]。1951年，范林根（van Lingen）和索洛夫（Soloff）首次经心导管检查为患者做出了诊断。1955年，列夫（Lev）发现了三尖瓣下移合并W-P-W综合征传导束的组织学改变。1958年，亨特（Hunter）和利勒海（Lillehei）提出了修复三尖瓣的概念，1963年，巴尔马（Barmard）和斯赫里勒（Schrire）首次采用人工瓣替换术治疗本病，尔后利勒海（Lillehei）等相继进行瓣膜置换术。1964年，哈迪（Hardy）等成功地进行了三尖瓣下移成形术。1979年，丹尼尔松（Danielson）报告了横向折叠房化心室和悬吊下移的三尖瓣的手术方法和手术结果[1]，1988年，卡彭蒂尔（Carpentier）介绍了纵向折叠房化心室和重建三尖瓣膜的技术[3]。1991年，斯塔恩斯（Starnes）报告用单心室系列手术的方法治疗新生儿和婴幼儿危重埃布斯坦畸形的患者[4]。

二、病理解剖

埃布斯坦畸形病理改变各种各样，主要为右心房、右心室扩大，三尖瓣下移、发育畸形或缺如，瓣环扩大，关闭不全。房化心室形成，功能右心室减小，常合并房间隔缺损、W-P-W综合征、室间隔缺损及其他心脏畸形（图40-0-1）。轻者瓣膜改变不严重，前叶位置正常，瓣叶冗长，仅表现为隔叶轻度下移，没有房化心室；重者3个瓣叶都可能下移和发育不良，前叶也可以明显不同程度地下移，并可能有裂隙和穿孔（图40-0-2），且伴有巨大的房化心室形成。

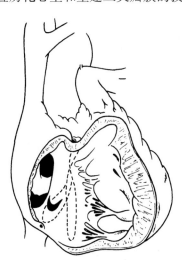

图 40-0-1　埃布斯坦畸形

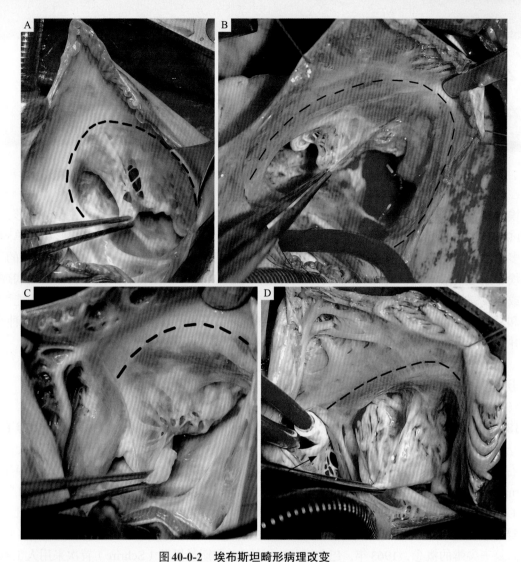

图 40-0-2　埃布斯坦畸形病理改变

A. 前叶下移、发育不良和穿孔；B. 前叶下移、发育不良；C. 前叶下移、腱索乳头肌发育不良；
D. 几乎所有瓣叶都没发育，心室为囊状合并房间隔缺损，箭头所指位置为房间隔缺损。虚线处为正常瓣环位置。

　　病变多累及隔叶和后叶，均可有不同程度的发育不全，也可缺如（图40-0-3）。后叶呈螺旋形下移，多与前叶界限不清。隔叶面积小，常明显下移，可形成不规则条状膜样组织纵向或斜行附着在室间隔上，也可呈条索状下移至心尖部。

　　一般认为三尖瓣前叶冗长、面积较大、位置正常，但临床上有较多患者前叶全部或部分下移，甚至单纯前叶下移，隔叶、后叶位置正常。

　　埃布斯坦畸形瓣下结构也明显异常，常见的乳头肌短小、数目增加，位置也有各种变化。腱索常见细小、数量多、分布异常。腱索也可以未发育，局部瓣叶直接附着于右心室壁或乳头肌上。靠近隔叶的部分前叶游离缘可增厚、无腱索（图40-0-4），呈漂浮状为瓣膜反流的一个因素。前叶与隔叶的腱索可以发自同一乳头肌或异常肌束上。隔叶与前叶交界部分也可下移到右心室流出道，或由与乳头肌相连的异常肌束牵拉产生狭窄。

　　隔叶与后叶交界可下移至流出道，下移的三尖瓣叶将右心室分成两部分，下移的三尖瓣叶根部（可以看作是实际瓣环）与正常瓣环之间形成房化心室，极少数病例瓣叶下移较轻，房化心室也可以没有。房化心室的形状、范围大小与下移瓣叶的位置、严重程度关系密切。虽以先天性发育为基础，也和血流动力学有关，哪个瓣叶下移严重，房化心室主要部分就在其附着的瓣环上方。三尖瓣反流

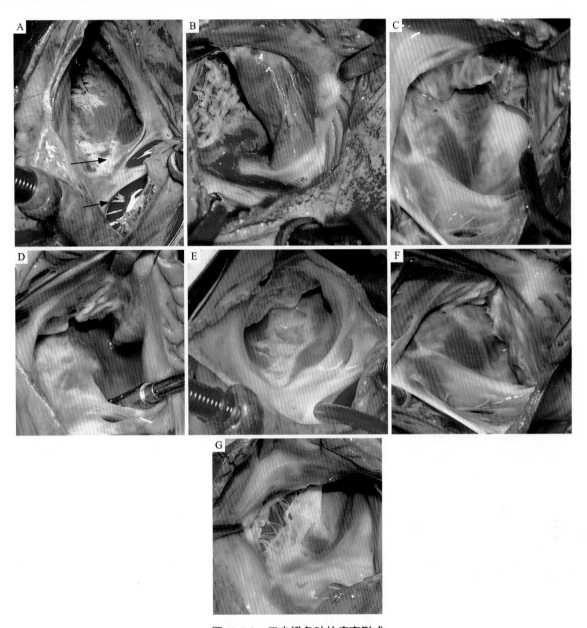

图 40-0-3 三尖瓣各叶的病变形式

A. 隔叶缺如、房间隔缺损；B~D. 隔叶、后叶缺如，前叶发育不良；E~G. 隔叶、后叶下移，发育不良。

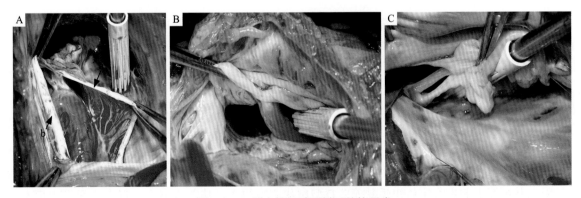

图 40-0-4 埃布斯坦畸形瓣下结构异常

A. 腱索直接连接隔叶与前叶，瓣叶游离缘无腱索，下移的前叶与隔叶形成膜样整体结构，a：前叶，b：隔叶；

B. 前叶游离缘无腱索，乳头肌直接连接前叶；C. 前叶腱索乳头肌起自右心室流出道，隔叶缺如。

量越大，房化心室越大，这也关乎病情轻重。房化心室壁均明显变薄，在每个患者厚薄不同，心肌纤维较少或为脂肪组织所代替（图40-0-5），较大的房化心室在心脏收缩和舒张周期中可产生矛盾运动。

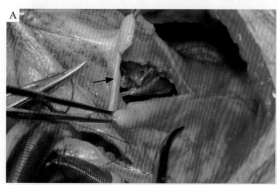
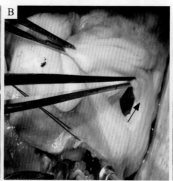
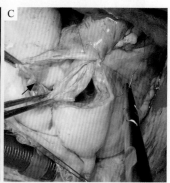

图40-0-5 房化心室壁可为脂肪组织，心肌纤维少

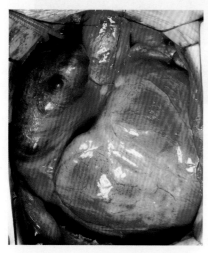

图40-0-6 埃布斯坦畸形心脏
右心房扩大，右心室流出道扩张

患者三尖瓣环可显著扩大，关闭不全可能很严重。功能右心室包括右心室流出道、小梁部分和瓣叶下方的心室，心室腔较正常人的小。通常室间隔向右突出，右心室流出道明显扩张，功能右心室壁比正常心脏明显变薄，与心室容量增加有关（图40-0-6）。

右心室流出道可见粗大的异常肌束，多不引起右心室流出道的狭窄。肌束上可发出异常腱索与隔叶或前叶相连，严重者可形成肌肉间隔，也可导致右心室流出道的狭窄（图40-0-7）。

一般均有卵圆孔未闭或ASD，可致脑栓塞和脑脓肿。左心室可发育异常，心肌纤维化，二尖瓣可脱垂、增厚和关闭不全。

埃布斯坦畸形患者房室结和希氏束位置正常。多合并右束支传导阻滞，5%～20%的患者可有肯特（Kent）束存在，6%～36%的患者可有一条以上的附加旁路（accessory pathway），表现为预激综合征和其他折返性心动过速。对合并房室阻滞的埃布斯坦畸形患者进行心脏组织学检查发现，其房室结可被挤压变形，甚至发育不良，只见到一条狭窄的组织嵴或纤维脂肪组织。有些房室结的异常很可能是导致患者发生房室阻滞的原因。

埃布斯坦畸形可合并肺动脉狭窄、动脉导管未闭、部分型心内膜垫的缺损、室间隔缺损、法洛四联症，主动脉弓缩窄，二尖瓣狭窄和右心室双出口大动脉转位等。在矫正性大动脉转位左侧心室三尖瓣也可以下移[4-7]。

三、病理分型

由于埃布斯坦畸形病变范围较广，法国卡彭蒂尔1988年将本病分成4型[3]，A型右心室发育较好，房化心室小，前叶正常活动良好；B型房化心室较大，无收缩性，前叶活动良好；C型前叶活动明显受限，并可能引起右心室流出道狭窄；D型房化心室很大，功能心室小，仅右心室流出道心肌正常。前叶与隔叶交界为房化心室与功能心室的交通。作者发现临床上埃布斯坦畸形房化心室大小和病变严重程度、瓣叶发育情况，特别是和前叶的下移情况密切相关，因此依据前叶是否下移和发育情况

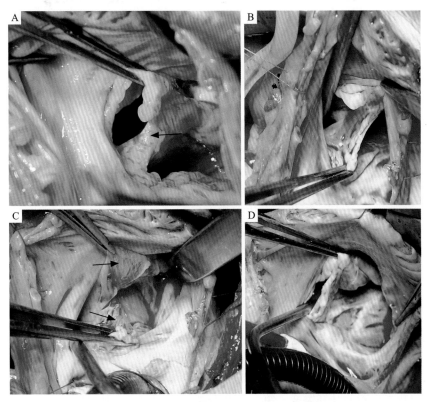

图 40-0-7 埃布斯坦畸形合并右室流出道狭窄

A. 右心室流出道肌性隔膜；B. 右心室流出道肌性隔膜；

C. 切断右心室流出道肌性隔膜；D. 隔叶缺如，异常纤维肌性隔膜导致右心室流出道狭窄。

右心房壁厚，明显扩大，右心室可以显著扩大，壁薄。

分为三种类型：Ⅰ型：前叶位置正常，无下移，仅后叶及隔叶下移，功能右心室容量足够，房化右心室长径＜2 cm（因为房化心室形状不规则，所以以长径为标准）。Ⅱ型：前叶后 1/2 下移，且发育不良，瓣叶活动受限，后叶和隔叶下移明显，但一般瓣叶面积减少不严重，房化心室长径＞2 cm；Ⅲ型：如瓣叶面积严重减少，如隔叶或后叶缺如，或仅为膜样残迹，前叶下移超过 1/2 甚至整体下移，瓣叶结构、腱索和乳头肌严重发育不全，或前叶仅为条索状膜样组织且堵塞右心室流出道，房化心室明显扩大，功能右心室发育不良，心脏显著扩大（图 40-0-8）。这种分型方法比较简单，对外

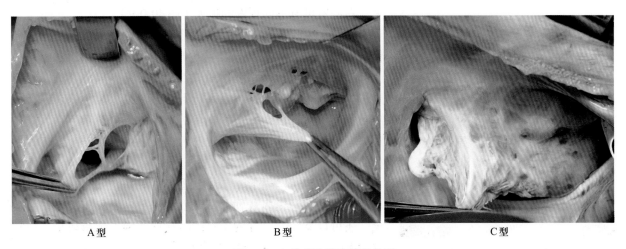

A 型   B 型   C 型

图 40-0-8 按前叶发育情况分型

A 型：前叶位置正常；B 型：前叶后 1/2 下移；C 型：前叶大于 1/2 瓣叶下移。

科手术方式选择有帮助。Ⅰ型和Ⅱ型均可施行成形术，Ⅲ型可能需要行三尖瓣成形加双向格伦恩手术（一个半心室矫治）或全腔静脉-肺动脉吻合术，或瓣膜替换术、心脏移植术[5-9]。

四、病理生理

三尖瓣下移、瓣叶发育不良可使瓣膜出现不同程度的关闭不全。三尖瓣关闭不全可使右心室容量负荷加重，右心房、室扩大，瓣环扩大，也会进一步加重三尖瓣关闭不全。房化心室的矛盾运动可使右心室负荷进一步增加，致使右心室功能不全。房间隔缺损或卵圆孔未闭可因心房压力的变化而产生左向右或右向左分流。左向右分流会进一步加重右心负荷；右向左分流有产生低氧血症、红细胞增多及脑栓塞、脑脓肿的危险。心房心室扩大，传导束发育异常可致心律失常，导致心动过速，合并其他心内畸形也会产生相应的血流动力学改变。不论哪种畸形，都会使心功能损害加重，出现右心房、室的扩大、缺氧及心力衰竭。

五、临床表现

病情轻可无症状或仅表现心悸、气短，成年患者易疲劳，活动受到限制，可有心律失常或有预激综合征，导致心动过速。重者由于心房水平右向左分流出现明显紫绀和杵状指，多数为中度紫绀。出现右心功能不全时，静脉压升高，肝大，下肢水肿。体检可见前胸隆起，可闻及Ⅱ～Ⅲ级收缩期杂音可伴有震颤，可闻及三尖瓣前叶开瓣音，第一心音分裂，第四心音、肺动脉第二心音减弱[10]。

六、辅助检查

1. 心电图　典型的心电图表现为室上性心动过速、Ⅰ度房室传导阻滞、右心室肥厚及预激综合征。25%的埃布斯坦畸形患者合并异常房室传导旁路，旁路多位于心脏右侧。P波的时限和P-R间期延长与右心房扩大、心房中激动的传导延迟有关，多伴有完全性或不完全性右束支传导阻滞（75%～90%），心前导联QRS波形态呈QS型。P-R间期延长反映了患者窦房结-房室结-希氏束的传导阻滞，三尖瓣隔瓣的发育与右束支的发育可能有关，隔叶和右束支发育不良或缺如很可能是患者发生右束支传导阻滞的原因。

2. 胸部X线片　肺血正常或减少，肺动脉段正常或凹陷，心影呈卵圆或烧瓶形状，右心房明显增大，右心室可有不同程度的扩大（图40-0-9）。

3. 超声心动图　可以明确诊断。可见房化心室的大小、位置和矛盾运动，三尖瓣瓣叶的形态、腱索、乳头肌的异常，瓣叶下移的位置、严重程度或缺如，部分患者前叶冗长，关闭延迟。但由于瓣叶下移不是平行下移，二维超声不能客观反映瓣叶病变全貌，因此不能客观评估患者的病变严重程度，需要观察多个平面，才能做出客观的评价，否则对各瓣叶形态和下移的程度可产生误判。

右心室EF斜率下降，右心房室扩大，室间隔向右弯曲，可呈矛盾运动。彩色多普勒可发现心房水平分流和三尖瓣关闭不全，还可以发现所合并的房室间隔缺损、肺动脉瓣狭窄、动脉导管未闭、右心室流出道狭窄等畸形。

2008年，英国斯瓦兹克·巴拉农（Soizic Paranon）、菲利

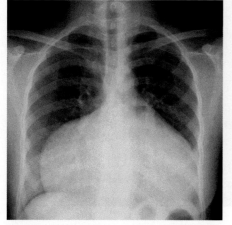

图40-0-9　肺血偏少，心影呈烧瓶状，心脏扩大，以右心房、心室扩大为主

浦·阿卡尔（Philippe Acar）从超声心动图检查角度，通过计算右心房＋房化心室面积与功能右心室＋左心房＋左心室面积比，把新生儿埃布斯坦畸形的严重程度分为4级，比值＜0.5为1级，0.5～0.99为2级，1～1.49为3级，≥1.5为4级。此分级方法临床上并不常用。

4. 右心导管和造影　一般不需要。右心房造影可见隔瓣和后瓣下移，右心房巨大，右心房、右心室造影剂排空延迟，肺血管影稀疏和三尖瓣反流，如有房间隔缺损或卵圆孔未闭，可见心房水平分流征象。如需要了解肺血管发育和所合并畸形，需要鉴别诊断才进行此项检查。

5. CT、MRI　可明确诊断，显示心房心室结构和功能的变化。MRI可评价右心功能、血流动力学的变化及瓣膜形态和功能的变化。

七、诊断与鉴别诊断

埃布斯坦畸形依靠临床表现、体格检查、超声心动图的检查基本可以确诊。该病应该和房间隔缺损、法洛四联症等复杂畸形鉴别。

八、自然病程

埃布斯坦畸形新生儿70%会死于三尖瓣畸形所致的缺氧、紫绀、肺前向血流的减少，如没有紫绀，15%会死于本病。据报道生后1年生存率为67%左右，10年生存率为59%，1/3～1/2的患者于2岁内死亡。在新生儿期以后出现临床症状的单纯埃布斯坦畸形患者2年的自然生存率为70%，13年自然生存率为50%。患者轻者可终生无症状，重者生后就有紫绀、心力衰竭等明显症状，许多患者会在成年后才有症状。多数患者死于心力衰竭、缺氧和心律失常。

九、手术适应证

患者症状轻、心功能Ⅰ～Ⅱ级（纽约心脏协会心功能分级，NYHA），心脏变化不大者，心胸比＜0.55，可门诊观察。

新生儿病变严重，生后即出现明显的紫绀、呼吸困难和心力衰竭症状，保守治疗无效，应积极早期手术干预，病情危重可行斯塔恩斯手术[4]。3～6个月行双向格伦恩手术，2岁后行全腔-肺动脉吻合术。病情相对稳定的婴幼儿可待2岁以后考虑手术。

婴幼儿或儿童患者症状严重，活动受到限制，紫绀明显，缺氧严重，应及早闭合ASD或卵圆孔，同时行解剖矫治术。如合并其他畸形，也应同期手术，但应尽量避免对儿童进行换瓣术。如合并W-P-W综合征应同期手术，或先射频消融后再手术治疗。

成年埃布斯坦畸形患者出现临床症状，如心慌、气促、紫绀、活动受限；右心房室扩大，心胸比率＞0.55；三尖瓣中重度以上关闭不全；合并W-P-W综合征或其他心脏畸形等，应尽早手术治疗并首选解剖矫治术。

如三尖瓣叶缺如，或严重发育不良无法成形，可行三尖瓣替换术。由于三尖瓣承受的压力低，机械瓣置换后需要口服抗凝药物，可因抗凝太过导致术后出血，或抗凝不够导致血栓形成，因此应多使用生物瓣。生物瓣耐久性差，但优于在二尖瓣位置，没有机械瓣口服抗凝药物的副作用。

如患者右心房室显著扩大，三尖瓣重度发育不良，心房水平右向左分流明显，可根据病变情况选择一个半心室矫治或心脏移植。

埃布斯坦畸形手术后，三尖瓣关闭不全可能复发或加重，出现心脏扩大、心慌、气短等右心功能不全的征象，应该再次手术治疗。可根据病情选择成形或换瓣治疗。发生SBE、瓣膜功能障碍等情况也需要再次手术治疗。

如患者年龄在1岁以下，心胸比＞0.8，以右心室扩大为主，三尖瓣严重发育不良，右心室功能不全，心功能Ⅲ～Ⅳ级（NYHA），射血分数＜30%，合并心律失常，手术危险性大，应考虑做心脏移植。

十、手术技术

手术均在全身麻醉、低温、体外循环下进行。经前胸骨正中切口开胸，切开、悬吊心包，显露心脏。全身肝素化后，在升主动脉上、下腔静脉插管建立体外循环，并行降温后，阻断升主动脉。经主动脉根部灌注心肌保护液，切开右心房探查。常用的手术方法有以下几种：

（一）三尖瓣悬吊、房化心室横向折叠［丹尼尔森（Danielson）方法］

在建立体外循环和升主动脉阻断后，切开右心房，用4或5/0 prolene线双头针加垫片由下移的瓣叶根部下方，褥式间断向正常瓣环方向缝合数针，以此闭合房化心室并将下移的后瓣叶提升至正常瓣环水平，使房化心室横向折叠，平行于正常瓣环，并对后瓣环进行了环缩。因为隔叶实际上不能折叠，所以隔叶还在正常瓣环水平之下[11]（图40-0-10）。

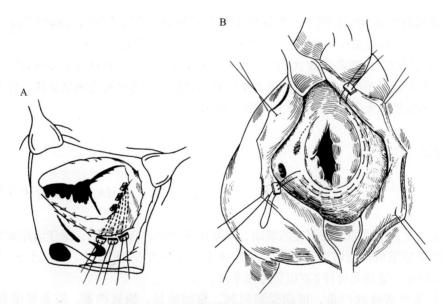

图40-0-10　三尖瓣成形术，横向折叠房化心室
A. 将下移后瓣悬至正常瓣环水平；B. 加用德维加（De Vega）法环缩术。

（二）三尖瓣成形、房化心室纵向折叠［卡彭蒂尔和夸格贝尔（Quaegebeur）方法］

开胸和建立体外的方法同前所述，切开右心房后，将前叶和后叶分别从瓣叶根部剪下，用双头针加垫片沿心脏纵轴方向折叠房化心室，再把剪下的瓣叶顺时针方向重新固定在正常瓣环水平。如瓣叶转移张力过高，需要切断和移植与其相连的乳头肌和腱索，最后用卡彭蒂尔环固定。1991年，夸格贝尔改良了卡彭蒂尔的技术，术后不用人工瓣环固定而环缩瓣环，也不切断和游离前叶乳头肌[3, 14]。

（三）三尖瓣成形、不折叠房化心室［黑策（Hetzer）方法］

2008年，德国罗兰德·黑策（Roland Hetzer）提出房化心室手术后不会使右心室扩大，可能有利于右心室的收缩，因此保留房化心室。主张仅恢复三尖瓣瓣叶在正常水平，折叠三尖瓣瓣环，使瓣环缩小。从前叶根部至隔叶根部褥式缝合二针，使三尖瓣形成双孔，以加大后叶与前叶的接触面积，以利于三尖瓣关闭。

（四）锥形重建手术（Jose Pedro Da Silva，cone reconstruction）

开胸，建立体外循环，方法与前述相同，在右心房切开后，广泛游离三尖瓣叶，切断相关的异常腱索、乳头肌，要注意保留和心尖部相连的腱索和乳头肌。游离前叶靠近室间隔的部分和隔叶，将前叶、后叶整体按顺时针方向与前叶室间隔端缝合，使瓣叶形成圆锥状，再纵向折叠房化心室，折叠缩小瓣环，将已形成的状如圆锥形的瓣叶连续缝合固定在正常水平的瓣环上，如瓣叶影响舒张期血液流入，可切开瓣叶[12]。

（五）单心室矫治技术［斯塔恩斯（Starnes）方法］

这种方法也称右心室旷置术（fenestrate right ventricle exclusion，FRVE）[4]，用于治疗紫绀、缺氧、心衰严重的埃布斯坦畸形新生儿和婴幼儿患者。在升主动脉阻断后，切开右心房，用自体心包片连续缝合闭合三尖瓣口。在补片中心留一个直径4 mm小孔，以降低右心室压力。保留和扩大房间隔缺损，缝闭心房切口，切除部分心房壁，缩小右心房。再做布拉洛克（Blalock）分流手术。如肺动脉反流则结扎主肺动脉。6个月后可行双向格伦恩手术，2岁后行方丹系列手术。

（六）解剖矫治术

从1997年开始，作者团队应用解剖矫治术治疗埃布斯坦畸形[5-9, 13]。手术原则是以正常右心室和三尖瓣为标准，尽可能矫治本病所致的各种病变。充分利用患者自体组织，包括异常瓣叶、腱索、乳头肌，房化心室心肌及自体心包重建三尖瓣及右心室结构。由于埃布斯坦畸形病变涉及瓣叶、瓣下装置、房化右心室及合并畸形，因此解剖矫治术针对以上各个环节，进行综合全面矫正。手术包括切除房化心室、修复三尖瓣叶和

视频8 Ebstein 畸形解剖矫治术

腱索乳头肌、环缩三尖瓣瓣环，从而使右心室和三尖瓣形态恢复或接近正常形态及功能，同时手术矫治W-P-W综合征、房间隔缺损、室间隔缺损、动脉导管未闭、法洛四联症、矫正型大动脉转位等合并畸形（图40-0-11）（视频8）。

建立体外循环方法与常规手术相同。阻断升主动脉后，切开右心房，针对埃布斯坦畸形的几个方面，进行以下处理。

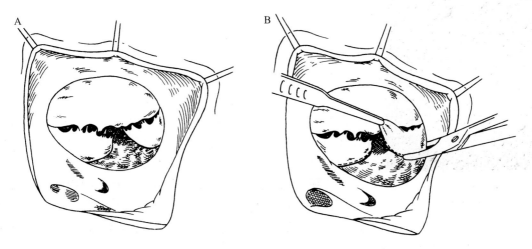

图40-0-11 埃布斯坦解剖矫治术

A. 重症埃布斯坦畸形病理改变；B. 剪下后叶、隔叶下移部分和相关的腱索、乳头肌；

C. 切除房化心室；D. 闭合心室切口；E. 将瓣叶移至正常位置，固定相应乳头肌及腱索；F. 术后瓣叶情况。

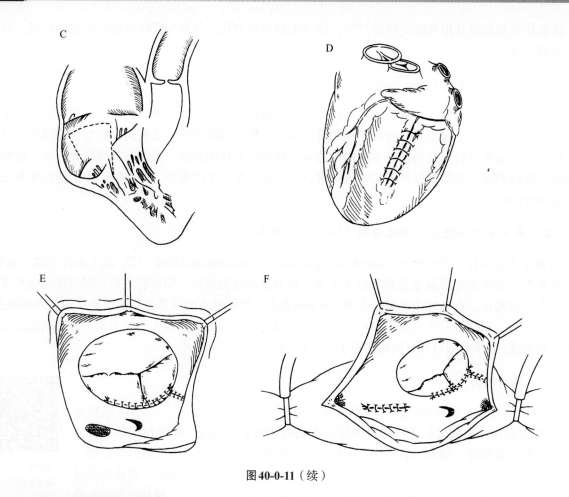

图40-0-11（续）

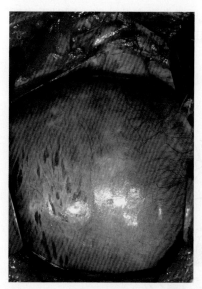

图40-0-12 前叶下移后，房化心室
位于心脏正前方

1. 切除房化心室 房化心室和瓣叶下移的位置以及下移严重程度密切相关，如前叶完全下移，房化心室可发生在心脏的前方（图40-0-12）。因患者病变各异，房化心室大小、位置和形态明显不同。如房化心室长径<2 cm，对心功能可能没有影响，如>2 cm或更大，在右心室收缩时可见明显的反向搏动，舒张期容量增加，可加重右心的负荷。此外房化心室壁薄，心肌纤维减少或没有心肌，因此应予以切除。切除菲薄的房化心室部分，以4/0或5/0 prolene线闭合切口。但要注意不要损伤右冠状动脉主干及后降支，可以在距离右冠状动脉主干及后降支两侧各保留1 cm左右的心肌，缝合心室切口时，仅缝合冠状动脉两侧心肌的边缘，这样就可以把右冠状动脉远端及后降支保留在右心室内（图40-0-13）。所保留的冠状动脉两侧的心肌中间为冠状动脉，所以保留的心肌不能太少。这些心肌在改变了原来的位置后，可能有助于心肌的收缩。

2. 环缩三尖瓣环 埃布斯坦畸形会有不同程度的三尖瓣环扩大，当房化心室切除，切口缝合之后，可明显发现三尖瓣环扩大的范围。应根据患者的体重，环缩三尖瓣瓣环至正常大小。在房化心室上方可折叠后叶与隔叶交界的瓣环，用4/0 prolene线连续缝合或用4-5/0 prolene线间断缝合环缩瓣环，应先预置缝线，待瓣膜手术完成后再予打结固定。也可在此基础上用德维加（De Vaga）法进行三尖瓣环成形（图40-0-14）。

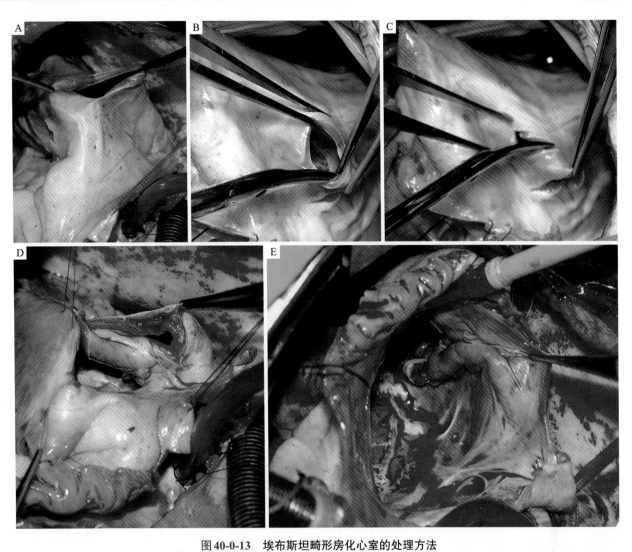

图 40-0-13　埃布斯坦畸形房化心室的处理方法

A. 切开房化右心室；B. 切开房化右心室；C. 切除房化右心室部分；D. 房化右心室切除后缝合；E. 房化右心室切除后心室内所见。

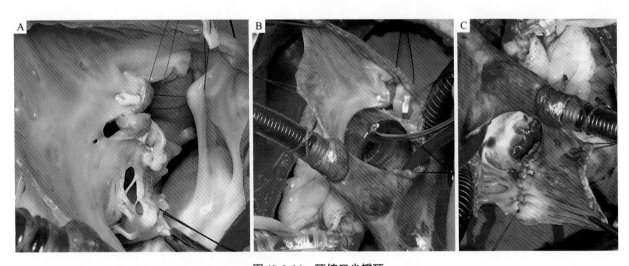

图 40-0-14　环缩三尖瓣环

A. 确定折叠瓣环的位置；B. 测量瓣环大小；C. 折叠缝合，缩小瓣环。

3. 重建瓣叶及瓣下装置　无论前叶、隔叶还是后叶，只要瓣叶位置正常、活动良好，瓣叶及瓣下组织都要保留。要切下和充分游离下移的瓣叶及限制瓣叶活动的腱索、乳头肌，对异常的瓣叶要进行修复，如后叶或隔叶发育不良，可将其切下游离后修复，互补形成新的、增加了面积的瓣叶（图40-0-15），再将腱索及乳头肌移植在相应部位。如前叶部分发育不良或下移，也可采用同法处理。如瓣叶面积不足可用自体心包重建（图40-0-16），在用自体心包重建隔叶时，应将心包缝在膜部室间隔下方1 cm左右处，以防止发生完全性房室阻滞。腱索、乳头肌可做相应的移植或可用异常瓣膜组织、人工腱索重建（图40-0-17、图40-0-18）（视频9）。

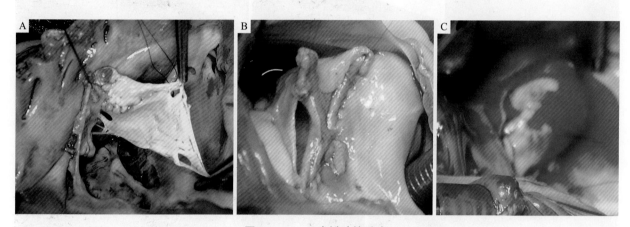

图40-0-15　三尖瓣叶的重建
A. 异常瓣叶互补，增加瓣叶面积；B. 用心包片修补隔叶；C. 心脏复跳后的隔叶。

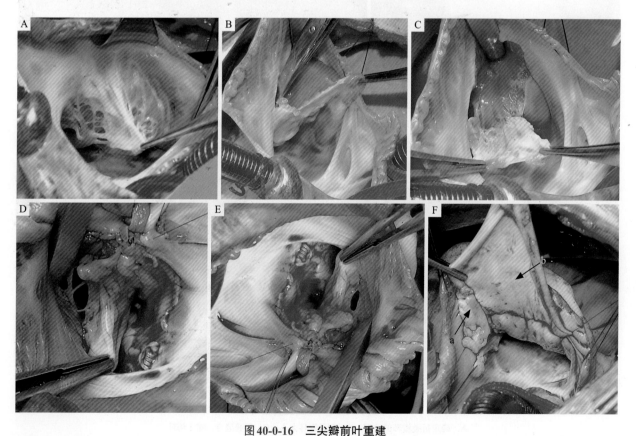

图40-0-16　三尖瓣前叶重建
A. 前叶下移、发育不良；B. 游离下移前叶；C. 游离下移前叶；D. 准备修补前叶；E. 修复前叶；
F. 如前叶缺如，可用自体心包修复前瓣叶，a：自体瓣叶b：自体心包。

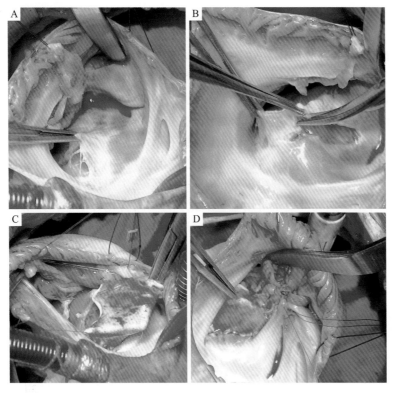

视频 9　Ebstein 畸形解剖矫治术＋房间隔缺损修补术

图 40-0-17　三尖瓣隔叶重建

A. 隔叶发育差；B. 游离隔叶；C. 用自体心包修补隔叶；D. 隔叶重建，缩小瓣环。

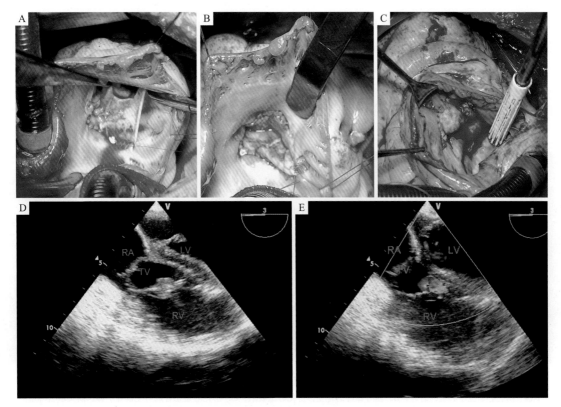

图 40-0-18　埃布斯坦畸形解剖矫治术后三尖瓣功能良好

A. 自体心包重建前叶、隔叶；B. 心包瓣膜重建后；C. 心跳恢复后见三尖瓣关闭良好；D、E. 彩色多普勒超声心动图示埃布斯坦（Ebstein）畸形解剖矫治术后三尖瓣功能良好；LV：左心室；RV：右心室；RA：右心房；TV：三尖瓣。

4. 心房成形 大多数埃布斯坦畸形患者心房扩大，需要部分切除心房壁，尽量恢复右心房的大小和形态，可能有利于心功能的恢复和预防房性心律失常。

5. 三尖瓣单纯前叶下移的解剖矫治 三尖瓣单纯前叶下移少见，因房化心室通常位于下移的瓣叶上方，因此与前叶下移时，房化心室位于胸骨后，位于右心室前壁，甚至占据整个心室前方（图40-0-19）。前叶发育不良，明显下移，后叶、隔叶在正常位置、没有下移。这些病例均合并卵圆孔未闭或房间隔缺损。右冠状动脉可经过房化心室上方或在其下缘经过。按解剖矫治术，在建立体外循环后，阻断升主动脉，在主动脉根部灌注HTK心肌保护液。注意保护右冠状动脉，切除房化心室。从根部剪下下移的前叶，保留腱索和乳头肌。在房化心室下方、右心室前壁可见V形右心室心肌缺损，将缺损4/0 prolene线连续缝合，成形右心室，确立三尖瓣环的水平和成形三尖瓣环。将前叶修补成形，使其面积扩大，再移植在正常瓣环上。如隔叶短小可用心包加宽。再切除房化心室壁，保留部分，建立右心房与右心室的连接，修整右心房，将右冠状动脉固定在合适的位置上（图40-0-20）。

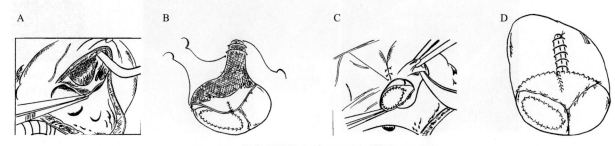

图40-0-19 三尖瓣单纯前叶下移手术方法示意图
A. 切开右心室前方房化心室；B. 缝合右心室前壁；C. 修复重建三尖瓣；D. 埃布斯坦畸形前叶下移矫治术后。

6. 术中观察 在三尖瓣修复后，停止左心引流，修补房间隔缺损或闭合卵圆孔。体外循环复温，左心腔充分排气，开放升主动脉。心脏恢复跳动后，直视下观察瓣叶活动情况，是否还有关闭不全，如有关闭不全，可根据原因进行相应的处理。连续缝合右心房切口，通过经食管超声心动图继续观察三尖瓣及右心室功能，如发现三尖瓣关闭不全，可重新手术矫正。也要观察心电图的变化，如确有S-T段抬高等心肌缺血的改变，应松解房化心室切口的缝线[7-10]。应维持血压平稳，中心静脉压6～

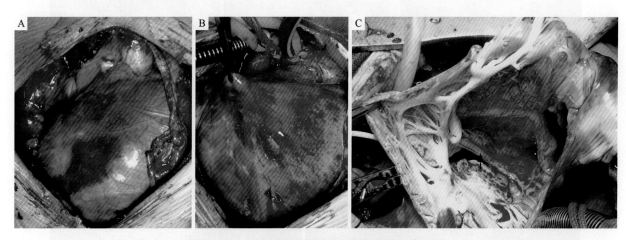

图40-0-20 三尖瓣单纯前叶下移解剖矫治手术过程
A. 前叶下移、房化心室位于心脏的前方；B. 体外循环的建立，房化心室萎陷；C. 房化心室切开后可见前叶下移，箭头示右心室前壁缺损；D. 下移的前叶和冠状动脉，a：下移的前叶，b：冠状动脉；E. 隔叶位置正常，发育不良，前叶下移，a：前叶，b：隔叶；F. 右心室前V形缺损，游离冠状动脉；G. 房化心室壁，可见房化心室之大；H. 修复右心室前壁，用自体心包加宽隔叶；I. 成形前叶；J. 将前叶缝合在正常瓣环上；K. 心脏复跳，未见反流；L. 闭合右心房切口；M. 固定右冠状动脉；N. 手术后。

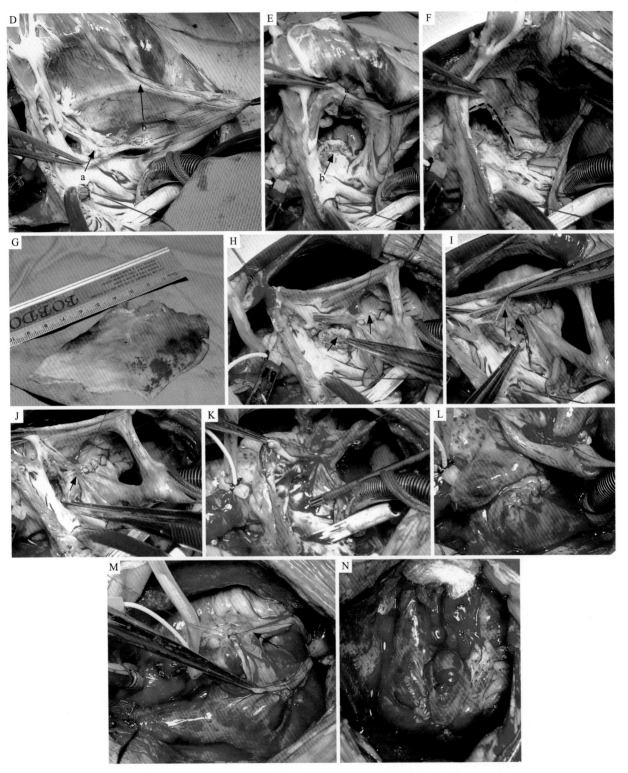

图 40-0-20（续）

8 mmHg。如无特殊情况，可逐渐减少体外循环机流量，停止体外循环。用鱼精蛋白中和肝素，应经升主动脉或左心房管给鱼精蛋白比较安全，以防从静脉给鱼精蛋白导致肺动脉高压、右心衰竭。

（七）三尖瓣替换术

如患者病变严重，隔叶、后叶缺如，前叶发育不全，乳头肌、腱索异常无法成形，可行三尖瓣替换术。可先切除病变的瓣叶、腱索和乳头肌，也可以保留瓣叶及瓣下装置，选择合适的人工瓣进行置换。

视频10　三尖瓣
置换术

（视频10）如必须进行三尖瓣替换，也应该首选生物瓣，因为经过术后开始3个月的抗凝治疗后，就不再需要抗凝治疗，但生物瓣耐久性不好，由于钙化、退行性变等原因，常需要再次换瓣膜手术治疗（图40-0-21）。相比之下机械瓣耐久性好，但因右心室腔压力低，易致血栓形成或组织长入瓣环，使人工瓣叶活动受限，出现功能障碍（图40-0-22），可造成致命的并发症而需要再次手术治疗（图40-0-23、图40-0-24），因此需要更严格的抗凝治疗，而抗凝剂应用过量，也会引起大出血等严重的并发症。

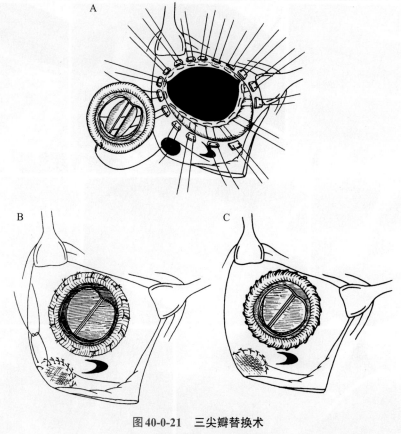

图40-0-21　三尖瓣替换术
A、B. 单针间断缝合；C. 连续缝合。

在行三尖瓣替换术时，可采用间断褥式缝合，也可以连续缝合。可将冠状静脉窦开口置于人工瓣下方，或在心脏跳动下手术，可以防止发生Ⅲ度A-V传导阻滞。

（八）合并畸形手术

（1）如患者合并右心室流出道或肺动脉瓣的狭窄，可切除流出道的异常肌束，疏通右心室流出道，并解除肺动脉瓣的狭窄。

（2）如术前射频消融不能终止W-P-W综合征的发作，可在术中沿三尖瓣环游离、切断心肌，分离肯特束，予以切断。

（3）闭合动脉导管未闭，修补房间隔缺损，关闭卵圆孔，仅个别病例由于右心压力高，影响右心排血量，表现为CVP＞10 mmHg，可能需要保持卵圆孔开放。

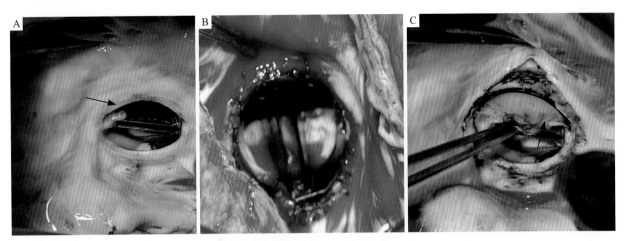

图 40-0-22　三尖瓣置换后血栓形成，纤维组织长入瓣膜里，造成瓣叶固定，瓣口狭窄，功能障碍（箭示）

A. 纤维组织长入瓣膜；B. 三尖瓣置换后血栓形成；C. 剥离长入瓣膜的纤维组织。

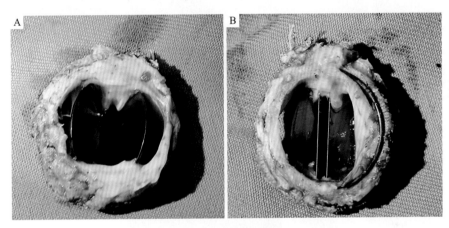

图 40-0-23　术中切除机械瓣膜（A、B）

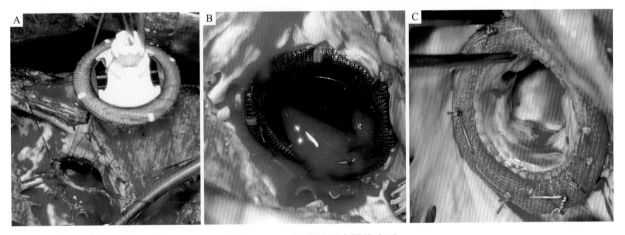

图 40-0-24　三尖瓣再次置换术后

A. 机械瓣置换；B. 机械瓣置换术后；C. 生物瓣置换。

（4）如患者合并房、室间隔缺损、部分型心内膜垫缺损，应予修补；如合并矫正型大动脉转位可考虑做动脉双调转（double switch）手术，其他病变可做相应的手术。

（九）其他手术

（1）当三尖瓣成形或替换术后发生明显右心功能不全，CVP增高，及时进行双向格林手术，会使很多患者转危为安。

（2）对于新生儿患者，可采用斯塔恩斯手术[4]。

（3）对于右心室及瓣叶严重发育不全的患者，可考虑行全腔-肺动脉吻合术（图40-0-25）。

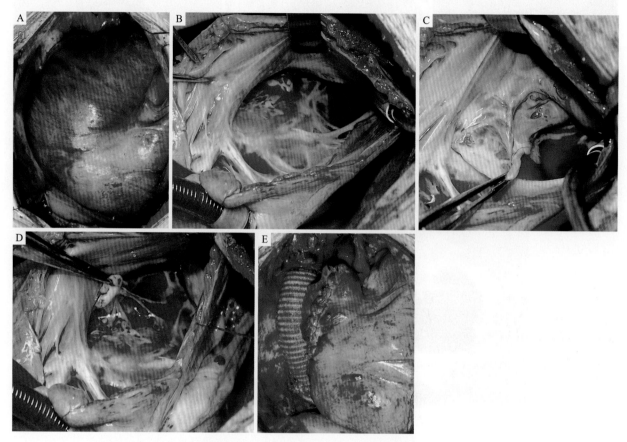

图40-0-25 心外管道、全腔-肺动脉吻合术
A. 重度埃布斯坦畸形；B. 隔叶没发育；C. 前叶为少量膜样组织；D. 后叶缺如；E. 心外管道、全腔-肺动脉吻合。

（4）对病变复杂、病情严重、心力衰竭而无法用以上方法进行矫治的患者，如具备条件，可行心脏移植术（视频11）。

（十）再次手术

由于再次手术出血渗血的可能性大，术前要备足血和血液制品。要消毒大腿皮肤，准备股动脉插管。如心脏扩大明显，易致心搏骤停，要准备好体外除颤器。可在原切口进胸，如有的患者右心明显扩大，可经股动静脉插管，在体外循环建立后，再开胸手术。如心房水平无交通，可不阻断升主动脉，在并行循环下手术。右心房切开后探查心内病变情况，如瓣叶面积足够，活动良好，瓣环扩大明显，还可以行成形术（图40-0-26）。如瓣叶面积不够、无法成形，可选择瓣膜替换术。

视频11 一个半心室
矫治术

十一、术后处理

给予患者镇静、镇痛剂，呼吸机辅助呼吸，不用PEEP。应注意减轻右心室负荷，维护好其心功能。术后早期严格限制入量，应维持CVP在6～8 mmHg水平。如输液过多或单位时间内输液过快，可

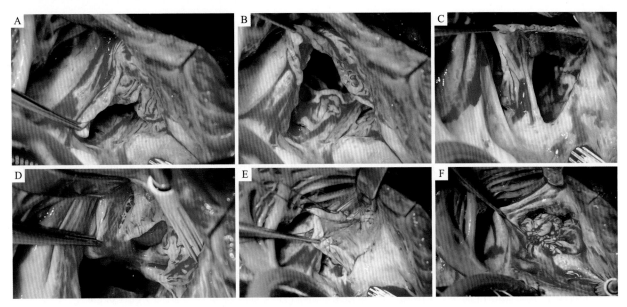

图 40-0-26　埃布斯坦术后关闭不全再手术

A. 术后关闭不全再手术；B. 前叶脱垂、隔叶撕脱；C. 隔叶撕脱；D. 瓣环扩大；E. 重新固定隔叶；F. 固定前叶，缩小瓣环。

使右心过胀，出现难以救治的右心衰竭。可加用多巴胺、多巴酚丁胺、肾上腺素等正性肌力药物和强心、利尿药物，严密观察心律变化。维持心率 70～90 次 / 分，在患者清醒、血压平稳、组织灌注好、血气正常的情况下，可以逐渐停止辅助呼吸，拔出气管插管。如为瓣膜替换术后的患者，无论是生物瓣还是机械瓣，术后都应尽早严格抗凝治疗。

十二、手术并发症

1. 低心排血量综合征　埃布斯坦畸形病情复杂，右心功能差，手术畸形矫治不满意，心肌保护不好，术中输血输液过多，心律失常，术后极易发生术后低心排血量综合征。患者表现为血压低，四肢凉，组织灌注不足，心率快，尿少，CVP 高于 12 cmH$_2$O。应积极使用正性肌力药，同时加用毛花苷 C 等洋地黄类药物，间断给予利尿药。如心率由快变慢，易致心搏骤停，应提高警惕，积极预防及处理。如保守治疗无效，可以使用心室辅助、ECMO 技术支持。

2. 心律失常　患者术后电解质紊乱，心功能差，可能发生室上性心动过速，可使用西地兰等药物控制。在隔叶根部附近进行手术操作，易损伤传导束，术后可能发生Ⅲ度 A-V 传导阻滞，应放置临时起搏器或静脉泵入异丙肾上腺素，一旦发生室性心律失常，可加用利多卡因或胺碘酮。

3. 冠状动脉损伤　冠状动脉损伤主要在于预防。由于房化心室和左心室壁薄，做房化心室折叠或行德维加法环缩三尖瓣环时，应避免进针过深损伤冠状动脉。心脏复跳后，心电图 S-T 段明显抬高，应高度怀疑冠脉损伤。一旦发现应及时松解，多可补救。

4. 三尖瓣关闭不全　术后发生三尖瓣关闭不全原因很多，患者病情重，成形术后疗效不好；患者生长发育使术后的状态不能适应；或修补瓣叶的心包组织皱缩、增厚、钙化、变形；瓣膜的缝线撕脱可致瓣叶穿孔，瓣环折叠处松脱，瓣环扩大等原因，均可能导致三尖瓣关闭不全。应密切观察，如为中到重度关闭不全，影响右心功能，应再次手术，可考虑行三尖瓣瓣膜替换术。

5. 三尖瓣膜替换术后合并症　同其他瓣膜替换术一样，出血和血栓形成是人工瓣膜置换术后的主要问题。由于右心室的形态和心腔内压力低，三尖瓣膜替换术后抗凝血治疗并发症更常见，以血栓形成多见，应严格抗凝治疗，维持 INR（international normalized ratio）在 2.5 左右。也可能为内膜长入，限制人工瓣叶活动，引起三尖瓣狭窄。应定期复查超声心动图，观察瓣叶活动情况和有无出血征象，如有发生，应积极治疗，需要进行再次换瓣手术。

十三、手术效果

手术疗效与患者术前心功能状态、病变严重程度和手术技术有关。手术死亡率为6%～10%，近年来手术死亡率明显下降[14-15]。

清华大学第一附属医院医务人员2004—2019年共为249例埃布斯坦畸形患者采取手术治疗，其中既往外院手术者32例。249例患者共接受手术254例次，其中：解剖矫治术200例，1个半心室矫治术37例，三尖瓣成形术4例，三尖瓣置换术10例，全腔-肺动脉吻合2例，双向格伦恩术1例。手术同期处理合并畸形：3例同期行肯特（Kent）术切断的预激综合征患者术后心电图均恢复正常；关闭ASD/VSD，二尖瓣成形，矫正型大动脉转位行双调转手术等。

上述254例次手术围手术期死亡5例，病死率2.0%。其中：解剖矫治术3例，一个半心室矫治术2例，4例死于术后低心排血量，1例死于肺部感染。术后并发Ⅲ度房室传导阻滞1例（0.4%），安置永久起搏器；术后患者平均三尖瓣反流指数由3.7降至1.5，平均心功能NYHA分级由3.3恢复至1.4，心胸比率由0.61±0.09，下降至0.57±0.07。随访期间死亡2例，远期病死率0.88%。其中1例解剖矫治术后5年死于车祸，1例TCPC术后7年突发咯血死亡。随访患者术后5年、10年生存率分别是99%、98%[7, 14]。

相比其余术式，在手术成功率、远期手术并发症和病死率、再次手术干预等方面，解剖矫治术疗效更好，其早期病死率仅为1.5%，术后新发Ⅲ度房室传导阻滞仅为0.4%，再手术率仅为1.1%，10年生存率达99.2%

十四、经验与启示

由于埃布斯坦畸形病例不多见，临床及病理表现差异很大，病情轻重不一，手术方法较多，手术效果各异，但在总体上三尖瓣成形术的效果明显优于三尖瓣置换术。随着手术技术的不断改进，手术疗效不断提高。

埃布斯坦畸形手术和所有的外科手术一样，要想做好手术，必须对该病的病理解剖、病理生理和临床表现做深入细致的研究。对疾病要有正确的认识，要有正确指导思想和优化的手术方案，确立手术原则和方法，通过精确的手术操作，才能实现预期目标。

埃布斯坦畸形手术原则应根据患者的具体病变，采用个体化手术治疗方案。以正常人心脏结构作为标准，尽可能利用自体组织，矫治心脏各种病变。

卡彭蒂尔分型对本病的诊断很有帮助，但不能涵盖所有埃布斯坦畸形的病理表现，对埃布斯坦畸形的手术方式的选择和治疗指导意义有限。对于病变为A、B型的患者无论哪种手术方法都会有效，但手术近期和远期结果一定会有优劣之分。C型病变采用三尖瓣成形还是换瓣手术治疗，取决于每个医师的经验和选择，手术结果对每个患者的术后的心功能和生活质量也会有不同的影响。卡彭蒂尔D型病变的患者在临床上非常少见，只能考虑进行格伦恩手术、全腔肺动脉吻合或心脏移植术。

埃布斯坦畸形手术技术虽然在不断地改进，但有些手术方法更多从病变的局部着眼，从右心室结构和功能，以至全心整体考虑不够。不能解决三尖瓣瓣叶面积不够，腱索、乳头肌异常的问题，对房化心室的处理方法和右心室重建也有一定的局限性。

丹尼尔森手术旨在依靠单一三尖瓣前叶功能为主，纠正三尖瓣关闭不全，但如前叶本身发育不良或畸形就很难成形，况且横向折叠房化心室不但不能有效地恢复右心室的形态，而且术后右心形态明显异常，会改变右心室的正常几何形态和降低其顺应性，从而影响右心功能。并且折叠缝线张力较大，易致撕脱；悬吊提升瓣叶仅限于后叶，但这种提升不能改变后叶空间位置和至心尖部距离，房化心室越大，后叶至心尖部距离越小，至瓣环距离越大，悬吊后对心脏形态改变最明显，对关闭不全帮助不大。如后叶发育不好，对三尖瓣关闭不全更没有帮助。对于瓣叶下移严重、房化心室巨大者手术危险性更大。因此术后患者心律失常和低心排血量综合征发生率较高，进行人工瓣膜置换比例大。克里斯蒂娜汀（Christine H. A. J.）和丹尼尔森（Danielson G. K.）总结美国梅奥诊所（Mayo Clinic）1972—2005年间540例手术，瓣膜成形仅占34.4%，三尖瓣瓣膜置换率高达62.5%，手术死亡率5.4%，晚期病死率为7.6%。临床上这种方法被逐渐替代。

卡彭蒂尔手术技术纵向折叠房化心室，较横向折叠有明显的改进，更符合正常右心室的几何形态，但如果患者房化右心室较大、壁薄，心肌纤维少，没必要保留。房化右心室折叠后组织多、缝线张力大，术后可能易致心律失常，且不完全符合右心室的几何形态，不利于术后右心室重塑。三尖瓣前叶位置正常也要和后叶一起做不必要的游离和向室间隔转移，瓣下乳头肌和腱索会限制瓣叶的活动，不能使瓣膜恢复正常的结构和位置。对于三尖瓣瓣叶发育严重不良，腱索、乳头肌异常的患者，由于瓣叶面积不够，不能完全有效地纠正三尖瓣关闭不全，术后瓣下结构张力大，对于心功能有不利的影响。术后三尖瓣反流仍很明显。肖沃（Chauvaud S.）和卡彭蒂尔（Carpentier A.）2003年报告了191例手术，手术死亡率9%，随访6.4年，再手术率8%[15]。

圆锥重建手术在卡彭蒂尔手术的基础上，有了较大的进步。和卡彭蒂尔手术一样，纵向折叠房化心室，对右心功能的影响会优于横向折叠，但也要游离三尖瓣前叶、后叶和隔叶、腱索和乳头肌，使瓣叶垂直轴对合，形成圆锥形、降落伞样瓣叶，这不符合正常右心室的瓣膜结构要求，对于三尖瓣瓣叶发育严重不良、瓣叶缺如或瓣叶面积不够的患者难以重建三尖瓣，且降落伞样三尖瓣易造成右心室舒张期容量不足，术后CVP偏高，需要保持卵圆孔开放，可导致缺氧紫绀和再次手术。达席尔瓦（Da Silva J. P.）2007年报告40例手术，手术死亡率2.5%，再手术率10%[12]。

解剖矫治术基于对埃布斯坦畸形的认识和大量的临床实践，从而提出从整体考虑的治疗策略。以正常右心室和三尖瓣为标准，并尽可能充分利用患者自体组织，矫治本病所致的各种病变，重建三尖瓣及右心室结构，同时处理好合并畸形。如患者瓣叶面积足够，能行圆锥重建或其他手术的，都可以行解剖矫治术，并且效果更好，而很多瓣叶面积不够的患者不能施行圆锥重建等手术的，也可以行解剖矫治术，不需要换瓣。如单纯三尖瓣前叶下移显然不能进行圆锥重建等手术，只有按照解剖矫治手术的指导思想和原则，切除房化心室，成形右心室、右心房和三尖瓣叶、瓣环，才能取得最佳的手术疗效。否则会使患者失去手术机会，因为即使进行人工瓣膜置换，由于右心室前壁巨大缺损和三尖瓣环的不完整，如不修复心室，换瓣手术也难以完成。而解剖矫治术使全部患者恢复了右心室和三尖瓣的功能，并且避免了换瓣治疗。换句话说，除了解剖矫治术，其他术式都不可能为患者取得理想的手术结果。

毋庸置疑，术中所应用的自体材料如瓣叶、腱索、乳头肌，会优于人工材料，这对手术的远期疗效有利，但术后的某些组织和人工材料不会和患儿一起生长，即使自体心包也有可能发生增厚、变形和皱缩，致使术后患儿远期可能发生三尖瓣关闭不全，甚至需要再次手术，因此在初次手术时对这些因素要予以充分考虑，比如应用自体心包需要保留足够的面积，大小要合适。

（吴清玉）

参 考 文 献

[1]　ATTENHOFER JOST C H, CONNOLLY H M, DEARANI J A, et al. Ebstein's anomaly [J]. Circulation, 2007, 115 (2): 277-285.

［2］ RADFORD D J, GRAFF R F, NEILSON G H. Diagnosis and natural history of Ebstein's anomaly [J]. Br Heart J, 1985, 54: 517-522.

［3］ CARPENTIER A, CHAUVAUD S, MACÉ L, et al. A new reconstructive operation for Ebstein's anomaly of the tricuspid valve [J]. J Thorac Cardiovasc Surg, 1988, 96 (1): 92-101.

［4］ STARNES V A, PITLICK P T, BERNSTEIN D, et al. Ebstein's anomaly appearing in the neonate. a new surgical approach [J]. J Thorac Cardiovasc Surg, 1991, 101 (06): 1082-1087.

［5］ 吴清玉. Ebstein畸形的矫治手术 [J]. 临床小儿外科杂志, 2009, 8 (1): 62-64.

［6］ 张继倬, 吴清玉, 李永利, 等. 三尖瓣乳头肌移植的研究 [J]. 中国胸心血管外科临床杂志, 2001, 8 (4): 244-247.

［7］ 张晓雅, 吴清玉, 董博, 等. 三尖瓣下移畸形237例手术治疗结果分析 [J]. 中华外科杂志, 2018, 56 (6): 418-421.

［8］ WU Q, HUANG Z. Anatomic correction of Ebstein anomaly [J]. J Thorac Cardiovasc Surg, 2001, 122 (6): 1237-1238.

［9］ WU Q, HUANG Z. A new procedure for Ebstein's anomaly [J]. Ann Thorac Surg, 2004, 77 (2): 470-476.

［10］ 吴清玉, 张怀军, 许建屏. 108例三尖瓣下移的矫治 [J]. 中华外科杂志, 1999, 37 (11): 668.

［11］ DANIELSON G K, DRISCOLL D J, MAIR D D, et al. Operative treatment of Ebstein's anomaly [J]. J Thorac Cardiovasc Surg, 1992, 104 (5): 1195-1202.

［12］ DASILVA J, BAUMGRATZ J F, DAFONSECA L, et al. The cone reconstruction of the tricuspid valve in Ebstein's anomaly. The operation: early and midterm results [J]. J Thorac Cardiovasv Surg, 2007, 133 (1): 215-223.

［13］ WU Q, PAN G, LI H, et al. Anatomical repair of Ebstein's anomaly with isolated anterior leaflet downward displacement [J]. J Thorac Cardiovasc Surg, 2014, 148 (4): 1454-1458.

［14］ WU Q, HUANG Z, PAN G, et. al. Early and midterm results in anatomic repair of Ebstein anomaly [J]. J Thorac Cardiovasc Surg, 2007, 134 (6): 1438-1440.

［15］ CHAUVAUD S, BERREBI A, D'ATTELLIS N, et al. Ebstein's anomaly: repair based on functional analysis [J]. Eur J Cardiothorac Surg, 2003, 23 (4): 525-531.

第41章
先天性房室瓣畸形

先天性房室瓣畸形是由于胚胎时期房室瓣膜发育异常所致。单纯的房室瓣畸形较少见，多合并房室间隔缺损、法洛四联症、主动脉弓中断等多种畸形。

第1节　先天性二尖瓣疾病

先天性心脏病二尖瓣病变，是因二尖瓣环、瓣叶、腱索和乳头肌发育异常所致的二尖瓣狭窄、关闭不全或二者兼有。部分患者可合并左心室及主动脉畸形，成为左心发育不良综合征的一部分。在先天性心脏畸形中，先天性二尖瓣疾病发生率为0.6%～0.84%。

二尖瓣病变60%合并其他心脏畸形，单纯二尖瓣病变较少。其中二尖瓣关闭不全者占多数，二尖瓣狭窄者少见。病情因狭窄和关闭不全的程度、合并病变的类型及严重程度不同，差别很大[1]。

一、历史回顾

1902年，菲什（Fishe）首次描述了这种畸形。1952年，曼海默（Mannheimer）首次为儿童施行了闭式二尖瓣扩张的手术，1959年，斯塔基（Starkey）首次对外科治疗先天性二尖瓣病变进行了报道，但直到1963年，对此病才有详尽的论述。1964年，扬格（Young）和罗宾逊（Robinson）首次报告了为二尖瓣狭窄的婴儿成功进行了的二尖瓣置换[1]。

二、病理解剖

（一）二尖瓣狭窄

二尖瓣狭窄常见四种类型[2-4]，病变可累及二尖瓣装置的各个部分。二尖瓣上、瓣环、瓣叶和瓣下狭窄都可以导致先天性二尖瓣狭窄，可合并二尖瓣关闭不全。

1. 瓣叶畸形　瓣叶发育异常，腱索缩短或与瓣叶连接异常。二尖瓣交界粘连，瓣叶增厚、活动度差，可形成一个伴有腱索乳头肌的异常，仅存中央圆孔的瓣叶组织，导致二尖瓣口狭窄。

2. 二尖瓣环狭窄　单纯的二尖瓣瓣环狭窄，仅占很小的比例和左心发育不良有关。

3. 二尖瓣环上狭窄　在二尖瓣上方，围绕二尖瓣口形成完全性或部分性的隔膜，如隔膜较宽可形成狭窄。

4. 降落伞样二尖瓣（parachute mitral valve）　瓣叶增厚，腱索融合、增粗、缩短均附着在单一较大乳头肌上，使瓣叶运动和瓣口开放受到限制，引起严重二尖瓣及瓣下狭窄。如乳头肌发育不良，仅有少量腱索附着，也可导致瓣口狭窄合并关闭不全（图41-1-1）。

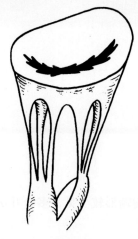

图41-1-1 "降落伞样"二尖瓣

吊床样二尖瓣（hammock valve）与降落伞样二尖瓣类似，腱索缩短或缺如，瓣叶增厚并可直接与发育不良的乳头肌相连。二尖瓣口偏移、开放受限，导致二尖瓣狭窄。个别病例的二尖瓣可能是一个有散在开孔的纤维隔膜。在降落伞样二尖瓣和吊床样二尖瓣两种瓣膜畸形之间还存在着过渡的病变形式。

（二）先天性二尖瓣关闭不全

先天性二尖瓣关闭不全分为3种类型[4]。

1. 瓣膜活动正常　因各种类型的瓣叶畸形，如瓣叶严重发育不良、二尖瓣前叶或后叶裂，在瓣膜裂边缘的腱索附着于室间隔或乳头肌根部，从而产生反流。瓣叶穿孔、裂隙、缺损，二尖瓣瓣环扩大，交界区瓣叶组织缺损等原因，也可造成先天性二尖瓣关闭不全（图41-1-2）。

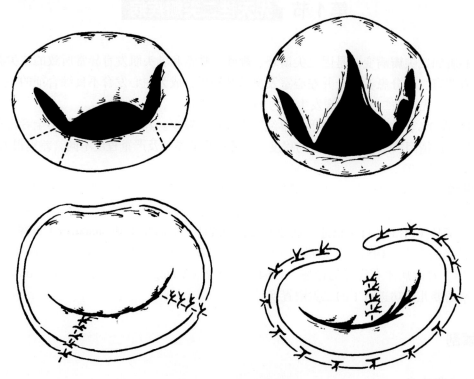

图41-1-2 瓣叶发育不良

裂隙及额外交界导致二尖瓣关闭不全及其成形术方法。

2. 二尖瓣叶脱垂　腱索纤细延长、断裂以及乳头肌延长，均可导致前叶或后叶脱垂，收缩期瓣尖则脱入左心房，可产生严重的关闭不全。

3. 瓣膜活动受限　腱索短缩和乳头肌异常导致瓣叶活动受限，可造成二尖瓣关闭不全（图41-1-3）。

（三）并存畸形

二尖瓣狭窄合并左心室流出道狭窄、远端主动脉弓发育不良或缩窄，称为肖恩综合征（Shone syndrome），合并室间隔缺损最为常见，约占30%，其次为房间隔缺损、动脉导管未闭等。先天性二尖瓣病变很少合并主动脉瓣下或肺动脉瓣下狭窄[1]。

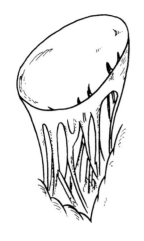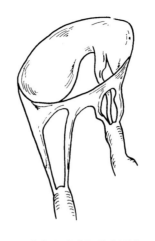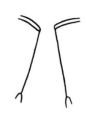

图41-1-3　腱索和乳头肌发育不良

三、病理生理

严重的二尖瓣狭窄可导致肺静脉回流受阻，产生肺瘀血和肺静脉高压。二尖瓣关闭不全可导致左心室收缩时血液经二尖瓣反流回左心房，加重了左心室的负荷，造成左心室扩大及左心功能衰竭。

四、临床表现

二尖瓣狭窄可致静脉压高，表现为呼吸困难、端坐呼吸，夜间发作性呼吸困难及反复肺感染，严重者还可出现肺动脉高压。心尖区闻及舒张中期杂音，在收缩期前加重，心力衰竭时出现外围及中心性紫绀。

二尖瓣关闭不全则表现为程度不同的心慌、气短、活动受限，听诊心尖部可闻及Ⅲ级以上的收缩期杂音，并放射至左腋下，通常伴随第三心音或短促的舒张中期杂音。当存在肺动脉高压时，肺动脉第二心音亢进。

五、辅助检查

1. 心电图　P波高尖，肺动脉高压、血管阻力升高时可表现为右心室肥厚。合并二尖瓣关闭不全或左心室流出道狭窄，表现为左心室肥厚，房颤少见。可有程度不等的房室传导阻滞出现。

2. 胸部X线片　二尖瓣狭窄时多有不同程度的肺瘀血并左心房扩大。二尖瓣关闭不全则多表现全心扩大，此时要判明是孤立的二尖瓣病变还是合并其他病变，严重病例有肺静脉高压征象和肺间质水肿。

3. 超声心动图　可见各房室大小及形态变化和二、三尖瓣的发育情况，对瓣环的大小、瓣叶畸形和狭窄或关闭不全、二尖瓣上狭窄、瓣下结构畸形都可明确诊断，对心功能可以进行评估并可发现所合并的心脏畸形。

4. 心导管和造影　一般不需要，对于合并的其他心脏疾患，可提供明确的诊断，并可确定肺动脉高压的程度，对瓣膜畸形也可进一步证实。

六、诊断与鉴别诊断

根据症状和体征，结合辅助检查，特别是超声心动图的检查可以确诊，并可与其他疾病鉴别。但对病变的性质有时需在术后根据瓣膜病变的病理检查才能明确。

七、自然病程

单纯的先天性二尖瓣狭窄，通常在4～5岁产生症状，可因肺动脉高压、右心衰竭导致死亡。在合并其他严重心脏畸形时，症状出现早，如合并左心发育不良时，1岁以内就可产生严重症状，新生儿病死率较高，40%患儿在2岁内死亡。

单纯的先天性尖瓣关闭不全早期症状较轻，半数患者并无特殊表现，合并其他病变时，较早出现症状，多死于心衰。

八、手术适应证

二尖瓣狭窄患者，较早出现症状，预后较差。患者出现症状即应手术治疗。无症状时，左心房、右心室进行性扩大和左心功能受损者，也应积极手术治疗。

单纯尖瓣关闭不全的手术适应证要从严掌握，轻度二尖瓣关闭不全不需要手术治疗，中度二尖瓣关闭不全无临床症状者可门诊观察，患者对二尖瓣关闭不全耐受能力较强，如心脏增大不明显，应尽量推迟进行手术。如有症状，心脏扩大明显则应早期手术。如为重度关闭不全且有反复发作心力衰竭、进行性心脏扩大以及肺动脉高压，更应手术治疗。如并存其他心脏畸形，应同期手术矫治。

九、手术禁忌证

小于6个月的婴儿，尽量不做手术，尤其是3个月以内的婴儿，其胶原组织尚未完全发育成熟，瓣膜组织特别脆弱，手术危险性大，且易复发。

十、手术技术

（一）二尖瓣成形术

80%以上的患者可以选择做瓣膜成形手术，效果良好。术中需仔细观察瓣膜情况，尽可能修复好。远期有复发的可能。

患者仰卧位，手术在全麻、低温、体外循环下进行。经胸骨前正中切口进胸，切开心包，建立体外循环和心肌保护的方法同前所述。根据不同的病变，采用不同的手术方法治疗。

1. 二尖瓣狭窄　经右心房、房间隔或左心房切口，显露二尖瓣结构，观察二尖瓣叶、瓣下腱索和乳头肌畸形的情况，根据二尖瓣狭窄的不同类型，采用相应的手术方法治疗，如二尖瓣环狭窄可能并存其他心脏畸形，应同时解决，而不能单纯解决瓣环狭窄问题。

（1）瓣叶畸形。多为瓣膜交界粘连，应沿瓣叶交界切开瓣膜至距瓣环1 mm处，分离腱索，必要时切开融合的乳头肌，扩大交界（图41-1-4、图41-1-5）。如畸形严重，属单叶瓣时，可植入人工瓣进行替换。

（2）二尖瓣环上狭窄。可经房间隔切口，常在二尖瓣环上方5 mm左右，形成完全或不完全性的异常隔膜，引起二尖瓣狭窄，手术可将此隔膜彻底切除，注意不能切除过多、切破心房壁。

（3）降落伞或吊床样二尖瓣。为单个乳头肌，切开乳头肌，分离腱索，使其与二尖瓣前后瓣叶分别连接。此种病变极少，成形效果较差，多半需要换瓣治疗[5]。

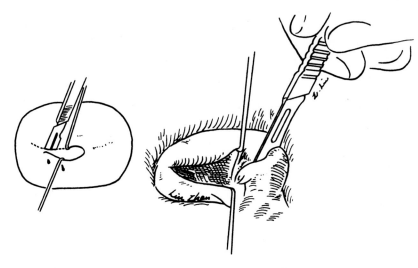

图 41-1-4　二尖瓣交界切开术

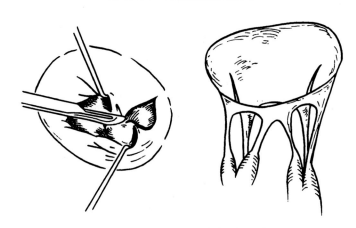

图 41-1-5　融合腱索乳头肌切开术

2. 二尖瓣关闭不全　术前要充分了解二尖瓣关闭不全的解剖基础、病变的形态和位置即血液反流的位置和前叶A1-3和后叶P1-3的分区。根据具体情况采用综合方法进行矫治[6-8]（视频12）。

视频 12　二尖瓣
成形术

（1）瓣环扩大。可行交界缝合术，根据反流的位置，行一个或两个交界的环缩术。因限制瓣环的发育，儿童应避免用成形环。用心包条环缩瓣环节约费用，效果可靠。成人患者可用人工环，保持瓣口的形状和面积，可维持二尖瓣成形后的效果。

（2）瓣叶裂隙。如前叶或后叶面积足够，无论前叶或后叶出现裂隙时，都可直接缝合，最好用5/0 prolene线双头针加垫片间断褥式缝合，同时行前后交界环缩或瓣环成形。

（3）瓣叶局部缺如或穿孔。依病变严重程度而定手术方法。可将此处瓣叶矩形切除，也可应用心包片修补瓣叶（图41-1-6、图41-1-7），并将瓣环环缩。

（4）腱索断裂。腱索断裂可致二尖瓣脱垂，前后叶均可发生。后叶脱垂，可矩形切除脱垂部分瓣叶，并同时行瓣环成形（图41-1-8）。如前叶脱垂面积较大，切除瓣叶可能导致瓣叶有效面积减少，可用4/0 Gore-tex线行人工腱索重建，即用双头针加垫片固定于乳头肌上，量好所需的长度，将缝线另一端固定在瓣

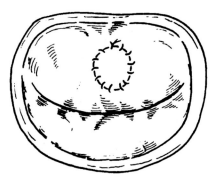

图 41-1-6　瓣膜孔洞修补

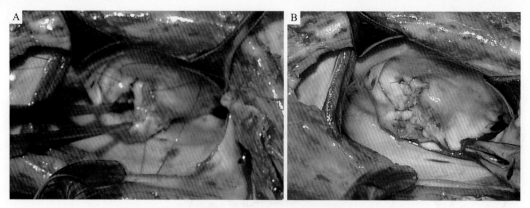

图41-1-7　二尖瓣前叶穿孔修复

A. 二尖瓣前叶穿孔；B二尖瓣前叶穿孔修复后。

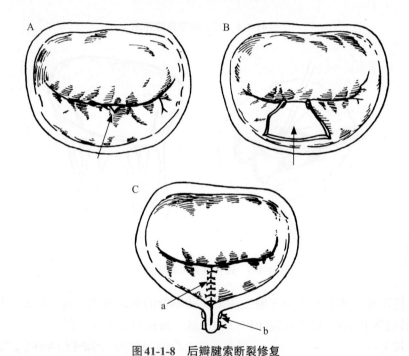

图41-1-8　后瓣腱索断裂修复

A. 二尖瓣后叶腱索断裂、脱垂；B. 切除二尖瓣后叶脱垂部分；C. 修复和折叠二尖瓣后瓣叶。

叶的游离缘上，注意固定要牢靠。也可用腱索转移的方法，即将与前叶脱垂部位相对应的后叶腱索连同部分瓣叶一并切下，反转融合固定于前叶边缘。后叶切缘缝合，并行瓣环成形。

（5）先天性腱索延长。腱索延长可引起瓣叶脱垂、关闭不全。可用腱索折叠短缩的方法恢复，或切开乳头肌，将延长的腱索缝合、埋藏在乳头肌内[8]（图41-1-9），也可以加用人工腱索。通常腱索延长同时增粗，可选择腱索折叠和瓣环成形。当后叶明显发育不全时，也应选择瓣环成形方法予以矫治。

（6）继发性二尖瓣关闭不全。以二尖瓣环扩大为主，瓣叶及瓣下组织病变较轻，多继发于ASD或VSD等左向右分流的先天性心脏病，感染、外伤也可能引起关闭不全。手术以瓣环环缩成形为主同时矫治所合并的畸形和病变，绝大多数可以取得满意的疗效。

为避免瓣膜成形失败，术中经食管超声检查可观察瓣膜的病变、位置、严重程度和决定手术方法。心脏复跳后如果左心房有明显震颤或左心房高压，利用经食管超声可以评价瓣膜功能，如血流动力学情况不满意，应果断决定是否进行瓣膜替换术。也可以在体外循环心脏跳动下，观察二尖瓣关闭不全的情况，对反流位置进行标记或直接用5/0 prolene线加垫片缘对缘缝合瓣叶，使瓣膜关闭良好，并避免狭窄。

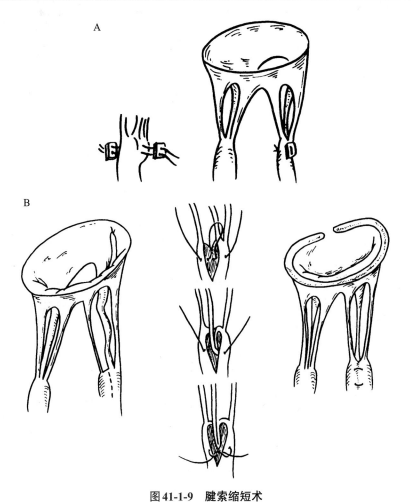

图 41-1-9　腱索缩短术

A. 把延长的腱索直接折叠缝合在乳头肌上；B. 劈开乳头肌埋入折叠腱索。

（二）二尖瓣替换术

严重的二尖瓣狭窄或关闭不全，无法行瓣膜成形术时，应行瓣膜替换术。婴幼儿及儿童可能没有大小合适的生物瓣，即使可以植入生物瓣，替换后由于免疫和代谢的原因瓣膜损毁也会比成年患者快，更早需要瓣膜再次替换。机械瓣需终生抗凝，易致出血或血栓形成等严重并发症，因此应尽可能不给儿童置换瓣膜，哪怕二尖瓣成形术后残留关闭不全，也可以等到左心室二尖瓣环扩大后，植入扩径大小适合的成人人工瓣膜。人工瓣植入后，大多需再次手术，可能需植入更大型号的瓣膜[9]。二尖瓣替换术的操作见二尖瓣狭窄章节。

十一、术后处理

二尖瓣成形术后处理同常规心脏手术，要注意维护好心肺功能和血压，控制血压，有利于患者的恢复和避免关闭不全的复发。

十二、手术并发症

1. 低心排血量综合征　患者术前心功能多有不同程度受损，术后可并发低心排血量综合征，应用血管活性药物，如多巴胺和多巴酚丁胺、肾上腺素等，应尽早使用洋地黄类药物和利尿药，以改善功能，药物治疗无效，没有再手术指征，可考虑应用左心辅助或 ECMO 技术支持，挽救患者生命。

2. 呼吸功能不全　二尖瓣狭窄所致的肺瘀血和肺动脉高压，使肺功能受损，术中体外循环对肺的损伤，术后可发生灶性不张、肺间质水肿和肺水肿。术后应用呼吸机辅助呼吸，加强呼吸道护理，合并肺感染应使用足量有效的抗生素治疗。

3. 溶血　残留二尖瓣关闭不全，是术后出现溶血和血尿的主要原因，应加强利尿，并应经静脉使用碳酸氢钠碱化尿液，密切观察 2 周，必要时再次手术治疗。

4. 瓣膜术后复发　由于患儿年龄小，很多原因都会引起术后复发，主要为关闭不全。术后早期可强心利尿治疗，如病情严重需要再次手术治疗，成形或换瓣。

5. 换瓣术后抗凝并发症　出血或血栓形成。术后抗凝治疗和化验坚持不好，抗凝不够可致血栓形成、人工瓣膜功能障碍；抗凝药物过多，可引起不同部位出血。

6. 感染　瓣膜手术患者免疫力低下，可致细菌感染，甚至发生亚急性细菌性心内膜炎。多见于人工瓣膜替换术后，应该加强营养，进行细菌培养，有针对性地使用抗生素治疗，如发现瓣膜功能障碍，感染严重，应该再手术治疗。

十三、手术效果

二尖瓣手术疗效取决于患儿年龄、病变的严重程度和手术技术等因素。成形术无论早期还是晚期手术结果都优于人工瓣替换。手术死亡率应低于 1%。如患儿病变不严重，手术修复后瓣膜功能良好，患者可以恢复正常。如果患儿年龄＜1 岁，心胸比＞0.6，吊床样二尖瓣狭窄，合并其他心脏畸形，手术死亡率可高达 8.5%。由于患儿年龄、病情和病理改变、手术技术不同，一些临床研究结果缺乏可比性。总体上看如患儿合并其他心脏畸形手术死亡率高，如不合并其他畸形二尖瓣上狭窄可以彻底解除，二尖瓣瓣环扩大和瓣裂以及继发性病变手术效果好[10-11]。乳头肌、腱索异常，二尖瓣狭窄手术效果差，可能更多需要再手术和人工瓣膜置换[11-12]。

十四、经验与启示

先天性二尖瓣病变比较少见，继发于其他心脏病比较常见，超声心动图可以确诊。对于婴幼儿或儿童来说症状不明显，心脏无明显扩大（心胸比＜0.55），可以观察，限制活动，不急于手术。因为有些瓣膜病变不严重，修复后可能还存在严重的关闭不全。如果换瓣膜，术后抗凝血可能会发生出血或血栓形成等严重并发症。生物瓣耐久性问题仍未解决，需要再次换瓣手术，因此对患儿应尽量采用成形术治疗。

对于二尖瓣关闭不全的患者，重建瓣环环缩或交界缝合、瓣裂修复，腱索转移或缘对缘技术合理，疗效可靠。对于腱索的处理需要精确和确切，考虑到儿童的生长发育，最好不用限制瓣环发育的成形环。二尖瓣关闭不全术后仍可能复发。

单纯先天性二尖瓣狭窄少见，手术处理难度较大，需要综合技术重建二尖瓣，否则瓣膜狭窄解除后会伴有关闭不全，较多的患者需要二尖瓣置换。要在解除二尖瓣狭窄残留关闭不全和瓣膜置换之间权衡利弊，为患者作出合适的选择。由于二尖瓣狭窄手术疗效不理想，很多患儿需要再次或多次手术，因此一些先天性二尖瓣手术实际上是姑息手术。

第 2 节　先天性三尖瓣疾病

先天性三尖瓣病变较少见，单纯因三尖瓣瓣叶、腱索或乳头肌发育异常，导致三尖瓣狭窄或关闭不全更少见。合并于埃布斯坦或其他心脏畸形，如ASD、VSD合并肺动脉高压或各种原因致使三尖瓣环扩大继发三尖瓣关闭不全很常见。三尖瓣闭锁和埃布斯坦畸形较复杂，见于本书有关章节。

一、病理解剖

三尖瓣狭窄多由于瓣环小，伴有乳头肌和腱索的增粗、缩短，部分还伴有瓣叶融合，常合并右心室发育不良和肺动脉瓣狭窄及闭锁。三尖瓣交界可融合或形成二孔，腱索起自单个乳头肌可形成降落伞样三尖瓣。

三尖瓣关闭不全的主要原因为三尖瓣瓣叶、腱索或乳头肌发育不良，瓣环扩大，瓣叶不能对合（图41-2-1）。病变的严重程度差别很大，从瓣叶轻度增厚至瓣叶裂、脱垂，到整个瓣叶直接附着于心室壁上，瓣环扩张，腱索乳头肌发育不良或畸形。继发的三尖瓣关闭不全常伴有右心室发育不良或其他畸形，如房间隔缺损，右流出道、肺动脉瓣的狭窄。

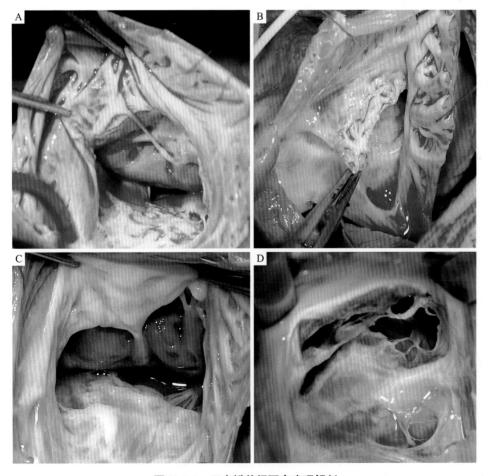

图 41-2-1　三尖瓣关闭不全病理解剖
A. 三尖瓣腱索异常；B. 三尖瓣前叶发育不良；C. 三尖瓣前叶发育异常，腱索少，很短；D. 前后瓣叶发育异常。

二、病理生理

三尖瓣狭窄可导致静脉回流受阻，右心房扩大，如合并房间隔缺损则导致右向左分流，患者出现紫绀和缺氧。由于静脉压的增高、肝瘀血可致腹水和下肢水肿。三尖瓣关闭不全可致右心血流反流至右心房，使右心室容量负荷增加，出现右心室扩张、右心功能衰竭。

三、临床表现

患者可有心悸、气短，活动受限和腔静脉瘀血的表现，严重者可出现肝大、下肢水肿、紫绀和右心衰竭。三尖瓣关闭不全可在胸骨左缘第3、4肋间闻及Ⅱ～Ⅲ级收缩期杂音。

四、辅助检查

1. 心电图　电轴右偏，右心室肥厚、P波高尖，房性心律失常、右束支传导阻滞和预激综合征较常见。

2. 胸部X线片　可见肺血正常或减少，上腔静脉扩张，右心房室扩大。

3. 超声心动图　可显示右心房室、三尖瓣环扩大，瓣叶及瓣下结构的异常，彩色多普勒证实三尖瓣明显关闭不全，也可帮助确诊所合并的心内畸形。

五、诊断与鉴别诊断

三尖瓣病变轻时，临床表现可不典型，可通过超声心动图诊断，病变严重者临床症状明显，通过相关检查诊断不难，超声心动图可与埃布斯坦等畸形鉴别。

六、自然病程

患者多在青少年期或成年时出现症状，轻度三尖瓣病变病程较长，中、重度病变晚期可出现右心功能不全和体循环衰竭。

七、手术适应证

轻度三尖瓣病变可随诊观察，有明显症状，病变严重，心脏扩大，心功能不全者应行三尖瓣成形或替换术。

八、手术技术

（一）三尖瓣狭窄的处理

1. 三尖瓣狭窄　三尖瓣瓣叶发育良好，瓣下结构正常，仅由于交界融合所致三尖瓣狭窄时，可根据腱索和乳头肌情况进行交界切开，分开腱索和乳头肌，再行德维加环缩术。

2. 瓣膜替换术　右心室发育正常，瓣叶增厚，乳头肌及腱索增粗、短缩、融合。可考虑切除病变瓣叶及瓣下结构，行瓣膜替换术。

3. 瓣环明显狭窄　右心室发育不良合并瓣叶及瓣下结构严重畸形导致尖瓣狭窄者，可考虑行格伦恩手术或方丹系列手术。

（二）三尖瓣关闭不全的处理

视频 13　三尖瓣成形术

单纯瓣环扩大和轻度瓣叶组织发育不良形成的三尖瓣关闭不全，可行前后交界的环缩术或德维加环缩术。严重瓣叶发育不良者，可采用自体心包片修补三尖瓣叶。腱索及乳头肌发育不良者，也可应用人工腱索进行成形术（图41-2-2、图41-2-3），也可使用三尖瓣成形环，但儿童不宜使用人工瓣环（视频13）。

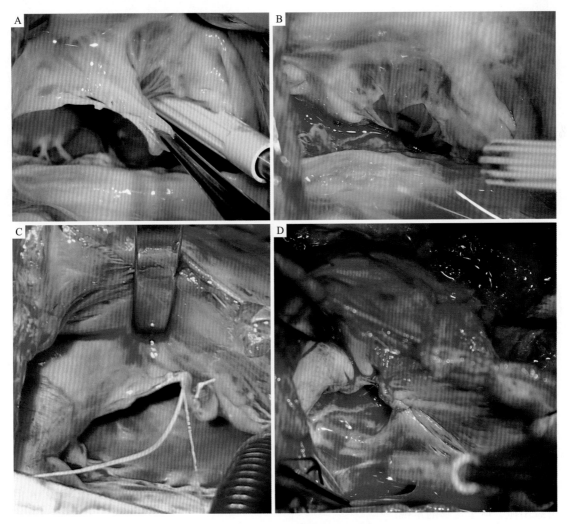

图 41-2-2　使用人工腱索修复三尖瓣

A. 三尖瓣前叶游离缘无腱索；B. 前叶发育不良；C. 人工腱索；D. 环缩瓣环。

九、术后处理

与常规心脏手术相似，使用呼吸机辅助呼吸，积极静脉输入正性肌力药物。由于患者术前全身静脉瘀血，术后要严格控制入量，加强利尿，使CVP控制在6～8 cmH₂O。要防止心率过慢、心脏过胀导致右心衰竭，一旦发生，药物很难奏效，抢救困难。

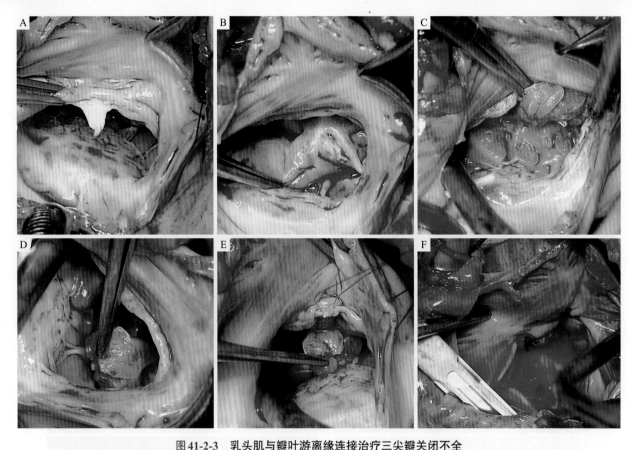

图41-2-3　乳头肌与瓣叶游离缘连接治疗三尖瓣关闭不全

A. 三尖瓣前叶腱索断裂；B. 乳头肌腱索断端；C. 乳头肌与右心室前壁相连；D. 从右心室前壁游离乳头肌增加长度和活动度；

E. 乳头肌与瓣叶游离缘连接；F. 心脏复跳后前叶脱垂消失，关闭良好。

十、手术并发症

1. 低心排血量综合征　患者术前右心室扩大明显，心脏受损严重，术后易致发生低心排血量综合征。表现为心率快、血压低、四肢凉、尿少，超声心动图示右心收缩无力，即可诊断。立即加用强心利尿药物、控制入量。如不能有效地控制心力衰竭，可使用心室辅助和ECMO技术抢救生命。

2. 心律失常　术中心肌缺血、牵拉刺激或直接损伤希氏束，可致心率减慢。如药物治疗无效，应置入心脏临时起搏器。完全性房室传导阻滞四周尚不能恢复者，需安装永久性起搏器。

3. 机械瓣抗凝出血和血栓形成　比起左心瓣膜，三尖瓣口血液流速缓慢，机械瓣替换易形成血栓，应加强抗凝治疗。选用双叶机械瓣，可减少血栓形成的机会，应维持INR 2.5～2.8范围，但抗凝太过可致出血，应予足够的重视。

十一、手术效果

三尖瓣成形术近期疗效满意，远期可出现瓣膜关闭不全和房性心律失常及右心室功能低下。儿童期三尖瓣置换应用生物瓣，可因钙化和退行性变、瓣膜损毁需要再次手术治疗。机械瓣理论上远期效果好，但易致血栓形成、栓塞、抗凝过度引起出血等并发症。另外血栓形成可使瓣膜功能障碍，导致猝死[13-14]。

十二、经验与启示

三尖瓣病变诊断不难，应该尽量做成形手术。但有些患者病情复杂，术后效果不理想，可能需要换瓣治疗。治疗的关键是要掌握好手术时机，根据病变情况采用不同的手术方法处理。德维加环缩三尖瓣环，如仅缝合在瓣叶根部、缝合组织较少，有复发的可能，但方法简便易行，对大多数患者疗效良好。瓣叶、腱索重建、缘对缘的技术也很常用，可取得良好的近期和远期结果，需要长期密切观察。人工瓣膜替换术后要调整好抗凝血药物的剂量，防止发生血栓形成和出血并发症。术中、术后注意限制入量，强心利尿，维护好右心功能至关重要。

（吴清玉）

参 考 文 献

［1］ MITRUKA S N. LAMBERTI J J. Congenital heart surgery nomenclature and database project: mitral valve disease [J]. Ann Thorac Surg, 2000, 69: 132-146.

［2］ ASANTE-KORANG A, O'LEARY P W, ANDERSON R H. Anatomy and echocardiography of the normal and abnormal mitral valve [J]. Cardiol Young, 2006, 16 (Suppl 3): 27-34.

［3］ KRAWCZYK-OŻÓG A, HOŁDA M K, SORYSZ P, et al. Morphologic variability of the mitral valve leaflets [J]. J Thorac Cardiovasc Surg, 2017, 154 (6): 1927-1935.

［4］ GENTLES B R L. Congenital mitral valve lesions: correlation between morphology and imaging [J]. Ann Pediatr Cardiol, 2012, 5 (1): 3-12.

［5］ DELMO WALTER E M, JAVIER M, HETZER R. Repair of parachute and hammock valve in infants and children: early and late outcomes [J]. Semin Thorac Cardiovasc Surg, 2016, 28 (2): 448-459.

［6］ DELMO WALTER E M, KOMODA T, SINIAWSKI H, et al. Surgical reconstruction techniques for mitral valve insufficiency from lesions with restricted leaflet motion in infants and children [J]. J Thorac Cardiovasc Surg, 2012, 143 (4 Suppl): 48-53.

［7］ PRIFTI E, VANINI V, BONACCHI M, et al. Repair of congenital malformations of the mitral valve: early and midterm results [J]. Ann Thorac Surg, 2002, 73 (2): 614-621.

［8］ OPPIDO G, D'UDEKEM Y, BRIZARD C P. Surgical treatment of congenital mitral valve disease: midterm results of a repair-oriented policy [J]. J Thorac Cardiovasc Surg, 2008, 135 (6): 1313-1320.

［9］ MARINO B S, KRUGE L E, CHO C J, et al. Parachute mitral valve: Morphologic descriptors, associated lesions, and outcomes after biventricular repair [J]. J Thorac Cardiovasc Surg, 2009, 137 (2): 385-393.

［10］ SACHWEH J, TIETE A, MÜHLER E, et al. Mechanical aortic and mitral valve replacement in infants and children. [J]. Thorac Cardiovasc Surgeon, 2007, 55 (3).

［11］ CHAUVAUD S. Surgery of congenital mitral valve disease [J]. J Cardiovasc Surg (Torino), 2004, 45 (5): 465-476.

［12］ BEIERLEIN W, BECKER V, YATES R, et al. Long-term follow-up after mitral valve replacement in childhood: poor event-free survival in the young child [J]. Eur J Cardiothorac Surg, 2007, 31 (5): 860-865.

［13］ DODGE-KHATAMI A, MAVROUDIS C D, FROST J, et al. Repairing the tricuspid valve in congenital heart diseases other than Ebstein's [J]. Cardiol Young, 2014, 24 (6): 1077-1087.

［14］ REDDY V M, MCELHINNEY D B, BROOK M M, et al. Repair of congenital tricuspid valve abnormalities with artificial chordae tendineae [J]. Ann Thorac Surg, 1998, 66: 172-176.

第42章
先天性主动脉瓣及瓣下、瓣上狭窄

先天性主动脉瓣、瓣下及瓣上狭窄构成了左心室流出道和主动脉的排血受阻，从而使心肌结构发生一系列的病变。这些病变可以单独存在也可以合并存在，可以导致心律失常或心力衰竭。主动脉瓣、瓣上、瓣下狭窄的发病率占先天性心脏病的10%，在临床上并不少见。本病诊断不难，多数患者可以进行双心室矫治，但因病变不同，少数患者只能进行单心室矫治。从治疗方法到手术效果有很大的不同，因此下面分别介绍。

第 1 节 先天性主动脉瓣狭窄

主动脉瓣狭窄（aortic valve stenosis）比较常见，占先天性心脏病的3%～5%，男性多于女性，男女之比为5∶1。在病理解剖和临床上差异较大，常合并瓣下狭窄等多种其他心脏畸形[1]。

一、历史回顾

1947年，史密斯（Smithy）和帕克（Parker）首次报道主动脉瓣切开术（surgical aortic valvotomy，SAV）。1961年，麦贡（McGoon）首次使用PTFE行单瓣叶置换。1958年，利勒海（Lillehei）首次报道主动脉瓣成形，在体外循环、直视下加宽瓣叶。1960年，马尔德（Mulder）报道了主动脉瓣折叠、悬吊、穿孔修补等多种主动脉瓣成形方法。同年，斯塔尔（Starr）使用球笼瓣（ball valve）进行主动脉瓣置换。1965年，比内（Binet）使用异种主动脉瓣置换，1967年，罗斯（Danold Ross）报道将自体肺动脉瓣移植替换主动脉瓣获得成功，也是同年卡彭蒂尔使用戊二醛预处理过的猪主动脉瓣进行主动脉瓣替换。1971年，约内斯库（Ionescu）使用戊二醛处理过的牛心包重建主动脉瓣。1984年拉巴比迪（Lababidi）等首先报告应用球囊扩张治疗先天性主动脉瓣狭窄，但因并发症多，临床开展数量有限。2002年，克里比耶（Alan Cribier）首先施行经皮主动脉瓣置换术（transcatheter aortic valve implantation，TAVI）获得成功。

二、病理解剖

主要病变为主动脉瓣叶畸形（图42-1-1）。主动脉瓣可以为单叶瓣，仅有一个交界，开口可能呈偏心、单孔状。单叶瓣的患者更年轻，瓣膜变硬、钙化严重。而主动脉瓣二瓣化畸形导致狭窄更常见，患者有三个瓣叶，早期可能不引起狭窄，成人后可能因瓣叶增厚，瓣叶不能完全开启和钙化可以形成交界狭窄，狭窄多因交界粘连、融合、瓣叶增厚、纤维化、钙化和发育异常所致。四个瓣叶少见。

在二瓣化畸形患者中，70%为儿童，两瓣叶大小可以相同或不同，其中一个瓣叶上可能存在一条类似瓣交界、增厚的嵴，但不是真正的交界。二叶瓣的两交界可呈前后或左右排列。冠状动脉开口于两瓣窦，如果二瓣化瓣叶游离缘缩短，粘连或不粘连都可能形成狭窄。二瓣化畸形患者早期无症状，

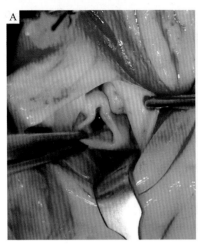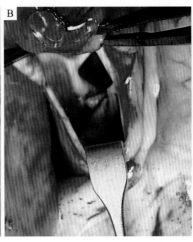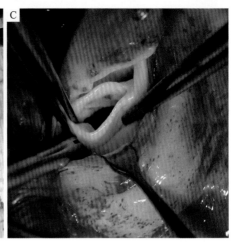

图 42-1-1　主动脉瓣叶畸形

A. 主动脉瓣狭窄；B、C. 主动脉瓣二瓣化狭窄。

直到 50 岁左右，瓣膜增厚、钙化，失去活动能力，才引起狭窄。

多数患者主动脉环发育正常，少数患者主动脉瓣环也可能发育不良。主动脉瓣狭窄可合并升主动脉扩张和主动脉瘤，也可以合并升主动脉、主动脉弓及左心室发育不良。

本病也常伴发主动脉瓣下狭窄和关闭不全，主动脉弓中断、缩窄，肺静脉异位引流，二尖瓣上狭窄，心房、室间隔缺损，还可能发生心内膜纤维化等。

三、病理生理

本病病理生理主要取决于主动脉瓣狭窄的严重程度、是否合并动脉导管未闭、房间隔缺损等其他心脏畸形。新生儿重度主动脉瓣狭窄依赖于动脉导管未闭，循环情况才能稳定，冠状动脉灌注、供血亦靠动脉导管未闭。如果生后动脉导管开始关闭，患儿就会出现低血压等循环衰竭的征象。一旦动脉导管完全闭合，患儿就会出现低心排血量综合征、肾功能衰竭和代谢性酸中毒。

有的患儿狭窄不重，临床表现不明显，如果主动脉瓣狭窄程度轻、左心室发育好、心功能正常，没有心肌纤维化，循环会比较稳定，但可能发生心室肥厚。

二瓣化的儿童，中度主动脉瓣狭窄可使心脏后负荷增加，继发心肌向心性肥厚，心室壁的张力增加，心功能可能不受影响，射血分数正常。如果主动脉瓣重度狭窄，左心室-升主动脉压差超过 80 mmHg，左心室继发肥厚明显，舒张功能不全，心肌顺应性下降，左心室舒张末压升高，心室容量减少，心排血量下降，心脏开始扩大和心功能不全。

由于心室肥厚，冠状动脉供血相对不足，可能会出现心肌缺血、心绞痛、心内膜纤维化、心律失常和心肌梗死[1]。

四、临床表现

新生儿严重的主动脉瓣狭窄，若动脉导管闭合，患儿会出现血压低、心率快、脉搏细弱、紫绀、少尿、代谢性酸中毒、循环衰竭等症状。患儿如病变不严重，除了不好喂养，没有明显症状，直到儿童和成人都可能没有症状。如患者主动脉瓣口狭窄超过正常面积的 25% 以上、主动脉瓣口减小至 0.6 cm^2 时可出现发育障碍、头晕、易疲劳、呼吸困难、活动受限、昏厥、心前区疼痛、心力衰竭等症状，甚至猝死。如左、右心室都受损，右心功能不全，肝脏也可以增大，预后不良。

体检主动脉瓣听诊区可闻及Ⅲ级以上的收缩期杂音、向颈部传导并伴有震颤。这和心功能及狭窄的程度有关，心功能不全时杂音会减弱。本病也可以合并细菌性心内膜炎。

五、辅助检查

1. 心电图 左心室高电压或左心室肥厚，可有心律失常和Ⅰ、Ⅱ导联及心前区导联可见T波倒置、ST-T段改变。

2. 胸部X线片 肺血大致正常，心脏轻度增大，以左心室增大为明显。升主动脉可有不同程度的狭窄后扩张。

3. 超声心动图 可以确诊主动脉瓣狭窄。可显示主动脉瓣狭窄的形态，瓣膜启闭受限、活动性差，可测出跨瓣压差的大小，各心房、心室腔的大小及心室的功能。可见左心室壁及室间隔明显增厚及合并畸形的情况。

4. 心导管及造影检查 多数情况不需要，右心导管可测定肺动脉、右心房、右心室压力升高。左心导管检查可测定左心室压力，左心室至主动脉跨瓣压差。造影可显示左心室及升主动脉形态，左心室壁增厚及主动脉瓣口狭窄的程度，可见主动脉瓣狭窄的拱顶征，可以确诊。

5. CT、MRI 多数不需要CT、MRI检查，超声心动图可以确诊。为了鉴别诊断，通过CT和MRI可了解瓣膜和心腔的解剖结构和功能，可以排除瓣下狭窄及肥厚型梗阻性心肌病。

六、诊断与鉴别诊断

根据病史、体征，结合心电图和超声心动图检查可以确诊。应鉴别是主动脉瓣狭窄还是瓣下的狭窄，或者二者兼有。也要了解继发性心室肥厚和心功能情况，还需要除外肥厚型梗阻性心肌病，这对决定手术方案很重要。

七、自然病程

新生儿重度主动脉瓣狭窄，依赖动脉导管未闭维持循环，但多在出生后1岁内死亡。儿童期出现症状多为中度狭窄，可致心律失常和心力衰竭。重度狭窄的患者，会有头晕、昏厥、呼吸困难、心力衰竭等症状，70%以上的严重主动脉瓣狭窄患儿会发生猝死，预后不好。轻度主动脉瓣狭窄、二瓣化畸形，通常无症状，至成人或50岁后因瓣叶增厚钙化、明显狭窄，才出现症状[1]。

八、手术适应证

（1）主动脉瓣狭窄诊断明确、跨瓣压差＞50 mmHg，就应考虑手术治疗。如果二尖瓣和左心室发育良好，争取双心室矫治。如果左心室、二尖瓣发育不好，主动脉根部面积与体表面积之比＜3.5，左心室长轴与心脏长之比＜0.8，二尖瓣指数＜4.75，左心室质量＜35 g/m^2，达到以上一项标准，不能进行双心室矫治，应进行诺伍德（Norwood）Ⅰ期手术。主动脉瓣环小，可以做罗斯-康诺（Ross-Konno）手术或罗斯（Ross）手术[2]。

（2）主动脉瓣膜切开术是一种有效的姑息手术，效果优于经皮主动脉瓣球囊扩张术（percutaneous balloon aortic valvuloplasty，PBAV）手术，适合于瓣环大小正常，主动脉瓣叶粘连，狭窄明确、没有明显关闭不全的患者。

（3）罗斯（Ross）手术具有跨瓣压差小、无噪声、可生长性、血流动力学好、不需要抗凝等优点，适于婴幼儿及儿童或年轻女性患者。但肺动脉位置上的移植物如同种肺动脉瓣可能会钙化、再狭窄，移植在主动脉位置上的自体肺动脉瓣也可能发生瓣环和升主动脉扩张，瓣叶变形，关闭不全，需要再手术治疗。

（4）如果患者病变严重，或主动脉瓣切开后出现重度关闭不全，或为术后中远期再狭窄，需要人工瓣膜置换。因此对于儿童或成年患者也可以进行人工瓣膜替换术。年龄在60岁以下可选择机械瓣，耐久性好，但需要终身口服抗凝血药物。60岁以上可选择生物瓣，不需要长期使用抗凝血药物，但耐久性不如机械瓣。如儿童主动脉瓣环小，则可能需要进行扩大瓣环的主动脉人工瓣替换术。高龄、高危的患者可通过介入治疗方法置入生物瓣膜进行替换，即行TAVI手术。

（5）患者合并主动脉瓣下狭窄则以手术切除异常心肌或纤维组织进行疏通，也可能需要施行康诺手术或罗斯-康诺手术治疗。

（6）经皮主动脉瓣球囊扩张术（PBAV）对儿童主动脉瓣狭窄是一种有效的姑息治疗方法，可使用直径<主动脉瓣环70%的球囊进行扩张。患儿经导管检测跨瓣压差≥50 mmHg，主动脉瓣和瓣环发育良好，左心室功能受损不严重，瓣叶增厚不明显、活动度良好，无主动脉瓣反流，适于PBAV术。PBAV可以避免开胸和体外循环的损伤，减少患儿的创伤和再手术的难度，可延迟外科手术时间。PBAV术后压差下降明显，但球囊常从狭窄瓣叶最薄弱的地方撕开，因此可能撕不开增厚的交界，而把瓣叶撕开。特别是单瓣或二瓣化畸形，PBAV术后主动脉瓣关闭不全的发生率高（13%～40%），如不进行再次手术，术后生存率少于30%，效果不好。常需要再次手术干预（8年内，50%）和更早地进行换瓣手术。由于PBAV技术操作有一定难度，且可引起主动脉瓣明显反流、心律失常、心功能不全、心脏穿孔、动脉栓塞等严重并发症，要掌握好手术适应证、慎重选择PBAV。患者主动脉瓣狭窄伴中度以反流和瓣膜发育不良，不适宜进行PBAV术，应该选择手术治疗[3]。

（7）主动脉瓣狭窄、高龄患者，直视瓣膜置换手术高危因素多，可考虑行TAVI手术。

九、术前准备

危重的新生儿需要先进行内科治疗，用呼吸机辅助呼吸，经静脉使用正性肌力药物，维护好心功能，静脉输入前列腺素 E_1，保持动脉导管开放，纠正代谢性酸中毒，尽量使循环稳定后再手术。儿童或成年患者需要进行常规术前准备，调整好心功能，锻炼提高肺功能，增加营养，备血等。

十、手术技术

手术原则是解除主动脉瓣狭窄，避免和延缓再狭窄，防止发生主动脉瓣关闭不全，尽可能地推迟主动脉瓣膜替换时间（视频14）。

视频14　主动脉瓣成形术＋左室流出道疏通术

（一）主动脉瓣狭窄切开术

经胸骨前正中切口开胸，切除部分胸腺组织，以利于显露术野。切开心包，游离上下腔静脉穿阻断带，游离动脉导管。经升主动脉、上下腔静脉或经心房插管建立体外循环，经右上肺静脉插入左心房引流管。并行降温开始，结扎动脉导管。阻断升主动脉，经主动脉根部灌注心肌保护液。可于主动脉窦管交界的上方，斜行切开升主动脉，用牵引线牵开主动脉切口，显露主动脉病变部位。视病变情况决定手术方法。如为瓣膜交界粘连、融合，可用小圆刀切开瓣膜交界至瓣环0.5 mm处（图42-1-2），注意勿切开太过引起关闭不全，并清除瓣叶上的结节、增生的纤维组织，削薄增厚的瓣叶使其活动度更好。儿童可以切开更多，可能需要用自体心包加宽瓣叶，做主动脉瓣成形。但自体心包也会发生钙化，引起狭窄。连续缝合主动脉切口，各心腔充分排气，开放升主动脉。心脏复跳后，常规停机器，止血、关胸。

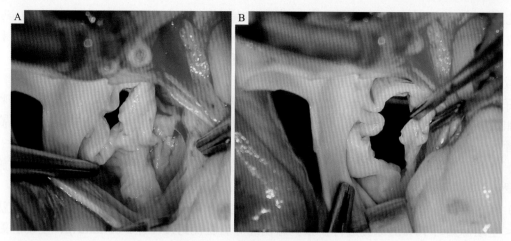

图 42-1-2　主动脉瓣狭窄切开术

A. 主动脉瓣狭窄；B. 狭窄切开。

（二）罗斯手术

手术在全麻、低温、体外循环下进行，开胸和建立体外循环的方法如前所述。在并行循环、降温过程中，于肺动脉窦上方 1 cm 处横行切开肺动脉探查，确认肺动脉瓣正常，可以用于替换主动脉瓣。阻断升主动脉，经主动脉根部灌注心肌保护液，切开主动脉。探查病变，明确诊断，确定可以进行罗斯手术，以免失误。手术可分 4 个步骤进行。

1. 剥离自体肺动脉瓣　在肺动脉窦上方原切口横断主肺动脉，游离主肺动脉至瓣环之上。用直角钳进入肺动脉瓣下方顶住右心室壁，以利于准确地切开右心室流出道。在肺动脉瓣下方 0.5 cm 左右处做平行肺动脉环切口，分别向两侧延长，可用组织剪锐性分离，注意不要损伤主动脉瓣和前降支。在肺动脉瓣叶下要完整保留 0.5 cm 宽、0.5 cm 厚的心肌组织，以便吻合。可在心外膜下斜行剥离，在右心室尽可能多保留心外膜和心肌。在室间隔不能剥离过深，以免损伤冠状动脉间隔支。在心肌分离之后，再用电刀分离肺动脉根部周围的结缔组织，即可完整地取下肺动脉瓣，在肺动脉后方剥离要避免损伤冠状动脉左主干。

2. 切除主动脉瓣及主动脉壁　在窦管交界原切口横断升主动脉，仔细探查冠状动脉开口，在冠状动脉开口的周围保留 0.3 cm 宽的主动脉壁，纽扣状切下右冠状动脉开口，并游离右冠状动脉约 1 cm，同法切下并游离左冠状动脉，切除主动脉瓣叶。

3. 移植自体肺动脉瓣　将自体肺动脉瓣修剪后，确定好自体肺动脉瓣在主动脉瓣环上的位置，可用 4/0 prolene 线双头针加垫片、褥式缝合主动脉瓣环后方中点，打结后向两侧连续缝合，在缝合瓣周 1/4 后再换另一条线，一直到缝完全周。如果主动脉瓣环较小，可在肌部室间隔上切开，适当扩大。在左右肺动脉瓣窦合适的位置用 5 mm 打孔器打孔，分别吻合左右冠状动脉，可先吻合左冠状动脉，再吻合右冠状动脉，用 5/0 prolene 线连续缝合。再用 5/0 prolene 线连续缝合吻合主动脉远端。

4. 肺动脉重建　最好用同种肺动脉或其他带瓣人工管道移植完成主动脉吻合后，用含血停跳液灌注主动脉根部，以检查有各个切口无出血，特别是肺动脉近端切口，彻底止血。同时复温，在右心室流出道，用同种肺动脉瓣移植，全周用 4/0 prolene 线连续缝合（图 42-1-3）。先缝合近端，完成后，各心腔排气，开放升主动脉，在心跳恢复后，继续吻合远端肺动脉。待体温、循环情况稳定后，停止体外循环，拔出各心脏插管，彻底止血，关闭心包。安置引流管，逐层关胸。

（三）主动脉瓣替换术

阻断升主动脉后，经主动脉根部灌注心肌保护液。在窦管交界上方 1 cm 处斜行切开升主动脉，探

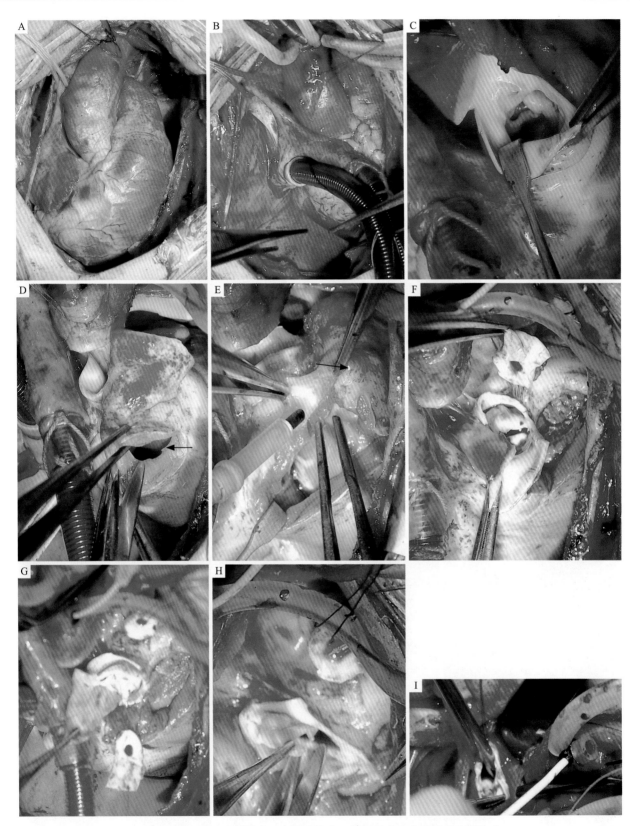

图 42-1-3　主动脉瓣狭窄、主动脉缩窄，罗斯手术＋主动脉缩窄矫治术

A. 经胸骨前正中切口开胸，显露术野；B. 建立体外循环；C. 主动脉瓣狭窄；D. 切断主肺动脉，开始剥离肺动脉根部；E. 剥离肺动脉根部，箭头示肺动脉；F. 切下左冠状动脉开口；G. 切下右冠状动脉开口；H. 切下主动脉瓣；I. 切开主动脉缩窄；J. 用自体主动脉壁加宽降主动脉；K. 主动脉缩窄矫治后；L. 自体肺动脉根部移植在主动脉瓣位置；M. 吻合左冠状动脉；N. 吻合右冠状动脉；O. 冠状动脉吻合完毕；P. 吻合主动脉远端；Q. 吻合同种肺动脉根部远端；R. 吻合同种肺动脉根部的近端；S. 手术完成。

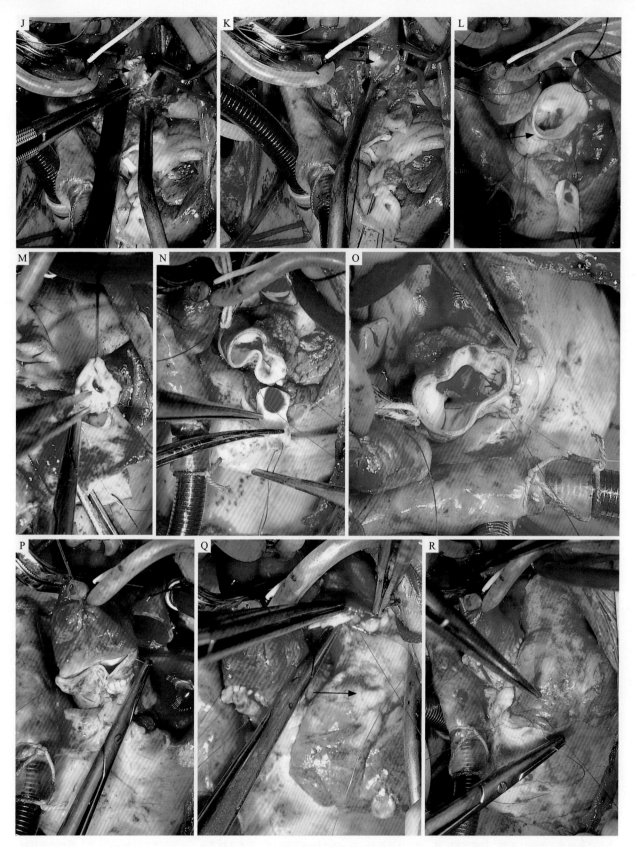

图 42-1-3（续）

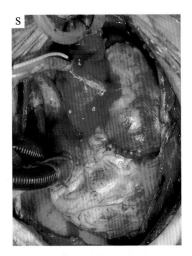

图 42-1-3（续）

查主动脉瓣病变，切除主动脉瓣叶，保留瓣叶根部宽约 1 mm，以备置缝合线。根据瓣环的大小选择大小合适的人工瓣，为了减少跨瓣压差和再次手术的机会，应尽量选择口径大的瓣膜。可用间断缝合或连续缝合的方法。为避免发生瓣周漏，间断褥式缝合方法较可靠。一般每个瓣叶交界之间缝 4 针，总数 12～15 针。将缝线穿过人工瓣环后，拉直缝线，向瓣环内推入人工瓣。通过人工瓣口，检查缝线和人工瓣的位置是否合适、冠状动脉开口是否受到影响，确认无误后打结固定瓣膜，测试人工瓣的启闭情况。复温，用 5/0 prolene 线连续缝合主动脉切口。生物瓣膜替换方法与机械瓣基本相同，术中需要注意避免损伤瓣膜，缝线打结要可靠，保护好冠状动脉开口。

（四）扩大主动脉根部主动脉瓣替换

主动脉瓣膜狭窄可合并主动脉瓣环狭窄，因此需要扩大瓣环，特别是低年龄患者尤其需要。扩大主动脉瓣环的方法有几种，常用的方法是在无冠瓣与左冠瓣之间切开主动脉瓣环，用自体心包加宽补片，用 5/0 或 4/0 prolene 线连续缝合。为防止自体心包补片瘤样扩张，在其外面可覆盖相似大小和形状的涤纶布。加宽补片后，在补片外面用双头针，褥式缝合，再穿过人工瓣环固定打结，此法可以加宽瓣环 6 mm 左右（图 42-1-4）（视频 15）。

视频 15　升主动脉加宽术＋主动脉瓣置换术＋二尖瓣成形术

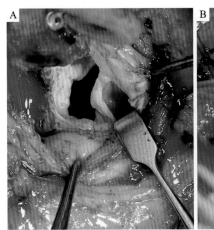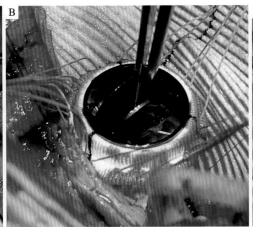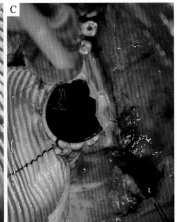

图 42-1-4　扩大主动脉根部主动脉瓣替换

A. 主动脉瓣及瓣上狭窄；B、C. 主动脉瓣置换，升主动脉加宽。

十一、术后处理

与常规心脏手术相同，用呼吸机辅助呼吸，维持心率和血压稳定，必要时加用多巴胺、米力农等正性肌力药物和强心利尿药物。维持水、电解质和酸碱平衡。注意人工瓣膜需要抗凝，在患者气管插管时，经静脉使用肝素抗凝，维持激活凝血时间（activated clotting time，ACT）时间160 s，拔出气管插管后，口服法华林抗凝治疗。

十二、手术并发症

1. 低心排血量综合征 由于术前心功能差，术中心肌保护不好，手术技术等因素的影响，术后可致低心排血量综合征，表现为血压低、心率快、尿少、酸中毒、肺毛细血管楔压升高等征象，可用正性肌力药物治疗和强心利尿治疗。如效果不理想，可用左心辅助或ECMO生命支持技术治疗。

2. 出血 术后主动脉和其他心脏切口、吻合口、心包和胸壁、胸腺等组织出血，凝血功能障碍，可出现引流量持续或突然增多，血容量不足，血压、左心房压和静脉压下降。应该积极补充血容量，使用止血药物，保持引流管通畅，必要时开胸探查止血。

3. 瓣周漏 术后早期由于患者组织薄弱、感染、缝线松脱，或瓣环过大、人工瓣大小不匹配，可致瓣周漏。可见患者心率快、血压下降、少尿、酸中毒等低心排血量综合征的表现，听诊可闻及舒张期杂音，脉压大，超声心动图检查可以确诊。应维护好心功能，必要时再次手术治疗。

4. 主动脉瓣关闭不全 交界切开过多，瓣叶增厚、发育不良、活动性差，换瓣术后瓣周漏，术后早期即可发生关闭不全。升主动脉开放后，左心室过胀，复苏困难，左心房压高，经食管超声心动图检查可以确诊。如有症状，且诊断明确，有血流动力学意义，应该再手术治疗。罗斯（Ross）手术后远期自体肺动脉瓣退行性变或生物瓣钙化、损毁，都可导致主动脉瓣关闭不全，听诊主动脉瓣可闻及舒张期杂音，超声心动图检查可以确诊，常需要再手术治疗。

5. 感染 术后各种原因引起感染，可致心内膜炎。应针对病因，选择有效的抗生素和全身营养支持治疗。感染严重者可能需要再次手术治疗。

十三、手术效果

主动脉瓣狭窄手术成功率高，无论主动脉瓣交界切开还是主动脉瓣置换，手术死亡率可降至1%以下。二尖瓣口直径＜9 mm，主动脉瓣环直径＜5 mm，左心室发育不良、左心室舒张末压超过20 mmHg、舒张期末容积＜20 ml/m²，射血分数＜40%，心内膜弹力纤维增生症、三尖瓣关闭不全为手术危险因素。主动脉瓣狭窄直视切开术后再狭窄的发生率偏高，但需要再次手术干预的例数少，再手术干预的时间比PBAV晚。绝大多数本病患者需要进行瓣膜替换手术。PBAV和手术直视切开狭窄的瓣膜比较，在住院病死率和再次手术换瓣率方面对比没有明显的差别，但PBAV术后的患者主动脉压差下降明显，主动脉瓣关闭不全的发生率高，需要更早的再次手术。无论近期还是远期罗斯手术疗效都很好，成人或儿童人工瓣置换手术远期疗效好，但人工瓣需要抗凝治疗。有文献报告主动脉瓣膜替换术后随诊8年，生存率97%，机械瓣功能障碍发生率1%～25%患者年；抗凝出血并发症大约2%患者年，术后可长期生存30～50年。由于生物瓣的耐久性差，除了有抗凝禁忌或育龄女性患者，其他主动脉狭窄的患者较少用生物瓣置换[4-5]。

十四、经验与启示

先天性主动脉瓣狭窄并不少见，通过症状、体征、心电图和超声心动图就可以确诊。新生儿或婴幼儿患者，狭窄严重，跨瓣压差>50 mmHg，临床症状明显，有心衰表现，可积极手术治疗。手术需要在低温体外循环下进行，升主动脉阻断后，灌注心肌保护液。切开狭窄的瓣膜交界，患儿症状即可缓解，待以后具备条件，再考虑进行罗斯手术或机械瓣膜置换手术。如果患儿年龄小，症状不明显可以推迟手术时间，但如压差>50 mmHg也要手术治疗。

除了瓣膜交界切开，儿童应该首选罗斯手术。罗斯手术耐久性好，不需要抗凝血治疗，有很多优势。手术要在建立体外循环后，首先要探查肺动脉瓣是否正常，确定能否用于置换主动脉瓣。也要探查主动脉瓣，除外主动脉瓣下狭窄。在剥离自体肺动脉瓣的过程中，要注意解剖层次，避免损伤冠状动脉间隔支和保护瓣膜。自体肺动脉根部近端吻合可连续缝合也可以间断缝合，尽量不要使瓣环扭曲，更不能缝在瓣叶上，避免引起术后关闭不全。左右冠状动脉开口的吻合，要选择好吻合位置，要缝合严密，避免损伤、成角、张力大、管腔小，以免引起吻合口出血和心肌缺血。

目前同种肺动脉是用于重建肺动脉的最好材料，由于钙化狭窄，需要再次手术更换心外管道。也可以选择其他人工管道，但远期也可能需要更换。

对于主动脉瓣病变，关闭不全、瓣环扩大为主的病变，不适于进行罗斯手术，易致术后中远期出现关闭不全。男性患者，可用人工机械瓣替换。其他主动脉瓣成形手术，对主动脉瓣狭窄的儿童来说，效果不理想，易致关闭不全，维持时间不长，需要再次手术。

主动脉瓣狭窄可合并二尖瓣狭窄和左心室及主动脉弓发育不良，为左心发育不良综合征，可分期手术，采用系列方丹手术治疗。合并主动脉弓缩窄可先用介入治疗方法，先行球囊扩张再置入支架，也可以视病情的严重程度，同期手术治疗。要先行主动脉缩窄手术，再行瓣膜手术。如合并主动脉瓣下狭窄，可同时行康诺手术或罗斯-康诺手术治疗。

第2节 先天性主动脉瓣下狭窄

先天性主动脉瓣下狭窄（subvalvular aortic stenosis）是在主动脉瓣下出现异常的隔膜或纤维、肌性组织，使左心室流出道狭窄、血流受到阻碍的一种先天性心脏病，不少见，占先天性心脏病的6.5%，男性多于女性，男女之比为2∶1。

很多原因都可以引起主动脉瓣下狭窄，可以是先天性的原因也可以为后天因素所致，如降落伞样的二尖瓣，二尖瓣组织和乳头肌的异常附着，左心室流出道的占位病变，心脏手术后也可能发生主动脉瓣下狭窄。

主动脉瓣下狭窄可以单独存在，也可以合并主动脉瓣狭窄、室间隔缺损、房间隔缺损、共同动脉干、大动脉转位等其他心脏病[6]。

一、历史回顾

1842年，切弗斯（Chevers）首先描述了主动脉瓣下狭窄，提出本病为胚胎时期左心室流出道发育异常所致。1975年，康诺施行了解除主动脉瓣下狭窄的康诺手术。

二、病理解剖

主动脉瓣下狭窄可以发生在左心室流出道任何位置，甚至与主动脉瓣环相连，也可以距主动脉瓣1 cm以上的距离。

病变的严重程度也有很大的不同，从形态上分为局限型和弥漫型两种，以局限型为多见。局限型狭窄，高位可能与主动脉瓣相连，并影响瓣叶的开放；低位会离主动脉瓣较远。局限性狭窄又可分为隔膜型和纤维肌性型狭窄两种，后者实际上也是隔膜，只不过其基底部较宽，是由心肌组织构成。

隔膜可延及二尖瓣表面而形成左心室流出道全周狭窄，也可以位于右冠窦、无冠窦下方的肌性流出道，构成局部狭窄。弥漫型狭窄以肌性和纤维组织为主，从主动脉瓣下至左心室腔内构成广泛的管状的狭窄。

主动脉瓣下狭窄常合并主动脉缩窄、主动脉弓中断、房间隔缺损、室间隔缺损，右心室双出口，主动脉瓣狭窄及关闭不全等心脏畸形[7]。

三、病理生理

与主动脉瓣狭窄相似，病变较轻、左心室流出道狭窄不重，对心功能影响不大。如狭窄严重，可以引起心肌心内膜纤维化，由于狭窄和湍流互相影响，心肌进一步纤维化，可以使瓣叶增厚，变形引起关闭不全，也可导致左心室肥厚，心肌相对供血不足，心肌舒张末压力升高，心脏扩大，晚期可致心律失常和心力衰竭。

四、临床表现

患者表现为心慌气短、乏力，胸痛，偶有心绞痛，严重者可致猝死。体检胸骨左缘第3、4肋间可闻及Ⅲ级以上的收缩期杂音，向颈部传导，并伴有震颤。

五、辅助检查

1. **心电图**　左心室高电压、左心室肥厚。
2. **胸部X线片**　肺血正常，心脏增大，以左心室为主，也可以没有明显改变。
3. **超声心动图**　可显示瓣下狭窄的部位、严重的程度，心内结构和形态，左心室肥厚和各心腔的大小。可测定左心室流出道不同水平的压力阶差。
4. **CT、MRI**　左心室流出道狭窄的位置、形态，心室壁增厚，心室腔的大小和左心室流出道梗阻远近端的压差。
5. **心导管和造影检查**　可以测定左心室压力、左心室腔与流出道和升主动脉的压差。造影可见主动脉下带状或三角形透明区，提示狭窄的位置和形态，观察心室形态和心功能。

六、诊断与鉴别诊断

应与肥厚型梗阻性心肌病及主动脉瓣狭窄相鉴别，超声心动图有时也可能将主动脉瓣下狭窄误诊为主动脉瓣狭窄。

七、自然病程

主动脉瓣下狭窄会逐渐加重，左心室壁增厚，舒张压上升，心脏扩大，心功能不全[8]。

八、手术适应证

患者有症状，诊断明确，狭窄远近端压差＞50 mmHg，心电图左心室肥厚，二尖瓣关闭不全，应予手术。狭窄较轻可以观察，如合并其他畸形，手术时可同期解除瓣下狭窄，使压差＞30 mmHg，也应同期手术，解除狭窄。儿童康诺手术如果不能植入21号以上的人工瓣，就不能做康诺手术。对于儿童和婴幼儿患者来说，罗斯-康诺手术效果优于康诺手术[9]。

九、手术技术

（一）主动脉瓣下隔膜切除术

瓣下隔膜切除是主动脉瓣下狭窄最常用的手术，手术在全麻、低温体外循环下进行。经胸骨前正中切口开胸，切开心包，游离主动脉、肺动脉和上下腔静脉。升主动脉、右心房或上下腔静脉插管建立体外循环，阻断升主动脉，经主动脉根部灌注停跳液。

在窦管交界上方1 cm左右斜行切开升主动脉，缝牵引线显露切口和病变组织。用窄小拉钩向前上方拉起并保护右冠瓣，看清异常隔膜与周围组织关系，用镊子提起异常隔膜，也可缝一牵引线，在右冠瓣下方中点下方切断隔膜的白色纤维组织，向左侧剥离和切除隔膜或异常增厚的纤维化、心肌组织（图42-2-1）。如纤维隔膜较宽，形成一周完整的隔膜，也可以全部切除，但在膜部室间隔下方不可切得过深，在连接二尖瓣、主动脉瓣瓣叶的地方也要小心剪断。为彻底解除狭窄和防止复发，可以常规在右冠瓣下方中点的左侧至二尖瓣前交界，楔形切除部分心肌。注意因术野小，操作要格外小心，不能损伤主动脉瓣膜和膜部下方的传导束，也不能切得过深造成室间隔穿孔。

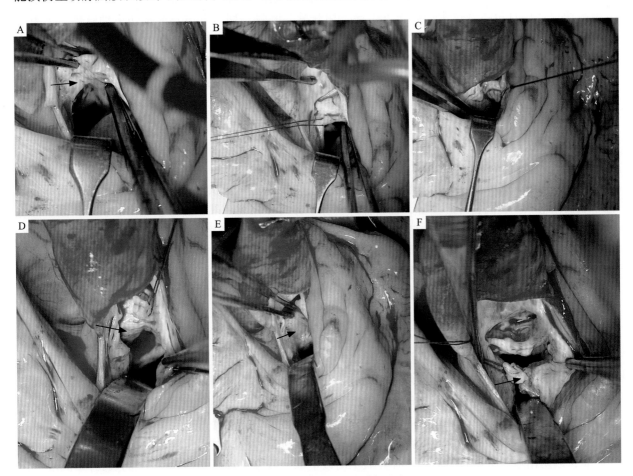

图 42-2-1　主动脉瓣下隔膜切除术

A. 主动脉瓣下狭窄、瓣膜增厚；B. 缝牵引线；C. 切断瓣下隔膜；D. 隔膜下尚有肌性狭窄；
E. 隔膜下纤维肌性狭窄；F. 切除纤维肌性组织；G. 切除纤维肌性组织；H. 瓣下纤维肌肉组织切除后，狭窄解除。

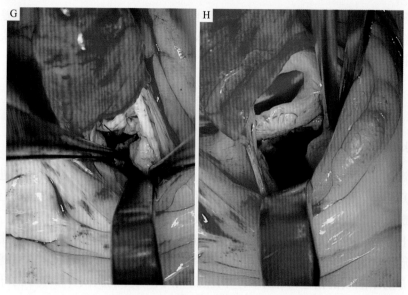

图 42-2-1（续）

（二）改良康诺手术

体外循环和心肌保护方法同前所述。在左右冠状瓣之间上方主动脉做纵切口，再在右心室流出道做斜切口。用直角钳通过主动脉瓣下引导，切开漏斗间隔，切口上方不能损伤主动脉瓣，下方不能损伤传导束。切除所有主动脉下方的异常增厚的纤维肌性组织。所产生的室间隔缺损用心包或涤纶布修补，全周间断或连续缝合。主动脉或右心室流出道切口补片闭合切口。也可以经右心房切口，牵开三尖瓣向肺动脉瓣下方切开室间隔，切除异常纤维和肌性组织，修补室间隔缺损，缝合心脏切口。

（三）罗斯-康诺手术

适用于主动脉瓣、瓣环合并瓣下狭窄的患者，建立体外循环、心肌保护的手术方法与罗斯手术相同。心脏停搏后，在窦管交界上方横断主动脉。切下并游离左右冠状动脉，切除主动脉瓣及瓣下多余的纤维肌性组织。剥离自体肺动脉，在自体肺动脉下方可多保留一部分右心室流出道肌肉，以备修补心室间隔缺损。在左右冠状动脉之间切开室间隔，切开室间隔的长短取决于主动脉瓣下狭窄的范围，要超越狭窄。将肺动脉瓣移植，全周连续缝合，另以间断褥式缝合线加固。将冠状动脉移植在自体肺动脉上，全周用 5/0 prolene 线连续缝合。远端与主动脉吻合，用 5/0 prolene 线连续缝合。右心室流出道用同种肺动脉移植，先缝合近端再缝合远端，全周连续缝合。

（四）康诺手术

建立体外循环和心肌保护的方法同前述。游离肺动脉，阻断升主动脉，在主动脉前方、右冠状动脉左侧、左右冠瓣交界之间纵向切开升主动脉，在右心室流出道做横切口，与主动脉切口相连。延长主动脉切口至室间隔、圆锥乳头肌的上方、肺动脉瓣的右侧，并超越左心室流出道狭窄处，切除主动脉瓣叶和异常增生的纤维肌性组织。用合适大小和近似梭形的涤纶补片加宽主动脉瓣环，全周连续缝合。缝合人工瓣，全周间断缝合，在补片部分缝线先穿过补片再穿过人工瓣环，在补片的边缘，注意缝牢靠，以防出血。下瓣打结后，用补片人工瓣以上部分修复主动脉切口，以下部分修补室间隔，用 5/0 prolene 连续缝合。另用自体心包修补右心室流出道，全周连续缝合。

十、术后处理

主动脉瓣下狭窄手术后处理和其他心脏手术一样，多数患者可以按常规处理，术后恢复顺利。主要要注意发生低心排血量综合征，应该维持较高的左心房压，根据循环情况调整液体出入量和使用正性肌力及血管扩张药物。同时要注意预防和治疗心律失常。

十一、手术并发症

1. 低心排血量综合征　患者术前病情重，心肌明显肥厚，弥漫性狭窄，术中狭窄解除不彻底，有残余梗阻，或手术创伤大，易致此并发症。应积极维护心功能和循环稳定，强心利尿治疗，必要时使用心室辅助治疗。

2. 心律失常　与手术创伤及心肌肥厚有关，在解除瓣下狭窄、切除引起瓣下狭窄的隔膜时直接损伤希氏束，导致Ⅲ度房室传导阻滞。可见室性期前收缩、心动过速或因损伤传导束导致心动过缓，应针对病因采取不同方法治疗，如为房室传导阻滞可能需要植入起搏器治疗。

十二、手术效果

术后大多数患者恢复顺利，效果良好。主动脉瓣下狭窄手术死亡率＜2%，晚期手术死亡率0.22%，术后主动脉瓣下狭窄可能复发（6%～30%），和病变的类型及严重程度有关[10]。病变狭窄严重、范围广易于复发，手术切除不彻底也是复发的原因，再手术率2%。术后心律失常发生率7.66%，15年免于再手术率85%，生存率90%以上。部分患者手术狭窄解除不彻底可致术后早期再狭窄，晚期再狭窄与患者本身的因素有关。康诺手术死亡率＜10%，10年生存率接近90%。由于人工瓣周围组织长入，儿童行康诺手术后可能发生再狭窄，需要再次手术。也可能发生Ⅲ度房室传导阻滞。罗斯-康诺手术效果优于康诺手术，手术死亡率＜5%。

十三、经验与启示

主动脉瓣下狭窄临床上不少见，超声心动图和CT都可以确诊，但也可能误诊为主动脉瓣狭窄。绝大多数需要手术治疗，术后有复发的可能。手术的关键是要最大可能地解除狭窄，而又不能损伤传导束。术中视野较小，要选择精细的手术器械，手术操作要谨慎，避免损伤主动脉瓣。50%主动脉瓣下狭窄患者可合并主动脉瓣关闭不全，绝大多数病变较轻，极少数可能需要手术干预。

如合并主动脉瓣狭窄或瓣环狭窄，儿童应行罗斯-康诺手术，成人患者可行机械瓣替换和康诺手术。无论哪种手术，术后都需要长期随访观察。

第 3 节　先天性主动脉瓣上狭窄

先天性主动脉瓣上狭窄（supravalvar aortic stenosis）是一种少见的、以主动脉窦管交界狭窄为主的心脏病，本病不是局部病变而是和肺动脉系统有关的全身性疾病，是一种弹性蛋白动脉病（elastin arteriopathy）。本病发病率占左心室流出道狭窄患者的5%～8%。14%～61%的患者为威廉姆斯-伯伊恩（Williams-Beuren）综合征，在威廉姆斯-伯伊恩综合征的患者中83%合并右心室流出道狭窄[11-12]。

一、历史回顾

1961年，麦贡（McGoon）等首先纵行切开瓣上狭窄位置达无冠状窦部中点，采用菱形补片方法，连续缝合扩大主动脉无冠窦。如果为弥漫型狭窄，根据狭窄的范围，补片可以修补到达主动脉弓部，此方法目前已基本不用。1977年多蒂（Doty）等报道了两个主动脉窦部的补片成形方法。布罗姆（Brom）将三个人工补片修剪成三角形，分别扩大各个主动脉窦。理论上这种方法使主动脉窦修补更具有对称性，出现术后主动脉瓣反流和残余压差的概率低，但临床结果没能证明这一点。

二、发病机制

先天性主动脉脉瓣上狭窄为染色体17q11.23弹性蛋白基因功能缺失突变所致。在威廉姆斯综合征患者中，弹性蛋白基因与其相邻的一些基因被删除或中断，这些基因很可能对该综合征其他症状，如埃尔芬氏面容（Elfin-face）、轻度智力发育迟缓、高钙血症的发生很重要。而在患有家族性、非威廉姆斯综合征主动脉瓣上狭窄的患者中，弹性蛋白基因仅发生功能丧失的移位或点突变。单发性主动脉瓣上狭窄的患者要么是携带具有亚临床表型的弹性蛋白基因突变的家族成员，要么携带新突变的弹性蛋白基因缺陷。由此导致弹性蛋白在发育过程中表达的减少，血管壁中弹性纤维排列紊乱以及胶原和平滑肌细胞的大量集聚，最终导致动脉血管壁增厚和僵硬。

三、病理解剖

主动脉瓣上狭窄分为局限型（77%）和弥漫型（23%）两种。局限型的狭窄病变位于主动脉瓣交界处上方，即窦管交界，由向腔内突出的纤维肌性嵴形成环形狭窄，并可能影响冠状动脉开口，引起狭窄。主动脉外观可以正常或类似沙漏。弥漫型主动脉瓣上狭窄除了位于窦管交界处的狭窄外，还合并升主动脉发育不良，甚至病变可以延及主动脉弓和降主动脉。

主动脉中层的增生、肥厚，可导致继发性改变，如主动脉窦部发育不良、主动脉瓣叶增厚甚至黏附于主动脉壁，影响冠状动脉血流。冠状动脉开口近端的压力升高可引起血管明显扩张，而主动脉窦管壁增厚或动脉硬化可导致冠状动脉近端狭窄。三分之一的患者有主动脉瓣叶异常和狭窄，如主动脉瓣二瓣化畸形、主动脉瓣下狭窄，还可能存在右心室流出道、肺动脉瓣环、肺动脉主干，以及肺动脉分支等多处狭窄。此外，还可伴发冠状动脉、肾动脉、肠系膜动脉、颈动脉狭窄。

镜下可见主动脉壁的弹性纤维排列紊乱，胶原增多，平滑肌纤维增生，中层正常结构被胶原化的弹性纤维所隔断，血管壁变得比较僵硬，内膜因血流冲击而受损，炎性反应使得纤维增生引起腔内狭窄。

四、病理生理

病理生理类似主动脉瓣狭窄，为左心室后负荷增加，左心室向心性肥厚以及心肌灌注不良。冠状动脉位于高压区，易致动脉硬化，冠状动脉开口狭窄导致心肌缺血、房颤、心功能不全以及心律失常，可致猝死。右心室流出道和肺动脉狭窄可致右心室压力升高和心室肥厚。

五、临床表现

临床分为三种类型，即散发型、家族型（常染色体显性遗传）及威廉姆斯-伯伊恩综合征。威廉姆斯-伯伊恩综合征患儿表现为智力发育迟缓，特殊面容（Elfin-face，小精灵面容）。患儿呈现眼距宽、鼻子扁平、耳朵位置低、长人中、小下巴、牙齿异常等，婴儿期常见高钙血症等。患者症状为劳累后呼吸困难，活动受限，心肌缺血、心前区疼痛以及晕厥、心力衰竭。有的患者没有明显症状，心功能大多为Ⅰ级或Ⅱ级，只有很少一部分为Ⅳ级。体检胸骨左缘 2/3 肋间可闻及Ⅲ级以上收缩期杂音，伴有震颤。

六、辅助检查

1. **心电图**　右心室肥厚、左心室肥厚或心肌缺血的征象，可有 ST-T 改变。
2. **胸部 X 线片**　大致正常，如有肺动脉狭窄可见肺血少、右心室大、左心房室增大。
3. **超声心动图**　可明确病变，了解各心腔的大小、左心室肥厚的程度和主动脉瓣上狭窄两侧的压差及严重程度，是否合并其他心脏畸形。
4. **右心导管和造影检查**　右心导管可测定右心房室和肺动脉的压力，造影可见右心室及肺动脉的发育情况，有无狭窄，狭窄的位置和范围。升主动脉造影可见主动脉瓣上环形狭窄、主动脉窦部和冠状动脉扩张，开口可能狭窄；升主动脉和主动脉弓是否狭窄以及合并其他畸形。

七、诊断与鉴别诊断

根据病史、体征和 CT、MRI 检查结果，必要时做心导管检查，可以明确诊断。本病应和主动脉瓣及瓣下狭窄鉴别。

八、自然病程

本病在婴幼儿期症状不明显，青少年出现症状，梗阻严重者可致猝死，可能与心肌肥厚、冠状动脉狭窄有关。

九、手术适应证

主动脉瓣上狭窄压差大于 50 mmHg，如果合并有主动脉瓣关闭不全或冠状动脉供血受限以及右心室流出道梗阻，即使压差低于 50 mmHg，也要考虑手术。

十、手术技术

（一）主动脉瓣上狭窄的解除

手术原则是矫治和恢复主动脉根部的正常形态和主动脉瓣膜的正常功能。避免主动脉瓣膜的受损、冠状动脉硬化狭窄、左心室肥厚和猝死，而不是单纯解除主动脉瓣上狭窄。根据病变情况，要注意冠状动脉开口的位置和有无异常，以免影响心肌供血。常用以下几种方法。

1. **单窦补片法**（single-patch technique）　纵行切开瓣上狭窄位置达无冠窦部中点，采用菱形补片连续缝合扩大主动脉无冠窦。如为弥漫型狭窄，根据狭窄的范围，补片可以修补到达主动脉弓部。根据病变情况选用此方法。

2. **双窦补片法**（two sinus augmentation with an inverted Y-patch）　在升主动脉上做纵向切口、切开

窦管交界狭窄，倒Y型切开无冠窦和右冠窦，将涤纶片或心包补片修剪成倒Y型形状，用5/0 prolene线连续缝合行主动脉窦部和升主动脉重建。如果是弥漫型主动脉瓣上狭窄，则还需要补片修补主动脉弓部以及峡部。

3. 三窦补片法（three-patches technique） 如果左冠窦广泛狭窄，可能需要三个补片扩大主动脉窦部，即在瓣叶上方横断主动脉，从上向下切开3个冠状窦，注意保护好冠状动脉开口。在原两个片的基础上再加一个补片。或将三个补片修剪成三角形，分别扩大各个主动脉窦，但补片不能太宽。前面的补片留得长一些，以加宽主动脉。理论上这种方法使主动脉窦修补更具有对称性，术后压差低和可避免主动脉瓣反流，临床上没有发现有明显优势。

4. 主动脉狭窄段切除、无补片吻合法（slide aortoplasty） 迈尔斯（Myers）等为了避免使用补片进行主动脉重建，将狭窄段切除后，分别在主动脉窦部以及升主动脉行纵行切口，将主动脉直接进行吻合，并重建升主动脉。

（二）合并其他手术

1. 合并弥漫型主动脉瓣上狭窄 对于一些弥漫型主动脉瓣上狭窄的病例，除了解除主动脉瓣上狭窄，还要加宽主动脉弓，甚至置换头臂血管。

2. 合并其他畸形的处理

（1）右心室流出道狭窄 压差明显（>40 mmHg）可以同时手术解除狭窄，重建右心室流出道。

（2）主动脉瓣二瓣化 可以暂时不处理，当二瓣化导致主动脉瓣狭窄时，再行瓣膜修复或置换。

（3）冠状动脉受累 在麻醉诱导的过程中要避免出现低血压诱发心肌缺血，导致心搏骤停。冠状动脉开口严重狭窄者应同时手术，扩大开口或进行冠状动脉搭桥术。

（4）肺动脉狭窄 任何部分肺动脉都可以发生，可以根据情况通过手术加宽或介入治疗。如肺动脉发生广泛狭窄性病变，不宜手术。

十一、术后处理

术后处理与主动脉瓣狭窄手术相同，用呼吸机辅助呼吸，需要时应用正性肌力或血管扩张剂，维持血压在合适的水平，保持循环稳定，并注意防止血压过高导致主动脉切口出血。应积极补充血容量，调整水、电解质平衡，避免发生心律失常。

十二、手术并发症

1. 主动脉瓣关闭不全 补片过大是主要原因，术中经食管超声心动图可以确诊，必要时可以再手术治疗。

2. 主动脉瓣上再狭窄 术后狭窄解除不满意或因病变的发展，血管壁增厚狭窄，病变复发，复发率为7%。严重者需要再手术或介入治疗，可再手术治疗，术式可选择升主动脉置换，如合并瓣膜狭窄，可选择罗斯手术。

十三、手术效果

主动脉瓣上狭窄手术安全，手术死亡率1%～9%，弥漫型手术死亡率偏高[13-15]。死亡原因为术后低心排血量综合征、麻醉时心搏骤停。晚期死亡原因包括充血性心力衰竭和左心室流出道再发梗阻。

术后残余压差＞40 mmHg 和合并主动脉瓣狭窄是手术晚期死亡危险因素。主动脉两个或三个窦部补片方法，在主动脉瓣膜功能、生存率以及免除再手术率方面均没有差别，双窦补片法对于年龄较小弥漫型主动脉瓣上狭窄的病例效果较好。

十四、经验与启示

主动脉瓣上狭窄术前诊断要明确是否合并有心室流出道和肺动脉狭窄，必要时同期手术解决。手术方法很多，临床上双窦补片法手术操作简单，效果可靠，应为首选。术中做切口时应避免损伤冠状动脉，并留有足够的主动脉壁以备缝合。加宽补片形状大小要合适，缝合要平整可靠，狭窄解除要彻底，术终可通过直接测压确定有无压差，以判断手术效果。

无论哪种方法，如果补片过大，术后会出现瓣膜反流，甚至压迫肺动脉。应保持主动脉窦管交界与主动脉瓣环的比值为 1∶1，或主动脉窦管交界要小于主动脉瓣瓣环 10%～15%。术后主动脉根部直径应该与正常值相近，压差应该不超过 20 mmHg。补片材料可以采用心包片、涤纶片及聚四氟乙烯或肺动脉壁。人工材料可以较好地重建根部，但不具有生长性，同时还有溶血以及血栓形成的风险，采用心包片有可能会出现瘤样扩张，最好外面覆盖涤纶布。主动脉直接吻合或者采用自体肺动脉壁进行重建的方法，既能减少术后再发狭窄，又可以随着患儿年龄增长而生长。

（吴清玉）

参 考 文 献

［1］　SINGH1 G K. Congenital aortic valve stenosis [J]. Children (Basel), 2019, 6 (5): 69.

［2］　ATIK S U, EROĞLU A G, ÇINAR B, et al. Comparison of balloon dilatation and surgical valvuloplasty in non-critical congenital aortic valvular stenosis at long-term follow-up [J]. Pediatr Cardiol, 2018, 19 (1): 1-7.

［3］　KARAMLOU T, GUROFSKY R, BOJCEVSKI A, et al. Prevalence and associated risk factors for intervention in 313 children with subaortic stenosis [J]. Ann Thorac Surg, 2007, 84 (3): 900-906.

［4］　ROSS D N. Replacement of aortic and mitral valves with a pulmonary autograft [J]. Lancet, 1967, 290 (7523): 956-958.

［5］　MCBRIEN A, CHAUDHARI M, CROSSLAND D S, et. al. A. Single-centre experience of 101 paediatric and adult Ross procedures: mid-term results [J]. Interact Cardiovasc Thorac Surg, 2012, 14 (5): 570-574.

［6］　ANDERSON B R, TINGO J E, GLICKSTEIN J S, et al. When is it Better to wait? ssurgical timing and recurrence risk for children undergoing repair of subaortic stenosis [J]. Pediatr Cardiol, 2017, 38 (6): 1106-1114.

［7］　DEVABHAKTUNI S R, CHAKFEH E, MALIK A O, et al. Subvalvular aortic stenosis: a review of current literature [J]. Clin Cardiol, 2018, 41 (1): 131-136.

［8］　LOPES R, LOURENÇO P, GONÇALVES A, et al. The natural history of congenital subaortic stenosis [J]. Congenit Heart Dis, 2011, 6 (5): 417-423.

［9］　TEFERA E, GEDLU E, BEZABIH A, et al. Outcome in children operated for membranous subaortic stenosis: membrane resection plus aggressive septal myectomy versus membrane resection alone [J]. World J Pediatr Congenit Heart Surg, 2015, 6 (3): 424-428.

［10］　UYSAL F, BOSTAN O M, SIGNAK I S, et al. Evaluation of subvalvular aortic stenosis in children: a 16-year single-center experience [J]. Pediatr Cardiol, 2013, 34 (6): 1409-1414.

［11］　MONGÉ M C, ELTAYE B M, COSTELLO J M, et al. Aortoplasty for supravalvular aortic stenosis [J]. World J Pediatr Congenit Heart Surg, 2018, 9 (2): 139-146.

［12］　POBER B R. Williams-Beuren syndrome [J]. N Engl J Med, 2010, 362 (3): 239-252.

［13］　PADALINO M A, FRIGO A C, COMISSO M, et al. Early and late outcomes after surgical repair of congenital supravalvular aortic stenosis: a European congenital heart surgeons association multicentric study [J]. Eur J Cardiothorac Surg, 2017, 52 (4): 789-797.

[14] ROEMERS R, KLUIN J, DE HEER F, et al. Surgical correction of supravalvar aortic stenosis: 52 years' experience [J]. World J Pediatr Congenit Heart Surg, 2018, 9 (2): 131-138.

[15] D'UDEKEM Y. Pitfalls of supra-aortic valve stenosis repair: let us intensify their follow-up screening! [J]. World J Pediatr Congenit Heart Surg, 2018, 9 (2): 147-149.

第43章
主动脉窦瘤破裂

主动脉窦瘤破裂又称佛氏窦瘤破裂（ruptured sinus of Valsalva aneurysm，RSVA），指主动脉窦壁中层与瓣环之间弹力纤维缺失或主动脉瓣环发育不良，形成壁薄的囊腔-窦瘤，压迫相邻的心脏结构或破入邻近的心腔所产生的病变。本病发病率占先天性心脏病的1%～2%，男性多于女性，男女比例为2∶1～3∶1。主动脉窦瘤修补术可占先天性心脏病修补术的0.14%～1.50%，在亚洲人群中的发病率可能为西方白种人群的5倍。绝大多数病例为右冠窦瘤破入右心室或无冠瓣右半部分窦瘤破入右心房。常合并其他先天性心脏病，如室间隔缺损、主动脉瓣二瓣化畸形和关闭不全等[1-2]。

一、历史回顾

1839年，霍普（Hope）最先描述瓦尔萨瓦（Valsalva）窦瘤，并破入相邻的心腔，1840年，瑟纳姆（Thurnam）报道了第一组患者，并指出窦瘤多发于右冠窦与无冠窦。1893年，霍普（Hope）描述了主动脉窦瘤并破入相邻心腔，1919年，阿博特（Abbott）首先报告了主动脉窦瘤急性破裂的临床特征，并认为是先天因素所致。1957年，爱德华兹（Edwards）和伯切尔（Burchell）证实了佛氏窦瘤壁中层弹力组织的缺失。1956年，利勒海（Lillehei）首先在体外循环下实施了主动脉窦瘤破裂的手术。同年和瓦尔科（Varco）在米美苏达（Minnesota）也成功地完成了窦瘤修复。1962年，榊原（Sakakibara）和康诺（Konno）对62例主动脉窦瘤起源和破入心腔的位置进行分析，提出了主动脉窦瘤的分型方法[3]。1994年，库伦（Gullen）首先用介入方法封堵治疗窦瘤破裂。

二、病理解剖

正常主动脉窦壁很薄，位于窦管交界下方、主动脉瓣环上方，是与所对应的主动脉瓣叶形成向上开口、向主动脉管腔外壶腹样膨出的结构。主动脉窦由右冠窦、左冠窦和无冠窦三个瓣窦组成。右窦位于圆锥间隔上，大部分突向室上嵴及右心室流出道，小部分靠近室间隔；无冠窦位于左右心房之前方，中点正对房间隔，大部分靠近右心房，左侧部分与心腔无关；左冠窦右后方突向左心房与二尖瓣前叶相连，左前方靠近主肺动脉（图43-0-1）。

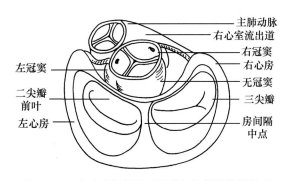

图43-0-1 主动脉根部解剖及其与相邻结构的关系

很多原因都可导致主动脉窦瘤形成和破裂。先天性主动脉窦中层弹力纤维缺失、薄弱的区域在主动脉压力的作用下，逐渐向外、向下扩张形成瘤样改变的囊腔，最终可从最薄弱的顶端破裂，所需时间和机制不完全明确。

在窦瘤形态和位置上有很多不同，窦瘤长度5～30 mm、直径5～15 mm。瘤囊顶部逐渐变薄、

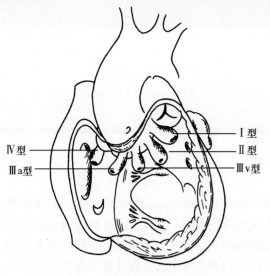

图 43-0-2　榊原主动脉窦瘤破裂的病理分型

破裂，与心腔相通，破口多数为一个，直径多在2～3 mm。窦瘤囊壁为胶原纤维组织，并有透明样变。

主动脉窦瘤发生在右冠窦最多（70%），无冠窦较少（26%），左冠窦更少（5%）。主动脉右冠窦瘤破入右心室流出道最常见，破入室间隔和肺动脉的罕见（2%），无冠窦瘤多破入右心房（图43-0-2），可能没有明显的囊袋状瘤体，可向侧后方破入心包，引起心脏压塞。左冠窦的窦瘤可破入左心房、左心室、心包腔，很少有窦瘤同时破入右心房和右心室，破入肌性室间隔和右心室前壁的少见。窦瘤也可以压迫室间隔，致使室间隔分裂成夹层，而窦瘤坠入其中。

榊原将窦瘤分为5型（榊原分型分为 4 型，其中Ⅲ型含Ⅲv和Ⅲa两个亚型）。Ⅰ型：窦瘤破入肺动脉瓣下。Ⅱ型：窦瘤破入右心室室上嵴或嵴下。Ⅲ型：窦瘤在靠近三尖瓣环处破入右心室（Ⅲv型）或右心房（Ⅲa型）。以上3种类型多合并室间隔缺损和主动脉瓣关闭不全。Ⅳ型：窦瘤破入右心房可合并主动脉瓣关闭不全，不合并室间隔缺损。如窦瘤破入左心房、左心室或其他部位为罕见的情况[4-5]。

主动脉窦瘤常合并室间隔缺损，发生率占患者的30%～ 50%。在合并室间隔缺损时，窦瘤可通过缺损突向右心室、坠向室间隔缺损的下缘，从而减少了心内分流。室间隔缺损多靠左，位于嵴内或干下。由于主动脉瓣环缺乏支持，若合并主动脉瓣二瓣化畸形和合并其他病变，易产生主动脉瓣关闭不全，并会逐渐加重，发生率高达55%。

本病还可以合并亚急性细菌性心内膜炎，合并肺动脉或右心室流出道狭窄、主动脉缩窄、动脉导管未闭、房间隔缺损、主动脉瓣下狭窄和法洛四联症、矫正型大动脉转位等其他心脏畸形[6]。

后天性主动脉窦瘤破裂可由梅毒、退行性病变、结缔组织病、细菌性心内膜炎、创伤、囊性中层坏死和粥样硬化等各种病因引起，后天性病变更易于累及主动脉根部，甚至升主动脉。窦瘤很少破裂在心室内，常见的是破入心包，引起心脏压塞。

三、病理生理

主动脉窦瘤本身未破裂，对血流动力学也没影响。如因重体力劳动、剧烈活动或突然用力（约占40%），严重车祸或心导管检查后等各种原因，可使主动脉窦瘤破裂，一旦窦瘤破裂，可引起严重的血液循环障碍。由于窦瘤多破入低压心腔，如右心房、右心室、肺动脉等，无论在收缩期还是舒张期，与主动脉的压力阶差都很大，可出现大量左向右的分流，使心腔容量负荷和心肌负荷突然增加，可引起急性左、右心力衰竭。如窦瘤破口不大，左向右分流量少，心脏的负荷不大，症状较轻。

窦瘤破入右心房时，由于上腔静脉无瓣膜，有可能看到颈静脉搏动。当窦瘤破入右心室时，虽然分流是连续的，但舒张期分流量大。这是因为在收缩期左心室快速射血，使窦瘤口的压力下降，加之收缩期瘤体扭曲，分流量减少，而舒张期右心室压力下降低于右心房压，窦瘤口径恢复，故舒张期右心室负荷过重，静脉压升高，右心室扩大，肝脏瘀血。当窦瘤破入左心房使左心室容量负荷过重、左心功能不全，可能会出现肺瘀血、肺顺应性下降。破入左心室时，则与急性主动脉瓣关闭不全相似，脉压差显著增大，可出现冠状动脉供血不足和周围血管征。当窦瘤破入肺动脉时，可出现类似动脉导管未闭的血流动力学变化。

窦瘤本身可压迫邻近的组织而产生症状。如位于传导束附近，可压迫传导系统，引起心律失常和房室传导阻滞或左、右束支传导阻滞。窦瘤突入右心室流出道或肺动脉，可产生梗阻，突入三尖瓣口可产生三尖瓣口狭窄，突入左心房压迫左心房前壁，可使心房变小，并可阻塞二尖瓣口。如合并主动脉瓣畸形或室间隔缺损亦可导致主动脉瓣关闭不全，可加重左心室容量负荷。当瘤体膨出很大时，其内可形成血栓，导致冠状动脉开口受压、变形或梗阻，造成冠状动脉供血不足，甚至心肌梗死。血栓脱落产生动脉血栓栓塞。更罕见的情况是瘤体突向室间隔或二尖瓣，形成夹层和占位病变。

四、临床表现

主动脉窦瘤未破裂，患者通常无症状和体征，常因体检或其他心脏病变进行检查而被发现。窦瘤破裂多发生在20～67岁，约40%有突发心前区疼痛史，常于剧烈活动时发生，随即出现心悸、呼吸困难，症状类似于心肌梗死，有时也可上腹部疼痛，可能是急性肝瘀血所致，可迅速恶化至心力衰竭。

如患者病变轻，窦瘤破口小，起病后可有数周或数年的缓解期，尔后出现右心衰竭症状。如窦瘤扩大，腔内血栓形成，可致冠状动脉开口变形或梗阻，造成冠状动脉缺血或梗阻以及体动脉栓塞。最常见的症状为易于疲劳、呼吸困难、胸痛和心悸等。

窦瘤破裂的特征性杂音是诊断的重要依据，杂音为高调、粗糙、表浅、有连续性，既可以是收缩期加重，也可以是舒张期加重，并伴有明显的震颤。杂音最强处位置偏低，范围较广，与窦瘤破入心腔的位置有关。杂音在左侧第2～3肋间最明显者，多为破入右心室流出道；在第3～4肋间者，则为破入右心室腔；当位于胸骨下部或剑突处甚至偏右侧时，则可能破入右心房或三尖瓣下。另外，在较少见的情况下，杂音可以是单纯舒张期或收缩期的，这是由于窦瘤破入左心室或者在新生儿期右心室压与左心室压力相等或窦瘤交通口小的缘故。

如窦瘤破入右心房，可见静脉压升高，尤其是伴明显的V波、肝脏肿大和搏动征，继发三尖瓣关闭不全时更明显。晚期患者还可以出现周围静脉瘀血、肝大、下肢水肿，甚至腹水等充血性心力衰竭的体征。还有少数病例出现端坐呼吸及肺部湿啰音等左心衰竭的表现。窦瘤破裂可见主动脉脉压增宽、水冲脉、甲床毛细血管搏动征等周围血管征[7-8]。

五、辅助检查

1. 心电图　示左心室肥厚或双心室肥厚，可以有右束支传导阻滞、房颤、心动过速、房室传导阻滞。

2. 胸部X线片　肺动脉段多平直，肺血流轻到中度增多，与通过破口及伴发室间隔缺损的左向右分流量不等有关。主动脉结正常或轻度减小，心脏可向两侧扩大，多为双心室增大，同时伴左、右心房扩大。

3. 超声心动图　主动脉窦瘤未破者，在长轴切面可发现右冠窦或无冠窦呈手指头状和囊袋状局部扩张，并突向右心室流出道或右心房，窦瘤壁回声反射纤细光滑。短轴切面可发现相对应的窦部向外扩张。彩色多普勒不能发现穿壁血流，仅可在瘤体内发现舒张期多彩镶嵌异常血流。窦瘤破裂者，在长轴切面可发现瘤壁顶端回声中断，收缩期瘤体减小，而且因主动脉瓣向主动脉壁靠拢常使破裂口显示不清。舒张期瘤体增大，而且窦瘤破口在主动脉瓣关闭时可清晰显示。另外破口周围可见游离组织的附加回声反射，随血流向破入心腔漂动，以舒张期最明显（图43-0-3）。短轴切面也有类似的发现（图43-0-4）。彩色多普勒可发现穿瘤壁的以蓝色为主的混叠彩色血流信号，全心动周期高速异常血流，据血流束直径大小可判断破裂口的大小。间接征象为相应的房室腔扩大，虽然窦部直径扩大，但升主动脉内径多正常。经食管超声，对窦瘤的起源、突入部位、破口情况更易观察，定位准确，对较小的

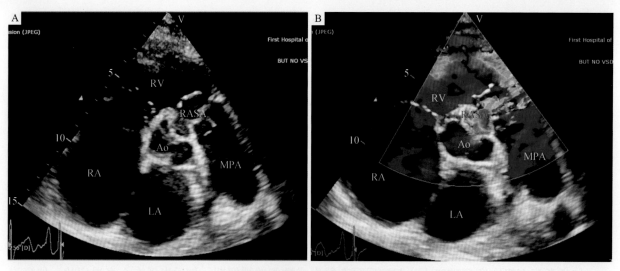

图 43-0-3 主动脉右窦瘤破入右心室流出道和干下型 VSD

Ao：主动脉；LA：左心房；RV：右心室；RA：右心房；MPA：主肺动脉；RASA：右心房窦瘤。

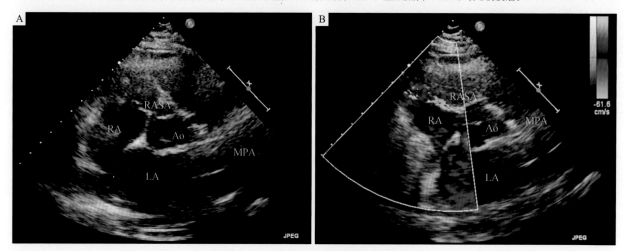

图 43-0-4 主动脉右冠窦瘤破入右心房

Ao：主动脉；LA：左心房；RV：右心室；RA：右心房；MPA：主肺动脉；RASA：右心房窦瘤。

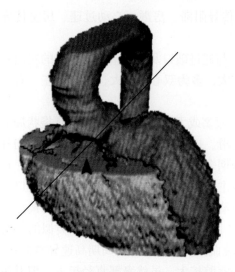

图 43-0-5 主动脉窦瘤破裂的 CT 三维重建影像

箭头所指是位于右心室流出道的佛氏窦右窦窦瘤的瘤囊。

尤其是尚未破裂的窦瘤不易漏诊，对小室间隔缺损或被占据掩盖的室间隔缺损易于辨认，对主动脉瓣病变以及小的赘生物可提供准确信息，还可鉴别诊断合并畸形。

4. 右心导管和升主动脉造影　不作为常规检查。右心导管检查可发现肺动脉压轻到中度增高，右心房室血氧含量升高。右心房平均压在窦瘤破入右心房者高于破入右心室者。升主动脉造影可见到典型的扩张窦瘤突入右心房室，并根据最先显影的部位和显影的顺序，判断破入右心房还是右心室。

5. CT、MRI　磁共振通过冠状断面、矢状断面以及长短轴断面的观察，均可清楚地见到佛氏窦局限性瘤样扩张。可见左心室增大和窦瘤破入腔扩大，尤其是破入右心房时。主动脉根部断面可见到局限性扩张的窦瘤和破入的心腔以及相应扩大的心腔（图 43-0-5）。

六、诊断与鉴别诊断

窦瘤破裂根据病史及特殊的连续性杂音可以做出初步诊断，再结合彩色超声心动图和多普勒超声可进一步明确诊断，并判明窦瘤的精确解剖部位及伴发畸形。超声心动图的检查可以确诊，CT、MRI 和主动脉造影在诊断不明确时可以进行。右心导管和主动脉造影一般不需要，对于复杂的病例，可以用来明确窦瘤起源、瘘口的部位以及伴发病变，并可计算左向右分流的程度、肺动脉压力和肺血管阻力。

窦瘤破裂的连续性杂音虽有一定的特征性，但是需要与其他心底部病变产生的杂音相鉴别，包括动脉导管未闭、室间隔缺损伴主动脉瓣关闭不全、主肺动脉间隔缺损、冠状动脉瘘和肺动静脉瘘等。

1. 动脉导管未闭　在典型病例，两者较易鉴别，因为动脉导管未闭自幼就发现有连续性杂音，无突然发病史，且杂音的位置较高，以胸骨左缘 2~3 肋间最响，并向左锁骨下传导。震颤位置亦偏外偏上，且明显。而窦瘤破裂因多破入右心房或右心室，杂音和震颤位置偏低、偏内，在胸骨剑突处最响，而且震颤较轻。二维彩色超声心动图和多普勒可以做出明确的鉴别诊断。对于一些不典型的患者，诊断不能明确，可选择经食管超声、CT、MRI 甚至右心导管和升主动脉逆行造影进行鉴别。

2. 室间隔缺损合并主动脉瓣关闭不全　根据病史、体征等检查多可做出诊断。一般室间隔缺损合并主动脉瓣关闭不全的杂音，虽为双期，但并不连续，可向心尖部传导，二维彩色超声多普勒通常可以鉴别。但当室间隔缺损大，合并主动脉瓣脱垂严重时，脱垂的右冠瓣可经大的室间隔缺损进入右心室流出道。常规超声可见瘤样结构突向右心室，除主动脉瓣反流的血流除进入左心室外，还可见血流经大的室间隔缺损进入右心室。彩色多普勒可于右心室侧记录到连续湍流信号，应加做经食管超声，仔细辨认瘤样突出是否起源于主动脉瓣上，以及主动脉瓣的损害情况。注意区分窦瘤破裂同时合并室间隔缺损伴主动脉瓣关闭不全。右心导管和升主动脉造影检查，可以明确诊断。

3. 主-肺动脉间隔缺损　该病的特点是杂音位置比窦瘤破裂位置高，比动脉导管未闭者偏内、偏下，其他表现类似于动脉导管未闭。如果缺损较大，就诊较晚，杂音多以收缩期为主，且有很强的肺动脉第二心音。二维超声多可明确诊断，必要时可做右心导管和升主动脉造影。

4. 冠状动静脉瘘　主要是与右冠状动脉右心房或右心室瘘相鉴别。这种病的连续杂音以舒张期为主，多较轻，远不如窦瘤破裂响亮和粗糙，超声心动图可做鉴别，必要时行经食管超声或 CT、MRI 检查。

5. 肺动静脉瘘　这种少见的畸形杂音位置较高，位于心底部，性质柔和且表浅，可与窦瘤破裂相鉴别，但确诊该病需要做肺动脉造影，普通胸部平片也常可见到病灶。部分患者可伴紫绀，半数有皮肤和黏膜、毛细血管扩张等其他表现。

七、自然病程

先天性主动脉窦瘤在亚洲人中发病率较高是西方人的 5 倍，原因尚不清楚。亚洲患者窦瘤破入右心室者多于右心房，窦瘤破裂时间早于西方人。主动脉窦瘤未破的患者均无症状，因此大多数未能明确诊断。主动脉窦瘤破裂常发生严重的病理变化，心外破裂可导致猝死。若窦瘤未及时手术治疗，可因心脏功能代偿不全而发生心力衰竭，80% 患者在心力衰竭发生后一年内死亡。窦瘤破裂诊断明确后平均存活时间为 1~3.9 年。合并室间隔缺损由于窦瘤的阻挡，患者很少出现肺动脉高压和肺血管阻力增加。

八、手术适应证

对较小的窦瘤未破裂、无症状，可密切随诊。如果窦瘤增大，已突入心腔造成梗阻和压迫邻近组织，导致恶性心律失常，影响冠状动脉血流或伴发感染等症状时应考虑手术。

对于窦瘤合并室间隔缺损或主动脉瓣关闭不全的患者，虽无症状也应积极手术，同时修补窦瘤和室间隔缺损、成形或替换主动脉瓣。窦瘤一旦破裂，即应手术。如病情危重，合并细菌性心内膜炎，则更应尽早手术。如破口小（直径<10 mm），病情不重，合并房间隔缺损、室间隔缺损、动脉导管未闭或其他原因可考虑介入封堵治疗窦瘤破裂，但要封堵严密，避免溶血。同时也要口服阿司匹林预防血栓形成[9-11]。

九、手术技术

手术原则是切除窦瘤，修复主动脉窦和主动脉瓣，消除左向右分流和主动脉瓣关闭不全，解除梗阻和压迫，处理好合并病变，如修补好室间隔缺损等，并防止复发。

手术采用常规的全麻、低温体外循环方法，主动脉插管，上下腔静脉插管，左心室引流，建立体外循环。并行循环后，在降温前先行左心插管充分引流，防止心脏过胀、突发室颤或心搏骤停加重心肌损害，导致复苏困难和术后心功能不全。

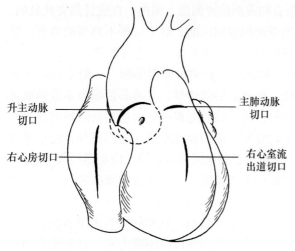

升主动脉切口
主肺动脉切口
右心房切口
右心室流出道切口

图43-0-6　主动脉窦瘤破裂的手术路径

阻断升主动脉后，可迅速切开窦瘤破入的心腔，闭合窦瘤破口，灌注含血心脏停搏液，并观察主动脉根部张力及冠状静脉窦回流情况，如果主动脉瓣关闭不全，灌注不满意，应切开升主动脉根部，经冠状动脉开口直接灌注心脏，也可经冠状静脉窦逆灌。如果手术时间较长，可间断、重复灌注心脏保护心肌。

手术应根据病变情况选择心脏切口，绝大多数患者经右心房、右心室切口足以完成手术，也可经主动脉或肺动脉切口手术（图43-0-6）。常用手术有以下几种。

（一）窦瘤破入右心房

经右心房切口可很清楚地显露窦瘤囊袋，辨明窦瘤与正常的窦壁组织、主动脉瓣环、三尖瓣之间的关系（图43-0-7）。可经窦瘤破口剖开瘤体，找到瘤颈，取相似大小的涤纶布或Gore-tex补片，用5/0 prolene线间断或连续缝合修补主动脉窦，完成后可用修剪后的窦瘤组织缝合覆盖涤纶片加固。

（二）窦瘤破入右心室流出道

可在右心室流出道做切口，尤其是合并室间隔缺损时，此路径显露良好，可见窦瘤整体及顶端的破口，窦瘤处理方法相同。都是剖开瘤壁，看到瘤颈，切除部分瘤壁，可先将瘤颈缝扎，再用涤纶布补片。也可

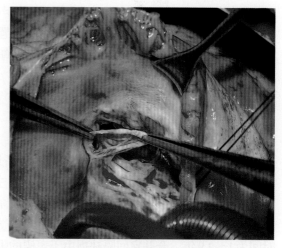

图43-0-7　窦瘤破入右心房

以先补片，再缝合残留的瘤壁组织加固，注意保护好周围组织（图43-0-8～图43-0-10）。

（三）窦瘤破裂入主肺动脉

可经主肺动脉切口手术，通常在主肺动脉瓣交界上方0.5 cm采用横切口，与处理窦瘤方法相同。

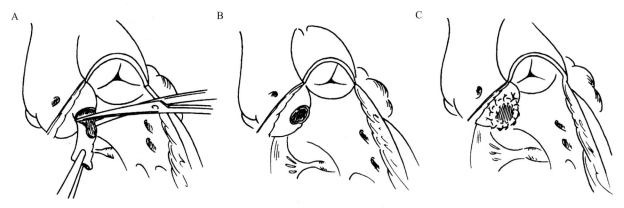

图 43-0-8　主动脉窦瘤破裂切除部分瘤囊后补片闭合窦部缺损

A. 经右心室流出道切除部分瘤囊；B. 看清主动脉根部结构；C. 补片修补瘤窦。

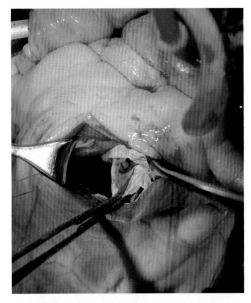

图 43-0-9　主动脉窦瘤破入右心室流出道

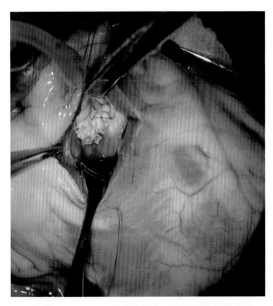

图 43-0-10　主动脉窦瘤破裂修补后

（四）窦瘤合并室间隔缺损

视频 16　主动脉窦
瘤破裂修补术

如果窦瘤和室间隔缺损均较小，可在切除瘤囊后，用简单的褥式缝合方法缝合室间隔缺损，再用涤纶片同时修补窦瘤；如果室间隔缺损较大，在切除瘤囊后，用涤纶片修补室间隔缺损，同时修复主动脉窦，补片可用 5/0 线连续缝合，亦可以间断缝合（图 43-0-11）。主动脉瓣环与室间隔缺损之间有比较致密的组织，宽 2～3 mm，如主动脉瓣正常，室间隔缺损远离传导系统、三尖瓣、肺动脉瓣以及右冠状动脉，易于修补。由于干下室间隔缺损主动脉右冠瓣缺乏支撑，可随窦瘤脱垂并发主动脉瓣关闭不全。如主动脉瓣病变不重，可先修补室间隔缺损和窦瘤，补片略小，有利于瓣膜的关闭。如果主动脉瓣关闭不全严重，应经主动脉切口做主动脉瓣成形或主动脉瓣替换术。换瓣时由于受累的瓣窦和对应的瓣环可能不完整，部分缝线需缝在补片上（视频 16）。

（五）窦瘤合并主动脉瓣关闭不全

轻度主动脉瓣关闭不全，可以不做处理；如果有中度以上关闭不全，应在处理窦瘤的同时进行主动脉瓣成形术。手术应采用主动脉切口，窦瘤补片大小要适当。还可根据主动脉瓣病变不同，选择不

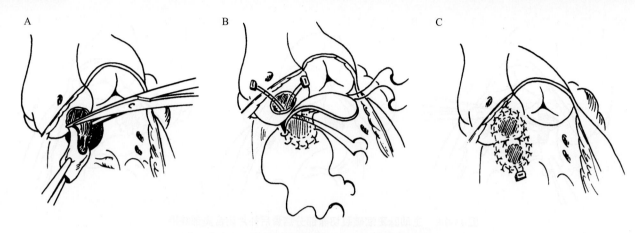

图 43-0-11　切除部分瘤囊后补片闭合窦部缺损和 VSD

A. 经右心室流出道切除大部分瘤囊；B. 看清主动脉根部结构，将补片间断固定在主动脉窦壁的合适部位；C. 完成修补窦部缺损和 VSD。

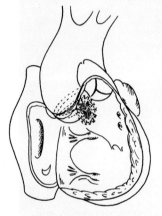

**图 43-0-12　主动脉窦瘤破裂合并 VSD 及
严重 AI 行 AVR 时手术处理方法**

先行 VSD 和窦部缺损的补片修补，AVR 时将缝合
放置在补片的适宜部位。

同成形方法，如瓣叶脱垂可进行瓣叶折叠和瓣环环缩术等。

主动脉瓣成形术效果与患者病变及外科技术有关。如果瓣膜病变严重，需要行主动脉瓣替换术。要注意每针缝合都应确切，防止瓣周漏的发生（图 43-0-12）。

（六）后天性窦瘤破裂

这类病变与先天性主动脉窦瘤不同，病变累及范围较为广泛，可做局部切除和直接缝合或加用补片，甚至整个主动脉根部替换术。对于细菌性心内膜炎所致的窦瘤破裂，应该彻底清创，切除感染的组织，应用同种主动脉做主动脉根部替换术。

（七）窦瘤压迫邻近组织

窦瘤增大并压迫邻近组织，出现症状，需要手术。可将窦瘤切除和修补，用 5/0 prolene 滑线直接缝闭窦瘤，再加补片闭合。

（八）合并畸形手术

对于合并心脏畸形如房间隔缺损、动脉导管未闭、主动脉缩窄、主动脉瓣下狭窄以及法洛四联症等，应该同时手术。对于窦瘤破入左心房、室间隔，形成夹层再破入心腔的少见复杂病例，则应针对病变进行相应的处理。[1-2, 12-13]

十、术后处理

术后处理与常见心脏手术相同，用呼吸机辅助呼吸，维持心率、血压稳定和水、电解质平衡。对于术前有明显心力衰竭的重症患者，常需静脉应用正性肌力药、扩血管药以及强心利尿药物。对于有心内膜炎的患者，应选择有效的抗生素，术后坚持用药 6~8 周。

十一、手术并发症

1. 低心排血量综合征　由于手术技术或心肌保护不佳，术后可出现低心排血量综合征。表现为血压低、心率快、尿少、末梢循环差、代谢性酸中毒，应用正性肌力的药物和强心利尿及血管扩张药物治疗。多数可以恢复，难以恢复者可以考虑心肺机械辅助。

2. 心脏传导阻滞 在手术的区域损伤了希氏束和其分支所致，应常规植入心脏表面临时起搏器控制心律。

3. 主动脉瓣关闭不全加重 主要与手术矫治不当、效果差有关。术中经食管超声可及时发现，严重者需重新手术处理。

4. 其他手术并发症 包括出血、心脏压塞、感染以及肾功能不全等并发症，都可能发生，应针对病因治疗。

十二、手术效果

术后早期病死率为 0～4%。绝大多数患者无症状，心功能良好。远期效果很好，20 年生存率可达 95%。术后晚期并发症为病变复发、室间隔缺损残余分流、主动脉瓣关闭不全、瓣周漏、感染性心内膜炎，可能与窦瘤修复不可靠、简单缝合有关。死亡的危险因素是心力衰竭、主动脉瓣关闭不全、瓣周漏伴左心室肥厚[2, 14-15]。

十三、经验与启示

主动脉窦瘤破裂多见于东方人，通过询问病史、体格检查和超声心动图检查基本可以确诊。主动脉窦瘤如有对周围组织的压迫症状或破裂到心腔都应该积极进行手术治疗。

手术均应在全麻、低温、体外循环下进行。体外循环建立后，就应在左上肺静脉插左心引流管，然后再降温，以防心搏骤停、心脏过胀、心肌损害。要重视心肌保护，直视下经冠状动脉开口直接灌注心脏停搏液最可靠。

主动脉窦瘤破入右心室流出道最常见，经右心室流出道切口显露良好。经破口切开瘤壁，看清瘤颈很重要，无论破口大小都应该补片，可在补片外用瘤壁覆盖加固。补片的缝线一定要缝在瘤壁根部、可靠的地方，可以避免复发。其次可见主动脉窦瘤破入右心房，可经右心房切口修补，补片方法同右心室。也可以切开主动脉根部探查和修补，一般不需要。

术前要了解主动脉关闭的情况，术中损伤主动脉瓣或改变了主动脉瓣的位置和形状可引起主动脉瓣关闭不全。如存在主动脉瓣关闭不全，轻者可以成形，中度以上应予以换瓣治疗。

心内手术结束、开放升主动脉后，如心脏复苏慢，不必着急。可以等温度、血气、电解质在正常范围，使用多巴胺等正性肌力药物促进复苏。在复苏心脏过程中，要避免心脏过胀，有利于心功能的恢复。

主动脉瘤手术不能延误，手后效果良好。

（吴清玉）

参 考 文 献

［1］ WANG Z, ZOU C, LI D, et al. Surgical repair of sinus of valsalva aneurysm in Asian patients [J]. Ann Thorac Surg, 2007, 84 (1): 156-160.

［2］ DONG C, WU Q, TANG Y. Ruptured sinus of valsalva aneurysm: a Beijing experience [J]. Ann Thoraci Surg, 2002, 74 (5): 1621-1624.

［3］ SAKAKIBARA S, KONNO S. Congenital aneurysm of the sinus of Valsalva. anatomy and classification ［J］. Am Heart J, 1962, 63: 405-424.

［4］ WU Q, XUE G. Unraptured aneurysm of the left coronary sinus of Valsava associated with aneurysm of the interventricular septum [J]. Chin Med J, 1994, 107 (10): 794-797.

［5］ RASOOL F, KHAN M A, AMANULLAH M. Sinus of Valsalva aneurysm rupturing into main pulmonary artery: a rare paediatric cardiac emergency [J]. J Pak Med Assoc, 2018, 68 (7): 1113-1114.

［6］ WINGO M, DE ANGELIS P, WORKU B M, et al. Sinus of Valsalva aneurysm repairs: operative technique and lessons learned [J]. J Card Surg, 2019, 34 (6): 400-403.

［7］ CHU S H, HUNG C R, HOW S S, et al. Ruptured aneurysms of the sinus of Valsalva in oriental patients [J]. J Thorac Cardiovasc Surg, 1990, 99 (2): 288-298.

［8］ TAKACH T J, REUL G J, DUNCAN J M, et al. Frazier sinus of Valsalva aneurysm or fistula: management and outcome [J]. Ann Thorac Surg, 1999, 68 (5): 1573-1577.

［9］ YANG K, WEI M D, GENG W L, et al. Safety and efficacy of percutaneous closure of ruptured sinus of valsalva aneurysm [J]. Euro Intervention, 2018, 20, 14 (12): 1288-1294.

［10］ XIAO J, WANG Q, ZHANG D, et.al. Clinical outcomes of percutaneous or surgical closure of ruptured sinus of valsalva aneurysm [J]. Congenit Heart Dis, 2018, 13: 305-310.

［11］ KURIAKOSE E M, BHATLA P, MCELHINNEY D B.Comparison of reported outcomes with percutaneous versus surgical closure of ruptured sinus of Valsalva aneurysm [J]. Am J Cardiol, 2015, 115 (3): 392-398.

［12］ BREATNACH R, WALSH K P. Ruptured sinus of Valsalva aneurysm and gerbode defects: patient and procedural selection: the key to optimising outcomes ［J］. Curr Cardiolo Rep, 2018, 20 (10): 90.

［13］ CHOUDHARY S K, BHAN A, SHARMA R, et al. Sinus of Valsalva aneurysms: 20 years' experience [J]. J Card Surg, 1997, 12 (5): 300-308.

［14］ AU W K, CHIU S W, MOK C K, et al. Repair of ruptured sinus of Valsalva aneurysm: determinants of long-term survival [J]. Ann Thorac Surg, 1998, 66 (5): 1604-1610.

［15］ AVAN SON J A, DANIELSON G K, SCHAFF H V, et al. Long-term outcome of surgical repair of ruptured sinus of Valsalva aneurysm [J]. Circulation, 1994, 90 (5 Pt 2): 20-29.

第44章
肺动脉异常起源升主动脉

肺动脉异常起源升主动脉（anomalous origin of pulmonary artery from the ascending aorta，AOPA）是一种罕见的先天性心血管畸形，指左或右肺动脉单独从升主动脉发出，另一肺动脉仍与主肺动脉相连、位置正常，多可合并其他心内畸形。

因为本病具备主动脉和肺动脉两组半月瓣，不同于共同动脉干仅有一组半月瓣，因此曾被称为半动脉共干。右肺动脉也可起源无名动脉，左、右肺动脉发自主动脉弓或通过动脉导管或侧支与降主动脉相连，合并心内畸形多见于法洛四联症。

左或右肺动脉异常起源升主动脉少见，占先天性心脏病的0.12%，而左肺动脉起源降主动脉或者经动脉导管与降主动脉相连并不少见[1]。

一、历史回顾

1868年，弗朗采尔（Fracntzel）首先描述本病，报告了一位右肺动脉起源升主动脉合并主肺动脉窗的25岁女性患者。1914年，多林（Doering）报告了一位出生8个月右肺动脉起源升主动脉合并动脉导管未闭死亡的患儿。1949年，博普（Bopp）详细报告了本病的情况，而后有了心导管和造影检查，更多的病例被发现。1957年，卡罗（Caro）和同事一起为1例右肺动脉发自升主动脉男性患者进行了手术，将右肺动脉切断并用人工血管吻合在主肺动脉上，患者术后很快死亡。1961年，阿默（Armer）成功地矫治1例1岁的患儿，闭合了动脉导管未闭，用人工血管连接右肺动脉和升主动脉。1967年，柯克帕特里克（Kirkpatrick）等第一次成功地将右肺动脉切断直接吻合在主肺动脉上，1973年，赫伯特（Herbert）成功地将左肺动脉吻合在主肺动脉[1]。

二、发病机制

本病的发生机制不十分清楚，可能和胚胎时期左、右肺动脉与圆锥动脉干的嵴发育和融合过程有关，其发病机制与主肺动脉窗相似。圆锥动脉干嵴的分隔明显异常，移向背侧，使第六主动脉弓单独发出，不与肺动脉相连而与升主动脉相连，或第六弓未发育而形成本病。

三、病理解剖

右肺动脉单独从升主动脉的右侧或后壁发出，从左后侧发出的很少（图44-0-1）。

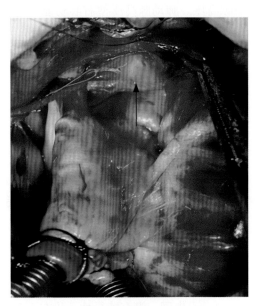

图44-0-1 右肺动脉起源升主动脉

箭头示右肺动脉。

在病理上，一侧肺动脉起源于主动脉可分为右肺动脉异常起源于主动脉（AORPA）和左肺动脉异常起源于主动脉（AOLPA）两种类型，以前者多见，占85%。这两种类型可能发病机制不同，所以其合并的心脏畸形也不同。

AORPA型多合并主动脉弓中断、主动脉-肺动脉间隔缺损，还可以合并左肺静脉狭窄，狭窄近端的开口可以存在膜样狭窄，肺静脉近端扩张。其中50%合并PDA，19%患儿单侧肺动脉缺如。AORPA型很少合并法洛四联症、室间隔缺损、房间隔缺损等。

如果患者右肺动脉异常起源于主动脉，合并主-肺动脉间隔缺损，主动脉弓发育不良（缩窄或离断）和室间隔完整即为贝里（Berry）综合征，在先天性心脏病中的发病率为0.046%，是一种少见的复合心脏畸形。1982年，贝里（Berry）等首次报告，如果延误诊断，贝里（Berry）综合征预后不好，手术是唯一有效的治疗方法。

单纯的右肺动脉发自升主动脉仅占20%，右肺动脉起始处很少狭窄，其直径可能大于左肺动脉，但组织结构和分支正常。右肺动脉虽然发自升主动脉，双肺的血管床可能类似。很少见肺动脉扩张、三尖瓣瓣叶增厚和卷曲。

AOLPA型少见，占肺动脉起源异常的4%。左肺动脉起源升主动脉左侧，跨过左主支气管进入肺组织，常多合并法洛四联症、肺动脉瓣缺如和右位主动脉弓、迷走右锁骨下动脉。

双侧肺动脉起源异常更少见，肺动脉干可发自主动脉后方，从右心室发出的肺动脉仅与动脉导管相连。

AORPA还可以按肺动脉起源部位不同分为：升主动脉、主动脉弓及其主要分支、降主动脉3种类型。还可分为近端型和远端型。近端型的肺动脉的发出范围在主动脉瓣上1~3 cm，远端型的肺动脉从主动脉远端、头臂血管前方靠近无名动脉起始处，甚至降主动脉发出，很少见。实际上肺动脉异常起源于升主动脉病例很少，这些分型在临床工作中意义不大。

四、病理生理

主要特点为肺动脉高压，来自腔静脉的右心血液全部射入一侧肺动脉，致使该侧肺血明显增多，引起肺动脉高压。而患侧肺动脉血流直接来自高压的升主动脉，使相连接的同侧肺血流增多，导致肺动脉高压。肺动脉高压使右心功能不全，左心容量负荷的增加也使左心功能不全。由于肺动脉高压，右心房室扩大、压力增高可致使卵圆孔开放和动脉导管未闭出现右向左分流，可见患儿紫绀。如果异常起源的肺动脉开口狭窄，肺血流受到控制，同侧肺动脉压不高或下降，肺血管床受到保护，甚至可以发生肺血流的减少。

五、临床特征

婴幼儿表现为呼吸窘迫和心力衰竭，可以有紫绀。紫绀原因为合并动脉导管未闭或卵圆孔未闭，与肺动脉高压、右心衰竭有关。AORPA因并发肺动脉高压时间早、肺循环阻力高，患者早期出现反复呼吸道感染、肺炎，甚至进行性呼吸衰竭和充血性心力衰竭。

体格检查可没有杂音，也可在胸骨左缘听到收缩期杂音或连续性杂音。

六、辅助检查

1. **心电图**　没有特异性，为左心室或右心室肥厚。
2. **胸部X线片**　心脏增大，主动脉结增宽，肺血流可以一侧多一侧少，和肺动脉的形态及起源有关。如与主动脉相连的肺动脉近端狭窄，可出现两侧肺血流相似。如合并法洛四联症有相应的表现。

　　3. 超声心动图　可见肺动脉瓣及主动脉瓣和一侧肺动脉，另一侧肺动脉显示不清，看不到左、右肺动脉分叉。可显示升主动脉近端、左后壁有异常血管发出，与肺动脉主干无连续，向右肺门走行并可在异常血管开口观测到连续性血流信号，同时可发现合并畸形，可以诊断。一般不需要心导管检查。但由于本病发病率很低，易于漏诊。

　　4. CT、MIR　可见异常起源于升主动脉的肺动脉、所合并的心内畸形及各心腔的大小和形态，可以确诊（图44-0-2）。

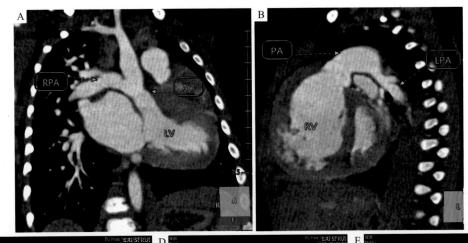

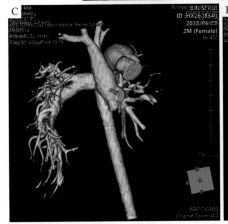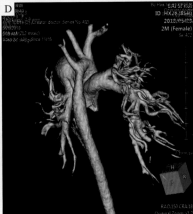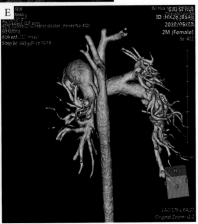

图 44-0-2　右肺动脉起源于升主动脉的CT影像

A、B. CT平扫，右肺动脉起源于升主动脉正侧位；C. 三维重建图像，右肺动脉起源于升主动脉前面观；D. 三维重建图像，右肺动脉起源于升主动脉背面观，可见左、右肺动脉明显扩张；E. 三维重建图像，右肺动脉起源升主动脉背侧观。

　　5. 心导管和造影　可以确诊。通过心导管可以了解肺动脉压力和形态的异常。造影可见肺动脉的起源、形态及有无肺动脉狭窄和心内畸形。

七、诊断与鉴别诊断

　　本病少见，易于误诊或漏诊，要与共同动脉干、血管环、主动脉弓中断以及所合并心内畸形等进行鉴别。超声心动图、CT、心导管检查可以确诊。

八、自然病程

　　患儿生后即有肺动脉高压，虽然生后3个月患儿可出现不可逆性肺血管病变，但在6个月内有的患儿肺血管床还可能正常。儿童和成人可发生严重的发生肺血管病变。70%患儿在出生后6个月、80%在1岁内死亡，死亡原因为呼吸窘迫和心力衰竭。

九、手术适应证

患者一旦确诊，即应考虑手术治疗，合并其他心内畸形更应同期手术治疗。由于患儿早期即发生肺动脉高压，尽量争取在生后6个月内手术。6个月后要注意患者肺血管病变的情况，如果没发生器质性的变化，儿童或成年患者如果有异常起源的肺动脉近端狭窄，肺血管床可能受到保护，也应争取手术治疗。

患者肺血管阻力的升高、肺内发生不可逆性肺血管病变，出现艾森曼格综合征则为手术禁忌[2-3]。

十、手术技术

视频17　右肺动脉起源异常矫治术＋动脉导管结扎术

手术的原则是恢复肺动脉的正常连接，维护好心功能，同期矫治所合并的心内畸形（视频17）。

手术在全身麻醉、低温、体外循环下进行，也可在并行循环或非体外循环下进行，在低温、全麻体外循环下手术更安全[4-5]。

经胸骨前正中切口，纵锯胸骨，切开心包，心外探查。游离上下腔静脉、升主动脉和异常起源的肺动脉、主肺动脉。

全身肝素化，在升主动脉和上、下腔静脉插管建立体外循环，探查和游离动脉导管。在并行循环下，结扎动脉导管，阻断右肺动脉的近端。切断右肺动脉，缝闭主动脉切口，可用5/0 prolene线连续缝合。在主肺动脉上确定右肺动脉吻合的位置，切开与右肺动脉相似大小的开口，经升主动脉后方，将右肺动脉与主肺动脉吻合。由后向前用6/0 prolene线连续缝合。如右肺动脉偏短，吻合张力大，可用自体血管、人工血管、同种血管加长。

另一种方法为体外循环建立后，经左上肺静脉插左心房引流管，尽量靠近无名动脉阻断升主动脉，阻断右肺动脉开口，经升主动脉根部灌注停跳液。在右肺动脉下缘横断升主动脉，将右肺动脉开口后壁向升主动脉延长，多切1 cm，形成右肺动脉后壁，再将主肺动脉右侧切开，形成右肺动脉前壁，在主动脉后方吻合，6/0 prolene线连续缝合。然后将主动脉端端吻合，用5/0 prolene线连续缝合。如合并其他心内畸形可进行同期矫治。

心内充分排气后，开放升主动脉，待心跳恢复、血压平稳后，撤离体外循环。止血及关胸方法同前述。可置入左心房和肺动脉插管，以便术后监测左心房和肺动脉压力。

十一、术后处理

同其他心脏手术，用呼吸机辅助呼吸，注意控制血压不能太高，避免吻合口出血。注意维持二氧化碳35 mmHg左右，血氧80 mmHg以上，心功能不全的加用正性肌力药物。特别要注意防止发生肺动脉高压危象，予以充分镇静，吸入一氧化氮，可以静脉使用前列腺素和硝酸甘油等药物。

十二、手术并发症

1. 出血　应该适当应用止血药物，如果效果不明显，短时间内引流量增多，可能为肋间动脉、吻合口出血，积极开胸探查止血。

2. 肺动脉高压危象　表现为血压低、心率快，肺动脉压高于动脉压，血氧饱和度低、心排血量下降等，应予以镇静、吸入NO，静脉输入硝酸甘油、前列腺素等肺血管扩张剂，多需加用多巴胺、肾上腺素等正性肌力药物。

3. 肺动脉吻合口狭窄或升主动脉狭窄 超声心动图、CT检查可以确诊，必要时通过手术或介入治疗处理。

十三、手术效果

本病手术效果良好，如果合并法洛四联症等手术危险性增加。中远期手术效果好，极少发生左、右肺动脉吻合口狭窄，即使发生也可以通过介入或手术方法解决[6-7]。

十四、经验与启示

左、右肺动脉起源升主动脉少见，超声性心动图和CT检查可以确诊。手术应该在1岁以前做。术中应充分游离右肺动脉，从升主动脉切断其根部，将其移植到肺动脉上，恢复其与肺动脉的正常连接，再连续缝合升主动脉切口。如为儿童患者或异常起源的肺动脉距离主肺动脉较远、直接吻合困难，可加用Gore-tex人工血管或自体心包做成管道、加以延长，再进行吻合。

本病要早期诊断和尽早手术，术后要注意肺动脉高压的处理和防止肺动脉高压危象的发生，才能取得良好的手术效果。远期可能出现肺动脉狭窄，需要长期随访观察。

（吴清玉）

参 考 文 献

[1] MIYAZAKI K, MURASHITA T, KUBOTA T, et al. Neonatal repair of anomalous origin of the right pulmonary artery from the ascending aorta. A case report and review in the literature [J]. Cardiovasc Surg (Torino), 2000, 41 (6): 863-868.

[2] 吴清玉, 於其宾. 右肺动脉起自无名动脉1例 [J]. 中国胸心血管外科临床杂志, 1999, 6: 31.

[3] PRIFTI E, BONACCHI M, MURZI B, et al. Anomalous origin of the right pulmonary artery from the ascending aorta [J]. J Card Surg, 2004, 19 (2): 103-112.

[4] 滕云, 陈寄梅, 岑坚正, 等. 一侧肺动脉起源于升主动脉的外科治疗 [J]. 实用医学杂志, 2012, 28 (24): 4126.

[5] EASON A J, SHAFER B, MURDISON K A, et al. Origin of pulmonary artery from aorta: neonatal autologous aortopulmonary reconstruction [J]. World J Pediatr Congenit Heart Surg, 2017, 8 (4): 502-506.

[6] MITROPOULOS F A, KANAKIS M A, PLUNKETT M D, et al. Repair of anomalous origin of right pulmonary artery from ascending aorta without cardiopulmonary bypass [J]. Heart Surg Forum, 2010, 13 (5): 339-341.

[7] KAJIHARA N, IMOTO Y, SAKAMOTO M, et al. Surgical results of anomalous origin of the right pulmonary artery from the ascending aorta including reoperation for infrequent complications [J]. Ann Thorac Surg, 2008, 85 (4): 1407-1411.

第45章
先天性主动脉缩窄

主动脉缩窄（coarctation of the aorta，Co-A）是一种比较常见的先天性心脏病，占先天性心脏病的7%～14%，多见于男性，在我国较少见，占0.52%～1.6%。Co-A是由于主动脉峡部先天性发育不良导致的局限性狭窄，常合并室间隔缺损、主动脉瓣病变、主动脉根部瘤或主动脉夹层、大动脉转位等复杂心脏畸形[1]。

一、历史回顾

1903年，邦尼特（Bonnet）将主动脉缩窄分为两类：婴儿型和成人型，后来又被称为导管前型和导管后型。1945年，克拉伦斯·克拉福德（Clarence Crafoord）进行了首例主动脉缩窄段切除手术，行端端吻合，获得成功。1957年，福斯舒尔特（Vossschulte）首先用涤纶片扩大主动脉缩窄，进行主动脉成形。1966年，瓦尔德豪森（Waldhausen）和纳沃尔德（Nahrwold）首先用锁骨下动脉作为补片材料治疗新生儿主动脉缩窄[1]。

二、发病机制

主动脉缩窄发病原因不明，可能与动脉导管闭合过程中，动脉导管收缩延及主动脉峡部，或者与胎儿时期经左心室、升主动脉进入降主动脉血流量明显减少而经动脉导管进入降主动脉的右心血流量大影响局部发育有关。

三、病理解剖

根据主动脉缩窄发生的部位和范围，1903年，邦尼特（Bonnett）将本病分为两型[2-3]。

1. 导管后型（成人型）　此型最常见，约占90%，可合并主动脉弓发育不良（图45-0-1）。缩窄位于主动脉峡部、动脉导管或动脉导管韧带的远端，极少患者位于降主动脉中段，多为局限性缩窄。缩窄呈环形，长约1 cm，远端降主动脉局部可见狭窄后扩张。缩窄段管壁中层、内膜增厚，形成隔膜向腔内突出。隔膜可呈圆形，也可呈偏心形。管腔位于隔膜中心或一侧，内径更窄，可在1 mm左右。此型缩窄动脉导管多数已闭合，合并心内畸形的患者较少。

缩窄可能累及左锁骨下动脉或主动脉弓近端。主动脉缩窄为了增加狭窄远端的供血，在胎儿时已开始形成侧支循环，动脉导管闭合后，常在胸、腹壁形成许多侧支循环，缩窄越重，侧支循环越丰富。侧支循环主要来自从扩张的两侧锁骨下动脉、乳内动脉及第4～7肋间动脉与胸降主动脉，肩胛上下动脉与肋间动脉，内乳动脉与肋间动脉，髂外动脉、腹壁动脉分支等，脊髓前动脉与椎动脉、肋间动脉和腰动脉也可扩张相与交通。

侧支血管可有狭窄或形成动脉瘤。冠状动脉亦可受累，中层增厚，管腔狭窄，影响供血。常合并

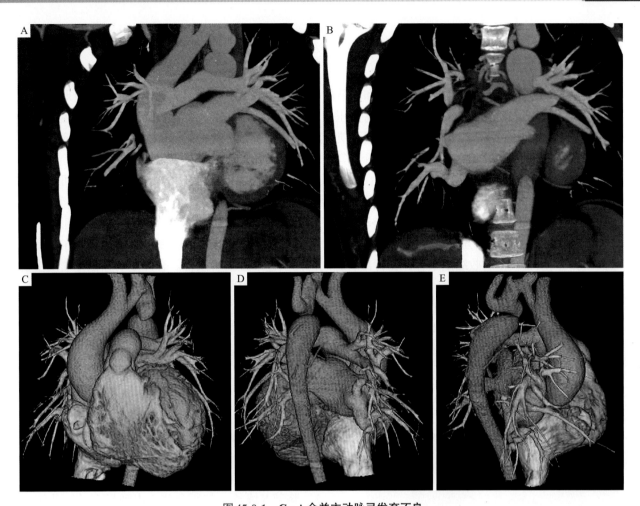

图 45-0-1　Co-A 合并主动脉弓发育不良
A. CT 影像前面观；B. CT 影像背面观；C. 三维重建前面观；D. 三维重建背面观；E. 三维重建右侧观。

房、室间隔缺损及陶西格 - 宾畸形等多种心脏畸形，长期高血压可导致左心室心肌肥厚。

2. 导管前型（婴儿型）　Co-A 位于主动脉动脉导管的近端，常累及主动脉弓和左锁骨下动脉，范围较广，约占 10%（图 45-0-2）。若动脉导管不闭合，下半身靠动脉导管供血，侧支血管少，常合并心内畸形，如主动脉瓣二瓣化畸形和瓣口狭窄，主动脉瓣上或瓣下狭窄，主动脉弓发育不良、房室管畸形，房、室间隔缺损或其他复杂心脏畸形。本型预后不良，如不及时手术治疗，患儿多早期死亡。

四、病理生理

主动脉缩窄远近端存在明显压差，近端阻力增大，血压增高，心脏负荷增加，左心室扩大，心肌肥厚，也可引起头部血管和主动脉病变，如主动脉夹层、动脉瘤等。缩窄远端血流减少，供血不足，血压下降，可引起下肢及有关脏器供血不足，另外因合并其他心脏畸形，患者年龄不同也会影响病理生理改变。患者由于侧支循环丰富或导管粗大，上下肢血压可没有压差，甚至上下肢血氧饱和度也没有差别。

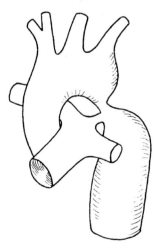

图 45-0-2　导管前型

五、临床表现

临床表现取决于患者心脏畸形的严重和复杂的程度。成人型主动脉缩窄较少合并心内畸形，学龄期前很少有临床症状，儿童或成人因长期高血压，可出现头晕、目眩等症状，个别病例可发生脑血管意外；因下半身低血压，可出现活动能力低，尤其是上楼、蹬车、爬山等运动时出现下肢酸痛无力或间歇性跛行。

婴儿型主动脉缩窄多合并心内畸形，由于动脉导管开放，下半身多由肺动脉血供应，患儿可有差异性紫绀。由于侧支循环的形成，上、下肢动脉血压可正常。患儿病情凶险，常并发肺炎、心力衰竭等。一旦动脉导管自行闭合，出现呼吸急促，心动过速、出汗，难以喂养，多器官衰竭，患儿会早期死亡。

体检可发现，上肢血压高，下肢血压低。桡动脉搏动强，股动脉搏动弱或不能触及。可在胸骨左缘3/4肋间闻及Ⅲ级左右收缩期杂音，在背部肩胛间区闻及连续性血管杂音。合并主动脉根部瘤及主动脉瓣关闭不全者，在主动脉瓣区可有典型舒张期杂音，周围血管征阳性。

如不及时治疗，绝大多数成年患者死于高血压引起的心、脑、血管并发症，如脑出血、主动脉瓣病变和冠状动脉病变引起的心律失常及心力衰竭、主动脉夹层或主动脉瘤破裂等。单纯主动脉缩窄患者也可以无症状，往往在成年后出现运动后下肢无力、上肢高血压等表现，才被明确诊断。

六、辅助检查

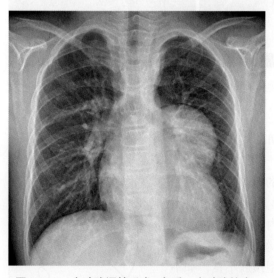

图45-0-3   大动脉调转手术8年后，主动脉缩窄、主动脉根部瘤、主动脉瓣关闭不全

1. 心电图　婴幼儿时期右心室肥厚、窦性心动过速，儿童时期可有心电图正常、左心室肥厚或双心室肥厚，也可表现为束支阻滞、心肌损害、ST-T段和T波改变。

2. 胸部X线片　与所合并心内畸形有关，儿童时期肺血增多或正常，心脏轻度增大。年长可见心脏增大，主动脉结处可见和缩窄形态相关的反"3"字征，由于受肋间动脉侧支血管的侵蚀，在肋骨后段下缘可见肋骨切迹，为本病特征（图45-0-3）。

3. 超声心动图　对主动脉缩窄有较大的诊断价值，可发现其解剖特征，明确合并的心内畸形。彩色多普勒超声可以测定缩窄段的血流流速和压差。

4. 心导管检查　不作为常规检查，导管通过狭窄可测定压差，主动脉造影可见狭窄的位置和形态，是否合并其他畸形如动脉导管未闭，对主动脉缩窄可以明确诊断，并了解侧支循环情况。

5. CT、MRI　CT可以作为常规检查，可明确主动脉缩窄的位置、形态及是否合并心内畸形和较大侧支情况。MRI对患者没有X射线的影响，但检查时间较长（图45-0-4）。

七、诊断与鉴别诊断

主动脉缩窄的患者上肢高血压、下肢低血压、胸骨左缘收缩期杂音和背部肩胛间区连续性血管杂音、桡动脉搏动强、股动脉搏动弱等，可初步诊断本病。多普勒超声、MRI、CT检查，其中一项检查即可明确诊断。

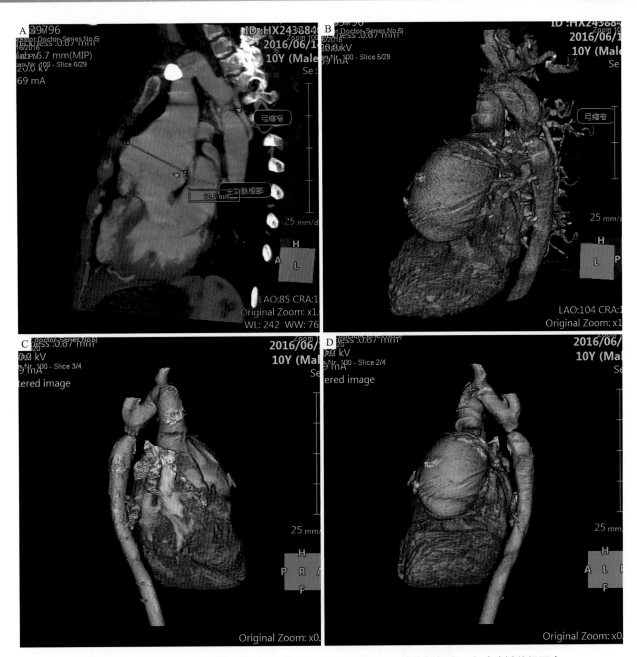

图45-0-4 CT扫描，大动脉调转手术8年后，主动脉缩窄、主动脉根部瘤、主动脉瓣关闭不全

A. CT扫描侧位可见主动脉缩窄和主动脉根部瘤样扩张；B. CT三维重建侧位可见主动脉缩窄和主动脉根部瘤；C. CT三维重建可见主动脉缩窄（右侧观）；D. CT三维重建可见主动脉缩窄及根部瘤（左侧观）。

八、自然病程

先天性主动脉缩窄患者的自然病程取决于动脉导管是否闭合、心内畸形是否并存以及缩窄的严重程度。如果在出生后动脉导管很快闭合，左心室的负荷突然增高，缩窄远端供血不足，可出现严重的缺氧及酸中毒、多器官衰竭、充血性心力衰竭，90%的患儿1岁内死亡。生后3～6个月则可形成侧支循环与左心室肥厚。

患者会因主动脉缩窄发生高血压、合并主动脉瓣关闭不全、颈动脉动脉硬化、肋间动脉瘤形成、主动脉夹层等。患者平均寿命为35岁，90%的患者死于50岁以前。死亡原因主要为冠心病、颅内出血、主动脉夹层破裂、心内膜炎和充血性心力衰竭。心内膜炎与主动脉二瓣畸形有关，手术前后均可发生，是主动脉缩窄的死亡原因之一。感染部位多在瓣膜或在缩窄部位的远端主动脉。

患者颅内威利斯（Willis）环的小动脉瘤（Berry aneursym）患病率在10%以上，且易破裂引起颅内出血，其死亡的年龄为13～28岁。

九、手术适应证

新生儿导管前型主动脉缩窄，如果动脉导管关闭，会导致酸中毒、多器官衰竭、心力衰竭，在出生后几天内应使用前列腺素治疗，力争动脉导管开放。如果内科治疗无效即应手术治疗或介入治疗，但病死率较高。婴幼儿、儿童或成人一旦确诊，也应手术治疗。

患者合并其他心内畸形如VSD、ASD、陶西格-宾畸形、主动脉弓发育不全、主动脉瓣或其他心内畸形的儿童或成人患者，术后再次狭窄、再次手术为复杂的主动脉缩窄，应在体外循环下同期手术。

十、手术技术

手术治疗基本原则是解除缩窄，重建主动脉，同时处合并畸形。手术方式要依据缩窄部位、范围和有无合并畸形来决定。

目前常用的手术方式有缩窄段切除端端吻合术、缩窄段切开补片成形术、缩窄段切除人工血管移植术、转流术。术后要监测上、下肢血压的压差，以判定缩窄解除情况和变化[1-2, 4-5]。

（一）左后外切口手术

手术在全身麻醉下进行。患者右侧卧位，婴幼儿可用单腔气管插管，大龄儿童或成人用双腔气管插管。经上、下肢置入动脉测压管，深静脉置入测压和输血管道，建立足够静脉通路，准备好血液回收装置回收血液。

经左后外第4肋间切口、婴幼儿可在第3肋间切口进胸，沿主动脉前方、纵轴方向切开胸膜，游离出左锁骨下动脉、主动脉弓和缩窄远端降主动脉，穿阻断带，相关的肋间动脉穿10号线，准备临时阻断。注意保护迷走神经、膈神经及喉返神经。游离范围可因术式而不同。准备阻断升主动脉时，请麻醉师控制血压，先阻断主动脉近端，再阻断远端。远端动脉平均血压可维持在40 mmHg以上。根据病变情况可选择以下术式。

1. 缩窄段切除、端端吻合术 适用于缩窄段不长（＜2 cm）的患者。在主动脉阻断后，切断主动脉缩窄两端，切除缩窄段主动脉，留够主动脉组织以备缝合，用6/0 prolene线连续缝合，行端端吻合术（图45-0-5）。在缝合最后一针打结前，开放远端阻断钳，排气后打结，再开放近端阻断钳。注意游离主动脉长度要充分，避免吻合口张力过大。如病变较长，可适当扩大范围游离和吻合。如开放后针眼出血，可以压迫止血。

2. 补片加宽术 充分游离主动脉缩窄段远近端，穿阻断带。在主动脉阻断后，沿缩窄局部纵轴前正中线切开，彻底切除缩窄处的内膜嵴，取相似大小Gore-tex管或人工血管，剪成类似菱形的补片。加宽缩窄的主动脉，全周6/0 prolene线连续缝合。此方法可致动脉中层和内膜损伤，极少病例术后主动脉缩窄会复发或形成假性动脉瘤。

3. 锁骨下动脉补片术 适用于婴幼儿，补片可以生长。游离左锁骨下动脉，结扎远端。将缩窄近端沿纵轴切开至降主动脉，显露主动脉狭窄段，切除内膜嵴，用反转的锁骨下动脉血管片加宽主动脉缩窄段，用6/0 prolene线连续缝合。此术式可能影响左上肢的发育，25%的患儿可能发生再狭窄，也可能发生左锁骨下动脉缺血现象。

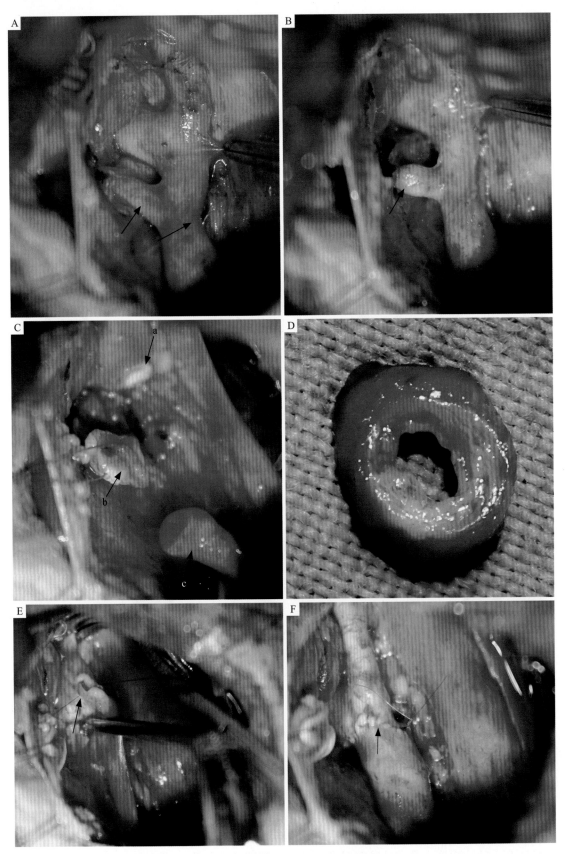

图 45-0-5　缩窄段切除、端端吻合术

A. PDA，主动脉缩窄；B. 结扎动脉导管；C. 切除主动脉狭窄段：a. 缩窄的近端，b. 切除的狭窄段，c. 缩窄的远端；

D. 主动脉缩窄段管腔狭窄、管壁增厚；E. 主动脉缩窄段切除后，端端吻合；F. 主动脉缩窄手术完毕。

4. 人工血管移植术　适用于成人，在切除缩窄段后，主动脉长度不够，可选择直径20 mm以上的人工血管移植。如患者低龄、近端动脉壁发育较差、管壁很薄，可用5/0 prolene线缝合；成人和儿童可用4/0 prolene线连续缝合。先吻合主动脉近端，完成后，将阻断钳移到人工血管上，检查吻合口有无出血及是否需要补针，确认无出血后再吻合远端，用4/0或5/0 prolene线全周连续缝合，开放远端阻断钳后，再开放近端阻断钳（图45-0-6～图45-0-9）。

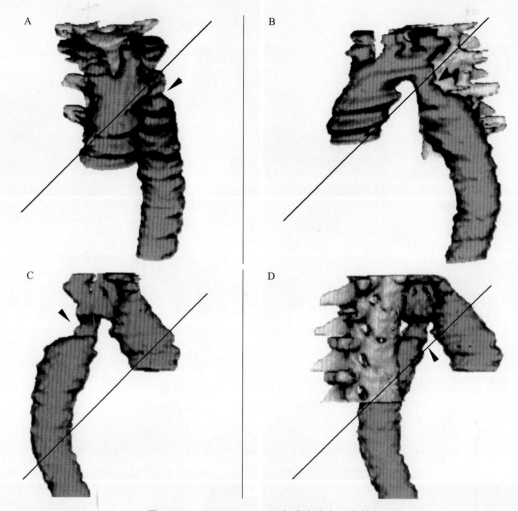

图45-0-6　Ultrafast CT示主动脉缩窄（术前）
A. 正位相；B. 左侧位相；C. 右侧位相（无脊柱）；D. 右侧位相；箭头标示狭窄部位。

5. 人工血管旁路移植术　成人患者缩窄段长、病变严重，不适合做主动脉成形术，或者术后狭窄再手术的患者可用此方法。选用管径大小足够的（直径18～20 mm）人工血管，将两端剪成合适的角度和长度，用侧壁钳阻断血管侧壁，分别吻合在左锁骨下动脉近端和缩窄远端的降主动脉，5/0 prolene线连续缝合。吻合口应尽量做大一些，先吻合近心端，后吻合远端[4]。

（二）正中切口体外循环下手术

主动脉缩窄或主动脉弓发育不良的患者合并心内畸形不少见，常见于婴幼儿，多为室间隔缺损、动脉导管未闭、房间隔缺损等。可以分期手术，但绝大部分患者应一期矫治。

可单纯升主动脉插管或升主动脉和股动脉同时插管灌注主动脉。婴幼儿主动脉缩窄合并心内畸形和动脉导管未闭时，可先游离左、右肺动脉，穿阻断带，经升主动脉和动脉导管插管灌注下半身[6-8]。

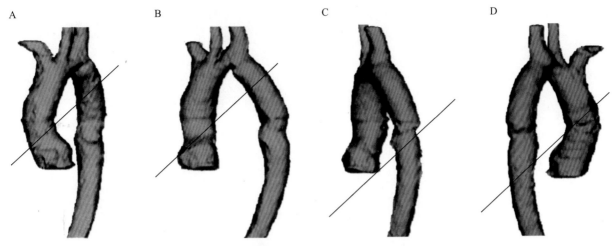

图 45-0-7　**Ultrafast CT 示主动脉缩窄人工血管移植术后**

A. 正位相；B. 左侧位相；C. 后前位相；D. 右侧位相。

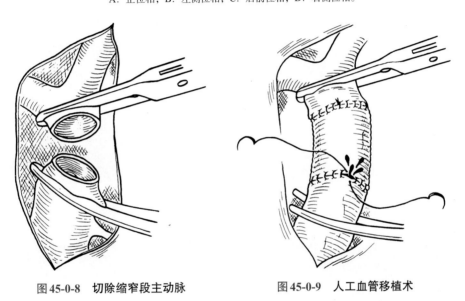

图 45-0-8　切除缩窄段主动脉　　　　　图 45-0-9　人工血管移植术

1. 修复心内缺损、主动脉成形术　　手术经正中切口，纵锯胸骨，切开心包，游离主动脉、肺动脉、头臂血管和弓降部。在头臂血管和左、右肺动脉，穿阻断带。升主动脉和动脉导管插入灌注管、上、下腔静脉和右上肺静脉插管建立体外循环。并行循环下，游离动脉导管、主动脉弓和胸降主动脉，注意不要损伤迷走神经。降温后阻断左、右肺动脉和升主动脉，经主动脉根部灌注心肌保护液。切开右心房，修复心内畸形。继续降温至18℃，阻断头臂血管，停循环，可以将升主动脉插管插入右颈总动脉，进行头部灌注和脑保护。切除主动脉缩窄段及动脉导管组织，可将主动脉端端吻合，6/0 prolene 线连续缝合。如主动脉弓发育不良不能直接吻合，可用自体肺动脉壁剪成补片成形主动脉。主动脉成形后可直接缝合肺动脉，用肺动脉壁成形主动脉弓（图 45-0-10），也可以用自体心包重建肺动脉。

2. 升主动脉-胸降主动脉转流术　　适用于合并主动脉弓发育不全或术后再次狭窄，或合并主动脉瓣或其他心内畸形的儿童或成人患者[6]。在这种情况下，先做主动脉手术，心脏可能发生危险，如合并主动脉瓣关闭不全，心脏可能骤停。如果先做心脏手术，主动脉严重缩窄，肾脏等器官和下肢就会供血不足。因此心内手术必须和主动脉手术同期进行，除非可以通过介入扩张和支架先解决主动脉缩窄的问题（视频18）。

视频18　主动脉弓缩窄矫治术＋室间隔缺损修补术＋房间隔缺损修补术

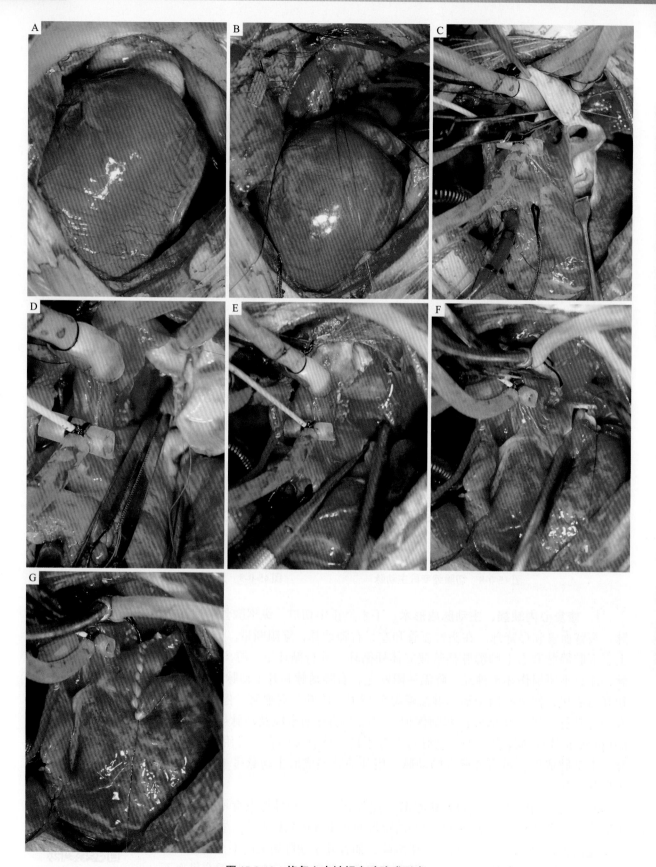

图 45-0-10　修复心内缺损主动脉成形术

A. 主动脉弓缩窄合并室间隔缺损、动脉导管未闭、肺动脉高压；B. 游离头臂血管；C. 切下肺动脉前壁；D. 用肺动脉前壁扩大成形主动脉弓；

E. 主动脉成形、头臂血管开放后；F. 修复成形肺动脉；G. 连续缝合肺动脉切口。

用一段人造血管连通升主动脉与胸降主动脉，改善下身供血不足。升主动脉、上下腔静脉、右上肺静脉插管建立体外循环，在并行循环下，可在心内畸形纠正后，也可以在心内畸形矫治前，将心脏充分引流、放空，从心尖部向上翻起心脏，加用纱布固定。在心脏后、降主动脉前方，切开心包。在膈上游分离出降主动脉，上侧壁用钳阻断，纵行切开，用直径 16～18 mm 的人工血管相吻合。经下腔静脉与右下肺静脉之间牵出人工管道，经右心房外侧引到升主动脉右侧，上侧壁钳，切开升主动脉，与人工血管端侧吻合。大动脉转位患者，也可经左侧胸腔与升主动脉行端侧吻合（图 45-0-11）。此法操作有一定的难度，降主动脉吻合人工血管，术野较深，吻合要严密可靠，避免出血。

十一、术后处理

单纯主动脉缩窄术后处理与常规心脏手术相同。术后需要控制高血压，凡术后头痛、恶心者，应密切注意监测血压变化，同时控制静脉输入量，尿少者给予利尿剂；血压升高者，给予降压药或扩血管剂，以有效地控制血压。如引流液不多，患者清醒后可以早拔管。如合并严重畸形，可以根据不同的情况处理。

十二、术后并发症

1. **高血压脑病**　目前较少发生，因为血压较容易控制。多见于大龄儿童或年轻人，术后出现顽固性高血压，对一般降压药反应差，如处理不当病情恶化，患者处于昏迷状态，预后不佳。

2. **胸腔内出血**　为吻合口出血或侧支血管止血不完全所致。术后应保持胸腔引流管通畅，监测胸液的引流量。如有活动性出血，应及时二次开胸止血。

3. **乳糜胸**　游离胸膜顶及左锁骨下动脉或主动脉弓远端时，要避免损伤胸导管。术中发现局部有清亮的乳糜液渗出，可解剖出乳糜管并予妥善结扎。术后发生的乳糜胸，应予禁食，静脉输入高营养液治疗。

4. **截瘫或下肢肌无力**　为术中脊髓缺血所致，较少见。应以预防为主，即使侧支循环较好的病例，术中也应保全肋间血管，尽力缩短阻断胸主动脉的时间。

5. **假性动脉瘤**　多发生在术后早期（6～7 日），与吻合口内膜和中层破裂或感染有关，一旦确诊应再次手术处理。

6. **术后再狭窄**　多见于婴幼儿。1 岁以下患儿术后再狭窄率可达 24%。原因可能与采用的手术方法及手术技术有一定关系。明显的再狭窄应再次手术或进行介入治疗。

十三、手术效果

手术治疗先天性主动脉缩窄是常用且有效的方法。手术效果良好，手术死亡率会因年龄不同和所合并的心、脑血管等畸形有很大差异。早期手术死亡率为 0～17%，伴有其他心内畸形者，病死率可能更高。术后患者远期生存率 30～45 年为 92%～98%。再狭窄发生率为 5%～50%，和手术及诊断标准有关。可能仍有高血压（17%～33%），需要药物治疗。有些患者采用经皮介入方法，虽然有很多优势如创伤小、出血少、恢复快，但有 11%～15% 的患者可能发生扩张后再狭窄、动脉瘤、支架内漏等并发症[9-10]。

十四、经验与启示

本病较常见，最好在 2 岁以内手术，手术效果好。单纯先天性主动脉缩窄可在全身麻醉下，经左

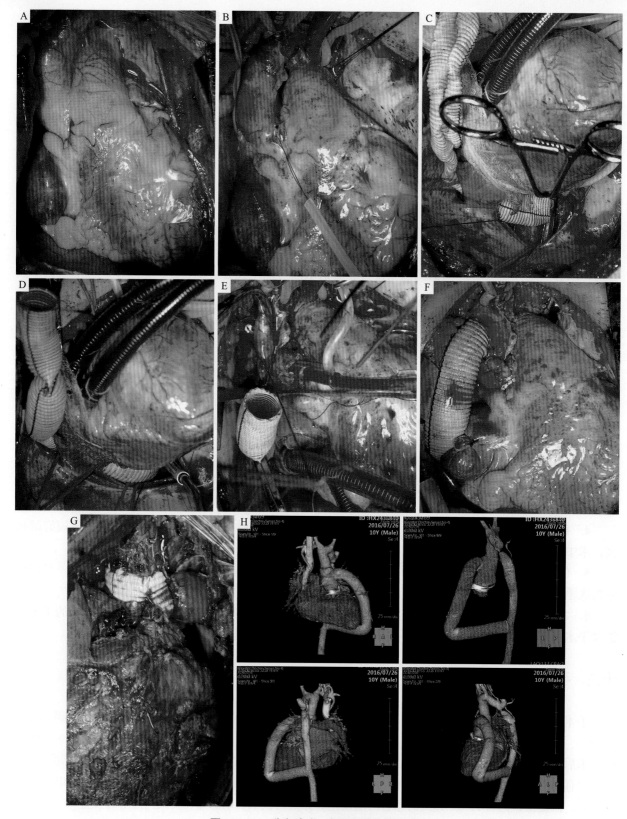

图 45-0-11　升主动脉 - 胸降主动脉转流术

　　A. 主动脉瓣狭窄（AS）合并主动脉缩窄；B. AS＋Co-A 主、肺动脉插管建立体外循环；C. 经心包后，在主动脉前方吻合人工血管；D. 人工血管远端吻合后，经下腔静脉后方，置于心脏右侧；E. 截取长度合适的人工血管，主动脉上侧壁钳，准备吻合近端；F. 经心包后完成人工血转流治疗主动脉缩窄；G. 行大动脉调转术后，主动脉根部瘤、主动脉瓣关闭不全、主动脉缩窄，行本托尔手术（Bentall operation）＋人工血管升主动脉 - 降主动脉转流术术后；H. 术后复查 CT 影像，正面、背面和侧面可见人工血管通畅。

后外切口，用切除缩窄段主动脉、端端吻合或切开缩窄段主动脉、补片加宽的方法完成手术。

　　如合并心内畸形，应尽量在全身麻醉、低温、体外循环下进行一期手术。术中注意缩窄解除要彻底，缝合要可靠，避免出血，同时要避免损伤喉返神经和胸导管。如合并房室间隔缺损、主动脉弓发育不良、重度肺动脉高压，在矫治心内畸形后，用自体肺动脉前壁加宽成形主动脉是一种很好的方法。有些病例也可以先介入治疗解除主动脉缩窄，再行心内畸形手术治疗。某些需要主动脉和心内畸形同期手术治疗的患者，在修复心内病变的同时，经心包后方行升主动脉-降主动脉旁路手术也是一个很好的选择，主动脉的手术无论在哪里吻合都要避免扭曲、狭窄，防止出血，这点最为关键。

（吴清玉）

参 考 文 献

［1］　BACKER C L, PAAPE K, ZALES V R, et al. Coarctation of the aorta. repair with polytetrafluoroethylene patch aortoplasty. [J]. Circulation, 1995, 92: 132-136.

［2］　LIBERTHSON R R, PENNINGTON D G, JACOBS M L, et al. Coarctation of the aorta: review of 234 patients and clarification of management problems [J]. Am J Cardiol, 1979, 43 (4): 835-840.

［3］　BROWN J W, RUZMETOV M, HOYER M H, et al. Recurrent coarctation: is surgical repair of recurrent coarctation of the aorta safe and effective? [J]. Ann Thorac Surg, 2009, 88 (6): 1923-1931.

［4］　BENOMRANE S, SOUMER K, KHAYATI A. Adolescent coarctation of aorta treated with subclavian-descending aorta bypass grafting [J]. Cardiol Young, 2015, 25 (7): 1290-1292.

［5］　CRAFOORD C, NYLIN G. Congenital coarctation of the aorta and its surgical treatment [J]. J Thorac Cardiovasc Surg, 1945, 14: 347-361.

［6］　WU Q, CHEN X, Li H, et al. Ascending-to-descending aortic bypass via posterior pericardium for complex coarctation of aorta [J]. J Card Surg, 2009, 24 (2): 167-169.

［7］　DUARA R, THEODORE S, SARMA P S, et al. Correction of coarctation of aorta in adult patients—impact of corrective procedure on long-term recoarctation and systolic hypertension [J]. J Thorac Cardiovasc Surg, 2008, 56 (2): 83-86.

［8］　GIBBS J. Treatment options for coarctation of the aorta [J]. J Heart, 2000, 84 (1): 11-13.

［9］　NGUYEN L, COOK S C. Coarctation of the aorta: strategies for improving outcomes [J]. Cardiol Clin, 2015, 33 (4): 521-530.

［10］　FORBES T J, KIM D W, WEI D U, et al. Comparison of surgical, stent, and balloon angioplasty treatment of native coarctation of the aorta [J]. J Am Coll Cardiol, 2011, 58 (25): 2664-2674.

第46章
主动脉弓中断

主动脉弓中断（interrupted aortic arch，IAA）是一种罕见的先天性心脏病，主要病变为主动脉弓与降主动脉的解剖形态或管腔的连续性中断，致使主动脉弓血流不能进入降主动脉，引起机体下半身缺血、缺氧。其发病率占先天性心脏病的1%和尸检先天性心脏病的1%～4%[1]。

一、历史回顾

1778年施泰德尔（Steidele）首次描述了本病。1955年萨姆森（Samson）首次完成了单纯动脉弓中断矫治手术，1970年巴勒特-博伊斯（Barratt-Boyes）率先完成了新生儿室间隔缺损修补和主动脉弓中断矫治术。尽管如此，20世纪70年代以前患者的病死率还是很高的，主要是因为动脉导管闭合后，多器官衰竭和代谢性酸中毒。20世纪70年代末，因为前列腺素E$_1$（prostaglandin E$_1$，PGE$_1$）的发明，使得保持动脉导管开放，下半身血流灌注得到了保证，因此患者手术前病情比较稳定，手术死亡率明显下降。

二、病理解剖

主动脉弓中断常见升主动脉较细，发出1～3支头臂动脉，呈树枝状。降主动脉通过动脉导管未闭与肺动脉相连，降主动脉血液和下半身血液灌注来自动脉导管和肺动脉，通常都合并严重的肺动脉高压[2-3]。

主动脉弓中断可分为三型（图46-0-1）。A型较常见，占40%，中断位于左锁骨下动脉远端，降主动脉与未闭动脉导管相连。此型常伴有室间隔缺损和严重的肺动脉高压，可继发不可逆性肺内血管病变。B型最为常见，占55%，中断位于左颈总动脉与左锁骨下动脉之间。C型罕见，约占5%，中断位

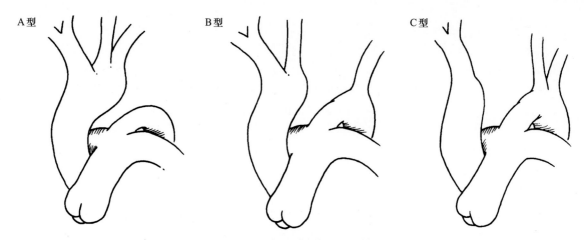

图46-0-1　主动脉弓中断的分型
A型：中断位于左锁骨下动脉的远端主动脉弓；B型：中断位于左颈总动脉与左锁骨下动脉之间；C型：中断位于无名动脉与左颈总动脉之间。

于无名动脉与左颈总动脉之间[4-6]。

单纯的主动脉弓中断很少见，多合并其他心血管畸形，最常见的为室间隔缺损和动脉导管未闭，多见的畸形包括房间隔缺损、主动脉二瓣化狭窄（30%～50%）、主肺动脉间隔缺损、迷走右锁骨下动脉、右降主动脉和右位动脉导管未闭，第5弓畸形和主动脉缩窄少见，也可能合并更复杂的心内畸形，如共同动脉干、右心室双出口、大动脉转位等。

患者合并室间隔缺损多为干下型，由于漏斗间隔的向后、向左移位，可产生不同程度的左心室流出道狭窄。B型主动脉弓中断的患者也可合并22号染色体q11段缺失，患者出现胸腺组织缺如综合征（DiGorge综合征），引起的低钙血症，应予相应的治疗和处理。

三、病理生理

IAA患者下半身供血完全依赖未闭合的PDA，临床表现为明显的差异性紫绀。由于IAA通常合并较大的非限制性VSD，左、右心室压力相当，肺动脉压力较高，致使依赖动脉导管供血的下肢血压并不低于上肢，有时甚至高于上肢血压。新生儿期PDA管腔逐渐减小甚至闭合，引起患儿呼吸窘迫、喂养困难、差异性紫绀、尿少、足背动脉搏动减弱、充血性心力衰竭等症状，并且逐渐加重，患儿难以存活。

四、临床表现

由于患儿合并室间隔缺损，出生后肺动脉阻力下降，心室水平左向右分流明显增加，生后即可出现喂养困难、呼吸急促、多汗、体重增长缓慢、充血性心力衰竭和严重的肺动脉高压症状，病情可快速恶化。患儿同时伴有差异性紫绀，随着肺动脉高压进展，可引起心内双向分流，差异性紫绀可以减轻，但肺血管病变或加重，可致右心室肥厚或衰竭。

体检可发现四肢血压、脉搏有明显差异，主动脉弓中断远端压力低，脉搏弱，近端血压高，可因主动脉弓中断所致的严重后负荷增加，而使心力衰竭加重。如果动脉导管关闭，由于下半身的灌注不足，患儿可迅速发生酸中毒而造成肝、肾衰竭，表现为无尿、谷丙转氨酶升高及坏死性小肠炎。随着病情的继续发展，酸中毒进一步加重，最终导致多器官损伤，包括脑和心脏本身，患儿会出现抽搐和反应减低等休克症状[7-9]。

五、辅助检查

1. 心电图　可正常，或左、右心室肥厚。

2. 胸部X线片　心脏增大，肺血多，肺动脉段突出或瘤样扩张。主动脉结显示不清，左前斜位见主动脉弓与降主动脉无明显连接。头臂动脉增粗，部分年长患者由于侧支循环可见肋骨切迹。

3. 超声心动图　彩色多普勒超声由胸骨上窝可观察到主动脉弓畸形及动脉导管情况。胸前检查可发现其他合并心内畸形，如室间隔缺损（ventricular septal defect，VSD）、房间隔缺损（atrial septal defect，ASD）等。

4. 心导管和造影　肺动脉压和肺血管阻力明显升高，可与主动脉压力相近。右心导管可通过动脉导管进入降主动脉。如降主动脉或股动脉血氧饱和度降低，多提示主动脉弓异常，也可得知心内分流的情况。

右心室和肺动脉造影可显示动脉导管及相连的降主动脉，左心室和升主动脉造影可显示升主动脉、头壁血管的形态、主动脉弓中断的位置，以及是否合并室间隔缺损、主动脉瓣及瓣下狭窄。如降主动脉不显影，经股动脉插管的降主动脉造影则可以确诊。

5. CT、MRI 可以确切诊断主动脉中断，并了解主动脉弓中断的病理形态和合并心内畸形。

六、自然病程

IAA自然预后极差，伴随生后动脉导管的自然闭合，80%患儿死于新生儿期，中位生存时间仅为4～10天。患儿75%多在生后1个月内死亡，90%患儿在生后1年内死亡，晚期多发生严重肺动脉高压及心力衰竭。

七、手术适应证

一旦确诊，应尽早手术。婴幼儿合并其他心内畸形，应尽量一期手术矫治。如病情重或条件不具备，可分期手术。重度肺动脉高压发生不可逆转肺血管病变，则不宜手术[10-11]。

八、术前准备

婴幼儿应持续给氧，静脉输入前列腺素以维持动脉导管开放，降低肺动脉压力。应予强心利尿药，并纠正酸中毒等代谢紊乱，以改善全身状况。准备血小板、新鲜血及血浆，以防治术后出血、渗血和凝血功能紊乱。

九、手术技术

手术应在全麻、气管插管、低温、体外循环或停循环下进行。桡动脉和股动脉置管，监测上下肢血压、鼻咽及直肠温度。分期手术可在全麻、非体外或体外循环下进行。

手术原则是经胸骨正中切口，在全麻、低温、体外循环下，一期手术重建主动脉弓和降主动脉的正常连接，并同期矫治所合并的心脏畸形。

（一）一期矫治术

经胸骨正中切口开胸，心包切开后，充分游离升主动脉、无名动脉、左颈总动脉及左锁骨下动脉，并穿过阻断带。对于新生儿或婴幼儿患者可经升主动脉、肺动脉插供血管，儿童或成人经升主动脉和股动脉插动脉灌注管，进行上、下半身分别灌注，上下腔静脉插引流管建立体外循环。在并行循环下，游离左、右肺动脉，阻断左、右肺动脉。也可以将肺动脉插管经动脉导管送入降主动脉，灌注下半身。游离动脉导管，并穿阻断带予以阻断，充分游离主动脉弓远端和降主动脉，必要时离断1～2支肋间动脉，避免术后造成吻合口张力过大或对左主支气管造成压迫。

降温至鼻咽温度为18～20℃，阻断头臂血管，将动脉插管调至无名动脉进行低流量脑灌注，灌注流量为5～20 mL/kg，停循环。如估计停循环时间较长，需要加强心肌保护，可在停循环前阻断升主动脉，经主动脉根部灌注心肌保护液保护心脏。

彻底切除动脉导管组织，将中断的主动脉弓远、近端直接吻合，用6/0 prolene线连续缝合，这种方法适用于各型主动脉弓中断（图46-0-2）（视频19）。

对于A型主动脉弓中断，可将动脉导管及降主动脉充分游离，彻底切除动脉导管组织，把主动脉弓中断的远、近端修剪好，直接吻合（图46-0-3），用6/0 prolene线连续缝合，或将降主动脉端-侧吻合至升主动脉，用5/0 prolene线连续缝合动脉导管的肺动脉端及肺动脉切口。

视频19 室间隔缺损修补术＋动脉导管切断术＋主动脉弓中断矫治术

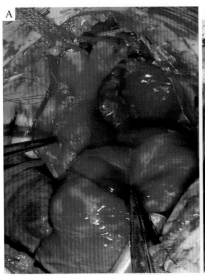
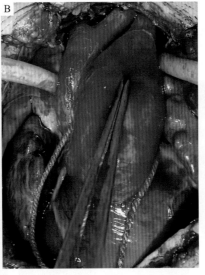

图46-0-2 主动脉弓中断

A. A型；B. B型。

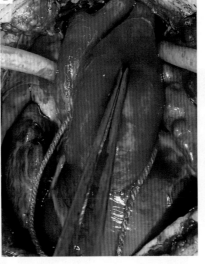

图46-0-3 **B型主动脉弓中断，将主动脉弓与降主动脉端-端吻合**

如主动脉弓与降主动脉距离较远，可保护好肺动脉瓣和左右肺动脉开口，将主肺动脉前壁部分切下，以其作为补片（图46-0-4），或缝合形成管道吻合降主动脉的近端（图46-0-5），再与主动脉弓连接。也可切开升主动脉左侧，切口要大小合适，与成形后的降主动脉近端吻合，使升主动脉与降主动脉相连续（图46-0-6）。再根据肺动脉粗细情况，将肺动脉用自体心包重建或直接缝合（图46-0-7），这可能比采用肺动脉前壁人工血管补片或同种血管补片修复主动脉效果更好（视频20）。

视频20 主动脉弓中断矫治术＋室间隔缺损修补术＋动脉导管切断术

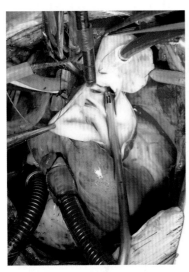
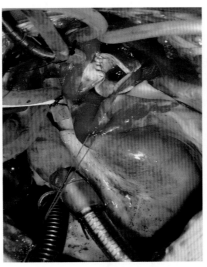
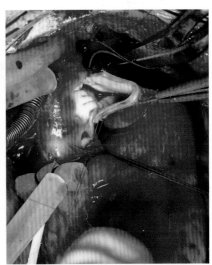

图46-0-4 切下自体肺动脉前壁作为补片

图46-0-5 用肺动脉前壁成形主动脉弓

图46-0-6 将降主动脉近端与升主动脉左侧进行端-侧吻合

在主动脉弓重建后复温，经主动脉根部灌注心脏保护液，再根据所合并心内畸形情况采用相应的手术方法矫治，例如经肺动脉或右心房切口，修补室间隔缺损，一般多需补片修补（图46-0-8）。心内畸形矫治后，心腔内充分排气、开放升主动脉。等心脏复跳后，在停体外循环前彻底检查吻合口有无出血（图46-0-9），观察心肺功能的情况，上、下肢动脉的压差，如果压差<20 mmHg，不会影响术后恢复。也可根据情况在手术降温过程中阻断升主动脉，修复心内畸形后再矫治主动脉弓中断[12]。

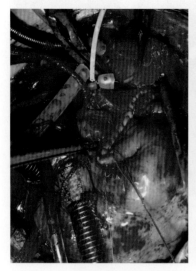

图46-0-7　直接缝合肺动脉切口

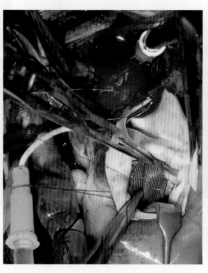

图46-0-8　经肺动脉切口修补VSD

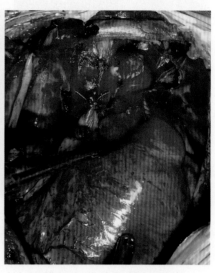

图46-0-9　主动脉弓重建后

（二）分期矫治术

手术仅矫治主动脉弓中断，恢复主动脉的正常血流，而不处理心内合并畸形的手术。适用于全身情况较差、彻底矫治手术危险性较大的患者。如果患者为A型病变，可右侧卧位，经左外切口第4肋间开胸。全身肝素化后，在降主动脉和肺动脉插管建立体外循环，并行循环下，充分游离动脉导管和主动脉弓中断的近远端后，上阻断钳，可根据病变的不同，切断动脉导管，充分游离并修剪降主动脉远端，使其与近端直接吻合（图46-0-10），或用人工血管将中断的主动脉弓近、远端连接起来（图46-0-11）。对婴幼儿患者也可用左锁骨下动脉连接中断的远、近端，再切断动脉导管，缝合断端。一般于术后2周，即考虑再行心内畸形矫治手术。对于B型和C型主动脉弓中断，应该进行经胸骨前正中切口手术。

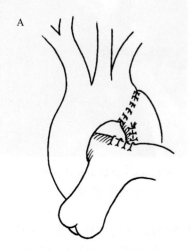

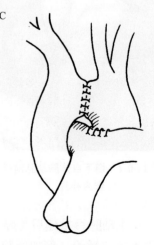

图46-0-10　直接吻合术方法

A. A型：中断用自体血管直接吻合；B. B型：中断用自体血管直接吻合；C. C型：中断用自体血管直接吻合。

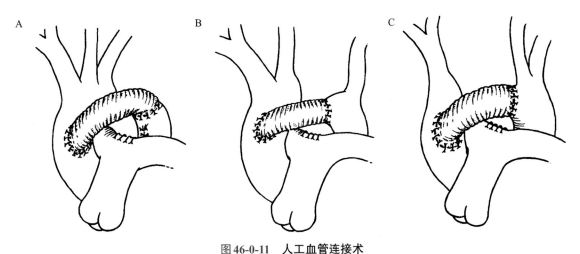

图 46-0-11 人工血管连接术

A. A型：中断用人工血管连接；B. B型：中断用人工血管连接；C. C型：中断用人工血管连接。

十、术后处理

1. 辅助呼吸 由于患者术前肺动脉高压及合并肺部感染和手术中体外循环的创伤，多需用呼吸机较长时间辅助呼吸。尽量使 PCO_2 保持在 35 mmHg 左右和充分给氧，必要时可予一氧化氮吸入，同时加强呼吸道护理，在病情稳定后才拔除气管插管。

2. 持续镇静 保持呼吸道通畅，及时清除气管内分泌物，防止发生肺动脉高危象。

3. 监测上、下肢动脉压 监测足背动脉搏动情况，保持心率、血压在正常低水平，血压高者应予降压。既要保持动脉血供，也要减少出血的机会。注意保温，要维持每小时尿量 1～2 ml/kg（体重），常规持续泵入米力农等药物。维护好肾功能。同时了解是否主动脉残存狭窄，必要时可再手术。

4. 密切注意引流情况 应静脉输入血小板和凝血因子并使用各种止血药物。如有出血，应及时开胸止血。

5. 控制入量，强心利尿治疗 体外循环、手术时间长等各种因素都可能使患者出现术后组织水肿，影响心肺功能的恢复，应限制入量，给予地高辛和利尿药治疗。

十一、手术并发症

1. 出血 由于主动脉弓中断的远近端游离不够，吻合后主动脉张力过高，或者由于动脉导管组织脆弱，被用来重建主动脉，此外患者全身情况差，动脉壁薄弱，引起术后吻合口出血或肋间血管出血，需及时开胸止血。

2. 主动脉弓周围组织损伤 在游离动脉导管或主动脉的过程中，可因镊子夹住或其他器械损伤喉返神经、膈神经、胸导管，导致术后出现声音嘶哑、膈肌抬高、乳糜胸等症状，因此手术中关键在于解剖清晰，注意预防并发症。

3. 吻合口狭窄 IAA是术后早期并发症，例如吻合口狭窄、吻合口张力过大引起的气道压迫和肺动脉压迫；晚期由于患儿成长较快。吻合口或所采用的材料不能匹配其相应的生长发育，可造成吻合口再狭窄。应予再手术或介入治疗。

4. 左支气管狭窄 可致左肺不张，常由于主动脉弓游离不够，直接吻合造成对左支气管的直接压迫，必要时需再手术。

5. 左心室流出道狭窄 发生率为26%～57%，与室间隔向左或向后偏移有关，术中可适当切除异常肌束加以避免，术后可根据情况进行手术，解除狭窄。

十二、手术效果

主动脉弓中断手术难度较大，技术条件要求较高。再加上肺动脉高压的影响，以往手术死亡率很高。近年来由于前列腺素的应用以及早期诊断、早期手术和围手术期处理能力的提高，手术成功率也显著提高，手术死亡率已降至0%～2.8%。体重小、低年龄、重度肺动脉高压、全身情况差等为手术危险因素[13-14]。

十三、经验与启示

主动脉弓中断常合并室间隔缺损、动脉导管未闭等畸形，诊断不难。通过体格检查、超声心动图、CT检查即可确诊。主动脉弓中断可以发生在不同的位置，常合并室间隔缺损、动脉导管未闭等其他复杂畸形。

诊断明确后就应该尽早手术治疗，争取在1岁以内手术治疗，最迟不超过2岁。如果错过最佳手术时机，由于患者重度的肺动脉高压，肺血管发生了不可逆性的改变，就会失去手术机会，即使手术成功，远期效果也不好。

手术尽量一期矫治，应在全麻、低温、体外循环下进行，多需要在深低温、停循环下完成主动脉弓重建。主动脉重建多数可以端-端吻合，用6/0 prolene线连续缝合。要充分游离主动脉中断的远近端，以减少吻合口的张力。但不要损伤缝线，否则可能在吻合完成后可造成致命的大出血。术中要注意避免损伤喉返神经、膈神经和心导管。

如主动脉中断段较长，主动脉弓和降主动脉距离较远，应该用肺动脉前壁作为主动脉重建材料，以减轻吻合口的张力。由于肺动脉高压患儿肺动脉多高度扩张，插体外循环肺动脉灌注管需尽量靠下，注意不要损伤肺动脉瓣。在其上方至左右肺动脉开口附近，可切除肺动脉前壁，用以重建主动脉，此手术操作方便，效果好。肺动脉切口基本可以用5/0 prolene线直接缝合。术中缝合要严密、可靠，避免术后出血。

主动脉重建后要密切观察上下肢血压压差，如上肢血压高于下肢20 mmHg以上，要查找原因，必要时重新吻合。

手术后要坚持随诊，如发生了再狭窄，出现肢体或器官缺血症状，应进行CT或导管检查，狭窄严重需要进行再次手术。可经原正中切口进行经心包后降主动脉-直升主动脉人工血管旁路吻合术，或经左后外切口进行人工血管旁路手术，手术简便，效果好。

（吴清玉）

参 考 文 献

[1]　THOMAS K, MARIETTA S, JOHANN G, et al. Aortic development and anomalies [J]. Semin Intervent Radiol, 2007, 24 (2): 141-152.

[2]　ENRICO C, ANGELO P, MATTEO T, et al. Neonatal repair of persistent fifth aortic arch coarctation and interrupted fourth aortic arch [J]. Ann Thorac Surg, 2017, 103 (5): e475-e477.

[3]　HO S Y, WILCOX B R, ANDERSON R H, et al. Interrupted aortic arch—Anatomical features of surgical significance [J]. Thorac Cardiovasc Surg, 1983, 31: 199-205.

[4]　TANNOUS H J, MOULICK A N, JONAS A R.Interrupted aortic arch and aortic atresia with circle of Willis-dependent

coronary perfusion [J]. Ann Thorac Surg, 2006, 82: e11-e13.

［5］ RICHARD A J. Management of Interrupted Aortic Arch [J]. Semin Thorac Cardiovasc Surg, 2015, 27 (2): 177-88.

［6］ 佟晓宁, 潘广玉, 吴清玉.Shone 综合征－主动脉弓中断－主动脉瓣二瓣化畸形 [J]. 中华医学杂志, 2013, 93 (5): 391-393.

［7］ 吴清玉, 花中东, 许建屏, 等.一期矫治合并主动脉弓病变的心内畸形 [J]. 中华胸心血管外科杂志, 2004, 20 (4): 211-212.

［8］ 薛辉, 吴清玉, 李洪银.自体肺动脉组织一期矫治主动脉弓病变合并心内畸形 [J]. 中华外科杂志, 2010, 48 (10): 724-726.

［9］ ALSOUFI B, SCHLOSSER B, MCCRACKEN C, et al. Selective management strategy of interrupted aortic arch mitigates left ventricular outflow tract obstruction risk [J]. J Thorac Cardiovasc Surg, 2016, 151 (2): 412-20.

［10］ CHEN P C, CUBBERLEY A T, REYES K, et al. Predictors of Reintervention After Repair of Interrupted Aortic Arch With Ventricular Septal Defect [J]. Annals of Thoracic Surgery, 2013, 96 (2): 621-628.

［11］ TCHERVENKOV C I, JACOBS J P, SHARMA K, et al. Interrupted aortic arch: surgical decision making [J]. Seminars in thoracic and cardiovascular surgery. Pediatric cardiac surgery annual. Semin Thorac Cardiovasc Surg Pediatr Card Surg Annu, 2005, 8: 92-102.

［12］ TANG X J, WANG L Y, WU Q Y, et al. Persistent fifth aortic arch with interrupted aortic arch [J]. J Card Surg, 2015, 30: 284-287.

［13］ MCCRINDLE B W, TCHERVENKOV C I, KONSTANTINOV I E, et al. Risk factors associated with mortality and interventions in 472 neonates with interrupted aortic arch: A Congenital Heart Surgeons Society study [J]. J Thorac Cardiovasc Surg, 2005, 129: 343-350.

［14］ ZOU M H, MA L, XIA Y S, et al. End-to-side anastomosis for interrupted aortic arch in neonates and infants [J]. Zhonghua Wai Ke Za Zhi, 2018, 56 (3): 217-220.

第47章

先天性血管环畸形

先天性血管环畸形（congenital vascular ring）是由于胚胎时期主动脉弓及其分支发育异常、形成完整或不完整的环形结构，将气管和食管包绕其中，使其受压而引发一系列临床症状的畸形。本病少见，发病率占先天性心脏病的1%～2%。相关动脉解剖变异较多，可单独发生也可合并其他心脏畸形，如室间隔缺损、法洛四联症、主动脉缩窄、大动脉转位等[1-2]。

一、历史回顾

1737年奥梅尔（Hommel）首先描述了本病，并提出血管环可引起气管和食管受压。1945年9月9日，罗伯特·戈斯（Robert Goss）首次成功地进行了主动脉双弓离断的手术，并命名了血管环。

1897年格拉韦克（Glaevecke）和德尔（Doehle）首次报道迷走左肺动脉，1953年威利斯J. 波茨（Willis J. Potts）首次为迷走左肺动脉的患者进行了手术治疗并获得成功。具体做法为，将迷走左肺动脉从右肺动脉切下，缝合右肺动脉切口，在气管与食管之间游离左肺动脉，将左肺动脉移植在主肺动脉上。1958年孔特罗（Contro）等将其命名为"pulmonary artery sling"（肺动脉吊带）。1966年霍尔曼（Hallmann）和库利（Cooley）用切断动脉导管韧带的方法治疗血管环。1995年雷德蒙·伯克（Redmond Burke）和他的同事在胸腔镜下完成了血管环手术。2002年佩德罗·德尔尼多（Pedro del Nido）团队在机器人的辅助下完成了血管环手术[1-2]。

二、发病机制

正常主动脉弓的发育在孕后第2～7周完成，胚胎时期原始心管动脉干［即主动脉囊（aortic sac）］连接6对主动脉弓，它们出现在不同时期，大小不同，构成环形，食管和气管位于环内（图47-0-1）。第1、2对主动脉弓很快就退化，第3弓形成双侧颈总动脉。位于第3、4弓之间的主动脉段吸收，使第3、4主动脉弓分离。右侧第4弓和右侧第7间动脉形成右锁骨下动脉和乳内动脉的近端，左侧第4弓形成主动脉弓左颈总动脉与左锁骨下动脉之间的部分和左锁骨下动脉，远端吸收。也有学者认为，第7节间动脉为成对发出，左侧第7节间动脉在左侧第4弓远端发育为左锁骨下动脉。第5弓存在于爬行动物，哺乳动物第5弓退化消失或发育不完全。第6弓位于尾部，在第6左、右弓近段向远端发育出左右肺动脉，左侧弓远端形成动脉导管（图47-0-2）。第6右弓近段形成右肺动脉，远端吸收。动脉干前面部分分隔为升主动脉，并发育为无名动脉与其相连的主动脉弓，动脉干后部分分隔为肺动脉与左、右肺动脉相连。右背侧主动脉退化吸收形成降主动脉。第7节间动脉发自第6弓的末端，向头颈动脉和第1肋间供血。在哺乳动物，正常主动脉弓在气管和食管的左侧，鸟类在右侧（图47-0-3）。持续存在的右位主动脉弓可形成血管环[2]（图47-0-4）。

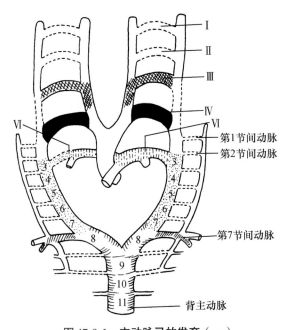

图 47-0-1　主动脉弓的发育（一）

腮弓型主动脉弓。Ⅰ～Ⅵ为 6 对原始主动脉弓（第 5 弓退化消失或发育不完全省略）

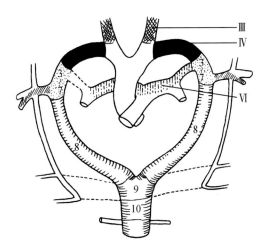

图 47-0-2　主动脉弓的发育（二）

血管环缩短变形。

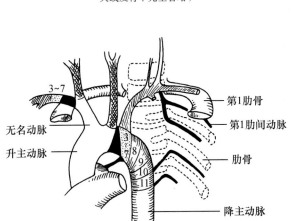

图 47-0-3　主动脉弓的发育（三）

成熟的哺乳型动脉弓，第 3～11 节为节间动脉发育后的变化

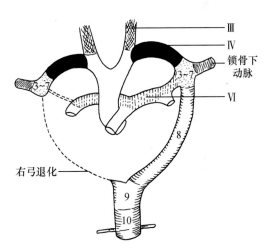

图 47-0-4　主动脉弓的发育（四）

血管环断裂。

三、病理解剖

先天性血管环的畸形很复杂，巴克尔（Backer）和马夫罗迪斯（Mavroudis）将本病分为以下三种类型，实际上临床上可见更多类型[3-7]。

（一）双主动脉弓

双主动脉弓是血管环的最常见类型。两侧主动脉弓均存在，但直径大小不同，可能以一侧弓为主，其中以右弓为主占 75%，以左弓为主占 15%，两侧口径相等的占 10%。双弓从升主动脉发出，环绕气管和食管后，形成血管环，在食管后方延续为降主动脉。左右主动脉弓分别出颈总动脉和锁骨下动脉。降主动脉大多位于左侧，也可在右侧。动脉导管可在降主动脉的左侧、右侧或两侧（图 47-0-5）。

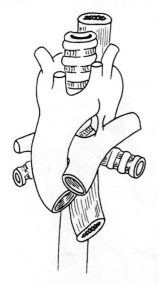

图47-0-5　双主动脉弓畸形（正位）
双弓，左侧动脉导管。

（二）右位主动脉弓和左侧动脉导管韧带

右位主动脉弓在气管、食管右后方与降主动脉相连接。头臂血管分支与左位主动脉弓呈镜面排列，依次为左无名动脉、右颈总动脉和右锁骨下动脉。如果左侧动脉导管或动脉韧带相连接在左肺动脉与主动脉峡部之间，则构成一个完整的血管环，可引起气管和食管受压，这种畸形占65%。

（三）头臂血管起源异常

1. 无名动脉起源异常　正常人的无名动脉从气管左侧主动脉弓发出，但有些患者的无名动脉起源于主动脉弓的远端，较正常者更靠左侧，在达到右胸顶时必须绕过气管，如果无名动脉较短，则会压迫气管。

2. 左颈总动脉异常　左颈总动脉从主动脉弓偏右侧发出，在转向左侧时经过气管可能引起气管压迫。

3. 迷走右锁骨下动脉　迷走右锁骨下动脉是主动脉弓分支畸形中最常见的类型，迷走右锁骨下动脉自主动脉弓左侧发出，经食管后由左向右（少数病例可经食管与气管之间或气管前方）进入右臂，可压迫食管而引起吞咽困难（图47-0-6）。

（四）左位主动脉弓右侧降主动脉合并动脉导管

此类畸形为一种罕见的畸形，升主动脉向上伸延，主动脉弓向左后方绕过气管和食管，再向右连接右侧降主动脉。动脉导管在右降主动脉与右肺动脉之间，少数患者动脉导管连接右肺动脉与迷走右锁骨下动脉，形成血管环压迫气管和食管（图47-0-7）。

（五）右位主动脉弓合并迷走左锁骨下动脉

右位主动脉弓时，左颈总动脉是右位主动脉弓的第一分支，其后依次为右颈总动脉、右锁骨下动脉，迷走左锁骨下动脉是最后分支。迷走左锁骨下动脉从食管后向左侧走行。因此，右位主动脉弓、迷走左锁骨下动脉和左侧动脉导管形成完整的血管环（图47-0-8）。

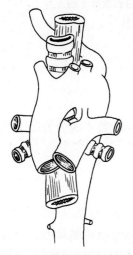

图47-0-6　迷走右锁骨下动脉压迫食管

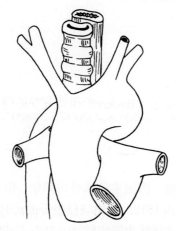

图47-0-7　左位主动脉弓右侧降主动脉压迫气管和食管

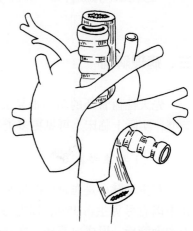

图47-0-8　右位主动脉弓合并血管压迫

（六）科梅内尔（Kommerell）憩室

右侧主动脉弓合并左侧动脉导管韧带，左锁骨下动脉根部膨突形成动脉瘤，即为 Kommerell 憩室，动脉瘤中层退化，常引起血管环术后症状复发，并且这种病变可导致主动脉夹层，因此应该在手术中切除。

（七）迷走左肺动脉

迷走左肺动脉（pulmnaory artery sling）是一种少见的先天性血管畸形，为左肺动脉不是从主肺动脉发出，而是发自右肺动脉后方，从右主支气管后上方穿过主气管和食管之间，在动脉导管下缘进入左肺门，因其行程造成对右主支气管、气管远端的包绕，在解剖上形成不完全性血管环，致使对右主支气管和主气管的压迫[8-9]（图47-0-9）。此外，发自主动脉的动脉导管或动脉导管韧带向左后方与降主动脉相连，此结构和异常的左肺动脉一起形成的血管环可压迫左主支气管（图47-0-10）。根据左肺动脉起源情况，迷走左肺动脉可分为完全型和部分型，完全型是指左肺动脉主干从右肺动脉发出；部分型指仅左肺动脉分支从右肺动脉发出，而左肺动脉主干及其他分支起源和分布正常。部分型以左上肺动脉起源异常多见，左下肺动脉起源异常罕见。

50% 的患儿还可合并其他先天性心脏病，如房间隔缺损、动脉导管未闭、室间隔缺损等，此外还可以合并其他畸形，如肛门闭锁、先天性巨结肠和胆道闭锁等。

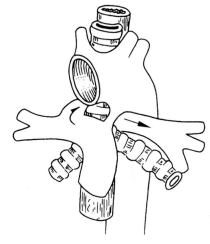

图 47-0-9 迷走肺动脉压迫主气管和右主支气管

箭示左肺动脉血流方向。

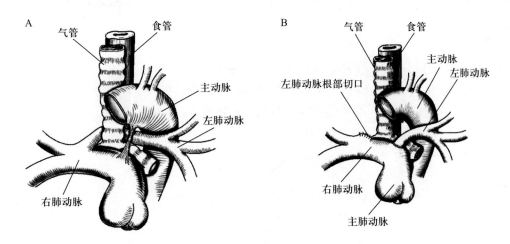

图 47-0-10 迷走左肺动脉矫治术

A. 迷走左肺动脉起自右肺动脉和动脉导管韧带一起构成血管环；B. 切断左肺动脉和动脉导管韧带，将左肺动脉吻合在主肺动脉上。

四、临床表现

患者的临床表现与年龄、气管、食管受压迫的位置和程度有关。有的可无症状，大多数患儿在 1 岁内出现症状，少数病例仅在体检时被发现。气管狭窄所致的通气障碍是本病最主要的症状，若气管内分泌物不能有效地清除，可引起肺不张和肺炎。

气管受压可表现为反复肺部感染并伴有气管分泌物难以咳出，喘鸣样呼吸、犬吠样咳嗽、气促及阵发性呼吸困难。严重者气管软化，可致呼吸窘迫甚至窒息，危及生命。呼吸困难的症状在颈部弯曲时加重，当头颈部伸展时减轻。

食管受压主要表现为吞咽困难，儿童时期症状较轻，进食缓慢，在进食固体食物时吞咽困难逐渐加重。有时可见到因食管梗阻而引起的吸入性肺炎。

体检可见呼吸困难、体质差。听诊可闻及呼吸音粗糙及哮鸣音。合并心脏畸形可闻及相应杂音。

五、辅助检查

1. 胸部X线片　胸部X线片可见气管受压形成的狭窄，例如迷走肺动脉可在侧位X线片上见气管下方前壁受压。双主动脉弓畸形可见两侧主动脉弓球形隆起阴影，右位主动脉弓者可见右侧隆起。局限性肺炎、肺气肿、肺不张等改变也提示气管受压。

2. 食管钡餐造影　可在食管不同部位显示血管压迹，该压迹具有搏动性。根据压迹的部位、形态，可诊断出畸形血管的解剖类型。

3. 超声心动图　超声心动图可显示主动脉弓及头臂动脉的部位及走行异常，还可观察到气管压迫和并发的心内畸形。

4. CT扫描　可清晰地显示主动脉、头臂动脉及其解剖特征，并可清晰显示血管环畸形及其与气管和食管的关系。CT可以确诊血管环，并可在术后复查CT用于对照（图47-0-11），还可发现其他心脏合并畸形。

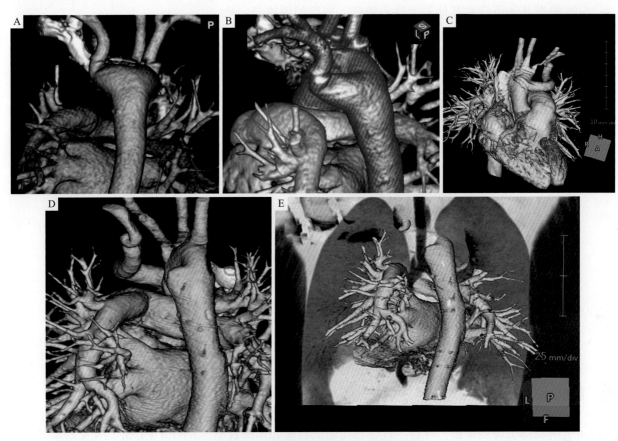

图47-0-11　CT扫描显示血管环手术前后影像

A. 术前诊断：血管环、右弓右降、动脉导管未闭、迷走左锁骨下动脉、Kommerell憩室；B. 术前诊断：血管环、右弓右降、动脉导管未闭、迷走左锁骨下动脉、Kommerell憩室；C. 术后正面观：可见左锁骨下动脉吻合在升主动脉；D. 术后背面观；E. 术后可见气管食管压迫解除。

5. MRI　也可以明确血管环和气管及食管受压的情况，显示心脏血流动力学状态及所合并的畸形。但检查时间较长，患儿如气管狭窄严重，难以配合，使其应用受限。

6. 血管造影　对于合并心内复杂畸形或疑难病例可能需要动脉造影检查。主动脉造影可直接显示主动脉及头臂动脉的形态和分支情况，也能清楚显示其他畸形。肺动脉造影可以显示迷走肺动脉。

7. 气管镜和肺功能检查　纤维支气管镜可发现气管狭窄的情况，由于此项检出影响通气，一般不作为常规检查。肺功能检查可发现肺阻力高。

六、诊断与鉴别诊断

当患儿有上述症状时，应考虑到血管环的可能性。结合辅助检查，特别是超声心动图及CT扫描能迅速而安全地确诊。

七、自然病程

出生6个月内出现严重呼吸困难而得不到外科治疗者，多在1岁内死亡。出生后6个月才出现症状者，症状较轻且很少进展，可随着儿童的增长而减轻。如无外科治疗，大约90%的患儿在1岁以内死亡。

八、手术适应证

患者诊断一旦明确就应手术，越早进行手术，效果越好。最好在气管出现明显狭窄之前进行，否则手术后气管狭窄难以恢复，会导致患儿术后呼吸困难，手术危险性明显增加。有明显症状，如严重呼吸困难、反复呼吸道感染和明显的吞咽困难，以及气管受压60%以上时更应该手术治疗。

九、术前准备

血管环患者术前常有呼吸道感染，术前应用抗生素，清除呼吸道分泌物，待感染控制后方可手术。如婴幼儿全身营养不良、贫血，术前应予以输血、补充营养等支持治疗，以纠正水和电解质失衡，改善全身情况。

十、手术技术

手术主要目的是解除血管环及其周围组织对气管和食管所造成的压迫，恢复气管和食管的结构和功能。手术可在气管内插管、全身麻醉下进行，气管导管应越过气管狭窄处，以保持呼吸道通畅。手术多采用降主动脉一侧的胸后外切口，应根据不同病变采用不同的手术方法[10]。

（一）双主动脉弓

左主动脉弓切断缝合术：适用于多数右弓为主、左弓较细患者。经左后外切口第4肋间进胸，沿降主动脉及左锁骨下动脉切开纵隔胸膜。解剖两弓的前后缘，注意保护喉返神经。应游离并切断动脉导管或韧带，以便弓部得以充分游离。在左锁骨下动脉远侧端的左弓汇入降主动脉处切断左前弓。在该处置入两把无伤血管钳，检测左侧颈动脉及桡动脉搏动无减弱，在两血管钳中间切断左前弓，分别缝合两断端。如果两弓粗细相等，应切断右弓，在食管后方游离后弓，将前弓及降主动脉向左前方牵引时，有利于操作。右主动脉弓用两把血管阻断钳阻断，观察血压及颈动脉搏动无变化，则切断右弓，用5/0 prolene线连续往返缝合切口两端，同时游离松解弓部与食管、气管的粘连组织（图47-0-12）。

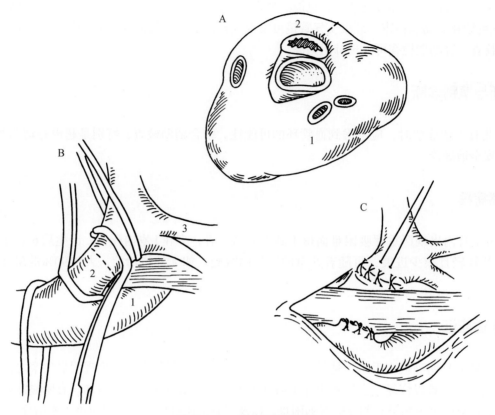

图47-0-12　双主动脉弓手术

A. 后弓切断部位；B. 切断后弓；C. 缝合断端

1. 前弓；2. 后弓；3. 左锁骨下动脉。

（二）右位主动脉弓合并左侧动脉导管或韧带

视频21　血管环矫治术＋动脉导管切断缝合术＋Kommerell憩室切除术＋迷走左锁骨下动脉移植术

经左后外切口，一般只需切断动脉导管或韧带，即可解除血管环的压迫，不必切断迷走左锁骨下动脉。如果迷走左锁骨下动脉起始部呈瘤样扩张，形成Kommerell憩室，压迫食管，则需要左侧开胸，切断迷走左锁骨下动脉和憩室（图47-0-13）。也可以在体外循环下切断动脉导管韧带和左锁骨下动脉，缝闭主动脉切口，将憩室切除，把左锁骨下动脉移植在升主动脉上，如长度不够可加用人工血管（视频21）。

（三）头臂动脉起源异常

1. 无名动脉起源异常　如果无名动脉起源异常造成压迫，可经左后外第4肋间切口，于左侧膈神经前切开心包，用2～3条4/0 prolene线双头针加垫片将主动脉及无名动脉外膜间断缝向胸骨柄后面，加以固定，以缓解压迫。也可以在体外循环下将无名动脉切断、移植在合适的主动脉上。颈总动脉也可此法处理。

2. 迷走右锁骨下动脉　左后外切口第4肋间，进入胸腔。沿主动脉弓向后游离至弓降部，显露迷走右锁骨下动脉，在起始部切断，用5/0 prolene线连续缝合切口。将右锁骨下动脉吻合到升主动脉，或行右颈总动脉搭桥或吻合术。

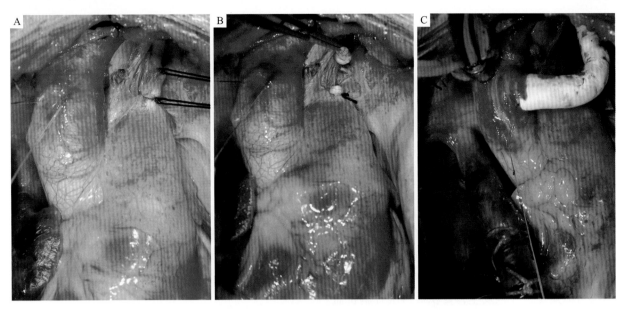

图47-0-13　右位主动脉弓合并左侧动脉导管，Kommerell憩室矫治术

A. 结扎动脉导管；B. 结扎切断动脉导管；C. 左锁骨下动脉移植至升主动脉。

（四）左位主动脉弓右降主动脉合并动脉导管或韧带

右后外切口进入胸腔，游离、切断右侧动脉导管或动脉导管韧带。

（五）迷走左肺动脉

手术在全麻非体外循环下进行。经胸骨前正中切口进胸，切开心包。先游离出升主动脉，牵向左侧，再游离出右肺动脉，找出迷走左肺动脉（pulmonary artery sling），充分游离，在起始部切断，缝闭左、右肺动脉两个断端。将迷走左肺动脉从主动脉后方、气管与食管之间充分游离出来，移植到肺动脉主干左前壁，用5/0 prolene线连续缝合（图47-0-14）（视频22）。

视频22　迷走肺动脉矫治术

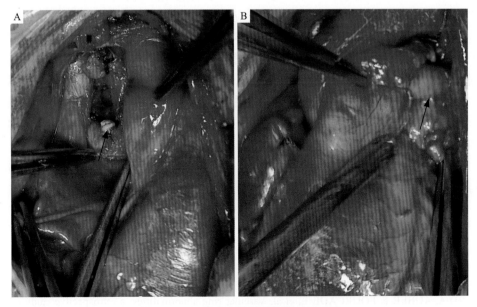

图47-0-14　迷走左肺动脉切断、吻合术

A. 右肺动脉的后方切断左肺动脉，箭示左肺动脉切断近端；B. 将迷走左肺动脉吻合在主肺动脉的左侧，箭示左肺动脉。

十一、术后处理

术后应按胸外科或心脏手术常规处理，注意胸腔引流液的量，及时补充血容量，维持水和电解质平衡。如合并气管软化，需要呼吸机辅助较长时间，加强营养，积极吸除气管内分泌物，必要时手术中同时治疗气管软化。

十二、手术并发症

1. 压迫症状解除不彻底　可能与局部组织松解不完全有关，如合并Kommerell憩室必须处理好，才可能彻底缓解症状。另外，也可能与气管软化、发育不良或食管蠕动弛缓有关。

2. 喉返神经损伤　术后发音嘶哑，术中应注意保护喉返神经，可给予对症处理。

3. 术后出血　动脉切口或断端缝合欠缺，周围小血管，肋间动脉均可出血，术中应彻底止血，基本都可以避免，一旦发生，要积极再次开胸止血。

十三、手术效果

血管环手术效果好，90%以上患者手术后症状可以完全消失，5%的患者手术后可能复发[2, 11-12]。婴幼儿、病情重、气管软化或合并其他心内畸形时，手术危险性大。

气管软化：术前即已存在，术后仍有呼吸困难，如难以恢复，可考虑置放支架或手术治疗。

十四、经验与启示

先天性血管环畸形较少见，由胚胎时期主动脉弓系统发育异常所致。气管和食管受压是引发临床症状的原因。血管环畸形影响正常呼吸和进食，可致婴幼儿呼吸困难，气管内分泌物不能及时有效地排除，导致上呼吸道、肺部反复感染，气管软化，呼吸窘迫、窒息以至于危及生命。CT扫描有助于确诊和制订手术方案。血管环病种较多，如果造成气管和食管受压都应手术治疗。

手术应在全麻或全麻体外循环下进行，术前应明确解剖诊断，制订好手术方案。术中解剖结构要清楚，避免损伤血管周围组织，彻底解除血管环对气管和食管的压迫。双主动脉弓血管环的患者多为右弓发育良好，应切断左弓。血管环为右位主动脉弓和左侧动脉导管韧带、迷走左锁骨下动脉合并Kommerell憩室，单纯切断动脉导管韧带效果不好，应切除Kommerell憩室，才能避免术后复发。迷走左肺动脉易致气管狭窄，应在体外循环下手术，将左肺动脉从右肺动脉切断分离，从气管后方游离出来，再吻合至主肺动脉上。气管狭窄严重可同期手术治疗。术中尽可能重建较重要的血管（如锁骨下动脉），血管缝合处要彻底止血。

血管环手术效果良好，有学者报告373例患者，手术无死亡。92%患者1年以后症状消失，5%患者复发，这多与Kommerell憩室术中没处理有关[4]。

（吴清玉）

参 考 文 献

[1]　BONNARD A, AUBER F, FOURCADE L, et al. Vascular ring abnormalities: a retrospective study of 62 cases [J]. J Pediatr Surg, 2003, 38 (4): 539-543.

［2］ THOMAS K, MARIETTA SINZIG, JOHANN GASSER, et al. Aortic development and anomalies [J]. Semin Intervent Radiol, 2007, 24 (2): 141-152.

［3］ BACKER C L.Vascular rings with tracheoesophageal compression: Management considerations [J]. Pediatric Cardiac Surgery Annual of the Seminars in Thoracic and Cardiovascular Surgery, 2020, 23: 48-52.

［4］ CARL L B, MICHAEL C M, ANDRADA R, et al. Vascular rings [J]. Seminars in Pediatric Surgery, 2016, 25 (3): 165-175.

［5］ NAOKI YOSHIMURA, KAZUAKI FUKAHARA, AKIO YAMASHITA, et al. Congenital vascular ring [J]. Surgery Today, 2020, 50: 1151-1158.

［6］ 张新, 吴晓云, 吕铁伟, 等.先天性血管环99例病例系列报告 [J]. 中国循证儿科杂志, 2016, 8: 4, 275.

［7］ 李勇刚, 吴春, 潘征夏, 等.婴幼儿血管环外科诊治 [J]. 中华胸心血管外科杂志, 2011, 10, 577-580.

［8］ ANDREW C F, JOHN W B, THOMAS R W, et al. Surgical Treatment of pulmonary artery sling and tracheal stenosis [J]. Annals of Thoracic Surgery, 2005, 79 (1): 38-46.

［9］ SHASHI R A J, SAMIR CHANDRA. Left pulmonary artery sling without symptoms [J]. Ann Pediatr Cardiol, 2017, 10 (1): 98-99.

［10］ RIGGLE K M, RICE-TOWNSEND S E, WALDHAUSEN J H T. Thoracoscopic division of vascular rings [J]. J Pediatr Surg, 2017, 52 (7): 1113-1116.

［11］ NISHANT S, JOSEPH D, SAMEH S, et al. Vascular Rings in Adults: Outcome of Surgical Management [J]. Ann Thorac Surg, 2019, 108 (4): 1217-1227.

［12］ KAREN CHUN, PAUL M C, DAVID L D, et al. Diagnosis and management of congenital vascular rings: A 22-year experience [J]. Ann Thorac Surg, 1992, 53 (4): 597-603.

第48章
先天性冠状动脉瘘

先天性冠状动脉瘘（coronary artery fistula，CAF）指冠状动脉主干及主要分支发育缺陷，导致冠状动脉直接与心腔、肺动脉和静脉系统异常交通的一种畸形。很小的冠状动脉瘘较常见，一般不引起症状，也查不出来，可以忽略。有些也可能自己关闭，能引起心内分流的CAF不多。在先天性心脏病中，CAF发生率为正常人的0.002%，占先天性心脏畸形的0.18%～0.87%，冠状动脉异常的14%[1-3]。CAF多为先天性原因，少数创伤、感染、医源性原因也可以引起。

一、历史回顾

1865年克劳斯（Krause）首次描述了本病。1912年特雷弗（Trevor）报道了一例右冠状动脉-右心室瘘，因心内膜炎死亡。1958年费尔（Fell）首次诊断出本病。1959年科斯诺（Cursino）首先通过冠状动脉造影诊断本病，同年，斯旺（Swan）首次在体外循环下进行了修补手术。1983年里迪（Reidy）首次报道经冠状动脉封堵冠状动脉瘘[1-3]。

二、发病机制

在正常情况下，在胚胎期前两个月，心肌结构呈海绵状，血液经心肌小梁间的窦状间隙与心房、心室和冠状动脉、冠状静脉交通。随着心肌的发育为致密结构，窦状间隙缩小，退化形成特贝西乌斯（Thebesian）静脉，其与冠状血管间的交通也变少、变小，直至消失。如果胚胎早期心肌组织发育不良，甚至停止发育，心肌间的窦状间隙则继续保留，形成冠状动脉瘘。

三、病理解剖

CAF多数发生在右冠状动脉（50%～60%），其次为左前降支（35%）和回旋支（18%）。因此CAF血多分流入右心室，其次入右心房。

榊原（Sakakbara）等将本病分为近端和远端两种类型[2]。近端型瘘口位于冠状动脉近端，因此近端冠状动脉扩张，远端正常。远端型瘘口在冠状动脉远端，冠状动脉全程扩张。

瘘口所在的冠状动脉迂曲、扩张，动脉壁变薄或增厚，瘘口远端冠状动脉开口可以闭塞或扩张，甚至可形成巨大冠状动脉瘤（图48-0-1和图48-0-2）。

大部分病例为单一瘘口，少数为多个。冠状动脉进入心脏后，动脉的中层很快消失，动脉内膜层与心内膜相连续，心内瘘口附近可伴有弹力纤维增生。

组织学显示冠状动脉内皮层正常，内膜下和外膜疏松结缔组织、中层弹力纤维增生，肌性组织逐渐减少。由于左向右分流，瘘口所在的心脏有不同程度的增大，可致一侧或双侧心室肥厚。

CAF病例大约1/3可合并其他心脏畸形或病变，包括冠心病、心内膜炎、房室间隔缺损、二尖瓣

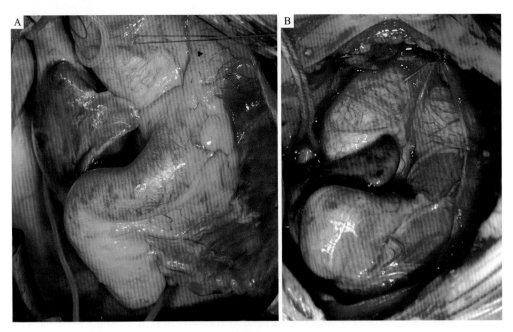

图 48-0-1

A. 右冠状动脉迂曲扩张；B. 动脉瘤形成。

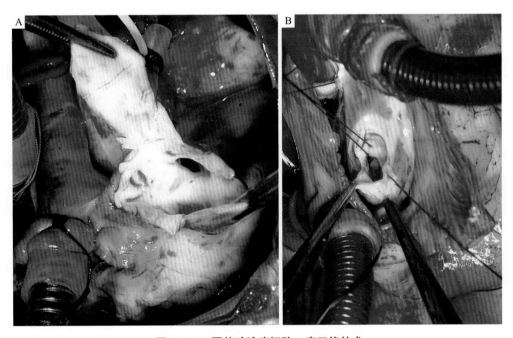

图 48-0-2　冠状动脉瘤切除、瘘口修补术

A. 右冠状动脉近端冠状动脉瘤和瘘；B. 冠状动脉瘘口。

关闭不全、主动脉瓣狭窄，以及右心室双出口、肺动脉瓣狭窄、动脉导管未闭、三尖瓣关闭不全、二尖瓣关闭不全、二尖瓣脱垂、法洛四联症等[4-5]。

四、临床表现

约 1/2 患者无明显症状，有些年长患者有胸闷、气短、易疲劳等症状。冠状动脉瘘可以因冠状动脉窃血而引起心绞痛发作。偶有患者由于冠状动脉瘘继发冠状动脉瘤，引起冠状动脉内血栓形成，导致心肌梗死。如果瘘口位于右心房，较容易发生房颤。心内膜炎的发生率不高。多数患者因发现心脏杂音而就诊，听诊多为连续性杂音。瘘口位于右心房、右心室的患者，心前区可触及收缩期震颤。瘘口位于左心室的患者，因收缩期瘘口闭合，常表现为舒张期杂音。分流量大的患者可以有脉压差增大、水冲脉、股动脉枪击音的征象。分流量小的患者可以没有心脏杂音，或有轻的收缩期杂音。

五、辅助检查

1. 心电图 患者心电图可正常，或左右心室肥厚和ST-T改变，运动实验示心肌缺血。心电图改变与分流的位置及分流量大小有关。

2. 胸部X线片 可以无明显异常，与分流量大小有关，如分流量大，可见肺血增多、心脏扩大。较大的右冠状动脉瘘，有时能看到扭曲、扩张的瘤样冠状动脉影。在合并其他心脏畸形时，会有相应的改变。

3. 超声心动图 可见冠状动脉瘤样扩张及其行程、瘘口及相关心腔结构的改变，彩色多普勒可见冠状动脉血分流入心腔的位置和分流量的大小。但如果CAF瘘口小、病变轻，超声心动图可能漏诊。

4. 心导管和造影检查 不作为常规检查，在诊断不明确或怀疑合并其他心内畸形时可能需要。进行冠状动脉造影检查可以明确诊断，可见冠状动脉扩张、迂曲和瘘口的大小，也可以了解心功能的情况（图48-0-3）。

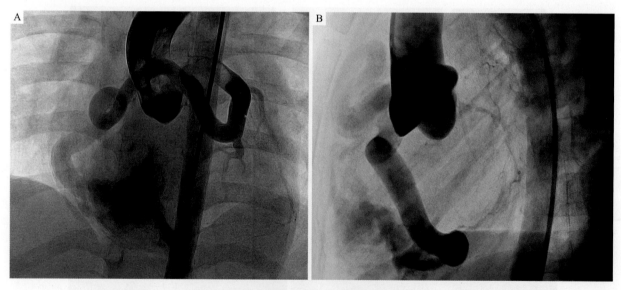

图48-0-3 右冠状动脉瘘，血管造影正位和侧位
A. 正位；B. 侧位。

5. CT、MRI 能够发现增粗、呈瘤样扩张的冠状动脉，CAF瘘口的位置和大小，心腔的变化，以及所合并心脏畸形的情况。

六、诊断与鉴别诊断

本病需与动脉导管未闭、主-肺动脉间隔缺损、Valsalva窦瘤破裂、室间隔缺损合并主动脉瓣关闭不全、主动脉-左心室通道等进行鉴别。动脉导管未闭的杂音通常位置较高，位于第2肋间，冠状动脉瘘的杂音性质不同，位置也低。病史、体征对鉴别诊断帮助不大，确诊主要依靠超声心动图、CT/MRI和冠状动脉造影检查。

七、自然病程

较小的瘘口可以自然闭合，但发生率极低。如CAF患者的瘘口不大，20岁以前少有症状，随着心室负荷的增加和冠状动脉窃血，患者在20岁以后多有心慌、气短和胸痛表现。分流量较大的患者早期也可出现心力衰竭，在50～60岁心力衰竭发生率较高。心内膜炎的发生率约为5%，可以发生在任何年龄，与瘘口大小无关。偶有患者因瘤样扩张的冠状动脉内血栓形成，而发生心肌梗死。扩张的冠状动脉发生破裂的可能性非常小。晚期死亡主要与瘤样扩张的冠状动脉内血栓形成和粥样硬化导致心肌缺血和梗死有关。

八、手术适应证

本病一经确诊，即应考虑介入或手术治疗。介入栓堵疗法，仅适用于部分病例，包括CAF单发、瘘口单发、瘘口较小的患者。介入栓堵的禁忌是瘘口远端有分支、冠状动脉迂曲严重和重度肺动脉高压患者。介入栓堵可导致冠状动脉痉挛、穿孔、封堵不全、心律失常等并发症。对于多个瘘口、瘘口直径较大，或邻近有重要冠状动脉的分支瘘口，不适于介入治疗。对于分流量较小的患者，即使ECG和胸片没有明显改变，由于手术安全性已大大提高，且远期疗效良好，仍应及早介入治疗或外科手术。如合并其他心脏外科疾病，应予同时手术矫治。

九、手术技术

手术可在全身麻醉下进行，术中需连续监测ECG以判断有无心肌缺血。可以放置经食管超声，除观察室壁运动有无异常外，还可判定有无残余分流。手术应在体外循环下进行[3-5]。

经胸骨正中切口开胸，切开、悬吊心包后，仔细探查病变的冠状动脉有无扭曲、瘤样扩张和粥样硬化以及瘘口的终末部位。位于心表的瘘口，手指压闭后，震颤会消失。手术方法有以下几种。

（一）切开冠状动脉瘘口缝合术

患者瘘口较大，冠状动脉明显扩张或呈重度瘤样病变，心表探查不能准确确定瘘口的位置时，应尽可能在瘘口表面沿纵轴切开冠状动脉，明确瘘口位置。用5/0或6/0 prolene缝线，在瘘口附近由冠状动脉外向内进针，连续往返缝合瘘口，注意要保持远端冠状动脉开口不受影响，要将瘘口对好、缝匀、缝严和缝牢靠，缝闭瘘口后将针缝出冠状动脉外打结。冠状动脉切口用6/0 prolene线连续缝合。对于重度瘤样扩张冠状动脉，需切除部分瘤壁，进行冠状动脉成形，再用6/0 prolene线连续缝合（图48-0-4）（视频23、24）。

视频23　冠状动脉瘘修补术＋卵圆孔闭合术

视频24　右冠状动脉左心室瘘修补术

（二）从冠状动脉外瘘口缝合术

手术在全麻、非体外循环下进行，适用于易于显露的冠状动脉瘘。如右冠状动脉-右心室瘘。最好为单一瘘口。如为多个，分布面积不宜太大。先用手指压迫冠状动脉有震颤的部位，如震颤消失，瘘口则位于其下方。用细线在此段冠状动脉外做2～3个水平褥式缝合，打结闭合瘘口（图48-0-5）。此方法缺点是容易引起邻近瘘口或瘘口远端心肌发生缺血变化，或缝合不确切，易于复发。

（三）经心腔内缝合瘘口

适用于瘘口较大或多个瘘口，分布范围较广，位于心脏后面，不易显露或合并其他心脏畸形的病

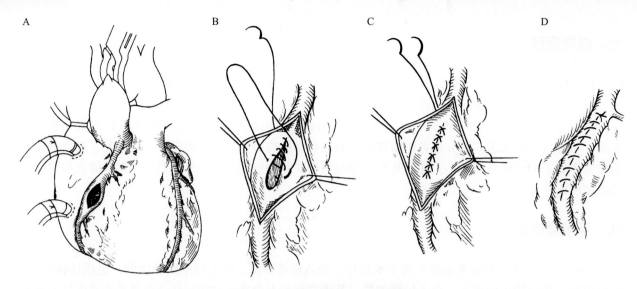

图48-0-4 切开冠状动脉，缝合瘘口

A. 右冠状动脉-右心室瘘，瘘口附近的冠状动脉呈瘤样扩张；B. 切除部分瘤样扩张的冠状动脉壁，用5/0 prolene线连续往返封闭瘘口；

C. 将针缝出冠状动脉外打结；D. 用6/0 prolene线连续缝合冠状动脉切口。

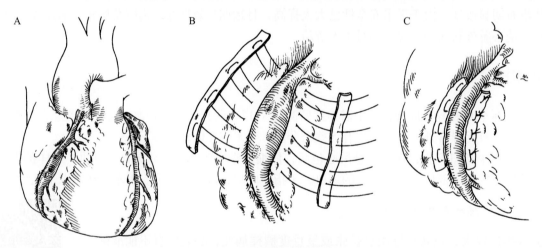

图48-0-5 冠状动脉外瘘口缝合术

A. 有多个瘘口的右冠状动脉-右心室瘘；B. 双头针带垫片在瘘口附近的冠状动脉外下方做数个水平褥式缝合；C. 打结闭合瘘口，原有心脏
表面震颤消失。

例。手术在体外循环、心脏停搏下进行。采用冷血或冷晶体停搏液顺灌进行心肌保护，灌注时夹闭病
变冠状动脉。切开心脏后，可借助主动脉根部灌注停搏液或短暂开放主动脉阻断钳，来判断心腔内瘘
口的位置、大小和数量。用5/0 prolene线连续缝合或用4×12双头针带垫片间断褥式方法闭合瘘口，然
后经主动脉根部灌注少量停搏液，经心腔内检查瘘口缝合处是否有停搏液溢出，以判定瘘口缝合效果，
此方法不如直接切开冠状动脉，缝合CAF瘘口可靠（图48-0-6）。

（四）瘘口结扎术

目前因复发率高，已很少应用（图48-0-7）。

十、手术并发症

非体外心外缝合可致短暂的心肌缺血，冠状动脉血栓形成，严重者可致心肌梗死，发生率约为

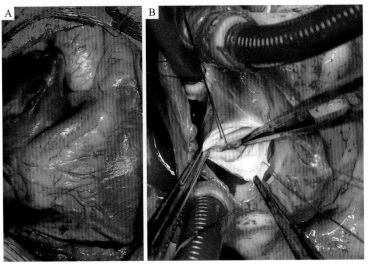

图 48-0-6　右冠状动脉右心房瘘

A. 右冠状动脉右心房瘘；B. 切开右心房可见瘘口。

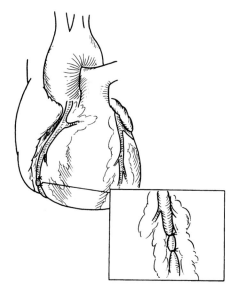

图 48-0-7　支动脉瘘结扎术

3%。另外，瘘口可发生残余漏，发生率约为4%。

十一、手术效果

瘘口结扎术的手术死亡率0%～2%。不合并瘤样冠状动脉扩张和其他心脏畸形的冠状动脉瘘患者，手术死亡率几近于零。远期效果良好，但9%～19%的患者可能复发[5-7]。

十二、经验与启示

先天性冠状动脉瘘不常见，各个心腔和肺动脉都可能发生，可致所在冠状动脉普遍扩张，心内左向右分流，严重者可继发心腔窃血、心肌缺血、心绞痛和冠状动脉瘤。超声心动图和冠状动脉造影可以确诊。诊断明确后，如果患者有症状，左向右分流量大，心脏扩大、肺动脉高压，就应该介入或手术治疗。手术可在非体外循环下完成，而在体外循环下完成效果更确切。在心脏停搏后，直接切开冠状动脉找到瘘口，瘘口边缘通常增厚，避开冠状动脉远端分支的开口，用5/0或6/0 prolene线双头针加垫片缝合，从血管外、靠近瘘口处进针开始，连续往返缝合，从血管外出针打结。视野清楚，效果可靠。从心腔内缝合冠状动脉瘘口也要显露清楚，以避免缝合不全或所缝合心肌薄弱，致使缝线撕脱或遗漏缝隙，造成复发，要切除冠状动脉瘤，扩张的冠状动脉可以适当成形。

（吴清玉）

参 考 文 献

［1］　BUCCHERI D, CHIRCO P R, GERACI S, et al. Coronary artery fistulae: anatomy, diagnosis and management strategies [J]. Heart Lung Circ, 2018, 27 (8): 940-951.

［2］　DIMITRIS C, AGAMEMNON P, INETZI A D, et al. Coronary arteriovenous fistulae: a review [J]. Int J Angiol, 2014, 23 (1): 1-10.

［3］　DODGE-KHATAMI A, MAVROUDIS C, BACKER C L. Congenital heart surgery nomenclature and database project:

anomalies of the coronary arteries [J]. Ann Thorac Surg, 2000, 69 (3): 270-297.

［4］　VINOGRAD C A, OSTERMAYER S, LYTRIVI I D, et al. Prevalence and outcomes of coronary artery ectasia associated with isolated congenital coronary artery fistula [J]. Am J Cardiol, 2014, 114 (1): 111-116.

［5］　王水云, 吴清玉 .52 例先天性冠状动脉瘘的外科治疗 [J]. 中华心血管病杂志, 2000, 28 (6): 45.

［6］　CHRISTMANN M, HOOP R, DAVE H, et al. Closure of coronary artery fistula in childhood: treatment techniques and long-term follow-up [J]. Clin Res Cardiol, 2017, 106 (3): 211-218.

［7］　MAVROUDIS C, BACKER C L, ROCCHINI A P, et al. Coronary artery fistulas in infants and children: a surgical review and discussion of coil embolization [J]. Ann Thorac Surg, 1997, 63 (5): 1235-1242.

第49章
冠状动脉起源异常、肌桥与冠状动脉瘤

第1节　冠状动脉异常起源于肺动脉

冠状动脉异常起源于肺动脉（anomalous origin of coronary artery from the pulmonary artery，ACAPA）指冠状动脉或其分支起源于肺动脉的一种先天性畸形。本病少见，发病率占先天性心脏病的0.25%～0.50%，占新生儿的1/30万。多见于左冠状动脉异常起源于肺动脉，占ACAPA的90%以上，右冠状动脉起源于肺动脉极少（0.002%）。前降支和回旋支也可以单独起源于肺动脉。如左右冠状动脉都起源于肺动脉，不及时手术，因心肌缺血和缺氧，患儿出生后很快就会死亡[1]。

一、历史回顾

1885年布鲁克斯（Brooks）首先报道2例ALCAPA的病理结果，但当时认为是冠状静脉回流到肺动脉。1933年布兰德（Bland）、怀特（White）、加兰（Garland）等首次描述3月龄男婴患ALCAPA的临床所见和尸体解剖情况。因此本病被命名为Bland-White-Garland综合征。1959年萨比斯顿（Sabiston）首次施行冠状动脉结扎术治疗本病。1966年，库利（Cooley）首次完成左冠状动脉搭桥加冠状动脉结扎治疗本病。1968年迈耶（Meyer）用左锁骨下动脉做搭桥手术，1974年内凯斯（Neches）首先将异位的左冠状动脉移植到主动脉上，恢复双冠状动脉心肌灌注。1979年竹内（Takeuchi）开创了肺动脉内隧道的矫治方法。2007年科林斯（Collins）经皮介入封堵左冠状动脉开口治疗ALCAPA[2-4]。

二、发病机制

冠状动脉的正常发育是由主动脉窦长出冠状动脉芽与心外膜下冠状动脉血管丛连接，心外膜下血管丛与心肌内的血管丛交通。在正常发育过程中，肺动脉干也长出冠状动脉芽，但通常退化消失，如未退化且与左或右冠状动脉丛异常连接，则可形成左或右ACAPA。

三、病理解剖

ALCAPA在临床上少见，其在肺动脉开口位置不完全相同。最常见的开口位于肺动脉左后窦，其次为右后窦。也可以在肺动脉后窦上方，起源于右肺动脉和主肺动脉前壁的很少见。ALCAPA起源开口稍大，左冠状动脉壁变薄如静脉，可扩张或形成动脉瘤。

左冠状动脉主干起源于肺动脉最常见，前降支或回旋支可单独起源于肺动脉。右冠状动脉的分支及走行均正常，可见明显增粗和迂曲，左右冠状动脉之间可形成丰富的侧支循环。右冠状动脉也可以

起自肺动脉，多起自肺动脉前窦。

由于心肌缺血可致乳头肌功能不全，二尖瓣关闭不全，左心房室扩大、心内膜增厚。成人如发生过心肌梗死，心脏前外乳头肌可有瘢痕和钙化，有时累及邻近左心室和二尖瓣。

ALCAPA可以单独存在，也可以合并二尖瓣病变、动脉导管未闭、室间隔缺损、法洛四联症、主肺动脉窗、主动脉弓中断等畸形[3-4]。

四、病理生理

患儿出生后早期，由于肺循环阻力、肺动脉压力高，故肺动脉血进入左冠状动脉灌注心肌，冠状动脉间侧支循环较少，可致心肌缺氧。即使左、右冠状动脉之间侧支循环广泛形成，左、右冠状动脉明显扩张、阻力下降和血流增多，但如满足不了心肌代谢的需要，也还会产生心肌缺氧。如患儿肺血管扩张、全肺阻力下降，左冠状动脉的灌注压下降可加重心肌缺血。右冠状动脉起源于肺动脉不常见，由于右心室壁薄，很少引起心肌缺血，但可致充血性心力衰竭和猝死。

在左、右冠状动脉之间侧支丰富的情况下，心肌的血液灌注主要依靠右冠状动脉，右冠状动脉血液流入肺动脉，出现心底部左向右分流，虽然分流量较小，但可引起"冠状动脉窃血"现象，会使左心室心肌受损，甚至引起心肌梗死。由于乳头肌缺血和心肌梗死，可继发左心室和二尖瓣环扩大以及二尖瓣关闭不全，也可致左心室逐渐扩大，室壁变薄发生心力衰竭。心力衰竭也会因二尖瓣关闭不全加重，两者形成恶性循环。患者能否长期存活主要取决于侧支循环建立和心肌缺血的程度，以及是否合并心肌梗死和二尖瓣关闭不全。约15%病例可发生心律失常及猝死。

五、临床表现

患者临床表现与冠状动脉侧支的建立、肺动脉内分流量的大小、心肌缺血的严重程度以及是否合并其他心脏畸形有关。

儿童和成人可无症状，由于出生后肺动脉压力和肺阻力高，经冠状动脉向肺动脉内的分流量和"冠状动脉窃血"受到一定的限制，婴儿在生后2个月内很少出现症状。而后多在哺乳和活动时发生心肌缺血，甚至呼吸短促，心率快，继而面色和四肢末梢苍白，冷汗甚至呈现休克状态等症状，即所谓"婴儿心绞痛综合征"。长大后也可有呼吸困难、晕厥和劳力性心绞痛等症状，严重者还可出现顽固性心律失常、前壁心肌梗死、二尖瓣关闭不全、充血性心力衰竭、左心室室壁瘤等表现。

患儿体检可见心脏增大，以左心室扩大为主，心前区抬举性搏动。心前区可闻及收缩期杂音，如有左心衰竭，可闻及两肺湿性啰音；如有明显肺动脉高压，可产生右心室增大和肺动脉瓣区第二心音亢进，也可有肝大。有二尖瓣关闭不全时，心尖区可闻及全收缩期杂音。在胸骨左上缘如有连续性杂音，可能是畸形冠状动脉向肺动脉的分流或合并动脉导管未闭。

六、辅助检查

1. 心电图　胸前导联可显示左心室前壁心肌缺血、梗死，QR波型和T波倒置，ST段上升，左心室肥厚。

2. 胸部X线片　肺血正常或轻度增加，肺动脉段基本正常，左心室和（或）左心房轻度增大，如合并前乳头肌缺血、心肌梗死等引起二尖瓣关闭不全则表现为肺淤血、肺动脉段凸出，左心房扩大。当侧支循环形成较差时，胸片可见左心室、左心房明显增大；侧支循环形成较充分时，多见于儿童和成人，左心室心肌受损程度轻，扩大不严重。

3. **超声心动图** 可见右心房、室大小正常或轻度增大，左心室扩大且室壁收缩运动减弱。右冠状动脉开口正常，全程显著扩张、迂曲。不能显示正常左冠状动脉起源位置其开口，多切面探查可见其起源于肺动脉侧后方，并可探查二尖瓣形态及有无关闭不全。左心室和乳头肌的心内膜由于纤维化而超声影像增强。左心室射血分数和短缩率下降。彩色多普勒显示右冠状动脉内血流明亮，可见血流方向改变，与正常相反，沿前室间沟或左心室前侧壁向上走行，在左冠状动脉开口处可见血流进入肺动脉内。超声心动图可以确诊。

4. **心导管和造影** 右心导管检查可了解右心系统血氧和压力变化，可发现左向右分流。对于有症状的婴儿，心导管可发现有低心排血量和左心室充盈压力增高。儿童可见心排血量和肺动脉压力正常，仅有左心室舒张末期压力轻度升高。在肺动脉水平有左向右分流，分流量可能较少。

选择性冠状动脉造影是诊断本病的最可靠方法，可见整个冠状动脉系统的形态及血流动力学变化，特别是可显示侧支循环的情况和冠状动脉在主肺动脉起源部位，可见右冠状动脉明显扩张，造影剂经侧支循环从左冠状动脉进入肺动脉。左心室造影可发现左心室心功能不全以及前外侧游离壁运动减弱，左心房、左心室扩大，不同程度的二尖瓣反流和心尖部室壁瘤形成。

5. **CT、MRI** 可显示冠状动脉起源位置和形态，扩张的冠状动脉及其分支。各心腔的大小和结构变化。肺动脉内冠状动脉的开口和血液分流的情况。MRI可以观察二尖瓣关闭不全和心功能的降低。

七、诊断与鉴别诊断

本病可以依靠病史、体征以及CT、MRI、超声心动图等辅助检查明确诊断，选择性冠状动脉造影不作为常规检查。需要和以下疾病鉴别。

1. **冠状动脉瘘** 两者都有冠状动脉的左向右分流，但冠状动脉瘘临床表现较轻，患者多是大龄儿童、青少年和成人，以右冠状动脉右心房室瘘多见。少数病例可有冠状动脉-肺动脉瘘，这种情况常常是冠状动脉的较小分支，瘘口近端的冠状动脉显著增粗，远端血管正常。超声心动图可见左右冠状动脉均发自升主动脉，冠脉-肺动脉瘘属冠状动脉远端异常；应注意与副冠状动脉（尤其是圆锥支）或冠状动脉分支起自肺动脉鉴别，后者属于冠状动脉近端异常。心脏超声和造影可区别这两种疾病。

2. **冠状动脉异常起源于升主动脉** 左、右冠状动脉可异常地起自不同的主动脉窦，还可起自升主动脉的其他部位，如起自窦管交界以上的主动脉壁或两支冠状动脉发自同一主动脉窦等，因而被称为冠状动脉的升主动脉起源异常（anomalous aortic origins of the coronaries，AAOC）。如在左冠状动脉发自右冠窦或右冠状动脉发自左冠窦，且两者主干穿行于主动脉-肺动脉间隔之间的情况下，患者可出现心肌缺血、心衰和猝死。这种冠状动脉畸形约占单一冠状动脉畸形总数的1/4。CT和升主动脉造影可做出鉴别。

八、手术适应证

患儿因本病在出生后1年内死亡，自然预后不良。2岁以上由于侧支循环建立，可生存到成年期，内科药物治疗无效。因此，即使患儿没有症状，一经确诊在婴儿期即应手术，手术越早越好。

九、手术技术

手术应以建立双冠状动脉系统，消除冠状动脉窃血现象，保证心肌供血和矫治合并病变为原则。该病手术方法有几种，最好的方法是恢复升主动脉与异常起源的冠状动脉连接，建立双冠状动脉系统手术。

（一）左冠状动脉移植术

婴幼儿患者左冠状动脉开口于主肺动脉后壁或右冠窦，吻合张力较小，可以切下左冠状动脉，将其直接吻合在主动脉上，进行左冠状动脉移植术（视频25）。

手术在全麻低温体外循环下进行，升主动脉阻断后，经主动脉根部压迫主肺动脉或直接堵住左冠状动脉开口，也可以在阻断升主动脉的同时，阻断肺动脉或左右肺动脉，灌注停搏液保护心肌。

心脏停搏后，切开肺动脉，探查左冠状动脉及肺动脉瓣，纽扣状切下冠状动脉开口，在开口的周围保留1～2 mm肺动脉壁，并适当游离冠状动脉近端，避免有张力，以便吻合。应在升主动脉左侧进行左冠状动脉的吻合，先用尖刀切开左冠窦，再用打孔器打孔，要防止伤及主动脉瓣。用5/0或6/0 prolene线将左冠状动脉吻合在主动脉壁上，勿使吻合后冠状动脉张力过大、冠状动脉开口狭窄和冠状动脉扭曲。缝合要严密均匀、避免出血（图49-1-1）。

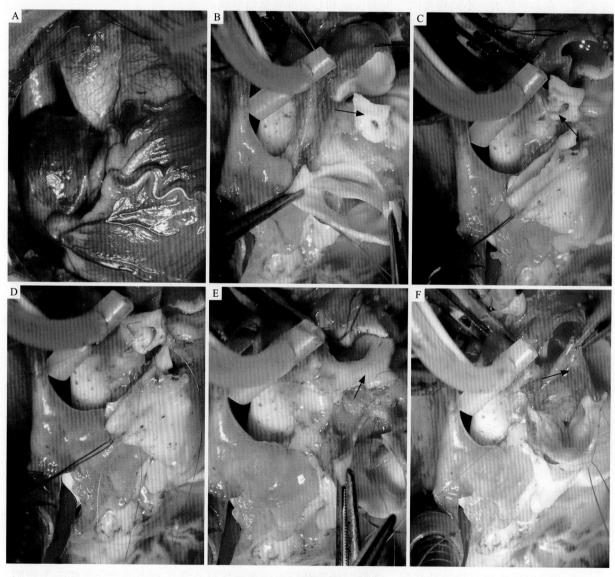

图49-1-1　左冠状动脉移植术

A. 左冠起源异常；B. 切断主肺动脉、切下左冠状动脉，箭示左冠状动脉近端；C. 吻合左冠状动脉，箭示左冠状动脉开口与升主动脉吻合；
D. 吻合左冠状动脉；E. 左冠状动脉吻合完毕，箭示主动脉壁；F. 箭示自体心包修复肺动脉后壁；G. 自体心包修复肺动脉，箭示缝合处；
H. 手术结束。

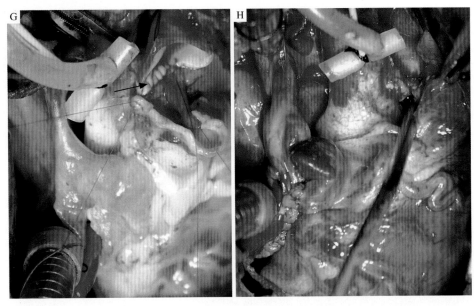

图 49-1-1（续）

（二）延长左冠状动脉移植术

大龄患者左冠状动脉开口离主动脉较远，可用肺动脉壁成形，延长左冠状动脉，再将延长后的冠状动脉移植在主动脉上，进行延长左冠状动脉移植术。

沿左冠状动脉主干开口游离、剪取部分与其相连的主肺动脉后壁，宽 1.0～1.5 cm，注意不能损伤肺动脉瓣及左冠状动脉。用 5/0 prolene 线将所剪取的主肺动脉后壁血管片上下缘缝合，形成直径 3～4 mm 的管道，为左冠状动脉近端的延续血管，再将此管道的近端吻合至主动脉上。用自体心包片修补肺动脉上的缺损。此法不需要过多游离即可延长冠状动脉，可避免移植后冠状动脉张力过大。以自体肺动脉壁作为冠状动脉延长材料应该是最合适的（图 49-1-2）。

另外，还可采用其他改良冠状动脉移植术治疗冠状动脉开口远离主动脉壁者。方法是同时截取部分升主动脉和肺动脉壁，将两者缝合成复合管道。缺损的主肺动脉可用自体心包等材料修补，也可彻底游离左右肺动脉，将其下拉并与肺动脉根部直接吻合。

（三）右冠状动脉移植术

右冠状动脉起源于肺动脉较少发生，多起自肺动前窦。因此，右冠状动脉较长且较容易纽扣状切下剥离，绝大多数患者可直接把右冠状动脉吻合在主动脉前壁上。术中要注意右冠状动脉吻合的位置，可以偏高，避免冠状动脉扭曲、狭窄和出血。

（四）肺动脉内隧道成形术（Takeuchi 手术）

阻断循环后，在肺动脉前壁作一横切口，在相邻主动脉和肺动脉间各打直径约 5 mm 圆孔，并连续缝合两孔边缘，形成主肺动脉窗。在邻近该窗处矩形切取肺动脉前壁，并将其连续缝合于肺动脉后壁，或用自体心包作为通道的前壁，形成主肺动脉窗与左冠状动脉之间的通道。另用自体心包修补肺动脉缺损。术中应严密缝合内隧道边缘，避免形成冠状动脉隧道至肺动脉内分流，以防与肺动脉交通和狭窄，同时要避免在缝合主肺动脉窗时伤及主动脉瓣。肺动脉壁宽度要适当，以保证隧道直径的一致和避免狭窄，修复主肺动脉前壁的自体心包要够宽，避免出现肺动脉瓣上狭窄。由于肺动脉解剖形态的原因，肺动脉内隧道不同部位的管径和弧度及张力不同，易致并发症，目前已很少应用。

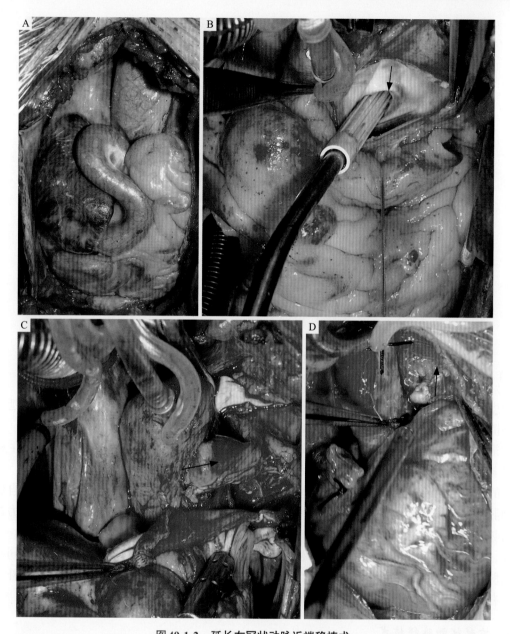

图49-1-2 延长左冠状动脉近端移植术

A. 左冠状动脉起源于肺动脉，右冠状动脉迂曲、扩张；B. 左冠状动脉开口于肺动脉，箭示左冠状动脉开口；

C. 用肺动脉壁延长左冠状动脉近端，吻合在升主动脉左侧，箭示吻合后的左冠状动脉近端；D. 肺动脉重建后，箭示修复后的主肺动脉。

（五）冠状动脉旁路移植术

适于成年患者，也很少应用。可采用大隐静脉或乳内动脉作为搭桥材料。由于搭桥手术远期，静脉桥会出现再狭窄，因此应首选乳内动脉。因为竞争性血流会促发桥血管狭窄，需要结扎左冠状动脉近端，行端-侧吻合，或切断左冠状动脉近端，行端-端吻合。常因静脉桥的再狭窄，需行二次手术。婴幼儿血管细小，手术技术要求较高，对于婴幼儿或儿童不宜选择搭桥手术。

（六）左锁骨下动脉吻合术

可以在体外循环或非体外循环下进行。采用左后第4肋间或胸骨正中切口，游离左锁骨下动脉并在分支远端切断锁骨下动脉，一种方法是在起始部结扎冠状动脉，锁骨下动脉与左冠状动脉行端-侧吻合，或切断左冠状动脉后与左锁骨下动脉行端-端吻合；另一种方法是从肺动脉壁切下左冠状动脉，与左锁骨下动脉行端-端吻合，直接缝合或用心包片修补肺动脉壁缺口。

（七）左冠状动脉结扎术

仅适用于有明显左向右分流患者，以消除冠状动脉窃血，并改善心肌供血。该手术方法简单，不用体外循环。经前正中或前外侧切口，在肺动脉起始部游离出左冠状动脉，暂时阻断左冠状动脉血流，观察 5～10 min，如无心电图改变，则双重结扎左冠状动脉。该方法因病死率高达27%～50%以上，以及远期疗效差、猝死率高、并发症多等原因，已很少应用，必要时应与冠状动脉旁路移植术一起应用。对于成人患者，如果侧支较多，可用介入方法封堵左冠状动脉开口。

（八）左心辅助和心脏移植

对于病情严重、心功能极差的患者，不适合做其他手术，人工心脏或心脏移植也是一种较好的选择。

十、术后处理

术后应按重症患者进行密切监护，处理原则与其他心脏手术相同，要特别注意心脏功能、心肌供血及瓣膜情况的变化。如果患者病情严重，手术后发生低心排血量综合征，药物治疗无效，可选用心脏辅助或 ECMO 技术支持，帮助患者渡过难关。

十一、手术并发症

1. 低心排血量综合征　由于术前持续心肌缺血导致的心功能损害，如左心室扩张、乳头肌功能不全、心内膜纤维化等，术中心肌保护不当，术后冠状动脉狭窄等，都可引起此并发症。应使用多巴胺等正性肌力药物，并行强心利尿治疗，病情严重者可使用机械辅助循环等技术使患儿转危为安。如为冠状动脉供血不足，应查找原因；如有狭窄，则应再次手术治疗。

2. 二尖瓣关闭不全　部分患者术前合并二尖瓣关闭不全，虽经手术修复，术后仍可能有一定程度关闭不全。术后应尽量维持循环稳定，避免血压过高，维护好心功能，减轻心脏负荷，促进心功能改善和恢复。

3. 心律失常和猝死　术后近远期均有发生。多见于单纯做左冠状动脉结扎术的患者。任何手术方式引起心肌严重缺血、心律失常、心肌梗死均可发生。预防的关键是要恢复双冠状动脉系统充分供血和维护好心功能。

4. 肺动脉内隧道术后内隧道梗阻和分流　可致冠状动脉供血不足，内隧道本身可引起肺动脉狭窄，术后远期由于缝线撕脱、愈合不良可发生冠状动脉肺动脉残余瘘，可能需再次手术治疗。

5. 移植冠状动脉动脉瘤形成　偶见右冠状动脉移植患者，右冠状动脉发生动脉瘤，原因不明。

十二、手术效果

单纯左冠状动脉结扎术的病死率较高，为75%～80%，且术后远期仍有猝死发生的可能。随着手术方法的改进，特别是采用双冠状动脉系统重建的冠状动脉移植术和肺动脉内隧道术，手术死亡率已降至0%。术后患者远期生存率高，病死率低，心功能恢复良好[2-4]。

十三、经验与启示

本病不常见，绝大多数患者超声心动图可以确诊。婴幼儿病情进展较快，可能误诊为心肌病或心内膜弹力纤维增生症。成人患者多有症状和继发病变，因此一旦诊断明确即应手术治疗。手术应以重建双冠状动脉系统为原则，冠状动脉移植术或延长冠状动脉移植术是解决本病最好的方法，同时处理好所合并的畸形，如二尖瓣关闭不全等，手术治疗效果很好，远期和近期手术死亡率应该小于1%。

第2节　冠状动脉异常起源于主动脉

冠状动脉异常起源于主动脉亦称为冠状动脉开口异常（anomalous aortic origin of coronary artery，AAOCA），为两支或单支冠状动脉异常起源于主动脉窦。发生率占冠状动脉畸形1%～3%，正常人群的0.1%～0.3%，以及冠状动脉造影诊断的1.2%。此畸形的发病机制尚不清楚，很可能由于胚胎时期，左或右冠状动脉丛与主动脉窦连接异常所致。左侧冠状动脉丛与右窦芽连接发生左冠状动脉异常起源于主动脉右窦，右侧冠状动脉丛与左窦芽连接则形成右冠状动脉起源左窦[5]。

一、历史回顾

1962年乔克尔（Jorkl）首次报道左冠状动脉起源于右窦的年轻病例。1974年切特林（Cheitlin）报告左冠状动脉异常起源于右窦，并经尸检证实。1977年萨克斯（Sacks）首先用大隐静脉、1980年穆迪（Moodie）用乳内动脉做CABG手术治疗左冠状动脉起自右窦。1981年穆斯塔法（Mustafa）成功地施行冠状动脉开口成形（unroofing）术治疗本病。

二、发病机制

AAOCA发病机制尚不清楚，很可能由于左或右冠状动脉丛与主动脉窦连接异常所致。左侧冠状动脉丛与右主动脉窦芽连接异常出现左冠状动脉起源于主动脉右窦；右侧冠状动脉丛与左冠状动脉窦芽连接则形成右冠状动脉异常起源于主动脉左冠状动脉窦。

三、病理解剖

病理解剖变异较多，左冠状动脉可起源于右窦，右冠状动脉可起源于左窦。当右冠状动脉起源较高时，做主动脉切口手术特别是再手术时，易误伤右冠状动脉。

冠状动脉左主干可与右冠状动脉起自同一个右窦，但有1/3～1/2的患者其近端潜行于主动脉壁之内，在主动脉和肺动脉之间经过。冠状动脉开口部分潜行于主动脉壁内，称主动脉壁内冠状动脉，可发育不良或形成裂缝样狭窄。异常起源的冠状动脉开口与主动脉壁呈切线位或成锐角，与正常冠状动脉开口垂直于主动脉壁迥然不同。左主干起始处与主动脉切线位成角，在两大动脉之间，行经室上嵴肌肉内、右心室流出道前方，或者在主动脉左窦后方分为前降支和回旋支。

右冠状动脉可起源于左窦或左冠瓣两侧交界的上方，并走行于两大动脉之间，出现心肌缺血症状和猝死。左回旋支和前降支可单独起自右窦。

四、病理生理

冠状动脉异常起源于主动脉在整个冠状动脉畸形中占 1/3，其中大多数没有症状，患者可存活到80~90岁。有些患者因为左主干起源于右窦，开口处狭窄，呈卵圆形，在主动脉壁内潜行，可导致心肌缺血、心肌局部灶性梗死、心肌纤维化，并可引起心律失常，心绞痛或猝死，因此是青年人特别是运动员猝死的主要原因，以及成年人猝死的第二位原因。影响心肌缺血的因素较多，可能为左主干起始处与主动脉壁成角、异常帆状组织堵塞冠状动脉开口、用力时冠状动脉受压导致严重缺血，也可能与左主干在主动脉壁内移行一段的长度有关，其机制尚不完全明确。

五、临床表现

多见于儿童，平时无症状，可引起心绞痛和猝死。左冠状动脉异常起源右窦猝死率高。部分患者有晕厥、昏迷史，有胸痛、心悸、心律失常，或其他心肌缺血等临床症状。体检无异常发现。

六、辅助检查

CT 和 MRI、冠状动脉造影可明确诊断，心肌核素扫描、运动实验，超声心动图对诊断有帮助（图 49-2-1）。

七、诊断与鉴别诊断

本病结合病史和心脏 CT 检查就可确诊，但要与其他原因所致的冠状动脉疾病鉴别，如冠状动脉硬化性心脏病、冠状动脉异常起源于肺动脉、冠状动脉瘘等。

八、手术适应证

患者有晕厥、昏迷的病史和心动过速、胸痛、心悸、其他心肌缺血、心绞痛等症状，经过 CT、MRI、心肌核素扫描，冠状动脉造影诊断明确，即可考虑手术治疗。如果患者无症状，客观检查有明确心肌缺血，特别是年轻人，也应考虑手术。右冠状动脉起自左窦猝死发生率低，应严格掌握手术指征。如患者没有症状，应该避免剧烈活动，保守治疗观察。现有检查手段不能完全预测手术结果，左冠状动脉起自右冠窦危险性大。

九、术前准备

根据冠状动脉造影，确定手术方法。有感染者控制感染、心功能不全的患者应该用洋地黄和利尿药等药物行强心利尿治疗。

十、手术技术

手术原则是在主动脉窦合适的位置形成新的冠状动脉开口，解除冠状动脉开口狭窄、受压和心肌缺血。

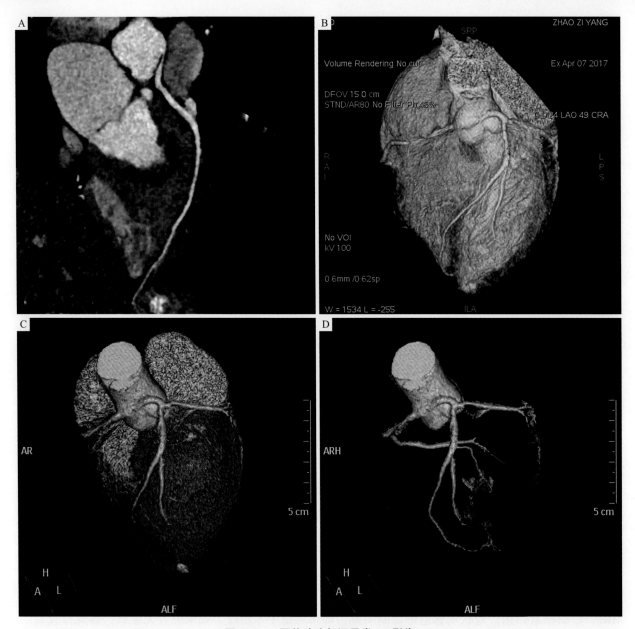

图 49-2-1 冠状动脉起源异常CT影像

A. CT扫描，左冠状动脉起源于右窦，起始部狭窄；B～D. CT三维重建，左右冠状动脉均起源于右冠状窦，起始部狭窄。

（一）冠状动脉开口扩大成形（unroofing）术

手术经胸部正中切口，在全麻、全身中度低温（25～28℃）体外循环下进行。

在升主动脉插入灌注管，上、下腔静脉插直角管、经右肺上静脉插入左心减压管，建立体外循环。用冷血心脏停搏液经主动脉根部、间断冠状动脉灌注保护心肌。在主动脉窦－管交界上方做切口，充分显露左冠状动脉异常开口或右冠状动脉开口的位置。当异常开口位于右窦邻近主动脉瓣交界时，应靠主动脉壁切开和游离交界。切开裂缝样冠状动脉开口并沿冠状动脉纵轴延长和扩大至左窦，扩大裂缝样开口4～6 mm 直径，切除冠状动脉开口与主动脉内侧多余组织，如狭窄解除仍不够充分，可在切口顶部用静脉壁或心包加宽，用6/0或7/0 prolene线连续缝合，以防止壁内冠状动脉受压和心肌缺血。用带垫片的褥式缝合把瓣膜交界固定在主动脉壁上。缝合主动脉切口，开放升主动脉，复温和使心脏复跳。用常规方法停体外循环机器，止血、关胸（图49-2-2）。

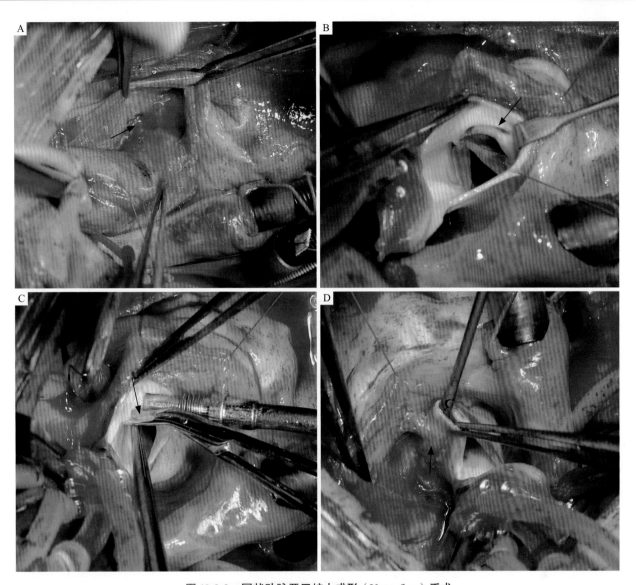

图 49-2-2　冠状动脉开口扩大成形（Unroofing）手术

A. 左冠状动脉起源于右窦，开口狭窄；B. 箭示左冠状动脉开口呈裂缝状狭窄；C. 剪开扩大左冠状动脉开口；D. 左冠状动脉开口扩大后。

（二）冠状动脉移位术

主动脉切口同前所述，在窦管交界上方切断主动脉和主肺动脉，游离左主干，将冠状动脉开口和左主干近端切开，直接吻合在主动脉不同的位置，或加用自体心包、大隐静脉补片扩大吻合。大隐静脉补片有扩张成瘤的危险。

（三）冠状动脉旁路移植手术

对不适合用异常开口扩大成形的患者，可选用内乳动脉 - 冠状动脉搭桥手术，注意要结扎冠状动脉近端，避免因竞争性血流引起狭窄。

（四）肺动脉移位术

阻断升主动脉后，在主肺动脉分叉前切断，向左侧延长切口，闭合肺动脉切口的右侧，将主肺动脉向左移位吻合。

十一、手术并发症

主要为狭窄病变解除不满意，或形成新的狭窄，致使心肌缺血、低心排血量综合征，内科治疗无效，可再手术治疗。

十二、手术效果

AAOCA的发病率低，应用外科治疗的报道不多，手术近期效果满意。AAOCA手术是安全的，手术后可能复发再狭窄，需要密切随访。早在1981年穆斯塔法（Mustafa）就报道2例左冠状动脉异常起源于主动脉右窦，应用异常开口扩大成形术成功的经验。弗罗梅尔特（Frommelt PC）等2011年报道用扩大冠状动脉开口成形手术治疗27例患者，戈丹（Gaudin R）等2014年报道16例手术全部成功。美国Texas儿童医院2012～2016年共手术治疗36例患者（4～18岁，平均14岁），其中左冠状动脉异常起源主动脉9例（22%），右冠异常起源27例（78%）。进行冠状动脉开口扩大成形术35例（85%），CABG手术1例（2%），手术发生并发症6例，为心包渗出，伤口裂开。随诊1年，复发1例，血管内超声正常36例[5]。

十三、经验与启示

本病常见于青少年患者，CT检查可以确诊。手术应以解除冠状动脉近端狭窄、受压，恢复和保证心肌供血为原则。冠状动脉开口扩大成形术远期效果好，为最有效的治疗方法。

术中要充分解除狭窄，减少手术创伤，尽量采用非接触（no-touch technique）技术避免手术后狭窄复发。术中如剥离和悬吊主动脉瓣，术后有主动脉瓣关闭不全的可能。冠状动脉搭桥手术有再狭窄的危险，因竞争性血流术后再狭窄发生率更高，手术时要结扎冠状动脉近端。肺动脉移位可解除冠状动脉受压，但解决不了左主干在主动脉壁内潜行段受压和狭窄的问题。

第3节　冠状动脉左主干闭锁

先天性左冠状动脉主干闭锁（congenital left main coronary artery atresia，CLMCA-A）是非常少见的畸形，据文献报道，2013年以前只发现53例。因为左主干闭锁，左冠状动脉系统靠右冠状动脉系统血流灌注心肌。本病在单一冠状动脉的患者中发生率为0.01%～0.04%，为先天性冠状动脉异常的1%～2%。冠状动脉造影可以鉴别诊断。CLMCA-A可合并主动脉瓣狭窄、室间隔缺损、肺动脉瓣狭窄等畸形。

马林斯（Mullins）等在1972年首先报道了左主干闭锁，并用大隐静脉进行搭桥手术治疗[6]。

一、临床表现

患儿常见多汗、气促、喂养困难、反复肺炎、活动耐量减低，可有心悸、室性心动过速、晕厥、心肌梗死等症状和病史，还可以猝死。体检胸骨左缘第3、4肋间和心尖部可闻及3级左右的收缩期杂音，提示二尖瓣关闭不全。

二、辅助检查

1. 心电图 可表现为陈旧性心肌梗死或心肌缺血，在 I、aVL、$V_4 \sim V_6$ 导联可见异常 Q 波以及 ST-T 段低平或倒置。

2. 超声心动图 可发现左冠状动脉发育纤细，其内可见逆向血流；右冠状动脉增粗，冠状动脉侧支循环形成。二尖瓣可有中到大量反流，左心室扩大，左心室肌小梁增多，收缩功能正常或轻度降低。

3. CTA、MRI 检查可显示冠状动脉的形态以及各心腔的大小、结构。

4. 心导管和造影检查 升主动脉根部造影检查，示右冠状动脉发自右冠窦，右冠状动脉增粗。左冠状动脉主干没有开口、呈盲端，内径纤细。左冠状动脉不与主动脉连接。造影剂显影顺序为右冠状动脉、冠状动脉侧支、左冠状动脉远端分支、前降支、左冠状动脉主干。冠状动脉造影检查有一定的危险性。

三、诊断与鉴别诊断

患者有心肌缺血的症状，结合有关检查，特别是 CT 和冠状动脉造影检查可以确诊。需与扩张型心肌病、婴儿心内膜弹力纤维增生症、先天性瓣膜病、左冠状动脉异常起源于肺动脉等鉴别。

四、手术适应证

患者有症状，诊断明确，即应手术治疗。患者无症状，没有心肌缺血的客观检查依据，可以密切观察。

五、手术技术

治疗以建立双冠状动脉供血系统为原则，以 CABG 为最常用的手术方法，而用左乳内动脉搭桥，远期效果最好。

六、手术效果

本病罕见，仅有少数病例用左乳内动脉或大隐静脉进行搭桥手术成功的报道。

第 4 节 单一冠状动脉

单一冠状动脉意味着心脏冠状动脉只有一个开口。可见右冠状动脉缺如，右冠状动脉供血区域由左冠状动脉灌注。其发生率为 0.024%～1%，右冠状动脉发自左冠的占 0.1%～0.9%。但症状不多，可有心悸、胸痛、气短、晕厥，室性心律失常和心肌梗死。常合并完全性大动脉转位、法洛四联症、共同动脉干、动静脉瘘等。

诊断以冠状动脉造影为金标准，CT、MRI、超声心动图可了解心内结构、冠状动脉的解剖也可以确诊。可根据病情，选择冠状动脉开口成形、冠状动脉搭桥等手术方法治疗。有较多合并复杂心脏畸形患者，只需要矫治心内畸形，单一冠状动脉不需处理。

第5节　冠状动脉肌桥

　　冠状动脉及其分支通常分布在心外膜和脂肪下面，但如果某一节段冠状动脉潜行于心肌下方，其表面覆盖着心肌即为心肌桥（myocardial bridging），而心肌下的冠状动脉称为壁冠状动脉或隧道血管。

　　本病是一种先天性疾病，其发生率各研究结果不一致。在尸检中，冠状动脉肌桥的发生率为5.4%～85.7%，而在冠状动脉造影中，肌桥的发现率仅为0.5%～16%。在肥厚型心肌患者群中，肌桥的发现率高于正常人群，冠状动脉造影发现率高达28%，后天的严重心肌肥厚可使心肌桥程度加重[7-9]。

一、历史回顾

　　早在1737年雷曼（Reyman）首次描述了心肌桥，1922年克拉伊尼恰努（Crainiceanu）报道了本病。1951年盖林格（Geiringer）报道他们尸检结果：23%并发心肌桥。1960年波特斯曼（Portsmann）和伊维格（Iwig）首次通过冠脉造影观察到在心脏收缩期，冠状动脉短暂受压的现象，并提出了"心肌桥"的概念。1975年比内（Jean-Paul Binet）首次为一位26岁的患者进行了心肌桥手术，切断了4 cm长的心肌桥获得成功。1995年斯特布尔（Stable）首先报道用介入方法治疗冠状动脉肌桥。

二、病理解剖

　　绝大多数心肌桥发生于冠状动脉前降支中段，少有累及对角支、回旋支、钝缘支及右冠状动脉、后降支。心肌桥差异很大，已有报道为长度为4～80 mm，厚度为0.3～8 mm。肌桥下方冠状动脉完全正常，一般不发生动脉粥样硬化，但可能由于血管剪力变化的原因，其近端可能合并冠状动脉硬化和狭窄。如合并心肌病则冠状动脉表面心肌更厚。可引起陈旧性心肌梗死和室壁瘤形成，室壁瘤内可有血栓。可合并二尖瓣关闭不全等瓣膜病，以及冠心病等其他心脏病。

三、病理生理

　　一般认为心脏在收缩期心肌桥对冠状动脉有压迫作用，可导致冠状动脉一定程度的狭窄，而在舒张期，冠状动脉血流恢复正常，不一定造成心肌缺血。实际上，心肌桥不但使收缩期冠状动脉狭窄，并且使冠状动脉舒张延迟，在舒张早期冠状动脉仍有狭窄，使收缩期和舒张期血流都会减少，导致患者心肌氧耗和氧供不平衡，引起心肌缺血。

　　另外，肌桥在心脏收缩期对冠状动脉挤压可导致冠状动脉内膜损伤，诱发血小板在局部聚集，易致冠状动脉的痉挛，诱发心绞痛和心肌梗死。尤其在心动过速或运动时，舒张时间短，心肌桥收缩力增强，心肌耗氧量增加，使血管的受压加重，导致心肌缺血症状出现，可致心律失常、心肌梗死或猝死。

四、临床表现

　　心肌桥患者多无症状，只有18%的患者至中年才出现缺血症状。症状的严重性与肌桥的长度、位置、深度以及是否合并其他心脏病有关。可表现为胸闷、活动受限、心悸、胸痛、心动过速、心绞痛、心肌缺血、急性冠状动脉综合征和左心功能不全等症状，也可以发生心律失常，甚至心肌梗死和猝死。

五、辅助检查

1. **心电图**　可表现为房颤、ST-T 改变，左心室肥厚。心肌缺血、陈旧性心肌梗死。

2. **胸部 X 线片**　心脏大小在正常范围，无特异性的改变。合并其他心脏病时，会有相应的变化。

3. **超声心动图**　可见心内结构和心功能的变化，冠状动脉血管内超声和多普勒技术对心肌桥的诊断也有帮助。在血管内超声下，心肌桥特征是所有壁冠状动脉处均有特征性的"半月形"超声透亮区，该透亮区位于心外膜和血管壁之间，其近远端均没有此现象，该段血管收缩期被挤压。可发现心肌桥近端冠脉内常有动脉粥样硬化形成。心肌桥段冠状动脉的多普勒频谱血流图形呈特征性的指尖样现象，即在舒张早期血流速率在极短的时间内上升到最高值，然后迅速下降，在舒张中晚期维持相对稳定的较高流速，当收缩期一开始，血流速率再次迅速下降。

4. **CT、MRI**　可显示肌桥病变范围，位置和长度，还可见心内结构的变化。

5. **冠状动脉造影**　冠状动脉造影可明确显示肌桥的位置、长短和受压狭窄情况，以及是否合并其他血管病变。可见冠状动脉在收缩期管腔受压变得狭窄、模糊或显示不清，甚至完全不显影，而在舒张期该段血管恢复正常，显示清晰（图 49-5-1）。

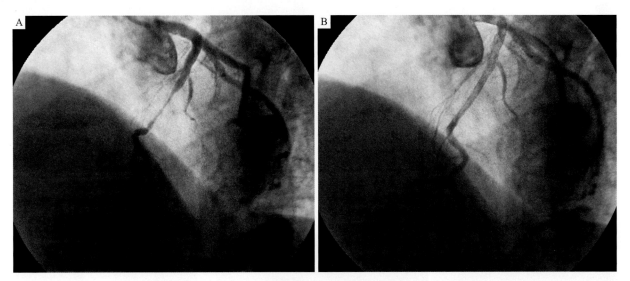

图 49-5-1　冠状动脉造影示冠状动脉肌桥
A. 收缩期；B. 舒张期。

六、诊断与鉴别诊断

患者有心肌缺血的症状，冠状动脉 CT 检查有助于诊断，冠状动脉造影为金标准。

七、手术适应证

患者无症状或症状轻则无须治疗。有症状者应避免激烈运动，防止心动过速。应根据不同情况选择受体拮抗药、钙拮抗药、血管扩张药等进行药物治疗，以及介入治疗和外科手术治疗。介入治疗可发生冠状动脉穿孔、支架断裂、变形、再狭窄等并发症。

患者有明显心肌缺血症状，药物治疗不能缓解，如有心绞痛或合并心肌梗死，肌桥压迫严重（＞70%），应该手术治疗。

手术可彻底切断心肌桥，也可以用乳内动脉搭桥，鉴于搭桥术后由于竞争性血流，肌桥再狭窄的可能性大，应该首选冠状动脉肌桥切断术。

对于心肌桥合并其他心脏病时，心肌缺血症状会被所合并疾病的症状所掩盖，在术中和围手术期可能加重心肌缺血损害，术前应明确诊断，在冠状动脉受压超过50%时，应同期手术治疗，解除冠状动脉压迫。如压迫不重，肌桥发生在非重要分支远端，范围不大，也可不予处理。

八、手术技术

手术技术应根据患者病情和重要分支的病变范围而选用冠状动脉肌桥切断术或冠状动脉搭桥术（CABG）。手术可在常温或体外循环下进行，但关键是术中要准确定位壁冠状血管，彻底切断肌桥，解除对冠状动脉的挤压，避免残余心肌壁或离断面粘连产生冠状动脉再狭窄。应小心分离，以防分离破心室引起穿孔出血和损伤冠状动脉。有冠状动脉前降支肌桥患者在行左乳内动脉搭桥手术后，复查乳内动脉完全闭塞（图49-5-2）。

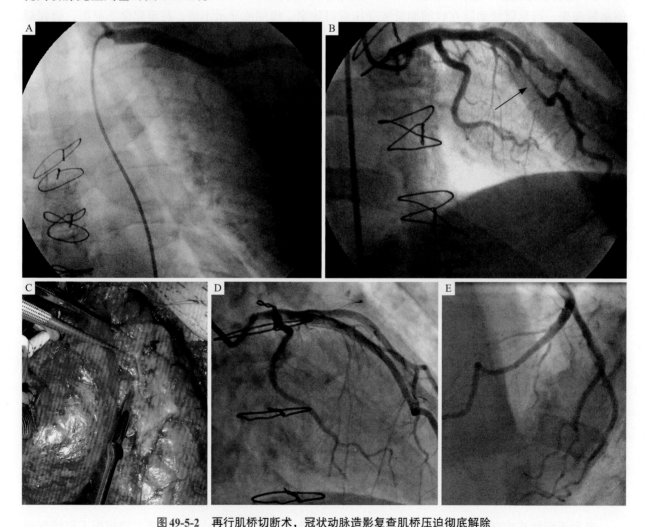

图49-5-2　再行肌桥切断术，冠状动脉造影复查肌桥压迫彻底解除

A. 左乳内动脉搭桥术后，桥血管闭塞；B. 肌桥压迫如术前，箭示冠状动脉肌桥压迫导致狭窄；C. 冠状动脉肌桥切断术后；
D. 切断肌桥手术后复查，肌桥压迫解除；E. 切断肌桥手术后复查，肌桥压迫解除。

一般肌桥与下面的壁冠状动脉粘连均可分离，如剥离困难，为避免冠状血管和心室壁的损伤，可应用CABG术。用乳内动脉或大隐静脉吻合于壁冠状动脉的远端，可消除心肌缺血。CABG术应首选乳内动脉为移植血管，但CABG手术增加了再狭窄、创伤大的危险，应少采用。至于在体外循环或非体外循环下手术的选择并不重要，但在体外循环、心脏停搏下手术可能更为安全。

（一）冠状动脉肌桥切断术

冠状动脉肌桥切断术较早应用于临床，是首选的治疗方法，可以把心肌桥彻底切断，恢复正常的冠状动脉解剖，此为根治性的治疗，适用于所有心肌桥的患者（视频26）。

视频26 冠状动脉
肌桥切断术

手术可在全麻、低温、体外循环下或非体外循环下进行。经胸骨正中切口，纵锯胸骨开胸，切开心包，显露心脏。置固定器于前降支肌桥部位。适当地减慢心率，沿心肌肌桥表面，切开心外膜、心肌直至冠状动脉前壁，彻底切断肌束，并向冠状动脉两侧钝性推开，追踪切断肌桥两端达心外膜，心肌断面用电刀止血、防止复发。

在非体外循环下手术，由于出血术野显露不够清晰，易致手术切断肌束不完全和复发。应选择体外循环下手术。建立体外循环过程同前述，在心脏停搏后在肌桥表面切开至冠状动脉外膜，可见壁薄的冠状动脉，沿冠状动脉前正中线，慢慢用精细剪刀剪断肌束，并向两侧轻轻推开，直至把肌桥彻底切断。无论是否在体外循环下进行，手术操作都要轻巧。切断心肌时都不能偏离冠状动脉前正中线，以免损伤冠状动脉和心室壁，引起出血。开放升主动脉前应该再灌注冠状动脉，以检查心脏切口和冠状动脉有无损伤和出血，并彻底止血（图49-5-3）。

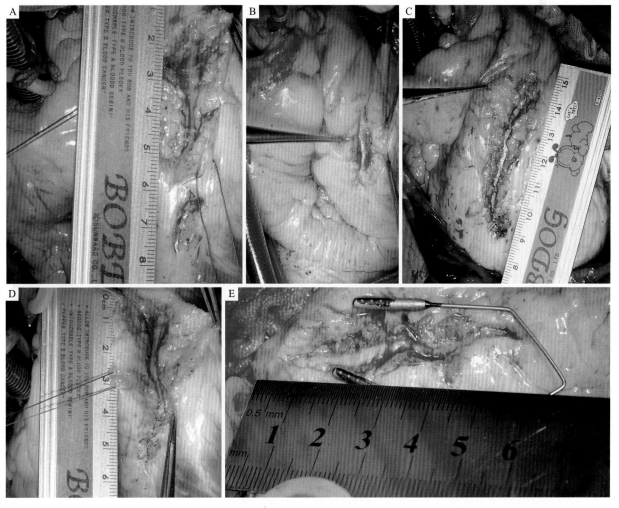

图49-5-3　肌桥切断术后

A. 前降支肌桥两处，总长6cm，肌桥切断；B. 前降支中段肌桥切断；C. 长段肌桥切断；D、E. 前降支肌桥切断。

（二）冠状动脉搭桥术

单纯冠状动脉肌桥或合并冠状动脉硬化、狭窄，可以施行CABG手术治疗，但此手术有再狭窄的可能，因此应首选左乳内动脉作为搭桥材料，并要注意竞争性血流可促进再狭窄的发生（图49-5-4）。

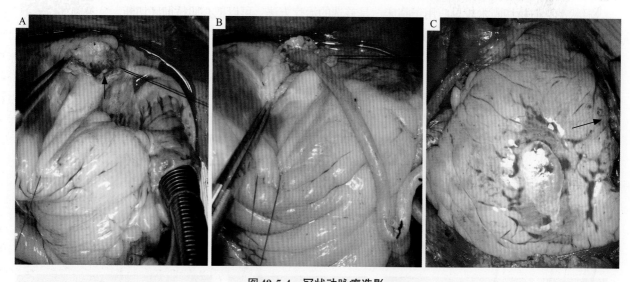

图49-5-4　冠状动脉瘤造影
A. 右冠状动脉硬化狭窄；B. 用大隐静脉吻合右冠状动脉狭窄远端；C. 右冠状动脉狭窄远端搭桥，前降支肌桥切断（箭示）。

九、术后处理

同心脏常规手术，注意血压不能过高，以防心肌桥断面出血。

十、手术并发症

1. 心肌穿孔　术中损伤心肌和冠状动脉可导致心室壁、冠状动脉穿孔出血，应及时发现。最好在体外循环、心脏停搏下止血，注意心肌穿孔可用大针4/0 prolene线、双头针加垫片、经冠状动脉下方褥式缝合止血。

2. 复发　肌桥切断不完全，远期可致复发。

十一、手术效果

冠状动脉肌桥手术后效果良好，手术零病死率，并发症很少，手术是安全的。

清华大学第一附属医院共为60例心肌桥患者施行了手术治疗，其中25例为单发冠状动脉肌桥，35例为肌桥合并其他心脏病患者行手术治疗。本组中48例行肌桥切断术，12例因合并动脉硬化狭窄行CABG术，患者全部顺利出院，随访疗效满意[9-11]。

十二、经验与启示

冠状动脉肌桥并不少见，大多数患者可以用药物治疗，减少和预防心肌缺血，患者无症状或症状轻无须治疗。如肌桥发生在非重要分支远端，所受压迫不重，范围不大，也可不予处理。

患者有症状，应避免激烈运动，防止心动过速，可以选择β受体拮抗药、钙拮抗药、血管扩张药等药物治疗。

患者症状严重，肌桥压迫显著（＞70%），药物治疗不能缓解，应该手术治疗。介入治疗可发生冠状动脉穿孔、支架断裂、变形、再狭窄等并发症。

手术可彻底切断心肌桥，也可以用乳内动脉搭桥，鉴于搭桥术的损伤和再狭窄的危险，应该首选冠状动脉肌桥切断术。对于心肌桥合并其他心脏病时，心肌缺血症状会被所合并疾病的症状所掩盖，在术中和围手术期可能加重心肌缺血损害，术前应明确诊断，在冠状动脉受压超过50%时，应同期积极手术治疗。

手术前要明确肌桥的位置、深度，范围的长短，术中要彻底切断肌桥，直到肌桥两端能看到没有心肌纤维、可仅存脂肪为止，又要特别小心不能损伤冠状动脉和造成心肌穿孔。手术可以在非体外循环下完成，在体外循环下完成手术更安全彻底。术后要长期随访观察。

第6节 冠状动脉瘤

冠状动脉瘤（coronary artery aneurysm，CAA）是一种较为罕见的心脏病，轻者可无症状，在做冠状动脉CT或冠状动脉造影时才可能发现，严重者可引起急性心肌梗死。

主要病变为冠状动脉发生局限性或弥漫性瘤样扩张。有研究者认为病变血管直径超过邻近正常冠状动脉直径的1.5倍，即可诊断为冠状动脉瘤。冠状动脉瘤的发病率为2%～10%，在冠状动脉造影的检出率为5%，发生于近端者多于远端，男性多于女性。冠状动脉瘤常合并冠状动脉扩张，发生率高于单纯冠状动脉瘤[12-13]。

一、历史回顾

1761年莫加格（Morgag）首先描述本病，布尔贡（Bourgon）于1812年首次描述了冠状动脉的动脉瘤扩张。直到1953年特立尼达（Trinidad）等才报道了第49例冠状动脉瘤。30%以上的CAA合并冠状动脉狭窄，并可致心肌梗死，心律失常或猝死。

二、发病机制

引起冠状动脉瘤原因很多，机制不完全明确，但全层血管炎症在冠状动脉扩张中发挥重要作用。基质金属蛋白酶和其抑制物的失衡、基因断裂、血管紧张素转化酶基因改变可能参与本病的发生。

冠状动脉瘤多继发于冠心病，占冠状动脉瘤的52%。可能是由于脂质代谢紊乱，导致血管壁的内皮细胞破坏及纤维化，内膜撕裂、管壁局部变性累及血管全层，造成管壁薄弱而形成动脉瘤。

儿童和年轻人冠状动脉瘤多继发于川崎病，为冠状动脉炎症对冠状动脉内皮和中层损伤所致，常合并冠状动脉狭窄、心肌炎或心肌梗死，也可引起乳头肌功能紊乱而发生二尖瓣反流。

本病还可继发于先天性心脏病如冠状动脉瘘（5.9%）、主动脉瓣上狭窄或紫绀型心脏病等。除上述常见的病因外，冠状动脉瘤还可继发于心脏手术后、晚期梅毒、红斑狼疮，马方综合征、心内膜感染后脓毒栓塞、硬皮症等。

三、病理解剖

冠状动脉瘤为冠状动脉出现局限性或弥漫性瘤样扩张病变，病变血管直径超过邻近正常冠状动脉直径的1.5倍。病变主要发生在冠状动脉的局部并累及三层血管壁，CAA的横径应超过其长径（图49-6-1）。这点和冠状动脉普遍扩张（coronary artery ectasia，CAE）有所不同，冠状动脉普遍扩张也可以发生在1～3条血管，但以弥漫性病变为主，多没有局部扩张（图49-6-2）。CAA可为单发或多发，冠状动脉瘤也可为普遍扩张病变，内径可超过50 mm。

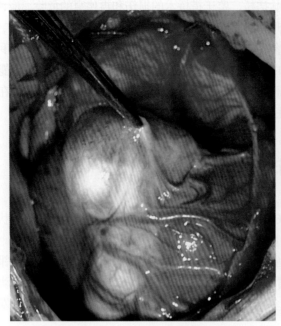

图49-6-1　右冠状动脉瘤　　　　　　　　图49-6-2　冠状动脉扩张

冠状动脉瘤常发生在右冠状动脉（40%～87%），动脉壁中层呈不明原因的囊性坏死及变性，节段性缺如，肌纤维发育不良，组织排列异常。以中远段常见，近端其次，发生在左冠状动脉的很少。左前降支为32%，左主干处较少见（3.5%），回旋支18%。瘤体直径为5～50 mm大小，或更大。可合并心肌梗死、室壁瘤、瓣膜病等其他病变。

四、临床表现

主要取决于冠状动脉瘤瘤体的大小以及是否合并其他病变。小的冠状动脉瘤本身不引起症状，只有在尸检或行冠状动脉造影或CT检查时偶然发现。

患者在合并冠心病时，可有劳力性心绞痛或急性冠脉综合征表现，表现为心肌缺血、心绞痛或急性心肌梗死，也可发生猝死。但较大冠状动脉瘤（直径＞20 mm）的患者可出现心脏和周围组织受压的症状和体征，并增加了血栓形成的危险。川崎病患者可能伴有持续高热等其他症状。如合并冠状动静脉瘘，瘘口较大也可以发生心力衰竭。如果冠状动脉瘤破入心包腔，则可致急性心脏压塞而死亡。

五、辅助检查

1. 心电图　可正常，也可呈ST-T改变或急性心肌梗死的相应改变。

2. 胸部X线片　心脏大小及肺血正常，偶尔可见心脏右心缘局部突出，伴有动脉瘤壁钙化，可怀疑本病。

3. 超声心动图、CT、MRI　可发现瘤体的大小和位置，冠状动脉和各心腔大小，以及动脉瘤内是否有血栓形成及其结构的情况。

4. 冠状动脉造影　可见冠状动脉受累的情况，动脉瘤的大小、部位、远端血管的情况，以及是否合并冠状动脉瘘等（图 49-6-3）。

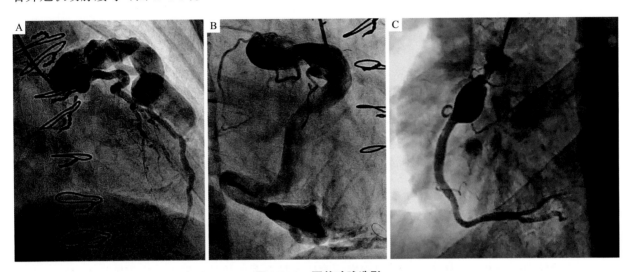

图 49-6-3　冠状动脉造影

A. 右冠状动脉移植后发生动脉瘤、冠状动脉扩张；B. 右冠状动脉移植后发生动脉瘤、冠状动脉扩张；C. 右冠状动脉近端动脉瘤。

六、诊断与鉴别诊断

冠状动脉瘤早期的诊断较困难，一般年轻的患者（尤其 20 岁左右）发生急性心肌梗死时，要想到此病的可能性。冠状动脉造影和血管内超声为金标准，需要和其他冠状动脉异常相鉴别。

七、自然病程

冠状动脉瘤患者死亡和冠状动脉瘤大小可能无关，5 年生存率为 71%，与冠心病相似，冠状动脉瘤很少破裂。

八、手术适应证

患者无症状，动脉瘤直径 <10 mm，没有心肌缺血的表现，可以密切观察，针对病因进行内科保守治疗。冠状动脉介入治疗术后、川崎病患者接受 PCI 治疗后，往往需要重复治疗，易于发生各种类型的动脉瘤。

冠状动脉瘤直径 >1.5 cm，内有血栓形成，预后较差，有压迫症状或瘤体快速增大有破裂倾向，诊断明确后应尽早手术治疗。手术原则是切除冠状动脉瘤，行冠状动脉旁路移植术并处理好合并病变。

如合并冠状动脉狭窄，有明显的心肌缺血症状，药物或介入治疗后症状不能缓解，或合并冠状动脉瘘，应该手术治疗。

九、手术技术

可根据情况在非体外循环下进行，多需要在全麻体外循环下完成。手术包括动脉瘤切除，结扎其远近端，再行 CABG 手术。如合并室壁瘤，可以进行室壁瘤切除、血栓清除等合并病变的手术。

十、手术并发症

同CABG手术，最主要为出血、围手术期心肌梗死、心律失常等。

十一、手术效果

笔者曾对6例患者行冠状动脉瘤手术，3例为川崎病，3例为冠状动脉瘘，均行冠状动脉旁路移植术。3例冠状动脉瘘患者同时切除冠状动脉瘤，修补冠状动脉瘘口，1例行主动脉瓣置换术。6例患者无住院死亡和严重并发症，随访恢复良好。冠状动脉瘤手术切除加CABG效果良好，远期结果优于PCI[14-15]。

十二、经验与启示

冠状动脉瘤较少见。瘤体不大，可以观察，瘤体大易合并血栓等并发症，应积极手术治疗。手术可在体外循环下进行，彻底切除动脉瘤加CABG手术效果很好。如合并其他心内畸形也应同期处理。

（吴清玉）

参 考 文 献

[1] PAOLO ANGELINI.Coronary artery anomalies An entity in search of an identity [J]. Circulation, 2007, 115 (10): 1296-1305.

[2] WU Q Y, XU Z H. An alternative procedure for anomalous origin of left coronary artery from the pulmonary artery [J]. Ann Thorac Surg, 2007, 84: 2132-2133.

[3] WU Q Y, XU Z H. Surgical treatment of anomalous origin of coronary artery from the pulmonary artery [J]. Chin Med J, 2008, 121 (8): 721-724.

[4] 吴清玉, 李颠远. 左冠状动脉起源于肺动脉的外科治疗 [J]. 中华外科杂志, 2000, 38 (9): 659-661.

[5] CARLOS M M, LUIS E DE L, SILVANA M, et.al.Outcomes of surgical intervention for anomalous aortic origin of a coronary artery: A large contemporary prospective cohort study [J]. J Thorac Cardiovasc Surg., 2018, Jan, 155 (1): 305-319.

[6] THISTLETHWAITE P A, MADANI M M, KRIETT J M, et.al Surgical management of congenital obstruction of the left main coronary artery with supravalvular aortic stenosis [J]. J Thorac Cardiovasc Surg, 2000, 120 (6): 1040-1046.

[7] 吴清玉, 孟强, 潘世伟. 左前降支冠状动脉肌桥一例 [J]. 中华外科杂志, 1998, 11: 3-5.

[8] 郭少先, 吕小东, 吴清玉, 等. 冠状动脉肌桥的外科治疗 [J]. 中华胸心血管外科杂志, 2004, 20 (5): 300.

[9] WU Q Y, XU Z H.Surgical treatment of myocardial bridging: report of 21 cases [J]. Chin Med J, 2007, 120 (19): 1689-1693.

[10] WU Q Y, XU Z H. Surgical treatment of myocardial bridging: report of 31 cases [J]. Chinese Medical Journal, 2007, 120 (19): 1689-1693.

[11] XU Z H, WU Q Y. Myotomy after previous coronary artery bypass grafting for treatment of myocardial bridging [J]. Circulation, 2011, 123: 1136-1137.

[12] 吴清玉, 潘世伟, 李颠远, 等. 冠状动脉左心室瘘合并巨大冠状动脉瘤主动脉瓣关闭不全一例 [J]. 中华外科杂志, 2000, 38 (10): 795.

[13] 吴清玉, 李巅远, 胡盛寿. 冠状动脉瘤的外科治疗 [J]. 中华外科杂志, 2002, 40 (5): 351-353.

[14] WU Q Y, LI D Y, Surgical treatment of giant coronary artery aneurysm [J]. Asian Cardiovascular & Thoracic Annals, 2001, 9 (3): 215-217.

[15] KAWSARA A, NÚÑEZ GIL I J, ALQAHTANI F, et al. Management of coronary artery aneurysms [J]. JACC Cardiovasc Interv, 2018, 11 (13): 1211-1223.

第50章
矫正型大动脉转位

先天性矫正型大动脉转位（corrected transposition of the great arteries，c-TGA）是一种心房、心室连接异常，同时伴有心室、动脉连接异常，两种畸形互相矫正后，使心脏在生理功能方面不受影响，如同正常人一样，因此被称为矫正型大动脉转位。

c-TGA是一种较少见的先天性心脏畸形，占先天性心脏病的0.8%～1.4%，如不合并其他心内畸形，可能不需要手术治疗。不幸的是85%以上的患者都合并其他心脏畸形，因此大多数患者需要手术治疗，并且有些患者外科治疗效果还不尽如人意，还存在挑战[1]。

一、历史回顾

1957年安德森（Anderson）等第一次报道了c-TGA合并心内畸形的临床表现和外科治疗效果。1961年席布勒（Schiebler）等描述了本病的临床表现，1963年霍尼（Honey）等报道了c-TGA的诊断要点。1974年邦菲斯·罗伯茨（Bonfils-Roberts）报道了他们从1958年开始的外科矫治矫正性大动脉转位合并心内畸形的临床经验。20世纪70年代初，安德松（Anderson）等的研究确定了在SLL型c-TGA中前房室结的位置和希氏束的形态。之后，迪克（Dick），马尔切莱蒂（Marcelletti），蒂内（Thiene）和威尔金森（Wilkinson）等分别报道了在IDD型中c-TGA传导束的解剖特征。1979年德莱瓦尔（M. de leval）首先提出经右心房切口修补VSD，将补片缝在右心室侧，避免房室传导阻滞的方法。1989年米（Roger B. Mee）首先开展了Double Switch手术的一种即Senning＋great arteral switch手术获得成功。1990年伊尔巴维（Ilbawi M N）最早报告了另一种double switch手术即atral switch＋Rastelli手术结果。2011年汉利（Frank Hanley）首先报告Hemi-mustard＋双向Gleen进行改良Double Switch手术的经验[2]。

二、病理解剖

大多数c-TGA患者心脏位置正常（本章为描述方便均以解剖形态特征描述心房、心室和大动脉的名称），有5%左右的患者为右位心、右旋心或中位心。心脏病变有以下4个方面。

（一）心脏形态改变

c-TGA的病理特点为右心房连接左心室，左心室连接肺动脉，相应的改变为左心房连接右心室，右心室连接主动脉。由此左心室承担肺循环、右心室承担体循环的功能和负荷。

c-TGA以两种类型为常见，一是心房正位、心室左袢、主动脉左转位的SLL型，二是心房反位、心室右袢、主动脉右转位IDD型，而SLL型更常见。在SLL型c-TGA中，左、右心房位置正常，右心房多呈香蕉状狭长、较小，附在心底部右侧，左心房靠后。左、右心室并列，房间隔与室间隔近乎水平位，心尖位于左侧，由形态右心室构成。主动脉位于左前，肺动脉位于右后，靠近右心房，肺动脉主干较短。IDD型刚好相反，上腔静脉与右心房在左侧，通常靠后，形态狭长，右心室居前居左，心尖部由左心室构成。主动脉在右前方，肺动脉居左后方（图50-0-1）。

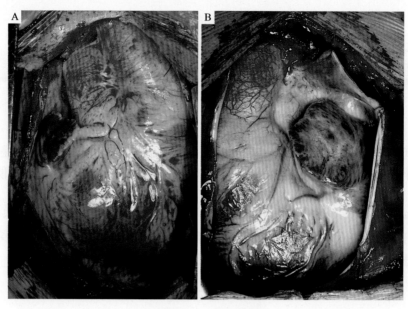

图50-0-1　c-TGA分类
A. SLL型；B. IDD型。

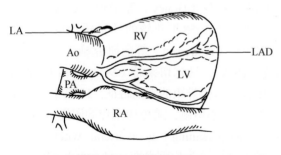

图50-0-2　SLL型c-TGA
Ao：主动脉；PA：肺动脉；RA：右心房；LA：左心房；
RV：形态右心室；LV：形态左心室；LAD：冠状动脉前降支。

在SLL型c-TGA右侧的冠状动脉为左冠状动脉，从主动脉前冠状窦发出供应室间隔的前降支以及沿右心房、左心室间的房室沟发出的回旋支供应左心室血液，前降支发自冠状动脉主干（图50-0-2）。左侧为右冠状动脉从主动脉左后窦发出，延伸为右冠状动脉主干，沿左心房和右心室间的房室沟发出左侧边缘支，供应右心室和室间隔。

（二）房室瓣功能改变

c-TGA患者左侧房室瓣为三尖瓣，右侧房室瓣为二尖瓣，二尖瓣后叶大部分附在室间隔上。约30%的患者由于左侧房室瓣畸形导致关闭不全或狭窄，以及右心室发育不良。

膜部间隔位于右侧房室瓣环下。主动脉下为肌性圆锥结构，主动脉瓣环与左侧房室瓣环之间为肌肉连接，而肺动脉瓣环与右侧房室瓣环之间为纤维连接，肺动脉瓣环在二尖瓣与室间隔之间，肺动脉下方即为左心室流出道。

大部分患者二尖瓣正常，但常合并左侧房室瓣畸形即三尖瓣畸形。大多数情况下为三尖瓣瓣叶发育异常，特别是隔叶发育不良或与室间隔粘连及隔瓣、后瓣腱索增粗，导致瓣环扩大和不同程度的关闭不全。有的患者为三尖瓣下移畸形，但与典型的埃布斯坦（Ebstein）畸形不同，一般不存在房化心室。当Ebstein畸形合并重度关闭不全时，常与主动脉弓狭窄或闭锁并存，尤其是新生儿患者。原因可能为严重左侧房室瓣关闭不全，导致升主动脉内前向性血流低，使主动脉弓发育异常。

（三）传导束异常

在SLL型c-TGA中，希氏束不是从正常的Koch三角顶部发出，由于房室间隔排列异常，前房室结（accessory AV node）位于房间隔下方与二尖瓣环连接处的前上方，靠近前、后瓣交界处，即右心耳开口下方、肺动脉瓣和二尖瓣的连接处的前缘，发出长的希氏束。希氏束穿过中心纤维体，在心内膜下，沿左心室流出道上缘、肺动脉瓣环下方，向前向下延续到漏斗间隔的前部，下降至肌部室间隔的上方，然后在右侧发出左束支，在左侧发出右束支。在膜部室间隔缺损时，希氏束走行于缺损的前上缘，室间隔的右侧（图 50-0-3）。后结常发育不良，不与希氏束相连，但 SLL 型 c-TGA 合并 VSD 和二尖瓣骑跨时，希氏束可起自后房室结。在 IDD 型中，希氏束起自后房室结即通常的房室结，延续于室间隔缺损的后下缘，与房室关系正常时的希氏束走向相似。前房室结通常也存在，但不连接希氏束。c-TGA 的希氏束也可同时起自前、后两处房室结，形成环状结构，如存在 VSD，其周边为传导束包围，但非常少见[3-4]。

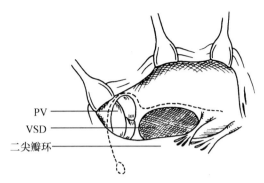

图 50-0-3　SLL 型 c-TGA 中，合并的室间隔缺损与希氏束的关系

圆点为传导束的位置。PV：肺动脉瓣及环；VSD：室间隔缺损。

（四）多合并心内畸形

c-TGA 可合并多种心脏畸形，如房间隔缺损、动脉导管未闭、Ebstein 畸形、完全性心内膜垫缺损、左上腔静脉等。

最常见的合并畸形为肺动脉瓣狭窄和室间隔缺损（VSD）。VSD 约占 70% 以上，常较大，以膜部和嵴下型多见。其他如干下型、肌部和心内膜垫型等较少见，多发性 VSD 更少见。

患者合并肺动脉瓣狭窄的约占 83%。主肺动脉、肺动脉瓣和瓣环均可能狭窄，肺动脉瓣可以增厚、融合、二瓣化，偶尔甚至瓣叶缺如、肺动脉闭锁（图 50-0-4）。

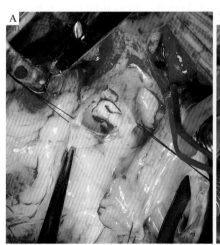
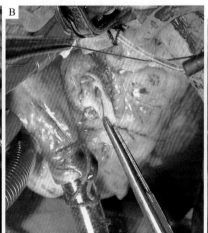
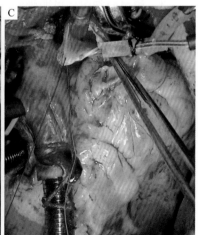

图 50-0-4　c-TGA 合并多种心脏畸形

A. 肺动脉瓣及瓣环狭窄；B. 肺动脉闭锁；C. 肺动脉闭锁。

合并肺动脉瓣及左心室流出道狭窄（PS 及 LVOTO）也很常见，LVOTO 占 50%。可以是肌性肥厚性狭窄和纤维环样狭窄，有时为异常纤维组织团阻塞等。

三、病理生理

c-TGA 的心脏房室与动脉连接异常，矫正的结果是右心房的体静脉血通过左心室被泵入肺动脉，左心房的肺静脉血由右心室泵入主动脉。因此，在功能上得到了矫正，如果不合并其他畸形，病理生理学不会发生异常，而长期右心室负担体循环，会出现房室瓣关闭不全和右心室功能衰竭。在合并不同的心内畸形时，会出现相应的病理生理改变，如果合并房室间隔缺损，肺动脉瓣无狭窄，缺损较大，会继发肺动脉高压，甚至发生Eisenmenger综合征。如合并肺动脉瓣狭窄，患者肺血会减少，右心室压力增加，心内产生右向左分流，患者就会有紫绀、缺氧等症状。如合并其他心内畸形也会有相应的改变。

四、临床表现

c-TGA如不合并心内畸形通常无症状，但可能发生完全性房室传导阻滞和多种心脏畸形，因此会有相应的临床表现和体征。如合并大的VSD、肺动脉瓣正常，可表现为室间隔缺损和肺动脉高压，严重者可出现Eisenmenger综合征的征象。在合并VSD以及重度PS或LVOTO时，会出现、缺氧、紫绀、呼吸困难、心脏杂音等与法洛四联症相同的症状和体征。由于本病左侧房室瓣为三尖瓣，承担体循环负荷，可能会发生三尖瓣关闭不全或狭窄，临床表现与二尖瓣关闭不或狭窄相同。如为疾病的晚期，可表现为活动受限、心功能不全的症状。

五、辅助检查

1. **心电图** 心电轴左偏，在V_2和aVR导联表现有深的Q波；V_3和aVF导联表现有QS波。Ⅰ度、Ⅱ度甚至Ⅲ度房室传导阻滞，患者出生后就可出现。

2. **胸部X线片** 无特征性改变。表现为所合并畸形的征象。单纯合并VSD时，表现为肺血多，肺动脉段突；同时合并PS或LVOTO时，表现为肺血少；SLL型时，表现为升主动脉影在左侧。

3. **超声心动图** 可明确心房、心室和动脉关系以及房室瓣的形态及功能。可见功能左心室为解剖右心室、房室瓣为三尖瓣的形态；功能右心室为解剖左心室、房室瓣为二尖瓣的形态。可以了解心脏房室瓣是否骑跨以及房室瓣的功能。如合并不同的畸形会有相应的征象。

4. **心导管及造影** 可了解血流动力学改变，肺动脉高压或肺动脉狭窄的程度，以及心内分流的大小等。心脏造影可明确心房、心室与大动脉的连接关系，以及是否合并其他心脏畸形。极少数合并形态右心室发育不良。

5. **CT、MRI** 可以明确诊断，了解各心腔与大动脉的连接关系，房室间隔缺损及合并畸形情况。MRI可见房室瓣有无发育异常、狭窄或关闭不全，并可以评估心功能状态。

六、诊断与鉴别诊断

本病诊断要依靠超声心动图和心导管及造影检查。心电图、胸部X线片和放射性核素检查可作为辅助手段，CT和MRI在鉴别诊断和决定手术的过程中也很重要，不仅可以明确解剖关系，还可以进一步了解心室功能。

手术前需要明确心房、心室位置，心房与心室、大动脉连接和位置关系。心脏位置异常如心脏右旋或转位等，这些都会增加手术困难。更要明确是否合并其他心脏畸形及血流动力学意义，注意冠状动脉起源和位置，以免术中损伤。在肺动脉高压时，右心导管检查可测定心内分流和肺动脉高压情况，帮助了解肺血管病变的程度。在肺动脉狭窄时，也可了解狭窄的部位和程度。这些检查均有助于选择和决定手术方式和手术时机。

七、自然病程

c-TGA患儿有4%～7.5%于出生时即有Ⅲ度房室传导阻滞，成人30%发生Ⅲ度A-VB，有20%～40%的患者有I度或Ⅱ度房室传导阻滞，是先天性房室传导阻滞的主要原因。尽管体循环心室为右心室，心功能一直可保持正常至成年。患者在20岁前后，心功能会逐渐降低，可能出现三尖瓣关闭不全、瓣环扩大、室间隔向左移位，瓣叶越发地对合不好，与右心室容量负荷加重有关，也有研究者认为与心脏扩大、右冠状动脉供血不足有关。晚期可发生房性心动过速、心力衰竭和猝死。

八、手术适应证与禁忌证

单纯c-TGA无须手术治疗。只有合并其他心脏畸形并有明显症状及病理生理改变时，才需要手术治疗。传统上只是针对病变进行生理性的矫治，但由于右心室结构明显不同于左心室，而右心室却承担左心室的功能，易致三尖瓣关闭不全、心律失常和心力衰竭，远期疗效不理想。因此手术应尽可能解剖矫治，使心室与所承担的功能一致，即行 Double Switch 手术，对左心室流出道和肺动脉瓣狭窄的患者行心房转流＋Rastelli手术，对肺动脉瓣正常、肺动脉高压的患者行心房转流＋大动脉Switch手术，可以获得更好的手术疗效。但 Double Switch 手术复杂，是高风险的手术，也可能发生静脉系统梗阻和大动脉Switch手术、Rastelli手术等并发症。无论做什么手术，必须处理好合并畸形，如VSD、PS及LVOTO、左侧房室瓣关闭不全是c-TGA的三种主要合并症，也是需要同时手术矫治的病变。如果患儿年龄太小、新生儿，不适合做根治性的手术，可先做姑息性手术。即对肺血少、缺氧、紫绀的患儿行分流手术，对肺血多、肺动脉高压患儿行Banding手术。Banding手术不仅可以为 Double Switch 手术做准备，还可以作为姑息手术改善症状和预后[5-7]。无论做什么手术，心、肺、肝、肾功能严重损伤和障碍者为手术禁忌。

九、手术技术

（一）姑息手术

分流手术和Banding手术技术细节详见第34章"法洛四联症"和第52章"完全性大动脉转位"。

（二）室间隔缺损

经胸骨正中切口开胸、切开和悬吊心包，经升主动脉和上、下腔静脉插管，建立体外循环。常由于显露不佳，在体外循环建立后再插入下腔静脉引流插管。降温后，阻断上、下腔静脉和升主动脉，经主动脉根部灌注冷停搏液。切开右心房，经ASD或房间隔切口置入左心引流管。经右心房切口、通过右侧房室瓣显露VSD（图50-0-5），此径路优点是对心脏的创伤小，VSD易于显露。为了更好地显露和修补VSD，还可平行瓣环、在距瓣根部2 mm左右处切开右侧房室瓣后叶，一般不需切断游离缘即可获良好显露，并且有利于瓣叶的修复（图50-0-6）（视频27）。

视频27　肺动脉狭窄
矫治术＋室间隔缺损修补
术＋房间隔缺损修补术

由于传导束走行于VSD的前上缘，室间隔形态左心室侧，因此修补VSD前上缘的缝线应置于右心室侧。在其前上方估计为传导束经过的室间隔缺损边缘，以带小垫片间断褥式缝合为佳，将间断缝合线缝上涤纶补片打结后，其余部分可以连续缝合，以避免损伤传导束。如VSD显露不好也可以切开左心室流出道或肺动脉修补，特别是在心房反位时，左心室在上，右心房在下常常显露困难，需要切开左心室流出道。如为干下型缺损，显露更困难，更需要切开左心室，注意切口要小，不可过大。

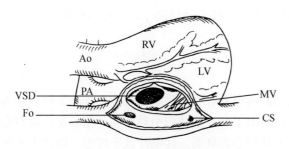

图50-0-5　经右心房显露室间隔缺损

Ao：主动脉；PA：肺动脉；RV：形态右心室；LV：形态左心室；

Fo：卵圆孔未闭；CS：冠状静脉窦；MV：二尖瓣；VSD：室间隔缺损。

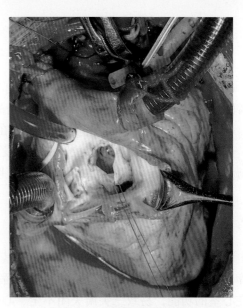

图50-0-6　切开后瓣叶根部，
显露VSD

（三）肺动脉及左心室流出道狭窄

PS、LVOTO常与VSD等畸形并存，由于肺动脉环的解剖位置和传导束的影响，多数患者仅切开肺动脉交界，不能充分解除肺动脉瓣环和瓣下狭窄，应采用Rastelli手术，即心室-肺动脉外通道方法，解除狭窄。在左心室流出道做切口时，要注意切口位置，避免损伤冠状动脉和前乳头肌，并切除切口附近可能对血流造成梗阻的肌束，用带瓣同种肺动脉连接心室和肺动脉为目前最好的生理性矫治方法[1, 8]（图50-0-7）。也可以不完全切断肺动脉，切开肺动脉交界后，将外通道远端与主肺动脉做端侧吻合，这样血流在左心室就有两个出口，因此外管道内径偏小也可以接受，并可以避免受压。在c-TGA时胸骨下面的左心室前缘是最高点，为避免心外管道受压，应将外通道置于右心房、左心室的右侧（视频28）。

视频28　Rastelli
手术

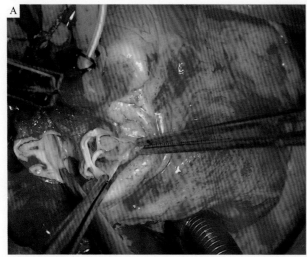

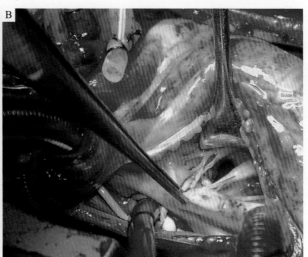

图50-0-7　Rastelli手术

A．肺动脉瓣严重狭窄，切断肺动脉；B．切开右心房，显露VSD；C．切开二尖瓣后叶，修补VSDVSD；D．二尖瓣切开，VSD补片后；

E．连续缝合二尖瓣切口；F．切开左心室流出道；G．吻合同种肺动脉远端；H．吻合同种肺动脉近端；I．完成Rastelli手术。

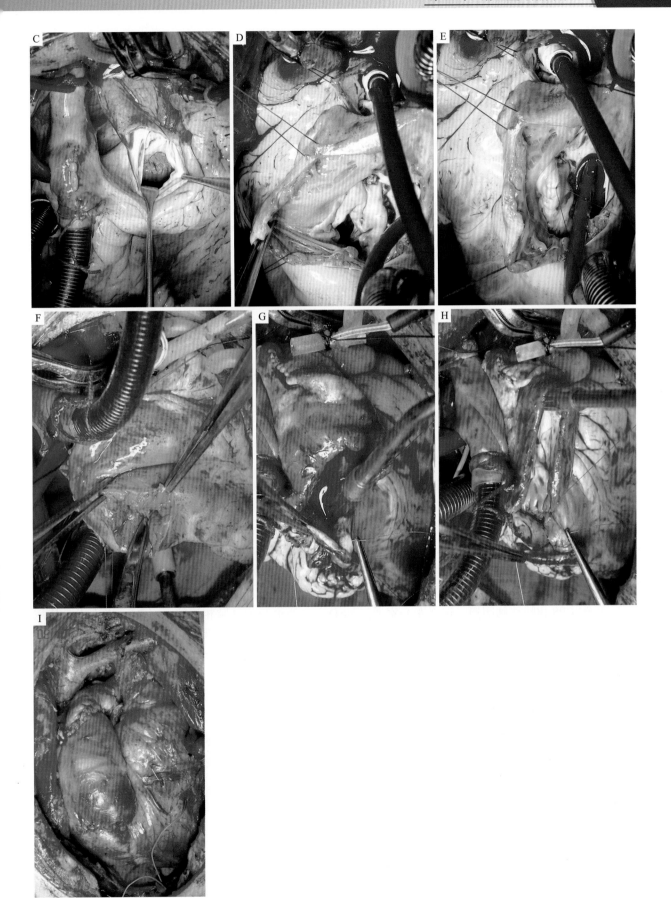

图50-0-7（续）

对有些患者也可以用一个半心室的方法，在VSD修补后将上腔静脉与肺动脉吻合，再解除肺动脉瓣和瓣下狭窄。对瓣环发育好的单纯肺动脉瓣狭窄，手术可切开瓣交界解除狭窄。在行肺动脉瓣交界切开时，操作要轻柔。由于肺动脉环下即是传导束经过区域，瓣交界切开不要超过瓣环。对肺动脉瓣下的纤维环状狭窄，可手术切除纤维组织，切除是安全的。对肺动脉瓣环下的肌性狭窄，手术切除常会损伤传导束而导致Ⅲ度房室传导阻滞。这几种方法都可以取得明显的疗效，但不能改变心室相应的负荷，因此承担体循环的右心室衰竭还可能发生。

（四）三尖瓣关闭不全

三尖瓣畸形是其关闭不全的主要原因。由于瓣膜为三尖瓣，结构异常，又承受体循环阻力负荷，所以左侧房室瓣的成形后，容易复发，效果不佳。除了少数病变较轻的患者外，对中至重度的关闭不全，大多采用房室瓣替换术。单纯De Vega环缩术或瓣交界折叠术等成形方法，需要置入工环来加固。术中需要经食管超声心动图（TEE）来评价成形术的效果。至于左侧房室瓣替换，一般先切除房室瓣，然后再置入人工瓣膜。为了维护体循环功能，也可保留房室瓣及瓣下结构，需要指出的是由于三尖瓣向下向后移位，常常显露困难，可以经左侧开胸切口手术。

（五）合并畸形的手术

c-TGA可合并ASD、肺动脉闭锁、完全型房室间隔缺损、Ebstein畸形等，合并ASD可以直接缝合或修补，合并完全型房室间隔缺损可同期修补缺损以及进行瓣膜成形，以矫治生理功能（见第24章完全型房室间隔缺损），如合并Ebstein畸形应争取行Double Switch手术，效果会更理想（图50-0-8）。

（六）Double Switch手术

视频29 Double＋
Switch手术

即对肺动脉瓣正常、肺动脉高压的患者，在动脉水平行Switch手术，同时于心房水平行Mustard或Senning手术，以获得c-TGA的解剖矫正[6-7, 9]。房室连接不一致合并左侧房室瓣反流（如Ebstein畸形和心功能不全）是最佳适应证。对肺动脉压力在正常范围的患者，可分期手术，第一期先行肺动脉Banding手术，以训练解剖左心室功能；第二期再行Double Switch手术。一般认为训练左心室，行Banding手术的患者年龄不应超过15岁（视频29）。

对合并PS和肺动脉闭锁，选择左心室通过VSD心内通道与主动脉相连接，行Rastelli手术；使用心外通道连接右心室和肺动脉，在心房水平行Mustard或Senning手术；另外在心房水平转流之后，也可以行改良Nikaidoh手术，但手术风险也更大。对术前和术中出现Ⅲ度房室传导阻滞者，必须安置临时起搏导线，使用临时起搏器。术后可能需要安装永久性起搏器。

（七）Half Mustard-Double Switch手术

因Double Switch手术复杂、风险大，对c-TGA合并肺动脉瓣或瓣下狭窄的患者，可以改做此术式[2]。方法是在体外自循环并行、心脏跳动下，将上腔静脉与右肺动脉吻合，先完成双向Glenn手术。在升主动脉阻断后，通过右心房及右心室切口，修补VSD，建立左心室心内通道，与主动脉的连接。切除房间隔，用自体心包像做Mustard手术一样，将下腔血流隔入右心室，最后在右心室和肺动脉之间建立外通道（图50-0-9）。

（八）一个半心室矫治术

对于合并VSD和LVOTO的患者，如果肺动脉发育良好，肺动脉狭窄不十分严重，可选择行一个半心室矫治手术。

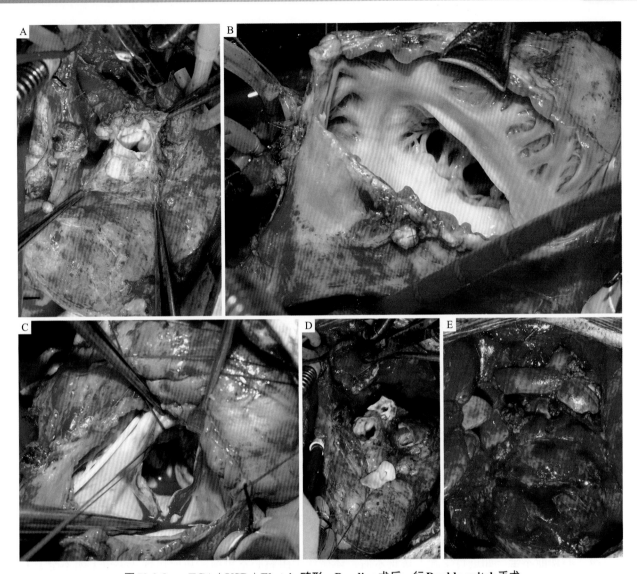

图 50-0-8　c-TGA＋VSD＋Ebstein 畸形、Banding 术后，行 Double switch 手术

A. 去除约束带、切开肺动脉；B. 切开右心房探查二尖瓣；C. 经房间隔探查和成形三尖瓣；D. 切断主动脉和肺动脉，切下冠状动脉开口；
E. Double switch 手术后。

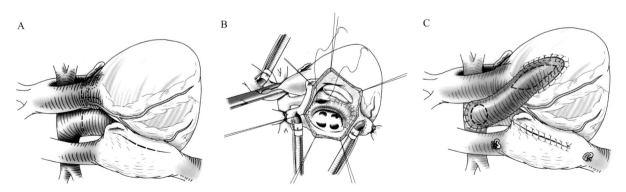

图 50-0-9　Half Mnstard-Double Switch 手术

A. 右心房、主动脉、肺动脉、冠状动脉切口；B. 建立心房内通道，将下腔静脉血引流入右心室；C. 建立右心室至肺动脉的心外通道。

（九）双向 Glenn 或 Fontan 类手术

适用于左侧房室瓣骑跨合并重度 PS 或 LVOTO、肺动脉发育良好的患者。

（十）人工心脏、左心辅助

临床应用数量不多，可以减轻心脏容量负荷和症状，使心功能好转。有的患者可能需要双心室的辅助，作为终末期的治疗[10]。

十、术后处理

同心脏术后常规处理。需要特别注意心律变化，应常规安置起搏器。当出现Ⅲ度房室传导阻滞时，最好采用房室顺序起搏器，以利提高心排血量，注意维护好心、肾功能。

十一、手术并发症

c-TGA 手术的主要并发症为低心排血量综合征、Ⅲ度房室传导阻滞和左侧房室瓣关闭不全。

1. 低心排血量综合征　主要原因为左心室流出道、肺动脉系统狭窄解除不够，或左心室-肺动脉外通道受压，或手术损伤致心功能不全，或合并左侧房室瓣关闭不全，都可以引起低心排血量综合征。应明确原因，进行相应的处理。如需要二次手术不可拖延。因右心室承担体循环的功能，手术远期可能发生慢性心功能不全，药物治疗效果不好。

2. Ⅲ度房室传导阻滞　由于 c-TGA 的传导束系统解剖学特点，手术并发Ⅲ度房室传导阻滞的危险性远高于其他先天性心脏病手术。即使没做手术，麻醉期间也可能发生Ⅲ度房室传导阻滞，发生率为20%～26%，应该安装起搏器治疗。

3. 三尖瓣关闭不全　术后出现三尖瓣关闭不全或较术前加重，除了与瓣膜畸形、手术方法有关外，多因右心负荷过重所致，应进行人工瓣替换手术，但可能效果不理想。

4. 心功能不全　如进行生理上矫正术后，体循环仍由右心室负荷，可能出现三尖瓣关闭不全、右心室功能不全，并相互影响使病情进一步加重，应该行强心利尿治疗。

5. 其他并发症　各种原因均可导致其他与心外科有关的并发症，如肝、肾功能不全，出血和感染等，应根据情况进行积极的预防和处理。

十二、手术效果

c-TGA 合并心脏畸形早期手术成功率为95%左右，生理性矫治在一组123例报道中，手术后生存率第1年为84%，第5年为75%，第10年为68%，第15年为61%。Double Switch 手术的解剖矫治术后20年心房内转流 Rastelli 手术生存率为75.7%，心房内转流加 Switch 手术生存率为83.3%，75%～85%患者心功能良好，可达Ⅰ～Ⅱ级。右心功能较差，三尖瓣关闭不全，房室传导阻滞是危险因素，三尖瓣替换结果不佳，右心室 EF＜40%效果更差[11-14]。

十三、经验与启示

c-TGA 患者如不合并其他心内畸形，可能不需要手术。但大多数患者会合并 VSD、肺动脉狭窄或其他畸形，成为一种需要手术治疗的、复杂的先天性心脏病，此情况并不少见。

　　由于病变复杂，尽管外科手术方法较多，但有些患者治疗效果还不理想。最难解决的问题是右心室承担体循环负荷所造成的房室瓣关闭不全和右心功能不全的相互影响，使心力衰竭加重。传导束的发育异常，易致发生完全性房室传导阻滞，这更使c-TGA雪上加霜。因此应为患者制订个体化治疗方案，选择好手术方式。

　　与很多疾病一样，c-TGA也应该早期发现、早期诊断和早期手术处理。c-TGA患儿出生后，如合并左心室流出道狭窄、肺动脉瓣狭窄或闭锁，肺动脉发育不好，表现为缺氧紫绀，应该早期行体-肺动脉分流手术。当肺动脉发育成熟后，再行VSD修补和肺动脉瓣狭窄、心室流出道的狭窄疏通术，或将上腔静脉与肺动脉吻合，加做VSD修补和右心室流出道疏通手术，即一个半心室矫治术，也可以做Rastelli手术。这类手术为生理矫治手术，远期仍可能存在房室瓣关闭不全和心功能不全的问题，最好的方法是实施Double Switch手术（Senning或Mustard＋Rastelli手术），但Double Switch手术也面临心外通道钙化、再狭窄，需要再手术的问题，因此对这类患者，除了为急于缓解缺血、缺氧外，不急于手术。相对而言，如果患者VSD较大、肺动脉瓣正常，多合并肺动脉高压，修补VSD就很容易达到生理矫治的目的，但手术时机不能耽误，应在2岁内手术，否则一旦发生Eisenmenger综合征，患儿就失去了手术机会。这种患儿最好的手术方法还是Double Switch手术，即Senning或Musterd手术＋大动脉Switch手术。如果肺静脉血流无梗阻，不出现其他并发症，患儿可能不需要再次手术。如果患儿肺动脉压力已下降，也可以分期手术，在训练左心室后，再行Double Switch手术。为患者争取最好的手术效果，手术后需要进行长期的随诊观察。

　　c-TGA患者各心腔和血管的位置及形态有很大的不同，手术中体外循环的建立较常规手术显露较差，可在主动脉、上腔静脉插管及体外循环建立后再进行其他操作。SLL型患者VSD修补易致完全性房室传导阻滞，应该经右心房切口，切开二尖瓣根后叶部，可以获得较好的显露，把VSD补片置于右心室面可以避免Ⅲ度房室传导阻滞。而心房反位型的患者传导束的位置与正常人类似，也应将补片置于右心室，较少发生Ⅲ度房室传导阻滞。

　　左心室流出道狭窄多合并肺动脉瓣环和肺动脉瓣狭窄，肺动脉瓣狭窄可以切开，因为解剖的关系，在切开肺动脉瓣后，左心室流出道还会存有狭窄，不能完全疏通。疏通左心室流出道和切开肺动脉瓣的过程中易损伤传导束，造成Ⅲ度房室传导阻滞，因此必须加用心外管道才可能有效解除狭窄。

　　Double Switch手术包括三种手术方法，每种手术方法都比较复杂，避免并发症并保护好心肌，才能获得最佳手术效果。

（吴清玉）

参 考 文 献

［1］　贺东, 吴清玉, 许建屏, 等.同种带瓣管道在矫正型大动脉转位合并室间隔缺损及肺动脉瓣狭窄矫正手术中的应用[J]. 中国循环杂志, 2003, 18 (1): 554-563.

［2］　MALHOTRA S P, REDDY V M. QIU M, et al. The hemi-Mustard/bidirectional Glenn atrial switch procedure in the double-switch operation for congenitally corrected transposition of the great arteries: Rationale and midterm results [J]. J Thorac Cardiovasc Surg, 2011, 141: 162-170.

［3］　ALBAN-ELOUEN BARUTEAU, ABRAMS D J, SIEW YEN HO, et al. Cardiac conduction system in congenitally corrected transposition of the great arteries and its clinical Relevance [J]. J Am Heart Assoc, 2017, 6 (12): e007759.

［4］　DE LEVAL M R, BASTOS P, STARK J. Surgical technique to reduce the risks of heart block following closure of ventricular septal defect in atrioventricular discordance [J]. J Thorac Cardiovasc Surg, 1979, 78: 515-526.

［5］　WINLAW D S, MCGUIRK S P, BALMER C, et al. Intention-to-treat analysis of pulmonary artery banding in conditions with a morphological right ventricle in the systemic circulation with a view to anatomic biventricular repair [J].

Circulation, 2005, 111: 405-411.

［6］ 吴清玉, 王小启, 郭少先, 等.应用双调转术治疗先天性矫正性大动脉转位 [J]. 中华医学杂志, 2004, 84 (1): 33-35.

［7］ HIRAMATSU T, MATSUMURA G, KONUMA T, et al. Long-term prognosis of double-switch operation for congenitally corrected transposition of the great arteries [J]. Eur J Cardiothorac Surg, 2012, 42: 1004-1008.

［8］ ILBAWI M N, DELEON S Y, BACKER C L, et al. An alternative approach to the surgical management of physiologically corrected transposition with ventricular septal defect and pulmonary stenosis or atresia [J]. J Thorac Cardiovasc Surg, 1990, 100: 410-415.

［9］ ROGER B B M. The double switch operation with accent on the Senning component [J]. Semin Thorac Cardiovasc Surg Pediatr Card Surg Annu, 2005, 57-65.

［10］ HUANG J, SLAUGHTER M S. Heart Ware ventricular assist device placement in a patient with congenitally corrected transposition of the great arteries [J]. J Thorac Cardiovasc Surg, 2013, 145: 23-25.

［11］ LANGLEY S M, WINLAW D S, STUMPER O, et al. Midterm results after restoration of the morphologically left ventricle to the systemic circulation in patients with congenitally corrected transposition of the great arteries [J]. J Thorac Cardiovasc Surg, 2010, 8: 63.

［12］ KWAK J G, LEE C H, LEE C, et al. Aortic root translocation with atrial switch: another surgical option for congenitally corrected transposition of the great arteries with isolated pulmonary stenosis [J]. J Thorac Cardiovasc Surg, 2010, 139: 1652-1653.

［13］ SUSHEEL KUMAR T K.Congenitally corrected transposition of the great arteries [J]. J Thorac Dis, 2020, 12 (3): 1213-1218.

［14］ BRIZARD C P, LEE A, ZANNINO D, et al. Long-term results of anatomic correction for congenitally corrected transposition of the great arteries: A 19-year experience [J]. Journal of Thoracic & Cardiovascular Surgery, 2017, 154 (1): 256-265.

第51章
解剖矫正型大动脉异位

解剖矫正型大动脉异位（anatomically corrected malposition of the great arteries，ACMGA）指患者心房与心室、大动脉连接关系正常，只是主动脉与肺动脉空间关系异常（abnormal spatial relationship）。本病是一种很少见的先天性心脏病。

ACMGA本身对血流动力学没有影响，像矫正型大动脉转位一样，但由于主动脉和肺动脉空间位置异常，可致动脉圆锥间隔和心室结构发生变化，并多合并室间隔缺损等各种畸形，致使心脏出现病变，需要手术治疗[1-3]。

一、历史回顾

1895年塞里明（Theremin）在世界上首次报道了本病，1939年哈里斯（Harris）和法伯（Farber）首先命名本病为解剖矫正型大动脉转位（anatomical corrected transposition of great arteries），1975年普拉格（Van Praagh）提出transposition应为心室和动脉连接异常，主动脉连接右心室，肺动脉连接左心室。因此重新命名本病为解剖矫正型大动脉异位（anatomically corrected malposition of the great arteries，ACMGA），并将本病分为四型。苏纳达（Sunada）在世界上首次为ACMGA合并VSD的患者进行手术修补，术后患者死亡。1973年柯克林（Jone Kirklin）等为2例SDL型的ACMGA患者进行了VSD修补和右心室流出道狭窄疏通手术，获得成功[1-3]。

二、发病机制

戈尔（Goor）和爱德华兹（Edwards）认为本病是在胚胎发育过程中，由于动脉圆锥间隔和大动脉旋转与正常方向相反所致[4]。

三、病理解剖

解剖矫正型大动脉异位指在心房正位的情况下，右心房连接右心室，右心室连接肺动脉，位于心脏右侧；左心房连接左心室，左心室连接主动脉，位于心脏左侧，只是主动脉和肺动脉两者在空间位置关系上出现了异常，多数患者主动脉位于左前方，肺动脉居于右后或正后方。

主动脉向前、向上移位，其下方圆锥间隔发育较好，致使主动脉与二尖瓣之间为肌性联系。肺动脉下方的圆锥间隔发育较差，与三尖瓣为纤维联系。由于主、肺动脉位置改变，大多数患者存在动脉圆锥间隔，主动脉的动脉下圆锥间隔可致左心室流出道延长和狭窄。肺动脉下方也可以出现右心室流出道狭窄[1-3]。

Van Praagh 将本病分为四型：Ⅰ型心房正位，心室右祥，主动脉左前位（SDL型）；Ⅱ型心房正位，心室左祥，主动脉位于右前（SLD型）；Ⅲ型心房反位，心室左祥，主动脉位于右前方（ILD

型）；Ⅳ型心房反位，心室右袢，主动脉位于左前方。Ⅰ、Ⅱ型血流动力学状态正常，Ⅰ型最为多见，Ⅲ、Ⅳ型很少见，会出现类似大动脉转位的血流动力学改变。

本病可为右位心，左侧心耳并列。常合并VSD，VSD可以较大、多发，少数病例也可以不存在。如VSD位于肺动脉的下方，肺动脉骑跨即为左心室双出口；位于主动脉下方，主动脉骑跨即为右心室双出口。ACMGA还可以合并右心室流出道狭窄，肺动脉瓣狭窄、二尖瓣裂、三尖瓣闭锁或发育异常、右心室发育不良、主动脉瓣下狭窄、右位主动脉弓等畸形。

四、病理生理

ACMGA如不合并畸形，同正常人一样没有病理生理的改变。在合并其他心内畸形的情况下，可发生相应的病理生理改变。如合并VSD就会肺血增多，可出现肺动脉高压；合并肺动脉瓣和右心室流出道狭窄，肺血流减少，类似法洛四联症，其他以此类推。

五、临床表现

患者临床症状决定于ACMGA的类型和所合并的病变，症状和体征大体类似VSD和法洛四联症。如合并VSD和肺动脉高压，患者儿时易致呼吸道反复感染，发育迟缓。如合并肺动脉瓣和右心室流出道狭窄，患者会出现缺氧、紫绀、杵状指等症状[5-7]。

六、辅助检查

1. 心电图 可以正常或为左、右心室肥厚、心律失常。

2. 胸部X线片 心脏外形和大小可正常，受病变类型以及所合并的畸形的影响，肺血可增多或减少，心脏形态可明显异常（图51-0-1）。

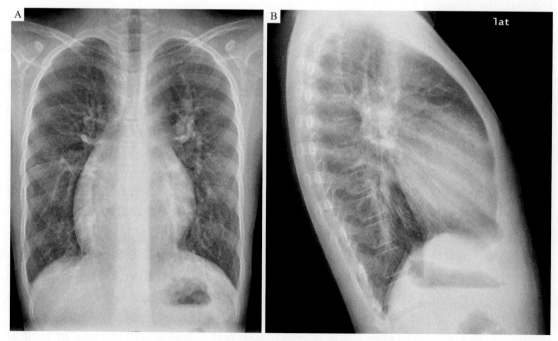

图51-0-1 ACMGA合并VSD、PS、二尖瓣裂

A. 胸部平片正位；B. 胸部平片侧位。

　　3. 超声心动图　可见心房与心室的连接、心室与动脉连接正常，仅主动脉与肺动脉空间位置关系异常，左位型主动脉最多见，主动脉位于肺动脉右前、左前或正前方，主肺动脉位于主动脉右后方，两大动脉多与肌性圆锥间隔连接。如合并 VSD 肺动脉主干及左右分支显著增宽，肺动脉与三尖瓣可有纤维连续。左心室长轴可见主动脉瓣下存在肌性圆锥间隔，主动脉瓣与二尖瓣无纤维连续[4-6]。

　　彩色多普勒可显示右心室血流进入右侧的肺动脉，左心室血流进入左前的主动脉。超声心动图还可发现房室间隔是否完整，瓣膜的发育和功能情况，心室流出道有无狭窄和并发其他合并心血管畸形，如较常见的室间隔缺损，部分患者合并右心室流出道梗阻、动脉导管未闭、房室瓣发育不良等畸形，基本可以确诊。

　　4. 心导管检查　可了解各心腔、肺动脉的压力，房室、动脉的连接和血氧情况。心室造影可以发现心腔和大血管形态的变化，可进行确诊和病理分型。

　　5. CT、MRI　可显示心房和心室的大小和形态，明确心房心室和动脉的连接及合并畸形的情况，主动脉和肺动脉的位置关系，可以确诊（图 51-0-2 和图 51-0-3）。

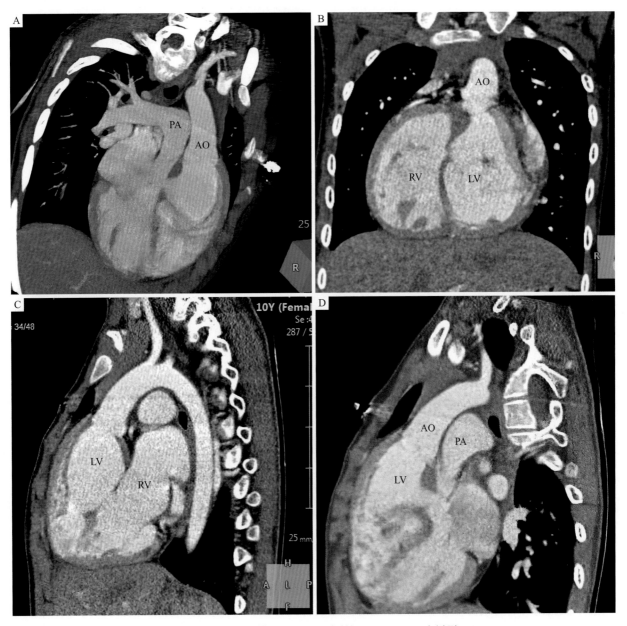

图 51-0-2　CT 扫描，ACMGA 合并 VSD、PS、二尖瓣裂

A. 心房正位，右心室连接肺动脉，左心室连接主动脉；B. 矢状面示左室连接主动脉；C. 侧位示左室连接主动脉；D. 侧位示主动脉位于肺动脉前方与左室相连。PA——肺动脉，AO——主动脉，RV——右室，LV——左室。

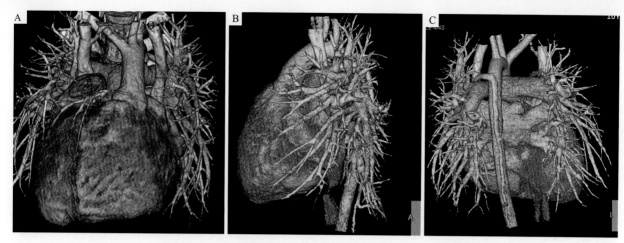

图51-0-3 CT扫描重建，ACMGA合并VSD、PS、二尖瓣裂

A. 主动脉左前，肺动脉右后；B. 侧位主动脉位于前方肺动脉位于后方；C. 背侧示主动脉在前，肺动脉在后。

七、诊断与鉴别诊断

ACMGA临床症状和体检发现都和所合并畸形有关，结合心电图、胸部X线片、超声心动图可以做出诊断。心导管造影、CT和MRI检查可以进一步确诊。应该与并存大动脉左转位的疾病鉴别，如矫正性大动脉转位、右心室双出口、左心室双出口、完全性大动脉转位等。

八、自然病程

如不合并其他心内畸形，自然过程亦属正常。如有异常都与所合并心内畸形的自然过程类似。

九、手术适应证

手术适应证应参照所合并的心内畸形选择，常为VSD和左、右心室流出道及肺动脉瓣狭窄，诊断明确后应尽快手术治疗。

十、手术技术

经胸骨正中切口切开皮肤，开胸和体外循环建立技术与其他先天性心脏病手术相同，心包切开后要进行细致的心外探查（图51-0-4）。在主动脉插管时，要注意主动脉的位置不能把插管插在肺动脉上，比较CT影像上血管的位置和两大血管的压力即可明确。具体手术技术操作决定于所合并的心内畸形。

在体外循环建立后，阻断升主动脉、心肌保护同其他心脏手术，同样要进行仔细的心内探查，明确大血管与心房、心室、瓣膜的关系（图51-0-5）。手术技术应根据不同的病变，采用不同的方法。例如，经肺动脉切口，切开肺动脉瓣交界，解除狭窄（图51-0-6）；经右心房切口，修补VSD（51-0-7）。如显露困难，可切开右心室修补。可经室间隔缺损扩大、补片疏通左心室流出道，解除主动脉瓣下狭窄。可经房间隔切口修复二尖瓣（图51-0-8）。由于冠状动脉在肺动脉下方经过，疏通右心室流出道，一般不能用跨环补片的方法。如右冠状动脉向左前方向移位，可以在右侧房室沟切开，跨环补片。有些患者需要心外带瓣管道、肺动脉根部移植来解除肺动脉瓣下狭窄。如右心室发育不良或三尖瓣狭窄，发育异常，可考虑行Fontan系列手术。

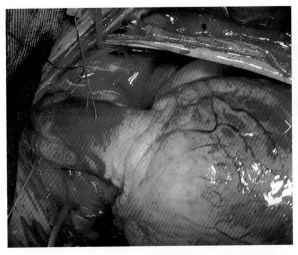

图51-0-4 心外探查，主动脉在前，肺动脉在后

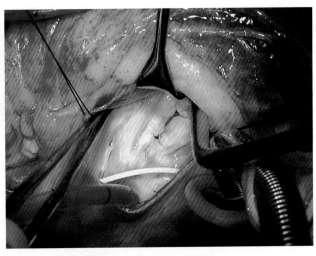

图51-0-5 切开右心房，可见三尖瓣

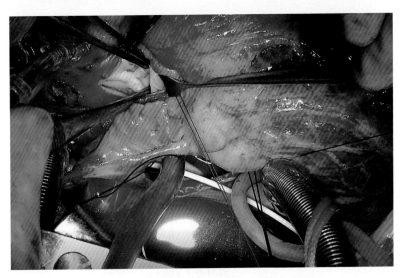

图51-0-6 切开肺动脉，肺动脉瓣增厚、狭窄

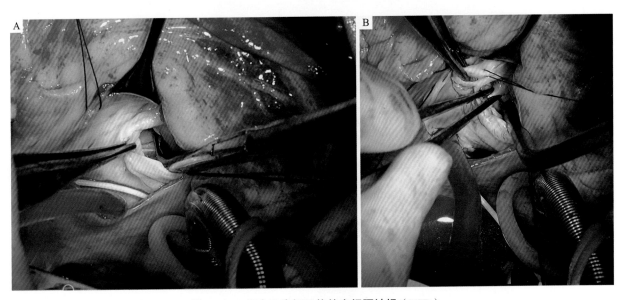

图51-0-7 经右心房切口修补室间隔缺损（VSD）

A. 切开右心房，可见 VSD；B. 显露 VSD；C. 修补 VSD 后上缘；D. 修补 VSD 下缘；E. 修补完毕。

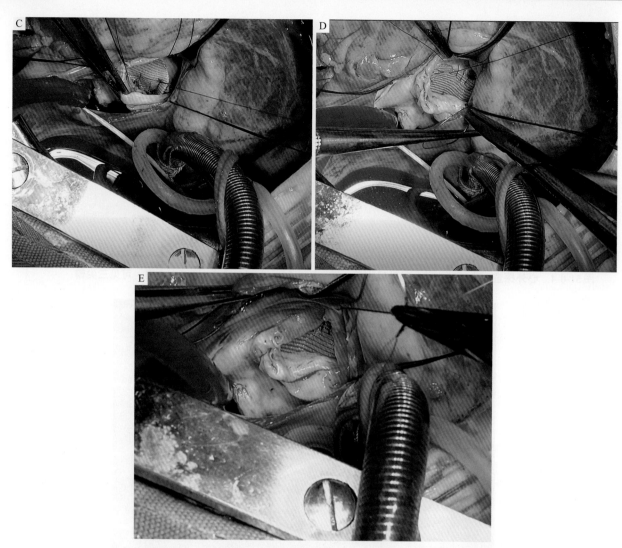

图51-0-7（续）

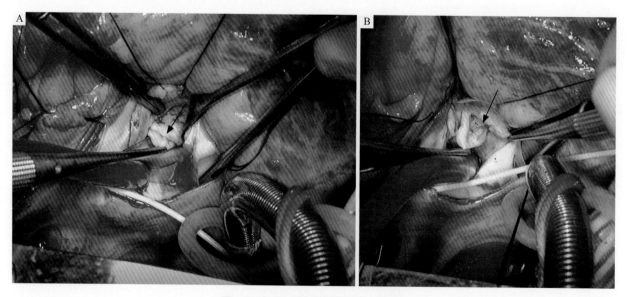

图51-0-8　经房间隔切口修复二尖瓣

A、B. 二尖瓣前叶裂；C. 修复二尖瓣裂。

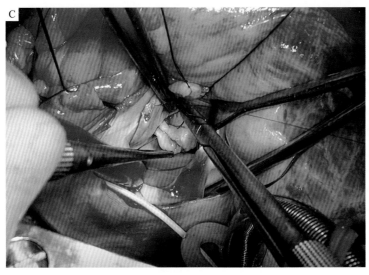

图 51-0-8（续）

十一、术后处理

同其他心脏手术，进行常规监测治疗和护理。

十二、手术并发症

与类似所合并的心脏畸形的手术一样，常见的为VSD修补和右心室流出道疏通、肺动脉瓣狭窄切开术，手术并发症不多。

十三、手术疗效

由于病例少见，多为个例报道[5]。常见的为VSD修补和右心室流出道疏通、肺动脉瓣狭窄切开术，效果好，成功率92%，而合并复杂畸形者，分流手术效果差，病死率可达29%。清华大学第一附属医院的患者手术全部成功[8-10]。

十四、经验与启示

ACMGA病例少见，如血流动力学无改变，一般无须治疗。该病主要为心房、心室和两大动脉连接正常，只是在两大动脉位置的空间关系上出现了异常，主动脉左转位，位于左前，肺动脉位于右后，而这两者异常又使圆锥间隔发育异常，主动脉向前向上异位可造成左心室流出道狭窄，肺动脉圆锥间隔发育不良可甚于主动脉圆锥，也可以引起右心室流出道狭窄。且ACMGA多合并VSD、肺动脉瓣狭窄、房间隔缺损、主动脉弓中断等畸形需要手术治疗。临床上主要应关注这些合并的畸形，进行诊断治疗，手术可使绝大多数患者恢复良好。

（吴清玉）

参 考 文 献

［1］ VAN PRAAGH R, DURNIN R E, JOCKIN H, et al. Anatomically corrected malposition of the great arteries [J]. Circulation, 1975, 51: 20-31.

［2］ VAN PRAAGH R. The story of anatomically corrected malposition of the great arteries [J]. Chest, 1976, 69: 2-4.

［3］ ANURADHA S, RAGHAVAN S, SUDEEP V, et al. Anatomically corrected malposition of great arteries [J]. Ann Pediatr Cardiol, 2010, 3 (2): 187-189.

［4］ GOOR D A, EDWARD J E. The spectrum of transposition of the great arteries with specific reference to developmental anatomy of the conus [J]. Circulation, 1973, 48: 406-415.

［5］ 吴清玉, 王小启, 沈向东. 解剖矫正性大动脉异位一例 [J]. 中华外科杂志, 2003, 41 (8): 603.

［6］ KIYOZO M, HIROMI K, KATSUSHI K, et al. Atrioventricular groove patch plasty for anatomically corrected malposition of the great arteries [J]. J Thorac Cardiovasc Surg, 2001, 122: 872-878.

［7］ LEE M L, CHIU I S, WU M H, et al. Transarterial approach of the pulmonary artery in anatomically corrected malposition of the great arteries by manipulating a catheter inverted with balloon floating maneuver [J]. Int J Cardiol, 1998, 67: 1-7.

［8］ LAMIA AIT A L I, ROSA S, PIERLUIGI.Anatomically corrected malposition of the great arteries: Review of the literature [J]. Progress in Pediatric Cardiology, 2016, Volume 43, 113-117.

［9］ R CALABRÒ, MARINO B, MATTACERASO F, et al. Anatomical corrected malposition. Report of two new cases (author's transl) [J]. Giornale italiano di cardiologia, 1980, 10 (3): 337-345.

［10］ RITTENHOUSE E A, TENCKHOFF L, KAWABORI I, et al. Surgical repair of anatomically corrected malposition of the great arteries [J]. Ann Thorac Surg, 1986, 42: 220-228.

第52章
完全性大动脉转位

完全性大动脉转位（transposition of great arteries，TGA）也称大动脉右转位（dextro-transposition of the great arteries，D-TGA），是常见的紫绀型先天性心脏病，发病占先天性心脏病的10%~11%，新生儿的发病率约为0.8‰，男女之比为2:1[1-2]。大约75%TGA的患儿常合并其他心脏畸形，如卵圆孔未闭、房间隔缺损（ASD）、室间隔缺损（VSD）和动脉导管未闭（PDA）等，这也是患儿赖以生存的基础。另外，TGA患儿也可以合并肺动脉瓣狭窄、左心室流出道狭窄，这些患者在手术时机、手术方法和手术结果等方面有很大的不同。除非患者肺动脉瓣正常，能被及时行大动脉调转术（arterial switch operation，ASO）治疗，否则患儿病情重，多数生后不久就夭折。患儿生后主要表现为明显的缺氧和紫绀。如患儿心房、室间隔完整，动脉导管是唯一维持生命的通道，一旦闭合，体循环和肺循环之间血流无交通，患儿很快就会死于缺氧和酸中毒。如能及时手术治疗，患儿可以完全恢复正常。

由于手术复杂，多为新生儿，在我国，20世纪80年代患儿手术很少，术后很难存活。直到20世纪90年代后我国在婴幼儿先天性心脏病的外科治疗方面才取得了很大的进展，手术疗效已接近国际先进水平。

一、历史回顾

1797年马修贝利（Matthew Bailie）首先描述了1例大动脉转位的患者。1814年法尔（John Farre）用TGA命名本病。1950年布莱洛克（Blalock）和汉隆（Hanlon）采用闭式房间隔切开术，1966年拉什金（Rashkind）和米勒（Miller）在费城首先用气囊导管行房间隔造口术，以改善患儿体肺静脉血的混合，提高为患儿组织供氧能力。1958年斯滕宁（Ake Senning）和1963年马斯塔德（William Mustard）采用心房内转流手术治疗本病。1968年拉斯泰利（Giancarlo Rastelli）首先用心内外通道方法治疗TGA合并VSD和肺动脉瓣下狭窄的患者，并取得成功。1975年雅特内（Adib Jatene）经历了艰苦的奋斗和6次失败才使第1例解剖矫治手术（Switch手术）获得成功，成为TGA患儿肺动脉高压、没有肺动脉瓣狭窄的首选常规手术，为大动脉转位的根治做出了巨大贡献。贝克斯（Bex）等1980年报道了主动脉根部向后移位治疗TGA合并左心室流出道狭窄（LVOTO）和肺动脉瓣狭窄。1984年尼凯多赫（Nikaidoh）介绍了治疗TGA、VSD、LVOTO的主动脉根部移植技术。1991年勒孔特（Lecompte）报道了REV（Réparation à l'Etage Ventriculaire）手术结果[3]。

二、病理解剖

患者左心房、右心房和心室位置正常，心房可正常大小或扩大，左右心耳可并列。主动脉位于右前方连接右心室，因此也称大动脉D转位（D-trasposition of great arteries）。肺动脉位于左后方连接左心室，两大动脉也可以呈正前、正后排列，也可以偏左、偏右或平行排列（图52-0-1）。两动脉下方均可能有肌性圆锥，多数肺动脉瓣与二尖瓣有纤维联系，主动脉瓣与三尖瓣没有纤维联系，而由肌性圆锥间隔分开。

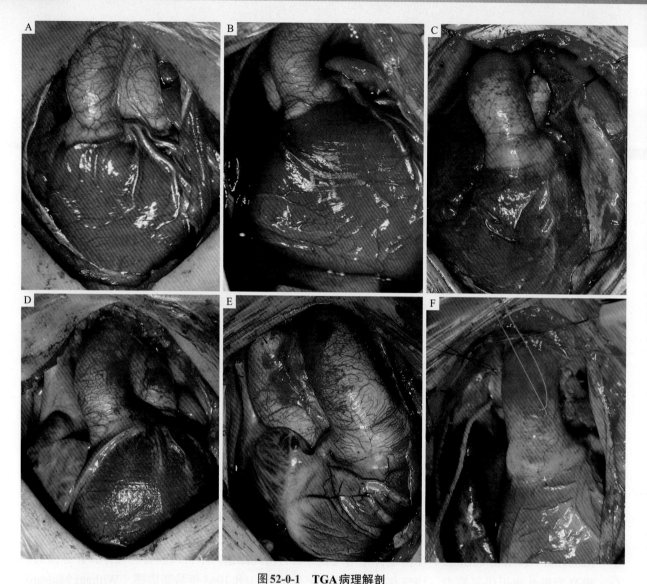

图 52-0-1　TGA 病理解剖

A. 主、肺动脉平行排列；B. 主动脉在前方略左；C. 主动脉在前略右；D. 主动脉在右前，肺动脉左后；E. 主动脉左前，肺动脉右后；F. 主动脉前后排列。

在正常情况下，胚胎时期右心室壁较左心室壁厚，出生后左心室壁逐渐增厚而右心室壁变薄。TGA 患儿右心室壁较正常人厚，左心室壁厚度决定于是否存在 ASD、VSD、动脉导管和左心室流出道狭窄。如室间隔完整，没有肺动脉狭窄，患儿左心室壁厚度可能正常。由于肺阻力下降，4 周后左心室壁会逐渐变薄，左心室腔原呈卵圆形，很快因室间隔向左偏移，左心室心腔成为香蕉形状。也与心肌缺氧、射血分数减少、右心室舒张末压增加、心室腔几何形态改变有关。

如有室间隔缺损，1 岁内左心室壁仍可能在正常范围，如合并左心室流出道狭窄，室间隔完整，左心室壁厚度可能超过右心室壁。心室壁厚度与心室功能密切相关，大多数患儿左、右心室功能正常。

肺动脉瓣膜不像正常人心脏那样嵌入二、三尖瓣之间，因此，二、三尖瓣之间相邻范围较大，且在同一水平。房室间隔及膜部室间隔较小或缺失，中心纤维体也变得细小。TGA 患者传导系统房室结与希氏束在正常位置，左束支可能在希氏束更远端发出。

患儿左冠状动脉发自左后窦，右冠状动脉发自右后窦，前窦不发出冠状动脉。前降支和回旋支分布正常，回旋支通常较小。冠状动脉变异较多（图 52-0-2），可发生在 25%～30% 的患儿，在 TGA 合并 VSD、右心室双出口、大动脉并行排列的患儿更常见。最常见的是回旋支发自右冠状动脉，在这种情况

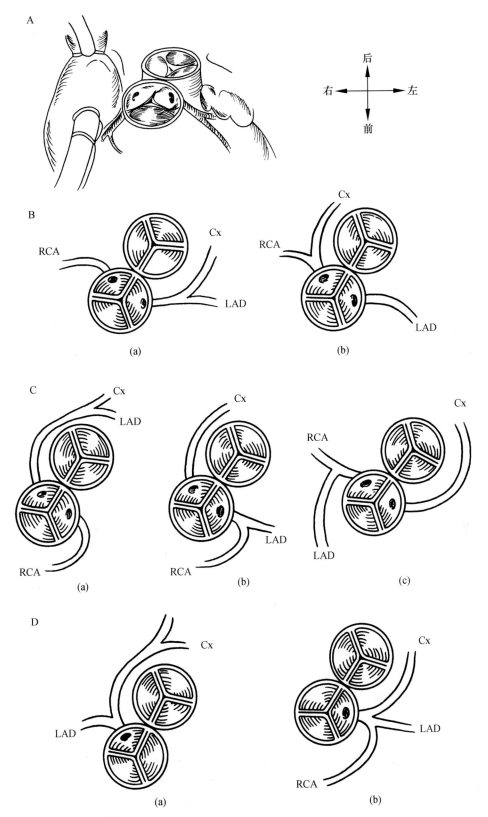

图 52-0-2 在 TGA 中常见的冠状动脉变异

A. 左、右冠状动脉在冠状窦正常开口的位置；B.（a）正常（b）旋支起自 RCA；C.（a）RCA 起自左侧，LAD、Cx 起自右侧；（b）RCA 起自 LAD，CxQ 起自右侧；（c）LAD 起自 RCA；D.（a）单支 RCA；（b）单支 LCA；E. 管壁内冠状动脉开口。

LAD：前降支；Cx：回旋支；RCA：右冠状动脉。

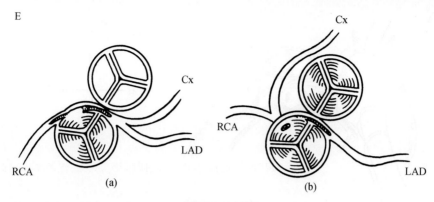

图 52-0-2（续）

下回旋支在两大动脉后方经过，到达其供血区。冠状动脉三大支可发自一个主动脉瓣窦，为单一冠状动脉开口，也可以形成一个瓣窦内两个冠状动脉开口（约占10%），其中一个开口发出圆锥支。左主干或前降支近端也可能潜行于主动脉壁内（2%～3%），给手术造成一定困难。圆锥动脉和窦房结动脉发自右冠状动脉，窦房结动脉常走行于房间隔上方，当做 Senning 或 Mustard 手术时，需加以注意，避免损伤。

大约75%TGA的患儿常合并卵圆孔未闭、ASD和VSD，VSD（25%）可以为多发，位置可能不同，可合并PDA（50%），可致严重的肺动脉高压，如未能及时手术，65%的患者于半年内即可发生肺血管病，肺小血管内微小血栓形成和内膜增厚可使肺阻力进一步增加。如患者无室间隔缺损和左心室流出道狭窄，仅有动脉导管未闭和房间隔缺损，延误手术，也可产生严重的肺动脉高压。

有5%的患儿可合并左心室流出道狭窄（LVOTO），可能为纤维膜样狭窄，也可能为肌性狭窄，肺动脉瓣可能正常，也与右心室压力高、室间隔和主动脉根部向左偏移有关。LVOTO的患儿的肺动脉瓣可能二瓣化，瓣叶增厚，瓣口狭窄。

TGA患儿可合并多种畸形，如右位主动脉弓、主动脉缩窄、主动脉弓中断或主动脉弓发育不良，也可合并三尖瓣脱垂、发育不全、瓣环扩大、关闭不全，二尖瓣狭窄、骑跨（stradding）合并主动脉狭窄、肺静脉畸形引流[3-5]。很少患儿合并完全性完全型房室间隔缺损。

三、病理生理

患者体循环与肺循环为两个独立循环体系，如不合并PDA、ASD或VSD，则难以生存。如果两循环间交通口径够大，血混合量大，动脉血氧分压尚可，患者症状可能不重。如不合并肺动脉瓣狭窄，可出现肺血多的情况，产生严重的肺动脉高压和肺血管病变。当左心室流出道或肺动脉瓣严重狭窄，或肺血管病变存在时，氧合血少，会使患儿出现严重的缺氧和紫绀，会发生呼吸困难和心力衰竭。患儿出生后由于开始呼吸，肺阻力下降，左心室负荷减轻，4周后左心室会开始心肌退化。

四、临床表现

主要为低氧血症，严重程度取决于两循环系统间解剖交通和心功能等因素，例如是否合并ASD、左心室流出道狭窄、PDA等心脏畸形和合并肺血管病变等。如室间隔完整、动脉导管或房间交通小，患者紫绀明显、呼吸快、心动过速，很早出现心力衰竭；如合并较大的ASD，紫绀可能不重；如合并较大的VSD或PDA，则症状发生晚，紫绀较轻，常出现呼吸道感染和肺炎及心力衰竭症状；如合并左心室流出道狭窄，紫绀会更加明显。体征主要与心脏所合并畸形有关，如并存PDA，可闻及双期连续性杂音和存在周围血管征，如合并PS、VSD，则可闻及Ⅲ级以上收缩期杂音[3-5]。

五、辅助检查

1. 心电图　电轴右偏，多为右心室肥厚。若肺血管阻力升高或左心室流出道狭窄，可为双侧心室肥厚。

2. 胸部 X 线片　可因心内合并畸形而有不同的表现。如合并较大的 VSD，表现为肺血多和肺动脉高压；合并左心室流出道狭窄，肺血减少和心脏增大不明显。在室间隔完整时，心脏表现为卵圆形，上纵隔窄和肺血多，心脏轻到中度增大。如合并 VSD 和 PDA，肺血更多，上纵隔影可能不窄，心脏增大显著。如合并重度肺动脉高压，肺血可能减少，特别以外带明显。在 TGA 合并左心室流出道狭窄，肺血少，心脏类似法洛四联症，大小正常，心功能不全时可出现肺静脉高压。

3. 超声心动图　可见主动脉、肺动脉与心室连接异常和并存的心内畸形，如 VSD、ASD 等。可发现各心室腔发育情况，心室壁的厚度，室间隔是否偏移，左心室流出道是否狭窄，肺动脉瓣是否发育不全或狭窄，二、三尖瓣形态和功能情况，甚至可以了解冠状动脉的开口和主要分支的分布情况，可以确定诊断。

4. 右心导管和造影　可进一步明确诊断和了解患儿心血管形态学和血流动力学的改变，例如主动脉、肺动脉的位置和压力，室间隔缺损的数量和位置，心腔的大小和瓣膜形态及功能，左心室流出道是否狭窄和其他心脏畸形，冠状动脉是否正常等。

5. CT、MRI　可明确心脏各房室腔、大血管的形态，ASD、VSD、PDA 的大小和形态及与主动脉和肺动脉的关系。可见大动脉下方有无狭窄，冠状动脉有无异常，瓣膜形态及功能是否正常。

六、自然病程

TGA 是最常见的一种先天性心脏病，男女患病比例为 2:1。患儿出生后 1 个月生存率为 55%，6 个月生存率为 15%，1 年内生存率仅为 10%，10 岁以上患者少见。患儿生存与所合并心内畸形有关，如室间隔完整，1 年生存率仅为 4%；如合并较大 VSD，32% 可望长到 1 岁；合并左心室流出道狭窄，5 年生存率为 29%。缺氧、肺内感染及充血性心力衰竭是死亡的主要原因。

七、手术适应证

1. 新生儿室间隔完整、肺动脉高压　患儿生后一经确诊，即应静脉给予前列腺素，以保持 PDA 开放，PGE1 浓度为 0.1 μg/（kg·min），维持剂量 0.012 5～0.05 μg/（kg·min）。缺氧严重时可以采用气管插管以及使用镇静药物。如患儿室间隔完整、ASD 不大或卵圆孔未闭，动脉导管开始闭合，缺氧严重，甚至酸中毒，则手术越早越好。自 2004 年 11 月 30 日开始清华大学第一附属医院心脏中心曾为生后 2～72 h 的多例患儿进行手术，全部获得成功，远期效果良好。

如果有的患儿紫绀、缺氧严重，也可以先行房间隔球囊造孔术，以改善缺氧，再择期手术。患儿如没有左心室流出道狭窄（LVOTO）和肺动脉瓣狭窄，至少应在 2 周内行大动脉调转术（arterial switch operation，ASO），或称 Jatene 手术，即实施根治性的解剖矫正手术。如合并 VSD、大的 ASD 和动脉导管未闭，ASO 手术也应该在生后 3 个月内完成。经验表明，少数患儿即使到了 3 岁以后也可能有进行 ASO 手术的机会。

2. 左心室训练　患儿生后肺阻力下降，1 个月内左心室肌可能会开始退化。因此如患儿在出生 3 周后考虑行 ASO 手术，需要测定左右心室压力比、肺动脉压力，以及观察超声心动图室间隔是否偏向左心室及左心室壁的厚度。如左心室及肺动脉压力下降，左心室与右心室压力比 <0.6（LV/RV<

0.6）、患儿不合并LVOTO，超声心动图示室间隔突向左心室，左心室呈香蕉状（banana-like），左心室壁厚度<4 mm、左心室心肌指数（indexed left ventricular mass）<35 g/m²，应先在肺动脉行环缩术（Banding），同时加做无名动脉至右肺动脉的分流术，以训练左心室功能。环缩术后1～2周内，符合以下条件可以行ASO手术，即LV/RV>0.7，LVEF>0.5，超声心动图显示左心室后壁厚度>4 mm，左心室质量（LVmass）达到50 g/m²，左心室舒张末容量超过正常人的90%，应尽快手术，手术延迟会使心包粘连，危险性增加[6]。

3. 如合并PDA、ASD或VSD　可在生后6个月行ASO手术，同期矫治VSD等合并畸形，如超过6个月，多伴有重度肺动脉高压，经右心导管检查后，在2周岁以内也可考虑行大动脉调转（Switch）手术，同时修补VSD、ASD，切断PDA，但术后危险性较大，患者可能会在ICU监护较长时间。

4. 患儿年龄　2周岁以后根据情况如不能行ASO手术，可选择行心房水平血流调转手术（atrial switch operation，ASO）、Senning手术或Mustard手术。

5. TGA左心室流出道狭窄、肺动脉瓣正常　也可以延缓手术，在适当的时机，经右心导管测定左心室和肺动脉压力，在合适的情况下可疏通左心室流出道加行ASO手术。

6. TGA合并肺动脉瓣狭窄　如肺血管发育不好，患者明显缺氧，应先行Blalock等分流术，改善缺氧和促进肺血管发育，等到2岁以后再行根治性的手术，即行心室内通道同时加用心脏外管道手术（Rastelli手术）或改良Nikaidoh手术。

八、手术技术

（一）大动脉调转术（arterial switch operation，ASO手术）

视频30　大动脉调转术+房间隔缺损修补术+动脉导管结扎术

经胸骨正中切口开胸后，游离并保留大部分心包备用。切开心包心外探查，特别要了解冠状动脉的类型、分布和起源。某些冠状动脉异常可能会增加手术的难度和危险性[3, 5-6]（视频30）。

充分游离主动脉、主肺动脉和左肺动脉、右肺动脉，左、右肺动脉应该游离至肺门，切断动脉导管韧带。可经右心房或腔静脉和主动脉插管（尽量靠近无名动脉近端）建立体外循环。如有PDA，可在并行体外循环下游离和切断缝合PDA，然后降温。一般不需要在停循环下手术。在升主动脉阻断后经主动脉根部灌注HTK心脏停搏液20～40 ml/kg，可以维持2 h，一般灌注一次即已足够。局部可加冰盐水降温，以加强心肌保护。

切开右心房，经房间隔置入左心引流管，也可以在并行循环后经右上肺静脉插入左心引流管。如有ASD或VSD，应先修补心内缺损。

在主动脉瓣上方切断主动脉，在肺动脉分叉前切断主肺动脉（图52-0-3），将左、右冠状动脉连同附近的主动脉壁宽约1 mm，呈纽扣状剪下，稍加游离，用7/0 prolene线吻合在肺动脉根部（图52-0-4）。吻合前，可在肺动脉根部，根据情况在合适位置上用5 mm打孔器打孔或线状切开，或楔形切开，以便吻合冠状动脉。如果不能确定冠状动脉移植的正确位置，可先吻合主动脉，开放升主动脉之后再确定冠状动脉吻合位置，然后阻断升主动脉，并打孔或切开，进行吻合。要注意避免损伤瓣叶。在吻合冠状动脉时，注意勿使冠状动脉狭窄和扭曲，也不能有张力，并要避免吻合后受到肺动脉压迫。用7/0 prolene线连续加间断缝合，以形成"新"的主动脉。冠状动脉可能有变异，如冠状动脉近端在主动脉壁内潜行、单一开口的冠状动脉等，应予以相应的处理（图52-0-5和图52-0-6）。要明确冠状动脉解剖情况，避免损伤。如回旋支和右冠状动脉位于一个开口，发自右后窦，吻合时应注意避免过于靠近近端，否则可能导致回旋支折曲。如左、右冠状动脉为共同开口，发自右后窦，应切下共同开口及其周围主动脉窦壁，将其翻上来，另以动脉或心包片加以成形（图52-0-5）。手术中可尽量切主动脉瓣交界

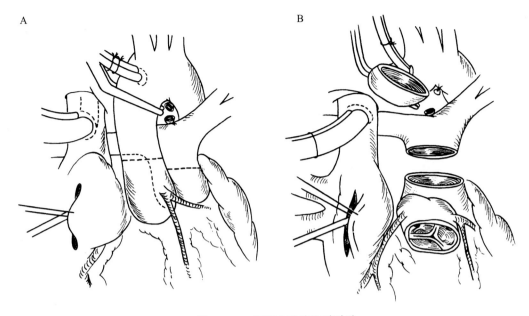

图 52-0-3　切断主动脉和肺动脉

A. 体外循环建立和切断动脉的水平；B. 主动脉和肺动脉切断后。

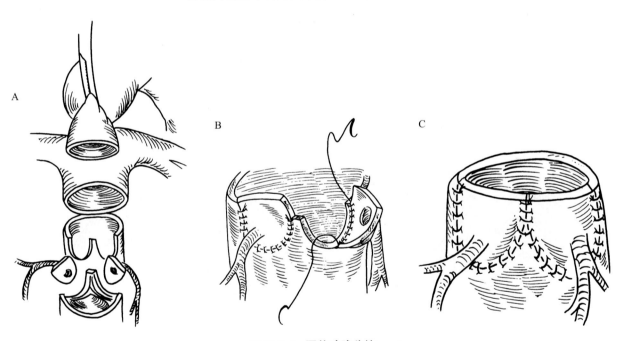

图 52-0-4　冠状动脉移植

A. 呈纽扣状切下冠状动脉；B. 吻合左冠状动脉近端；C. 将冠状动脉移植在肺动脉相应的位置。

和主动脉壁，留够冠状动脉开口周围的组织以利于吻合。因为术后主动脉瓣会成为肺动脉瓣，即使肺动脉内有反流也可以耐受。

将主动脉远端置于肺动脉分叉后方并与肺动脉近端吻合，如主动脉与肺动脉为左、右排列，主动脉也可以不经主肺动脉后方而在主肺动脉前方吻合。主动脉与肺动脉的口径大小、吻合口位置的不匹配很常见，需要做相应的处理和改变。待新的主动脉重建，冠状动脉移植后，可充分排空各心腔气体，开放升主动脉，使心脏复苏。

再用自体心包修补主动脉根部，即修补切除冠状动脉开口后所遗留的缺损或重建肺动脉，最后将远端肺动脉与主动脉根部吻合。在进行肺动脉重建时，要注意缝合严密，无出血，避免张力高和晚期

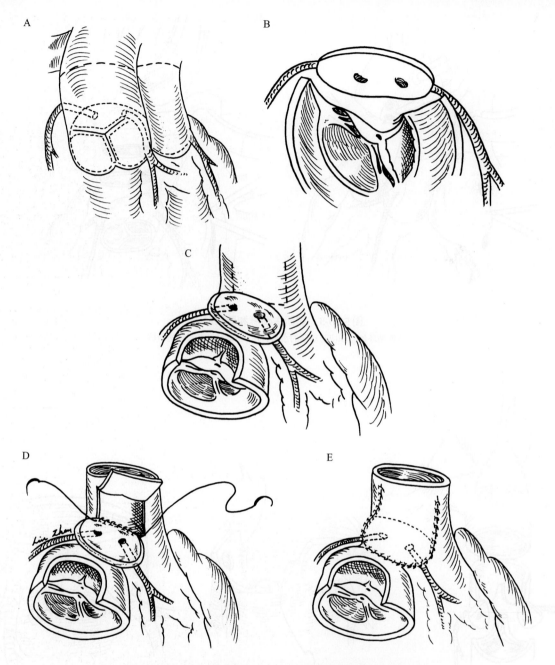

图 52-0-5　左、右冠状动脉从一个冠状动脉窦发出的移植方法

A. 左、右冠状动脉起自右后窦；B. 将左、右窦开口一起切下；C. 确定切开肺动脉相应的部位；D. 将共同开口与肺动脉吻合；E. 用肺动脉前壁重建冠状动脉开口。

瓣上狭窄，最好留有部分肺动脉壁，以利于肺动脉继续发育（图 52-0-7 和图 52-0-8），尽可能避免应用人工材料和左、右肺动脉扭曲。

　　TGA 合并 VSD，手术技术同前述。VSD 修补可通过右心房切口，如缺损在肺动脉下方，也可通过肺动脉切口（图 52-0-9）。如合并主动脉弓中断、发育不良，可在深低温、停体外循环下矫治。

　　心脏复跳后，如心室收缩功能不好，冠状动脉供血不足和心肌缺血可能是其主要原因。要观察心电图 S-T 段是否明显抬高，结合心脏的收缩和颜色可判定是否为冠状动脉供血不足。如血压低、心律失常、心脏收缩不好，用正性肌力药物效果不明显，停机困难，应首先检查冠状动脉及吻合口是否受压、狭窄和扭曲，必要时重新吻合。

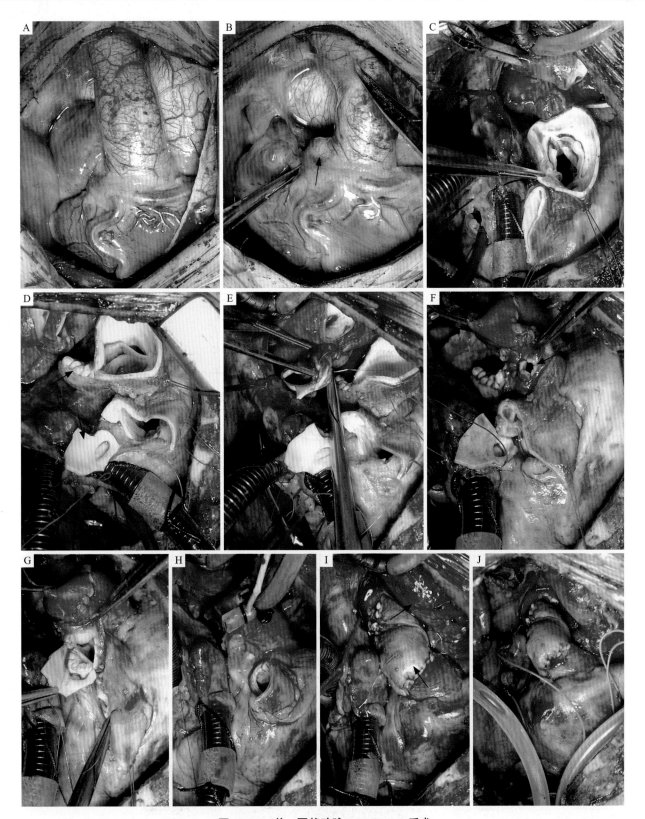

图 52-0-6　单一冠状动脉 TGA Switch 手术

A. TGA 单一冠状动脉畸形 Switch 手术；B. 单一冠状动脉开口膨大（箭示）；C. 切断主、肺动脉；D. 折叠缩小肺动脉瓣环，切下冠状动脉开口；E. 闭合部分远端肺动脉开口；F. 箭示肺动脉根部打孔；G. 吻合冠状动脉开口；H. 冠状动脉开口大部分吻合完毕；I. 自体心包成形和吻合肺动脉远端及主动脉吻合完成；J. 手术完成，准备关胸。上箭示主动脉位于左侧，下箭示修复后的肺动脉（D、I）。

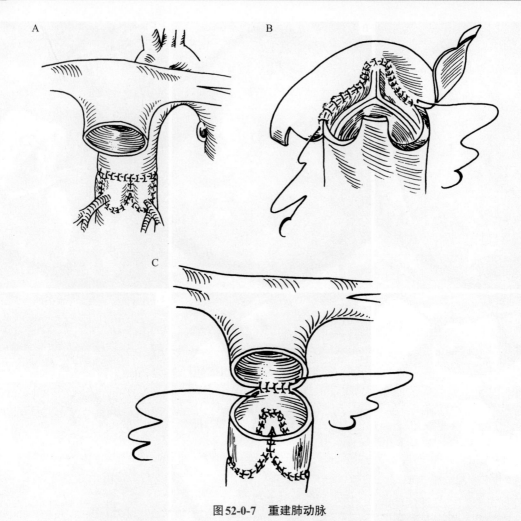

图 52-0-7 重建肺动脉

A. 将升主动脉远端于肺动脉后方与肺动脉近端吻合；B. 用自体心包重建肺动脉；C. 将重建肺动脉近端与远端肺动脉吻合。

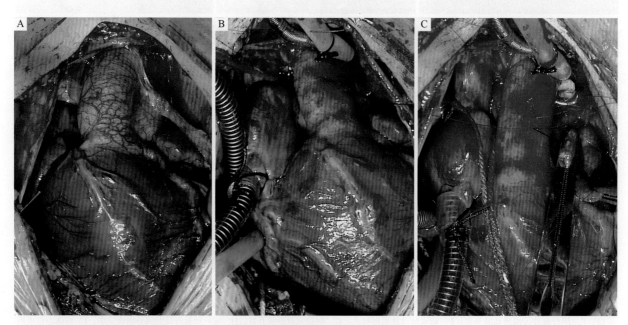

图 52-0-8 动脉导管未闭 Switch 手术

A. TGA；B. 建立体外循环；C. 建立体外循环，切断动脉导管，箭示动脉导管远端切断缝合后；D. 切断主动脉；E. 切断主肺动脉；F. 切下左右冠状动脉开口；G. 吻合左冠状动脉，箭示吻合左冠状动脉近端；H. 冠状动脉吻合完毕；I. 吻合主动脉；J. 用自体心包修复肺动脉；K. 升主动脉开放后；L. 手术结束。

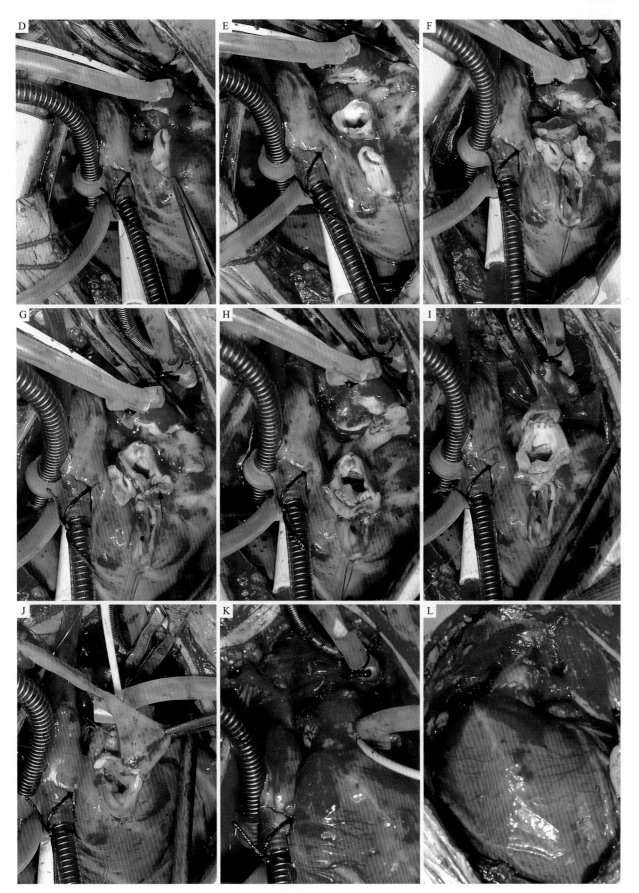

图 52-0-8（续）

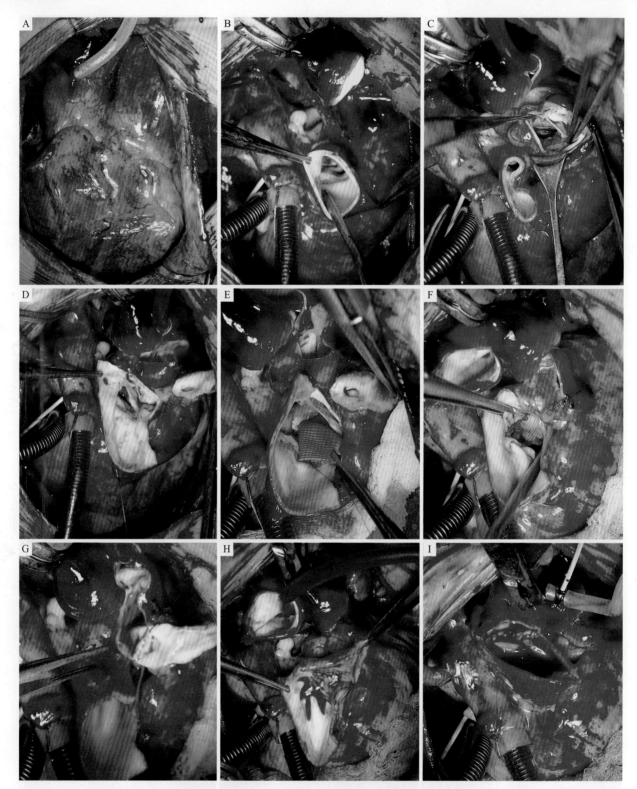

图 52-0-9　通过肺动脉切口修补室间隔缺损的 Switch 手术

A. TGA＋VSD＋ASD Switch 手术；B. 建体外循环，切断主动脉；C. 切断肺动脉；D. 切下左冠状动脉开口；E. 修补 VSD；F. VSD 修补完毕，探查肺动脉瓣；G. 吻合左冠状动脉；H. 升主动脉吻合完毕，自体心包修复肺动脉；I. 吻合肺动脉。

如心脏收缩良好，可逐渐减流量、停机器。停体外循环时要密切观察血压、心率及心电图变化，主要是心功能的情况。可根据心功能的变化，经静脉输入多巴胺、米力农、硝酸甘油维持血压65～80 mmHg、心率130～150次/min、左心房压力6～12 mmHg。如患儿术后尿滴快，表明心、肾功能良好，TEE对心脏功能的判定有帮助。

停机器后要彻底止血、关胸，极少病例可能需要延迟关胸。

（二）左心室训练（Banding＋shunt）手术

患儿出生3周以后，左心室心肌可能退化，不能进行一期ASO手术，可以分期手术。可先进行Banding＋Shunt手术，开始左心室训练，患儿一般术后第2天左心室壁就会开始肥厚，1周左右就可以进行ASO手术（图52-0-10）（视频31）。

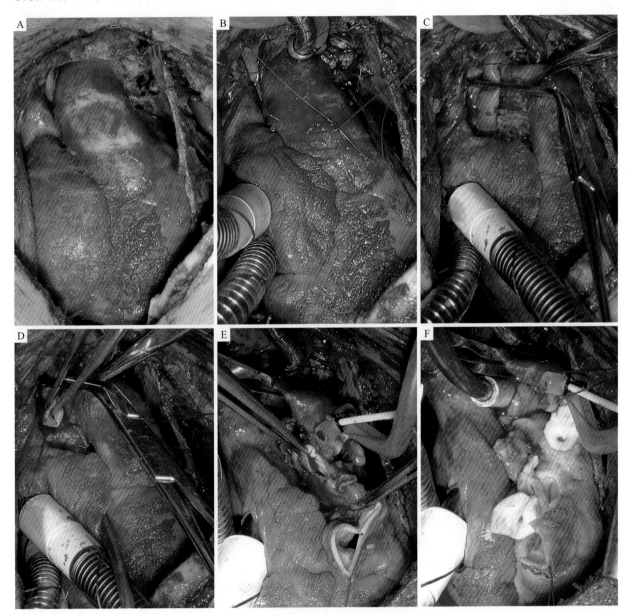

图52-0-10　经过左心室训练后的 Switch 手术

A. 左心室训练后 Switch 手术；B. 建立体外循环；C. 体外循环开始后，阻断分流管道；D. 切断分流管道；E. 切断升主动脉；F. 切下左右冠状动脉开口；G. 肺动脉根部吻合左、右冠状动脉开口；H. 吻合主动脉近端；I. 升主动脉近端吻合完毕；J. 用自体心包修复肺动脉根部；K. 开始吻合肺动脉后壁；L. 完成 Switch 手术。

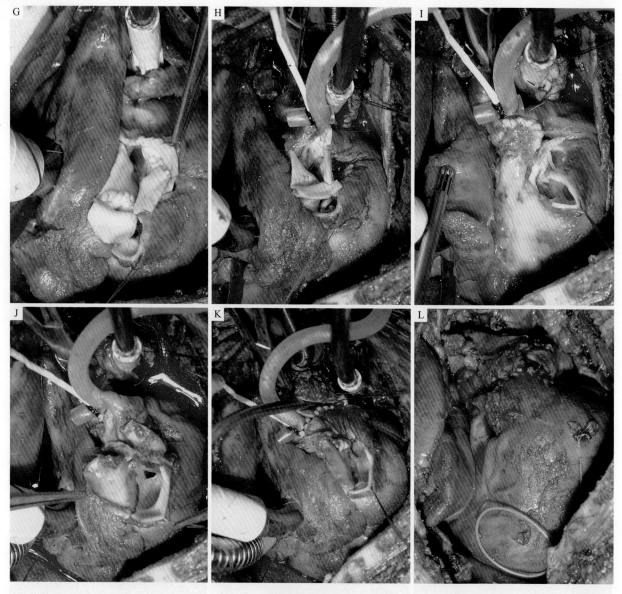

图 52-0-10（续）

Banding＋Shunt手术，经胸骨前正中切口开胸，切开心包，充分游离无名动脉、主肺动脉和右肺动脉。先行无名动脉至右肺动脉的分流（Shunt）手术。选择大小合适的PTFE血管，患儿体重在 3 kg以下时用直径为 3 mmPTFE血管，3 kg 以上时用 3.5 mm 血管。把血管端剪成斜面。先用侧壁钳阻断无名动脉，用尖刀切开无名动脉前壁 1.5 mm 左右，用 7/0 prolene 线连续缝合人工血管，吻合完成后，检查无出血。测量好长度，将人工血管近端修剪成所需要的角度，用相同的方法将人工血管吻合在右肺动脉上。完成分流手术后，再做Banding手术。用宽约 2 mm 的涤纶条或其他材料，于肺动脉瓣环上1～2 cm 处做环缩术。

术中监测左心室、右心室和环缩带远端肺动脉的压力，根据压力调整环缩是否合适，维持左心室和右心室压力比＞0.65～0.7，在超声心动图可见室间隔突向右心室，环缩后血压、心率不受明显影响，SaO_2 应≥85%。环缩开始，可以使左右心室压力比＞0.7，如出现血压下降、心率快、代谢性酸中毒等低心排血量征象，再适当调整、放松环缩。应该观察 15～30 min，待患儿循环稳定后，再将环缩束带固定，以防术后远期滑脱至肺动脉分叉前。

视频 32　Senning 术＋
室间隔修补术＋二尖
瓣成形术

（三）心房内转流手术

1. Senning 手术　　手术切口和建立体外循环方法与 Switch 手术类似，上、下腔静脉要插直角引流管。并行降温至 28℃，阻断升主动脉后，经主动脉根部注入 HTK 液保护心肌（视频 32）。

于窦房结前方切开右心房，另外于界嵴后方纵行切开左心房，两切口间距相当于腔静脉周径的 2/3。切开冠状静脉窦，切开房间隔。用患者自体心包于肺静脉开口前方用 5/0 prolene 线固定后，向两侧连续缝合并与右侧房间隔相连，形成体静脉通道的后壁。将右心房前壁与房间隔左侧缘相连，形成静脉通道的前壁，使体循环血经二尖瓣进入左心室，进入肺动脉。再将右心房靠近界嵴切口的右缘，即肺静脉与心房交界处的切口右缘，经上、下腔静脉根部与右心房前壁相连。如张力太高，可能形成狭窄，应用心包片补片加宽，使肺静脉血经此通道通过三尖瓣进入右心室（图 52-0-11），以保证体循环供血。要注意在腔静脉、肺静脉开口附近及整个通道避免形成狭窄。房间隔及右心房壁可作为转流材料，将肺静脉氧合血隔入三尖瓣口，经右心室、升主动脉进入体循环。体静脉血回流到二尖瓣口，经左心室进入肺循环，从而达到功能上的矫正。左、右心房留置测压管。自体心房壁作为分隔血流的材料可能会随年龄生长，避免了静脉血回流受阻，可减少术后房性心律失常的发生率[7]。

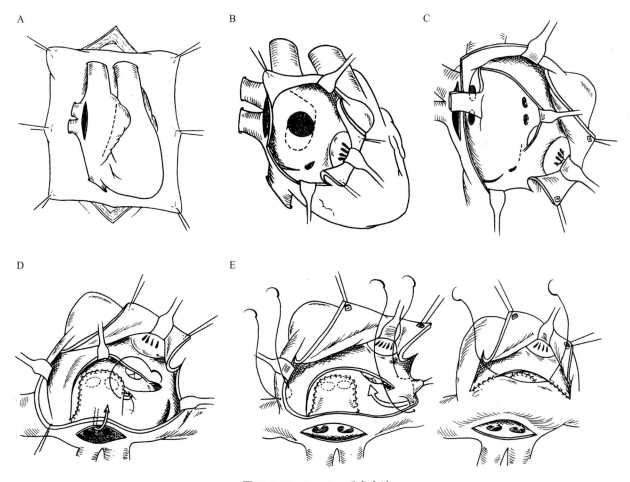

图 52-0-11　Senning 手术方法

A. 在右心房及右肺静脉起始处做切口；B. 切开房间隔的位置；C. 已将房间隔切开；D. 用自体心包重建房间隔；E. 将右心房切口右缘与
房间隔左缘缝合，使腔静脉血流入二尖瓣口；F. 用自体心包重建肺静脉开口与三尖瓣的连接。

F

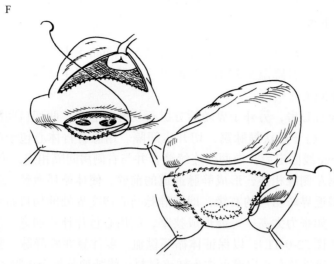

图 52-0-11（续）

2．Mustard手术 在阻断升主动脉后，切开右心房，切除房间隔，用自体心包剪成纺锤形，进行房间隔重建，心包片长4～6 cm，宽2～3 cm。先用5/0或4/0 prolene线从左肺静脉两开口中间上方开始固定心包片，其中一条线沿冠状静脉窦上方，左、右下肺静脉下方，围绕下腔静脉开口；另一条沿左肺静脉上方、围绕上腔静脉开口，右心房壁，最后两条线汇合于房间隔旳前缘打结。将氧合的肺静脉血隔入右心室，进入体循环，使体静脉血回流到左心室而进入肺循环（图52-0-12）。应注意心包可能不会生长，并且可能钙化而引起静脉回流受阻[7]。

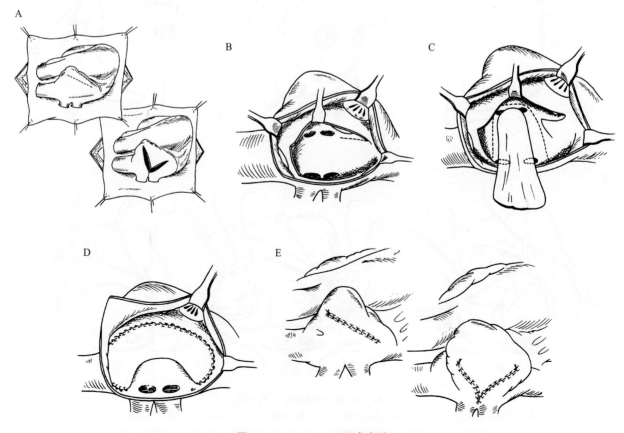

图 52-0-12 Mustard 手术方法

A. 心房切口；B. 切除房间隔；C、D. 用自体心包重建房间隔折流片；E. 闭合心房切口。

（四）Rastelli 手术

此术式适用于大动脉转位合并 VSD、LVOTO 或 PS 的患者。Rastelli 手术临床应用时间较长，手术病例较多，手术操作较改良 Nikaidoh 手术简单，心脏创伤小。缺点是远期可能会出现心外管道的钙化和狭窄，左、右心室流出道狭窄，需要再次手术[4, 8-9]（视频 33）。

视频33 Rastelli 手术（右侧）

手术经心室切口，用人工血管片或涤纶布修补 VSD，重建心内通道。为避免左心室流出道狭窄，可在 VSD 前上方切除部分肌肉，以扩大室间隔缺损，使左心室血经 VSD 进入升主脉。切断主肺动脉并缝闭肺动脉瓣和肺动脉近端开口，不要保留肺动脉瓣，否则可致肺动脉瓣内血栓形成。在右心室与肺动脉之间使用带瓣外管道连接，以自体肺动脉和人工血管为首选材料，也可以应用人工带瓣管道。先吻合远端，再吻合近端；也可先吻合近端，再吻合远端。要注意保护心功能和内外管道的通畅（图 52-0-13 和图 52-0-14）。

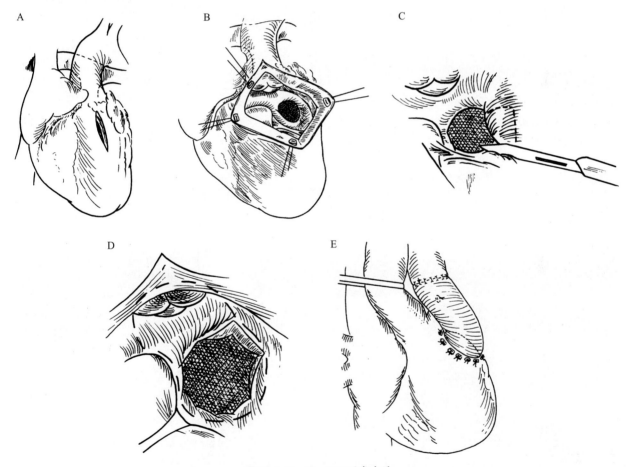

图 52-0-13　Rastelli 手术方法
A. 右心室切口；B. 显露室间隔缺损；C. 扩大室间隔缺损；D. 修补室间隔缺损补片位置；E. 吻合心外管道。

（五）改良 Nikaidoh 手术

改良 Nikaidoh 手术能恢复主动脉与左心室的连接，肺动脉和右心室连接，远期不会发生左心室流出道狭窄，但肺动脉瓣会有关闭不全。如用心外通道也会有钙化和再狭窄的可能，需要再次手术（视频 34）。

Nikaidoh 手术复杂、手术时间长，需要游离主动脉根部和冠状动脉，心脏损伤大，

视频34 改良 Nikaidoh 手术

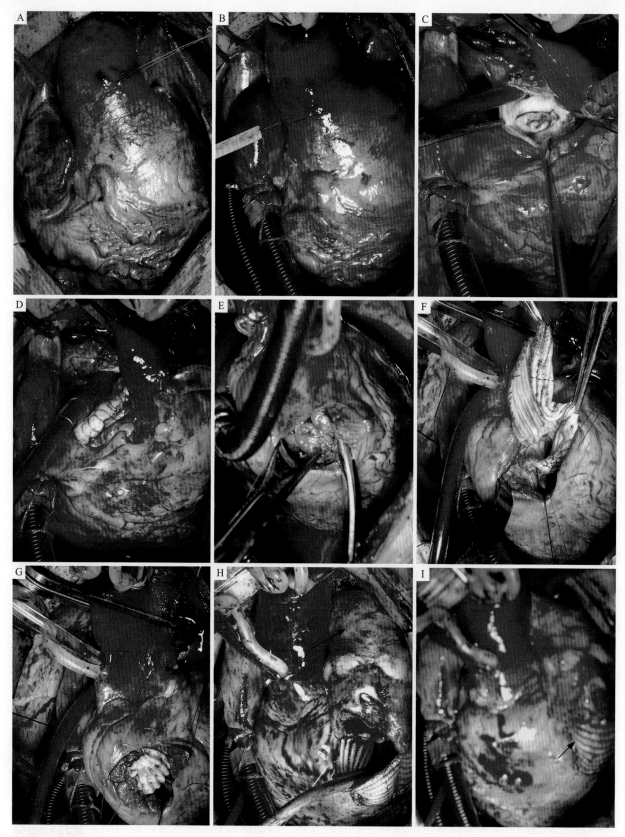

图52-0-14   Rastelli 手术

A. TGA＋VSD＋PS心脏外观术；B. 建立体外循环；C. 肺动脉在主动脉正后方，切开肺动脉后，可见肺动脉瓣重度狭窄；D. 切断肺动脉近端；
E. 切开右心室流出道，切除异常肌束；F. 用人工血管片建立心内通道；G. 人工血管内通道完成；H. 同种血管吻合远端（箭示同种肺动
脉）；I. 近端用人工血管片吻合同种血管（箭示人工血管片），建立右心室流出道，手术完成。

术后并发症多，手术死亡率高。如能避免再次手术，改良 Nikaidoh 手术才可能给患者带来更多的益处，因此如果患者肺动脉瓣发育尚好，估计术后肺动脉瓣轻度反流，才可选择做改良 Nikaidoh 手术。

改良 Nikaidoh 手术建立体外循环的方法同常规手术，主动脉插管要尽可能靠近无名动脉。在并行循环下，游离主动脉、肺动脉，切断动脉导管或导管韧带。阻断升主动脉后，经主动脉根部灌注 HTK 心肌保护液[10-12]。

在窦管交界上方切断主动脉，游离肺动脉根部，如果肺动脉和肺动脉瓣发育较好，肺动脉瓣环直径接近主动脉80%，应尽可能剥离切除整个肺动脉根部，进行肺动脉根部移植。在主动脉瓣下方 0.8 cm 左右处平行切开右心室流出道，游离主动脉根部，可根据冠状动脉的解剖情况，呈纽扣状切下左侧或右侧冠状动脉开口。可将主动脉近端游离 70%～80%，如准备移植左冠状动脉，则主动脉近端逆钟向转位，向后旋转至左心室，用 4/0 或 5/0 prolene 线连续加间断缝合。如移植右冠状动脉，主动脉根部可顺钟向或直接向后移植在左心室流出道，进行主动脉近端吻合。

用相似大小的涤纶布修补 VSD，建立左心室流出道，用 4/0 或 5/0 prolene 线连续加间断缝合。取相应大小的人工血管，剪成适当的形状，将其近端吻在右心室流出道切口、远端与已剥离下来的主肺动脉根部吻合（图 52-0-15）。此处吻合可在心内排气、开放升主动脉、心脏复跳后并行循环下完成。

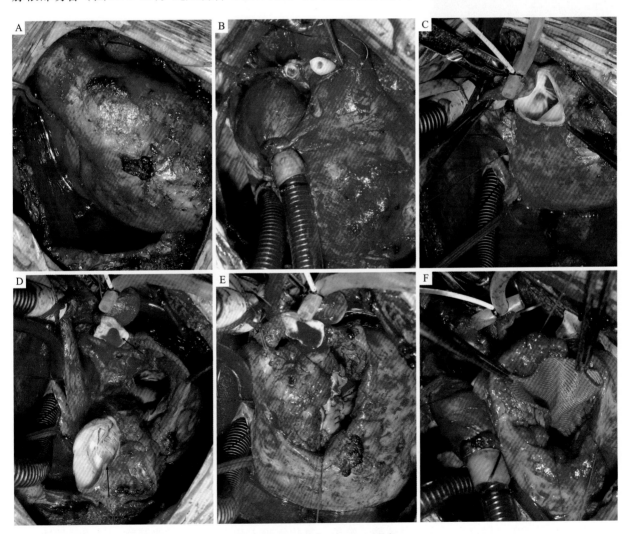

图 52-0-15　改良 Nikaidoh 手术

A. TGA 改良 Nikaidoh 手术；B. 建立体外循环，切断原分流管道；C. 切断升主动脉；D. 切下左冠状动脉开口，剥离升主动脉近端；
E. 将主动脉移位左心室吻合；F. 修补室间隔缺损、左心室流出道成形；G-1. 吻合左冠状动脉；G-2. 吻合左冠状动脉；H. VSD 修补后用
Gore-tex 血管吻合主肺动脉根部、心外管道置于主动脉左侧；I. VSD 修补后用 Gore-tex 血管吻合主肺动脉根部、心外管道置于主动脉右侧。

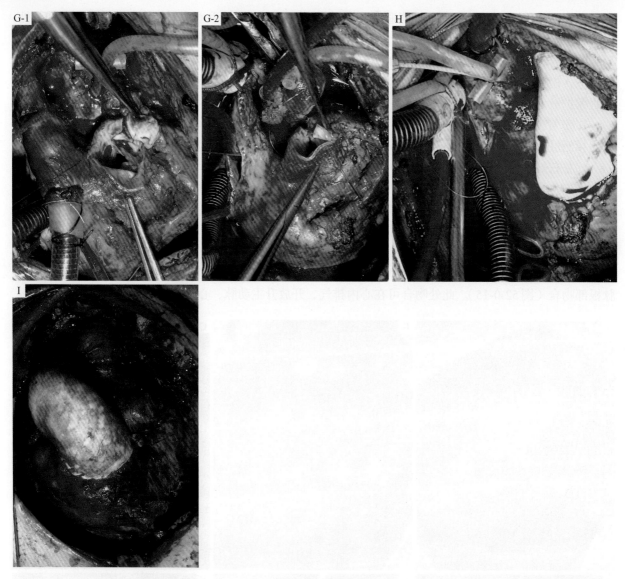

图 52-0-15（续）

九、术后处理

同法洛四联症型或 TGA 型右心室双出口。要保持呼吸道通畅，用呼吸机辅助呼吸，并维持一定程度的过度通气。心房转流术后不宜使用 PEEP，以免引起静脉血回流受阻。保持斜坡卧位，应在保证心排血量的情况下使心房压低些。

在 Arterial Switch 手术后，也应尽量使心房压力维持在低水平，一般左心房压 6～10 mmHg。可使用正性肌力药物（如多巴胺、米力农、肾上腺素等）硝酸甘油扩张冠状动脉血管，维持收缩压在 65～85 mmHg。如收缩压过高，可能加重心室负担、出血和心脏扩张，引起二尖瓣关闭不全，应减少升压药物或者加大硝酸甘油剂量。

如合并严重肺动脉高压，应充分镇静、给予一氧化氮吸入和应用血管扩张药物，如硝酸甘油、前列腺素和米力农类药物。

十、手术并发症

1. 出血　ASO、Rastelli 或 Nikaidoh 手术，由于手术时间长，凝血功能紊乱，血小板破坏，吻合口较多，易致出血。术前应准备血浆和血小板，术中停机器后应用维生素 K、抗血纤溶芳酸、凝血因子Ⅶ等止血药物，并要小心吻合，认真检查有无出血。一旦发生出血，应针对原因给予输血、血浆、鱼精蛋白、血小板、止血药物，必要时再次手术止血。

2. 低心排血量综合征　由于手术损伤，术中心肌保护不好，冠状动脉供血不足，术中出现低血压、组织灌注不好等情况，应用正性肌力药物，如多巴胺、多巴酚丁胺和肾上腺素等，以维持心率在 150 次/分左右，心律正常，尿量不 <1 ml/（kg·h），血气正常。应根据左心房压、右心房压、肺动脉压适当补充血容量。如药物治疗效果不好，可以应用左心辅助或 ECMO 生命支持技术。如心肌缺血与冠状动脉狭窄有关，可能需要重新手术。

3. 冠状动脉供血不足　ASO 手术可合并冠状动脉供血不足。多由于吻合口狭窄、冠状动脉扭曲、张力大所致，可导致心肌缺血，表现为顽固性低心排血量综合征和心律失常，药物治疗效果不好。术中可见相应冠状动脉供血区域颜色发暗，心肌收缩无力，应予积极再手术治疗，重新吻合冠状动脉。冠状动脉供血问题解决后，可能需要心室辅助或 ECMO 技术支持。

4. 体静脉或肺静脉血液回流受阻　Senning 和 Mustard 手术主要并发症为静脉血回流受阻、心律失常和三尖瓣关闭不全。这两种手术可引起体静脉或肺静脉回流受阻，右心房与上腔静脉交界处梗阻，表现为上腔静脉综合征的症状和体征。肺静脉血回流不畅，表现为肺水肿征象，如呼吸急促、肺部啰音等。心律失常的发生率较高，可达 16%～47.5%，术中损伤窦房结或影响血运，可致心动过缓。心房直接损伤可引起心动过速、房扑、结性心律，部分患者需用起搏器治疗。比较心房内转流术的两种术式，Senning 手术的并发症较少。术后应监测 CVP、LAP，必要时应重新手术。

房性心律失常、三尖瓣关闭不全的发生率可达 10%，必要时需行瓣膜成形术。

5. 肺动脉或主动脉狭窄　患者可表现为低心排血量、左心室功能不全，必要时需再手术治疗。肺动脉瓣上狭窄可见于 ASO 术后的患者，主动脉瓣上狭窄者少见。

6. 主动脉瓣关闭不全　较少见，与手术中损伤主动脉瓣环或瓣叶有关，必要时需行成形术或换瓣治疗。

7. Banding 和分流手术　分流手术的主要并发症为分流管道的狭窄或堵塞，导致肺内供血减少，使患儿缺氧改善不明显，出现缺氧、酸中毒、低心排血量综合征。Banding 手术后可发生缺氧、低心排血量综合征与肺动脉环缩过多有关。

8. 肺动脉高压危象　由于手术时机较晚，ASO 手术后，肺动脉压力下降不满意，术后可出现肺动脉高压危象。表现为心率快、低血氧、酸中毒和低心排血量综合征。应持续呼吸机辅助呼吸，充分镇静和给氧，吸入一氧化氮，静脉使用硝酸甘油、前列腺素及米力农等药物。如无法缓解，可使用 ECMO 生命支持技术。

9. 远期并发症　ASO 手术远期可能发生主动脉扩张、主动脉瓣关闭不全，冠状动脉狭窄、心肌缺血，肺动脉瓣上狭窄，VSD 再通，心律失常，心功能不全，房室瓣关闭不全等并发症，应根据病因情况进行处理，有的并发症需要再手术解决。

十一、手术效果

1. 大动脉调转术　20 世纪 80 年代主要采用心房内转流术治疗大动脉转位，近年来多采用大动脉调转术进行解剖矫治（ASO 手术）。早期 ASO 手术死亡率较高，近年来已明显下降，包括分期手术的患者都已降到0%～5%，疗效很好。主要并发症为心功能不全、冠状动脉供血不足和出血。长期随访发现TGA行ASO手术的患儿，生理上和心理上与正常人没有什么区别，而手术后恢复差的患者可能较正常人稍差[3, 5, 13]。

2. 心房转流手术　早期手术死亡率为5%～10%，早年间可高达20%。在一组137例报告中，简单型TGA早期手术死亡率为11%，复杂型为30%。晚期随访16.7年，晚期病死率为5.1%。96.2%患者心功能（NYHA）Ⅰ～Ⅱ级。晚期主要并发症为窦房结功能不全（49.6%），25%需要安装起搏器，14%发生右心衰竭。另一组1967—2003年468例Senning和Mustard手术总结，随访26.1年，手术早期病死率为20%，远期为39%，15%的患者需要安装起搏器[14]。

3. Rastelli手术　手术死亡率低于5%，术后远期可发生左心室流出道狭窄，再手术率可达5%～10%。有一组在20年间40例手术的报道，手术后生存率为93%。免于左心室流出道狭窄的病例占95%，免于右心室流出道狭窄的术后5年生存率86%，10年74%，15年63%，20年59%[4, 8-9, 15]。

4. Nikaidoh手术　远期一般不会发生左心室流出道狭窄，但可以发生右心室流出道狭窄，肺动脉瓣关闭不全，可导致进行性右心室扩大。右心室和肺动脉用心外管道连接，会发生心外管道的钙化、狭窄，将来需要再手术替换心外管道或瓣膜。至今手术例数不多，住院手术死亡率为5%左右，24%的患者会因为右心室流出道和心外管道狭窄而再次手术[10-12]。

十二、经验与启示

TGA是一种常见的紫绀型、复杂的先天性心脏病。该病主要是在胚胎时期，由于心室与大血管连接发育得和正常人相反所致。

在病理解剖上，主动脉发自右心室，肺动脉发自左心室，体循环和肺循环形成两个各自并行的循环系统，只有靠两循环系统之间的动脉导管未闭、房或室间隔缺损等血流交通，体循环才能得到供血、供氧维持生命。

TGA患儿通过超声心动图在胎儿期就可以做初步诊断，出生前应该密切观察。出生后临床表现主要是缺氧。如合并房间隔缺损、动脉导管或室间隔缺损，其病情可以比较稳定，超声心动图、CT、MRI和心导管造影检查可以做出诊断。

如患儿为室间隔完整的TGA，没有足够大的动脉导管未闭、房间隔缺损或VSD，出生后患儿随时可能会死于缺氧和酸中毒，因此应该静脉使用前列腺素，维持动脉导管开放并尽早手术。清华大学第一附属医院曾为生后2～72 h的7例患儿实施了ASO手术，术后无并发症，顺利出院。多年随访患者均恢复良好，除了胸前留有瘢痕，其他和正常儿童无差别。

临床上如超声心动图确定患儿室间隔完整，为简单型TGA，动脉导管已闭合、房间交通很小，如前所述应尽快行ASO手术，至少应在2周内手术。如合并较大的VSD为复杂型TGA。应该在3个月内行ASO手术，至少手术时间不超过生后6个月。

简单型TGA患儿出生3周后手术，应注意左心室心肌退化。应常规行超声心动图检查。如超声心动图发现患儿室间隔呈直立形态和位置未偏向左心室，可以行ASO手术，否则应先进行左心室训练，再行ASO手术。如患儿合并左心室流出道狭窄、肺动脉瓣正常，可以在疏通左心室流出道同时做ASO手术。如患儿超过最佳手术时期，3岁以内还可以尝试ASO手术，3岁后可选择心房转流术，行Senning或Mustard手术。Senning或Mustard手术在20世纪80年代后已被Jatene手术所代替，但因各种原因，如错过ASO手术时机或冠状动脉异常等，还可以做心房转流手术。TGA患儿如合并左心室流出道狭窄，肺动脉瓣正常，左心室功能良好，可行ASO手术，如瓣膜狭窄严重者应行Rastelli手术，瓣病变较轻或无法行Rastelli手术者可行改良Nikaidoh手术。肺动脉发育不好的可先行体-肺动脉分流手术，待肺动脉发育改善后再行Rastelli等手术。

　　ASO手术要在低温体外循环下完成，主动脉插管应尽量靠近无名动脉。体外循环建立后要充分游离主肺动脉及左、右肺动脉，看清冠状动脉的发育和分布情况。升主动脉阻断后，切断肺动脉位置不可太低。要在冠状动脉开口周围主动脉壁1.5～2 mm处，纽扣状切下和游离冠状动脉。游离时注意不要损伤冠状动脉主干和肺动脉瓣叶。冠状动脉开口周围主动脉壁组织不能保留太少，有时需要剥离相邻的肺动脉瓣叶。如主动脉壁组织保留过少，会造成吻合困难和吻合口狭窄。能把冠状动脉吻合在"新"的主动脉上，合适的位置很重要，无论吻合位置偏高或偏低，冠状动脉吻合口狭窄、扭曲、打折、张力大，都可能影响冠状动脉供血。

　　患者合并ASD修补很容易，若合并VSD可经心房修补显露好的部分，其余部分可经肺动脉切口修补。用自体心包重建肺动脉要足够大，避免远期肺动脉狭窄。可根据主肺动脉的位置决定是否经主动脉前方吻合肺动脉。手术吻合的过程都是主动脉、冠状动脉和肺动脉的修复、成形过程，要精确设计，缝合要准确可靠，避免术后出血。在ASO手术和改良Nikaidoh手术中冠状动脉的剥离和吻合都是手术中最重要的环节，如果处理不好都会导致手术失败。

　　心脏复苏后，要密切观察心率、血压的情况，心电图S-T段的变化，心肌颜色、心脏收缩的幅度和心律有无异常，如心跳状态不好，要首先除外冠状动脉供血不足的问题。如明确心肌缺血，应毫不犹豫在体外循环下使心脏停搏，重新吻合可疑的冠状动脉。

　　Rastelli和Nikaidoh手术都可以解决TGA合并肺动脉瓣狭窄问题。Rastelli手术左心室流出道重建与VSD位置有关，左心室至主动脉的心内通道两端容易成角，造成远期狭窄，应适当扩大缺损，以期避免。心外通道也可能钙化、狭窄患者多需要再次手术，但Rastelli手术较Nikaidoh手术相对简单安全。Nikaidoh手术可以避免左心室流出道狭窄，但手术较复杂、手术时间长，风险大，术后远期可发生右心室流出道狭窄和肺动脉瓣关闭不全等并发症，仍可能需要再次手术干预。

　　术中体外循环要使用超滤，体外循环停止后，可以继续超滤10～20 min。超滤可以尽快排除体内多余的水分和炎性介质，有利于各脏器功能的恢复。

　　术后要维护好血压和心率，血压偏低组织灌注不足，而血压过高可加重心脏负荷，引起出血、渗血增多。要维持CVP和LAP在正常范围，适当应用和调整多巴胺、肾上腺素、米力农及硝酸甘油等药物。加强护理、预防感染和提供足够的营养也很重要。

（吴清玉）

参 考 文 献

［1］　DONALD C F. Report of the new england regional infant cardiac program [J]. Pediatrics, 1980, 65 (suppl): 375-461.

［2］　PAULA M, EDUARDO C.Transposition of the great arteries [J]. Orphanet J Rare Dis, 2008, 3: 27.

［3］　SUPREET P M, SACHIN T.Surgery for transposition of great arteries: A historical perspective [J]. Ann Pediatr Cardiol, 2015, 8 (2): 122-128.

［4］　吴清玉, 沈向东, 杨秀滨, 等.大动脉调转手术的临床应用 [J]. 中华医学杂志, 2003, 83 (6): 478-488.

［5］　贺东, 吴清玉. Rastelli手术治疗复杂先天性心脏病 [J]. 中华胸心血管外科杂志, 2003, 19 (3): 175-176.

［6］　WU Q.Y, LI D.H, XUE H, et al. Surgical Treatment of Complete Transposition of the Great Arteries in Newborn [J]. Chin Med J (Engl), 2016, 129 (19): 2381-2383.

［7］　BOUTIN C, JONAS R A, et al. Rapid two-stage arteria switch operation. Acquisition of left ventricular mass atter pulmonary artery banding in infants with transposition of the great arteries [J]. Circulation, 1994, 90 (3): 1304-1309.

［8］　DOS L, TERUEL L, FERREIRA I J, et al. Late outcome of senning and mustard procedures for correction of transposition of the great arteries [J]. Heart, 2005, 91 (5): 652-656.

［9］　RASTELLI G C, MCGOON D C. Wallace RBAnatomic correction of transposition of the great arteries with ventricular septal defect and subpulmonary stenosis [J]. J Thorac Cardiovasc Surg, 1969, 58: 545-552.

[10] BROWN J W, RUZMETOV M, HUYNH D, et al. Rastelli operation for transposition of the great arteries with ventricular septal defect and pulmonary stenosis [J]. Ann Thorac Surg, 2011, 91: 188-193.

[11] NIKAIDOH H.Nikaidoh procedure: a perspective [J]. Eur J Cardiothorac Surg, 2016, 50: 1001-1005.

[12] PETER K, STANISLAV O, ROLAND H, et al. Modified Nikaidoh procedure for the correction of complex forms of transposition of the great arteries with ventricular septal defect and left ventricular outflow tract obstruction: mid-term results [J]. Eur J Cardiothorac Surg, 2014, 45 (5): 928-934.

[13] NEVVAZHAY, VLADIMIR SOJAK. Nikaidoh vs Réparation à l'Etage Ventriculaire vs Rastelli [J]. Semin Thorac Cardiovasc Surg Pediatr Card Surg Annu, 2018, 21: 58-63.

[14] LOSAY J, TOUCHOT A, et al. Late outcome after arterial switch operation of the great arteries [J]. Circulation, 2001, 18, 104 (12 Supp11): 1121-1126.

[15] MARK G HAZEKAMP, TIMOFEY NIELS VEJLSTRUP, KELD SØRENSEN, et al. Long-term outcome of mustard/ senning correction for transposition of the great arteries in sweden and denmark [J]. Circulation, 2015, 132: 633-638.

[16] YAMAGISHI M, SHUNTOH K, MATSUSHITA T, et al. Half-turned truncal switch operation for complete transposition of the great arteries with ventricular septal defect and pulmonary stenosis [J]. J Thorac Cardiovasc Surg, 2003, 125: 966-968.

单心室（single ventricle，common ventricle，univentricular heart）是一种较常见的严重的紫绀型先天性心脏病，发病率在存活婴儿中约为1：6 500，占先天性心脏病的1%～2%，男女之比为（2～4）：1[1]。

单心室这个病名不够全面，因为单心室大多都有两个形态不同的心室腔，只是一个发育正常，另一个发育很差而已。大多数病例都属于功能性单心室。

常见的单心室从病理形态上分为两种，一种属于在病理解剖上称为心室双入口（double inlet ventricle），而另一种为功能性单心室（functional single ventricle），包括先天性心脏病二、三尖瓣闭锁及左、右心室双出口，或其他心脏畸形合并一侧心室严重发育不良，可合并大动脉的位置异常和内脏异位综合征等畸形。功能性单心室除了在病理形态方面有明显不同外，在病理生理及心室功能方面和心室双入口基本相同，其治疗原则和方法也都类似，因此本章一起介绍。

历史回顾

1824年霍姆斯（Holmes）首先报道本病。1936年阿博特（Abbott）提出单心室病名，1939年陶西格（Taussig）首先报道了"单心室合并小的流出腔"，即单心室的病例。1968年方丹（F.Fontan）等实施了第一例Fontan手术治疗三尖瓣闭锁，1971年他报道了手术成功，这成为单心室外科治疗发展的里程碑[2]，他的手术方法被命名为Fontan手术。这种手术原则和方法可以使患者靠一个心室来维持全心功能，这种循环状态被称为Fontan循环。后来发展出Fontan系列手术使单心室手术治疗有了重要的进展。

1975年安德松（Anderson）指出功能性单心室为心房与单一心室腔连接所致。1975年麦贡（McGoon）等报道了经心室切口行单心室分隔术。1976年雅各布（Yacob）首先用Fontan术式治疗单心室。1979年范普拉格（Van Praahg）提出了功能性单心室的概念和心脏病理分段解剖描述的方法。1985年马克（Mark de Leval）改进了Fontan手术方法，使上、下腔静脉直接与肺动脉吻合，从而使Fontan手术后心律失常的发生率下降，血流动力学状态也明显改善[3]。

20世纪80年代后Fontan术式更普遍地被用于单心室的治疗。2000年国际先心病外科学会把单心室分成以下几种类型：①心室双入口；②有一侧房室连接不存在，如三尖瓣闭锁；③共同房室瓣连接一个发育正常的心室；④单心室合并内脏异位综合征；⑤其他罕见类型。近年来心外管道全腔静脉-肺动脉吻合术成为Fontan系列手术的最重要的进展，手术例数更多，效果更好。

第1节　心室双入口

心室双入口是一种少见的先天性复杂心脏畸形，发生率占先天性心脏病的1.5%～3%。主要病变为一个发育正常的心室腔，通过一组或两组房室瓣，同时接受来自两个心房血液，多合并心房、心室与大动脉连接异常，或内脏异位综合征。

一、病理解剖

1. 心室形态　心室双入口指由一大心室腔与一组或两组房室瓣相连，而另一心室未发育或发育很差，可形成较小的漏斗心室腔（球室腔），通过球室孔与主心腔交通，球室腔与大动脉相连的心脏畸形。

心室双入口同时接受两心房的回流血液，承担体循环和肺循环系统负荷和功能，常合并房室瓣的异常和两大动脉血管病变等其他畸形。

心尖部残余室间隔形态决定了心室双入口的类型，左心室型肌小梁细小，呈网状；右心室型小梁垂直、粗大。单心室在心尖部或前壁可见少量残余室间隔心肌组织，在两心室之可见腱索和乳头肌直接与心室壁相连，或乳头肌和腱索起自粗大的肉柱上，形成较大的多发性室间隔缺损。于两房室瓣之间等其他部位不存在肌性室间隔组织，使两心室成为一实质性的单心室。单心室腔的大小和肺血多少因病变的影响而有所不同，合并肺动脉狭窄的心室腔比肺动脉瓣正常的要小。

心室双入口在与动脉的连接关系上也有许多不同，多合并大血管起源和位置异常。两大血管从心室流出腔发出后，在位置关系上可能为正常（15%），或主动脉起自右后（25%），肺动脉起自左前。主动脉也可以为左转位，起自肺动脉的左前方（38%）或左后方，肺动脉位于正后方、右后方或右前方，主动脉多数位于前方（图53-1-1）。单心室主动脉多位于左前方，心房多为正位，反位较少。右心房可能同构，心耳可以并列。心房与心室连接可以为两组房室瓣，也可能为一组共同房室瓣，房室瓣可能骑跨或发育不全。

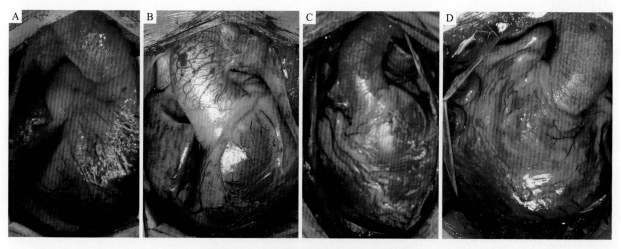

图53-1-1　单心室主动脉和肺动脉的位置

A. 主动脉位于左前，肺动脉位于左后；B. 主动脉位于右前，肺动脉位于左后；C. 主动脉位于左前，肺动脉位于后方；D. 主动脉位于右前，肺动脉位于后方。

2. 传导束　心室双入口传导束发育和分布也有些不同，房室结位于房室瓣与心室右侧壁的交界处，也可位于房室环的其他位置或形成房室结前结，所发出的希氏束很短即分为左、右束支，右束支沿右侧室壁或沿球室孔右缘下行，也可沿其前壁下行至心尖部小梁间隔，如果右心室在左侧，右束支延伸进入左心室。

3. 肺动脉　少数患者肺动脉和肺动脉瓣可以发育正常，多数患者合并不同程度的肺动脉瓣狭窄，肺动脉发育不好，主肺动脉和左、右肺动脉及分支可狭窄或严重发育不良，也可为一侧肺动脉未发育或闭锁。

4. 冠状动脉　多分别起自对应肺动脉的左、右两冠状动脉窦，前窦为无窦。左、右冠状动脉沿房室沟走行，发出各分支，可见较大的冠状动脉分布于心室前壁，也可以有变异，侧支循环丰富。

5. 合并畸形　单心室都可能合并房间隔缺损、动脉导管未闭、房室瓣畸形，房室瓣骑跨、房室瓣裂和不同程度的关闭不全、腱索或乳头肌发育不良，也可以合并矫正型大动脉转位、主动脉狭窄、闭锁，主动脉弓中断、主动脉瓣下狭窄等其他畸形。

二、病理分型

1964年Van Praagh将单心室分为四型：A型的主心室腔为左心室结构，右心室窦部未发育，伴有右心室流出道残腔，残腔位前上方或偏左、偏右，约占本病78%；B型心室腔为右心室结构，左心室未发育而形成残腔，残腔位于主心室腔的后下方，可偏左或偏右，约占本病5%；C型（7%）为共同心室腔，没有室间隔和流出残腔；D型约占单心室的10%，为左、右心室窦部发育不良，主心室腔为哪个心室结构不明确。他又根据心室与大动脉的连接关系将单心室分为Ⅰ、Ⅱ、Ⅲ三个亚型，大动脉关系正常为Ⅰ型，主动脉在右侧为Ⅱ型，在左侧为Ⅲ型。

1979年安德森（R.H Andson）将心室双入口分为A、B、C三型。A型最为常见，占63%～80%，心室肌肉和形态为左心室结构，心室内壁较光滑，肌小梁较纤细，右心室无窦部即缺少流入道部分，仅有一个右心室漏斗部残腔与左心室相连；B型较少见，约占5%，心室结构和形态以右心室特征为主，肌小梁粗大，左心室没有流入道或流出道部分，仅有残余左心室球室腔；C型也较少见，约占单心室的7%，为心室结构不定型[4-5]。

三、病理生理

单心室的病理生理改变决定于心内畸形，包括房室瓣、半月瓣的结构和功能，肺血管床的发育情况和体、肺循环阻力的大小，这些因素可以影响主要心室腔内动脉血和静脉血的混合程度，形成本病的病理生理基础。

在婴幼儿时期如肺动脉瓣无狭窄，心室内动脉、静脉血混合不严重，患儿可能无明显缺氧和紫绀。如肺血管阻力下降，可使肺内血流增多，产生肺动脉高压和器质性肺血管病变，也可致心功能不全。

如患儿合并肺动脉瓣狭窄，可因狭窄程度不同，相应的血氧含量减少，出现不同程度的缺氧和紫绀。如肺动脉严重狭窄或闭锁，肺血管床发育不良，心内静脉血混合增加，患者可发生严重的低氧血症，主动脉瓣下狭窄的患者缺氧可能更严重。

由于单心室同时承担体循环和肺循环功能，可致心室扩大、房室瓣关闭不全、心功能不全。单心室合并其他畸形可有相应的病理生理改变，如动脉导管未闭并存可使缺氧改善，有利于肺动脉发育，一旦闭合就会发生明显缺氧、代谢性酸中毒，甚至心力衰竭。

四、临床表现

患者的临床表现决定于其病理基础，如患儿合并肺动脉瓣狭窄则表现为呼吸急促、缺氧、皮肤苍白、心动过速，出生数天或数周内即有明显紫绀并逐渐加重。如患儿动脉导管开放，症状减轻，一旦动脉导管闭合，会出现严重缺氧、心力衰竭，表现为尿少、酸中毒。

患儿无肺动脉狭窄，出生后可能没有明显症状，由于心室腔内动脉和静脉血混合，血氧饱和度可轻度下降，可在90%左右。如果肺血流增加，患者可有类似室间隔缺损症状，易感冒、发生肺炎，可致心力衰竭。随着年龄的增加，肺动脉高压和肺血管病变会由轻到重，紫绀和缺氧也可逐渐增加，可出现心力衰竭。如合并房室瓣反流，可引起或加重心力衰竭。

肺动脉瓣狭窄不重、肺血流接近正常的病例，在出生数年内可无症状，或有轻度紫绀，通常心功能较好。

体检可见患儿紫绀、杵状指，心尖搏动弥散，胸骨左缘第2肋间可闻及Ⅱ～Ⅲ级收缩期杂音，可伴震颤，肺动脉第二心音亢进，第一心音正常或为单一第二心音。也可闻及动脉导管未闭的连续性杂音或由侧支产生的舒张期杂音。

五、辅助检查

1. 心电图 可因病变的不同，出现左心室或右心室肥厚。

2. 胸部X线片 可明确心脏位置，心脏可能会轻度增大。多数为肺血减少，少数可能增多，心蒂细小。

3. 超声心动图 可明确心脏的位置，心房正位或反位，了解心内结构和功能，流出腔、球室孔的大小，房室瓣发育情况，以及有无反流。也可了解大动脉的位置，肺动脉瓣有无狭窄，以及肺动脉分支发育情况，并做出诊断，也适用于术后复查（图53-1-2）。

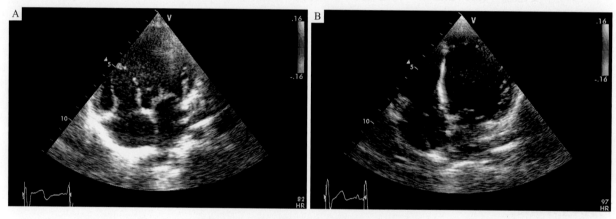

图53-1-2 单心室患者手术前后超声心动图
A. 术前超声心动图可见两组瓣膜，无室间隔；B. 单心室分隔术后复查，可见心室间隔完整无分流。

4. 右心导管和造影 可明确心室双入口的类型，心室腔大小，室壁运动情况，流出道腔的大小，其与大动脉的关系，肺动脉的发育情况，以及有无狭窄等。心导管可测定肺动脉和主动脉压力，有无肺动脉高压或肺动脉狭窄，是否存在主动脉瓣下狭窄及其程度。心室造影可作为确诊的依据，为手术适应证的确定及术式选择提供依据。

5. CT、MRI 扫描可显示各心腔和大动脉的连接关系和位置及其发育情况，均有助于诊断和鉴别诊断。CT扫描可呈现患者的单心室解剖病变情况，有利于术前诊断和术后复查（图53-1-3）。

六、诊断与鉴别诊断

心室双入口的临床表现、体征、心电图和胸部X线片可能不典型，易与室间隔缺损、法洛四联症、大动脉转位及一侧房室瓣闭锁等混淆。鉴别和确诊主要依靠心脏超声及心导管和心血管造影，CT和MRI检查也有很大帮助。

七、自然病程

心室双入口患者自然预后较差，基德（Kidd）等报道50%死于出生后1个月内，74%死于出生后6个月内。

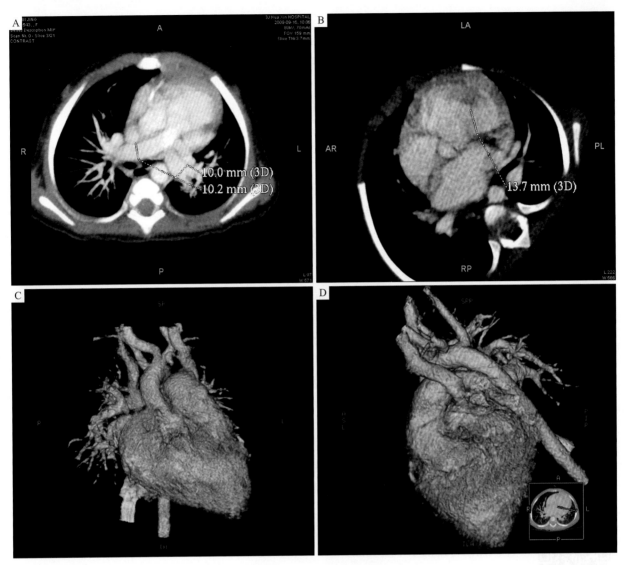

图53-1-3 单心室CT影像

A、B. CT平扫，单心室；C、D. CT三维重建，单心室合并肺动脉高压。

富兰克林（Franklin）等报道，约43%在1岁内死亡，55%在5岁内死亡。早期死亡的主要原因为严重电解质紊乱、心律失常和心力衰竭，合并主动脉瓣或瓣下狭窄也是早期死亡的主要危险因素[6]。

心室双入口的自然病程演化分为三种情况：①肺动脉严重狭窄，肺血减少，紫绀严重，患者多死于缺氧并发症或脑脓肿等；②肺血明显增多，心室容量负荷过重，患儿多因心力衰竭而早期夭亡；③肺血流接近正常，血液在单心室腔内混合似较少，预后最好，早年甚至无任何症状，个别患者能存活到50岁以上。

影响预后的因素包括心室双入口的类型、房室连接是否一致、合并畸形及其严重程度等。

八、手术适应证

单心室预后不佳，应尽早手术治疗。应根据不同的情况，采用个体化的手术方案治疗[7-9]。

Fontan手术是将体循环静脉血直接引流入肺动脉，从而使体循环和肺循环分开，减轻单心室负荷的一种姑息手术。对缺氧、肺血流减少的患儿，最好先做双向Glenn手术，2岁以后再行Fontan系列手术，但年龄大不是Fontan手术的高危因素。

传统的Fontan手术为单心室的手术治疗做出了里程碑式的贡献。随着时代的进步，手术方法在不断地改进，出现了系列Fontan手术，包括双向Glenn手术、half-Fontan手术、心房内侧通道、全腔静脉-肺动脉吻合术等，但有些手术方法目前已很少采用。

多数患儿在生后1个月内就可能需要做姑息手术，对肺血减少的患儿行分流手术目的是改善缺氧，维持体肺循环的血流平衡，解除心室流出道和主肺动脉的狭窄，并扩大较小的房间隔缺损，使体静脉和肺静脉血回流不受限制。

对肺动脉瓣正常、肺血增多、肺动脉高压的患儿可行Banding手术，以保护心肺功能，为以后手术创造条件，符合条件的3岁以后可行双心室矫治，即心室分隔手术。

无论采用哪种术式，选择好手术适应证都是保证手术疗效的重要条件。近年来在舒萨（Choussat）提出的Fontan手术适应证：①年龄可在1.5岁以上；②心室功能正常，射血分数≥0.50，左心室舒张期末容积指数≥30 ml/m²；③平均肺动脉压≤15 mmHg；④肺血管阻力最好<2 Wood/m²，阻力高于此值手术效果不佳；⑤肺动脉发育好，即McGoon比值≥1.8，肺动脉指数（PAI）≥250 mm²/m²。房室瓣关闭不全不是手术绝对禁忌证，在原有的10条标准基础上有所改进。

Fontan手术成功最重要的因素为肺动脉压、肺血管阻力和左心室功能，舒张功能与收缩功能也同样重要。

肺动脉发育不好、肺动脉压偏高和心功能不全是最主要的手术危险因素。严重心律失常以及错过最佳手术时机也会影响患者的恢复。

房室瓣关闭不全一直是单心室患者的手术危险因素，但有些患者房室瓣畸形和关闭不全不是十分严重，还可以手术修复。可以将房室瓣修复后，再根据病情行双向Glenn或心外管道全腔-肺动脉吻合术。

如患者合并肺动脉主干或左右肺动脉狭窄，应在手术中先加宽肺动脉，解除狭窄，再行Fontan系列手术，只要肺动脉远端发育好，术后效果良好。

肺动脉压力升高应鉴别是由肺血流增多还是由肺阻力升高引起，患者全肺阻力超过3个Wood单位，可能会使术后中心静脉压（CVP）升高，持续超过20 mmHg，可能使手术失败。

心外管道全腔静脉-肺动脉吻合术适用于所有适合Fontan手术的患者，如能在非体外循环下完成则效果更好。然而，如果患者合并肺静脉畸形引流和内脏异位综合征会使手术死亡率增高。以下为从术式角度考虑的手术适应证。

视频35　全腔静脉
肺动脉吻合术
（心外管道）

1. 心外管道全腔-肺动脉吻合术（ECTCPC）　适用于治疗心室双入口或功能单心室合并肺动脉狭窄的患者。手术完全在心外操作，对心房损伤小，且减轻心房压力和容量负荷，术后房性心律失常和心房内血栓形成的并发症明显下降（视频35）。

手术可在全麻、并行体外循环、心脏跳动下进行，是目前最好的手术方式，优点较多，如手术操作简单，时间短，避免了心肌缺血和损伤，管道内血流呈线型，以及耗能较低等。

2. 非体外循环下ETCPC手术　适用于单心室合并肺动脉瓣狭窄，不需要进行心内操作的患者，如瓣膜成形、房间隔缺损扩大，肺动脉无局限性狭窄，不需要扩大成形者。

非体外循环ETCPC的患者，术后恢复快，血液制品应用减少，术后机械辅助通气时间、ICU时间、住院时间缩短。但对于缺氧严重，术中不能耐受或者由于再次手术、粘连广泛；或者因患者的病理解剖特殊性，在非体外循环下难以完成手术，增加了手术的危险性者，应在体外循环下完成[10]。

对于ECTCPC完成后中心静脉压>18 mmHg的患者，在心外管道与右心房间行直径5~8 mm的开窗分流可以提高心排血量，降低术后体循环静脉压，减少胸腔积液，降低术后病死率。但此项技术可使血氧饱和度下降，导致肺血管阻力升高，可能影响肺血流量，要慎重权衡利弊。对于无肺动脉狭窄的绝大多数病例，需要在施行Banding手术后达到标准，再用此种手术方法治疗效果较好。

3. 分流手术　对于合并肺动脉瓣严重狭窄、肺动脉发育不良并有严重低氧血症的患儿，可在生后1个月内先行Blalock-Taussig分流术或中心性体-肺动脉分流术。可根据主动脉弓和肺动脉发育情况选择手术方式，待条件合适再行心外管道全腔-肺动脉吻合术。

分流手术可促进肺动脉的发育、改善患者缺氧情况，但手术并发症较多，可能需要二次或多次分流术。如分流手术向肺内分流血液过多，可致肺水肿，增加了心室负担和手术的危险，故决定手术时应慎重。

4. 双向 Glenn 手术　对于患儿年龄＜2岁，单心室合并肺动脉瓣狭窄，肺动脉发育尚好，肺动脉压力、阻力偏高，肺动脉平均压≥15 mmHg，而≤18 mmHg或合并轻度房室瓣关闭不全，不合适行全腔静脉-肺动脉吻合术者，可以行双向 Glenn 手术，待条件合适时再完成全腔静脉-肺动脉吻合术（视频36）。

视频36　双侧双
向Glenn术

5. 肺动脉环缩术（Banding手术）　单心室患儿如肺动脉瓣正常、肺内血流增多、肺动脉压力增高，为保护肺循环和心功能，可先行 Banding 手术。C 型单心室或有合适条件的患儿，可待3岁以后考虑行双心室矫治、心室分隔术。

如不能行心室分隔术，可在 Banding 手术后或同时行双向 Glenn 手术。在 Glenn 手术后肺动脉压＞18 mmHg，可同时行 Banding 手术降低肺动脉压力，可使中心静脉压下降到合适水平，使血氧饱和度和循环稳定。Banding 手术也可以用来锻炼功能退化的心室，但可能导致主动脉瓣下狭窄。

6. 心室分隔术　对于少数肺血偏多、肺动脉压、肺阻力增高、不能施行 Fontan 系列手术的患者，可先行 Banding 手术，对具备条件的患者施行心室分隔术是可行和安全的（视频37）。

视频37　单心室
分隔术

心室分隔术主要适用于患者年龄在3岁以上，两组房室瓣和半月瓣膜发育良好，两大动脉位置和关系基本正常、心室发育较好的儿童或成人，单心室腔舒张末期容积至少为正常左心室腔的170%，C 型单心室更为合适。

以往因分隔手术后完全性心脏传导阻滞、室间隔残余漏和房室瓣关闭不全等合并症多，病死率高，临床较少采用。近年来手术技术不断改进，手术疗效明显提高。实践证明有些患者不能施行 Fontan 系列手术而施行心室分隔术，可获最佳手术疗效。对伴有肺动脉狭窄又不适合 Fontan 手术时，可考虑在心室分隔的同时行 Rastelli 手术。对于单心室、有双心室矫治机会的患者，应争取行分隔手术。虽然这类手术风险大、技术要求高，但手术后的远期疗效要优于 Fontan 系列手术。但该手术易出现低心排血量、Ⅲ度房室传导阻滞等并发症，故应慎重选择手术适应证[11-12]。

7. Damus-Kayc-Stancel 手术　患者单心室合并主动脉瓣下狭窄，主动脉与左心室之间压差小于25 mmHg，可以忽略，大于30 mmHg 可以在手术同时解除狭窄，或施行 Damus-Kayc-Stancel 手术。

8. 心脏移植　有些患者在 Fontan 手术后，顽固性心律失常反复发作，内科药物治疗和介入治疗无效，合并肝大、腹水等心功能不全症状，可以考虑心脏移植，但多种原因使心脏移植病例数量受限。

九、手术禁忌证

肺动脉压力偏高（＞15 mmHg），肺动脉发育和心室功能差，严重房室瓣关闭不全，肝肾等其他器官功能不全，不宜做全腔-肺动脉吻合术。心室和房室瓣发育不好，大动脉转位，不宜做分隔术。

十、手术技术

（一）Fontan 系列手术

1. 双向 Glenn 手术　经胸骨正中切口开胸，切除胸腺，切开心包，显露心脏。探查心脏是否并存左上腔静脉、PDA 或原有体-肺分流交通。

充分游离上腔静脉和右肺动脉，上腔静脉游离至心包反折，肺动脉游离至分叉，测定肺动脉、腔静脉和左心房压力。上腔静脉穿阻断带，如存在左上腔静脉可临时阻断，以明确两腔静脉间是否有交通，如有交通则可直接阻断远端上腔静脉。在其近端、右心房顶部约1 mm 处切断上腔静脉，5/0

prolene线连续缝合闭合近端，并向右心房牵开，以利于显露术野。在右肺动脉与上腔静脉对应处缝两条牵引线，注意缝在头侧。拉起牵引线后，上侧壁钳，切开长1.5～2 cm的肺动脉。将上腔静脉远端与右肺动脉行端侧吻合，用6/0 prolene线连续缝合，吻合完成后，开放上腔静脉，检测压力，如吻合口前后无压差、CVP＜18 mmHg、血压平稳，结扎左上腔静脉，拔出上腔静脉—肺动脉引流管。

如两上腔静脉之间无交通，则应建立上腔静脉与肺动脉或右心房的静脉回流旁路。方法是靠近无名静脉用5/0 prolene线缝合包线，插入直角静脉引流管，以另一直角引流管插入主肺动脉或左右肺动脉的近端，将两引流管排气后相连，并加以固定。上腔静脉—肺动脉旁路开放前应将管道内空气充分排净，以免进入心腔引起气栓。另外管道管径大小、位置要合适，必须使引流通畅。

旁路建立后，可先用5/0 prolene线将上腔静脉近端缝闭后再切断上腔静脉，也可在上腔静脉阻断后再切断其近端。连续缝合上腔静脉近端切口，将打结后的缝线剪断做牵引。将右肺动脉充分游离后，用侧壁钳阻断右肺动脉，也可分别阻断右肺动脉的近端和远端，在右肺动脉平行切开15～20 mm，将上腔静脉近端吻合在右肺动脉上，一般多用5/0 prolene线连续缝合。吻合时要注意吻合方向，不可扭曲和狭窄。一般不需要用心包补片加宽，要注意缝合严密，避免出血。

术后应密切观察静脉压、血氧饱和度和肺动脉压力变化。如无明显异常，再建立左上腔静脉与右肺动脉或右心房旁路，将左上腔静脉切断，再用相同的方法，将左上腔静脉与左肺动脉吻合，吻合口位置和大小要设计好，从后壁开始缝合延续至前壁，要避免狭窄和扭曲。如吻合口远近端压差＞2 mmHg要查清原因，积极处理，结扎奇静脉。

手术可在心脏搏动、非体外循环下完成，为保证患者安全，也可以在体外循环下进行。由于没有体外循环所带来肺阻力增高和炎性反应等影响，在非体外循环下完成Glenn手术，患儿术后恢复较快。

双向Glenn手术简单易行，较经典的Glenn手术有优点，例如既能使右肺得到足够的供血，避免肺动脉扭曲，也能减少右肺内发生动静脉瘘的可能性，可使动脉血气氧饱和度上升10%以上。

2. 体外循环下心外管道全腔-肺动脉吻合术　经胸骨正中切口，纵锯胸骨，切开心包后，充分游离上腔静脉和肺动脉。在升主动脉插供血管，上下腔静脉插直角管（图53-1-4），建立体外循环。

在并行循环下阻断上腔静脉，在距右心房上方1 mm左右上阻断钳，切断。近端用5/0 prolene线连续缝合（图53-1-5），并牵开右心房以利显露术野。于右肺动脉相应位置用侧壁钳横行切开，切口长1～2 cm，将上腔静脉远端与右肺动脉行端侧吻合，5/0 prolene线连续缝合。

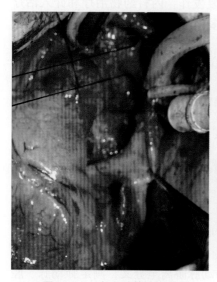

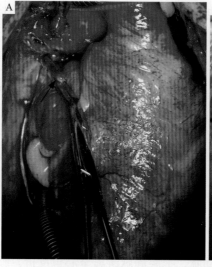

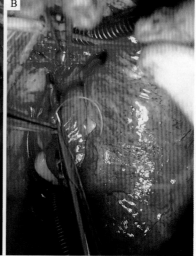

图53-1-4　左上腔静脉插管

图53-1-5　体外循环下心外管道全腔静脉-肺动脉吻合术
A. 切断上腔静脉，箭示切断后的上腔静脉近端；B. 缝合上腔静脉近端。

术中要注意避免吻合口狭窄和扭曲。直接测腔静脉和肺动脉压力即可判断是否狭窄，如果有狭窄应该重新吻合。在心房侧和下腔静脉近端上两把阻断钳，在阻断钳之间切断下腔静脉，用4/0 prolene线连续缝合缝闭心房切口。用Gore-tex人工管道与下腔静脉吻合，5/0 prolene线连续缝合。管道另一端与右肺动脉下方吻合（图53-1-6）。

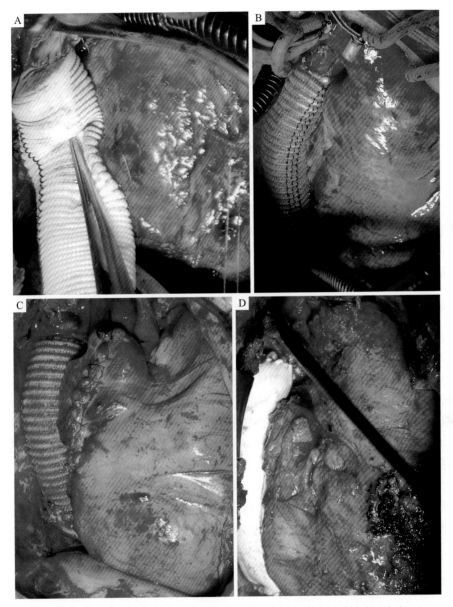

图53-1-6 吻合肺动脉和下腔静脉、心外管道全腔静脉-肺动脉吻合术

A. 用人工血管吻合右肺动脉；B. 右肺动脉吻合后，吻合下腔静脉；C. 手术完成；D. 用Gore-tex人工血管做心外通道。

切断主肺动脉，缝闭主肺动脉切口。此手术方法简单安全、效果好。不利之处为体外循环本身对患者有一定的损伤，但都可以恢复。

术后早期可能血容量不足，需要加快补液，主要补血制品和白蛋白。由于手术中肺损伤，肺动脉压偏高，需要输入较多白蛋白和利尿，以维持CVP在合适的水平，保证循环稳定。

手术后要彻底止血，打开两侧胸腔及关胸时两侧胸腔都要置放引流管，引流管保留时间要长于其他心脏手术。

3. 非体外循环下心外管道全腔-肺动脉吻合术　常规正中切口，切开心包，充分游离上下腔静脉及左右肺动脉。切断动脉导管韧带，心外探查。如同双向Glenn手术一样，先建立上腔静脉与肺动脉的临时分流旁路，再将上静脉切断与右肺动脉吻合。

吻合后开放上腔静脉至右肺动脉的血流，将上腔静脉的插管拔出，用另一个插管置于下腔静脉，建立下腔静脉与主肺动脉的临时旁路。

充分游离下腔静脉，在下腔静脉近端和心房侧上两把阻断钳，在两把阻断钳之间切断下腔静脉，将右心房切口用4/0 prolene线连续缝闭。切断下腔静脉时要避免损伤右下肺静脉、冠状静脉窦，靠近心房侧的阻断钳的阻断要可靠，避免滑脱、出血和心房进气。在阻断钳之间要留够心房组织以保证心房切口缝合可靠。用5/0 prolene线将直径16～20 mm的Gore-tex人工血管与下腔静脉近端吻合。

完成后开放下腔静脉，使心外管道内充满血液。量出人工外管道的长度和角度，在右肺动脉、上腔静脉吻合口的对侧上侧壁钳、切开，将Gore-tex人工血管另一端与右肺动脉吻合。在吻合完成后，将主肺动脉切断，并缝合两断端。彻底止血，待血压和心率稳定后，拔除心脏静脉插管。

阻断钳开放后，要补充足够的血容量，如开放后CVP>18 mmHg，应在心外管道与右心房之间打直径4～5 mm的交通口，形成分流，以利于循环的稳定。

在非体外循环下行全腔-肺动脉吻合术，在上下腔静脉插管过程中可能发生失误、出血，应有足够的思想准备和足够的静脉通路，以防意外。放置静脉输液管时要考虑到切断上腔静脉的影响，股静脉也要放置静脉输液管。关胸时左右胸腔都要放引流管。

（二）心室分隔手术

常规升主动脉及上、下腔静脉插管建立体外循环，心外探查、并行循环及降温后，阻断升主动脉。经主动脉根部，灌注停搏液保护心脏。

切开右心房，仔细观察心室结构、瓣膜及瓣下装置发育情况、两个房室瓣的大小和部位，以及是否有骑跨、是否对分隔补片的位置有影响。确定补片大小、形状和缝合的位置。

为避免流出道狭窄，补片形状应根据病变的不同有相应改变。如右心房切口显露不清，可采用心室前壁切口。心室切口应避开冠脉血管，切口宜偏右侧，以便心室腔分隔后，左心室容积足够大以及减少左心室的损伤。

由于补片大小和形状的剪裁有一定的困难，可以采用双片法进行修补。将心室流入道和流出道分别补片，然后对两个补片进行对接，用5/0 prolene线连续缝合。为防止发生残余分流，以双头针加垫片间断褥式缝合较为可靠，在合适的地方，将缝线从心室壁外进针以及垫片放在心外膜上是必要的[11-12]（图53-1-7）。

（三）分流手术

1. 中心分流术　可在体外或非体外循环下完成。经胸骨正中切口开胸，切开心包，游离主动脉和肺动脉，在主动脉与主肺动脉之间用Gore-tex人工血管搭桥。根据体重选择直径3.5～6 mm的Gore-tex人工血管，在吻合端剪成斜面备用。

在肺动脉或左、右肺动脉，选择长短合适的位置缝牵引线，提起牵引线上侧壁钳，用尖刀切开肺动脉前壁，注意不要切偏。用角度剪扩大切口两端，用双头针和5/0 prolene线连续缝合，先从切口一端开始缝至另一端，拉紧缝线下管。此时可检查缝线的位置和距离是否合适，再缝其余的部分，缝完后拉紧两端打结。松开侧壁钳排气，钳夹人工血管，检查吻合口的质量，有无出血的情况。再确定主动脉端的吻合位置，量出人工管道的长度，近端剪成合适的角度。在主动脉上侧壁钳，用尖刀切开合适的大小，用5 mm直径的打孔器打孔，用5/0 prolene线连续缝合，吻合近端。吻合完毕后，去除侧

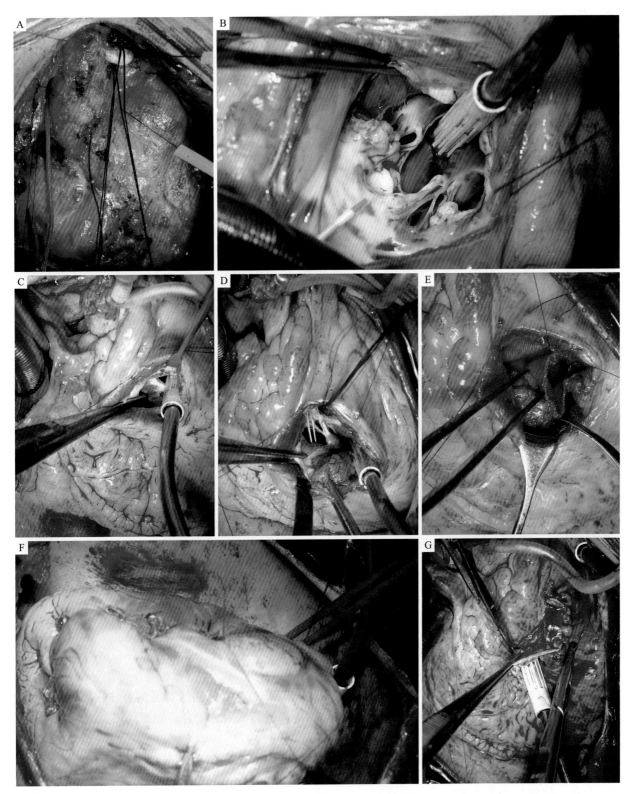

图 53-1-7 单心室分隔＋Rastelli 手术

A. 单心室分流手术后；B. 切开右心房显露房室瓣；C. 右心室流出道切口显露狭窄的交通口；D. 切开右心室流出道；E. 疏通右心室流出道；
F. 从心室流出道切口补片；G. 心外膜可见心室分隔缝线；H. 用自体心包修补心脏切口。

壁钳，检查人工管道是否扭曲，长短、角度是否合适，吻合口是否出血，不合适则重新吻合。此法简便、安全，再次手术处理管道比较容易。

术中要注意患儿血流动力学和血SaO_2的变化，如果血氧饱和度<75%，为肺动脉内分流而入的血流量不够，常和分流管径小、管道过长或过短、吻合口狭窄、血栓形成有关，需查找原因及时解决。如在90%以上，要注意分流过量，否则可造成的肺水肿心功能不全。如舒张压<30 mmHg，也要调整分流量，可以部分钳闭分流管道。如果有动脉导管未闭，可试阻断；如果对血流动力学无影响，可以结扎，以免发生竞争性血流。

经胸骨正中切口的优点是万一发生出血或缺氧、心率快、血压下降，可以快速建立体外循环。可避免右肺动脉上叶分支狭窄，如果发生主肺动脉狭窄容易处理，处理动脉导管更容易，如需要也很容易切开扩大房间隔缺损；缺点是在心室和主动脉前造成粘连，但可以尽量缩小心包切口，减少粘连。减少因侧切口开胸造成体-肺侧支循环加重。

2. Blalock-Taussig分流手术　根据主动脉弓位置决定经左或右前外切口手术。全麻下，在第4肋间切开皮肤、进胸，游离锁骨下动脉和肺动脉，将锁骨下动脉上阻断钳、切断，远端结扎，其近端与右或左肺动脉吻合，在肺动脉上侧壁钳，切开肺动脉，用5/0 prolene线连续缝合，使体循环血流入肺循环。也可以用Gore-tex血管两端分别行端-侧吻合锁骨下动脉与肺动脉。

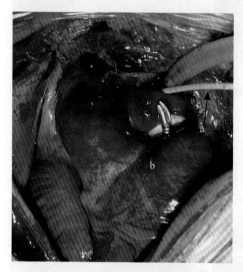

图53-1-8　Banding手术（简示）
a. 测压管；b. Banding。

（四）Banding手术

多经正中切口或胸部左前外侧第2肋间小切口，切开心包，充分游离主肺动脉，用宽约2 mm的涤纶条或其他材料，于肺动脉窦管交界上1～2 cm处做环缩术，要保证环缩肺动脉在同一水平上（图53-1-8）。

术中监测环缩带远端压力，根据压力调整环缩是否合适，至少维持远端肺动脉收缩压力在15 mmHg左右，而血压和心率不受明显影响，SaO_2≥85%，应保持主肺动脉近端与远端的压差在30～60 mmHg。调整好后要将约束带固定，以防术后远期滑脱至肺动脉分叉前。

肺动脉环缩术半年应再做导管复查，根据患者肺动脉压力的变化，决定行双向Glenn手术或全腔-肺动脉吻合术。

（五）房室瓣成形术

患者术前伴有轻中度房室瓣关闭不全可以进行手术成形，术中使用经食管超声心动图观察房室瓣的形态和反流情况，修复房室瓣。

可在心脏搏动、并行体外循环下，切开心房，探查反流位置，采用缘对缘的方法，用5/0 prolene线、双头针加垫片直接缝合，也可以在心脏停搏下对瓣膜进行缘对缘缝合，如瓣环扩大，应环缩瓣环（图53-1-9）。

瓣膜置换效果欠佳。在房室瓣成形后再酌情进行双向Glenn或心外管道全腔-肺动脉吻合术。

（六）肺动脉狭窄手术

肺动脉近端或主干都可能发生局部或节段性狭窄，需要在体外循环下加宽修补，补片要足够大，因为如使用牛心包和自体心包都可能发生钙化和再狭窄。只要肺动脉远端发育好，左右肺动脉狭窄不影响手术效果。

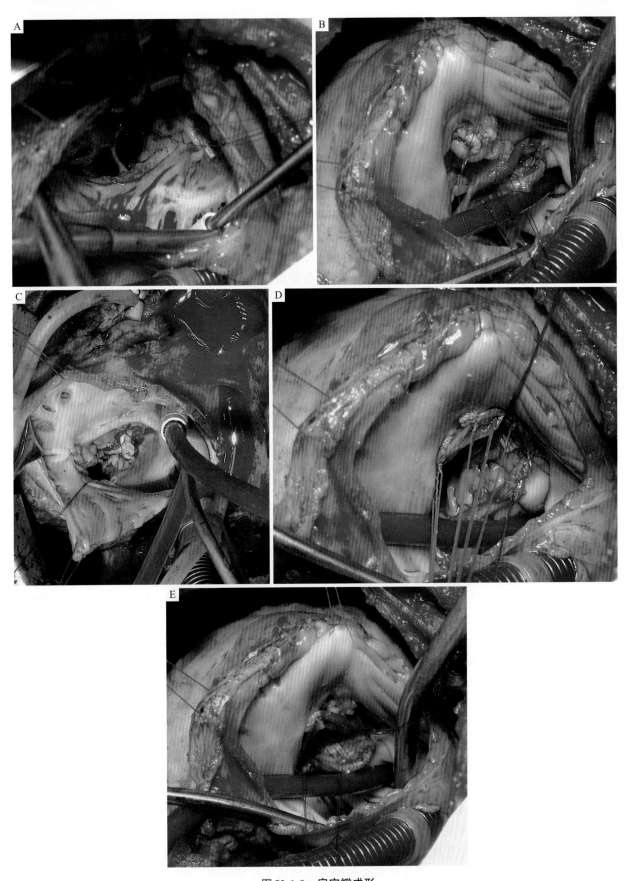

图 53-1-9　房室瓣成形

A. 切开右心房，可见一组房室瓣；B. 修复病变；C. 修复病变；D. 环缩房室瓣环；E. 成形完毕。

（七）Damus-Kayc-Stancel手术

适用于单心室主动脉瓣或瓣下狭窄、肺动脉瓣发育正常的患者。经胸骨正中切口开胸，切开心包，显露心脏和大血管、建立体外循环同常规心脏手术。如为第二次手术，需要拆除原分流或Banding手术所用的各种材料或组织，并做相应的处理。

阻断升主动脉后，主动脉根部用HTK心肌保护液灌注，保护心肌。在主动脉瓣上2～3 cm处横断升主动脉，在肺动脉分叉前横断肺动脉。注意冠状动脉开口位置，沿肺动脉靠近的一侧，纵行切开升主动脉至瓣环上2 mm，与肺动脉开口行侧-侧吻合，6/0 prolene 线连续缝合。用自体心包片修补肺动脉远端切口，成形肺动脉。再由无名动脉或升主动脉，用6 mm左右直径的Gore-tex 管道行中心分流手术。以后再根据病情行双向Glenn手术或心外管道全腔-肺动脉吻合术。

（八）心脏移植

有些患者在Fontan手术失败后，有顽固性心律失常反复发作，内科药物治疗和介入治疗无效，合并肝大、腹水等心功能不全症状，可以考虑心脏移植，但供体不足等多种原因使心脏移植不能成为常规治疗手段，手术数量受限（详见第89章"心脏移植"）。

十一、术后处理

1. Fontan 系列手术　术后应用呼吸机辅助呼吸，保持良好的肺功能，及时有效地清除气管内分泌物，保持呼吸道通畅。应避免正压通气，不用PEEP，以减少肺阻力。保持血气氧分压在80 mmHg以上、二氧化碳分压35 mmHg左右，以降低肺血管阻力。密切观察血气变化，维持好水、电解质平衡，积极纠正酸中毒。全腔静脉-肺动脉连接术后患者应尽早拔除气管插管，下床活动，有利于心肺功能的恢复。

在补足血容量之后，静脉使用白蛋白和血浆维持心脏前负荷，提高血浆胶体渗透压，减少组织水肿。维持CVP在14～18 cmH$_2$O，注意CVP变化与血压、心率之间的关系，注意尿量、尿的颜色及四肢末梢组织灌注情况，也要了解肝脏大小以及肝功能是否正常。如患者心率慢，需加用异丙肾上腺素或用起搏器维持心率在70～90次/min，可用米力农、硝酸甘油等血管活性药物和强心利尿药物维护心功能。但加用多巴胺、肾上腺素时要小心，要先补足血容量，否则会发生低心排血量综合征，且难以纠正。

2. 心室分隔术　用呼吸机辅助呼吸，加用正性肌力药物，如多巴胺、多巴酚丁胺、肾上腺素和血管扩张药物，治疗低心排血量综合征和改善心功能。早期左心房压要维持偏高12～15 mmHg。用起搏器控制心律。注意血气和水电解质平衡和调整，其他同常规心脏手术。

3. 分流手术　术后要密切注意血压、心律、血氧分压、血氧饱和度和二氧化碳的变化，防止因肺血流增多引起肺水肿和心功能不全。术后舒张压的降低会加重心脏缺血、缺氧，导致心功能不全，后者又可能加重肺水肿。另外，如果分流管道过小、扭曲、狭窄、血栓形成等因素使肺血流减少，缺氧加重，也可导致低心排血量综合征，甚至心搏骤停。所有这些需要及时诊断和处理，必要时再手术解决。

4. 抗凝治疗　双向Glenn手术和心外管道全腔静脉-肺动脉吻合术后，在肺动脉和体静脉系统可以发生血栓。血栓形成和术后静脉血流缓慢，人工材料管道，肝功能和凝血机制异常有关，需要抗凝血治疗防止血栓形成。儿童可以口服阿司匹林，成人口服华法林。对于年龄较大、侧支较多、有出血倾向或恢复较快者，可不给予抗凝治疗。

若患者恢复慢，长期卧床，有血栓形成危险者必须给予抗凝治疗，并密切观察出凝血的情况。早期下床活动，以利于术后恢复和预防血栓形成。其他方面均按心外科常规处理。

十二、手术并发症

（一）Fontan 系列手术

1. 低心排血量综合征 本征是患者死亡的主要原因之一。术前患者年龄小、全肺阻力高、房室瓣关闭不全、心功能不全、手术时间长、吻合口狭窄、心肌保护不好和心功能不全等原因都可导致低心排血量综合征。

表现为患者术后CVP多大于20 mmHg，血压下降，心率快，少尿或无尿，四肢末梢凉，组织灌注不好，中心体温高，即可诊断。可加用强心利尿药、正性肌力药物、异丙肾上腺素等药物处理。如吻合口狭窄、心脏压塞，应该开胸探查手术处理。如肺阻力过高，可手术增加或扩大5 mm大小房间交通，改善循环状态。

2. 胸腔、心包积液 术后输入容量过多，静脉压升高、静脉血回流不畅，可致心包和胸膜腔大量积液。需加强利尿和控制入量，保持胸腔和心包引流管通畅。行心房外通道或Fontan手术时，术中打孔可使渗出明显减少。

3. 心律失常 常见为心率减慢，心房颤动、室上性心动过速，也可发生室性心律失常和猝死。成人患者可出现 I～III 度房室传导阻滞与窦房结功能不全，传导系统异常和患者心房内压力高和术后心房伤口瘢痕、房室瓣关闭不全有关。心律失常可引起心排血量下降，晚期可导致死亡。血容量不足也可引起术后心动过速，应注意加以鉴别。目前心外管道全腔-肺动脉吻合术已使心律失常发生率明显下降。

4. 血栓形成 Fontan系列手术后，很多因素会引起血栓形成，如静脉血流的状态、人工材料、房性心律失常，以及是否口服抗凝药等均可能影响血栓形成。术后可常规口服阿司匹林或华法林抗凝治疗。超声心动图、CT和MRI检查可以确诊。必要时再手术清除血栓。

5. 肾功能衰竭 Fontan手术后由于手术中肾损伤，合并低心排血量综合征，可继发急性肾功能衰竭。一旦出现肾功能衰竭，预后不佳，应尽量降低肺阻力，维护好心功能。可进行腹膜透析或血液透析，调整水电解质平衡。

6. 乳糜胸 Fontan手术后较常见，诊断不难，胸穿抽出乳白色胸液，检验见到乳糜和脂肪颗粒可以确诊。乳糜胸也与术后心功能差、静脉压增高有关。应禁食、静脉加强营养，保持水电解质平衡，如内科治疗无效，可以手术结扎胸导管。

7. 房室瓣关闭不全 术后心律失常可致患者心功能不全、心脏扩大，或者术前就有轻度关闭不全，术中未予处理或手术修复不满意，手术后会发生房室瓣关闭不全。应予吸氧，给予强心利尿治疗。但治疗有一定的困难，再手术换瓣或成形危险性大，可考虑进行心脏移植。

8. 蛋白丢失性肠病（protein-losing enteropathy） 本病是少见的严重的手术并发症，治疗效果较差。以人血白蛋白减少引起反复胸腔积液、腹水为特征，发病率为3.7%～13.4%。其发生与术后心脏功能减低、静脉压高致使肠道淋巴管扩张、胃肠黏膜渗透性增加有关。

患者表现为腹水、消瘦、营养不良和顽固的低蛋白血症，可伴有低钙血症，如在粪便中检测到抗胰蛋白酶即可诊断。治疗缺乏有效手段，以补充白蛋白为主，用激素或肝素治疗效果不理想。可能需要再手术改变Fontan循环状态或进行心脏移植。

9. 肺动静脉瘘 肺动静脉瘘发生原因不明，可能与下腔静脉肺血流进入肺内不足有关，可行肺动脉造影确诊，找到较大的瘘口进行介入封堵。

10. 肝功能损害 由于静脉压长期增高、肝脏淤血、门静脉高压可致肝功能损害，实验室检查可发现肝功能异常，长期肝脏淤血可能导致肝硬化和肝脏肿瘤。

11. 塑形性支气管炎 此为一种很少见的并发症，原因不明，可能和肺静脉压力增高、支气管黏膜渗透性增加有关。根据有无炎性细胞分为两型。患者咳出支气管树形状的分泌物为本病特征，分泌物可致支气管堵塞和呼吸衰竭。支气管镜检查可以确诊，病死率高达40%。治疗以强心利尿、吸入雾化为主[13]。

（二）分隔手术

1. 低心排血量综合征　本征较常见，影响因素很多，主要是心脏收缩无力，也是术后主要死亡原因。应按常规处理，需要经静脉使用米力农和肾上腺素等正性肌力药物和强心利尿药物。必要时使用ECMO技术和辅助循环[11-12]。

2. 心律失常　常见Ⅲ度房室传导阻滞，与传导束发育不良、解剖变异、术中损伤有关，多需要起搏器治疗。

3. 残余分流　因显露困难、组织脆弱、缝合范围大较易发生残余分流，应根据病情决定保守、介入或手术治疗。

4. 溶血　因残余分流或补片引起血液破坏，可碱化尿液，密切观察2～3周若不缓解，应再手术治疗。

5. 心室流出道梗阻和房室瓣关闭不全　可表现为低心排血量综合征，与手术技术有关。体检和超声心动图可以诊断，需要再次手术治疗。

（三）分流手术

1. 血栓形成　因血流不畅，如有压力低、阻力大、管腔细，以及血红蛋白高、高凝状态等多种因素都可发生血栓。应予抗凝治疗，若效果不好，应重做分流手术。

2. 低心排血量综合征　血液分流量过大或不足都可发生，舒张压低，心脏本身供血受影响不足，都可引发这一并发症，应针对病因治疗。

3. 肺水肿　在肺动脉分流手术后不同时间，患者肺血管阻力会有不同的变化，肺内血流也受此影响，血压、血气的因素也会影响肺血流量，如分流量大可致不同程度肺水肿，应予积极处理。如强心利尿治疗不能缓解，可再手术缩小分流管道口径减少分流量。

第2节　三尖瓣闭锁

三尖瓣闭锁（tricuspid atresia）指先天性右心房与右心室之间没有房室瓣连接，取而代之的是隔膜组织，发病率占先天性心脏病的1%～3%。通常右心室发育不良而左侧二尖瓣正常，左心室正常或扩大，常合并ASD、VSD。肺动脉瓣可狭窄或正常，形成功能上的单心室。大动脉之间的关系可正常或转位，一般心房均为正位（situs solitus），反位（situs inversus）者少见。

一、历史回顾

1906年库内（Kuhne）首先报告合并或不合并大动脉转位的三尖瓣闭锁。1945年布莱洛克（Blalock）和陶西格（Taussig）首先为本病患儿实施了体-肺动脉分流手术。1949年爱德华兹（Edwards）和伯切尔（Burchell）指出本病可合并肺动脉瓣狭窄。1958年格林（Glenn）率先为三尖瓣闭锁患儿实施了Glenn手术，1968年方丹（Fontan）等手术治疗三尖瓣闭锁，实施了第一例Fontan手术，并于1971年报道此手术成功。比约克（Bjork）改良Fontan手术，对三尖瓣闭锁不合并肺动脉瓣狭窄的患者实施了右心耳与右心室流出道的吻合，在吻合口表面加用自体心包。1985年勒瓦尔（M.De Leval）报道将上下腔静脉切断与右肺动脉物合，血流动力学效果优于Fontan手术。

近年来发现将上腔静脉与肺动脉吻合后，用心外管道连接下腔静脉与肺动脉，患者手术后恢复更快，心律失常发生率下降，胸腔渗出减少，较以前的术式疗效更好。如能在非体外循环下完成此手术，则可取得更好的效果。

二、病理解剖

右心房与右心室通过完整的肌性隔膜相连，也可能为纤维性隔膜，在隔膜下方有时可见到腱索、乳头肌组织。发育不全的瓣膜组织也可能完全融合，引起三尖瓣闭锁。

右心房的唯一的出口为房间隔缺损，房间隔缺损为继发孔型，可有不同大小，或为单心房。右心房增大、房壁增厚，右心室发育不良，没有流入道部分。左心房由于分流可大小正常或增大，左心室扩大，与左心承担体肺循环负荷过大有关。

本病可合并动脉导管未闭、左上腔静脉并存（15%）、二尖瓣裂、室间隔缺损。室间隔缺损大小不一，可为多发性，通常位于漏斗间隔，也可延及膜部和肌部。85%的患者合并肺动脉瓣或瓣下狭窄，15%的患者肺动脉瓣无狭窄。20%可能为肺动脉瓣为二瓣化畸形，肺动脉环及肺动脉分支可以正常，50%的病例肺动脉可能发育不良。如为肺动脉闭锁，肺血自流减少更明显，右心室发育更差。如VSD较大，可能产生严重肺动脉高压、肺血管病变和右心室肥厚。

本病大动脉起源正常者占60%～90%，大动脉转位者占30%～40%。在并存大动脉转位时，房间隔缺损通常不大，VSD多位于主动脉下方。主动脉发自右心室偏前，肺动脉发自左心室偏后，肺动脉也可在前。右心室及肺动脉可以正常，如合并肺动脉闭锁，肺血可减少，肺动脉发育不良。在合并完全型房室间隔缺损情况下，共同房室瓣在右心室没有开口。还可以合并主动脉缩窄、主动脉弓中断或发育不良，冠状动脉与传导束的分布大致正常，冠状动脉多为右心优势型。

三、病理分型

按大动脉位置可分为三型：Ⅰ型为心室与大动脉连接关系正常（69%～83%）；Ⅱ型为主动脉从右心室发出，肺动脉从左心室发出，即大动脉右转位（17%～21%）；Ⅲ型为主动脉位于左前方，肺动脉位于右后方（3%）。按肺血多少分类，也可分为三型：A型为肺动脉闭锁；B型为肺动脉瓣狭窄；C型为肺动脉瓣无狭窄，如室间隔缺损较大可产生肺动脉高压。

四、病理生理

由于肺血流减少和静脉血经房间隔缺损进入左心室导致紫绀（71%），肺血流的多少取决于肺动脉瓣狭窄的程度，也受到并存的PDA影响。

在新生儿PDA或VSD自愈后紫绀会更严重，由于静脉血通过ASD回流入左心室，患者可有低氧血症。如合并VSD和肺动脉瓣正常，患者可能紫绀不重而有肺动脉高压。在合并大动脉转位而无肺动脉瓣狭窄时，肺血会更多，紫绀可能较轻，易致心力衰竭。继发于低氧血症或肺血增多都可能导致心功能不全。

如ASD小，可导致体静脉回流受阻，表现为肝大、腹水和下肢水肿。如合并室间隔缺损，部分左心室血流可进入发育不好的右心室，再进入肺动脉。如无肺动脉瓣狭窄，室间隔缺损较大，可发生肺动脉高压。由于左心室容量负荷过重，可产生二尖瓣关闭不全。如合并主动脉瓣下狭窄，可有左心室扩大。

五、临床表现

患者生后有不同程度的紫绀、气短和呼吸困难、营养不良，两岁左右可发现杵状指（趾），如有肺动脉瓣狭窄或瓣下狭窄，紫绀可能加重。如狭窄不重，患儿可能症状很轻。

患者表现紫绀、杵状指（趾）。胸骨左缘可闻及收缩期杂音，P_2亢进或减弱。如存在PDA或较大侧支，可闻及舒张期和双期杂音。

六、辅助检查

1. **心电图**　P波高，电轴左偏，左心室肥厚，QRS波群增宽。
2. **胸部X线片**　右心室小，肺血少，左心圆隆，心腰凹陷。当大动脉转合并VSD时，肺血可明显增多，心脏可能增大。
3. **超声心动图**　通常超声心动图可以确诊，可明确三尖瓣的情况、左右心室发育如何，以及ASD、VSD大小及其位置。并能发现大动脉位置、PDA是否存在，以及肺动脉瓣有无狭窄及心功能等情况。
4. **右心导管及造影**　可见右心房扩大，造影剂不能进入右心室而经房间隔缺损进入左心室。由左心室显影可见VSD和肺动脉瓣是否有狭窄征象，可明确大动脉连接关系以及肺动脉压力和发育情况。可确定所合并的畸形，如ASD、VSD、PDA和主动脉弓异常等。
5. **CT、MRI**　可显示肺动脉的发育情况，各心腔的大小和形态变化，心脏、动脉、大血管的连接关系，所合并的畸形，以及心脏瓣膜结构和功能状态。

七、自然病程

主要取决于肺血流、合并其他心内畸形情况和心功能状态，例如肺动脉瓣有无狭窄，是否为肺动脉高压等。

患儿多于生后3个月内死亡。紫绀出现越早，预后越差。患儿很少能活到成年，50%的患儿于生后6个月内死亡，60%在1岁内死亡，90%在10岁内死亡。

如患儿VSD闭合早，合并肺动脉瓣或瓣下狭窄，90%可能在1岁内死亡；如肺动脉无狭窄，患者紫绀较轻，可以耐受一定活动量，90%在10岁内死亡，很难活到20—30岁。

在合并大动脉转位时，由于肺血多、心脏负荷重，大多患儿在1岁内死亡。如合并左心室流出道狭窄，肺血可减少，但患儿很少能活过7岁。患者死亡大多与单心室接受来过多的来自体、肺循环的血容量，心脏负荷过重，心脏扩大、二尖瓣关闭不全和心力衰竭有关。

八、手术适应证

诊断确立即应手术治疗，如无肺动脉高压，年龄小于2岁者，可行双向Glenn手术，2岁以上可行全腔-肺动脉吻合手术。

如肺动脉发育差应行体-肺动脉分流术，如肺动脉压力在15～20 mg范围。可行双向Glenn手术，如高于20 mmHg，可先行Banding手术。

以上为姑息手术，可以减轻紫绀，改善症状，减轻心脏负荷。也可以延长患儿生命，为将来的手术打下基础，待条件具备后再行全腔-肺动脉吻合术。

如心功能不好，可考虑心脏移植，但实际上心脏移植由于供体短缺等多因素的影响，能救治的患者数量有限。

九、手术技术

（一）房间隔切开术

由于大部分患者存在ASD，一般不需要行此手术，只有在新生儿或很小的患儿，才需要通过手术或介入治疗，即导管气囊造成房间隔缺损，使体静脉血更容易进入左心室，有利于心内血液的混合和患儿循环的稳定。

（二）体-肺动脉分流术

可由胸骨正中切口或胸部侧切口完成此类手术，手术有利于肺血管的发育和增加肺血流量，减轻紫绀等症状。可根据情况行Blalock术或中心性分流手术。

（三）双向Glenn手术

双向Glenn手术的目的是增加肺血流并减轻心室负荷，技术细节如前述。

（四）肺动脉Banding手术

肺动脉Banding手术适用于少数三尖瓣闭锁合并VSD、无肺动脉瓣狭窄、肺动脉高压的患者，以预防肺血管病的发生和心力衰竭。大动脉关系正常的患者很少有肺动脉高压而需要做此种手术。

此手术方法简单，用涤纶条或其他材料环缩在肺动脉主干，使肺动脉压尽量降低收缩压15 mmHg以下，肺血流量减少。术后维持心率、血压稳定，血氧饱和度在85%以上。

（五）Fontan系列手术

Fontan系列手术包括以下几种。

1. 双向Glenn手术

2. 非体外循环下或体外循环下心外管道全腔-肺动脉吻合术　此种手术是治疗本病最主要的方法。手术安全、操作简便（技术细节详见本章第1节"十、手术技术"），术后疗效优于传统手术。

3. 右心房右心室连接　患者肺动脉瓣正常时，可选择此式型。经胸骨正中切口，建立体外循环方法与全腔-肺动脉吻合手术相同。阻断升主动脉后切开右心房和右心室流出道，以涤纶布修补ASD和VSD，将右心房壁剪开，形成适当大小的心房片，并使其向右心室方向翻下，用4/0 prolene线与右心室流出道切口右缘相连，形成右心房右心室管道的后壁，前壁则用自体心包加以覆盖，用4/0 prolene线连续缝合，吻合时要注意勿使吻合口狭窄。右心房、右心室也可以通过同种带瓣血管连接，但这种带瓣管道连接易发生梗阻或受胸骨压迫。

4. 全腔-肺动脉吻合术　de Leval改进了传统的Fontan术式，将上、下腔静脉分别与直接右肺动脉吻合的方法，提高了手术疗效。

5. 心房内侧通道的方法　手术切口和体外循环的建立与心外管道手术方法相同，阻断升主动脉后，在终嵴前和右心房壁做斜切口，切除部分房间隔，用直径18 mm的Gore-tex人工血管剪成合适长短、大小的血管片，围绕上下腔静脉开口与心房右侧面一起形成心房内侧管道，此人工血管片边缘用5/0 prolene线缝在右心房侧壁上，切断主肺动脉，用4/0 prolene线缝合主肺动脉切口远端和近端。切断上腔静脉，远端与右肺动脉上缘吻合，近端与右肺动脉下缘吻合。心房内侧管道可使心房张力下降，减少了心房纤维化和瘢痕的范围，可能降低心律失常的发生率。

6. Fontan手术　经胸正中切口，升主动脉及上、下腔静脉插管建立体外循环，充分游离左右肺动脉。阻断升主动脉后切开右心房，修补ASD，如果三尖瓣仍有交通予以修补或缝闭。切开右心房、心耳和右肺动脉，将右心耳与右肺动脉后壁连续缝合，前壁用自体心包加宽，用5/0 prolene线连续缝合。切断主肺动脉，缝闭其远近端切口。此方法可能导致血液湍流和耗氧增加，并有血栓形成的危险，晚期易并发室上性心动过速和心力衰竭。

7. half-Fontan手术　对于高危患者可采用half-Fontan手术方法，先将上腔静脉附近的心房切开与右肺动脉吻合。在房内用补片将心房分隔成上、下两部分，上部分为上腔静脉血流入右肺动脉，补片下面为下腔静脉，血流经房间隔缺损流入左心房、左心室。房间隔缺损不应太小，以免限制下腔静脉血回流至左心室，待条件具备再拆除补片，完成下腔静脉与右肺动脉的连接。

十、术后处理

见本章第1节"心室双入口"。

十一、手术并发症

并发症见本章第1节"心室双入口"。

第3节　二尖瓣闭锁

二尖瓣闭锁（mitral atresia）是一种罕见的先天性心脏畸形，可为左心发育不良综合征的一部分，但在病史、病理生理、临床表现和预后方面有所不同。

二尖瓣闭锁是因胚胎发育异常致使二尖瓣口完全闭锁。与三尖瓣闭锁相反，二尖瓣闭锁发生于左心房与左心室之间形成完整的隔膜，缺少房室连接，以右心室为功能单心室的主腔。

一、发病机制

有学者认为本病是在胚胎时期心房与心室间隔连接异常，心内膜垫向左过度生长所致。球室孔的大小决定了升主动脉和主动脉弓的发育。如球室孔小，升主动脉和主动脉弓会发育不良或中断。

二、病理解剖

患者左心房小、壁厚，可见纤维化。大多左心房底部为一个凹陷或未发育的瓣膜，与左心室无交通。主动脉位置正常，心室右祥，右心房与心室之间靠三尖瓣连接，三尖瓣可以跨过右心室（stradding），两大动脉多从右心室发出。发育不良的左心室位于右心室左后下方，可通过VSD与右心室交通。VSD多较小，少数为多发和缺损较大。如VSD较大，左心室可发育正常。

二尖瓣闭锁和左心室发育不良常合并动脉导管未闭、房间隔缺损、肺动脉瓣狭窄。如合并主动脉瓣狭窄或闭锁，室间隔完整，升主动脉或弓发育不良或中断，即为左心发育不良综合征。

有学者把二尖瓣闭锁分为两型：Ⅰ型为大动脉关系正常，主动脉右位，左心室发育差，没有左心室流出道狭窄；Ⅱ型为大动脉转位，可有动脉下圆锥，左心室基本没有，有肺动脉瓣的狭窄。也有学者分为三个类型：A型合并主动脉瓣闭锁、左心室发育不良。大多数患者室间隔完整，少数人有小的室间隔缺损，左心室为一盲腔，此类型者最多见。B型主动脉瓣和左心室发育不良，多数患者有室间隔缺损，主动脉发育较好。C型患者主动脉瓣正常，左心室发育不良。

三、病理生理

二尖瓣闭锁患者肺静脉的血回流到左心房后，通过卵圆孔或房间隔缺损进入右心房、右心室，混合血经右心室肺动脉和动脉导管进入体循环。如有VSD，血流可从右心室再进入左心室及主动脉到全身。

二尖瓣的闭锁可引起被动性肺动脉高压，当左心房血液流经卵圆孔、房间隔缺损时，因缺损的大小可产生明显的跨压差，并且随着肺血流量的增多而不断加重，致使左心房压力增高和肺淤血。

如房间隔缺损较大，患者肺血流量常明显增多，可出现肺动脉高压和肺血管发生病变。如同时合并肺动脉瓣狭窄，肺血减少有利于减轻肺淤血和肺水肿。

主动脉瓣闭锁时，冠状循环的血液供应来源于动脉导管、主动脉弓和升主动脉的逆行灌注。

四、自然病程

本病预后极差，多数患儿在生后1个月死亡。平均死亡年龄6个月。72%患儿可存活3个月，有房间隔缺损和肺动脉瓣狭窄可存活到1岁以上。决定预后的主要因素为房间隔缺损的大小和肺血管病变的情况。有右心室流出道和肺动脉瓣狭窄者，肺动脉高压发生较晚，预后较好。

五、临床表现

患儿临床表现为呼吸困难，缺氧，反复呼吸道感染，发育迟缓，哭闹后可引起的紫绀和心力衰竭。

患者无特异性体征，体检可见轻度到中度的紫绀、杵状指，心底部可闻及Ⅱ级左右收缩期杂音，也可闻及舒张期杂音。肺动脉高压时P_2分裂、亢进，肺动脉瓣闭锁或严重狭窄为单一心音。

六、辅助检查

1. **心电图** 电轴多右偏，右心室或左心室肥厚。
2. **胸部X线片** 无特异性，肺血多或减少与心内畸形有关，心脏轻度增大。
3. **超声心动图** 可以明确各心腔的大小和发育情况，大动脉的口径与心室的连接及位置。最重要的是可观察到二尖瓣闭锁和三尖瓣的功能，有无心房交通、肺动脉瓣狭窄及其他合并畸形。
4. **心导管检查** 可测定肺动脉压力，肺动脉和左心室造影可明确诊断，一般不需要。
5. **CT、MRI** 可见大动脉与心室的关系、房间交通、房室瓣和心功能的情况，可发现所合并的畸形。

七、诊断与鉴别诊断

本病诊断不难，依靠病史、体检和超声心动图及右心导管，CT和MRI的检查可进一步确诊。本病需要和大动脉转位、三尖瓣闭锁、右心室双出口等紫绀型心脏病鉴别。

八、手术适应证

患者一经明确诊断就可以考虑手术治疗。手术方法决定于病变情况。大多数患儿肺血减少，主动脉发育良好，可扩大房间隔缺损行 Fontan 系列手术，或扩大房间隔缺损同时行 Banding 手术。偶有患者左心室、主动脉瓣发育正常，可行二尖瓣替换手术。如患儿肺动脉发育不好，施行分流手术可致肺水肿，如合并 PDA 或较大的 VSD，肺血增加施行 Banding 手术，可致瓣下狭窄，应予注意。

九、手术技术

手术技术参阅本章第1～2节。

第 4 节 共同房室瓣连接一个发育正常的心室

在这种情况下是两心室均得到发育、心室都有流入道、流出道部分，但只有一个心室发育正常，另一个发育不良，即比正常小。完全心内膜垫缺损两心室发育不均衡也属于这种类型，瓣膜血流决定了心室发育好坏的程度，如果共同房室瓣向右侧移位，血流多从右侧进入右心室，右心室发育良好，右心室为主心腔，即为右心室型（right-dominant type）。相反，血流优先进入左心室，右心室发育不良比正常小，左心室发育正常，为主心室腔即为左心室型（left-domnant type）。但有些发育好的心室结构并不明确。心室发育如何对决定做什么手术很重要，应该参考瓣膜发育情况。右心室型常合并主动脉弓发育不良，而左心室型主动脉和肺动脉可能正常。

一、诊断与鉴别诊断

主要靠病史、临床表现，超声心动图可以确诊，心导管、CT 和 MRI 检查可与其他紫绀心脏病鉴别。

二、手术适应证

患儿小，根据病情可行分流或 Banding 手术，如有房室瓣关闭不全，应先修复瓣膜，再行 Fontan 系列手术，条件具备、瓣膜无关闭不全时可行 Fontan 系列手术。

三、手术技术

手术技术参阅本章第1～2节。

四、手术并发症

手术并发症参阅本章第1～2节。

第 5 节　单心室合并内脏异位综合征

视频 38　双侧双向 Glenn 术＋房室瓣成形术＋完全性肺静脉异位引流矫治术

单心室合并内脏异位综合征是以胸腹器官排列异常为特征，单一脏器通常位于中线，成对器官互相呈镜像排列。心房异构确切说是心耳异构，右心房异构为无脾综合征，双侧均为三叶肺。常合并体、肺静脉回流异常，心内膜垫缺损、肺动脉狭窄、闭锁，左上腔静脉、下腔静脉与肝静脉分别回流入右心房（视频 38）。

左心房异构是多脾综合征。一半合并功能性单心室，其中 2/3 为右心室型。可能没有残余心室腔，肝静脉常会流入两侧心房，肺静脉异位引流入右心房，左心房异构肺动脉闭锁不常见。窦房结位置异常或缺如，肺由两叶构成。

另一组功能性单心室包括严重的 Ebstein 畸形、室间隔完整的肺动脉闭锁和三尖瓣狭窄，以及右心室心肌发育不良等。

以上所有不能进行双心室矫治的功能性单心室，均应该按功能性单心室处理。单心室合并内脏移位综合征手术效果较差。

一、手术效果

Fontan 系列手术为姑息手术，手术死亡率应低于 5%。心外管道全腔－肺动脉吻合术后，胸腔渗出和住院时间明显减少。50% 患者术后不需服药，大部分患者可恢复正常或接近正常的生长、发育、运动耐量，可参加工作和结婚生育，生活质量明显提高。

施瓦茨（Schvartz）等总结了 19 篇文献、5 859 例 Fontan 手术后的患者，随访 8.9 年手术死亡率为 8.3%，心脏移植率为 1.5%。5 年生存率为 90.7%，10 年为 87.2%，15 年为 87.5%。

2018 年杜德肯（d'Udekem）总结了 44 篇文献、7 536 例 Fontan 手术后患者，平均随诊 114 个月。晚期死亡 688 例（11%），5 年生存率为 95%，10 年生存率为 91%，20 年生存率为 82%，疗效满意。晚期死亡原因为心功能不全，猝死、蛋白丢失、心律失常，安装起搏器等，少数患者 Fontan 手术失败或发生严重并发症，需要心脏移植[14-15]。

2004 年以来清华大学第一附属医院为 6 例单心室患者施行了分隔术，手术死亡 1 例，死因为肾功能衰竭。

二、经验与启示

单心室包括心室双入口和功能单心室，是一种复杂的先天性心脏畸形，超声心动图都可以确诊，心导管、CT 和 MRI 检查有助于诊断和鉴别诊断，这些检查不一定都需要做。由于病种较多，病变表现各异，因此可出现不同的病理生理改变和临床症状。手术治疗是唯一有效的方法，手术的方式有很多，应因人而异。

患儿诊断明确后，应争取早期手术治疗。条件不具备时可先行姑息手术，即分流或 Banding 手术，符合条件就做 Fontan 系列手术。

Fontan 系列手术虽属于姑息性手术，绝大多数患者可以血氧正常，生活质量改善。要取得好手术效果，关键要选择好手术适应证，肺动脉压不高和心室功能良好、心律正常是最重要的因素。手术中心外管道的粗细、长短和位置要合适，吻合要通畅并防止出血。如患者手术后早期 CVP ＞ 18 mmHg，可以考虑在心外管道和心房之间建立直径 4～5 mm 大小的交通来减压，但一般都不需要。术后要充分给氧和维持CO_2分压在35 mmHg左右，并补充足够血容量，如患者手术后血压低、心率快应先补充血容量，主要是补充血浆白蛋白，不可首选多巴胺等药物。如有心包和胸腔积液时，应积极处理减压，两侧胸腔引流管要保留较长时间。全腔-肺动脉吻合手术是安全的，效果好。术后大部分患者可以明显改善症状，恢复正常人的生活质量，可以参加工作和生儿育女。

对肺动脉压升高，不适合做Fontan系列手术的患儿，有适应证可采用心室分隔手术治疗。术中对补片的大小、分隔的位置、缝线范围要予以充分考虑，缝合要确切。分隔手术可以使患者得到彻底的矫治，恢复正常人的双心室结构，但手术技术复杂，易致心室分隔后发生残余分流、完全性房室传导阻滞、心功能不全等并发症，术中要置放搏器，术后要加强强心利尿治疗，要密切随访。

对于单心室合并房室瓣关闭不全的患者也应维护好心功能，先修复房室瓣，再行双向Glenn手术。待瓣膜和心功能恢复良好，再行心外管道全腔-肺动脉吻合手术，极少数单心室患者可能需要心脏移植治疗。

如患者合并主肺动脉或左、右肺动脉狭窄，不是手术禁忌证，可以在行Fontan系列手术同时肺动脉加宽补片，解除肺动脉狭窄。只要患者肺血管远端发育良好，手术后一样可以取得很好的效果。

（吴清玉）

参 考 文 献

[1] O'LEARY P W. Prevalence, clinical presentation and natural history of patients with single ventricle [J]. Progress in Pediatric Cardiology, 2002, 16: 31-38.

[2] FONTAN F, BAUDET E. Surgical repair of tricuspid atresia [J]. Thorax, 1971, 26 (3): 240-248.

[3] DE LEVAL M R, KILNER P, GEWILLIG M, et al. Total cavopulmonary connection: A logical alterative to atriopulmonary conection for complex Fontan operation [J]. J Thorac Cardiovasc Surg, 1988, 96: 682.

[4] ANDERSON R H, TYNAN M, FREEDOM R M, et al. Ventricular morphology in the univentricular heart [J]. Diaz Herz, 1979, 4 (2): 184-197.

[5] CARLA F, GAETANO T. The new concept of univentricular heart [J]. Front Pediatr, 2014, 2: 62.

[6] FRANKLIN R C, SPIEGELHALTER D J, ANDERSON R H, et al. Double-inlet ventricle presenting in infancy. I. Survival without definitive repair [J]. J Thorac Cardiovasc Surg, 1991, 101 (5): 767-776.

[7] 吴清玉. 搏动性双向静脉肺动脉吻合手术的临床应用 [J]. 中华医学杂志, 2000, 81 (4), 208-211.

[8] 吴清玉. 心外管道全腔-肺动脉吻合术的临床应用 [J]. 中华外科杂志, 2000, 38 (11): 847-849.

[9] 吴清玉, 李洪银, 张明奎, 等. 心外管道全腔静脉-肺动脉连接术治疗复杂先天性心脏病 [J]. 中华外科杂志, 2007, 45: 805-807.

[10] 楚军民, 吴清玉, 许建屏. 非体外循环与体外循环心外管道全腔静脉—肺动脉连接术的对比研究 [J]. 中国胸心血管外科临床杂志, 2004, 11: 241-244.

[11] 吴清玉, 唐秀杰. 分隔手术矫治单心室 [J]. 中华外科杂志, 2008, 46 (6): 496-470.

[12] MARGOSSIAN R E, SOLOWIEJCZYK D, BOURLON F, et al. Septation of the single ventricle: revisited [J]. J Thorac Cardiovasc Surg, 2002, 124 (3): 442-447.

[13] DEAL B J, JACOBS M L. Management of the failing Fontan circulation [J]. Heart, 2012, 98 (14): 1098-1104.

[14] POH C L, D'UDEKEM. Life after surviving fontan surgery: a meta-analysis of the Incidence and predictors of late death [J]. Heart, Lung and Circulation, 2018, 27, 552-559.

[15] SCHWARTZ I, MCCRACKEN C.E, PETIT C J, et al. Late outcomes after the Fontan procedure in patients with single ventricle: a meta-analysis [J]. Heart, 2018, 13: 1508-1514.

第54章
共同动脉干

共同动脉干（truncus arteriosus）也称为永存动脉干（persistent truncus arteriosus），是一种少见的先天性心脏畸形，为圆锥动脉干发育异常所致。主要病变为体循环动脉、冠状动脉及两侧肺动脉，均从心底部单一动脉干发出，故称共同动脉干。共同动脉干有一组半月瓣，其下方为较大的高位室间隔缺损。发病率为3/100 000新生儿，占先天性心脏病的0.4%～2.8%，占所有危重先天性心脏病病例的4%，男女发病无差异[1]。

如肺动脉来源于大的体、肺侧支或动脉导管未闭、主肺动脉缺如，为室间隔缺损合并肺动脉闭锁（Collett Edwards Ⅳ型），不属于本病范围。

一、历史回顾

维尔逊（Wilson）和列夫（Lev）分别于1798年和1942年描述了本病，科莱特（Collett）和爱德华兹（Edwards）于1949年根据肺动脉从主动脉发出的位置，将共同动脉干分为四型[2]。1965年范普拉格（Van Praagh）及其同事提出了对永存动脉干的分型，认为Collett和Edwards分型中的Ⅳ型永存动脉干并不是共同动脉干[3]。尔后Van Praagh和加索尔（Gasul）以及泰南（Tynan）和安德松（Anderson）对本病的病理研究做出了贡献。

最初对共同动脉干的手术治疗仅做一侧或双侧的肺动脉Banding手术，贝伦特（Behrendt）于1962年首先成功地用无瓣膜、心外管道进行了矫治。1967年麦贡（McGoon）首先报道用同种瓣外管道治疗本病。1973年巴克曼（Bawman）用带有牛心包主动脉瓣的涤纶管道治疗取得成功。埃伯特（Ebert）等报道了在生后6个月内进行手术，可取得良好的疗效。

二、发病机制

共同动脉干是胚胎时期圆锥动脉干未分隔所致。在胚胎正常发育的第5周，大动脉起源于单一动脉干根部，动脉干根部内形成壁，即圆锥动脉干间隔，将动脉干分隔成主肺动脉和升主动脉。如分隔失败，则导致共同动脉干、室间隔缺损和单组半月瓣，少数病例可合并主动脉弓缩窄或中断。

三、病理解剖

共同动脉干自心底发出，较正常主动脉明显增粗，常向右骑跨于室间隔缺损上方，左右冠状动脉和至少一侧肺动脉从动脉干发出。

Collett和Edwards将共同动脉干分为四型：Ⅰ型为主肺动脉从动脉干左后方发出；Ⅱ型为左、右肺动脉并排发自动脉干的后方，Ⅲ型为左、右肺动脉分别于不同水平与动脉干相连（图54-0-1）。Ⅰ、Ⅱ两种类型占86%，Ⅲ型仅占2%。Ⅳ型为VSD合并肺动脉闭锁（图54-0-2），不属于共同动脉干[2]。

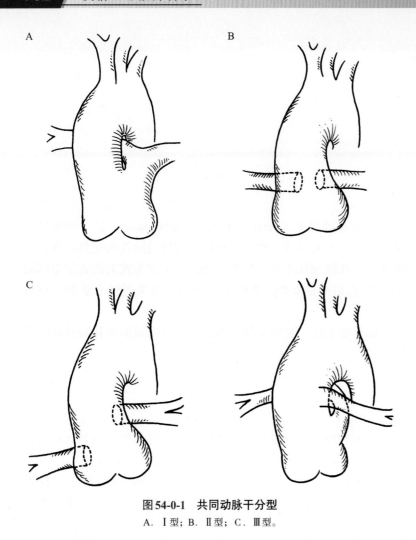

图54-0-1　共同动脉干分型

A. Ⅰ型；B. Ⅱ型；C. Ⅲ型。

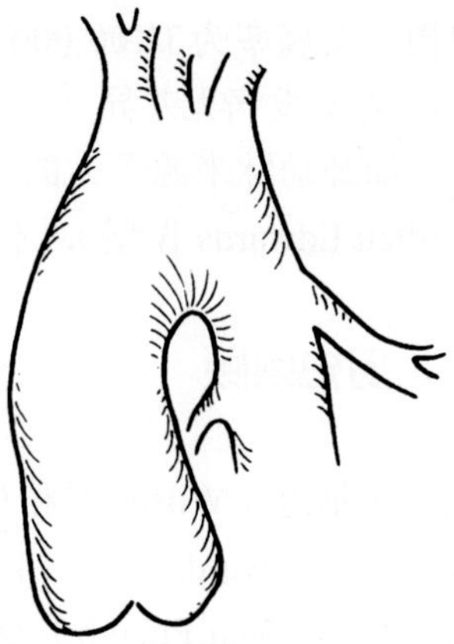

图54-0-2　室间隔缺损合并肺
动脉闭锁

多数患者冠状动脉位置正常，位置异常占1/3。冠状动脉可为单一开口或开口，位于半月瓣交界，也可起自肺动脉，个别病例前降支起自右冠状动脉。

半月瓣位置同正常主动脉瓣一样，与二尖瓣有纤维性连接。大多数患者瓣叶正常，二瓣化约占5%，三瓣为60%～70%，四瓣为25%，也可增厚并有不同程度的狭窄和关闭不全。室间隔缺损通常较大，位于半月瓣下方，由肌性组织将传导束隔开，修补后一般不会引起左心室流出道狭窄，但少数病例在手术时可能需要向前上方扩大缺损。

本病合并畸形较少，可见主动脉缩窄或主动脉弓中断[4]，合并较大的动脉导管未闭约占12%，右位主动脉弓、锁骨下动脉异常、左上腔静脉（10%）、房间隔缺损等亦可发生。

少数患者可合并迪乔治（DiGeorge）综合征，表现为胸腺和甲状旁腺发育不全、咽弓畸形、免疫缺陷、易感染和低钙血症等。

共同动脉干患者多可发生严重的肺动脉高压和肺血管病变[5]，对手术预后影响很大，可增加手术并发症和病死率。

四、病理生理

共同动脉干的病理生理改变决定于肺动脉压力、口径、肺循环阻力、肺血管床的情况和VSD等所合并的畸形。肺循环静脉血流回左心房左心室后亦进入动脉干，体循环静脉血进入右心房右心室与左心室的肺静脉血混合后进入动脉干，致使血氧饱和度下降，肺血流量增多、肺动脉压力增高，左右心室负荷均增加，可致充血性心力衰竭。

肺动脉高压的患者紫绀表现可不明显，如出现肺血管病变，肺动脉压力持续增高，肺外周血少，可形成明显紫绀。如肺血管阻力低，舒张压下降，可致心肌缺血，使心力衰竭加重，如合并其他畸形，可有相应的病理生理改变。

五、临床表现

患儿生后1周内表现为肺动脉高压、充血性心力衰竭，烦躁、厌食、呼吸困难、皮肤苍白和全身衰弱，紫绀不常见。当肺血管病变严重或发生肺水肿时，可能出现紫绀。

体检可发现心脏浊音界增大，心前区隆起，可有抬举感。双肺可闻及啰音，心脏杂音常不明显，在胸骨左缘第3～4肋间可闻及收缩期杂音和触及收缩期震颤。第二心音呈单一音，无分裂。如肺动脉狭窄，可闻及收缩期杂音。如合并动脉导管未闭、共干瓣膜关闭不全，可闻及舒张期杂音，可发现肝大和水冲脉等周围血管征象。

六、辅助检查

1. **心电图**　以双心室肥厚或左心室肥厚为主。

2. **胸部X线片**　心脏增大，以左心室为主。如肺动脉高压严重，可发生右心室扩大或双心室扩大。肺动脉段凹陷，左肺动脉起始处高，不对称。肺血管征象可因肺内血流多少而不同，如主动脉向肺内分流量大则肺血多、肺动脉高压，可见肺动脉段突出，如肺血管阻力高则可见肺外围血管影减少。

3. **超声心动图**　可发现较大的VSD及单一大血管与心底部相连，还可发现半月瓣的异常、狭窄或关闭不全，以及左心室容积增加、室壁变厚及心功能情况。如合并主动脉弓部缩窄或中断、PDA、ASD等，超声心动图亦可发现。

4. **心导管和造影**　如超声心动图能明确诊断，特别是婴幼儿，不一定需要右心导管检查。如果婴幼儿全肺阻力升高，心室水平右向左分流很少，多数患儿左心室压力高于右心室，心室水平左向右分流为主。当肺血流阻力升高时，心内右向左分流量增加，动脉血氧饱和度可低于80%。

心室造影可以证实VSD和两心室、共同动脉干的位置，肺动脉起源与冠状动脉的关系，肺动脉分支及是否存在狭窄，半月瓣叶的增厚、狭窄或关闭不全，以及是否为2、3或4个瓣叶，亦可发现主动脉弓是否畸形（图54-0-3）。

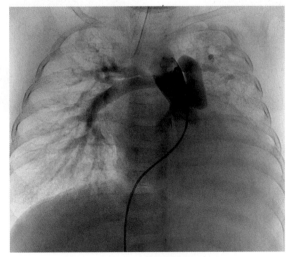

图54-0-3　升主动脉造影示共干Ⅰ型

5. **CT、MRI**　可以明确动脉共干的解剖特征，如主动脉与肺动脉的关系、肺动脉及其分支情况、VSD的位置和半月瓣膜的情况（图54-0-4）。

七、诊断与鉴别诊断

结合病史、超声心动图、MRI、右心导管和造影检查，可以诊断与鉴别诊断。要注意该病和轻型

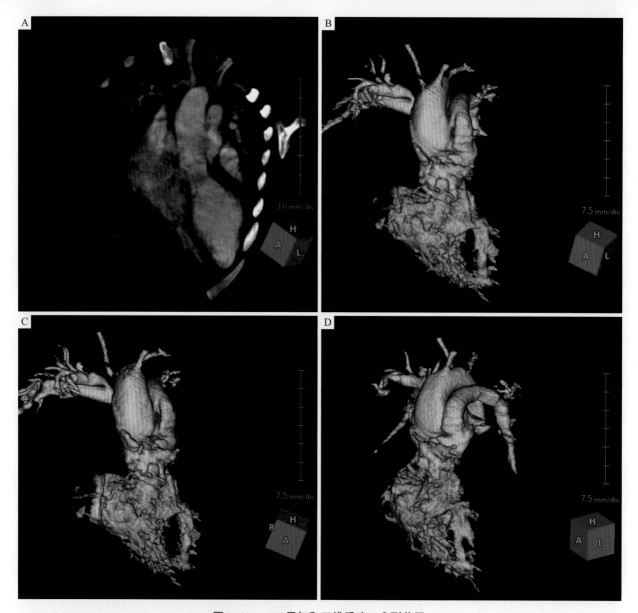

图54-0-4　CT平扫和三维重建，I型共干

A. 肺动脉起自主动脉；B、C. 三维重建肺动脉自主动脉发出、左上肺动脉起始处狭窄；D. 肺动脉起自主动脉根部，左肺动脉扩张。

法洛四联症的鉴别，患者临床症状紫绀程度可能相似，ECG与胸部X线片及超声心动图可能差异不显著，如不注意可能误诊。共干患者一般不喜蹲踞，CT、心导管和心室造影检查可以确诊。

八、自然病程

共同动脉干预后不好，50%患儿在生后1个月内死亡，只有10%~25%的患儿可活到1岁并产生肺动脉高压。患儿多死于心力衰竭和呼吸道感染、感染性心内膜炎、脑脓肿等并发症，很少患儿能活到30岁[6]。

九、手术适应证

诊断一旦明确，即应手术。如发生心力衰竭，可在药物治疗3~6个月后再手术，但不能超过半年，有的患者年龄超过4个月，肺血管常发生不可逆性病理改变[5, 7]。

如严重心功能不全不能控制，可先行姑息手术（如 Banding 手术），减少肺血流，但此手术死亡率达 50%，且仍有发生肺动脉高压的可能，10%～15% 存活者不可避免产生肺血管阻塞性病变，因此应该尽可能早期根治。如全肺血管阻力升高，肺内发生不可逆性病理改变，则不宜手术[8]。

心外人工管道直径小，不能满足患儿生长发育的需要或管道发生钙化、狭窄，瓣膜衰败可导致心力衰竭，应进行心外管道更换手术。共干瓣膜关闭不全可进行成形或瓣膜替换治疗。所合并的主动脉弓中断、ASD 等其他畸形也应同期手术。

患儿年龄较大，超过 2 岁，紫绀，动脉血氧饱和度低于 80%，肺血管阻力大于 8 个 Wood 单位为出现不可逆性肺血管病变，不宜手术[9]。

十、术前准备

术前如患者缺氧应给予吸氧，严重者气管插管，呼吸机辅助呼吸。如循环不平稳，应该用药物调整，内科治疗主要是控制心力衰竭，与其他心脏手术相同。纠正水、电解质平衡和酸中毒。应用抗生素控制肺部感染。加强营养。

十一、手术技术

共同动脉干的手术原则是将肺动脉从动脉干上切断，闭合其在共同动脉干上的切口，修补 VSD，矫治合并畸形，常需用心外通道重建右心室至肺动脉的连接，建立肺循环。

手术经正中切口，切除部分胸腺，以便更好地显露手术野。切开并部分游离心包，以备外通道近端补片。充分游离左右肺动脉和主动脉，套阻断带。如为主动脉弓中断，还要游离头臂动脉，套阻断带。

常规建立体外循环，尽量选择在共干远端进行主动脉插管。如婴幼儿在深低温、停循环下手术，可在心房插单一静脉引流管，也可于上、下腔静脉分别插管，建立体外循环。

并行降温至 25℃ 左右，阻断升主动脉和肺动脉，经主动脉根部或冠状动脉开口直接灌注停搏液。切开右心房，经卵圆孔或切开房间隔置入左心引流管。如果共干瓣膜关闭不全，应切开共干，经冠状动脉直接插管，灌注心脏停搏液，同时考虑半月瓣成形或进行人工瓣或同种瓣置换。手术首先要处理动脉干，然后修补室间隔缺损和建立右心室至肺动脉的外通道，与 Rastelli 手术类似（视频 39）。

视频 39　Rastelli 手术

对不同类型共同动脉干应用以下不同的手术方法。

（一）Ⅰ型共同动脉干

主肺动脉干起自动脉干的左后壁，一般左冠状动脉开口位置较高，因此可先在肺动脉起始处前壁切一小口，看清切口下方的解剖结构后，再将切口向下向后延伸，将肺动脉自动脉干上切下来，注意避免损伤左冠状动脉开口及动脉干的瓣膜。动脉干的切口可直接缝合，如果有张力可以补片修补（视频 40）。

视频 40　共同动脉矫治术＋二尖瓣成形术

切开右心室流出道，切除异常肌束。经右心房和右心室流出道切开口显露和修补 VSD。在切断肺动脉时，可在其起始部带少许环状主动脉组织（图 54-0-5）。再用心外管道或自体肺动脉直接连接右心室和肺动脉（图 54-0-6）。

（二）Ⅱ型共同动脉干

该型为左肺动脉和右肺动脉共同开口于永存动脉干的后壁，没有主肺动脉。可在右侧肺动脉开口切开后，看清左肺动脉及冠状动脉开口，将左、右肺动脉开口及附近主动脉壁一并切下，切除时要兼

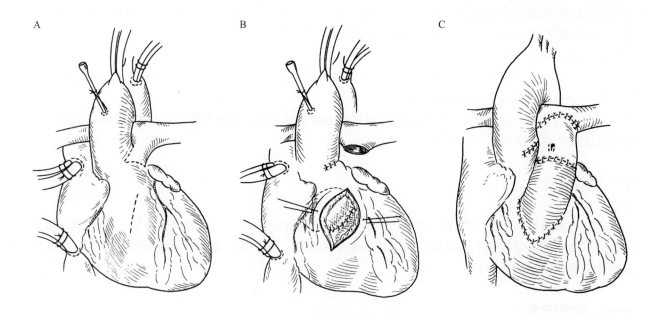

图 54-0-5   Ⅰ型共同动脉干矫治术

A. 切断肺动脉；B. 修补室间隔；C. 建立右心室肺动脉外通道。

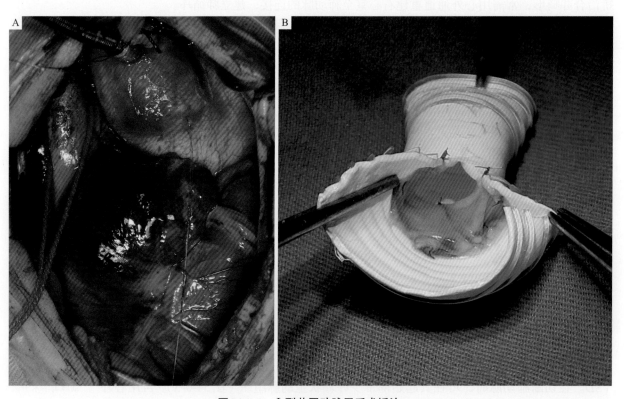

图 54-0-6   Ⅰ型共同动脉干手术矫治

A. Ⅰ型动脉干、主动脉插管；B. 自体心包和Gore-tex人工血管制备心外管道；C. 建立体外循环后，游离阻断肺动脉；D. 阻断升主动脉、切开肺动脉探查；E. 切断肺动脉；F. 缝闭动脉干切口；G. 用心外管道连接右心室和肺动脉。

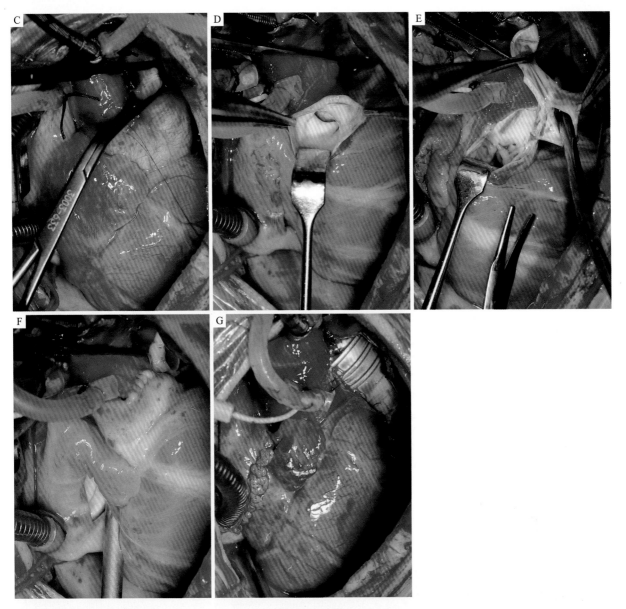

图 54-0-6（续）

顾主动脉和肺动脉的成形。动脉干切口可直接成形、用 4/0 或 0/0 prolene 线连续缝合，修复升主动脉（图 54-0-7）。动脉干切口缝合一定要严密，否则主动脉切口出血再显露此处止血，会有相当困难。

动脉干修复后，修复肺动脉开口，切开右心室流出道，切除异常肌束，经心房和右心室切口显露和修补 VSD。用带瓣同种管道连接肺动脉和右心室，建立肺循环（图 54-0-8）。也可以根据病变情况将共干和肺动脉整段切下，再将动脉干的两端直接吻合或用人工血管连接，用 4/0 或 5/0 prolene 线连续缝合，再成形肺动脉近端，连接心外通道。

（三）Ⅲ型共同动脉干

可分别切下左肺动脉和右肺动脉，如果一侧肺动脉起自共干，需将此肺动脉与另一侧肺动脉吻合。也可以根据具体情况，连同部分动脉壁一并切下，要注意避免损伤冠状动脉开口和共干瓣膜。主动脉切口可补片修复，也可能直接缝合。修补升主动脉后，再用带左右肺动脉分叉的同种血管重建右心室至肺动脉的连接。如没有带分叉的同种血管，可选择其他材料的管道，应根据患者体重和病变情况，选择口径和长度合适的心外管道。

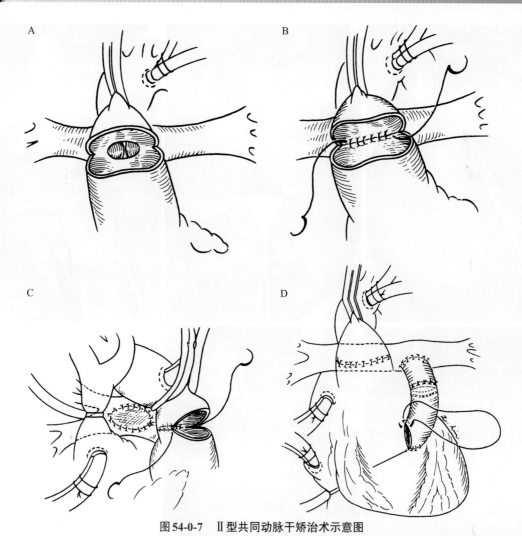

图54-0-7 Ⅱ型共同动脉干矫治术示意图

A. 切开动脉干，可见病变情况；B. 切下肺动脉，修复主动脉；C. 修补肺动脉并吻合主动脉；D. 建立右心室、肺动脉外通道。

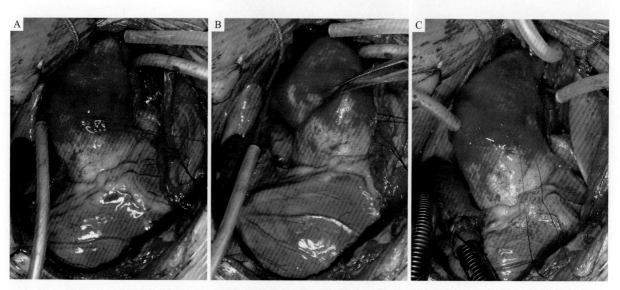

图54-0-8 Ⅱ型共同动脉干矫治术

A. Ⅱ型共同动脉干；B. 右肺动脉起自升主动脉；C. 左肺动脉起自升主动脉；D. 建立体外循环；E. 切开右肺动脉探查；F. 切下左右肺动脉；
G. 连续缝合共干切口；H. 成形肺动脉开口，缝合主动脉；I. 切开右心室流出道，将肺动脉开口移向主动脉左侧；J. VSD修补后，用同种肺
动脉吻合患者肺动脉近端；K. 吻合同种肺动脉近端；L. 手术完成。

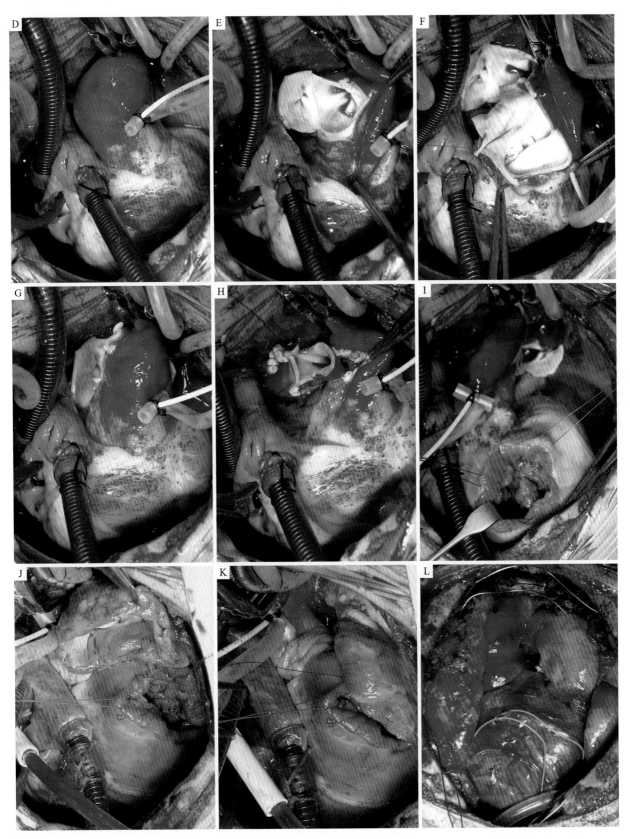

图54-0-8（续）

（四）心外管道的选择

有几种类型的管道可供选择，婴幼儿最好选用带瓣同种管道，新鲜的和用液氮保存的同种瓣具有很好的耐久性，但来源受限。同种主动脉壁较厚、易钙化。同种肺动脉壁薄不易发生钙化，但较脆，易致吻合口出血。如果没有同种血管，可选择人工带瓣管道或牛心包、牛颈静脉管道，带猪瓣的人工管道易发生钙化和狭窄。也可以不用带瓣管道，用心包或其他组织做成管道，或将患儿的肺动脉直接连接右心室。

管道不要过小或过大，一般应根据患儿体重，选择直径12～16 mm的管道。管道过小会发生低心排血量综合征，距离再手术时间短，过大可导致管道变形狭窄。因术后患者可能仍存有肺动脉高压，缝合要严密可靠，以防吻合口出血。

（五）心外管道近端的吻合

将人工血管近端剪成斜口并与右心室切口吻合，也可用自体心包加涤纶布加宽右心室流出道，再将该补片与心外管道吻合。可用4/0或5/0 prolene线先吻合远端，全部连续缝合，在升主动脉开放后再吻合近端。也可先吻合近端，再吻合远端。吻合可在阻断升主动脉下或心脏跳动下完成。

心外管道不要过长，避免使其扭曲、狭窄或瓣膜关闭不全，也不能过短，吻合后管径变细，吻合口张力大，易致出血和狭窄。并要将心外管道置于胸腔，以避免在关胸时，胸骨压迫心外管道，心外管道压迫冠状动脉。

（六）VSD修补

切开右心室时，要避免损伤冠状动脉前降支和圆锥支。可经心房和心室切口显露VSD，如果为干下型VSD，剪好相似大小的涤纶布或自体心包作为补片进行修补。在VSD的前下角用5/0 prolene线双头针带垫片褥式缝合一针，固定补片。补片大小要合适，然后向前后两个方向连续缝合全周，至补片上缘中间打结。薄弱处可用间断褥式缝合方法加固，以避免术后出现残余分流。如果为限制型VSD，应在其前上方切开，并向上扩大VSD，以保证左心室流出道的通畅。一般VSD离传导束较远，不会损伤传导束，引起完全性房室传导阻滞。如VSD延及膜部就要注意避免损伤，用带垫片缝线穿过三尖瓣根部转移至VSD的后下缘，与边缘保持2 mm的距离，可避免损伤希氏束。

（七）合并畸形的手术

如合并主动脉弓病变，应游离头臂动脉和穿阻断带，游离动脉导管并结扎或切断。在深低温停循环下，进行主动脉端-端吻合或用人工血管连接主动脉远近两端[5]。如为ASD应予修补。肺动脉瓣狭窄应予切开，共同动脉干瓣膜关闭不全或狭窄，应予成形或置换[10]。

（八）停止体外循环

心脏畸形矫治后复温，排空各心腔及管道气体，开放循环，待心跳恢复、血压平稳后停机器。停机器后可继续超滤10 min左右，清除体内多余的水分，使内环境恢复正常。

（九）关胸

患儿术后病情平稳，可以彻底止血。应使用心脏防粘连膜关闭心包、扩大心包腔，以利于再次手术。胸骨穿钢丝，置放引流管，逐层关胸。如术中心肌保护不好、水肿、心外管道过大，可导致胸骨受压，不能关闭。应左侧开胸和剪开心包，使心脏和外管道向左偏移以避免受压。可加用正性肌力药物维持血压正常。如果上述方法无效，应先缝合皮肤及皮下组织，延迟闭合胸骨。

十二、术后处理

患儿术后，进入 ICU，需要用呼吸机辅助呼吸，充分镇静 48～72 h，根据血压情况可静脉给予多巴胺或多巴酚丁胺、米力农等正性肌力药物，以及酚苄明、硝酸甘油、前列腺素 E 等肺血管扩张药。必要时延长辅助呼吸时间和气管切开，同时静脉输入高营养物质支持治疗，并维护好心肺功能。如肺动脉高压明显，最好吸入一氧化氮治疗，可收到明显的疗效。

常规监测血压、CVP、LAP、尿量。婴幼儿易发生肺血管痉挛，应监测肺动脉压力。缺氧、二氧化碳蓄积、疼痛、酸中毒、心肌缺血和感染等可诱发肺动脉高压危象，应予积极处理加以避免。

十三、手术效果

本病手术死亡率较高，为 4%～11.7%。2016 年在美国一篇有 15 家医疗机构、216 例手术患儿的报道中，手术死亡率为 6.9%。另一组 171 例的报道手术死亡率为 11.7%[11]。出生 3 个月以内手术可使病死率降低。手术后随访，5 年生存率为 90%，10 年生存率为 85%，15 年生存率为 83%[12]。

术前一般情况差、低体重，共同动脉干瓣膜关闭不全，Banding 等肺动脉姑息手术史，合并主动脉弓、冠状动脉异常，一侧肺动脉缺如，合并严重的肺动脉高压，年龄大于 6 月龄等为手术危险因素[11-13]。

手术晚期效果亦和上述因素有关，例如有共同动脉瓣反流、肺动脉狭窄及外通道再狭窄等，均可影响手术疗效[14]。各种心外通道均可因再狭窄和瓣膜退行性变等需要进行再次手术，再次手术死亡率 0%～7%，同种血管效果会优于其他种类管道[15]。

十四、经验与启示

共同动脉干比较少见，病史、体格检查对患儿的诊断帮助不大，超声心动图和 CT 检查可以确诊。心导管和造影检查除了确诊，还可以了解肺动脉压力、心内结构和发育情况，有助于手术适应证的选择和手术后的处理。

共同动脉干一旦诊断明确就应手术治疗，手术时机最好在 1 岁内，最迟不超过 2 岁。手术时机过晚，患儿有可能发生不可逆性肺血管病变，致使术后早期易于发生肺动脉高压危象，造成死亡，远期预后不好。

手术原则是从动脉干上切下肺动脉，严密修补室间隔缺损，建立右心室至肺动脉的心外通道，同期处理合并的畸形，如矫治主动脉弓中断，修补 ASD 和结扎动脉导管未闭等。

手术要注意冠状动脉异常，避免损伤。如 VSD 小，修补时需要扩大，以免左心室流出道狭窄。心外管道口径大小要合适，口径小距离再手术时间短，限制右心室血流进入肺动脉，需要更换。口径大易致管道变形、狭窄。而心外管道变形、狭窄和吻合位置、角度、管道长度、肺动脉口径与压力有关。

同种带瓣血管心外管道远期通畅率高，也会发生钙化、狭窄，需要更换，其他人工心外管道也如此。因此从初次手术开始，每次手术都要放置心脏防粘连膜。

术后患儿需要镇静，呼吸机辅助呼吸，防止发生肺动脉高压危象和低心排血量综合征。患儿出院后需要长期随诊观察。

（吴清玉）

参 考 文 献

［1］ HOFFMAN J I, KAPLAN S.The incidence of congenital heart disease [J]. J Am Coll Cardiol, 2002, 39: 1890.

［2］ COLLETT R W, EDWARDS J E.Persistent truncus arteriosus: a classification according to anatomic types [J]. Surg Clin North Am, 1949, 29: 1245.

［3］ VAN PRAAGH R, VAN PRAAGH S.The anatomy of common aorticopulmonary trunk and its embryonic implications: a study of 57 necropsy cases [J]. Am J Cardiol, 1965, 16: 406-425.

［4］ JAHANGIRI M, ZURAKOWISKI D, MAYER J E, et al. Repair of the truncus valve and associated interrupted arch in neonate with truncus arteriosus [J]. J Thorac Cardiovasc Surg, 2000, 119 (3) 508-514.

［5］ JUANEDA E, HAWORTH S G. Pulmonary vascular disease in children with truncus arteriosus [J]. Am J Cardiol, 1984, 54: 1314.

［6］ MARCELLETTI C, MCGOON D C, MEIR D. The natural history of truncus arteriosus [J]. Circulation, 1976, 54: 108.

［7］ RODEFELD M D, HANLEY F L. Neonatal truncus arteriosus repair: surgical techniques and clinical management [J]. Semin Thorac Cardiovasc Surg Pediatr Card Surg Annu, 2002, 5: 212-217.

［8］ WILLIAMS J M, DE LEEUW M, BLACK M D, et al. Factors associated with outcomes of persistent truncus arteriosus [J]. Am Coll Cardial, 1999, 34 (2) 545-553.

［9］ PARENZAN L, GRUPI G, ALFIERI O, et al. Surgical repair of persistent truncus arteriosus in Infancy [J]. J Thorac Cardiovasc Surg, 1980, 28: 18-20.

［10］ KAZA A K, BURCH P T, PINTO N, et al. Durability of truncal valve repair [J]. Ann Thorac Surg, 2010, 90 (4): 1307-1312.

［11］ NAIMO P S, FRICKE T A, YONG M S, et al. Outcomes of truncus arteriosus repair in children: 35 years of experience from a single institution [J]. Semin Thorac Cardiovasc Surg, 2016; 28 (2): 500.

［12］ RAJASINGHE H A, MCELHINNEY D B, REDDY V M, et al. Long-term follow-up of truncus arteriosus repaired in infancy: a twenty-year experience [J]. J Thorac Cardiovasc Surg, 1997, 113 (5): 869-878.

［13］ LUO K, ZHENG J, ZHU Z, et al. Outcomes of Right centricular outflow tract reconstruction for children with persistent truncus arteriosus: a 10-year single-center experience [J]. Pediatr Cardiol, 2018, 39 (3): 565.

［14］ BAHAALDIN ALSOUFI.Commentary: Assessing risk factors after truncus arteriosus repair—The devil is in the details [J]. J Thorac Cardiovasc Surg, 2019, 157: 2399-2401.

［15］ ASAGAI S, INAI K, SHINOHARA T, et al. Long-term Outcomes after Truncus Arteriosus Repair: a Single-center Experience for More than 40 Years [J]. Congenit Heart Dis, 2016, 11 (6): 672.

第55章
左心发育不良综合征

左心发育不良综合征（hypoplastic left heart syndrome，HLHS）是一种少见的先天性心脏病，原因不明，和基因遗传有关[1]。左心系统包括左心室、二尖瓣、主动脉瓣和升主动脉发育不良，以左心室发育差、左心室流出道梗阻为特征的一种复杂先天性心脏病。本病新生儿发病率为0.016%～0.036%，在先天性心脏病中占1.4%～3.8%，多见于男性，男女比例为（1.5～2）：1。西方国家发病率明显高于东方国家，在美国，HLHS是最常见的一种功能性单心室心脏病，新生儿患病率为2～3/10 000，每年大约有900例HLHS新生儿出生。本病在我国少见。

虽然与其他先天性心脏病相比，HLHS在我国的发病率较低，但如果不治疗，所有因心源性死亡的新生儿中有25%～40%死因为HLHS，25%患儿会在生后1周死亡[2]。

一、历史回顾

1952年列夫（Lev）首先报告本病。1958年怒南（Noonan）和纳德（Nade）首先提出并确立HLHS这一名称。1970年凯勒（Cayler）等成功地为二尖瓣和主动脉瓣闭锁的患儿实施了姑息手术。1980年非内德（Nonened）也报告了姑息手术的成功，但尔后没有进行Fontan手术。直到1981年，诺伍德（Norwood）报道了第16例姑息性手术，其中1例患儿术后14个月成功接受了Fontan手术，术后第二天死于高血钾。该姑息性手术后被称为Norwood术。Fontan手术前的姑息手术被称为Norwood Ⅰ期手术，双向Gleen手术为Ⅱ期手术，Fontan手术为Ⅲ期手术，从而使本病的治疗取得重大进展。1998年萨诺（Sano）等提出用Gore-tex管道连接肺动脉和右心室取代Norwood手术的BT分流，使Norwood Ⅰ期手术后的患儿术后更平稳，改良了Norwood手术。随着手术技术的改进，术后并发症减少，生存率不断提高。近年在有经验的中心，Norwood Ⅰ期手术生存率已达90%以上。

二、病理解剖

HLHS的主要病变有4种不同的类型和组合。Ⅰ型：患者的二尖瓣和主动脉瓣都狭窄但没有闭锁，即二尖瓣狭窄和主动脉瓣狭窄（mitral stenosis and aortic stenosis，MS-AS）型；Ⅱ型：二尖瓣闭锁合并主动脉瓣狭窄；Ⅲ型：二尖瓣发育不良或狭窄合并主动脉瓣闭锁；Ⅳ型：二尖瓣闭锁和主动脉瓣闭锁（mitral atresia and aortic atresia，MA-AA），MA-AA可伴左心室腔缺如或呈裂缝样，升主动脉细小、发育不良。由于左心室血流不能输出，这种解剖类型被明确归为HLHS。在部分MS-AS患者中，瓣膜大小可能接近正常，但同时存在左心室舒张和收缩功能不全，可导致左心室排血量不足。HLHS新生儿需依赖未闭的动脉导管维持足够的体循环血容量，导管依赖性体循环是HLHS综合征的明确特征。

HLHS还可能合并主动脉弓中断或发育不良、主动脉缩窄、房室瓣骑跨、Shone综合征等。也有的病例为单纯左心发育不良而没有瓣膜病变。多数HLHS患儿主动脉口径很细，甚至<2 mm，主动脉弓、峡部也会发育不良，升主动脉壁很薄很脆，以主动脉闭锁为更严重。主动脉瓣狭窄会因为有前向

血流，使升主动脉发育好于主动脉闭锁。

右心室、动脉导管、肺动脉发育很好，房间隔也可偏移，可能存在缺损或卵圆孔未闭，左心房会比正常小。很多患儿由于二尖瓣狭窄或闭锁、血流减少从而影响了左心室的发育，这也得到了动物实验和胎儿超声心动图的证实。HLHS患儿12%～37%还可以合并大脑和其他器官的发育畸形。

三、病理生理

HLHS为导管依赖型心脏病，与右心室型单心室类似，由右心室负担体循环和肺循环，不同的是，患儿出生后主要靠未闭的较大的动脉导管和卵圆孔维持循环，延续生命。

多数患者来自肺动脉的血流通过动脉导管，不仅灌注下半身和腹腔脏器，也逆向进入升主动脉灌注上半身。在主动脉瓣狭窄时，前向血流可进入升主动脉和主动脉弓，在舒张期血流进入肺动脉。如动脉导管粗大，全肺阻力减少，更多的血流从右心室进入肺动脉。肺内分流增多，导致体循环和肺循环血流比失衡，不仅加重右心负荷，而体循环也因此灌注不足，减少了对冠状动脉、头部及其他器官的灌注，增加了脑供血不足和其他器官损伤的危险，患儿远期可发生大脑发育不良和白质损伤。

少数患者全肺阻力高，或患儿出生后动脉导管收缩，经过动脉导管的血流减少，可加重全身缺氧。若卵圆孔很小，心内血流左向右分流受限，肺静脉血回流受阻，可导致肺淤血，严重的肺动脉高压可加重缺氧和紫绀。随着动脉导管的自然关闭，体循环会明显缺血，患儿将迅速死亡。

四、临床表现

许多患儿在胎儿时期，经超声心动图检查，就可以明确诊断。患儿可为正常足月儿，大多在出生后1～2天内因呼吸窘迫而被发现紫绀、呼吸困难和心动过速。随着动脉导管的收缩和闭合，患儿逐渐出现低血压、酸中毒、低血糖、低氧血症、少尿和循环衰竭等危重征象。

少数卵圆孔很小或闭合的患儿，生后很快即可出现呼吸困难和心力衰竭等症状，四肢血压低于40 mmHg，脉搏细弱，伴有尿少、休克等。若房间隔缺损分流量大时，患儿生后可无明显的临床表现，紫绀和缺氧相对较轻。

少数患者由于动脉导管未闭，出生后体、肺循环血流和阻力达到一个自然平衡，症状较轻，可能诊断较晚。这类患者一旦给予吸氧，肺血管阻力降低，这种平衡即遭破坏，便会出现严重的代谢性酸中毒和继发全身脏器的衰竭。

体检可见患儿呼吸加快、脉搏弱、四肢凉、皮肤灰白及花斑，心脏听诊无特异杂音，部分患儿胸骨左缘可闻及柔和的收缩期杂音和奔马律，肺动脉瓣区第二音亢进、单一，伴心力衰竭的患儿有肺部啰音和肝大[3-5]。

五、辅助检查

1. 心电图　为右心室肥厚，P波高尖，电轴右偏或正常。V$_5$导联代表左心室电势的R波消失，呈QS波形。

2. 胸部X线片　肺血增多，右心房和右心室增大，心影呈球形，在房间交通小的患儿可有肺淤血、肺水肿征象，心胸比值在0.6左右。

3. 超声心动图　右心房和右心室扩大，而左心室腔小、壁厚，二尖瓣及主动脉瓣发育不良，或二尖瓣、主动脉瓣闭锁，升主动脉及弓部细小。肺动脉增宽，可见粗大的动脉导管未闭，室间隔及房间隔缺损，三尖瓣反流。

左心室舒张末期容积小于 20 ml/m²，左心室、右心室长轴比<0.8，左心室流入道长度<25 mm，主动脉瓣环径<5 mm，二尖的环径<8 mm，左心室无心尖形成。

因左心室排血受阻，可见房间隔凸向右心房，如显著右凸，要考虑卵圆孔闭合。本病动脉导管血流在心脏收缩期是流向主动脉，心脏舒张期主动脉血流经动脉导管回流肺动脉，这种回流的消失往往提示存在严重的肺动脉高压。本病可合并其他心血管畸形，如主动脉缩窄、三尖瓣和肺动脉瓣病变等。

4. 右心导管和造影 多不需要心导管检查，只有少数患儿诊断不明确或准备做杂交手术的患儿需要。右心导管可见心房水平分流及证实动脉导管的存在，可测定左心房压明显高于右心房压，肺动脉压明显升高，右心室压、肺动脉压与体循环压相似。造影可见右心房明显增大，肺动脉及细小升主动脉和主动脉弓。肺动脉造影可经动脉导管入主动脉并可显示主动脉缩窄。逆行主动脉造影显示升主动脉及弓部发育不良或伴主动脉缩窄或离断，左心房造影可了解二尖瓣发育状态。球囊扩张房间隔仅限于用在房间无交通而紫绀严重的患儿，过大的房间隔交通，可能导致肺循环血流过多而体循环血流不足，以致患儿循环衰竭。

5. CT、MRI 检查对本病有帮助，对新生儿或婴幼儿有一定限制，多不需要此类检查。

六、诊断与鉴别诊断

诊断主要依靠超声心动图检查。左心发育不良综合征需要与严重主动脉瓣狭窄鉴别，前者只能选择功能矫治，后者则可选择双心室矫治。

七、自然病程

HLHS 的自然病程时间很短，预后差。患儿出生 1 天、1 周和 1 个月的病死率分别为 15%、70% 和 91%，1 年内病死率可高达 100%。未手术者死亡年龄平均生后 4～5 天，但多数死于出生后 48 h 之内。占新生儿心脏原因死亡病例的 15%，主要的死亡原因是缺氧、心肌缺血、肺循环高压、心力衰竭。动脉导管未闭的患儿可能存活数周，甚至数月，唯一的挽救生命的机会是手术治疗[2]。

八、手术适应证

本病预后很差，一旦确诊就应尽早手术治疗，最好在生后 2 周内手术，不能晚于 3 周。应选择 Norwood Ⅰ 期手术，术中可行右心室至肺动脉的分流手术，即 Sano 的手术方式。Sano 分流手术可以避免 Blalock-Taussig 术后的舒张期"窃血"，有效地保证了冠状动脉的血流灌注，术后病程更平稳，患儿存活率更高。患儿应进行 Norwood 分期手术和心脏移植术。分期手术难度较大，风险也大。心脏移植术方法相对简单，但手术时要进行主动脉成形，供体有限，远期还有免疫排斥、感染、再移植等问题。本病原则上无手术禁忌证，但三尖瓣有器质性病变和重度关闭不全，右心室高度扩张伴有顽固心力衰竭，重度肺动脉高压者，手术效果差[6-8]。

九、术前准备

患儿术前准备很重要，重点是要维持动脉导管开放和良好的体-肺循环血流的平衡。经静脉使用前列腺素 E，剂量为 2～5 μg/（kg·min），持续静脉滴注可保持动脉导管开放，也要控制肺血流不能太多，防止发生心力衰竭。

如果患儿能耐受就不必吸氧、气管插管和辅助呼吸过度通气，不宜应用肺血管扩张药物。要扩张外周血管，降低外周阻力，尽可能地不用缩血管药物。如果动脉导管收缩、肺阻力高，患儿缺氧严重，则需要吸氧以及静脉使用肾上腺素、多巴胺、多巴酚丁胺和地高辛等强心利尿药物，提高肺动脉血流量，维持动脉血氧压力为35～45 mmHg，改善动脉的血氧饱和度，纠正酸中毒，预防肺部感染。治疗需要兼顾动脉导管开放和心肌供血两个方面，应尽一切可能将呼吸、循环及其他重要器官功能维持在相对稳定的状态，为麻醉和手术创造必要的条件。

　　HLHS手术的目的是使患儿右心系统承担体循环功能，最终得到心室功能矫治。患者需要分三期做Norwood手术，像Fontan系列手术后一样，可以长期存活并有良好的生活质量。

十、手术技术

　　Norwood Ⅰ期手术的原则是在右心室和主动脉之间建立顺畅的连接，控制肺内血流，使肺动脉压力和阻力保持平衡，以保证供氧和冠状动脉供血，建立好心房间的交通，使肺静脉回流无限制。手术需要扩大房间隔缺损，切断主肺动脉，其近端与发育不良的升主动脉和主动脉弓切开吻合，形成新的主动脉，建立体-肺分流，以Sano shunt即右心室至肺动脉分流为好，但也可能有损伤心室和心律失常的并发症。Ⅱ期手术在Ⅰ期手术后4～6个月后，行双向Glenn手术；Ⅱ期手术后18～48个月行心外管道全腔-肺动脉吻合术。

　　Norwood Ⅰ期手术在全麻、深低温停循环下进行。经胸骨正中切口进胸，切除大部分胸腺，切开心包。在肺动脉插动脉灌注管，右心房插静脉引流管，建立体外循环（图55-0-1）。在并行循环下，游离并阻断左、右肺动脉。游离主动脉、主动脉弓及其三大分支，并穿阻断带。在体外循环降温至20℃后，阻断头臂动脉及降主动脉的近端，停循环。

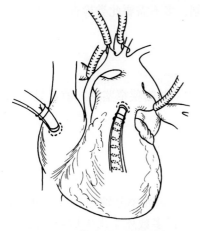

图55-0-1　体外循环的插管部位

　　经主动脉灌注冷心肌保护液，切开右心房，切除房间隔以扩大房间交通。在左、右肺动脉分叉前横断主肺动脉，远端以心包片修补（图55-0-2）。游离并切断动脉导管，肺动脉断端予以缝闭，经主动脉侧断端，沿主动脉弓下缘切开扩大近端至升主动脉与主肺动脉横断水平，远端至动脉导管开口以远2 mm，用同种肺动脉片加宽成形主动脉弓降部，重建主动脉弓，以5/0或6/0 prolene线由远端至近端连续缝合（图55-0-3），再将主肺动脉与成形后的升主动脉吻合，保证血流通畅（图55-0-4和图55-0-5），避免扭曲和出血。

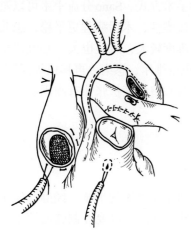
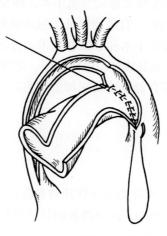
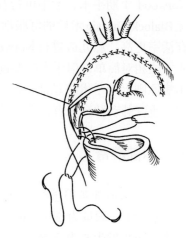

图55-0-2　切除原发房间隔，
横断主肺动脉　　　　　　**图55-0-3　主动脉弓同种血管**
补片成形　　　　　　**图55-0-4　升主动脉-主动脉弓-**
主肺动脉吻合

做Sano分流手术患儿通常体重<3.5 kg，使用5 mm管道，患儿体重为3.5～4 kg，使用6 mm管道，在右心室流出道与右肺动脉进行连接，或从升主动脉至肺动脉作分流（B-Tshunt）[9-11]（图55-0-6），要注意避免扭曲、出血和狭窄，也可以在并行循环下完成主动脉弓重建，阻断后切开右心房和房间隔。

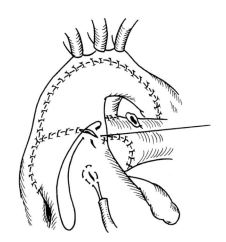
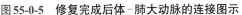
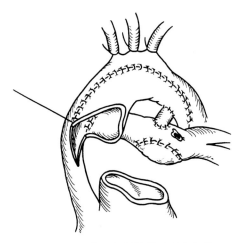

图55-0-5　修复完成后体-肺大动脉的连接图示　　　　图55-0-6　人工血管的体肺动脉分流

另外，也可以采用中度低温，在头臂血管和膈肌上、降主动脉分别插管灌注，体温维持在25℃即可，不必停循环。手术完成后常规置入心外膜起搏器，根据患儿血流动力学情况，决定关胸或延迟关胸。

Norwood Ⅰ期的手术难度较大，病死率为20%左右。而近年用内外科杂交手术方法来替代Norwood手术取得了重要进展[11]。即Ⅰ期手术在外科开胸并建立体外循环以及心脏不停搏的条件下行肺动脉环缩术，限制肺血流量，放置支架保持动脉导管开放，再扩大房间隔缺损使肺静脉血回流通畅。此手术成功率为80%～97%。

Ⅱ期手术取出PDA支架并结扎PDA，去除肺动脉环缩带；横断肺动脉干，远端心包补片闭合，近端肺动脉与升主动脉吻合，主动脉弓用同种血管补片扩大，进行双向Glenn手术，以后再行心外通道全腔肺动脉吻合术。肺动脉压力高低是决定手术的成败关键。

Ⅲ期手术是行心外通道全腔-肺动脉吻合术。经原切口进胸，可在股动脉、股静脉插管，建立体外循环。并行循环后结扎切断分流血管，并将肺动脉充分游离，降温至30℃，游离下腔静脉穿阻断带，上阻断钳切断下腔静脉，连续缝合心房切口，于下腔静脉开口吻合直径18～20 mm的Gore-tex人工血管，5/0 prolene线连续缝合。量好人工血管长度和角度后，在上腔静脉吻合口对侧、右肺动脉下方切开长约2 cm的切口，与连接下腔的人工血管吻合，用5/0 prolene线连续缝合。

吻合后常规复温、停机器，测压，拔出各心脏插管，彻底止血，逐层关胸。

十一、术后处理

Norwood手术复杂，术后病理生理变化大，需要密切监护。应充分镇静，维护好血压和心率，用呼吸机辅助呼吸。要根据血气结果，及时精确地调整呼吸机，维持体循环和肺循环血流量的平衡。维持动脉血氧饱和度在80%以上，二氧化碳分压（P_{CO_2}）为35 mmHg。

适当应用强心剂及多巴胺、米利农等血管活性药物，同时要注意保暖，控制入量，纠正酸中毒，必要时应用ECMO辅助循环。术后管理的关键仍是维持合适的体-肺循环血流的平衡。一般情况下，先使用100%的Fi_{O_2}进行通气，使P_{CO_2}保持在35 mmHg左右，然后根据动脉氧饱和度和全身灌注情况来进行调节。动脉氧饱和度75%～85%。若动脉氧饱和度超过80%～85%，且外周灌注不佳，则应降低

Fi_{O_2}和每分钟通气量，以免肺血管过度扩张导致肺血过多。反之，若动脉氧饱和度低于70%～75%，则应增加Fi_{O_2}和每分钟通气量，以增加肺血流，提高氧饱和度。

十二、手术并发症

Norwood手术早期易发生低心排血量综合征，这与很多因素有关，例如右心室负担体循环和肺循环负荷，分流术后脉压大影响冠状动脉灌注、心肌缺血，分流手术加重了心脏负担等。此外术前可能存在的三尖瓣关闭不全，术后可能存在的主动脉狭窄，吻合口存在压差，肺动脉高压等均可导致术后心功能不全和低心排血量综合征的发生。

术后早期随时做床旁心脏超声，可客观评价心功能和血流动力学状况，对治疗很有帮助。呼吸系统并发症是另一个重要问题，与患儿术前严重的肺动脉高压以及新生儿呼吸系统发育不完全有关。

Norwood术后晚期可并发主动脉残余缩窄，再手术率为2.5%。还会发生主动脉-肺动脉人工血管吻合口狭窄、紫绀加重，以及术后心脏增大所致三尖瓣反流等[12]。

Fontan系列手术的并发症都可能发生，常见的为心律失常、室上性心动过速，发生率13%～54%。心外管道发生率明显降低。血栓栓塞发生率18%～21%，蛋白丢失性肠病发生率5%～10%。需做相应的处理，后者可能需要心脏移植。

十三、手术效果

Norwood分期手术的效果早年较差，手术成功率为50%～70%。近年来手术效果已有显著改善，Norwood Ⅰ期手术的存活率可达到75%～90%，手术死亡率7%～39%。

患儿术前诊断明确、全身情况好，做Sano分流和体外循环技术的改进，有利于手术的成功。房室瓣反流程度、升主动脉内径及患者的状态（如早产、染色体异常等）均可使Norwood术后并发症发生和病死率升高。

Norwood Ⅰ期术后死亡原因为静脉血回流受限、主动脉弓或分流管道狭窄、胃肠道和呼吸道的感染。Ⅱ期和Ⅲ期手术死亡率0%～2%，Ⅲ期手术后一年存活率达58%。

2016年Schilling等在一篇1 423例Fontan系列手术相关的报告中，心内侧通道Fontan手术术后26年生存率为89%，心外通道Fontan手术后18年生存率为92%。

在一组549例Norwood手术患儿报道中，手术死亡率为11.5%。399例存活至Ⅱ期手术（73%）。在Ⅱ期手术后的幸存者中，349例（87%）幸存至3年随访。Norwood至Ⅱ期的中位间隔时间为5.1个月。Norwood Ⅰ期杂交手术的结果较常规手术的优势并不明确[13]。

ECMO、延迟关胸、深低温、停循环时间长、肾功能衰竭、败血症、手术数量少为手术的危险因素。出生20天后手术危险性大，此为独立的危险因素。

Norwood Ⅰ期手术后的患者，并非都能进行Fontan手术，有的仍需要心脏移植，后者效果可能会更好[14-15]。

（吴清玉）

参 考 文 献

[1]　HINTON R B, MARTIN L J, TABANGIN M E, et al. Hypoplastic left heart syndrome is heritable [J]. Journal of the American College of Cardiology, 2007, 50 (16): 1590-1595.

［2］ RATHOD R H, DAVID R F, CARRIE A. Hypoplastic left heart Syndrome: anatomy clinical features, and diagnosis [EB/OL]. [2023-12-21]. httpswww.uptodate.comcontentshypoplastic-left-heart-syndrome-anatomy-clinical-features-and-diagnosis#H70091851

［3］ BENTHAM J R, BAIRD C W, PORRAS D P, et al. A reinforced right-ventricle-to-pulmonary-artery conduit for the stage-1 Norwood procedure improves pulmonary artery growth [J]. J Thorac Cardiovasc Surg, 2015, 149 (6): 1502-1508.

［4］ AMES M M, EDWARD H, BRIAN M, et al. The optimal timing of stage-2-palliation after the norwood operation [J]. Ann Thorac Surg, 2018, 105 (1): 193-199.

［5］ RICHARD OHYE G, DIETMAR SCHRANZ, YVES D'UDEKEM. Current therapy for hypoplastic left heart syndrome and related single ventricle lesions [J]. Circulation, 2016, 134 (17): 1265-1279.

［6］ NORWOOD W I, LANG P, CASTENEDA A R, et al. Experience with operations for hypoplastic left heart syndrome [J]. J Thorac Cardiovasc Surg, 1981, 82: 511-519.

［7］ NORWOOD W I, LANG P, HANSEN D D. Physiologic repair of aortic atresia-hypoplastic left heart syndrome [J]. N EngL J Med, 1983, 308 (1): 23-26.

［8］ MEZA J M, HICKEY E J, BLACKSTONE E H, et al. The optimal timing of stage-2-palliation for hypoplastic left heart syndrome: an analysis of the pediatric heart network single ventricle reconstruction trial public dataset [J]. Circulation, 2017, 136 (18): 1737-1748.

［9］ SANO S, ISHINO K, KAWADA M, et al. Right ventricle-pulmonary artery shunt in first-stage palliation of hypoplasitc left heart syndrome [J]. J Thorac Cardiovasc Surg, 2003, 23: 991-995.

［10］ NEWBURGER J W, SLEEPER L A, BELLINGER D C, et al. Early developmental outcome in children with hypoplastic left heart syndrome and related anomalies: the single ventricle reconstruction trial [J]. Circulation, 2012, 125 (17): 2081.

［11］ TRAVIS J W, BRIAN W M, EDWARD J H, et al. Is a hybrid strategy a lower-risk alternative to stage 1 Norwood operation? [J]. J Thorac Cardiovasc Surg, 2017, 153 (1): 163-172.

［12］ VITANOVA K, CLEUZIOU J, PABST VON OHAIN J, et al. Recoarctation after norwood I procedure for hypoplastic left heart syndrome: Impact of patch material [J]. Ann ThoracSurg, 2017, 103 (2): 617-621.

［13］ TABBUTT S, GHANAYEM N, RAVISHANKAR C, et al. Risk factors for hospital morbidity and mortality after the norwood procedure: a report from the pediatric heart network single ventricle reconstruction trial [J]. The Journal of thoracic and cardiovascular surgery, 2012, 144 (4): 882-895.

［14］ NEWBURGER J W, SLEEPER L A, GAYNOR J W, et al. Transplant-free survival and interventions at 6 years in the SVR trial [J]. Circulation, 2018, 137 (21): 2246.

［15］ GHANAYEMNS J, ALLENKR, TABBUTTS, et al. Interstage mortality after the Norwood procedure: results of the multicenter Single Ventricle Reconstruction trial [J]. J Thorac Cardiovasc Surg, 2012, 144 (4): 896-906.

第56章
内脏异位综合征并心脏畸形

内脏异位综合征（heterotaxy syndrome），是一种包括腹腔脏器、胸腔脏器和心脏异常侧分化的疾病，发病率占先天性心脏的 1/7 000～1/5 000 [1]，从诊断和外科策略的角度来看，是先天性心脏病领域最具挑战性的病变之一。

"heterotaxy" 来自希腊语，heteros 意为不同的，taxis 的意思是顺序、排列。内脏异位综合征指非对称脏器的异常排列或对称排列，而不成对的脏器一侧化排列，是一组先天性畸形的综合征。

世界儿童及先心病学会规范化命名委员会（International Society for Nomenclature of Paediatric and Congenital Heart Disease，Nomenclature Working Group）定义内脏异位综合征，要有胸腹部脏器沿身体左右轴向异常排列。内脏异位并不包括内部器官沿左右轴向正常排列，即内脏正位（situs solitus），也不包括脏器完全沿左右轴向反位排列的镜像患者，即内脏反位（situs inversus）。所有内脏异位综合征的病例为内脏不定位（situs ambiguus），即胸腹腔脏器同时具有内脏正位和内脏反位的特征，多与复杂的心血管畸形有关 [2]。

对内脏异位综合征患者心脏的正确描述需要遵循先天性心脏病系统性诊断节段分析法，完整描述心脏和心内节段的连接关系，并记录心耳的排列、心室袢类型，房室连接和心室 - 动脉连接的性质、漏斗部形态和动脉干在空间上的关系。也必须分别描述心脏在胸部的位置和心尖的方位。还要特别注意静脉连接的异常。然后对心内畸形进行分析，对任何疑似先天性心脏病者分别描述。其余胸腹器官，包括脾脏、肺和肠的关系和排列也必须分开描述。虽有常见病理类型，但常有例外。脾脏异常在本病常见。因此，对所有内脏异位综合征心脏畸形者的诊断都应包括脾脏形态学的分析。脾脏的状态与心脏病的形式之间的联系并不完全符合一般规律，因此无论哪种心脏畸形，脾脏的形态都应该仔细评估。脾脏形态学不应用于心脏畸形的分类，反之亦然。

一、发病机制

内脏异位综合征是一类因胚胎期内脏左右侧非对称结构无法正常建立而导致的综合征。研究发现，大多数内脏异位综合征患者存在原发纤毛运动障碍。原发纤毛运动障碍是一种罕见疾病，为常染色体隐性遗传，会导致反复呼吸道感染、中耳炎、鼻窦炎等症状。

肯尼迪（Kennedy）等发现，原发纤毛运动障碍患者内脏位置异位及内脏异位综合征发生率明显增高，与内脏正位者相比，内脏位置异常者纤毛外动力蛋白臂缺陷较多，内动力蛋白臂及中央部分缺陷较少，掌管纤毛外动力蛋白臂基因（DNAI1 和 DNAH5）更多突变。58.3% 的内脏异位综合征患者有 DNAI1 或 DNAH5 的突变，所有病例都合并心脏和（或）血管异常，大多数为复杂先天性心脏病。先天性心脏病的发病率在原发纤毛运动障碍中是普通人群的 200 倍。基因突变对呼吸和胚胎原结纤毛的不利影响是导致内脏异位综合征和先天性心脏病的重要原因 [3]。

研究发现已有多个基因与内脏异位综合征和相关的心脏畸形有关。这些研究表明，单基因突变可引起内脏异位综合征，但也可能存在广泛的基因异质性，与致畸暴露、母体糖尿病均有关系。内脏异位综合征及相关的先天性心脏病可能是在心脏发生早期，由控制左-右模式和发育步骤中的基因突变引起。目前发现有关的基因包括 ZIC3、LEFTYA、CRYPTIC、ACVR2B、NKX2.5 和 CRELDA[4]。确切机制有待深入研究。

二、病理分型

内脏异位综合征常见亚型为左心房异构并多脾及右心房异构并无脾，但有部分病例并不完全符合以上规律[5-7]。图 56-0-1 显示内脏正位、反位，以及内脏异位综合征时可能出现的内脏变化。主要心脏畸形见表 56-0-1。

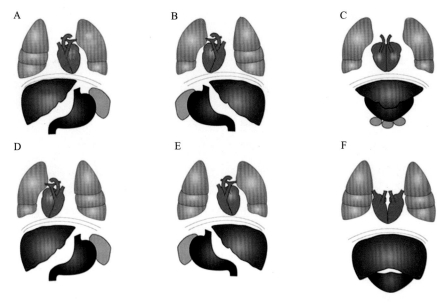

图 56-0-1　各种内脏变化示意图

A. 内脏正位；B. 内脏反应；C. 左心房异构（多脾）；D. 胸腔脏器反位；E. 腹腔脏器反位；F. 右心房异构（无脾）。

表 56-0-1　内脏异位综合征经典亚型及常见伴发心血管畸形

右心房异构	左心房异构
双侧右心耳	双侧左心耳
心脏位置异常	心脏位置异常
单心室	
完全性房室间隔缺损	房室间隔缺损，较右心房异构组少
一组房室瓣	房室瓣畸形（二尖瓣异常、单房室瓣）
大动脉转位	下腔静脉与奇静脉相连
右心室双出口	肝静脉直接入心房
肺动脉狭窄/闭锁	肺动脉狭窄/闭锁
完全性肺静脉异位引流	部分肺静脉异位引流
动脉导管未闭	动脉导管未闭
房间隔缺损	房间隔缺损
室间隔缺损	室间隔缺损
单支冠状动脉	
冠状窦缺如	冠状窦缺如
双侧上腔静脉	双侧上腔静脉
右位主动脉弓	右位主动脉弓
折返性心动过速	完全性房室传导阻滞、病窦综合征

（一）右心房异构

右心房异构（right atrial isomerism），男性常见，多为无脾（asplenia），两个心耳都有典型的右心耳的形态学特征（宽基，三角形），常有冠状窦缺如或无顶。另外，可见双窦房结（尸检报道54%）[8]。通常有两个三叶的肺，双侧支气管较短粗下垂，肝脏水平位于中线（图56-0-2），体静脉和肺静脉均可出现异常，如双侧上腔静脉系统、完全性肺静脉异常引流（心外型多见），下腔静脉与降主动脉常排列位于脊柱的同侧（左侧多见）。临床上右心房异构并无脾较左心房异构并多脾相对多见[9]。

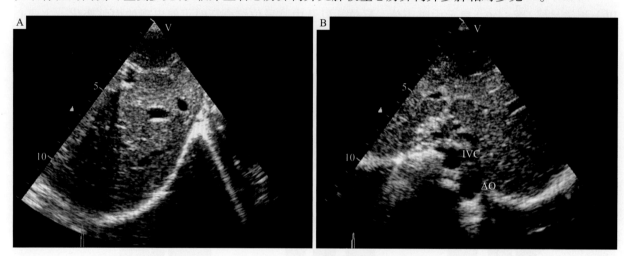

图56-0-2　右心房异构无脾并水平肝，左（A）、右（B）上腹部扫查均显示肝大叶，未见脾脏，下腔静脉（IVC）及腹主动脉（AO）均位于脊柱左侧

心内结构上，右心房异构几乎总是合并复杂先天性心脏病，包括常见的完全性房室间隔缺损（双侧心室发育均衡或不均衡）、圆锥动脉干畸形，如大动脉转位或右心室双出口，多数病例合并肺动脉流出道梗阻。单心室，一组房室瓣，约1/5存在单支冠状动脉畸形，主动脉流出道梗阻罕见。因存在双窦房结可能，临床上折返性心动过速远较左心房异构者多见。

（二）左心房异构

左心房异构（left atrial isomerism），女性多见，常见多脾（polysplenia）。形态学表现为双左侧特征。有多个小脾脏（主脾及副脾位于同侧，左右均可，图56-0-3），通常有脾功能低下。两个心耳都有典型的左心耳的形态学特征（长管状外观和狭窄的颈部）。窦房结可能不存在或发育不全（尸检报道25%）。有两个二叶的肺，双侧支气管细长且略平。体静脉和肺静脉连接也多有异常。肝脏常水平位于中线，下腔静脉肝段中断，奇静脉上行与上腔静脉连接，这是左心房异构的特征性发现（图56-0-4），发生在60%~90%的病例中。超过一半的患者有双侧上腔静脉，心外型完全性肺静脉异位引流较少，双侧肺静脉连接同侧心房，尤其是共同心房时容易发生。在主要脏器反位时可见心内型肺静脉异位引流。左心房异构的心内异常一般不如右心房异构严重，但房室间隔缺损、共同心房、单心室和肺动脉流出道阻塞仍时有发生。在某些情况下，可以出现左侧阻塞性病变，甚至可以看到左心发育不全综合征。左心房异构的另一个特点是容易出现先天性完全性心脏传导阻滞，巴班（Baban A）等的手术及随访研究发现，左心房异构者永久起搏器植入显著高于右心房异构组（35% vs 2%）。

（三）不典型变异类型

少数病例可表现为孤立的胸腔脏器异位、孤立的腹腔脏器异位，还有胸腔脏器和腹腔脏器异位的类型不同的，例如出现双侧二叶肺但合并无脾表现[6, 11]。

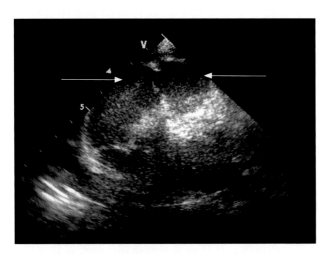

图 56-0-3　超声显示多脾病例（白箭所示）

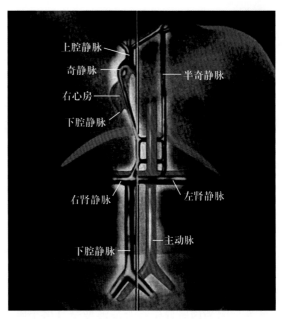

图 56-0-4　左心房异构时下腔静脉肝段缺如，与奇静脉/半奇静脉相连后入上腔静脉系统[10]

传统上曾经依赖脾脏的特征来区分内脏异位综合征的类型（多脾或无脾），但一组纳入 136 例患者的临床研究发现，脾脏的形态变异较大，很多病例并不完全符合多脾及无脾两种标准。在右心房异构患者中，对腹部超声记录的回顾显示 48% 无脾、4% 多脾和 32% 单侧脾，单侧脾左右均有分布。在左心房异构组中，观察到脾脏组织的存在、数量和位置存在类似的变异性：64% 为多脾，4% 无脾，16% 单侧脾，单侧脾左右均有分布[9]。因此，以多脾综合征及无脾综合征来分类描述这些患者存在误导情况，用左心房异构及右心房异构来形容更合适。

三、心外病变

可出现一侧肾脏异常、胆道闭锁[12]。在左心房异构的婴儿，即便无黄疸，常规腹部超声检查也应该特别关注是否合并胆道闭锁。肠袢扭转不良在本病常见，新生儿持续呕吐应考虑到是否有十二指肠闭锁或压迫所致上消化道梗阻的可能。胃肠旋转不良或胃扭转也可以导致迟发肠梗阻。有人主张，所有内脏异位综合征患者，特别是右心房异构无脾的患者，应进行钡剂检查以评估肠旋转不良。

所有患者都应常规评估脾脏状态。先天性心脏病的无脾患者存在免疫缺陷，终身存在感染的危险，尤其对有荚膜细菌的感染。出现败血症时，临床病程常为暴发性。一般建议对先天性无脾患者预防性使用抗生素。克雷伯菌和大肠埃希菌是 6 月龄以下患者的主要病原体，而链球菌肺炎（肺炎球菌）和流感嗜血杆菌是大于 6 月龄患者的主要病原体。除了常规预防接种外，这些易感菌的疫苗也推荐接种。

四、临床表现

内脏异位综合征的症状变化很大，并取决于受影响的器官。在几乎所有右心房异构病例和一些左心房异构病例中，由于心脏畸形严重，患儿在出生时或出生后几天会出现症状。症状包括紫绀、呼吸困难、喂养困难、嗜睡或无反应。左心房异构的患者有时无症状，直到患儿年龄较大或成年才得以诊断。

五、辅助检查

从20世纪60年代开始，范普拉格（Van Praagh）等建立了先天性心脏病诊断的系统性节段分析法，通过发展和完善，让我们面对结构关系复杂的先天性心脏病依然能做出明确诊断。由于该类疾病出现心脏异常累及各个节段，因而描述此类心脏异常应包括心脏的位置、静脉与心房连接、心房形态、心房心室连接、心室襻、心室形态、心室动脉连接、两条动脉的空间关系及各瓣膜结构功能等。

随着对该病认识的提高，超声、心血管造影、CT和磁共振成像等技术的普遍应用，越来越多的内脏异位综合征被早期诊断出来，有的在胎儿期便可获得明确诊断。超声检查对该类疾病诊断有重要价值，不仅可以观察到相对特征性的心脏畸形，也可以观察到腹腔脏器的改变，对临床诊断内脏异位综合征有重要价值。但对于胸腔脏器的异常，有赖于胸部X线片及CT来准确判断肺和支气管异常。CT可以清晰地显示缺如或分叶的脾脏，明确其数目及位置，显示肝脏及胆囊、下腔静脉、奇静脉等。CT血管造影检查可以进一步明确心内畸形、肺动脉发育及体肺静脉异位引流途径、有无狭窄和血管连接关系等。因为内脏异位综合征涉及全身多个脏器，要想全面诊断，往往需要多种影像工具的联合应用，以帮助外科决策以及发现心脏以外的其他畸形。

在实际工作中，经常发现精确识别双侧心耳形态困难，有时超声扫查异常脾脏比较吃力。来自多伦多儿童医院的一组报告回顾性分析114例内脏异位综合征患儿，MRI或CT扫描评估心耳形态、支气管和肺特征以及内脏器官的排列[6]，发现15%患儿心耳形态判定困难，3.5%脾脏形态判定困难。此外，支气管肺形态、心耳排列和脾脏特征在20%以上内脏异位综合征患者中存在不一致，出现不同程度的脏器不协调，这不符合经典分类。因此，在内脏异位综合征患者，当不同脏器排列不协调时，需要对每个脏器进行独立描述。

清华大学第一附属医院在2004年3月至2019年12月超声诊断了292例患者符合内脏异位综合征合并心脏畸形，其中无脾占42.8%，多脾占15.4%，单侧脾合并内脏异位占41.8%。所有患者中左位心占43.8%，右位心50%，中位心占6.2%。单心室占61.9%，单心房占42.8%；圆锥动脉干畸形高达54.5%，包括右心室双出口、肺动脉闭锁、大动脉转位、法洛四联症、共同动脉干，其中右心室双出口发生率最高为24.3%，其次为肺动脉闭锁，占17.5%。房室间隔缺损占16.4%，双侧上腔静脉占17.8%，左侧上腔静脉占16.1%，7.9%患者合并肺静脉异位引流，主动脉弓方向异常占29.8%。本组患者包括了各种复杂畸形组合，特别值得注意的是，在典型无脾型异构畸形及多脾型异构畸形外，要避免漏诊单侧脾合并的内脏异位畸形。无论单个脾脏位于左侧还是右侧，合并右位心及中位心的复杂心脏畸形（圆锥动脉干畸形、房室瓣共瓣或闭锁、房室连接不一致）都属于内脏异位综合征畸形。

六、治疗及预后

总体而言，应依据所合并心脏畸形确定治疗方案，早期以姑息手术为主，尽量争取双心室矫治，合并内脏异位综合征的心脏畸形手术效果及预后要比没有的差。

左心房异构患者一般心内畸形相对较轻，双心室修复的机会更大。对多数右心房异构合并复杂心内畸形的患者，双心室修复困难，患者在新生儿期通常需要姑息性手术，如体肺分流、肺动脉环缩及新生儿Norwood手术。在新生儿姑息手术后，大多数人只能选择以单心室功能为导向的外科姑息治疗，如双向腔静脉肺动脉分流术，最后完成改良Fontan手术。

在先天性心脏病的诊疗技术大为提高的今天，右心房异构合并心内畸形仍存在较高的病残率和病死率，是目前预后最差的先天性心脏病之一，5年平均生存率为30%～74%。手术风险的主要影响因素包括体静脉连接异常、肺静脉异位引流、共同房室瓣反流，形态右心室发出体循环，以及免疫功能低下造成的感染。

文献报道改良Fontan手术治疗内脏异位综合征的早期病死率为13%～80%[13]，比不合并内脏异位综合征的其他单心室更差。尽管心脏外科技术的进步能帮助提高这些患者的生存率，一些报道也显示了令人鼓舞的结果，但内脏异位综合征仍然是儿科心脏病专家和先天性心血管外科医师面临的最大挑战之一。

清华大学第一附属医院在2014年3月至2019年7月，共完成80例内脏异位综合征合并心脏畸形患者手术治疗（主要合并心脏畸形见表56-0-2），其中男性41例、女性39例，平均年龄为（5.7±7.1）岁（2月龄至28岁），平均体重（17±12.9）kg（4～55.5 kg），包括右心房异构并无脾51例，左心房异构并多脾18例，其他类型11例（单侧脾合并内脏异位、胸腹脏器异位不一致），取得令人鼓舞的结果。其中双心室矫治21例，包括Mustard＋二尖瓣成形、Senning手术、完全性房室间隔缺损＋右心室双出口矫治、Rastelli手术、心房分隔＋二尖瓣成形、完全性房室间隔缺损＋完全性肺静脉异位引流矫治、完全性房室间隔缺损＋法洛四联症矫治、右心室双出口＋三房心矫治、完全性房室间隔缺损＋三房心矫治、法洛四联症＋部分肺静脉异位引流＋房间隔缺损矫治、完全性房室间隔缺损矫治＋Rastelli＋左上腔静脉结扎、心房分隔＋完全性房室间隔缺损矫治＋右心室流出道重建、完全性房室间隔缺损＋完全性肺静脉异位引流矫治＋右心室双出口矫治、完全性房室间隔缺损矫治术＋改良Nikaidoh＋肺动脉瓣成形术＋单心房矫治术、右心室流出道重建＋VSD修补等多项复杂手术。双心室矫治组早期死亡6例（28.5%）；姑息手术组59例，早期死亡5例（8.3%，4例为单心室合并其他畸形，1例为完全性房室间隔缺损合并右心室双出口及肺动脉高压）。

总之，内脏异位综合征代表了一组最复杂的心脏解剖畸形及病理生理。通过系统化的节段分析法，借助多种影像学工具能准确识别内脏异位综合征及合并心脏畸形。合并内脏异位综合征的心脏病患者应选择个体化手术治疗方案，但较不合并此病的患者效果差，除整体技术进步外，诊治团队对疾病的深入理解有助于取得更好的效果。

表56-0-2　清华大学第一附属医院内脏异位综合征手术者主要心脏畸形

畸形种类	患者例数	畸形种类	患者例数
完全性房室间隔缺损	23	异常上腔静脉	42
肺静脉异位引流（完全型14）	20	右位主动脉弓	21
单心室	41	房间隔缺损	27
单心房	31	室间隔缺损	23
右心室双出口	15	动脉导管未闭	16
肺动脉闭锁	12	右位心	13
法洛四联症	2	中位心	3
肺动脉狭窄	45	一侧房室瓣闭锁	7
大动脉转位	6	十字交叉心脏	3
大动脉异位	43	三房心	4
左心室发育不良	4	房室连接不一致	6
异常下腔静脉	18		

（王廉一）

参 考 文 献

［1］ LIN A E, TICHO B S, HOUDE K, et al. heterotaxy: Associated conditions and hospital-based prevalence in newborns [J]. Genet Med, 2000, 2: 157-172.

［2］ JACOBS J P, ANDERSON R H, WEINBERG P M, et al. The nomenclature, definition and classification of cardiac structures in the setting of heterotaxy [J]. Cardiol Young, 2007, 17 (Suppl 2): 1-28.

［3］ KENNEDY M P, OMRAN H, LEIGH M W, et al. Congenital heart disease and other heterotaxic defects in a large cohort of patients with primary ciliary dyskinesia [J]. Circulation, 2007, 115: 2814-2821.

［4］ BELMONT J W, MOHAPATRA B, TOWBIN J, et al. Molecular genetics of heterotaxy syndromes [J]. Current Opinion in Cardiology, 2004, 19: 216-220.

［5］ MERYL S C. Clarifying anatomical complexity: diagnosing heterotaxy syndrome in the fetus [J]. Progress in Pediatric Cardiology, 2006, 22: 61-70.

［6］ YIM D, NAGATA H, LAM C Z, et al. Disharmonious patterns of heterotaxy and isomerism: How often are the classic patterns breached? [J]. Circ Cardiovasc Imaging, 2018, 11: e006917.

［7］ ROSE V, IZUKAWA T, AND MOËS C A. Syndromes of asplenia and polysplenia. A review of cardiac and non-cardiac malformations in 60 cases with special reference to diagnosis and prognosis [J]. Br Heart J, 1975, 37 (8): 840-852.

［8］ WARE A L, MILLER D V, PORTER C B, et al. Characterization of atrial morphology and sinus node morphology in heterotaxy syndrome: an autopsy-based study of 41 cases (1950-2008) [J]. Cardiovasc Pathol, 2012, 21 (5): 421-427.

［9］ BABAN A, CANTARUTTI N, ADORISIO R, et al. Long-term survival and phenotypic spectrum in heterotaxy syndrome: A 25-year follow-up experience [J]. International Journal of Cardiology, 2018, 268: 100-105.

［10］ SOO-JIN K. Heterotaxy Syndrome [J]. Korean Circ J, 2011, 41: 227-232.

［11］ COHEN M S, ANDERSON R H, COHEN M I, et al. Controversies, genetics, diagnostic assessment, and outcomes relating to the heterotaxy syndrome [J]. Cardiol Young, 2007, 17 (Suppl 2): 29-43.

［12］ APPLEGATE K E, GOSKE M J, PIERCE G, et al. Situs Revisited: Imaging of the Heterotaxy Syndrome [J]. Radiographics, 1999, 19 (4): 837-52.

［13］ ALSOUFI B, MCCRACKEN C, SCHLOSSER B, et al. Outcomes of multistage palliation of infants with functional single ventricle and heterotaxy syndrome [J]. J Thorac Cardiovasc Surg, 2016, 151: 1369-1377.

第5篇

获得性心脏瓣膜病

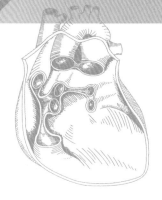

第57章

二尖瓣疾病

风湿性心脏病以二尖瓣的损害最为常见，主动脉瓣病变、三尖瓣病变次之，肺动脉瓣病变很少发生，联合瓣膜病发生率占50%以上。近年来，随着社会的老龄化，退行性病变所导致的瓣膜病也越来越多，外伤等其他原因也可以引起二尖瓣疾病。由于病变的性质和严重程度不同，手术方法和疗效也有所不同。总体来说，二尖瓣手术是目前最常见的心脏手术之一，手术后效果良好。

【历史回顾】

1923年卡特（Cutter）和埃文（Levine）首先报道了第一例经正中切口解除二尖瓣狭窄的经验。1925年苏塔（Souttar）经左心耳用手指施行二尖瓣扩张术取得成功，尔后哈肯（Harken）等亦开展了此项手术。塔布（Tubb）首先经心尖置入二尖瓣扩张器，用手指经左心耳配合进行二尖瓣扩张术。1957年利勒海（Lillehei）首先在低温体外循环下行二尖瓣关闭不全的成形术。20世纪60年代，卡彭铁尔（Carpentier）等为二尖瓣成形术做出了突出贡献。1961年施塔尔（Albert Starr）成功地进行了第一例二尖瓣膜替换术，使瓣膜病的手术治疗进入了一个崭新的阶段，很多瓣膜病患者获得了新生[1]。1966年巴洛（Barlow）提出二尖瓣脱垂和黏液样变性病变的概念，因此，这种病变被命名为Barlow综合征。

在过去的半个多世纪，机械瓣需要抗凝治疗、生物瓣的耐久性差等问题，仍然困扰着广大医务人员和患者。近年来经皮植入二尖瓣等介入治疗技术的出现，又是一个新的重要的进展。

第1节 二尖瓣狭窄

二尖瓣狭窄（mitral stenosis）在风湿性心脏病中最常见，占95%～98%，二尖瓣合并主动脉瓣病变占20%～30%，也常合并三尖瓣病变，单纯二尖瓣病变占70%～80%。患者中2/3为女性[2]。

正常人二尖瓣瓣口面积为4～6 cm^2，各种原因导致二尖瓣口面积减少，血流受限，即为二尖瓣狭窄。二尖瓣狭窄多为风湿热病变反复发作，心脏瓣膜组织受到损害所致。少数患者为先天或其他原因所引起[3]。

一、发病机制

风湿热病变导致二尖瓣膜炎症后，在慢性愈合过程中受血流动力学的影响，于瓣叶边缘形成赘生物，加上纤维素沉着，致使瓣叶不同程度的增厚，瓣交界粘连，形成结节和钙化，使瓣叶面积和瓣口缩小，并可累及瓣环及瓣下装置，导致二尖瓣口狭窄。由于先天原因，如二尖瓣膜发育不良、左心房肿瘤等，也可以引起二尖瓣狭窄。

二、病理解剖

风湿性心脏病多为二尖瓣狭窄或合并二尖瓣关闭不全，单纯二尖瓣关闭不全很少见。二尖瓣狭窄病变可见瓣膜交界处和基底部炎症水肿和赘生物形成，大致可分为三型：①隔膜粘连型：部分患者可仅表现为瓣交界粘连、瓣口狭窄，瓣下组织正常或病变轻微；②漏斗型：指部分患者除了瓣叶高度增厚、卷曲，瓣口严重狭窄之外，瓣下的腱索和乳头肌可发生增粗、融合和短缩等改变，形成漏斗型改变；③混合型：在隔膜型和漏斗型病变之间，可以表现为不同病变的共存形式，即为混合型。当瓣口面积减小为 1.5～2.0 cm² 时为轻度狭窄，1.0～1.5 cm² 时为中度狭窄，<1.0 cm² 时为重度狭窄。球囊或闭式扩张手术后二尖瓣再狭窄的患者，瓣叶及瓣下病变常常更严重，可能与风湿病变反复发作及手术创伤有关。由于瓣膜增厚、钙化、挛缩等病变使瓣膜有效面积减少，顺应性下降，活动受限或腱索增粗、融合，乳头肌粘连、缩短，而形成二尖瓣狭窄合并关闭不全。

三、病理生理

正常成年人二尖瓣口面积为 4～6 cm²，当瓣口面积减少到 2 cm² 时，患者活动后即可出现轻微症状，在休息时则消失。当瓣口面积减至 1.5～2 cm² 时，对于活动量小的患者来说可能仍无明显不适。二尖瓣口减少至 1 cm² 时，血流梗阻会明显，左心房压、肺静脉压及肺毛细血管楔压均升高，在心室舒张期可形成跨瓣压差。按照戈林（Gorlin）公式，二尖瓣跨瓣压差与瓣口面积成反比、与跨瓣血流量成正比关系，跨瓣压差可以由超声心动图直接测量。跨瓣血流量为心脏舒张期的单位时间流量（mL/s）。由此可见，患者由于运动、妊娠、感染等原因可能造成心动过速，使心动周期变短，左心房排空时间变短，经二尖瓣口血流速度加快，即在舒张时间内跨瓣血流量增加，跨瓣压力阶差明显增加，可致左心房内压上升、左心房扩大，心房壁变薄，左心室容量可正常或轻度减少。由于心肌病变会使左心室功能受损。

左心房内压的升高可继发肺静脉压上升，肺血管阻力升高，肺动脉高压，右心室肥厚、扩大，并继发三尖瓣关闭不全。

另外，当各种原因需要患者增加心排血量时，由于跨瓣压差与跨瓣血流量的平方成正比，即使心排血量增加不多，也可造成跨瓣压差增加显著。例如二尖瓣口面积<1 cm² 时，为保持正常心排血量，左心房压可能超过 20 mmHg，此时如将心排血量提高 25%，跨瓣压差可能升至 40 mmHg，就会发生急性肺水肿。

当患者为窦性心律时，左心房加强收缩可以维持一定的心排血量，一旦发生心房颤动，心房收缩功能消失，不能增加跨瓣血流量，可致心排血量明显下降，可较正常下降 20%。因此，当患者发生房颤时，症状会明显加重，病情恶化。

二尖瓣狭窄时，左心室舒张末期容量减少，左心室前负荷减少，心排血量下降，加之风湿病变可直接损害左心室心肌，从而使左心室射血分数下降。

二尖瓣狭窄合并二尖瓣关闭不全的病理生理改变同时受到两种病变的影响，而以其中主要病变表现为突出。

四、临床表现

大多数患者有关节痛病史，有活动后心慌、气短，胸闷、胸痛、疲乏无力，阵发性呼吸困难、咳嗽、咯血等症状。严重者可出现急性左心衰竭、端坐呼吸、肺水肿。久病患者表现为营养不良、消瘦、声音嘶哑，夜间不能平卧。可继发三尖瓣病变、肺动脉高压、右心衰竭，可见腹胀、腹水和下肢水肿，还可出现心律失常、心房颤动，合并肢体栓塞、脑卒中或感染性心内膜炎等继发病变。二尖瓣狭窄合并关闭不全的患者相当多，临床表现与狭窄和关闭不全的程度有关。

体检可见患者二尖瓣面容，四肢末梢凉、紫绀，如合并肺动脉高压、三尖瓣关闭不全时表现为肝大和颈静脉怒张，右心衰竭时可有腹水及下肢水肿。在心尖部触及舒张期震颤以及闻及舒张期隆隆样杂音是二尖瓣狭窄所特有的体征。听诊可发现第一心音增强，常短促而亢进，如病变严重，第一心音也可低钝。二尖瓣活动较好者，在胸骨左缘第3、4肋间可听到开瓣音，系左心房、左心室存在压差，瓣膜弹性尚好，在舒张期向左心室突然开放所产生。肺动脉第二音亢进，肺动脉压越高，亢进越明显，甚至可产生分裂。由于肺动脉瓣关闭不全，在胸骨左缘第2、3肋间可听到舒张早期局限性吹风样杂音。第一心音高调且响亮，瓣叶活动差或漏斗形狭窄者，第一心音减弱或低钝，瓣口高度狭窄者可能听不到舒张期杂音。

五、辅助检查

1. 心电图　病情轻者心电图正常或电轴右偏，病情重者因左心房扩大可致P波增高或呈双峰形，即二尖瓣型P波。在病情转重的情况下，可表现为左、右心室肥厚及劳损，重病或久病患者可有心房颤动等各种心律失常。

2. 胸部X线片　左心房扩大，压迫食管可见局限性压迹，且向后移位，左前斜位摄片可见支气管抬高，扩大的左心房在心右缘上，可见到双房影，心耳在左心缘可突出或不突出，可发现瓣叶钙化。

左心室大小正常，右心室和肺动脉影增大。如肺血管阻力增高，则主肺动脉段肺动脉主干增宽更突出。肺动脉干、左心耳及右心室均增大时，后前位心影呈梨形。在三尖瓣关闭不全的情况下，右心房和右心室可明显增大。

肺野表现为不同程度的肺静脉高压，如透明度下降、肺静脉影增宽、肺间质水肿、Kerley B线和肺泡肺水肿等。长期肺动脉高压和咯血的患者，由于肺内含铁血黄素沉着，可见到云雾状阴影。

3. 超声心动图　M型超声心动图检查可发现二尖瓣叶呈同向运动和城墙样改变，可明确瓣口狭窄和瓣叶增厚，但不能准确估计狭窄程度。二维超声心动图检查可明确瓣膜狭窄的程度、瓣叶厚度和活动性及二尖瓣反流，可直接测量瓣口面积、血流速度和跨瓣压差、肺动脉高压以及是否合并主动脉瓣和三尖瓣病变的情况，同时可发现各心腔的改变，并可排除左心房黏液瘤和三房心，可发现左心房内是否有血栓形成。经食管超声心动图检查可更清晰地显示心脏结构及左心耳和左心房内血栓，有利于确诊。

4. 心导管和造影　一般不需要。怀疑有冠心病者应行冠状动脉造影检查。

5. CT、MRI　不常规检查，可明确左心房血栓、瓣膜病变和活动状态，可了解心肌和心功能情况。

六、诊断与鉴别诊断

结合患者病史、临床表现、体检及相关辅助检查，二尖瓣狭窄易于诊断。超声心动图检查可以确诊，但需要除外是否合并冠心病、心肌病等其他疾病。要与各种原因引起的二尖瓣口血流速度增加、瓣口狭窄的疾病鉴别，如左心房黏液瘤、先天性二尖瓣狭窄及结缔组织病等。

七、手术适应证

一旦诊断明确，如为窦性心律，无心房颤动，亦无栓塞史，心脏超声检查除外心房内血栓，可行二尖瓣球囊扩张术。

患者听诊无开瓣音，瓣叶钙化或瓣下装置病变严重，或合并关闭不全，以及再次手术者，均应考虑行二尖瓣替换术。

患者高龄＞70岁、病程长、恶病质，呼吸功能不全，心功能Ⅳ级，肝肾功能不全合并冠心病等其他心脏病，应为手术禁忌[4]。

八、术前准备

术前应进行充分准备，提高患者的心肺功能，可增加手术的安全性和防止术后并发症，有利于患者术后康复。

二尖瓣狭窄的患者应行强心利尿治疗，给予口服地高辛和氢氯噻嗪等药物，并同时补充钾盐等电解质。

全身情况较差的患者，应给予高蛋白饮食，补充维生素B和维生素C等。

对于二次手术和凝血功能紊乱的患者，要适当补充维生素K，必要时准备术后静脉输入血小板。密切观察患者的心率、血压、尿量和体重等方面的变化，要在全身情况改善、经实验室检查证实无风湿活动、患者心肺功能处于最佳状态的情况下再进行手术。

如经过术前充分准备，患者症状改善不明显，心功能仍然差，手术危险性较高，应争取早做手术。如患者合并呼吸道等感染，术前应予积极抗感染治疗。

九、手术技术

（一）二尖瓣交界切开术

适用于瓣口狭窄，瓣下病变较轻的患者。在低温、全麻、体外循环下行二尖瓣狭窄交界切开术，解除二尖瓣狭窄与回流，可能不会完全恢复正常解剖结构，以恢复二尖瓣正常功能为主。

1. 体外循环的建立　患者仰卧位，经正中切口，劈开胸骨，切开心包并加以悬吊。在心脏正常搏动下进行心外探查，注意左心房、左心室壁、主动脉根部有无震颤，有无左上腔静脉和动脉导管未闭。全身肝素化后，经升主动脉插动脉灌注管，上、下腔静脉插静脉引流管，建立体外循环。在并行降温后，阻断升主动脉，经主动脉根部灌注心脏保护液。

2. 心脏切口　在右肺静脉前方沿房间沟行左心房纵切口，此切口优点为右心房只插入一根带侧孔的静脉引流管，不必游离腔静脉，但左心房小时显露差，止血较困难，适用于左心房较大而右心房不大、三尖瓣正常的病例。也可以采用右心房-房间隔切口，切开右心房和房间隔，置入左心引流管，显露二尖瓣。此切口的优点是距离二尖瓣近、术野浅、瓣叶后交界显露好，且可探查和进行三尖瓣手术；缺点是切口上端可能切透房顶，适用于右心房大而左心房偏小或需同时处理三尖瓣的病例。

3. 心内探查　如有左心房血栓，要首先清除。如血栓与左心房后壁粘连紧密，不要强行剥离，以免造成房壁破裂。观察二尖瓣环的大小，瓣口大小与形状，瓣叶有无钙化、结节，瓣叶厚度与活动度，腱索有无钙化、缩短、融合。

手术中正确判定二尖瓣的病理变化与矫正后的二尖瓣功能是二尖瓣成形的关键，应根据探查结果，针对不同的病变，采用不同的成形方法。

4. 手术方法　二尖瓣交界切开与分离。沿前后交界切开粘连的瓣叶，一般分离至距瓣环1~2 mm即可。需要侧劈开乳头肌，不可切偏，分离腱索，切除瓣叶增厚的组织使瓣叶变薄，切断瓣叶根部腱索，使瓣膜活动度增加。

切开后如有关闭不全，可用自体心包增加瓣叶面积，但必须完整地保留边缘腱索。如病变较严重，无法成形，应以人工瓣替换为宜。

5. 停机器、止血关胸 心内手术操作结束后，用4/0 prolene线连续合心房及房间隔脏切口，心内充分排气，开放升主动脉。心脏复跳后，经食管超声检查瓣膜功能良好，停机器，彻底止血，逐层关胸。

（二）二尖瓣替换术（MVR）

在二尖瓣病变严重的情况下，手术无法修复，特别是风湿性心脏病所致的二尖瓣狭窄或关闭不全，由于病程长、病理改变严重，二尖瓣成形效果差，应多施行瓣膜替换术。建立体外循环和心肌保护方法同二尖瓣交界切开术。

1. 人工瓣的选择 目前，常用的人工瓣膜有机械瓣与生物瓣两种，两种瓣膜各有优缺点，可根据不同情况酌情选择。生物瓣无噪声，血栓栓塞率低，不需终身抗凝治疗，患者生活质量高但耐久性差，10年左右会有部分坏损，但坏损后可有机会再次替换。边远地区患者无抗凝条件，有抗凝禁忌证，如胃溃疡、有出血倾向，年龄在50岁以上的患者可选生物瓣。

机械瓣耐久，易于消毒保存，易于植入，缺点是有噪声，需终身抗凝治疗，且抗凝并发症和血栓栓塞率较高，瓣膜一旦坏损或卡住，常来不及抢救。年纪轻、有抗凝条件者应选机械瓣。

体重小于50 kg者应准备25号或27号瓣膜，50 kg以上者准备27号或29号瓣膜，以便手术中根据测量瓣环大小选用。

2. 瓣膜替换方法

（1）机械瓣置入：手术台向左倾斜30°，可在心脏左侧垫纱布垫，可切开右心房及房间隔，用牵引线牵开右心房。以两把静脉拉钩向左前方拉房间隔，显露二尖瓣。用鼠齿钳提起二尖瓣前叶，在前叶根部距瓣环2 mm处用尖刀切开，并向左切开约1 cm，用弯剪刀沿此切口剪向前后交界，并切断乳头肌，然后切除后叶及乳头肌。应在腱索根部即红白交界处剪断乳头肌，以免伤及心室壁造成心脏破裂。注意乳头肌不能切除过多，以免影响心室收缩功能，甚至心室后壁穿孔。若瓣环有钙化结节，可用咬骨钳除去，以不影响缝合和瓣叶活动为止，不可深入室壁，以防左心室破裂。游离的腱索要彻底剪除，以防卡入瓣环。

二尖瓣置换可用2/0 prolene线连续缝合，此法简单，线结少，节约时间，适用于二尖瓣口显露好的病例。用2/0 prolene线，从6点钟处开始，分别从两侧缝至12点钟处打结。也可用间断缝合法，适用于二次换瓣、显露差的病例。瓣膜退行性变或其他原因导致瓣环薄弱者，亦应采用间断缝合，用7×17双头无创涤纶线从左心房面进针缝过患者瓣环，再从心室面穿过人工瓣环，褥式缝合12～15针。将缝线拉直，向心室腔内推入人工瓣膜，看清各条缝线的位置无误，分别打结，剪去缝线，不可把线头留长，以避免妨碍瓣叶活动（图57-1-1）。

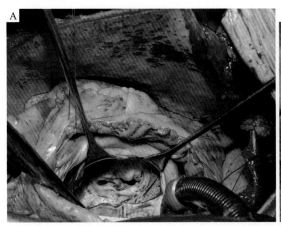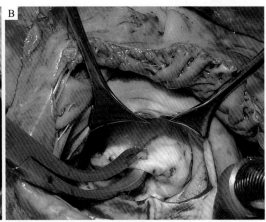

图57-1-1 二尖瓣置换

A. 二尖瓣狭窄、钙化；B. 准备切除二尖瓣；C. 切下二尖瓣前叶；D. 完整切除狭窄钙化的二尖瓣；E. 开始连续缝合植入二尖瓣。

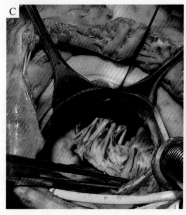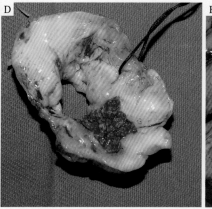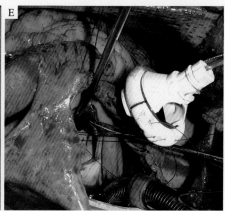

图 57-1-1（续）

（2）生物瓣置入：如用生物瓣，先缝二尖瓣前瓣环，但不缝人工瓣。在缝后瓣环时，直接将缝线缝至人工瓣上，将人工瓣推入瓣环，下瓣并打结后，将前瓣环缝线缝于人工瓣环上，这样可防止缝线缠住瓣脚。手术中尽可能保留瓣叶组织，以防心肌破裂并且有利于心功能恢复。瓣环脆弱者要加垫片，缝针要严密，防止瓣周漏。缝针要缝在瓣环上，不要缝合过深，以防进入肌层造成心肌破裂或损伤冠状动脉左旋支、冠状静脉窦、希氏束。在前叶缝线不能过深，以免造成主动脉瓣关闭不全。用生物瓣时注意缝线不要挂到瓣脚上，前两个生物瓣脚要朝着两个交界，后瓣脚对着后瓣环，以免引起左心室流出道狭窄。线结要剪短，以防卡入瓣环。用生物瓣不要抬心尖排气和挤压左心室，以防心室破裂[4]。

（3）缝合心脏切口：缝闭左心房或房间隔切口时，应从切口两端开始缝向中间并超越切口，以防切口两端出血。缝完之后，应用血管钳撑开切口，请麻醉师膨肺，排尽左心气体，然后拉紧缝线打结。

（三）停止体外循环

经主动脉根部排净左心气体，注意尽量不要过度搬动心尖部，防止心脏破裂。开放升主动脉阻断钳，如有室颤，可用电击复律，心脏复跳后，待温度、血压、心电图等各项指标达到标准后，经食管超声性心动图观察瓣膜活动无异常，逐步停止体外循环。可应用多巴胺及血管扩张药，减低心脏后负荷，根据左心房压调整输血速度，补足血容量，维持血压、心率等循环情况稳定。用鱼精蛋白中和肝素，拔出各心脏插管。

（四）止血、关胸

心脏恢复正常跳动，血压、心率等循环状况稳定后，彻底止血，置心包及胸腔引流管，间断缝心包，不可缝合过紧。胸骨穿钢丝闭合，钢丝要固定紧，逐层关胸。在关胸过程中，要密切观察血流动力学的变化，以及呼吸、尿量和血钾的变化，特别是要观察心脏有无出血情况，以便及时发现心脏破裂出血，积极处理。

十、术后处理

不论单纯二尖瓣狭窄切开、瓣膜替换或同时行三尖瓣手术，术后处理大致相同。

1. 加强呼吸道管理 患者术前常有肺循环高压或反复肺部感染、肺间质水肿、纤维化，无论是通气功能还是换气功能均受到不同程度的损害。麻醉或体外循环后肺损害可能会加重，加上心功能不全的影响以及术中和术后通气不足，可发生恶性循环，造成患者肺功能衰竭。因此，术后早期要持续辅助呼吸，使用吗啡等镇静剂，彻底清除呼吸道内分泌物。定时体疗，以保持肺功能良好。持续监测患者血气的变化，根据血气化验结果，调整辅助呼吸的通气量、次数和方式。

2. 心功能的维护　由于患者术前心功能较差，术中心脏创伤和缺血、缺氧，以及麻醉药物的影响，术后常发生心功能不全或低心排血量综合征。应酌情使用正性肌力药物和血管扩张药，常规使用洋地黄及利尿药。应更加注意右心室功能，控制液体入量，使 CVP 维持在 8 cmH$_2$O。液体补充要适当，既不能控制太严格，以致血容量不足和血液浓缩，亦不能输入过多、过快，以免加重心脏和肾脏的负担，甚至导致肺水肿。

3. 防治心律失常　二尖瓣手术后由于各种原因可发生各种形式的心律失常，最常见的为窦性心动过缓，应选用提高心率的药物进行治疗，如给予山莨菪碱、阿托品等。

根据血压情况给予多巴胺、异丙肾上腺素等。常规安置临时起搏器。其次为房颤或室上性心动过速，应该加强心功能的维护。一般手术后所发生的房颤或心动过速多可自行恢复。另外，室性心律失常也较常见，最常见原因为心功能不全或低血钾，由室速导致室颤为瓣膜手术早期死亡的主要原因之一。静脉滴注利多卡因和（或）使用起搏器多能有效地控制室性期前收缩。亦可相应选用盐酸胺碘酮等其他药物。室上性心动过速也较常见。应以洋地黄制剂为首选，心肌抑制药应禁用或慎用。

4. 维持水、电解质平衡　患者长期口服利尿药或术后尿多，术前禁食，常可导致患者血清钾过低，应根据血清钾和尿量的情况积极补充，但补钾浓度不能过高，补钾速度不能过快。

5. 抗凝治疗　生物瓣手术后应该抗凝治疗 3 个月。如果患者左心房扩大显著，且伴有房颤，最好持续抗凝治疗。机械瓣应持续抗凝治疗，术后早期静脉给予肝素治疗，监测 ACT 时间，维持在 160～180 s，于术后当天、引流管拔出后，可开始口服华法林（Warfarin），维持凝血酶原时间在正常的 1 倍以上，即 24 s 左右，活动度在 30% 左右。术后早期应每天检查，以便得知不同的患者各自的合适剂量。维持 INR 比值 2.0～2.5，一般第一次口服 3～5 mg，多数患者维持量为 3～5 mg，要依据化验结果进行调整，出院后可每 2 周或每月检查一次，直至终身。

十一、手术并发症

1. 左心室破裂　在 MVR 手术中可发生左心室破裂，多数患者发生在体外循环结束后或在 ICU 内，心脏大量出血，常不易控制，多数致死。最常见的原因为切除瓣叶或置入人工瓣时因过度牵拉房室环损伤了心肌和心内膜，心室收缩时血流使心肌损伤加重，或者在瓣膜置入后过分抬举心尖部。另外，过度切除乳头肌或不适当地去除瓣环上的钙化斑块组织，人工瓣口径过大造成后壁穿孔也是其发生原因。左心室小者，特别是女性患者，生物瓣脚或支架亦可造成心脏破裂。

一旦发生左心室破裂，应尽快建立体外循环，重新切开左心房，取下瓣膜，用带垫片的缝线在左心室内或室外修补，同时要避免损伤回旋支冠状动脉，如有损伤则需要加做旁路移植手术。如同时应用左心辅助装置，可能增加抢救成功的机会。左心室破裂后，患者病死率很高，左心室辅助或 ECMO 技术的使用是挽救患者生命的机会和希望。

2. 感染性心内膜炎　多为手术污染或血行感染所致，患者体质差、抗生素应用不合理亦为感染原因。患者术后发热、全身无力、白细胞增高，常提示感染的可能性，在术后 3～6 个月时表现更明显。如果患者对抗生素敏感，应该内科治疗。

如有瓣周漏及栓塞征象，应早期手术治疗。对手术半年后的感染，多数患者内科治疗无效，应积极手术治疗，无论是诊断还是在治疗过程中，超声心动图都会有很大的帮助。

3. 瓣周漏　瓣周漏的诊断不难，根据典型的杂音及临床表现加上超声心动图检查，一般可明确诊断。瓣周漏严重时可能没有杂音，经食管超声有助于鉴别诊断。

瓣周漏的发生与瓣环组织薄弱、缝合技术不佳有关。如患者溶血、瓣周感染，应予手术或介入治疗。某些患者需要再手术时，1~2足以闭合瓣周漏，病情严重者应该重新换瓣[5]。

4. 心包切开术后综合征　患者表现为持续低热、胸痛、咳嗽、倦怠、食欲缺乏，以及白细胞增多、血沉快等。胸片示双下肺野密度增高，经多方检查排除感染的可能性后，方可诊断。治疗可以口服阿司匹林或给予少量的激素，一般均能治愈。

5. 血栓形成　同种瓣及生物瓣发生血栓形成的机会较少，机械瓣抗凝不够，可能发生血栓。一旦血栓形成、瓣叶活动受限，应急诊手术。患者表现为胸痛、瓣膜声音不好、休克，超声心动图及胸部X线片均有诊断意义。经食管超声可以确诊，但一般因患者病情严重难以实行。

6. 出血　进行抗凝治疗的患者，由于患者本身的其他原因或口服抗凝药过量，可导致全身各脏器出血或使原有的出血性疾病加重，发生率为4.4%。一旦发生，应停用抗凝药，必要时可用止血药。

7. 溶血　换瓣后患者除了发生瓣周漏的原因之外，多为慢性溶血，所用的人工瓣过小，跨瓣压差大，可以产生溶血。如不能恢复，应再次手术治疗。

8. 左心室流出道狭窄　如患者二尖瓣环小或所用人工瓣口径偏大，误将人工瓣的前缘没缝在瓣环上，而是缝在前瓣瓣叶上，可致左心室流出道狭窄，应予避免。如有发生，需要重新手术[6]。

9. 术后晚期心脏压塞　由于抗凝治疗或术后早期引流不畅，心包腔内有一定量的积血，或者患者心功能差，心包内渗液增多。也可能为心包本身的非特异性炎性反应，使心包腔内大量积液，导致术后晚期心脏压塞。患者表现为食欲缺乏、腹胀、心慌、气短加剧、不能平卧、静脉压升高的征象和肝大等症状，需与低心排血量综合征鉴别。部分病例可表现为心慌、气短、心率快等不典型的症状，结合病史、体格检查、心电图和胸部X线检查，特别是超声心动图检查，一般不难诊断。在处理方面可采用心包穿刺或行心包切开引流术。

10. 人工瓣膜功能失常　各种原因如瓣膜发生机械故障或因手术技术的原因，均可导致人工瓣膜启闭失常、诊断不难，应积极手术探查、解决。

十二、手术效果

由于手术技术及麻醉、体外循环技术的改进，手术疗效已显著改善，手术成功率已达到99%左右。

（一）二尖瓣交界切开术

二尖瓣交界切开术的病死率已经接近零。掌握好患者手术适应证，在体外循环下行直视切开，手术效果明显优于闭式扩张手术。

远期手术疗效决定于手术所能增加的瓣口面积多少和能维持的时间。能增加瓣口面积的多少不仅与手术有关，也与瓣叶及瓣下病变的严重程度有关。二尖瓣狭窄缓解后。左心房压可明显下降，心排血量增加，肺血管阻力及肺动脉压力下降，多数患者在术后1年心功能可恢复到Ⅰ～Ⅱ级。

如患者术前心功能较差，残留压差或二尖瓣关闭不全，肺血管阻力升高和钙化，会影响手术效果。由于手术后的瘢痕或反复发生风湿性病变，可致二尖瓣逐渐发生再次狭窄或关闭不全。个别患者可能发生血栓栓塞。患者年龄大、心房颤动会增加栓塞发生率。

（二）二尖瓣膜替换术

成人术后病死率早已降至2%以下[7]，儿童二尖瓣、机械瓣置换术的手术死亡率高达11%～36%，2岁以下儿童病死率更高，远期疗效不好[8-9]。

手术死亡主要原因为心脏破裂、低心排血量综合征、心律失常和心搏骤停、机械瓣功能障碍、血栓形成、出血或栓塞、感染性心内膜炎等，一旦发生，预后较差。

手术危险因素与高龄、病史长、心力衰竭、心脏扩大、心胸比>0.7、术前呼吸功能不全、严重营养不良、恶病质有关。

长期随诊结果表明，绝大多数患者心功能可恢复到 I 、II 级，与抗凝有关的并发症为 5%～10%，10 年生存率在 70% 左右，再手术发生率为 1%～5%。

第 2 节　二尖瓣关闭不全

二尖瓣关闭不全（mitral incompetent，MI）比较常见，发病率占人口总数的 1%～2.5%，男性与女性发病相似。

多种原因使二尖瓣结构发生病变，瓣环扩大，瓣叶、腱索、乳头肌、心室壁发生异常，致使二尖瓣不能严密关闭，即为二尖瓣关闭不全。MI 可分为原发性或继发性，按病程可分为急性和慢性二尖瓣关闭不全。

一、病因与病理

原发性 MI 发病率在儿童为 0.7%，成人为 2.4%，最常见的原因为退行性变和黏液样变性，随着社会人口老龄化，由退行性变所导致的二尖瓣关闭不全患者会越来越多。患者均表现为二尖瓣环扩大。退行性变瓣环向各个方向扩大，黏液样变和缺血所致的关闭不全以瓣环前后方向扩大为主，除此之外还合并腱索纤细、断裂及瓣叶脱垂（在心脏收缩期二尖瓣飘出正常瓣环水平 2 mm 水平以上）。二尖瓣脱垂有几种不同的病名，如 Barlow 综合征、二尖瓣黏液样变性（mucoid degeneration）、二尖瓣脱垂综合征（mitral valve prolapse syndrome）。

二尖瓣脱垂综合征所致的二尖瓣关闭不全，病变主要为瓣叶的黏液样变性，由黏多糖代替了瓣叶的胶原纤维，使瓣叶冗长增厚，二尖瓣前、后叶在收缩时不能互相依靠和支撑而形成关闭不全。同时腱索延长、变细、断裂，瓣环扩大，将使关闭不全加重。

风湿性心脏病 50% 会发生 MI，由于慢性炎症，多数病例瓣叶增厚、瓣叶面积减少、纤维化、顺应性下降，尤以瓣叶边缘及后叶为甚，腱索缩短，可造成活动受限，而发生单纯二尖瓣关闭不全，但较少发生钙化。

感染性、细菌性心内膜炎所致的关闭不全可能合并瓣叶裂、腱索断裂、瓣叶穿孔和赘生物形成。感染常源于主动脉瓣。因为病程短，瓣环不一定明显扩大。

冠心病心肌缺血、急性心肌梗死导致室壁运动失常、乳头肌功能不全或断裂等原因也可产生二尖瓣脱垂、关闭不全。

先天性二尖瓣裂，腱索异常，急性创伤可致二尖瓣乳头肌及腱索断裂，瓣膜损坏，这些病变在结缔组织疾病如马方综合征、系统性红斑狼疮、类风湿关节炎、强直性脊柱炎等亦可发生。

继发性关闭不全以瓣环扩大为主，瓣叶和瓣下组织病变不严重，可见瓣叶边缘增厚。多继发于左向右分流的先天性心脏病，如房室间隔缺损，肺动脉瓣正常的右心室双出口、共同动脉干、大动脉转位、单心室等。肥厚型梗阻性心肌病常继发二尖瓣关闭不全。

二、病理生理

任何原因导致的二尖瓣关闭不全都会使血液在左心室收缩时向左心房反流。在心室开始收缩、主动脉瓣开放之前就有反流，几乎有一半的反流血液会被挤入左心房，从而使患者有效心排血量减少，心脏做功增加。

二尖瓣关闭不全时左心房容量增加、压力上升，但不如二尖瓣狭窄时升高显著。如反流量很大，二尖瓣口相对狭窄，可在心室舒张早期出现跨瓣压力阶差。急性二尖瓣关闭不全患者，左心房压明显升高，左心房未能相应地扩大，可维持正常窦性心律1～2年。左心房收缩可加速左心室充盈，同时肺循环高压也随之发生，最终可出现右心衰竭。因此，早期手术治疗效果好。

但慢性二尖瓣关闭不全患者，左心房通常明显扩大，对反流的血容量有巨大的缓冲作用，即使病变严重，左心房压力也仅轻度升高，肺静脉及肺毛压升高也不明显，因此，肺动脉高压不像二尖瓣狭窄那样严重。不过，当患者心排血量急剧增加时，左心房压也可显著上升。由于左心房高度扩大，心房壁变薄、纤维化，房壁肌细胞也退化，可发生房颤，常伴有左心室功能损害。

二尖瓣关闭不全对左心室的影响有以下几个方面：首先，左心室前负荷即容量负荷增加，因为左心室不仅容纳前向血流，还要容纳反流入左心房的血流。反流越大，左心室容量负荷越重。左心室在射血期与左心房的压差以及二尖瓣反流口的面积决定了反流量的多少，反流口面积不仅取决于二尖瓣瓣叶的病变，而且受左心室形态与容量的影响。因为左心室的变化可影响到二尖瓣瓣环及瓣下的改变，反流口面积与左心室舒张末期容量成正比，与收缩期长短成反比。当降低前负荷、后负荷或增加心室收缩力以减少左心室容量后，二尖瓣反流量也随之减少。其次，二尖瓣关闭不全时后负荷降低，由于部分心室血液反流入左心房，左心房起了缓冲作用，有利于左心室收缩。因此，在代偿期反流明显，左心室排血分数仍然较高，在失代偿时排血分数也仅轻度下降。如果射血分数降至40%以下，说明病变较重，手术危险性增加。再次，左心室收缩力下降，左心室壁由于容量负荷增加而扩张变薄，结果又使二尖瓣反流量增加，形成恶性循环。

慢性二尖瓣关闭不全患者心室肌肉也会代偿性增厚，但不显著。急性患者以心室扩张为主，心室收缩力下降严重，易致左心衰竭。

三、临床表现

慢性二尖瓣关闭不全的症状与瓣膜病变的程度、左心功能状态有关。在心功能代偿期间，症状不明显。在病变加重和心脏容量负荷失代偿情况下，患者可明显感到活动后心慌、气短、疲劳、乏力。如果左心室射血分数降至40%以下，可导致前向心排血量减少和肺淤血，逐渐出现劳累后呼吸困难、咳嗽、心悸等症状，严重者会出现端坐呼吸或夜间阵发性呼吸困难。长期肺淤血易导致肺部感染，可进一步加重或诱发心力衰竭。由于心房颤动，心房或心室附壁血栓脱落，可致脑栓塞。

继发的肺动脉高压，可导致右心负荷增加和右心功能衰竭，患者出现肝脏淤血、肿大，腹胀、食欲下降，胸腔和腹腔积液，双下肢水肿等症状。如合并亚急性细菌性心内膜炎时，可有发热、栓塞等相应的临床表现。

急性二尖瓣关闭不全的患者因为左心房不大、顺应性正常，左心房压和肺静脉压会迅速升高，可导致左心功能衰竭，出现肺部淤血和急性肺水肿，患者有缺氧、心率快、呼吸急促、端坐呼吸等症状。

体格检查可见患者心尖部抬举性搏动，右心衰竭时可有颈静脉怒张、肝大、下肢水肿。胸骨左缘第3、4肋间可闻及第三心音和第一心音减弱，以及Ⅲ级左右收缩期吹风样杂音，向左腋下传导。如关闭不全靠近前外交界，杂音多向左腋前线传导。如患者有二尖瓣后叶脱垂，血液反流到左心房顶部，在主动脉听诊区亦可听到收缩期杂音。肺动脉瓣区第二心音亢进、分裂。

四、辅助检查

1. **心电图**　心电轴可左偏或为左心室肥厚或劳损，常合并心房颤动。

2. **胸部X线**　严重慢性二尖瓣关闭不全患者左心房增大显著，左心耳突出。左心室增大，肺动脉段突出，主动脉结缩小。在急性二尖瓣关闭不全情况下，左心房和左心室大小可以正常或轻度增大，X线片主要表现为肺静脉高压和左心房压升高、肺水肿和肺淤血。

3. 超声心动图 可发现左心房室增大，二尖瓣腱索断裂、瓣叶穿孔或瓣叶脱垂、瓣环扩大等。彩色多普勒可诊断出关闭不全及其严重程度。对左心室扩大和心功能情况亦可做出可靠的评价。

五、手术适应证

患者确诊为二尖瓣关闭不全，有临床症状，超声心动图及胸部X线片发现左心房、室有明显扩大，心律失常，左心室功能下降。应尽早手术治疗，并尽可能行二尖瓣成形术。如合并三尖瓣关闭不全、冠心病、主动脉瓣病变，亦应同期手术治疗[10-12]。

六、手术禁忌证

患者高龄>70岁，病程长、全身情况差，呼吸功能不全，心功能Ⅳ级，恶病质，肝肾功能不全合并冠心病等其他心脏病，应为手术禁忌。

七、术前准备

患者入院后，应行强心利尿治疗，给予口服地高辛和氢氯噻嗪等药物，并同时补充钾盐等电解质。全身情况较差的患者，应给予高蛋白饮食，补充维生素B和维生素C等。如患者合并呼吸道等感染，术前应予积极抗感染治疗。对于二次手术和凝血系统紊乱的患者，要适当补充维生素K，必要时准备术后静脉输入血小板。密切观察患者的心率、血压、尿量和体重等方面的变化，要在全身情况改善、经实验室检查证实无风湿活动、患者心肺功能处于最佳状态的情况下再进行手术。如经过术前充分准备，患者症状改善不明显，心功能仍差，即使发生急性肺水肿、端坐呼吸，手术危险性较高，也应争取早做手术。

八、手术技术

（一）二尖瓣直视成形术

二尖瓣与主动脉瓣不同，应尽量争取行成形术，成形术疗效优于瓣膜替换术。

手术在低温、全麻、体外循环下进行，二尖瓣成形术可解除二尖瓣狭窄与反流，可能不会完全恢复正常解剖结构，以恢复二尖瓣正常功能为主。要保存与恢复前瓣叶的有效面积与活动度，后瓣叶虽然也要尽量恢复，但后瓣叶与后瓣环是二尖瓣成形的主要手术范围，可做各种修剪缝补。一般认为前瓣叶切除范围不超过自身的1/6，而后瓣叶切除1/3也无妨，腱索可用人工腱索替代，而人工环常为二尖瓣成形术所必需。常用的二尖瓣成形术有以下几种。

1. 二尖瓣后叶部分切除成形术 多用于二尖瓣退行性变，腱索细长断裂引起二尖瓣脱垂，以后叶腱索断裂为常见。在二尖瓣关闭不全后，瓣环继发性扩大，使关闭不全加重。

手术可以将脱垂的后叶部分矩形切除，用5/0或6/0 prolene线连续或间断缝合后叶的切缘，保护腱索。根据患者的体重决定瓣口面积和后瓣环的大小，从而得知心包条的长度。用自体心包条，测好所需的长度，先用4/0 prolene线双头针加垫片、褥式缝合，将心包条两端分别固定在前、后交界附近的前叶瓣环上，再在心包条中间用4/0 prolene线褥式缝合瓣环固定，打结后分别向两交界缝合，与原交界缝线打结固定心包条，此法可以代替人工环，节约手术费用，效果良好。也可以选用其他人工成形环固定二尖瓣环，以防复发[10-11]（图57-2-1）。

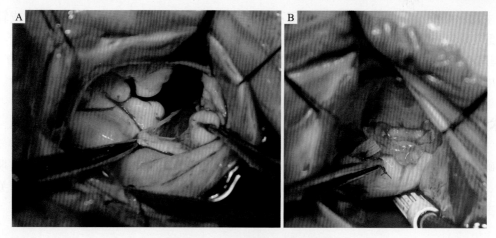

图 57-2-1　二尖瓣后叶部分成形术
A. 二尖瓣后叶脱垂；B. 二尖瓣成形术后。

2. 交界缝缩法　常用于婴幼儿或儿童，原发或继发的二尖瓣关闭不全。可根据反流部位缝合一个或两个交界。应尽量保留前叶瓣环的长度，用 4/0 或 3/0 prolene 线双头针加垫片从后瓣环向前瓣环连续褥式缝合，出针在瓣叶交界附近的前叶瓣环上，以缩小后瓣环，将后叶推向前方。注意测量瓣环内径，勿使其过小，以免造成狭窄。成人患者多需要人工成形环固定。

3. 人工成形环成形法　将一特制的人工环（Carpentier 或 Duron 环）缝到瓣环上，在缝合前瓣侧的瓣环时，缝针穿通瓣环和人工环的间距大致相等；在缝合后瓣侧的瓣环时，缝在瓣环的针距要比人工环的针距宽，这样才能起到环缩的作用。一般做 10～15 个褥式缝线与人工环固定。瓣环选择可依据患者身高、体重和前叶大小来决定。

人工环可以重塑二尖瓣瓣环的正常形态和大小，增加瓣叶的对合面积，最大限度地减少反流，保护瓣叶的活动性。可加固成形区的缝线，减少瓣叶与缝线的张力，还可以防止术后撕脱及瓣环继续扩大，保持二尖瓣固定的口径及一定的形状，这有利于保持长久的成形效果。常用的环有两种：①软带式环，只可保持瓣环口径，不能完全固定瓣口形状；②硬质环，如 Carpentier 环、Cosgrove 环，Carpentier 环，可使瓣口保持一定的形状。弹性环的优点是手术后瓣环仍可能随左心室的收缩而活动，有利于心功能的改善。人工成形环固定常为二尖瓣成形手术的一个重要组成部分，约 80% 的患者仅用人工成形环即可以消除二尖瓣反流。

4. 后叶腱索转移术　二尖瓣创伤导致腱索断裂、关闭不全，需积极手术治疗。前瓣叶腱索断裂可采用腱索转移术，即应根据情况行后叶腱索转移术，将与前叶脱垂部分相对应的有腱索附着的后叶组织约 2 mm×3 mm 切下，反转缝合在脱垂前叶边缘上，使前瓣叶不再脱垂。再将后叶修复成形，另加人工环固定。

5. 双孔法修复术（Alfieri 技术）　适用于二尖瓣前后瓣叶脱垂、关闭不全、瓣环扩大而无腱索断裂的患者。在二尖瓣前、后叶边缘对应处，用 4/0 或 5/0 prolene 线双头针加垫片间断褥式缝合 1～2 针，使二尖瓣变成双孔，既不引起瓣口的狭窄，又使瓣膜启闭功能良好，此方法简便、易行。

6. 人工腱索替代　二尖瓣脱垂所致的二尖瓣关闭不全，腱索断裂或腱索过长可用人工腱索替代。通过超声心动图和术中测量可确定腱索置入的长度和位置。尽量使人工腱索与原处正常的腱索在长度上相同，人工腱索才能起作用。

手术先切除病变的腱索，以 4/0 的 Gore-tex 缝线加垫片作为人工腱索，用双头针分别在腱索断裂的乳头肌中段以下缝合，固定打结后，用神经钩向左心房方向牵拉瓣叶，拉直病变附近的腱索，随后左心室注水，调节 Gore-tex 缝线的长度至正常腱索水平，将该缝线穿过脱垂的瓣叶边缘，此处由于反流，通常较厚。再穿过一个小垫片，打结、固定。可再用双头针反向缝合穿过反流瓣叶游离缘，加一个小垫片在心室面加固、打结，防止撕脱。人工腱索可能因为打结移位而缩短，导致瓣膜活动受限，也可能因为打结缝合而变得过长，需要矫正，因此在打结时，助手要协助提起瓣叶上的小垫片加以固定。双头针可形成一对人工腱索[13]，也可用数量合适的环套状人工腱索，固定脱垂的瓣叶，再用人工环固定。

7. 微创人工腱索置入　微创人工腱索置入为一项新技术，借助专门器械，在心脏搏动下，经心尖部将人工腱索置入，治疗二尖瓣腱索脱垂或断裂。这项技术已开始应用于临床，但还在完善的过程中。

Gore-tex 缝线是聚四氟乙烯材料，是一种高强度、单股多微孔、非吸收缝线，其柔韧度、生物相容性和耐久性好，能快速被宿主组织的细胞覆盖和浸润，因此，作为人工腱索临床应用效果满意。但术后人工腱索长度不会改变，而患者心脏大小会改变，因此不适合用于儿童。由于病因的不同、心脏的变化，人工腱索也可能会失去作用。

瓣膜修复后可用导尿管通过二尖瓣口做注水试验。观察瓣叶膨胀情况，有无反流，如不满意，要重新进行修整或二尖瓣替换。以上检查是在心脏停搏、心肌无张力的情况下进行的。心脏复跳后，术中还应做经食管超声检查。如关闭不全明显，应再次阻断升主动脉，进行瓣膜成形或替换。

（二）二尖瓣替换术

如瓣膜病变严重无法成形或成形失败，再次手术的患者可考虑行二尖瓣替换术。二尖瓣关闭不全的患者通常左心室有不同程度的扩大，为保护好心功能，进行置换时可保留瓣叶及腱索，最好是保留后叶。保留全瓣膜可能会影响人工瓣膜的启闭和左心室流出道狭窄。如患者为亚急性细菌性心内膜炎，应彻底清除感染的瓣叶组织（图57-2-2）。

左心室扩大显著、心室壁薄，易致心脏破裂，术中操作应轻柔，小心预防。由于瓣环组织薄弱，在手术方法上应以双头针加垫片间断褥式缝合为主，预防瓣周漏的发生（术后处理、并发症等细节方面参阅本章第1节）。

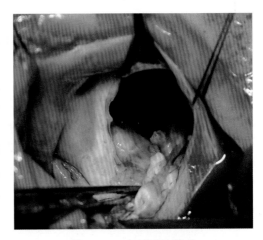

图 57-2-2　切除感染瓣叶

九、手术效果

二尖瓣成形术术后病死率应少于1%。晚期效果决定于手术技术和患者病变的程度，但明显优于瓣膜替换术。个别病例术后数年病情可能复发，需要再做换瓣手术。

据文献报道，二尖瓣成形术 1 709 例和二尖瓣替换术 213 例对比研究结果，住院30天内手术死亡率，二尖瓣成形术为1.3%，二尖瓣替换术为4.7%。术后随访9.2年，207例死于心脏原因。二尖瓣成形术后20年，生存率为46%，再手术和并发症减少，二尖瓣替换术后生存率为23%[14]。另一篇文献总结 1 234 例二尖瓣脱垂、二尖瓣成形的患者，平均年龄为59岁，男性占70.4%[12]。随访20年，免于再手术者为60.4%，与瓣膜有关原因死亡的为12%，非心脏原因死亡为21.3%，再手术者为4.6%，感染性心内膜炎发生率为1.1%，血栓栓塞占10.3%，出血占6.4%，二尖瓣关闭不全复发率为12.5%，三尖瓣关闭不全占20.8%，心房颤动占32.4%。多原因分析结果表明，高龄、完全性房室传导阻滞、没有用人工环、黏液样变性的严重程度与复发有关。

第 3 节　二尖瓣合并三尖瓣疾病

二尖瓣疾病常合并或继发三尖瓣病变，使病情加重，心功能受损。很多患者在二尖瓣成功手术十余年后，会发生严重的三尖瓣关闭不全和心功能不全。应予以足够的重视和积极的处理，以便患者术后早期顺利恢复，远期获得良好的效果。

一、病理解剖

1. 二尖瓣疾病合并三尖瓣狭窄及关闭不全　风湿性心脏病三尖瓣病变一般不单独发生，常并发于二尖瓣或主动脉病变。患者除了二尖瓣病变之外，合并单纯性三尖瓣狭窄很少，多为狭窄加关闭不全。三尖瓣瓣叶病变多数较轻。瓣叶增厚，交界粘连，一般不钙化，以瓣叶挛缩、瓣环扩大和腱索短缩为常见。

2. 继发性三尖瓣关闭不全　多继发于二尖瓣病变或肺动脉高压。瓣叶和腱索外观正常，主要病变为瓣环扩大，以前叶后叶所附着的瓣环部分为甚，隔瓣由于室间隔和中心纤维体的固定而变化不大。

二、病理生理

在二尖瓣病变的病理生理改变的基础上，三尖瓣狭窄与关闭不全主要为体循环淤血、右心房扩大、右心室扩张、右心功能不全和心排血量下降，严重者可导致全心衰竭。

三、临床表现

患者除了心慌、气短、心功能不全的二尖瓣病变表现外，还可见到三尖瓣狭窄和关闭不全的表现，即主要有静脉压升高、颈静脉怒张和搏动、肝大、腹水、下肢水肿。胸骨左缘第4肋间可听到Ⅱ～Ⅲ级收缩期杂音。如为三尖瓣狭窄，可听到舒张期杂音。

四、辅助检查

1. 心电图　右心房扩大、P波高尖，右心室肥厚，可能合并房颤等心律失常表现，主要由病变瓣膜的种类决定。

2. 胸部X线片　心脏扩大，以右心房为主，在三尖瓣狭窄更为明显，肺血正常、减少或淤血，在三尖瓣关闭不全，右心房和右心室均扩大，同时可见左心房扩大，以及瓣膜钙化等二尖瓣病变的表现。

3. 超声心动图　可发现左、右心房增大，房壁增厚，房间隔可能偏向左心房，室间隔矛盾运动，可见三尖瓣增厚、狭窄或活动受限，也可见三尖瓣不同程度的反流，并可发现合并的二尖瓣及其他病变，可以确诊。

五、自然病程

无论二尖瓣病变合并功能性或器质性三尖瓣关闭不全，都可能使心功能不全继续加重。即使在二尖瓣膜手术后，三尖瓣关闭不全较轻，远期亦可能发生严重的三尖瓣关闭不全，其发展与全肺阻力升高或心肌病变有关。

六、手术适应证

轻度三尖瓣关闭不全在二尖瓣手术后可能恢复，但多数10年左右也可能加重，中到重度关闭不全

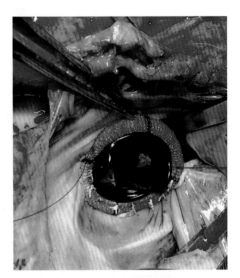

病变是不可逆的。因此，在消除原发病变时应同期矫正三尖瓣病变。

七、术前准备

术前准备同二尖瓣手术。

八、手术技术

（一）三尖瓣成形术

1. 三尖瓣狭窄 三尖瓣位于右心室低压心腔，人工机械瓣膜置换术后发生血栓等并发症机会多，因此应尽量行成形术。瓣膜交界部粘连者，可沿交界无腱索部位切开，尽量保留腱索，如切开后出现反流，可将反流部位的瓣环适当环缩。采用4/0 prolene线加垫片褥式缝合相近的交界。

2. 三尖瓣关闭不全 由于隔瓣固定不易变形，前后瓣叶相应的瓣环位于房室沟部位，随心腔的变化可以相应拉长和变形，可导致关闭不全。可在此范围内，用De Vega环缩术，或加用人工环进行瓣环成形。

（1）De Vega环缩术：用2/0或3/0无创伤双头针线沿前后瓣环范围连续缝合，根据瓣环扩大程度决定环缩多少。一定要缝在瓣环上面，不要仅缝在瓣叶根部。两端各带一个垫片，拉紧缝线后，根据患者体重使瓣口缩小至25~29 mm，然后打结（详见第59章"三尖瓣疾病"）。

（2）金属环固定：可用Carpentier环。用间断褥式方法将三尖瓣环与金属环包布缝合打结，缝在瓣环的针距应大于人工瓣环的针距，才能起到环缩作用。

（二）三尖瓣替换术

如三尖瓣病变严重，并以狭窄为主，无法成形者，应施行三尖瓣替换术。因三尖瓣低压易致人工瓣栓塞，多采用27号、29号、31号生物瓣。为了减少心肌缺血时间，可以在二尖瓣替换术完成以后，在心脏跳动的情况下进行手术操作。切除瓣叶时，隔瓣要保留2~3 mm，隔瓣部位要采用间断褥式加垫片缝合方法，缝在瓣叶的基底部，切不可缝在瓣环上，最好在心脏跳动下缝好隔叶的缝线，以防发生Ⅲ度房室传导阻滞。其余部位可采用间断或连续方法缝在瓣环上（图57-3-1）。也可以连续缝合，将三尖瓣置换于冠状静脉窦上方，以免损伤希氏束。造成完全性房室阻滞（详见第59章"三尖瓣疾病"）。

图57-3-1 三尖瓣置换

九、术后处理

三尖瓣手术后处理大体与二尖瓣相似，要更加严格控制入量，维持酸碱和水、电解质平衡，加强右心功能的维护。需要呼吸及辅助呼吸，经静脉使用多巴胺、米力农、肾上腺素等正性肌力药物和硝酸甘油等药物，维持CVP在正常范围，预防和控制心律失常等。可参阅本章第1节"二尖瓣术后处理"。

抗凝治疗要求更加严格，生物瓣手术后应该抗凝治疗3个月。如果患者左心房扩大显著，且伴有房颤，最好持续抗凝治疗。机械瓣应持续抗凝治疗，术后早期静脉给予肝素治疗，监测ACT时间，将其维持在160~180 s，术后引流管拔出后当天，可开始口服华法林（Warfarin），维持凝血酶原时间在正常的1倍以上，即24 s左右，活动度在30%左右。术后早期应每天检查，以便得知不同的患者各自的合适剂量。一般第一次口服3～5 mg，多数患者维持量为3～5 mg，要依据化验结果进行调整，维持INR比值2.3～2.5，出院后可每2周或每月检查一次，直至终身。

十、手术并发症

除了二尖瓣手术并发症之外，还可能发生与三尖瓣手术有关的并发症。三尖瓣替换后也可能发生瓣周漏、右心功能不全、心律失常等并发症，尤其对血栓形成和抗凝出血要特别重视。生物瓣发生血栓形成的机会较少，若机械瓣抗凝不够，三尖瓣置换后更可能发生血栓。一旦血栓形成、瓣叶活动受限，应急诊手术。同理也会因抗凝太过可能导致全身各脏器出血或使原有的出血性疾病加重，应针对病因进行止血治疗。

十一、手术效果

只要患者术前右心功能衰竭不严重，二尖瓣手术同时行三尖瓣成形或换瓣手术与单纯二尖瓣比较手术死亡率应该相似，即少于1%。如果患者肺动脉高压明显，三尖瓣成形术后很可能复发，加用硬质人工瓣环成形可能效果更好。

三尖瓣替换的手术危险性远大于其他瓣膜手术，血栓形成和出血是较常见的并发症。血栓形成和组织长入导致机械瓣功能障碍，会有致命的危险，因此应多选择生物瓣置换。

第4节 瓣膜再次替换术

生物瓣钙化、损毁，细菌性心内膜炎，瓣周漏，机械瓣功能障碍，溶血等原因，常需要再次进行瓣膜替换手术。再次手术危险性明显增加，因为心脏及心包粘连、解剖困难，也因为手术时间长，对心肌保护不利，心脏排气也受到限制，同时再手术易致大出血等严重并发症。因此，决定手术要慎重，术前准备要充分，应明确诊断，充分估计手术中可能遇到的困难；术中操作要轻柔、精巧；术后要注意防止并发症，争取手术成功。

一、术前准备

术前要加强强心利尿治疗，完成各种常规检查，对患者呼吸功能、心功能和肾功能作出正确评价。由于再手术创面大，且有出血、渗血的可能，因此，应备血、血浆和血小板。

术中要注意麻醉平稳，维持心律正常，要有体外除颤准备，以防意外。为减少术后渗血，应常规使用止血药物。

二、手术技术

患者仰卧位，取原正中切口，备皮、铺巾，同时要消毒腹股沟皮肤，准备股动脉插管。

如果患者为主动脉手术，或心脏扩大明显，出血可能性大，可直接在股动、静脉插管建立体外循环后再锯胸骨。一般均可直接剪断，拔出胸骨固定钢丝，再游离胸骨上下端，用摇摆锯锯开胸骨。将胸骨完全锯开后，用牵开器或甲状腺拉钩向上、向两侧牵开胸骨，用电刀分离。在锯胸骨过程中，如患者为二尖瓣替换，且右心房和右心室增大，极可能发生不同程度的右心房、右心室破裂出血。再次主动脉瓣替换时，切口感染，形成假性动脉瘤，也可能发生主动脉破裂出血。此时可能胸骨尚未充分锯开，修补也很困难，盲目继续开胸可能导致致命的大出血，术野不清，不易控制。因此可先在股动静脉插管，建立体外循环，再继续开胸游离。锯胸骨时一旦发生出血，切忌慌乱，应先停止开胸，必要时用2/0 prolene线缝闭皮肤切口止血，同时全身肝素化，于股动脉插管，建立体外循环，或输血以维持血压和心率平稳。如静脉插管困难，可加强左、右心吸引和血液回收。股静脉插管后，重新剪开皮肤缝线，也可先经心脏破口插入静脉引流管，于并行循环下继续开胸游离心脏。在游离中应尽量远离心表面，以防损伤心脏及冠状动脉。

牵开胸骨后，找到合适的层次，用电刀松解粘连组织。先游离升主动脉，再游离右心房、右心室。在建立体外循环之后再行心脏引流，于张力下降之后再游离左心室。可充分游离，也可以根据情况部分游离心脏。在充分游离升主动脉之后，用2/0涤纶线缝荷包线，插入升主动脉插管。插管时注意切口不可太小，以免由于再手术主动脉形成瘢痕而难以插入，也要警惕暴力撕裂升主动脉导致大出血。在游离右心房时，心包往往粘连较紧，可经心包外插入静脉引流管或右上肺静脉插管引流，特别是再次主动脉瓣替换，更应该先插入右上肺静脉插管引流。

各种瓣膜再次手术，开胸和建立体外循环过程大同小异。在进行三尖瓣替换时，可在心脏跳动下进行，多采用2/0涤纶线间断缝合。在二尖瓣置换时，多经房间隔切口，用艾力斯钳夹住人工瓣边缘，用电刀分离，注意在切除瓣膜时勿伤及附近心肌组织。在切除生物瓣时，可先拆除间断缝线，再逐渐剥离。

二尖瓣、主动脉瓣再次替换，以间断缝合为主。换主动脉瓣时，切口要注意避免过高，保护好心肌，具体技术细节参照前述。在闭合各心脏切口之后，心腔内要充满血液，充分排气，开放升主动脉后要防止在心脏复跳前心脏过胀。心脏要充分引流。复跳后血压要平稳，确定无误后停体外循环机，拔除各心脏插管。彻底止血，逐层关胸。

三、手术效果

再次进行二尖瓣替换手术风险超过初次手术，二尖瓣成形术后再进行二尖瓣替换手术更加安全。文献报道1992—2015年520例二尖瓣再次替换手术，其中273例为二尖瓣成形术后，手术死亡率为5%；247例为换瓣手术，病死率为9%。两次手术间隔时间分别为9.1年和9.8年[15]。手术危险因素为慢性肾功能不全、感染性心内膜炎和年龄。与其他瓣膜手术一样，高龄、病史长、心力衰竭、心脏扩大、心胸比＞0.7、术前呼吸功能不全、严重营养不良等都是手术危险因素。

四、经验与启示

风湿性心脏病以二尖瓣狭窄和狭窄合并关闭不全为常见，二尖瓣退行性病变以关闭不全为主，瓣叶脱垂特别是以后叶脱垂为常见。合并主动脉瓣、三尖瓣病变及冠心病的患者也不少见。根据病史、体征、胸部X线片、超声心动图检查可以确诊。

风湿性二尖瓣狭窄和狭窄合并关闭不全多需要置换瓣膜，手术关键是掌握好手术指征，手术操作要轻柔，缝合要可靠。对于二尖瓣狭窄的患者要特别注意瓣膜切除、人工瓣置入等过程，防止损伤左心室心肌，避免左心室破裂这一致命的并发症。对于病程长、心肺功能不全、全身严重营养不良的患者不能勉强手术，否则即使手术成功，术后也很难恢复。

对二尖瓣脱垂的患者应尽可能行成形术，根据病变的不同，施以不同的手术方法，手术后患者可以恢复良好，疗效优于瓣膜置换术。二尖瓣成形术方法较多，对二尖瓣病变正确评估，选择合适的手术时机和适应证，采用多种方法综合处理，可获得满意的临床效果。

各种瓣膜手术后都有可能进行再次换瓣手术，只要术前准备充分，手术中注意保护好心肌，仔细谨慎操作，再次进行瓣膜手术是安全的，效果良好。

二尖瓣疾病合并三尖瓣病变应同期手术，三尖瓣同期手术不增加手术死亡率和并发症。三尖瓣置换应该首选生物瓣，用机械瓣更要积极抗凝以及预防抗凝出血。三尖瓣成形术更安全，复发的可能性大。

（吴清玉）

参 考 文 献

［1］ GERHARD ZIEMER, AXEL HAVERICH. Cardiac Surgery [M]. Berlin: Speringer, 2017: 798.

［2］ SECKELER M D, HOKE T R. The worldwide epidemiology of acute rheumatic fever and rheumatic heart disease [J]. Clin Epidemiol, 2011, 3: 67-84.

［3］ 郭加强. 心脏外科技术图谱 [M]. 杭州: 浙江科学技术出版社, 1995: 70-112.

［4］ BAUMGARTNER H, FALK V, BAX J J, et al. 2017 ESC/EACTS Guidelines for the management of valvular heart disease [J]. Eur Heart J, 2017, 38 (36): 2739-2791.

［5］ RUIZ C E, HAHN R T, BERREBI A, et al. Clinical trial principles and endpoint definitions for paravalvular leaks in surgical prosthesis: an expert statement [J]. J Am Coll Cardiol, 2017, 69 (16): 2067-2087.

［6］ WU Q Y , ZHANG L F. Obstruction of left ventricular outflow tract after mechanical mitral valve replacement [J]. Ann Thorac Surg, 2008, 85: 1789-1791.

［7］ AYSE CETINKAYA , JULIA POGGENPOHL, KARIN BRAMLAGE, et al. Long-term outcome after mitral valve replacement using biological versus mechanical valves [J]. J Cardiothorac Surg, 2019, 14 (1): 120.

［8］ CALDARONEE C A , RAGHUVEER G, HIJLS C B, et al. Long- term survival after mitral valve replacement in childern aged＜5year: a multi-institutional study [J]. Circulation, 2001, 18: 104 (12 Suppd1): 1143-1147.

［9］ CHIZITAM IBEZIM, AMBER LEILA SARVESTANI, JESSICA H KNIGHT, et al. Outcomes of mechanical mitral valve replacement in children [J]. Ann Thorac Surg, 2019, 107 (1): 143-150.

［10］ WEBB J G, MURDOCH D J, BOONE R H, et al. Percutaneous transcatheter mitral valve replacement: first-in-human experience with a new transseptal system [J]. J Am Coll Cardiol, 2019, 73 (11): 1239-1246.

［11］ 吴清玉, 朱晓东, 沈向东, 等. 二尖瓣脱垂的手术矫治 [J]. 中华外科杂志, 1994, 32 (1): 15-16.

［12］ TIRONE E D, CAROLYN M D, WENDY TSANG, et al. Long-term results of mitral valve repair for regurgitation due to leaflet prolapse [J]. J Am Coll Cardiol, 2019, 74 (8): 1044-1053.

［13］ TONG X N, WU Q Y. Acute mitral valve chordae tendineae rupture of a child [J]. Chinese Medical Journal, 2014, 127 (7): 2996

［14］ SIHAM LAZAM, JEAN-LOUIS VANOVERSCHELDE, CHRISTOPHE TRIBOUILLOY, et al. Twenty-year outcome after mitral repair versus replacement for severe degenerative mitral regurgitation: analysis of a large, prospective, multicenter, international registry [J]. Circulation, 2017, 135 (5): 410-422.

［15］ JULIUS I E, SAMEER A H, FERNANDO RAMIREZ-DEL VAL, et al. Outcomes of repeat mitral valve replacement in patients with prior mitral surgery: A benchmark for transcatheter approaches [J]. J Thorac Cardiovasc Surg, 2018, 156 (2): 619-627.

第58章
主动脉瓣疾病

主动脉瓣疾病是一种常见的心脏病，其中以风湿性心脏病所致的主动脉瓣疾病占多数。先天性心脏瓣膜发育畸形和老年性瓣膜退行性变或其他原因如感染、马方综合征、自身免疫性疾病、外伤等，都可造成严重的主动脉瓣膜疾患，绝大部分患者都需要手术治疗[1]，并能取得很好的疗效。

一、历史回顾

1960年德怀特·哈肯（Dweight E. Harken）第一次用自制的机械瓣替换主动脉瓣。尔后艾伯特·斯塔尔（Albert Starr），维金·比约克（Viking Bjork）和顿·希利（Don Shiley）相继研发了机械瓣并用来替换主动脉瓣。1962年唐纳德·罗斯（Donald Ross）发明了Ross手术，用患者的肺动脉瓣替换主动脉瓣，再用同种瓣移植在肺动脉瓣的位置上，1964年卡洛斯·迪朗（Carlos Duran）等首次用带支架的猪瓣进行主动脉瓣置换[2]。

二、病因与病理

（一）主动脉瓣狭窄

1. 风湿性主动脉瓣狭窄　多见于儿童和成年人，是由于风湿性病变使主动脉瓣炎症侵及瓣环和瓣叶形成瓣膜炎所致。瓣叶由于水肿、毛细血管增生和细胞浸润而增厚变形，瓣交界融合、粘连，活动受限，瓣口呈现不同程度的狭窄。瓣叶亦可发生严重钙化，甚至延及二尖瓣前叶。由于瓣叶变形、变硬，常合并不同程度的主动脉瓣关闭不全。单纯风湿性主动脉瓣病变较少，常合并二尖瓣病变。

2. 退行性变　高龄患者主动脉瓣可因退行性变导致主动脉瓣膜狭窄，成人主动脉瓣狭窄可继发于先天性主动脉瓣二瓣化畸形，以瓣叶钙化变形为主，瓣叶增厚，瓣口很小，狭窄的瓣口常呈偏心和固定，可合并主动脉瓣关闭不全。瓣交界钙化融合常较重（图58-0-1），通常无明显界限。钙化可延及瓣环及室间隔，甚至影响心脏的传导束，个别病例可发生完全性房室传导阻滞。由于瓣口狭窄、瓣叶变形，左心排血阻力增加，可逐渐产生左心室肥厚。当发生左心功能不全时，左心室可能扩张。

（二）主动脉瓣关闭不全

许多原因都可导致主动脉瓣关闭不全，先天性发育异常、感染、自身免疫性疾病、主动脉瓣脱垂和穿孔等都可引起，以风湿性心脏病和主动脉瓣退行性变引起的关闭不全为常见。

风湿性病变所引起的主动脉瓣关闭不全多合并主动脉瓣狭窄，是由于瓣叶变形、增厚或钙化，瓣叶活动受限，瓣叶有效面积减少，以及瓣游离缘至瓣环距离缩短、瓣叶对合不全所致。

主动脉中层坏死如马方综合征，由于瓣叶脱垂、变形，瓣环及窦部显著扩大亦可导致严重的主动脉瓣关闭不全。病变始于主动脉窦，随着病情的进展，逐渐侵犯升主动脉的近端，使主动脉扩张，瓣环扩大，而致主动脉瓣关闭不全进一步加重。

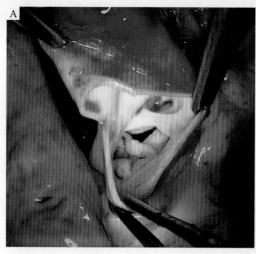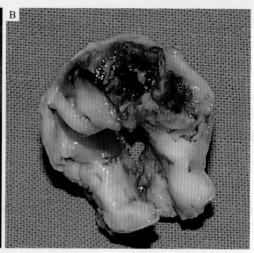

图 58-0-1　主动脉瓣狭窄病理变化
A. 主动脉瓣狭窄；B. 手术切下主动脉瓣。

急性主动脉夹层可延及瓣环，使瓣叶在瓣交界处与主动脉壁分离、脱垂而产生关闭不全。动脉硬化、梅毒升主动脉瘤所致瓣环扩张，瓣膜受损，瓣叶增厚，也可导致关闭不全。

细菌性心内膜炎使瓣交界损害，瓣叶损毁和穿孔，亦可发生主动脉瓣关闭不全。瓣叶上可能形成赘生物，主动脉根部可受到严重损害，甚至形成主动脉瓣周围脓肿，也可侵及二尖瓣前叶。

先天性主动脉瓣二瓣化、单瓣畸形，由于瓣叶脱垂或在此基础上发生细菌性心内膜炎，或在瓣膜交界切开术后使关闭不全加重，可产生关闭不全。

大动脉炎、白塞病（Behcet disease）为自身免疫性疾病，可影响全身多个系统，主动脉壁的炎症可导致主动脉瓣关闭不全和主动脉瘤。类风湿关节炎、强直性脊柱炎、非淋病性关节炎，可导致升主动脉扩张和主动脉瓣关闭不全。这些动脉炎的特征是动脉外膜炎性纤维化，可侵及佛氏窦及近端升主动脉，尤以瓣交界附近为甚，可延及主动脉瓣叶下方的室间隔和二尖瓣前叶的根部。类风湿关节炎可使瓣叶增厚及缩短，瓣叶可表现为类风湿结节样改变。

其他原因如主动脉瓣叶自发性断裂，闭合性胸部创伤所致的瓣叶撕裂，长期高血压所致的主动脉根部扩张，亦可引起主动脉瓣关闭不全。主动脉瓣关闭不全也可能与瓣叶组织发生黏液样变性有关。另外，尚有少数病例原因不明。

（三）主动脉瓣狭窄合并关闭不全

病因前文已述及。任何主动脉瓣狭窄的病变都可引起不同程度的主动脉瓣关闭不全。另有少数病例在主动脉瓣狭窄的基础上合并细菌性心内膜炎，可导致主动脉瓣狭窄合并关闭不全。瓣叶上常形成赘生物，脱落后可导致动脉系统栓塞。时间一久，赘生物亦可钙化。

三、病理生理

（一）主动脉瓣狭窄

一般认为主动脉瓣口面积减少到正常的 1/4 时，血流动力学才受到影响。由于主动脉瓣口狭窄，左心室排血受阻，使左心室后负荷加重，心肌细胞可发生代偿性肥大，心肌进行性肥厚。左心室顺应性下降，心脏可逐渐增大，左心室收缩功能也逐渐减弱。心肌因需要克服阻力而进一步肥厚，冠状动脉供血不足，心肌缺血，可逐渐纤维化。当心肌肥厚的程度和收缩功能不能满足需要时，心脏就会逐渐扩大，左心室舒张末压升高，心功能失代偿而发生左心功能不全。而后则出现一系列肺静脉高压的病变，如肺间质水肿，甚至肺水肿。主动脉瓣狭窄使体循环排血量减少，体循环供血不足。心肌肥厚，心肌耗氧量增加，心肌供氧和氧耗矛盾加深，患者可发生心绞痛、心室颤动或猝死。

由于患者左心衰竭、肺静脉高压，可导致肺动脉高压及右心衰竭。主动脉瓣广泛钙化的患者，个别病例可影响传导束，发生完全性房室传导阻滞，即使手术后也不能恢复。

（二）主动脉瓣关闭不全

主动脉瓣关闭不全使血液在心室舒张期反流，左心室容量负荷增加，心脏代偿性扩大和心肌肥厚，心肌耗氧量增加和顺应性下降。

心肌结构和功能改变的程度和速度，决定于主动脉瓣关闭不全的严重程度和主动脉血液反流量的多少。严重的关闭不全可使前向性血流量增加50%以上，心脏明显增大，心脏收缩功能减退，左心室舒张末压可能快速上升，左心室功能呈进行性衰竭，从而出现严重的肺静脉高压，甚至带来致命的后果。如不手术治疗，预后很差。

主动脉瓣关闭不全，舒张压下降，可导致体循环和冠状动脉供血不足，产生头晕或晕厥，甚至心慌、气短等症状，少数患者可发生肺动脉高压及全心衰竭。

（三）主动脉瓣狭窄和关闭不全

此病兼有两种病变的病理生理学特点，哪种病变为主就会产生相应明显的病理生理改变。

四、临床表现

（一）主动脉瓣狭窄

部分患者可没有症状，仅在体格检查时发现心脏杂音，大约1/3的患者表现为活动后心悸气短、胸痛、晕厥，可出现阵发性呼吸困难、端坐呼吸或肺间质水肿等肺静脉高压和心功能不全的症状，其中10%的晚期患者会继发右心衰竭，表现为右心房压升高、颈静脉怒张、肝大、心源性恶病质或三尖瓣关闭不全。

体格检查可发现心界向左侧扩大，心尖部可见抬举性搏动，在胸骨右缘第2肋间可触及收缩期震颤，可闻及收缩期主动脉瓣喷射性杂音，多在Ⅲ级以上，向右颈部传导，甚至可传导至右肘部。在成人胸壁厚和肺气肿的情况下，杂音可能受到影响。第二心音在呼气时分裂，当出现室内传导阻滞时，第二心音也可能不分裂。

（二）主动脉瓣关闭不全

多数患者没有症状，也可有气短、端坐呼吸、活动后心慌及晕厥等症状，约1/4的患者可有心前区疼痛，部分患者可伴有心绞痛。

体格检查可发现左心室扩大，心尖部可见抬举性搏动，周围血管征阳性即脉压差大、水冲脉，可听到股动脉枪击音等。在主动脉瓣听诊区可听到不同程度的舒张期杂音，以吸气及端坐时更明显，可向心尖部传导。如合并狭窄则可同时听到喷射性收缩期杂音及咔哒音，心尖部可产生舒张中期杂音，系二尖瓣前叶受到来自主动脉的血流振动所致，即所谓 Austin Flint 杂音。

（三）主动脉瓣狭窄和关闭不全

临床表现和有关检查结果与单纯主动脉瓣狭窄或关闭不全略有不同。部分患者可能以狭窄为主，而仅有轻度关闭不全，部分病例可能相反，临床会出现与病变相应的临床表现和检查结果。

五、辅助检查

（一）主动脉瓣狭窄

1. **心电图**　少数患者可正常，多数为左心室肥厚、劳损。

2. **胸部X线片**　胸片可发现心脏呈靴形，主动脉结突出，左心室增大，严重患者可出现一定程度的肺静脉淤血，主动脉瓣可见钙化。

3. **超声心动图**　可发现主动脉有无扩张，瓣环大小，瓣叶增厚或变形，可见钙化或结节，活动受限，瓣口狭窄，左心室扩大及肥厚。

可测定患者瓣口面积，成人瓣口面积＞2.5 cm^{2}为正常，1.6～2.5 cm^{2}为轻度狭窄，1.0～1.5 cm^{2}为中度狭窄，＜1.0 cm^{2}为重度狭窄。

可发现主动脉血流流速增加，升主动脉与左心室之间跨瓣压差大、心室收缩及舒张功能减低等，经食管超声心动图更有帮助。

4. **心导管检查**　收缩期左心室和主动脉的跨瓣压差可达90～130 mmHg。当心室收缩功能下降时，左心室舒张末压升高，跨瓣压差可能减少。造影检查可发现瓣环的大小、瓣叶的狭窄程度和活动情况，以及有无反流等。通过心排血量测定，尚可计算瓣口面积。如患者年龄较大（在40岁以上）或有胸痛症状，应常规行冠状动脉造影检查，以除外冠心病。

5. **CT、MIR**　可见升主动脉扩张、瓣环扩大，瓣叶钙化、增厚、变形，左心室扩大、心肌肥厚和各心腔的大小及心功能的情况。

（二）主动脉瓣关闭不全

1. **心电图**　左心室肥厚，也可能出现异常Q波，左心室显著增大时T波倒置，可见到二尖瓣型P波，可见室性期前收缩等心律失常。

2. **胸部X线**　可见肺静脉高压征象，左心房正常或轻度增大，左心室增大。如升主动脉影右侧显著扩大，升主动脉增粗，提示狭窄后扩张或并发升主动脉瘤的可能。

3. **超声心动图**　M型扫描，主动脉瓣在关闭时呈双线，可见瓣叶的活动情况及主动脉扩张。彩色多普勒检查可发现舒张期反流，还可了解左心室扩大及心功能的状态。

4. **心导管检查**　左心室造影可观察主动脉扩张、主动脉瓣关闭不全、心功能不全的严重情况和继发病变，证实诊断。冠状动脉造影可发现冠状动脉的病变。

5. **CT、MRI**　在诊断不明确或疑为心肌病时CT和MRI检查有重要意义，特别要注意和主动脉瓣上和瓣下狭窄的鉴别。两者体征与有关检查结果相似，手术中偶可遇到，如能在手术前加以注意，超声心动图和MRI可以鉴别。

（三）主动脉狭窄和关闭不全

与不同病变的严重程度有关，超声心动图可以明确诊断。一般不需要导管检查，CT和MRI有助于诊断和鉴别诊断。

六、诊断与鉴别诊断

根据临床表现和结合有关检查，一般不难对本病作出诊断。无论是主动脉瓣狭窄还是关闭不全，超声心动图均可以确诊，但需要除外心肌病的诊断，冠状动脉造影、CT/MRI、核素检查都可确诊合并冠心病。

特别要警惕患者为白塞病、大动脉炎等自身免疫性疾病合并主动脉瓣关闭不全，由于发病率低，容易被忽略。这些病常没有特异性的诊断方法，需要仔细询问病史，认真全面的体格检查，结合相应的实验室检查才可能确诊。如因漏诊而可能为患者手术带来灾难性的后果。

七、自然病程

轻到中度主动脉瓣狭窄的患者一般都可以正常生活、无明显症状，重度狭窄就会出现各种症状，甚至猝死。主动脉瓣关闭不全也一样，可以很长时间没症状，左心室扩大后，症状明显，心功能减退。患者自然病程与病变程度及心功能状态有关。大多数患者在左心功能失代偿时都会出现症状，并迅速发展。一旦合并心绞痛、晕厥，生存时间可能少于3年。

八、手术适应证与禁忌证

（一）主动脉瓣狭窄

如患者有症状，诊断明确，主动脉瓣狭窄瓣口有效面积<1.0 cm^2，或者跨瓣压差超过50 mmHg，均应手术治疗。

没有症状可以做运动试验，运动试验阳性，出现晕厥症状者有猝死的危险，跨瓣压差超过75 mmHg，应该手术治疗。

当主动脉瓣口跨瓣压差<50 mmHg，瓣口面积≤0.8 cm^2，患者心电图为左心室肥厚，主动脉瓣钙化严重者亦需手术治疗。

主动脉瓣狭窄严重或者有劳累性心绞痛的患者，如年龄在70岁以上，有严重的心力衰竭，又合并冠心病者，可考虑同期行换瓣加CABG手术。左心室肥厚严重又有肺静脉高压或右心衰竭时，应尽快手术。

（二）主动脉瓣关闭不全

除大动脉炎、白塞病等自身免疫性疾病，不论什么原因导致的急性主动脉瓣关闭不全可能引起肺淤血、左心功能衰竭甚至心源性休克，应考虑急诊手术治疗。

患者可能较长时间没有症状，一旦出现症状，病情加重较快，因此当心胸比超过0.55，血压舒张压<50 mmHg，超声心动图检查左心室收缩末的直径超过55 mm，应尽快手术，即使心脏显著增大也应手术，可以缓解症状，促进心功能恢复。

如果患者左心室舒张末径>80 mm，手术危险性大，原因是继发的心肌病变不一定恢复。患者左心室显著扩大合并室性心律失常时手术危险性更大，近、远期效果均不好。但如果能进行有效的内科治疗，加强强心利尿，经过至少4周的休息和调养，即使有的患者左心室舒张末径>90 mm，也可以进行换瓣手术，术中处理好每个环节，手术也可能成功并取得良好的近、远期效果[3]。

有左心功能不全的患者应尽早手术，否则左心室心肌继发病变加重，射血分数下降（<25%），手术危险性增加，术后疗效不佳。

白塞病及大动脉炎所致的主动脉瓣关闭不全，术后易反复发生瓣周漏，预后较差，决定手术时要慎重[4]。

（三）主动脉瓣狭窄和关闭不全

患者有症状，经过超声心动图及有关检查可明确诊断，左心室增大、心功能减退或合并其他病变应该进行手术治疗。

不管哪种原因的主动脉病变，患者高龄、手术危险因素多，都可以考虑介入换瓣治疗[1]。

如患者全身营养状况很差，以心肌病变为主，心脏显著扩大合并室性心律失常，心功能Ⅳ级，EF<30%，伴有呼吸及肾功能不全，当视为手术禁忌，可以考虑行心脏移植术。

九、术前准备

卧床休息，特别是错过最佳手术时机、左心室明显扩大的患者，不能轻易放弃治疗，要积极争取手术。术前准备时间要够，至少住院治疗、休息1个月。

口服强心利尿药物，补充蛋白质及维生素，纠正水、电解质紊乱。术前应常规行心、肾、肺和肝功能以及有关凝血方面的检查。

患者应戒烟，强心利尿药、抗心律失常药及冠状动脉扩张药可一直用到手术前。如服用阿司匹林，应停药1周后再手术，无论能不能停药都要准备血浆和血小板和止血药物。

白塞病及大动脉炎所致的主动脉瓣关闭不全，应先由内科用药物积极治疗，待炎症稳定后再考虑是否手术。

十、手术技术

（一）手术切口与体外循环的建立

患者仰卧位。经胸骨前正中切口，上端至胸骨上切迹，下端至剑突下。切开皮肤及皮下组织，纵锯胸骨，也可以采用胸骨上端小切口。

切开心包后缝牵引线悬吊心包，探查病变，注意右冠状动脉的开口位置及主动脉的长短、粗细，是否有钙化或狭窄后扩张。选择合适的升主动脉和静脉插管，如不同时探查二、三尖瓣，或做二、三尖瓣手术，可在右心房插单管进行静脉引流。

在升主动脉远端缝荷包线，待全身肝素化后插入升主动脉及右心房或上、下腔静脉插管，建立体外循环。如主动脉瓣关闭不全，应先在左上肺静脉插入左心引流管后再降温，以免心脏过胀。一旦心脏停搏，应立即阻断并切开升主动脉，直接经冠状动脉开口灌注心脏停搏液，一般多用高钾冷血停搏液或HTK液。也可同时于冠状静脉窦插管，进行逆灌或持续逆灌。如为单纯主动脉瓣狭窄，可经主动脉根部灌注停搏液。

不论主动脉瓣成形术还是替换术，主动脉多采用横切口或斜形切口，应于右冠状动脉开口上方1 cm左右水平切开，并向后下延到与无冠瓣交界上方1~1.5 cm，向前延至肺动脉（图58-0-2）。如扩大瓣环，可将切口右端延至无冠窦内。

在闭合主动脉切口时，成人可用4/0~5/0 prolene线，儿童用5/0 prolene线，双头针加垫片缝线，先缝切口后下角，打结后连续褥式缝合，至切口另一端，再返回来连续缝合（图58-0-3）。如需要加宽瓣环，则应加内衬自体心包的涤纶布补片，用4/0 prolene线加宽主动脉瓣环，并适当加宽主动脉。

（二）主动脉瓣成形术

主动脉瓣成形术适用于一个瓣叶脱垂或穿孔所致的关闭不全，或先天性主动脉瓣狭窄，瓣叶钙化

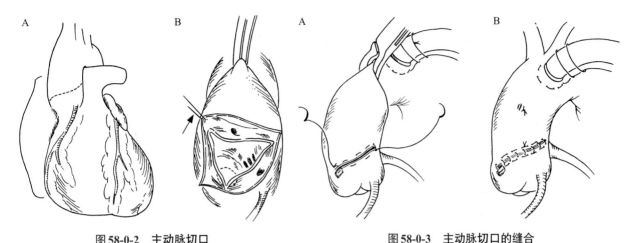

图 58-0-2　主动脉切口
A. 主动脉切口的位置；B. 主动脉切开后缝牵引线。

图 58-0-3　主动脉切口的缝合
A. 平行切口连续褥式缝合；B. 再在褥式缝合缝线之上连续缝合加固，
防止出血。

较轻或病变不严重，可以修复的患者。手术是否成功不仅决定于手术技术，更决定于患者病变情况，术后早期处理也很重要。由瓣环过大导致的关闭不全或瓣环过小所致的狭窄，一般不宜行成形术。鉴于主动脉瓣成形手术成功率明显低于其他瓣膜，决定手术要慎重。

1. 主动脉瓣狭窄交界切开术　主要适用于先天性主动脉瓣狭窄或风湿性心脏病所致的交界粘连。沿主动脉瓣粘连交界正中，用小圆刀逐渐切开，注意不能切偏，并在接近瓣环处适可而止。一般可切至瓣环 0.5 mm 左右处，同时切除增厚的纤维或钙化组织。注意瓣膜的形态，尽量避免和减少主动脉瓣关闭不全。

2. 主动脉瓣叶折叠悬吊术　主要适用于室间隔缺损合并主动脉右冠瓣中度脱垂。瓣叶组织纤维化，关闭不全不很严重的患者，可用 5/0 prolene 线从瓣叶游离缘中央结节穿出，向上提起，折叠脱垂瓣叶游离缘，将多余部分用双头针加垫片向主动脉壁外穿出，并加以固定。此法选择患者要合适，技术操作要细致，否则可致瓣叶撕脱，导致严重后果。

3. 脱垂瓣叶部分切除缝合术　此技术适用于主动脉瓣叶脱垂。沿脱垂瓣叶中央部分呈三角形切除，三角形底为游离缘，尖部为瓣兜，切除后用 6/0 prolene 线将切缘连续缝合。

4. 主动脉瓣叶修补术　适用于手术损伤主动脉瓣叶或感染原因所致的瓣叶穿孔。依病变情况决定用自体心包修补或直接缝合。

（三）主动脉瓣替换术

在主动脉瓣无法修复的情况下，如有瓣环明显扩大，瓣叶损害严重，瓣叶变形卷曲，瓣叶撕裂，以及瓣环过小需要加宽等情况，都应积极考虑主动脉瓣替换术，如果患者病程长继发主动脉瓣下狭窄，常为纤维肌性组织，应予一并切除。特别是在病情重、主动脉病变较重的情况下试图行成形术可能会失败，并因此而浪费时间，增加手术的危险性。手术步骤如下。

1. 主动脉瓣叶的切除　一般多用升主动脉斜行切口，切开升主动脉后用牵引线牵开，以利于主动脉瓣的显露，切除主动脉瓣叶组织，距瓣环可保留 1~1.5 mm。如有钙化，应找到合适层次，用咬骨钳或针持，尽量彻底清除（图 58-0-4）。如钙化延及二尖瓣前叶或室间隔，不需要彻底清除，要注意保护好主动脉瓣环及主动脉壁，不能用暴力牵拉，也要避免用力失当而造成对主动脉壁及其周围组织的误伤。将主动脉瓣叶切除后（图 58-0-5），用生理盐水和吸引器将术野吸净，避免遗留小的钙化块或组织碎屑，造成栓塞。

2. 瓣膜选择　常规用测瓣器测定瓣环的大小，根据患者的年龄、体重和体表面积选择合适的瓣膜。一般年龄在 60 岁以上，应多选择生物瓣，特别是无支架的生物瓣；年龄在 30~60 岁多选择机械瓣

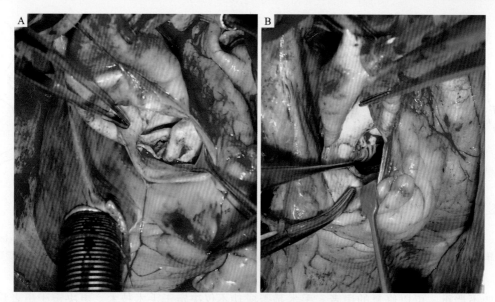

图58-0-4　主动脉瓣狭窄、钙化切除

A. 主动脉瓣狭窄、钙化；B. 主动脉瓣叶切除后。

或同种瓣；30岁以下应考虑用机械瓣或做Ross手术进行自体肺动脉瓣移植[5]，再用同种肺动脉重建右心室流出道和肺动脉。除非年轻患者为了生育而选用生物瓣，否则对于年轻患者生物瓣更易损毁[6-8]。

机械瓣需要终生抗凝血治疗，对有胃、十二指肠溃疡及出血倾向者应选用生物瓣。大多数成人选用23号或25号人工瓣均可。动瓣环小者可选用21号或HP瓣。如患者主动脉瓣关闭不全，瓣环过大且临时找不到27号或29号瓣膜，可将二尖瓣倒置以应急替代主动脉瓣。

3. 机械瓣替换　缝瓣方法常用以下三种。

方法一：为单针单线沿主动脉交界每个瓣兜（瓣环1/3）缝6～8针（图58-0-5）。可从左冠瓣开始，先穿瓣再缝主动脉瓣环，再逆时针方向缝无冠窦，用反针先缝瓣环后缝人工瓣，在最后缝右冠窦时先缝主动脉瓣环后缝人工瓣环。每个窦缝完后均应用蚊式钳夹住线，剪去针。全部缝毕，将人工瓣推入主动脉环位置，探查无误后分别打结。剪线时勿留下长线头，以免卡瓣。

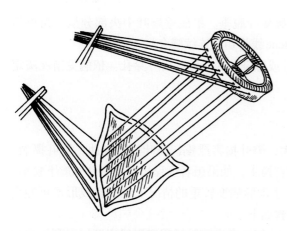

图58-0-5　单针缝合法置入主动脉瓣

用试瓣器检查瓣叶是否活动灵活，机械瓣上下是否有残余组织或异物，以免影响机械瓣的功能。检查冠状动脉开口是否受影响，必要时调整瓣叶方向。单针缝合异物少，适合于主动脉瓣环较小，而瓣环组织牢固者。

方法二：大多数患者可用双头针加垫片间断褥式缝合12～15针（图58-0-6）。

方法三：少数主动脉瓣环较大，组织明显增厚者，可用3针2/0 prolene线连续缝合。每隔1/3瓣环用1针，注意不能损伤缝线，以免断裂，特别注意不能用镊子等夹线。打结时注意将每一针缝线拉紧，以免发生瓣周漏。同时要注意一定缝在瓣环上，不可缝在瓣叶上（图58-0-7）。

此方法异物少、省时间，但显露稍差，易致瓣周漏。瓣膜缝毕，打结，探查无误后即可关闭升主动脉切口。

4. 生物瓣置换术　切口同机械瓣，略高1 mm。切除主动脉瓣叶后，将生物瓣用持瓣器固定好，

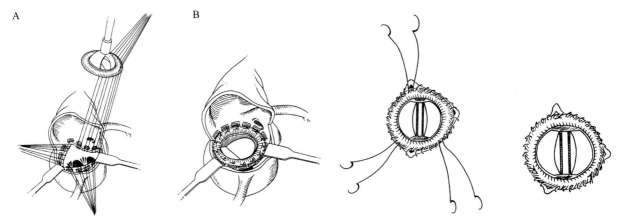

A　　　　　　　　　　　　　　　B

图58-0-6　间断褥式缝合法置入主动脉瓣
A. 间断褥式缝合机械瓣；B. 瓣膜置入后，剪断缝线。

图58-0-7　连续缝合法置入主动脉瓣

用双头针加垫片褥式缝合，一般缝合12～15针，缝合全部完成后打结。注意保护好人工瓣叶组织，反复用生理盐水冲洗，缝线打结要牢靠，剪线时所留线头不可过长。

5. 同种瓣置换术　同种主动脉瓣置换术较常用主动脉生物瓣替换技术复杂，加上同种瓣来源受限，大约1/3患者需要再次手术，临床上应用数量不多。在想要结婚生子年轻女性患者，主动脉瓣感染性心内膜炎或主动脉根部感染形成脓肿时，应首选同种瓣替换。但同种瓣也可能发生钙化、损毁和退行性变（structural valve degeneration，SVD）、瓣叶面积减少、撕脱和穿孔。一般认为这些也可能与患者机体免疫反应有关，因此，较多的患者可能需要再手术。同种主动脉替换技术常用方法有以下三种。

（1）小主动脉根部替换术：此方法与Bentall手术方法相似，在切除主动脉瓣叶后，切下左、右冠状动脉开口，在冠状动脉开口周围保留4～5 mm主动脉壁组织，呈纽扣状切除并稍加游离冠状动脉近端，切除不需要的主动脉壁。

选择合适大小的同种主动脉，将同种主动脉修剪，在瓣环下缘保留4～5 mm长、3 mm厚肌肉组织或纤维组织，切除同种瓣左、右冠状动脉，并扩大两冠状动脉开口直径约1 cm大小，在冠状动脉开口上方1.5 cm左右水平保留升主动脉。

手术可用4/0 prolene线双头针加垫片间断褥式缝合，吻合同种主动脉根部近端，也可用4/0 prolene线连续缝合，然后用5/0 prolene线连续缝合吻合左、右冠状动脉开口，再用4/0 prolene线吻合远端（图58-0-8），心腔内充分排气，开放升主动脉。

（2）冠状动脉开口下方置入：在升主动脉近端做S形或横切口，切口应偏高，切除主动脉瓣叶后，选择合适大小的同种主动脉，要注意患者冠状动脉开口应与同种瓣相匹配。将同种主动脉瓣修剪，于瓣环下方保留长2 mm左右、厚3 mm左右的肌肉组织，瓣环上方保留3～5 mm主动脉壁。将同种瓣的近端用4/0 prolene线间断或连续缝合在患者主动脉瓣环下方，可先将主动脉瓣翻转向左心室面，用3条4/0 prolene线分别缝3个窦，打结后再将主动脉瓣翻过来，用另外3条线连续缝合同种瓣上缘，从同种瓣上缘进针，从升主动脉壁上出针，打结后检查同种瓣功能良好，用4/0 prolene线连续缝合升主动脉切口（图58-0-9）。

（3）将同种瓣根部置入升主动脉内：也可用类似主动脉根部替换方法，将同种瓣根部置入升主动脉内，此种方法适合于主动脉根部扩张、瓣环较大的患者（图58-0-10）。

（四）Ross手术

适用于1～30岁心内膜炎患者和人工瓣功能障碍时再手术，或者不能口服抗凝血药的患者。

当患者肺动脉瓣异常，主动脉瓣环明显扩张，多器官衰竭或合并冠心病或行其他瓣膜手术，年龄

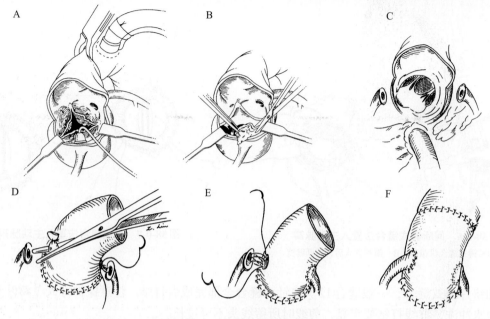

图58-0-8　同种瓣主动脉根部替换术

A. 切开主动脉，经冠状动脉开口直接灌注停搏液；B. 切除病变的主动脉瓣叶；C. 切断主动脉根部，切下冠状动脉开口；

D. 吻合主动脉根部近端及左冠状动脉；E. 吻合右冠状动脉开口；F. 吻合主动脉根部远端，完成手术。

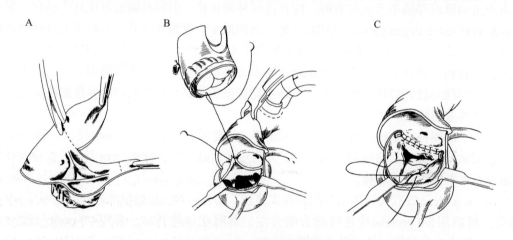

图58-0-9　同种瓣替换

A. 同种瓣的修剪；B. 吻合同种瓣的近端；C. 吻合同种瓣的远端。

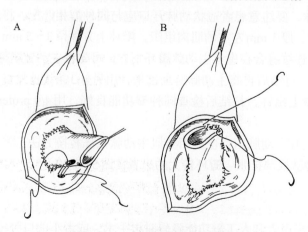

图58-0-10　经主动脉内同种瓣置入

A. 吻合同种瓣近端及右冠状动脉；B. 吻合同种瓣的远端。

小于1岁或大于40岁时，不宜行此种手术。

手术体位及体外循环建立同其他心脏手术。并行降温后游离主动脉及主肺动脉，于肺动脉分叉水平以下横行切开肺动脉，探查肺动脉瓣叶，证实肺动脉瓣正常后方可施行此术式。

在右心室流出道肺动脉下方1 cm处切开，切口应平行肺动脉环，向两侧延长至室间隔处、主肺动脉瓣后面，剥离时要特别小心，避免损伤冠状动脉间隔支和肺动脉瓣叶。将自体肺动脉瓣切下后，移植于主动脉位置上，方法与同种瓣主动脉根部置换相同（图58-0-11）。手术完成后于肺动脉及右心室流出道彻底止血。另以同种肺动脉移植于患者肺动脉位置，近端用4/0 prolene线、远端用5/0 prolene线连续缝合，彻底排气，止血后开放升主动脉[5]。

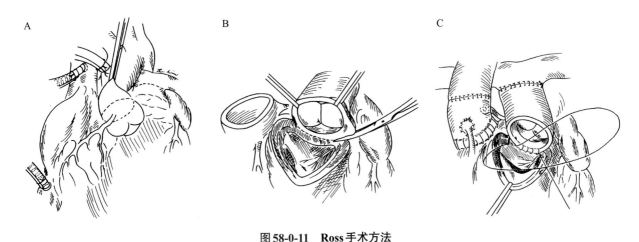

图58-0-11　Ross手术方法
A. 两大动脉切口；B. 自体肺动脉瓣的剥离；C. 同种肺动脉移植。

（五）主动脉瓣环小的处理

主动脉瓣环小，常用的处理方法有以下三种。

1. 补片加宽瓣环　主动脉瓣环小，大多单针缝法置入21号人工瓣，或采用HP瓣可以解决，必要时可将切口沿无冠瓣延长，可使瓣环加宽2~3 nm，用三角形心包片，最好外覆涤纶布。将此补片下缘即三角形底用4/0 prolene线双头针缝在主动脉瓣环下方，连续缝合，然后缝向两侧升主动脉壁。在缝合超过主动脉瓣环上方时，将人工瓣推入主动脉瓣环，用双头针由人工瓣环进针。采用间断褥式缝合方法由补片穿出，待人工瓣其他缝线打结剪断后，再拉紧补片上的褥式缝线，打结固定。

2. 切开二尖瓣叶根部（Nicks手术）　可沿左无冠瓣交界向下切开二尖瓣叶根部及主动脉瓣环，用自体心包补片加宽。主动脉瓣环及二尖瓣叶根部一般用5/0线缝合，此法可加宽主动脉瓣环8~10 mm。

3. Konno手术　适用于主动脉瓣环小，同时合并主动脉瓣下弥漫性狭窄的患者。即由右与左冠状动脉瓣交界处切开，向下延长切开室间隔及右心室流出道，补片加宽室间隔后再置入人工瓣，修补升主动脉及右心室流出道切口（图58-0-12）。

（六）Bentall手术

白塞病、大动脉炎所致的主动脉瓣关闭不全，常规进行主动脉瓣膜替换术可能并发严重的瓣周漏，发生率高达20%以上，可考虑进行主动脉根部替换，即行Bentall手术。为避免复发可将带瓣管道直接吻合在左心室流出道上。即在主动脉根部病变切除后，纽扣状保留左右冠状动脉开口，用带瓣人工管道替换主动脉根部。近端用双头针加垫片间断褥式缝合，或用3/0或4/0 prolene线连续缝合。确定合适

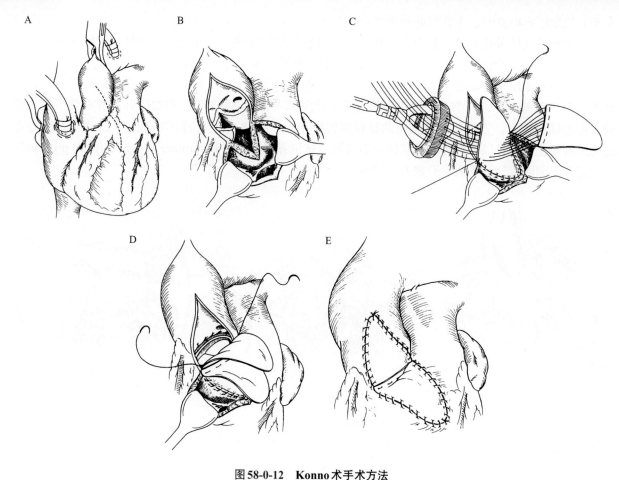

图 58-0-12　Konno 术手术方法

A. 手术切口；B. 切开主动脉和室间隔；C. 置入机械瓣，开始补片加宽左、右心室流出道；

D、E. 连续缝合完成补片加宽右心室流出道及主动脉。

的位置，吻合左、右冠状动脉的开口，再吻合主动脉的远端。

（七）微创主动脉瓣替换术

对于病情较轻的患者，从美观、减少创伤的角度考虑，可以经胸骨上段切口或右侧胸骨旁第2、第3肋间进行主动脉瓣替换手术。除了胸部切口小，心内换瓣手术操作基本与常规手术相同，手术效果良好，但不适于心脏明显增大、心功能差的患者[9]。

（八）主动脉瓣替换术后的复苏

主动脉切口闭合后，停止左心吸引，麻醉机辅助呼吸，从升主动脉根部充分排气，必要时用温血灌注心脏，开放升主动脉。主动脉瓣手术复苏，常较其他手术困难，应注意心脏不能过胀，可静脉注入利多卡因100 mg或200 mg，可酌用多巴胺5 mg，必要时安装临时起搏器，积极调整内环境，如有高钾应及时处理，维持好血压和理想的内环境，心脏复苏才可能成功，并能继续维持心功能良好、循环稳定，直至体外循环机的撤出和关胸。

（九）经心尖主动脉瓣植入（TAVI）术

在患者高龄、手术风险大或因其他疾病、升主动脉钙化不宜建立体外循环等情况下，可采用经导管置入主动脉生物瓣的方法即行TAVI手术。如果患者股动狭窄严重或其他原因，施行TAVI手术有困难，可由心外科医师、心内科介入医师、麻醉师、影像医师和护士组成团队，在杂交手术室进行经心尖的主动脉瓣生物瓣替换术，也可以经胸骨上进入主动脉或经锁骨下动脉完成经导管主动脉瓣置换手术。

经心尖的主动脉瓣置换术，手术在全麻、体外循环准备下进行，经左前外第5或6肋间切口（长3～6 cm）进胸，在左心室心尖部切开心包，悬吊缝合心包，显露心尖，植入心外膜起搏导线。用3/0 prolene线带大垫片在心尖部缝两个荷包线并穿止血套管，以备在鞘管拔除时收紧。在植入瓣膜时需要快速心室起搏，以降低球囊瓣膜成形和瓣膜释放时的前向血流。起搏频率要合适，保证血流动力学的稳定，特别是在左心室功能不全和（或）非血运重建的冠状动脉疾病患者。

给予肝素使活化凝血时间250 s。用14号的Seldinger针穿刺心尖，穿刺时应选择心尖部进入左心室，用软导丝穿过主动脉瓣。用Seldinger技术将7F鞘管跨过主动脉瓣，再置入260 cm、0.035 in Amplatz extra stiff导丝并推送入降主动脉，主动脉根部造影，行原位球囊扩张定位。连接好传输系统后，在造影辅助下，推送瓣膜前行，超出Ascendra鞘管顶端。然后拔出推送鞘管，使得SAPIEN瓣膜定位在主动脉瓣内。Edwards SAPIEN球囊扩张型瓣膜是固定在传输球囊上。经导管的瓣膜和涤纶环应正确放置在左心室流出道侧瓣膜的基底部，而开放的支架应放置在主动脉侧。SAPIEN瓣膜的理想位置应在主动脉窦基底部下1/3，TEE可以确定瓣位，即将猪尾巴导管撤回到升主动脉，再次施行快速起搏并缓慢释放瓣膜，将球囊从瓣膜支架拉回到鞘管中。用超声心电图检测瓣膜支架的位置和功能及瓣周漏的程度。如果瓣膜位置令人满意在收缩压<100 mmHg时，将输送鞘管拔除，收紧荷包线打结。彻底止血，放置胸腔引流管，关胸。

（十）主动脉瓣再次替换术

主动脉瓣成形术和瓣膜替换术后由于瓣膜关闭不全复发，主动脉瓣机械瓣纤维组织长入，造成人工瓣狭窄，生物瓣退行性变、钙化、撕裂关闭不全，瓣膜术后感染引发亚急性细菌性心内膜炎等原因，患者均可能需要再次手术治疗。

再次手术大多可经原切口进胸，为防止心搏骤停，应连接体外除颤器。开胸方法同其他再次开胸手术。但更要防止发生主动脉大出血。要准备经股动脉、股静脉插管建立体外循环。

如因感染形成主动脉根部假性动脉瘤，在建立体外循环后，可切开第5肋间，经左心尖插入左心引流管，防止因降温或体外循环的原因导致室颤、心脏过胀，加重心功能的损伤。

在切除主动脉瓣的过程中，注意不要损伤升主动脉壁，尽量保留足够的瓣叶根部组织和主动脉外膜，以便植入新的主动脉瓣和预防换瓣手术后主动脉切口出血（图58-0-13）。瓣膜植入技术如前述。

十一、术后处理

同其他瓣膜手术一样，术后要充分镇静，呼吸机辅助呼吸，维持血气及水电解质平衡，维护好心率及血压，特别要注意维持血压收缩压在90～130 mmHg，血压高不但加重心脏负担，并易引发主动脉切口大出血和创面出血；血压低可致心脏及重要器官灌注不足，易致肾功能不全。一般血压低均需用多巴胺等正性肌力药物并加用硝酸甘油和其他血管扩张药物。常规置入临时起搏器，维持患者心率在70～90次/分。

机械瓣需终生抗凝，一般口服华法林（Warfarin），从引流管拔除当天即可开始服用，维持INR值在1.8～2.0，口服抗凝药之前，可静脉使用肝素抗凝作为过渡。生物瓣亦需口服抗凝药物3个月，其他组织瓣膜不需要抗凝。

十二、手术并发症

1. 人工瓣功能障碍　由于机械瓣本身原因或组织或缝线卡瓣，可使瓣膜开放或关闭受限，早期血

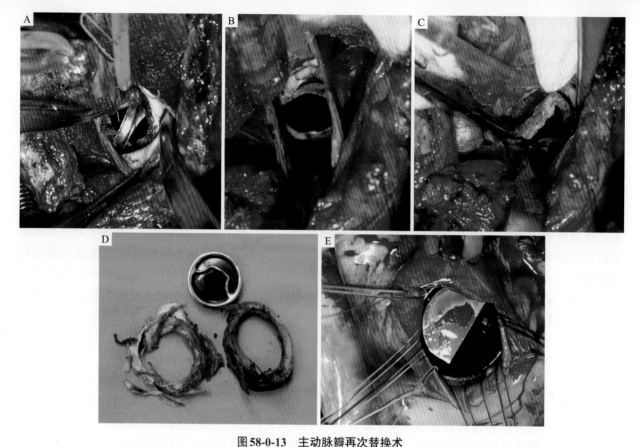

图58-0-13 主动脉瓣再次替换术

A. 再次替换，机械瓣切除；B. 机械瓣切除后；C. 切除多余的组织；D. 切除的机械瓣和长入组织；E. 机械瓣置入。

栓形成亦可发生此并发症。表现为心排血受阻，血压低，不能停机和心搏骤停，左心房压上升，心脏胀，动脉波形不规则或无排血。应立即建立体外循环，手术探查，针对原因予以处理。

2. 心功能不全 很多原因都可导致心功能不全，冠状动脉微栓、气栓或人工瓣使冠状动脉开口受阻，可致心肌灌注不好；心肌阻断时间长，心肌保护不好；术前心脏扩张显著、年龄大、冠状动脉供血受限、心律失常等均可致心功能不全，应加强心功能维护。可经静脉使用正性肌力药物如多巴胺、多巴酚丁胺、肾上腺素等，必要时安装IABP和左心室辅助设施。如冠状动脉开口受瓣膜影响，导致冠状动脉缺血，应再次手术。

3. 出血 手术后出血多和缝合技术有关，应以预防为主。如患者年龄大、组织薄弱或水肿，应在切口两侧加用自体心包或Teflon片加固，先连续褥式再连续外翻缝合，切口缝合要均匀、牢靠，特别是切口两端要看清，仔细缝好。

如有出血，无论在手术台上还是已回到监护室，均应积极止血。止血能否成功在于术野是否清楚，修补是否正确。因此，应多在体外循环下进行，最忌慌乱。

盲目缝合可能导致出血量增加，使主动脉损伤加重。特别不要存有侥幸心理而依靠压迫止血，除非是针孔出血，一般很难止住。大多必须在体外循环或深低温停循环下修补主动脉，彻底止血。

另外，术后抗凝过量也可能导致致命的颅内及其他器官出血，也应予以严密观察。

4. 瓣周漏 选择人工瓣过小，缝线不匀或缝线松脱，缝线缝在瓣叶上撕脱、没拉紧，患者自身组织异常（如白塞病或退行性病变）、感染、钙化严重，均可导致瓣周漏，尤其是白塞病极易发生。

听诊可闻及舒张期杂音，超声心动图可以确诊。应积极强心利尿治疗，可考虑再次手术修补瓣周漏或重新换瓣治疗，白塞病可能需要选择做Bentall手术。

5. 人工瓣膜再狭窄　主动脉置换时间已久，因抗凝不当或其他原因可致纤维组织长入，限制瓣叶活动，可引起人工瓣再狭窄，严重者有症状，跨瓣压差＞50 mmHg，可考虑进行再次换瓣手术。生物瓣也可因瓣叶钙化造成再狭窄，也需要再进行瓣膜替换手术。

6. 瓣膜血栓栓塞和出血　多与抗凝血治疗有关。由于抗凝药剂量不足或患者本身血液高凝状态，可在主动脉瓣周围形成血栓，导致瓣膜启闭失灵。血栓脱落可引起全身或脑部血栓栓塞，应积极预防，一旦发生，多可致死。如患者服用抗凝药过量或凝血功能紊乱，可能导致出血，应及时停药以及使用止血药止血。

7. 溶血　患者发生瓣周漏或红细胞脆性高或机械瓣质量不好，可能发生溶血。应去除病因，必要时重新行瓣膜替换手术。

8. 细菌性心内膜炎　由于患者病程长、病情重、抵抗力下降、手术时间长，手术后抗生素应用不合理、手术中污染均可能并发细菌性心内膜炎。应针对细菌学检查结果，合理应用抗生素治疗。如保守治疗不能控制，超声心动图发现有赘生物、瓣周漏、栓塞或瓣口狭窄，应尽早手术治疗，以免延误。如为真菌感染，预后极差。

十三、手术效果

术后早期病死率在1%左右，术后5年生存率在85%左右。有学者报告2004—2014年4 227例70岁以上的患者，进行机械瓣置换的10年生存率46.1%，生物瓣置换57.8%。10年间发生出血合并症37%，其中胃肠道出血6.5%，颅内出血8.8%。植入机械瓣患者脑卒中18.9%，生物瓣16.1%，感染3.7%，再手术0.8%。90%患者可恢复到Ⅰ～Ⅱ级心功能[10]。Ross手术也很安全，并发症少，手术疗效满意。主动脉替换术后晚期死亡，主要与抗凝所致的出血或血栓形成有关[11-12]。

十四、经验与启示

主动脉瓣病变经超声心动图就可以确诊，需要除外大动脉炎、白塞病等自身免疫性疾病。结合辅助检查资料，综合分析就可以确定手术指征。

手术过程每个环节都很重要，影响患者手术疗效的不仅是手术技术，也包括瓣膜的选择、术后监护和抗凝等处理措施，每一环节都应重视，患者才能获救。

在手术方面主动脉瓣和其他瓣膜不同，无论哪种瓣膜成形术都可能需要再次手术干预，因此手术应以人工瓣膜替换为主。

年轻人换瓣手术应首选Ross手术或选择植入机械瓣。主动脉瓣关闭不全患者瓣环扩大，要慎重选择做Ross手术。65岁以上患者宜选择生物瓣，高龄危重患者可选择TAVI手术。

术中要注意防止手术并发症。切除瓣叶时，不可保留过多瓣膜组织，钙化斑块要尽量清除干净，但不能损伤瓣环，这一点做得不好，瓣环较僵硬，很难植入大小合适的瓣膜。选择好大小合适的人工瓣，可以减少跨瓣压差，有利于心功能的恢复。人工瓣边缘的缝合要缝在瓣环上，不可缝在瓣叶根部，也不可缝合过深，缝在主动脉瓣环的外侧易致主动脉根部大出血，缝合要严密可靠，打结时用力适当，不要太紧将线拉断，也不能松，以防发生瓣周漏。对瓣环小的患者用单线间断缝合较好，但所用缝线较多不能乱。必要时切开瓣环，用补片方法扩大瓣环，在绝大多数情况下，21 mm以上的人工瓣都可以植入。

对于错过最佳手术时机、心脏显著扩大的患者，开始体外循环前就要重视心律失常的处理，准备做好心搏骤停的抢救工作，术中要重视心肌保护和心脏复苏工作。

对于年老体弱患者要重视主动脉切口的位置和缝合技术，操作要轻柔、准确、可靠。必要时用自体心包条加固切口两侧，避免术中或术后主动脉切口出血。对不能耐受手术创伤的高龄患者TAVI手术是一种选择，不过目前费用较高，远期疗效还不明确，使其推广受到限制。

主动脉瓣替换手术只要把握好手术适应证，在手术过程中，处置好每个环节，患者手术都会成功。而大动脉炎、白塞病等自身免疫性疾病手术需要警惕，防止发生严重的瓣周漏。

（吴清玉）

参 考 文 献

［1］ HAROLD J G. The evolution of transcatheter aortic valve replacement [J]. Am Coll Cardiol, 2017, 20.

［2］ RUSSO MARCO, TARAMASSO M, GUIDOTTI A, et al. Clinical Lessons can be learned from the history of heart valve prostheses The evolution of surgical valves [J]. Cardiovascular Medicine, 2017, 20 (12): 285-292.

［3］ 张明奎, 张福强, 吴清玉. 主动脉瓣关闭不全合并巨大左心室外科治疗的危险因素分析及远期结果 [J]. 中国胸心血管外科临床杂志, 2016, 23 (12): 1146-1149.

［4］ CHEN L W, WU X J, CAO H, et al. Valved Conduit Attached to Left Ventricular Outflow Tract for Valve Detachment in Behçet's Disease [J]. The Annals of thoracic surgery. Ann Thorac Surg, 2017, 103 (3): 301-303.

［5］ 吴清玉, 楚军民, 王东进, 等. Ross 手术的临床应用 [J]. 中华胸心血管外科杂志, 2000, 16 (5): 268-2692.

［6］ FRANCESCO NAPPI, ANTONIO N, TOMMASANGELO P, et al. Long-term outcome of cryopreserved allograft for aortic valve replacement [J]. J Thorac Cardiovasc Surg, 2018, 156 (4): 1357-1365.

［7］ GROCOTT-MASON RM, LUND O, ELWIDAA H, et al. Long-term results after aortic valve replacement in patients with congestive heart failure. Homografts vs prosthetic valves [J]. Eur Heart J, 2000, 1698-1707.

［8］ TANIA R G, PIERRE V, FRANÇOIS D, et al. Long-Term Outcomes Following Surgical Aortic Bioprosthesis Implantation [J]. J Am Coll Cardiol, 2018, 71 (13): 1401-1412.

［9］ KISER A C, CARANASOS T G, PETERSON M D, et al. Suprasternal Aortic Valve Replacement: Key Technology and Techniques [J]. Ann Thorac Surg, 2017, 104 (4): 1417-1422.

［10］ VILLE KYTÖ, MONNA E M, JUSSI SIPILÄ, et al. Long-term Outcomes of Mechanical Vs Biologic Aortic Valve Prosthesis in Patients Older Than 70 Years [J]. Ann Thorac Surg, 2019, 108 (5): 1354-1360.

［11］ AMANO M, IZUMI C, IMAMURA S, et al. Pre- and Postoperative Predictors of Long-Term Prognosis After Aortic Valve Replacement for Severe Chronic Aortic Regurgitation [J]. Circ J, 2016, 80 (12): 2460-2467.

［12］ DANIEL J B, SMRITI S, PHILIP A M, et al. Long-Term Durability of Transcatheter Aortic Valve Prostheses [J]. J Am Coll Cardiol, 2019, 73 (5): 537-545.

第59章
三尖瓣疾病

三尖瓣疾病变可由先天性或后天性原因引起，临床上以后天性病变为常见。后天性三尖瓣疾病可分为原发的和继发的病变，又以三尖瓣结构的改变与否，分为功能性和器质性两种。临床上患者可表现为三尖瓣狭窄、关闭不全，或两者兼有，而以关闭不全为常见。本章介绍后天性三尖瓣疾病。

一、病因与病理

正常三尖瓣有三个瓣叶，前叶面积最大，后叶面积最小，隔叶附着在室间隔上。三尖瓣功能正常时，心脏收缩期三尖瓣环缩小。三尖瓣的结构和功能的变化，会影响三尖瓣疾病的病因和病理改变。

（一）三尖瓣的原发病变

1. 风湿性三尖瓣疾病　由风湿热所致的原发性三尖瓣单纯关闭不全和狭窄很少见，单纯的三尖瓣狭窄占风湿性心脏病的3%～5%，病理改变为三个瓣叶交界融合，形成一个中央带孔的隔膜，瓣边缘增厚，卷缩较少见，少数可同时有腱索增粗。单纯三尖瓣关闭不全为风湿性病变引起，可见瓣叶边缘卷缩、增厚，活动度小及腱索挛缩。

三尖瓣病变多为狭窄合并关闭不全，合并主动脉瓣病变的很少。常与二尖瓣病变共存，或与主动脉瓣、二尖瓣病变同时存在，形成联合病变。体检可见右心房扩大。腔静脉因淤血而扩张，并有肝静脉和肝大，甚至可导致心源性肝硬化。

2. 创伤性三尖瓣关闭不全　闭合性或开放性胸部外伤可造成三尖瓣瓣叶撕裂，一个或多个乳头肌、腱索断裂，以前乳头肌断裂、前叶脱垂多见，引起三尖瓣反流。

3. 亚急性细菌性心内膜炎　由于细菌感染、吸毒者自我静脉注射毒品等原因导致菌血症，细菌感染了三尖瓣及瓣下组织，形成赘生物，并导致瓣叶缺损、穿孔，腱索断裂，形成三尖瓣反流。常见的病原菌为草绿色链球菌、葡萄球菌、铜绿假单胞菌（绿脓杆菌）等。

4. 医源性三尖瓣关闭不全　由于医疗技术和操作的原因可引起严重的三尖瓣关闭不全，见于在安装起搏器时，放置在心室内膜的起搏导线会发生扭曲，并卷入某个瓣叶或腱索，造成瓣膜反流。右心导管检查和介入治疗操作过程中，可导致腱索断裂、瓣叶穿孔、三尖瓣关闭不全。

5. 其他原因　右心室心肌梗死、瓣膜退行性变、马方综合征、心内膜心肌纤维化症、肿瘤、系统性红斑狼疮、类癌综合征、硬皮病等均可导致三尖瓣反流。

（二）继发性三尖瓣关闭不全

临床上最多见，任何引起肺动脉高压、右心扩大、右心室功能不全的疾病，如风湿性心脏病二尖瓣狭窄、肺栓塞、原发性肺动脉高压等都可以导致继发性三尖瓣关闭不全。继发性三尖瓣关闭不全患者瓣叶、腱索和乳头肌结构可以正常，右心室、三尖瓣环扩张，由于左、右纤维三角和房室间隔的固定作用，隔瓣附着部瓣环几乎不扩张，前瓣和后瓣环可明显扩张，以后瓣环扩张最明显，从而使三尖瓣环失去了正常的收缩功能，导致瓣叶面积不够，不能完全对合，腱索相对性缩短，而出现不同程度的关闭不全，也可继发于二尖瓣病变与主动脉瓣等联合病变。

二、病理生理

（一）三尖瓣关闭不全

三尖瓣反流量取决于心脏收缩时三尖瓣环内径大小、右心室收缩力和肺循环阻力大小，以及瓣叶的病变程度。大量三尖瓣反流时，向前流量减少，心排血量相应减少，右心房和右心室容积增大，颈静脉出现搏动。右心衰竭时，可出现下肢水肿和腹水、肝大。

（二）三尖瓣狭窄

三尖瓣狭窄时右心房压取决于三尖瓣狭窄的程度。右心房收缩加强、代偿性肥大，在右心房压力曲线上产生一个高大的a波，右心房和静脉压随之升高，右心排血量下降和肺血流减少。受三尖瓣狭窄的限制，二尖瓣狭窄所引起的肺淤血、咯血和肺部改变可减轻。右心房压力升高可导致颈静脉怒张、肝大、腹水和下肢水肿。

（三）三尖瓣狭窄合并关闭不全

因三尖瓣狭窄或关闭不全的病变严重不同，病理生理可以表现为三尖瓣狭窄和关闭不全的共同特征，会以其中主要病变的影响为主。

（四）三尖瓣和并联合瓣膜病变

常为继发于二尖瓣和主动脉瓣的联合病变，瓣膜可以表现为不同的病理解剖特点和病理生理变化。

三、临床表现

三尖瓣关闭不全患者病变进展缓慢，轻至中度三尖瓣关闭不全，可以多年没有明显症状。合并狭窄或重度三尖瓣关闭不全患者，常有厌食、活动后心悸气短、呼吸困难、疲劳无力、肝大、下肢水肿等症状。感染性三尖瓣关闭不全可以有吸毒、发热病史。外伤者可以有外伤史，但部分患者外伤史不明显。

三尖瓣狭窄和关闭不全患者体格检查可见颈静脉怒张、搏动增强，心界增大，胸骨左缘第4肋间吹风样全收缩期杂音和舒张期杂音，有时可触及震颤。深吸气时，由于胸腔负压增加，右心房血流量增多，杂音增强，屏气期杂音减弱。肺动脉瓣第二心音正常或减弱。风湿性心脏病患者常伴二尖瓣狭窄体征，可见面颊轻度紫绀和黄疸。颈静脉怒张，甚至有搏动。肝大，质较硬，有触痛。腹水征阳性。继发于左心瓣膜病变的患者，多以左心病变的症状和体征为主。

四、辅助检查

1. **心电图**　P波高尖，右束支阻滞、右心室肥厚，房性心律失常，心房颤动。
2. **胸部X线片**　可见肺血减少或肺淤血，腔静脉增宽，右心房室增大，同时可见合并病变的征象。
3. **超声心动图**　可以明确诊断，了解瓣膜有无增厚、赘生物，腱索有无断裂，瓣口大小、狭窄和反流程度，右心房室扩大。
4. **右心导管及右心室造影**　不作为常规检查，适用于不能确诊的疑难病例，如右心室型心内膜心肌纤维化病导致的三尖瓣关闭不全，可显示右心房压升高，a波、c波增大，造影剂自右心室反流至右心房，以及原发性病变的特征性改变，例如心内膜心肌纤维化病的右心室心尖闭塞。可测定肺动脉压力，评估肺动脉高压的原因以及对右心和三尖瓣功能的影响。

5．CT、MRI　多不需要，如患者为继发性三尖瓣关闭不全，需要与各种心肌病鉴别，可选择性的作相应检查。

五、诊断与鉴别诊断

三尖瓣狭窄和关闭不全的症状多为风湿性心脏病瓣膜改变之一，常由明显的二尖瓣、主动脉瓣病变的症状所掩盖，有的可有明显的腹水、肝大、下肢水肿，相关检查也与单纯二尖瓣病变明显不同，超声心动图可以确诊。继发于左心病变，可见相应的辅助检查征象。

六、自然病程

三尖瓣狭窄患者的自然病程取决于三尖瓣和所合并的二尖瓣或主动脉瓣病变的严重程度。三尖瓣狭窄和关闭不全可导致的体循环静脉压力增高、右心功能不全，患者会肝大、腹水、下肢水肿。

三尖瓣损伤的患者可以长期耐受三尖瓣反流，但各种原因所致的三尖瓣关闭不全都会逐渐加重。在二尖瓣术后轻度三尖瓣反流会发展到中、重度三尖瓣反流。这种进展可能与肺动脉高压和右心室心肌病变有关，因此左心瓣膜病变手术时都应同期处理三尖瓣病变。如合并二尖瓣、主动脉瓣病变，使病情加重，预后更差。

七、手术适应证

二尖瓣、主动脉病变如合并三尖瓣病变，无论狭窄、关闭不全，或两者兼有，都应同期进行处理，行三尖瓣成形术，否则会影响手术近期和远期疗效。三尖瓣病变不论什么原因，都应尽可能行成形术[1-2]。

三尖瓣关闭不全患者，由于病程长、进展慢，心脏无明显扩大，可以多年没有症状或症状较轻，这种患者可定期随访，不需手术。如心脏增大明显，出现心力衰竭症状，心功能Ⅱ～Ⅲ级，要及时手术，以免延误手术时机。如延迟手术，心脏功能进一步恶化，会增加手术风险。

风湿性心脏病二尖瓣、主动脉瓣病变合并三尖瓣病变，心功能Ⅱ～Ⅲ级，可择期手术，在左心瓣膜手术的同时进行三尖瓣成形[1]。

感染性心内膜炎所致三尖瓣病变，药物治疗无效，应尽量行成形术。可彻底清除赘生物、切除感染的瓣膜组织，修复三尖瓣，只有极少数瓣膜病变严重者需要换瓣，并继续抗感染治疗6～8周。

外伤性三尖瓣病变，应行三尖瓣成形术如合并其他损伤，可在修复其他心脏损伤时同时进行。

三尖瓣晚期病变，患者发生严重心力衰竭，术前应认真准备，包括休息、加强营养、强心利尿，待心功能改善后再择期手术，手术危险性大，病死率高达20%～30%。

如心功能Ⅳ级，三尖瓣严重关闭不全，心脏扩大，心胸比＞0.65，心肌组织纤维化、同时有心源性肝硬化、恶病质、腹水、肝功能化验指标异常、白蛋白低下、凝血酶原时间延长、营养不良、体重低，应内科保守治疗，手术危险性大。

八、手术技术

经胸骨前正中切口开胸，升主动脉及上、下腔静脉插管引流，建立体外循环，单纯三尖瓣关闭不全的患者可在心脏跳动并行循环下手术。也可在主动脉阻断后，斜切口切开右心房。右心房巨大者，可部分切除右心房壁。经房间隔置入左心引流管以利于显露，进行三尖瓣手术。联合瓣膜病变可以在完成左心瓣膜手术后，在心脏阻断下手术，心脏静止，易于操作，缝合效果可靠；也可开放主动脉阻断钳，心脏跳动恢复后进行手术，优点为心肌有血液供应，心肌损伤小。心跳恢复后，可在直视下进行成形手术，并经食管超声检查观察三尖瓣反流部位及程度。

（一）三尖瓣成形术

由于右心压力低，血流较慢，易致血栓形成，故应争取做成形术。三尖瓣成形的目的是恢复生理功能，解除三尖瓣反流而又不造成狭窄。

1. De Vega 瓣环成形术（De Vega suture annuloplasty）　继发性或功能性三尖瓣关闭不全的病变主要是前瓣和后瓣瓣环扩大，因此 De Vega 瓣环成形术的主要目的是缩小瓣环至正常大小，以治疗关闭不全。用 3/0 或 4/0 prolene 缝线带垫片，从后交界至前交界在瓣环上做两排连续平行的缝合，根据体重情况将瓣口均匀环缩至直径 25～29 mm 大小。为防止缝线撕脱，可加一条 2 mm 宽的自体心包加固。在缝合环缩过程中应注意缝线一定要缝在瓣环上，不可缝得过浅或过深，否则缝线可能会撕裂瓣叶造成穿孔，或脱离瓣环使关闭不全复发，缝合过深有可能损伤右冠状动脉，也可加间断褥式缝合。

2. 人工瓣环固定术　瓣环成形以后，再加弹性环或软质环加固，或直接用人工瓣环来环缩扩张的瓣环。在三尖瓣环上针距跨度大，人工瓣环上针距跨度小，可起到环缩作用。也可以在前后交界环缩，可以采用间断加垫片褥式缝合法，也可采用连续缝合法，环缩后再加用人工环。这种方法较前述方法牢固可靠，可减少三尖瓣关闭不全复发，但人工瓣环不适用于婴幼儿及儿童，因为会影响右心的发育。

3. 二瓣化成形术　由于后瓣面积小，功能远不如前瓣重要。在右心室压力增高时，常在后瓣与隔瓣交界处首先出现反流。继发性三尖瓣关闭不全，后瓣瓣环扩大的程度最大，可使用连续缝合法或加垫片褥式缝合 1～2 针闭合后瓣环，从而缩小瓣环，并可充分利用前瓣的功能，消除关闭不全。这种方法适用于病变不重的患者。

4. 三尖瓣狭窄切开与瓣环成形术　三尖瓣狭窄性病变少见，表现为前后交界融合，瓣口缩小，瓣环正常或扩大，一般较少做单纯融合交界切开，几乎都需要做交界切开和环缩术。首先用尖刀切开前瓣与隔瓣或后瓣与隔瓣融合的交界。如有融合较粗的腱索也要一同切开。注意勿损伤腱索，否则会加重三尖瓣反流。然后分别缝合环缩前后交界。

5. 对起搏器导致的三尖瓣关闭不全　可以根据具体情况，进行处理。如为瓣环扩大缩小瓣环，瓣叶或腱索损毁进行修补，尽可能重建三尖瓣。可去除原来的起搏导线，重新放置心外膜心室起搏导线。

（二）三尖瓣替换术

三尖瓣瓣膜损害严重、无法成形或成形失败者，可考虑瓣膜置换术[3]。由于三尖瓣区血流缓慢，人工瓣膜血栓发生率高，三尖瓣位的人工瓣膜功能障碍发生率远远高于左心瓣膜置换。如果抗凝治疗过度，容易发生出血并发症，因此换瓣要慎重。一般认为生物瓣产生功能障碍的机会少，应作为选择瓣膜考虑的重要因素，如用机械瓣则应选择双叶瓣。

手术方法也是经右心房切口，建立体外循环和心肌保护方法同成形术。切除瓣膜，保留瓣膜边缘 3～5 mm，切除、保留隔叶均可。隔瓣部位以涤纶线加垫片褥式缝合，注意一定要缝在隔瓣根部，切不可缝在瓣环上，缝在瓣环上可致Ⅲ度房室传导阻滞。其余部位一定要缝在瓣环上，间断或连续缝合方法均可。

可在心脏跳动下缝合，观察心律的变化，以避免房室传导阻滞。也可以在心脏跳动下，先在隔叶的根部即损伤传导束的危险区，间断褥式缝合 3～5 针，待心脏停搏后再缝其余缝线，将缝线穿过瓣膜，打结、固定瓣膜（图 59-0-1），用此方法几乎可以完全避免房室传导阻滞。如置入生物瓣膜因右心室压力低，耐久性会优于二尖瓣，但要避免瓣脚引起右心室流出道梗阻。

（三）合并瓣膜病的手术

多为合并二尖瓣成形或换瓣术，或者同时行二尖瓣和主动脉瓣手术。术前应该重视超声心动图的检查结果，对三尖瓣反流给予足够重视，尽量做成形术，保证三尖瓣功能良好。手术都是先完成左心手术再做三尖瓣手术。手术技术参阅有关章节。

（四）三尖瓣再次替换术

三尖瓣使用机械瓣替换术后由于抗凝不够、血栓形成和组织长入，易致人工瓣膜活动受限、瓣口狭窄，瓣膜启闭功能失灵（图59-0-2），或合并严重感染，人工瓣上有赘生物，

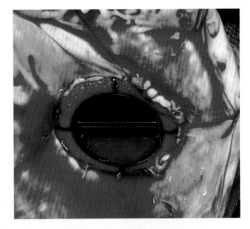

图59-0-1　三尖瓣机械瓣置换后

应尽早手术[4]。再次手术应以更换生物瓣为宜，当然各种原因所致生物瓣损毁，还需要进行替换。

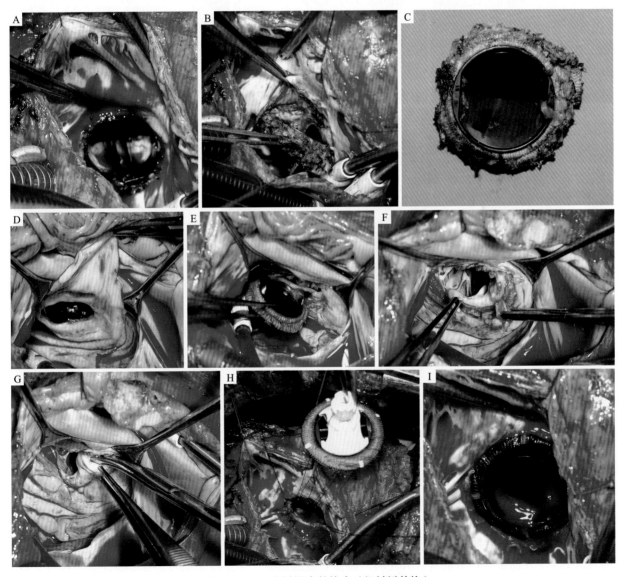

图59-0-2　三尖瓣再次替换术（机械瓣替换）

A. 血栓引起机械瓣瓣叶活动受限；B. 手术切除机械瓣；C. 切除的机械瓣，可见血栓形成；D. 组织长入机械瓣；E. 手术切除机械瓣；F. 机械瓣切除后，可见长入的组织；G. 手术切除长入的组织；H. 再次置入机械瓣；I. 机械瓣置入后。

　　手术应在全麻体外循环下进行，经原来的切口开胸。为防止意外应常规消毒大腿皮肤，准备股动脉插管建立体外循环，以保证患者的安全。如患者心脏明显扩大，右心与胸骨靠近，为防止出血，可在体外循环开始后，温度不降太低，维持在34℃以上。并行循环下开胸手术，游离心脏。可在升主动脉阻断下进行瓣膜再次置换。右心房切开后，清除血栓或感染组织，用镊子或血管钳夹住瓣膜，用电刀游离人工瓣周围组织，用小圆刀或剪刀切断全部原缝线，向右心房牵拉人工瓣，切除原人工瓣。注意不要损伤周围心肌组织和冠状动脉。将三尖瓣瓣环周围纤维或感染组织彻底清除后，按照前述的方法置入新的瓣膜（图59-0-3）。其余手术步骤同常规手术。

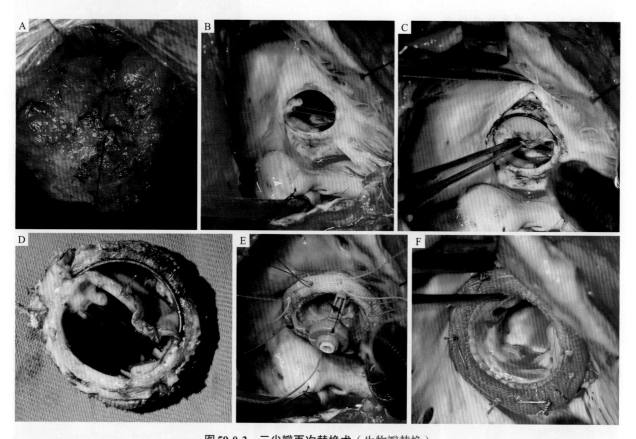

图59-0-3　三尖瓣再次替换术（生物瓣替换）

A. 机械瓣不能完全开放，再次换瓣，心包粘连；B. 机械瓣内可见组织长入；C. 切除机械瓣；D. 切除的机械瓣；E. 置入生物瓣；F. 生物瓣置入后。

九、手术并发症

　　1. 低心排血量综合征　由于患者术前病变严重、心功能差，术中心肌保护不好，心肌缺血时间过长，可致此并发症。主要表现为血压低、心率快、尿少、末梢循环不好、代谢性酸中毒等。可用血管活性药物治疗，如肾上腺素、米力农、多巴胺、多巴酚丁胺、硝酸甘油等。必要时可用心脏辅助装置和ECMO生命支持治疗。

　　2. Ⅲ度房室传导阻滞　多种原因术中损伤传导束，都可能发生Ⅲ度房室传导阻滞。可以是短暂的几天到1个月恢复。也可能是永久性的，需要安装起搏器。重点在于预防，在心脏搏动下换三尖瓣，可以避免这种并发症。

　　3. 血栓形成　右心室压力低、血流缓慢，易致血栓形成，造成人工瓣机械障碍，发生率远高于二尖瓣、主动脉瓣的人工瓣膜。一旦发生这种并发症，应紧急手术治疗。

4. 人工瓣功能障碍　由于抗凝不够，形成血栓或手术后时间较长，纤维组织长入，可致人工瓣叶活动受限、瓣口狭窄，静脉压升高和右心衰竭，应该再次手术治疗。

5. 三尖瓣关闭不全复发　无论哪种成形技术都有复发的可能，主要和患者病变基础及肺动脉高压、心功能差有关，可能需要再次手术。

6. 其他人工瓣膜替换手术的合并症　如感染、消化道出血、瓣周漏等均可能发生。

十、手术效果

三尖瓣的手术是安全的，但比起其他瓣膜手术，三尖瓣膜置换病死率高[5-6]。其住院病死率可达20%，瓣膜替换明显高于瓣膜成形，在一组62例三尖瓣用机械瓣替换的病例中，患者平均年龄59岁，手术死亡率17.7%，远期病死率33.9%[7]。高龄、肺动脉高压、营养不良、糖尿病、合并冠心病和心功能差均是明确的手术危险因素，并且瓣膜置换后，由于血栓形成和瓣环周围组织长入，再次手术率明显增加[8-10]。

十一、经验与启示

三尖瓣病变多合并其他心脏病，以关闭不全居多，狭窄少。超声心动图、胸部X线片和心电图检查就可以确诊。

轻度关闭不全不需手术，但要密切观察，一旦心脏明显扩大，心胸比＞0.55，就应考虑手术治疗。如手术过晚，危险性大，可能失去手术机会。

手术应以三尖瓣成形术为主，主要为解决瓣环扩大问题，也是最常用的技术。De Vage 成形术在临床应用时间较长，积累了很多经验，至今还在应用。手术技术简单，关键是缝线要缝在瓣环上，而不是缝在瓣叶根部，否则瓣叶撕脱，三尖瓣关闭不全就会复发。三尖瓣成形是否放成形环，对手术近期疗效影响不大，远期可能减少复发，对儿童患者不宜使用。

三尖瓣替换可能多倾向于选择生物瓣，因为机械瓣发生出血、血栓形成并发症的机会多，再手术率也明显增加。在心跳情况下行瓣膜替换手术，可以避免Ⅲ度房室传导阻滞并发症。

术后处理要特别注意右心功能的维护，积极使用正性肌力和强心利尿药物，如多巴胺、肾上腺素等。限制入量，维持CVP 6～8 cmH$_2$O，以保证患者的安全和顺利恢复。如处理不及时或入量太多，心脏过胀，发生右心衰竭，很难治疗，可能会危及患者的生命。

（吴清玉）

参 考 文 献

[1]　OSNAT I B Z, ALIK S, MORDEHAY V, et al. Long-term outcomes after mitral valve replacement and tricuspid annuloplasty in rheumatic patients [J]. Ann Thorac Surg, 2019, 107 (2): 539-545.

[2]　SHINN S H, DAYAN V, SCHAFF H V, et al. Outcomes of ring versus suture annuloplasty for tricuspid valve repair in patients undergoing mitral valve surgery [J]. J Thorac Cardiovasc Surg, 2016, 152 (2): 406-415.

[3]　吴清玉, 张怀军, 许建屏. 三尖瓣置换术 55 例临床分析 [J]. 中华胸心血管外科杂志, 2000, 28 (3): 210-212.

[4]　吴清玉, 朱晓东. 三尖瓣再次替换术四例报告 [J]. 中华外科杂志, 1994, 32 (9): 551.

[5]　DE MEESTER P, VAN DE BRUAENE A, VOIGT J U, et al. Outcome and determinants of prognosis in patients undergoing isolated tricuspid valve surgery: retrospective single center analysis [J]. Int J Cardiol, 2014, 175 (2): 333-339.

［6］ GEMMA S E, JORGE R C, JUAN J O F, et al. Outcomes of isolated tricuspid valve surgery [J]. Heart Surg Forum, 2020, 23 (6): 763-769.

［7］ XAVIER R, CHRISTIAN M G, ELISABET MENA, et al. Tricuspid valve replacement with mechanical prostheses: Short and long-term outcomes [J]. J Card Surg, 2017, 32 (9): 542-549.

［8］ CHOI J W, JANG M J, KIM K H, et al. Repair versus replacement for the surgical correction of tricuspid regurgitation: a meta-analysis [J]. Eur J Cardiothorac Surg, 2018, 53 (4): 748-755.

［9］ NISHANT S, JOSEPH A D, SAMEH M S, et al. Long-term outcomes of patients undergoing tricuspid valve surgery† [J]. Eur J Cardiothorac Surg, 2019, 56 (5): 950-958.

［10］ CETINKAYA A, GANCHEWA N, HEIN S, et al. Long-term outcomes of concomitant tricuspid valve repair in patients undergoing mitral valve surgery [J]. J Cardiothorac Surg, 2020, 15 (1): 210.

第60章
联合瓣膜病

由于各种原因使一个以上的心脏瓣膜受到损害的疾病即为联合瓣膜病。最常见的是二尖瓣和三尖瓣病变，以及主动脉瓣和二尖瓣甚至三尖瓣的联合病变。病因大多为风湿性心脏病，其次为退行性病变或细菌性心内膜炎。由于多瓣膜病变病情更危重、复杂，对心功能影响较大，给外科治疗也增加了难度。

一、历史回顾

1955年利科夫（Likoff）等报道了74例主动脉瓣和二尖瓣狭窄采用同期双瓣膜闭式扩张术。1958年利勒海（Lillehei）首次报道了体外循环下双瓣膜直视修补术。1963年卡特赖特（Cartwright）等和1964年斯塔尔（Starr）等分别报道了主动脉瓣及二尖瓣双瓣膜替换和主动脉瓣、二尖瓣及三尖瓣替换术。

二、病理解剖

由于联合病变，所涉及的不同瓣膜和病变的范围及临床严重程度不同，每个患者会有不同的病理、病理生理改变。

（一）二尖瓣狭窄合并主动脉瓣狭窄加关闭不全

除了二尖瓣狭窄的病理改变，如瓣叶增厚卷曲、交界粘连、瓣下组织融合、瓣口狭窄外，还有主动脉瓣狭窄、瓣叶增厚、钙化，关闭不全等病变，可出现不同程度的左心室扩大和左心室肥厚。

（二）二尖瓣狭窄合并主动脉瓣狭窄

比较少见。除了单纯二尖瓣狭窄的病理解剖特点外，还存在左心室肥厚，主动脉瓣狭窄越重，肥厚越明显。左心房肥厚、扩大，右心室肥厚和肺淤血可较单纯二尖瓣狭窄严重。

（三）主动脉瓣狭窄合并二尖瓣狭窄和关闭不全

与单纯主动脉瓣狭窄相比，左心室向心性肌肥厚较轻，可出现左心房室扩大。主动脉瓣叶增厚钙化、瓣口狭窄，可并存二尖瓣狭窄、瓣叶增厚、钙化，瓣下组织融合、缩短和反流。

（四）主动脉瓣关闭不全合并二尖瓣关闭不全

多见于马方综合征合并主动脉瓣和二尖瓣关闭不全，表现为主动脉瓣叶变薄、变形、瓣环扩大，瓣叶面积减少，瓣叶不能完全对合。二尖瓣环扩大或瓣叶脱垂、腱索和乳头肌变细长，可能为退行性性变。左心室扩大显著，室壁变薄。

（五）三瓣膜病变

主动脉瓣、二尖瓣病变可同时合并三尖瓣病变。三尖瓣病变以继发性关闭不全为常见，合并狭窄者少见。病理可见瓣环扩大、右心房室扩大、肺动脉扩张，瓣叶及瓣下组织受损较少，大多正常。

三、病理生理

患者病理生理改变与发病原因、瓣膜的位置及病变的轻重明显相关。会因各个瓣膜病变时间、严重程度不同，对心脏结构和功能造成不同的损害，而产生相应的病理生理改变。

四、临床表现

联合瓣膜病的临床表现与病因和各瓣膜病变的严重程度及其对心功能的影响有关，患者表现为劳累后心慌、气短，疲乏无力、呼吸困难等瓣膜病相似症状，可能因多瓣膜病变，病情更重。体检可见瓣膜相应的病变和体征。

五、辅助检查

1. **心电图**　主要表现为心房颤动、左心室和右心室肥厚、心律失常、ST-T段改变等。
2. **胸部X线片**　因瓣膜病变不同，肺血和心脏大小表现也不同，表现与各瓣膜病变的严重程度有关。如患者二尖瓣狭窄和主动脉瓣关闭不全，可见肺淤血，左心房和左右心室扩大。
3. **超声心动图**　可确切诊断各瓣膜的形态和功能，显示心腔大小和肥厚的程度及心功能的情况，可以确诊联合瓣膜病。
4. **心导管检查**　目前很少用于瓣膜病的诊断。

六、诊断与鉴别诊断

联合瓣膜病诊断不难，超声心动图检查可以基本确诊，但需要与心肌病、缺血性心脏病鉴别，如主动脉瓣狭窄合并二尖瓣关闭不全与肥厚型心肌病、主动脉瓣和二尖瓣关闭不全与扩张性心肌病等的鉴别尤其需要。仅依靠临床表现很难鉴别，需要通过病史和辅助检查包括核素、MRI和CT来鉴别。

七、手术适应证和禁忌证

联合瓣膜病手术适应证和禁忌证与各单瓣膜病变大致相同。在风湿性心脏瓣膜病中，需要替换主动脉瓣时，对有瓣叶增厚、狭窄的二尖瓣也应替换，反之亦然。当二尖瓣需替换时，患者有主动脉瓣叶增厚、交界粘连、轻度狭窄和关闭不全，也应同时替换主动脉瓣。因为风湿性病变是一个不断进展、加重的过程，二尖瓣成形重建后或主动脉瓣因风湿性病变的进展，维持正常时间较短，大多数患者在术后5年左右需要再次手术替换瓣膜。但对于因主动脉瓣二瓣化钙化需要进行主动脉瓣替换的患者，二尖瓣关闭不全绝大多数为继发性的瓣环扩大或退行性病变所致，应该尽量修复[1]。

八、手术技术

在联合瓣膜病的外科治疗方面，二尖瓣替换加三尖瓣成形手术最为多见，其次为主动脉瓣和二尖瓣的双瓣膜置换加三尖瓣成形术，很少需要三个瓣膜替换，以下三点应予注意。

（一）二尖瓣和主动脉瓣手术

升主动脉和上、下腔静脉插管建立体外循环后，经右上肺静脉置入左心引流管，开始左心引流后再开始全身降温至25～32℃，以防心脏停搏后心脏特别是左心室过胀，加重心功能的损害[2]。

对主动脉瓣关闭不全较轻者，可在升主动脉阻断后于升主动脉根部灌注心脏停搏液。而对中至重度主动脉瓣关闭不全者，在全身降温过程中阻断升主动脉，主动脉根部给予心脏保护液，一旦出现心室颤动或心脏停搏，立即切开升主动脉，经冠状动脉开口直接灌注心脏停搏液，也可以采用经冠状静脉窦逆行灌注。

二尖瓣和主动脉瓣手术时，应先修复或替换二尖瓣，再行主动脉瓣手术。二尖瓣的手术径路可采用经房间沟，经右心房-房间隔。左心房较小的还可采用左心房-右心房-房间隔联合切口，但因手术创伤较大，已很少采用。对严重的主动脉瓣环狭小，需要较大程度地加宽扩大主动脉瓣环和窦部，同期二尖瓣替换者，可经主动脉-二尖瓣-左心房顶联合切口，替换二尖瓣和主动脉瓣并扩大主动脉瓣环及窦部。对需要主动脉瓣替换者，应先切除主动脉瓣叶。尤其在主动脉瓣及瓣环都严重钙化和（或）主动脉瓣环明显较小时，先切除主动脉瓣叶，清除钙化，以及确定瓣环加宽等，再进行二尖瓣手术。二尖瓣手术完成后置入主动脉瓣，手术显露好，便于操作。否则在主动脉瓣替换后，再行二尖瓣的手术，术野显露和手术操作会变得非常困难[3]。

（二）二尖瓣和三尖瓣修复或替换

在大多数情况下，三尖瓣关闭不全大都继发于二尖瓣病变所导致的三尖瓣环扩大，均可用De Vega方法或加用成形环修复。

手术经升主动脉及上、下腔静脉插管建立体外循环，阻断升主动脉后，阻断上、下腔静脉，切开右心房探查三尖瓣。切开房间隔口行二尖瓣手术，完成人工瓣置换或成形后，缝合房间隔切口。再进行三尖瓣成形手术，通常术野显露良好，手术操作便利。三尖瓣替换既可在心脏阻断下完成，也可在心脏搏动、并行循环下完成。在心脏搏动下，完成三尖瓣手术，可避免损伤心脏房室传导束。

（三）多瓣膜成形或替换并同期行其他心脏手术

如有房、室间隔缺损，动脉导管未闭等可同期手术。如合并冠心病同时需做CABG手术，在主动脉阻断之前，先找到冠状动脉病变位置，完成远端吻合，再开始做瓣膜手术。瓣膜手术完成后，再在主动脉近端吻合桥血管。然后心脏充分排气，开放循环。也可在心脏排气、开放循环、心脏搏动恢复后，借助主动脉侧壁钳完成桥血管近端吻合。

九、术后处理

联合瓣膜病绝大部分为风湿性心脏病，少数为细菌性心瓣膜病或退行性瓣膜病。风湿性心脏病者都有病史长、瓣膜病变重、心肌受累重、心功能损害较大，以及大多合并其他脏器功能不全等特点。手术操作复杂、手术时间长是联合瓣膜病手术的常见问题。因此，多瓣膜手术术后早期处理就显得尤为重要。

1. 心功能的维护 应维持患者血压100/70～130/80 mmHg，心率70～100次/min，多需要静脉使用多巴胺、肾上腺素等正性肌力药物。尤其是二尖瓣和主动脉瓣均以关闭不全为主要病变的患者更为需要。应根据病情，应用硝酸甘油或硝普钠等药物降低心脏的前后负荷，以改善体、肺循环和心脏功能状态，帮助心功能的恢复。

2. 心律失常 联合瓣膜病的患者术前往往合并有房性或室性心律失常，术后早期又因心功能差，水、电解质和酸碱平衡紊乱，极容易出现室性心律失常。因此，除了尽快改善心功能，纠正水、电解质和酸碱平衡紊乱外，应及时地应用抗心律失常药物，如利多卡因、胺碘酮等。

3. 纠正水、电解质和酸碱平衡紊乱　联合瓣膜病患者可能因长期强心利尿治疗或心、肾功能不全，往往术前就有水、电解质平衡紊乱。加之手术、体外循环时间长，术后早期易致水、电解质和酸碱平衡紊乱，应及时予以纠正。

4. 呼吸功能的维护　联合瓣膜病患者术前多合并不同程度的肺功能损害，加上麻醉、体外循环和手术的影响，绝大多数患者术后都有不同程度的呼吸功能不全。因此，术后应适当延长呼吸机辅助时间以及加强呼吸道护理。对短期很难恢复呼吸功能的患者，应在术后7天左右行气管切开，加强呼吸机辅助与治疗，同时预防肺部感染。

5. 营养支持　大部分联合瓣膜病患者伴有不同程度的营养不良，一般不用特殊处理。但对严重营养不良的患者，除术前加强营养、改善术前营养状态外，术后早期高营养支持是很重要的。

十、手术并发症

1. 低心排血量综合征　由于术前心功能不全、术中心肌保护不好等原因，可导致严重的术后低心排血量综合征。应积极使用正性肌力药物和扩血管药物，增强心肌收缩力，减轻心脏前后负荷。但对严重的泵功能衰竭、不能撤离体外循环机者，可使用左心辅助装置或ECMO技术救治。

2. 心律失常　常见房颤、室性期前收缩，应尽量减轻心脏负荷，维护好心功能，应用利多卡因、盐酸胺碘酮等抗心律失常药物。用超声心动图监测心室和肺动脉高压的变化。应结合心电图改变，除外冠状动脉供血不足和围手术期心肌梗死。

3. 左心室后壁破裂　较少见，多发生在二尖瓣替换术中，与手术操作不当、术中损伤心肌有关。左心室较小、室壁较薄、二尖瓣替换的型号过大、严重高血压都是导致左心室后壁破裂的危险因素。关键是预防为主，一旦发生，应积极手术抢救，可能需要左心室辅助和ECMO技术支持。

4. 出血　在胸骨后、胸膜、手术创面、心房切口，或因主动脉瓣替换而出现的主动脉根部切口都可以出血。术后引流量多，多与患者术前营养不良、凝血功能差、术后鱼精蛋白中和不足、肝素反跳有关。应予止血药物治疗，必要时再次开胸止血。最严重的是左心室后壁破裂导致的出血，应在体外循环下，积极手术处理。

5. 其他　术后早期可见低心排血量综合征、呼吸功能不全、多脏器功能衰竭、心律失常、脑栓塞、感染等并发症，术后晚期可见心力衰竭、抗凝过量出血、血栓栓塞、人造瓣膜心内膜炎等。

十一、手术效果

只要手术适应证掌握得当，联合瓣膜手术是安全的，手术死亡率应在1%左右，手术后效果良好。

患者高龄、严重营养不良、呼吸功能不全、肺动脉高压、心功能Ⅲ～Ⅳ级、同期冠状动脉搭桥术、左心室射血分数<35%，均是术后早期并发症和手术死亡率的危险因素。

术后早期死亡原因多为低心排血量综合征、室性心律失常、人工瓣功能障碍、左心室破裂和感染性心内膜炎等。晚期死亡原因为心功能不全、抗凝过量出血、感染性心内膜炎、脑栓塞等，其中心功能不全和抗凝过量出血为主要原因。

十二、经验与启示

瓣膜联合病变很常见，超声心动图和胸部X线片可以确诊。对高龄、肺动脉高压、心肺功能差、全身营养不良的患者要慎重决定手术。掌握好手术指征，处理好瓣膜手术每个环节和术后抗凝问题，绝大多数患者疗效满意。

对于主动脉环和二尖瓣环人工瓣置换后大小不匹配的问题，有学者认为对手术结果不利。实践证明，只要各个人工瓣膜本身跨瓣压差不大，手术后对心功能的改善都会有帮助，人工瓣的口径大小并不重要。

手术成功的关键除了患者本身的病变基础，手术中的每个环节都很重要，特别是瓣膜切除与置换的技术尤为重要，手术操作轻柔和准确是手术中所必需的。维护好心功能，处理好术后的各个环节，瓣膜手术可以做到100%成功。

（吴清玉）

参 考 文 献

［1］　AUBREY C G, EUGENE A G, GREGORY B F, et al. Multiple valve operation for advanced valvular heart disease: results and risk factors in 513 patients [J]. J Am Coll Cardiol, 1992, 19 (4): 725-732.

［2］　RICCI M, MACEDO F I, SUAREZ M R, et al. Multiple valve surgery with beating heart Technique [J]. The Annals of Thoracic Surgery, 2009 , 87 (2): 527-531.

［3］　PHILIPPE U, PATRIZIO L, MIHAELA A, et al. Pathophysiology and management of combined aortic and mitral regurgitation [J]. Arch Cardiovasc Dis, 2019, 112 (6-7): 430-440.

第61章

感染性心内膜炎

感染性心内膜炎（infective endocarditis，IE）指心内膜被微生物感染而引起的一系列炎症表现。感染性的内膜炎发生时，受损最重的往往是心脏瓣膜，每个瓣膜都可能发生，常和心脏基础病变及瓣膜、起搏器导线植入等有关。致病微生物有细菌、真菌、立克次体、原虫或病毒等。

依据感染原因，感染性心内膜炎可分为两类：原发性感染性心内膜炎，指由于各种心外感染所导致的心内膜炎，而继发于心脏病变、瓣膜置换或其他心脏手术后的感染为继发性感染性心内膜炎。

按照症状出现的时间分类，发病在6周以内为急性感染性心内膜炎，6周至3个月为亚急性感染性心内膜炎，超过3个月为慢性感染性心内膜炎。

一、历史回顾

1646年拉扎尔·里维埃（Lazare Rivi'ere）首先报道了主动脉瓣感染性心内膜炎，1806年琼-尼古拉斯（Jean-Nicolas）开始用赘生物描述二尖瓣心内膜炎的发现。1815年约瑟夫·霍奇森（Joseph Hodgson）首先报道了感染性心内膜炎引起的动脉栓塞，1878年西奥多·阿尔布雷克特（Theodor Albrecht）和埃德温·克勒布斯（Edwin Klebs）推测瓣膜感染性心内膜炎是由微生物引起的。1924年伊曼纽尔·利伯曼（Emanuel Liberman）和本杰明·萨克斯（Benjamin Sacks）介绍了红斑狼疮的患者易患细菌性心内膜炎并于1944年首先报道用青霉素治疗感染性心内膜炎获得成功[1-2]。

二、病因与病理

急性感染性心内膜炎多发生于正常心脏瓣膜上，常继发于其他部位的感染病灶，如脑膜炎、肺炎、血栓性静脉炎等，多为致病力强的细菌引起，以金黄色葡萄球菌、草绿色链球菌、溶血性链球菌、肺炎球菌为多见，其次为革兰阴性杆菌、真菌等。

亚急性感染性心内膜炎起病缓慢，病程较长，一般为2~3个月，患者多有心脏病变的基础，如先天性心脏病或体肺分流等心脏手术后及心脏瓣膜病等。

感染性心内膜炎的发生，取决于患者的体质、免疫力和细菌等微生物毒力的强弱和有无瓣膜病变或先天性心脏病的基础。对于正常人群，细菌进入血液后，由于机体的防御机制，血中细菌可被肝脾内的单核-吞噬细胞系统迅速清除，不至于引起心内膜炎。当机体抵抗力减弱，不能迅速清除感染微生物，或细菌持续进入血流中，且毒力较强时，细菌就可能附着于正常或已有损害的心脏瓣膜上，而后血小板和纤维素附着，形成赘生物（图61-0-1）。赘生物生成是感染性心内膜炎重要的病理改变。赘生物多呈菜花样，由病原体、血小板、纤维素和坏死组织所构成，可位于心内膜的任何部位，以瓣膜闭合缘或瓣叶上为多见。病原体埋藏于赘生物中，不断增殖，对瓣膜组织进行破坏，可造成瓣膜缺损或穿孔，还可侵犯腱索或乳头肌，使之断裂，导致急性瓣膜关闭不全。早期赘生物松脆，易脱落形成栓子，造成其他器官或肢体细菌性栓塞或脓肿，以脑、肾、脾多见，亦可见于四肢动脉及黏膜、皮肤

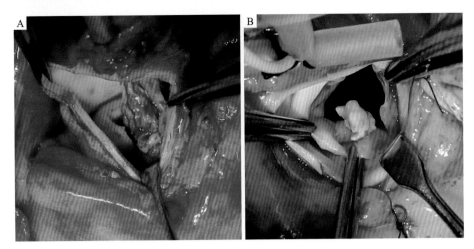

图 61-0-1　主动脉瓣叶上的赘生物

等处的小栓塞。过大的赘生物还可致瓣膜阻塞，赘生物脱落可致其他器官或肢体栓塞。赘生物形成晚期，结构致密结实。

赘生物一旦形成，感染微生物即可能避开机体免疫系统和抗生素的作用，赘生物中的感染微生物不断释放入血，而成为持续感染的根源。感染可侵及整个心脏，导致心肌组织坏死和心脏结构破坏。

继发于心脏手术后的感染性心内膜炎可由真菌所致，可能与患者术后恢复不顺利、机体抵抗力差和抗生素应用不当有关[2]。

三、流行病学

感染性心内膜炎的每年发生率为2/10万～10/10万，世界各地的发生率有所不同，男性发生率高于女性，男女之比约为2∶1。感染者有25%可能会死亡。

感染性心内膜炎的流行病学受许多因素的影响，如抗生素的广泛应用和滥用等会改变感染性心内膜炎的自然病程。各种心脏病患者生存期延长，深静脉插管及静脉高价营养的应用，各种诊疗技术如心导管检查、介入治疗和起搏器，用于长期血透的动静脉瘘、吸毒等因素都会增加感染性心内膜炎的机会，而风湿性心脏病发病率的下降，亦会降低感染性心内膜炎的发病率。

心脏外科的发展、超声心动图和其他检查技术的进步，使感染性心内膜炎患者可以得到早期诊断、早期治疗，并取得良好的治疗效果。

四、临床表现

感染性心内膜炎的临床表现是以心内膜感染为主的全身感染以及栓塞和免疫反应的综合表现，主要有以下4个特征。

（一）全身中毒症状

急性感染性心内膜炎通常为菌血症或败血症的结果，起病突然，进展快，伴高热、寒战，贫血、乏力、全身毒血症状明显，血培养阳性，病程多在6周以内。如为葡萄球菌感染可并发肺、脑脓肿，表现为咳嗽、呼吸困难、抽搐、偏瘫等，老年患者表现可能不典型。

亚急性心内膜炎病程较长，以全身感染发热为最常见的症状。发热时间不等，个别慢性心内膜炎的病例持续间歇发热，长达10年。热型不规则，多见弛张热型，有时仅为低热。患者主诉全身酸痛，乏力，伴有体重下降，面色苍白，贫血。目前典型感染性心内膜炎病例已减少。

心内直视手术后应用抗生素、周体温持续不退，或体温正常后再发高热，超过38℃，应高度怀疑感染性心内膜炎。

（二）心脏病变

心脏病变可伴随心脏杂音的出现，血流动力学不稳定，甚至恶化，患者表现为顽固性心力衰竭（90%）。往往由于主动脉瓣或二尖瓣严重关闭不全，也可能由于感染破坏心内结构，造成心腔内分流所致。感染延及心脏瓣膜可出现赘生物、形成脓肿，瓣周感染、心包炎、感染性动脉瘤（mycotic aneurysms）等，感染侵及心内膜、心肌或传导系统，表现为心功能不全、心律失常或传导障碍，还可形成心肌脓肿。感染还可累及主动脉窦，形成主动脉窦瘤，并可破入邻近心腔。主动脉壁感染可形成真性或假性动脉瘤，主动脉瓣感染可形成主动脉根部脓肿，有造成破溃和大出血的危险。

绝大多数患者体检可发现心脏杂音，或原有心脏杂音性质改变，或出现新的杂音。心脏瓣膜的病变，可出现粗糙响亮、呈海鸥鸣样或音乐样的杂音，也可能无心脏杂音。心脏杂音变化是感染性心内膜炎的特征性表现。约一半患儿由于心瓣膜病变、中毒性心肌炎等导致充血性心力衰竭，出现心音低钝、奔马律等。

（三）栓塞

患者体循环、肺循环均可发生栓塞，但以体循环栓塞多见。可发生于疾病的任何阶段，甚至有些病例以栓塞起病。栓塞可导致多个器官损害，临床表现与栓子的大小、是否含病原体、阻塞的血管口径、器官的侧支循环是否丰富等有关。小的栓子仅在尸检时才发现。栓塞较大的血管可导致器官缺血或梗死。感染性栓子可引起栓塞部位的局部感染，蔓延并形成脓肿，还可引起感染性血管炎或血管瘤。通常感染发生在脑动脉、肠系膜动脉、脾动脉、冠状动脉或肺动脉。因受累的器官不同，临床表现各异。

脑栓塞：感染性心内膜炎的患者有20%～40%可发生神经系统并发症，大部分由赘生物脱落所致的，常发生于大脑中动脉。临床表现包括缺血性或出血性脑卒中，短暂性脑供血不足，无症状性脑栓塞，感染性动脉瘤、脑脓肿、脑膜炎、中毒性脑病及癫痫。脑出血：为脑部血管因细菌性动脉瘤破裂，引起出血。患者可有精神症状、偏瘫和失语。内脏栓塞可致脾大、腹痛、血尿、便血，有时脾大很显著；肺栓塞可有胸痛、咳嗽、咯血和肺部啰音；肾栓塞可出现腰痛、血尿等症状；脾栓塞可出现左上腹剧痛；冠状动脉栓塞可引起急性心肌梗死；肠系膜动脉栓塞表现为急性腹痛，有肠梗阻的表现。四肢动脉栓塞可致栓塞肢体远端疼痛、温度低，动脉搏动减弱或消失。另外还可在视网膜上出现卵圆形出血，即Roth斑。皮肤出现Janeway结节，为手掌和足底皮肤出现无痛性淤血点，也可见于躯干，可能由微小栓塞导致毛细血管脆性增加，破裂出血所引起。

（四）免疫损伤

感染性心内膜炎可形成免疫复合物，后者可引起免疫介导的疾病，如小血管炎、关节炎、心包炎等。免疫复合物如沉积在肾小球基底膜，可引起肾小球肾炎，患者表现血尿、蛋白尿及肾功能异常。另外，免疫复合物沉积于手掌或足底皮肤，从而引发机体产生免疫反应，局部形成水肿、炎性红肿，并刺激末梢痛觉神经，产生一定的疼痛感，在指趾屈面可有隆起的紫红色小结节，略有触痛，即形成Osler结节。

五、辅助检查

1. 心电图　心电图检查多无特异性表现，可呈原有心脏疾患所致的心电图异常。可出现房颤和致命的室性心律失常，如患者出现房室传导阻滞或左、右束支阻滞，表明感染可能累及传导束。

2. 胸部X线片　亦没有特异性，可发现并发的肺部感染或脓肿、胸腔积液，可根据心脏大小及肺瘀血的程度，评估患者心功能及治疗后的效果。

3. 超声心动图　超声心动图检查对感染性心内膜炎的诊断和治疗十分重要。超声心动图能够检出直径大于2 mm以上的赘生物（检出率90%～100%），经食管二维超声心动图检查优于经胸壁二维超声心动图。90%的病例可发现赘生物，能检出更小的直径在1～1.5 mm的赘生物。对心内膜炎的诊断率可达100%。超声心动图还可发现心脏的基础病变，动态观察赘生物大小、形态、活动和瓣膜功能状态，了解瓣膜损害程度，有无瓣周脓肿形成和心功能的变化，对外科手术指征及手术时机的选择有重要意义。由于感染性心内膜炎的治疗须持续4～8周，且病情变化快，故应多次进行检查[4]。

4. CT、MRI　可显示心脏结构变化和赘生物的情况，对怀疑有颅内病变者应及时做头部CT，以确切了解病变的部位及范围。PET-CT可对全身病灶进行观察，对诊断有帮助。

5. 化验检查

（1）血液检验：血常规检查可发现患者多为进行性贫血，白细胞计数增多，并伴有中性粒细胞增多、核左移。对于中青年患者，血常规可用于评定病情是否好转的指标，对于老年患者或极度衰弱者，机体反应低下，血常规不能客观评估患者的病情。患者红细胞沉降率大多增加，C反应蛋白阳性。免疫球蛋白升高、γ-球蛋白升高、90%患者的循环免疫复合物阳性，且常在100 mg/mL以上，50%患者类风湿因子阳性。

（2）血培养：感染性心内膜炎患者病原体不断地从赘生物播散到血中，可致持续菌血症或败血症。血培养阳性是诊断本病的最直接的证据，并且还可以观察持续菌血症的转归。血培养阳性不但可以确立诊断，还可以做各种抗生素单独或联合的药物敏感试验，以便应用有效的抗生素治疗。但因抗生素的广泛应用，细菌培养阳性率不高（36.7%～85%）。因此不能完全依赖血培养结果进行诊治，以免延误病情。

急性患者最好在抗生素使用前2 h内取血做培养，一次取2～3个血标本，亚急性患者在应用抗生素前24 h采集3～4个血标本。对已用抗生素者，如病情允许，可停药3日再做血培养。患者出现发热、寒战时为最佳采血时机，由于细菌从赘生物入血的随机性，每次应在不同部位的静脉采血，皮肤要严格消毒，每次取血10 mL。在用过抗生素治疗的患者，取血量不宜过多，培养液与血液之比在10 : 1左右。因为血液中过多的抗生素不能被培养基稀释，影响细菌的生长。对没有高热、寒战的可疑病例，应在24 h内至少送血培养3次，连续3日，才可能取得阳性结果，也可能需要多次血液培养才能明确诊断。

血标本要分别做需氧及厌氧菌培养，如果患者长期应用大量广谱抗生素，多次血培养阴性，应高度怀疑真菌感染，做真菌培养。即使血标本无细菌生长，也应培养3周以上。确诊必须2次以上血培养阳性。一般做静脉血培养，动脉血培养阳性率并不高。血培养阴性而骨髓培养阳性的情况少见。

（3）尿常规和肾功能检查：患者在并发急性肾小球肾炎、间质性肾炎或有较大范围的肾梗死时，可出现肉眼血尿、脓尿和尿里有细菌，因此作尿培养也有助于诊断。多数患者镜下尿液可见红细胞管型、蛋白尿或血尿，同时伴有肾功能异常、尿素氮和肌酐的增高。

六、诊断与鉴别诊断

患者不明原因发热1周以上，白细胞总数增加，出现心脏杂音或原有的杂音性质改变、心力衰竭突然加重，应高度怀疑感染性心内膜炎，血培养阳性具有确诊价值，但血培养阴性并不能排除诊断。若同时伴有栓塞表现，通过超声心动图检查发现赘生物，可以确诊。如超声心动图未发现赘生物也不能完全排除感染性心内膜炎的诊断。

继发于心内直视手术后的感染性心内膜炎诊断比较困难，一般表现为术后应用抗生素1周体温不退，或体温正常后再发高热，超过38.0℃，若同时出现新的心脏杂音，或有体循环栓塞表现，应高度怀疑感染性心内膜炎，结合超声心动图检查也可以确诊[3]。

七、治疗方法

（一）内科治疗

1. 抗生素应用 是治疗感染性心内膜炎的主要措施。一般遵循以下原则：

（1）用药早：对临床疑为感染性心内膜炎者，送血培养后即可开始抗生素治疗，不必等待血培养结果。

（2）剂量足：维持血清抗生素浓度在杀菌水平的4～8倍。

（3）疗程长：体温正常后，抗生素治疗仍应持续4～6周。

（4）选用杀菌性抗生素：早期用药多是经验治疗应选用能杀菌、穿透力强、无严重不良反应的抗生素，应根据血培养和药敏试验结果选用抗生素。

2. 治疗心功能不全 感染性心内膜炎多伴有瓣膜损害，可导致心功能不全，因而在治疗感染的同时，维护正常的心脏功能是保证抗生素治疗的前提。强心利尿，降低心脏前后负荷，能增强机体的抗感染能力。对于心功能严重受损、保守治疗无效的患者，在抗感染治疗的同时，应积极手术改善心功能，以取得较好的治疗效果。

3. 其他治疗 感染性心内膜炎是全身感染性疾病，改善营养状况可增强患者抵抗能力。机体各个器官均可受累，出现并发症时应予相应治疗。

（二）手术治疗

1. 手术适应证 原则上感染性心内膜炎诊断明确，内科治疗无效，就应该考虑手术治疗。心力衰竭是感染性心内膜炎患者死亡的主要原因，也是最重要的手术指征。

心力衰竭取决于瓣膜受累或感染的严重程度，在感染和心力衰竭不能控制时，不能因强调术前抗感染治疗而延误手术时机，因为有些患者只有手术才能治愈，坚持保守治疗，患者可能会失去生存的机会。虽然患者手术后有再次感染的可能性，但心力衰竭的发展会直接威胁患者生命，故应积极手术干预，才可能保证患者的安全。

各种先天性心脏病手术都可能导致感染性心内膜炎，特别是心脏畸形矫治后，患者抵抗力低下，恢复时间长，更易合并感染性心内膜炎，如心内出现赘生物，各心腔之间有异常交通，心功能不全，亦应积极手术治疗。

下列情况出现时，更应手术治疗：

（1）超声心动图检查发现心内有赘生物，心内结构受到侵蚀和破坏，因感染和赘生物导致的瓣膜有明确穿孔、狭窄或关闭不全。

（2）左心内赘生物引起体循环系统栓塞或右心内赘生物引起肺栓塞。

（3）心内脓肿形成伴发房室传导阻滞。

（4）主动脉受累，出现假性动脉瘤或主动脉瘤、主动脉根部脓肿等[5]。

（5）瓣膜置换术后继发感染性心内膜炎，感染严重，药物不易控制，引起人工瓣功能障碍或瓣周漏、瓣周脓肿等[6-7]。

（6）耐药细菌或真菌引起的，经手术治疗后，仍存在感染，可考虑再次手术治疗，但预后不佳。

金黄色葡萄球菌所致的感染性心内膜炎患者易出现神经系统损害，缺血性脑卒中并非手术禁忌证。对于无症状性脑栓塞或短暂性脑缺血发作的患者，手术指征明确应及时手术治疗。有急性脑梗死、脑出血，预后极差，1个月后方可考虑心脏手术。

患者高龄、有糖尿病、抗生素治疗无效，患有其他重要器官疾患，或伴心力衰竭、栓塞、动脉瘤、休克及各种心脏病手术后感染，预后不良[8-10]。

2. 术前准备 同其他心脏手术相似，准备术中取血和赘生物及感染组织做细菌培养，以便选用合适的抗生素。

3. 手术原则 手术原则是彻底清除心脏的所有感染灶、坏死组织和赘生物，修复或替换受损的瓣膜，同时矫治好其他病变。

4. 手术技术 手术常规在低温全麻体外循环下进行，经胸骨正中或手术原切口开胸，切开心包，游离心脏，建立体外循环和心肌保护方法同其他心脏手术。应根据不同瓣膜及受损瓣膜的具体情况，选择相应的式式。

（1）二尖瓣病变：无论原发还是继发瓣膜感染，都应尽可能在赘生物及感染组织彻底清除后做二尖瓣成形术。二尖瓣成形术的效果取决于瓣膜病变的严重程度和手术技术。在感染性组织清除后，二尖瓣前叶缺损，可用自体心包修复；腱索断裂，可将后叶腱索转移至前叶；二尖瓣后叶缺损，可直接缝合或用自体心包片修补。如无法成形就清除全部瓣叶及感染组织（图61-0-2），再进行瓣膜置换。二尖瓣置换方法简单，疗效优于内科治疗。

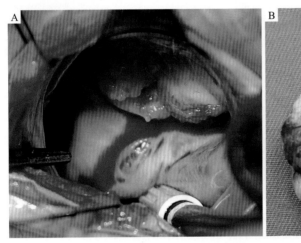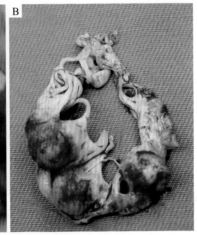

图 61-0-2 二尖瓣病变及其手术清除
A. 二尖瓣叶上的赘生物；B. 切除感染的二尖瓣。

（2）主动脉瓣病变：主动脉瓣感染可累及主动脉瓣叶、瓣环和升主动脉，甚至心脏结构。常见的是主动脉瓣周脓肿。瓣周脓肿可损伤主动脉瓣环和二尖瓣前叶，瓣上脓肿可损害主动脉壁，有导致主动脉大出血的危险。瓣膜长有较多赘生物，瓣叶组织破坏可形成穿孔（图61-0-3），通常无法成形，必须进行主动脉瓣置换和修补主动脉壁缺损[11]。最为严重的是主动脉根部脓肿，应在彻底清除病灶后采用低温保存的同种带瓣主动脉行主动脉根部替换术，然后移植左右冠状动脉。手术应避免损伤传导束。

（3）三尖瓣损害：感染性心内膜炎三尖瓣病变多源于静脉系统感染，如吸毒、深静脉长期置管、心导管检查、安置起搏器等。病变多局限于瓣叶，也可以延及腱索和乳头肌，往往损害严重（图61-0-4），应根据病情选择合适的手术方式，尽可能以瓣膜成形为主。必要时需行三尖瓣置换术。

（4）心脏手术后继发性心内膜炎：内科用药治疗无效，可能需要再次手术。再次手术常用原切口，开胸应格外小心。可用摇摆锯锯开胸骨，牵开后，用电刀游离心包粘连。当怀疑主动脉病变时，要考虑到升主动脉切口感染的可能性。应常规消毒股动脉皮肤，在股动脉静脉插管建立体外循环后，降温至34℃再锯胸骨，此法可增加二次开胸手术的安全性，但肝素化影响手术野的显露，并增加了体外循环时间。在主动脉瓣手术时，如担心主动脉瓣关闭不全致心脏停搏，可在第五肋间切开，显露左心室心尖部，插入左心引流管进行左心室减压，再慢慢锯开胸骨、游离心脏，以防再次开胸或建立体外循环时发生意外。

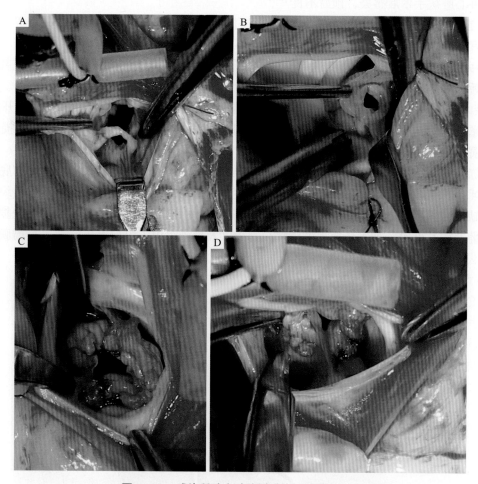

图61-0-3　感染所致主动脉瓣叶穿孔的修补

A、B. 感染所致的主动脉瓣叶穿孔；C、D. 用自体心包修补瓣叶穿孔。

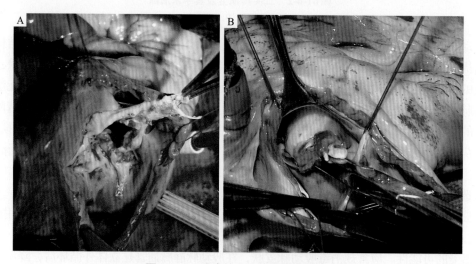

图61-0-4　感染的三尖瓣叶及赘生物

A. 感染的三尖瓣叶和赘生物；B. 感染的三尖瓣叶和赘生物。

瓣膜置换术后心内膜炎是一种严重并发症，根据发生时间可分为早期人工瓣膜置换后心内膜炎和晚期人工瓣膜置换后心内膜炎。人工瓣膜置换后早期心内膜炎可能与术中、术后伤口或心内污染有关，晚期心内膜炎与牙齿、泌尿生殖系等感染有关。病理改变因人工瓣种类不同而异：生物瓣感染多先累及瓣叶，可造成瓣叶撕裂、穿孔；机械瓣感染则多起自缝合环，可形成瓣周脓肿、溃烂，引起人工瓣环与组织分离，造成人工瓣膜反流，可能需要再次手术治疗。

感染微生物多为真菌或革兰氏阴性菌，易出现栓塞症状，保守治疗效果差，且容易复发。无论生物瓣还是机械瓣，只要有感染性心内膜炎表现，均应尽早再行瓣膜置换术。生物瓣与机械瓣术后发生感染的概率相近，因而可根据患者情况选用相应的瓣膜。在其他心脏病基础上的心内膜炎，应根据不同病变，采用相应的手术方法治疗，同时清除感染病灶、坏死组织和赘生物[12]。

5. 术后处理　应用呼吸机辅助呼吸，维持血压、循环平稳，注意水、电解质平衡和感染是否控制。可间断输新鲜血、丙种球蛋白或白蛋白等，以增强机体抵抗力，加快术后恢复。

6. 术后抗感染　患者应继续应用抗生素治疗，可根据手术中组织标本培养和药敏试验结果，选择合适的抗生素。如果术后培养物阳性或感染延及瓣环，应持续用药6~8周；如为慢性炎症或感染已经愈合，则不需长期应用抗生素。治疗期间应预防皮肤及其他部位的感染和防治牙病。

7. 手术并发症

（1）出血：由于感染、肝功能失常，手术创面大，手术时间长，凝血功能紊乱，手术切口出血等原因可致手术后大量出血、渗血，应予补充凝血因子和止血药物，治疗凝血机制障碍，积极补充血容量，维持心率和血压在正常范围，必要时再次开胸止血。

（2）低心排血量综合征：由于感染、全身中毒，心肌损害严重或术中心肌保护欠缺，术后可能发生低心排血量综合征。临床诊断和治疗同其他心脏手术。

（3）急性肾衰竭：术前因感染、心功能不全等原因所致肾脏损伤，加上手术中体外循环的影响，术后可能发生急性肾衰竭，需要血液透析等肾替代方法治疗。

（4）心律失常：术前感染侵及传导系统、术中损伤，以及心功能不全，水、电解质紊乱，可致各种心律失常的发生，应予相应处理和抗心律失常治疗，完全性房室传导阻滞需植入起搏器治疗。

（5）其他手术并发症：如脑卒中、肺部感染、肾功能衰竭等需要内科治疗。伤口感染、瓣周漏、室间隔修补后再通，可能需要再次手术治疗。

8. 手术效果　内科用抗生素治疗感染性心内膜炎，病死率达30%~50%，主要原因是感染不能控制，多器官功能衰竭、心力衰竭、难治性败血症、凝血障碍、脑卒中。手术治疗的效果明显优于内科治疗，手术死亡率为5%~20%，可能更低。抗生素治疗1周以内行手术治疗的患者，院内病死率为15%，再发感染的发生率为12%[13]。

2000年亚历克西乌（Alexiou）等报道1973—1997年间连续91例感染性心内膜炎患者手术，手术死亡率11%，感染复发率6%，需要再次手术的9%。10年免除感染率为89.1%，免除再手术率为87.8%。5年、10年、15年生存率分别为73.0%、62.7%、58.7%[7]。

患者病变如仅局限于瓣膜或术中可彻底清除感染组织，手术死亡率同常规瓣膜手术，如二尖瓣成形术病死率低至2%~3%，术后远期再感染率仅为1.8%，明显优于二尖瓣置换。

人工瓣膜替换术后继发感染性心内膜炎，常需再次手术治疗，手术死亡率明显高于原发性感染性心内膜炎。术后病死原因为手术并发症和感染复发，如室性心律失常、心功能不全、感染所致多器官功能衰竭[14-15]。

八、经验与启示

感染性心内膜炎一旦明确诊断，内科治疗2~3周无效，应考虑手术治疗，超声心动图发现心内结构变化或赘生物形成更应积极手术。不能因内科治疗致使感染反复、病情迁延，患者全身消耗、衰竭，抗生素耐药再考虑手术，这样会延误手术时机，增加手术的危险性。

手术应根据病变的不同，采用不同的方法处理。原则是在全麻体外循环下手术，彻底清除感染组织，修复或置换瓣膜，处理合并病变，或矫治各种心内病变。

应根据血培养和药物敏感试验的结果，术后静脉使用有效的抗生素，坚持4～8周，手术成功率可在99%以上，特别是原发性感染性心内膜炎手术死亡率应与常规手术相同，效果良好。继发于心脏手术后再感染的患者，如为继发真菌等感染不能控制，手术死亡率偏高。

（吴清玉）

参 考 文 献

［1］ GELLER S A. Infective endocarditis: a history of the development of its understanding [J]. Autops Case Rep, 2013, 3: 5-12.

［2］ CUERVO G, ESCRIHUELA-VIDAL F, GUDIOL C, et al. Current challenges in the management of infective endocarditis [J]. Front Med (Lausanne), 2021, 8: 641243.

［3］ 薛淦兴, 吴清玉. 感染性心内膜炎的手术治疗 [J]. 中华外科杂志, 1991, 29 (7): 408-411.

［4］ DURACK D T, LUKES A S, BRIGHT D K. New criteria for diagnosis of infective endocarditis: utilization of specific echocardiographic findings. Duke Endocarditis Service [J]. Am J Med, 1994, 96 (3): 200-209.

［5］ SCHEPENS M A, DOSSCHE K M, MORSHUIS W J, et al. Reoperations on the ascending aorta and aortic root: pitfalls and results in 134 patients [J]. Ann Thorac Surg, 1999, 68 (5): 1676-1680.

［6］ KNOSALLA C, WENG Y, YANKAH A C, et al. Surgical treatment of active infective aortic valve endocarditis with associated periannular abscess-11 year results [J]. Eur Heart J, 2000, 21 (6): 490-497.

［7］ ALEXIOU C, LANGLEY S M, STAFFORD H, et al. Surgical treatment of infective mitral valve endocarditis: predictors of early and late outcome [J]. J Heart Valve Dis, 2000, 9 (3): 327-334.

［8］ GILLINOV A M, DIAZ R, BLACKSTONE E H, et al. Double valve endocarditis [J]. Ann Thorac Surg, 2001, 71 (6): 1874-1879.

［9］ MACK M J, LANCELLOTTI P. Early surgery in infective endocarditis: can it be too early? [J]. J Am Coll Cardiol, 2020, 76 (1): 41-42.

［10］ CHU V H, PARK L P, ATHAN E, et al. Association between surgical indications, operative risk, and clinical outcome in infective endocarditis: a prospective study from the International Collaboration on Endocarditis [J]. Circulation, 2015, 131: 131-140.

［11］ MAXIMILIAN L, NINA B, SVEN P, et al. Incidence and surgical outcomes of patients with native and prosthetic aortic valve endocarditis [J]. Ann Thorac Surg, 2020, 110 (1): 93-101.

［12］ PANT S, PATEL N J, DESHMUKH A, et al. Trends in infective endocarditis incidence, microbiology, and valve replacement in the United States from 2000 to 2011 [J]. J Am Coll Cardiol, 2015, 65 (19): 2070-2076.

［13］ SCOTT A H, DANIEL C D, BERNARD J, et al. Infective endocarditis: a contemporary review [J]. Mayo Clin Proc, 2020, 95 (5): 982-997.

［14］ GORDON S M, SERKEY J M, LONGWORTH D L, et al. Early onset prosthetic valve endocarditis: the Cleveland Clinic experience 1992—1997 [J]. Ann Thorac Surg, 2000, 69 (5): 1388-1392.

［15］ SUMMERS M R, LEON M B, SMITH C R, et al. Prosthetic valve endocarditis after TAVR and SAVR: insights from the PARTNER trials [J]. Circulation, 2019, 140 (24): 1984-1994.

历史回顾

心脏瓣膜疾病的外科矫治已有 100 多年的历史。早在 1923 年卡特勒（Cutler）首次实施了二尖瓣狭窄闭式分离术，在之后的近 40 年内，该手术一直是外科治疗心脏疾病的唯一方式。从 20 世纪 60 年代开始，人工机械瓣和生物瓣（包括同种异体主动脉瓣）相继应用于临床。在此后的 30 年间，瓣膜外科经历了一个飞速的发展过程，机械瓣和生物瓣也进行了无数次的改进，先后有近 80 种心脏瓣膜应用于临床[1]。由于某些类型的人工瓣膜自身存在设计上的缺陷，40 余种人工瓣膜已退出市场。目前国际市场上，主要有 10 种机械瓣膜和 10 种生物瓣膜在销售。由于机械瓣和生物瓣都存在着一定的缺点，以解决这两种瓣膜缺点为目的，设计出了理论上最完美的瓣膜，即组织工程心脏瓣膜，但是此种瓣膜目前也存在一些技术上的问题，还没有应用于临床[2]。

我国也从 20 世纪 60 年代起开始了人工心脏瓣膜的相关研究。1965 年蔡用之教授成功运用国产球笼瓣进行二尖瓣置换术。1975 年广东心血管病研究所引进了国外技术，采用进口人工机械瓣进行人工心脏瓣膜置换术。1976 年北京中国医学科学院阜外医院成功研制出生物材料人工心脏瓣膜并成功进行主动脉瓣膜替换手术。1978 年上海医疗器械研究所、兰州碳素厂与上海长海医院合作研制的各向同性碳斜碟瓣（B-S 瓣）应用于临床。1985 年航天部 703 所与北京中国医学科学院阜外医院合作，开发出 GK（钩孔）型机械瓣膜。1987 年兰州新兰仪表厂等研制出 C-L 型标准瓣，其后又推出改进型 C-L 短柱瓣。1992 年田子朴等报道国产双叶瓣的临床初步应用结果。2005 年北京思达医用装置有限公司和空军总医院共同研制的 GK 双叶瓣获得国家药监局准产注册，开始了临床应用。

第 1 节　机　械　瓣

人工心脏瓣膜中最先应用于临床的是机械瓣膜，采用金属和热解碳材料制得，历经几十年的发展，现在以两个叶片全部采用纯热解碳材料为发展趋势。

一、球笼瓣

1960 年斯塔尔（Starr）使用球笼瓣（Caged Ball Valve）进行二尖瓣替换术获得成功，成为瓣膜外科发展的一个里程碑。此后，Starr 与工程师爱德华兹（Edwards）合作生产 Starr-Edwards 球笼瓣，该瓣膜于 1961 年用于临床并推向市场销售。在之后的近 10 年间，Starr-Edwards 球笼瓣一直是人工机械瓣的金标准，被广泛应用于临床。由于设计的原因，对于小口径的瓣膜或是左心室较小的患者，瓣膜替换后，球笼瓣固有的缺陷表现特别明显，包括：血栓栓塞率高、溶血发生率高、跨瓣压差高、球笼瓣所导致的左心室流出道梗阻和心律失常发生率较高。鉴于此，在之后的近20年内，Starr-Edwards球笼瓣共进行了6次较大的技术改进。球笼架由最早的塑料（lucite）和不锈钢改为Stellite-21合金钢，由裸露式改为全包布式，后又改为裸露式，改进制作工艺，将直径50～70 μm的金属珠固定于球体不能接触到的瓣环和球笼上，以便内皮能较快地在金属珠之间生长。球体由硅橡胶改为Stellite-21合金钢空心球，后又改回硅橡胶，将球体增大并在制作工艺上加以改进，进行低温硫化处理，在球体内加入少量钡以便能透过X线进行检查。

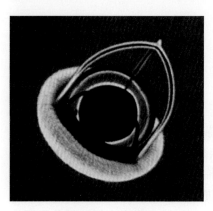

图62-1-1 球笼瓣

除Starr外，马戈文（Magovern）、卡特（Cutter）、德贝克（DeBakey）、科利（Colley）等心脏外科医师也在球笼瓣的设计和制作上做出了相应的贡献。Magover-Cromie瓣于1962年应用于临床，Smelloff-Cutter瓣和Brauneald-Cutter瓣先后于1964年和1968年应用于临床，DeBakey-Surgitool瓣（图62-1-1）于1969年应用于临床，同期还有Colley-Liotta-Cromie瓣和Serville-Arbonville瓣用于临床。这些瓣膜与Starr-Edwards球笼瓣相比，只是略作了些结构上的改动，四柱封闭式球笼改为三柱开放式，其中Smelloff-Cutter瓣为双球笼结构。笼柱和球体的材料之间略有差别。这些球笼瓣由于结构设计和所用材料的限制，血栓形成、笼架断裂、球体变形、破裂、瓣周漏的发生率都较高。随着新一代机械瓣的研制和应用，球笼瓣均于20世纪70年代初退出市场。

二、碟笼瓣

由于球笼瓣笼架高，体积大，尤其对于左心室小的患者，容易引起左心室流出道狭窄及刺激室间隔引起心律失常。为了缩小人工瓣的体积，人们将球形阀体改为圆形碟片，缩短笼架的高度，改为扁平形，笼架呈闭合或开放状。1967—1971年，市场上至少有18种碟笼瓣（Caged Disc Valve）出现。碟片材料包括硅橡胶、聚四氟乙烯（特氟隆, teflon /polyfluorteraethlene）、Stellite-21不锈钢、钛钢合金等，以后又加镀热解碳涂层。笼架材料包括聚四氟乙烯、Stellite-21不锈钢、钛钢合金等，有些碟笼瓣的笼架采用包布包裹，有些加镀热解碳涂层。具有代表性的碟笼瓣有以下4种。

（一）Kay-Shiley碟笼瓣

采用两条平行悬吊的合金钢作为笼架，1965年用于临床，之后几经改进使用材料和笼架设计，仍因较高的血栓发生率而很快被淘汰。

（二）Beall-Surgitool碟笼瓣

最初采用聚四氟乙烯制作碟片和笼架，1967年用于临床。1974年碟片和笼架改为合金钢并加镀热解碳涂层，但最终仍因血栓发生率高、碟片磨损和支架断裂等问题而很快退出市场。

（三）Starr-Edwards碟笼瓣

采用不锈钢制作碟片和笼架，笼架呈封闭的十字交叉状，1968年用于临床。后又几经改进材料和设计，经临床使用，因其并发症明显高于该品牌的球笼瓣6120型而被弃用。

（四）Colley-Cutter碟笼瓣

笼架由钛钢制成，4条支柱呈钩形开放状，碟片最初采用硅橡胶制作，1966年用于临床。1973年笼架加镀热解碳涂层，碟片有别于其他碟笼瓣，侧面呈菱形。因支架断裂和血栓发生率高，很快被淘汰。

　　碟笼瓣在机械瓣的研制和发展史上，只有短短的 10 年时间就完全被淘汰而无一保留下来，究其原因主要是设计不符合生理学，血流方向与碟片垂直，耗能大，在碟片后方形成涡流，容易形成血栓。但至少有两点对以后单叶倾斜碟瓣的研制有重要启发，即采用碟片作为阀体降低了瓣架的高度，热解碳技术的应用有望采用全新的材料制作新一代机械瓣，使其重量减轻，耐磨性增强，抗血栓能力提高。

三、倾斜碟瓣

　　此类瓣膜完全取消了固定于瓣架上的笼式结构，保留了单叶碟片，碟片借瓣环上的支架固定，依靠血流的冲击开放和关闭。瓣口被倾斜的碟片分为大小不等的两部分，过瓣血流为半中心型。倾斜碟瓣（titling disc valve）的研制成功是机械瓣发展史上一次划时代的革命，结合热解碳材料的使用，使人工机械瓣所致的相关并发症大大降低，有力地推动了瓣膜外科的发展。下面就主要的倾斜碟瓣进行介绍。

（一）Björk-Shiley 倾斜碟瓣

　　由瑞典医师比约克（Björk）于 1969 年最早用于临床，1971 年瓣架和碟片全部改为热解碳涂层，瓣叶碟片最大开放角度为 60°，关闭角为 2°。缝合环为聚四氟乙烯，此类瓣膜称 BS 标准瓣（Björk-Shiley standard valve）。1975 年在瓣叶碟片内加入不透 X 线材料，以便术后观察瓣叶活动。1978 年将扁平的叶片改为凹凸状，以减少瓣叶后方的血流淤滞和降低跨瓣压差，此类瓣膜称为 BS 60° 凹凸瓣（Björk-Shiley convexo-cancave 60° valve）。为了进一步降低跨瓣压差，1980 年将 BS 60° 凹凸瓣的开放角度增大为 70°。上述瓣膜固定瓣叶碟片的支架均为双柱状结构，在改为凹凸碟片后，支架承受的应力成倍增加。早期 Björk-Shiley 瓣膜的致命错误在于双柱状支架均采用焊接技术固定于瓣架，在应力改变的情况下，支架断裂、碟片飞脱的恶性事件时有发生。到 1995 年，全世界统计共发生支架断裂 500 余例，约占 BS 60° 凹凸瓣使用量的 0.66%。在 1971—1986 年间，Björk-Shiley 瓣膜是全世界使用量最大的机械瓣，数十万患者使用了此类瓣膜，发生这样惨痛的事件，其意义和影响十分深远。为了解决支架断裂的问题，研制公司将双柱状支架改为单柱支架，瓣架改为整体制作消除焊接点，改进制作材料增强其坚固性，于 1981 年推出新型单柱瓣（Björk-Shiley MonoStrut valve）。该瓣膜于 1981 年投放市场，使用量达数万例，随诊效果良好（图 62-1-2）。

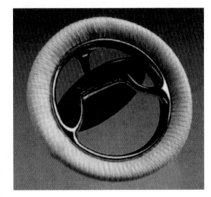

图 62-1-2　Björk-Shiley 单柱瓣

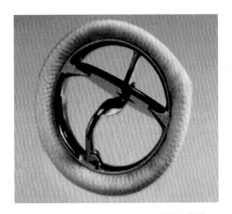

图 62-1-3　Medtronic-Hall 倾斜碟瓣

（二）Medtronic-Hall 倾斜碟瓣

　　根据 Lillehei-Kaster 倾斜碟瓣，Hall 研制出一种新型的瓣膜，早期称 Hall-Kaster 倾斜碟瓣，后改名为 Medtronic-Hall 倾斜碟瓣，1977 年用于临床。其他的倾斜碟瓣是卡在瓣架内，依靠血流冲击进行翻动，瓣叶在开放和关闭时移位较大。Medtronic-Hall 瓣的叶片是穿在一弧形支架上滑动，开放和关闭时瓣叶移位小。另外，叶片工作轴心移向瓣架中心，从而增加了小口的开放面积，减少了血栓形成的机会。为了降低跨瓣压差，早期设计的二尖瓣瓣叶开放角度为 78°，体内研究证明反流量太大，改为 70° 后，反流量减小到左心室搏出量的 5% 以下，跨瓣压差没有明显升高。主动脉瓣开放角度为 75°，瓣叶呈扁平状（图62-1-3）。该瓣性能优良，是目前使用最广泛的单叶倾斜碟瓣。大组临床资料统计，该瓣膜血栓的患者栓塞发生率每年为1.8%～4.2%、抗凝并发症发生率每年为0.9%～3.2%。二尖瓣替换时，和双叶瓣相比，单叶倾斜碟瓣瓣叶深入左心室较深，为获得较好的血流动力学效果和防止卡瓣，有学者建议植入25或27号瓣时，大口最好朝前，对向室间隔。植入27号以上的瓣时，大口则应朝后。

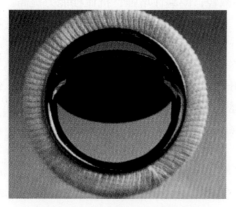

图62-1-4　Ominiscience倾斜碟瓣

（三）Ominiscience 倾斜碟瓣

根据Lillehei-Kaster倾斜碟瓣研制，1978年用于临床，瓣叶为热解碳涂层，瓣架为钛合金结构，缝合环为特氟隆，最大开放角为80°。但在体内测试开放角多不能达到80°，最小时只有44.8°。对于左心室小的患者，开放角度小，跨瓣压差较大。该瓣体积和重量均大于相同型号的其他瓣膜。为解决上述问题，又研制了两种型号的Ominiscience瓣，即Ⅰ型和Ⅱ型。其中Ⅱ型1985年起应用于临床，效果良好。现今市场上的Ominicarbon瓣为其第3代产品，瓣环、瓣架和瓣叶均由热解碳制成，缝合环为特氟隆，1985年用于临床（图62-1-4）。目前经美国FDA批准的倾斜碟瓣有Medtronic-Hall和Ominiscience倾斜碟瓣。

（四）Sorin 倾斜碟瓣

Sorin倾斜碟瓣于1978年用于临床。瓣架采用合金钢制成，瓣叶镀有热解碳，瓣环为特氟隆。为更好地防止血栓形成，瓣环表面也镀有一层热解碳，此类瓣膜称Carbocast瓣膜。1989年Sorin推出全碳结构的Allcarbon瓣，其瓣叶、瓣架、瓣环均涂有热解碳（图62-1-5）。Sorin瓣的结构设计和Björk-Shiley标准瓣相似，开放角都是60°，小于Medtronic-Hall和Ominiscience瓣，故其跨瓣压差偏高，但研究证明，其性能明显比Björk-Shiley标准瓣和单柱瓣好，目前临床较为常用。主要倾斜碟瓣的类型和发展历史见表62-1-1。

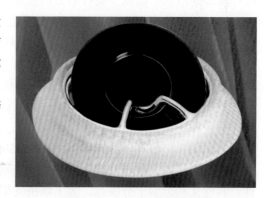

图62-1-5　Sorin Allcarbon瓣

表62-1-1　主要倾斜碟瓣的类型和临床应用时间

倾斜碟瓣的类型	年份
Björk-Shiley Delrin	1969
Björk-Shiley Pyrolite Carbon	1971
Björk-Shiley Convexoconcave	1975
Björk-Shiley Monostrut	1981
Lillehei-Kaster	1970
Medtronic-Hall	1977
Ominiscience	1978
Bicer	1979
AorTech UltraCor	1985
Sorin Allcarbon	1989

（Sulzer Carbomedics 提供，2001）

（五）国产倾斜碟瓣

目前临床应用的国产倾斜碟瓣主要有北京 GK 瓣和上海 C-L 瓣两种。

1. GK-2 倾斜碟瓣　由北京中国医学科学院阜外医院和航天部联合研制，类似 Medtronic-Hall 倾斜碟瓣，1986 年通过鉴定用于临床。瓣架为钴基合金整体加工，瓣叶为石墨基质，热解碳涂层，涤纶布缝合环。瓣环和缝合环可以旋转。二尖瓣开放角为 70°，主动脉瓣 75°。瓣膜设计有两个特点：瓣环内支架少，结构简单，两个短钩状支架和一个柱状支架均位于瓣叶的流入面；瓣叶枢轴位于中央，主瓣口和副瓣口面积接近（图 62-1-6）。15 年来，临床应用达 2 万余例，效果良好。

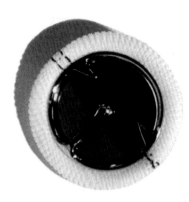

图 62-1-6　国产 GK-2 机械瓣

2. C-L 倾斜碟瓣　有两种型号，即标准瓣和短柱瓣。由上海长海医院、兰州炭素厂和新兰飞控仪器厂研制生产，类似 Björk-Shiley 瓣 1986 年用于临床。其标准瓣的结构与开放角和关闭角也与 Björk-Shiley 瓣相同，均为 60° 和 2°。钛合金支架，瓣叶为石墨基质，热解碳涂层，涤纶瓣环。在中国应用近万例，未见结构衰坏。由于开放角偏小，跨瓣压差偏高。1991 年推出的短柱瓣在 C-L 标准瓣基础上做了一些改进，瓣叶开放角增大为 70°，瓣架改为铬镍合金，支架改为开放式三角形，经临床应用，效果良好。

四、双叶瓣

理论上双叶瓣仍属于倾斜碟瓣，但其为中心性血流，和单叶倾斜碟瓣相比，血流动力学更符合生理。1963 年 Gott-Daggett 首先用塑料瓣叶制成双叶瓣，因不能解决血栓形成和栓塞问题而被迫放弃。目前国际市场上主要有 St. Jude Medical 和 Carbomedics 两种产品（图 62-1-7、图 62-1-8）。

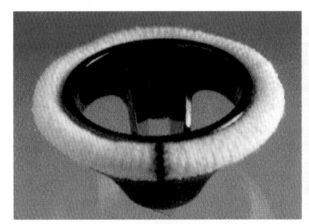

图 62-1-7　St. Jude Medical 双叶瓣

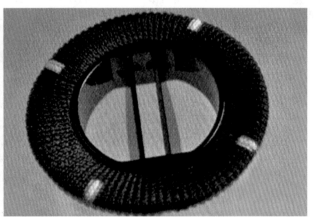

图 62-1-8　Carbomedics 双叶瓣

（一）St. Jude Medical（SJM）双叶瓣

St. Jude Medical（SJM）双叶瓣于 1977 年用于临床，为全碳结构，热解碳涂层，涤纶布缝合环。两瓣叶中心开放角达 85°，关闭角 30°～35°，缝合环较薄，故开口面积大，跨瓣压差小。但反流较大，特别是在心率较慢时。另外，在体内两个瓣叶不能同时关闭，也是影响其反流量的一个原因。

如图 62-1-9 所示，该瓣瓣叶植入心室很浅，一般不会触及左心室后壁。1993 年其生产公司推出主动

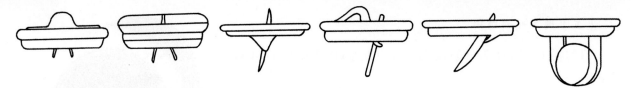

图 62-1-9　6 种人工瓣侧面观

脉瓣为 HP 瓣，适于主动脉根部细小的患者。设计时只是将标准瓣环的边袖去掉使缝合环的宽度减小一个型号，如主动脉瓣环 19 mm，可以避免扩大瓣环，直接植入 HP 19 号瓣，其开口面积相当于标准的21 mm 瓣。1997 年推出缝合环含银的 Silzone Master 瓣，以期对防治瓣周感染有所帮助。但有报道认为缝合环上的银对瓣环组织有腐蚀作用，容易引起瓣周漏，目前在临床上已不再使用。St. Jude Medical双叶瓣是全世界用量最大的机械瓣，其优秀的造型设计自 1977 年生产至今，未做任何改动。

（二）Carbomedics 双叶瓣

Carbomedics 双叶瓣于 1986 年用于临床。全碳结构，热解碳涂层，缝合环为涤纶布，可以旋转。瓣叶开放角 78°，关闭角 25°。和 SJM 相比，其瓣环薄，有效口径大，跨瓣压差略高（图 62-1-8）。由于关闭角小，泄漏量和反流量也较大。尽管该瓣有较好的血流动力学测试结果，仍有学者报道植入 25 mm 的 Carbomedics 二尖瓣后，跨瓣压差和反流量较大。目前，该瓣膜的用量仅次于 SJM 瓣。1992 年推出 R 系列主动脉瓣，即 Carbomedics R-serious Aortic 瓣，将瓣环的边袖去掉，使缝合环变薄，适宜于细小的主动脉根部替换。1993 年又重新设计缝合环，推出 Carbomedics Top-Hat Supra-annular Aortic瓣，因瓣架座在主动脉瓣环上，要求冠状动脉开口和瓣环距离要大于 5 mm。如主动脉瓣环为 19 mm，直接植入 Top-Hat 19 号瓣后，其开口面积相当于标准的 21 mm 瓣。通过改变缝合环的设计，1994 推出 Carbomedics Orbis Universal Valve，1998 年二尖瓣环上瓣上市，即 Carbomedics SuMit-Mitral Valve，1999 年又先后推出了 Pyrolite Original 和 OptiForm Mitral Valve 两种瓣膜。主要双叶瓣的类型和发展历史见表 62-1-2。

表 62-1-2　主要双叶瓣的类型和临床应用年份

双叶瓣类型	年份
Gott-Daggett	1963
St.Jude Medical	1977
Duromedics	1982
Carbomedics Standard	1986
Sorin Bicarbon	1990
Jyros	1991
ATS	1992
MCRI On-X	1996
Edwards-Lifesciences Mira	1997

（Sulzer Carbomedics 提供，2001）

二尖瓣替换术后，在静息状态下，经心导管或超声多普勒检查，27 mm、29 mm、31 mm 3 种不同口径的人工瓣在体内的有效开口面积和跨瓣压差列于表 62-1-3，所列瓣膜为美国 FDA 批准的 7 种人工瓣膜。

和生物瓣相比，机械瓣的出血和栓塞并发症发生率较高。血栓栓塞率对于机械瓣替换术的患者为0～6.6%/年，尤以 Starr-Edwards 球笼瓣为最高。生物瓣患者为 0.8%～2.4%/年。抗凝相关并发症发生率前者为 0～1.6%/年，后者为 0.4%～1.2%/年。有关 5 种机械瓣和两种生物瓣的血栓栓塞率和抗凝相关并发症发生率见表62-1-4。

人工机械瓣膜的迭代发展史见表62-1-5。

表62-1-3　二尖瓣位不同口径的人工瓣血流动力学测试结果

瓣膜	作者（年份）	有效开放面积（cm²）			平均舒张期压差（mmHg）		
		27 mm	29 mm	31 mm	27 mm	29 mm	31 mm
Starr-Edwards	Pyle（1987）	1.4	1.4	1.9	8.0	10.0	5.0
Ominiscience	Messner-Pellanc（1989）	2.2	2.2	2.0	3.6	3.5	2.1
Medtronic-Hall	Medtronic（1985）	3.0	2.9	3.4	3.6	3.0	2.0
St.-Jude	Chaux（1981）	2.1	2.8	3.1	1.9	1.8	1.6
	Tatineni（1989）		3.4			2.5	
Carbomedics	Carbomedics（1993）	2.9	3.0	3.0	3.9	4.6	4.6
	Chambers（1993）	2.1	2.1	1.8	3.9	3.3	3.3
Hancock	Ubago（1982）	1.3	1.0	1.0	7.0	7.6	7.4
	Khuri（1988）	1.5	2.0	1.8	7.0	7.0	7.0
Carpertier-Edwards	Pelletier（1982）	1.7	2.4	2.5	6.5	7.4	5.3
	Chaitman（1979）	1.7	2.2	2.8	7.0	6.7	5.0

引自 COHN L H. Real RM Mechanical and bioprosthetic mitral valve replacement［M］. In：Edmunds LHE eds，Cardiac surgery in the adult. Quebecor：McGraw-Hill，1997：1030

表62-1-4　不同瓣膜的血栓栓塞率和抗凝相关并发症发生率结果比较

瓣膜	作者（年份）	血栓栓塞率（%患者年）	抗凝相关并发症发生率（%患者年）
Starr-Edwards	Starr（1993）	6.6	2.2
	Akins（1987）	3.9	2.4
	Miller（1983）	5.7	3.7
Ominiscience	Akalin（1992）	1.0	2.7
	Peter（1993）	1.7	0.9
	Damle（1987）	2.5	
Medtronic-Hall	Akins（1991）	1.8	3.2
	Beaudet（1988）	2.1	3.2
	Antunes（1988）	4.2	1.5
St.Jude	Jegaden（1994）	1.5	0.9
	Kratz（1993）	2.9	2.2
	Kahn（1994）	2.4	1.9
Carbomedics	Rabelo（1995）	4.2	
	Copeland（1994）	4.3	2.4
	Deluca（1993）	0.8	0.0
Hancock	Cohn（1985）	2.4	0.4
	Gallucci（1989）	2.1	0.4
	Bortolotti（1995）	1.4	0.7
Carpertier-Edwards	Jamieson（1987）	2.4	0.7
	Akins（1990）	1.4	1.2
	Perier（1989）	0.8	1.0

表62-1-5　人工机械瓣膜的迭代发展

	名称	结构特点	代表性产品
第一代	球笼瓣	瓣架呈笼样，4根瓣柱由不锈钢铸成，球状阀体由硅橡胶、金属或热解炭制成 优点：其构造简单、启闭稳定、耐久性好 不足：跨瓣压差高；过瓣血流为侧流，形成涡流区，血栓塞率高；溶血；瓣架高，造成左心室流出道梗阻和室间隔刺激。此外，球笼瓣体积较大，在一定程度上限制了其使用	Starr-Edwards 瓣、Smeloff-Cutter 瓣和 Magovern 瓣
第二代	碟笼瓣	活塞式中心碟片，其阀体为透镜状碟片，开放时过瓣血流通过其小的侧孔 优点：瓣架低，质量比较轻，耐久性比较好 不足：其跨瓣压仍较大；属周围血流型，血流动力学性能差；碟片活动范围小，易导致机械失灵；结构损坏发生率过高	Kay-Shiley瓣和Beall瓣
第三代	倾斜碟瓣	其阀体亦为碟型片，由圆形碟环内交链结构将碟片悬夹于瓣环内，碟片开放时向一侧倾斜60°~80°，故称倾倾碟瓣。特点是从笼碟瓣的过瓣血流侧流型改为半中心血流，使血流动力学得到明显改善，降低血栓的发生率，术后瓣膜有关的合并症降到很低的水平	Lillehei-Kaster，Medtronic-Hall，Sorin和Björk-Shiley
第四代	双叶瓣	基本结构是在圆形瓣环内有两个半圆片状瓣叶，每个瓣叶基底两端各有一个轴与瓣环内相应处的槽ành成铰链，如两扇门一样，可自由开关，启闭原理接近自然瓣，属中心血流型，明显改善了血流动力学瓣叶活动灵活，有效瓣口面积较大，为中心血流型，跨瓣压差小，血栓栓塞率低	St.Jude 瓣、CarboMedics 瓣、Sorin Bicarbon 瓣、ATS Open Pivot 瓣、On-X 瓣

第2节　异种生物瓣

生物瓣是仿照人的主动脉瓣三个半月瓣的结构、用生物组织制作而成。瓣膜材料主要有同种同体组织，如阔筋膜、肺动脉等；同种异体组织，如主动脉、硬脑膜、阔筋膜等；异种异体组织，如猪的主动脉瓣、牛的主动脉瓣、牛心包等。瓣膜材料一般用戊二醛进行处理，既可以防止腐败，又可以减小生物材料的免疫原性。由于生物瓣是由生物组织材料制作，因此具有很好的生物相容性，植入后不需或只需短期抗凝。生物瓣的血流通过瓣口为中心流，没有阻塞体、血流动力学性能好。但是由于生物瓣容易钙化、衰败、破损、撕裂等原因，使得其使用寿命较短，限制了其临床应用范围。目前仍然没有有效提高生物瓣使用寿命的方法。此外，同种异体和异种异体的组织虽然经过处理，但也还存在一定程度的免疫排斥反应，对于异种组织还有传染动物源性病毒的可能。同种生物瓣取材限制及远期狭窄问题，限制了其临床使用，因此本节主要讨论异种生物瓣。异种生物瓣的出现略晚于机械瓣，1965年比内（Binet）等首次将猪主动脉瓣直接植入人体，1968年卡彭蒂尔（Carpentier）等改进了生物瓣的工艺，为生物瓣的商业化奠定了基础。

一、有支架的生物瓣

（一）Hancock 猪瓣

Hancock猪瓣于1970年用于临床。三个猪主动脉瓣经0.2%戊二醛处理后，在60~80 mmHg条件下固定于金属支架上，瓣架无弹性，称Hancock标准瓣。该瓣跨瓣压差大，有效开口面积小，原因有三：猪的右冠瓣下方有肌肉支持，致使右冠瓣不能完全开放；支架无弹性；瓣环缝合缘较宽。1976年Hancock标准瓣作了改进，用另一只猪的无冠瓣代替右冠瓣，使三个瓣叶均能完全开放，并采用弹性支架。改进后的瓣膜有效开口面积增大，跨瓣压差降低，称Hancock modified orifice 猪瓣。1982年其生产公司推出Hancock Ⅱ猪瓣，主要作了四点改进：1.5 mmHg低压条件下固定瓣膜，以减轻因外界应力导致的瓣膜内结构改变；支架采用新材料，以使其弹性更好；采取环上型缝合环，以便植入大一号的瓣膜，增大开口面积；猪瓣经戊二醛固定后，再用十二烷基硫酸钠（sodium dodecyl sulfate，SDS）溶液防钙化处理。临床应用效果良好，是国际市场上较常用的异种生物瓣膜之一。

（二）Hancock 牛心包瓣

Hancock牛心包瓣于1981年用于临床。低瓣架结构，瓣架由聚丙烯塑料制作，牛心包经T6防钙化处理。

（三）Intact 猪瓣

Intact猪瓣于1984年用于临床。制作特点：戊二醛零压固定，使用甲苯胺蓝（toluidine blue）抗钙化处理，以期最大限度地保持瓣叶的正常形态、胶原弹力结构和最大的对合面积。瓣架有乙酰聚合树脂制成，瓣脚较高。临床应用已达万余枚，6年瓣膜结构衰坏免除率达99%。

（四）Mosaic 猪瓣

Hancock猪瓣生产公司的第3代猪瓣产品。采用弹性材料Delrin制作支架，环上型缝合环，主动脉瓣缝合环设计为波浪形，瓣组织零压固定，α-油酸抗钙化处理。

（五）Carpentier-Edwards 猪瓣

Carpentier-Edwards猪瓣的瓣架由弹性合金钢丝Elgiloy制成，缝合环设计为非正圆形，能够减小右冠瓣下肌组织在瓣口所占的空间，使有效开口面积增大。目前生产的标准瓣（Carpentier-Edwards standard porcine bioprosthesis）（图62-2-1），在2～4 mmHg的低压条件下戊二醛固定。1981年推出环上型猪瓣（Carpentier-Edwards Supra-annular porcine bioprosthesis），和其标准瓣相比，支架钢丝变细，弹性更好；瓣脚变短，右冠瓣下肌组织在瓣口附着面积减小，开口更大，跨瓣压差进一步减小；仍采用戊二醛低压下固定，加用吐温-80溶液防钙化处理，该瓣预计寿命可达15～20年。

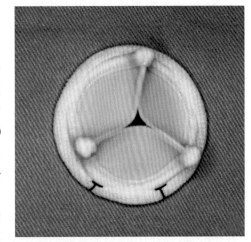

图62-2-1 Carpentier-Edwards 6900P Perimount Plus牛心包瓣

（六）Carpentier-Edwards 牛心包瓣

Carpentier-Edwards牛心包瓣于1980年用于临床。仍采用弹性合金钢丝Elgiloy制作低瓣架，牛心包在戊二醛内零压固定。改进之处有三：缝合方法的改进，瓣脚覆有一层特氟隆，缝针不穿透瓣叶，仅限于支架上的牛心包，减少了瓣叶损伤；三个瓣叶在关闭时不是完全对合，其中心有1个直径2～3 mm的小孔，减少了在体内瓣叶间的磨损；瓣叶和支架采用计算机匹配，以求最佳组合。Carpentier-Edwards猪瓣和牛心包瓣是目前世界上用量最大的异种生物瓣（图62-2-1）。

（七）St.Jude Bioimplant 猪瓣

其前身为liotta低支架瓣，1978年用于临床。该瓣为环上型缝合环，低剖面设计，采用低压戊二醛固定，瓣架由弹性材料聚甲醛制成，缝合环宽大厚实。

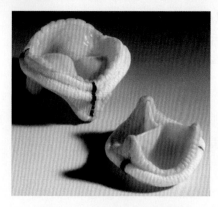

图62-2-2   St.Jude Bicor猪瓣

（八）St. Jude Bicor 猪瓣

St. Jude Bicor猪瓣采用波浪形缝合环设计，三个瓣叶为组合结构，未用右冠瓣，采用零压戊二醛固定（图62-2-2）。该瓣经在美国和欧洲应用近20年，远期结果良好。迈肯（Myken）于2000年总结了1983—1998年1187例患者植入该瓣膜的结果，主动脉瓣替换1029例，平均年龄69岁，二尖瓣替换158例，平均年龄63岁，随访率99.7%。AVR患者15年生存率（41±3）%，其中非瓣膜相关死亡占（94±1）%。MVR患者15年生存率（25±11）%，其中非瓣膜相关死亡占（84±6）%。15年瓣膜结构衰坏免除率和年龄相关，AVR患者平均为（76±7）%，小于60岁为（37±27）%；MVR患者平均为（92±4）%，小于50岁为（71±15）%。15年血栓栓塞免除率AVR患者为（82±5）%，MVR患者为（75±7）%。上述结构显示该瓣膜具有较好的耐久性，术后并发症发生率也较低。

（九）St.Jude 无细胞猪瓣（St.Jude medical X-cell porcine bioprosthesis）

St.Jude无细胞猪瓣采用零压戊二醛固定，去除了瓣叶细胞成分以防止钙化。25 mm和以下型号的瓣膜为组合瓣，右冠瓣叶和其下方的肌肉被去除，用另一个猪的无冠瓣叶替代，以增大开口面积。

（十）Mitroflow 牛心包瓣

Mitroflow牛心包瓣于1984年用于临床。支架由Delrin制作，牛心包采用戊二醛零压固定。改进了瓣膜的制作方法，用整块牛心包缝瓣，瓣脚处不用缝线。

（十一）Sorin 牛心包瓣（Sorin pericarbon pericardial bioprosthesis）

Sorin牛心包瓣于1976年用于临床。由两片戊二醛处理并零压固定的牛心包缝制而成。先用第1片牛心包制成三个瓣叶，制作过程不使用模具，三个交界处瓣叶之间彼此没有压力。在支架内侧覆盖第2片牛心包，然后用涂有热解碳的缝线将其与3个瓣叶缝合制成瓣膜。瓣架为低剖面设计，缝合环涂有热解碳。

（十二）Ionescu-Shiley 牛心包瓣

1971年约内斯库（Ionescu）最早用牛心包制作生物瓣，牛心包采用0.5%戊二醛固定，瓣架为金属硬性支架，制成的瓣膜置于4%甲醛溶液中保存。1988年雷韦尔塔（Revuelta）报道241例主动脉瓣替换术患者随诊结果，10年瓣膜衰坏免除率77%，血栓栓塞免除率73%。吉比（Gibby）报道40例随访结果，6年人寿保险统计存活率72%，瓣膜衰坏免除率60%，血栓栓塞免除率62%。该瓣的应用效果不如同一时代的Hancock猪瓣和Carpentier-Edwards猪瓣。1982年该瓣膜做了一些改进，推出第2代产品，其硬性金属支架改为delrin弹性支架，采用低剖面设计，降低瓣架高度，缝合环改为瓣上型。改进瓣脚缝合方法，低压条件下戊二醛固定牛心包，采用薄的牛心包制作瓣膜。尽管做了不少改进，该瓣膜植入人体后，结构衰坏率仍然较高，20世纪80年代末退出市场。

21 mm、23 mm、25 mm 3种不同口径的9种生物瓣血流动力学比较结果见表62-2-1。

表 62-2-1　静息状态下 9 种生物瓣血流动力学测试结果

	平均收缩压差（mmHg）			有效开口面积（cm²）		
	21 mm	23 mm	25 mm	21 mm	23 mm	25 mm
Carpentier-Edwards Standard	18～21	15～30	13～21	1.3～1.4	1.1～1.6	1.2～2.1
Hancock Standard	18～30	7～16～24	13～17	1.0～1.3	1.3～1.5	
Hancock Modified Orifice	10～17	11～16	10～12	1.4	1.4	1.7
Carpentier-Edwards Supra-Annular	14	11～78	16	1.2	1.4	2.1
Medtronic Intact	17	19	17	1.5	1.6	1.85
Medtronic Mosaic	16	14	11	1.3	1.4	1.7
Toronto SPV stentless	7.7	3～7	3.5～7		1.6～1.8	1.4～1.9
Medtronic Freestyle stentless	7～13	7～12	5～10	1.3～1.6	1.4～1.7	1.7～2.2

引自 Jamieson WRE. Mechanical and bioprosthetic aortic valve replacement. In：Edmunds LHE eds，Cardiac surgery in the adult. Quebecor，McGraw-Hill，1997：885

　　研究证明，第 1 代猪瓣结构衰坏免除率 10 年为 60%～80%，15 年为 35%～50%（于二尖瓣位），主动脉瓣位为 50%～60%。第 2 代猪瓣各方面性能均明显提高，结构衰坏免除率 10 年在 90% 左右，更长期的结果尚需进一步观察。临床应用结果表明，牛心包瓣比第 2 代猪瓣血流动力学性能要好，10 年间结构衰坏主要由钙化引起，而非瓣膜疲劳、撕裂所致。最常用的两种生物瓣 Hancock 猪瓣和 Carpentier-Edwards 猪瓣在二尖瓣位替换后结构衰坏免除率 5 年为 90%～98%，10 年为 65%～80%，15 年为 35%～50%（表 62-2-2）。第 2 代生物瓣寿命明显延长，在主动脉瓣位替换后，10 年结构衰坏免除率达 92%～96%，主动脉瓣位 8 种生物瓣替换后结构衰坏免除率见表 62-2-3。

表 62-2-2　两种生物瓣二尖瓣替换后结构衰坏免除率

瓣膜	作者（年份）	结构衰坏免除率（%）		
		5 年	10 年	15 年
Hancock	Burdon（1992）	98	80	44
	Cohn（1989）	98	75	45
	Bortolotti（1995）	94	73	35
Carpentier-Edwards	Perier（1989）	89	65	
	Jamieson（1995）	98	72	49
	Saris（1993）	97	60	

表 62-2-3　主动脉瓣替换术后，不同生物瓣结构衰坏免除率结果比较

作者（年份）	瓣膜	结构衰坏免除率（%）				
		5 年	8 年	10 年	12 年	15 年
Burdon（1992）	Hancock	98		80		44
Jamieson（1991）	Carpentier-Edwards			79		71
Jamieson（1995）	C-E Supra-annular		87		82	
Yun（1995）	Hancock Modified Orifice			90		
David（1995）	Hancock（Ⅱ）			92		
Barrat-Boyes（1993）	Medtronic Intact		100			
O'Brien（1995）	Medtronic Prosthesis	97	97（7 年）			
Pellerin（1995）	C-E pericardial			93.5		
Cosgrove（1995）	C-E pericardial			96（＞65 岁） 89（＜65 岁）		

生物瓣结构衰坏的机制主要有4个方面：① 瓣膜基质的丢失和戊二醛的作用：用戊二醛处理生物瓣在使胶原交链，增加组织稳定性的同时，也丢失了大量可溶性蛋白，使胶原的磷酸腱暴露，容易导致钙离子沉积。另外，戊二醛交链使组织改性，创造了激发钙化的化学环境和形成钙结晶的条件。② 机械应力的损伤：生物瓣瓣叶撕裂多发生于应力集中的区域，三个瓣脚末端交界主要承受弯曲和拉伸的变形应力，牛心包瓣应力主要集中于该区域针孔处。瓣叶的边缘和基底区主要承受急剧弯曲变形的应力，引起机械疲劳和胶原断裂。游离缘和瓣叶中心区域承受弯曲和拉伸的应力较小，但如果其周围出现钙化，应力可急剧增加，造成此处瓣叶撕裂和穿孔。③ 代谢因素的影响：生物瓣植入后，血浆内磷酸钙和磷脂等进入瓣膜内是造成钙化的重要因素。患者年龄、血浆钙浓度均是影响瓣膜寿命的因素。Jamieson 1995年统计Carpentier-Edwards猪瓣5年、10年结构衰坏免除率，小于35岁的患者，分别为79%和51%；65～69岁的患者则为98%和74%。④ 炎性和免疫反应：在生物瓣植入早期，单核细胞和吞噬细胞聚集、浸润，瓣叶局部胶原分解断裂并被吞噬细胞所吞噬。

（十三）国产异种生物瓣

自20世纪，70年代初期国内开始异种生物瓣的研制，第1枚生物瓣于1976年在北京中国医学科学院阜外医院用于临床，为仿Ionescu制作的BN牛心包瓣，但瓣架降低了2 mm，缝制时加固了瓣脚，储存不用甲醛，改用戊二醛。绝大多数生物瓣发生早期损毁，在临床上早已不再使用。但临床应用的第1例瓣膜，随访21年才出现衰坏征象。同年广东心血管病研究所仿Liota制作出猪瓣并用于临床。第1代国产生物瓣10年衰坏率达50%左右。90年代初，第2代国产生物瓣研制成功，预计10～15年瓣膜结构衰坏免除率可达90%。目前临床应用的主要有以下3种。

1. Perfeot牛心包瓣　北京中国医学科学院阜外医院研制，1991年用于临床。理论上瓣叶经羟基铬处理，提高了组织稳定性和抗钙化性。弹力支架用钴铬镍合金制成，整体结构上瓣叶应力分布均匀，抗疲劳性能好。采用瓣叶闭合式缝合结构，消除了瓣叶和支架间的摩擦，提高了瓣叶寿命。主动脉瓣入口采用波浪形设计，符合生理。体内测试25和27号Perfeot二尖瓣与St.Jude双叶瓣的有效开口面积无显著差别，主要规格和测试参数见表62-2-4。目前该瓣膜应用约500枚，随访5年效果良好。

表62-2-4　国产Perfeot牛心包瓣主要规格和技术参数

规格	19A	21A	23AM	25AM	27AM	29M	31M
缝合直径（mm）	23A	25A	27A 29M	29A 31M	31A 33M	35M	37M
进口直径（mm）	15	17	19	21	23	25	27
出口直径（mm）	14.3	16.3	18.4	20.6	22.5	24.5	26.5
进口面积（cm²）	1.77	2.27	2.84	3.46	4.15	4.90	5.70
开口面积（cm²）	1.64	2.08	2.65	3.33	3.97	4.71	5.51
瓣高（mm）	11.0	12.5	16.0	17.0	18.0	19.0	20.0

2. XJ猪瓣　西安西京医院生产，1991年用于临床。该瓣在抗钙化方面做了一些改进，采用环氧氯丙烷对戊二醛处理的猪瓣进行化学改性处理，封闭胶原蛋白游离羧基，实验证明具有较好的抗钙化效果，与标准戊二醛处理的猪瓣比较钙化减轻了1/316.7。另外，把组织热缺血时间限制在4 h以内，采用零压力固定，有效地保持了组织的正常结构，胶原纤维呈波浪状，排列紧密。瓣架采用高弹性不锈钢钢丝，明显减小生物瓣交界的支撑应力。缝合环采用涤纶布制成，瓣架高度为15 mm。该瓣经早期临床应用，效果良好。

3. GD-2猪瓣　1976年广东心血管病研究所仿Liota制作出GD-1猪瓣，并用于临床。该瓣采用不锈钢制作硬质支架，第1代猪瓣临床应用效果同国产BN牛心包瓣。经改进的第2代猪瓣GD-2型于

1991年用于临床，体外测试性能优良，抗钙化和抗疲劳性均明显提高，远期结果有待进一步随访，目前临床应用较少。

二、异种无支架生物瓣

1965年Binet首次尝试用异种无支架生物瓣进行主动脉瓣替换术，由于瓣膜制作困难、外科技术复杂、术后关闭不全发生率高等原因，异种无支架生物瓣在相当长的时间里没有得到进一步发展。20世纪80年代末，戴维（David）用猪主动脉瓣制作的无支架瓣在羊身上进行实验，证实该瓣膜有较好的血流动力学效果，跨瓣压差显著低于有支架的生物瓣。到1990年，他们用自制的无支架生物瓣为29位患者进行了AVR手术。自此，异种无支架生物瓣得到了较快的发展并迅速应用于临床。目前，主要有以下几种无支架瓣膜。

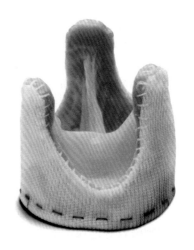

图62-2-3　多伦多SPV无支架猪瓣

（一）多伦多SPV无支架猪瓣（St.Jude Medical-Toronto SPV stentless porcine bioprosthesis）

多伦多SPV无支架猪瓣的瓣膜完整保留了在冠状动脉开口以下猪的主动脉瓣结构，其外表和右冠瓣下方的肌肉组织缝在很薄的涤纶布上，瓣膜采用低压戊二醛固定（图62-2-3）。1991—1997年，多伦多医院使用该瓣膜为242例患者施行了AVR手术，9年存活率89%，瓣膜结构衰坏免除率85%，血栓栓塞免除率95%，术后3年复查跨瓣压差低于0.467 kPa。

（二）St.Jude Biocor无支架猪瓣（Biocor stentless porcine bioprosthesis）

St.Jude Biocor无支架猪瓣在制作时去除右冠瓣和下方的肌肉组织，用另一只猪无冠瓣代替，瓣叶经戊二醛处理，零压条件下固定，再用戊二醛处理过的牛心包做成一个管道，将组合猪瓣缝在牛心包管道上，最后将管道挖去3块组织，修剪成适合移植的主动脉瓣装置。

（三）Medtronic无支架猪瓣（Medtronic freestyle stentless porcine bioprosthesis）

Medtronic无支架猪瓣是经修剪过的猪主动脉根部结构。左和右冠状动脉在主动脉壁外被结扎。瓣环、右冠瓣下的肌肉和主动脉窦壁覆盖着一圈很薄的涤纶布。瓣组织采取零压戊二醛固定，并经α-氨基油酸抗钙化处理。为了防止三个瓣叶交界变形，主动脉壁做了轻度扩张。

（四）Baxter Prima无支架猪瓣（Baxter Prima stentless porcine bioprosthesis）

Baxter Prima无支架猪瓣呈柱状结构，左右冠状动脉在开口处被挖去，一层很薄的涤纶布呈袖口状包裹瓣膜的近端，右冠瓣下肌肉并撑起主动脉壁上的两个冠脉开口，瓣膜经戊二醛低压固定，窦部做了轻度扩张。近来，又推出Baxter Prima Plus无支架猪瓣，与Baxter Prima无支架猪瓣相比，只是左右冠状动脉未做修剪，涤纶布仅包裹瓣膜的近端和右冠瓣下肌肉。该瓣膜目前尚未获得美国FDA批准。

第3节　组织工程瓣

机械瓣和生物瓣历经50年的发展，无论在材料、血流动力学特性以及外形设计上都日臻完善，这两种瓣膜在临床上都得到了广泛应用。但无论是机械瓣还是生物瓣，都不是理想的心脏瓣膜移植物。机械瓣膜置换术后需终身抗凝，可能发生与抗凝有关的出血并发症。化学改性的异种生物瓣由于缺乏生命活性，使用10年左右后将因组织退行性变钙化而导致瓣膜衰坏、功能障碍；同种心脏瓣膜来源匮乏，且可引起排异反应，从而影响瓣膜的耐久性。针对以上瓣膜的缺点，研制具有生长能力和更好耐久性的新型人造心脏瓣膜仍是瓣膜外科领域的重大研究课题。近年来，细胞生物学和组织工程学的发展，为心脏瓣膜的研究开辟了一个崭新的领域。组织工程瓣的设计如下：先用可降解的生物材料制作瓣膜支架，然后在支架上种植具有活性的自体细胞成分，种植的细胞在支架上存活，生长并产生细胞外基质，形成具有生物活性的人工瓣膜。该瓣膜要求组织相容性好，不需抗凝，不易钙化，可以生长，并且能够自我修复。

一、组织工程瓣膜支架材料的研究

1995年新冈（Shinoka）等最早使用聚羟基乙酸（PGA）制成单个瓣叶植入动物体内进行实验，证明PGA具有良好的组织相容性，细胞容易附着和生长，在体内约8周可以完全降解。但该材料质地僵硬，可塑性和柔顺性较差。而后，他们改用聚羟基烷酸酯（PHA）和聚羟基辛酸酯（PHO），实验证明PHA的机械性能较好，但完全降解需要52周。最近有学者将PGA和PHA组合形成一种新的聚合物，以期获得具有良好生物特性和机械特性的新型材料。

瓣膜支架材料研究的另一个方向是利用异种瓣或同种瓣，经特殊方法处理去掉瓣膜上的细胞，减少免疫反应，而且不易钙化。原瓣膜固有的胶原纤维，弹力纤维等细胞外基质及其三维立体结构排列方式则被较好地保留下来。最后将自体细胞种植于去细胞的瓣膜支架上，形成组织工程瓣。此类瓣膜的柔韧性和抗张强度好，易于细胞吸附生长。哈维里奇（Haverich）2000年的动物实验结果证明，用此方法制作的组织工程瓣植入羊肺动脉3个月后，瓣膜功能良好，由再细胞化和细胞外基质形成，但是在人体实验中却产生了强烈的免疫反应。

目前有学者在尝试构建细胞-纤维蛋白胶瓣膜支架。方法是将提取的人体成纤维细胞在体外培养扩增后，置于纤维蛋白胶中，迄今已获得1 mm厚的细胞纤维蛋白结构，但要用其制作具有优异力学性能的瓣膜，还要进行更多的研究。

二、组织工程瓣膜种植细胞的研究

一般选取受体自身的细胞作为细胞来源。研究较多的是自体血管的成纤维细胞，另外对不同部位，如主动脉、颈静脉、大隐静脉、右心耳等部位的内皮细胞进行组织工程学的比较研究后，证实主动脉的内皮细胞在增殖速度、血管形成能力方面都优于其他部位的内皮细胞，但动脉临床取材困难，其应用受到限制。除循环系统外，对人体体表的鳞状上皮细胞和间质细胞的研究表明，皮肤成纤维细胞在一定条件下，能分化为软管细胞，并在体外环境下产生纤维软管。

最新的研究表明人类骨髓中的干细胞（hMSC）和外周血中源于骨髓的内皮细胞的前体细胞（CD34$^+$细胞）具有分化成内皮细胞和间皮细胞的能力。因此，用这两种细胞在体外诱导、分化、增殖，再种植到瓣膜支架上，是目前组织工程瓣研究的一个新方向。

关于细胞的分离、培养和种植技术，主要有以下三种方法。

第一种是先将组织上的内皮细胞提取下来，单独培养后，再提取组织中的间皮细胞，进行培养。种植时，先种间皮细胞，再种内皮细胞。

第二种是同时提取内皮和间皮细胞，在体外标记后，将两种细胞分离，分别进行培养、增殖。种植时先种间皮细胞，再种内皮细胞。

第三种方法是同时提取两种细胞，不进行分离，经联合培养后，直接将增殖的细胞种植在瓣膜支架上。实验发现，增殖的间皮和内皮细胞种植在瓣膜支架上后，具有自动的分层能力。第三种方法简便易行，现在较多采用。

三、组织工程瓣膜的构建

研究表明，在体外静态条件下，细胞的分化、黏附、分泌能力均较正常的在体细胞低。因此，很难在培养皿中制作出符合生理条件的心脏瓣膜。迈尔（Mayer）在2000年提出预适应（precondition）的概念，即在体外构件瓣膜时，需要在体外模拟人体内的生理血液流体力场，也就是脉动流。研究表明，用PGA/PHA构建的瓣膜支架，采用混合种植，体外培养，再放入脉动流反应器中培养8日，细胞的增殖能力和产生胶原的能力都明显增强。由于体内生理环境十分复杂，体外很难完全复制，有学者提出在动物体内培养制作组织工程瓣。奥布赖恩（O'Brien）等将猪的无冠瓣脱细胞处理后，用三个无冠瓣制成一个无支架的主动脉瓣，植入羊的肺动脉瓣位置，150日后发现原来未种植细胞的瓣膜边缘有细胞覆盖，336日后，覆盖面积已达60%~80%。目前还不清楚瓣膜表面的细胞是直接来自动物血液中细胞沉积，还是瓣膜周边的正常组织迁延生长所致。

近年来，组织工程瓣的研究发展非常迅速，已在实验室构建成组织工程瓣膜和带瓣血管，并成功植入到动物体内。虽然目前组织工程瓣的研究仍处在实验阶段，但其临床应用前景令人鼓舞。

第 4 节　经导管介入瓣膜

传统外科手术目前仍是治疗心脏瓣膜病的主要手段，但是需要开胸、体外循环、心脏停搏等，对于高龄、有开胸病史、心肺功能差等患者来说手术风险高，许多患者无法接受手术。进入21世纪后，瓣膜的介入治疗悄然兴起，2002年克里比耶（Cribier）成功地经导管植入首例主动脉瓣，到2015年底，经导管主动脉瓣置入术（transcatheter aortic valve implantation，TAVI）手术量全球突破10万例，近年来，心脏瓣膜病的介入治疗井喷式发展，取得了重大突破。本节对心脏瓣膜介入治疗现状及进展进行介绍。

一、经导管主动脉瓣介入治疗

经导管主动脉瓣置换术（transcatheter aortic valve replacement，TAVR）是将瓣膜通过导管送入主动脉根部进行瓣膜定位释放，替代原有瓣膜，开启了心脏瓣膜病微创介入治疗的时代。与外科手术相比，无需开胸、不需要体外循环和心脏停搏、创伤小、术后恢复快，逐渐成为一种广泛应用的标准化手术。

2002年，Alain Cribier 医师完成全球第一例人体TAVR手术，此后，TAVR技术发展迅速，多个随机对照研究及临床注册研究证实了其安全性和有效性。全球首个TAVI多中心、大样本、完全随机对照的临床试验PARTNER A/B研究，使用球囊扩张式瓣膜（Edwards-Sapien），共纳入1057例有症状的主动脉瓣狭窄患者，随机分为外科手术组和TAVI组，以及传统保守治疗组和TAVI组，分别验证了TAVI相对于外科手术换瓣治疗以及手术高风险患者传统保守治疗（包括药物治疗和球囊扩张）的安全性和有效性。结果见表62-4-1、表62-4-2。

表62-4-1　临床试验 PARTNER A 研究

	TAVI 治疗组	外科手术换瓣组	P
术后1年病死率	24.2%	26.8%	0.62
术后2年病死率	33.9%	35.0%	0.78

表62-4-2　临床试验PARTNER B研究

	TAVI治疗组	外科手术换瓣组	P值
术后5年病死率	71.8%	93.6%	<0.000 1

结果表明，TAVI治疗的有效性和安全性在短期（2年内）不亚于外科换瓣治疗，长期（5年）结果显示其安全性和有效性优于传统保守治疗，最新的心脏彩超随访也提示TAVI长期效果可以改善左心射血功能和左心室重构[3-4]。基于PARTNER试验得出的结论，美国FDA分别于2011年和2012年批准了球囊扩张式瓣膜可以用于重度主动脉瓣狭窄不能手术和手术高风险患者的治疗[5]。另一项重要的前瞻性、多中心、随机、对照研究是CoreValve High Risk研究，使用美国第三代自膨胀式主动脉瓣，共纳入795例主动脉瓣狭窄出现症状的手术高风险患者，随机分成TAVI组和外科手术组，研究观察的主要终点事件是死亡，结果如表62-4-3。

表62-4-3　CoreValve High Risk研究

	TAVI治疗组	外科手术组	P值
术后1年全因病死率	14.2%	19.1%	0.04
脑卒中发生率	8.8%	12.6%	0.10

该研究首次证实外科手术高危患者TAVR优于外科手术[6]。基于CoreValve试验的结果，FDA于2014年1月和6月分别批准CoreValve瓣膜用于主动脉瓣狭窄不能手术和手术高风险患者的治疗[7]。球囊扩张式瓣膜也是目前全世界使用最多的TAVI瓣膜。在高危手术风险的患者里，TAVR已常规开展，并逐渐扩大适应证向中危患者过渡[8-10]。国际主流介入瓣膜比较见表62-4-4。

表62-4-4　国际主流介入瓣膜比较

名称	支架	瓣叶	入路方式	扩张方式	生产地	图例
Edwards-SAPIEN	可球囊扩张不锈钢支架	牛心包	顺行、逆行和经心尖	球囊扩张	美国	
CoreValve	自扩张镍钛合金支架	猪心包	逆行、经心尖	自扩张	美国	
Sadra lotus Valve	自扩张镍钛合金支架，可回收及可重新定位设计	牛心包	逆行	自扩张	美国	
Direct Flow Valve	可扩张可塑形聚酯纤维套囊支架	牛心包	逆行	球囊扩张	美国	

续表

名称	支架	瓣叶	入路方式	扩张方式	生产地	图例
AorTx	可折叠的纤薄坚固的镍钛支架	牛心包	经心尖	自释放	美国	
Jena Valve	可个性化的定制的自扩张镍钛合金支架	猪心包	逆行、经心尖	自扩张	德国	
Ventor embracer	自扩张镍钛支架	牛心包	逆行、经心尖	自扩张	美国	
Symetis Acurate	镍钛合金支架	猪心包	逆行	自扩张	瑞士	

二、我国TAVR 的进展

　　2010年，上海复旦大学附属中山医院开展了国内首例TAVR 手术，随后TAVR 在我国迅速推广应用，并相继制定了《经导管主动脉瓣置换术中国专家共识》[11] 及《中国经导管主动脉瓣置换术临床路径》[12]，推动了 TAVR 在我国规范、安全地开展。截至目前，全国已有超过100 家单位开展TAVR 手术，累计手术近3 000 例[13]。虽然我国的 TAVR 技术起步较晚，但在器械研发方面取得了突破性进展，自主国产瓣膜研究上取得了重大突破。Venus-A 瓣膜是自膨胀式瓣膜，且具有较强的支架径向支撑力，尤其适用于中国 TAVR 人群二叶瓣比例高、钙化重的特点。Venus-A 是第一个完成国内注册研究的瓣膜，并于 2017 年通过国家食品药品监督管理总局（CFDA）审批上市，目前在国内商业化应用超过 1 500 例，其安全性、有效性已经过临床的验证。但是，第一代瓣膜存在不可回收、不可重新定位的缺点，由浙江大学医学院附属第二医院牵头研发了新一代 VenusA Plus 系统，在保持Venus-A 强支架径向支撑力的情况下，实现了瓣膜的多次回收、重新定位释放，已通过CFDA 审批，正式上市。

　　国际领先的预装瓣膜系统和可调弯输送系统正在研发当中。此外，VitaFlow 瓣膜已获CFDA 批准进入商业化应用，可回收的 VitaFlow Ⅱ瓣膜系统正在研发中。经心尖途径的J-Valve 瓣膜自膨胀瓣膜，能够有效克服单纯主动脉瓣反流、无钙化导致瓣膜固定困难、植入过程中易移位的问题，尤其适合单纯主动脉瓣反流的患者，于2017 年获得CFDA 批准上市（表62-4-5）。

表 62-4-5　我国自主研发的介入瓣膜

名称	支架	瓣叶	入路方式	扩张方式	适用瓣膜范围	生产地	图例
VenusA	自膨胀框架以及 Supra-annular 结构	猪心包	逆行	自膨胀	22～32	杭州	
J-Valve™	带有独特定位架的医疗布桶支架	猪主动脉瓣	经心尖	自膨胀	21～29	苏州	
VitaFlow	镍钛合金自体膨胀支架	牛心包	逆行	自膨胀	21～30	上海	

　　我国主动脉瓣病变患者中二叶式主动脉瓣比例较高，接受 TAVR 手术治疗的人群中先天性二瓣化畸形比例高达37.5%～47.5%，高于西方患者群[14]。二瓣化畸形患者由于解剖结构特殊，具有瓣叶钙化严重且不均匀、瓣叶大小不对称、合并升主动脉疾病等问题，手术过程中瓣膜植入后移位、瓣周漏、冠状动脉堵塞、瓣环破裂、主动脉夹层等并发症的发生率相对较高，因此早期指南将 BAV 作为 TAVR 的相对禁忌。近年来，国内研究发现 BAV 患者行 TAVR 手术的临床预后并不亚于三叶主动脉瓣患者，这个结论对我国 TAVR 治疗的意义重大[15]。我国的 TAVR 治疗虽然仍处于起步应用阶段，但前景广阔。

（薛　辉）

参 考 文 献

［1］　COHN L H, REAL R M. Mechanical and bioprosthetic mitral valve replacement [M]// Edmunds L H E eds. Cardiac surgery in the adult. Quebecor: McGraw-Hill, 1997: 1025-1050.

［2］　卢永要, 崔振铎, 杨贤金, 等. 各种材料在人工心脏瓣膜中的应用 [J]. 金属热处理, 2004, 09: 23-26.

［3］　DOUGLAS P S, HAHN R T, PIBAROT P, et al. Hemodynamic outcomes of transcatheter aortic valve replacement and medical management in severe, inoperable aortic stenosis: a longitudinal echocardiographic study of cohort B of the PARTNER trial [J]. J Am Soc Echocardiogr, 2015, 28 (2): 210-217.

［4］　KAPADIA S R, LEON M B, MAKKAR R R, et al. 5-year outcomes of transcatheter aortic valve replacement compared with standard treatment for patients with inoperable aortic stenosis (partner 1) : a randomised controlled trial [J]. Lancet, 2015, 385 (9986): 2485-2491.

［5］　VAHANIAN A, ALFIERI O, ANDREOTTI F, et al. Guidelines on the managementof valvular heart disease (version 2012) ： the Joint taskforce on the management of valvular heart disease of the European society of cardiology (ESC)and the European associationfor cardio- thoracic surgery (EACTS) [J]. Eur J Cardiothorac Surg, 2012, 42 (1): 1- 44.

［6］　BARBANTI M, PETRONIO A S, ETTORI F, et al. 5-Year Outcomes after transcatheter aortic valve implantation with

CoreValve Prosthesis [J]. JACC Cardiovasc Interv, 2015, 8 (9): 1084-1091.

［7］ ADAMS D H, POPMA J J, REARDON M J, et al. Transcatheter aorticvalve replacement with a self-expanding prosthesis [J]. N Engl JMed, 2014, 370 (19): 1790-1798.

［8］ BAUMGARTNER H, FALK V, BAX J J, et al. 2017 ESC/EACTS Guidelines for the management of valvular heart disease [J]. Eur Heart J, 2017, 38 (36): 2739-2791.

［9］ CALLUM H, LUCAS J, MIHIKA J, et al. TAVI and the future of aortic valve replacement [J]. J Card Surg, 2019, 34 (12): 1577-1590.

［10］ LEON M B, SMITH C R, MACK M J, et al. Transcatheter or surgical aortic-valve replacement in intermediate- risk patients [J]. N Engl J Med, 2016, 374 (17): 1609-1620.

［11］ 中国医师协会心血管内科医师分会结构性心脏病专业委员, 中华医学会心血管病学分会结构性心脏病学组. 经导管主动脉瓣置换术中国专家共识 [S/J]. 中国介入心脏病学杂志, 2015, 23: 661- 667.

［12］ 中华医学会心血管病学分会结构性心脏病学组, 中国医师协会心血管内科医师分会结构性心脏病专业委员会. 中国经导管主动脉瓣置换术临床路径专家共识 [S/J]. 中国介入心脏病学杂志, 2018, 26: 661-668.

［13］ JILAIHAWI H, WU Y, YANG Y, et al. Morphological characteristics of severe aortic stenosis in China: imaging corelab observations from the first Chinese transcatheter aortic valve trial [J]. Catheter Cardiovasc Interv, 2015, 85 (1): 752-761.

［14］ LIU X B, JIANG J B, ZHOU Q J, et al. Evaluation of the safety and efficacy of transcatheter aortic valve implantation in patients with a severe stenotic bicuspid aortic valve in a Chinese population [J]. J Zhejiang Univ Sci B, 2015, 16: 208-214.

［15］ LIU X, HE Y, ZHU Q, et al. Supra-annular structure assessment for self- expanding transcatheter heart valve size selection in patients with bicuspid aortic valve [J]. Catheter Cardiovasc Interv, 2018, 91 (5): 986-994.

第63章
冠状动脉粥样硬化性狭窄

　　冠心病是由于冠状动脉粥样硬化引起管腔狭窄、心肌缺血所导致的一种常见心脏病。临床表现为心绞痛、心肌梗死等一系列病变。除了动脉硬化以外，炎症、栓塞等原因也可引起本病。世界卫生组织将本病分为无症状心肌缺血、（隐匿性冠心病）心绞痛、心肌梗死、缺血性心力衰竭和猝死五种临床类型。冠心病多在40岁以后发病，50岁以后进展较快，老年人发病率高。男性多于女性，男女比约为2：1[1]。

　　冠心病是人类死亡的第一杀手，在西方发达国家，占死亡原因的首位。在我国，由于生活水平的提高和社会环境的改变，冠心病患者明显增多。多年的临床实践证明，冠状动脉搭桥术（coronary artery bypass grafting，CABG）能有效地缓解或消除患者心绞痛的症状，改善心肌供血，避免心肌梗死的发生，提高生活质量和延长寿命，并且手术并发症和病死率都很低，是一种安全、有效的治疗方法。1974年北京中国医学科学院阜外医院郭加强教授在国内首先成功地进行了第一例冠状动脉搭桥术，多年来随着心脏外科及相关领域技术的提高，CABG在我国发展很快，手术例数明显增多，患者病情更复杂，手术成功率更高，疗效显著。

一、历史回顾

　　早在20世纪30年代，人们就尝试用外科手术方法来治疗冠心病，但效果不明显。1964年加勒特（Garret）首次用大隐静脉吻合左前降支进行冠状动脉搭桥术，使他成为了冠状动脉外科的开创者。同年索恩斯（Sones）完成了第一例经肱动脉切开的冠状动脉造影术。1967年，贾金斯（Judkins）采用穿刺股动脉的方法进行选择性冠状动脉造影，使冠状动脉造影术进一步完善，并广泛用于临床，促进了冠心病外科治疗的发展。

　　1967年科列索夫（Kolessov）在非体外循环下，用乳内动脉与冠状动脉进行了吻合，1968年法瓦洛罗（Favaloro）等用大隐静脉，进行了多支冠状动脉病变吻合，即冠状动脉旁路移植术，又称CABG，获得了成功，使冠心病的外科治疗取得了重大进展和突破。1971年卡彭蒂尔（Carpentier）首先用桡动脉进行了冠状动脉搭桥术，并提出了完全动脉化的概念。1978年贝内蒂（Benetti）也开始进行了非体外循环下的冠状动脉搭桥术。1998年法国Carpentier团队在世界上首先在机器人辅助下完成了左乳内动脉到前降支的吻合，即第一例TE-CAB手术。1999年迪格勒（Diegeler）开展了经胸左前外小切口的、左乳内动脉至前降支的吻合术（MID-CAB），2003年那艾格（Ngaage）首先开展了在非体外循环下的多支冠状动脉吻合术[2]。

二、病理解剖

　　冠状动脉粥样硬化多发生在主要冠状动脉分支，伴有高血压和糖尿病的患者病变范围广，可累及小的动脉分支。冠状动脉狭窄可发生在左右冠状动脉主干、单支动脉，也可发生在多支动脉，常见于前降支，其次为右冠状动脉和回旋支。可为局部狭窄，也可为多处弥漫性病变，冠状动脉外观因斑块性质不同，可见散在的、黄白相间、不规则形状。由于炎症等原因，冠状动脉局部也可以扩张，形成冠状动脉瘤。

冠状动脉早期病变主要在血管内膜和中层，出现脂质和含脂质的巨噬细胞浸润，巨噬细胞转化为泡沫细胞（foam cell）。泡沫细胞崩解后，释出脂质与细胞碎片，使冠状动脉内膜增厚并呈现黄色斑点。随着病变的进展，在内膜下可见到黄色脂样的条纹，在10岁左右的儿童时期，升主动脉的壁上即可看到，提示本病始发于儿童，随年龄增长而发展。由于胆固醇和其他物质在血管内壁逐渐沉积，平滑肌细胞从中层向内膜迁移并增殖、发生表型改变，加上细胞外基质代谢异常，形成纤维和粥样硬化斑块，粥样斑块内可发生出血，斑块破裂，血小板聚集和血栓形成。斑块可为向心性或偏心性，可引起冠状动脉管壁增厚、变硬，管腔呈不同程度的狭窄，严重者可以100%不通，狭窄的冠状动脉周围可伴有多少不等的侧支循环血管。

冠状动脉病变分为四级：25%以下为一级，26%～50%为二级，51%～75%为三级，76%以上为4级。冠状动脉血管直径减少50%，横截面积即可减少75%，从而导致心肌缺血。

因冠状动脉狭窄导致心肌缺血，局部心肌呈现运动异常，收缩功能下降。在用力过度、情绪激动等情况下，可诱发心绞痛和心肌梗死。由于心肌缺血的范围和严重程度不同，可致不同范围的心肌梗死。约50%心肌梗死发生于前降支供血区域，在左心室前壁、心尖部、室间隔前2/3；约25%为右冠状动脉供血区域，梗死在右心室、室间隔的后1/3和左心室后壁；其余为左回旋支的供血区域，主要在左心室侧壁。

心肌梗死的部位即为严重缺血区域，可能是局部的、心内膜下的、非透壁性的，也可能为大范围的、透壁的心肌梗死，甚至可以引起心肌穿孔。因此心肌梗死可以分为心内膜下梗死和透壁性梗死，透壁下性心肌梗死累及左心室壁全层，范围大小不一。心内膜下梗死为多发性、小灶性梗死，可累及整个左心室内膜下心肌，导致环状梗死。心肌梗死面积大小与心功能有关。如狭窄位置在冠状动脉近段、病变范围广，程度重，侧支循环少，所导致的心肌梗死严重、预后差。

心肌梗死一旦发生，15～20 min后心肌开始坏死，如1 h内恢复供血，部分心肌功能可恢复，2～6 h后心肌坏死不可逆转。心肌梗死6 h后坏死心肌外观呈灰白色，9 h后为黄褐色，边缘模糊，质脆。如患者心肌梗死范围较大，度过急性期，4周之后，成为陈旧性心肌梗死，心脏扩大，心肌变薄，心肌组织纤维化与正常心肌组织交织存在，心脏表面可见红白相间的花斑。局部可形成室壁瘤，常见于心尖部，也可见于左心室后壁。室壁瘤内可有附壁血栓形成。室壁瘤在心脏收缩期不能收缩、反向运动使心输出量下降，舒张期使左心室舒张末压升高，可引发心力衰竭。室壁瘤周围常有较多心肌纤维化，使心肌正常传导受阻，产生折返，可致室性心律失常或猝死。

心肌梗死可致乳头肌断裂、房室瓣关闭不全、心室间隔穿孔、心脏破裂。心脏破裂孔小，被包裹后，可形成大小不等的假性室壁瘤，也可因心脏破裂出血导致心脏压塞。

三、病理生理

冠心病的病理生理改变和冠状动脉病变范围及严重程度相一致。冠状动脉供应心肌血流量约占心排血量的5%，心肌摄取氧的能力强，血液中20%的氧被摄取，明显高于其他组织。心肌代谢主要靠脂肪酸、葡萄糖、乳酸等，一旦冠状动脉供血不足、心肌持续缺血时间超过20 min即可造成线粒体功能丧失、心肌酶活性丧失、心肌细胞坏死。

运动时心排血量显著增多，心肌供血主要靠冠状动脉舒张能力来调整，以保证心肌代谢的需要。如发生了动脉粥样硬化，冠状动脉的舒张能力下降，心肌的供血供氧就会受限。临床上病情轻的可无影响，当患者用力过度或其他原因导致供氧与耗氧失去平衡，心肌缺血可致心绞痛、心脏舒张和收缩功能降低，严重的左主干和三支血管病变，在缺血加剧情况下，可致心肌梗死、室颤和猝死。如发生心肌梗死可导致心律失常、心源性休克和心力衰竭。如心肌梗死后继发乳头肌病变，可引起房室瓣关闭不全、其他心肌结构的损伤，可出现相应的病理生理表现。

四、临床表现

可因患者的年龄、性别、病变的严重程度不同，临床表现各异。轻的患者（隐匿性冠心病）可能没有症状，体检时，做心电图或冠状动脉CT检查可以发现。严重者在情绪激动、劳累、熬夜、饱餐、便秘或受冷等诱因影响下，可有心绞痛发作，表现为胸骨后或心前区绞痛、压榨样疼痛向左肩、左上臂、小指内侧放射。也可表现为胸部憋闷感，上腹部不适，持续胃疼，牙痛，颈、喉、下颌疼痛，还可以出现咳嗽、咳痰、气短、腿痛、胳膊痛等症状。也有患者可没有疼痛，仅表现为胸闷、气短。

疼痛时间从 1 min 到 10 min 不等，一般不超过 20 min，休息和口服硝酸甘油可以缓解，此种为典型的劳累后心绞痛。如心绞痛发作时间、次数、持续时间等特征在两个月内没变化，为稳定型心绞痛。如患者夜间或平卧时发作，为卧位心绞痛，提示为较严重的、多支冠状动脉病变。如病情加重甚至休息也有心绞痛发作，疼痛持续时间较长，可致急性心肌梗死为不稳定型心绞痛。不稳定型心绞痛是介于稳定型心绞痛和心肌梗死之间的心绞痛，是急性冠状动脉综合征的一种。心绞痛发作时血压不稳，心率可正常减慢或过速。患者焦虑、烦躁、肤色苍白、出汗，可闻及奔马律。

急性心梗患者早期表现为恶心、呕吐、呃逆、上腹胀痛，剧烈的心绞痛，常伴有心源性休克、心律失常和心力衰竭，也可导致猝死[3-5]。

五、辅助检查

1. 心电图 可以正常，心律失常，ST-T段降低、T波低平或倒置。运动平板试验阳性，病情严重者不应做运动平板实验。

急性心肌梗死胸前导联出现Q波或QS波，ST段明显抬高，弓背向上和T波倒置。 Holter 心电图 24 h 监测可记录到一过性心律失常和短暂的心肌缺血图形。

2. 胸部 X 线片 肺血管征象和心影大致正常，如合并高血压可见左心室扩大、靴形心，合并瓣膜病变会有相应的改变，心力衰竭会有肺淤血、全心扩大，室壁瘤可见左心室局限型膨突。

3. 超声心动图 可见冠状动脉开口狭窄，管壁回声不规则，不均匀，因钙化所致高密度回声，动脉管腔狭窄或中断。可观察各心腔的大小和范围，心室的收缩和舒张功能受损，室壁运动异常。心肌破裂可见心包积液，心肌变薄，连续性中断。可观察到室间隔穿孔、乳头肌病变、室壁瘤形成，房室瓣关闭不全都可见到相应的改变。如果室间隔和心室壁均明显增厚有合并心肌病的可能，如心脏明显扩大也要除外扩张型心肌病。

4. 血管内超声 可见冠状动脉内膜、中层、外膜，发现粥样斑块并确定斑块脂质、纤维化、钙化、血栓等成分和分布范围。

5. CT、MRI 可见各心腔的大小和心态，CT 冠状动脉重建为无创检查，三维重建的影像可清晰显示冠状动脉的形态和狭窄范围，也可以显示冠状动脉肌桥，可用于冠心病的筛查，并且便于复查介入或CABG术后血管通畅率。MRI 可显示心肌结构的变化、心功能状态和瓣膜功能。

6. 核素心肌扫描 放射性核素心肌灌注显像也可以结合运动试验，显示心肌缺血的部位和范围的大小。对心肌缺血、心肌存活、心肌梗死、左心功能、室壁瘤的诊断很有价值。心血池显像可以观察心肌收缩和舒张的动态影像，明确室壁运动和心功能情况。

7. PET-CT检查 也为心肌代谢显像检查，可以根据心肌葡萄糖代谢情况，鉴别心室壁有无存活心肌，对决定心肌梗死后的手术指征有重要意义。如心肌细胞有代谢为冬眠心肌，心肌存活可以考虑手术。如无细胞代谢为心肌死亡，即使恢复心肌供血，对心功能的改善也无帮助。

8. 血清酶学检查　根据血清酶学实验室检查数据的系列动态变化，可以确诊心肌梗死，除外其他症状相似疾病。

9. 心导管检查　冠状动脉和左心室造影为诊断冠心病的金标准。此项检查可以清晰显示冠状动脉的主干和分支的形态，狭窄的位置和严重程度，侧支循环丰富与否。左心室造影可见左心室的大小和功能情况，测定射血分数，确诊室壁瘤形成、有无附壁血栓和瓣膜关闭不全等其他病变。

六、诊断与鉴别诊断

冠心病结合病史和辅助检查，诊断不难，特别是冠状动脉造影检查，可以一锤定音。但可能合并其他心脏病，如瓣膜病、心肌病、肺心病等，需要明确诊断。在有些情况下要和主动脉夹层、心脏压塞、肺栓塞等疾病鉴别，也可除外甲亢、乙醇中毒所致的心脏病。

七、手术适应证

CABG 的手术原则是保护好心脏、彻底解决心脏缺血的问题。使冠状动脉充分再血管化，标准为在冠状动脉直径等于或超过 1.5 mm、狭窄≥直径的 50%，都应该进行搭桥。争取最好的远期桥血管的通畅率，防止 CABG 术后再狭窄，提高患者的远期生存率，并保证生活质量的提高[4-8]。

1. 稳定型心绞痛　心绞痛发作经药物或介入治疗不能缓解，冠状动脉造影证实左主干病变或有严重三支病变、狭窄＞50% 的患者，需要手术治疗。在上述情况下，如患者合并糖尿病、左心室功能低下者（EF＜35%）更应手术。这些患者如不及时手术可能猝死，每年病死率在 10%～15%。左主干狭窄 50% 以上的患者，4 年生存率为 60%，手术治疗可使生存率提高到 90%，心功能得到明显改善。但糖尿病患者患病早，发病率高，预后差。病变广泛多累及小血管，脂质斑块易破裂，同时多合并肾损伤，因此手术疗效欠佳。

冠状动脉搭桥术对伴有严重右冠状动脉病变，狭窄在 50% 以上，心功能不全的患者更有好处。对冠状动脉有 1～2 支病变，狭窄严重或在重要位置不能进行介入治疗的患者，即使心绞痛症状不重，也应手术治疗。

2. 不稳定型心绞痛　冠状动脉 3 支病变明确，经积极的内科治疗症状不能缓解，伴心电图缺血改变或心肌酶学变化，提示心肌缺血不能改善或心内膜下心肌梗死的患者，应急诊手术。

3. 急性心肌梗死　如为透壁下心肌梗死，发生心脏破裂、室间隔穿孔应该在病情稳定后或急诊手术治疗。心肌梗死发生 6 h 内，经内科或介入治疗患者症状不缓解，或介入治疗难以施行，血流动力学不稳定者，亦应争取急诊手术治疗。

4. 陈旧性心肌梗死　较大面积心肌梗死且无心绞痛症状的患者，应行放射性核素和超声心动图检查，进行心肌存活试验，以判定是否需要手术。如有较多的存活心肌，手术后心功能可以得到改善，也应手术。如为陈旧性心肌梗死合并室壁瘤、二尖瓣关闭不全和室间隔缺损亦应手术治疗。

5. CABG 术后发生再狭窄或介入性治疗（PICA）失败、再狭窄　患者的靶血管腔直径＞1.5 mm，应再行 CABG 手术治疗。

6. 合并周围血管病变　如颈动脉狭窄，轻者不影响手术。严重者术前应行颈动脉介入治疗后，再行心脏手术或在心脏手术同期行颈动脉内膜剥脱术。合并肾动脉狭窄可在术前先行介入治疗后再行心脏手术。

7. 合并慢性肾功能不全　即使需要血液透析的患者有条件也可以手术，术前可以先行血液透析，术后可以继续透析，手术危险性较大。

8. 肾、肺移植后　患者在肾、肺移植后全身情况好，心功能正常，血管条件好，也可以手术治疗。

八、手术高危因素和禁忌证

1. 高危因素　高龄（＞75岁），体重＞90 kg，女性，呼吸功能不全，冠状动脉病变广泛，管腔细，右心室功能差，EF＜35%，肺动脉高压，高血压，糖尿病且合并周围血管病变，有脑卒中史，心源性休克以及不稳定心绞痛，合并室壁瘤、瓣膜病变等其他心脏手术，均为高危因素。

2. 禁忌证　冠状动脉弥漫性病变，且以远端冠状动脉为主；陈旧性心肌梗死范围较大，放射性核素及超声心动图检查无存活心肌，手术对改善心功能帮助不大；心脏扩大显著，射血分数＜20%，右心衰竭或呼吸及严重的其他脏器功能不全，应为手术禁忌。

九、术前准备

（一）常规准备

术前应停用阿司匹林等抗凝药1周，如急诊手术停用阿司匹林时间短，应配备血小板和第Ⅶ凝血因子及止血药，以避免术后出血和渗血。

可继续用减慢心率的受体阻滞剂，让患者注意休息，减轻患者劳累和思想负担，避免精神紧张诱发心绞痛或心肌梗死。患者睡前及手术前适当应用镇静药和冠状动脉扩张剂，如静脉用硝酸甘油，密切观察患者心率及血压变化，预防突然发生心肌梗死或心肌缺血加重，后者可致猝死。

患者术前必须戒烟，进行呼吸功能检查，预防和治疗呼吸道感染。让患者练习深呼吸和咳嗽动作，有利于预防术后呼吸道并发症。

节制饮食，减轻体重，有效地控制高血压、血糖和血脂。术前应行血、尿、粪及肝、肾功能检查。

注意患者颈动脉杂音情况，有怀疑者应行脑血管造影、CT扫描或磁共振等有关检查，如确诊颈动脉狭窄，必要时应同期手术或分期手术治疗。有脑卒中史者，应尽量在非体外循环下手术。

心功能不全的患者应予强心利尿治疗，待心功能好转后再手术。术前要了解患者双下肢静脉是否充盈良好，有无静脉曲张，血管弹性如何。如大隐静脉不好，或二次手术，应检查小隐静脉和头静脉。如使用桡动脉，要做Alen试验，以测定取用桡动脉后上肢是否缺血。

（二）搭桥血管选择

1. 乳内动脉　乳内动脉（IMA）广泛应用，使CABG手术远期效果明显改善，左乳内动脉吻合前降支，1年通畅率达95.7%，10年通畅率在90%以上，明显优于大隐静脉，很多患者术后静脉桥已经闭塞，长期靠通畅的乳内动脉桥维持生命。左乳内动脉吻合在对角支或回旋支分支上或用右侧乳内动脉效果均略差。如用右乳内动脉，应有足够长度可能吻合在后降支上，如吻合右冠状动脉主干，则血管偏细。用右乳内动脉时，应避免从心脏表面吻合到左冠状动脉上，以防再手术损伤，最好不要经过横窦，因无法检查是否出血和扭曲，可能作为游离血管桥（free-graft）更好。应用双侧IMA是否能提高10年生存率的问题，中期研究结果显示，两组在5年病死率、心梗和卒中等风险方面没有差异。此动脉缺点是壁薄、腔细、质脆、易痉挛、分支多、易出血、长度有限，需有较高的吻合技术，对初学者最好有在体外循环下用静脉行冠状动脉搭桥的手术经验和基础，才容易掌握。另外，剥离该动脉需要有相应的器械和设备，如专用的牵开器和可控电刀等。

2. 桡动脉　桡动脉在20世纪70年代由Carpenter首先应用于临床，后来由于易痉挛等因素而被逐渐放弃。1989年以来，有些医师认识到此种痉挛可用钙离子拮抗剂等控制，且远期通畅率高，1年通畅率为90%，5年通畅率为84%，又引起许多心外科医师的重视，越来越多地被用来代替大隐静脉。一般多用左侧桡动脉，并发症少，最好在冠状动脉狭窄70%以上的动脉搭桥，远期通畅率高。极少数患者术后感到拇指小范围麻木，与取动脉时损伤相应神经分支有关。桡动脉结构好，管腔大于乳内动脉，不易折曲成角，易于吻合。

3. 胃网膜动脉及腹壁下动脉　均有应用的报道，但由于要开腹，更易痉挛等原因，临床应用较少。中期和远期通畅率不明确。

4. 大隐静脉　大隐静脉是最常用和易于取材的静脉，口径较大，长度一般均够用。有资料表明：如果采用传统开放、no-touch技术方法获取大隐静脉，术后16年，大隐静脉桥通畅率可达80%以上，而在内镜下取静脉效果略差。由于在取静脉的过程中内膜损伤、过分牵拉和其他原因，远期通畅率不如乳内动脉。以小腿静脉最常用，其次为大腿静脉。另外，需要时特别是二次手术，小隐静脉和上肢头静脉亦可使用。在大隐静脉曲张时，可应用小隐静脉。

十、手术技术

CABG的手术风险和疗效与手术技术密切相关，术前要仔细研读患者的冠状动脉造影片，这一程序很重要。要根据患者的血管条件，确定靶血管的数量和吻合位置，制定最佳手术方案。手术应以充分动脉血管化，切实改善心肌缺血为原则，但不是搭桥数量（远端吻合口数量）越多越好。如果患者缺乏合适的"靶血管"，冠状动脉太细（直径<1 mm）或病变广泛，只能减少搭桥的数量。否则即使在这些血管上搭了桥，由于血流量不够，远期桥血管也可能闭塞。反之如果血管病变比预计得轻，不该搭桥而搭桥了，由于有竞争性血流，血管桥远期也可能闭塞。做了不该做的桥，虽然增加了桥的数量，也同时增加了手术时间和风险。因此应该选择在病变明确、血管条件内径>1.5 mm的冠状动脉分支搭桥。多数患者搭4条桥足够，很少需要超过5条桥的。但由于各种原因减少了桥的数量，致再血管化不完全，心肌供血受限，也会增加手术的风险和影响预后。吻合的位置要靠近在冠状动脉狭窄病变的远端，尽可能要选择在没有病变的位置吻合，有利于术后恢复缺血心肌的供血范围。

（一）体外循环下冠状动脉搭桥术

1. 取大隐静脉　目前有两种取大隐静脉的方法。

（1）直视下取大隐静脉：常规消毒皮肤，小腿外旋或膝关节外展，小腿向内侧屈曲，于内踝上方、接近胫骨内侧约1 cm处，纵行切开皮肤，游离大隐静脉远端。以此为开端，采用分段或长切口，前者有利于愈合。可用剪刀或切皮刀沿静脉表面切开皮肤及皮下组织，观察静脉的口径、弹性和有无管腔，决定是否使用。再延长切口至所需静脉的长度，切开静脉表面及两侧的纤维及外膜组织。

操作要轻柔，尽量避免直接接触静脉，即应用no-touch技术。游离静脉约10 cm即可发现静脉分支，将分支充分游离后，用1号线结扎近端。结扎不可过分靠近静脉主干，以免造成狭窄（图63-0-1）；也不可过远，否则易致血栓形成，切断静脉分支，注意静脉分支的残端不可保留过短。结扎线结要可靠，以防脱落，否则可致致命的大出血。要注意保护从静脉上方经过的隐神经。靠近膝关节处静脉分支较多，要逐个处理。此处皮肤切口可做分段性切开，经隧道内游离大隐静脉，以利伤口愈合。

取至足够长度，一般右冠15 cm，前降支12 cm，左心室后支及钝缘支约18 cm。结扎大隐静脉近端，并予切断远端。将靠近内踝的远端大隐静脉切断后，植入并固定好一卵圆形针头，注入罂粟碱肝素化盐水（1250 pg/100 mL），检查静脉是否漏血（图63-0-2），结扎是否牢靠。如有静脉外膜限制静脉充盈，可予切开。如有较小出血处，可用7/0 prolene线予以缝合。要注意静脉充盈压力不可超过150 mmHg，以免损伤静脉内皮。将取下之静脉置于盛有肝素化并加罂粟碱的盐水中备用，如置于含罂粟碱的肝素化血中，则可能更有利于静脉内皮的保护。

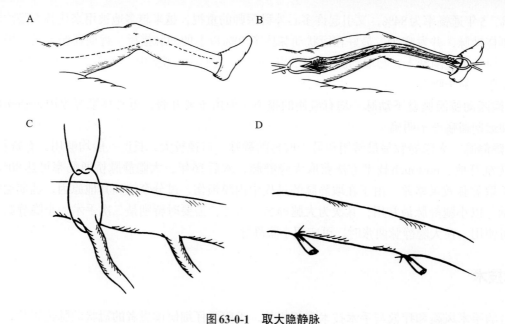

图 63-0-1　取大隐静脉

A. 取大隐静脉的切口；B. 显露大隐静脉；C. 于大隐静脉分支根部结扎；D. 于结扎远端切断。

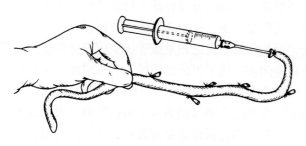

图 63-0-2　用注射器检查大隐静脉是否狭窄或出血

将创面彻底止血，可连续或间断缝合皮下组织及皮肤并加压包扎。静脉的口径、质量不仅关系到术后早期通畅与否，也关系到是否发生再狭窄，影响术后远期疗效。因此，术中切忌损伤静脉。小心使用镊子，尽量不触及静脉本身，避免检查时静脉腔内压力过高或过分牵拉损伤静脉内膜。

（2）内镜下取大隐静脉（endoscopic vein harvesting，EVH）：内镜下取大隐静脉皮肤切口小、美观、恢复快，但也有伤口感染等并发症。有研究表明在大隐静脉桥通畅率方面，EVH 与开放下取大隐静脉对比差别不大，但还有争议，并且 EVH 需要专门的器械，常用的有 VirtuoSaph™ 内镜血管采集器、Maquet 内镜血管采集器和 ClearGlide® 内镜血管采集器。

患者仰卧位，腘窝处垫高，使膝关节外展，常规消毒皮肤。经静脉给予患者肝素（0.5 mg/kg），可预防血栓形成。术者要先确定大隐静脉的位置。于膝关节内侧切开 2～3 cm 长的切口，游离大隐静脉，形成长 3.0～5.0 cm 的隧道，将套管插入隧道，向套管内注入 15～20 mL 空气，使隧道与外界隔绝，接通 CO_2 气腹机，流量为 3～5 L/min，压力为 10～15 mmHg，在大隐静脉周围建立 CO_2 充气隧道后，放入锥形分离器及内镜镜头，在监视器下，轻轻地钝性分离大隐静脉及分支，然后将锥形分离器更换为双极电凝剪刀，剪断分支，尽量避免损伤大隐静脉。在大隐静脉近端表面切开皮肤，约 3 cm 长，游离结扎大隐静脉近端，予以切断，取出大隐静脉。从大隐静脉近端注入含有肝素的生理盐水，使其缓慢扩张，注入压力要小，以免损伤静脉内皮。检查静脉，结扎分支，如有损伤可用 7/0 prolene 线修补。然后将其置入林格液中保存备用。将皮下隧道内的积血挤净后，放置引流、缝合皮肤切口。用弹力绷带加压包扎下肢剥离静脉范围 24 h。加压包扎后，要观察肢体末端的温度、颜色变化，以防引起下肢缺血。

2. 乳内动脉剥离　常规经胸骨正中切口，纵锯胸骨开胸。乳内动脉剥离需要有良好的显露。因此术者应戴头灯，要有较好的电刀、专用胸骨牵开器、止血的钛夹。游离时应升高手术台，并使其向左侧倾斜。术者也可取坐位，用乳内动脉牵开器牵开胸骨。左侧开胸或推开胸膜，仔细观察乳内动脉及其两侧所伴行静脉的位置，于乳内动脉两侧平行1～2 cm处，从第4、5肋间开始，也可从近端开始，用电刀切开壁层胸膜和肌肉组织，游离肋间分支，将近端用银夹夹闭，远端用电凝止血，将切口向两端延长至5～8 cm时，逐渐将乳内动脉从胸壁上剥离下来，并渐次向上剥离延至第1肋，向下延至剑突附近。在全身肝素化后结扎或切断乳内动脉远端，进行修整（图63-0-3）。在整个剥离过程中，动作要轻巧，避免损伤乳内动脉，电刀可能触及乳内动脉，要加以注意。一旦有出血处，可用7/0 prolene 线缝合，吻合前要注意乳内动脉的长度、方向、角度及血流量，并检查腔内是否有小的血栓形成。右侧乳内动脉剥离方法相同，要注意减少电刀损伤，避免用骨蜡，以免影响伤口愈合。

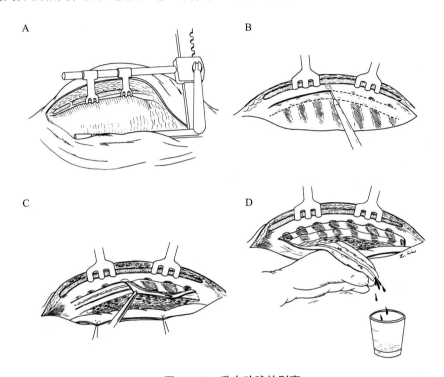

图 63-0-3　乳内动脉的剥离
A. 显露乳内动脉的位置；B. 用电刀剥离；C. 游离乳内动脉的两侧；D. 检查乳内动脉的流量。

3. 冠状动脉的远端吻合　常规全身肝素化，升主动脉、右心房插管，建立体外循环，在并行循环下探查心脏外观、心室壁张力和收缩性。探查冠状动脉，标记病变位置或游离病变远端，以决定吻合的冠状动脉分支及其位置。有时探查和显露冠状动脉会遇到困难，应小心切开心外膜及脂肪，进行游离，避免损伤伴行静脉和出血，小静脉出血可用电凝止血。

阻断升主动脉，于主动脉根部灌注停搏液，尽量寻找冠状动脉正常位置，应在冠状动脉病变远端的冠状动脉上吻合，管腔内径要大于1.5 mm，一般不在<1 mm内径处做吻合。右冠状动脉分叉处常有病变，应吻合在后降支上，除非远端太细一般不吻合在主干上。冠状动脉切口长3～5 mm，至少达动脉内径的1倍，和静脉直径一样长。切开冠状动脉前壁，不要损伤后壁，沿纵轴用角度剪剪开开口两端，直到切口大小合适，切口边缘要整齐。检查所游离下来的大隐静脉，选择合适的静脉，将大隐静脉近端剪成相应大小斜形开口（图63-0-4）。用7/0 prolene线连续外翻缝合。缝合方法有数种，主要与术者习惯有关（图63-0-5），但要注意在"脚跟"（heel）和"脚尖"（toe）处缝合不可过稀，以免产生荷包线"脚尖"效应而使吻合口缩小，特别是脚尖处，关键缝线的位置要精确。缝合一般均从"脚跟"开始，止于"脚跟"，但在吻合右冠状动脉时先从"脚尖"开始，以便吻合得更好。吻合要仔细、严密、无出血，吻合口要通畅。打结前要注意桥的排气和检查吻合口是否漏血，桥的长短及吻合口角度要合适。

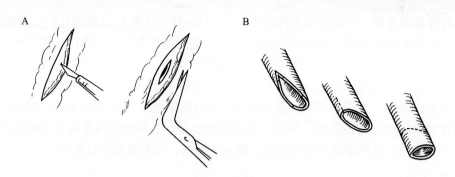

图63-0-4　远端吻合的准备

A. 游离并切开冠状动脉；B. 修剪大隐静脉的近端。

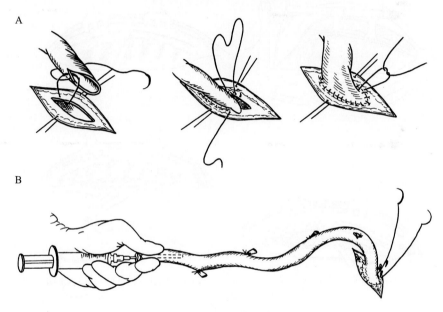

图63-0-5　远端吻合缝合方法

A. 吻合大隐静脉；B. 检查吻合是否严密和通畅。

4. 序贯吻合（sequential or skip anastomosis）　此法很常用，应先吻合冠状动脉远端，再确定好要做序贯吻合的冠状动脉分支和相对应的静脉桥血管的位置，切开冠状动脉前壁的静脉桥血管的侧壁，根据不同的位置选择侧侧或对角吻合（图63-0-6、图63-0-7）。序贯吻合口数量应控制在两个以内，数量过多可能节省了手术时间，但静脉桥近段发生再狭窄后，会殃及远端的吻合口流量，增加心肌缺血的范围。左主干或冠状动脉开口狭窄仍以搭桥为宜，也可切开左或右冠状动脉，以静脉或心包片补片成形。

一般搭桥的顺序是先吻合心脏背侧，即左侧边缘支，再吻合右冠状动脉，最后吻合前降支。如果先吻合前降支，再做其他吻合，可能会损伤前降支。

5. "Y"形桥吻合　可选用自然形成的"Y"形静脉或用两段静脉呈"Y"形吻合在一起，仅一个近端吻合口。在做"Y"形吻合时应先做远端，两条桥远端吻合后，再吻合近端（图63-0-8）。如用两条静脉，也应先吻合远端，再将其中一条静脉桥吻合在升主动脉上，另外一条静脉近端吻合在前一静脉桥上，要选择好合适的吻合位置。近端吻合可在心脏跳动后完成。"Y"形桥与序贯桥通畅率可能相似，但可能不如单支吻合好。

6. 乳内动脉的吻合　将乳内动脉远端切断，检查流量和压力及分支是否出血，用哈巴狗钳阻断近端，游离远端乳内动脉至合适的口径，选准方向，纵行剪开。一般均将左乳内动脉与前降支吻合，故应先游离前降支病变远端。游离时应注意和静脉鉴别，一般静脉壁薄，颜色发蓝，多表浅；动脉位置

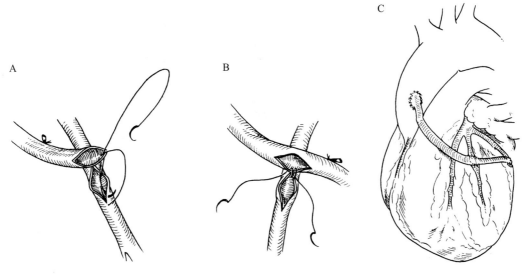

图 63-0-6　序贯吻合方法

A. 先吻合远端；B. 侧-侧吻合；C. 吻合左侧两边缘支。

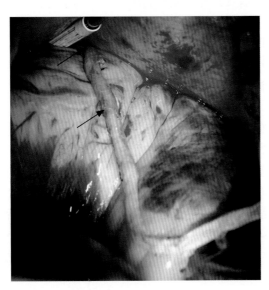

图 63-0-7　序贯吻合方法

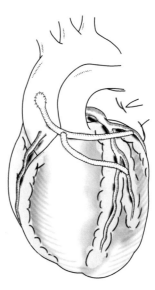

图 63-0-8　"Y"形桥吻合

较深，颜色浅，血管壁厚。多数患者很容易找到前降支病变远端吻合位置，有的可能深埋在脂肪、静脉甚至心肌下方，要暴露有一定困难。因为此血管对患者至关重要，一定要有耐心，仔细游离均可找到。也要注意游离时，不能切破心脏。吻合用 7/0 prolene 线，也可用 8/0 prolene 线，可先缝合吻合口的近端（heel），再缝远端（toe）（图 63-0-9、图 63-0-10）。缝完最后一针，开放哈巴狗钳，打结检查是否出血。如做序贯吻合，先吻合对角支，再做前降支。由于此桥的重要性，做序贯吻合操作要精细、确切。在小切口手术时也可做"T"形吻合。

7. 冠状动脉内膜剥脱术　在行冠状动脉搭桥术时，如果冠状动脉完全堵塞或病变弥漫，使远端管腔不通或严重狭窄，不能直接行搭桥手术，可先行内膜剥脱术，再行搭桥。因此项技术疗效不如单纯冠状动脉搭桥术好，故应慎重决定。冠状动脉内膜剥脱术一般多在右冠状动脉上做，很少在前降支或其他分支上做，因为并发症较多，最好不做。如冠状动脉粗大管腔尚好或曾发生过心肌梗死的部位，不宜行内膜剥脱术。

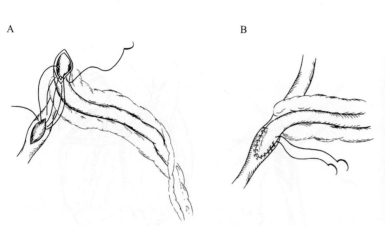

A

B

图63-0-9　乳内动脉吻合

图63-0-10　乳内动脉远端吻合后

箭头系远端缝合口。

　　行内膜剥脱术时，应注意将硬化的内膜远端及其分支完整剥出，勿使用暴力，以免远端断裂，致使内膜闭塞远端，或形成血栓而使远端堵塞，引起低心排血量或围手术期心肌梗死等严重后果。游离冠状动脉，将前壁纵行切开约0.5 cm，用骨膜剥离子分离外膜与带有硬化斑块的心内膜。将硬化的心内膜充分游离，用蚊式钳夹住近端，轻轻牵拉，用剥离子向远端剥离推开动脉外膜，将硬化之血管内膜缓缓拉出，不要用暴力和剪刀剪，力求完整，并可见远端分支。应尽量充分剥出，否则疗效不佳（图63-0-11、图63-0-12），术后应予抗凝治疗。

　　8. 近端吻合　远端吻合后可复温，开放升主动脉，多数患者心脏会恢复跳动。选好近端吻合口的位置，注意动脉有无钙化，在主动脉上侧壁钳。切开外膜，先用尖刀切开适当的开口，3～4 mm长，再用直径4～4.5 mm打孔器打孔。将静脉长度量好，近端角度剪合适，用哈巴狗钳阻断静脉桥，以防回血影响术野。用 5/0 或 6/0 prolene 线连续缝合，可先将静脉近端悬起，缝完吻合口对侧4～5针后，将静脉缝线提紧，使静脉置于吻合口上继续缝合。可先吻合右侧，再吻合左侧。完成后减流量，排气后再打结，去除侧壁钳（图63-0-13、图63-0-14）。如果主动脉已钙化，近端只能做一个吻合口，可将静脉桥近端吻合在另一静脉桥的根部，即桥上搭桥（图63-0-15）。如果主动脉根部钙化严重，无法吻

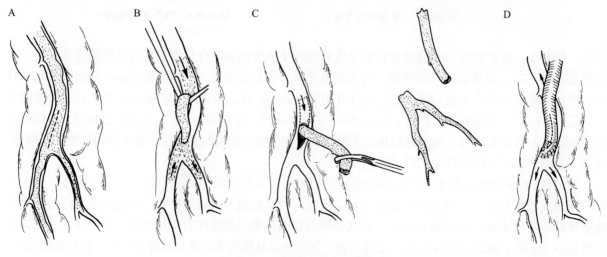

A

B

C

D

图63-0-11　冠状动脉内膜剥脱术

A. 切开闭塞之冠状动脉表面；B. 剥脱堵塞管腔的病变内膜；C. 剥离近端及剥下之动脉内膜；D. 吻合大隐静脉。

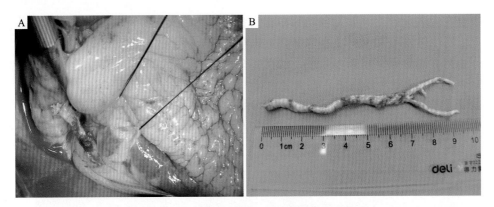

图 63-0-12　剥出的增厚硬化的右冠状动脉内膜

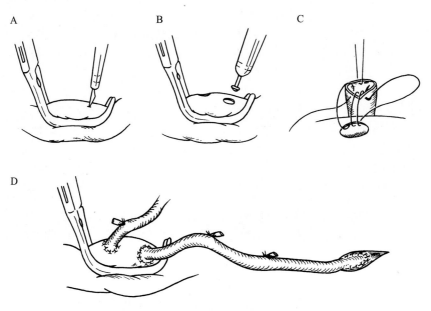

图 63-0-13　近端吻合

A. 切开升主动脉壁；B. 打孔器打孔；C、D. 完成吻合。

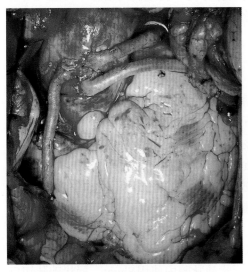

图 63-0-14　完成静脉桥吻合口

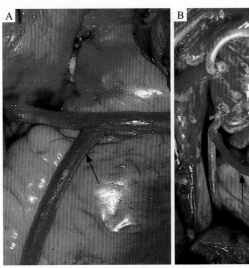

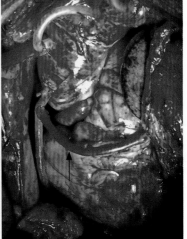

图 63-0-15　桥上搭桥

A. 右侧大隐静脉桥的近端吻合在左侧大隐静脉桥的近段；B. 左侧大隐静脉桥的近端吻合在右侧大隐静脉桥的近段。箭头示静脉桥。

合，可考虑吻合在无名动脉上。如无名动脉亦有病变，则应用人工血管更换升主动脉，并将静脉吻合在人工血管上。用注射器和26号针头在静脉桥上排气，开放桥上的哈巴狗钳。

上述操作也可在心脏完全阻断下完成。如在完全阻断下做近端吻合，静脉近端可能不需放哈巴狗钳，但吻合完成后，开放升主动脉前心腔和主动脉内应充分排气。

在吻合口全部完成、心跳恢复后，应认真检查各吻合口看是否有出血（图63-0-16），如有出血，应在体外循环下，用7/0 prolene线缝合止血，缝合止血不仅要可靠，还不能造成狭窄。检查出血这一环节很重要，不能忽略。

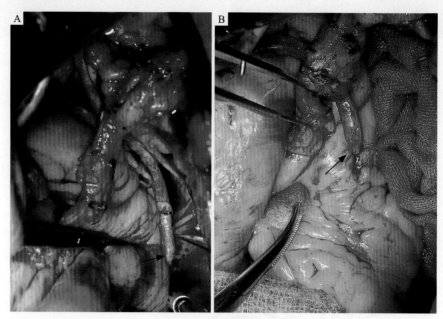

图63-0-16　检查远端吻合口

箭头示静脉远端吻合口。

当体温接近正常后，心跳及血压平稳，逐步调整和停止体外循环。先拔出右心房静脉引流管，置于术野附近，拔出升主动脉插管后，再静脉给予鱼精蛋白中和肝素，以防主动脉拔管后大出血，有利于血液回收和再次建立体外循环。彻底止血，尤其要注意乳内动脉分支、胸壁乳内动脉床和远端吻合口是否出血。应常规打开左侧胸腔置放引流管，纵隔及心包各置一引流管，不缝闭心包，常规止血、关胸[4, 6, 9-10]。

（二）非体外循环冠状动脉搭桥术（off-pump CABG）

某些患者有颈动脉或脑血管病变、脑卒中病史，或有主动脉钙化，病变局限于前降支和对角支或右冠状动脉，也可以为多支病变，可在直视、心脏跳动情况下完成手术。此种术式也适用于肝、肾功能较差或其他原因不宜做体外循环者。但对麻醉师和手术者技术要求较高，动脉暴露要好，吻合要精确。off-pump CABG易致动脉化再血管化不完全，血管吻合质量差，影响远期通畅率。同时要准备体外循环，以免发生意外，如心搏骤停或室颤发生应尽快建立体外循环，在体外循环下完成手术。

手术要求麻醉平稳，心率在50～70次/分，血压在正常范围，术中给肝素200 U/kg，监测ACT300 s左右，必要时再追加肝素用量。

1. 经正中切口off-pump CABG　术前准备、胸部及心包切口与体外循环下手术相同。游离冠状动脉，纵行切开冠状动脉前壁，采用哈巴狗钳或用无创缝线、冠状动脉腔内使用Shunt、冠状动脉切口用CO_2吹等方法使术野清晰。

无论哪种显露吻合口的方法，都要避免动脉内膜的损伤。用心脏稳定器，使术野保持相对稳定

（图 63-0-17），从而减少心跳对吻合的影响。吻合的方法与体外循环下的手术方法有些不同，如果在 off-pump 下手术，在吻合血管顺序上，则应先解决左心室缺血，多先吻合前降支，再吻合边缘支或右冠状动脉。如前降支病变较其他冠状动脉轻，也可以先吻合其他血管，因为没有体外循环的保证，需要注意止血和维持心率、血压的稳定。手术中有时需要变换体位和抬高心尖，以利于显露和便于手术操作，可能会影响血压，要及时处理。止血、关胸也与体外循环下的手术相同。

2. 胸前小切口的CABG（MID-CAB）　不用体外循环，兼顾美观和减轻手术创伤，小切口冠状动脉搭桥术是微创CABG的一项技术。此手术仅适用于单前降支和右冠状动脉病变。采用乳内动脉至前降支吻合术，经左前外切口第4肋间进胸，可切断上下 1～2 个肋软骨，游离左乳内动脉，平行膈神经

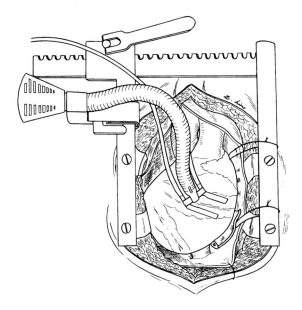

图 63-0-17　八爪鱼稳定器

前方，切开心包，并牵开心包，抬高心脏，探查并切开前降支外膜，显露前降支吻合部位，在心跳情况下切开冠状动脉进行吻合，完成手术。

用右乳内动脉吻合右冠状动脉手术，可经右前外切口进行，但由于肋间神经损伤，术后疼痛较明显。这些技术仅适合于少数患者。

非体外循环下手术可避免体外循环所带来的损害，从而使患者损伤小，术后恢复快，减少了用血和住院费用，减少了术后脑卒中等并发症，特别是稳定器的应用，配合其他方法，可使术野保持清晰并保持心脏局部相对稳定，为外科医师精确吻合提供了保证，但是要掌握好手术适应证，对于那些心脏显著扩大、心律失常、血管腔小、管壁硬化严重或同时要做其他心脏手术的患者，以在体外循环下手术为宜。

（三）冠状动脉左主干开口补片成形术

冠状动脉病变致开口处狭窄而远端正常者比较少见，常见于年轻女性（75%），一般均与大动脉炎有关。由于主动脉壁受到炎症累及亦可发生增厚和钙化。在这种情况下，应首先选用左乳内动脉到前降支、桡动脉到回旋支和对角支搭桥。也可切开冠状动脉开口，采用自体静脉或心包片补片加宽的方法。

建立体外循环后充分游离主肺动脉，并将肺动脉向左牵开，必要时切断主肺动脉以显露左冠状动脉开口及左主干病变。根据病变范围，沿左主干纵轴在冠状动脉前方切开 1～1.5 cm，取合适大小的静脉或心包片，从切口远端开始向近端用5/0或7/0 prolene 线连续缝合补片加宽，缝线打结前予以灌注停搏液排气打结，并同时检查是否有出血。修补满意后，用4/0或5/0 prolene 线将所切断的肺动脉吻合在一起。如为右冠状动脉，应充分游离右冠状动脉近端至冠状动脉正常处，在前方做纵行切口予以补片加宽，方法同前述。

（四）杂交手术

采用非体外循环下，先经左前外胸部小切口行左乳内动脉前降支吻合术，再结合PTCA扩张右冠状动脉和回旋支病变，即杂交手术，也不失为一种选择。但由于支架置入后，早期需要积极抗凝，外科手术早期需要止血，形成矛盾，而致术后引流血液过多，PTCA远期再狭窄发生率较高，PTCA失败后仍需手术治疗，常需要再次干预，使此项技术的开展受到了限制。况且PTCA可引发冠状动脉痉挛、内膜撕裂、急性闭塞、血栓形成等并发症，甚至可引起死亡，因此即使此项技术已开展多年，国内外

总的例数也不多。

（五）机器人辅助下的CABG手术

早在20世纪90年代，在机器人辅助下的CABG手术就已经开始在临床应用，并逐渐得到了发展。最早是使用机器人帮助在胸腔镜下取乳内动脉，外科医师完成MID-CAB手术。

后来随着机器人的更新换代，在机器人的辅助下可以完全在胸腔镜下完成CABG（total endoscopic CABG）手术，但更多的还只是能完成单支或双支病变血管的吻合，3支或4支较少。TE-CAB手术创伤小，出血少，能保持胸廓的完整，美容效果好，术后恢复快，有很多优势。不足的是需要特殊的设备，外科医师需要专门训练，所需费用较昂贵。在一组4 000例手术报告的研究中发现，术后近期和远期疗效和桥血管的通畅率与常规搭桥手术相似，随着科技的进步和经济的发展，TE-CAB手术有较好的发展前景。

（六）冠状动脉再次搭桥术

视频41 二次冠状
动脉旁路移植术

冠状动脉搭桥术后由于手术技术的原因，或对有关冠状动脉硬化的因素控制不好，如吸烟、血脂水平高，特别是血脂胆固醇含量增高，体重增加，没有坚持服用阿司匹林等对抗血小板的制剂等，均可能导致冠状动脉病变进展，使原本正常的冠状动脉发生新的病变或使静脉桥发生狭窄，导致心肌缺血。一般静脉桥的10年再狭窄发病率为50%左右，严重者需要再手术治疗。再手术危险性明显高于第一次手术，因此在第一次手术后应尽可能避免CABG再狭窄因素（视频41）。

冠状动脉搭桥术后再狭窄而引起的各种类型心绞痛，内科保守治疗无效，影响工作和生活；用静脉材料搭桥于左前降支，因狭窄而引起大面积心肌缺血，经核素检查所证实，并至少有一条靶血管可供搭桥者，可考虑行冠状动脉再次搭桥术。

左心室功能不全不是手术禁忌，但左心室EF<25%将增加手术的危险性。如冠状动脉较大分支发生了新的严重病变，可能导致大面积心肌缺血者，也应考虑手术治疗。

由于患者多为高龄，同时合并其他疾病，外周动脉硬化、狭窄，心功能不全，搭桥材料少等，使手术死亡率上升到5%左右。同时左乳内动脉或静脉桥在手术中可能引起出血，如静脉桥通畅，壁上硬化斑块脱落可能导致围手术期心肌梗死，一般发生率为6%左右。加上心包粘连，使手术更加困难、耗时。因此，决定再次冠状动脉搭桥术应慎重[11-12]。要充分了解患者是否有脑血管病变或脑梗死病史，控制血压、血糖及血脂在正常水平。正确估计患者肝、肾功能，能否承受再次手术。

术前还要了解第一次手术的细节，如主动脉是否扩张、钙化，心脏是否扩大，冠状动脉的管腔大小及质量，静脉或动脉桥的位置及走向，是否有桥会紧贴胸骨，CT或MRI可能明确心脏和桥与胸骨的关系。

术中要建立足够有效的通路以防出血，准备用细胞回收器回收血液，准备血小板以及体外除颤器。

可根据病情选择左乳内动脉、桡动脉、大隐静脉、小隐静脉或上肢静脉作为搭桥的材料。

1. 经原正中切口 用胸骨锯或摇摆锯锯开胸骨，高危患者可在股动静脉插管建立体外循环后，降温至34℃再锯胸骨。此方法可增加二次开胸手术的安全性，但肝素化影响手术野的显露，并增加了体外循环时间。

如担心心搏骤停，可切开第5肋间，显露左心室心尖部，插入左心引流管，进行左心室减压，再慢慢锯开胸骨、游离心脏。在开胸时可控制呼吸和静脉滴入硝酸甘油，以减少右心房、右心室的张力。在胸骨锯开后，向两侧分离心包，找到正确的平面，游离心脏。一般先游离主动脉、右心房、右心室，建立体外循环后再游离左心室。升主动脉需游离至无名动脉，并要有足够长度，以利于插管、阻断及吻合。插管时主动脉切口不可太小，以防升主动脉插管困难。右心房壁很薄，如心包已粘连，不要勉强分离，以免引起出血。

要避免过分牵拉通畅静脉桥，以防动脉硬化斑块脱落引起栓塞。如在游离过程中伤及升主动脉或肺动脉引起出血，不要慌乱，应在体外循环下予以修补，以防出现致命的大出血，造成止血困难。有时需要心包修补。由于主动脉僵硬、固定，并有静脉桥近端吻合以及桥本身的限制，使止血更加困难。并行降温时，应进一步游离大部分心脏，游离狭窄的静脉桥，可先游离桥的近端，再沿桥血管的走行，游离至原静脉桥远端吻合口，并游离出靶血管和确定此次吻合的位置。游离过程中要注意心电图的变化，以便及时发现和处理因静脉桥栓子脱落所造成的栓塞和心肌梗死。

阻断升主动脉后，沿冠状动脉前壁，在已确定吻合位置切开 2～3 mm，用 7/0 prolene 线将大隐静脉或桡动脉吻合好，吻合方法与第一次手术相同。将近端吻合在升主动脉上，也可吻合在原吻合口或桥的近端上，用 5/0 prolene 线连续缝合。在充分排气后，去掉侧壁钳或开放升主动脉心脏恢复跳动，检查所有的吻合口无出血，患者血流动力学稳定、体温接近正常后，停机器，拔除各心脏插管，彻底止血后，用 5～6 根钢丝固定胸骨，逐层关胸。

2. 经左后外切口　如患者回旋支堵塞，或左钝缘支吻合的桥堵塞或狭窄，可经左后外切口，于第 4 或第 5 肋间进胸，推开或游离粘连的肺组织，剥开心包，探查原静脉桥的位置，确定新的靶血管。在非体外循环下切开冠状动脉前壁，取桡动脉或大隐静脉，用 7/0 prolene 线连续缝合远端。再游离降主动脉并上侧壁钳，用 4.5 mm 直径打孔器打孔，将桥近端吻合在降主动脉或左锁骨下动脉上。

十一、术后处理

（一）保持呼吸道通畅

应用呼吸机辅助呼吸。由于老年人肺功能较差和体外循环后肺间质水肿，顺应性下降，因此，应予正压辅助呼吸。一般可适当加大潮气量，减少呼吸次数，但患者有肺大疱或自发性气胸史者，应减小潮气量和增加呼吸次数。如血氧分压在低水平，可加用 PEEP 5 cmH$_2$O（1 cmH$_2$O＝0.098 kPa）左右。及时帮助患者翻身、叩背、咳痰，有效地吸出气管内分泌物，必要时可使用气管扩张剂，防止发生肺不张和肺水肿。常规进行经皮血氧饱和度监测和血气分析，并根据结果调整呼吸机的使用方式。如患者清醒，循环系统功能稳定，引流液不多，可加强体疗，以利呼吸功能改善，应及时停止辅助呼吸，拔出气管插管。

（二）维持循环稳定

密切观察血压、脉搏（动脉波型）和心率变化，定期进行心电图检查。一般术后前 3 日，每日一次，也可随时检查，应用镇静药和硝酸甘油等血管扩张剂或多巴胺等正性肌力药物，维持血压在正常水平。心率慢可用临时起搏器控制心率，如发生低心排或心电图严重缺血改变，可应用主动脉内球囊反搏或左心辅助治疗。

（三）补充血容量

根据 CVP、血压和肺毛细血管压力、尿量和胸腔引流液的情况，积极补足血容量，如血色素在 100 g/L 以上，应补充血浆或代血浆、白蛋白等。

（四）血气及血酸碱平衡和钾、钠、氯的浓度

注意血气及血酸碱平衡和钾、钠、氯的浓度的变化，应尽量维持在正常水平。

（五）防治心律失常

术后许多因素可致室上性心动过速或室性心律失常、心房颤动等，应注意及时发现，并应用胺碘酮等治疗，但应首先去除和处理病因。

（六）镇静

由于动脉硬化、手术和体外循环的损害，以及麻醉药物和体内代谢的影响，患者术后可出现兴奋、嗜睡、烦躁、意识冷漠等精神症状，应予有效的镇静药物治疗和密切观察。

（七）镇痛

胸部疼痛妨碍咳嗽、咳痰，不利于肺功能恢复，应采用各种方法减轻患者痛苦、给予镇痛治疗。

（八）伤口处理

应在24 h内更换下肢包扎绷带及敷料，及时观察肢体运动和循环情况，避免肢体缺血和静脉回流障碍。

（九）预防感染

加强患者全身护理，积极预防感染，全身应用抗生素。

（十）出院后的治疗

患者出院后要长期口服阿司匹林等抗血小板药物，口服治疗冠心病药物，忌烟，控制饮食和体重，控制血压、血脂和血糖，改善紧张的工作或生活环境，注意劳逸结合，定期复查，争取最好的远期手术效果。

十二、手术并发症

冠状动脉搭桥术是一种要求高度精确的手术，要保证术中每个环节都能流畅完成，如处置失当或操作失误可导致严重甚至致命的并发症，关键在于积极预防和处理。

（一）术后出血

术后出血并不常见，发生率小于1%。乳内动脉血管床或心包、胸膜、膈肌或其他胸壁组织止血不彻底，乳内动脉或静脉分支出血，或因吻合口缝合不严密，或合并感染，主动脉壁组织薄弱，缝线切割，肝素中和不够、反跳，停用阿司匹林时间短，凝血功能紊乱等，均可造成术后出血。表现为胸腔引流量增加，可达200 mL/h以上。引流量取决于出血的位置和大小。在使用各种止血措施，如输入血小板、鲜血浆和凝血因子，追加鱼精蛋白之后，仍不能控制，应积极再次开胸探查止血。如系远端吻合口出血，常需在体外循环下缝合止血。特别是左边缘支吻合口出血，探查时需抬起心脏，要注意血压和心率的变化，以免发生室颤。另外，此处出血在抬起心脏后可能看不见，放下时可见心包后积血块，应在肝素化、体外循环下修补止血。术中要避免更严重的损伤，止血要确切。

（二）心脏压塞

如患者术后出血，引流不畅，引流液由100 mL以上突然减少，同时患者有低心排血量征象，表现为心率快、烦躁、血压低、尿少、四肢湿冷、CVP高等，用正性肌力药物效果不明显，应高度怀疑心脏压塞的可能。尽早通过超声心动图检查确诊，积极开胸探查，解除对心脏或冠状动脉移植血管的压迫，彻底止血。术中不必缝合心包和纵隔，左侧胸腔置引流管，止血彻底，多可预防。

（三）低心排血量综合征

由于患者术前心功能差，肺动脉高压，术中同时需行其他手术如瓣膜置换等，而致手术时间长，或因手术者技术欠佳，心肌保护不好，主动脉阻断时间过长，心肌缺血解除不满意等，可导致术后心排血量下降。

表现为低血压，心率快，尿少或无尿，四肢潮冷，代谢性酸中毒等。Swan-Ganz 导管可发现心排血量下降。心排血指数小于 2 L/（m^2·min），肺毛细血管楔压升高，静脉血氧饱和度降低，应静脉加用多巴胺、硝酸甘油、多巴酚丁胺或肾上腺素等治疗。心率慢者应用起搏器，以使心率维持在 80～100 次/min，必要时可用 IABP，或左心室辅助设备治疗。

（四）围手术期心肌梗死

由于患者冠状动脉远端血管条件差、手术失误和术后循环维持不满意，可引起围手术期心肌梗死，发生率为 2.5%～5%。心电图表现为 ST 段弓背上升，单向曲线，出现新的 Q 波。结合 CPK 或 CPK-MB，COT、LDH 等血清酶谱检查，可以确诊。如梗死面积小，程度轻，对血流动力学影响不大，可继续观察，进行静脉输入硝酸甘油、肝素等治疗。如对心功能造成影响，引起血压下降，则应给予多巴胺等正性肌力药物，必要时可加用 IABP，一般多可度过术后危险期。如患者术后早期血压平稳，突然出现心率快，血压下降，心律失常，伴有心动图 ST 段升高，通过积极处理如输血、应用升压药后仍无改善，应高度怀疑围手术期心肌梗死，多数由心肌缺血所致，应积极手术探查，必要时重做手术。

（五）主动脉夹层

由于患者动脉硬化、主动脉血管壁组织脆弱、在主动脉用侧壁钳钳夹用力过大、近端吻合时未缝全层，都可能导致主动脉夹层，需要紧急在体外循环下进行血管置换或修补主动脉。

（六）心律失常

冠状动脉搭桥术后心律失常较常见，多为室上性心动过速或心房颤动，也可见室性期前收缩。与患者术前病变范围和程度、术中心肌保护、心功能状态、术后血气及电解质改变有关，应尽早去除病因。静脉给予胺碘酮，可有效地控制心律失常。如系室性期前收缩，应给予利多卡因等药物治疗。

（七）气胸、血气胸

很少发生，与手术中肺损伤或胸壁创面出血、渗血，血液流入胸腔有关，应及时诊断。术后常规床旁 X 线胸片、超声心动图检查多可发现，应及时采取胸腔穿刺、引流等措施。

（八）呼吸系统并发症

患者年龄大，术前肺功能差，有吸烟史、支气管扩张史。术中膈神经损伤，膈肌抬高，伤口疼痛，咳嗽无力，不能有效地排痰，手术时间长，体外循环的损伤，肺不张或合并感染等，均可导致患者术后呼吸功能不全。

应加强体疗和呼吸道护理，必要时可借助支气管镜、呼吸机进行治疗。术前加强呼吸训练，术中避免损伤膈神经，多可预防。

（九）脑血管意外

患者高龄，颈动脉、脑动脉硬化、狭窄，或有高血压、糖尿病、心房颤动、脑梗死病史，手术时损伤主动脉壁，斑块脱落，肝素化和体外循环对动脉压力和血流量的影响，诸多因素都可致脑组织损害加重。

术中循环系统进气可造成气栓及各种原因所致的栓塞、脑出血或血栓，可引起术后患者昏迷，应对症处理。个别患者有精神症状，如烦躁、谵妄等，口服奋乃静，一般 3 日内均可恢复。良好的麻醉和体外循环和手术技术是避免脑并发症的关键。患者如合并颈动脉病变，可先考虑在非体外循环下行CABG手术或PTCA治疗。也可于心脏手术同时行颈总动脉内膜剥脱术或在手术前植入颈动脉支架。

（十）消化道出血

患者术前口服阿司匹林损伤胃或有胃病史，手术中体外循环的损伤，术后应激状态可致消化道出血。有的患者胃出血量很大，可达1000 mL以上，应积极补充血容量，按应激性溃疡处理，静脉输入对抗胃酸和止血药物，必要时采用胃镜和外科手术治疗。

（十一）切口感染

患者脂肪多，抵抗力差，合并糖尿病，术中伤口污染，胸骨固定不紧，使用双侧乳内动脉，伤口内止血不彻底，缝合不严密，留有死腔，可导致术后胸骨活动、不愈合。胸部切口或下肢切口感染，应及时清创和全身使用抗生素治疗。

十三、手术效果

（一）早期疗效

1. 手术死亡率　在大多数国家冠状动脉搭桥术病死率降到3%以下，我国也如此。手术死亡率与医院的条件、心外科团队的整体水平、手术时间，特别与病例的选择和手术技术有关。尽管我国就医和手术时间晚、病程长、病情重、血管条件差的病例多，但是与发达国家的疗效一样，手术死亡率可保持在1%左右[13-15]。

2. 心绞痛的缓解　冠状动脉搭桥术可有效地缓解心绞痛，疗效肯定，已被全世界所公认。90%～95%的患者可完全缓解心绞痛，5%～10%的患者症状可明显减轻或减少用药。症状缓解与否的相关因素为：手术技术，是否完全血管化，冠状动脉移植血管有无再狭窄，患者病变范围以及血管远端条件等。

3. 再次手术　手术效果与患者年龄及是否体弱多病有关。年龄在50岁以下者，手术成功率可达95%；超过70岁，手术成功率为90%左右；一般平均手术死亡率约为7%。远期效果亦因患者年龄大、病情重、体质差而不如第一次手术好。

（二）远期疗效

1. 远期生存率　不同研究组和报道大致相似，1个月生存率为94%～99%，1年为94%～98%，5年为80%～92%，10年为64%～82%，15年以上为60%。这与患者手术年龄、病情轻重、术后自我保护意识增强与否有关，手术远期效果受患者本身血管病变及冠状动脉移植血管是否发生再狭窄等因素的影响。手术6年后病死率逐渐增加，患者多死于心脏原因，其他原因死亡者约占25%。

2. 症状的缓解　手术3个月后和4年后是心绞痛可能复发的两个时期。一般冠状动脉搭桥术后，远期心绞痛缓解率为90%左右，早期复发多，晚期由于冠状动脉桥阻塞或再血管化不完全引起，则由于自身冠状动脉硬化的进展和冠状动脉移植血管狭窄或堵塞所致。

3. 工作的恢复　冠状动脉搭桥术后，患者心绞痛症状缓解，心功能改善，生活质量提高。1年后，除年老、体弱者外，大部分患者可恢复工作能力。

4. 移植血管通畅率　乳内动脉远期通畅率最高，10年在90%以上，完全堵塞的时间还不清楚。如作为free graft，通畅率相似，5%～10%的移植血管晚期可能发生狭窄，但这种狭窄并不发展为完全堵塞。乳内动脉之所以通畅率高，可能和内皮功能及所分泌的某些因子、前列腺素有关。

双侧乳内动脉使用，手术效果好于单侧，但可能增加胸部伤口感染率。其他动脉如桡动脉通畅率可能会高于大隐静脉，但比不上乳内动脉，胃网膜右动脉也是如此。

大隐静脉可发生内膜增厚和动脉硬化，1年内静脉吻合口近端狭窄可高达20%，5年可达25%，血栓形成亦可发生，10年通畅率在50%左右。如吻合在前降支，通畅率会高于吻合小的冠状动脉和在瘢痕区内的靶血管。小隐静脉与大隐静脉相似，上肢静脉通畅率最低。

5. CABG 再手术　静脉桥的狭窄或阻塞，5%～10%发生于1年内。吻合错误、血管损伤、血流量低、竞争性动脉血流、病变进展等因素，均可能导致桥血管再狭窄。静脉桥的长度不够或过长导致扭曲，静脉内皮损伤，均可形成血栓。静脉瓣亦可能受影响，可致静脉狭窄，需要再手术治疗。

根据不同的报道，97%的患者5年内免于再手术，90%和65%的患者分别在10年和15年内免于再手术。乳内动脉的使用使再手术率下降，年轻患者再手术率增加。89%的患者再手术后可望完全缓解症状，10年生存率为65%左右。再手术危险性是第一次手术的2倍，冠状动脉左主干疾病、3支以上病变狭窄和左心室功能不全，是最重要的危险因素。

6. 心肌再梗死　除了发生围手术期心肌梗死外，有作者报道96%的患者术后5年和64%的患者术后10年不会发生再梗死。

7. 左心室功能　65%的患者术后左心室功能明显改善，缺血心肌由于得到了血液供应，使挫抑和冬眠心肌功能恢复，节段心肌收缩能力增强，术后1年会更明显。但如再血管化不完全或吻合口不通畅，会影响心功能的恢复。左心室舒张功能在手术后改善更快。

（三）冠状动脉搭桥术和PTCA及内科药物治疗的比较

自1977年德国格兰齐格（Gruentzig）首例经皮腔内冠状动脉成形术（PTCA）成功以来，由于创伤小、恢复快，更多的患者愿意接受PTCA治疗，在我国开展冠状动脉内支架等介入治疗的医院越来越多，使PTCA得到了快速发展。Gruentzig随访治疗的169例结果，其中扩张成功133例，1支血管病变10年生存率为95%，1支以上血管病变生存率为81%，最终23%的患者接受了CABG手术。

因此，对2支以下血管病变的患者应首选PTCA或药物治疗。但PTCA常需多次干预，再狭窄发生率达20%～45%，对某些2支病变以下患者也应考虑手术治疗，特别是前降支近端狭窄合并左心室功能不全，发生室壁瘤的患者，PTCA有一定危险性，应首先考虑CABG手术治疗。目前采用的在全麻非体外循环、心脏跳动下，经胸前左第4肋间小切口，将左乳内动脉与前降支病变以远部位做端一侧吻合手术，创伤小，恢复快，远期疗效肯定，复发率低，更应大力提倡。2000年，药物洗脱支架被应用于临床，通过把雷帕霉素或紫杉醇黏附在金属支架上，来抑制血管内膜增生，从而降低了支架术后再狭窄的发生率。虽然药物支架的5年通畅率只有50%左右，但还是促进了PTCA的快速发展。出于对手术创伤的恐惧，越来越多的患者选择支架治疗，同时也导致了一些支架被滥用。由于很多患者置入支架过多，无法再做CABG手术，失去了手术的机会。

在心绞痛、呼吸困难、疲乏等症状缓解方面，介入治疗和冠脉搭桥都要比药物治疗更为有效。许多大组研究报道表明，对于左主干病变、3支病变、合并糖尿病、长段病变、复杂病变的患者，搭桥手术为更适合的治疗方法，疗效明显优于介入治疗。而左主干病变的患者无论有无症状，均应首先考虑手术治疗，药物和介入治疗都很危险。如合并其他分支病变，有心绞痛症状和左心室射血分数下降，更应积极外科手术治疗。

对于年轻、合并糖尿病、血管病变广泛的患者应首选PCI支架治疗，但由于再狭窄发生率高，常需再次或多次介入或手术干预。对于高龄（＞80岁）合并其他系统疾病或介入治疗及外科手术后再狭窄的患者也可选择支架治疗。

介入治疗创伤小、恢复快、手术并发症少、危险性低，但冠状动脉再狭窄发生率高，常需要反复介入治疗。而搭桥手术创伤大，患者恢复时间较PCI长，痛苦多，风险大，但远期效果好，再狭窄的机会小，病情重、复杂患者应以行CABG手术为宜。

十四、经验与启示

冠心病诊断并不难，冠状动脉造影为金标准。冠状动脉造影不仅能明确诊断，更重要的是指导治疗。特别是在外科手术前，医师应认认真真细致地分析患者冠状动脉和左心室的造影资料，确定靶血管的数量和病变和吻合口的位置，估计病变动脉对缺血心肌和心功能的影响，结合患者的其他检查资料，决定手术指征和方法，并应在头脑里留下清晰的患者冠状动脉影像和手术方案，必要时术前、术中可再次复习患者的造影资料。

冠心病的核心问题是心肌缺血，所以手术的原则是血运重建，既要充分再血管化和恢复心肌供血，又要减少手术对患者的损害。对于心肌梗死的患者需要尽快地恢复冠状动脉供血，挽救存活心肌。对于心梗所致的心室间隔穿孔、瓣膜关闭不全或心脏破裂更需要急诊手术挽救患者的生命。陈旧性心肌梗死是否手术，应依靠PET-CT检查，看是否有存活心肌，再决定是否手术很有必要。手术中，每个患者不同，遇到的情况也不同，对此术前要有充分的准备。

一旦决定手术，就应该重视化解患者的各种危险因素，解决好心肌供血问题，使患者术后心功能得到改善，是手术成功的保证。

CABG手术方法很多，在on-pump和off-pump下手术有很多争论。从改善心肌供血来看，选择好靶血管，保证桥血管的数量和吻合质量，尽可能地在动脉近端吻合（跨过病变后）、扩大供血范围，减少血管阻力，特别是对合并高血压、糖尿病、血管条件不好、左主干疾病的患者在on-pump下手术，是最有保障的，远期手术疗效也好。时至今日很多西方国家，90%的CABG手术是在on-pump下完成的，而患者有周围血管病变，有脑卒中病史，有轻度的肺和肾功能不全，血管条件较好，在off-pump手下术更有利，患者创伤小、恢复快。

尽管有很多的研究结果表明：两种手术方法无论近期还是远期疗效基本相同，实际上对患者血管条件较好，病情不十分严重的，由有经验的医师手术，结果可能是这样。而在血管条件差，病情重的患者会有不同。因为医师相互之间和患者与患者之间，严格来说是没有可比性的，如同一吻合口，不同医师吻合后，血流量一定会有差异。因为吻合口大小、吻合时所缝的针数、每针所缝组织的多少、吻合后桥血管与靶血管的角度、桥血管的位置和长度、桥血管是否受到损伤，都不可能一样。

不管在哪种条件下手术，医师的责任心和技术都更重要。比起心肌供血和心功能的改善以及争取最佳的远期疗效，体外循环的损害是不重要的。如在off-pump下手术，再血管化不充分或桥血管吻合质量不佳，特别是吻合技术不熟练的医师做手术，术后会发生低氧血症、围手术期心肌梗死、低心排等并发症，远期桥血管通畅率不高，从而影响远期疗效。

杂交手术至今全世界数量不多，因为患者并非获得的都是两种治疗方法的益处。而TE-CAB手术创伤小，出血少，能保持胸廓的完整，美容效果好，术后恢复快，有很多优势，随着科技的发展，有可能得到更广泛的应用。

在手术中很多时候不仅要求医师做出准确决断，如在on-pump下手术，主动脉插管的位置，心肌保护方法的选择，冠状动脉吻合口的位置、大小数目，移植血管的材料和长度等，还要求医师手术操作熟练、轻巧、快捷，吻合要精确、严密。同时，手术中还可能遇到各种各样的困难，如处理得好，绝大多数患者可顺利康复；如缺乏认识、经验，或处理失当，就会导致严重的手术并发症。

无论在体外循环下还是非体外循环下行冠状动脉搭桥术，均要求术中麻醉和体外循环平稳，维持好血压和心率。术前肾功能不全者，尤其要维持血压在较高水平。患者手术结束或心脏复跳后，要密切观察血流动力学和心电图的变化。如心律齐、心率60～80次/min、血压稳定、血氧正常、肺动脉压不高的患者术后会平稳，如心率快（＞90次/min），血压不稳定，发生低心排血量综合征，要及早使用血管活性药物和主动脉内球囊反搏，效果不明显的，可采用左心辅助措施。

总之，患者心肌缺血及继发病变在手术室如能得到很好的解决，患者术后一定会有满意的疗效。

（吴清玉）

参 考 文 献

[1] SANCHIS-GOMAR F, PEREZ-QUILIS C, LEISCHIK R, et al. Epidemiology of coronary heart disease and acute coronary syndrome [J]. Ann Transl Med, 2016, 4 (13): 256.

[2] GERHARD Z, AXEL H. Cardiac surgery [M]. Berlin: Speringer, 2017: 722.

[3] 吴清玉. 50 例冠状动脉旁路术 [J]. 中华心血管病杂志, 1995, 23 (4): 256.

[4] 吴清玉. 110 例冠状动脉旁路术的体会 [J]. 中华外科杂志, 1996, 34 (11): 670-672.

[5] 吴清玉, 沈向东, 郭少先, 等. 冠状动脉旁路移植术对冬眠心肌的作用 [J]. 中华心血管病杂志, 2001, 29 (8): 449-452.

[6] 吴清玉, 胡盛寿, 许建屏, 等. 1110 例冠状动脉搭桥术的早期结果 [J]. 中华外科杂志, 1999, 37 (11): 666-668.

[7] 吴清玉, 许建屏, 高长青, 等. 冠状动脉旁路移植术技术指南 [J]. 中华外科杂志, 2006, 44 (22): 1517-1524.

[8] FRANZ-JOSEF N, SOUSA-UVA M, AHLSSON A, et al. 2018 ESC/EACTS Guidelines on myocardial revascularization [J]. Eur Heart J, 2019, 40 (2): 87-165.

[9] 吴清玉. 冠状动脉外科的治疗原则及相关问题 [J]. 中华外科杂志, 2009, 47 (8): 564-565.

[10] 吴清玉. 冠状动脉外科的治疗原则与经验 [J]. 中华心血管病杂志, 2010, 38 (2): 97-98.

[11] 吴清玉, 孟强, 胡盛寿, 等. 再次冠状动脉旁路移植术 [J]. 中华医学杂志, 2002, 82 (13): 927-928.

[12] AL-JUGHIMAN M, ALGARNI K, YAU T. Outcomes of isolated reoperative coronary artery bypass grafting in elderly patients [J]. J Card Surg, 2015, 30 (1): 41-46.

[13] QINGYU W, et al. Review of coronary artery surgery in China [J]. Heart Lung Circ, 2001, 10 (2): 7-8.

[14] QINGYU W, ZHIXIONG H, SHENGSHOU H U, et al. Clinical analysis of 1539 case undergoing coronary artery bypass grafting [J]. Chin Medi J, 1999, 112 (11): 978-981.

[15] SHAHIAN D M, TORCHIANA D F, ENGELMAN D T, et al. Mandatory public reporting of cardiac surgery outcomes: The 2003 to 2014 Massachusetts experience [J]. J Thorac Cardiovasc Surg, 2019, 158 (1): 110-124.

第64章
左心室室壁瘤

左心室室壁瘤（left ventricular aneurysm，LVA）是急性心肌梗死后常见的并发症，在急性心梗存活患者中发生率为10%～38%，Q波型心梗患者的LVA发生率高达30%～35%。随着冠心病介入治疗技术的发展和冠状动脉搭桥术的普及与提高，急诊溶栓治疗和PTCA的广泛应用，室壁瘤的发生率已明显下降，目前为8%～15%。50%室壁瘤发生在急性心肌梗死48 h之内，大多发生在2周内[1]。其他如创伤、冠状动脉肌桥等原因也可引起本病，但少见。

一、历史回顾

1912年，维廷（Wieting）成功地治疗了第一例左心室室壁瘤。左心室室壁瘤的切除最早由利科夫（Likoff）和贝利（Bailey）医师于1955年完成。当时他们经左胸部切口，上侧壁钳钳夹室壁瘤后予以切除。1958年，库利（Cooley）首先在体外循环下行线形（linear rsection）切除室壁瘤，再用"三明治"方法闭合心室切口，此方法一直沿用至今。1977年，达格特（Daggett）等介绍了用涤纶材料修补心室的概念，可避免左心室几何形态的改变。1985年雅特内（Jatene）和多尔（Dor）分别提出用涤纶布修复左心室（patch plasty）和切除室壁瘤，保留了左心室近似正常的几何形态，使大部分患者疗效更好。1989年，Dor提出用心室内环形补片成形方法（endocircular ventricular plasty），同年Cooley报道了用涤纶片重建左心室和切除左心室室壁瘤的经验[2-3]。

二、病理解剖

冠状动脉粥样硬化、狭窄，血栓形成，极少数为冠状动脉炎症、肌桥等原因可使冠状动脉大部分或完全堵塞，导致心肌缺血，当心肌严重缺血持续1 h以上，且侧支循环尚未充分建立，即可发生坏死，引发急性心肌梗死。

急性心肌梗死也可由于冠状动脉痉挛所引起。冠状动脉造影证实6.8%的心肌梗死患者冠状动脉无狭窄，证明冠状动脉痉挛可以引起急性心肌梗死，但不排除原有冠状动脉血栓自然溶解。可能因为冠状动脉痉挛挤压粥样斑块使之破裂或内膜下出血，诱发血小板聚集及释放血栓素A_2和5-羟色胺，使血小板进一步聚集和血管痉挛导致血栓形成，造成急性心肌梗死。

心肌梗死可分为透壁性心肌梗死（也称为Q波性心肌梗死）和心内膜下心肌梗死（也称为无Q波性心肌梗死）两类。透壁性心肌梗死为坏死心肌自心内膜下延及心室游离壁，或室间隔至少一半厚度，范围可以很大。心内膜下心肌梗死则限于心内膜下心肌或为散在的坏死灶，心电图表现无Q波。

由于心肌梗死发生的范围和严重程度不同，有部分心室壁病变从心外表看与正常心肌界限不清，即心外膜心肌仍然存活，而心内膜下心肌已纤维化，心内膜增厚。如心肌梗死面积较大，局部室壁变薄，收缩力下降或丧失，左心室重构后，心室局部向外膨出而形成室壁瘤，在心脏收缩时呈矛盾运动。室壁瘤的直径从2 cm到8 cm不等，90%的患者的室壁瘤位于左心室前壁和心尖部，10%位于后下壁，室壁瘤附近的心包可粘连。

在病理解剖方面可分两种：

1. 真性室壁瘤　较大面积心肌梗死后，在梗死愈合过程中心肌被结缔组织所替代，形成瘢痕区，心室壁变薄、呈不规则囊状局部膨出，与周围正常心肌组织界限清楚，腔内心内膜纤维化，心肌小梁明显减少，不仅心肌收缩力丧失，并在心脏收缩和舒张期呈反向运动，为真性室壁瘤。如心肌梗死范围较大，但没有完全性坏死，在愈合过程中也没有完全纤维化，与周围正常心肌组织界限不清，腔内可见肌小梁结构，心室膨出不明显，只存在较大范围心肌不收缩（akinetic），不能诊断为室壁瘤，只能诊断为陈旧性大面积心肌梗死[4]。

2. 假性室壁瘤　心肌梗死急性期，心室壁破裂，破口周围由血栓堵塞或与心包粘连，形成假性室壁瘤。假性室壁瘤瘤壁由纤维化组织或心包构成，与真性室壁瘤的区别是假性室壁瘤有瘤颈，为心脏破裂、穿孔所致，但瘤颈范围较小，而室壁瘤可以很大，壁更薄，瘤壁的组织成分不一样。其他原因，如创伤、心脏手术后、心内膜炎，或特发性病变引起的假性室壁瘤罕见。

室壁瘤形成与冠状动脉侧支循环有关。如建立了广泛的侧支循环，梗死区小，形成室壁瘤亦小。如无侧支循环，形成的梗死范围大，室壁瘤也较大。因此，在临床上常见到年轻、单一前降支血管病变的患者易发生大面积心肌梗死，也会形成较大的室壁瘤。前降支近中段是前壁的主要供血来源。当左前降支发生完全或次全闭塞时，由于心肌缺血严重、梗死范围广，易形成左心室室壁瘤。而右心室相对于左心室前壁易形成侧支循环，因此左心室下壁和右心室形成室壁瘤概率低。

室壁瘤可发生在心室的不同部位、大小不等，与冠状动脉狭窄的位置和心肌梗死的严重程度有关。常见于左心室心尖部，瘤壁为纤维化组织。瘤壁厚薄不一，心内膜增厚、纤维化，很少有正常心肌细胞，也可见钙化，左心室扩大，有时可见二尖瓣关闭不全。室壁瘤可引起左心功能不全，心律失常和附壁血栓形成等。

三、病理生理

室壁瘤病变基础为心肌梗死区域的矛盾运动，即在左心室舒张期病变局部收缩，收缩期向心外膨出。左心室逐渐扩大，心室舒张末压上升，左心室扩大，导致左心室张力增加和耗氧增加，舒张功能下降。心肌纤维化，心肌收缩功能也明显下降。当室壁瘤超过左心室的20%时，会导致心排血量明显减少和心力衰竭加重。由于心肌梗死使正常心内膜遭到破坏，血小板聚集，加上心室形态改变，局部血流减慢，可能形成附壁血栓。在正常心肌与纤维瘢痕之间的组织会产生心电传导折返，导致致命性室性心律失常。由于乳头肌断裂或功能不全，心室壁因缺血而节段性运动失常，可致二尖瓣关闭不全和心力衰竭。

四、临床表现

患者有胸闷、胸痛、气短、活动受限等症状，可伴有或不伴有心绞痛，反复发作的室性心律失常或充血性心力衰竭。有左心功能不全的表现，如有心肌梗死史，心力衰竭进行性加重，心脏扩大或心室间隔穿孔、栓塞等征象，应高度怀疑室壁瘤的可能。如有二尖瓣关闭不全，心尖部可闻及收缩期杂音。

五、辅助检查

1. 心电图　T波倒置，ST-T段抬高，室性心律失常，Q波形成。

2. 胸部X线片　肺淤血，心脏扩大，有时可见心尖部膨突呈瘤样改变。

3. 超声心动图　左心房室扩大，左心室心尖部矛盾运动，室壁瘤形成，也可发现附壁血栓或二尖瓣关闭不全，心脏舒张和收缩功能不全。

4. 心导管检查和造影　冠状动脉造影可明确冠状动脉病变的主要分支和位置、冠状动脉狭窄程度，左心室造影可见室壁瘤范围，心功能情况和室壁节段运动的异常。也可测定肺动脉压、左心室舒张末压力、心室射血分数，观察有无存活心肌及附壁血栓的情况。

5. CT、MRI　可以发现室壁瘤范围的大小、位置，是否有附壁血栓、室壁运动和心功能情况。

6. PET-CT　是迄今为止评价存活心肌最可靠的方法，用它评估心室壁各节段葡萄糖的代谢状态，结合心肌灌注显像可以准确地评估存活心肌范围，有助于确定手术切除范围。

六、诊断与鉴别诊断

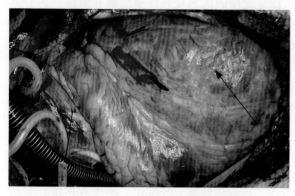

图 64-0-1　左心室前壁心肌梗死后所见

1. 陈旧性心肌梗死　如诊断明确，绝大部分室壁瘤均可手术治疗，且疗效满意。但首先要和大面积陈旧性心梗后心肌无收缩状态鉴别，后者手术危险性大。术前检查左心室造影和超声心动图发现矛盾运动不明确、放射性核素检查有较多存活心肌者，不能诊断室壁瘤。手术中可见真性室壁瘤边界较清楚，反向运动明显，为左心室室壁瘤；如为大面积陈旧性心肌梗死则边界不清，心脏表面呈花斑状（图64-0-1），局部心肌可无明显变薄，局部心肌失去了收缩能力，则为陈旧性大面积心肌梗死。

2. 假性室壁瘤　多由心肌梗死、左心室游离壁破裂、被心包包裹、粘连所形成，也可由创伤或感染引起。心导管和造影检查可发现另一瘤腔，壁薄，与心室腔有交通，可见血栓形成和湍流现象。一般瘤体开口较小，为与真性室壁瘤鉴别的主要征象。

3. 心脏肿瘤　肿瘤组织栓塞可引起心肌梗死和室壁瘤形成，心室内如有肿瘤也需要和室壁瘤鉴别。心脏肿瘤患者无冠心病史，MRI检查可发现肿瘤与心肌关系，超声心动图可发现肿瘤的大小、范围及位置，放射性核素检查有助于鉴别诊断。

七、自然病程

室壁瘤患者53%会在5年内死亡，10年内病死率为88%，影响因素为心功能不全、心律失常、栓塞和复发心绞痛。

八、手术适应证

手术原则是切除室壁瘤即纤维化瘢痕组织，改善心肌供血和心室功能，清除室性心律失常的兴奋灶，避免心室内血栓形成。

患者室壁瘤诊断明确，室壁瘤较大，影响心功能，并合并严重冠状动脉病变，有心绞痛症状的患者需要切除室壁瘤，行左心室重建加CABG手术。

由于病变所致充血性心力衰竭、室性心律失常、血栓栓塞症状或左心室附壁血栓者也应手术治疗。这些患者接受手术治疗不仅可以缓解症状，而且可以提高患者的远期存活率。

患者室壁瘤小，左心室舒张末压不高，无附壁血栓，无心律异常，无须手术处理。

假性室壁瘤易于破裂（20%～45%）、出血和致死，更应积极手术。

如患者室壁瘤巨大，EF＜20%，冠状动脉病变广泛，3支病变，血管条件不适合CABE手术，则可考虑心脏移植术。

九、手术技术

经胸骨前正中切口，切开心包。如需CABG，应同时消毒下肢皮肤，准备好大隐静脉和乳内动脉。在升主动脉、右心房插管，建立体外循环。如需探查瓣膜，则上、下腔静脉插管。心包粘连时可先部分游离，由助手牵拉心包，术者用电刀或剪刀松解粘连，在建立体外循环之后再游离其他部分心包则更易操作，也更安全。

在并行循环过程中可探查室壁瘤性质、范围和大小，室壁瘤多见于左心室前壁及心尖部，左心室后壁也可见到。同时探查需要进行CABG的冠状动脉，有时心外膜多可增厚，游离冠状动脉需要切开较深。

降温至33℃左右，阻断升主动脉，经主动脉根部灌注停搏液，同时在室壁瘤最薄弱处予以切开，以防心脏过胀（视频42）。

视频42　冠状动脉旁路移植术＋左室成形术

1. 室壁瘤的切除　主动脉根部灌注结束后，扩大左心室切口，探查室壁瘤范围，如有血栓，予以彻底清除。如室壁瘤范围直径＜4 cm，可进行线状切除室壁瘤，修整切口边缘后，直接用"三明治"法，闭合心脏切口。应注意与正常心肌之间保留1 cm左右的瘤壁以备缝合。缝合时于切口两侧和顶部各加一Teflon条，以防切口出血，室壁瘤切除后再进行CABG手术（图64-0-2）。

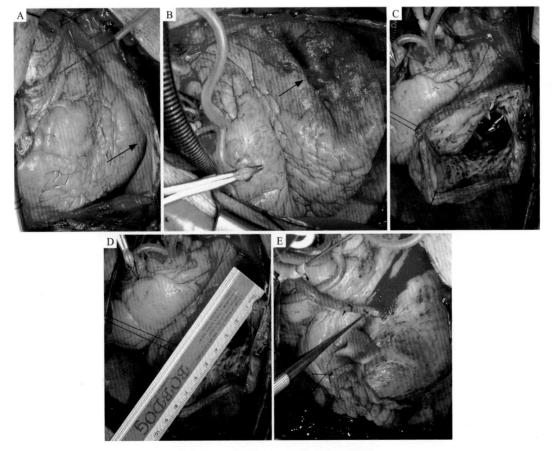

图64-0-2　闭合切口，左右冠状动脉搭桥

A. 左室室壁瘤；B. 体外循环建立后室壁瘤凹陷；C. 切开室壁瘤；D. 室壁瘤切除后；E. 左室壁切口闭合，左右冠状动脉搭桥。

　　"线状切除"的方法不适于较大的室壁瘤，因为心室肌由深浅两层心肌构成，两层心肌呈螺旋状排列。在合并室壁瘤时正常心肌变薄，心室腔扩大，心肌纤维方向无明显改变，在"线状切除"时，可能使心肌纤维束在纵向或横向发生改变，从而使心室几何形态受到影响，影响了心功能的恢复，因此应尽可能行左心室成形术。左心室成形术的具体方法为：在切除直径>4 cm的室壁瘤时，于瘤壁切除之后，先用2/0 prolene线，在室壁瘤边缘、心腔内，做一荷包缝合，用双头针的一端由瘤壁外进针，沿正常心肌边缘平行褥式缝合，最后由瘤壁穿出，拉拢缝线，与另一端打结，将心室正常心肌恢复到原来位置，荷包线也可以不透过心外膜。如果左心室明显扩大可加缝另一荷包线。拉紧荷包线打结后，

可见左心室在室壁瘤切除后的缺损，如缺损直径在4 cm以内，可用"三明治"方法直接闭合左心室切口。如缺损直径>4 cm，可用涤纶布内衬自体心包，剪成与心室缺口一样的大小和形状，沿正常心肌与瘤壁交界，用4/0 prolene线连续缝合，然后用残余瘤壁加Teflon片缝闭心脏切口[5]。瘤壁延及室间隔时，要用4/0 prolene线适当折叠或部分切除，但要注意不能影响左心室的形态。室壁瘤位于后壁者较少见，但亦可发生，此时术中要注意乳头肌的位置和二尖瓣的情况，多需心室补片成形

视频43　冠状动脉旁路移植术+二尖瓣成形术+室壁瘤切除术

（图64-0-3、图64-0-4）和换瓣（图64-0-5）[6-10]（视频43）。

　　如室壁瘤直径<4 cm，又确定心腔内没有血栓，可不予切开心室，在心外直接折叠缝合。

　　2. 陈旧性大面积心肌梗死　陈旧性大面积心肌梗死，常合并附壁血栓。可在梗死明显区，即心室壁最薄处，切开左心室，彻底清除附壁血栓。从切口断面可见纤维化和部分存活心肌组织混合存在、心肌梗死的层次和范围，可根据梗死区面积的大小，将没有收缩功能，应尽可能将薄的心室壁、梗死的心肌组织完全切除，用"三明治"或补片的方法修补心室切口。

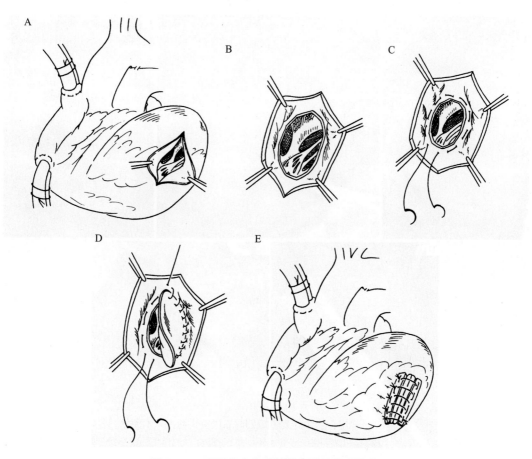

图64-0-3　延及左心室后壁的室壁瘤手术方法
A. 切开室壁瘤；B. 切除室壁瘤壁；C. 在与正常心肌交界处做荷包线；D. 左心室补片成形；E. "三明治"法闭合心脏切口。

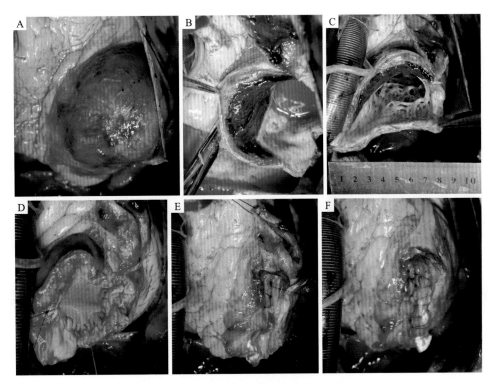

图 64-0-4　心尖部室壁瘤切除血栓清除术

A.左心室心尖部室壁瘤；B.室壁瘤右侧附壁血栓；C.室壁瘤切除后；D.左心室内补片成形左心室；E.补片完毕，闭合左心室切口；F.手术完成。

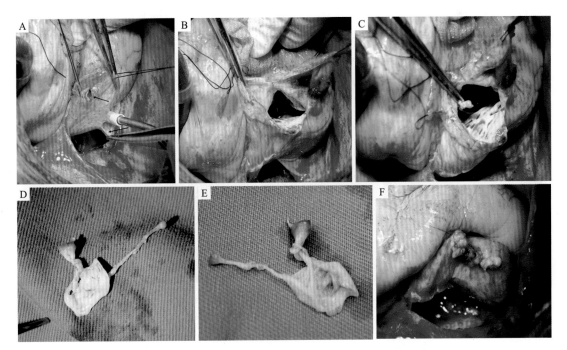

图 64-0-5　左心室后壁室壁瘤切除二尖瓣切除血栓清除术

A.左心室后壁室壁瘤与心包粘连；B.切开室壁瘤，可见附壁血栓；C.心梗后，乳头肌断裂；D.腱索断裂；E.切除的二尖瓣叶；F.闭合室壁瘤切口。

3. 假性室壁瘤的切除　建立体外循环，在并行循环下游离室壁瘤，分离粘连，阻断升主动脉和心肌保护的方法同前述。在心脏停搏后，切开瘤壁，彻底清除血栓，切除多余的瘤壁，线性缝合或补片修补心室切口（图64-0-6）。

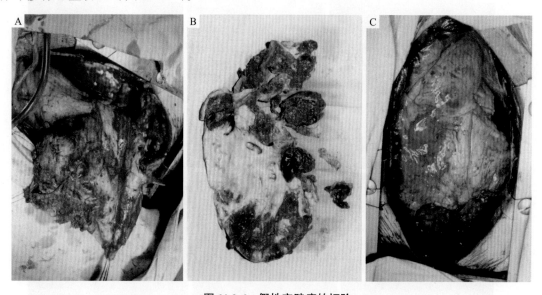

图64-0-6　假性室壁瘤的切除
A. 切开巨大假性室壁瘤；B. 切除瘤壁及清除血栓；C. 闭合心室切口。

4. 冠状动脉血运重建　是否充分再血管化，是影响手术疗效的重要因素之一。原则上能重建冠状动脉的血运者，尽量行CABG手术，有利于患者术后恢复。在手术切除室壁瘤之后，再在靶血管上行CABG手术。一般因前降支病变广泛，动脉多已闭塞，或管壁增厚，管腔变小，为室壁瘤累及，所供血范围心肌多已失去血运重建的机会，而无法进行CABG手术。即使手术也会因存活心肌少而多用大隐静脉搭桥。冠状动脉旁路的近端吻合，应在心腔内充分排气后、心跳恢复后上侧壁钳，用4.5 mm打孔器打孔，5/0 prolene线连续缝合（图64-0-7）。

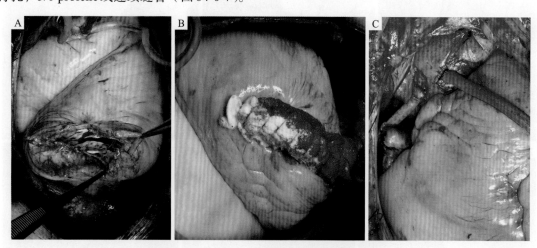

图64-0-7　切除室壁瘤后重建冠状动脉血运
A. 冠状动脉搭桥＋室壁瘤切除术，切开室壁瘤；B. "三明治"法闭合心室切口；C. 前降支及右冠状动搭桥。

十、术后处理

用呼吸机辅助呼吸，保持呼吸道通畅。监测心排血量，如心排血量低，在停体外循环之前即应预置股动脉穿刺导管，使用IABP和正性肌力药物如多巴胺、多巴酚丁胺、肾上腺素等，其他则按心脏直视手术后常规处理。

十一、手术并发症

1. 低心排血量综合征　和室壁瘤的大小有一定关系，室壁瘤越大，术后发生低心排血量综合征的机会越大。表现为低血压、心率快、尿少、末梢灌注不好、心排血量明显下降，加用正性肌力和扩血管的药物，加强强心利尿，必要时使用IABP、左心辅助等治疗措施。

2. 心律失常　频发室性期前收缩或室颤，应维持好血钾、钠、镁水平，静脉输入利多卡因或胺碘酮，准备好电除颤转复。曾有患者除颤次数从几十次到数百次，最终转危为安。当然，如能明确折返位置，术前通过射频、消融治疗，手术效果更好。

3. 肾功能衰竭　由于心功能不好或原来有肾损害的基础，可出现少尿、无尿等肾功能不全的情况，应及时处理，必要时应进行血液透析。

4. 室壁瘤复发　由于初次手术切除不够，或再发心梗，心脏扩大，室壁瘤可以复发，实为原室壁瘤切除后扩大。如没有反向运动可不予处理，如合并血栓形成可考虑再次手术治疗。

5. 其他CABG手术并发症　处理与冠状动脉搭桥手术相似。

十二、手术效果

手术死亡率为2%～3%，大多数为10%左右，主要与患者病情、手术技术和术后监护情况有关。左心室补片、心室成形病死率低于线性切除术，术后射血分数有明显恢复[11-12]。同时行冠状动脉搭桥术者更好，1年存活率为94.9%，5年存活率为88%，10年存活率为82.2%，15年存活率为77.8%，而没有搭桥者为65%，故应尽可能采用搭桥术[13-14]。

死亡原因为心律失常、低心排血量综合征和多器官功能衰竭。室壁瘤患者如肺动脉高压＞45 mmHg，年龄＞70岁，有反复心肌梗死而无心绞痛病史，心功能不全，为危险因素。

十三、经验与启示

由于对冠心病有效的预防，药物治疗和PTCA在临床的广泛应用，室壁瘤的发生率越来越低，患者也越来越少，手术成功率应在98%以上，在治疗技术上也不会有新的较大的进展。

室壁瘤诊断并不难，手术也不复杂，主要是掌握好手术适应证，尽可能地改善心肌缺血，该做CABG就要做好。室壁瘤颈直径＞4 cm应做左心室成形术，采用补片方法重建左心室。补片不可过大，应小于瘤颈。缝合要严密，防止切口出血。对较小的室壁瘤无论心外折叠、线性切除还是用"三明治"方法闭合心室切口，疗效都不会太差。假性室壁瘤的手术效果更好。陈旧性大面积心梗手术要慎重，如患者没有合适的靶血管，或PET-CT检查证实没有存活心肌，以不手术为宜。术后主要预防和治疗心律失常和低心排血量综合征，必要时及早应用IABP，常可挽救患者的生命。绝大部分患者术后恢复良好。

（吴清玉）

参 考 文 献

［1］ SARASCHANDRA V, KANWAR S, HTIN A, et al. Temporal trends and outcomes of left ventricular aneurysm after acute myocardial infarction [J]. Am J Cardiol, 2020, 15 (133): 32-38.

［2］ ALESSANDRO P, MORENO N, CLAUDIA L, et al. Surgery of left ventricular aneurysm: a meta-analysis of early outcomes following different reconstruction techniques [J]. Ann Thorac Surg, 2007, 83, (6): 2009-2016.

［3］ ANTUNES M J, ANTUNES P E. Left-ventricular aneurysms: from disease to repair [J]. Expert Rev Cardiovasc Ther, 2005, 3 (2): 285-294.

［4］ DI DONATO M, SABATIER M, DOR V, et al. Akinetic versus dyskinetic postinfarction scar: relation to surgical outcome in patients undergoing endoventricular circular patch plasty repair [J]. J Am Coll Cardiol, 1997, 29 (7): 1569-1575.

［5］ 李巅远, 吴清玉, 唐棣. 室壁瘤直接缝合术与补片成形术的实验研究 [J]. 中华心血管病杂志, 2000, 28 (3): 213-217.

［6］ ANDREA R, LAWRENCE S C, CZER, F A, et al. Left Ventricular reconstruction for postinfarction left ventricular aneurysm: review of surgical techniques [J]. Cardiovasc Dis, 2017, 44 (5): 326-335.

［7］ COOLEY D A, HENLY W S, AMAD K H, et al. Ventricular aneurysm following myocardial infarction: results of surgical treatment [J]. Ann Surg, 1959, 150: 595- 612.

［8］ CALDEIRA C, MCCARTHY P M. A simple method of left ventricular reconstruction without patch for ischemic cardiomyopathy [J]. Ann Thorac Surg, 2001, 72 (6): 2148-2149.

［9］ DOR V. Surgical management of left ventricular aneurysms by the endoventricular circular patch plasty technique [J]. Oper Techn Cardiac Thorac Surg, 1997, 2 (2): 139-150.

［10］ DOR V, SABATIER M, DI DONATO M, et al. Efficacy of endoventricular patch plasty in large postinfarction akinetic scar and severe left ventricular dysfunction: comparison with a series of large dyskinetic scars [J]. J Thorac Cardiovasc Surg, 1998, 116 (1): 50-59.

［11］ EVORA P R, TUBINO P V, GALI L G, et al. A variant technique for the surgical treatment of left ventricular aneurysms [J]. Rev Bras Cir Cardiovasc, 2014, 29 (4): 645-649.

［12］ TAVAKOLI R, BETTEX D, WEBER A, et al. Repair of postinfarction dyskinetic LV aneurysm with either linear or patch technique [J]. Eur J Cardiothorac Surg, 2002, 22 (1): 129-134.

［13］ SHAHZAD G R, SALIM S, TOUFAN T B. Impact of technique of left ventricular aneurysm repair on clinical outcomes: current best available evidence [J]. J Card Surg, 2009, 24 (3): 319-324.

［14］ DAGGETT W M, GUYTON R A, MUNDTH E D, et al. Surgery for post-myocardial infarct ventricular septal defect [J]. Ann Surg, 1977, 186 (3): 260-271.

第65章
心肌梗死后室间隔破裂

心肌梗死后室间隔破裂常见于在急性心肌梗死期间，由室间隔缺血梗死、穿孔所致，发生率占急性心肌梗死的0.25%～3%。男性多于女性，在40岁以上的患者中多发。本病不常见，一旦发生，病情危重，变化快，病死率较高。大部分室间隔破裂发生在心肌梗死后第一天，也可能在2周内。破裂发生后能生存的人很少[1]。后间隔心肌破裂可导致二尖瓣关闭不全，住院病死率19%～54%。近年来由于冠状动脉介入和手术技术的提高，本病的治疗效果有了显著的改善。

一、历史回顾

早在1845年莱森（Lathan）就报道了心肌梗死后室间隔破裂，1923年布龙（Brun）对本病做出了诊断。1934年萨格尔（Sager）报道了18例心肌梗死后室间隔破裂的情况。1956年库利（Cooley）成功地修补了第一例急性心肌梗死、室间隔破裂后9周的患者。20世纪60年代初人们就开始手术治疗本病，1966年艾伦（Allen）报道了一组心室间隔破裂后1～11日患者的手术结果[1-2]。

二、病理解剖

心肌梗死后心室间隔破裂的原因往往是相关的冠状动脉完全阻塞，而不是狭窄。患者冠状动脉病变多不广泛，很少有侧支形成，多为第一次心肌梗死。有作者报道19例患者单支病变占64%。破裂大部分在前间隔（60%），下壁梗死导致后间隔破裂的占少数，为20%～40%。心室间隔破裂有两种类型，可能为单一破裂，也可能为多发性破裂（5%～11%）。室间隔破裂边缘不齐，破裂周围心肌多为坏死组织[3]。

三、病理生理

心肌梗死后室间隔破裂或穿孔主要表现为心功能衰竭。由于心内分流和心肌梗死，可引起肺动脉高压，右心室后负荷增加。心排血量下降致尿少，肺淤血，肺水肿和心源性休克。如穿孔较小，直径<0.5 cm，也可能对病理生理影响不大。欣克（Kinch）和基恩（Kyan）报道急性下壁心肌梗死患者中近50%缺血心肌位于右心室。此时心肌收缩力下降，右心室容量负荷过大可致三尖瓣环扩张，发生三尖瓣关闭不全，进一步降低右心室功能，增加心肌梗死后死亡风险。

四、临床表现

较小的室间隔穿孔在临床上可能影响不大，有关症状不明显。如穿孔、破裂范围较大，患者多表现为心源性休克、尿少、肺水肿、心功能不全、低心排血量综合征、其他器官灌注不足和多器官衰竭。特别是急性心肌梗死患者突发心源性休克和心力衰竭，心前区突然听到明显的心脏收缩期杂音，应高度怀疑室间隔破裂或乳头肌断裂、二尖瓣关闭不全。

五、辅助检查

1. 心电图　患者有大面积心肌梗死的表现，ST段抬高，T波倒置，Q波形成，大约有1/3的患者可发生房室传导阻滞。

2. 胸部X线片　肺血多，肺瘀血，肺动脉段突出，心脏扩大。

3. 超声心动图　可见心脏扩大、收缩力减弱，肺动脉高压，室间隔破裂的位置、大小，心内分流量多少，心功能状态，是否合并二尖瓣关闭不全和室壁瘤。

4. 心导管检查和造影　右心导管可以监测肺动脉压和心内分流量，冠状动脉造影可明确冠状动脉病变范围、严重程度，左心室造影可发现破裂的位置、大小和心功能情况。左心室射血分数和舒张末压的高低对手术指征和预后判断有意义。

5. CT、MRI　可明确各心腔的大小和变化，室间隔破裂的位置、大小和心内分流的情况，可以评估室壁运动和心功能情况。

六、诊断与鉴别诊断

患者心肌梗死2周内，表现胸痛和血流动力学状态恶化，在胸骨下方最容易听到收缩期杂音，呈全收缩期和喷射性，可触及震颤（60%），并有心功能不全，可导致肺水肿和心源性休克。结合超声心动图、彩色多普勒检查可以确诊。心肌梗死后乳头肌断裂，二尖瓣关闭不全也可以发现心脏杂音，但多在心尖部并向腋下传导。一般不需CT或MRI检查。超声心动图即可确诊。

七、自然病程

心室间隔破裂多发生于急性心肌梗死后3日内，但在2周内任何时间都可发生。50%心肌梗死后室间隔破裂患者在1周内死亡，70%在2周内死亡，87%在6周内死亡，90%死于8周内。

八、手术适应证

心肌梗死继发室间隔穿孔患者多为高龄，年龄＞70岁的心肌梗死患者，有10%可能发生室间隔破裂。如患者病情持续进展，一旦发生急性室间隔穿孔，室间隔破裂范围大，心内左向右分流量多，如使用IABP和经内科治疗血流动力学仍不稳定，可考虑急诊手术。如已发生了多器官功能衰竭，尽早手术可能是唯一使其生存的机会[4]。

心肌梗死后，室间隔破裂，手术危险性大。24 h内行急诊手术死亡高达60%，1周内为54.1%，1～2周为18.4%，3周以上为10%。即使在1周内采用介入封堵室间隔穿孔，手术死亡率亦达88%，1～2周为38%。因此，如经IABP和内科治疗病情稳定，可在2周后手术，在6周后手术效果可能更好。如大面积心肌梗死已发生心源性休克，一般不考虑手术[5-8]。

九、术前准备

术前要给予镇静药物，及时插入气管插管，使用呼吸机辅助呼吸。病情需要可放置LABP，维持血压稳定，强心利尿治疗。常规使用多巴胺、多巴酚丁胺、肾上腺素等药物。术中要置放漂浮导管监测肺动脉压、心排血量及肺毛细血管楔压。常规准备止血药物和血液制品。

十、手术技术

手术原则是经心肌梗死处切开，显露室间隔破裂，破裂边缘常呈不规则形状，需要修剪、切除坏死心肌。以穿孔的大小，决定补片或直接缝合。缺损直径＞1 cm 应予补片修补，＜1 cm 则用双头针加垫片褥式间断缝合，直接闭合破口，同时要加强心肌保护。如合并游离壁心梗用涤纶布补片修补室间隔破裂，可以间断褥式加连续缝合。缝合时应避免心肌切割，室间隔缺损补片不能太小，以减少张力，要防止撕脱或残余漏。

全身肝素化后，在升主动脉、上、下腔静脉插管建立体外循环。根据缺损的位置和范围大小，采用不同的方法修补。

1. 心尖部间隔破裂　经心肌梗死处切开心脏，切除坏死心肌，显露心尖部左心室、右心室、室间隔，可在室间隔用涤纶布补片，用 5/0 prolene 线连续缝合。如缺损小，可在室间隔两侧和切口两侧加用涤纶布条和用 3/0 prolene 线间断褥式缝合，打结后再于切口表面加 Teflon 条直接连续缝合（图 65-0-1，图 65-0-2）。

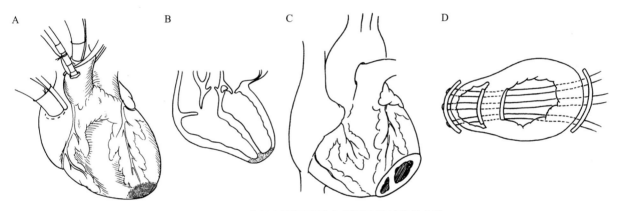

图 65-0-1　心尖部心肌梗死及室间隔破裂的修补方法

A. 心尖部的肌梗死；B. 心尖部心肌梗死示意图；C. 心尖部心肌梗死切除术；D. 心尖部心肌梗死修补方法。

2. 前间隔破裂　经心肌梗死处切开左心室，显露病变。如室间隔破裂较小，可沿缺损后缘用双头针加垫片褥式缝入，并向右心室游离壁穿出，闭合缺损，再用两条 Teflon 片置于切口两侧，行"三明治"法闭合心室切口，全部间断加连续缝合（图 65-0-3）。但多数前间隔破裂较大，直接缝合压力过大，可能会撕裂，因此，需用涤纶布修补。方法是，沿破裂边缘全部用 5×12 或 6×14 双头针加垫片间断褥式缝合，在室间隔缺损后缘从右心室面进针，于左心室面出针，前缘从心外膜进针，于心内膜出针，再穿涤纶片，缝线打结。用"三明治"法闭合心室切口（图 65-0-4）。

3. 室间隔中部破裂　室间隔破裂处位于肌部室间隔，离前后间隔和心尖部还有一定的距离，穿孔小可以直接缝合。穿孔大、直径＞1.0 cm 应该补片修补，全周用双头针加垫片褥式缝合或连续缝合。心室切口的切开和闭合同室壁瘤切除术（图 65-0-5）（视频 44）。

视频 44　冠状动脉旁路移植术＋室间隔穿孔修补＋左室血栓清除术

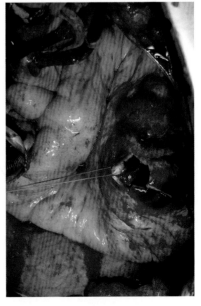

图 65-0-2　经心肌梗死处切开心脏

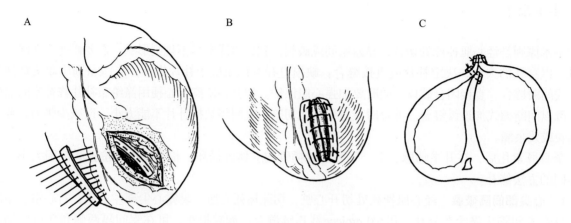

图 65-0-3 心室前间隔破裂修补
A. 心室前间隔修补；B. 心室切口"三明治法"闭合；C. 心室前间隔缺损修补示意图。

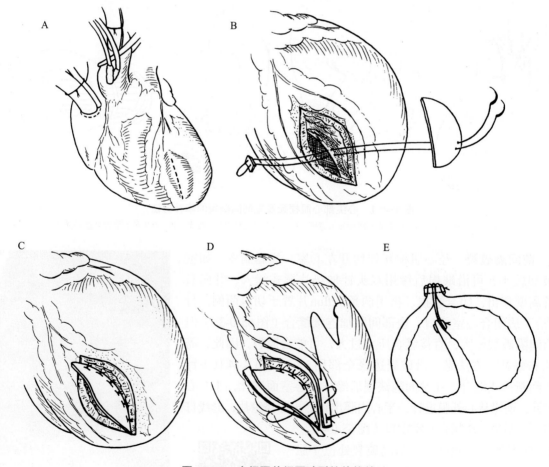

图 65-0-4 室间隔前间隔破裂补片修补
A. 心室前间隔破裂；B. 心室前间隔破裂补片；C. 心室间隔破裂后缘间断缝合；
D. 补片前缘与切口一起缝合；E. 室间隔前方破裂修补示意图。

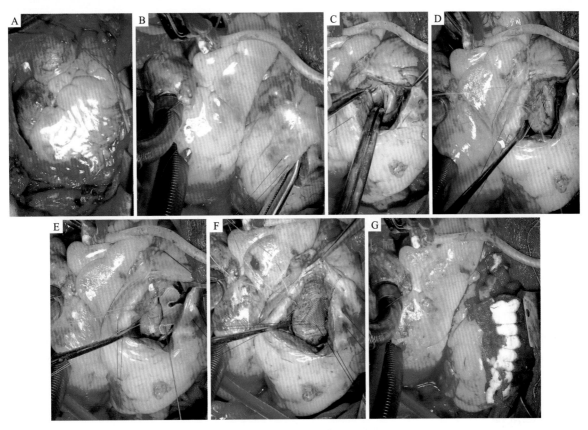

图 65-0-5　室间隔中部破裂修补

A. 心肌梗死后室间隔破裂；B. 建立体外循环、切开左心室；C. 显露室间隔破裂、穿孔；D. 扩大切口，开始间断缝合补片，修补穿孔；
E. 补片修补穿孔；F. 补片修补穿孔；G. 用"三明治"法闭合左心室切口。

4. 室间隔后下方破裂　如用前壁直接缝合的方法一般都不能成功，手术死亡率很高，主要原因为心肌张力过高，心肌易于撕裂。因此，应该经心肌梗死区切开，显露室间隔破裂，切除梗死心肌，仔细探查。如发现乳头肌断裂（发生率达80%），应该进行二尖瓣替换术，最好通过左心房或房间隔切口换瓣，以免损伤心肌。心肌缺损后缘用双头针加垫片间断褥式缝合补片，剪适当大小涤纶布补片，将缝线穿过补片，修补完成后，心脏切口另用涤纶布修补，沿补片边缘全部间断褥式缝合，这样可以保持心室正常形态（图65-0-6），为避免出血和搬动心脏，可用心包片，全周连续缝合，覆盖心脏切口补片[5-8]。

5. 心肌梗死局部旷置术　用戊二醛保存的牛心包片覆盖在心内膜上，将破裂和梗死心肌与左心室腔隔开，沿补片边缘用4/0 prolene线连

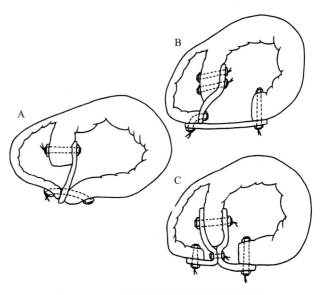

图 65-0-6　室间隔后下方破裂修补示意图

A. 破裂处补片后切口直接缝合；B. 补片完成后，心室切口补片闭合；
C. 双片法修补后间隔破裂。

续缝合，补片要大于破裂边缘1.5 cm，缝合从下缘开始，再缝上缘，要避免缝线切割或撕裂心肌，用"三明治"方法闭合心室切口。有作者报道用此方法治疗52例患者，病死率19%（图65-0-7）。此种手

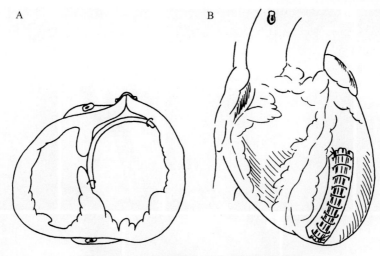

图 65-0-7　心室间隔及心肌梗死局部旷置术

A. 心内补片，局部旷置示意图；B. 闭合心脏切口。

术可减少心肌损伤，恢复左心室正常几何形态，疗效较好。

6. 同期行冠状动脉搭桥术　急性室间隔破裂情况下是否行冠状动脉搭桥术尚有争论。如在缺血心肌范围内的冠状动脉有狭窄存在，应尽可能行搭桥术。手术完成后，应用经食管超声观察心脏瓣膜、心肌运动和心脏收缩情况，观察心脏修补术后心室水平是否有残余分流等情况。

十一、术后处理

1. 维持循环稳定　用 Swan-Ganz 导管监测肺毛细血管楔压、心排血量和全肺阻力，这些患者多数病情较重，术前需要 IABP 治疗，术后仍需要 IABP 支持。有时可能需要用左心室辅助措施，同时需根据情况加用多巴胺、多巴酚丁胺、肾上腺素等正性肌力药物治疗。

2. 保持呼吸道通畅　用呼吸机辅助呼吸。由于患者术前存在不同程度的肺水肿或间质水肿，加上体外循环对肺的损伤，术后可能发生呼吸功能不全、低氧血症。应根据情况选用压力支持、PEEP 等呼吸辅助方式。保持血气在正常范围，加强体疗，及时清除气管内分泌物。加强强心利尿治疗，酌情应用强心、利尿药物。其他处理同常规心脏手术。

十二、手术并发症

1. 低心排血量综合征　由于手术时间长，心肌保护不好，室间隔破裂及心肌梗死范围过大，残余分流，术后可能发生低心排血量综合征。术中应加以预防，术后应积极应用 IABP、左心辅助、ECMO 技术支持治疗。

2. 呼吸功能不全　表现为低氧血症，很难脱离呼吸机辅助呼吸，常伴有全身情况差，心功能不全。

3. 肾功能衰竭　由于术前高血压、动脉硬化，心排血量低，导致肾脏灌注不足，术后可发生肾功能衰竭。出现少尿、电解质紊乱等。术前肾功能不全也是心肌梗死继发室间隔穿孔外科手术死亡的独立相关因素。心肌梗死后，心功能严重受损，心排血量下降，同时外周交感张力增高，肾血管收缩，肾脏血流灌注急剧减少，可导致急性肾功能不全[9]。

4. 残余分流　急性心肌梗死期间，心肌水肿，组织脆弱，易致补片撕脱，缝合不严密，术中探查不清，遗留别的破裂，或出现新的破裂等，可致术后发生残余左向右分流。应严密观察，如病情平稳，残余分流量少，可不手术或延期手术。小的破裂可自然愈合，也可通过介入治疗方法封堵。如血流动力学因此而不平稳，低心排血量综合征加重，应积极再手术治疗。

5. 围手术期心肌梗死　与冠状动脉再血管化不完全或吻合口不通畅有关。在合并室间隔破裂时，诊断、处理均比较困难，预后较差。

十三、手术效果

心肌梗死后室间隔破裂修补术后住院病死率在15.7%～25%，心室前间隔破裂病死率略低，在15%左右，后间隔破裂为24%。术后5～10年生存率为29%～72%，10年生存率44%左右。90%患者心功能可恢复到Ⅰ级。

死亡原因多为下后壁心肌梗死、心功能不全或心源性休克，20%可发生残余分流。如室间隔破裂范围大，心内左向右分流量大，肾功能不全，三尖瓣关闭不全，患者高龄，体质差，手术死亡率高，预后不良[10-11]。

十四、经验与启示

急性心肌梗死后室间隔破裂不常见，一旦发生，患者病情变化快，会出现急性心力衰竭，多比较严重。主要表现为低心排血量综合征或心源性休克、心律失常，病情很凶险。根据患者临床表现和超声心动图检查结果可以确诊。

如果患者病情稳定，应行冠状动脉和左心室造影检查，明确冠状动脉狭窄的范围、严重程度和室间隔破裂穿孔的位置和大小，以便决定手术和是否需要同时行CABG手术。

为防止手术后发生残余分流等并发症，可推迟手术时间，择期手术。如患者超声心动图发现室水平分流量大，病情不能等，经治疗心功能不改善反加重，应急诊手术，但手术风险性大，病死率高。

手术修补方法决定于缺损的大小，缺损直径<1 cm，可以手术修补，直接缝合缺损，或介入手术封堵。直径>1 cm应予补片修补。手术过程要加强心肌保护，应在正常心肌组织上缝合，以连续缝合加间断方法可靠。左心室切口的闭合要小心，防止出血，一旦出血且不易控制，应参照室壁瘤的方法，在切口两侧加心包条，作为垫片往返连续缝合，防止出血。术中经食管超声心动图检查可发现的残余分流，应及时再修补。

多数患者病情很重，术后血流动力学不平稳，监护和处理很重要。关键还是呼吸功能的改善和心功能的维护。对有些危重患者，术后应持续应用IABP、左心室辅助和ECMO技术支持直至病情稳定。

急性心肌梗死后室间隔破裂的患者手术预后主要取决于患者全身情况和病变的严重程度。患者心肌梗死和室间隔破裂范围大，心内左向右分流量多，就会出现急性心衰、肺水肿，手术危险性大、病死率高。一般情况下，患者病情不能等和拖，而能等到2周以后再手术治疗的患者则病情相对较轻，手术成功率较高。

（吴清玉）

参 考 文 献

［1］ SHAHREYAR M, AKINSEYE O, NAYYAR M, et al. Post-myocardial infarction ventricular septal defect: A comprehensive review [J]. Cardiovasc Revasc Med, 2020, 21 (11): 1444-1449.

［2］ CINQ-MARS A, VOISINE P, DAGENAIS F, et al. Risk factors of mortality after surgical correction of ventricular septal defect following myocardial infarction: Retrospective analysis and review of the literature [J]. Int J Cardiol, 2016, 206 (1):

27-36.

［3］ 曾财武, 李小密, 周晔, 等. 心肌梗死继发室间隔穿孔外科手术后死亡的相关因素分析 [J]. 中华外科杂志, 2020, 58 (2): E014.

［4］ SABRY O, GARRISON L M, HEMANG B P, et al. Management of post-myocardial infarction ventricular septal defects: A critical assessment [J]. J Interv Cardiol, 2018, 31 (6): 939-948.

［5］ MARK R H, JEREMY A B, MANYOO A A, et al. Outcomes of early versus delayed transcatheter closure of post-myocardial infarction ventricular septal defect [J]. Cardiovasc Revasc Med, 2020, 21 (9): 1093-1096.

［6］ LÓPEZ-SENDÓN J, GURFINKE L E P, LOPEZ DE S A E, et al. Factors related to heart rupture in acute coronary syndromes in the Global Registry of Acute Coronary Events [J]. Eur Heart J, 2010, 31 (12): 1449-1456.

［7］ BOUCHART F, BESSOU J P, TABLEY A, et al. Urgent surgical repair of postinfarction ventricular septal rupture: early and late outcome [J]. Int J Cardiol, 2006, 108 (2): 202-206.

［8］ KINCH J M, RYAN T J. Right ventricular infarction [J]. N Engl J Med, 1994, 330 (17): 1211-1217.

［9］ SHROFF G R, FREDERICK P D, HERZOG C A. Renal failure and acute myocardial infarction: clinical characteristics in patients with advanced chronic kidney disease, on dialysis, and without chronic kidney disease. A collaborative project of the United States Renal Data System/National Institutes of Health and the National Registry of Myocardial Infarction [J]. Am Heart J, 2012, 163 (3): 399-406.

［10］ PANG P Y, SIN Y K, LIM C H, et al. Outcome and survival analysis of surgical repair of post-infarction ventricular septal rupture [J]. J Cardiothorac Surg, 2013, 8: 44.

［11］ SALA A, MANTOVANI V, MARISCALCO G, et al. Surgical repair of post-infarction ventricular septal defect: 19 years of experience [J]. J Card Surg, 1998, 13 (2): 104-112.

第66章
冠心病合并瓣膜病

第1节 冠心病合并缺血性二尖瓣关闭不全

心肌缺血导致二尖瓣关闭不全并不少见，发生率占冠心病的20%左右，常需手术治疗。但缺血性二尖瓣关闭不全与其他原因所致的二尖瓣关闭不全相比手术成功率较低，原因是手术结果不仅受瓣膜病严重与否的影响，更受心肌缺血和心功能的影响[1]。

一、历史回顾

乳头肌断裂引起的二尖瓣关闭不全为急性心肌梗死的并发症，1935年美国霍普金斯医院报道了第一例心肌梗死合并二尖瓣关闭不全的尸检结果，1948年第一例在死前被确诊的患者。1965年奥斯汀（Austen）医师和同事们在美国麻省总医院成功地为患者进行了手术矫治。

二、病理解剖

心肌缺血在很多方面都可影响到二尖瓣的功能，其中最主要的影响是使乳头肌功能不全和室壁运动障碍。前乳头肌的血液供应来自冠状动脉的前降支和对角支，也可能来自边缘支。后乳头肌的血液供应来自右冠状动脉及左心室后支。乳头肌对缺血很敏感，相对应部位的冠状动脉缺血，可使乳头肌变细、延长、纤维化、坏死、瘢痕或缩短，并引起二尖瓣脱垂和关闭不全。严重的心肌缺血可使乳头肌在不同水平断裂，急性心肌梗死后一般在14日内可发生乳头肌断裂，导致急性二尖瓣关闭不全。1/3的患者乳头肌可完全断裂，2/3的患者为不完全断裂，后乳头肌断裂多见，占75%，前乳头肌断裂占25%。大部分下壁心肌梗死患者为后乳头肌断裂。大约50%乳头肌断裂的患者会产生急性二尖瓣关闭不全。部分患者也可合并心内膜下心肌梗死、室间隔破裂或心室游离壁破裂。

二尖瓣关闭不全可发生在瓣膜交界处，会逐渐加重。左心室及瓣环继发性扩大后，可产生中心性关闭不全，与室壁运动异常有关。虽然腱索不受心肌缺血的影响，但心室壁缺血、室壁运动异常可使乳头肌牵拉方向改变，也可导致二尖瓣关闭不全。

三、病理生理

二尖瓣关闭不全使肺静脉压升高，肺间质或肺泡性肺水肿，血氧含量下降，进一步加重心肌缺血、心律失常和左心功能不全，也可发生全心衰竭。

四、临床表现

患者除了心绞痛症状外，可出现胸闷、气短、呼吸困难等心功能不全症状。如为急性心肌梗死合并乳头肌断裂，患者主要表现为肺水肿和（或）低血压、心源性休克。体格检查可发现心尖部Ⅰ～Ⅲ级收缩期杂音，心界扩大，第2心音亢进。

五、辅助检查

1. 心电图 除冠心病缺血改变外，可发现左心室高电压和肥厚。也可见房颤、室性期前收缩等心律失常现象。

2. 胸部X线片 肺瘀血，肺动脉压升高，左心房室增大，食管吞钡可见左心房受压征象。

3. 超声心动图 可见左心房室扩大，瓣环扩大和室壁运动异常，乳头肌断裂和瓣叶对合不良及脱垂的情况，二尖瓣明显反流，可以确诊。经食管超声检查可以进一步明确病变的情况。

4. 心导管检查 怀疑冠心病者需行冠状动脉和左心室造影检查，以了解冠状动脉病变的动脉分支和严重程度及心功能状态，为手术提供重要依据。在急性心肌梗死期间放置Swan-Ganz导管，有助于诊断和血流动力学的监测。

六．自然病程

乳头肌完全断裂引起急性二尖瓣关闭不全是急性心肌梗死的严重并发症，如不手术，住院存活率为25%左右。如乳头肌为不完全断裂，在发生后24 h内存活率为70%，1个月以上存活率为50%。

七、手术适应证

冠心病合并轻到中度尖瓣关闭不全可仅做CABG手术，待心脏供血改善后，二尖瓣反流可减轻或消失。中到重度关闭不全合并肺水肿或心力衰竭者，应手术治疗。心肌梗死后乳头肌断裂导致急性左心衰竭更应手术治疗。在手术中根据病变情况决定瓣膜成形或替换术。有时成形术可能会有一定困难，如无把握，考虑到手术安全，应尽量行瓣膜替换手术，在行人工瓣替换术时应尽量保留二尖瓣下装置，有利于心功能的恢复[2]。

八、术前准备

同冠心病搭桥术，如为急性二尖瓣关闭不全，应用IABP和气管插管，呼吸机辅助呼吸。常规应用正性肌力药物和扩血管药物及强心利尿治疗。

九、手术技术（视频45）

经胸骨前正中切口切开皮肤及皮下组织，纵劈胸骨，升主动脉，上、下腔静脉分别插管，建立体外循环。

在并行循环过程中探查冠状动脉病变，并确定吻合冠状动脉病变远端位置。阻断升主动脉，经主动脉根部灌注停搏液或冷血停搏液。先用大隐静脉吻合冠状动脉远端，

视频45 冠状动脉旁路移植术＋二尖瓣成形术＋三尖瓣成形术

再行瓣膜成形或替换术。

可切开右心房及房间隔探查。如瓣叶无脱垂，关闭不全以瓣环扩大为主，应先环缩前、后交界，再使用"人工环"。也可将二尖瓣后瓣的腱索转移至前叶，或于二尖瓣游离缘之间用3/0 prolene线双头针加垫片褥式缝合一针，使瓣叶形成双孔，以恢复二尖瓣功能。

如无法成形则不要犹豫，应立即切除二尖瓣前叶，保留后叶，以相应大小的人工瓣替换。年轻患者可选择机械瓣，如患者年龄在60岁以上，有抗凝困难者，应首选生物瓣。由于瓣叶组织多数较薄，以沿瓣环采用间断、4/0 prolene线双头针加垫片褥式缝合方法较安全，可避免瓣周漏。由于患者多年龄大，心肌组织脆弱，手术操作要轻柔，避免损伤心肌导致心脏破裂。完成心内操作后，缝闭心房切口，心腔内充分排气，开放升主动脉。在并行循环下于升主动脉上侧壁钳，再用打孔器打口，用5/0 prolene线吻合静脉桥的近端。

去除侧壁钳之前，要重视心内排气，仔细检查吻合口和各心脏切口是否出血。换瓣后左心室不宜搬动，检查吻合口要格外小心，以防心脏破裂。静脉长度要足够，以防过短。在合并左心室室壁瘤时，应先切除室壁瘤，然后行二尖瓣成形或替换术。

十、术后处理

保持呼吸道通畅，呼吸机辅助呼吸，及时清除呼吸道内分泌物，维持血气和水、电解质在正常范围。心功能不全可加用多巴胺、多巴酚丁胺、肾上腺素等正性肌力药物。如上述处理心功能仍无明显改善，应考虑使用IABP或左心室辅助治疗。

十一、手术并发症

与冠心病搭桥术和瓣膜手术一样，可致围手术期心肌梗死、血气胸、心律失常、低心排血量综合征、心室破裂等，治疗和处理可参阅本书第63章冠状动脉粥样硬化性狭窄部分内容。

十二、手术效果

冠心病合并瓣膜病手术由于手术复杂，手术和心肌阻断时间长，术前心功能差，病变严重，手术死亡率明显高于单纯换瓣或搭桥手术。有作者报告1985—2011年间，1 071例成年人年龄为 70 ± 9.3 岁，进行二尖瓣加CABG手术的结果，其中搭桥加二尖瓣成形的为872例（81%），CABG加二尖瓣置换的为199例（19%）。术后对再次手术，手术死亡率、手术危险因素进行了评估。结果是搭桥同时进行二尖瓣膜置换术的患者年龄偏大，瓣膜钙化严重，多合并房颤，手术死亡率高（5%）。而CABG加二尖瓣成形的为1%，术后15年生存率分别为18%和52%，有明显差异[2]。另有作者报告1984—1997年间，262例患者进行了CABG加二尖瓣手术，其中行瓣膜替换术198例，成形术64例，总体死亡率10.7%。手术后98%（230/234）的患者得到随诊。将患者分为缺血性和非缺血性心脏病两组进行对比研究发现，其中缺血性心脏病组82例（31%），非缺血性心脏病组180（69%）例，尽管两组患者的年龄、手术危险因素和肺动脉压力相似，缺血性二尖瓣组患者手术死亡率19.5%，而非缺血性心脏病组6.7%。随访术后1年、5年、10年生存率，缺血组为94（94%）、70（66%）和53%（35%），而非缺血组为96（95%）、79（76%）和54%（41%），二组心功能相似。由此可见缺血性二尖瓣关闭不全手术死亡率高，非缺血性二尖瓣疾病效果好[3]。

第2节　冠心病合并风湿性心脏病

风湿性心脏病也可以合并冠心病，这类患者多以风湿性心脏病求医。由于患者病史较长，多表现为劳累后心悸、气短、胸闷、憋气等症状，冠心病症状可能不明显。体检可发现明显的与瓣膜病变有关的心脏杂音，借助超声心动图、胸部X线检查，如为器质性瓣膜病很容易诊断。如患者有心绞痛症状，年龄＞40岁，更应怀疑有冠心病并存。据北京中国医学科学院阜外医院1988—1995年间对550例40岁以上的瓣膜病患者进行常规冠状动脉造影检查的结果，在这类患者中冠心病发病率为13.8%（76/550），其中男性发生率为19%（65/343），女性发生率为5.3%（11/207）。

一、病理解剖

风湿性心脏病患者的病理改变与受损瓣膜有关，也可影响呼吸及心功能状态。在合并冠心病的情况下，由于心肌缺血，心功能不全加重。如合并心肌梗死，可明显影响瓣膜功能，以二尖瓣更为突出。原因无论是心肌缺血还是心肌梗死，都更容易引起乳头肌缺血，心功能不全。乳头肌延长或断裂可导致急性或慢性二尖瓣关闭不全，心脏扩大，心脏舒张及收缩功能下降。

二、病理生理

在原有心脏瓣膜病的基础上，心肌缺血导致心功能不全加重，如合并心梗易致心源性休克、心律失常。

三、临床表现

患者可同时有风湿性心脏病和冠心病症状，如胸闷、气短、活动受限、肺动脉高压、心绞痛、栓塞、心功能不全等症状。多数患者以风湿性心脏病的症状为主，而冠心病症状不明显，可因常规冠状动脉造影而确诊。

四、辅助检查

1. 心电图　心电图可表现为心律失常、心房颤动、室性期前收缩，与瓣膜病变有关的左、右心室肥厚，心房扩大，ST-T改变等。

2. 胸部X线片　肺淤血，肺动脉段突出，双心房扩大影像，这些征象与各瓣膜本身病变和继发改变有关，在有室壁瘤的情况下可见左心室局部扩张。

3. 超声心动图　可明确瓣膜病变、心功能状态、各心脏房室继发性改变，也可见到冠心病导致的室壁运动失常和心脏舒张功能下降。如有室壁瘤，可见心室壁反向运动。

4. 心脏核素检查　可发现心肌缺血，室壁运动异常，射血分数下降，以致瓣膜病变所致的肺动脉高压和肺血流分布异常。

5. 冠状动脉造影　必须行冠状动脉造影方可明确冠状动脉狭窄或阻塞，并能了解病变远端血管情况，作为选择手术方法的依据。

五、诊断与鉴别诊断

风湿性瓣膜病合并冠心病易于确诊，超声心动图、冠状动脉造影加上病史及临床表现，可使大多数患者确诊。

少数高龄患者在单纯二尖瓣关闭不全情况下需要鉴别缺血性心脏病合并二尖瓣关闭不全，还是瓣膜退行性变合并冠心病。病史对鉴别诊断可能会有帮助，超声心动图可发现乳头肌断裂和室壁运动失常，有时需在手术中根据瓣膜的病理形态确诊，如退行性变，乳头肌变细，腱索断裂、普遍变细、变长更为常见，而缺血性心脏病所致的二尖瓣关闭不全，瓣叶、腱索变化不明显。

六、手术适应证

瓣膜病合并冠心病多应同期手术治疗，如冠状动脉狭窄较轻（＞40%）或狭窄存在于较小又不重要的对角支和边缘支，在瓣膜手术时冠状动脉可不必处理。

如为冠心病二尖瓣关闭不全较轻，在搭桥手术时可不必处理二尖瓣。如患者全身情况差，营养不良严重，心功能Ⅲ级，EF＜30%，多支、广泛、弥漫性冠状动脉病变，则应以内科保守治疗为宜，具备条件的可以考虑介入或心脏移植治疗[4-5]。

七、术前准备

术前应加强强心利尿治疗，加强呼吸道管理，防止呼吸道感染。加强营养，备血、血小板、白蛋白和血浆等。

八、手术技术

正中切口开胸、切开心包、建立体外循环技术同瓣膜病。要预先准备好大隐静脉、桡动脉或乳内动脉。要更加重视心肌保护，可采用顺行灌注和逆行灌注两种方法。

升主动脉阻断后经主动脉根部，或切开升主动脉，经冠状动脉直接灌注停搏液。在并行循环过程中，或心脏停搏后，探查冠状动脉病变，确定靶血管和吻合口的位置。在心脏完全停搏后，可先切开冠状动脉进行远端吻合，再进行瓣膜手术（参阅本书心脏瓣膜病有关章节）。待瓣膜手术完成，心腔内充分排气，开放循环后，再在升主动脉上侧壁钳，吻合静脉桥的近端。在使用乳内动脉的情况下，可在瓣膜手术完成后再吻合乳内动脉远端。在进行瓣膜和搭桥手术时，更要注意心腔内充分排气，静脉桥长度要足够，吻合要可靠，以免心脏复跳后止血困难。复温，降低流量和停止体外循环，必要时在体外循环停止前，安置IABP，以利于术后恢复。常规彻底止血，闭合胸骨和皮肤切口。

九、术后处理

与瓣膜和冠心病手术术后处理相同，要注意心功能维护和循环的稳定，要用呼吸机辅助呼吸，调整好血气、水电解质平衡，预防感染和正确使用抗凝或止血药物。

十、手术并发症

可发生与瓣膜和搭桥手术相似的各种并发症，如低心排血量综合征、出血、呼吸循环衰竭、肾功能衰竭、心脏破裂、感染等。

十一、手术效果

早年手术死亡率较高，近年已明显下降[6-8]。北京中国医学科学院阜外医院1996年1月至2002年4月手术204例，死亡5例，手术死亡率降至2.5%。在本组中行二尖瓣替换95例，主动脉替换83例，双瓣替换53例，27例同时行De Vega三尖瓣成形术，28例同时行左心房血栓清除术，同时施行其他手术包括室壁瘤切除、Bentall术、主动脉成形手术等，远端冠状动脉吻合1～5个。手术死亡原因为心脏破裂、低心排血量综合征和室颤。

第3节　冠心病合并瓣膜退行性病变

临床上本病常以瓣膜病变表现为主，在就医或手术前发现合并冠心病，也可由于冠心病就诊时，体检发现有瓣膜病。均应同期手术治疗。

一、病理及病理生理

老年性瓣膜退行性变主要表现为主动脉瓣钙化、狭窄、关闭不全，部分患者有先天性主动脉二瓣化畸形基础，左心室代偿性肥厚或扩张，心肌纤维化，心功能不全。

二尖瓣主要为退行性变导致关闭不全，因瓣叶薄弱，瓣叶游离缘因血液反流冲击可能增厚，腱索延长或断裂，二尖瓣环扩大，乳头肌细长，特别以二尖瓣后叶腱索断裂、二尖瓣脱垂最常见。慢性二尖瓣关闭不全也可导致左心室扩大和心功能不全，在合并冠心病、心肌缺血情况下，心功能不全会进行性加重。

二、临床表现

多为高龄患者，病史较长。除主动脉瓣或二尖瓣关闭不全的临床症状外，患者尚有心绞痛、胸闷、气短等冠心病症状。体检可发现明显收缩期杂音或伴有震颤，如有左心功能不全，可闻及肺内干湿性啰音。

三、辅助检查

1. **心电图**　可出现房颤、左心室肥厚和ST-T改变。
2. **胸部X线片**　可见肺淤血，左心房室扩大，主动脉瓣钙化等征象。
3. **超声心动图**　可以明确主动脉和二尖瓣病变情况，也可评价心室功能和肺动脉压力以及是否有严重冠心病征象，特别是EF的测定，对于决定手术和预后的估计有重要参考意义。
4. **冠状动脉造影**　为金标准，不仅可以明确冠状动脉病变情况，也可以通过左心室和升主动脉造影进一步了解主动脉瓣或二尖瓣的病变、狭窄或关闭不全的程度、左心室功能状态及室壁运动的失常等，为手术治疗提供最重要的依据。

四、诊断与鉴别诊断

结合病史、体征和有关检查，特别是综合分析超声心动图和冠状动脉造影检查结果，可以确诊，并制订手术方案。

五、手术适应证

诊断一旦明确，如心功能及全身状态允许，应积极手术治疗。术前准备与冠心病合并风湿性心脏瓣膜病手术相同。

六、手术技术

同冠心病合并风湿性心脏瓣膜手术，但老年性主动脉瓣退行性变多需行主动脉瓣替换术。二尖瓣病多可行成形术，如为后乳头肌腱索断裂，可采取矩形切除瓣叶加用人工瓣环，也可采用双头针加垫片间断缝合的方法行人工瓣膜替换术。手术要加强心肌保护，要确切解除瓣膜病变和充分的心肌再血管化，才能保证手术成功。术后处理与并发症同冠心病合并风湿性心脏瓣膜病。主动脉瓣替换时，要注意彻底清除患者主动脉瓣环上钙化块，不可损伤瓣环。缝合人工瓣尽可能采用间断褥式方法，预防发生瓣周漏。缝合主动脉切口要防止出血[3，7]。

七、手术效果

由于多数情况为择期手术，不论在同时行CABG是单纯主动脉瓣还是二尖瓣手术，手术疗效均好于缺血性瓣膜病同期行CABG手术，与冠心病合并风湿性心脏瓣膜手术相似[9]。

八、经验与启示

冠心病合并瓣膜病很常见，由于心肌缺血所致的瓣膜病最常见的为二尖瓣关闭不全，主要是由于左心室壁运动异常、左心室扩大，二尖瓣环扩大或乳头肌、腱索位置异常所致。病变为慢性过程，但瓣膜关闭不全会越来越重。患者轻到中度二尖瓣关闭不全，心脏无明显扩大，做了CABG手术之后，随着心功能的改善，二尖瓣关闭不全可以好转。如左心室扩大明显，关闭不全在中度以上，心功能不全，应该积极手术。手术同时解决冠状动脉缺血和瓣膜关闭不全问题。通常患者病情较重，手术时间较长，为此应该重视心肌保护和手术中各个环节，术前做好手术方案。

CABG手术时，应先吻合冠状动脉远端，使冠状动脉充分再血管化，又不能在细枝末节上浪费时间。二尖瓣多以瓣环成形为主，或加用缘对缘的技术。瓣膜手术完成后再吻合主动脉端，排气后开放升主动脉。

急性心梗所致的二尖瓣关闭不全多为后壁心肌梗死，乳头肌断裂所致，应予换瓣膜治疗。患者心肌脆弱，要特别注意防止心脏破裂。心脏内操作要轻柔，减少损伤，缝合要可靠。手术后易致低心排血量综合征、多器官衰竭等手术并发症，危险性大，病死率高。

冠心病合并主动脉瓣手术也要重视心肌保护，注意主动脉壁是否扩张或薄弱，有无钙化及其范围，选择合适的位置，上主动脉阻断钳，避免过多用力导致动脉破裂或栓塞。主动脉瓣关闭不全要先经右上肺静脉插管，建立左心引流之后再降温，以防心搏骤停、血液反流、心脏过胀，加重心肌损伤。

升主动脉切口不可过高，也不可过低，还要避免损伤冠状动脉开口。主动脉瓣狭窄要彻底清除纤维化和钙化的瓣叶组织，也要留足缝合人工瓣的瓣环的组织，不可损伤瓣环或伤及右与无冠瓣下方的传导束。

人工瓣大小选择要合适，缝合以双头针加垫片、间断褥式为宜。植入后，注意检查瓣膜开启和关闭功能，清除可能存在的残余组织或钙化碎屑，闭合主动脉的切口，在切口两侧加用心包条，用5/0 prolene线往返缝合，可有效防止术后出血。

　　风湿性心脏病患者多以瓣膜病变表现为主，对年龄在40岁以上的患者，术前常规进行冠状动脉造影检查很有必要。手术方法和原则同前所述，术后效果良好。

（吴清玉）

参 考 文 献

[1] MORRISON G W, THOMAS R D, GRIMMER S F M, et al. Incidence of coronary artery disease in patients with valvular heart disease [J]. Br Heart J, 1980, 44: 630-637.

[2] JAVADIKASGARI H, GILLINOV A M, IDREES J J, et al . Valve repair is superior to replacement in most patients with coexisting degenerative mitral valve and coronary artery diseases [J]. Ann Thorac Surg, 2017, 103 (6): 1833-1841.

[3] SEIPELT R G, SCHOENDUBE F A, VAZQUEE-JIMENEZ J F, et al. Combined mitral valve and coronary artery surgery: ischemic versus non-ischemic mitral valve disease [J]. Eur J Cardio-thoraci Surg, 2001, 20 (2): 270-275.

[4] 吴清玉, 孟强, 胡盛寿, 等. 瓣膜替换或成形术同期行冠状动脉旁路移植术的临床分析 [J]. 中华医学杂志, 2000, 80 (1): 31-33.

[5] NATALIE G, VERONICA J, MARTIN J H, et al. Aortic valve replacement with mechanical vs. biological prostheses in patients aged 50-69 years [J]. Eur Heart J, 2016, 37 (34): 2658-2667.

[6] PERSSON M, GLASER N, FRANCO-CERECEDA A, et al. Porcine vs bovine bioprosthetic aortic valves: long-term clinical results [J]. Ann Thorac Surg, 2021, 111 (2): 529-535.

[7] JOHANNES P, HENRY K, HERMANN R, et al. Long-Term outcome and quality of life after biological aortic valve replacement in nonelderly adults [J]. Ann Thorac Surg, 2021, 111 (1): 142-149.

[8] HAYWOOD N, MEHAFFEY J H, CHANCELLOR W Z, et al. Burden of tricuspid regurgitation in patients undergoing coronary artery bypass grafting [J]. Ann Thorac Surg, 2021, 111 (1): 44-50.

[9] VITO D B, MUSTAFA Z, GUSTAVO G, et al. Combined degenerative mitral valve and coronary surgery: early outcomes and 10-year survival [J]. Ann Thorac Surg, 2020, 110 (5): 1527-1533.

第6篇

其他心脏病

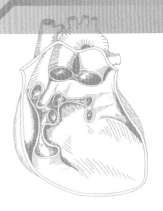

第67章
心包疾病

心包疾病以心包炎最为常见，发病率占胸痛患者的5%，其中只有20%被诊断为缩窄性心包炎，最后需要手术治疗，占心脏手术0.2%～0.4%[1]。心包炎病因较多，常见于结核杆菌和病毒感染，自身免疫性疾病、外伤、手术后、放射治疗、化学药物等都可以引起。随着生活和医疗条件的改善，心包炎的发病率有所下降，但在我国尚缺乏确切的流行病学研究和数据。如能积极针对病因治疗，应用非甾体抗炎药物、秋水仙碱和皮质激素等，绝大多数心包炎经保守治疗可以治愈，只有少数转为慢性缩窄性心包炎，需要外科手术治疗。其他心包疾病如急性心包炎，心包积液导致心脏压塞需要手术引流，心包囊肿、肿瘤等比较少见，也需要外科手术治疗。

第1节 慢性缩窄性心包炎

慢性缩窄性心包炎（constrictive pericarditis）是一种常见的心包疾病，由细菌感染、结核病、病毒等原因引起，在急性化脓性心包炎中52.74/（1 000人·年），在结核性心包炎中31.65例/（1 000人·年），可能因患者病情迁延，发展成为慢性缩窄性心包炎[2]。其他如心脏手术、放射、尿毒症、类风湿或创伤所致的占少数，还有部分病例原因不明。

近年来心脏手术后和放疗所致慢性缩窄性心包炎比例上升。由于炎症吸收后心包纤维性增厚、瘢痕形成、粘连、缩窄甚至钙化，使心脏受压，心脏舒张功能受限，心排血量下降，静脉系统瘀血，可导致肝大，腹水，全身营养不良及心、肝、肾等器官功能受损或衰竭，外科手术是最有效的治疗方法。

一、历史回顾

1669年洛厄（Lower）首先介绍了由炎症引起的缩窄性心包炎[3]。因为大多继发于结核性心包炎，在当时不可能手术治疗。1902年布劳尔（Brauer）首先在世界上切除了压迫右心室前壁的钙化心包，解除了右心室的压迫，开创了慢性缩窄性心包炎的外科治疗途径。1913年雷恩（Rehn）首先成功地实行了心包剥脱术[4]，1948年吴英恺在我国首先完成了心包剥脱术。

二、病理解剖

慢性缩窄性心包炎多数由结核性心包炎所致，心脏直视手术后心包内积血、积液、粘连所致的不到1%。心包炎的病理改变发生在心包的脏层和壁层，每个患者的病变过程可能是不同的。如果两层心包之间有一定的间隙，常存有液体和纤维素沉着。随着病变的进展，心包普遍增厚，但程度为1～2 cm或2～3 mm，也有的患者无明显增厚。常以心室表面为著，心房及大动脉近端次之。心包之间发生粘连、增厚，甚至钙化。钙化可以发生于多处，可呈条索状或不规则形状，可在心表面形成一层薄厚不等的硬壳[6]，把心脏紧紧地包裹在里面，右心室受压最为明显。在腔静脉开口处、右心室流出道可形成局限性狭窄，造成较重的梗阻。在房室交界处可形成重度缩窄，使患者产生类似房室瓣狭窄的症状和体征。由于心脏活动受限，心肌早期可发生废用性萎缩，晚期则发生心肌纤维化。

三、病理生理

正常人的心包腔内压与胸膜腔内压相似，低于大气压。在整个心动周期中，心包腔内压力会有些轻微波动。在舒张末期，心包腔内压最高。在慢性缩窄性心包炎时，由于患者的心包僵硬，且与心脏融合，明显限制了心脏的舒张，使心脏的充盈量减少，心室舒张压升高，心率增快。心肌萎缩使心脏收缩力减弱，动脉压下降；静脉压升高，静脉血回流受阻，身体各脏器淤血，致使浆膜腔渗出、腹水，胸腔积液、肺部受压，心排血量下降。

同时也存在着各脏器及机体组织供血不足。由于肾血流量减少，体内水和钠潴留，导致静脉压进一步升高，引起肝大和腹水等征象。消化系统功能受损，导致患者营养不良，低蛋白血症使组织水肿加剧。房室交界处受压引起房室瓣的狭窄或关闭不全，瓣膜病变多不严重，但可加重心功能不全。

四、临床表现

结核性心包炎的患者在发病3～6个月时心包就会有不同程度的增厚和粘连，6个月后可发生缩窄而出现症状，急性化脓性心包炎患者发病后1年或数年才出现典型症状。急性非特异性心包炎和创伤可能在发病后4～12个月出现症状，心脏手术后所致的缩窄则可能在2周以后出现症状。

患者表现为疲劳和气短，常伴有心悸、疲乏无力、食欲缺乏和心前区不适，呼吸困难，尤以活动后症状加剧，甚至可发生晕厥和端坐呼吸，逐渐产生肝大、腹水以至全身水肿，患者多呈慢性病容，面色苍黄或紫绀。

轻者可能体征不明显。随着静脉压的升高，浅静脉充盈，以颈静脉为著。如果胸腔积液则肋间隙增宽，胸膜发生肥厚及粘连则肋间隙变窄。心尖搏动减弱或消失，心界叩诊正常或移位，心率偏快，心音弱而遥远，可闻及第3心音，多数患者无心脏杂音。

腹部膨隆，肝脏肿大，腹水征阳性。下肢可能出现水肿，脾脏有时也肿大，血压低水平，脉压窄，中心静脉压增高，可达20 cmH$_2$O以上。可有奇脉，肝颈征阳性。

五、辅助检查

1. 心电图 常见QRS波群低电压，T波低平或倒置，P波有切迹，不完全性右束支传导阻滞或右心室肥厚，心动过速，30%左右的病例合并房性心律失常或房颤。

2. 胸部X线片 心脏大小正常或略大，上腔静脉影增宽，心脏搏动减弱，心包钙化占40%，可伴有胸腔积液征象。

3. 超声心动图 可见腔静脉增宽，心包增厚、粘连、积液和钙化，心房扩大，心室腔缩小，心功能减退。

4. 右心导管 心排血量低于正常，心腔各部位压力普遍升高，肺毛细血管楔压也增高，但肺动脉压一般不超过45 mmHg。右心室舒张压明显升高，压力曲线示舒张早期低垂，晚期升高。

5. CT、MRI 均可发现心包增厚、钙化和各心腔大小和心室壁的改变，有助于鉴别诊断。MRI对诊断心包增厚、钙化和排除缩窄性心肌病更有意义。

6. 实验室检查 久病患者常有低蛋白血症和凝血功能障碍，肝肾功能损害等异常，以白蛋白量减少为明显。

六、诊断与鉴别诊断

1. 心肌病 心肌病患者心尖搏动正常，心浊音界正常或扩大，可闻及杂音。心电图以左心室改变为多见，右束支传导阻滞较少出现，多数可见异常Q波。X线检查心肌病患者心脏向两侧扩大，上腔静脉扩张不明显，限制型心肌病腔静脉可以扩张，心脏扩大不明显。超声检查可发现心脏扩大和心肌肥厚。右心导管检查可发现心肌病患者右心室舒张压力曲线无早期低垂、晚期抬高征象。CT、MRI和超声心动图都可以发现心包增厚、钙化，心肌病心包应该正常。鉴别确有困难者，对心肌病患者可行心肌或心包活检[7-8]。

2. 肝硬化 轻度缩窄性心包炎患者仅表现为肝大，重症和久病患者也可伴有脾大和脾功能亢进，出现心源性肝硬化的表现。肝硬化患者主要表现以门静脉高压为主，食管吞钡可见静脉曲张。肝硬化患者心脏结构无改变，中心静脉压升高不明显，超声心动图可以鉴别。

3. 瓣膜病 瓣膜病所致的心力衰竭可出现与缩窄性心包炎相似的临床征象，但瓣膜病可闻及相应的心脏杂音，下肢水肿较重，腹胀较轻。超声心动图检查可发现瓣膜病和心包增厚等改变。

4. 三尖瓣狭窄 表现为静脉压升高，静脉系统淤血，超声心动图及右心导管检查可资鉴别。

结合病史体征和其他检查资料，借助超声心动图、CT、MRI发现心包增厚、钙化，心肌结构和功能的情况，基本可以排除心肌病和其他疾病的诊断。

七、手术适应证

患者有症状，如疲劳、心悸、气短和胸痛等，而临床和实验室检查没有的特征表现，经MRI和CT、超声心动图检查证实诊断为慢性缩窄性心包炎，鉴于远期疗效和症状改善较好，亦应行心包剥脱术[6]。

结核所致的慢性缩窄性心包炎，最好推迟3～6个月手术，经抗结核治疗，患者体温和红细胞沉降率正常，全身营养状态好转后再手术。如病变进行性加重，手术不应延迟。

患者全身情况较差，且又有重要脏器功能严重损害或伴有感染等合并症的患者，应先进行内科治疗，待病情稳定后再决定是否手术。

八、术前准备

加强营养，改善肝功能和凝血条件，经口服或静脉给予补充蛋白质、维生素。结核性患者应先给予抗结核治疗，适当应用利尿剂，维持水、电解质平衡。适量排除胸腔积液和腹水。

九、手术技术

手术采用全身静脉复合麻醉，术中要充分给氧，避免麻醉过深。放置中心静脉压、动脉测压管和食管超声，加强术中监测以防缩窄解除后心室过度膨胀、心力衰竭。必要时置入Swan-Ganz导管，监测肺毛细血管楔压和心排血量，麻醉过程中可适量排放胸腹腔积液。

1. 心包剥脱术 心包剥脱的手术原则是尽可能地切除病变的心包，解除其对心脏的包裹和束缚，处理好合并畸形，同时要保护好心肌组织，避免心脏损伤、出血和复发[6]。

　　可采用正中、左前外或双侧开胸切口，近年来左前外或双侧开胸切口已经基本不用。正中切口对呼吸功能影响较小，如患者合并肺部病变，呼吸功能较差时应该采用，但对剥离膈神经后方的心包显露不够满意。左前外切口经第4或第5肋间开胸，可显露左心室及右心室大部分，此切口亦可横断胸骨加以延长，但对心室的右侧、下腔静脉附近粘连、缩窄的解除有些困难。双侧开胸切口对呼吸功能影响较大，创伤面积大，但显露较充分，如术中发生意外情况容易处理。

　　大多数手术可以在非体外循环下完成，极少数情况需要在体外循环下手术。非体外循环下手术创伤小、出血少、恢复快，但有些位置的心包剥离显露受限。体外循环下手术可能避免发生意外，心包剥离更彻底，可同时处理合并的心脏病变，较快地恢复内环境，排出体内积液，手术更安全。不利的是增加了渗血和扩散感染的机会。

　　如合并冠心病、瓣膜病可能需要经胸骨前正中切口、体外循环下完成手术。但在临床上缩窄性心包炎合并心内病变的患者很少。

　　经正中切口的手术需要纵劈胸骨，用胸骨牵开器缓慢地撑开胸骨，随着心包的剥离，再逐步开大牵开器。从心脏正前方，选择在右心室前壁心包的相对薄弱处，纵行切开增厚的心包，将达到心肌时要小心，在心包脏层以外找到正确分层后，用锐性加钝性分离方法向上、下和两侧剥离心包。要按和血流相反方向的顺序加以剥离，即先剥离左心室流出道，再左心室流入道、右心室流出道、右心室流入道及上、下腔静脉。剥离范围在右侧要超过房室沟及右心房前侧壁，如有困难，部分心包可保留在心房面上。在右心室流出道要尽可能达到肺动脉根部，以免造成右心室流出道梗阻，导致右心室腔内压升高。向下要剥离到膈面。如心包正常或不厚，用手指触摸感到柔软处则不需要剥离。需要尽量充分剥离和切除增厚的心包（图67-1-1），以免影响手术效果。

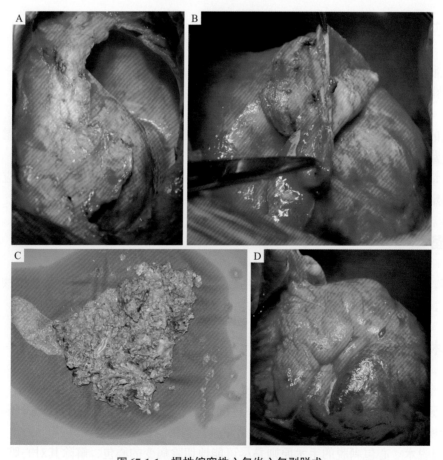

图67-1-1　慢性缩窄性心包炎心包剥脱术

A. 心包增厚、钙化；B. 切除心包；C. 切除钙化及病变组织；D. 心包完全剥脱后。

如果心包间没有间隙，则从壁层心包剥离，小心地从左心室心肌表面开始剥离，如脏层心包正常可予保留。剥离心包时要尽可能超过房室沟，以免在房室沟之间留有压力阶差。左侧要剥离左心室前和侧面，至左侧膈神经前方，如需要可剥离至膈神经后方。右侧要完全剥离开上下腔静脉根部、右心房及右心室到达膈神经。上下腔静脉根部常粘连较紧，即使不能完全剥离，也要彻底切断粘连带，以有效地松解腔静脉根部的压迫。术中注意不要剥离过深、进入心肌或伤及冠状动脉。如遇到钙化或瘢痕粘连较紧的地方，可在心包上"井"字样切开、松解心室压迫（图67-1-2），或像孤岛样将其留在心肌上，再游离其他部位。在游离室间沟时要特别小心，不要损伤左前降支冠状动脉。剥离下来的心包片要尽量保存，一旦在剥离过程中发生出血可用以止血，直到完全剥离后再予切除。术中要彻底止血，切除心包后的残缘应用电烙止血，以免造成术后出血、渗血、感染或再缩窄。

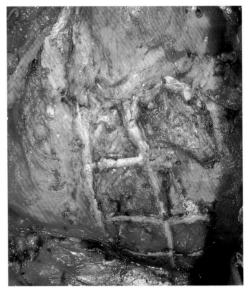

图67-1-2 心包剥脱困难，井字形切开心包

对重症患者，无法将病变的心包切除，可应用刀片在心包表面行井字形切开，使之分成若干小块，以缓解其对心脏的束缚。关胸前要用吸引器吸尽胸腔积液，多放腹水。

如经左前外切口第5肋间进胸，一般需结扎乳内动脉和切断第5肋软骨，游离左侧膈神经，尽可能地保留神经周围的脂肪和软组织，以免损伤。先选择左心室心包最薄的地方纵行切开心包，有时切开后即可达到心脏或充满液体的心包腔隙。沿心包切口向两侧游离心包，剥离心包的顺序和方法同正中切口。

经双侧开胸切口的手术，可酌情先切开左或右侧胸腔，再剪断胸骨，也可以一并切开，但均需切断和结扎双侧乳内动脉，再采用上述方法和顺序将增厚的心包充分剥离和切除。

2. 合并冠心病的手术 缩窄性心包炎合并冠心病手术很少，最好在体外循环下完成。经正中切口锯开胸骨、显露心包之后，可先剥离右心房右心室的增厚心包，逐步撑开胸骨牵开器，显露心脏。游离主动脉和肺动脉，全身肝素化，升主动脉右心房插管建立体外循环，并行下剥离其余心包，在增厚的心包剥脱后，探查靶血管冠状动脉，解剖和标记冠状动脉吻合位置。阻断升主动脉，其余步骤同常规心脏CABG手术[9]。

3. 合并瓣膜手术 也要先剥脱心包，手术步骤同合并CABG手术类似，阻断升主动脉后实施心内操作，详见第57～第65章内容。

十、术后处理

术后早期需要呼吸机辅助呼吸，保持呼吸道通畅。加强对患者心、肺、肾功能的监测和强心利尿治疗，严格控制入量，量出为入。根据患者CVP和左心房压（LAP）适当补充血容量，静脉输入新鲜全血或血浆，使CVP和LAP维持在8～12 cmH$_2$O。要注意水及电解质的平衡，及时有效地补充血K$^+$、Na$^+$和Cl$^-$。如发生由于心脏过胀所导致的低心排血量综合征，药物支持治疗无效，可行IABP或ECMPO支持治疗。此外，对出血、渗血给予维生素K和止血药，对病因为结核者，应继续抗结核治疗。

十一、手术效果

掌握好手术适应证和良好的手术技术及手术后处理是手术成功的保证。术后早期病死率仍为5%～

15%。Mayo Clinic的作者报告1936—2013年间1 066例患者进行了1 071次手术，术后早期病死率为13.5%%，90年后降到5.2%。他们发现术前心功能不全、放疗后或手术后缩窄性心包炎、在体外循环下手术为手术的危险因素[10]。在另一组20年治疗缩窄性心包炎经验的938例患者的报告中，其中单纯心包切除术521例，手术死亡率2.3%。手术后5年、10年、15年随访，生存率分别为80%、60%和38%。术后5年80%患者、10年78%的患者心功能可以保持在Ⅰ～Ⅱ级[11]。术前心功能差、患者高龄、有糖尿病病史、术中或术后出血、心律失常、呼吸衰竭，为主要死亡原因。因放疗所致的缩窄性心包炎远期疗效差[12]。

第2节 急性化脓性心包炎

急性化脓性心包炎是一种由化脓性细菌引起的心包急性化脓性炎症。由于抗生素的广泛应用，目前急性化脓性心包炎已很少见[13]。

一、病因与病理

急性化脓性心包炎可由心包直接污染引起，通常由外伤所致，可继发于皮肤、软组织、骨髓等急性感染所致的败血症或脓毒血症，或继发于膈肌下的化脓性感染，如膈下脓肿或肝脓肿。此外，由心包、食管、肺手术所引起的心包化脓性感染，也可导致本病。致病菌以葡萄球菌、链球菌、肺炎双球菌为常见，其他如脑膜炎双球菌、沙门菌等亦可引起本病。

病变早期为心包充血、水肿，大量白细胞浸润，纤维素沉着，可侵犯心肌引起心肌表面化脓性炎症。心包腔内渗出大量含有多形核白细胞的液体，外观呈米渣汁或脓血样。如渗出较多、速度过快，可引起急性心脏压塞。发病早期如治疗得当，炎症可消退，如治疗无效，病情迁延可转成慢性心包炎。由于心包腔内蛋白沉积，心包增厚并与心肌发生粘连融合，可导致慢性缩窄性心包炎。

二、临床表现

患者多为青少年及幼儿，有发冷、发热、多汗、周身倦怠、食欲减退及贫血等全身感染性症状，可有不同程度的气短、咳嗽、心率快、不能平卧及胸骨后或心前区疼痛，有时疼痛向肩、背及剑突方向放射，并可因体位改变、咳嗽、深呼吸而使疼痛加剧。

听诊可发现患者胸骨左缘及剑突处有心包摩擦音，并以呼气时为著。当心包腔内积液增多时，心包摩擦音可以消失。有心界扩大、心尖搏动消失、心音遥远、脉压窄、心率快、血压降低，静脉压上升、颈静脉怒张、肝脏淤血、肝大等征象。

三、辅助检查

1. **心电图** 各导联均可见QRS波群低电压，心动过速，在标准肢体导联可见ST段抬高，T波倒置。
2. **胸部X线片** 心影及上腔静脉增宽，心脏搏动减弱或消失，心缘各弓消失，积液量超过1 000 mL时，心影可呈烧瓶样，卧位时则心底增宽呈球形。
3. **超声心动图** 可发现心包腔液性暗区，大量积液，各心腔有受压的表现，可以确诊。
4. **实验室检查** 将液体涂片检查可发现脓细胞，细菌学检查可发现致病菌。

四、手术治疗

1. 心包穿刺术　适用于病变早期的排脓和心包腔内注入抗生素。超声心动图确定心包积液后，可行心包腔穿刺术，抽出脓性液体即可确诊。可留取胸液标本进行实验室检查和细菌培养，以便确定诊断。

患者采取半坐位，穿刺可经剑突下途径，如积液较多亦可采取经胸骨旁的途径。剑突下途径可在剑突下与左肋缘间进针，针尖与皮肤成45°角，朝左肩胛下方向进针，一般进针4～6 cm即可抽到脓液。将脓液吸出后，将抽出的脓液送做细菌学检查和药物敏感试验，可在心包腔内注入抗生素。

经胸骨旁入路可在胸骨左缘第4或第5肋间、左侧心浊音界内侧1.5 cm处进针，向后朝椎体方向刺入2～4 cm即可。该穿刺方法简便，但易出现并发症，如穿破胸膜可造成脓胸，如刺破冠状动脉分支可引起出血，也可能刺伤心肌。当心包积液多时，针尖进入心包腔即有失落感，并可抽出脓液。如针头前感到心脏搏动应向外稍撤出针头，以免刺伤心肌，使用套管针穿刺会更安全。

2. 心包切开引流术　适用于经心包穿刺治疗后病情无明显改善的患者。可在局麻下切除左侧第5、第6或以下肋软骨，切断并结扎左侧乳内动脉，避免切破左侧胸膜，经肋软骨床，也可以在胸腔镜下切开心包，清除心包腔内脓液后，用温盐水冲洗。可将切口边缘缝于胸壁切口，用胶片或纱布引流。胸壁切口任其敞开，不做缝合。术后可采用间歇俯卧位，以利引流。亦可经剑突下切开心包引流。先在剑突下2 cm处做长5 cm的弧形横切口，横行切开腹直肌前鞘，切除剑突，沿腹横肌筋膜向上方锐性分离、显露心包，排尽脓液后置烟卷引流，亦可留置橡皮或可表现为心包积液，上腔静脉塑料管持续引流。

3. 心包部分切除术　适用于久病不愈或较大量心包积液、有可能发展为慢性缩窄性心包炎的患者。应选择适当的时机施行心包部分切除术[14]。一般采用左前外切口，将心包前部和左侧部分切除。由于右侧部分显露较差，可将心包向左侧牵拉以利切除右侧心包。术后还应由静脉输入足量有效的抗生素进行抗菌治疗，并同时加强全身营养，给予高蛋白、高维生素饮食，维持水、电解质平衡。

第 3 节　其他原因所致的急性心包炎

目前急性化脓性心包炎已经很少发生，其他原因所致的急性心包炎较常见。原因多继发于心脏手术或放射治疗后，其他如病毒感染、尿毒症、肿瘤、自身免疫性疾病等也可引起本病。表现为心脏脏层和壁层心包的急性炎症、心包渗出和积液并伴有全身症状，病期在半年以内。心包积液也可并发肺出血和继发感染性心内膜炎。依据病史、体检和相关检查，特别是超声心动图检查就可以诊断。主要应该明确病因，对相关疾病本身进行治疗，可使心包积液缓解或根治。如出现大量的心包积液甚至心脏压塞，应该及时行心包穿刺，心包穿刺可发现心包积液的特征，并可留取胸液标本进行相关病因的实验室检查，有助于明确诊断，缓解心脏压塞症状。更有效的方法是经剑突下或左侧开胸切开心包引流，也可以在胸腔镜下切开心包引流或行心包部分切除术。手术解除心脏受疗效压立竿见影，但治疗效果与病因有关，有些患者心包积液难以根治，多数患者效果良好。

第 4 节　心 包 肿 瘤

原发性心包肿瘤较少见。国外480 331例尸检中仅占0.17%，且多为良性。国内仅有个别病例报道。心包原发性肿瘤可能为胚胎发育异常，包括最常见的畸胎瘤、心包囊肿、脂肪瘤、血管瘤、平滑肌纤维瘤等。心包继发肿瘤远较原发性肿瘤多见。其中以恶性肿瘤转移到心包为常见，如乳腺癌、霍奇金淋巴瘤、白血病和恶性黑色素瘤等。恶性肿瘤也可以直接转移到心包，常见为支气管肺癌、乳腺癌、纵隔恶性肿瘤。血管肉瘤、滑膜肉瘤及恶性孤立性纤维性肿瘤等恶性肿瘤较为罕见。如间皮瘤、血管肉瘤、滑膜肉瘤向外浸润可导致心包弥漫性增厚，产生大量的心包积液，故可用来做细胞学检查。

心脏血管肉瘤可累及心包，易与心包原发性肿瘤混淆。滑膜肉瘤是一种不同程度上皮样分化的恶性间叶性肿瘤，大约40%的滑膜肉瘤发生于心包。典型的滑膜肉瘤镜下由类癌的上皮样细胞和纤维肉瘤样的梭形细胞以不同比例混合构成，滑膜肉瘤的细胞大小、形态极其一致，密集而重叠，核呈锥形。心包间皮瘤多呈弥漫性生长，胞质略丰富，而滑膜肉瘤易形成界限清楚的孤立性肿瘤，胞质常嗜碱性。

孤立性纤维性肿瘤是一种具有成纤维细胞组织形态特征的肿瘤，多位于心包表面，有的突入心包囊或心肌内，可引起心包炎或心包积液。大体为灰白色纤维性肿瘤，质硬，罕见有蒂相连。镜下细胞呈圆形到梭形，伴纤维性基质，常排列成血管外皮瘤样结构，细胞密度相对小，当出现不常见的坏死、多形性及核分裂象增多时，可能为恶性。

纵隔肿瘤常可侵及心包，恶性心包肿瘤亦可侵及纵隔组织或器官。临床上患者多无症状，少数病例可有胸闷、胸痛等压迫症状。胸部X线检查、超声波、CT及MRI检查，均有助于诊断和鉴别诊断。对心包肿瘤的治疗应采取积极的态度。如系良性肿瘤，手术疗效良好。如系恶性肿瘤，手术亦可明确诊断，并应尽早手术彻底切除肿瘤，争取好的效果。如手术不能切除，可考虑放射治疗。但因肿瘤性质不同，对治疗的反应各异，预后也不一样。

第5节 心包囊肿

在心包和心脏肿瘤中，心包囊肿的发生率仅次于黏液瘤，占第二位[15]。在一组533例心脏与心包原发肿瘤及囊肿的报道中，心包囊肿为82例，占15.4%。心包囊肿由胚胎时期心包腹侧壁层隐窝组织发展而成，但亦有报道由心包憩室炎性变后失去与心包的交通发展所致。

心包囊肿多数发生在右侧心膈角，壁菲薄、半透明，囊内为清亮淡黄色液体。镜检囊壁内皮为单层上皮细胞。囊肿壁由结缔组织构成，富含胶原纤维和弹力纤维成分，偶可见局部增生间皮细胞。

心包囊肿一般无症状，体检无异常发现，仅在胸部X线透视或摄片时才于心膈角处见到一圆形或椭圆形肿物，边缘光滑，界限清楚，密度均匀一致，并可见到传导性搏动。心包囊肿可发生于心包的各个部位，但以右心膈角前方多见。如有症状，应积极手术治疗。手术需在全麻下进行，于肿物相对应的部位经肋床或肋间进胸，沿肿物周围游离，尽量避免切破囊肿，多可将囊肿完整取出，手术并不困难。术后治疗效果良好。

（吴清玉）

参 考 文 献

［1］ ZAINAB F, ANJALI P, NIHARIKA N, et al. Fifteen-year experience with pericardiectomy at a tertiary referral center [J]. J Cardiothorac Surg, 2021, 16 (1): 180.

［2］ MASSIMO I, ANTONIO B, SILVIA M, et al. Risk of constrictive pericarditis after acute pericarditis [J]. Circulation, 2011, 124 (11): 1270-1275.

［3］ NOBLE O F. Constrictive pericarditis: its history and current status [J]. Clin Cardiol, 1995, 18 (6), 341-350.

［4］ DEPBOYLU B C, MOOTOOSAMY P, VISTARINI N A, et al. Surgical treatment of constrictive pericarditis [J]. Tex

Heart Inst J, 2017, 44 (2): 101-106.

［5］ TALREJA D R, EDWARDS W D, DANIELSON G K, et al. Constrictive pericarditis in 26 patients with histologically normal pericardial thickness [J]. Circulation, 2003, 108 (15): 1852-1857.

［6］ 潘世伟, 吴清玉, 等. 慢性缩窄性心包炎的外科治疗 [J]. 中华胸心血管外科杂志, 2002, 18 (2):106.

［7］ GARCIA M J. Constrictive pericarditis versus restrictive cardiomyopathy? [J]. J Am Coll Cardiol, 2016, 67 (17): 2061-2076.

［8］ TERRENCE D W. Constrictive pericarditis: diagnosis, management and clinical outcomes [J]. Heart, 2018, 104 (9): 725-731.

［9］ GILLASPIE E A, DEARANI J A, DALY R C, et al. Pericardiectomy after previous bypass grafting: analyzing risk and effectiveness in this rare clinical entity [J]. Ann Thorac Surg, 2017, 103 (5): 1429-1433.

［10］ MURASHITA T, HARTZELL V, SCHAFF H V, et al. Experience with pericardiectomy for constrictive pericarditis over eight decades [J]. Ann Thorac Surg, 2017, 104 (3): 742-750.

［11］ ERIN A G, JOHN M S, RICHARD C D, et al. A 20-year experience with isolated pericardiectomy: analysis of indications and outcomes [J]. J Thorac Cardiovasc Surg, 2016, 152 (2): 448-458.

［12］ LING L H, OH J K, SCHAFF H V, et al. Constrictive pericarditis in the modern era: evolving clinical spectrum and impact onoutcome after pericardiectomy [J]. Circulation, 1999, 100 (13): 1380-1386.

［13］ CHIABRANDO J G, BONAVENTURA A, VECCHIÉ A, et al. Management of acute and recurrent pericarditis: JACC State-of-the-Art Review [J]. J Am Coll Cardiol, 2020, 75 (1): 76-92.

［14］ ISMAIL T F. Acute pericarditis: update on diagnosis and management [J]. Clin Med (Lond), 2020, 20 (1): 48-51.

［15］ 薛淦兴. 心包囊肿与原发肿瘤 [J]. 中华外科杂志, 1984, 22 (10): 586-587.

第68章
心 脏 肿 瘤

心脏肿瘤（cardiac tumors）指发生在心腔或心肌内的良性或恶性肿瘤，较少见，发病率为0.027%～0.08%[1]，1.24/（100 000·年）[2]，尸检证实为0.001%～0.003%[3]。心脏肿瘤可发生在各心腔、心肌、室间隔、房间隔内，也可以发生在血管壁上，类型复杂，形态各异，病因尚不完全明确。

心脏肿瘤可分为原发性和继发性肿瘤。原发性心脏肿瘤指原发于左、右心房，心室及大血管的肿瘤，又分为良性和恶性，以良性为多见，占70%～90.5%[3]，其中左心房黏液瘤最为常见，除了黏液瘤外，尚有脂肪瘤、血管瘤、淋巴瘤、纤维瘤、横纹肌瘤和畸胎瘤等，大多患者手术治疗后预后良好。

心脏肿瘤恶性或有恶性变可能的占10%～30%[3]，多为各种肉瘤，如血管肉瘤、横纹肌肉瘤、纤维肉瘤等。继发性心脏肿瘤均为恶性，其发病率是原发性心脏肿瘤的30～40倍，继发性心脏肿瘤多源自身体其他部位，可以是邻近器官转移而来，如支气管癌、胃癌、食管癌和纵隔肿瘤等，也可以经血循环转移而来，如恶性黑色素瘤等，恶性肿瘤预后差。

北京中国医学科学院阜外医院1975年12月至2001年3月共完成心脏肿瘤手术363例，其中良性肿瘤346例，占原发性心脏肿瘤的95%；恶性肿瘤18例，占5%。在良性肿瘤中黏液瘤为320例，占88%。

心脏肿瘤与其他器官肿瘤不同的是，肿瘤对患者的影响不仅取决于肿瘤病变本身，更取决于肿瘤的位置、大小和数量，以及对血流动力学的影响。

多数心脏肿瘤需要手术治疗，手术主要适应证为致命性心律失常，肿瘤长大、心肌或心腔内占位致使心腔容量减少，左、右心室流出道梗阻[4-5]，心功能受损、心力衰竭。

手术中要保护好心肌，根据肿瘤位置在心房或心室动脉做切口，手术操作要小心、轻柔以防止肿瘤组织破碎脱落和栓塞。手术结束可以冲洗心腔，关胸时冲洗心包腔，以防肿瘤组织脱落和遗留。即使心脏良性肿瘤也不一定像其他器官的肿瘤一样能完全切除，但绝大多数患者手术后效果良好，少数患者肿瘤术后可能复发，恶性肿瘤预后差。

历史回顾

早在1559年，哥伦布（Columbus）即首先报道了心脏肿瘤，1762年莫尔加尼（Morgagni）描述了心脏肿瘤情况，1931年亚藤（Yaten）对心脏肿瘤进行了分类，1954年克拉福德（Crafoord）成功地在体外循环下切除了左心房黏液瘤，1959年凯（Key）首先切除了左心室黏液瘤。1968年超声心动图用于黏液瘤诊断并成为最重要的诊断手段。

第1节 心脏黏液瘤

心脏黏液瘤（cardiac myxoma）占成人心脏良性肿瘤的50%以上，儿童的30%，极少发生于婴儿[2]。患者多见于女性，年龄多在30～50岁，绝大多数黏液瘤是散发的。80%散发黏液瘤患者的DNA染色体是正常的，很少伴有其他异常情况，手术切除后不易复发。10%左右的黏液瘤患者为家族性，DNA染色体异常。家族性黏液瘤常见于年轻人，肿瘤常为多发性，手术切除后易复发。

一、病理解剖

心脏黏液瘤是最常见的心腔内肿瘤，可发生于心脏各房室，其中大约75%位于左心房，发生于右心房的占20%，其余6%~8%分布于左、右心室，偶有发生在肺动脉内者。北京中国医学科学院阜外医院左心房黏液瘤比例为89.7%，发生于右心房6.6%、心室0.9%，右心室0.6%，多源性黏液瘤2.2%。后者常见于家族性黏液瘤患者。双侧心房肿瘤可能起源于房间隔，双向生长至左、右心房而产生。左心房黏液瘤通常起源于房间隔上卵圆窝边缘的左心房面，但也可发生于心房任何部位包括左心耳。右心房黏液瘤与左心房黏液瘤相比，基底部可能较宽，也易钙化。心室黏液瘤更多见于儿童和女性，常为多源性。右心室黏液瘤多起源于游离壁，左心室黏液瘤则多起源于后组乳头肌附近。

心脏黏液瘤大小不等，呈圆形或卵圆形，大多呈黄绿胶冻状或葡萄状，表面光滑或为分叶状，有包膜（图68-1-1）。多数肿瘤组织较脆，质软、略有弹性。有蒂的黏液瘤可活动，活动度与蒂的长度、心脏附着面的大小以及肿瘤弹力纤维的含量有关。如黏液瘤蒂短，基部较宽，则活动度较小，无蒂、固定的黏液瘤少见。另外一种较为少见的乳头状黏液瘤为凝胶状，易碎而产生栓塞，切面上中心区域可见出血、囊性变和坏死。

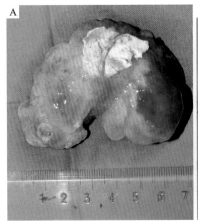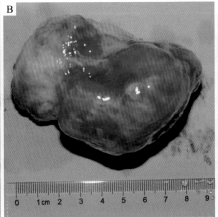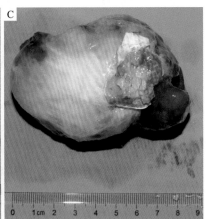

图 68-1-1　心脏黏液瘤

A. 葡萄状黏液瘤；B、C. 胶冻状黏液瘤。

组织学上，瘤蒂部与心壁间横有弹力纤维分隔，或致密或松散，其间有来自心壁供应肿瘤的血管，肌型动脉中层可出现黏液样变，故心壁与瘤蒂间的弹力纤维层可作为肿瘤是否完全切除和浸润的标志。

显微镜下可见黏液瘤蒂附近有丰富的动脉和静脉与心内膜下相交通，在分界区满布淋巴细胞和浆细胞。黏液瘤由多角状细胞、原始毛细血管、酸性糖胺聚糖形成的黏液状基质组成。基质包含不同数量的网状细胞、弹力纤维、平滑肌细胞和胶原沉着。黏液瘤细胞稀少，散在或三五成群，分布于大量黏液样基质中，基质内富含蛋白多糖。瘤细胞呈星芒状或梭形，核呈卵圆形或梭形。10%的黏液瘤镜检可见钙化灶和异构骨组织。

目前学界一致认为黏液瘤肿瘤细胞起源于位于卵圆窝和心内膜处的原始多能间充质干细胞。多能间充质干细胞可分化为内皮细胞、平滑肌细胞、成纤维细胞等。某些分化良好的黏液瘤有种植能力，因此黏液瘤的良、恶性的判断除分化程度外，还要看其是否有浸润和种植的特性。

二、病理生理

心脏黏液瘤可引起心脏血流的梗阻，心房黏液瘤可以引起体循环、肺静脉淤血，可导致全身组织器官功能障碍。累及瓣膜可引起瓣膜狭窄或关闭不全，导致血流动力学异常。梗阻常为间歇性发生，严重程度与体位改变及瘤体大小有关，可导致晕厥或突然死亡。

肿瘤组织和细胞脱落、瘤体所附着的血栓或伴发感染均可引起栓塞，约40%左心房黏液瘤患者发生体循环栓塞，其中半数以上的栓塞累及中枢神经系统，其他为内脏或周围动脉系统栓塞。右心系统黏液瘤导致栓塞发生率约为10%，可引起肺栓塞、发生肺动脉高压。多数患者可由于黏液瘤内部出血、坏死和炎性浸润，或合并感染，产生免疫反应和相关病变。

三、病理分型

心脏黏液瘤可分为两大类。

（一）良性心脏黏液瘤

良性心脏黏液瘤占绝大多数，多为单发、良性，并多长在左心房内房间隔上，这类患者黏液瘤手术切除后一般不会复发。

（二）非良性的心脏黏液瘤

1. Carney综合征（Carney complex）　即黏液瘤综合征（myxoma syndrome），是一种罕见的常染色体显性遗传综合征，2/3家族性黏液瘤为Carney综合征[6-7]，其特征是多发黏膜皮损和内分泌肿瘤。两个重要基因的突变（CNC1和CNC2）已被鉴定为Carney综合征的病因。

1960年弗兰肯费尔德（Frankenfeld）首先报道1例双心房黏液瘤伴皮肤广泛雀斑患者。此后，据其临床表现分别将之命名为"色素痣－心房黏液瘤－黏液样神经纤维瘤－雀斑（nevi, atrial myxoma, myxoid neurofibroma, and ephelides syndromes）"综合征，"黏膜皮肤雀斑－心脏、黏膜、皮肤黏液瘤－多发性蓝色痣（lentigines, atrial myxomas, mucocutaneous myxomas, and blue nevi, LAMB）"综合征，后来都被归属于黏液瘤综合征。黏液瘤综合征有明显的家族发病倾向，其遗传方式虽尚未能最后确定，但常染色体显性遗传的可能性最大。2015年发现PRKACA and PRKACB基因突变与黏液瘤综合征有关，PRKACA基因突变是最主要的原因。

患者多为年轻人，黏液瘤多发、位置不确定，手术切除后易复发，同时伴有各种色素性皮损，包括单纯雀斑、黑痣、皮肤色素斑、蓝色痣等。皮损广泛分布于面、颈、躯干和四肢。少数患者口腔等处黏膜亦可见色素斑。除有心腔内黏液瘤之外，50%以上的患者有心外黏液样肿瘤，其中以皮肤黏膜黏液瘤为最常见，黏液样神经纤维瘤、黏液样纤维腺瘤、黏液样平滑肌瘤等亦可发生。黏液样肿瘤常发于乳房、面部、躯干、四肢，以至会阴、尿道等处。还有约30%的患者伴内分泌系肿瘤，如结节样肾上腺皮质瘤、垂体腺瘤、睾丸肿瘤、甲状腺瘤等。以肾上腺皮质肿瘤为最多见，患者常有肾上腺皮质功能亢进的表现。

2. 家族性心脏黏液瘤　近10%的心脏黏液瘤患者有家族史，患者年轻，平均年龄24岁。男性居多，占66%，常见多名同胞同时发病。黏液瘤发生在左心房的少，多发生在右心房或双侧心房，多中心发病，手术后复发率高（10%～21%）。其家族2号染色体（Carneg）和12号染色体（Kivas-genes）有异常，所以对心脏黏液瘤患者一定要详细询问其家族史。

3. 多中心发生的心脏黏液瘤　表现为心内同期多发黏液瘤或心内先后再发黏液瘤。可以为手术切除后，黏液瘤在原位或在其他部位复发和再发。以上这几种情况患者病情和症状多有交叉重叠，患者多较年轻，心内黏液瘤多长在不同位置，临床表现较复杂、危重[8-9]。

四、临床表现

主要表现为心脏内血流梗阻、心律失常、栓塞以及进行性加重的全身反应等[10-11]，少数病例有感染征象。

（一）血流梗阻

心脏血流梗阻是黏液瘤出现症状的最主要原因，症状严重与否与阻塞的心腔和肿瘤的大小及位置有关。左心房黏液瘤部分阻塞二尖瓣，临床症状与二尖瓣狭窄类似。由于瘤体所致左心房压和肺静脉压升高会使患者感到心悸和发生肺间质水肿、心力衰竭等症状。少数大的黏液瘤可影响二尖瓣关闭而产生二尖瓣反流。一些患者有时晕厥，可能与二尖瓣口被暂时完全阻塞有关。患者通常因被怀疑二尖瓣狭窄，在行超声心动图检查时发现黏液瘤。

右心房黏液瘤部分阻塞三尖瓣时类似三尖瓣狭窄。表现为右心衰竭症状，包括肝大、腹水以及双下肢或全身水肿。心室黏液瘤可产生心室流出道梗阻的症状。右心房和右心室肿瘤通过阻碍血液流经三尖瓣和肺动脉瓣能引起右心房或右心室高压，并可通过未闭的卵圆孔或房间隔缺损形成右向左分流，引起全身缺氧，中心性紫绀和杵状指。

（二）动脉栓塞

心脏黏液瘤可引起栓塞，栓子可来源于肿瘤碎片或脱落的整个肿瘤，肿瘤上的血栓或感染灶也可引起。栓塞的血管与肿瘤部位和心内分流有关。30%～45%的左心房黏液瘤患者可发生体循环栓塞。它可栓塞任何器官，也可阻塞冠状动脉。内脏动脉栓塞可导致各器官梗死、出血。大约50%的栓子可致颅内外动脉栓塞，可引起一过性脑缺血发作、脑梗死、癫痫、昏厥，严重的脑栓塞可造成永久性的损害。肢体动脉栓塞可造成组织缺血，少数右心系统黏液瘤可引起肺动脉栓塞。急性肺动脉栓塞有时可导致死亡，慢性肺动脉栓塞可引起肺动脉高压，但少见。

（三）心脏异常

表现为胸痛、昏厥、充血性心力衰竭、瓣膜狭窄或关闭不全、心律失常、传导障碍、缩窄性心包炎、血性心包积液或心脏压塞。心脏表现常呈非特异性，并且可能很轻微甚至缺乏，以致心脏肿瘤的全身表现有时可误诊为结缔组织病变、感染或其他恶性肿瘤。

（四）全身反应

黏液瘤可表现为全身反应，包括发热、嗜睡、食欲低下、体重减轻、疲乏、贫血、痛性红斑、皮疹、恶病质、全身不适、关节痛、雷诺现象、杵状指（趾）、关节肿痛，常伴有其他疾病，如肾上腺皮质结节发育不良、垂体瘤等。这些表现可能与机体对肿瘤的产物、出血、肿瘤坏死的免疫反应有关，肿瘤切除后这些表现可恢复正常。

（五）感染

黏液瘤并发感染较为少见，表现为感染性心内膜炎。感染增加了体循环栓塞的机会。

少数心脏黏液瘤患者可见杵状指（趾），产生的原因为右心房室压力增高，通过卵圆孔未闭或房间隔缺损的右向左分流。心脏听诊很重要，心音与肿瘤大小、位置、活动度不同而异。左心房黏液瘤的心音类似二尖瓣狭窄，表现为舒张早期隆隆样杂音。第2心音常低钝，伴有第3心音。第3心音发生在二尖瓣开放后，由肿瘤接触心壁振动所产生，亦称为肿瘤杂音。杂音与体位有关，此点有助于诊断。右心房黏液瘤的听诊特点不明显，在胸骨右下缘可听到舒张期杂音。此外，可能还有肺动脉喷射音伴随延迟响亮的肺动脉瓣第2音和三尖瓣舒张期杂音。收缩期杂音为三尖瓣关闭不全。心室黏液瘤比较罕见，心脏听诊可无异常。如有收缩期杂音可能与左右心室流出道受阻有关。

五、辅助检查

1. 心电图 没有特异性，包括各种心律失常和房室传导阻滞，尤其是心房颤动、束支传导阻滞和P波异常。

2. 胸部X线片 没有特异表现。可能有明显的全心扩大或某一心腔扩大以及肺循环淤血等。偶尔可见心脏轮廓内高密度影，由肿瘤钙化所致，常见于右心房黏液瘤。

3. 超声心动图 超声心动图是诊断心脏肿瘤，特别是黏液瘤的好方法。黏液瘤诊断的准确率为100%。超声心动图可见黏液瘤在心房内异常的团状回声，轮廓清晰，边缘较完整，大多为椭圆形，其内部回声强度较均匀，基底部在房间隔上。肿瘤的团状回声随心动周期而活动，收缩期全部瘤体均能回到心房腔内，舒张期均可达到二、三尖瓣或通过二、三尖瓣口进入左右心室如肿瘤巨大，可一直在瓣口见到肿瘤的活动。同时可清楚显示肿瘤的位置和活动度，鉴别心腔内、心肌和心外肿瘤，可显示肿瘤数目、大小和形态，瘤蒂长度和形态，附着部位和范围。也包括继发改变如心脏扩大、瓣膜功能异常、心包积液等。经食管超声心动图可进一步确诊，但一般不需要。

4. CT、MRI 有助于诊断黏液瘤，更适合用来评价心脏恶性肿瘤，可显示肿瘤是否侵袭心肌以及周围组织。MRI可清晰显示肿瘤大小、形状和表面特征以及对血流动力学的影响。心房黏液瘤一般不需要CT或MRI检查，如果经超声心动图检查诊断或肿瘤特征仍不清楚，再考虑行CT或MRI检查。

5. 实验室检查 球蛋白总量常升高，球蛋白升高导致C反应蛋白升高。红细胞沉降率加快，可达140 mm/h。30%的患者有贫血，血小板增多或减少，白细胞增多。抗凝血酶AT Ⅲ低、肝素耐药、血小板计数高、免疫电泳可见球蛋白位于IgM或IgA的碎片中。

六、诊断与鉴别诊断

主要依靠超声心动图就可以诊断心脏的黏液瘤，但要注意和心内其他肿瘤及心房血栓鉴别。心房血栓形态不规则，常位于左心房，与二尖瓣狭窄和心房颤动有关，位于左心室常为附壁血栓，与心肌梗死和心肌病变有关。血栓基部较宽，活动度小。心脏MRI也有助于区分黏液瘤和血栓。

七、手术适应证

心脏黏液瘤一经确诊，应尽早安排手术，避免动脉栓塞或猝死。有慢性心力衰竭、身体虚弱、夜间不能平卧、端坐呼吸、肝大、腹水、下肢水肿的患者，可积极控制心力衰竭，争取尽快手术，黏液瘤并发感染需要急诊手术切除。患者>40岁，可行冠状动脉造影检查后再手术。如需冠状动脉搭桥术和其他心脏手术，可同期进行。

八、手术技术

手术采用胸骨正中切口，行升主动脉及上、下腔静脉插管建立体外循环。尽量操作轻柔，尽量不触碰心脏，避免肿瘤破碎而造成栓塞，一般不放左心引流管。

对于左心房黏液瘤，如果肿瘤附着于房间隔，通常经过右心房切口切除。切开右心房后探查右心房室是否存在多发肿瘤，然后探查房间隔，常可见黏液瘤蒂附着处局部充血或变白，组织变硬，应于其周围1~2 cm处切开房间隔，见到瘤组织后，逐步延长切口，切忌损伤肿瘤组织。如肿瘤小，围绕瘤蒂完全切开后，扩大房间隔切口，即可将肿瘤完整取出。如肿瘤较大，则需进一步扩大切口，可将切口延长至左心房顶，手术操作要小心，远离瘤体，将肿瘤完整取出。切忌用手术器械或吸引器触碰瘤体，防止肿瘤破裂、组织脱落导致肿瘤种植复发。尽可能切除卵圆窝的上部及其附近的房间隔组织，然后将肿瘤从右心房切口中取出。应尽量避免肿瘤组织破裂和脱落（图68-1-2）。房间隔切口一般不能直接缝合，需用涤纶布或心包片修补。如果肿瘤附着于左心房壁，可在其周围附近切开左心房，切除肿瘤及附近心房壁全层，注意防止损伤冠状动脉。产生的房壁缺损可直接缝合或用自体心包修补。

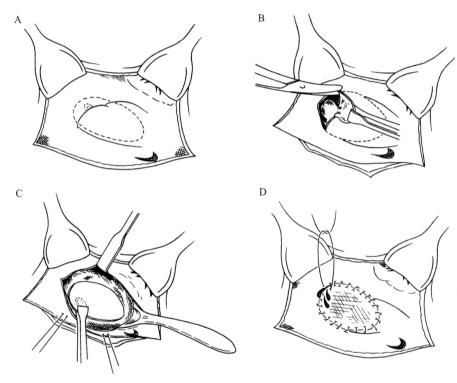

图68-1-2　心房黏液瘤摘除术
A. 右心房-切口；B、C. 摘除肿瘤；D. 修补房间隔缺损。

对于右心房黏液瘤，可经升主动脉、腔静脉直接插直角管建立体外循环。一般心脏不需停跳，可在并行循环下完成手术。

先在无肿瘤处切开右心房，辨明肿瘤附着处之后，在其周围依据瘤体大小扩大心房切口，完整切除肿瘤及其所附着的心房壁组织（图68-1-3）。必要时阻断升主动脉，心脏停搏，通过房间隔切口仔细探查左心房，如发现肿瘤，彻底切除，肿瘤及所附着的右心房壁切除后，如缺损较大需要用自体心包或其他材料进行右心房成形和修补（视频46）。

如右心房黏液瘤较大，应先行主动脉插管和上腔静脉直接插直角管，也可以在股静脉插管，建立体外循环，并行减流量后切开右心房壁，于直视下插入下腔静脉插管，将肿瘤和附着部位心房壁一并切除，再用自体心包片修补心房壁[10]。心室黏液瘤不需要切除室壁全层，以免增加手术风险。左心室流出道内的小肿瘤可经主动脉切除。一般经右心房切除右心室肿瘤，可根据病变位置选择合适切口切除左心室肿瘤，在心房切口无法切除肿瘤的情况下，可采用心室入路，右心室可经流出道切口，左心

视频46　右心房黏液
瘤切除术

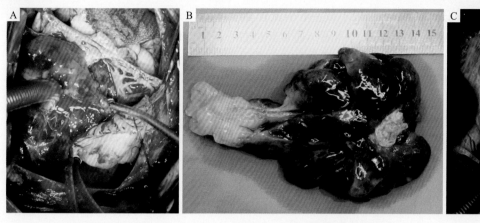
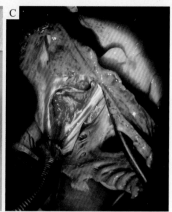

图68-1-3　右心房黏液瘤切除
A. 右心房黏液瘤切除；B. 巨大右心房黏液瘤；C. 黏液瘤切除后创面大。

室可经心尖部无血管区在前降支左侧2 cm左右处做纵行切口。切除肿瘤后，用3-4/0 prolene线加垫片连续缝合，闭合切口。术中应详细探查左心房和右心房，以排除心房肿瘤。15%的右心室黏液瘤患者合并心房肿瘤。黏液瘤偶尔起自房室瓣。如肿瘤造成瓣叶破坏，影响瓣膜关闭，须行瓣膜成形或替换术。

九、术后处理

心脏黏液瘤切除术后处理同其他心脏直视手术。值得强调的是，要控制入量，加强强心利尿和全身营养支持治疗。

十、手术并发症

手术并发症主要有栓塞、心律失常、低心排血量综合征等。

1. 栓塞　栓子主要来源于肿瘤碎片，也可来自体外循环过程中的气栓等。栓塞不仅造成栓塞相关部位的功能障碍，还可造成肿瘤种植，应以预防为主。开放升主动脉前要充分排气，出现栓塞可对症治疗。

2. 低心排血量综合征　低心排血量综合征是术后常见的并发症，北京中国医学科学院阜外医院死亡的11例患者中，有5例死亡原因为低心排血量综合征。术后应严格限制入量，加强利尿，可使用多巴胺等正性肌力药物以增强心功能。

3. 术后心律失常　黏液瘤切除术后可心律失常，心动过速或过缓，出现房室传导阻滞，可能与手术损伤传导束有关。如发生房室传导阻滞可植入临时起搏器。

十一、手术效果

1. 病死率　心房黏液瘤早期手术死亡率10%左右。患者术后死亡与心房黏液瘤无关，手术死亡与手术时机的掌握关系较密切。北京中国医学科学院阜外医院早年适应证较宽，前期67例患者死亡8例，病死率为12%；后来对慢性心力衰竭或长期卧床的患者积极控制心力衰竭，待病情稳定后再手术，后期241例黏液瘤患者仅死亡3人，病死率为1.2%。心室肿瘤切除的早期病死率稍高，右心室黏液瘤手术死亡率在9%左右，而左心室黏液瘤在21%左右。近年来由于心脏外科整体水平的提高，病死率已经降至1%左右[8-11]。

2. 复发　肿瘤的复发原因为肿瘤种植、肿瘤切除不全或肿瘤再生长。在染色体正常的黏液瘤中，仅有1%～3%复发；相反，在家族性黏液瘤中，有30%～75%的肿瘤复发。复发的部位可能为非心脏原发部位。复发平均在肿瘤切除30个月，早至6个月，晚至11年。因此黏液瘤手术后需要密切随访，有家族史的患者尤其要注意，最好半年至一年复查一次超声心动图。

3. 心功能状态　如无并发症，绝大多数患者可恢复NYHA1～2级心功能。

第 2 节　心脏横纹肌瘤

心脏横纹肌瘤（cardiac rhabdomyoma）是一种源自胚胎心肌母细胞的错构瘤，占心脏良性肿瘤的20%。胚胎时期即可发生，生后即可诊断，也有生后4日即做手术的病例，多见于15岁以下儿童（85%），与结节性硬化症关系密切，50%～86%患者伴有结节性硬化症（tuberous sclerosis complex，TSC）[12]。

一、病理解剖

心脏横纹肌瘤多位于左心室游离壁、心尖部及室间隔心肌内，可引起左、右心室流出道的严重狭窄，累及心房和右心室较少。90%以上的横纹肌瘤是多发的，直径数毫米至数厘米，质硬，灰色，呈结节状，发自心肌向心腔内突出。半数以上患者的瘤体较大。

组织切片可见肿瘤细胞较大，细胞形似蜘蛛，故有蜘蛛细胞之称。直径可达80 μm，为正常心肌细胞的2倍，呈卵圆形。胞质空泡状，细胞核居中，核仁明显小，细胞内充满糖原，并有强染的细胞核和嗜酸染色的胞质颗粒，瘤组织疏松，核周围的胞质呈疏网状。

本病常合并先天性心脏病如房间隔缺损、法洛四联症、左心发育不良、唐氏综合征等，还可能有神经系统的损害。

二、临床症状

约78%患儿在1岁内发病，肿瘤小者可无症状，大者可向心腔突起，引起相应的临床表现，如心室流出道的梗阻，心律失常可见室性心动过速、心功能不全等。多发性肿瘤常引起致命性心律失常，尤其是室性心律失常和猝死。心房肿瘤可引起房性心律失常。血流因肿瘤受阻可致充血性心力衰竭，类似于瓣膜或瓣下的狭窄。

临床上发现结节性硬化病应怀疑横纹肌瘤，可通过超声心动图证实。结节性硬化症又称Bourneville病，是一种常染色体显性遗传的多器官受累疾病，也有散发病例。发病率1/6 000～10 000，病因是*TSC-1*和*TSC-2*基因的结构与功能异常，导致外胚叶组织的器官发育异常，可出现脑、皮肤、周围神经、肾等多器官受累。临床特征是面部皮脂腺瘤，脑部主要病理改变包括皮质结节、白质放射状移行线、室管膜下钙化灶和室管膜下巨细胞星形细胞瘤（subependymal giant-cell astrocytomas，SEGA）。神经系统症状主要有癫痫、发育迟滞、精神异常和局灶性神经功能缺失，以TSC相关性癫痫（TSC-related epilepsy，TRE）最为常见，发病率占70%～90%，其中70%为药物难治性癫痫，外科手术是药物难治性癫痫的重要治疗手段。研究显示，雷帕霉素对于结节性硬化症治疗有效。

三、辅助检查

1. 心电图　肿瘤小可以正常，肿瘤大可见各种心律失常，可引起致命性的心律失常如室速、室颤。

2. 胸部X线片　没有特异性表现，心脏可见继发性变化，偶尔可见心外缘肿瘤征象。

3. 超声心动图　可显示大小不等的卵圆形团块突入心腔，无包膜，边界清，无明显瘤蒂，以宽基底附着于心室壁上，不活动，局部心肌壁增厚，回声不均匀，较多见于室间隔（图68-2-1）。可见心内结构的变化和肺动脉压力及血流的异常。

4. CT、MRI　有助于诊断（图68-2-2），应该和横纹肌肉瘤鉴别，后者多呈浸润性生长，心肌分界不清，形态不规则，无完整包膜，活动度差，更易侵袭心包、心肌等组织。

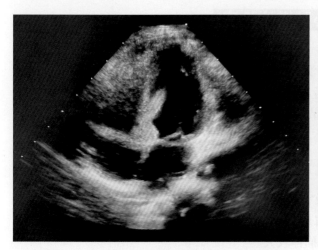

图68-2-1　心脏室间隔横纹肌瘤超声心动图征象

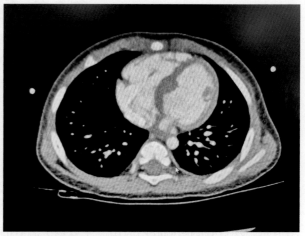

图68-2-2　心脏室间隔横纹肌瘤CT征象

四、自然病程

幸运的是，心脏横纹肌瘤和血管瘤一样有自行消退的可能，大部分患儿的心脏横纹肌瘤会在婴儿时期部分或全部消退，所以如没有症状，建议密切随诊观察和保守治疗。

五、手术适应证

只有当心脏横纹肌瘤引起血流梗阻等明显症状，出现肿瘤长大，晕厥，致命性的心律失常如室速、室颤，心脏功能受损等，可以考虑手术切除。对于没有结节性硬化症的肿瘤，最好在1岁前行手术切除，此时肿瘤较易切除。多发广泛的肿瘤特别是合并结节性硬化症患者，手术效果不佳。年龄或伴有结节性硬化症都不是手术禁忌证[13]。

六、手术技术

手术的目的是切除肿瘤，解除血流动力学障碍，保护心室及瓣膜功能，并防止损伤传导系统。横纹肌瘤虽无包膜，但界线清楚，外科手术可完全切除，只有当肿瘤累及冠状动脉主要分支、瓣环或传导系统时手术有一定困难。

根据肿瘤的部位可采用不同的手术方法，对于右心室游离壁病变可做单腔静脉插管，不阻断主动脉进行手术。对于室间隔或左心室病变做双腔静脉插管，中度低温阻断主动脉进行手术。手术切口应根据肿瘤的部位来选择，可经右心房、右心室及室间隔（图68-2-3）、升主动脉（图68-2-4），心尖部做切口，争取彻底切除肿瘤。但如侵犯其他重要结构或多发性的肿瘤，可以只做部分切除，解除病变，其余部分肿瘤将来可以自行消退。切除肿瘤后的组织缺损可用心包补片，进行重建。

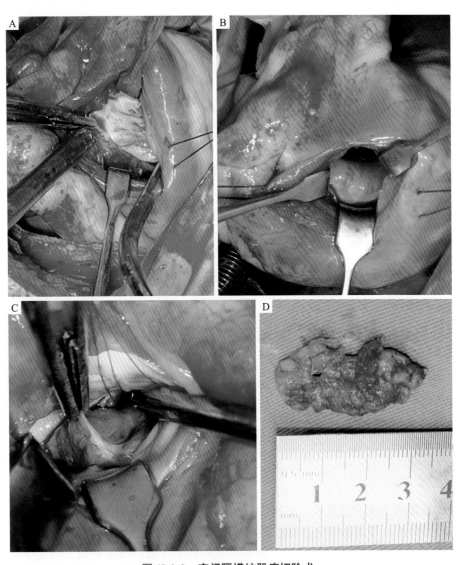

图 68-2-3　室间隔横纹肌瘤切除术

A. 室间隔横纹肌瘤；B. 室间隔横纹肌瘤；C. 室间隔横纹肌瘤；D. 切除的室间隔横纹肌瘤。

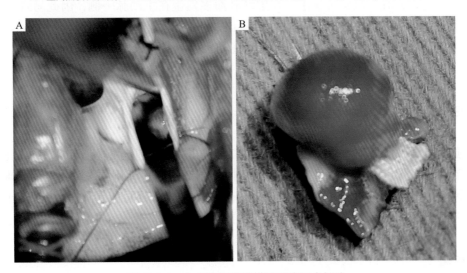

图 68-2-4　左心室流出道横纹肌瘤手术切除

A. 左心室流出道横纹肌瘤切除前；B. 切除的横纹肌瘤。

七、手术并发症

1. 低心排血量综合征 肿瘤位于左心室或范围较大，手术时间较长，术前心功能障碍，术后可发生低心排血量综合征，诊断不难。经限制入量，积极强心利尿治疗，多数患者可以恢复。

2. 心律失常 多见于肿瘤位于膜部室间隔附近手术可以损伤传导束，手术后发生Ⅲ度房室传导阻滞，心率慢，需要安装起搏器。

3. 呼吸功能不全 手术时间长，体外循环对肺造成损伤，术后需用呼吸机辅助呼吸，加强护理，预防感染，增加营养。

八、手术效果

手术死亡率为1%左右，手术后效果良好，很少复发。

第3节 心脏乳头状弹力纤维瘤

乳头状弹力纤维瘤（papillary fibroelastoma）是心脏肿瘤中除黏液瘤外最常见的良性肿瘤，肿瘤大体形状似海葵，带有叶状突起。发病率占心脏肿瘤患者的1%～10%。可发生在各个年龄段的患者，性别无差别，过去由于诊断方法缺乏，大部分乳头状弹力纤维瘤在尸检时偶然发现[14]。

一、病理解剖

乳头状弹力纤维瘤为原发性良性心脏肿瘤。瘤体发自心脏瓣膜及其附近的心内膜，主要以心内膜的纤维组织、弹力纤维、平滑肌细胞及糖胺聚糖基质形成乳头的轴心，外膜为增生的心内膜细胞构成，故称乳头状弹性纤维瘤。多位于心脏瓣膜，累及房室瓣和半月瓣的概率相似，所发生的比例为主动脉瓣29%，二尖瓣25%，三尖瓣17%，肺动脉瓣13%，心室心房内膜16%。多数发生在瓣叶，二尖瓣前叶多见，后叶、腱索、乳头肌也可发生。在主动脉瓣多发生在主动脉一侧，因此易致冠状动脉栓塞。心室内可发生在室间隔和左心室流出道。大多数乳头状弹力纤维瘤体积较小，可为圆形、椭圆形或不规则形状，可单发或多发。肿瘤有蒂，可移动，直径大小2～70 mm，平均9 mm，对血流动力学影响较小，可合并先天性心脏病、心肌病和升主动脉瘤。

二、病理生理

长在心脏瓣膜的肿瘤由于活动度较大，呈胶冻状，可脱落引起全身体循环栓塞，脑血管栓塞造成脑卒中，其他动脉血管也可发生栓塞。瘤体较大时可梗阻房室瓣口，形成类似于主动脉瓣或二、三尖瓣狭窄的血流动力学改变。部分主动脉瓣上的乳头状弹力纤维瘤还可能导致短暂或完全的冠状动脉开口的阻塞，引起心肌缺血、心律失常、猝死及心功能不全。

三、临床表现

患者可能无明显临床症状，因此本病常在发生严重后果时，肿瘤才被发现。可因肿瘤组织脱落引起全身体循环栓塞，脑血管栓塞造成脑卒中，视网膜、冠状动脉、肠系膜、肾、四肢动脉的也可发生栓塞。肿瘤长大导致流出道梗阻或瓣膜异常可引起相应症状。

四、诊断与鉴别诊断

乳头状弹力纤维瘤的临床诊断比较困难，主要依靠经胸或经食管超声心动图检查，最终须经病理组织学检查方可确诊。

超声心动图可发现肿瘤的部位、大小、形态、数目、有无瘤蒂、活动度、与周围组织关系及肿瘤所引起的血流动力学变化，是诊断乳头状弹力纤维瘤的重要检查方法，经食管超声比经胸超声更敏感，辅以CT、MRI检查可以基本确诊。

五、手术适应证

一旦诊断为乳头状弹力纤维瘤就须手术切除，因为它能产生栓塞等可危及生命的并发症。肿瘤切除后使瓣膜组织受损，应尽可能行瓣膜修补。

六、手术技术

应在低温全麻体外循环下进行，常规开胸、建立体外循环，阻断升主动脉和保护心肌。尽量探查清楚肿瘤的数量和位置，根据肿瘤位置决定心脏手术切口，争取彻底切除肿瘤，解除病变。绝大多数瓣叶上的肿瘤，仅切除肿瘤就可以获得好的疗效。靠近重要结构不能完全切除也可能不影响手术效果。肿瘤切除后注意修补好心脏结构，常规停止体外循环，止血关胸。

七、术后处理

同其他心脏手术。

八、手术效果

手术后效果良好。

第 4 节　心脏纤维瘤

心脏纤维瘤（cardiac fibroma）（图68-4-1），多发生于儿童，在儿童常见的心脏肿瘤中，仅次于横纹肌瘤排在第二位。大部分患儿在2岁前确诊。心脏纤维瘤患者可合并Gorlin综合征（又称多发性基底细胞痣综合征）。Gorlin综合征为常染色体显性遗传，可致发生基底细胞癌、骨骼畸形、下颌骨牙源性角化囊肿以及肿瘤形成。

一、病理解剖

心脏纤维瘤为心肌内出现的实性肿物，由大量的胶原纤维构成，肿瘤生长可使心腔变小。心脏纤

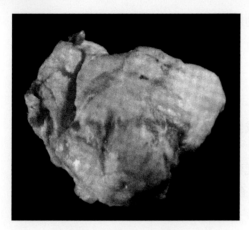

图68-4-1　右心室纤维瘤

维瘤往往单发，大小不一，直径有时可达10 cm，平均直径可达5 cm。表现为孤立性肿块，起源于心内膜下，位于心肌内，常侵及左心室（57%）、右心室（27.5%）、游离壁、室间隔（17%）、乳头肌、三尖瓣等，极少发生于心房。心脏纤维瘤大部分肿瘤边缘清晰，没有真正的包膜，质硬，结节状，呈灰白色。瘤细胞向心肌内生长，心肌细胞萎缩，并可向周围蔓延。病理上肿瘤的病灶中央区域常见钙化和囊性变，这与瘤组织内血管较少有关。

超微结构显示心脏纤维瘤镜下与其他部位的纤维瘤相似，主要由束状排列的成纤维细胞组成，杂以胶原纤维、弹力纤维，沉积少许基质。成纤维细胞梭形，无异型，核分裂罕见。除成纤维细胞外，还存在中间分化的细胞。肿瘤内可有钙或骨质沉积，偶尔可在X线片上看出来。

二、病理生理

绝大部分纤维瘤影响心脏收缩功能，或引起心脏血流梗阻和心律失常。

三、临床表现

患者临床表现与肿瘤的所在位置、体积大小而有所差异。体积小的肿瘤无明显的症状，患儿身体发育正常。1/3的患者无症状，为偶然发现。绝大部分较大的心肌内纤维瘤影响心脏收缩，或引起心律失常。常引起明显的心悸、气短、胸闷、咳嗽、不明原因发热、室性心律失常、心动过速等症状，也可因位于心腔内或瓣膜口而导致梗阻而继发严重的充血性心力衰竭、猝死。如肿瘤位于室间隔可损伤或压迫传导束，导致Ⅲ度房室传导阻滞，也可引起室间隔不对称性肥厚，左右心室流出道狭窄。体检时可发现明显的心脏杂音。

四、辅助检查

1. 心电图　可见各种心律失常，无其他特异性改变。

2. 胸部X线片　小肿瘤无明显异常，大肿瘤可引起心脏影像改变，心内钙化影提示心脏纤维瘤。

3. 超声心动图　可见心室壁或心脏其他位置的实性肿块，可见肿块对心功能和血流的影响及各心腔形状及结构的变化。

4. CT、MRI　心脏纤维瘤呈相对均匀的低密度实性肿块伴钙化。MRI可见心脏纤维瘤边界清楚、光滑的实性肿块，基底部较宽。

五、诊断与鉴别诊断

通过超声心动图检查可以明确肿瘤的位置和相关心脏结构的变化，CT和MRI检查可以确诊心脏肿瘤，但肿瘤性质的诊断最后要靠病理检查的结果。

六、手术适应证

心脏纤维瘤和横纹肌瘤不同，不会自行消退，且有因心律失常而导致患者猝死的风险，因此即使患者无临床症状也应手术切除。一旦确诊应积极准备手术治疗，尽可能完整切除肿瘤组织，手术彻底切除肿瘤可以治愈本病。对于瘤体较大且边界不清，不可能完整或部分切除肿瘤的患儿，心脏移植是最终唯一的治疗方法。

七、手术技术（视频47、48）

视频47 左心室肿瘤切除术　视频48 心脏肿瘤切除术

常规正中切口开胸，游离心脏，建立体外循环，并行降温后阻断升主动脉，经主动脉根部灌注停跳液保护心肌。

心脏停搏后，根据肿瘤位置做切口，如位置在游离壁上，可直接在肿瘤表面做切口，切开心外膜可见肿瘤组织致密，呈灰白色，无液体，无囊性组织或出血。肿瘤可穿透心内膜，切除肿瘤后左心室会留有一缺损，取Teflon毡片（4.5 cm×4.0 cm）间断缝合修补左心室缺损内侧，再取心包补片连续缝合修补缺损外侧，完成左心室重建。

纤维瘤与心肌界限清楚，可有粘连，用手术刀沿肿瘤表面剥离，如切穿心肌，应予以及时修补。肿瘤能否完全切除取决于瘤体的大小和部位。有些患者肿瘤不能彻底切除。当纤维瘤局限且不累及重要结构时，可彻底切除（图68-4-2）。

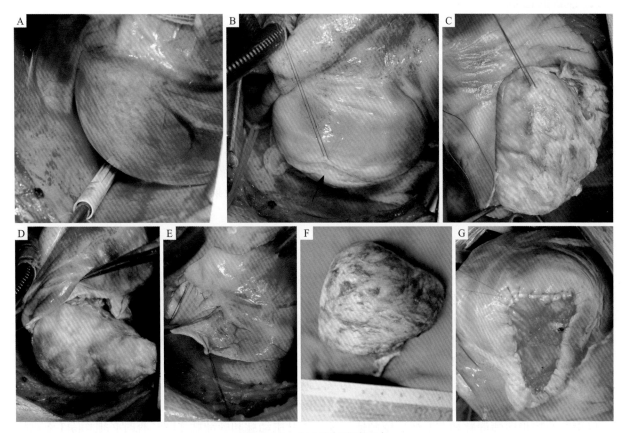

图68-4-2　左心室纤维瘤手术

A. 左心室纤维瘤；B. 左心室纤维瘤，切开心外膜；C、D. 左心室纤维瘤的剥离；E. 左心室纤维瘤剥离后；

F. 离体的纤维瘤；G. 左心室纤维瘤剥离后，用心包修补切口。

八、手术效果

婴儿的手术死亡率较高，成功的报道多见于青少年和成人。清华大学第一附属医院的患儿手术全部成功，随访未见复发[15]。

第5节 其他心脏良性肿瘤

一、脂肪瘤

脂肪瘤（lipoma）由成熟脂肪细胞组成，包膜完整，可生长于心脏任何部位，但更常见于心包、心内膜下、心外膜下或房间隔。脂肪瘤可发生于各种年龄，没有性别上的差异。脂肪瘤生长缓慢，大多数脂肪瘤患者没有症状，而在常规超声心动图检查或心脏直视手术时发现。心内膜下脂肪瘤可造成心腔梗阻，右心房和左心室是最常累及的部位，心肌或房间隔中的脂肪瘤可引起心律失常或传导阻滞。

大的引起严重症状的脂肪瘤应手术切除。在其他心脏直视手术时发现心脏内脂肪瘤，在风险不大的情况下可予切除。北京中国医学科学院阜外医院切除的5例心脏内脂肪瘤，其中2例位于左心室，另外3例分别位于右心室、右心房和左心房，无手术死亡，切除后随访未见复发。

二、心脏血管瘤

心脏原发性血管瘤（hemangioma）很少见，占心脏原发肿瘤的2.8%。由麦卡利斯特（McAllister）1893年首先报道本病，目前全世界病例总数不足100例。肿瘤来源不明，可能为真性肿瘤，也可能为错构瘤，多见于皮肤偶见于心脏。发生于右心室36%、左心室34%、右心房23%，其余发自左心房和房间隔。心脏血管瘤可发生于任何年龄，病理上和其他部位血管瘤没有什么不同，可分为毛细血管瘤、海绵状血管瘤、血管内皮瘤和肌肉血管瘤。由毛细血管或腔隙状血管组织构成。患者常有胸痛、呼吸困难、心律失常或右心衰竭征象可致猝死。超声心动图和心室造影可发现充盈缺损，CT和MRI有助于诊断，冠状动脉造影可显示"肿瘤充盈"。有症状的肿瘤可在体外循环下切除。术中应仔细结扎肿瘤的营养血管，以免残存动静脉瘘或心腔内交通。手术能完整切除的效果好，不能完全切除的效果差。

三、心脏嗜铬细胞瘤

心脏嗜铬细胞瘤（cardiac pheochromocytoma）来源于交感神经系统的嗜铬细胞，可产生过多的儿茶酚胺，尤其是去甲肾上腺素。心脏嗜铬细胞瘤少见，多位于心包及心脏表面。

嗜铬细胞瘤棕红色，质软，分叶，含有嗜铬细胞巢。

重度高血压是嗜铬细胞瘤的典型表现。尿中儿茶酚胺显著升高具有诊断意义。定位诊断可结合I-metaiodobenzylguanidin（间碘苄胍）核素显像和CT或MRI。

嗜铬细胞瘤一旦诊断，须在体外循环下切除。麻醉前必须用α和β受体阻滞剂。麻醉医师必须熟悉术前阵发性高血压和低血压的处理。肿瘤可能位于心脏前表面，起始部与冠状动脉包括左主干相连，或位于左心房顶向肺静脉和左心房后壁延伸，或位于升主动脉和肺动脉之间。有时必须切除1支冠状动脉或左心房壁一部分，这时应予相应重建。作者曾经成功地为1例冠心病搭桥、室壁瘤切除的患者同时切除嗜铬细胞瘤，并获得成功（图68-5-1）。

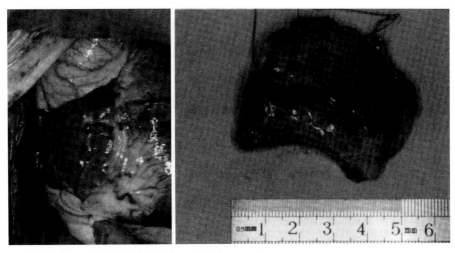

图68-5-1　心脏嗜铬细胞瘤

第6节　心脏恶性肿瘤

一、原发性心脏恶性肿瘤

绝大部分为肉瘤，较少见，几乎都不能治愈。最常见为血管肉瘤、纤维肉瘤、横纹肌肉瘤和淋巴肉瘤。所有心腔均可累及。累及肺动脉时，极易误诊为肺动脉栓塞。2004年以来清华大学第一附属医院手术切除肺动脉肉瘤5例，为恶性间叶细胞瘤1例，肺动脉纤维肉瘤2例（图68-6-1），肺动脉内膜肉瘤1例，肺动脉恶性外周神经鞘瘤1例。肉瘤易于广泛转移，预后不好，患者均在术后一年半内死亡。

原发性心脏恶性肿瘤未显示家族倾向，通常发生于40岁以上的成年人。患者常表现为心力衰竭、胸痛和全身反应如发热、乏力、体重下降等。一部分患者可出现难治性心律失常、晕厥、心包积液或心脏压塞。超声心动图可做出诊断。如需进一步证实或手术治疗，可行CT或MRI检查以详细显示肿瘤的解剖。

组织活检可通过心导管检查进行。组织活检有助于与心脏转移瘤鉴别。这种鉴别可为治疗提供依据。应根据肿瘤的位置、大小来决定是否手术治疗。选择手术必须确认肿瘤没有远处转移。化疗和放疗对绝大多数原发性心脏肿瘤无效。多数患者在诊断后3个月至2年内死亡。

二、继发性心脏恶性肿瘤

各种心外恶性肿瘤都可转移至心脏，大约10%的恶性肿瘤转移至心脏和心包。心脏转移瘤的发病率是原发性心脏恶性肿瘤的20～40倍。最常见的转移途径为血行转移，如肺癌、乳腺癌等，其次为淋巴转移和直接转移。

肺癌是转移到心脏的最常见肿瘤，其次是乳腺癌、恶性黑色素瘤及淋巴瘤，白血病、间皮瘤、皮肤肿瘤及胸腺肿瘤等比较少。

心脏转移瘤很少为孤立的，几乎都为多发性的转移灶，最常见于右心房，其次为右心室。消化系统的恶性肿瘤多经下腔静脉转移入右心房，呼吸系统的恶性肿瘤如肺癌多经过肺静脉系统转移至左心房。转移肿瘤可侵犯心包、心肌和心腔内，表现为大小不一的结节或包块，通常转移肿瘤无蒂、基底

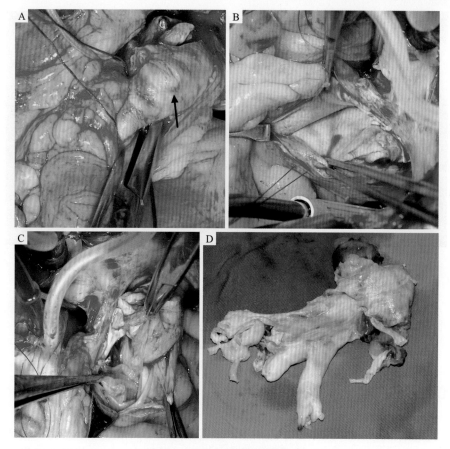

图 68-6-1　肺动脉纤维肉瘤切除

A. 切开右肺动脉，可见肺动脉纤维肉瘤；B. 从右肺动脉剥离肺动脉纤维肉瘤；C. 切开主肺动脉剥离；D. 手术切下的肺动脉肉瘤。

范围大、边界不清、肿瘤活动度小。可伴有较多的心包积液甚至血性心包积液。

多数继发性心脏恶性肿瘤无症状，仅有10%的患者有症状。表现为心包积液和心脏压塞，偶尔有难治性心律失常和充血性心力衰竭。超声心动图可见心包异常增厚、肿物，心肌异常回声，多累及右心房和右心室，累及左心室和左心房较少。CT和MRI可以确诊，PET-CT有助于鉴别诊断。

由于肿瘤已广泛转移，无法彻底切除肿瘤。手术治疗通常为心包引流，以缓解症状。

（吴清玉）

参 考 文 献

［1］　ASPASIA T, ILIAS P D, KONSTANTINOS S M, et al. Cardiac tumors in pediatric patients: a systematic review [J]. world journal for pediatric & congenital heart surgery. World J Pediatr Congenit Heart Surg, 2017, 8 (5): 624-632.

［2］　CRESTI A, CHIAVARELLI M, GLAUBER M, et. al. Incidence rate of primary cardiac tumorsa 14-year population study [J]. Journal of Cardiovascular Medicine, 2016, 17 (1): 37-43.

［3］　REARDON M J, DEFELICE C A, SHEINBAUM R, et al. Cardiac autotransplant for surgical treatment of a malignant neoplasm [J]. Ann Thorac Surg, 1999, 67:1793-1795.

［4］　IKEMBA C M, EIDEM B W, DIMAS V V, et. al. rhabdomyoma causing postnatal critical left ventricular outflow tract obstruction [J]. Ann Thorac Surg, 2005, 80 (4):1529.

［5］　FRIEDBERG M. Right ventricular outflow tract obstruction in an infant [J]. Heart, 2005, 91 (6): 748.

［6］ MAHILMARAN A, SESHADRI M, NAYAR P G, et al. Familial cardiac myxoma carney's complex [J]. Tex Heart Inst J, 2003, 30 (1): 80-82.

［7］ BOSCO S M B, CORREA R, GRAFFIGNA P, et al. Carney complex review: Genetic features [J]. Endocrinol Diabetes Nutr, 2018, 65 (1): 52-59.

［8］ 薛淦兴, 吴清玉, 吕峰. 心脏黏液瘤的新概念 [J]. 中华外科杂志, 1995, 33: 323-325.

［9］ 薛淦兴. 心包囊肿与原发肿瘤 [J]. 中华外科杂志, 1984, 22 (010): 586-587.

［10］ 刘永民, 吴清玉, 胡盛寿. 原发性右心系统肿瘤的外科治疗 [J]. 中华外科杂志, 1999, 37 (7): 402-402.

［11］ ANDREA G, GIOVANNI N, ALBERTO C, et al. Surgical excision of cardiac myxomas: twenty years experience at a single institution [J]. Ann Thorac Surg, 2012, 93 (3): 825-831.

［12］ CARY O H, Pagon R A. Incidence of tuberous sclerosis in patients with cardiac rhabdomyoma [J]. American Journal of Medical Genetics, 1990, 37 (4): 443-446.

［13］ 吴清玉, 薛淦兴, 卞小明. 心脏非黏液性原发肿瘤 [J]. 中华外科杂志, 1995, 33: 328.

［14］ SUN J P, ASHER C R, YANG X S, et al. Clinical and echocardiographic characteristics of papillary fibroelastomas: a retrospective and prospective study in 162 patients [J]. Circulation, 2001, 103 (22): 2687-2693.

［15］ XU Z, WU Q Y, LI H, et al. Surgical resection of giant left ventricular fibromas in childen [J]. J Card Surg, 2017, 32 (10), 662-664.

第69章
心律失常的外科治疗

由于手术创伤大和解剖的困难，心律失常的外科治疗范围越来越小。以往可以手术治疗的房室结折返性心动过速、大多数的预激综合征、心房颤动，现均可经心导管进行射频消融治疗，并且效果良好。心导管介入治疗的射频消融设备越来越好，技术越来越先进，创伤小，效果好，给广大患者带来了福音，这也是医学发展的必然结果，但作为发展过程中的外科手术技术和结果对某些患者的治疗，仍有现实意义。

第1节　心 房 颤 动

心房颤动（atrial fibrillation，AF），简称房颤，是一种常见的心律失常，表现为规律有序的心房电活动消失，代之以快速无序的颤动波，是一种严重的心房电活动紊乱。心电图特征是在QRS综合波前无恒定的P波，而为大小、形态和时间不等的快速振荡"f"波替代，往往伴有不规则的心室率。

欧美国家流行病学研究表明，在<60岁的人群中房颤的发病率低于1%，但年龄>80岁的人群中房颤的发病率大约10%，男性高于女性。亚洲国家（如日本、韩国、新加坡）等统计数据表明，亚洲人群AF的发病率略低于欧美国家[1-2]。

抗心律失常药物治疗房颤效果很差，多数只是直接控制房颤的心室率，而不易于恢复和维持窦性心律，因此不能恢复心脏正常的血流动力学特性，也不能减少因房颤而形成血栓的危险性[2]。

一、病因与病理

房颤的病因多种多样，凡是能够对心房肌产生影响，导致心房肌增生、缺血、纤维化、炎性浸润等改变的心脏病均是房颤的病因。交感和副交感神经活动也会对心房的电生理活动产生影响，从而促进房颤的发生。

瓣膜性心脏病、冠心病、高血压、肥厚型或扩张型心肌病、先天性心脏病、各种原因引起的心功能衰竭，全身感染、肺部疾病、肺栓塞、甲状腺功能亢进、外科手术以及代谢性疾病等也可以诱发房颤。

在临床上，可以将房颤分为阵发性房颤、持续性房颤、永久性房颤3种。阵发性房颤又称为暂时性房颤，多为急性发作持续数秒或数天，可以自行恢复窦性心律。持续性房颤指发作48 h以上未能转复，而需要药物或非药物干预后才能转复的房颤。永久性房颤则为慢性心房颤动，应用药物和电击除颤的方法均不能转为窦性心律。慢性房颤可以继发于各种器质性心脏病，包括心脏瓣膜病、冠状动脉狭窄引起的缺血性心脏病、先天性心脏畸形（如成人房间隔缺损和三尖瓣下移畸形）。房颤还可以合并各种心律失常，如房室折返性心动过速、房室交界折返性心动过速，以及自律性和折返性房性心动过速等[3]。

　　房颤的发病机制至今未完全阐明。越来越多的证据表明其发生机制很可能是局部驱动伴发向周围的颤动样传导。驱动房颤的可以是一个或多个局灶的自律性升高或触发活动，也可能是位于心房某特殊解剖部位（如肺静脉前庭部位）的具有完全折返环路的折返激动。而心房的电重构和结构重构是房颤发作和维持的基础。

　　心房电重构引起房颤指房颤时心房的电生理性质改变有利于房颤的产生与维持。心房电重构的主要表现是心房肌有效不应期和动作电位时程进行性缩短、传导速度减慢、心房肌不应期离散度增加以及频率适应性减退等。心房电重构与心房肌细胞离子通道、缝隙连接蛋白和肾素-血管紧张素系统的改变有关。

　　心房结构重构指心房组织的病理改变，包括心房扩大、心房肌细胞超微结构改变以及心房纤维化等。心肌细胞和心肌间质的改变可以导致局部心电活动传导异常。

二、发病机制

　　近年来，随着对局灶驱动机制、心肌袖、电重构的认识，认为房颤是多种机制共同作用的结果，其电生理机制包括触发机制和维持机制。

　　1. 触发机制　1947年舍夫（Scherf）等实验发现在兔心房的局部注射乌头碱可以诱发房颤，把注射乌头碱的部位从心房祛除之后房颤亦随之终止。因此，提出起源于心房的快速局灶激动可诱发房颤，即房颤局灶机制假说[4]。1998年法国海萨盖尔（Haissaguerre）等[5]发现，心房及肺静脉内的异位兴奋灶发放的快速冲动可以导致房颤的发生，而消融这些异位兴奋灶可以使房颤得到根治，该研究也使局灶激动学说受到重视。

　　研究发现这些异位兴奋灶位于肺静脉肌袖、界嵴、Marshall韧带、腔静脉等部位。同时房颤的触发因素还包括：交感或副交感神经刺激、心动过缓、房性期前收缩或心动过速、房室旁路等；局灶冲动引起的房性期前收缩或房性心动过速、心房扑动是房颤常见的触发因素。①肺静脉：研究发现肺静脉与房颤发生与其独特的解剖学基础有关。在肺静脉内缠绕的肌袖中有P样细胞，具有自律性。其发放的电活动可以表现为单个电位，亦可表现为短阵或持续的多个电活动，因此，其传导可以造成房性期前收缩，也可以触发房颤。肺静脉肌袖复杂的排列关系使得肺静脉局部的电活动形成微折返；另外，肺静脉与心房交界部位的心肌细胞排列呈高度的非均一性的组织学特征，使其容易形成致心律失常局灶和房内折返。②界嵴：研究发现界嵴具有潜在的起搏特性，部分特发房颤的右心房异位起搏点位于界嵴。此外，界嵴的横向阻滞是心房扑动的电生理基础。③Marshall韧带：Marshall韧带是由胚胎时期的左前主静脉逐步退化而形成的退化皱襞，其组织学结构包括肌束、脂肪组织、纤维组织、神经组织等。在左心房游离壁，Marshall韧带有多个肌束插入心房壁，形成连接冠状窦与左心房的肌性连接，并有丰富的交感神经支配。研究发现Marshall韧带是对异丙肾上腺素敏感的局灶性自发激动的起源之一。Marshall韧带和冠状静脉窦、左心房之间复杂的心肌联系，既可以自发冲动诱发房颤，又可以在病理条件下形成微折返产生房颤。④腔静脉：解剖学及组织学研究发现，心房肌细胞向腔静脉壁内延伸，这种特殊结构被称为腔静脉肌袖。心房近端的腔静脉是由胚胎时期的窦静脉发育而来，而胎窦前体包含各种起搏细胞，腔静脉壁内的心肌细胞很可能有异位起搏能力，这种异位起搏可以因自律性异常的增高或触发活动而引起。

　　2. 维持机制　房颤的维持机制目前尚未完全阐明，已有多个理论假说。①多发子波折返：1959年，莫尔（Moe）和阿比尔兹科夫（Abildskov）[6]正式提出多发子波折返假说，他们通过对犬迷走神经介导的房颤模型标测发现，房颤时心房内存在一定数量的折返子波，这些子波在空间上随机运行和分布，其折返环路并不是由心房的解剖所决定，而是右心房局部的有效不应期和可兴奋性决定的。因此，这些折返子波之间可以发生碰撞、湮灭、分裂、融合等多种作用方式，从而导致折返子波的数量、折返环的大小、速度等随时发生改变[4]。Cox依据多源性子波折返学说而设计的心房迷宫手术治疗房颤获得成功，支持了该学说。②主导折返环伴颤动样传导理论：认为在房颤的形成过程中可能有多个折返环参与，但是仅有一个或几个折返环与房颤的发生密切相关，把这种折返环称作主导折返环。主导折返环围绕一个解剖性的或功能性的中央阻滞区运行，同时向心房其他部位传导，碎裂为多个子波，称作颤动样传导。房颤的发生主要依赖于能够围绕中央阻滞区形成主导折返环，而其周围有多个传导阻滞区，使主导折返环传导来的波阵面碎裂为多个小波，这些小波可以随机组成的径路折返，从而形成房颤。③自旋波折返：20世纪80年代末，温弗里（Winfree）[7]提出了颤动的自旋波折返假说，认为自旋波的产生与波裂现象有关。心脏通常被点兴奋源产生的环形波或线性兴奋源产生的平面波所控制。兴奋波的去极化波阵面之后紧随着复极化带，波阵面与其复极化波尾之间的距离为波长。平面波和环形波的波阵面上所有点向前扩散的速度相对恒定，造成波阵面不可能与复极化波尾相遇。然而，如果心肌兴奋性恢复不一致，波阵面与复极化波尾可能在某一特定点遭遇而发生波裂。波裂形成时，波阵面曲率达到最大限度，以致兴奋波被迫开始围绕某一小区域旋转。这一由未被兴奋的可兴奋心肌组织构成的区域即为自旋波核心或转子。自旋波折返的一个显著特征是其核心为未被兴奋的可兴奋心肌，自旋波折返的主旨在于房颤的有序性，即貌似随机的无序电活动，实质上是某一确定机制所决定的有序活动。

此外，自主神经系统（包括交感神经与迷走神经）兴奋性调节失衡与房颤的发生和维持存在着密切的关系。心脏神经丛常位于心外膜脂肪结缔组织包绕的脂肪垫内，在右肺静脉与左心房连接处、Marshall韧带心外膜插入点、左肺静脉入心房的脂肪垫内分布较密集，呈非均匀性分布。迷走神经能降低窦房结的自律性和房室结的传导性，甚至引起房室传导阻滞。迷走神经兴奋诱发房颤的机制可能是缩短动作电位时程和心房有效不应期，使心房有效不应期离散度增加，导致细胞超极化，改变心房折返环的大小和波长，形成多波折返。除了对不应期的影响，迷走神经张力增加后碎裂电位持续时间增加，导致房颤持续性增加。而交感神经对房颤的影响主要是通过增加心房、肺静脉、Marshall韧带等部位的异位电活动实现的。在结构性心脏病房颤患者中常存在着交感依赖，其多在白天、运动时发生，对交感神经刺激敏感；而无结构性心脏病患者中房颤更倾向于迷走神经调节，主要发生在夜晚、睡眠、饮食时发生，对迷走神经刺激敏感。

三、病理生理

在发生房颤时，正常心动周期中的心房与心室的协调运动发生紊乱，造成心房协助心室充盈的作用消失，可使心搏输出量显著减少。心室的节律不规则也可以导致血流动力学障碍，易于形成心脏内血栓。持续快心室率房颤会引起心脏超微结构的改变，容易造成心功能不全。但当恢复窦性心律或房颤的快速心室率控制后，因快速心室率产生的心肌病往往能恢复。

四、临床表现

房颤症状的轻重受心室率快慢的影响。大多数患者发作时有心悸、气急、焦虑、胸闷、自觉心跳不规则等症状。心率超过150次/分时，可伴有心绞痛或不同程度的心力衰竭症状；而心室率较慢的慢性房颤，可无症状。房颤有较高的发生体循环栓塞的危险，少数患者以血栓栓塞并发症或晕厥为首发症状。

房颤的体征包括：心律不规则，第一心音强弱不一，有时第二心音消失，有缺脉现象。此外，还可以有合并心脏病的体征。

五、诊断与鉴别诊断

根据临床症状和体征可以初步诊断房颤，房颤发作时的心电图是确诊依据。其心电图特征：①P波消失，代之以大小不同、形状各异的、间隔不均的基线波，f波，频率350～600次/分；②心室率极不规则，未经药物控制且传导正常的房颤，心室率通常在100～160次/分；③QRS波群形态通常正常，当心室率过快，发生室内差异性传导时，QRS波群增宽变形。在预激综合征患者发生房颤时，心室率有时超过300次/分，可导致心室颤动。

当房颤合并室内差异性传导或预激综合征合并房颤时，应该与室性心动过速相鉴别。

六、自然病程

根据弗雷明翰（Framingham）研究，对于年龄在55～74岁的房颤患者10年随访发现房颤患者的病死率明显高于非房颤患者；非心脏瓣膜疾病的房颤患者病死率是非房颤患者的2倍。另一项社区动脉硬化与心血管健康的研究显示，房颤患者的心源性猝死的发生率是非房颤患者的2倍。非风湿性瓣膜病房颤患者每年脑卒中的发生率为3.8%，高于对照组4倍；风湿性心脏瓣膜病房颤患者梗死性脑卒中的发生率高于对照组的17倍。同时，房颤患者的病死率与年龄、心力衰竭程度、高血压及动脉硬化等因素密切相关。

七、手术适应证

手术适应证为顽固性房颤经内科治疗无效或不能耐受抗心律失常药物，以及不能耐受心律失常症状者；合并其他心脏疾患需要同时外科手术者；有脑卒中或脑血栓史者。

八、手术禁忌证

手术禁忌证为同时合并其他复杂心律失常的心肌病患者；左心房明显扩大患者，心功能Ⅳ级并合并严重肝、肾、呼吸功能异常者；病窦综合征、Ⅲ度房室传导阻滞及传导系统退行性变者。

九、术前准备

除一般体外循环心脏直视手术常规准备外，还需要注意以下问题：
（1）对于心脏瓣膜病合并房颤患者，术前加强内科治疗改善全身状况及心功能。
（2）超声心动图检查明确是否合并心脏瓣膜病或其他心脏疾病；测量左心房大小以及左心房内是否有血栓；对于微创非体外循环下消融手术术前经食管超声心动图检查排除左心房血栓。
（3）术前要准备术中心房心外膜标测仪器及探测电极网络。

十、手术技术

房颤外科治疗的原理及手术方法演变

对于房颤的治疗，人们经过了长期的探索研究。早在1914年美国华盛顿大学的加雷（Garrey）和刘易斯（Lewis）就提出了"心房组织关键团块"是维持房颤的重要基础，认为把心房组织切成足够小的块就能终止房颤。在此研究的基础上，展开了一系列外科治疗房颤的研究工作。

1. 左心房隔离术 1980年威廉斯（Williams）等[8]报道左心房隔离术，即在房间隔左侧，沿二尖瓣后瓣环切开左心房。该手术能将左心房的心电活动和心脏其他部分分离开，使心脏保持正常的窦性心律，但左心房颤并没有消失。研究发现，保留右心房正常搏动能维持右心室正常心排血量，左心

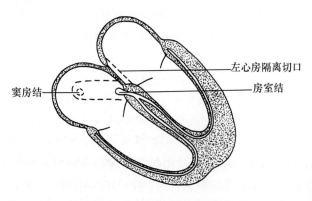

图69-1-1 "走廊"手术示意图

室也会输出同样血容量，这样左心房就会起到一种通道的作用。左心房隔离术消除了房颤引起心律失常和对心脏血流动力学的影响，但并不能减少慢性房颤发生血栓的危险。

2. 走廊手术 1985年，吉罗东（Guiraudon）[9]介绍了另一种治疗房颤的方法——"走廊"手术（图69-1-1）。这种手术沿房间隔专门保留一条从窦房结到房室结的通路，使窦房结的电冲动通过走廊到达房室结，再到心室。窦房结-房室结走廊以外所有的心房组织与心室组织要分离开。但"走廊"手术仅仅消除了房颤3种危害中的一种——心律失常，左心房或右心房都不能与相应的心室同步收缩，不能使心房功能恢复，并仍有形成血栓的可能。"走廊"手术对比希氏束的导管射频消融术和植入永久性心脏起搏器这两种房颤治疗方法并没有更多的优势。此外，走廊手术有可能阻断窦房结的血液供应并产生病窦综合征，有的患者也需同时植入永久性心脏起搏器。范·赫梅尔（Van Hemel）长期随访30例"走廊"手术患者（5年），房颤复发率8%±5%，出现新的房性心律失常（包括房扑和房性心动过速）比例为27%±8%，需要安装心脏起搏器13%±6%。

总之，药物治疗、导管治疗和上述两种外科手术治疗，对于彻底消除房颤所引起的心律失常、血流动力学异常、血栓等治疗效果并不十分理想。

3. 迷宫手术

（1）迷宫Ⅰ手术：1991年考克斯（Cox）第一次报道MazeⅠ手术治疗房颤。目的是将心房组织切割成小于维持房颤的"心房组织关键团块"（切割、缝线见图69-1-2）。该手术在左心房和右心房做一系列的切开线，切除左心耳，冠状静脉窦进行冷冻消融。其方法：在体外循环下，切除右心耳，从右心耳基部做右心房横切口达房间隔顶部；从上腔静脉至下腔静脉做直切口。在冠状静脉窦下缘切口，至三尖瓣环下缘（注意保护右冠状动脉），此处近三尖瓣环部分用3 mm冷冻消融导管消融。右肺静脉上缘切开左心房壁，并扩大至左侧心耳根部。卵圆孔上缘切开房间隔，下缘至Tadoro腱。在下腔静脉的下、后方切开左心房的下壁。牵开房间隔，将左心房切口从右下肺静脉处扩大至二尖瓣环下方，将

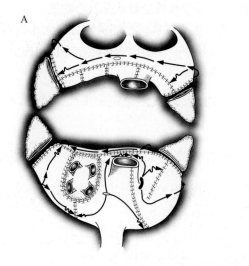
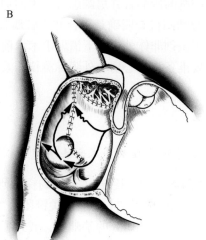

图69-1-2 迷宫Ⅰ手术切割、缝合线（A、B）

（引自：COX J L, BOINEAU J P, SCHUESSLER R B, et al. Modification of the maze procedure for atrial flutter and atrial fibrillation. I. Rationale and surgical results［J］. J Thorac Cardiovasc Surg, 1995, 110（2）: 473-84.）

垂直切口方向切开心房肌至二尖瓣环，注意保护冠状动脉回旋支及冠状静脉窦；将左心房切口延至左心耳下方，与左心房上缘切口相连，切除左心耳。连续缝合环绕肺静脉的左心房环形切口；从卵圆孔切口底部开始缝合房间隔至房间隔顶部；连续缝合右心房切口[10]。

但是，由于人类存在"心房起搏复合区"，该区域在解剖学上以窦房结为中心。由于体液或神经因素的影响，冲动位置和起搏频率可以发生变化，而最早的兴奋可以位于该区域的任何部位。例如，受体液因素介导的心动过缓，窦性冲动起源于"心房起搏复合区"的下缘（窦房结的下方，下腔静脉方向侧）。相反，当体液因素或神经因素介导的窦性心动过速时，冲动起源于右心房壁前侧靠近上腔静脉右心房结合区部位。迷宫Ⅰ手术围绕窦房结周围的切口，尤其是右心房与上腔静脉结合区前壁的切口，穿过了"心房起搏复合区"的窦性心动过速区域，使得迷宫Ⅰ手术患者术后大负荷运动时心率提升受限。对患者运动中心脏变时性以及术后左心房功能不良影响。因此，应该将该区域的部分切割线取消，对迷宫Ⅰ手术进行了改良。

（2）迷宫Ⅱ手术：在迷宫Ⅰ手术的基础上，迷宫Ⅱ手术取消了环绕窦房结的切口。但为了防止起源于右心房的大折返环形成，因此增加了右心房壁的反向切口。对于迷宫Ⅰ手术中，从右心耳基底部穿过房间隔、左心房顶达左心耳基底部的切口做了大幅修改，将左心房顶部切口向后移位，该切口的右终点止于上腔静脉入口的后壁中部（图69-1-3）。这样使得窦房结发出的冲动可以通过左心房前部传导，同时又不会在上腔静脉口部形成大的折返。从理论上讲，这种改良能够使迷宫Ⅱ手术在治疗房颤方面和迷宫Ⅰ手术效果相同，并且在预防窦房结区及左心房传导的影响方面优于迷宫Ⅰ手术。但不幸的是，迷宫Ⅱ手术不仅使手术难度增加、手术时间延长，也没能够避免迷宫Ⅰ手术的缺点。因此，需要对手术方法进一步改进。

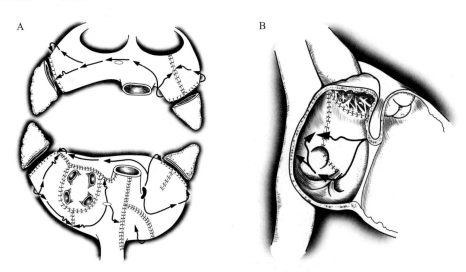

图 69-1-3　迷宫Ⅱ手术切割、缝合线（A、B）

（来源同图69-1-2）

（3）迷宫Ⅲ手术：迷宫Ⅲ手术对于药物难治的房颤和房扑是经典的手术方式（切割、缝合线见图69-1-4）。

右心房切口：在体外循环转流前，要将上、下腔静脉和主动脉与上腔静脉之间的心房顶完全分离出来。常规建立体外循环，上腔静脉采用直角插管直接插入上腔静脉。下腔静脉尽可能靠近膈肌插管。切除右心耳，切除所有附着的肌小梁。在该切口外侧，房间沟前，从下腔静脉到上腔静脉纵行切开右心房；垂直切口下缘，在下腔静脉插管上缘切开右心房达房室沟，切断房室沟处的右心房壁心肌纤维，显露出房室沟的脂肪组织，注意不要伤及其中的右冠状动脉；在该切口右心房内侧面延伸至三尖瓣环，其近三尖瓣环的顶点用3 mm冷冻探头-60℃冷冻2 min，连续缝合该切口至房室沟处。向前上牵拉右

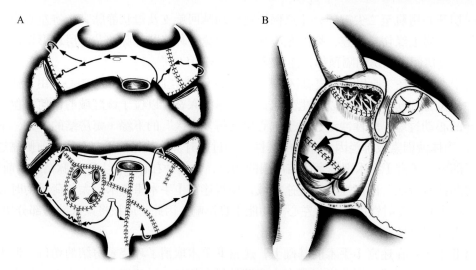

图 69-1-4　迷宫Ⅲ手术切割、缝合线（A、B）

（参阅同图 69-1-2）

心房游离壁，显露右心房近三尖瓣环部位的心内膜，切开此处右心房壁达三尖瓣环，切口顶点用 3 mm 冷冻探头－60℃冷冻 2 min，连续缝合该切口至右心耳切缘基部[11]。

左心房和房间隔切口：通过房间沟后侧，右肺静脉开口附近切开左心房。左心房切口环绕右上、下肺静脉，并一直沿向左肺静脉，以孤立和环绕肺静脉。于卵圆窝上方切开房间隔，弧形切开卵圆窝到其下缘至 Tadoro 腱（注意不要切断）。切除左心耳，并连续缝合关闭左心耳残端。垂直于肺静脉环形切缘向二尖瓣环的中后侧切开左心房，其顶端近二尖瓣环部位用 3 mm 冷冻探头－60℃冷冻 2 min，并连续缝合该切口，同时连续缝合绕肺静脉切口以及房间隔切口。

关闭右心房切口：依次连续缝合关闭上腔静脉至下腔静脉的纵行切口，右心耳切除残端及垂直该残端的右心房切口。

（4）迷宫Ⅳ手术：迷宫Ⅳ手术采用射频消融和冷冻消融线代替迷宫Ⅲ手术中的"切"和"缝"，极大地缩短了手术时间，降低了手术并发症。临床研究显示，迷宫Ⅳ手术能够达到迷宫Ⅲ手术的效果。其消融线与迷宫Ⅲ手术基本一致。充分游离右肺静脉及左肺静脉周围组织，切断 Marshall 韧带，双极消融钳分别消融右肺静脉及左肺静脉。右心耳基底部切口，导入消融钳分别消融右心房游离壁；分别做右心房向上腔静脉和下腔静脉的消融线。自右心房切口分别向三尖瓣环 2 点及 10 点方向做消融线，近三尖瓣环部位可用冷冻消融。在右侧房室沟下方切开左心房，分别做连接两上肺静脉的左心房顶部消融线以及连接左、右下肺静脉的消融线；做左心房切口与二尖瓣环消融线。切除左心耳，做左心耳基部与左肺静脉的消融线[12]。

4. 心内直视手术中的房颤消融手术步骤　全身麻醉，气管内插管维持呼吸，仰卧位，胸骨正中切口，切开心包。主动脉插管，距上腔静脉入房口 2 cm 插管，靠近膈面行下腔静脉插管，建立体外循环（心脏消融线见图 69-1-5）（视频 49）。

视频 49　二尖瓣成形术＋房颤射频消融术

在体外循环转流前，要将上、下腔静脉和主动脉与上腔静脉之间的心房顶完全分离出来。分离右肺静脉周围组织，引导钳钝性分离右肺静脉后壁组织，双极消融钳行右肺静脉消融，消融线靠近右心房，消融仪透壁提示后，移动位置，连续消融 3 次。向右侧牵拉心脏，显露 Marshall 韧带并切断该韧带，双极消融钳钳夹左肺静脉进行消融，透壁提示后移动位置，连续消融 3 次。纵行切开右心房游离壁，分别行上腔静脉、下腔静脉消融线。从右心房分别向三尖瓣环的 2 点和 10 点位置消融，近三尖瓣环除可采用冷冻消融探头（－60℃冷冻 2 min）。阻断升主动脉，主动脉根部灌注心肌保护液。经右侧房室沟下方切开左心房，消融钳分别经过左心

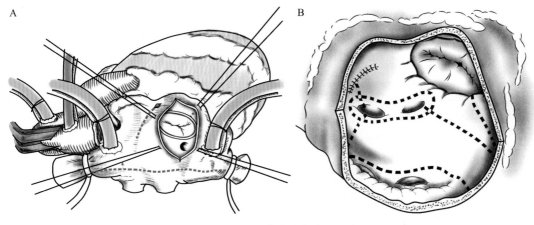

图 69-1-5　心脏消融线（A、B）

房顶、左心房底部行两侧肺静脉消融连接线。消融左心耳根部并切除左心耳，经左心耳基底部向左肺静脉消融。经左心房切口的下缘向二尖瓣环做消融线（此处注意保护右冠状动脉）。用冷冻探头置于冠状静脉窦后－60℃冷冻，2 min 后，将 3 mm 冷冻探头置于二尖瓣环切口的顶端－70℃冷冻 2 min。用 4/0 prolene 线连续缝合左心耳及左心房切口。充分排气后，开放升主动脉，心脏复跳后，缝合右心房切口，常规安置心脏临时起搏器，以防术后房室传导阻滞。

5. 心房颤动的微创外科治疗　随着对房颤病理生理学的研究及外科技术的发展以及手术器械的进步，迷宫 IV 手术得以进一步简化改良，使得单独房颤患者得以在微创、非体外循环下进行。微创房颤消融手术入路可以经左胸、经右胸或经双侧入路。目前，应用较广泛的是小切口双侧入路胸腔镜辅助或全胸腔镜手术。

（1）手术适应证：有症状的房颤患者经抗心律失常药物治疗无效或经过内科导管消融治疗无效或有脑卒中或脑血栓史的单独房颤患者，左心室射血分数＞30%。

（2）手术禁忌证：左右胸腔手术史，胸膜粘连史，心、肺手术史，心房血栓和左心房内径＞55 mm。

（3）术前准备：除常规心脏手术需要评估心、肺、肝、肾功能，以全身情况外，需注意以下评估：经胸超声心动图及经食管心脏超声以排除左心房血栓及其他心脏疾病；胸部 CT 评估胸廓及肺部情况；冠状动脉造影或 CT 冠状动脉增强扫描及三维重组图像检查排除冠状动脉狭窄。

（4）手术方法：全身麻醉，双腔气管插管，放置经食管超声心动图探头，再次评估左心房及左心耳内无血栓。常规经颈内静脉放置心内膜临时起搏电极并连接起搏器备用。

右侧入路：取左侧卧位，右上肢放置到头架上固定，左肺单肺通气，右侧腋前线第 4 肋间切口为操作孔；右腋中线第 4 肋间切口作为腔镜孔。于膈神经上 2 cm 处纵切心包，悬吊并显露心脏。钝性游离心包斜窦和横窦，用分离器经右下肺静脉-左心房顶导入双极消融钳，消融隔离右肺静脉（图 69-1-6）。再用双极消融笔完成左心房顶部线以及双下肺连线右半段消融。检查手术野无活动性出血，留置胸腔引流管，逐层止血关胸。

左侧入路：改右侧卧位，右肺单肺通气。左侧腋中线第 4 肋间切口为操作孔，而左侧腋后线第 3 肋间切口为腔镜孔。于左侧膈神经下 2 cm 处纵行切开心包并悬吊，显露心脏左侧结构。钝性游离左心房顶，分离、消融或切断 Marshall 韧带（图 69-1-7）。经左下肺静脉至左心房

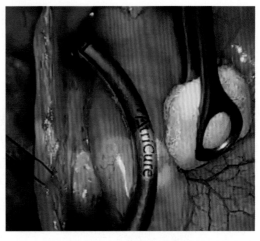

图 69-1-6　消融右肺静脉

顶过导管后导入消融钳消融隔离左肺静脉（图69-1-8）；用双极消融笔行左心房顶补充消融、左肺静脉-左心耳连线、双下肺连线左侧段消融，形成左心房后壁"盒式"消融。用左心耳切割闭合器完整切除左心耳。无活动性出血，留置胸腔引流管，逐层止血关胸。

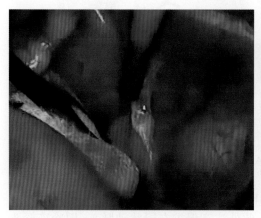

图69-1-7　切断Marshall韧带

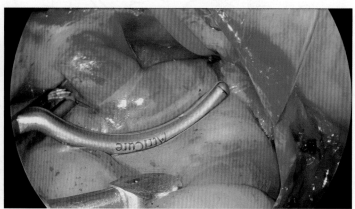

图69-1-8　消融左肺静脉

十一、手术效果

森特（Saint）等[13]报道华盛顿大学2002—2011年治疗二尖瓣病变合并房颤患者213例，其中同时行迷宫Ⅳ手术104例；发现房颤消融手术没有增加手术死亡率及永久起搏器植入等并发症。美国胸外科医师学会（STS）注册数据库研究也得出同样的结论。二尖瓣手术同时行房颤消融的手术效果差异性较大。大量研究报道二尖瓣手术同时行房颤消融6个月至1年的房颤的窦性转复率在75%～85%，尽管不同手术有不同的转复率，但外科消融的益处是显而易见的。余（Yoo）等报道单中心配对队列研究分析了124例主动脉瓣替换行房颤消融与未消融的治疗结果，发现2组在病死率和并发症方面没有差异。在另一个系统评价通过纳入16个随机对照研究发现主动脉瓣置换和冠状动脉旁路移植术同期外科消融房颤手术1年随访其窦性心律维持率明显高于未行外科消融房颤患者，且2组在病死率、起搏器植入率及神经系统并发症方面没有差异。

沃尔夫（Wolf）等[14]报道27例单独房颤患者，其中阵发性房颤18例、持续性房颤4例、永久性房颤5例，均为药物治疗无效且不能耐受抗心律失常药物或华法林抗凝治疗；采用小切口双侧入路胸腔镜辅助心外膜肺静脉消融及左心耳切除；术后随访6个月，91.3%的患者无房颤复发。翁（On）等报道79例单独房颤患者阵发性房颤8例，持续性房颤17例，永久性房颤54例，无术中转正中开胸及体外循环，无术后死亡，92.6%的患者术后2年无房颤复发。

十二、经验与启示

以迷宫Ⅲ手术为基础，采用射频、微波和冷冻等多种消融能量，取代传统的"切和缝"，降低了出血和低心排血量综合征的发生，但应注意以下问题。

1. 心房消融线　迷宫Ⅲ手术采用"切"和"缝"的方法成功恢复了房室同步收缩和窦性心律，且术后心房颤动复发率低，长期随访治愈率达到95%，被认为是外科治疗心房颤动的"金标准"。虽然近年来新的手术技术取代了传统手术刀的"切和缝"，减轻了创伤，简化了手术过程，缩短了手术时间，降低了手术并发症的发生。但是Cox强调改良迷宫手术仍要坚持与传统阻滞电传导线路具有相似性和有效性。对于大多数持续性心房颤动，除了重视肺静脉前庭消融外，不可忽视的是心房壁

（如左心房顶部、二尖瓣环峡部、三尖瓣环峡部以及碎裂电位处等），长期的病变造成的压力超负荷引起心房肌的炎症和纤维化，引起心房壁的解剖学重构，并进一步引起电生理活动的紊乱，导致心肌基质的改变和异常传导的折返环路的持续存在。因此，在心房壁上增加额外的消融线消除折返环是很重要的步骤环节。

2. 心外膜自主神经节消融　自主神经系统兴奋性调节失衡与房颤的发生和维持存在着密切的关系，心外膜去神经化技术已成为外科消融手术治疗房颤的新的发展方向。在直视或胸腔镜下对心外膜的自主神经节进行消融，包括肺静脉前庭的射频消融、Marshall 韧带的切断和心外膜脂肪垫的局部射频消融等。

3. 外科射频消融的围手术期处理　外科射频消融房颤后，大多数患者常需服用2～3个月的可达龙等 I 或 III 类抗心律失常药物，获得稳定的窦性心律后，可以停止所有抗心律失常药物。术后好的随访应该有常规24 h动态心电图检查。若外科消融做得彻底，很少复发为有症状的房颤。巨大左心房是外科消融房颤复发的一个风险，除此之外还包括患者年龄和房颤持续时间，不能完整地隔离左心房后壁或仅行肺静脉隔离等可能导致房颤复发。

4. 左心耳处理及术后抗凝　在大部分外科消融房颤手术中，处理左心耳已经推荐为常规操作。左心耳封闭可降低50%早期和晚期的脑卒中发生率，改善生存质量。在外科消融房颤术后可以在术后2～6个月停止抗凝。停止抗凝药物前常需要评估患者心律情况，24 h动态心电图证实窦性心律稳定存在后方可考虑停止抗凝。

5. 多学科团队的重要性　房颤消融团队中具有丰富外科消融房颤经验的心外科医师、具有药学和导管消融经验的电生理学家的多学科交叉合作比较重要。术后外科医师或电生理医师规律的随访可以优化结果。外科消融房颤术后至少进行1年随访，评估抗心律失常药物使用情况和房颤转复率情况，如果是晚期复发房颤，建议延长超过1年的随访。

（张明奎）

第 2 节　预激综合征

预激综合征（pre-excitation syndrome）也称 W-P-W 综合征，是一种心动过速型心律失常，指来自窦房结的心房激动沿正常传导系统下传，在尚未到达心室肌之前，就通过异常的房室传导径路构成一个折返环，预先激动心室肌，导致患者发生室上性心动过速（心率可＞150次/分）的一种综合征。几乎所有的预激综合征在心电图上都会有短 P-R 间期、QRS 波群时间延长伴有 R 波起始部粗钝 Delta（Δ）波、合并阵发性心动过速三大特征。

预激综合征多发生于健康人，预后良好。只有部分患者会引发心动过速，出现头晕、心慌等症状。常可反复心动过速发作，也可因心室颤动而猝死[15]。

一、历史回顾

1893年肯特（Kent）发现哺乳类动物心房与心室之间存在着相连接的肌桥，并具有传导功能，被命名为 Kent 束。1930年，沃尔夫（Wolff）、帕金森（Parkinson）和怀特（White）首先描述了11例心动过速发作的患者，这些患者心电图的表现为窦性心律、束支传导阻滞伴短 PR 间期的缩短。因此，1941年本病被命名为 Wolff-Parkinson-White 综合征，简称 W-P-W 综合征，亦称预激综合征。

W-P-W综合征的病理基础就是在除了房室间有正常的传导系统外，还存在具有传导性能的异常肌肉桥或纤维化的心肌束[16]。1932年霍尔兹曼（Holzman）和舍夫（Scherf）首次证实在动物心房和心室肌间具有传导性能的肌肉束状组织存在，即房室附加旁路（accessory pathway）。1967年杜尔莫（Durrer）和罗斯（Roos）用心外膜标测方法证明了房室间附加旁路的电传导。1968年西利（Sealy）等首次手术根治预激综合征获得成功。国内1978年5月张全复在南京鼓楼医院第一次成功地进行了预激综合征手术，尔后他进行了100多例手术，效果良好。近年来由于射频消融的开展与推广，W-P-W综合征仅在射频消融失败或合并其他心脏病手术的情况下，才考虑进行的外科手术治疗[17]。

二、发病机制

正常心房与心室的心肌组织是由纤维环完全分开的。在胚胎时期不同，心纤维环上有小孔，在小孔中间有肌束穿过，连接心房与心室。在正常发育过程中，这些小孔会逐渐闭合、形成一个完整的纤维环，可以完全隔断小孔中心肌束的发育。

W-P-W综合征可能是由于胚胎发育上的缺陷，在纤维环上某些小孔未闭合，致使穿过房室环的肌束残留，使心房与心室之间除了存在正常的心脏房室传导系统以外，还存在一条或多条附加的异常传导径路，称为附加旁路。当心房冲动沿着正常传导系统下传在尚未达到心室肌肉之前，部分或全部激动由附加旁路激活心室，使心室部分或全部心肌提前激动，而引起室上性心动过速。同心房冲动可沿附加旁路顺行性下传到心室一样，心室激动也可由附加旁路逆传到心房，引起心房肌的异常逆向激动而形成折返，从而产生严重的心动过速。

有的学者也发现：某些患者房室环纤维发生缺陷，心肌纤维从心房直接与心室肌相连。因此其他心脏疾病如三尖瓣下移（Ebstein畸形）、二尖瓣脱垂、室间隔缺损、主动脉缩窄、冠心病、风湿性心脏病、心肌病等，也可能伴发W-P-W综合征。

三、病理分型

目前，在组织学上已证实的附加旁路有Kent束、James束和Mahaim纤维等（图69-2-1）。

W-P-W综合征（图69-2-2）大部分由Kent束引起，由Kent束跨越左或右心房室沟的肌桥所致。如果Kent束的心室端终止于心室底的后中部，则提前的心室激动由后向前除极，故左、右心前导联QRS主波均向上（呈R或RS型），形成A型预激。如果Kent束连接右心房与右心室，心室端终止于右心室前侧壁，则提前的心室激动由右向左除极，故V_1、V_2导联QRS主波向下（呈QS型或S型），V_5、V_6导联主波向上（R型），电轴多左偏，形成B型预激。如果Kent束连接左心房与左心室，心室端终止于左心室外侧，则激动由左向右除极，故V_1、V_2导联QRS主波向上（呈R型），V_5、V_6导联主波向下（呈Qr或Q型），电轴右偏，形成C型预激。

James束是正常后结间束的一个分支，连接着心房与房室结下部或房室束，也称房室结旁束。由于心房激动越过房室结，未到达心室肌，故P-R间期缩短，无

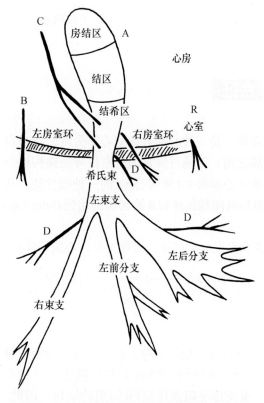

图69-2-1 预激综合征附加旁路解剖分类模式
A. 正常房室传导；B. Kent束；C. James束；D. Mahaim束。

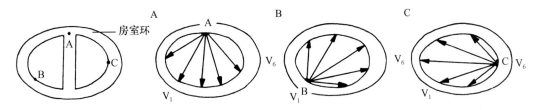

图 69-2-2　W-P-W 综合征时 Kent 束心室端的位置与心室除极向量示意

A. A 型；B. B 型；C. C 型。

Delta 波，QRS 时间正常，这类预激称为 James 型预激或 Lown-Ganong-Levine 综合征，简称 LGL 综合征。

　　Mahaim 纤维是连接房室结、房室束或室束支到室间隔的肌束，故为附加结室连接或附加束室连接。由于心房激动仍通过房室结传导故 PR 间期正常，但由于激动通过 Mahaim 纤维，越过房室束与室束支，提前激动心室间隔，故引起 Delta 波和 ORS 间期延长。

　　近年来，心外膜标测和手术结果证明：在主动脉 - 二尖瓣环处之外，附加旁路还可以发生在房室环的任何部位。因此，A、B、C 型和束支分类已不能满足临床需要，而需采用解剖学定位的方法，但术前根据心电图、电生理学研究对附加旁路定位还具有重要意义。

　　西利（Sealy）为了使附加旁路定位方便，利于手术治疗，从房室沟水平，将心脏划分为 4 个区域：左心室游离壁、后间隔、右心室游离壁、前间隔（图 69-2-3）。根据奥伦（Oren）等对 439 名患者进行的电生理学检查，55% 附加旁路位于左心室游离壁，25% 位于后间隔，14% 位于右心室游离壁和 6% 位于前间隔，多发性附加旁路的发生率为 5%～10%。

　　吉罗东（Guiraudon）根据附加旁路与心脏房室环和非房室环部分的关系，将附加旁路分为典型性附加旁路和不典型性附加旁路两种类型。典型性附加旁路与房室环的关系密切，它们位于房室沟内并跨越二尖瓣环或三尖瓣环，连接心房肌和心室肌。又可分为三型。心外膜型：大多数附加旁路位于心外膜下；心内膜型：少数附加旁路位于心内膜下，需采用心内膜手术技术才能切除；心外膜、心内膜间型（图 69-2-4）。

　　不典型性附加旁路位于非房室环连接部。根据手术资料，术中常温心跳下的连续房室结和附加旁路的心电监测，不典型性附加旁路位于以下三处：位于心房膜部间隔右侧的心房肌内（para-hisian 前间隔旁路）；覆盖叶间三角的左心房心肌内（不典型后间隔旁路）；膜部间隔内（膜部间隔旁路）。大多数前间隔附加旁路是不典型附加旁路，其他部位的附加旁路如左心室游离壁、右心室游离壁和后间隔

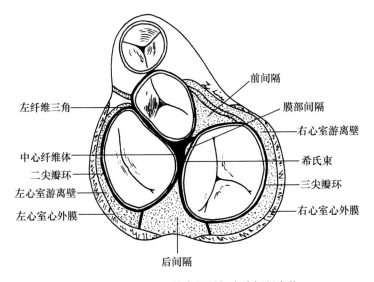

图 69-2-3　W-P-W 综合征附加旁路解剖定位

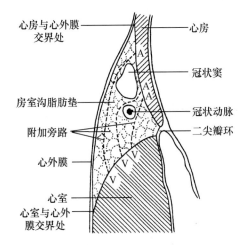

图 69-2-4　不同深度的典型附加旁路分布示意

的大多数附加旁路为典型旁路。

四、解剖基础

房室连接部位在外科治疗W-P-W综合征中是非常重要的解剖部位。房室连接又可分为两个部分：房室环连接部和非房室环连接部。环连接部包括二尖瓣环和三尖瓣环；非环连接部为附着于主动脉瓣下与二尖瓣之间的膜样间隔。二尖瓣环为附着于左心房室孔边缘的纤维性组织，是心脏支架的一部分。三尖瓣环也是心脏纤维支架的组成部分。瓣环略呈三角形，其中一个角即相当于隔瓣前端，与中心纤维体相连。二尖瓣环和三尖瓣环并不完全在一个平面上，三尖瓣环平面略低于二尖瓣环平面，只是在中心纤维体处两个房室瓣环相连接。三尖瓣隔瓣环向前横跨膜样间隔中部将膜样间隔分为两半，即膜部间隔心房部分和心室部分。

中心纤维体（又称右纤维三角）为连接于主动脉后瓣环、二尖瓣环、三尖瓣环之间的纤维和纤维组织。前面为膜部间隔和左心室流出道，尾部是Todaro腱与下腔静脉瓣相延续。中心纤维体周围有房室结区的许多传导系纤维，房室束也由心房穿过中心纤维体进入心室。左纤维三角为主动脉左瓣环外侧与二尖瓣环相连接的纤维结构。在左、右纤维三角之间的区域即二尖瓣与主动脉瓣膜样连接部分，是房室沟水平唯一心房肌和心室肌不连续的地方。因此，在这一区域没有附加旁路通过。

在膜部间隔部位重要的解剖结构是Koch三角，Koch三角的下缘是三尖瓣隔瓣瓣环，上缘是Todaro腱，它从下腔静脉走向房间隔并附着于中心纤维体上，三角的基部大致为冠状窦左缘。Koch三角的顶点正对着膜部间隔。房室结在Koch三角内，房室结呈半圆形或三角形，从后向下跨越左右心房，房室结发出的希氏束走行于膜部间隔下方。

心脏十字交叉区域和连接后间隔区域称为"锥形脂肪区"（图69-2-5），锥体的顶部是右纤维三角，基底部是后十字交叉部的心外膜，锥体两侧是左右心房，在右纤维三角处融合成房间隔。这个锥体间隙内含有脂肪、冠状动脉分支、冠状窦及来自左右心室汇入冠状窦的心静脉支。了解此结构对于处理后间隔的附加旁路十分重要。

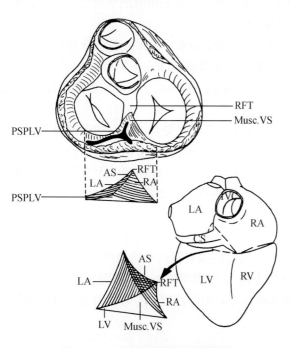

图69-2-5　后间隔菱锥形间隙解剖

PSPLV：左心室后上连续；RFT：右纤维三角；Musc：膜部室间隔；
AS：房间隔；LA：左心房；RA：右心房；LV：左心室；RV：右心室；CS：冠状窦。

五、电生理学检查

1. 电生理检查目的　确定正常房室传导系统和附加旁路的功能；诱发患者的临床心律失常和潜在的心律失常，明确发病机制；确定旁路传导在患者心律失常中的作用；检测附加旁路的前向、逆向有效不应期，<300 ms有治疗意义，<270 ms则有可能诱发心室颤动；提供解剖定位。

2. 电生理学检查方法　用4条多极电极导管起搏和记录心电活动。电极导管分别放于右心房、右心室、希氏（His）束和冠状窦。分别在窦性心律、右心房起搏和右心室尖起搏记录12导联心电图，根据预激中的QRS波群特点可以确定附加旁路的位置。在正常窦性心律时，房室传导可分别通过正常或附加旁路。由于房室结传导延迟的特性，附加旁路并不常表现。QRS波群形态和PR间期的变化部分依赖于通过附加旁路到心室的电传导，如果对房室结的延迟传导作一定的干扰，如提前心房去极化或提高迷走神经张力，都会引起附加旁路传导，从而使预激的ECG特点更加明显。W-P-W综合征包括顺行性室上性心动过速、逆行性室上性心动过速和房扑、心房颤动。顺行性心动过速最常见，原因是大的折返环电传导顺行通过正常房室结，激动心室肌，逆行通过附加旁路激活心房肌，心房激活在心室激活之后。逆行性心动过速，激活心室的电兴奋是顺行通过附加旁路激动心室肌，再逆行通过正常的房室结传导系统激动心房肌。如果将附加旁路手术切断，就会制止上述心动过速的发生。

隐匿附加旁路如果为逆行性传导，在窦性心律中的QRS波群形态是正常的。在心房颤动中，如果顺行性传导只通过房室结、His系统，则心室率和QRS波群形态与没有附加旁路患者的心室率和QRS波群形态相似。附加旁路的成功切断依靠于术前附加旁路的准确定位、判断是否有多发性附加旁路以及判断附加旁路是否为心律失常的病因。

3. 心电图特点　　W-P-W综合征的心电图特点：短PR间期（<20 ms）；QRS波群起始的Delta波；宽的QRS波群（≥120 ms）；继发性ST-T改变。根据Delta（Δ）波、电轴、心前区R波变化，可判断附加旁路在心室的左侧、左后侧、后室间隔、右侧和前室间隔区。表69-2-1总结了不同区域附加旁路的EGC特点。

表69-2-1　不同区域附加旁路的ECG特点

部位	负Delta波	电轴变化	R＞S
左侧	I 和或aVL	正常	$V_1 \sim V_3$
左后侧	III 和aVF	−75～+75	V_1
后室间隔	III 和aVF	0～90	$V_2 \sim V_4$
右侧	aVR	正常	$V_3 \sim V_5$
前室间隔	V_1 和 V_2	正常	$V_3 \sim V_5$

注：R＞S. 胸前导联正向R波变换成负向S波。

尽管确定附加旁路和多发性附加旁路需要电生理学检查，但在某些右心房心内膜标测不能进行的病例中，可通过12导联ECG的结果来大致判断附加旁路的位置。

4. 危险因素和合并症　　电生理学检查的危险性小，病死率很低。霍罗威茨（Horowitz）等报道在1 062例患者检查中，0.4%发生深静脉栓塞，0.6%发生肺动脉栓塞，0.6%发生局部或系统感染和0.5%发生气胸，没有心脏血管和脑栓塞。大多数心律失常能被程序性房或室刺激所中断，需要电复律或除颤的发生很低。

六、手术适应证

W-P-W综合征本身并不是手术的适应证，有心动过速症状、影响工作及生活，甚至因顽固室上性心动过速，严重威胁生命应首选射频消融介入治疗。如多次射频消融失败者，或患者合并其他心脏病变，可以同期手术治疗[18-19]，如做Ebstein畸形矫治等手术。

七、手术技术

患者仰卧位，经胸骨正中切口开胸，切开心包，暴露心脏，先行心脏心外膜标测，以再次明确附加旁路的位置。

（一）术中心外膜标测

术中心外膜标测附加旁路有两种方法。

1. 人工标测 手持棒状或指环状探查电极，沿房室沟心房、心室侧滑动，棒状电极探查心脏前面及左、右两侧，指环状电极探查心脏后面及膈面。参考电极一个缝在右心房近心耳处作为心房激动参考时间，一个缝在右心室流出道作为心室激动参考时间。心房起搏，探查电极置于房室沟的心室侧，探查心室的激动点，称为前向心室激动顺序标测。寻找最短的S-R间期点，该点即为预激点。心室起搏，由心房电极探查心房的激动点，称为逆向心房激动顺序标测，探查电极电图的A波早于心房参考点A波，提示该点为预激部位。最早的SA部位为逆向预激点。

2. 计算机标测 可用多达54～128个电极的袜状电极网套在心脏表面，或用21个（或21个以上）双极电极的电极带围绕房室沟一圈，电极带上有两排电极分别与房室沟两侧的心房、心室紧密接触。在窦性心律、心房起搏和心室起搏的情况下记录1～2个心动周期，就可通过计算机数据分析准确地计算出附加旁路的位置。此方法操作方便、简洁，结果快速、可靠，并节省了术中心外膜标测的时间。

（二）经心内膜手术切断附加旁路术

W-P-W综合征的手术术式根据手术进路的不同分为两种，即经心内膜手术和经心外膜手术切断附加旁路。经心内膜手术切除附加旁路，需要切开心房，暴露心内膜，所以要常规插管，建立体外循环，阻断主动脉，经主动脉根部灌注停搏液，在心脏停搏下操作。

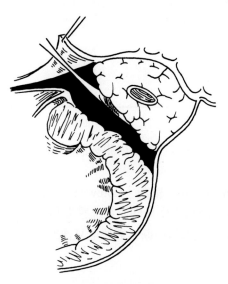

图69-2-6 分离房室沟脂肪垫方向及程度

1. 左侧游离壁附加旁路切断术 切开右心房，在卵圆窝前方切开房间隔，显露二尖瓣。在二尖瓣环上1～2 mm，从左纤维三角起，逆时针方向至后室间隔终止的范围内，于心外膜标测定位两侧各切开1 cm，切开左心房后壁。用镊子提起切开处的心内膜组织，向二尖瓣方向分离房室沟内的脂肪垫。将脂肪组织与心室肌完全分离开，一直分离到心外膜与心室交界处，对附着于左心室游离壁上的脂肪垫更要仔细分离，可用钝性神经拉钩切断切口内任何可疑的纤维组织。分离完心室侧后，再分离切口上缘的脂肪组织，直到心外膜与心房壁交界处（图69-2-6、图69-2-7）。用5/0 prolene缝线连续缝合切口，关闭心房切口。

2. 右侧游离壁附加旁路切断术 于右心房做纵行切口，切开右心房。在三尖瓣环上1～2 mm处做切口，沿标测定位点两侧各切开1 cm。与左心室游离壁处理的方式一样，将切口下房室沟内的脂肪组织与右心室表面分离开。切断切口内任何可疑纤维组织（图69-2-8），用5/0 prolene线缝合切口和右心房切口。

3. 后间隔附加旁路切断术 这个部位附加旁路的定位及手术较为困难。由于房室结和His束位于该部位的Koch三角内，所以在手术切除中较常见的并发症为完全性房室传导阻滞。因此，术前做好安置永久性起搏器的准备，术中还要详细进行心外膜标测以明确附加旁路的位置。切开右心房后，在Koch三角内做房室结和希氏束的心内膜标测，以避免术中对它们的损伤。从Koch三角尖端膜部房间隔下缘处开始，沿三尖瓣环上2 mm，逆行切到右心房后游离壁，以加强后间隔的显露。将后间隔内的脂肪垫向右侧分离到右心室肌与心外膜交界处，向左分离直到左心室后上部的二尖瓣环，完全显露出后室间隔的顶部。从后侧将附着于中心纤维体上的脂肪组织全部分离下来，直到显露出二尖瓣环与中心纤维体的连接，在此间隙要切断所有穿过后室间隔的组织，最后用5/0 prolene线连续缝合切口和右心房切口。

4. 前间隔附加旁路切断术　切开右心房，从室间隔膜部心房部上方，沿三尖瓣前瓣环上方1~2 mm，顺时针切至前瓣环中部。此切口可显露出肌部间隔的上部，此处为右心室漏斗部和主动脉根部所在地。将脂肪和表浅的肌肉纤维从房间隔和三尖瓣环上分离开，直到右心室漏斗部（图69-2-9）。

5. 非典型的附加旁路　即膜部间隔内附加旁路的发生率较其他区域高。它们走行于膜部间隔内，从膜部室间隔与肌部室间隔交界处的不同点进入室间隔肌肉中。不典型旁路不易手术切断，可采用心房膜部间隔和与心室附着处广泛冷冻消融的方法切断。

（三）经心外膜切除附加旁路术

Sealy（1968）的首次附加旁路切断术，就是采用此术式。由于当时技术、条件等的限制，经心外膜切除附加旁路易出血、易伤及冠状动脉和术后心律失常的再发生率高，因此，Sealy 等放弃了心外膜

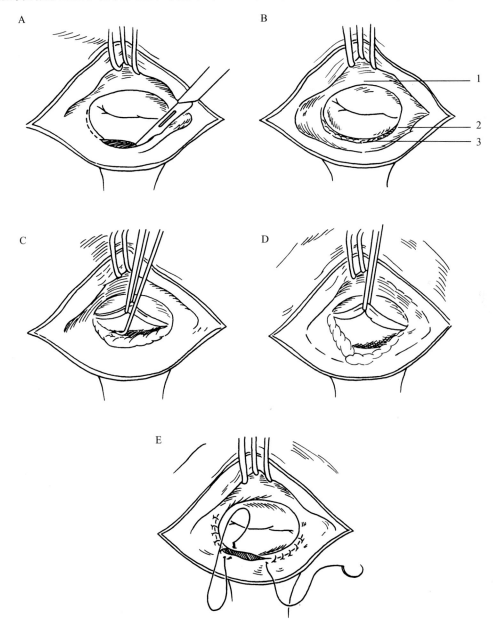

图69-2-7　经心内膜切断左心室游离壁附加旁路手术步骤（A~E）

1. 左纤维三角；2. 后交界；3. 房室环脂肪垫。

A. 切开二尖瓣后瓣环；B. 延长切口；C. 用神经钩分离瓣下组织；D. 充分离断后瓣环；E. 连续缝合后瓣环切口。

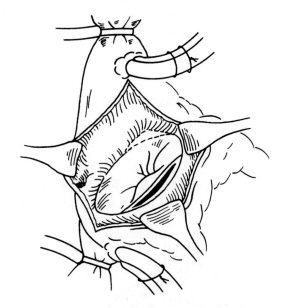

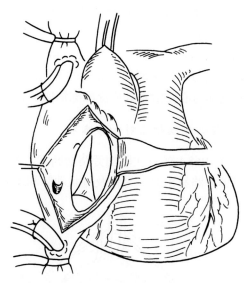

图69-2-8　经心内膜切断右心室游离壁附加旁路的切口

图69-2-9　经心内膜切断间隔附加旁路术式示意

技术，并和考克斯（Cox）等1995年发展与完善了心内膜手术技术。由于很大一部分的附加旁路位于心脏瓣环外膜，吉罗东Guiraudon等（1994）重新介绍了心外膜手术技术切除附加旁路。采用心外膜手术技术和心外膜冷冻消融技术结合治疗本病。虽然心内膜技术比心外膜技术准确，但心外膜技术比心内膜技术更具有吸引力。因为经心外膜入路切断附加旁路，不需要进入心脏内操作，不需要建立体外循环，直接在跳动的心脏上进行手术，并可同时进行心电图监测，这样能很快判断出是否准确地切除了附加旁路，而且该手术是在持续心电监测的条件下，不易损伤正常的传导系统，与心内膜技术相比较为安全，手术时间短，更易被患者接受。

　　虽然心外膜技术比心内膜技术具有许多优点，但在下述情况下仍应采用经心内膜切除附加旁路：多发性附加旁路；冠状动脉回旋支位于要分离的区域上；有左上腔静脉存在；不典型附加旁路；合并其他心脏疾患，需同时手术治疗；经心外膜手术失败，需再次手术者。

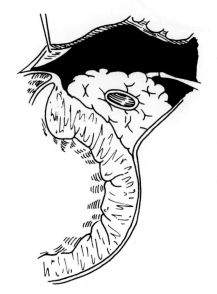

图69-2-10　经心外膜切断左心室游离壁附加旁路的方向及程度

　　1. 左侧游离壁附加旁路切断术　左侧房室沟不易显露，所以要用手指抬起心脏或用纱布垫起心脏。如果心脏不能耐受扭转，可建立体外循环辅助，但不需阻断主动脉及停跳心脏。在预激点处切开心外膜并向两侧延长。由于左侧不易显露，切口内锐性分离易伤及附近的冠状动脉血管，所以切口内分离脂肪宜用钝性分离，用钝性神经拉钩拉断可疑的纤维组织。经心外膜入路与经心内膜入路的区别是两者的分离方向不同，心内膜技术主要是分离二尖瓣环心室侧脂肪，而心外膜手术主要是分离二尖瓣环心房侧脂肪。将心外膜及心外膜下脂肪从左心房壁上分离开，一直要分离到二尖瓣环上。目视或手指能触到二尖瓣环后，再向心室侧分离一部分脂肪。注意不要造成心房、心室穿孔和损伤冠状动脉系统。当到达心室肌，心电监测显示预激、逆行传导中止时，停止操作，心脏恢复原状（图69-2-10）。

　　由于心外膜技术较心内膜技术准确性低，故在分离后的房室沟内同时采用冷冻消融术，用直径1.5 cm的冷冻探头，置于二尖瓣环上，以−60℃冷冻3 min。注意避免对冠状动脉回旋支的冷冻损伤。宾（Penn）等报道150名W-P-W综合征的心外膜手术结果，整体手术成功率95%，没有手术死亡和严重的并发症。

2. 后间隔附加旁路切断术 助手用纱布抬起心尖部，暴露心脏后间隔区。在右冠状沟下缘切开心外膜，将右心房室沟内脂肪垫分离，显露出右心房室沟。仔细游离右冠状动脉及其分支，避免对它们的损伤。从该切口向左侧延长，将右心房、左心室间的脂肪垫从心房、心室壁上分离下来。分离显露出左心室后上连续部的肌肉，将上面所有的脂肪垫、纤维束及小的动脉穿入支清除干净。此处位置较深，有3~4 mm，虽然分离较为困难，但清除一定要彻底。再向左侧延伸分离到左心房室沟。分离结束，用0.5 cm直径的探头低温至−60℃冷冻房室连接区2 min，心电图监测一旦发生房室传导阻滞就停止操作。如果附加旁路位于左后间隔，可结合左游离壁附加旁路切断术的办法进行处理。

3. 右游离壁附加旁路切断术 右游离壁附加旁路手术技术与左侧有所不同。右心房室沟的显露比左侧好，不需过度地搬动或牵拉心脏就可显露清晰，因此，很少像左侧那样因心脏不能耐受过度牵拉而采用常温下体外循环。右侧房室沟内心脏静脉入右心房的开口较多，手术切口不能像左侧那样切得较为整齐，要根据血管不同的位置而采用不同的进路。脂肪垫附着于右心房壁上较左侧紧密，分离时要细心。此外，右侧心房、心室肌有时在三尖瓣环附近直接连接，形成一种肌肉折叠（图69-2-11），成为附加旁路的潜在部位。所以在此情况下务必将心室肌从心房壁上分离下来，暴露出三尖瓣环。注意术中务必将心房肌与心室肌从三尖瓣环分离开，才能有效地切开附加旁路（视频50）。

视频50 右心室憩室切除术＋异常传导束切断术

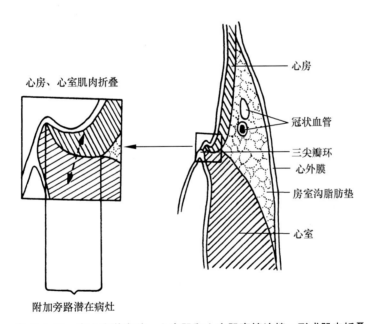

图69-2-11 右心室游离壁，心房肌和心室肌直接连接，形成肌肉折叠

（四）术后心电图标测

无论经心内膜还是经心外膜手术后，都需要再行心外膜标测，鉴定附加旁路是否完全被切断。如果附加旁路没有切断或还有其他附加旁路存在，还需要重新定位再次手术。附加旁路被切断后，心电图有以下几方面特征：体表心电图Delta波消失，PR间期延长，QRS电轴和图形恢复正常，导联 I，aVL，V_5和V_6出现Q波；心外膜电图显示AV间期>120 ms；心房调搏已不能诱发室上性心动过速的发作及随着频率增快而出现的房室传导文氏现象；重复心外膜标测则显示预激点消失。

八、手术并发症

（一）术中心动过速发作

麻醉插管、术中探查、操作等刺激，会引起心动过速的发作，长时间的发作，又会导致心功能的异常，所以要采用房室沟周围按压、静脉使用抗心律失常药物等措施中止发作，如上述处理无效，也可采用电复律的方法。

（二）术后心律失常

术后1周要行电生理学检查，以检查附加旁路被切断情况。如果术后再次出现心律失常，说明附加旁路未被切断，只受到暂时性损伤，术后恢复异常传导，或多发性附加旁路只切断一部分，或隐匿性附加旁路被激活，都应再次手术。

（三）心脏传导阻滞

出现传导阻滞时，用临时性起搏器起搏心脏。冷冻消融引起的心脏传导阻滞往往是暂时性的，术后一段时间能恢复正常。如果术中伤及房室结和希氏束，引起永久性房室传导阻滞，则需要植入永久性心脏起搏器。

（四）冠状动脉损伤

尤其在心外膜手术时，伤及冠状动脉后，不易止血。刺破冠状动脉出血或血肿压迫冠状动脉往往会造成心肌梗死，后果严重。冷冻消融时，要将冠状动脉拉开，使之有一段距离，冷冻损伤会造成以后的冠状动脉粥样硬化、斑块样改变。必要时将心脏停搏，在体外循环下予以修补。

（吴清玉　李巅远）

第3节　非缺血性室性心律失常

非缺血性室性心律失常的治疗，对于外科领域是一种挑战，这不仅仅是由于该类疾病发病率低，更主要的是它们的发病机制与缺血性室性心律失常不同。非缺血性室性心律失常有可能由折返激动、异常兴奋灶和触发激动等因素形成。后两种机制形成的室性心律失常在电生理学实验中不易诱发，韦伦斯（Wellens）报道一组非缺血性室性心律失常，只有24%的患者通过程序性电刺激诱发出室性心律失常。由于难以通过标准的方法诱发心律失常，因此难以通过标准的心脏标测定位方法对它们准确定位。此外，非缺血性室性心律失常的患者药物治疗可能有效。

非缺血性室性心律失常常见的病因包括右心室发育不良、长QT综合征、先天性传导系统异常、各种心肌病、急性心肌炎、某些心脏手术后的晚期并发症、原发性室性心律失常。非缺血性室性心律失常的外科治疗分为两种：一种是切除术，另一种是隔离术。切除术是切除或破坏心律失常的异位兴奋点；隔离术则是将心律失常的异位兴奋点与正常心肌组织隔离开，使正常的心肌保持正常的窦性心律。非缺血性室性心律失常的外科治疗常采用切除术，但由于病因的多源性，病变的广泛性和室性心律失常诱发、定位的困难性，隔离术比切除术更有意义。

1974年，吉罗东（Guiraudon）第一次成功地应用手术切除的方法治愈了非缺血性室性心律失常。在右心室发育不良而导致室性心律失常的患者中，他介绍了在心外膜心电标测的帮助下确定诱发心律失常区域，采用简单的透壁切割方法治疗非缺血性室性心律失常。后来冷冻治疗和隔离术分别于 1978 年和 1979 年被应用于临床，并取得了较好的效果。

非缺血性室性心律失常虽然发生率很低，但病因很多，因此，手术方式的选择主要依靠临床表现和电生理检查。

一、右心室发育不全的室性心律失常

非缺血性室性心律失常最常见的原因为右心室发育不全。1977 年，方坦（Fontaine）等第一次描述了这种先天性疾病，症状表现为反复阵发性室性心律失常和左束支传导阻滞，右心室心肌完全或部分被脂肪和纤维组织代替。这会导致右心室漏斗部、心尖和后基底部薄弱和瘤样凸起。因此，这三处常是产生室性心律失常的异位起源点。如果右心室病变广泛，特别是右心室游离壁，心室壁有可能像纸一样薄，心内膜外就是心外膜。这种疾病有时也会发展到左心室和室间隔。在这些患者中，常常表现心肌肥大和充血性心力衰竭并且难以治疗。如果右心室发育不全不严重，可能右心衰竭不明显。因为心肌广泛受影响，在这些患者中，心律失常往往是多源的。术前 12 导联心电图显示右侧异常，高尖 P 波，不完全右束支传导阻滞，T 波倒置。心导管检查，2/3 的患者各心室压力正常，另 1/3 患者右心房 A 波压力增高（1.60～2.67 kPa）。

各种年龄均可发生，男女比例为 3 : 1。本病通常呈进行性发展，病死率高达 20% 以上，大多数患者突然死亡。心律失常难以药物治疗，一半以上的患者需手术治疗。

由于手术死亡率和术后复发率很高，因而术前确诊就显得相当重要。右心室发育不全通过 MRI、CT 和右心室造影可以确诊，并且能显示出右心室扩张、囊性变、矛盾运动和室壁瘤等情况。MRI 可以诊断心肌的脂肪样变，心脏超声和核素可用于明确术前左右心室心功能情况。

（一）心室局部切除术

通过心外膜标测出心律失常的右心室异位起搏区，全层切除该处心肌。Guiraudon 报道 12 例患者通过心室切割和部分心室切除治疗，手术死亡率 8%，术后心律失常复发率 25%[18]。由于切除术后心律失常复发率高和有时整个右心室病变导致室性心律失常，因而可采用隔离术治疗。

（二）心室隔离术

将右心室异位起搏区的室壁与正常室壁隔离开（图 69-3-1）。通常右心室发育不全导致室性心律失常的区域在右心室，呈瘤样凸出。切口从前房室沟三尖瓣环水平起，沿右心室壁一直切到后房室沟三尖瓣环处止，注意不要伤及房室沟内的右冠状动脉。再在切口两侧冷冻消融，以彻底清除残留的心室纤维。

室性心律失常起源于右心室后基底部，右心室心尖区还有一个小室壁瘤。将异常起搏点所在右心室区域与正常心室壁隔离，另做一切口延向心尖切除室壁瘤。

若右心室的病变广泛，部分心室隔离不能解决根本问题，最好将整个右心室与心脏其他部位隔离开（图 69-3-2、图 69-3-3）。右心室隔离术沿室间隔或平行于室间隔切开右心室壁，切口从肺动脉瓣环前侧起，绕过心尖部，切开右心室后壁，直到离三尖瓣环后方约 1 cm 处。注意不要伤及房室沟内血管。该切口要将房室沟内脂肪垫分离。再另做一心内膜切口，从肺动脉瓣环后侧沿室

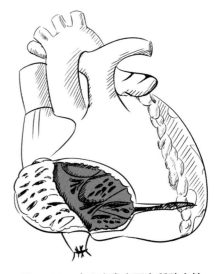

图 69-3-1　右心室发育不良所致室性
心律失常行心室隔离

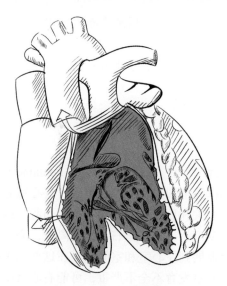

图 69-3-2　右心室隔离术 1

两个透壁心肌切口将整个右心室与心脏其他部位隔离开。

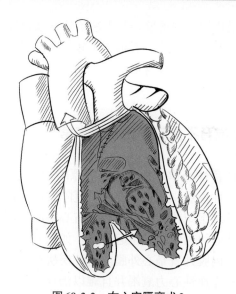

图 69-3-3　右心室隔离术 2

三尖瓣前叶乳头肌离断，再重新移植回原位，心室切口用滑线连续缝合。

上嵴切向三尖瓣环前侧。此切口同样要切穿心肌，通过切口能看到主动脉根部。为了彻底隔离或切除所有的残留心室间纤维，可用 3 mm 直径的 NO 冷冻探头置于切口两侧数分钟。前乳头肌基底部需要横断并重新移植回原位（图 69-3-3），心肌切口最后用 3/0 滑线连续缝合。这种手术方法最终可将整个右心室与其他心肌隔离开。

实验研究证明，心室隔离术安全、有效，并且不改变隔离后的右心室室壁电学特性或使心肌供血发生损伤。实验研究还证实，如果两个心室同步跳动，右心室的血流动力学不受影响。通过超声进一步研究表明，隔离后的右心室收缩功能得以保留，但右心室的舒张功能明显下降。因此，当右心室室壁无心电活动和收缩性时，对心脏血流动力学会有明显的影响。如果左心室不同步，右心室室壁将无心电活动和全收缩性凸出。右心室发育不良常伴明显的血流动力学异常。在行隔离术的患者常合并右心室功能障碍。因此，在隔离右心室时安放永久性同步起搏器，不仅可防止急性血流动力学异常，更主要的是可防止同步收缩性凸起和长期的进行性的右心室扩张。

右心室隔离术能提高右心室和左心室的室颤阈。机制可能为隔离术使左右心室分离，从而减少了左、右心室相互间的电传导。在一组模型中线性回归分析表明，室性连接与室颤阈之间存在明显的负相关。因此，隔离术的有效性不仅在于隔离了右心室的心律失常，而且还在于降低了心室的室颤和室性心动过速的易感性。

应该强调的是，右心室隔离术只可用于由于右心室广泛病变而导致的严重非缺血性室性心律失常的治疗，在其他情况下则应更多地采用局部隔离术。

二、长 QT 综合征

杰韦尔·兰格·尼尔森（Jervell Lange Nielsen）于 1957 年首次描述长 QT 综合征。该综合征的特点是 QT 间期延长和由情绪及劳累因素导致的室性心律失常，可引发晕厥。如果不能及时治疗，可能会导致心室颤动和突然死亡。

临床表现有两种类型：是 Jervell-Lange-Nielsen 综合征，除上述症状外，还伴有先天性耳聋。另一种是 Romano-Ward 综合征，不伴有听力缺陷。尽管有些病例有明显的遗传性，但大多数病例不伴有家族史。

长 QT 综合征的心电图特点是，QT 间期延长和 T 波形态不正常。T 波表现为双峰、双相、倒置，常常伴有阵发性 T 波改变。该综合征的室性心律失常是一种伴有电轴变化的混乱快速的室性心动过速。

长 QT 综合征的诊断标准见表 69-3-1。确诊需要两条主要标准或一条主要标准加两条次要标准。

表 69-3-1　长 QT 综合征的诊断标准

主要标准	次要标准
QT 间期延长（QT＞440 ms）	先天性耳聋
紧张所致晕厥	阵发性 T 波改变
家族性 LQTS	心率缓慢（儿童）
	心室复极化异常

长 QT 综合征的病理原因是，由于先天性心脏交感神经系统发育不平衡，导致左侧交感神经活动起支配作用。大多数患者左侧星状神经节传导的交感神经活动增加就会引起心律失常。另一种理论认为，该疾病发病是因病毒感染心脏神经传导系统发生神经炎所致。虽然上述两种假说各有大量的实验和临床数据支持，但尚未最后被证实。

大多数患者的治疗采用 β 受体阻滞剂，未经治疗的患者病死率高达 71%，而通过 β 受体阻滞剂治疗病死率下降到 6% 左右。大约 20% 的患者对受体阻滞剂无效，会阵发性晕厥，因此，这些患者应手术治疗。绝大多数手术采用左侧星状神经节切割术和高位胸交感神经切割术[20]。手术从锁骨上入路，向后横断低位颈神经。上位的胸交感神经节要被切除，注意不要损伤头侧部分，以免发生 Honer 综合征。同时需要切除左侧胸交感神经第 1 部分的 4～5 个神经结。也可通过左侧胸腔小切口行星状神经结切除术。

手术效果：在施瓦茨（Schwartz）的一组 54 例病例报道中，长期随访病死率只有 6%[21]。但另外的作者报道手术成功率没有这么高，班达里（Bhandari）等报道在平均 39 个月的随访下，80% 症状复发，包括 30% 心搏骤停。对于频发晕厥的患者应采用植入自动心脏除颤器的方法治疗。

三、法洛四联症根治术后室性心律失常

法洛四联症术后心律失常是一种少见的晚期并发症，异位起搏点通常位于右心室切口瘢痕处，其他的室壁切口瘢痕也有可能诱发心律失常。有的学者报道通过右心室切口修补室间隔晚期发作持续性单形室性心律失常，术前、术中心电标测、定位，可切除右心室切口瘢痕组织，根据情况用心包片修补或直接缝合，同时采用冷冻消融术治疗。

（吴清玉　李巅远）

参 考 文 献

［1］　ZHOU Z, HU D. An epidemiological study on the prevalence of atrial fibrillation in the Chinese population of mainland China [J]. J Epidemiol, 2008, 18 (5): 209-216.

［2］　ZONI-BERISSO M, LERCARI F, CARAZZA T, et al. Epidemiology of atrial fibrillation: European Perspective [J]. Clin Epidemiol, 2014, 6:213-220.

［3］　黄从新, 张澍, 黄德嘉, 等. 心房颤动: 目前的认识和治疗的建议 -2018 [J]. 中国心脏起搏与心电生理杂志, 2018, 32 (4): 315-368.

［4］　黄从新, 吴钢. 心房颤动的机制 [J]. 中华心律失常学杂志, 2018, 12 (2): 150-153.

［5］　HAÏSSAGUERRE M, JAÏS P, SHAH D C, et al. Spontaneous initiation of atrial fibrillation by ectopic beats originating in the pulmonary veins [J]. N Engl J Med, 1998, 339 (10): 659-666.

［6］ MOE G K, ABILDSKOV J A. Atrial fibrillation as a self-sustaining arrhythmia independent of focal discharge [J]. Am Heart J, 1959, 58 (1): 59-70.

［7］ WINFREE A T. Electrical instability in cardiac muscle: phase singularities and rotors [J]. J Theor Biol, 1989, 138 (3): 353-405.

［8］ WILLIAMS J M, UNGERLEIDER R M, LOFLAND G K, et al. Left atrial isolation: new technique for the treatment of supraventricular arrhythmias [J]. J Thorac Cardiovasc Surg, 1980, 80 (3): 373-380.

［9］ DEFAUW J J, GUIRAUDON G M, VAN H N M, et al. Surgical therapy of paroxysmal atrial fibrillation with the "corridor" operation [J]. Ann Thorac Surg, 1992, 53 (4): 564-570.

［10］ COX J L, BOINEAU J P, SCHUESSLER R B, et al. Modification of the maze procedure for atrial flutter and atrial fibrillation. I. Rationale and surgical results [J]. J Thorac Cardiovasc Surg, 1995, 110 (2): 473-484.

［11］ COX J L, JAQUISS R D, SCHUESSLER R B, et al. Modification of the maze procedure for atrial flutter and atrial fibrillation. II. Surgical technique of the maze III procedure [J]. J Thorac Cardiovasc Surg, 1995, 110 (2): 485-495.

［12］ DAMIANO R J J, BAILEY M. The Cox-Maze IV procedure for lone atrial fibrillation [J]. Multimed Man Cardio thorac Surg, 2007, 2007 (723): 2758.

［13］ SAINT L L, DAMIANO R J J, Cuculich P S, et al. Incremental risk of the Cox-maze Ⅳ procedure for patients with atrial fibrillation undergoing mitral valve surgery [J]. J Thorac Cardiovasc Surg, 2013, 146 (5): 1072-1077.

［14］ WOLF R K, BURGESS S. Minimally invasive surgery for atrial fibrillation-Wolf Mini Maze procedure [J]. Ann Cardiothorac Surg, 2014, 3 (1): 122-123.

［15］ 吴清玉. 心律失常及心脏起搏器 [M]//郭加强. 心脏外科技术图谱 [M]. 杭州: 浙江科学技术出版社, 1995, 594-610.

［16］ GANZ L I, FRIEDMAN P L. Supraventriculat tachycardia [J]. N Eng J med, 1995, 332 (3):162-173.

［17］ BAKIR I, GUIRAUDON G M, WELLENS F. Surgical treatment of Wolff-Parkinson-White syndrome: a timeless procedure? [J]. Acta Cardiol, 2007, 62 (2): 207-209.

［18］ 吴清玉, 李颠远. 房室结折返性心动过速合并部分性心内膜垫缺损外科治疗一例 [J]. 中华胸心血管外科杂志, 2000, 4 (2):143-144.

［19］ GUIRAUDON G M, GUIRAUDON C M, KLEIN G J, et al. Operation for the Wolft-Parkinson-White syndrome in the catheter ablation era [J]. Ann Thorac surg, 1994, 57 (5): 1084-1088.

［20］ TRAVIS R, RICARDO L, PABLO S, et al. Cardiac sympathectomy for the management of ventricular arrhythmias refractory to catheter ablation [J] . Heart Rhythm, 2018, 15 (1): 56-62.

［21］ SCHWARTZ P J. Idiopathic long QT syndrome: progress and questions [J]. Am Heart J, 1985, 109 (2): 399-405.

第70章

肺动脉栓塞

肺动脉栓塞（pulmonary embolism，PE）是一种常见心血管病，年病死率达20%～30%，仅次于冠心病和脑卒中，居死亡原因的第三位[1]。肺动脉栓塞多由静脉血栓特别是深静脉血栓引起，后者是肺动脉栓塞的主要原因。在美国每年深静脉血栓和肺动脉栓塞的患者多达100万，欧洲也类似，发病率分别为（0.96～3.0）/1000和（0.75～2.69）/1000[1]。在我国，由于对本病认识不足和客观条件的限制，部分患者生前未能作出肺动脉栓塞的诊断，否则病例数会更多。如能作出正确诊断，多数肺动脉栓塞患者可以得到有效治疗。但当大面积肺动脉栓塞引起急性右心衰竭、溶栓和介入治疗不能缓解病情而危及生命时，可能需要外科治疗。对于血栓脱落引起的慢性栓塞性肺动脉高压，内科治疗无效，更需要外科治疗。在上述两种情况下，清除肺动脉内的新鲜或机化的血栓，可从根本上使肺动脉高压下降并改善右心功能，从而使患者生活质量得到明显改善。

第1节 急性肺动脉栓塞

急性肺动脉栓塞（acute massive pulmonary embolism，AMPE）指发病在两周以内的肺动脉栓塞，超过两周为慢性肺动脉栓塞。急性肺动脉栓塞是严重威胁人类生命的疾病，危重症肺动脉栓塞3个月内病死率可达50%，每年死亡患者达10万～18万例[2]。深静脉血栓的患者50%会发生肺栓塞，70%患者会在发病后1 h内死亡。急性肺栓塞以是否存在顽固性低血压（收缩压<90 mmHg或者收缩压比发病前下降≥40 mmHg持续15 min以上），分为危重、重症和轻症3个类型，死亡率分别为25%～65%、3%和<1%[1]。

急性肺动脉栓塞经溶栓治疗可溶解部分或全部血栓，恢复肺组织再灌注，可不考虑外科治疗。尽管行血栓清除的手术死亡率较高（2.5%～30%），但对于那些溶栓或介入治疗无效而病情严重的患者，放弃外科治疗无疑会使他们丧失生存的机会。因此，在有条件的医院应考虑行肺动脉血栓清除术。手术应在低温全麻体外循环下进行，体外循环不仅能有效地使濒死的患者复苏，患者生命得到延续，而且能提供充分时间以彻底清除肺动脉内的血栓，加上ECMO生命支持技术的广泛应用，使更多的肺动脉栓塞的患者得到了救治。体外循环下肺动脉血栓清除术已成为急性肺动脉栓塞外科治疗的有效方法[3]，近年来本病的治疗又有了新的进展。

急性肺动脉栓塞患者临床表现各异，有些患者病情变化快，需要多学科加强合作与沟通，建立标准的诊治流程，才能及时制订有效的诊治方案，提高救治的成功率。外科手术清除肺动脉血栓对于高危肺栓塞患者无疑是一个挑战，也是唯一的生存机会。

一、历史回顾

早在1908年特伦德伦堡（Trendelenburg）就提出肺动脉血栓清除术（pulmonary thromboembolectomy）治疗急性肺动脉栓塞，经肺动脉切口用镊子和吸引器清除血栓，但不幸的是在临床上手术没有成功。直到1924年才由基施纳（Kirschner）完成首例肺栓塞的手术，成功地救治了1例患者，使外科取栓治疗肺栓塞得到了关注，但早期手术成功率低于5%，1961年，库利（Cooley）首次在体外循环辅助下完成肺动脉内血栓清除术。1999—2008年美国重症肺栓塞患者外科手术成功率约72.8%[4]。

二、病因

肺动脉栓塞90%患者是由于患者下肢静脉或骨盆深静脉血栓脱落引起，仅20%左右栓子来自上腔静脉。来自脂肪、由感染形成的赘生物、空气和肿瘤组织、羊水和创伤等栓子较少。很多因素可以促使血栓形成，如抗凝蛋白缺陷、创伤、骨科、胸科和其他手术，静脉置管、糖尿病、长期卧床、栓塞和凝血系统缺陷等。高龄、肥胖和长途旅行也是血栓形成因素之一。血管壁损伤、血流缓慢和血液高凝状态三个主要因素是血栓形成的基础。

三、病理生理

急性肺动脉栓塞导致肺动脉管腔狭窄或阻塞，肺血流减少或中断，使肺血管阻力突然增加，加上肺动脉栓塞时血栓素A_2等物质释放可诱发血管收缩，促使肺血管阻力、肺动脉压进一步升高，导致右心室内压升高，室壁张力增加使右冠状动脉相对供血不足，同时右心室心肌氧耗增多，可导致心肌缺血，进一步加重右心功能不全。右心功能不全导致左心回心血量减少，使心排血量降低，造成体循环低血压。右心室衰竭是急性肺栓塞死亡的主要原因。

另外肺动脉栓塞可使肺血管床面积减少，当肺血管床面积减少40%～50%时，肺动脉平均压可至40 mmHg，致使右心室内压升高，心功能受损，肺血管床面积减少70%以上可导致猝死。

心排血量降低引起混合静脉血氧饱和度降低。此外，阻塞血管和非阻塞血管毛细血管床的通气/血流比例失调，导致低氧血症。由于右心房压力增高，约1/3的患者卵圆孔开放可产生右向左分流，引起严重的低氧血症，并增加栓塞和脑卒中的风险。

四、临床表现

取决于患者栓塞的部位、范围和基础疾病。胸痛是急性肺栓塞的常见症状，中央型急性肺栓塞胸痛表现可类似典型心绞痛。患者可有呼吸困难、紫绀、咯血以及晕厥；当大面积栓塞，两个以上肺叶受影响时，表现为休克和右心衰竭。多数患者有烦躁不安、惊恐甚至濒死感。

体格检查可有呼吸次数和心率加快，听诊肺部可闻及湿啰音及哮鸣音、肺动脉瓣区第2心音亢进或分裂以及三尖瓣区收缩期杂音，血压下降及紫绀。可出现肝脏增大、胸腔积液、肝颈静脉反流征和下肢水肿等右心衰竭的征象。有些患者下肢静脉曲张。

五、辅助检查

1. 心电图　呈动态变化，表现无特异性。可表现为胸前导联V_1～V_4及肢体导联Ⅱ、Ⅲ、aVF的ST段压低和T波倒置，V_1呈QR型，$S_IQ_{III}T_{III}$（即Ⅰ导联S波加深，Ⅲ导联出现Q/q波及T波倒置），不完全性或完全性右束支传导阻滞，房性心律失常或心房颤动。

2. 胸部X线片　可显示肺动脉高压或肺梗死征象，如肺纹理稀疏、纤细，肺动脉段突出或瘤样扩张，右下肺动脉干增宽或伴截断征，右心室扩大等，也可出现肺野局部浸润阴影、尖端指向肺门的楔形阴影、肺容积减少、气管移位、患侧膈肌抬高、少量胸腔积液、胸膜增厚粘连。

3. 超声心动图　可直接观察到肺动脉内血栓的形态、位置及其与肺动脉的关系，还可明确各心腔内是否有血栓存在，肺动脉高压和心功能的情况，可以作出诊断。

4. CT　具有无创、扫描速度快、图像清晰、较经济的特点，可以确诊本病。能够发现肺动脉栓塞的位置及范围、严重程度和形态及肺段以上肺动脉内的栓子。肺动脉内可见低密度充盈缺损，远端血管不显影，也可见右心室扩大、肺野楔形条带状的高密度区或盘状肺不张，中心肺动脉扩张及远端血管分布减少或消失等征象。

5. MRI　可以发现肺动脉栓塞位置和范围及血栓的新旧，评估右心功能和下肢静脉血栓的情况，但检查耗时，如果患者病情较重，不宜做此项检查。

6. 核素　核素肺扫描是肺动脉栓塞的重要诊断方法，典型征象是呈肺段分布的肺灌注缺损，并与通气显像不匹配。诊断急性肺栓塞的敏感度为92%，特异度为87%，且不受肺动脉直径的影响，尤其在诊断亚段以下急性肺栓塞中具有特殊意义，此检查可同时行双下肢静脉显像。

7. 右心导管检查　肺动脉造影为诊断肺动脉栓塞的金标准，直接征象为肺血管内造影剂充盈缺损。如果患者病情不稳定，除了为了溶栓取栓治疗，一般不需要做此项检查。

8. 下肢静脉检查　静脉造影为诊断下肢静脉血栓形成的金标准，其诊断敏感度和特异度均接近100%。其他检查包括核素静脉造影、超声检查，对于有症状的近端下肢静脉血栓，超声诊断的敏感度和特异度分别为95%和98%。

9. 化验检查　怀疑急性肺动脉栓塞的患者需要实验室检查血浆D-二聚体，对诊断有排除价值，血浆D-二聚体增高有助于诊断，如<500 μg/L则提示无急性肺脉栓塞。血气检查可显示氧分压和血氧饱和度下降、低碳酸血症。

六、诊断与鉴别诊断

急性肺动脉栓塞诊断比较困难，主要为临床表现没有特异性，可致50%以上的患者漏诊。结合患者临床表现和超声心动图，特别是CT检查可以明确诊断，但要和心脏压塞、心绞痛、心肌梗死和主动脉夹层等进行鉴别诊断。

七、自然病程

肺栓塞患者9%～11%在1个月内死亡，3个月病死率为8.6%～17%，危重患者可达50%[2, 4]。且有反复发作风险，抗凝治疗期间或停药后D-二聚体水平升高者复发风险增加。

八、手术适应证

急性大面积肺栓塞病死率高，及时彻底地清除肺动脉血栓是挽救患者生命的唯一希望和关键因素。一经诊断即应用肝素、尿激酶等抗凝治疗，同时可行导管介入溶栓或抽吸血栓治疗。

有下列情况应该积极争取手术治疗：①患者大面积肺栓塞诊断明确，肺动脉主干或主要分支严重堵塞，发生在7天内，溶栓或其他治疗方法，包括介入治疗失败或有溶栓禁忌证和卵圆孔未闭。②右心房、左心房或右心室、肺动脉内有大量血栓且有脱落危险。③患者血流动力学不稳定，血氧饱和度明显下降，右心室扩大、右心衰竭，休克，需要用ECMO辅助治疗。

九、术前准备

术前应进行充分讨论，制定合理的治疗方案，使患者及家属充分了解病情及手术风险，常规备皮、配血、完善肝、肾功能等实验室检查。

十、手术技术

手术在全麻、低温、体外循环下进行，根据病情可采用并行循环或停循环手术。术前常规放置经食管超声探头（TEE）有助于评价手术效果。

经胸骨正中切口开胸，切开并悬吊心包，显露心脏。全身肝素化后，在主动脉，上、下腔静脉及右上肺静脉插管，建立体外循环。如怀疑右心房内有血栓，应在上、下腔静脉直接插静脉引流管。

体外循环并行降温后，阻断升主动脉，经升主动脉根部灌注心脏停搏液。根据血栓位置，纵行切开主肺动脉或向左、右肺动脉延伸。用熊掌镊子、卵圆钳钳夹或吸引器将肺动脉内的血栓取出。血栓可以完全清除，细碎血栓可能进入肺动脉远端，术中应尽量避免。切开右心房，探查右心房、室如有血栓一并清除，如有卵圆孔未闭或房缺，予以修补。若合并有下腔静脉血栓，可用带球囊导管行血栓取出术。血栓清除后，仔细用5/0或6/0 prolene线缝合肺动脉切口。心脏复跳后，撤除体外循环，置放引流管，关胸。必要时继续用ECMO支持，延迟关胸。

十一、术后处理

如果体外循环停机顺利，仅用一般药物就足以维持心排血量，再灌注肺水肿通常不严重。如术前血压低，术后常常有明显的肾功能不全和缺血性脑损伤，因而应注意肾功能和脑的保护，维持血压稳定。

术后处理与其他心脏直视手术相似，用呼吸机辅助呼吸，限制入量，使用正性肌力和强心利尿药物维护心功能。如无活动性出血，应给以肝素抗凝。监测ACT，维持在160 s。拔出气管后，开始口服华法林行抗凝治疗，维持国际标准化比值在2.0左右。

如血栓来源于下肢静脉，坚持抗凝治疗并要植入下腔静脉滤器。术后常规行下肢静脉彩超检查，明确股髂静脉有无血栓形成，如果患者不能抗凝治疗，或经充分抗凝后血栓复发的患者，术后可置入下腔静脉滤器预防肺栓塞。

十二、手术效果

肺动脉血栓清除术病死率一直较高5.4%～27.2%[4]，大组报告（3 085例）急性肺动脉血栓清除术，手术死亡率19.8%[5]，基利克（Kilic）报告2709例急性肺动脉栓塞清除术的结果，患者年龄57.0±16.0岁，其中45.8%为女性，280例患者术前经过溶栓治疗，手术死亡率27.2%[6]。近年来手术死亡率明显下降，一组37例手术报告，手术死亡率降至5%[7]。术后随诊1～3年的生存率为86%～83%。术前未发生心脏停搏的病死率在6%～8%，而术前发生心脏停搏的病死率高达47%～74%；术前未发生休克的病死率为17%，术前发生休克的病死率为42%；术前溶栓患者外科手术死亡率9.84%，而未溶栓患者3.33%。手术死亡率与术前基础病变、心功能状态相关，也和患者年龄、肺梗死范围、病情轻重有关。死亡的主要原因为多器官衰竭、脑损伤、心功能衰竭和败血症等，因此一旦诊断明确，应该争取积极手术治疗。手术存活的患者中大约有80%可恢复正常肺动脉、肺动脉压和活动耐量，较少发生再栓塞。

第 2 节　慢性栓塞性肺动脉高压

慢性栓塞性肺动脉高压（chronic thromboembolic pulmonary hypertension，CTEPH）是由于肺动脉内反复栓塞和继发血栓形成而引起的肺动脉高压。本病多因下肢及骨盆深静脉血栓脱落反复栓塞肺动脉所致，很少由急性肺动脉栓塞演变而来（0.4%～5.1%）。慢性栓塞性肺动脉高压呈渐进性，最终可使患者因右心衰竭和呼吸衰竭而死亡。

有资料表明，患者自然预后与肺动脉高压密切相关，如肺动脉平均压<30 mmHg，5 年生存率为90%，>30 mmHg 则 5 年生存率为 30%。

内科治疗对慢性栓塞性肺动脉高压效果不明显，肺动脉血栓内膜剥脱术（pulmonary thromboendoarterectomy，PTE）已成为首选的治疗方法。手术死亡率已明显下降，中远期效果良好。肺移植也可有效地治疗本病，但由于供体缺乏等原因，使其在临床广泛应用受限。

一、历史回顾

1956 年美国的霍利斯特（Hollister）首先报道用肺动脉内膜剥脱术治疗本病，1958 年艾利森（Allison）完成了首例肺动脉血栓内膜剥脱术。1963 年斯奈德（Snyder）经右侧切口成功完成了肺动脉血栓内膜剥脱术。1964 年卡斯尔曼（Castleman）首次在体外循环辅助下完成手术。

二、病理解剖

肺动脉高压导致主肺动脉及左右肺肺动脉扩张、血管壁增厚，在较大的管腔内可存在大量不同时期的血栓，血栓机化可与肺动脉壁紧密相连，使动脉内膜及中层增厚，管腔狭窄。血栓机化后可附着于主肺动脉壁和堵塞肺动脉各分支，可延及远端肺段动脉或亚肺段动脉。机化的血栓为白色纤维组织，含有平滑肌细胞、内皮细胞、纤维细胞、红细胞，由于小动脉重建，构成类似原发性肺动脉高压的肺血管病变，与肺动脉壁界限不清。甚至可以把远端肺动脉完全堵塞，在闭塞的小动脉近端可见新鲜的继发血栓，支气管动脉代偿性扩张。

CTEPH 的病变可大致可分为中心型和外周型，如果血栓和机化血栓主要位于主肺动脉、左右肺动脉及肺叶动脉为中心型，累及肺叶动脉以远为外周型。外周型病变肺动脉管腔内常看不见血栓，均为血栓机化后的白色纤维组织，与肺动脉壁粘连紧密，不易分辨和剥离，管腔严重狭窄甚至可以完全闭塞。

中心型病变手术效果好，外周性病变手术效果差。圣迭戈医学中心同行将本病病理分为 4 型，Ⅰ型（12%）为主肺动脉和左右肺动脉内有血栓，Ⅱ型为肺叶动脉内膜增厚、纤维化可见网状结构，大的肺动脉内没有血栓（38%），Ⅲ型为肺段动脉以远栓塞，肺动脉内膜增厚和纤维化，内膜网状结构形成（39.4%），Ⅳ型为远端肺小动脉病变，在血流淤滞时可再形成血栓。

本病还可以合并右心房室扩大、肺部疾患、冠心病、瓣膜病、先天性心脏病等其他病变。

三、病理生理

下肢或骨盆深静脉血栓栓塞是引起肺动脉高压的重要原因，栓塞引起肺血管管腔狭窄，导致血流通气比例失调，肺泡动脉氧分压差增加，血氧分压下降，可引起呼吸衰竭。全肺阻力升高可使右心负荷加重，出现右心房室扩大、三尖瓣关闭不全、肝大、腹水、下肢水肿、右心衰竭，以上两种原因互相影响，可导致死亡。

四、临床表现

患者症状多没有特异性，主要表现为活动后气短，进行性加重，运动耐量降低。随后出现胸痛、咯血、咳嗽、晕厥等，严重的可出现肝大、腹水、下肢水肿和腹痛等重度肺动脉高压、右心功能不全症状。腹痛与膈肌受刺激或肠缺血有关。其中差不多半数患者有深静脉血栓史或急性肺动脉栓塞史。由于症状的非特异性，因而常常误诊或漏诊。

体格检查主要发现为慢性肺动脉高压和右心衰竭征象。如心率增快，可闻及期前收缩，三尖瓣关闭不全时可闻及Ⅱ级收缩期杂音。肺动脉第二音明显亢进，肺内可闻及哮鸣音及干、湿性啰音。下肢不对称肿胀，静脉扩张，色素沉着，可有肝大、腹水、下肢水肿等[8-9]。

五、辅助检查

1. 心电图　多为窦性心动过速，T波倒置和ST段下降，特别是出现"冠状T波"改变即$S_IQ_{III}T_{III}$征（即Ⅰ导联S波加深，Ⅲ导联出现Q波及T波倒置），也可出现Q-T间期延长、完全性或不完全性右束支阻滞及房性心律失常。

2. 胸部X线片　肺内渗出或梗死，纵隔移位，肺纹理稀疏，部分或一侧肺野透亮度增强。肺动脉段突出，肺动脉扩张，右心房室扩大。

3. 超声心动图　可发现右心房室增大，左心室减小，室壁运动异常。室间隔向左移位，三尖瓣环扩张，三尖瓣轻到中度关闭不全。主肺动脉及左右肺动脉内可见团块回声，肺动脉增宽与肺动脉高压。如右心房内有血栓，可以诊断。血管内超声可观察血栓形状及与动脉壁的关系。对中央型肺动脉栓塞诊断有一定价值，对于急诊患者，检出率较低。TEE有助于确诊，准确性可达80%～90%，但不适合危重患者。

4. CT、MRI　可直接显示肺动脉内血栓部位、形态与管壁关系以及内腔受损情况，肺段血管完全闭塞，诊断敏感度为90%。可见主肺动脉，左、右肺动脉主干栓塞的范围和大小，评价右心功能，对下肢静脉栓塞诊断也有很大帮助。

5. 核素显像　肺通气灌注扫描可见肺野或肺段灌注缺损。对栓塞程度往往低估。

6. 下肢静脉造影　可见静脉血流梗阻，侧支循环形成。

7. 肺动脉造影　是诊断肺动脉栓塞唯一可靠方法，也是金标准。同时也可了解血流动力学情况，肺动脉及右心室腔压力和全肺阻力。造影可发现肺动脉及其分支充盈缺损，相关术野无血流灌注，肺透亮度增加，肺动脉或分支截断现象和造影剂充盈、排空延迟等征象。

8. 实验室检查　可见白细胞增多，红细胞沉降率加快。血清胆红素、乳酸脱氢酶与磷酸肌酸激酶升高，血气检查因病变范围大小而有不同改变，主要为低氧血症和低碳酸血症。

六、诊断和鉴别诊断

患者有呼吸困难、活动耐力差、胸痛、咯血等症状，结合心电图、胸部X线片、超声心动图、CT等检查结果可以做出初步诊断，但要和以下疾病鉴别。

1. 原发性肺动脉高压　排除原发性肺动脉高压很重要，因为原发性肺动脉高压手术不仅无效，并且手术死亡率极高。如怀疑肺动脉高压，可行核素肺扫描来判断是否存在大的肺灌注缺损。如果肺扫描无局限性灌注充盈缺损，完全正常，则肺动脉高压不可能来自血栓栓塞，但肺扫描常常低估肺血管阻塞程度。准确的术前评价必须包括右心导管检查测定右心室压力，肺动脉造影显示肺动脉的解剖情况和有无占位病变和肺动脉截断征象。

2. 肺动脉内原发或继发肿瘤　应予以高度重视，特别是肺动脉纤维肉瘤。尽管本病少见，但在病理生理和临床表现方面与慢性栓塞性肺动脉高压相似，甚至 CT 检查和右心导管检查都不能鉴别，极易误诊。只有在手术中做出诊断。

3. 艾森曼格综合征　超声心动图检查可发现所合并的心内畸形，CT 检查肺动脉内无占位病变。右心导管和 MRI 检查也有助于鉴别诊断。

七、手术适应证

慢性栓塞性肺动脉高压诊断明确，心功能为 NYHA Ⅲ级或Ⅳ级者，可考虑手术治疗。

术前肺动脉造影显示栓塞位于亚肺段动脉的近端，估计血栓位于手术可及的范围之内。

无论栓塞位于单侧或双侧肺动脉，引起劳力性呼吸困难都应手术。

肺血管阻力（PVR）是个重要的参考指标，肺动脉平均压>30 mmHg、PVR 超过 300 dyne·s·cm^{-5}应该手术。有的学者认为 PVR 超过 1000 dyne·s·cm^{-5}不适合行肺动脉内膜剥脱术，但不是决定性的因素。合并瓣膜病、冠心病等可同期手术但手术危险性增加。

八、手术禁忌证

广泛的亚肺段以远微小动脉病变，手术中难以去除，患者全身情况差，心功能衰竭严重或有其他器官不宜手术的疾病等。

九、手术技术（视频 51）

经胸骨前、正中切口切开皮肤，锯开胸骨，切开心包心外探查，先行肺动脉测压。全麻、低温、体外循环，必要时在深低温停循环下进行手术。术者应戴头灯和使用合适的器械。于升主动脉，上、下腔静脉，右上肺静脉插管建立体外循环，并行循环降温。用电刀游离升主动脉，上、下腔静脉和肺动脉。要保护好膈神经和腔静脉。根据血栓栓塞的位置于相应的肺动脉做切口。一般先行右肺动脉切口（图 70-2-1），切开肺动脉后清除疏松血栓和肺动脉内膜至肺叶动脉，此时不需要停循环。在鼻咽温 20℃时阻断升主动脉，经主动脉根部灌注停搏液。可以停循环，一般可停循环 20 min，再灌注 10 min，维持鼻咽温在 18℃、静脉血氧饱和度在 60% 以上[10-11]。

调整灯光和手术台以便术野更清晰，剥离和清除肺段动脉及其远端分支内机化血栓，动脉内膜也要尽量清除，仅清除肺动脉内血栓效果不好。剥离时要找到肺动脉中层正常平面，正常平面内壁完整、光滑、白色，剥离比较容易，将完整剥离的肺动脉内膜组织向近端牵拉，像脱衣袖一样剥离，推开远端的肺动脉

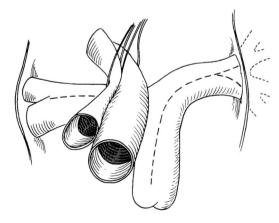

图 70-2-1　显露左、右肺动脉

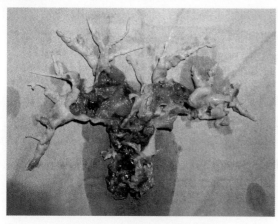

图70-2-2　肺动脉血栓内膜标本

壁，但不要撕破肺动脉壁或造成穿孔导致肺出血，也不要轻易拉断，一旦拉断远端不易找到和去除，类似把尾巴留在远端肺动脉，会导致残留肺动脉高压，影响手术结果。

要彻底清除机化血栓和肺动脉内膜，分离到亚肺段水平及各个分支（图70-2-2）。部分患者肺动脉中没有新鲜血栓，粗略看可能是正常的，这在左肺动脉更常见，也要进行内膜剥脱。清除右肺动脉血栓及内膜后，用6/0 prolene线闭合肺动脉切口，缝合要可靠，再恢复循环。同法切开左肺动脉到左上肺动脉起始处（图70-2-1），剥脱和清除血栓及动脉内膜，左下肺叶血栓及内膜清除常较困难，原因是栓塞位置较深。血栓清除后，开始复温，静脉滴入甲泼尼龙500 mg，也可给血管扩张剂。缝闭左肺动脉切口，切开右心房探查有无血栓，闭合未闭卵圆孔。对轻度三尖瓣关闭不全者可不予处理，术后多可恢复正常。中度以上关闭不全的，可以行瓣环环缩、三尖瓣成形术。常规闭合右心房和肺动脉切口。可再继续完成其他心脏手术。心包内引流5～7日，以防晚期心包渗出。

十、术后处理

肺动脉内膜剥脱术需要很好的团队密切合作，术后加护工作也很重要。术后应用呼吸机辅助呼吸，呼吸终末正压（PEEP）、持续呼吸道正压（CPAP）通气，吸入一氧化氮有利于对围手术期肺缺血-再灌注损伤、肺动脉高压危象的治疗。术后处理重点是防治肺动脉高压和肺再灌注后引起的肺水肿，减轻心脏前、后负荷，维持心功能和循环稳定，使器官及组织得到良好灌注和预防肺内感染[12]。

再灌注后肺水肿通常发生在术后72 h以内，主要原因为肺动脉远端病变、手术清除血栓、内膜不完全，致使术后肺动脉高压不降。肺动脉高压和肺动脉内膜剥离区局部肺组织过度灌注，是造成肺毛细血管出血和肺水肿的主要原因。

手术后缺氧可致肺血管阻力升高，麻醉、体外循环和手术的影响也可使术后肺动脉压力升高或持续不降，可致发生肺动脉高压危象，导致患者死亡。防治措施：充分镇静；呼吸机辅助呼吸，一般多采用压力支持方式和使用PEEP，给予过度通气和充分给氧，维持二氧化碳分压30 mmHg左右，可吸入一氧化氮，静脉滴入前列腺素、硝酸甘油以利于肺动脉压下降。

术后应加强心功能的维护，限制液体入量，补充大量蛋白质等胶体，加强利尿，减轻心脏前后负荷，应用肾上腺素、多巴胺以及米力农等强心药物等改善心肾的灌注，这些措施也有利于防治肺水肿。原则上是维持好动态平衡，既要维持血压稳定、保证重要器官的灌注，又要避免容量负荷过多加重肺缺血-再灌注损伤，因此维持左心房压6～8 mmHg/CVP 6～10 mmHg很重要。

术后再栓塞的预防：下肢静脉血栓形成是栓子的重要来源，术前最好能进行深静脉造影，明确静脉血栓的位置和形态，以利于术后置放下腔静脉滤过器，防止下肢静脉产生的栓子进入肺循环。手术当日引流量不多即可给予肝素，气管拔管后可口服华法林，根据凝血酶原时间调整用量，出院后应长期服用。

十一、手术并发症

1. 右心衰竭　患者术前右心功能长期受损较重，术中心肌保护不够，术后肺血管床再灌注后的反应性血管收缩、血栓内膜剥脱不彻底，而使肺动脉压未能下降，为导致术后右心衰竭的主要原因。

因此，术中充分保护心肌，术后严密监测左心房压和CVP，以便及时采取措施，如应用多巴胺、肾上腺素等正性肌力药物和强心利尿药。吸入一氧化氮和常规使用前列腺素、硝酸甘油等药物，可以降低肺动脉压，有利于心功能的恢复，必要时应用心脏辅助和ECMO技术支持治疗。

2. 再灌注肺水肿 又称"局部性ARDS""肺出血综合征"，表现为术后明显的低氧血症和肺内大量渗出。术后即可发生，发生率约为20%，曾有患者在术中从气管内吸出稀水样分泌物达3 000 mL。处理方法前已述及，应用呼吸机辅助呼吸，采用压力支持方式加PEEP可使肺泡毛细血管渗漏减少，PEEP可达10 cmH$_2$O。再根据肺功能恢复情况，逐步减少PEEP压力，到撤离呼吸机，拔出气管插管。重症肺缺血-再灌注损伤也可采用ECMO替代性治疗，使患者能度过肺缺血-再灌注损伤加速肺功能恢复。手术结束时静注甲泼尼龙500 mg，可能有预防作用。

3. 术后持续肺动脉高压 和患者远端肺血管病变严重程度，术中肺动脉特别是肺段、亚肺段动脉内膜剥脱不彻底密切相关。患者术后出现肺动脉压较术前无明显下降甚至升高，表现为血压低、血氧低、心率快、尿少或无尿等低心排血量综合征征象。右心系统血流不能通过肺组织氧合而回流到左心系统，进一步降低体循环血压，形成低血压或休克状态，而右心系统的后负荷进一步加重，会发生肺动脉高压和急性右心衰竭，应立即使用血管活性药物如肾上腺素、去甲肾上腺素、多巴胺以维持循环稳定，必要时应用ECMO辅助循环，才可能有效缓解，但一旦发生预后不良，病死率很高。

4. 肺出血 与术中肺动脉、肺组织损伤、破裂，肺动脉血栓内膜剥脱不彻底、持续肺动脉高压有关。手术时间长、凝血功能紊乱也是一个重要原因。严重者可有大量支气管内出血，可使用止血药物、使用双腔气管插管反复吸出气管内血液，必要时使用单侧肺通气，通过Carlen气管插管阻塞该侧气道以暂时填塞凝血而止血。

5. 神经系统并发症 因为循环停止时间短，脑并发症少见。部分患者可有一过性谵妄，经治疗通常可在48 h内自行缓解。严重者昏迷，应用保护脑神经和脱水药物，根据病情采取相应措施积极处理，多可恢复。

6. 病变复发 与抗凝治疗不够，反复栓塞、肺血管远端病变加重有关，在抗凝的情况下，在下腔静脉置入滤器加以预防。

十二、手术效果

早期手术死亡率较高，1990年以前在12.6%～37.5%。近年来随着手术技术的提高，死亡率降至1%～4%[13]。美国圣地亚哥医学中心近5年手术死亡率降到1%[14]。北京中国医学科学院阜外医院开始手术15例，没有手术死亡。术后血流动力学指标明显改善，术后平均肺动脉收缩压由术前的100.9 mmHg下降至39.4 mmHg；动脉氧分压由术前的58.6 mmHg上升至92.2 mmHg。随访结果满意。肺动脉内膜剥脱术后3年生存率90%，而非手术治疗组70%。手术后10年生存率72%[13, 15]。心功能可恢复至NYHA Ⅰ或Ⅱ级。北京中国医学科学院阜外医院随访6例，平均17.3个月，均恢复NYHA Ⅰ或Ⅱ级，肺血灌注明显改善（图70-2-3）。有深静脉血栓史，心功能Ⅳ级，合并肺部及左心疾病，双肺下叶均有病变，PVR＞1200 dyn·s·cm^{-5}，为手术危险因素。

十三、经验与启示

CTEPH多由下肢或骨盆深静脉血栓形成，反复栓塞肺动脉所致。患者症状不典型，以呼吸困难、活动耐力差为明显，易被忽略和误诊。胸部X线片、超声心动图、CT检查可做出初步诊断。确诊需行右心导管和核素肺灌注扫描，要注意和肺动脉肿瘤、原发性肺动脉高压鉴别。

肺动脉血栓内膜剥脱术是最有效的治疗方法，手术成功率高，术后效果好。关键是要选择好合适

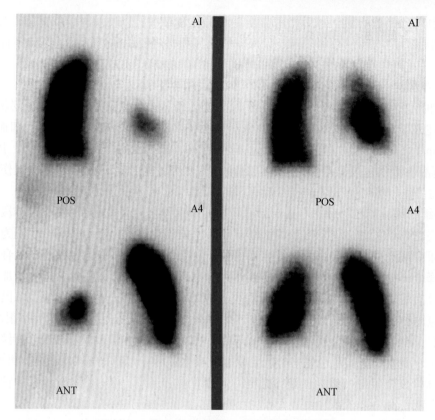

图 70-2-3　核素肺扫描显示右肺血灌注明显改善

的患者，除了要细致研究分析有关检查结果，特别是肺动脉造影结果之外，还要注意患者心功能和病变范围。中央型病变手术效果好，外周病变因为手术不易彻底清除，以致术后发生严重并发症、手术死亡率高而效果不好。因此术前对手术性评估至关重要，如果患者以远端肺小血管梗阻性病变为主，手术危险性高，以不手术为宜。患者年龄不是手术禁忌证，即使合并冠心病、瓣膜病等心脏病也可以考虑手术。一旦手术适应证选择不当，患者会死于围手术期并发症，中长期效果不佳。

术中要注意：应在体外循环、深低温停循环下完成手术，这样可避免支气管动脉分流过来的大量血液妨碍视野。但停循环时间不宜超过 20 min，否则易造成脑损伤。清晰的视野有利于剥离层面的确认，需在肺动脉中膜层面上将血栓内膜完整切除，不宜过深或过浅。过深易损伤肺动脉壁，可致肺内动脉出血，过浅则剥离不完全。因此找到剥离内膜的正确分层非常重要。剥离时要尽可能将白色血栓内膜尽数、完整剥出，无使遗留。无论术前是否显示CTEPH为单侧病变，均应探查并行双侧肺动脉剥离手术，因为慢性肺动脉栓塞不可避免地影响双侧，因而胸骨正中切口成为常用切口。

手术后主要并发症为低心排血量综合征、残留肺动脉高压和再灌注性肺水肿，都与手术适应证选择不当、手术中肺动脉内膜剥脱不彻底有关。手术后要密切观察，积极处理。使用呼吸机正压辅助呼吸、吸入一氧化氮，静脉输入多巴胺、米力农、肾上腺素等正性肌力药物和强心利尿药物以及硝酸甘油和前列腺素的药物。如保守治疗效果差，可及时应用心脏辅助和ECMO技术挽救患者的生命。

影响手术成功的有以下几个因素：患者的全身情况、是否合并其他疾病、病变的严重程度、肺血管阻力、心功能以及医师治疗团队的水平。

肺动脉内膜剥脱术成功率高，手术后效果好，虽然已经不断取得进步，但对如何选择好手术适应证，如何彻底清除远端小肺动脉病变，仍然是一个挑战。

（吴清玉）

参 考 文 献

［1］ ALESSANDRA I, GIACOMO F, LEONARDO S, et. al. Surgical embolectomy for acute massive pulmonary embolism: state of the art [J]. J Thorac Dis, 2018, 10 (8): 5154-5161.

［2］ STAVROS V K, STEFANO B, MAREIKE L, et al. Management of pulmonary embolism: an update [J]. J Am Coll Cardiol, 2016, 1, 67 (8): 976-990.

［3］ HIROAKI T, KENJI O, MASAMICHI M, et al. Aggressive surgical treatment of acute pulmonary embolism with circulatory collapse [J]. The Annals of Thoracic Surgery, 2012, 94, (3): 785-791.

［4］ IKUO F, KAZUYUKI D. Surgical embolectomy for acute pulmonary thromboembolism [J]. Ann Vasc Dis, 2017, 10 (2): 107-114.

［5］ EDWARD D P, ROHAN S, SAMEER H, et al. National outcomes of surgical embolectomy for acute pulmonary embolism [J]. Ann Thoraci Surg, 2020, 110 (2): 441-447.

［6］ KILIC A, ASHISH S S, JOHN V C, et al. Nationwide outcomes of surgical embolectomy for acute pulmonary embolism [J]. J Thorac Cardiovasc Surg, 2013, 45 (2):373-377.

［7］ EDELMAN J J, OKIWELU N, ANVARDEEN K, et al. Surgical pulmonary embolectomy: experience in a series of 37 consecutive cases [J]. Heart Lung Circ, 2016, 25 (12): 1240-1244.

［8］ 吴清玉.肺动脉栓塞的手术治疗 [J]. 中国循环杂志, 1999, 14 (1):1.

［9］ 吴清玉, 吴永波, 郭少先, 等.慢性肺动脉栓塞的外科治疗 [J]. 中华心血管病杂志, 1999, 27 (2):118-120.

［10］ 吴清玉, 吴永波, 王东进, 等.肺动脉血栓内膜剥脱术治疗慢性栓塞性肺动脉高压 [J]. 中华结核和呼吸杂志, 2001, 24 (5):273-275.

［11］ 吴清玉, 吴永波.慢性栓塞性肺动脉高压的外科治疗 [J]. 中华心血管病杂志, 2001, 29 (5):269-270.

［12］ 吴永波, 吴清玉, 郭少先, 等.肺动林血栓内膜剥脱术围手术期处理 [J]. 中国循环杂志, 2000, 15 (5): 300-301.

［13］ MARIO G, MAGDI Y. Chronic thromboembolic pulmonary hypertension-still evolving [J]. Glob Cardiol Sci Pract, 2020, 2020 (1): e202011.

［14］ MICHAEL M M. Surgical treatment of chronic thromboembolic pulmonary hypertension: pulmonary thromboendoarterectomy [J]. Methodist Debakey Cardiovasc J, 2016, 12 (4): 213-218.

［15］ RICHARD J S. Surgical embolectomy for massive and submassive pulmonary embolism and pulmonary thromboendarterectomy for chronic thromboembolic pulmonary hypertension [J]. Tech Vasc Interv Radiol, 2017, 20 (3): 175-178.

第71章
肥厚型梗阻性心肌病

肥厚型心肌病（hypertrophic cardiomyopathy，HCM）是一种遗传性心血管疾病，主要表现为不对称的左和（或）右心室肥厚，可累及心室的不同部位，尤以室间隔为著，多伴有左心室流出道梗阻，称为肥厚型梗阻性心肌病（hypertrophic obstructive cardiomyopathy，HOCM），又称特发性肥厚型主动脉瓣下狭窄（idiopathic hypertrophic subaortic stenosis，IHSS）。导致左心室流出道（LVOT）梗阻，梗阻程度在特定条件下可变，称为可变性梗阻（dynamic obstruction），多伴有收缩期二尖瓣向前运动（systolic anterior motion，SAM）和关闭不全。

肥厚型心肌病是复杂和比较常见的遗传性心脏病，发病率为0.2%，其中，约有1/3的患者存在左心室流出道静息梗阻，1/3的患者存在左心室流出道激发梗阻，1/3的患者左心室流出道无梗阻。静息和激发左心室流出道梗阻有临床症状且药物治疗无效者需外科手术或介入消融，外科手术者占HCM总人群的5%[1]。

一、历史回顾

1869年2位法国病理学家利乌维尔（Liouville）与阿洛波（Hallopeau）首次记载了HOCM的病理改变，但未引起人们重视。1958年蒂尔（Teare）首次准确描述了1组经尸检证实的心肌病，表现为室间隔肥厚和心肌纤维排列紊乱，并称之为心脏非对称性肥厚。这些病理发现很快被布朗沃尔德（Braunwald）进一步证实。之后，陆续报道了HOCM的临床及病理方面的资料。1964年，施托克霍尔姆（Stockholm）首先报道二尖瓣前叶前向运动导致梗阻，继之被心脏造影所证实。随着超声这一无创检查技术的应用，本病的两个明显标志——非对称性室间隔肥厚和收缩期二尖瓣向前运动的检出更加容易，发现本病是心肌病中常见类型之一，并且具有遗传性。1957年布洛克（Brock）报道了外科遇到的病例，由于对该病不了解，未能进行手术治疗。1960年克莱兰（Cleland）及其同事首先进行了心肌切开手术，以解除流出道梗阻，几乎同时其他医师也进行了同样的手术。1961年柯克林（Kirklin）及其同事报道经心室切口行心肌切除术，此后，曾出现经左心房、心尖、右心室等途径切除肥厚心肌，心肌切开术和心肌切除术被进行了多次改进。1975年，莫罗（Morrow）等完善了经主动脉切口切除肥厚室间隔肥厚心肌的方法，称为经典Morrow手术。此后，随着对HOCM理解的加深，梅斯梅尔（Messmer）以及迪尔尼（Dearani）等对Morrow手术进行了改良，扩大了肥厚心肌切除范围，同时处理异常的乳头肌、二尖瓣等病变，称为改良扩大的Morrow手术，为目前治疗肥厚型梗阻性心肌病的主要术式。另外，有人用其他方法解除左心室流出道梗阻，如二尖瓣替换法、左心尖-主动脉带瓣通道、改良Konno方法，这些方法现已被摒弃[2]。

二、病理解剖

1. 室间隔肥厚　典型病例，以室间隔基底部肥厚最重，肥厚的肌肉突向左心室腔，少数突向双侧室腔，二尖瓣开放时前叶游离缘部位为突出的最高点，并逐渐向主动脉瓣环和心尖部延伸（图71-0-1）。

这是造成左心室流出道梗阻的原因。二尖瓣前叶游离缘相对应的心内膜表面常有纤维瘢痕附着，这是由于心房压升高，心脏舒张期二尖瓣前叶快速开放与肥厚的室间隔碰击所致。

有时室间隔肥厚最突出部位位于室间隔中部，心脏收缩时肥厚的乳头肌紧靠室间隔，造成左心室中部肌性狭窄，而形成两个左心室腔，这时无SAM征存在（图71-0-1A、B）。肥厚也可以限于室间隔后部或心尖部（图71-0-1C、D）。偶见全部室间隔弥漫性增厚[1]。

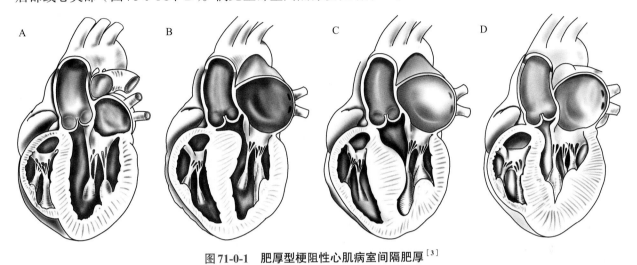

图 71-0-1　肥厚型梗阻性心肌病室间隔肥厚[3]
A. 室间隔正常；B. 室间隔基底部肥厚；C. 室间隔中部肥厚；D. 室间隔心尖部肥厚。

2. 二尖瓣叶及其瓣下装置　在肥厚型梗阻性心肌病，二尖瓣比正常心脏离室间隔近。二尖瓣前叶可有增宽、冗长、松弛，腱索延长，乳头肌肥大、融于室壁、移位，乳头肌直接连接二尖瓣前叶边缘或体部，而不是通过腱索连接二尖瓣，以上这些均可导致SAM征，二尖瓣前叶边缘增厚，这可能是SAM征的结果，二尖瓣环在收缩期缩小比正常更明显。这一"荷包绳"作用使二尖瓣叶形成折叠。二尖瓣前叶前移可以导致二尖瓣收缩中期或晚期反流。Wigle的研究表明二尖瓣反流程度与左心室流出道压差有关。然而，也有病例虽然压力阶差很大，但无二尖瓣反流。HOCM患者的二尖瓣反流也可由于腱索断裂、先天性畸形、风湿性心脏病所致。在年长的HOCM患者，常可见到二尖瓣瓣环钙化[1]。

3. 室间隔和二尖瓣的动力性形态改变　在典型的室间隔肥厚病例，梗阻位于左心室流出道下部和二尖瓣前叶游离缘之间，当心室收缩时，二尖瓣前叶突然向室间隔运动，于收缩晚期又迅速回到二尖瓣关闭位置，这是HOCM的一个特征。这种现象加重了左心室流出道梗阻程度，称之为SAM征。SAM征的机制过去多认为在肥厚型梗阻性心肌病患者由于左心室腔压力显著高于左心室流出道，当心室收缩时，急速血流通过左心室流出道，在狭窄下方形成低压腔，由于Venturi效应吸引本已前移的二尖瓣进一步向前移动。现在随着研究的深入，认识到室间隔肥厚，二尖瓣前叶增宽、移位，乳头肌向前移位，与室间隔或心室游离壁融合，乳头肌肥大，乳头肌直接与瓣叶相连等因素造成血流方向异常，异常血流冲击二尖瓣使其移向室间隔，即所谓推拉效应。这一新的认识使外科治疗方法有了改进[1]。

4. 左心室游离壁　梗阻性HOCM比非梗阻性HOCM的左心室游离壁肥厚更明显，以前侧壁和心尖部为著，而左心室后壁在各种类型的HOCM增厚都不明显。因此，所谓不对称性肥厚，是以室间隔最厚部位与左心室后壁靠近心底部作对比，室间隔厚度≥15 mm，室间隔∶心底部左心室后壁≥1.3∶1即为室间隔肥厚。这种改变是非特异性的，某些先天性心脏病也具有这种改变。有少数病例HOCM为对称性的，左心室后壁局限性肥厚而室间隔正常的情况罕见[1]。

5. 左心室腔　左心室腔变小，甚至当病程晚期出现心衰时，心腔也是小的，心脏收缩期呈"S"形。当肥厚心肌位于左心室中部，左心室腔呈哑铃形。当肥厚心肌位于心尖部时，心腔下半部可以闭塞。

在疾病的晚期，心室可以扩张，这可以是透壁性心肌梗死的结果，或者是疾病本身发展所致。左心室心肌变薄预示预后不良，伴发的心力衰竭很难治愈[1]。

6. 左心房 由于左心室顺应性差及二尖瓣反流，左心房通常扩张，房壁增厚。

7. 镜下所见 本病表现为正常与病变心肌同时存在，病变心肌细胞异常肥大、短粗、变形，在心力衰竭的患者也可看到部分心肌萎缩。肌纤维排列紊乱而不平行，周围结缔组织增生，部分纤维化，是由肌纤维或肌束退行性变或坏死后替代性的纤维增生所致。这些改变是由于原发性的心肌细胞病变，而不是继发于心脏负荷过重[1]。

本病常合并原发性二尖瓣关闭不全、冠状动脉肌桥和冠心病等。

三、病理生理

由于心肌肥厚，使心室舒张顺应性减低，同时心室腔缩小，心室充盈障碍，舒张期容量减少，舒张期压力增高，左心房舒张末期压力增高及左心房压增高，射血分数可达80%～90%，晚期可出现充血性心力衰竭，这是由于左心室舒张功能与顺应性严重降低而引起，并非由于收缩无力所致。

由于左心室流出道梗阻，心室排血受阻，特别当心室收缩时，肥厚的室间隔更加突入左心室腔，二尖瓣向前移位接近突出的室间隔，更加重了流出道梗阻。此时，左心室收缩压增高，左心室流出道与左心室腔出现压力阶差，动脉压力曲线呈现双峰型，即在射血初期，血流通过梗阻轻的流出道，上升支迅速上升达顶峰，尔后由于收缩期间流出道发生梗阻，心室射血的速率骤降甚至停止，波峰下降，在收缩晚期再次上升，是由于二尖瓣前叶关闭，流出道梗阻缓解之故（图71-0-2）。

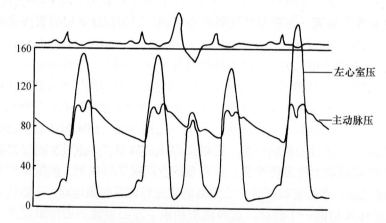

图71-0-2 肥厚型梗阻性心肌病的左心室和主动脉压力曲线[1,4]

压力阶差60 mmHg；主动脉压力曲线呈双峰型；左心室舒张末压升高；期前收缩使动脉压降低左心室流出道压力阶差，有下述两种情况：①静息梗阻型：患者安静状态下，左心室流出道的压力峰值阶差≥30 mmHg；②隐匿梗阻型：患者安静状态下，左心室流出道无明显收缩期压差，当进行激发试验时，如静脉注射异丙肾上腺素、吸入亚硝酸异戊酯或做Valsalva动作，压力阶差即刻上升≥30 mmHg。

静息梗阻型一般室间隔肥厚程度较重，而隐匿梗阻型室间隔肥厚程度多较轻。

许多生理状况和药物可以影响左心室流出道梗阻和梗阻的程度，了解这些，对于疾病的诊治，特别是术中麻醉处理非常重要：①改变心肌收缩力的因素：增加收缩力的因素可使梗阻加重，减弱收缩力的因素可减轻梗阻。应用洋地黄和β肾上腺素兴奋剂（异丙基肾上腺素）、心情紧张、期前收缩，可使心肌收缩力增强而加重梗阻。β受体阻滞剂（普萘洛尔）、抑制心肌药物钙拮抗剂、镇静药物，可以减轻心肌收缩力而使梗阻减轻；②影响前负荷的因素：增加前负荷，左心室腔增大，梗阻减轻，减少前负荷的因素使梗阻加重。Valsalva动作，失血、失液及利尿，应用血管扩张剂，心动过速，可降低前负荷而使梗阻加重。补充血容量，举腿，下蹲，心动过缓，β受体阻滞剂，可以增加前负荷，增大左心室腔，使梗阻减轻；③影响后负荷的因素：左心室射血时阻力增大，梗阻减轻，阻力减轻则梗阻加重。血容量不足，应用血管扩张剂，可降低血压，减少射血阻力，加重梗阻。补足血容量，下蹲，手紧握，应用α肾上腺素兴奋剂，可增加后负荷，减轻梗阻[1]。

四、临床表现

多数HCM患者没有症状，患者的临床表现与左心室流出道梗阻程度、心室舒张功能受损、心肌缺血和心律失常有关。HCM的临床表现可发生于从婴儿到老年的任何时期[1]。

1. 呼吸困难 为最常见的症状，约占有症状患者的90%。这与左心室顺应性差、充盈受阻、舒张末期压力增高、肺淤血有关。

2. 胸痛 约占有症状患者的75%。常因劳累诱发，持续时间长，对硝酸甘油反应不佳，可能由于肥厚的心肌需氧量增加，冠状动脉供血相对不足所致，也与舒张期充盈压升高有关。

3. 晕厥 可发生在突然站立和运动后，是由于左心室流出道梗阻或心律失常脑动脉供血不足所致。

4. 猝死 主要原因是流出道梗阻和心律失常。常与剧烈运动和过度劳累有关。多发生于30岁以下、有阳性家族史者，有的甚至发生在婴儿期。

5. 心悸 为室性期前收缩和心房颤动所致。

6. 心力衰竭 晚期可出现心衰的症状，主要原因是心室舒张功能与顺应性下降、左心房压升高、肺淤血，使右心负荷过重，最终发生全身性淤血，构成呼吸困难、水肿等充血性心力衰竭的表现，也称为舒张功能不全性心力衰竭。

7. 双峰脉搏 其机制见病理生理部分。

8. 心尖搏动 可向左下移位，搏动强而有力，范围扩大。可触及双峰型的心尖搏动，机制同前，但也可能系左心房向顺应性降低的肥厚左心室射血时异常有力收缩所致。

9. 心脏收缩期杂音 为流出道狭窄与二尖瓣反流所致，杂音在胸骨左缘3～4肋间和心尖部明显，呈喷射性，分别向主动脉瓣区与左腋下传导。突然下蹲可使之减轻，甚至消失，Valsalva动作可使之加重。杂音的这些特征对于与其他病的鉴别诊断非常重要。

10. 其他 可有第3、4心音，主动脉瓣第2音分裂。

五、辅助检查

1. 基因检测 HCM是传统意义上的单基因疾病，60%～70%的肥厚型心肌病患者表现为常染色体显性遗传，遗传给下一代的风险为50%。目前已经确定有8种基因突变可致HCM。确诊为该病的患者应该进行此项检测，其一级亲属也应进行基因检测以明确该疾病的存在与否。

2. 心电图 为HCM常规检查方法，并做24 h动态心电图检查，HCM患者75%～95%有心电图异常，心电图改变往往早于临床表现，多表现为左心室肥厚，26%～30%的患者可出现异常Q波，年轻患者如无心肌梗死病史，应疑诊肥厚型心肌病。还可有左心房增大、束支传导阻滞、各种室性心律失常[1]。

3. 胸部X线片 为HCM常规检查方法，无特异性，心脏多呈中间型，肺纹理正常，出现心衰时，可见肺淤血和间质性肺水肿[1]。

4. 超声心动图 经胸超声心动图为首选的诊断方法，还可评估预后。术中食管超声可进一步明确诊断，指导手术，评估手术效果。可显示室间隔肥厚部位和程度，二尖瓣收缩期前向运动，二尖瓣及瓣下结构改变，二尖瓣反流及其程度，左心室流出道狭窄程度及压差大小。可据此进行手术治疗。另外还可见到：左心室腔变小，室间隔运动减弱，左心室后壁运动正常或增强[1]。

5. MRI　心脏MRI用于超声心动图检查诊断不够明确或侵入性治疗前对肥厚心肌程度范围及二尖瓣装置及乳头肌不够明确。心脏MR检查可以提供心脏形态学、心室功能以及心肌组织特征等方面较详细的信息。MRI可明确显示肥厚心肌的部位、严重程度和分布范围，并能显示心腔缩小、变形。可以对心室壁各部位进行测量，显示乳头肌二尖瓣局部解剖情况，心脏MR延迟钆增强显像能分辨出心肌纤维化部位。

6. CT　一般用于胸部不适患者的术前检查，鉴别有无冠状动脉病变，高分辨率CT能够提供精确的心室壁厚度、心室容积、射血分数以及估测左心室质量。单光子计算机体层（SPECT）心肌灌注显像可用于胸部不适低度冠心病可能患者的术前检查，除心肌缺血外，即使患者无冠心病，SPECT在肥厚型心肌病患者也可表现出可逆性或者永久性的类似于心肌缺血或心肌梗死的灌注缺损。

7. 正电子计算机体层（PET）心肌代谢显像　可用于胸部不适低度冠心病可能患者的术前检查，PET用于检测心肌血流以及心肌代谢情况。心肌灌注PET研究显示在冠状动脉正常的患者中，尽管休息状态下心肌血流与正常对照组相似，但是在血管扩张后血流量增加存在明显的延迟。

8. 心血管造影　适用于可能合并冠心病的患者，为诊断冠状动脉狭窄部位、程度的金标准。左心导管可测出左心室体部与左心室流出道之间存在压差，并无跨瓣压差。HOCM压差的特征是具有易变性，同一患者可以在0～175 mmHg之间变动，即无压差的病例通过激发试验可出现压差。左心室舒张末压力及左心房压力均增高，左心房压力曲线示α波增大。主动脉波形表现为双峰型曲线，左心室造影可显示在收缩早期肥厚的左心室心肌导致左心室腔内狭窄，在收缩期主动脉瓣下区呈倒锥体形，锥体的底部是主动脉瓣，前缘为肥厚的室间隔，后缘为二尖瓣前叶，锥体尖端为梗阻部位（图71-0-3）。左心室体部由于肌肉过度收缩而几乎完全排空[1]。

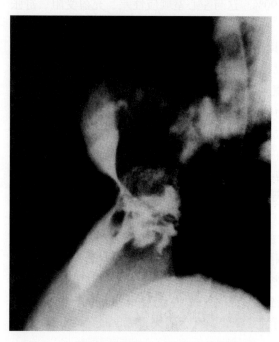

图71-0-3　肥厚型梗阻性心肌病左心室造影所见

六、诊断与鉴别诊断

患者出现气短和胸闷症状，硝酸甘油不能使其缓解，患者有晕厥发作史，心脏收缩期杂音，心电图出现左心室肥厚、异常Q波，应考虑本病的可能。超声心动图检查发现成人室间隔肥厚≥15 mm，无左心室腔增大，二尖瓣前叶收缩期向前运动，左心室流出道可变性血流梗阻，静息或激发峰值压差≥30 mmHg，基因检测阳性，可以明确诊断。HOCM应与主动脉瓣狭窄、主动脉瓣下固定狭窄、二尖瓣原发疾病、冠心病心绞痛相鉴别。双峰脉，UCG特征性改变，激发试验出现心脏杂音增强，为有意义的鉴别点[1]。

七、自然病程

尽管有非家族性病例出现，但肥厚型心肌病是常染色体显性遗传性心肌疾病。M-型超声心动图显示，在家族性肥厚型心肌病单纯非对称性室间隔肥厚是具有遗传性肥厚型梗阻性心肌病的病变表现的一个重要部分，现在还未明确是否无症状的单纯非对称性室间隔肥厚可发展为临床上的梗阻性心肌肥厚，如果发生，这种情况在 20 岁后不常见。

肥厚型心肌病可以见于婴儿早期到 60～70 岁，超声研究表明，肥厚型心肌病及非对称性室间隔肥厚的患者梗阻只占 20%。在婴儿和幼儿早期出现症状者，可能会更严重。这些患者左心室肥厚明显，经常心衰发作，猝死发生率高，儿童和青年病情进展更快。

肥厚型心肌病的自然病史是不同的，尽管临床过程长时间稳定，不良事件如心衰、晕厥、猝死、周围栓塞可以发生。突发心衰常是由于房颤，可以合并栓塞。肥厚型梗阻性心肌病的患者症状轻重和梗阻程度并不完全一致，沙阿（Shah）报道多中心试验中无症状患者的压差可以大于 100 mmHg。弗兰尼（Frank）和 Braunwald 证明，NYHA 心功能 Ⅲ～Ⅳ 的患者比无症状的患者压差更大。维格勒（Wigle）的经验是肥厚型梗阻性心肌病患者在用力时晕厥前期和晕厥更常见。

在转诊中心，肥厚型心肌病的年病死率，儿童是 4%～6%，成人是 3%～4%。与此相反，大量非选择的肥厚型心肌病患者的年病死率为 0.5%～1.5%，生存率与普通成人相似。

肥厚型心肌患者心源性猝死常见，猝死的危险因数是年轻、晕厥家族史、心肌缺血（特别是年轻者），电生理测试时持续的室性心动过速，活动时检测到的室性心动过速，因为晕厥和心脏停搏能被心肌切除减少，流出道梗阻也是一个潜在的危险因素。肥厚型心肌病是看似健康的竞技运动员无法解释的猝死的常见原因。

栓塞导致的神经性死亡，常见于持续房颤或阵发性房颤，少见于二尖瓣或主动脉瓣感染的心内膜炎。Shah 进行的多中心研究表明，肥厚型梗阻性心肌病的患者未进行手术治疗，平均随诊 5.2 年，仅 1 例死于心衰，2 例死于感染性心内膜炎，23 例死于心源性猝死[1]。

八、手术适应证

临床症状明显，药物治疗无效或不能耐受药物治疗，静息或激发后左心室流出道峰值压差 ≥ 50 mmHg 且有室间隔肥厚（一般 ≥ 18 mm）和二尖瓣 SAM 现象（瓣叶冗长、乳头肌病变）应首选外科治疗。HOCM 变化范围大，需针对不同病情选择个体化治疗方案。无症状的患者不需治疗，但需疾病知识教育，每年随诊评估；有症状的患者可选用药物治疗，包括使用 β 受体阻滞剂、钙离子拮抗剂和丙吡胺等，有房颤的患者均应口服华法林抗凝，控制 INR 比值在 2.0～3.0。拟进行手术治疗者应在术前更换为低分子肝素皮下注射抗凝治疗。高龄及有手术禁忌者可选择乙醇室间隔消融术或起搏治疗。

经皮乙醇室间隔消融术经皮穿刺置入导管至冠状动脉前降支的间隔支，注入无水乙醇，造成局部间隔坏死变薄，消除流出道梗阻，但该方法受冠脉间隔支解剖的影响，也不适于有二尖瓣病变者，该方法 Ⅲ 度 AV 并发症较高（10%～20%），由于坏死心肌形成瘢痕，有潜在性致室性心律失常作用，3%～10% 的患者术后发生猝死。不可应用于 <21 岁的患者，不鼓励用于 <40 岁的患者，适用于老龄高危不适于外科手术或不愿做外科手术的患者。

心脏起搏治疗方法为植入永久性起搏器，起搏点位于右心室心尖部，心脏激动最早从右心室心尖部开始，使室间隔预先激动，在左心室收缩射血之前，室间隔已提前收缩，可减轻对流出道的梗阻作用，同时减轻二尖瓣收缩期前移，使梗阻的血流得到改善，临床症状也得以改善。但临床试验表明疗效并不肯定，不作为缓解症状的一线治疗，用于不适于外科室间隔心肌切除和乙醇消融的患者，或由于其他原因需植入起搏器的患者[5]。

九、手术技术

手术目的是切除肥厚心肌，解除左心室流出道梗阻同时处理二尖瓣及瓣下装置等合并病变。单纯主动脉瓣下室间隔肥厚，狭窄不重，可行经典的室间隔肥厚心肌切除术，即 Morrow 手术，室间隔肥厚延及其他部位并引起严重梗阻，应进行扩大的Morrow手术并处理所合并的病变包括二尖瓣成形和替换术。

（一）麻醉

由于本病的病理解剖及病理生理改变，具有与其他心脏病不同的处理要求，为保持稳定的血压和心排血量，需要维持较高的肺毛压、较慢的心率，应补足血容量，如血压较低，可应用α-受体兴奋剂，切不可用多巴胺等增强心肌收缩力的药物。

术中置经食管超声，进一步明确术前诊断，指导术中心肌切除范围，停体外循环机后评估左心室流出道梗阻解除是否满意。如无食管超声可用经胸超声探头在心表检查，也可用左心室及升主动脉直接测压方法检测术前左心室主动脉压差和手术效果，如压差≥20 mmHg，应重新转机，根据超声提供的信息，再次探查，消除残留梗阻。

（二）手术技术（视频52、53）

视频52　双心室流出道疏通术　　视频53　左心室流出道疏通术

1. 心外探查　常规胸部正中切口进胸，注意升主动脉外形改变，瓣环有无狭窄，升主动脉有无狭窄及狭窄后扩张。一般HOCM无上述改变，如有上述变化多为主动脉瓣狭窄或瓣上狭窄。左心大小正常，跳动活动幅度小，有僵硬感。

2. 建立体外循环　经升主动脉及右心房插管建立体外循环，经右上肺静脉建立左心引流。鼻温降至30~32℃，阻断升主动脉。经主动脉根部灌注心脏停搏液，灌注量要足够，效果要可靠，一般首剂应按20 mL/kg计算，灌注后室间隔或心室游离壁可触到不规则的僵硬的心肌，而右心室和左心室后壁心肌变得松软。足够量的心脏停搏液，对于心肌保护、维护心功能和术后减少心律失常非常重要。

3. 切除肥厚心肌　在主动脉根部作斜切口，下端斜向无冠瓣，注意切口下端过高会影响肥厚心肌显露。用拉钩牵开主动脉右冠叶，同时在右心室中部外侧用纱布加压有助于显露。显露心室间隔，可见肥厚的室间隔肌肉凸向左心室，肥厚心肌最高点心内膜纤维性增厚。这时可看到二尖瓣前叶通常增厚，用吸引器伸向心尖，吸净左心室内血液，用安装弯刀柄的10号刀片（或直刀柄安装弯刀片）作肥厚心肌切除。

肥厚心肌切除方法如下：在右冠瓣中点下1 mm起向心尖部伸展，超越狭窄部位。在其左侧至二尖瓣前联合处作另一平行切口，在主动脉瓣下1 mm作一连接两平行切口的横切口，用剪刀剪除或圆刀切除切口间的肥厚心肌，切除深度根据室间隔肥厚程度而定，通常室间隔保留8~10 mm的厚度（图71-0-4），尽量完整切除肌块，在主动脉瓣下肥厚的室间隔基底部切出一个矩形沟槽（图71-0-5A）[4]。扩大Morrow手术肥厚心肌切除范围更广更彻底（图71-0-5B）[6-8]。

完成上述操作后，根据病变情况，同时处理其他并存的心内异常的结构。

用生理盐水冲洗左心腔，冲除肌肉碎屑，以免造成动脉栓塞。以4/0 prolene线缝合升主动脉切口，充分排左心气，开放升主动脉阻断钳。

4. 术中注意事项　①搞清传导束的走行，避免或减少Ⅲ度AVB的发生（图71-0-6）。②切除深度适当，太浅则梗阻解除不满意，太深则有室间隔穿孔和心室破裂的危险。③切除范围适当，因肥厚心肌是不规则的，矩形切除后，可用手触摸肥厚部位，于直视下切除肥厚肌肉。术中常规放入食管超声，可检验切除是否满意，如不满意可再次转机切除。④避免损伤主动脉瓣和二尖瓣。

十、术后处理

如左心室流出道梗阻解除满意，术后大多恢复平顺，由于左心室心肌较肥厚，左心室顺应性较差，部分患者仍需维持较高的肺毛压，一般应维持在16~18 mmHg。术后应尽量避免使用正性肌力药物和

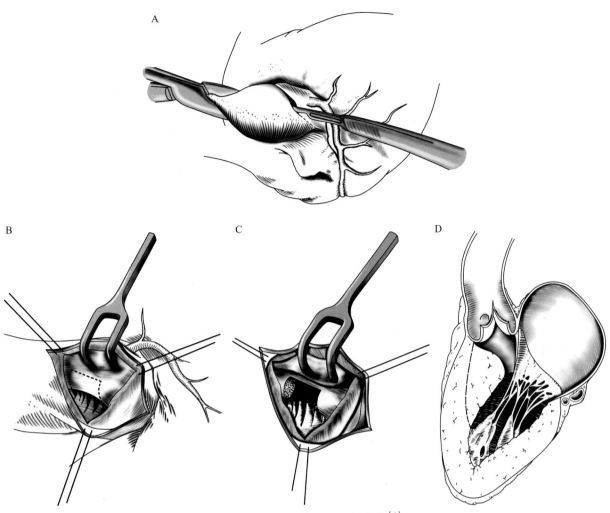

图 71-0-4　肥厚室间隔心肌切除术[4]

A. 升主动脉切口；B. 牵开右冠瓣，显露肥厚室间隔，虚线为切除部位；C. 在右冠叶中点下向心尖部作纵切口，在左右冠叶交界平行前切口
左侧作第 2 切口，主动脉瓣环下 2～3 mm 横切口连接二平行纵切口，矩形切除切口间的肥厚肌肉；D. 切除肥厚室间隔肥厚肌肉的纵切面观。

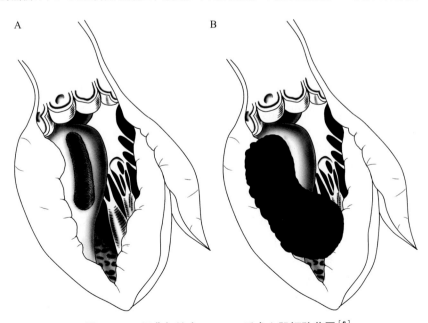

图 71-0-5　经典与扩大 Morrow 手术心肌切除范围[8]

A. 经典 Morrow 手术心肌切除范围；B. 扩大 Morrow 手术心肌切除范围。

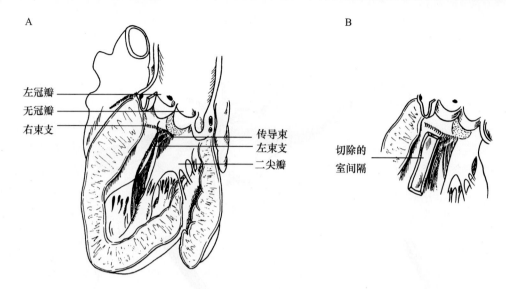

图71-0-6　切除肌肉与传导束的关系（A、B）[1]

血管扩张类药物。前者可使左心室收缩过强，后者可降低左心室充盈压而使左心室腔减小，可能导致左心室流出道梗阻。对于血压偏低的患者主要是补充容量，必要时可适当给予静脉注入去甲肾上腺素等缩血管药物。注意预防和治疗心律失常[1]。

十一、手术并发症

1. 完全性房室传导阻滞　发生率为2%～5%，当术前存在完全性右束支传导阻滞时，左束支损伤后可造成完全性房室传导阻滞，而左束支阻滞右束支正常者不影响生活质量。术后发生完全性房室传导阻滞可以避免，预防的办法是熟知传导束走行部位（图71-0-6），切除肥厚肌肉避开其走行部位，避免损伤传导束。如发生Ⅲ度AVB，需安装永久性起搏器[1]。

2. 室间隔穿孔　发生率为3%，原因为冠状动脉间隔支损伤，造成室间隔梗死，或肥厚肌肉切除过深，对于室间隔厚度≤18 mm的患者和有乙醇室间隔消融史的患者，术中应特别注意。一般多发生在术后，如听诊心前区有杂音，经超声证实后，要急诊手术修补[1]。

3. 主动脉瓣关闭不全　发生率为4%，多发生于年龄＜6个月主动脉细小的患者，这可能与术中过度牵拉或刀、剪、镊子损伤主动脉瓣有关。也与主动脉瓣环下肥厚心肌切除导致瓣环支撑减弱有关[1]。

4. 左心室流出道梗阻残留或复发　发生率0.3%～2%，发生的原因为显露欠佳，切除范围不够，评估不准，未处理瓣下造成血流方向异常的因素。

5. 房颤　发生率20%～30%，发生原因不清，在围手术期发生者，应用胺碘酮等药物控制。

十二、手术效果

肥厚心肌切除术是安全程度高、效果可靠的治疗方法，近年来，在大的心脏外科中心，手术死亡率几乎为零，术后左心室流出道压差减小或消失，心功能及运动耐量明显改善，库纳尔（Kunal）报道Mayo医院1993—2016年手术治疗3000多例，单纯心肌切除手术死亡率＜1%，医源性室间隔穿孔＜0.3%，完全性房室传导阻滞需安置永久性起搏器发生率2%，左心室流出道梗阻解除明显改善症状和运动能力，90%患者心脏功能至少提高二级，呼吸困难、胸痛、晕厥等症状改善，房颤发生减少，ICD放电明显减少。远期效果良好，寿命与年龄一致的人群相等[3]。斯梅迪拉（Smedira）报道Cleveland医院1994年1月—2005年1月，323例患者进行肥厚心肌切除术，年龄（50±14）岁，53%为男性，术前室间隔厚度（2.3±0.46）cm，LVOT压差（68±43）mmHg。无术后早期死亡病例，2例发生医源性室间隔穿孔，22例因完全性房室传导阻滞需安装起搏器，10例需再次手术，8年生存率90%，与普通人群相等[9]。然鋆回顾性分析1996年10—2011年12月北京中国医学科学院阜外医院外科手术治疗的HOCM患者163例，男性95例（58.3%），年龄（41.0±15.5）（6~74）岁，所有患者接受药物治疗后仍有临床症状且术前左心室流出道峰值压差（LVOTPG）为61~150（89.6±31.4）mmHg，全部患者均接受室间隔心肌切除术（左心室流出道疏通手术和改良扩大的Morrow手术）。单纯行室间隔心肌切除术108例（66.3%），20例（12.3%）合并冠状动脉旁路移植术，37例（22.6%）合并心脏瓣膜手术。术后LVOTPG值、室间隔厚度、左心室射血分数、左心房内径、左心室舒张末期内径以及二尖瓣关闭不全程度较术前均降低，术后75例（46.0%）发生完全左束支传导阻滞，39例（23.9%）发生心房颤动；随访患者139例（85.3%），107例（77.0%）患者的临床症状消失，115例（82.7%）患者NYHA分级为Ⅰ级，随访期的NYHA分级级别较术前降低[（1.2±0.6）级 vs.（2.4±0.7）级]。术后及随访期共死亡6例（3.7%）[10]。王水云报道了北京中国医学科学院阜外医院2010年5月—2015年4月单一术者277例HOCM患者结果，其中127例患者合并其他手术，围手术期死亡2例，死亡率0.72%。左心室流出道峰值压差由78 mmHg降到11 mmHg。1年及5年累积生存率分别为99.28%和96.98%[11]，王水云报道北京中国医学科学院阜外医院2010年5月至2016年5月其423例HOCM外科手术结果，其中203例患者（48.0%）合并其他手术，围手术期死亡3例，病死率0.71%。左心室流出道峰值压差由76 mmHg降到11 mmHg[12]。来永强报道北京安贞医院2006年2月—2015年手术治疗236例HOCM患者，其中，86例行经典Morrow术，150例行改良扩大Morrow术。经典Morrow术组与改良扩大Morrow术手组术前后肥厚室间隔厚度、LVO峰值压差分别为（22.1±11.9）vs.（17.1±4.0）mm、（22.3±4.4）vs.（16.1±3.5）mm；（76.0±43.5）vs.（19.8±16.7）mmHg、（80.8±40.7）vs.（12.3±8.5）mmHg。经典Morrow术组32（37.2%）例施行二尖瓣替换，改良扩大Morrow术手术组14（9.3%）例施行二尖瓣替换。完全性房室传导阻滞发生和永久性起搏器植入分别是25（29.1%）和59（39.3%）、4（4.7%）和2（1.3%）。两组术后早期各死亡2例[8]。

　　高龄、术前充血性心力衰竭、术前有突发或严重的心律失常史、术中左心室流出道压差解除不满意，是术后早期死亡的危险因素。

　　晚期死亡的原因多为充血性心力衰竭，多发生于手术5~6年以后。第2位的死因为突发或严重的心律失常，多发生于手术10年后。第3位的死因为脑卒中，与房颤和心肌梗死有关。

十三、经验与启示

　　随着人们对HOCM认识的深入，肥厚型梗阻性心肌病的外科治疗由经典的Morrow手术发展为改良扩大的Morrow手术，其效果可靠，术后远期寿命与普通人群相近。手术关键是适当切除肥厚室间隔心肌，切除不足，梗阻解除不满意，会影响手术效果，相反，切除不该切除的心肌也是有害的。同时要避免发生完全性房室传导阻滞，应消除可能存在的二尖瓣前叶、乳头肌病变，如乳头肌直接与瓣叶相连等造成血流方向异常导致的二尖瓣前向移位等。术中应用经食管超声和直接测左心室-升主动脉压差评估手术效果，很有必要。如压差＞20 mmHg，应再次转机消除残留梗阻。

（吴　信　吴清玉）

参 考 文 献

［1］　吴信. 肥厚型梗阻性心肌病 [M]// 吴清玉. 心脏外科学 [M]. 济南: 山东科学技术出版社, 2003: 670-677.

［2］　DUSTIN H, ANITA N, HARTZELL V S. Surgical treatment for hypertrophic cardiomyopathy: a historical perspective [J].

Ann Cardiothorac Surg, 2017, 6 (4): 318-328.

［3］ KUNAL D K, SAID S M, DEARANI J A, et al. Hypertrophic obstructive cardiomyopathy: the Mayo Clinic experience [J]. Ann Cardiothorac Surg, 2017, 6 (4): 329-336.

［4］ KOUCHOUKOS E H, et al. hypertrophic obstructive cardiomyopathy [M]// KOUCHOUKOS EH, et al. eds. Cardiac Surgery. 3rd ed. Philadelphia: Churchill Livingston, 2003: 1701-1723.

［5］ BERNARD J G, BARRY J M, ROBERT O B, et al. 2011 ACCF/AHA guideline for the diagnosis and treatment of hypertrophic cardiomyopathy [J]. Circulation, 2011, 124 (24): e783-831.

［6］ MORROW A G. Hypertrophic subaortic stenosis. Operative methods utilized to relieve left ventricular outflow obstruction [J]. J Thorac Cardiovasc Surg, 1978, 76 (4): 423-430.

［7］ SCHOENDUBE F A, KLUES H G, REITH S, et al. Surgical correction of hypertrophic obstructive cardiomyopathy with combined myectomy, mobilisation and partial excision of the papillary muscles [J]. Eur J Cardio-thorac Surg, 1994, 8 (11): 603-608.

［8］ YONGQIANG L, HONGCHANG G, JINHUA L, et al. Comparison of surgical results in patients with hypertrophic obstructive cardiomyopathy after classic or modified Morrow septal myectomy [J]. Medicine, 2017, 96 (51): e9371.

［9］ SMEDIRA N G, LYTLE B W, LEVER H M, et al. Current effectiveness and risks of isolated septal myectomy for hypertrophic obstructive cardiomyopathy [J]. Ann Thorac Surg, 2008, 85 (1): 127-133.

［10］ 然鋆, 宋云虎, 胡盛寿, 等. 163 例肥厚型梗阻性心肌病的外科治疗及疗效评价 [J]. 中国循环杂志, 2013, 28: 136.

［11］ WANG S, CUI H, YU Q, et al. Excision of anomalous muscle bundles as an important addition to extended septal myectomy for treatment of left ventricular outflow tract obstruction [J]. J Thorac Cardiovasc Surg, 2016, 152 (2): 461-468.

［12］ WANG S, CUI H, YU Q, et al. Prevalence and surgical result of intraventricular anomalies in hypertrophic obstructive cardiomyopathy: single operator's experience with 423 patients [J]. Circulation, 2016, 134: 15701.

第72章
心内膜心肌纤维化病

心内膜心肌纤维化病（endomyocardial fibrosis，EMF）是好发于热带地区、原因不明的致死、致残性限制性心肌病，主要病理改变是右心室、左心室或双侧心室流入道及心尖部位的心内膜和内层心肌纤维化，使心肌舒张和收缩功能受损，并常累及房室瓣而导致反流。

该病世界各地都有发病报告，非洲、亚洲、南美洲为高发地区，多发生于热带地区，如乌干达、尼日利亚、巴西、印度南部、斯里兰卡。我国亚热带地区有少量病例报道，如广西、贵州、广东；温带地区有散在发生，如江苏、辽宁、河南、山西等地，都有少数病例报道。

在非洲赤道部位，该病是心力衰竭相对常见的原因，占心脏病死亡人数的10%～20%。EMF最常见于特定种族的群体，尤其是乌干达的卢旺达部落。社会经济水平低的人群多发。文献报道的发病年龄为2个月～70岁，以儿童和年轻人最多，两性发病率相等。

该病病因与发病机制不明，可能与营养不良、感染、炎症、自身免疫、遗传、饮食等因素有关[1-2]。

一、历史回顾

1948年戴维斯（Davies）在乌干达首先报道此病[1]，1971年杜博斯特（Dubost）等首次手术治疗，施行心内膜切除和瓣膜替换[3]。1988年德·奥利韦拉（de Oliveira）施行心内膜切除及瓣膜成形手术[4]。

二、病理解剖

心脏多轻到中度增大，心内膜为白色致密增厚的纤维组织，可达正常的10倍，纤维组织可扩展到内层1/3的心肌，常见附壁血栓，病变侵犯流入道及心尖，乳头肌及腱索也受累，乳头肌变形萎缩，二尖瓣后叶、三尖瓣隔叶、后叶与室壁粘连，上述改变造成二尖瓣、三尖瓣的关闭不全。心内膜纤维化增生至心室流出道处中止，并形成一嵴状突起，和正常心内膜形成清楚的分界线，为该病的特征性改变。病变可侵犯左心室、右心室或双侧心室，根据纤维内膜增厚病变的部位不同分为右心室型、左心室型和双室型，分别占11%、38%和51%。因右心室较薄，纤维组织的收缩使心腔变小，心尖可闭塞。因纤维化组织不侵犯心室流出道，右心室流出道可扩张，心纵径缩短，横径延长。心内膜心肌可有钙化。右心房常扩大并常有血栓形成[1]。

镜下见增厚的纤维组织由透明胶原组织和少量成纤维细胞构成。纤维组织可延伸至心肌内。

三、病理生理

由于心内膜增厚和心内膜下心肌纤维化，导致心肌顺应性明显降低，心室舒张与收缩功能均发生障碍，心室充盈受限，心排血量降低，心房扩张，房压增高，出现类似缩窄性心包炎的病理生理改变，并可引起心功能不全的症状和体征，以右心功能不全多见。由于心脏舒张功能与顺应性极差，心房压升高，只在心脏舒张的早期心室充盈，因心室舒张压迅速升高使其充盈受阻，故心室压力波形表现为舒张早期下降和快速升高，形成下降后高原样（dip-plateau）压力曲线。晚期患者因心肌受损，可出现全心衰竭的临床表现[1]。

四、临床表现

由于病程、病变部位不同，临床表现亦不同。右心室型EMF表现为右心房增大，有时形成巨大右心房，可有三尖瓣反流、肝脏增大、腹水等右心衰表现，还可有心包积液。听诊三尖瓣区往往无收缩期杂音，有颈静脉怒张和搏动。左心室型EMF表现为二尖瓣反流、气短、肺动脉高压等左心衰表现，听诊可有心前区收缩期杂音、肺动脉第2音亢进、肺部湿性啰音等。双室型EMF比单独发生的左心室型或右心室型EMF多见。如左心室病变较轻，则不会发生严重肺动脉高压。典型的双室病变者可只有右心室EMF的表现，唯有二尖瓣收缩期杂音才可提示左心室已受累及[1]。

五、辅助检查

1. 心电图　为非特异性，常见低电压，心房增大，束支传导阻滞，严重病例有房颤。

2. 胸部X线片　可提供初步诊断。右心室型：80%心脏普遍增大，呈球形，似大量心包积液，肺血减少（图72-0-1）。左心室型：似风心病二尖瓣病变，心脏轻大，左心房中度增大，有肺淤血及肺动脉高压的表现（图72-0-2）。双室型：为上述两型征象的综合，常以右心损害表现为著[1]。

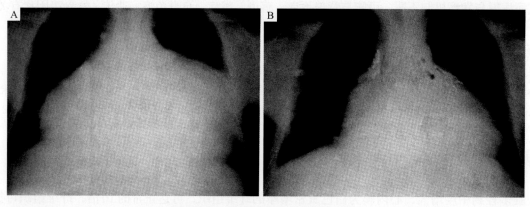

图72-0-1　右心室型EMF胸部X线片
A. 术前，心脏高度增大，心胸比率0.9；B. 术后心脏较术前缩小，心胸比率0.75。

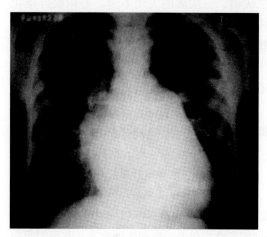

图72-0-2　左心室型EMF胸部X线片
心脏增大，肺动脉段凸，肺淤血。

3. 超声心动图　是诊断EMF的主要方法，在该病流行地区可以明确诊断，为手术提供依据。可以确定心内膜增厚的程度及范围，房室瓣、腱索及乳头肌的形态，瓣膜反流及程度，心房增大程度。流入道变形，心尖闭塞，流出道正常或扩大的特征性改变。

4. CT　可以精确地检测到心脏内膜增厚钙化，一般用于无MRI检查条件时的检查。

5. MRI　是诊断EMF的金标准，可进行早期诊断，能清楚显示心内膜增厚的程度和受累心肌的部位；分辨心肌、心包和心外脂肪，并能准确测量各心腔大小；对心腔内血栓、心包积液、胸腔积液等也能很好地显示。

6. 心导管和心室造影　由于无创检查技术可以作出

诊断，心导管和心室造影不作为常规检查，该检查仅用于非典型或疑诊病例的鉴别。该病具有下述血流动力学特征性改变。

（1）右心导管　可见心室与心房压力相等，压力纪录见缩窄特有的"低垂－高原"曲线。心室可见舒张中、晚期压力波形高原样升高。

（2）心血管造影　右心室型可见心尖闭塞，流出道扩张，大量造影剂反流到右心房（图72-0-3）。左心室型可见左心室壁凸、凹不平，心尖部类似纸牌黑桃A的特有形状（图72-0-4），并有二尖瓣反流[1]。

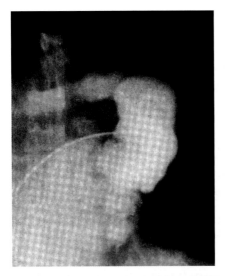

图 72-0-3　右心室型 EMF 术前右心室造影

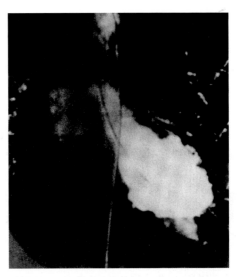

图 72-0-4　左心室型 EMF 术前左心室造影

六、诊断与鉴别诊断

临床未出现心衰症状前不易发现该病，心电图、超声心动图、X线、CT、MRI可提供结构和功能改变的信息。

该病在热带多发地区易于诊断，但在温带散发地区往往误诊为三尖瓣下移畸形、缩窄性心包炎、心包积液、心肌炎、扩张型心肌病、瓣膜病等。误诊的主要原因是对该病不认识，想不到，有文献报道对该病诊断一误再误的教训。提高对该病的认识和警惕性，结合临床及超声、CT、MRI无创检查结果可做出诊断，必要时做心导管、心室造影检查，发现该病的特征性改变，可以明确诊断[1, 5-6]。

七、自然病程

该病病程特点是进行性心力衰竭（以右侧或左侧为主），并导致死亡，病程自数月至数年不等。药物治疗并不能改善这种疾病的预后。洋地黄制剂可减慢快速房颤患者的室率，但对充血性心衰的疗效欠佳。利尿剂对腹水的治疗也无特别的帮助。据达·阿尔贝拉（D'Arbela）报道，患者第一年死亡43.5%，多数在3～4年内死亡。古普塔（Gupta）观察145例，1年和9.5年生存率分别是76.11%和26.35%。末梢紫绀、心房颤动、心功能Ⅳ级、右心房平均压＞2.67 kPa，是死亡的危险因素。部分患者由于栓塞和心律失常发生猝死[1]。

八、手术适应证

由于该病自然预后不良，一经确诊就应手术治疗[1, 7]，因外科切除纤维化心内膜远期效果良好，应该在病变累及到瓣膜结构之前进行手术。如瓣膜结构受累应同期瓣膜成形或替换，由于瓣膜成形术后不需抗凝，早期和远期效果都优于瓣膜替换，所以瓣膜成形为首选，瓣膜病变严重不能成形者才施行换瓣。如右心功能严重受损或右心室腔小应施行双向格林手术[8]。

EMF末期患者不适合手术，包括长期大量腹水，慢性肺动脉血栓栓塞，广泛心内膜心肌纤维化，极度恶病质[2]。

九、手术技术

右心室型切开心包后，往往见到巨大的右心房覆盖升主动脉，掀开右心房才能见到升主动脉。常规建立体外循环，不论左心室型或右心室型，均以经右心房切口比较方便。右心室型右心房巨大，显露良好，同时切除部分扩大的右心房壁缩小右心房，以减少房颤和血栓形成。左心室型经右心房-房间隔入路，还可通过三尖瓣口探查右心室有无病变。

进行左、右心室探查非常重要，术前诊断明确者，可以进一步确定诊断，了解病变累及范围，决定房室瓣是成形还是替换。对于术前误诊者，探查更加重要，若术中再误诊，不能解除病变，又遭受手术打击，患者很难存活。文献中有多篇术前误诊，术中也未能明确诊断而造成患者死亡的报道。北京中国医学科学院中国医学科学院阜外医院第一例左心室型病例及第三例右心室型病例术前均未确诊，术中根据探查结果及时明确了诊断，进行了正确的手术治疗，患者术后恢复平顺。术中主要所见是心室内膜由白色厚薄不等的纤维组织覆盖，部分钙化，累及心尖和流入道，流出道正常或扩张，这是该病特有的改变。腱索乳头肌、瓣叶可有不同程度的病变。

手术剥除纤维内膜，行病变瓣膜成形或瓣膜替换。原则是尽量保留自体瓣膜，现已很少行瓣膜替换，瓣膜成形和瓣膜替换技术见第51章及第59章内容，本章重点介绍纤维内膜剥脱技术。

（一）右心室纤维内膜切除

切开右心房，由于三尖瓣环明显扩大，右心室腔较易显露，仔细探清纤维内膜分布和三尖瓣及腱索情况及右心室腔大小。牵起三尖瓣膜，如瓣叶黏附融合于室壁，要仔细游离，在近瓣环部开始剥离，找到纤维组织与心肌的分界面，沿房室环向心尖剥离纤维化组织，由于纤维束长入心肌内，需用锐性剥离（图72-0-5），将长入心肌内的纤维组织锐性切断，部分亦可钝性剥离，要注意游离和保留腱索和乳头肌，切除覆盖和进入肌小梁间隙的纤维组织，显露出它下面的心肌组织，分离融合的肌小梁，必要时切除一些肌小梁，以扩大右心室腔。但应注意避免室壁穿孔[9]。在传导束区域保留一层薄的纤维组织有利于避免发生完全性房室传导阻滞[1]。

成形三尖瓣，包括充分游离融合的瓣膜、腱索、乳头肌；缩小扩大的瓣环，人工瓣环成形固定瓣环。

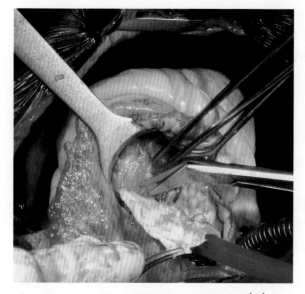

图72-0-5　经三尖瓣切除右心室纤维内膜[10]
（引自：MOCUMBI A D H, FALASE A D. Recent advances in the epidemiology, diagnosis and treatment of endomyocardial fibrosis in Africa [J]. Heart, 2013, 99: 1481-1487.）

（二）左心室纤维内膜切除

1. 经二尖瓣口切除纤维内膜　切开右心房，经房间隔切口显露左心房，探查两侧房室瓣和心腔。为了充分显露左心室腔，全部后瓣叶沿瓣环切下并向前牵拉，使左心室游离壁和乳头肌得到充分显露，从瓣环向心尖部剥离增厚的心内膜。游离出乳头肌，切开增厚融合的腱索，以增加其柔顺性和活动度。完成心腔内操作后，将后叶直接缝至瓣环或用戊二醛处理的自体心包缝至后瓣环（图 72-0-6）。因为此类瓣环通常都会扩张并因心内膜的切除变得更加脆弱，所有病例都应使用人工环加固[11]。

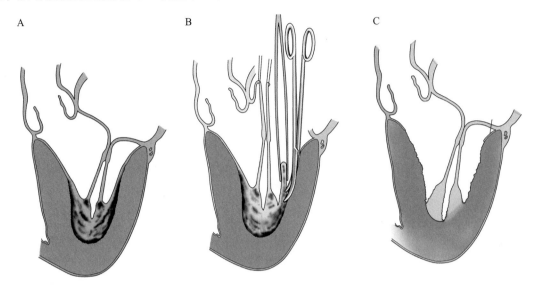

图 72-0-6　经二尖瓣切除左心室纤维内膜[12]

A. 左心病变心内膜；B. 通过瓣口剥离纤维内膜；C. 剥离完成后缝合切开的二尖瓣。

2. 经心尖切口切除纤维内膜　切开左心房，探查二尖瓣改变及反流情况，通过二尖瓣口探查左心室心内膜增厚及二尖瓣病变情况，在左心室前壁近心尖部前降支和对角支之间做一个 2 cm 小切口，切开心肌，找到心肌与纤维性心内膜的分界面，由心尖向心底部分离增厚的内膜大约 3 cm，圆形切除剥离的心内膜进入心腔，探清乳头肌后，继续向房室环和左心室流出道分离增厚的心内膜，避免损伤二尖瓣及乳头肌。缝合心室切口（图 72-0-7）。通过左心房成形二尖瓣，并植入人工瓣环[1]。

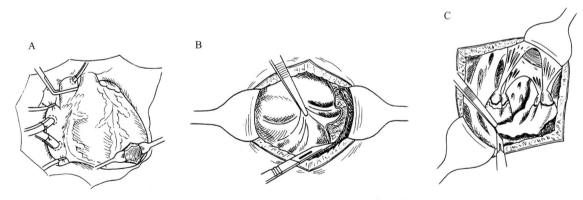

图 72-0-7　经心尖切口切除左心室纤维内膜

A. 心尖切口；B. 心肌与纤维内膜分界面；C. 切除纤维内膜。

十、手术并发症

早期手术并发症较多，现在已明显减少。

1. 完全性房室传导阻滞　是主要的并发症。杜博斯特（Dubost）（1976）报道的20例中有7例需安装永久性起搏器。瓦利坦（Valiathan）（1989）报道的17例中，第一例就发生Ⅲ度房室传导阻滞，此后他采用保留三尖瓣环隔瓣下纤维内膜的方法，预防了该并发症的发生。保留三尖瓣隔瓣及隔瓣环下部分纤维组织，于该部位加垫片将人工瓣缝在瓣根部，不要缝在瓣环上，要避开传导束走行部位，这是预防该并发症发生的根本措施，一旦发生Ⅲ度房室传导阻滞，应安装永久人工起搏器[1]。

2. 低心排血量综合征　主要发生于疾病末期的患者，心肌严重受损，心功能Ⅳ级，全身情况差。充分的术前准备，注意术中心肌保护，术后应用正性肌力药物，可减少该并发症，提高生存率。对于右心室型EMF，严重者可行一个半心室手术治疗，术后停机困难可加做双向Glenn手术[1]。

十一、手术效果

药物治疗可以使病变进程减缓，但患者将不可避免地死于进行性心衰。外科治疗是目前最好的治疗方法，可以改善心功能，延长寿命。该病早期手术死亡率15%～30%，近年明显下降。杜博斯特（Dubost）报道20例，手术死亡3例（15%），在长期随访中未见复发者[3]；瓦利坦（Valiathan）报道17例，手术死亡5例（29%）[7]；莫赖斯（Maraes）1999年报道83例，手术死亡15例（18%），17年生存率55%[13]；施奈德（Schneider）报道17例，其中14例进行了手术，无手术死亡，手术治疗者5年、10年生存率分别为72%和68%，未手术者只有1例生存超过5年[14]；科斯塔（Costa）1989年报道巴西4个中心93例患者的手术结果，年龄11～59岁，手术死亡率20%，主要死因为低心排血量综合征，10例发生完全性房室传导阻滞，7例安装永久性起搏器[15]。乌瓦（Uva）1992年报告12例瓣膜成形加心内膜剥脱手术，无手术死亡，随访9～38个月，1例进行了二尖瓣替换，其余轻度或无瓣膜反流，心导管检查显示房室压力曲线恢复正常，心脏造影显示左、右心室形态恢复正常[11]。王水云报道北京中国医学科学院阜外医院从1991年11月—2005年11月收治5例EMF患者，手术治疗3例，1992年手术2例施行了内膜切除和瓣膜替换术，2005年手术1例施行了内膜切除和三尖瓣成形术，术后早期均存活，心功能改善，1例左心室型术后2.5年死于瓣周漏心衰，其余2例长期存活，生活质量改善[16]。对该病没有认识，术前误诊，术前NYHA心功能Ⅳ级及心源性恶病质，术中并发Ⅲ度房室传导阻滞，是手术死亡的危险因素。肝硬化、心律失常、人工瓣血栓形成，是术后晚期死亡的主要原因。

十二、经验与启示

心内膜心肌纤维化病仍然是世界范围内限制型心肌病的重要病因，患者为聚居于特定地区的贫困人口，病因不明，可能为多因素所致，未经治疗的EMF患者预后不良，药物治疗可缓解症状但不可治愈，早期外科治疗可提高生活质量延长生存。我国该病发病率低，为散在发生，术前误诊率高，医师如有该病的知识，如万一手术碰到该病，不至于心慌无措，患者尚可获救。世界范围内尚需进一步提高对该病的认知并加强研究，以改善预后。

（吴　信）

参 考 文 献

［1］　吴信. 心内膜心肌纤维化病 [M]//吴清玉. 心脏外科学. 济南:山东科学技术出版社, 2003: 678-683.

［2］　GRIMALDI A, MOCUMBI A O, FREERS J, et al. Tropical endomyocardial fibrosis: natural history, challenges, and perspectives [J]. Circulation, 2016, 133 (24): 2503-2515.

［3］ DUBOST C, MAURICE P, GERBAN X A, et al. The Surgical treatment of constrictive fibrous endocarditis [J]. Ann Surg, 1976, 184 (3): 303-307.

［4］ DE OLIVEIRA S A, PEREIRA B A C, MADY C, et al. Surgical treatment of endomyocardial fibrosis: a new approach [J]. J Am Coll Cardiol, 1990, 16 (5): 1246-1251.

［5］ 李正伦, 况竹生, 阎兴治, 等. 心内膜心肌纤维化的诊断与治疗 [J]. 中华外科杂志, 1988, 26:27.

［6］ 朱晓东, 吴信, 尚华. 心内膜心肌纤维化病的外科治疗 [J]. 中国循环杂志, 1994, 9:158-160.

［7］ GUPLA P N, VALIATHAN M S, BALAKRISHNAN K G, et al. Clinical course of endomyocardial fibrosis [J]. Br Heart J, 1989, 62 (6): 450-454.

［8］ HEREDERO A, GARCIA-VEGA M, TOMAS M, et al. Combined endocardiectomy and bidirectional glenn shunt for right ventricular endomyocardial fibrosis [J]. Ann Thorac Surg, 2012, 93 (1): 310-312.

［9］ MOCUMBI A O, SIDI D, VOUHE P, et al. An innovative technique for the relief of right ventricular trabecular cavity obliteration in endomyocardial fibrosis [J]. J Thorac Cardiovasc Surg, 2007, 134 (4): 1070-1072.

［10］ MOCUMBI A O, FALASE A O. Recent advances in the epidemiology, diagnosis and treatment of endomyocardial fibrosis in Africa [J]. Heart, 2013, 99 (20): 1481-1487.

［11］ UVA M S, JEBARA V A, ACAR C, et al. Mitral valve repair in patients with endomyocardial fibrosis [J]. Ann Thorac Surg, 1992, 54 (1): 89-92.

［12］ 辜刚建. 心内膜纤维化 [M]// 魏翔主译. 瓣膜重建外科. 北京: 人民卫生出版社, 2013: 291-293.

［13］ MORAES F, LAPA C, HAZIN S, et al. Surgery for endomyocardial fibrosis rivisited [J]. Eur J Cardiothorac Surg, 1999, 15 (30): 309-312.

［14］ SCHNEIDER U, JENNI R, TURINA J, et al. Long-term follow up of patients with endomyocardial fibrosis: effects of surgery [J]. Heart, 1998, 79 (4): 362-367.

［15］ DA COSTA F D, MORAES C R, RODRIQUES J V, et al. Early surgical results in the treatment of endomyocardial fibrosis. A Brazilian cooperative study [J]. Eur J Cardiothorac Surg, 1989, 3 (5): 408-413.

［16］ 王水云, 吴信, 杨秀滨, 等. 心内膜心肌纤维化的诊断和治疗 [J]. 中国心血管病研究杂志, 2007, 4:495-497.

第73章
心脏、大血管创伤

在和平时期心脏大血管创伤并不多见，但由于其发生突然、危险性大，必须紧急救治。同时要注意因心脏位于胸腔内，心脏大血管的损伤必发生于胸部外伤之后，因此常合并胸壁和肺的损伤，增加了救治的困难，对此要给予足够的重视。

心脏大血管创伤后导致死亡的主要原因是出血和心脏压塞，应该及时有效地处理。在具备手术条件下，即使诊断不十分明确，也应开胸探查止血，争取时间或可挽救生命。

随着无创针线、人工材料和体外循环机的发明、心脏辅助和ECMO技术的应用，心脏大血管创伤的救治成功率明显提高。

第1节 心脏穿透性损伤

心脏穿透性损伤常见于战时或恶性事件，如刀刺伤或枪伤，其他原因少见如外伤、医疗穿刺或其他操作等。穿透性心脏损伤的方向多为由后向前，很少从侧位或其他方向，常伴有胸壁和纵隔的锐器伤，因此纵隔、两肺和腹腔脏器也可能受到损伤，需要密切观察和紧急处理。

绝大多数心脏穿透性伤者会出现失血性休克，血压低于90 mmHg，需要尽快找到体表伤口和受伤径路，及时开胸探查止血。如果患者病情稳定、血压>100 mmHg可以做进一步的检查以明确诊断。通过超声心动图可发现是否有心脏压塞、心脏结构异常、心血管破裂的位置，CT检查也会更有帮助。

在确定了损伤的原因和位置，诊断明确后就可以有针对性地实施手术或介入治疗，如为冠状动脉出血，可以考虑置入支架止血。

心脏穿透伤的救治成功率不高，很多重症受伤者在就诊前就已死亡，早期死亡原因为广泛的胸壁和肺损伤、严重的脑损伤和心脏大出血、心脏压塞。心脏穿透性伤救治的成功在于及时和有效。

一、历史回顾

1896年9月9日是值得纪念的日子，在这一天德国医师路德维希·雷恩（Ludwig Rehn）经左侧开胸，切开心包，在心脏跳动下成功地修补了心脏伤口。患者是一位22岁的花园工人，伤口位于右心室，长1.5 cm，他间断缝了3针，术后患者胸部伤口感染，经过引流康复出院。这一天也被公认为临床心脏外科的诞生日[1]。1902年美国卢瑟·希尔（Luther Hill）为一个13岁的男孩修补心脏获得了成功[2]。同年亚历克西斯·卡雷尔（Alexis Carrel）发明了血管吻合技术，并因此获得了1912年诺贝尔生理学或医学奖[3]，开创了心脏大血管创伤的外科治疗新时代。

二、发病机制

多为高速、暴力、锐性利器包括子弹、弹片、刀具伤透胸壁、心包延及心脏所致，其他如车祸或各种事故等原因造成胸骨、肋骨骨折，骨折断端移位刺入心包和心脏，这类损伤常与胸部、腹部外伤同时存在。另外食管异物、医源性损伤如心导管检查、介入治疗、心外科手术后拔引流管、心包穿刺等均可引起心脏穿透伤。

三、病理解剖

穿透性心脏大血管损伤可伤及心包、心房和心室壁、房室间隔，瓣膜、腱索和乳头肌以及冠状动脉血管等，必伴有体表和胸部或其他部位的严重损伤。

心脏透性损伤的部位以右心室最常见（约占47%），其次为左心室（34%）、右心房（14%）和左心房（10%）[4]。

医源性损伤多为导管损伤心房壁，PTCA操作可致冠状动脉穿破出血，TAVI手术可致主动脉瓣环和血管损伤。

心脏穿透性损伤的病理改变取决于损伤的部位和伤口大小及心包损伤的程度。损伤范围大小、轻重可有明显不同，预后各异。

四、病理生理

心脏穿透伤的病理生理关系到伤口的位置、大小和范围。如心脏和心包损伤较大，心脏出血迅速，血液可从心包内流入胸腔、纵隔或腹腔，也可经胸壁伤口流出，伤口越大，出血越快、量越大，越危险，最终导致患者因失血性休克死亡。

如心脏和心包伤口较小，特别位于右心房、右心室，伤口有血块堵塞其周围组织粘连，有时可自行止血、愈合。但亦可在数天或数星期后，因血块溶解或脱落而再度出血，引起迟发性心脏压塞。尤其是心肌的斜行刺伤，心脏伤口小，可自行闭合，出血停止，病情趋于稳定，若伤后数天突然出现心脏压塞，心包穿刺吸出不凝血液，应疑为该病。小的伤口还可以被血肿包裹，血肿与心腔相通，数周后可形成假性室壁瘤。

如心包伤口较小，心室伤口出血，心包内血液存留，可形成血性心包积液或心脏压塞。急性心包内出血100～200 mL即可使心包腔内压力急剧上升，从而影响心脏的正常舒张和收缩，产生心脏压塞。当心脏舒张严重受限时，中心静脉压和舒张末期压升高，心排血量明显减少，动脉压会迅速下降，冠状动脉的血液供应因此减少，导致心肌缺氧，心脏功能衰竭。心脏压塞在短期内可延迟大出血或使心室伤口出血减少。左心室的破裂伤引起的心包内出血和功能损害，比右心室的更严重，预后差。

枪弹伤病死率高，其严重程度和子弹的大小、类型、速度有关，因为枪弹伤组织损伤更重，所以刀刺伤比枪弹伤更容易处理，预后更好。

五、临床表现

由于严重失血，患者表现为失血性休克、脸色苍白、出冷汗、心率快、血压低、静脉萎陷、尿少或无尿。如果CVP升高、休克加重可能出现了心脏压塞。心肌损伤、冠状动脉损伤可出现心律失常和心肌缺血的改变。听诊闻及收缩期心脏杂音，提示室间隔或瓣膜损伤，若为连续性杂音，则提示有冠状动脉-右心室瘘可能。心脏传导系统损伤时，可有心动过缓或传导阻滞。

六、辅助检查

1. 心电图　对诊断帮助不大。可有电压降低S-T段改变，心律失常等。

2. 胸部X线片 可显示肋骨等骨折征象、肺损伤、血气胸、金属异物，胸片示心包内有液平面则有诊断意义。

3. 超声心动图 可确诊心脏压塞、心脏异物、心脏瓣膜和室间穿孔，也可估计心包积血量。

4. CT、MRI 一般不需要，可以发现心包积液、心内异物、心内结构异常和心脏损伤位置。

5. 心包穿刺 对心脏压塞的诊断和治疗都有很大价值，但当心包腔内血液凝结时，可出现假阴性。

七、诊断与鉴别诊断

胸壁、上腹部、腋部、后胸壁或纵隔的穿透伤，应高度警惕有损伤心脏的可能。确定受伤的原因和位置对诊断帮助较大，需要仔细地进行伤道检查。对任何胸部穿透伤患者，入院后应仔细观察，严密注意病情变化，及时进行急救处理。该病的诊断并不困难，根据胸部外伤病史和心脏压塞的症状一般就可以诊断。

八、抢救治疗

患者在急诊室应该紧急气管插管，迅速建立静脉通路和进行输血、补液，如血液不足，尽量输入胶体液以维持有效的血容量，加用升压药物以维持血压。同时密切监测生命体征和CVP的变化。床旁摄X线片和进行超声心动图检查，根据检查结果决定是否进行胸腔或心包穿刺、置管引流或开胸探查止血。

九、手术适应证

胸部穿透伤出现严重失血性休克或大量血胸、血压<90 mmHg、不稳定，应积极进手术室开胸探查、修复伤口止血。

超声心动图或心包穿刺发现心脏压塞、怀疑心脏损伤者也应紧急剖胸探查、止血，以免失去救治机会。

即使伤情危重，甚至心脏停搏，在有希望的情况下也应尽快开胸抢救。必要时使用心脏辅助和ECMO生命支持技术治疗。

十、术前准备

尽量减少患者的搬动和不必要的检查，如心脏伤口有异物，并且异物可以防止和减少出血，不宜拔出。充分备血并做好血液回收准备。迅速建立静脉通道，及时补充血容量，积极进行抗休克治疗。伤及胸膜腔时，要注意肺损伤和张力型血气胸的出现，及时进行胸腔闭式引流。怀疑心脏压塞时，可心包穿刺、减压，有助于诊断和争取手术时间。

十一、手术技术

手术原则为清除心包腔内血块和积血，修补缝合心脏伤口，及早解除心脏压塞，完全止血并预防并发症。

可根据创伤部位选择左、右或正中开胸切口，以便尽快进胸探查和修补心脏伤口。通常胸部伤口在右侧经正中切口开胸，在左侧经左前外侧或左侧胸部切口开胸。正中切口的优点是对心脏和两侧胸腔都能显露，失血少，手术后疼痛轻，胸部合并症也少。必要时向下延伸切口还可探查腹膜腔。经正中切口开胸不仅可以控制大多数患者出血，还有利于建立体外循环。

在心包切开后，清除血块和积血，充分显露手术野。发现心脏伤口后，立即用手指压迫伤口、临时止血（图73-1-1）。如果没有条件、不能建立体外循环，请麻醉师充分给氧，暂时阻断上下腔静脉或升主动脉，修补破口止血，时间控制在3 min左右是安全的。对房壁损伤，可用无创侧壁钳夹闭伤口然后进行缝合。若为室壁损伤，可应用以3-4/0的双针带小垫片的prolene线，沿手指压住的伤口边缘两侧做全层缝合，穿过指尖压迫伤口的心肌，不必穿透全层，手指稍向下移，显露裂口上端，助手立即结扎缝线，使伤口对合，但不要撕裂心肌。如此渐次间断缝合，逐渐移开按压的手指，直至整个伤口完全闭合。

也可先于伤口两侧各做一宽褥式牵引线，相互交叉牵引或结扎，减少出血后，再间断缝合。若伤口靠近冠状动脉，则应做冠状动脉下褥式缝合（图73-1-2）。用于非体外循环下进行搭桥手术的稳定器，也可以用来辅助缝合心脏止血。术中要注意检查乳内动脉和肋间动脉，还要检查肺门血管和肺实质是否有出血。如果刀刺伤通过膈肌要注意腹腔脏器是否损伤。

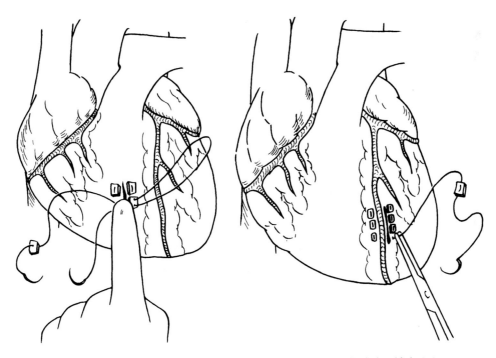

图 73-1-1　指压止血缝合法　　　　　　图 73-1-2　冠状动脉下缝合止血

较重的损伤应尽早在体外循环下修补，患者全身肝素化，在升主动脉和上下腔静脉插管，建立体外循环。体外循环也可以经股动静脉插管建立。开始并行循环，如果出血在大血管、心房、体静脉，最好先用侧壁钳止血，心室出血可用手指压住出血位置，再用无创针线缝合止血[4]。心室伤口较大时，用手指堵住、暂时止血。在其周围做一荷包缝合。逐步退出手指，轻轻收拢缝线结扎，关闭和缩小伤口，然后将伤口全部缝合。心房穿孔可用4-5/0 prolene线直接缝合，心室破口可用4/5-0 prolene线双头针加垫片直接缝合，必要时可加用心包补片。

心脏穿透伤有时可伴冠状动脉损伤，常为心外膜下冠状动脉分支，手术时出血明显则予以缝扎。冠状动脉主要分支损伤，可应用7/0 prolene线修复，如血管已断裂，修复失败，可进行冠状动脉搭桥术。

心脏前壁伤口修复后要检查后壁，注意有无室间隔或心脏瓣膜等损伤，以防漏诊。如有上述心内损伤，应在同时进行室间隔穿孔、瓣膜修补或替换。

如果心脏上有异物，应该在其周围缝好止血缝线后，再取出心脏异物，以便止血。

十二、术后处理

常规使用抗生素及破伤风抗毒素。按心脏手术后常规监护。患者治疗较晚、病情严重、止血困难可使用心脏辅助或ECMO技术治疗，但要注意抗凝出血和其他脏器损伤出血问题，监测ACT等指标和做好血液回收很重要。

十三、手术并发症

心脏穿透性损伤时，因大量输血可损害肺功能导致低氧血症，也可以并发感染或缩窄性心包炎，急性肾功能损伤。

十四、手术效果

绝大部分心脏穿透伤的患者，在医院外因急性心脏压塞和大量出血而死亡。死亡与患者伤势是否严重、年龄、全身情况好坏、是否合并心脏压塞有关，而得到救治时间和条件至关重要。在一组105例心脏穿透伤的报告中，枪伤68例，刀刺伤37例，枪伤成活率16%，刀刺伤成活率65%[5]。

第2节 心脏钝性损伤

当外力从不同方向突然作用于胸部后，可直接或间接地造成心脏不同程度的挫裂伤。如外力强而迅速，胸壁外有时可无明显损伤而心脏却严重受损，甚至破裂。约有10%的病例并发急性心脏压塞。心脏大血管的钝性损伤由于受力方向和位置不同，可合并胸骨、胸骨旁多发性肋骨骨折，可伤及心包、心脏游离壁、心内膜、瓣膜及冠状动脉。心脏钝性损伤易被忽略。

一、致伤原因

心脏钝性损伤多由车祸、爆破、塌陷、格斗或危险运动引起，其中车祸最常见，由于安全带和气囊的使用，车祸明显减少，心脏大血管钝性损伤的发生率也因此下降。

二、病理解剖

从小的心内膜下的损伤出血至心外膜下或贯穿心肌，可见心内膜下片状出血，或大面积心肌出血和坏死。可致心包、心肌破裂、室间隔穿孔和室壁瘤形成。

心脏瓣膜损伤多为瓣膜撕裂、乳头肌或腱索断裂等。瓣膜撕裂比乳头肌或腱索断裂发生率高，其中以三尖瓣和二尖瓣多见，主动脉瓣、肺动脉瓣较少。

三、病理生理

瓣膜撕裂伤几乎都出现心功能不全或心力衰竭。二尖瓣键索断裂引起二尖瓣脱垂、关闭不全，导致肺动脉高压和急性肺水肿，应积极手术治疗。三尖瓣外伤性关闭不全较常见，症状轻、病情进展较为缓慢，较晚发生心力衰竭。

外伤性室间隔穿孔可以在受伤后立即发生，也可以延期出现。小的室间隔穿孔可以无症状或症状较轻。较大的室间隔穿孔可以出现大量左向右分流，肺动脉高压和肺水肿，左心功能不全，也可致迅速死亡。

严重心脏挫伤可导致心脏破裂出血，可在伤后立即发生，也可于1～2周内由于挫伤区坏死而引起延迟性或继发性破裂。右心室破裂可在 30 min 内死亡，心房破裂可以生存较长时间。此时如果迅速进行手术，尚有机会挽救生命。也可导致心肌梗死和瘢痕形成室壁瘤，多位于左心室壁，可能与冠状动脉损伤有关。

四、临床表现

轻者可无症状，中度损伤可有心悸、气短或一过性心绞痛，缺乏特异性，可有心律失常、动脉栓塞和心功能不全。与伤及范围和严重程度有关。严重心肌挫伤或合并其他瓣膜损伤等病变，可出现心力衰竭征象。

五、辅助检查

1. 心电图　以ST段抬高、T波低平或倒置多见，窦性心动过速和期前收缩是轻度心脏挫伤的主要表现，可有房性或室性心律失常。

2. 胸部X线片　可见肋骨骨折，肺内渗出、肺不张和胸腔积液，纵隔或心脏影像增大。

3. 超声心动图　可见心包积液、心脏收缩和结构异常。室间隔穿孔可见心室水平左向右分流和肺动脉压力的异常，瓣膜和乳头肌的损伤可见瓣膜脱垂、关闭不全和心房心室扩大及射血分数下降。

六、诊断与鉴别诊断

在多数情况下依据临床表现、血清酶学检查、心电图、胸部X线片、超声心动图就可以做出诊断，也可以根据病情选择CT、MRI检查。

七、内科治疗

心脏挫伤，包括单纯性心包损伤，以非手术治疗为主。患者需要卧床休息，严密监护病情变化，首选药物治疗观察，予以镇静、镇痛对症处理，直至病情好转。

八、手术适应证

应根据损伤类型和严重程度决定，外伤性心脏瓣膜损伤、室间隔穿孔和室壁瘤形成均应手术治疗。二尖瓣键索断裂引起二尖瓣脱垂、关闭不全，导致肺动脉高压和急性肺水肿，应积极手术治疗。

可以先内科治疗，改善心功能，争取在伤情相对稳定后及早手术修复。对瓣膜、腱索或乳头肌损伤修复有困难者，可做瓣膜替换手术。

外伤性室间隔破裂，如病情允许，可以在病情稳定后再行修补术，如破口不大，也可以考虑介入封堵治疗。

在心脏挫伤后期2个月内，少数病例可以出现心包积液，或心脏挫伤区突然破裂，造成心脏压塞，甚至导致死亡。一旦心脏破裂，发生心脏压塞，可先行心包穿刺或置管引流，如病情不能缓解，应积极手术治疗。

心脏挫伤范围较大、心肌纤维化、坏死，晚期可形成室壁瘤。如诊断明确，对心功能影响较大，应手术治疗。如为假性室壁瘤，更应积极手术治疗。

九、术前准备

要密切观察病情变化，监测血压、心率、心电图、血液气体分析及生化结果，备血，并备有急救器材，包括开胸器械包和心脏除颤装置等。心脏钝性损伤可能是全身多发伤的一部分，要在抢救同时检查有无其他合并伤，以防漏诊而致抢救失败。

在手术准备期间发生急性心脏压塞时，应立即进行心包穿刺术，即使抽出少量心包积血，亦可使血流动力学得到改善并缓解症状。经心包穿刺病情好转后又恶化者，要查明原因，应及时手术治疗。

十、手术技术

手术应在气管插管、全麻下进行。由于闭合性心脏伤的部位在术前难以确定，据统计左、右心破裂机会差别不大，一般情况下以胸骨正中切口为宜。该切口能很好显露心脏和升主动脉，必要时能够迅速建立体外循环。有关心脏瓣膜替换、室间隔穿孔修复以及室壁瘤切除手术操作，请参阅有关章节。

心包切开后，清除血块和积液，用纱布擦净心脏外膜，探查伤口。如心脏伤口较小，可以用左手示指先压住伤口，以3/4-0 prolene缝线、双头针加垫片，穿过伤口的心肌，缝合伤口上端，助手立即结扎缝线，闭合伤口，依次间断缝合止血。也可在压住伤口两侧各缝褥式牵引线，将此两牵引线打结止血，再缝合伤口。

如伤口位于冠状动脉附近，缝合止血时应小心避开冠状动脉血管，可通过冠状动脉下面心肌做间断褥式缝合，以防缝窄冠状动脉影响心肌供血。

如在心脏跳动下止血困难，可阻断升主动脉，经主动脉根部灌注心脏保护液，待心脏完全停跳后，看清伤口，直接缝合或补片止血。

十一、术后处理

术后常规放置心包或胸腔引流管48～72 h，并按心脏手术常规处理，要注意维持循环稳定和心包腔引流情况。

十二、手术效果

取决于患者心脏损伤的位置、结构和严重程度及治疗的时机。如患者病情不重，术后可以恢复良好。如心脏瓣膜损伤或室间隔穿孔如不能及时手术，可在伤后短时间内死亡，手术太晚、错过最佳手术时机，全身情况及心功能较差，危险性增加。主要死亡原因是严重心律失常、进行性心力衰竭和心脏破裂，也可能死于迟发性心脏压塞、心脏破裂等。

第 3 节　胸内大血管损伤

胸内大血管损伤指各种原因造成主动脉及其三大分支、腔静脉和肺动、静脉的损伤。穿透伤可伤及大血管任何位置，如损伤大动脉及其分支，无论是完全断裂或部分穿透均可导致瞬间大出血，使患者失去抢救机会。若损伤的大血管伤口很小、出血速度慢、量不大，才有可能被送至医院。可出现心脏压塞、血胸，常合并胸腔和心脏的损伤，需要紧急救治。除了手术治疗之外，主动脉或其他大血管损伤或假性动脉瘤，用介入治疗方法，置入腔内支架可以取得更好的结果[6-9]。

大血管闭合性损伤多发生在车祸、挤压、坠落等情况下，胸腔被撞伤致使主动脉受到直接或间接外力损伤，80%～90%发生于主动脉峡部，升主动脉和主动脉弓也可发生，因为这些部位是主动脉承受剪切力最大的部位。这也可能与主动脉峡部的位置相对固定有关，所产生剪切力引起了主动脉峡部撕裂。此外，胸部的前后位受压可直接或间接导致升主动脉损伤。

一、胸主动脉伤

无论穿透伤或钝性上均可使主动脉全层破裂，绝大部分伤者会死于大出血。如主动脉破口不大，出血速度慢，时间短，可有2%伤者能被送到医院救治。如动脉伤口很小，其周围形成血肿，血肿外层机化形成外膜，内部为一囊腔，动脉血与血肿腔相通并逐渐增大可形成假性动脉瘤。

钝性伤亦可使胸主动脉内膜、中层断裂而外层及胸膜未破，形成瘤样扩张或搏动性血肿，即外伤性主动脉瘤，随时可能破裂。肺动静脉、腔静脉破裂较少见，可引起出血和急性心脏压塞，需要和心脏伤鉴别，只有尽快到医院抢救，才可能有存活的机会。

二、临床表现

各种大血管损伤出血都会出现以下症状。

1. 出血　伤口处有血液流出，动脉损伤出血速度快，可有搏动性，病情凶险。若静脉损伤血色暗红，速度慢，循环相对较稳定。钝性闭合性损伤，其血管损伤处血液可流至其周围组织间隙或胸腹腔内，受伤者表现出严重的失血性休克，而伤口不明显，常延误诊断，病死率更高。

2. 休克　由于短时间大量失血，患者表现为脸色苍白、血压低、心率快、四肢潮凉、少尿或无尿等失血性休克征象，恐惧、创伤和疼痛都可以使休克加重。

3. 血肿　血管破裂后血液流向疏松组织间隙形成血肿。可流向胸膜后、纵隔，表现为纵隔增宽、呼吸困难、胸痛等；如果流向后腹膜，则可出现腹痛、腹胀等。血肿与血管裂孔相交通形成搏动性血肿，提示断钝性血管外伤。

4. 组织缺血　可使肢体远端发生明显的缺血现象，脉搏减弱或消失，远端肢体缺血疼痛，皮肤苍白，皮温降低。

5. 震颤和杂音　当受伤部位出现交通性血肿以及动脉损伤部位有狭窄者，听诊可闻及收缩期杂音，触诊时感到震颤。在外伤性动静脉瘘时可闻及血流来回性连续性杂音。

6. 合并心脏损伤　则有相应的症状和检查结果。

三、辅助检查

1. 胸部X线片　显示纵隔增宽，心影扩大，主动脉结显示不清，气管受压和移位，胸腔积液。

2. CT　对血管外伤诊断很重要，可以很快明确血管损伤位置及其周围、胸腔及肺部情况。也可以同时对颅脑、面部骨骼、颈部、胸部、腹腔和盆腔进行扫描，既有直接影响显示主动脉损伤，包括造影剂外渗、内膜漂浮、假性动脉瘤形成和管壁血栓形成的充盈缺损，又能发现动脉旁血肿和纵隔血肿等提示主动脉损伤。

3. 超声心动图　超声心动图有助于除外合并心内结构异常和诊断心脏压塞。假性动脉瘤时，在动脉外伤处可见到无回声的肿块，边界清晰，无明确囊壁回声。彩色多普勒检查可探及血管内的血流方向、速度、血管口径变化，是否连续，有无破裂、狭窄及血栓形成。

4. 血管造影　一般不需要，也来不及。颈动脉穿刺插管造影，可以显示动脉破裂情况，部分断裂时可见造影剂流向血管腔外，而动脉完全断裂时，近心端动脉显示血流中断，或造影剂流向血管外，远端动脉不显影。动脉瘤内有血栓及血块存在造影可显示不规则影像。位于左锁骨下动脉远端1～5 cm处主动脉损伤，也可先行主动脉内支架手术止血，创伤小，手术后恢复快、效果好，截瘫等并发症少。

四、诊断与鉴别诊断

对坠落伤或车祸伤等患者，要考虑到主动脉或内脏动脉损伤的可能。患者有外伤史、伤口、出血性休克的征象，同侧桡动脉和（或）颈总动脉搏动消失或减弱，可以初步诊断。

超声心动图和胸部X线片可见胸腔与心包积液，上纵隔增宽，＞8 cm（纵隔/胸比率大于0.28）、主动脉结不清、气管和食管移位等征象，可以明确诊断。若循环稳定，应急行主动脉CT和心导管检查，有助于明确诊断。如合并其他心内病变会有相应的临床表现。

五、手术适应证

升主动脉、主动脉弓及其分支损伤、破裂大出血应该争分夺秒地抢救，开胸探查，通过外科手术或介入治疗止血。

肺动、静脉，腔静脉出血也应该尽快手术探查明确诊断，彻底止血。主动脉伤势较轻、已形成假性动脉瘤，亦应手术治疗。

六、术前准备

准备足够的血和血制品，血液回收的设备和止血药物，体外循环的人员和条件。

七、手术技术

手术原则要及时有效地止血，治疗休克并处理好合并损伤，减少后遗症。

手术最好在杂交手术室进行，可根据患者病情严重程度以及手术需要来选择麻醉方式，多在全麻下手术。

依据伤口的位置、超声心动图及CT检查结果决定手术切口位置。紧急开胸可经左前外第4肋间切口，必要时横断胸骨。经前胸正中切口可处理升主动脉、肺动脉、主动脉弓及其分支损伤，并方便建立体外循环。若为降主动脉损伤应经左后外第4肋间切口进胸。

多数血管伤口可单纯缝合修补，当血管张力大，不易修复时，可以用人工血管片修补或修整伤口后做端-端吻合。如缺损过长或张力过高，可用人工血管移植，吻合口全周用5/0 prolene线连续缝合。

（一）主动脉损伤的修复

1. 阻断主动脉止血　如主动脉伤口小，可以直接缝合。先用示指压住伤口止血，游离主动脉超越破口两端，上无创主动脉侧壁钳后缝合止血（图73-3-1）。也可以在锁骨下动脉、主动脉破口的近端和远端套阻断带，上阻断钳，将主动脉阻断后，再用5/0 prolene线缝合主动脉伤口止血。在紧急情况下也可直接阻断主动脉伤口的两端，用药物控制上半身血压，迅速修补（图73-3-2）。尽量采用直接缝合修补，此种方法不够安全，易致截瘫和死亡。

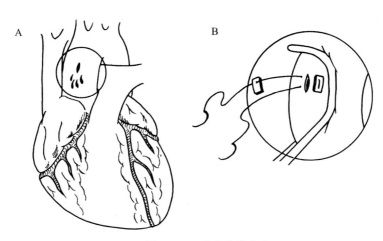

图73-3-1　升主动脉止血
A. 升主动脉出血；B. 上侧壁钳缝合止血。

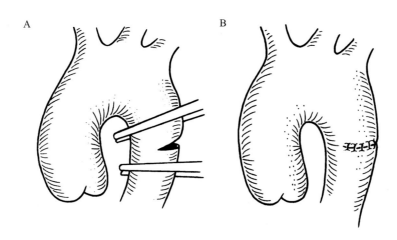

图73-3-2　升主动脉直接缝合止血
A. 游离并阻断主动脉，控制出血；B. 裂口处直接缝合。

必要时在主动脉阻断钳的远近两端插入人工管道，进行转流，保证手术安全（图73-3-3）。如果损伤严重，不能直接缝合，可用人工血管移植。

2. 体外循环下修补　如主动脉伤口较大，直径超过1 cm，或伤者高龄、主动脉硬化、组织薄弱、直接修补张力大、修补困难，应该及早全身肝素化、建立体外循环，在体外循环下修补。体外循环

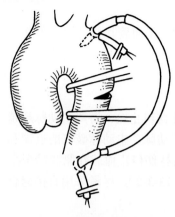

图73-3-3　主动脉阻断人工管道转流下进行修补

首先可以保证伤者的生命安全，回收血液，降低脑、肾等器官缺血的风险。如果患者病情危重，手术后不能停体外循环，应用左心辅助或ECMO技术辅助生命也很方便。

若为左侧切口可采用左心转流的方法，可以在左心房或心耳插引流管，降主动脉插灌注管，进行左半身体外循环，但要注意引流的通畅和防止气栓。为安全起见，可向前延长切口，切开心包，显露肺动脉，经肺动脉插引流管，降主动脉插灌注管，建立体外循环。胸降主动脉损伤，可在体外循环或左心转流下缝合修补。

（二）主动脉假性动脉瘤的处理

伤后主动脉破裂出血，周围由较厚的软组织包裹，形成腔内血液与主动脉交通、外观似局限性血肿，并有搏动为假性动脉瘤。升主动脉和弓部假性动脉瘤应在体外循环下手术。解剖分离假性动脉瘤时，可致破裂发生大出血。

如假性动脉瘤位于升主动脉或弓部，应经正中切口在体外循环下完成。如主动脉破口小，直径在1 cm以内，在体外循环并行降温后，术中可直接破囊而入，找到破口进行直接缝合或补片，如术前不能确定破口大小，可降温至20~25℃，在低流量下进行修补。如主动脉破口较大，可在头臂动脉置阻断带，阻断头臂血管，在深低温（18℃）停循环下补片修补主动脉，在整个操作过程中要避免进气、防止气栓。

胸降主动脉假性动脉瘤，近端主动脉一般都被血肿遮盖，故应首先建立体外循环或左心转流后，在血肿下方解剖、分离和控制降主动脉，游离出左迷走神经，再在动脉瘤的近端游离左锁骨下动脉和主动脉弓，套阻断带。在左颈总动脉和左锁骨下动脉之间或靠近左锁骨下动脉起始处，置主动脉阻断钳阻断主动脉，纵行切开血肿，切除假性动脉瘤的前壁和侧壁，保留连有肋间动脉的血管壁，用4/0 prolene线连续缝合动脉破口或补片修补。在主动脉完全断裂时，可能需要直接断端吻合或行人工血管移植。

八、肺动静脉和腔静脉损伤

单独肺动、静脉和腔静脉损伤较少，肺动、静脉和上腔静脉或下腔静脉损伤大多为穿透伤，在心包内发生可合并心脏创伤和形成急性心脏压塞。如发现不及时，失血可能很多。应经正中切口开胸，切开心包，清除血块和积血，显露破口，可用手指压迫、缝合止血，并加快输血补液以改善休克状态。如有可能肺动脉和腔静脉损伤均可用侧壁钳夹住破口，用5/0 prolene线连续缝合修补，注意静脉组织不能缝合太多，避免狭窄[10]。

九、术后处理

与大血管损伤轻重有关。如果伤者出血少，损伤较轻，不需要特别处理，伤者很快就会恢复。如果伤势重，出血多，救治时间晚，易致并发症，处理同心脏手术。

十、手术并发症

（一）心功能衰竭

主要见于就医晚，低血压时间长，或原有心脏病基础，因出血而加重。表现为低心排血量综合征，应予以正性肌力药物和强心利尿治疗，必要时使用左心辅助装置或 ECMO 支持治疗。

（二）肾功能不全和神经系统损伤

由于长时间失血性休克所带来的损害，患者伤情不同，并发症也不一样，根据不同情况，采取相应措施处理。

（三）呼吸功能不全

与出血多，大量输血有关，术后主要表现为低氧血症，需要用呼吸机辅助呼吸，加强呼吸道护理，预防感染和对症处理。

（四）截瘫

为主动脉手术主要并发症之一，手术中脊髓缺血时间过长、保护不当为主要原因，应对症治疗，保证供血截瘫恢复困难。

十一、手术效果

手术效果主要取决于受伤者伤势的轻重、治疗是否及时和得当，以及伤者的年龄和全身情况。沃森（Watson）（2013）报告 129 例主动脉钝性损伤的患者[11]，其中 32 例（25%）送到医院就死亡了，38 例（29%）经过开胸、复苏后死亡，33 例（26%）经过手术其中 14 例死亡（42%），而血管内支架组患者 14 例，死亡 1 例（7%），并发症明显减少，住院时间缩短。

（吴清玉）

参 考 文 献

［1］　JAMES W B, LUDWIG R. The First Successful Cardiorrhaphy [J]. Ann Thorac Surg, 1985, 39 (5): 492-495.

［2］　JAMES C G. Cardiac surgery a century of progress [J]. Tex Heart Inst J, 2011, 38 (6): 739.

［3］　SIMMONS, JOHN G. Doctors and discoveries: lives that created today's medicine [J]. J Natl Med Assoc, 2002, 94 (12): 1098-1100.

［4］　李守军. 心脏大血管创伤 [M]// 吴清玉, 主编. 心脏外科学. 济南: 山东科学技术出版社, 2003: 684-691.

［5］　ASENSIO J A, MURRAY J, DEMETRIADES D, et al. Penetrating cardiac injuries: a prospective study of variables predicting outcomes [J]. J Am Coll Surg, 1998, 186 (1): 24-34.

［6］　GOLDSTEIN B H, HIRSCH R, ZUSSMAN M E, et al. Percutaneous balloon-expandable covered stent implantation for treatment of traumatic aortic injury in children and adolescents [J]. Am J Cardiol, 2012, 110 (10): 1541-1545.

［7］　KHOYNEZHAD A, DONAYRE C E, AZIZZADEH A, et al. One-year results of thoracic endovascular aortic repair for blunt thoracic aortic injury (RESCUE trial) [J]. J Thorac Cardiovasc Surg, 2015, 149 (1): 155-161.

［8］　MOSQUERA V X, MARINI M, LOPEZ-PEREZ J M, et al. Role of conservative management in traumatic aortic injury: comparison of long-term results of conservative, surgical, and endovascular treatment [J]. J Thorac Cardiovasc Surg, 2011, 142 (3): 614-621.

［9］　TYHURSKI J G, ASTRA L, WILSON R F, et al. Factors affecting prognosis with penetrating wounds of the heart [J]. Trauma, 2000, 48 (4): 587-590.

［10］　MICHAEL P C, GEORGE C R. Traumatic rupture of the pulmonary artery [J]. Ann Thorac Surg, 1989, 47 (4): 612-613.

［11］　WATSON J, SLAIBY J, GARCIA T M, et al. 14-year experience with blunt thoracic aortic injury [J]. J Vasc Surg, 2013, 58 (2): 380-385.

第7篇

主动脉疾病

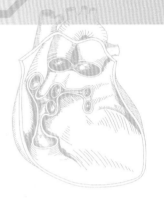

第74章

主动脉夹层

主动脉夹层（aortic dissection）指主动脉中层撕裂导致血流在撕裂的腔隙中流动，撕裂的腔隙称为假腔，原有的主动脉称为真腔。真假腔之间由内膜和部分撕裂中层分隔，并有一个或多个内膜破口相通。根据病程常将距离发病14日以内的称为急性主动脉夹层，超过14日称为慢性主动脉夹层。

一、历史回顾

文献报道16世纪开始就对主动脉夹层有过记载，1819年拉恩内克（Laennec）提出了"夹层动脉瘤"的概念。1934年，申南（Shennan）根据300例主动脉夹层的尸检结果，系统分析和明确定义了主动脉夹层。早期的外科治疗包括在夹层远端主动脉开窗以恢复脏器灌注，以及夹层动脉的外包和对破裂主动脉的直接缝合[1]。1955年德贝基（DeBakey）报道了第一例成功的慢性胸降主动脉夹层的主动脉置换术，并在之后提出了DeBakey分型，现在被广泛应用[2]。1962年斯潘塞（Spencer）和布莱克（Blake）报道了第一例针对慢性主动脉夹层合并主动脉瓣反流的手术矫治，1963年莫里斯（Morris）报道了第一例成功矫治的急性主动脉夹层[3]。1965年，惠特（Wheat）详细阐述了主动脉夹层的血流动力学特征，并提出了通过控制血压保守治疗的方式。体外循环技术的发展提高了主动脉夹层手术的治疗效果。巴纳德（Barnard）、斯赫里勒（Schrire）和博斯特（Borst）在20世纪60年代最早运用低温停循环技术治疗累及主动脉弓的动脉瘤，格里普（Griepp）在1975年报道了系列病例的经验[4]。主动脉腔内手术治疗技术的发展，为主动脉夹层的治疗提供了更多的选择。1991年，尼古拉（Nikolay）完成了第一例杂交手术，将主动脉弓去分支化，然后用腔内支撑型人工血管（下文中简称主动脉支架）封闭主动脉夹层内膜破口，2013年报道此患者仍健在。1999年卡托（Kato）和戴克（Dake）系统报道了主动脉夹层的腔内治疗经验，目前也成为了主动脉夹层的主要治疗方法之一[5]。

我国主动脉外科起步较晚，但在推动主动脉夹层诊疗的过程中发挥了重要的作用。孙立忠于2004年系统报道了主动脉弓置换同期降主动脉"冰冻象鼻"技术治疗Stanford A型主动脉夹层，并在2005年提出了主动脉夹层的细化分型，针对主动脉根部及弓部不同解剖分型采用不同手术方法，可获得满意的临床结果[6]。主动脉弓置换同期降主动脉"冰冻象鼻"技术在中国被广泛推广和应用，其治疗经验影响了欧美学者对主动脉夹层的治疗决策[7]。同时，2009年王东进、陈良万等设计应用的主动脉弓部支架在开放手术中的应用，对弓部手术的简化处理也获得了良好的治疗效果[7-9]。虽然我国学者对主动脉夹层治疗的技术发明和临床应用大大提升了我国主动脉外科诊疗水准，并且主动脉外科手术量连续多年大幅提升，但是从整体治疗上看，我国主动脉夹层仍存在外科手术比例低、诊疗不及时等问题。

二、发病特征

研究发现急性主动脉夹层的年发病率约为3/10万。一项基于瑞典高尸检率的人群研究中，在870万的人口样本中发现了4 425例主动脉夹层，年发病率为3.4/10万[10]。在美国明尼苏达州奥姆斯特德

（Olmstead）县和匈牙利研究报道中预计主动脉夹层的年发病率为2.9/10万～3.5/10万[11]。然而，流行病学统计的发病率会低估真实发病率，主要原因是流行病学研究数据是由主动脉诊疗中心的回顾性注册研究得来的，这些数据的真实性有赖于医院编码的准确性，有缺少入院前死亡病例的可能。

国际急性主动脉夹层（IRAD）数据显示欧美主动脉夹层的平均发病年龄为63岁，男性占65%；中国主动脉夹层注册研究（Sino-RAD）数据显示，中国患者平均发病年龄为52岁，男性占78%[12]。南京大学医学院附属鼓楼医院心胸外科对415名主动脉夹层患者进行分析，平均年龄为55岁，男性占76%。

发病季节与时间：南京大学医学院附属鼓楼医院心胸外科对415名主动脉夹层患者的发病季节和时间进行了分析，发现在一天时间段内发病比例相似，而发病季节虽相对平均，但在秋季更高发。

三、发病因素

1. 高血压 高血压是急性主动脉夹层最常见的危险因素，75%的病例与高血压有关。严格控制高血压和戒烟，可能会降低主动脉夹层的发生率，但难治性高血压患者想要严格控制血压非常困难。尤其在中国，35～75岁的人群高血压患病率高达50%，但是，高血压人群的知晓率、服药率及控制率分别只有44.7%、30.1%和7.2%[13]。

2. 遗传性疾病 遗传性疾病是导致主动脉夹层的另一主要因素。约有20%急性主动脉夹层患者与遗传结缔组织疾病如马方（Marfan）综合征、特纳（Turner）综合征、4型埃勒斯-当洛斯（Ehlers-Danlos）综合征，血管平滑肌收缩或病理性细胞信号通路如洛伊-迪茨（Loeys-Dietz）综合征有关。该类遗传性疾病通常是常染色体显性遗传。马方和Loeys-Dietz综合征，常见突变分别位于原纤维蛋白基因（*FBN1*）或TGF-β受体2基因（*TGFBR2*）。这两种综合征往往表现为主动脉夹层或动脉瘤。Stanford A型主动脉夹层患者S100A12蛋白表达水平明显升高，2%的家族性胸主动脉夹层患者*SMAD3*基因移码突变。其中，最常见的与主动脉夹层有关的非综合征型突变位于*ACTA2*，这是一种平滑肌细胞肌动蛋白基因。此外，主动脉扩张（非Marfan综合征患者）和主动脉瓣二叶畸形都是与遗传有关的易患主动脉夹层的高危因素。

3. 其他 动脉粥样硬化在主动脉夹层形成中的作用存在争议，但老龄患者内膜壁的粥样硬化斑块是导致形成内膜破口的主要原因之一。老龄化带来的升主动脉扩张（＞5.0 cm），是另一个主动脉夹层的高危因素。其他危险因素包括吸烟、钝性创伤、炎症性病变、医源性和药瘾（可卡因和安非他明）等。

四、发病机制

主动脉夹层的发病机制是多因素作用的结果，确切的发病机制尚不明确。目前比较肯定的发病机制：以主动脉中层结构异常为病理改变，血压变化造成血管壁剪切力增大，引起主动脉内膜和中层撕裂、血流通过内膜破口进入中层，从而形成夹层。

主动脉中层病变是导致主动脉夹层的病变基础。最常见的原因是长期高血压导致的主动脉壁损伤，中层弹力纤维退行性病变。马方综合征病变的特征即是主动脉中层弹力纤维基因合成障碍，导致中层弹力纤维的断裂或缺失。

高血压使得血流对主动脉壁的剪切力增加，升主动脉、主动脉弓及降主动脉起始段是承受剪切力最大的部位，高血压及波动不稳定的血压导致这些部位发生撕裂，形成内膜破口。老龄患者动脉壁粥样硬化形成，动脉壁的粥样硬化斑块易被血流冲击脱落，同样是内膜破口形成的一种情形。拉森（Larson）和爱德华兹（Edwards）对158名患者破口的位置进行了分析，发现主动脉夹层破口的好发部位在升主动脉及降主动脉起始段（左锁骨下动脉开口以远），另外10%～20%的破口位于主动脉弓部并向近端和远端夹层剥离。南京大学医学院附属鼓楼医院心胸外科对474名Stanford A型主动脉夹层患者破口位置分析，发现48.3%（229/474）患者破口位于升主动脉，19.0%（90/474）患者破口位于主动脉弓，33.2%（157/474）患者破口位于降主动脉。

在上述因素作用下，内膜破口形成后，血流进入主动脉壁中层导致剥离，形成夹层。主动脉的分支血管容易受累，夹层剥离可导致分支血管供应脏器的功能障碍。

五、病理分型

主动脉夹层根据发病时间和解剖位置进行分型。从发病时间上分，症状发作2周内为急性期，超过2周为慢性期。这种分型的依据是基于20世纪50年代治疗结果。然而，很多患者在发病2周以上仍然存在并发症，因此，基于发病时间的分型已被重新修订。布赫（Booher）等提出了新的时间分型：超急性期（<24 h），急性期（2～7日）、亚急性期（8～30日）和慢性期（>30日）[14]。

从解剖位置上可根据内膜破口位置或夹层累及范围（与内膜破口位置无关）进行分型。常用的解剖位置分型系统包括DeBakey和Stanford分型，分型的目的是选择合适的治疗方法（图74-0-1）。根据解剖分型的需要，明确升主动脉为头臂干以近的主动脉，降主动脉为左锁骨下动脉以远的主动脉。DeBakey分型依据内膜破口位置和夹层累及范围进行分类，Ⅰ型指内膜破口位于升主动脉，累及范围至少到主动脉弓，多数累及降主动脉；Ⅱ型指内膜破口位于升主动脉，累及范围限于升主动脉；Ⅲ型指内膜破口位于降主动脉，累及范围多限于降主动脉（Ⅲa型指仅累及胸主动脉，Ⅲb型指累及腹主动脉）。Stanford分型是依据夹层累及范围进行分类，A型指累及升主动脉的夹层，B型指不累及升主动脉的夹层。

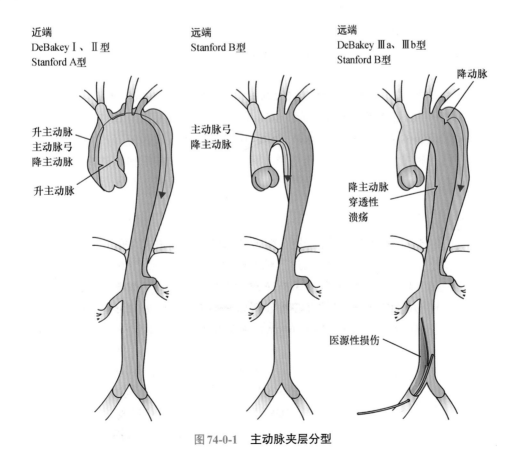

图74-0-1　主动脉夹层分型

另一种分类系统DISSECT分型[15]，基于以下6个要素。

①夹层发病时间（duration of dissection，D）：分为<2周、2周～3个月和>3个月；②原发内膜破口位置（intimal tear location，I）：分为升主动脉、弓降部、腹部和不明确；③主动脉直径（size of aorta，S）；④夹层累及程度（segmental extent，SE）；⑤并发症（clinical complications，C）：如主动脉瓣关闭不全、心脏压塞、主动脉破裂和脏器灌注不良综合征；⑥假腔内血栓形成程度和范围（thrombosis，T）。DISSECT分类系统将解剖和临床症状相结合，用于制订合适的治疗方案。DISSECT分型虽然看起来显得复杂，然而该分型涵盖了影响远期预后的主要因素。今后主动脉夹层的分类将会包括功能特征（如持续炎症的代谢证据）和血流动力学与组织生物力学参数。

六、病理改变

大体改变：急性主动脉夹层的外膜菲薄呈紫蓝色，水肿，并有充血和出血，少数可从表面观察到搏动血流，80%以上有血性渗液甚至凝血块，渗出量不等。慢性主动脉夹层的外膜增厚，纤维化，主动脉直径增粗，且与周围组织多有粘连，假腔较大，其内多有附壁血栓，真腔受压变细。

镜下改变：可见主动脉中层弹力纤维变性。此外，急性期主动脉夹层主动脉壁可见大量炎性细胞浸润，局灶性坏死。慢性期，主动脉壁可见纤维瘢痕增生，夹层腔内血栓机化，新生血管内皮覆盖。

七、临床表现

疼痛是主动脉夹层患者的典型症状，通常表现为突发的剧烈疼痛，为持续性锐痛，如"刀割样""濒死感"，难以忍受。疼痛部位与主动脉夹层发生部位密切相关，并随着主动脉夹层的进展而变化。DeBakey Ⅰ、Ⅱ型主动脉夹层开始表现为胸前区疼痛，可延伸或放射至颈部、背部。DeBakey Ⅲ型主动脉夹层表现为胸背部疼痛，然后向腹部转移。初起疼痛部位在胸前区的容易与心绞痛混淆。国际主动脉夹层注册研究组织（IRAD）对4 428名主动脉夹层患者的疼痛症状进行分析，90%以上患者仍以严重剧烈疼痛为主要表现，70%～80%初始部位位于胸部。与Stanford A型主动脉夹层患者相比，B型夹层疼痛部位位于背部更多见（胸部：A型83%，B型71%；背部：A型43%，B型70%）。

（1）主动脉夹层破裂的症状：升主动脉破裂时，由于血液进入心包腔而产生急性心脏压塞，多数患者在几分钟内猝死。胸主动脉破裂可造成左侧血胸，腹主动脉破裂后血液进入腹膜后间隙。上述患者均有失血表现，如口渴、烦躁等症状。腹膜后血肿患者还可有腹痛、腹胀等症状，需要与腹腔脏器供血障碍鉴别。

（2）主动脉瓣关闭不全的症状：轻度主动脉瓣关闭不全患者可无症状，或被疼痛症状所掩盖。中度以上主动脉瓣关闭不全时，患者可出现心悸、气短等症状。严重者可有咯粉红色泡沫痰、不能平卧等急性左心衰竭的表现。

（3）脏器血供障碍的症状：急性夹层发生后导致的主动脉分支血管阻塞，引起脏器功能障碍。累及冠状动脉开口会出现心肌酶谱增高、心电图改变等心肌缺血的表现。累及主动脉弓分支血管阻塞会导致5%～10%的Stanford A型夹层出现脑卒中症状。累及肠系膜上动脉可导致腹胀、腹痛等症状。累及外周动脉会出现无脉、疼痛和花斑等症状。

八、辅助检查

1. 心电图　大部分主动脉夹层患者心电图表现正常。但对于夹层近端累及冠状动脉开口的情形，夹层患者会有 S-T 段改变、T 波异常及心肌梗死等心电图的表现。

2. 胸部 X 线片　X 线胸片常表现纵隔影增宽，尤其是 DeBakey Ⅰ、Ⅱ 及部分累及降主动脉上段的 Ⅲ 型患者。也会出现因心包积液、胸腔积液等导致的心影增大。然而，X 线胸片对夹层的诊断缺乏特异性。

3. 超声心动图　经食管超声和血流频谱是重要的诊断手段之一。经胸超声心动图易于施行。升主动脉夹层在超声心动图中可探及内膜片及分割开的真假腔，同时可以评估主动脉瓣是否存在关闭不全及其程度，是否存在心包积液，室壁运动情况等。

4. CT 增强扫描　是诊断主动脉夹层的金标准，并且易于普遍使用。研究显示使用增强 CT 诊断主动脉夹层敏感度高达 100%，特异度 98%～99%。典型表现为撕裂内膜分隔的真假腔，真腔较小但 CT 值高；假腔较大，但 CT 值低于真腔。

5. 血液检查　多有白细胞计数增高表现。出现红细胞计数及血红蛋白降低，重度贫血则提示可能为主动脉破裂出血。腹腔脏器供血障碍时，转氨酶、肾素、肌酐等也会增高。

6. 生物标志物　二聚体和纤维蛋白降解产物：主动脉夹层是一种累及血管内膜的疾病，因此，多项研究旨在寻找生物标志物来显示血管平滑肌（平滑肌肌球蛋白）、血管间质（钙调节蛋白）、主动脉弹力层（可溶性弹性蛋白片段）的损伤和非血管内皮成分的血液暴露（D-二聚体）情况。目前，只有 D-二聚体应用于主动脉夹层的诊断。D-二聚体是纤维蛋白降解产物，可用于筛查肺栓塞和急性主动脉夹层，其截断值为 0.5 mg/L，敏感度为 97%，特异度为 47%。假腔内血栓形成、夹层累及范围小和年龄较轻的患者，血清 D-二聚体浓度较低。D-二聚体检测阴性可基本排除急性主动脉夹层。

纤维蛋白降解产物：检测快速而廉价，具有快速筛查价值；急性主动脉夹层纤维蛋白降解产物浓度显著升高，截断值为 2.05 mg/L，敏感度为 98%，特异度为 54%，阴性预测值为 97%。高浓度的纤维蛋白降解产物可提示假腔内部分血栓化（完全血栓化和未血栓化无类似结果）。

九、诊断与鉴别诊断

随着主动脉夹层诊断技术的提高，对主动脉夹层的明确诊断可以准确、及时完成。但由于主动脉夹层临床表现多样，发病时除首发症状外，伴发症状多，因此国内误诊率仍较高。2000—2010 年，已报道的主动脉夹层误诊的病例有 320 例，其中被误诊的疾病多达 30 种，排在前几位的依次为冠心病、急腹症、中枢神经病变、尿路结石和风湿性心脏病。主动脉夹层疾病的诊治特点即为早期明确诊断，及时治疗，因此建议若患者存在主动脉夹层相关的高危风险，且首发表现为剧烈无法缓解的胸痛时，尽早行主动脉影像学检查以明确诊断。

十、自然病程

主动脉夹层是严重致死性疾病之一，患者的自然病史与夹层类型、累及范围等相关。40%～90% 的患者在刚发病的 24 h 内死亡。B 型夹层发病早期死亡风险较大，但随着时间延长死亡风险迅速下降，在发病 2 年后晚期死亡风险再次增加；A 型夹层的早期病死率高，1 年病死率 90%，1 年以上的慢性期内生存率稳定。累及升主动脉及主动脉弓是主动脉夹层早期死亡的一个危险因素。高血压是导致夹层未治疗患者死亡的重要危险因素。

十一、治疗

主动脉夹层治疗方案的选择需要依据主动脉夹层的分型。Stanford A 型主动脉夹层需要尽早手术治疗，仅累及降主动脉的 Stanford B 型夹层可以用药物保守治疗，但如果并发脏器或肢体灌注不良、主动脉夹层进展、主动脉外出血、顽固性胸痛、未能控制的高血压或早期假腔扩张同样需要手术治疗。

Stanford A 型主动脉夹层手术目的是消灭原发内膜破口，降低升主动脉破裂导致的猝死。主流观点认为单纯的置换升主动脉或部分主动脉弓可以有效减少夹层破裂所致死亡，但一期手术遗留未处理的病变血管在远期常需要二次手术干预。全主动脉弓置换手术可以降低二次手术干预率，但是手术时间长、操作复杂，不同中心报道的围手术期病死率都高于升主动脉或半弓置换组。为了降低围手术期病死率，改善远期预后，很多学者对主动脉弓和（或）近端降主动脉一期修复方法做了改进，包括半弓置换联合降主动脉支架置入术、主动脉弓分支支架置入术等。Stanford A 型主动脉夹层的根部处理目前有两种方法，一种是彻底切除夹层累及部分，行主动脉根部置换手术；另一种是保留主动脉根部，行主动脉根部的重建手术。

Stanford B 型主动脉夹层传统手术方法是降主动脉置换术，该手术创伤大、病死率高。随着腔内治疗技术的不断提高，腔内隔绝术（thoracic endovascular aortic repair，TEVAR）用于治疗 Stanford B 主动脉夹层获得良好的治疗结果。然而，随着 TEVAR 手术的开展，涌现出越来越多的复杂病例。目前，TEVAR 面临的一大挑战就是病变位于大的分支血管旁时，没有合适的锚定区，为了拓展锚定区，出现了各种技术。

（一）药物保守治疗

1. 监护　需给予患者持续心电、血压及脉氧监测，以用于及时评估患者病情。保持患者呼吸道通畅，给予高流量给氧，对存在有明显意识障碍、难以维持呼吸道通畅或 GCS 评分小于 8 分的患者考虑气管插管、机械通气。外周至少建立两个静脉通道，以便给药和快速输液，有条件时应建立中心静脉通道。

2. 血压控制　就我国主动脉夹层患者的人群分布而言，绝大多数的患者有长期的未有效控制或控制不良的高血压病病史，故患者发病时多伴有高血压和低血压状态，针对患者这两种截然不同的情况，需要将患者的中心血压维持在 90～100 mmHg（收缩压），以维持患者组织灌注并降低主动脉夹层破裂的风险。

低血压的处理：除非患者有低血压或休克，一般不需要过多输液，液体扩容首选乳酸林格液，维持收缩压＞90 mmHg；有贫血及/或凝血功能异常患者，应补充相应血制品；持续低血压的患者，对输液及输血无反应者给予缩血管药物，首选去甲肾上腺素；避免使用多巴胺、多巴酚丁胺、肾上腺素等易导致心动过速的药物。

高血压的控制：首要措施是加强镇痛、抗焦虑；降血压药物应在控制心率基础上联合应用，不建议单独使用（避免反射性心动过速）。建议选用的药物包括乌拉地尔和尼卡地平。

3. 心率控制　静脉应用 β 受体阻滞剂为一线用药（如艾司洛尔、普萘洛尔、拉贝洛尔），建议首选艾司洛尔。存在 β 受体阻滞剂的禁忌证时可使用钙通道阻滞剂，首选地尔硫䓬或维拉帕米。

4. 镇痛和抗焦虑　急性主动脉夹层患者的镇痛、抗焦虑治疗应非常积极；疼痛及焦虑均会影响患者血压、心率，血压与心率的波动是主动脉夹层破裂的高危因素。

镇痛给药方式：间断给药要根据镇痛效果、意识状态及呼吸状况调整剂量及给药间隔，已行气管插管且需要长途转运患者应持续静脉泵入。常用镇痛药物：芬太尼、吗啡。

对于无气管插管患者的镇静及抗焦虑：去除和纠正诱发因素，如充分镇痛，纠正低氧血症；用药期间需密切监测生命体征；常用药物选择：咪达唑仑、右美托咪定。

在药物使用过程中，注意药物副作用，保持呼吸道通畅、呼吸及循环功能稳定；用药期间至少每 10 min 评估一次药物效果和对生命体征影响。恶心、呕吐等引起血压剧烈波动而加速夹层破裂，镇痛药物、疾病进展均可导致恶心、呕吐，因此建议常规预防性应用止吐剂。

5. 气管插管，机械通气　适应证：生命体征不稳定、重度低氧血症、呼吸窘迫等并发症，或心率过快、血压过高而控制不良，或常规处理疼痛、焦虑不缓解，都要考虑及早气管插管、机械通气，并给予深度镇静，以增加转运成功机会。

6. 转运　主动脉夹层的治疗转归与诊治医院水平直接相关，因此，积极及时地转运主动脉夹层患者，是基层医院的工作重点。转运前应与家属充分沟通，并与中心医院事先做好联系；生命体征不稳定，或心率、血压控制不良应及时通知，以便事先做好准备；转运车辆有足够的监测及抢救设备，做到高流量吸氧、持续心电监测；途中每 5～10 min 估评一次心率、血压、神经系统，并持续观察意识状态；转运时注意交通流量，如果是第一次转运患者要与中心医院联系并了解到院后的运送路线。

（二）麻醉和体外循环

1. 术前麻醉　对于伴随有危重状态的主动脉夹层患者，术前麻醉诱导极其重要，可辅助患者做好手术桥接，麻醉状态下施行术前保护性气管插管对于患者更加安全。根据患者到达中心平台后的不同表现，术前麻醉要点总结如下。

（1）情绪烦躁患者：此类患者可先给入部分麻醉药，患者情绪平稳后行动脉插管并继续麻醉；气管插管前行有创血压监测，在动脉监测下继续给入芬太尼、丙泊酚；插管前可尝试托起患者下颌观察血压变化情况，若血压上升明显则继续给入麻醉药。

（2）心脏压塞患者：此类患者芬太尼、咪达唑仑尽量减少药量，缓慢给予肌松药，若无异常则继续给药。

（3）主动脉瓣反流患者：此类患者需严格控制容量；心率不可太慢（70～80 次/分），若心率过慢则静脉注射山莨菪碱（2～5 mg/次）后继续诱导麻醉。

（4）室壁运动异常：读片评估患者冠脉是否受累；麻醉用药量少。

2. 体外循环管理　根据不同情况采用深低温体外循环、深低温体外循环。

（1）动脉插管：股动脉插管选择腹股沟横切口或纵切口，在股深动脉近端显露股动脉。穿刺置管法需在股动脉缝置两道荷包缝线，穿刺针导丝引导置入股动脉插管，根据灌注泵压及时调整插管深度。切开插管法需在股动脉近远端分别套带，阻断股动脉后横行切开股动脉，直接插入股动脉灌注管。当夹层累及股动脉时，应尽量选择无夹层累及一侧，或优先选择切开插管法保证插管位于股动脉真腔。

右腋动脉插管选择右侧锁骨下 2 cm 处，胸骨旁 3～5 cm 向外做一个 5 cm 长切口。切开皮肤、皮下组织及胸大肌筋膜，沿胸大肌纤维方向钝性分离，向下牵拉胸小肌后，显露腋血管神经鞘。游离腋静脉后向下牵拉即可显露腋动脉，游离后近远端套带备用。常规在开胸游离弓上分支后，全身肝素化，然后阻断腋动脉，胸肩峰动脉近端做横切口后插管。经常会出现右腋动脉游离段不充分导致插管困难，此时需充分游离近远端，必要时可结扎小动脉分支。插管需要注意可选择管径相对小的插管，以避免粗暴操作导致的腋动脉损伤。或者，可用腋动脉-人工血管连接作为灌注端。腋动脉插管可保证术中深低温停循环阶段的脑灌注，如流量不够可加用股动脉插管。

另外术中也可以术野内直接选择升主动脉插管或头臂干、颈总动脉插管等方式，但升主动脉插管需术中超声引导配合，置入假腔等风险高，不作为首选。

（2）静脉插管：常规静脉插管常选择右心耳部位置管的腔房管引流，如需同期处理心内病变，则按常规手术方式上下腔静脉插管。当遇到抢救状态时，也可选择股静脉插管，这时需要食管超声判断静脉管头端应在上腔静脉口内以保证引流充分。

左心引流管常经右上肺静脉置入。

（3）心肌灌注管：常规使用主动脉切开后左右冠状动脉分别灌注。但越来越多临床经验表明，经冠状静脉窦的逆行灌注可以提供更安全有效的心肌保护。冠状动脉逆灌管需在右心房缝置荷包，常用带球囊逆灌插管经右心房置入冠状静脉窦内，可以通过经食管超声判断是否在位。

（4）脑保护：Stanford A型夹层累及主动脉弓时需要同期处理弓部，常规使用停循环方式进行。为保证停循环过程中脑保护，基本的措施包括深低温停循环或选择性脑灌注。

深低温停循环：根据脑组织在不同温度下代谢程度不同，在不同脑温时脑组织的安全时限也不一样。常规的深低温停循环维持脑温（鼻咽温）在18℃，此时的理论安全时限可达到40 min。虽然更低温度可以延长安全时限，但是更低温度会带来组织、器官损伤，因此不被常规手术采用。

选择性脑灌注：脑灌注方式常有正向脑灌注和逆向脑灌注这两种方式，正向脑灌注又分为单侧选择性脑灌注和双侧选择性脑灌注。1990年上田（Ueda）等第一次将逆行性脑灌注（retrograde cerebral perfusion，RCP）应用于主动脉弓手术。科塞利（Coselli）等通过研究证实RCP可以明显降低术后脑卒中概率和术后病死率。浮田（Okita）等也通过研究发现RCP可以有效持续地降低脑部温度并维持脑部低温环境，防止组织碎片及空气进入脑部终末血管和清除部分栓子，以延缓脑组织酸中毒的发生。但是RCP需要通过克服静脉瓣灌注动脉，因此也有研究表明RCP过程中动脉系统灌注缺乏证据支持。RCP是通过上腔静脉插管，常规与动脉端形成分叉，当体外循环开始后，常规经上、下腔静脉引流，当深低温停循环开始后，上腔静脉引流阻断通过三通装置经上腔静脉灌注。在灌注过程中，需要监测灌注压力和静脉压，避免静脉压过高导致的颅内水肿。

正向脑灌注分为单侧选择性脑灌注和双侧选择性脑灌注，单侧选择性脑灌可以通过右腋动脉插管进行，双侧脑灌注则可以通过术野内直接无名动脉和左颈总动脉插管进行。灌注流量在5～10 mL/（kg·min）被认为是安全有效的。但是，单侧脑灌注有一个潜在风险在于，颅内血管环不完整比例在30%，尤其是对于急性主动脉夹层患者，无法在术前完善颅内血管检查，因此单侧脑灌注在部分患者中存在对左侧颅脑灌注不足的情况。但即使如此，从大样本的临床数据来看，单侧脑灌注和双侧脑灌注并无显著差别。

脑保护监测：临床常使用脑氧（NIRS）、经颅多普勒超声、脑电图等术中脑保护检测，但NIRS因为监测敏感、操作简单，被认为是最适宜采取的监测方式。

（三）外科手术治疗

建立体外循环后转机，待心室室颤后阻断升主动脉，于近心端切开，经冠状动脉开口直接行灌注停搏液。首选探查近端内膜破口位置、冠状动脉开口受累情况和主动脉窦、主动脉瓣受累情况。根据不同病变情况，选择不同根部处理方式。夹层如果未累及冠状动脉开口及主动脉窦，主动脉瓣无关闭不全，可行单纯的主动脉置换术。合并主动脉瓣关闭不全需同期行主动脉瓣置换术（Wheat术）。如果夹层累及主动脉窦部但不累及冠状动脉开口，可行主动脉根部加固重建技术。如果夹层累及冠脉开口，可选择行保留瓣叶的根部替换手术（David术），或Bentall手术（合并瓣叶病变导致的严重关闭不全）。如果冠脉受累程度严重，需同期行冠状动脉旁路移植术。

1. 根部处理

（1）主动脉根部加固重建：大部分主动脉夹层患者发病前主动脉根部解剖结构正常，主动脉根部及主动脉瓣环无扩张，主动脉瓣无器质性病变，对于这一类患者可进行主动脉根部重建，恢复主动脉根部正常解剖。首先在主动脉窦管交界上方2～3 cm横断升主动脉，仔细清除根部夹层血栓，并探查冠窦及冠脉开口受累情况。根据夹层剥离的形态剪裁涤纶片，置于主动脉中层和外膜之间（图74-0-2），然后在主动脉内膜面垫衬带状涤纶片，将内膜面带状涤纶片、主动脉中层、夹层中的涤纶片和外膜用5/0 prolene缝线连续缝合形成新的近端主动脉，再将撕脱的主动脉瓣交界重新固定于主动脉窦壁，最后将主动脉内膜、夹层中的涤纶片和外膜在沿着夹层累及的近心端边缘用prolene缝线间断缝合加固，通过上述方法重建主动脉根部（图74-0-3）。运用该处理策略后，根部重建比例超过70%，大部分患者可以保留根部结构、保留瓣叶，并且远期随访结果显示，远期生存率、二次手术比例等并无显著差异[16]。

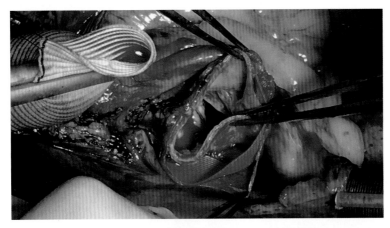

图 74-0-2　主动脉根部加固重建术：中层垫入涤纶片

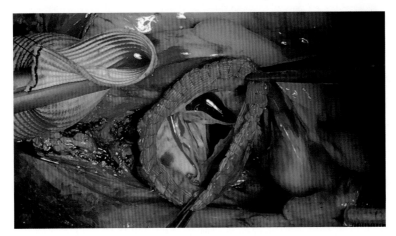

图 74-0-3　主动脉根部加固重建术：内外侧涤纶片加固缝合

如果合并交界撕脱导致主动脉瓣叶脱垂，可用4/0 prolene缝线在三个交界下方褥式缝合悬吊成形（图74-0-4）。

在此基础上，为了进一步降低术中根部重建吻合后的出血风险和远期根部再发破口、再扩张，作者团队对根部重建修复做了改良，即马甲根部包裹技术。马甲法根部包裹技术具体方法如下：首先在左右冠状动脉开口上方充分游离主动脉根部，需注意避免损伤冠状动脉。保留根部内外膜，彻底清除主动脉根部夹层中的血栓，根据夹层剥离的形态剪裁合适形态的涤纶或人工血管片，置于主动脉中层和外膜之间，然后在主动脉内膜面垫衬带状涤纶片，将内膜面带状涤纶片、主动脉中层、夹层中的涤纶片和外膜用5/0 prolene缝线连续缝合重建主动

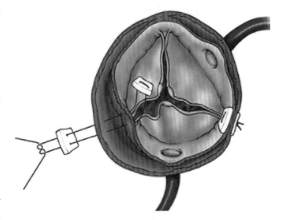

图 74-0-4　交界悬吊成形

脉根部。同时，视主动脉瓣叶病变类型将撕脱的主动脉瓣交界重新固定于主动脉窦壁。然后，用人工血管片，套置在重建的根部外层，用5/0 prolene缝线将其与根部心外膜缝合固定，即马甲包裹。这一步缝合过程中，仍是在冠脉开口水平以上，需注意避免损伤左右冠脉（图74-0-5）。

此外，GRF胶/生物蛋白胶等也可以作为根部修复的手段。术中将胶注入主动脉根部夹层累及部位，待凝固后再连续缝合内膜与外膜即完成根部加固。手术操作简单，时间短。然而，无论是GRF胶

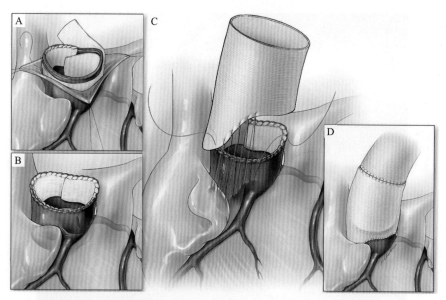

图74-0-5　主动脉根部加固重建术：马甲包裹（A～D）

还是生物蛋白胶，都存在生物毒性、远期夹层扩张等问题。

（2）主动脉根部置换术（Bentall术）：当患者满足窦部直径≥45 mm，主动脉瓣有器质性病变且有

视频54
Bentall术＋左室流出
道疏通术＋升主动脉
－降主动脉搭桥术

中度关闭不全（反流程度≥2+），或夹层累及冠脉开口（严重受累）的病例采用可采用Bentall手术[17]。主动脉夹层的Bentall手术与常规根部置换手术类似，可以基于技术能力及病变形态选择行冠脉开口的原位移植或者是"纽扣状"移植。冠脉开口原位移植时需保留主动脉根部自体血管组织，植入带主动脉瓣的人工血管后，在左、右冠脉开口对应人工血管部位剪出合适大小，5/0 prolene缝线连续缝合冠脉开口。原位移植的好处是完成根部置换及冠脉吻合后，可将残余自体血管组织与右心房行吻合分流。"纽扣状"移植需将冠脉开口游离出来，植入带主动脉瓣的人工血管后，再与人工血管吻合（视频54）。

（3）保留主动脉瓣的主动脉根部置换术（David手术）：对于根部扩张但主动脉瓣叶正常的年轻患者，也可以对其尝试采用保留主动脉瓣的主动脉根部置换术（David手术）[18]。无论是David Ⅰ（再植）还是David Ⅱ（重塑），都可以完全消除根部夹层，同时保留主动脉瓣叶。2000年莱（Leyh）等和格雷特（Graete）等先后报道了主动脉夹层患者David术后早期结局，围手术期病死率较低且早期结果较好。2002年，Leyh等研究发现急性主动脉夹层患者采用David Ⅰ手术（再植）中期随访预后较好，无二次手术病例。2003年米勒（Miller）等指出，David Ⅰ手术（再植）更适合于主动脉夹层患者，因为手术能完全去除病变累及组织，术中止血较容易，术后无须口服香豆素类抗凝药，且远期再次手术率低。

（4）合并冠脉开口受累的处理：对于合并冠脉开口受累的情形，需评估受累严重程度及修复的可行性，冠脉开口夹层轻度受累的可同样尝试根部加固重建；对冠脉开口严重受累的情形，可以游离出受累冠脉开口后，用心包片修复加固冠脉开口后重新移植（图74-0-6）；对于冠脉开口完全撕脱或是冠脉开口内存在内膜破口的情形，可以选择游离至正常冠脉位置后用大隐静脉修复近端后重新移植，或是近端完全缝闭阻断后同期行

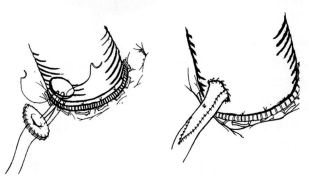

图74-0-6　冠脉开口受累的处理

冠脉搭桥手术。

2. 主动脉弓手术方式　一般在阻断升主动脉后，降温过程中探查处理主动脉根部。待至目标温度后，全身停循环，选择性脑灌注，开放阻断钳后探查主动脉弓及胸降主动脉夹层受累和破口位置，来选择不同手术方式。主要手术方式有如下几种。

1）升主动脉置换/部分主动脉弓置换术/主动脉弓置换术：当内膜破口仅位于升主动脉，主动脉弓夹层受累但无内膜破口和明显扩张时，可选择仅行升主动脉置换术，升主动脉置换远端吻合口选择在头臂干近端。远端吻合口如果存在夹层受累，可选择用根部加固重建的方式在夹层中层和（或）内膜内垫入涤纶条/人工血管片加固重建（图74-0-7）。

当内膜破口位于主动脉弓部，可以选择行部分主动脉弓置换术。部分主动脉弓置换术是主动脉夹层手术处理中传统的手术方式之一，是在升主动脉置换的基础上扩大了手术范围，对主动脉弓近端或小弯侧或部分主动脉弓分支血管进行置换。部分主动脉弓置换术可分为不涉及分支血管的半弓置换术（hemiarch replacement）和涉及部分分支血管的部分弓置换术（partial arch replacement）（图74-0-8）。半弓置换术主要适用于内膜破口位于主动脉弓小弯侧及前壁（如内膜破口位于主动脉弓前壁，破口与主动脉弓分支血管开口间至少要有10 mm的完整内膜）。半弓置换手术时，常需在主动脉弓受累部位或计划置换部位的远端横断主动脉，用人工血管与主动脉弓行端-端吻合。吻合时，可用4/0 prolene缝线连续缝合法，吻合完后再用4/0 prolene缝线带毛毡片或涤纶垫片间断褥式缝合加固。或是在连续缝合时，用毛毡条或涤纶条加固缝合。部分弓置换则需根据受累分支血管选择不同的处理方式。如果仅累及无名动脉，可以用单分支人工血管同时置换部分弓和无名动脉，远端吻合口位于无名动脉与左颈总动脉之间。同理，可用带分支血管同时置换无名动脉和左颈总动脉。

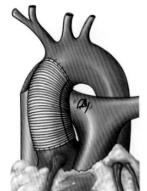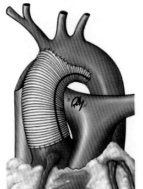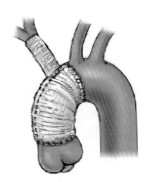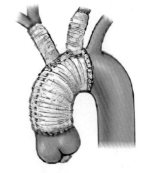

图74-0-7　升主动脉置换术和半弓置换术　　　　　　图74-0-8　部分主动脉弓置换术

总体来说，对合适的患者行半弓置换术是弓部处理较为简便的手术方式。和单纯的升主动脉置换术相比，尽管增加了对主动脉弓部的处理，需采取深低温停循环及脑保护措施，但手术风险并无明显增加。而相比于全弓置换术，半弓置换术的手术时间、体外循环时间、深低温停循环时间以及选择性脑灌注时间均显著降低，平均住院时间及ICU停留时间等也更短。此外，在一些研究的结果中，半弓置换术后神经功能障碍、肺炎等并发症的发生率和术后出血、二次开胸的发生率也显著低于全弓置换术，这些很大程度上是手术时间及体外循环时间较短的缘故。长期随访发现，半弓置换术与单纯的升主动脉置换术远期生存率无显著差异，而在远端假腔闭合率和再手术率方面，有限的文献资料则显示全弓置换术的效果明显要好于半弓置换术。半弓置换术未处理降主动脉的假腔，残留假腔有继续扩张形成胸腹主动脉瘤的风险，13%～25%胸降主动脉残留假腔的患者5年内接受二次手术治疗。因此，半弓置换术仅能消除升主动脉末端瘤样扩张的风险，但无法消除远端胸腹主动脉瘤再次手术的风险。

如果内膜破口延伸至主动脉弓分支血管开口处或位于主动脉弓大弯侧，则宜行全弓置换术。此外，

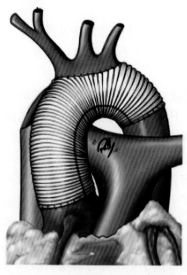

图 74-0-9　主动脉弓"岛状"吻合

还有一些情况适宜行全弓置换术：①破口位于近端降主动脉；②主动脉弓破裂或即将发生破裂；③主动脉弓部瘤；④马方综合征。全弓置换术包括分支顺序吻合的主动脉弓置换术，即完成左颈总动脉远端吻合后，依次吻合左颈总动脉、左锁骨下动脉及头臂干。此外，当破口或夹层仅累及弓部大弯侧但未累及弓上分支血管开口时，可以在弓上3个分支开口处将主动脉壁修剪成一个血管片，与人工血管行端侧"岛状"吻合（图74-0-9，图74-0-10）。作者所在单位尝试开展了不需要游离和裁剪主动脉弓的改良"岛状"吻合，该技术利用CRONUS®支架释放后近端自带的3 cm长人工血管，将人工血管自腔内与主动脉弓行吻合固定，人工血管对应主动脉弓分支血管区域修剪成开口形状。重建后的主动脉弓近端与人工血管端-端吻合即可以完成主动脉弓"岛状吻合"＋降主动脉支架植入。该技术临床效果良好，适合大部分破口不位于大弯侧和无弓部扩张的夹层患者。

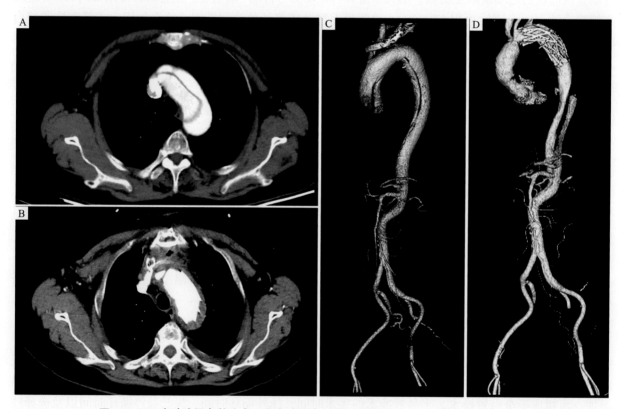

图74-0-10　主动脉弓岛状吻合＋降主动脉支架植入术前（A、C）、术后CT（B、D）

　　2）弓部置换术联合降主动脉支架置入术：为了进一步增加一期手术夹层修复范围，在行主动脉弓置换的同时同期在降主动脉内植入支架血管是被广泛应用的一种治疗方式[19-20]。我国使用四分支血管行全弓置换同时降主动脉置入支撑型人工血管的手术方案相对成熟和广泛，不同中心报道了理想的治疗效果。具体方法是，经腋动脉或股-腋动脉插管转流后，降温至目标温度，全身停循环，经右腋动脉行选择性脑灌注。于左颈总动脉和左锁骨下动脉开口之间横断主动脉，探查降主动脉后，选择适合直径和长度的CRONUS®支架，置入释放后用Hega扩张器扩张支架。将四分支人工血管远端与自体主动脉、CRONUS® 支架近端缝合缘行端端吻合。吻合完成后，可恢复下半身循环。然后用四分支血管的其中一分支与左颈总动脉吻合，吻合完成后开放恢复双侧脑灌注。然后顺序吻合左锁骨下动脉和头臂干。完成吻合并止血后，四分支人工血管近端可与近端根部行直接吻合或与近端人工血管行端-端吻合（图74-0-11、图74-0-12）。

3）主动脉弓分支/开窗支架置入术：福建医科大学附属协和医院陈良万研发出整体式分支型血管腔内支撑型人工血管（简称三分支支架）技术，并将其用于主动脉夹层患者弓部的重建。手术过程中，进行主动脉弓修复时，分别在弓上5 cm阻断头臂干、弓上4 cm阻断左颈总动脉和左锁骨下动脉，然后在头臂干近端横断升主动脉。通过此切口将三分支支架的主体

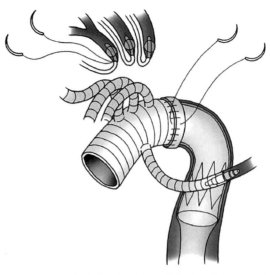

图74-0-11　主动脉弓置换联合降主动脉支架置入术

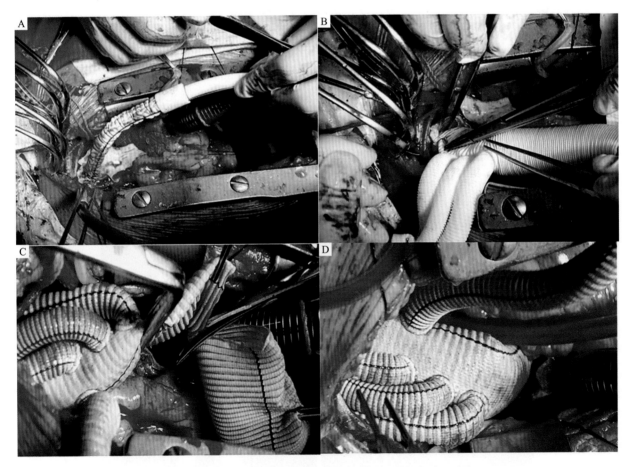

图74-0-12　主动脉弓置换联合降主动脉支架置入术（A~D）

支架置入主动脉弓及近端降主动脉的真腔中，随后将各个分支支架依次置入主动脉弓分支血管中。在确定主体支架及分支支架都放置在正确的位置后，依次释放左锁骨下动脉、左颈总动脉、头臂干分支支架和主支架（图74-0-13）。最后，直视下应用Hega扩张器扩张支架以确保支架完全展开且无

扭曲移位。

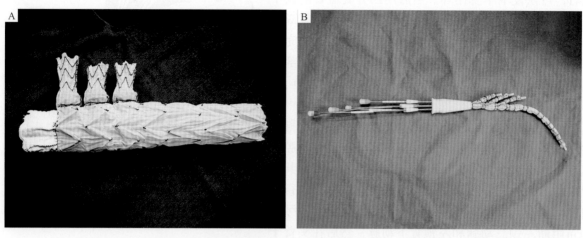

图74-0-13　整体式分支型血管腔内支撑型人工血管（简称三分支支架）（A、B）

三分支支架的使用一期修复了主动脉弓病变，同时避免了主动脉弓分支血管的吻合，远端吻合口为主动脉弓近端，具有良好的显露，提供了良好的手术视野，便于手术操作，减少手术时间的同时提高了人工血管的吻合质量。手术时间及体外循环时间的减少也加快了患者术后凝血功能的恢复，易于止血。从术后恢复情况及早期临床结果来看，患者的平均住院时间、气管插管时间及ICU停留时间较经典的主动脉弓置换手术有明显缩短。此外，由于无需游离主动脉弓，避免了喉返神经及膈神经的损伤，术后患者无声音嘶哑，无膈肌瘫痪等并发症。

三分支支架的临床效果及随访结果虽然都很不错，但仍然存在着一些问题，支架相关的并发症是其中最重要的问题之一。主要的支架相关并发症包括主体支架Ⅰ型内漏、分支支架扭曲（图74-0-14）。

针对整体式三分支支架植入较困难、不能完全匹配主动脉弓分支血管的解剖结构等问题进行了研

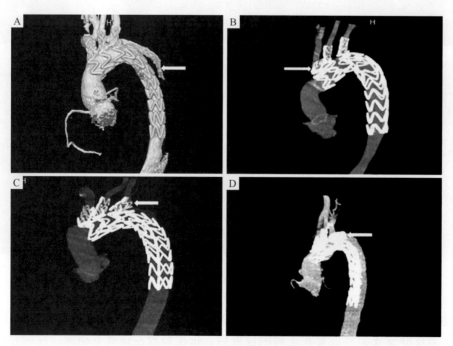

图74-0-14　整体式分支型血管腔内支撑型人工血管植入后的并发症
A. 内漏；B. 头臂干支架移位；C. 左锁骨下动脉支架扭曲；D. 左锁骨下动脉支架移位。

究，借鉴了用于治疗累及主动脉弓的Stanford B型主动脉夹层的原位开窗技术，并在对国人主动脉夹层患者的主动脉弓解剖结构进行深入研究的基础上，南京大学医学院附属鼓楼医院王东进团队在2004年设计了一种新型的主动脉弓开窗支架，用于急性Stanford A型主动脉夹层主动脉弓和近端降主动脉弓一期手术修复。当患者满足以下适应证：①弓部大弯侧无破口；②弓部无扩张（直径<4 cm）；③非马方综合征或其他结缔组织病，可考虑使用整体式弓部开窗支架。对于术前满足上述条件，但在术中发现以下情况的患者，不施行该手术：①主动脉弓分支血管有内膜破口；②主动脉弓上分支血管开口在术中直视下无法探查清。主动脉弓开窗支架由自膨式镍钛合金和涤纶人工血管组成，该支架在原三分支支架分支处有一开窗设计，应对三分支开口，术中需要将开窗部位对准三分支开口，而无需针对每个分支（图74-0-15）。

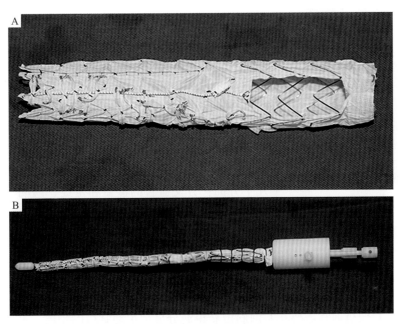

图74-0-15　主动脉弓部开窗支架（A、B）

于头臂干开口前2 cm横断升主动脉，探查主动脉弓部及降主动脉近端，明确主动脉弓分支血管开口部位。将开窗支架置入主动脉弓部及降主动脉真腔，将开窗处对准主动脉弓分支血管开口后顺行释放支架，释放后确认主动脉弓分支血管开口位于支架开窗处。以人工血管置换升主动脉。

该种手术方式具有三分支支架简化手术的优势，同时避免了三分支支架分支带来的并发症，在临床应用过程中具备一定的优势。同时，长远期随访可以观察到患者降主动脉远端血栓化形成，真腔进一步开放（图74-0-16、图74-0-17）。

4）主动脉腔内隔绝手术：仅累及左锁骨下动脉以远的Stanford B型主动脉夹层传统手术方法是降主动脉置换术，但该手术创伤大、病死率高。随着腔内治疗技术的不断提高，腔内隔绝术（thoracic endovascular aortic repair，TEVAR）用于治疗Stanford B主动脉夹层获得良好的治疗结果。在我国，78.7%的B型夹层患者接受了手术治疗，69.6%的患者接受了TEVAR治疗；作为对比，IRAD报道的B型

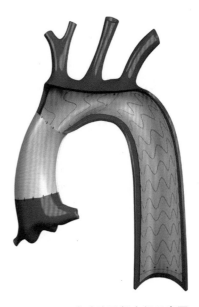

图74-0-16　主动脉弓部支架示意图

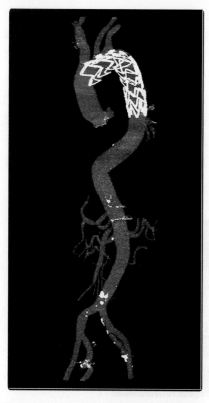

图74-0-17　主动脉弓部支架术后重建CT

夹层的手术比例为28.9%，仅有13.3%的患者接受了TEVAR治疗。TEVAR手术依赖术前的充分影像学评估和支架器械的改革进步。

（1）影像学评估和支架选择：TEVAR手术是治疗B型夹层的一个有效手段，但对每一个患者的评估需根据其个体化的原则，选择适合的治疗方式，同时评估介入治疗、开放治疗和杂交手术，选择最适宜的手术方式。对于TEVAR手术患者来说，患者自体主动脉直径应在16~42 mm（支架产品直径决定），入路股动脉应在≥6 mm（输送鞘外径18~24 F）。通过术前CT影像评估，选择支架植入的近端锚定区（主动脉分区），锚定区应有至少1~2 cm的正常主动脉。然后决定选用的支架产品型号、长度和尺寸。对于有瘤样扩张的主动脉，尺寸溢出10%~20%，对于非瘤样扩张的主动脉，尺寸溢出5%~10%。在选择了适当的支架后，应根据该输送鞘外径评估入路状况，通常选择足够粗的股动脉作为入路，如果股动脉入路过细，还可以选择髂总动脉等入路。

（2）风险评估：TEVAR手术总体风险小、创伤小，但仍需评估该技术可能带来的损伤和风险。TEVAR的风险评估主要在于几个方面：分支血管的覆盖和重建、内漏、截瘫和脑卒中等。TEVAR手术需要获得足够的正常锚定区，会带来覆盖左锁骨下动脉和（或）左颈总动脉的风险，因此同期采用其他技术重建分支血管是必要的，下文会重点介绍分支血管重建技术的不同方式。脊髓缺血在B型夹层，尤其是肋间动脉起自假腔等病情风险增高。保留左锁骨下动脉、合适的支架长度和脑脊液引流是降低截瘫风险的关键因素。

（3）技术操作：穿刺股动脉后置入造影导管，常规在腹主动脉水平造影评估腹腔脏器血供，然后置于升主动脉远端，C臂机通常需要在左前斜位获得充分显示主动脉弓的角度。造影后明确破口位置、近端夹层累及范围，并根据此选择近端锚定区。造影后，将Lunderquist®超硬导丝置于升主动脉，一般需在主动脉根部成袢，但需避免损伤主动脉瓣。将支架主体输送至预定位置后，一般需再次造影明确锚定区。控制血压后（收缩压90~100 mmHg），释放支架。释放后需再次造影明确效果。

（4）同期主动脉弓分支血管的处理：

A. 去分支化技术：主动脉弓去分支化技术主要分为3种：头臂干、左颈总动脉和左锁骨下动脉去分支化，将0区作近端锚定区；左颈总动脉和左锁骨下动脉去分支化，将1区作近端锚定区；左锁骨下动脉去分支化，将2区作近端锚定区。

对升主动脉为正常解剖形态，主动脉病变位于主动脉弓部和（或）降主动脉近端的患者，通过对升主动脉端侧吻合将分支血管依次重建弓上分支，然后将支架锚定区前移至0区。

对于病变累及升主及主动脉弓，累及或不累及远端主动脉的患者，可以通过置换升主动脉，将人工血管作为主动脉支架的锚定区，以消除弓部及远端的主动脉病变。

对于近端锚定区选择在1区，需要覆盖左颈总动脉的患者，可以选择右颈总动脉-左颈总动脉旁路术联合左颈总动脉左锁骨下旁路或转位手术，同时在解剖旁路吻合口近端结扎或栓塞左颈总动脉。将1区作为主动脉支架锚定区，以隔绝弓部中远段病变。颈总动脉旁路或转位手术具有较好的安全性和长期有效性，能有效扩展TEVAR近端锚定区至1区。还可以在左颈总动脉应用烟囱技术以避免颈-颈转流手术。

对于近端锚定区选择在2区，需要覆盖左锁骨下动脉的患者，可以选择：左颈总动脉-左锁骨下动脉转流或转位术，结扎或栓塞左锁骨下动脉近端，然后行TEVAR；腋动脉-腋动脉转流术，然后行TEVAR＋左锁骨下动脉弹簧圈栓塞。虽然解剖外旁路距离长，但是中期通畅率尚可，远期通畅率仍需进一步随访。

B．烟囱技术：烟囱技术指在置入主动脉支架的过程中，因锚定区不足需要有意覆盖或者不慎误覆盖重要分支血管时，在被覆盖的分支血管和主动脉间应用覆膜支架或裸支架与主动脉支架并排锚定，达到保全或挽救被覆盖分支血供的目的。通常需通过另一血管入路（桡动脉、肱动脉、腋动脉等）置入分支支架。但该技术腔内操作技术要求高，学习曲线长；增加神经系统并发症；内漏发生率高，总体内漏发生率在11%～33%，其中Ⅰa型内漏发生率在11.1%～18.3%。

C．开窗支架：开窗技术分为台上开窗（fenestrated stent graft），术中原位开窗（stent graft in-situ fenestration）和订制开窗（commercially available fenestrated stent graft）三种。台上开窗多用于急诊情况，根据主动脉分支血管的相对位置关系，在体外将商品化的主动脉支架进行手工开窗，在主动脉支架置入时将预先开好的"窗口"对准分支血管，从而达到保留主动脉分支血管的作用。

原位开窗是先置入主动脉支架覆盖病变部位和预开窗的分支血管，然后经预开窗的分支血管导入开窗器械（如硬头导丝、激光、射频等），穿刺覆膜的主动脉支架，再应用球囊扩张穿刺孔并置入支架来开通分支血管。

订制开窗支架是根据患者术前主动脉CTA检查结果，由主动脉支架生产商个性化制作的完全符合主动脉解剖形态的支架。因此，个体化订制的支架在支撑力、贴附性、定位准确性等方面是最好的，内漏发生率最低，便于医师的应用，减轻了医师"台上开窗"的工作量。其缺点是订制支架需要一定的时间，不适合急诊病例。支架的订制需要考虑到主动脉弓的曲率、主动脉弓分支血管开口的相对位置、病变的位置、开窗的标记及定位等技术细节。在支架制作前，临床医师需要与支架生产厂家做细致的沟通和交流，提出临床要求和注意事项，以制作出符合需要的个体化支架。

D．分支支架：理论上讲，分支支架可以避免因烟囱支架技术所带来的沟槽，可以避免开窗对位不良导致分支血管狭窄及内漏等问题，其贴附性更好，发生内漏的概率更低。但分支支架存在输送、导入、定位、释放等技术问题，至今仍没有一种成熟适用的支架产品投放市场，文献中仅有一些个案报道或者基础实验研究结果。分支支架为左锁骨下动脉重建带来了新的方法，避免了烟囱和开窗技术可能带来的内漏风险，降低了去分支化手术的创伤风险，仅有限地增加了手术时间和技术操作难度，具有明显的优势。

十二、术后处理

术后一般检测及处理与心脏直视手术相同，但应着重注意如下几点。

（一）四肢动脉和外周脉搏

术后应避免高血压，以避免血压高导致的吻合口出现；但仍应维持基本灌注压。使用药物剂量等如上述。同时，对四肢血压和脉搏的检测和评估，可以反映手术效果，以了解是否有夹层进展或吻合口是否通畅。

（二）神经系统功能

术后应定期检测神经系统功能，实时的脑氧检测和NIRS检测也有助于对神经系统功能评估的判断。

（三）尿量及肾功能

术后密切关注尿量及肾功能化验指标，必要时需积极行肾脏替代治疗。

十三、手术并发症

（一）A型主动脉夹层术后常见并发症

1. 心功能不全　夹层患者术前心功能一般都正常，但对于合并急性主动脉瓣反流和冠脉缺血的患者，术后会出现心功能不全。同时，马方综合征患者术后也易出现心功能不全。对于夹层患者出现心功能不全，需要积极地辨别病因。目前，ECMO和IABP也可以有效治疗心功能不全。

2. 出血　出血是夹层开放手术术后最常见的并发症，也是导致死亡的主要病因。凝血功能的监测/血栓弹力图的检测可以明确凝血功能是否受损，根据缺乏物质选择补充不同血制品。对于有外科因素的活动性出血，如果出现引流量大于200 mL/h超过4 h，则应考虑是否二次开胸止血。夹层开放手术术后出血原因包括吻合口出血和人工血管渗血。针对吻合口出血，出血的防治关键在于外科手术，术中可以通过如下几点尽量避免出血：①确保吻合口质量；②吻合口外裹人工血管加压；③可选择同期行主动脉-右心房分流。针对人工血管渗血，则需要通过凝血功能的保护，尽量避免长时间的深低温停循环，及时补充缺乏的凝血物质，以及避免过低体温等。

3. 神经系统并发症　神经系统并发症包括昏迷、苏醒延迟、脑卒中及截瘫等。高龄患者，合并双侧颈总动脉夹层受累，动脉粥样硬化等都是术后发生神经系统并发症的高危因素。脑部并发症的预防需注意以下几点：①对于高龄，长时间停循环患者，脑灌注是安全有效的，但无论是顺行脑灌注还是逆行脑灌注，都需要监测和调整流量和压力，以维持脑氧稳定；②主动脉灌注管的插管选择和处理应避免奢灌；③避免阻断斑块部位主动脉；④避免术中血压波动导致的脑灌注压不足。对于脊髓并发症的预防，对高危患者采取预防性脑脊液引流是安全有效的。

4. 冠脉缺血　术前夹层冠脉受累，术中根部吻合后医源性冠脉缺血都是出现冠脉缺血的原因。术中术后应关注心电图变化，根据肌钙蛋白、心肌酶等动态变化来判断是否存在冠脉缺血。

5. 腹腔脏器缺血　夹层术后需关注腹部症状，包括腹胀、肠鸣音异常、停止排便排气以及异常增高的乳酸血症等，这些都提示术后合并腹腔脏器缺血。对于出现明确腹腔脏器缺血的病情，应积极行CTA或主动脉造影检查，介入下腔内开通腹腔脏器血供是有效的方式。对于肠道缺血时间较长的病情，则需要开腹行缺血段肠道切除手术。术后出现腹腔脏器缺血病死率高，早期积极恢复血供是治疗的关键。

6. 急性肾功能衰竭　围手术期肾动脉供血不足，术中停循环缺血损伤，药物等影响都是导致术后出现急性肾功能衰竭的原因。可以通过术中增加肾动脉血流灌注，缩短体外循环时间，维持水电解质平衡等降低风险。如果术后出现对循环影响较大的急性肾功能衰竭，可以选择行持续性肾脏替代治疗（CRRT）。

7. 急性呼吸衰竭　深低温停循环和体外循环时间过长，大量输血导致的肺损伤，大量胶体摄入以及术中机械损伤等都使得主动脉夹层患者术后易出现急性呼吸衰竭。术后高频小潮气量模式呼吸机支持被认为是有治疗作用的方式。

（二）B型主动脉夹层腔内手术术后常见并发症

1. 脊髓缺血　脊髓缺血是腔内手术术后常见并发症，文献报道发生率为5%～10%。术后需关注下肢活动与肢体感觉异常等主诉。腔内手术操作相关因素与术后脊髓缺血发生相关：①支架覆盖段过长；②围手术期低血压（平均压<70 mmHg）；③左锁骨下动脉开口覆盖。脑脊液引流被认为是安全有

效的，对于发生脊髓缺血的高危患者，同样可以预防性置入脑脊液引流装置。

2. 逆撕 腔内手术术后逆撕成为 A 型夹层是少见但凶险的并发症，文献报道发生率为 1%～3%。腔内手术术后应关注有无出现新发生的冠脉缺血、主动脉瓣反流或突发胸痛等。对于明确发生逆撕为 A 型夹层的病情，需积极行开放手术治疗。在腔内手术过程中注意以下几点可有效避免逆撕 A 型夹层的发生：①避免近端锚定区域过度靠前；②避免选择尺寸溢出过大的支架；③尽量选择近端无裸区的支架产品。

（王东进　薛云星）

参 考 文 献

[1]　SHAW R S. Acute dissecting aortic aneurysm: treatment by fenestration of the internal wall of the aneurysm [J]. N Engl J Med, 1955, 253 (8): 331-333.

[2]　DE BAKEY M E, COOLEY D A, CREECH O J. Surgical considerations of dissecting aneurysm of the aorta [J]. Ann Surg, 1955, 142 (4): 586-610.

[3]　BORST H G, SCHAUDIG A, RUDOLPH W. Arteriovenous fistula of the aortic arch: repair during deep hypothermia and circulatory arrest [J]. J Thorac Cardiovasc Surg, 1964, 48: 443-447.

[4]　GRIEPP R B, STINSON E B, HOLLINGSWORTH J F, et al. Prosthetic replacement of the aortic arch [J]. J Thorac Cardiovasc Surg, 1975, 70 (6): 1051-1063.

[5]　DAKE M D, KATO N, MITCHELL R S, et al. Endovascular stent-graft placement for the treatment of acute aortic dissection [J]. N Engl J Med, 1999, 340 (20): 1546-1552.

[6]　孙立忠, 刘宁宁, 常谦, 等. 主动脉夹层的细化分型及其应用 [J]. 中华外科杂志, 2005, 43 (18): 1171-1176.

[7]　SUN L, QI R, ZHU J, et al. Total arch replacement combined with stented elephant trunk implantation: a new "standard" therapy for type a dissection involving repair of the aortic arch? [J]. Circulation, 2011, 123 (9): 971-978.

[8]　PAN J, LI Q G, ZHOU Q, et al. Repair of acute type A aortic dissections using open replacement with triple-branched stent grafts [J]. Ann Thorac Surg, 2013, 96 (2): 559-562.

[9]　ZHOU Q, XUE Y, CAO H, et al. Novel arch fenestrated stent graft for acute Stanford type A aortic dissection with open antegrade implantation [J]. Interact Cardiovasc Thorac Surg, 2018, 26 (3): 369-375.

[10]　CLOUSE W D, HALLETT J W J, SCHAFF H V, et al. Acute aortic dissection: population-based incidence compared with degenerative aortic aneurysm rupture [J]. Mayo Clin Proc, 2004, 79 (2): 176-180.

[11]　MESZAROS I, MOROCZ J, SZLAVI J, et al. Epidemiology and clinicopathology of aortic dissection [J]. Chest, 2000, 117 (5): 1271-1278.

[12]　WANG W, DUAN W, XUE Y, et al. Registry of Aortic Dissection in China Sino-RAD Investigators. Clinical features of acute aortic dissection from the Registry of Aortic Dissection in China [J]. J Thorac Cardiovasc Surg, 2014,48 (6): 2995-3000.

[13]　LU J, LU Y, WANG X, et al. Prevalence, awareness, treatment, and control of hypertension in China: data from 1.7 million adults in a population-based screening study (China PEACE Million Persons Project) [J]. Lancet, 2017, 390 (10112): 2549-2558.

[14]　BOOHER A M, ISSELBACHER E M, NIENABER C A, et al. The IRAD classification system for characterizing survival after aortic dissection [J]. Am J Med, 2013, 126 (8): 730, e19-24.

[15]　DAKE M D, THOMPSON M, VAN S M, et al. DISSECT: a new mnemonic-based approach to the categorization of aortic dissection [J]. Eur J Vasc Endovasc Surg, 2013, 46 (2): 175-190.

[16]　RYLSKI B, BAVARIA J E, MILEWSKI R K, et al. Long-term results of neomedia sinus valsalva repair in 489 patients with type A aortic dissection [J]. Ann Thorac Surg, 2014, 98 (2): 582-588.

[17]　ERGIN M A, MCCULLOUGH J, GALLA J D, et al. Radical replacement of the aortic root in acute type A dissection:

indications and outcome [J]. Eur J Cardiothorac Surg, 1996, 10 (10): 840-844.

［18］ LEYH R G, SCHMIDTKE C, BARTELS C, et al. Valve-sparing aortic root replacement (remodeling/reimplantation) in acute type A dissection [J]. Ann Thorac Surg, 2000, 70 (1)：21-24.

［19］ ENYI S, TIANXIANG G, LEI Y, et al. Repair of Stanford type A aortic dissection with ascending aorta and hemiarch replacement combined with stent-graft elephant trunk technique by using innominate cannulation [J]. J Thorac Cardiovasc Surg, 2011, 142 (6): 1458-1463.

［20］ ENYI S, TIANXIANG G, YANG Y, et al. Early and midterm outcomes of hemiarch replacement combined with stented elephant trunk in the management of acute DeBakey type Ⅰ aortic dissection: Comparison with total arch replacement [J]. J Thorac Cardiovasc Surg, 2014, 148 (5): 2125-2131.

第75章
胸部主动脉瘤

胸部主动脉包括主动脉根部、升主动脉、主动脉弓和胸降主动脉。主动脉管壁向外扩张或膨出，形成"瘤样"包块，称为动脉瘤。病因以高血压、动脉粥样硬化和马方综合征最常见，少数病例是因先天发育不良、感染及外伤所致。

一、历史回顾

主动脉瘤外科的迅速发展，首先得益于影像学技术的进步（MRI、CTA、DSA、TEE），使得诊断技术不断改进和提高，为动脉瘤及时有效地治疗提供了先决条件，其次是手术方法和人工血管材料的不断改良。

18世纪初期兰伯特（Lambert）等创新了血管缝扎法。1888年，马塔斯（Matas）首创了主动脉瘤内修补术，使膨出的瘤壁得以修补缩小。20世纪以来，墨菲（Murphy）、卡雷尔（Carrel）和格思里克（Guthric）等成功地在动物试验中将切断的血管端-端吻合，奠定了动脉瘤切除与缝合技术的基础。1944年，克拉福德（Craford）和格罗斯（Gross）等分别以同种异体血管移植手术用于临床治疗主动脉狭窄。1947年胡夫纳格尔（Hufnagel）及1952年杜博斯特（Dubost）应用该法治疗动脉瘤切除后的移植，亦获得满意疗效。同种异体血管移植手术为血管外科开拓了新的领域[1]。

沃里斯（Voorhees）（1952）和顾凯时（1956）等先后制成无缝塑料纤维人工血管，并成功地应用于临床。人工血管的不断改良，麻醉、体外循环、术后重症监护和抗生素等方面的进步，都对主动脉瘤外科的发展起了较大的促进作用[1]。

近20年来，主动脉瘤介入治疗方面的研究取得了较大进展。采用介入方法进行动脉瘤腔内人工血管移植术，近期效果满意，远期疗效有待于观察。

二、病理解剖

（一）按部位分类

1. 根部动脉瘤 主要累及主动脉窦及窦管交界，导致冠状动脉开口抬高、主动脉瓣环扩大及主动脉瓣关闭不全（图75-0-1），常引起左心室扩大和心力衰竭，临床以马方综合征多见。患者多因心悸、憋气等症状就诊发现。在此基础上可进展为A型主动脉夹层。

2. 升主动脉瘤 累及窦管交界上方至无名动脉开口近端，为梭形动脉瘤。常由主动脉瓣二叶畸形、主动脉瓣狭窄所致（图75-0-2）。

3. 主动脉弓部瘤 常累及升主动脉远端、主动脉弓、降主动脉近端及头臂动脉开口（图75-0-3）。病因多为先天性和动脉粥样硬化性。

4. 主动脉峡部瘤 病变位于峡部，可累及主动脉弓远端和左锁骨下动脉开口（图75-0-4）。多为先天性，常合并主动脉弓发育不良、主动脉缩窄、主动脉瓣狭窄及心内畸形。

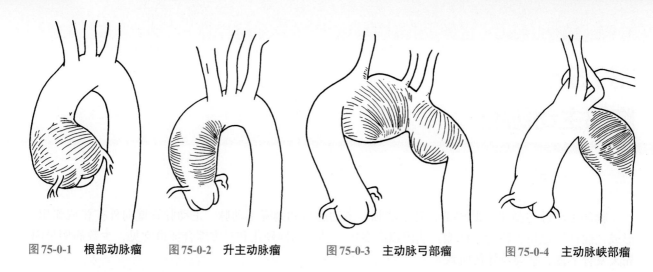

图 75-0-1　根部动脉瘤　　图 75-0-2　升主动脉瘤　　图 75-0-3　主动脉弓部瘤　　图 75-0-4　主动脉峡部瘤

5. 胸降主动脉瘤　累及左锁骨下动脉开口远端至膈肌上方（图 75-0-5）。

6. 胸腹主动脉瘤　病变位于左锁骨下动脉开口以远，累及胸主动脉及部分或全部腹主动脉（图 75-0-6）。

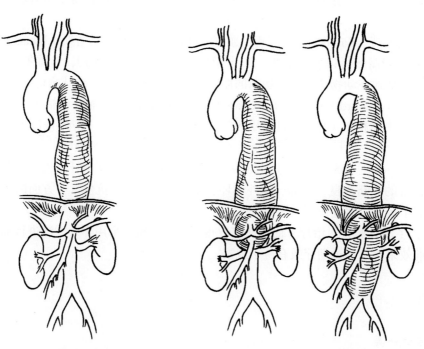

图 75-0-5　胸降主动脉瘤　　　　　图 75-0-6　胸腹主动脉瘤

后两者多为高血压、糖尿病、高脂血症等疾病相关的动脉粥样硬化所致。

（二）按病因分类

1）先天性：多位于主动脉峡部，常合并主动脉瓣狭窄、主动脉弓发育不良、主动脉缩窄及心内畸形。

2）遗传性：最常见的是马方综合征引起的主动脉根部瘤。此外，Ehlers-Danlos 综合征（血管型）、Loeys-Dietz 综合征、Turner 综合征和家族性胸主动脉瘤及夹层综合征也可引起主动脉瘤。有研究报道成人多囊性肾病群体中，主动脉瘤的发病率显著升高[2]。

3）动脉硬化性：多位于胸降主动脉及腹主动脉。常合并冠状动脉粥样硬化及外周动脉狭窄或闭塞性疾病。

4）外伤性：最常见的是减速伤（如车祸、高空坠落）或钝性伤导致的主动脉假性动脉瘤及夹层，多位于动脉韧带附近。

5）医源性：多见于介入操作相关的根部假性动脉瘤或主动脉夹层。

6）感染性动脉瘤：如梅毒感染或术后感染，多位于升主动脉或其他主动脉手术的吻合口附近[3]。

7）自身免疫性疾病累及主动脉：

（1）大动脉受累在白塞（Behçet）综合征中并不多见，疾病可导致中、大动脉扩张，形成动脉瘤。需要先行内科基础治疗，再进行外科或介入放射治疗。

内科治疗方法为使用大剂量糖皮质激素和免疫抑制剂，通常是环磷酰胺。

需要手术和（或）介入操作时，最好是在疾病静止期实施。以往临床资料显示，介入组的肢体动脉并发症比开放性手术组多。Behçet综合征合并主动脉瓣关闭不全患者，往往最终需要主动脉根部置换，或者心脏移植。单纯主动脉瓣置换效果不良。

（2）多发性大动脉炎（TAK）是一种少见的不明原因慢性血管炎，主要累及主动脉及其一级分支。80%~90%的病例为女性，发病年龄通常介于10~40岁。亚洲患病率最高。

炎症可能局限于胸主动脉或腹主动脉及其分支的局部或者累及整条血管。最初的血管病变通常发生在左锁骨下动脉的中段或近段。随着疾病进展，左颈总动脉、左椎动脉、头臂动脉、右锁骨下动脉中段或近段、右颈动脉、右椎动脉和主动脉也可能受累。约50%的患者存在腹主动脉和肺动脉病变。血管内炎症可导致动脉病变段狭窄、闭塞或扩张，进而引起多种表现和症状。

糖皮质激素是多发性大动脉炎（TA）的主要治疗药物，可有效抑制全身性症状，且常能阻止疾病进展。但是停药就会导致病情进展，所以需要终身服用，没有研究证明此病可以明确治愈不再服药。尤其是需要外科手术或者介入治疗的围手术期，需要控制炎症。

累及主动脉瓣的手术，单纯替换主动脉瓣，往往残余升主动脉后期扩张，所以建议主动脉根部替换。

（三）按病理分类

真性动脉瘤：临床上最常见。瘤壁为全层动脉结构，虽组织学上有破坏，但可辨认出内膜、中层和外膜。

假性动脉瘤：多由感染和外伤所致，瘤壁无动脉壁全层结构，但部分病例可有动脉外膜和其周围粘连的组织，血液从破口流出并与周围组织粘连，形成瘤壁（图75-0-7）。瘤腔内充满血栓。累及范围较局限，常造成周围组织或器官的压迫，出现膈肌麻痹、声音嘶哑、吞咽困难以及咳嗽、咯血。

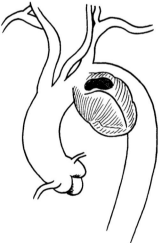

图 75-0-7　**假性主动脉瘤**

以上分类在临床应用时多有重叠。

三、病理生理

主动脉瘤不会自愈或停止进展。根据Laplace定律，主动脉壁的张力与血压及主动脉半径成正比。主动脉增粗后，主动脉壁受到的张力会增加，会进一步促进主动脉扩张。

主动脉瘤的病理生理主要取决于病变部位、病因及合并症情况。

主动脉根部瘤因主动脉瓣环扩大常引起主动脉瓣关闭不全，瓣膜反流引起左心室容量负荷增加及左心室腔扩大和心肌肥厚，进而出现心律失常和心力衰竭。若主动脉根部瘤进展为A型夹层，患者可出现急性心脏压塞、冠脉开口受累或冠脉本身夹层引起的心肌缺血，甚至心肌梗死、头臂血管及腹腔脏器分支受累引起的相应器官供血障碍，以及夹层破裂死亡。

弓部动脉瘤和胸降主动脉瘤常出现压迫症状。弓部瘤压迫气管或支气管，使管腔狭窄、移位，出现刺激性干咳、呼吸困难。压迫交感神经出现Horner综合征。喉返神经受压出现声音嘶哑、饮水呛咳。食管受压出现吞咽困难。

动脉粥样硬化性主动脉瘤，瘤壁厚，管壁不规则且多伴钙化，腔内多有附壁血栓。血栓或粥样斑块脱落可致周围动脉、内脏动脉栓塞。多合并冠状动脉粥样硬化性心脏病、颈动脉或颅内动脉狭窄性改变、肢体动脉慢性狭窄性病变等。患者可因外周动脉、内脏动脉狭窄性病变出现症状，进一步检查发现主动脉瘤样病变。

感染和外伤性动脉瘤多与周围组织粘连紧密，无完整瘤壁，腔内多有大量血栓。动脉瘤逐渐扩大，压迫周围组织或器官产生持续性疼痛，或引起受压器官功能逐渐丧失。

未经有效治疗的主动脉瘤，瘤体会持续扩大，可在薄弱区穿破，发生大出血而死亡。

四、自然病程

胸主动脉瘤自然经过险恶，预后不良。2007年美国国家疾病控制及预防中心报告，胸、腹主动脉瘤已成为55岁以上患者第15位死因。胸主动脉瘤的发病率为0.16%～0.34%，每年新增主动脉瘤患者6/10万～10/10万人[4]。

胸主动脉瘤多发生在根部和升主动脉（约60%），其次在胸降主动脉（约40%），主动脉弓部瘤约占10%。

随着直径增加，胸主动脉瘤发生破裂或夹层风险显著升高。胸主动脉直径4～4.9 cm，每年破裂或夹层的风险为2%。直径大于6 cm时，每年破裂或夹层的风险约为7%。升主动脉直径大于6 cm，胸降主动脉直径大于7 cm时，发生破裂或夹层的风险会显著升高。

乔伊斯（Joyce）与费尔贝恩（Fairbairn）等（1964）报道107例主动脉瘤，5年随诊率91%，出现症状或动脉瘤过大者5年生存率仅50%[5]。普雷斯勒（Pressler）和麦克纳马拉（McNamara）（1980）报道90例动脉硬化性动脉瘤，未手术切除因动脉瘤破裂而死亡的病例，明显高于手术死亡的病例[6]。

病因不同，预后也有差异，接受手术治疗预后可发生改变。创伤性动脉瘤病因为外力损伤，预后相对好些，但如不治疗则可能由于动脉瘤破裂而致死。

预后不良的原因除主动脉破裂外，其他的原因主要是伴发的心血管疾病，如主动脉瓣关闭不全、高血压病、冠心病及脑动脉供血不全和糖尿病等，这类合并症会加速病变进程。

五、临床表现

胸主动脉瘤以中老年人多见。马方综合征者多在30～40岁发病，动脉粥样硬化性动脉瘤多在50岁以上发病。感染性和外伤性动脉瘤多发生在青壮年，而先天性动脉瘤多于20～30岁被确诊。

在病程早期多无症状，常在X线检查时发现。瘤体增大到一定程度时可出现疼痛和压迫症状。附壁血栓脱落可引起脏器及肢体动脉栓塞相关表现。

疼痛多为持续性钝痛，很少有剧烈疼痛。升、弓部动脉瘤的疼痛部位多位于前胸部，降主动脉瘤的疼痛部位多在背部肩胛间区。

压迫症状因瘤体部位而异，弓部瘤压迫气管和（或）支气管，使管腔变窄或管壁塌陷，出现咳嗽、呼吸困难；压迫交感神经出现 Horner 综合征；弓降部动脉瘤压迫喉返神经出现声嘶、饮水呛咳，压迫食管出现吞咽困难；升弓部动脉瘤压迫上腔静脉导致上腔静脉回流受阻；临床上已很少见到巨大动脉瘤压迫侵蚀胸椎、肋骨或胸骨而引起剧烈疼痛的病例。

累及主动脉瓣环的根部瘤，往往因主动脉瓣关闭不全所致的心慌气短及心力衰竭症状而就诊。

外伤性或感染性动脉瘤则有相应的病史。

体格检查，早期多无异常体征。巨大升主动脉瘤可有前胸上部扣诊浊音区扩大。合并主动脉瓣关闭不全者，主动脉瓣区可闻及舒张期杂音，动脉搏动增强，周围血管征阳性，左心室扩大；上腔静脉或无名静脉受压使静脉回流受阻，出现静脉怒张或水肿；喉返神经受压出现声音嘶哑；弓部动脉瘤可有气管受压移位，胸骨上窝可扪及搏动性包块；降主动脉瘤可于背部听到血管杂音；马方综合征患者常有眼睛晶状体脱位、高度近视和身高臂长、蜘蛛指（趾）、韧带松弛、高腭弓、皮肤"妊娠纹"样改变，以及"鸭子步态"等特征性体征。

六、辅助检查

1. 胸部 X 线片　胸主动脉瘤 X 线片基本征象：胸主动脉升、弓部或降部呈梭形和（或）囊状扩张，瘤体与"正常"主动脉相连关系清楚。不同部位的瘤体可以压迫和（或）侵蚀周围的器官，对气管、支气管及食管的压迫可引起移位及管腔的狭窄。透视下可见扩张性搏动。若并发主动脉瓣关闭不全，则可显示左心室增大。外伤患者，可观察到纵隔影增宽、边缘模糊、骨折、胸腔积液等。

2. 主动脉 CTA　CTA 检查对胸主动脉瘤可以精准评价瘤体位置、形态、大小、瘤壁完整性、瘤周有无出血、血肿，对周围组织有无压迫等。对于窦部动脉瘤可以多方位评价瘤体与冠状动脉、主动脉瓣及瓣环的关系，为制订手术方案提供帮助。对于弓降部主动脉瘤除了常规动脉瘤本身的评价，还可以评价与分支血管之间的关系，瘤体较大引起咯血或呕血者可以评价主动脉-支气管瘘或主动脉-食管瘘情况。同时主动脉 CTA 可以评价有无其他合并症，如冠心病、肺内病变、纵隔病变等。另外对于动脉瘤的某些病因也可作出评价，如动脉炎性病变等。

3. 主动脉 MRI（A）　主动脉 MRI（A）对评价胸主动脉瘤与主动脉 CTA 类似，对于碘造影剂过敏者是一种较好的替代方法。MRI 可以对主动脉壁进行管壁评价，尤其是对炎性病变有较高的诊断价值。但是对于肺内病变评估受限，且扫描时间较长，需要患者良好的配合。

4. 血管造影及 DSA　DSA 不作为常规检查手段，一般用于介入治疗前诊断及定位。胸主动脉造影可显示主动脉腔某部呈梭形瘤样扩张，可明确动脉瘤的具体解剖变化及其与邻近主动脉分支和周围解剖结构的关系，以及有无主动脉瓣关闭不全等。

5. 超声心动图　该方法简单、无创，在主动脉根部瘤和升主动脉瘤的诊断上有其特殊地位。

主动脉瘤经二维及彩色超声心动图检查，可见瘤体部位主动脉内径明显增宽，瘤体处主动脉壁薄厚不均，回声强弱不等，瘤体处主动脉运动减弱以至消失。根据瘤体纵断面或横断面行上下追踪扫查，可见瘤体呈梭形或囊形的形状。对马方综合征所致的主动脉根部瘤能够作出初步诊断，而且还能对其引起的主动脉瓣反流及二尖瓣反流进行准确评价。但超声心动图对降主动脉瘤的诊断价值不大。

经食管超声心动图（TEE）能清晰完整地显示胸主动脉各段，不仅能准确观察主动脉瘤的部位和大小，还能发现血管内的各种病变，如血栓、粥样硬化斑块及夹层内膜片等，是诊断胸主动脉瘤的可靠方法之一。能够明确区分血管壁和粥样硬化斑块，判断粥样硬化斑块是否活动、有无脱落的可能等。主要缺陷是不能像血管造影和 MRI 那样直观地显示整个病变。

TEE 术中监测能够提供更全面的诊断信息，即刻评价手术效果。对拟行主动脉瓣成形的患者最有价值；为避免升主动脉粥样斑块的脱落，导致术后脑栓塞，对于高血压、糖尿病患者，尤其是高龄患者，应积极使用术中 TEE 监测。

七、手术适应证

胸主动脉瘤和胸腹主动脉、腹主动脉瘤一样，自然经过险恶，Joyse等（1964）报道有症状胸主动脉瘤5年生存率仅为27%，无症状者为58%。

手术适应证包括：主动脉根部或升主动脉直径大于5.5 cm；主动脉根部或升主动脉直径大于5 cm，合并遗传性疾病（马方综合征等）或明确的主动脉疾病家族史；主动脉瓣病变合并升主动脉直径大于4.5 cm；年直径增加大于1 cm的胸主动脉瘤；有压迫症状的主动脉弓或胸降主动脉瘤；胸主动脉假性动脉瘤。

主动脉根部瘤直径大于6 cm，突发胸痛，合并心包积液，应高度警惕主动脉破裂或夹层形成，建议限期或急诊手术。严重主动脉瓣关闭不全导致左心功能衰竭，药物治疗效果不佳，应急诊手术治疗。

八、手术禁忌证

严重的心、肝、肺功能不全，不能耐受全身麻醉及体外循环；肿瘤晚期患者；昏迷患者。

九、手术技术

动脉瘤手术方法依动脉瘤的部位而异。

（一）单纯升主动脉瘤

由于动脉瘤局限在升主动脉，未累及冠状动脉开口和头臂动脉开口，只需行升主动脉替换。

1. 基本方法　全麻中度低温体外循环，股动脉插管（股动脉细小者可以选择右侧腋动脉或主动脉弓部插管）；如远端需停循环下开放吻合，则在右腋动脉插管；右心房插二阶梯静脉引流管，右上肺静脉或主肺动脉插左心引流管。有主动脉瓣反流者，冠状动脉直接灌注心脏停搏液，心表置冰屑降温，鼻咽温度降到30～32℃。

2. 手术技术　胸骨正中切口，上述部位插管建立体外循环，并行循环下部分游离动脉瘤远端正常的主动脉，室颤后在该处阻断。如瘤体远端无法阻断，应将三根头臂动脉游离阻断，在停循环后经

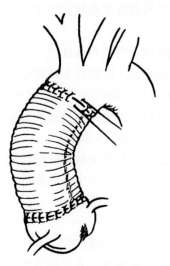

图75-0-8　升主动脉置换术

右腋动脉选择性脑灌注下手术。切开动脉瘤，显露冠状动脉开口灌注停搏液。清除瘤体内血栓，切除瘤壁、注意防止损伤冠状动脉、上腔静脉和肺动脉，与周围组织粘连紧密处可不切除，严防血栓进入左心室和冠状动脉。以相应口径的人工血管行置换术，用3/0或4/0聚丙烯缝线连续缝法行端-端吻合，先吻合近心端，后吻合远心端。远端需开放吻合时则相反，远端吻合完成后即排气，开放头臂血管阻断钳，阻断人工血管，恢复正常体外循环。这样可以明显缩短体外循环时间。如自体动脉壁过于薄弱，可于腔内垫一周人造血管片或毡片加固，防止出血。吻合时先缝垫片，再从腔内向腔外缝自体动脉，最后缝人工血管，这样就形成双层人造材料中间夹自体组织的结构，可有效地防止出血。吻合近完成时停左心引流，体外循环复温，远端吻合口打结时排气，并于人工血管上扎粗针头排气，开放主动脉阻断钳，心脏多可自动复跳，如不能自动复跳，可电击除颤。常规停体外循环，控制血压在正常水平。止血，安置心包及纵隔引流管，钢丝固定胸骨，逐层缝合切口（图75-0-8）。

（二）主动脉根部瘤

由于动脉瘤累及主动脉窦部、瓣环和部分升主动脉，常合并冠状动脉开口上移和主动脉瓣关闭不全，根部替换是最佳手术方式。基本方法同升主动脉瘤。如动脉瘤累及弓部，方法同弓部动脉瘤。

1. Bentall手术　切除动脉瘤壁，游离出左、右冠状动脉开口使之呈纽扣状。切除主动脉瓣，取相应规格的带瓣管道行根部替换，材料大小的选择主要根据主动脉瓣环直径和远端主动脉直径来确定，两端要兼顾。近心端缝于主动脉瓣环上，用2/0换瓣线褥式外翻缝合，垫片置于主动脉侧，每个瓣窦缝4～5个褥式，注意各交界部缝合严密，防止出血。冠脉开口抬高不明显、瓣环质量差或瓣环偏小，可将垫片置于左心室侧。如瓣环组织较牢固，可用连续缝法，用3/0聚丙烯缝线分别缝3个窦，最后推入人工组件。主动脉瓣环与带瓣管道的缝合顺序一般为先左冠窦（左、右交界到左无交界）、右冠窦（左、右交界到右无交界）、最后为无窦（右无交界到左无交界）。注意拉紧缝线，勿撕脱瓣环。在与冠状动脉开口相对部位的人工血管侧壁上各切开1 cm左右小洞，用5/0聚丙烯缝线连续缝法与冠状动脉开口吻合，先吻合左冠状动脉，后吻合右冠状动脉。如瘤壁组织薄弱，或已形成夹层，可以保留瘤壁不要游离冠状动脉开口，直接与人工血管相吻合。一旦术后出血，可将瘤壁包裹人工血管并与右心房分流。最后将人工血管远端与升主动脉远端行端-端吻合，用4/0或3/0聚丙烯缝线连续缝合，如动脉壁薄弱可用垫片或长毡条加固。吻合前应充分游离远端主动脉后壁，以便远端吻合口后壁出血时方便补针或人工血管包裹。也可吻合左冠后，行主动脉远端吻合，最后吻合右冠。有学者认为这样可以避免人工血管及右冠扭曲。排气后开放主动脉阻断钳，以后处理同升主动脉瘤手术（图75-0-9）（视频55）。

视频55　Bentall手术

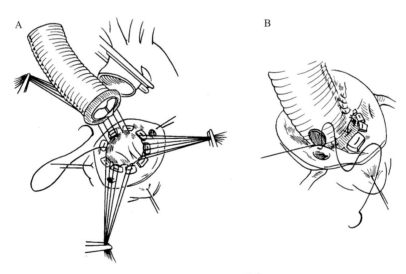

图75-0-9　**Bentall手术**
A. 间断褥式缝合法固定带瓣管道近心端；B. 冠状动脉开口与带瓣管道直接吻合。

2. Cabrol手术　与Bentall手术不同之处在于左、右冠状动脉吻合方法。带瓣管道与瓣环缝合完成后，取一根8 mm（或10 mm）人工血管，一端与左冠状动脉吻合，另一端与右冠状动脉吻合，再行8 mm（或10 mm）人工血管与根部替换人工血管的侧-侧吻合。

3. Wheat手术　切除主动脉瓣叶，保留围绕左、右冠状动脉开口处的窦壁，修剪成半圆形，切除其余瘤壁。以人工瓣膜替换主动脉瓣，将一段人工血管近心端剪两个与保留的半圆形窦壁相应的缺口，将人工血管与保留窦壁端-端吻合。

4. David手术　对于非原发于主动脉瓣叶及瓣环的根部疾病，瓣叶功能良好者，可考虑行保留主动脉瓣叶的根部替换术。根部直径超过6 cm，合并严重的主动脉瓣反流，瓣叶结构受损严重，行David手术应慎重。David手术可以避免换瓣相关的出血、血栓、人工瓣膜失功等风险，术后生活质量较高。

主动脉瓣叶的质量是David手术成功与否的关键。术中经食管超声可以清晰地观察主动脉瓣叶的数量、质量、功能及根部扩张情况，以帮助确定手术方式、选择合适的人工血管规格及评估复跳后手术效果。

根据手术类型，大致可以分为David Ⅰ型、David Ⅱ型及在此基础上进行的多种改良术式。两种术式均切除了病变主动脉窦壁，保留了主动脉瓣。

David Ⅰ型（再植入法）：将人工血管直接与主动脉瓣环吻合，瓣交界悬吊固定在人工血管内。游离左、右冠脉开口呈"纽扣"样。沿主动脉瓣环上3～5 mm与瓣环平行弧形切除窦壁，保留主动脉瓣三个交界。取相应大小的人工血管，近心端不做修剪。固定瓣环缝针数应以是否要环缩瓣环而定。瓣环无扩张的，每个窦缝合1～2针即可。瓣环需要褥式缝合环缩的，每个窦应缝合3针。4/0聚丙烯缝线带垫片从主动脉瓣环下由内向外进针，将主动脉瓣环固定到人工血管内。三个瓣交界向上悬吊固定到人工血管内。游离左右冠状动脉开口呈"纽扣"状端-侧吻合到人工血管上。

David Ⅱ型手术：取相应大小的人工血管，近心端三等分修剪成"扇贝"状，用3根3/0聚丙烯缝线将其与主动脉窦壁对应连续缝合。瓣交界固定于人工血管近心端"扇贝"交界处，游离冠状动脉开口呈"纽扣"状端-侧吻合到人工血管上。

对于瓣叶功能良好的马方综合征根部瘤患者，是否应行David手术，目前尚有争议。戴维（David）等[7]报道了146例马方综合征患者行David手术的资料，其中112例（76.7%）为根部瘤患者。121例（82.9%）行再植法治疗，25例（17.1%）行成形法治疗。术后5、10、15年的病死率分别为2.2%、3.6%、6.8%。术后5、10、15年的主动脉瓣反流发生率分别为1.7%、4.1%、8.0%。相较于成形法，再植法术后主动脉瓣反流的发生率更低。David认为马方综合征患者行David手术长期效果较好，主动脉瓣相关并发症发生率低。帕特尔（Patel）等[8]对比研究了140例分别行Bentall或David手术的马方综合征患者，发现两种术式围手术期并发症发生率无差别。随访期间，Bentall组抗凝相关血栓不良事件发生率较高，而David组主动脉瓣再次手术率较高（主要来自成形法）。

笔者认为，马方综合征根部瘤患者行Bentall或David应综合考虑。瓣叶功能较好、术者经验丰富、患者对生活质量要求较高者，可考虑行David术。建议行再植法，以防止瓣环远期扩张所致瓣膜反流。

马方综合征患者发病多较早，一生中可能要经历根部、二尖瓣、弓部、胸腹主动脉等多个部位手术，术后再次行吻合口漏修补比例亦较高。Bentall手术操作相对简单，易于普及，手术风险较低，治疗马方综合征根部瘤病变彻底、可靠。

（三）主动脉弓部瘤

1. 外科治疗　全麻中度低温体外循环并下身停循环，右腋动脉插动脉灌注管，单侧选择性脑灌注。其他插管同升主动脉瘤。主动脉根部插针灌注心脏停搏液。

游离右腋动脉。正中劈胸骨，切除胸腺，充分游离无名静脉。游离出无名动脉、左颈总动脉和左锁骨下动脉近端，注意勿伤及迷走神经、膈神经和胸导管。全身肝素化后插管转机、降温。室颤后阻断升主动脉，根部顺灌停跳液，心包腔内置入冰屑。

鼻咽温降至25℃时，阻断弓上分支，腋动脉插管流量降至5～10 mL/（kg·min）。切开弓部动脉瘤，吸除腔内血液，清除不稳定的血栓和附壁动脉粥样斑块，显露降主动脉开口和头臂血管开口。此时可松开左颈总动脉阻断钳，观察回血情况。如回血不多，表示经基底动脉环的侧支循环差，需另加一动脉插管至左颈总动脉，经右腋动脉和左颈总动脉进行双侧顺行脑灌注，总灌注流量一般不超过10 mL/（kg·min）。

采用腔内吻合法或在左锁骨下动脉开口远端完全切断弓远端，将四分支人工血管主干与降主动脉行端-端吻合，用4/0 聚丙烯缝线连续缝合。通过灌注分支插另一动脉灌注管，恢复胸降主动脉灌注，逐渐提高体外循环流量至全流量。检查吻合口出血，及时补针。补针、打结时应注意减流量降低吻合口张力。8 mm分支首先与左颈总动脉端端吻合，5/0 或 6/0 聚丙烯缝线连续缝合。偿还氧债，静脉混合血氧饱和度80%以上后复温。四分支血管主干近端与升主动脉行端-端吻合，吻合近完成时停左心引流，充分排气，恢复心脏灌注，复跳。最后吻合左锁骨下动脉及无名动脉。

2. 复合手术　弓部瘤患者常为高龄患者，多合并冠状动脉、主动脉及外周动脉广泛粥样硬化，术前合并高血压、糖尿病、高血脂等比例高，血管吻合条件差。外科手术纠治弓部瘤需要体外循环和下身停循环，手术时间长、血管吻合操作多、创伤较大。对于一般情况差，不能耐受体外循环和（或）低温停循环手术者可考虑行复合手术治疗。

先行升主动脉-弓上分支转流，对于升主动脉远端或弓近端直径增粗的，行人工血管包裹以加固近端锚定区，可用钛夹在包裹区标记，以便透视下精确定位近端锚定区。

常规正中开胸，或胸骨上段倒T型（第四肋间水平）切口。充分游离升主动脉后壁及弓上三分支。术前应仔细阅片，了解弓上分支有无钙化，吻合口应做在血管质量较好的位置。如果在钙化处牵拉、钳夹及吻合，容易造成患者术后脑卒中。

全身肝素化，"⊥"形切开心包，上端达心包反折。麻醉适当降压，触诊升主动脉，选择一柔软部位侧壁钳钳夹后切开，取Y形人造血管主干与升主动脉吻合，4/0 聚丙烯缝线连续缝合。开放升主动脉侧壁钳后将分叉血管逐一排气后用中弯血管钳夹闭。将无名动脉两端阻断后切断，Y形血管一分支截取合适长度后与无名动脉端-端吻合，5/0 聚丙烯缝线连续缝合，排气后开放血流。然后缝闭无名动脉近心端。同样方法行左颈总动脉与Y形血管另一分支端-侧吻合，及左锁骨下动脉与其端-端吻合，5/0 聚丙烯缝线连续缝合。左锁骨下动脉游离困难时，可游离出左腋动脉，将人工血管穿左侧第2或3肋间至左锁骨下切口，与左腋动脉吻合，左锁骨下动脉近段结扎即可。

在升主动脉远端扩张或者搏动幅度大时，为了提高支架近端锚定区的可靠性，可以采取升主动脉远端包裹的方法。取30 mm或32 mm直血管，行升主动脉远端及弓近端包裹，4/0 聚丙烯缝线连续缝合。人工血管近、远端缘应与自体主动脉壁外膜间断缝合固定，防止人工血管移位。在包裹人工血管前壁上、下端钛夹标记。

重建弓上三根动脉，也称为去分支技术。所需分支人造血管往往需要手术前自行缝制。

穿刺或游离右股动脉、穿刺左桡动脉，置入鞘管。行髂动脉、腹主动脉、胸主动脉及升主动脉造影，必要时行头臂动脉造影。明确病变位置、范围、程度。选择比近端锚定区直径大10%～20%的覆膜支架。释放后，再次主动脉造影观察支架位置、动脉瘤是否完全封闭、有无内漏发生等。

如无异常，则常规关胸。如有近端内漏，可于升主动脉人工血管包裹处加针，稍加大升主动脉环缩幅度，往往可以消除近端内漏。再次造影确认无内漏后关胸[9]。

（四）主动脉峡部瘤、降主动脉瘤

常见梭囊状动脉瘤，部分动脉瘤瘤壁与肺组织有粘连。瘤腔内可有血栓。需行覆膜支架腔内隔绝术、复合手术或外科手术。

1. 腔内隔绝术及复合手术　对于瘤颈与左锁骨下动脉开口距离大于1.5 cm的胸主动脉瘤，可考虑直接行覆膜支架腔内隔绝术。对于近端锚定区不足1.5 cm的，可以先行右腋-左腋动脉转流术，然后再行覆膜支架腔内隔绝＋左锁骨下动脉开口栓塞术。

2. 外科手术　对于股、髂动脉严重病变、髂动脉严重扭曲、弓部呈锐角及近端锚定区不足者，应行外科手术治疗。

全麻双腔气管插管，常温下单纯阻断动脉瘤两端，一般要求在30 min左右完成血管移植。为安全及节约用血，可配合血液回收动脉输入法。阻断动脉之前静脉注射肝素 3 mg/kg。用体外循环机将术野出血吸入储血器中，需要时由泵管通过滤器输入股动脉。

如估计30 min内不能完成血管移植，可采用常温左心转流或股动脉-股静脉转流，需游离阻断动脉瘤两端。

深低温停循环：动脉瘤的近心端无法游离阻断时，需深低温停循环。由左股动、静脉插管。左心引流部位可以选用左上肺静脉（或左下肺静脉，或左心耳插管）。另备一支动脉灌注管，待近端吻合完成后插入人工血管，阻断远端即可恢复体外循环，可明显缩短停循环时间和体外循环时间。

手术技术：右侧卧位，根据瘤体位置选左后外第4或第5肋间切口，必要时可切除相应肋骨，累及胸降主动脉全程者需用第4和第7肋间两个切口。不要过分游离瘤壁与肺的粘连。先游离瘤体远端降主动脉穿带备用，再游离左锁骨下动脉，最后游离主动脉弓。阻断时与上述顺序相反，麻醉降压，先在左颈总动脉和左锁骨下动脉之间阻断，钳夹要轻柔，避免夹上套带和周围组织。阻断时用左手握住瘤体向前牵拉主动脉弓，同时注意瘤体震颤，在震颤消失后再钳紧一到两扣即可。阻断左锁骨下动脉和瘤体远端降主动脉后，纵切瘤体前壁，清除血栓，缝闭瘤体内的肋间动脉开口（最多只能闭合前4对），在动脉瘤颈部切断，置换相应口径的人工血管，先吻合近心端，用4/0或3/0聚丙烯缝线连续缝合，如自体组织薄弱，可于腔内垫人工血管片。如前所述，缝合完近心端以后，可将阻断钳移至人工血管上，此时吻合口如有出血，可补缝之。远端吻合方法同上（图75-0-10）。缝合近完成时，开放远端阻断钳，排气打结。如远端吻合口有出血，可再阻断吻合口远端进行补针缝合。开放后如血压过低，可将人工血管部分阻断维持上半身血压，待补足血容量以后完全开放，也可静脉注射少量收缩血管药物。注意检查肋间血管有无出血。

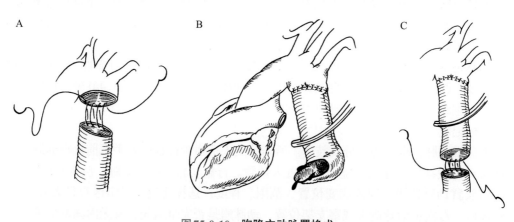

图75-0-10　胸降主动脉置换术

A. 近心端吻合；B. 近心端吻合后，阻断钳移至人工血管上；C. 远心端吻合。

如病变累及全胸降主动脉，近端人工血管移植同上。胸8以下肋间动脉必须保留。切除瘤体前壁，保留有肋间动脉开口的后壁，修剪后壁成一血管片，与人工血管侧-侧吻合。

左腋中线第7肋间放置胸腔引流管，缝合切口各层。术终将双腔气管插管换成单腔气管插管。

（五）胸腹主动脉瘤

以 Crawford Ⅱ型胸腹主动脉瘤为例，根据瘤体近端能否阻断，可行常温非体外循环、深低温停循环及股股转流全胸腹主动脉替换。

1. 四分支血管常温非体外循环下全胸腹主动脉替换

（1）体位及切口：右侧卧位，肩与床面呈60°，臀部与床面呈30°。右下肢屈曲，左下肢伸直。手术切口采用胸腹联合切口。切口起于左肩胛骨与脊柱之间，绕过肩胛下角沿胸后外侧第5或6肋间至肋弓下缘，延续至腹直肌旁。根据瘤体范围可达髂窝。

（2）游离：经肋弓断端，沿膈肌边缘距离胸壁3～4 cm，由前至后外侧切断膈肌，直达主动脉裂孔。从而充分显露膈肌附近主动脉。经腹直肌旁切口，由腹内斜肌和前腹膜之间钝性分离向后达腹膜后间隙，显露腹主动脉。经第4肋间进胸后，首先游离弓降部降主动脉。游离过程中切断动脉导管韧带，使弓降部有更充分的活动度。然后在动脉瘤近端套阻断带。在游离过程中注意保护迷走神经和喉返神经，以及食管。

（3）建立远端转流通路：全身肝素化（3 mg/kg）。上下阻断左髂总动脉，以4/0聚丙烯缝线连续缝合，将人工血管的1根10 mm分支血管与左髂总动脉端-侧吻合。阻断该分支血管，开放髂动脉。

（4）近端吻合：于左锁骨下动脉以远弓降部置近端阻断钳，于瘤颈处以远置远端阻断钳。胸以下停循环。于两把阻断钳之间横断降主动脉。选择适当直径的人工血管，通常直径在20～24 mm，以3/0聚丙烯缝线连续缝合，行降主动脉近端与四分叉血管主血管端-端吻合。阻断四分叉血管主血管远端及其余三个分支，充分排气后，开放吻合口近端阻断钳，和连接髂动脉的分支血管，恢复全身循环。对于动脉壁脆弱的病例，如马方综合征患者，宜采用4/0（或5/0）聚丙烯缝线进行吻合。后壁处可毡片间断加固。

（5）重建肋间动脉：于腹腔干动脉近端阻断降主动脉。纵行切开胸主动脉瘤体，清除血栓及多余瘤壁。缝闭T8以上肋间动脉开口，将T8以下有肋间动脉开口的胸降主动脉和腹主动脉上段重新缝合成一管道，再与四分叉血管的8 mm分支端-端吻合，充分排气后，开放该分支，恢复脊髓供血。

（6）重建腹腔脏器动脉：于髂动脉分叉上方阻断腹主动脉。纵行切开余下瘤体，清除血栓，确认腹腔脏器分支。阻断腹腔干动脉、肠系膜上动脉和左右肾动脉分支，减少出血。将腹腔干动脉，肠系膜上动脉，右肾动脉开口主动脉壁游离成岛状血管片，与主血管远端吻合。排气后，开放四分叉主血管，恢复上述脏器血供。将左肾动脉单独与另一根8 mm分支血管端-端吻合。充分排气，开放该分支血管，恢复左肾供血。

（7）远端吻合：分别阻断双侧髂动脉，右下肢停循环。以4/0聚丙烯缝线连续缝合，将另一根10 mm分叉血管与右髂动脉端-端吻合。排气后开放右髂动脉，恢复右下肢血流。以4/0聚丙烯缝线连续缝闭左髂动脉近端。完成置换[10]。

2. 应用四分叉血管深低温停循环胸腹主动脉置换术 深低温停循环的优点在于脏器低温保护、无需阻断主动脉以及术野清晰。缺点是降温、复温时间长；转机时间长，高危患者风险较高；无法灌注心肌保护液。

（1）游离显露、建立体外循环：手术切口及手术入路同前。充分显露全胸腹主动脉。动脉灌注采用单泵双管。肝素化后，经左侧股静脉和股动脉分别插入二阶梯静脉管和动脉插管建立体外循环。经心尖或肺静脉安放左心引流，并行循环，降温。

（2）近端吻合：待鼻咽温降至18～20℃，直肠温降至24～26℃，头枕冰帽，减体外循环流量至全流量一半。于肺门水平阻断降主动脉，上半身停循环，自左锁骨下动脉开口远端横断主动脉。以3/0聚丙烯缝线或4/0聚丙烯缝线连续缝合行主动脉近端与四分叉人工血管主血管端端吻合。胸主动脉切开前要停左心引流，防止头臂动脉进气，引起脑栓塞。近端吻合完成后，将另一根动脉插管插入四分叉血管10 mm分支血管，阻断人工血管主血管和其他三根分支血管，充分排气后，开放该灌注管，恢复上半身灌注。逐步恢复全流量，恢复左心引流，体外除颤恢复自主心率，逐渐复温。

（3）肋间动脉重建：于腹腔干动脉近端阻断降主动脉。于阻断钳近端横断腹主动脉，并纵行切开瘤体，清除血栓，切除多余瘤壁。将T8～L1肋间动脉开口的胸降主动脉和腹主动脉上段重新缝合成一管道，再与四分叉血管的8 mm分支端端吻合，充分排气后，开放该分支，恢复脊髓供血。

（4）腹腔脏器血管重建：减体外循环流量至全流量一半，腹主动脉分叉上端阻断。纵行切开余下瘤体，确认腹腔脏器分支。将腹腔干动脉，肠系膜上动脉，右肾动脉开口游离成岛状血管片，与主血管远端吻合，以4/0聚丙烯缝线连续缝合，充分排气后开放主人工血管，恢复腹腔脏器供血。将左肾动脉单独与另一根8 mm分支血管端-端吻合。复温完成，停机。阻断灌注人工血管的动脉插管，拔除。该10 mm人工血管备用。

（5）远端吻合：将人工血管的一根10 mm血管与左髂总动脉行端-端吻合，拔除左股动脉插管，恢复左下肢血供。将另一根10 mm分支血管与右髂总动脉端-端吻合。如果动脉瘤累及髂总动脉，可与髂外动脉吻合，缝闭髂内动脉。完成置换。

3. 左股动脉-左股静脉转流辅助下全胸腹主动脉替换　术前不能确定是否可游离出瘤体近端者，可先行股股转流降压，游离出瘤体近端后，逐渐停机，按照常温非体外循环方式手术。若不能游离出近端，转机降温，按照深低温停循环方式完成手术。

十、手术注意事项

（一）积极处理合并病变

如冠心病、瓣膜病、头颈动脉阻塞等，均应同时进行相应的检查和处理。

（二）积极预防和紧急处理出血

这是主动脉手术成功的关键因素之一。术前应进行全面的凝血功能检查，如凝血酶原时间延长，则应给予肌注维生素K，直至正常为止。术后注意胸腔引流的数量，监测并注意血压、中心静脉压与心率及其相互关系，正确判断是否有出血，并及时处理。

（三）神经系统保护

胸主动脉瘤特别涉及主动脉弓部瘤的左、右半弓或全弓切除时的脑缺血损伤，胸降主动脉瘤切除时的脊髓神经损伤，均为严重并发症。

十一、术后处理

主动脉瘤术后处理应有别于心内直视手术。首先在术后早期应适当控制血压，可以降低吻合口张力过高造成大出血的风险。但是在严重动脉硬化的患者，血压过低会导致脑和肾脏供血不足。一般成人收缩压术后早期控制在13.3～14.7 kPa。注意观察尿量、肢体末梢及血气分析结果。其次，动脉瘤患者多数不合并器质性心脏病，如无同期心内手术，心功能多在正常范围内，要保证机体的有效灌注，必须维持充足的心脏前负荷，不可过分利尿。主动脉手术术后并发症发生率仍然较高，所以术后全面和仔细监测，及早发现和治疗并发症很重要。

十二、手术并发症

术后并发症与动脉瘤的部位、采用的术式和操作的熟练程度等有密切关系。

（一）大出血

目前广泛应用的成品预凝人工血管已大大降低了术后人工血管壁大量渗血的风险；术后及时全面凝血机制方面的化验检查，可以发现由于血小板和凝血因子缺乏所造成的术后渗血，相应的血液制品和抗凝药物能够有效地改善凝血功能；吻合口和针眼出血仍是目前大出血的最主要原因。主动脉根部的出血，如果无法缝合止血，用瘤壁或心包包裹出血部位并与右心房分流往往可以挽救生命。

（二）神经系统损伤

神经损伤可由许多原因造成。低温停循环时血栓性或粥样硬化性栓塞导致脑局灶性损伤和定位体征，气体、纤维蛋白和血小板聚集物及其他血液成分造成的微栓，往往可导致脑部广泛损伤。胸腹主动脉瘤手术的最重要并发症是截瘫，主要原因是脊髓供血受到了影响。由于脊髓血供是节段性的，手术范围越广，发生脊髓缺血的概率越大。

（三）肺损伤

体外循环导致的非心源性肺水肿、左胸入路对肺组织的物理性损伤、粘连组织剥离等，常导致围手术期肺功能不全。

（四）冠状动脉供血不足

进行根部替换时，多种原因有导致心肌缺血的风险，包括冠状动脉张力过大、吻合口扭曲和血肿压迫等。

（五）肾功能不全

手术中需要阻断胸降主动脉，有发生急性肾小管坏死的危险，术后血容量不足和血压过低，均可导致尿少。

十三、手术效果

胸主动脉瘤手术效果较非手术好。Pressler 和 McNamara（1980）发现，胸部动脉硬化性动脉瘤患者的平均生存期短于 3 年，比克斯塔夫（Bickerstaff）等发现单纯药物治疗的胸降主动脉瘤患者 5 年生存率为 19%[6]。Crawford 等报道接受外科治疗的患者 5 年生存率为 58%，而药物治疗患者的 5 年生存率为 19%。

随着直径增加，发生夹层或破裂的风险增加。相较于主动脉破裂或夹层时施行的抢救性手术，预防性的择期手术，围手术期风险显著降低。

我国胸主动脉瘤病变主要位于根部和升主动脉，目前手术技术成熟，麻醉、体外循环及术后监护措施完善，围手术期病死率及并发症发生率已较低。孙立忠等[11]1994—1999 年完成了 231 例 Bentall 手术，疾病谱包括主动脉根部瘤和 A 型主动脉夹层，围手术期病死率为 3.03%。李巍远等（2005）报道了 29 例 David 手术治疗主动脉根部疾病的资料，患者平均年龄 39 岁，行 David Ⅰ型 1 例、David Ⅱ型 25 例、改良 David Ⅱ型（三片法）3 例，无围手术期死亡[12]。平均随访时间 29 个月，无患者需要二次手术治疗。广东省心血管病研究所（2017）[13]报道了 112 例 Bentall 手术治疗马方综合征根部瘤患者的资料，围手术期死亡 1 例（0.89%）。随访 12～86 个月，结果满意。

我国动脉粥样硬化相关的弓部瘤及胸降主动脉瘤病例报道相对较少。埃斯特雷拉（Estrera）等（2005）报道了平均年龄 67 岁的 300 例降主动脉替换患者的资料，包括真性主动脉瘤和主动脉夹层，术后 30 日死亡率 8%，脊髓损伤（截瘫或轻瘫）发生率为 2.3%[14]。科塞利（Coselli）等（2004）报道了一组 387 例的胸主动脉替换，疾病谱包括真性动脉瘤及主动脉夹层，手术技术包括直接阻断缝合和左心转流辅助，围手术期病死率为 4.4%，截瘫发生率为 2.6%[15]。

主动脉弓部替换需要下身停循环，胸主动脉替换需要深低温停循环或者股股转流辅助下阻断，均对患者的生理状态造成了巨大影响，脏器缺血不可避免。主动脉腔内隔绝技术的出现，为治疗弓部瘤及胸主动脉瘤提供了另外一种解决方案。指征符合的患者行介入治疗，创伤小、恢复快。随着介入技术的进步及外科"去分支"技术的不断完善，越来越多的外科手术高危患者有望通过复合手术得到安全、满意的治疗。

总之，随着手术技术及各种诊疗方法的不断进步，主动脉瘤外科治疗的效果必将更加理想。

（孙立忠　郑　军　董松波）

参 考 文 献

［1］ 兰锡纯. 心脏血管外科学 (上册) [M]. 北京: 人民卫生出版社, 1985: 629-645.

［2］ BOULETI C, FLAMANT M, ESCOUBET B, et al. Risk of ascending aortic aneurysm in patient swith autosoma l dominant polycystic kidney disease [J]. Am J Ca rdiol, 2019, 123 (3): 482-488.

［3］ 孙衍庆. 现代胸心外科学 [M]. 北京: 人民军医出版社, 2000: 1432-1445.

［4］ KUZMIK G A, SANG A X, ELEFTERIADES J A. Natural history of thoracic aortic aneurysm [J]. J Vasc Surg, 2012, 56 (2): 565-571.

［5］ JOYCE J W, FAIRBAIRN J F, KINCAID O W, et al. Aneurysms of the thoracic aorta. A clinical study with special reference to prognosis [J]. Circulation, 1964, 29: 176-181.

［6］ PRESSLER V, MCNAMARA J J. Thoracic aortic aneurysm: natural history and treatment [J]. J Thorac Cardiovasc Surg, 1980, 79 (4): 489-498.

［7］ DAVID T E, DAVID C M, MANLHIOT C, et al. Outcomes of aortic valve-sparing operations in Marfan syndrome[J]. J Am Coll Cardiol, 2015, 66 (13): 1445-1453.

［8］ PATEL N D, WEISS E S, ALEJO D E, et al. Aortic root operations for Marfan syndrome: a comparison of the Bentall and valve-sparing procedure [J]. Ann Thorac Surg, 2008, 85 (6): 2003-2010.

［9］ ZHENG J, LI J R, XU S D, et al. Debranching thoracic endovascular aortic repair combined with ascending aortic aortoplasty [J]. Chin Med J, 2019, 132 (18): 2242-2243.

［10］ 孙立忠, 程力剑, 朱俊明, 等. 常温非体外循环下全胸腹主动脉替换术 [J]. 中华胸心血管外科杂志, 2011, 27 (12): 705-708.

［11］ 孙立忠, 常谦, 郑军, 等. 主动脉根部替换术231例临床分析 [J]. 中华医学杂志, 2000, 80 (10): 729-731.

［12］ 李巍远, 陈兴彭, 孙立忠, 等. David手术治疗主动脉根部疾患 [J]. 中华医学杂志, 2005, 85 (42): 2985-2987.

［13］ 于长江, 周勘, 范瑞新. Bentall手术治疗马方综合征112例早期疗效分析 [J]. 岭南心血管病杂志, 2017, 23 (4): 413-416.

［14］ ESTRERA A L, MILLER C C, CHEN E P, et al. Descending thoracic aortic aneurysm repair: 12-year experience using distal aortic perfusion and cerebrospinal fluid drainage [J]. Ann thorac surg, 2005, 80 (4): 1290-1296.

［15］ COSELLI J S, LEMAIRE S A, CONKLIN L D, et al. Left heart bypass during descending thoracic aortic aneurysm repair does not reduce the incidence of paraplegia [J]. Ann Thorac Surg, 2004, 77 (4): 1298-1303.

第76章
主动脉腔内介入治疗

主动脉夹层（aortic dissection，AD）是临床上最常见、最危险的主动脉急性疾病，具有较高的发病率和病死率。它指在主动脉中层发生撕裂后，血液在撕裂（假腔）层中流动。原有的主动脉腔称为真腔，真假腔之间由内膜与部分中层分隔，并有一个或数个破口相通。近些年由于诊断技术的进步、外科手术及介入治疗技术的进展，以及有效的围手术期处理，其治疗效果与预后有显著的改善。

一、历史回顾

莫尔加尼（Morgagni）首次描述了主动脉夹层的特点。1863年，皮科克（Peacock）报道了80例主动脉夹层疾病，将其动力学变化分为3个阶段，即内膜破裂、夹层分离与假腔形成。1934年，申南（Shennan）全面复习并分析了300例主动脉夹层的尸检结果，对主动脉夹层的概念作出了明确定义。1935年，古林（Gurin）等首次报道，通过右髂动脉开窗治疗主动脉夹层，但患者死于急性肾功能衰竭。1955年，德巴基·库利（DeBakey Cooley）首次成功地施行人工血管替换术治疗主动脉夹层，并将"开窗术"首次用于治疗胸主动脉夹层。惠特（Wheat）阐明了主动脉夹层发病的血流动力学机制，并建立了将抗高血压药物和β受体阻滞剂用于主动脉夹层的治疗模式。1998年，戴克（Dake）首先报道采用腔内修复术（thoracic endovascular aortic repair，TEVAR）治疗B型主动脉夹层，改变了传统上以开放手术为主的治疗模式。TEVAR指应用支架型人工血管在血管内封闭内膜的破口，阻止血流进入假腔，促使假腔内血栓形成，从而使管壁撕裂逐渐得到修复[1]。

二、流行病学

研究表明急性主动脉夹层的年发病率为（2.9～3.5）/10万人，是腹主动脉瘤破裂发生率的2～3倍，男女发病率之比为2：1～5：1。常见于45～70岁人群，发病年龄为男性平均69岁、女性平均76岁。主动脉夹层是一种致命性疾病。早期研究表明，不经治疗的患者大多死于诊断后的3个月内，因为存在瘤样退变和假腔外壁破裂等原因，所以几乎没有生存超过5年的患者。急性主动脉夹层患者的死亡原因往往是继发于主动脉破入心包所造成的心脏或大血管并发症、急性主动脉反流和冠状动脉开口受压，而降主动脉夹层患者的死亡原因更多是脏器或肢体血管闭塞所造成的终末器官损害[2]。

三、发病因素

常见的发病原因包括遗传性疾病、先天性心血管畸形、高血压、主动脉中层退行性变、动脉粥样硬化、主动脉炎性疾病、损伤、妊娠等。其中，以遗传性疾病、主动脉中层退行性变、高血压为常见致病因素[3]。

四、发病机制

如前所述，主动脉夹层的产生可由许多因素引起。因此，确切的发病机制尚不明了。但主动脉夹层目前较为肯定的发病机制是主动脉异常中膜结构和异常血流动力学相互作用的结果。各种原因造成血管顺应性下降，使得血流动力学对血管壁的应力增大，造成血管壁的进一步损伤（内膜撕裂、壁间血肿蔓延），又再次使血流动力学对血管壁的应力增大，从而形成恶性循环，直至主动脉夹层形成。

1. 主动脉壁中层病变　主动脉壁中层病变可由多种原因引起，其中最常见的原因是长期高血压造成的主动脉壁损伤，中层弹力纤维退行性变。马方综合征患者主动脉壁中层黏液样变，弹力层断裂，也可引起主动脉壁中层病变。中层病变使主动脉壁各层之间附着力减弱，抵抗血流横向切应力的能力明显减低，较易发生夹层。

2. 高血压　高血压使血流对主动脉壁的横向剪切力增加，升主动脉、主动脉弓以及胸主动脉第一段的弯曲部分是承受应力最大的地方，同样也是破口的好发部位。

3. 内膜撕裂　在上述两种致病因素作用下，主动脉内膜发生撕裂，血液进入主动脉壁中层使之剥离，造成主动脉壁间血肿。

4. 壁间血肿蔓延　主动脉壁间血肿在血流的作用力（纵向切应力）下不断扩大蔓延，向主动脉周径及长径方向发展，形成主动脉夹层。

五、分期与分类

1. 主动脉夹层分期　传统的分期根据发病时间分为急性期（≤14 d）和慢性期（>14 d）。但随着治疗的发展，许多主动脉夹层患者在2周后仍会出现各种并发症，如主动脉直径快速增大等，因此可依据生存率的差异将夹层分为4个时期：超急性期（24 h）内、急性期（2～7 d）、亚急性期（7～30 d）、慢性期（>30 d）；30 d后夹层进入稳定期，此时患者存活率较急性期明显增加。

2. 主动脉夹层分类　主动脉夹层的解剖分类依据内膜撕裂的位置和夹层沿主动脉延展的范围。下面介绍两种最常见的分类方法。最初的一种分类法，在1965年由德巴基（DeBakey）及其同事提出，描述了第一破口的位置和夹层累及的范围。该方法分类如下。

Ⅰ型：夹层起于升主动脉，并累及主动脉弓，延伸至胸降主动脉或腹主动脉（或两者均被累及）。

Ⅱ型：夹层起于并限于升主动脉。

Ⅲa型：夹层起于并限于胸降主动脉。

Ⅲb型：夹层累及胸降主动脉和不同程度的腹主动脉。

另一种是Stanford分类，在1970年由戴利（Daily）等学者提出，该分类简化了解剖分类标准，只依据第一破口的起始部位来分类。

Stanford A型：夹层起于升主动脉，因此包括DeBakey Ⅰ型和DeBakey Ⅱ型夹层。

Stanford B型：夹层起于左锁骨下动脉以远的降主动脉（DeBakey Ⅲa型和DeBakey Ⅲb型）。

六、病理解剖

1. 主动脉夹层的内膜破口　DeBakey Ⅰ型和DeBakey Ⅱ型主动脉夹层的原发破口（出口）绝大多数位于主动脉窦管交界远端1～2 cm处升主动脉前壁，少数原发破口可见于主动脉弓部，多在头臂血管开口部位。DeBakey Ⅲ型主动脉夹层的原发破口位于左锁骨下动脉开口远端，仅有少数主动脉夹层为单一破口（原发破口），夹层呈盲袋状，其中有大量附壁血栓及少量流动血液随心动周期破口出入。

绝大多数主动脉夹层有一个或多个继发破口（入口），可位于主动脉弓、胸主动脉、肾动脉开口附近或髂动脉。血液自原发破口进入假腔经继发破口重入真腔。在急性期少有血栓，而在慢性期，因假腔大，血液流速慢，可有大量附壁血栓。

2. 主动脉夹层累及的范围　主动脉夹层沿血管走向顺行及逆行剥离，可累及升主动脉，甚至主动脉全段。原发破口位于升主动脉逆行剥离累及主动脉窦者为90%～95%，累及主动脉瓣交界引起关闭不全者为60%～70%，累及冠状动脉开口者约为60%，顺行剥离仅累及升主动脉或部分主动脉弓者为10%～15%，大多数累及主动脉全长。原发破口位于左锁骨下动脉开口以远的主动脉夹层，绝大多数为顺行剥离，累及胸主动脉及腹主动脉。

3. 假腔的位置　在升主动脉，夹层位于右前侧；在主动脉弓部约2/3处夹层位于头侧，同时累及头臂血管；1/3累及主动脉弓前壁，在降主动脉均位于左侧及前壁。所以，头臂血管、腹腔动脉、左肾动脉以及肠系膜上动脉易受夹层累及。

肉眼观察，急性夹层的外膜菲薄呈紫蓝色、水肿，并有充血及出血，少数可从表面观察到搏动血流，80%以上有血性渗液甚至凝血块，渗出量不等。除发生在主动脉瘤基础之上的急性夹层外，急性夹层的主动脉直径略粗或正常。慢性夹层的外膜增厚，瘢痕化，主动脉直径增粗，且与周围组织多有粘连，假腔较大，其内多有附壁血栓，真腔受压变细。

镜下观察，可见主动脉壁中层原有的基本病理改变，如长期高血压引起的中层弹力纤维变性，血管平滑肌细胞退变、减少。马方综合征患者主动脉壁中层退变所表现的弹力纤维退变、黏液性变、平滑肌细胞排列紊乱等。此外，在急性期主动脉壁可见灶性出血及大量炎性细胞浸润，局灶性坏死。在慢性期，主动脉壁可见纤维瘢痕组织增生，夹层腔内血栓机化，新生血管内皮覆盖。

七、病理生理

主动脉夹层可引起主动脉破裂、主动脉瓣关闭不全以及重要脏器供血障碍这3个方面病理生理改变[4]。

1. 主动脉破裂　主动脉破裂是主动脉夹层致死的首要原因。据报道，约80%的急性主动脉夹层患者死于主动脉破裂，且多发生于起病的48 h以内。慢性主动脉夹层中有40%～50%死于主动脉破裂。主动脉夹层破裂的部位多位于内膜原发破口处，即血流切应力最大的部位。升主动脉破裂时造成急性心脏压塞，常引起患者猝死。主动脉弓部破裂可引起纵隔血肿，胸主动脉夹层破裂可引起大量胸腔积血，腹主动脉破裂可造成腹膜后血肿。

2. 主动脉瓣关闭不全　DeBakey Ⅰ型和DeBakey Ⅱ型主动脉夹层可累及主动脉瓣结构，引起主动脉瓣关闭不全。造成主动脉瓣关闭不全的原因有2种：夹层累及主动脉瓣交界，使其从原有位置剥离引起主动脉瓣脱垂；夹层逆行剥离，累及无冠状窦及右冠窦形成盲袋并产生附壁血栓，压迫、推挤瓣环及窦管交界，造成主动脉瓣关闭不全。在DeBakey Ⅰ型和DeBakey Ⅱ型主动脉夹层中，主动脉瓣关闭不全的发生率在70%～90%，严重者可引起急性左侧心力衰竭。

3. 脏器供血障碍　主动脉夹层可累及主动脉分支血管的开口，造成相应脏器的供血障碍，如冠状动脉、头臂干、肋间动脉、肾动脉、腹腔动脉、肠系膜动脉、根最大动脉、髂动脉等。严重者可引起脏器缺血坏死，造成脏器功能衰竭。

八、临床表现

绝大多数急性主动脉夹层可有突发的剧烈疼痛，为持续性锐痛，呈"刀割样"，难以忍受。患者烦躁不安，大汗淋漓。疼痛部位与主动脉夹层发生的部位密切相关，并随夹层的发展沿主动脉走行方向扩展。如果并存主动脉瓣严重反流可迅速出现心力衰竭、心脏压塞，导致低血压和晕厥。主动脉分支动脉闭塞可导致相应的脑、肢体、腹腔脏器出现缺血症状，如脑梗死、腹痛、腹胀、少尿等。主动脉壁损伤导致热原释放引起发热的发生率并不高，但需要注意和其他炎症性发热相鉴别。

20%的患者可有周围动脉搏动消失，左侧喉返神经受压时可出现声带麻痹，在夹层穿透气管和食管时可出现咯血和呕血，夹层压迫上腔静脉出现上腔静脉综合征，压迫气管表现为呼吸困难，压迫颈胸神经节出现Horner综合征，压迫肺动脉出现肺栓塞体征，夹层累及肠系膜和肾动脉可引起肠麻痹乃至坏死和肾梗死等体征。在Stanford A型夹层患者中50%有舒张期主动脉瓣反流性杂音。胸腔积液也是主动脉夹层的一种常见体征，多出现于左侧。脑供血障碍时出现淡漠、嗜睡、昏迷、偏瘫。脊髓供血障碍时可有下肢肌力减弱甚至截瘫。伴有难控性高血压的急性期患者常出现意识改变等高血压脑病体征。

九、辅助检查

1. 心电图 大多数主动脉夹层患者心电图正常。如果夹层累及冠状动脉开口并引起心肌缺血或心肌梗死，则可出现S-T段、T波及心肌梗死的心电图改变。既往有冠心病或高血压的高龄患者亦可有相应的心电图表现。

2. 胸部X线片 DeBakey I 型、DeBakey Ⅱ型主动脉夹层患者心影增大，提示心包渗出。合并中度以上主动脉瓣关闭不全、急性左侧心力衰竭时，可见双肺密度增高。DeBakey I 型、DeBakey Ⅲ型急性主动脉夹层可有左侧胸腔积液，当有大量积液征象时，应高度警惕主动脉破裂。DeBakey I 型、DeBakey Ⅲ型慢性主动脉夹层患者正位片可见主动脉结扩大，左前斜位片可见胸主动脉增宽。当主动脉瓣关闭不全时，有左心室增大的表现。

3. 血液检查 多有白细胞计数轻度增高，如果有大量渗出，红细胞计数及血红蛋白降低，重度贫血则提示可能为主动脉破裂出血。腹腔脏器供血障碍时，转氨酶、肾素、肌酐、胰淀粉酶可增高。

4. 超声心动图 经胸超声心动图（transthoracic echocardiography，TTE）对于DeBakey I 型、DeBakey Ⅱ型的主动脉夹层，可探及分隔主动脉夹层真假腔的隔膜（隔膜随血流摆动，并可见内膜破口），有无主动脉瓣关闭不全及判明其程度，是否有心包积液等。经食管超声心动图（trans esophageal echocardiography，TEE）还可检查主动脉弓部远端及胸主动脉。诊断准确性高，但对患者的影响大，有一定的创伤性，并可能引起或加重高血压，诱发夹层破裂。重症患者不宜行此项检查。

5. 主动脉CTA 主动脉CTA是目前最常用的术前影像学评估方法，其敏感性达90%以上，特异性接近100%。典型表现为由隔膜分隔的真假腔，真腔较小且CT值高；假腔较大，但CT值低于真腔。这是由于真腔内血流速度快，显像早于假腔。同时CT检查可以发现内膜破口、附壁血栓、心包腔及胸腔积液、分支血管受累情况及是否合并血管畸形，如主动脉缩窄等。CT检查不能确定是否有主动脉瓣关闭不全。MIP、VR等重组图像可提供主动脉全程的二维和三维图像，其主要缺点是造影剂产生的副作用和主动脉搏动产生的伪影干扰。

6. 主动脉MRA 主动脉MRA可显示真假腔及隔膜，其诊断主动脉夹层的敏感性和特异性与CTA接近，缺点是扫描时间较长，用于循环状态不稳定的急诊患者有一定限制，不适用于体内有磁性金属植入物的患者。

7. 主动脉DSA 主动脉DSA仍然保持着诊断主动脉夹层金标准的地位。因为它是有创检查且需使用含碘造影剂，目前多只在腔内修复术中应用而不作为术前诊断手段。

8. 血管腔内超声 血管腔内超声可清楚显示主动脉腔内的三维结构，对主动脉夹层诊断的准确性高于TTE和TEE。目前腔内超声探头的口径已减小至8.2F，常在腔内修复术中应用，对评判夹层破口和内漏具有较高应用价值。目前使用尚不普及。

十、诊断与鉴别诊断

随着对主动脉夹层认识的提高及辅助检查手段的改善，根据临床表现及各项辅助检查应该能够明确诊断。急性主动脉夹层因剧烈胸痛，应与心肌梗死、肺栓塞等鉴别。心肌梗死可有胸前区剧烈疼痛，心电图表现有特征性ST-T改变。如果主动脉夹层累及冠状动脉开口造成心肌梗死，可增加鉴别难度。但主动脉夹层往往有双侧肢体血压不对称、脉搏减弱。床旁超声心动图、CT扫描或MRI可确诊。急性肺栓塞，除胸痛外，可有特征性呼吸困难。胸部X线片、肺动脉CTA扫描及放射性核素肺扫描可明确诊断。

主动脉夹层起病急骤，发展迅速，预后凶险。因此，诊断过程要求简捷、准确，才能不延误治疗。主动脉夹层的确定性诊断步骤如下。

1. 确定是否有主动脉夹层　典型的主动脉夹层易明确诊断，但应注意和动脉粥样硬化性主动脉瘤鉴别。动脉粥样硬化性动脉瘤通常主动脉直径明显扩张、主动脉壁显著增厚、管腔表面粗糙、管腔内常可见附壁血栓，并且不像主动脉夹层那样存在主动脉双腔征，这些特点可与主动脉夹层相鉴别。

2. 确定主动脉夹层的病因、分型、分类和分期　主动脉夹层的病因、分型、分类和分期是决定治疗策略的重要依据。在获得完整的病史和CTA或MRA等影像学资料后应尽快作出综合判断。确定主动脉夹层破口的位置和数量是其手术治疗的主要依据。

3. 鉴别夹层的真假腔　夹层真假腔的鉴别是腔内修复术治疗成功的关键，但有时鉴别比较困难。应根据多种影像学检查的发现综合判断。影像学上的以下特点有助于鉴别：真腔往往小于假腔；真腔常位于主动脉弓内圈而假腔常位于主动脉弓外圈；真腔血流速度多数正常，假腔常减慢；附壁血栓常见于假腔而少见于真腔。

4. 确定有无主动脉夹层外渗和破裂预兆　夹层外渗导致的心包腔积液是急性主动脉夹层死亡的主要原因之一。CTA和MRA检查经常能发现纵隔和胸腔积液。夹层进行性外渗常常是其破裂的预兆，也是急诊行手术或腔内修复术的主要指征。

5. 确定有无主动脉瓣反流及心肌缺血　脉压差增大和心脏舒张期杂音常提示主动脉瓣反流，彩超可确定诊断，如彩超发现主动脉反流应同时测量反流量和主动脉瓣环直径以作为判断有无手术指征的依据。主动脉夹层累及冠状动脉开口时可导致心肌缺血，但需要排除并存的冠状动脉疾病，TEE可发现冠状动脉的开口是否被夹层遮蔽，数字减影血管造影（digital subtraction angiography，DSA）冠状动脉造影仍然是诊断的金标准。

6. 确定有无主动脉分支动脉受累　主动脉分支动脉受累可导致靶器官缺血的各种临床症状，同时主动脉的重要分支动脉受累导致的脏器急性缺血也是主动脉夹层急诊手术指征之一。头臂干或颈总动脉受累可导致急性脑梗死，肠系膜动脉受累可导致肠缺血坏死，肾动脉受累可导致肾梗死或肾缺血性高血压，髂动脉或股动脉受累可导致急性下肢缺血，肋间动脉受累可导致截瘫。

十一、自然病程

主动脉夹层的预后极差。有资料表明，如未经治疗，约有33%急性主动脉夹层的患者在24 h内死亡，36%～72%的患者在48 h内死亡，62%～91%的患者在1周内死亡。约75%的患者死于主动脉破裂。主动脉夹层的主要后期病理变化是假腔外壁的动脉瘤样扩张，在存活的急性主动脉夹层患者中，尽管有药物治疗，25%～40%将会进展为夹层主动脉瘤样扩张。对主动脉夹层后慢性动脉瘤的进展有显著影响的因素包括控制不良的高血压、急性期的最大主动脉直径达4 cm和假腔持续通畅。此外，10%～20%的患者将会经历后期的动脉瘤破裂，而且该病变的传统外科修复术比退行性动脉瘤的修复术更复杂。

十二、药物治疗

药物治疗是主动脉夹层腔内治疗及开放手术治疗的基础。急性主动脉夹层最合理的治疗基于疾病的及时诊断和对病理解剖范围的充分认识。迅速应用静脉降压药物以降低收缩压和脉率（d_p/d_t）是所有患者初始治疗的关键环节，其目的是稳定夹层的范围、降低破裂的风险、减少内膜片的运动，以及缓解主动脉分支血管的动态梗阻。急性主动脉夹层的及时处理就是为了降低血流动力学冲击力，因为正是这一冲击力启动并扩展了内膜撕裂，同时撕开了主动脉壁。对于所有怀疑急性主动脉夹层的患者（低血压患者除外），都应该立即经静脉给予降压药物治疗。对于同时伴低血压的急性主动脉夹层患者来说，必须立即评估是否出现心脏压塞，但是不建议采用经皮心包穿刺，因为这样往往会加重出血或休克。

β受体阻滞剂和血管扩张剂的联合应用是标准的药物治疗方法。在应用直接血管扩张剂（如硝普钠）之前，就应该开始应用β受体阻滞剂。否则，直接应用血管扩张剂后反射性的交感神经兴奋会刺激儿茶酚胺释放，从而导致d_p/d_t升高，与想要达到的效果正好相反。药物治疗的基石就是使d_p/d_t和动脉血压都降低。为了快速降低d_p/d_t，静脉滴注β受体阻滞剂的剂量可以逐渐增加直到心率为60～80次/分。为了快速降低动脉血压，直接血管扩张剂硝普钠非常有效。

患者对症治疗包括：镇静止痛，镇咳，控制左侧心力衰竭等。一般支持治疗包括：卧床，保持排便通畅，纠正水、电解质失衡及调整好营养。要对患者进行持续监护，包括意识、四肢动脉压和脉搏、中心静脉压、尿量及胸腹部体征。通过动脉置管持续监测有创血压、遥测心率和监测血流动力学参数（必要时可用Foley导管和肺动脉导管）。若患者收缩压控制到100～120 mmHg，并且疼痛已缓解，就可以逐步调整为口服降压药物。对于药物治疗的患者应该用一系列影像学检查来监控，其中应包括CTA。第一次复查图像应该在出院前，之后每6个月一次。如果两次复查图像均显示夹层稳定，则随访周期可以延长到每年一次[5]。

十三、开放手术治疗

Standford A型夹层应尽早手术治疗，开放手术仍是其主要的治疗手段。详见本书第74章。

十四、腔内介入治疗

由于TEVAR对患者的血管及AD病变本身的解剖形态有明确的要求，使得大部分的Stanford A型AD不适合行TEVAR治疗。故本节主要针对Stanford B型夹层的腔内介入治疗进行讨论。以前的治疗策略推荐对有临床症状的Stanford B型夹层行腔内或外科手术治疗，而对无临床症状的Stanford B型夹层则推荐药物治疗。随着腔内移植物产品的改进和多中心临床对照研究的良好结果，治疗策略已逐渐发生变化。

（一）适应证和禁忌证

临床上将急性Stanford B型夹层分为复杂性和非复杂性两种。复杂性主动脉夹层指存在以下情况：①内脏及下肢等终末器官灌注不良；②夹层病变进展；③主动脉壁外出血（先兆破裂）；④顽固性疼痛不缓解；⑤难治性高血压（3种以上降压药物仍无法控制血压平稳降低）；⑥发病早期假腔即发生扩张；⑦马方综合征。与非复杂性主动脉夹层90%的存活率相比，复杂性主动脉夹层住院期间存活率仅为50%，累及内脏动脉的主动脉夹层病死率为非复杂性主动脉夹层的3倍，而出现低血压或休克的病例病死率为非复杂性主动脉夹层的24倍。

目前腔内技术已作为治疗急性Stanford B型复杂性主动脉夹层的金标准。腔内治疗无论与开放手术还是单纯药物治疗相比，都显著降低了患者短期和长期的病死率。对于非复杂性主动脉夹层，部分患者单纯药物治疗可获得良好效果，但是药物治疗的一大问题是远期夹层假腔会发生瘤样扩张，这主要是由于假腔的长期开通导致的。尽管两种治疗方式的长期存活率差异无统计学意义，但单纯药物治疗的患者中40%因病变进展最终接受腔内治疗。具有下列情况之一的非复杂性主动脉夹层应行腔内治疗：动脉直径＞40 mm；假腔直径＞22 mm；真腔呈椭圆形且假腔呈囊状；唯一的近端破口，且破口直径＞10 mm；假腔部分血栓形成；动脉直径增长＞4 mm/年[6]。

主动脉夹层腔内治疗禁忌证：①严重肾功能障碍者；②严重凝血功能障碍者；③孕妇或血液病患者；④恶性肿瘤或其他疾病预期寿命不超过1年者；⑤造影剂过敏或肝、肾功能不全不能耐受造影剂者；⑥径路血管严重迂曲、狭窄者。

（二）治疗时机

1. 急性Standford B型主动脉夹层　早期腔内修复术可预防晚期并发症，降低心血管源性病死率。因此，对预期寿命较长、血管解剖合适的急性Stanford B型主动脉夹层（type B aortic dissection，TBAD）患者，不论有无临床症状，均应早期行TEVAR。

在亚急性期（准确地说是夹层发生2周后至30 d内）施行TEVAR效果更好。虽然从理论上说，在急性期，内膜片的活动度更大，支架植入后远期血管重塑可能更佳。但是由于急性期夹层血管壁脆弱、周围炎症反应重，支架植入后容易导致夹层逆撕、支架源性新发破口（stent-graft induced new entry，SINE）等严重并发症。亚急性期内膜片趋于稳定，血管水肿炎症反应也已经明显消退，此时施行TEVAR更加安全。同时，亚急性期手术的再次手术率、主动脉相关病死率和主要并发症发生率也显著更低。慢性期行TEVAR时远期的血管重塑率非常低，仅为48.5%，显著低于急性期、亚急性期的90.4%和90.1%。综上所述，从降低病死率和提高血管重塑率两方面而言，亚急性期可能是最好的手术时机[7]。

2. 慢性Stanford B型主动脉夹层　慢性主动脉夹层的主要风险是假腔可能持续瘤样扩张并最终导致破裂，少部分患者还会发生器官组织的灌注不足。慢性主动脉夹层发生上述不良事件的概率在20%～50%之间。以下情况的慢性主动脉夹层需要手术处理：①夹层破裂或出血；②终末器官灌注不良；③夹层导致的顽固性疼痛；④夹层动脉瘤直径＞5.5 cm；⑤夹层动脉瘤直径每年扩张大于0.5～1 cm。手术方式主要包括开放手术和腔内治疗两种。开放手术治疗慢性主动脉夹层手术风险高、难度大，围手术期病死率高达22%，而并发症发生率高达45%。开放手术的优势在于手术成功率高，远期效果较佳。另外，对于存在结缔组织基础疾病的患者，其血管重塑差，故开放手术也是首选。腔内治疗慢性主动脉夹层遇到了许多特有的问题。如前所述，由于慢性主动脉夹层血管壁增厚、内膜片已变得僵硬，TEVAR后远期血管重塑很不理想。同时，支架植入后近端锚定区发生Ⅰ型内漏和逆撕的概率也较高。而最大的挑战来自于TEVAR后假腔的长期血流开通。这是因为慢性主动脉夹层通常存在多发破口，在覆膜支架封堵了近端破口后，血流仍可通过远端未被覆盖的破口反流至假腔内，并继续导致假腔的增大乃至破裂。而这些远端破口又常常位于内脏动脉开口附近，给支架的植入带来了很大的困难。可采用杂交手术、开窗支架、带分支支架来解决远端锚定区不足的限制，同时也可使用弹簧圈或封堵器成功封闭夹层的远端破口[8]。

（三）关键问题

1. 主动脉重塑　TEVAR后患者远期预后与主动脉重塑关系密切，并且TEVAR治疗越早则远期主动脉重塑越好，假腔部分血栓化是影响主动脉夹层远期预后的独立危险因素。在急性期（≤14 d）和亚急性期（15～92 d）进行TEVAR治疗，主动脉的重塑优于在慢性期（＞92 d）治疗的结果，其差异体现在假腔缩小的程度上。TEVAR治疗后理想的主动脉重塑结果是真腔充分扩张，假腔完全血栓化进而消失，组织学上内中膜的连续性得到恢复。而患者接受TEVAR治疗越早，夹层动脉越容易获得良好重塑的机制可能包括以下3点：①主动脉第一破口被隔绝后假腔压力迅速下降，假腔壁残余的胶原蛋白和弹力纤维成分仍具有一定的弹性回缩能力促使假腔缩小；②早期夹层内膜相对良好的柔顺性，使其在支架移植物支撑作用下与主动脉壁贴合更好；③夹层撕裂暴露的内膜下组织因子更容易诱导假腔形成血栓。而进入慢性期后，钙化僵硬的内膜会阻止TEVAR后真腔的扩张，长期存在的附壁血栓会造成动脉壁慢性炎症和局部缺氧，进一步损害主动脉壁的强度和韧度，影响远期重塑。

虽然大部分急性非复杂性TBAD患者经药物保守治疗，病情能够得到控制进入慢性阶段，但应密切随访这些患者主动脉重塑的情况，重塑不良的影像学特征：假腔部分血栓化、假腔直径＞22 mm、总体动脉直径＞40 mm、破口位于弓部小弯侧、更大的近端破口直径以及分支动脉受累数量较多等。正电子发射计算机体层扫描（PET-CT）等分子影像技术在主动脉夹层中的应用，也可为早期判断夹层的转归和预后提供更多的信息和依据[9]。

2. 逆撕及远端再破口　SINE可发生于支架移植物的近端（可导致逆撕）和远端（远端再破口）。发生于近端的逆撕夹层是TEVAR最严重的术后并发症，原因可能有以下几种：术中操作损伤升主动脉内膜；坚硬的支架移植物对主动脉内膜的损伤；移植物口径选择过大；患者本身血管壁脆弱（比如马方综合征）。发生后可出现夹层破裂、心脏压塞，导致患者猝死，急诊时升主动脉置换术是主要处理方法。而远端再破口主要影响支架移植物远端的假腔重塑，导致远期夹层动脉瘤的出现。远端再破口在急、慢性夹层腔内治疗后均可能发生，部分远端再破口的发生缺乏典型临床表现，主要通过影像学检查随访发现，其发生率可达27.3%，出现时间为TEVAR术后（12±9）个月。

与慢性期夹层相比，急性期夹层实施TEVAR更容易发生远端再破口，而且马方综合征患者TEVAR后远端再破口的发生率更高，因此夹层病变的组织学特点是需要考虑的重要因素。同时，顺应性较差的支架以及支架远端的直径过大也是导致远端SINE形成的重要原因。其中，夹层形态特点与支架移植物的相互作用关系受到重视，包括术前对应的支架释放节段的真腔锥度、支架远端的超径（oversize）、支架远端与主动脉的夹角，支架移植物释放节段的弓部弧度等被认为是远端SINE的危险因素。TEVAR后假腔重塑过程，即支架远端假腔能否完全血栓化，也是需要考虑的因素之一。需要引起注意的是，主动脉夹层近端裂口被覆盖后假腔压力下降，真腔会恢复性扩张。如远端支架口径过小，有可能出现支架悬空甚至位移。但是一般情况下这种主动脉重构的真腔扩张不会超过主动脉真腔原有的最大径，也就是"月牙"的最长径。因此，建议以远端预定锚定区的真腔横断面的长轴直径，也就是"月牙"的最长径为标准，选择"oversize"为0～5%的支架口径。

远端SINE发生后有相对较低的病死率和较高的再次介入成功率，其一期预防的方法也在不断探讨中。其中包括研发和使用顺应性更好的大动脉支架、近端顺应弓部弧度的弧形大动脉支架以及选择锥形支架等，应用两段式大锥度支架技术、采取限制性裸支架及限制性覆膜支架技术，以及PETTICOAT技术（后者是指在近端支架移植物的基础上，通过接续长段金属裸支架，达到固定内膜、扩大胸腹节段真腔的效果，最终实现减少假腔血流，促进远段夹层重塑的目的）[10]。

（四）治疗技术

1. 常规技术　TEVAR关键的技术是利用覆膜支架移植物封堵夹层近端内膜撕裂口。因此，近端内膜破口的位置是影响手术方案制订的最重要因素。对于未累及主动脉弓的Stanford B型夹层，TEVAR技术的应用已较为成熟。需要指明的是，TEVAR目标包括覆盖近端破口、真腔扩张的同时恢复内脏血管血流、终止假腔血流和之后的假腔内完全血栓形成。如果这些治疗目的都成功达到，就会出现主动脉重构，同时也可以预防后期假腔外壁的动脉瘤样退化。常规的TEVAR适用于夹层近端破口距离左锁骨下动脉15 mm以上，而且破口近端为健康锚定区的患者（图76-0-1）[11]。

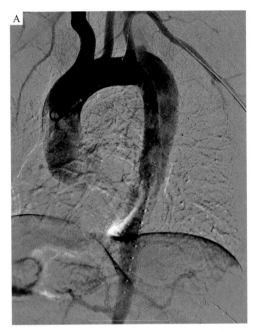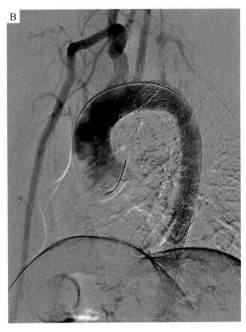

图76-0-1　破口近端的健康锚定区

A. 术前；B. 术后。

1）常规TEVAR的腔内操作技术要点

（1）腔内移植物直径的选择：建议移植物直径超过锚定区主动脉的5%～10%，这样既有足够的径向支撑力以保证移植物与主动脉之间紧密贴合避免内漏，又可避免移植物过大损伤主动脉内膜造成夹层逆撕以及远端再破口。这应与夹层正常主动脉直径有关，而与真假腔联合直径无关。

（2）麻醉：大多数情况下，因为术中需要大幅度地调控血压，建议首选气管插管全麻，部分呼吸功能差的患者可使用神经阻滞麻醉。对于少数有丰富的血流动力学管理经验的心脏血管中心或麻醉师无法及时到位且患者病情紧急的情况下，也可选择局部麻醉。

（3）造影方法：全主动脉分次造影，主动脉弓部造影时采取左前斜位，必要时可增加假腔造影。

（4）入路：选择的原则是口径够大以避免导入动脉损伤致下肢并发症、易于进入夹层真腔避免误入夹层假腔，易于控制以便于输送器的交换。股动脉依然是首选的入路。传统的方法是腹股沟切口显露游离股动脉然后穿刺，现在更微创的方法是经皮穿刺股动脉后预置两把缝合器，这种方法的优点是创伤更小，操作时间更短。

（5）支架释放：在支架释放过程中，通过药物来降低血压或减慢心率可以增加近端锚定的准确性。在主动脉夹层尽量不使用球囊扩张比较安全，另外，应用偏大的移植物是比较危险的。但是对于术后即刻的近心端或远心端内漏，适当的球囊扩张可能会产生令人惊喜的效果，但一定要小心，动脉压力作用于扩张后的球囊可能会导致支架的移位，因此在控制性降压的前提下进行扩张是比较安全的（收缩压80～90 mmHg）。

（6）多破口主动脉夹层的处理：多数主动脉夹层患者不止一个破口。以Stanford B型为例，近端的夹层破口常常靠近主动脉峡部，是夹层假腔的入口，假腔在向远端发展的过程中遇到较大的分支血管时，常常使内膜从分支血管开口处断裂，从而形成第2甚至第3个夹层破口，从病理生理学角度看，远端的夹层破口通常是夹层假腔的出口。在TEVAR治疗中，是否处理以及如何处理远端的夹层破口，取决于其与近端破口的距离及血流量大小。对于远端破口位于肾动脉以上且破口较大者，应与近端破口同期处理。对于与近端破口距离较远，反流量不大的远端破口可暂不处理。

（7）内脏动脉受累的主动脉夹层的处理：大部分主动脉夹层腔内隔绝术后会发生血供的重新分配，由于假腔入口被封闭，真腔血流恢复，真腔的压力升高，管径扩大，血流量也随之扩大，所以不会出现严重脏器缺血。而部分假腔供血型内脏动脉会出现脏器严重缺血，需要行夹层远端隔膜开窗术或动脉旁路术。

2）腔内修复术后并发症的预防和处理

（1）内漏：TEVAR后内漏指腔内修复术后从各种途径继续有血液反流入夹层假腔。术后假腔内血流可来源于移植物与主动脉壁之间的缝隙、肋间动脉等分支动脉、没有被封闭的远端破口以及移植物破损或微孔渗出。来自肋间动脉和远端破口的反流一般情况下不需要处理，而近端内漏应积极处理。防治近端内漏有以下几个要点：①合理选择移植物和锚定区：术前影像学评估锚定区条件不佳，则应考虑通过封闭左锁骨下动脉甚至左颈总动脉以扩展锚定区，术前提前做好这些动脉的转流重建手术；②支架释放后术中造影如果存在近端内漏可通过球囊扩张和（或）加袖套（cuff）状移植物（graft）等方法改善移植物或锚定区的构型，使两者贴合更紧密。受左锁骨下动脉和左颈总动脉开口的限制，近端常常没有富裕的空间加袖套，此时在原有移植物内套入短袖套（cuff-in-graft技术），可起到改良主体移植物构型、消除内漏的效果。

（2）卒中：导致术后卒中的原因有移植物覆盖优势左椎动脉患者的左锁骨下动脉、主动脉弓斑块或附壁血栓脱落、术中控制性降压或术中低血压时间过长、空气栓塞等。针对这些原因进行预防可降低术后卒中发生率。

（3）截瘫：主动脉夹层腔内修复术后发生截瘫的主要原因是术中根最大动脉（Adamkiewicz动脉）闭塞和术中长时间低血压。故在行腔内修复术治疗主动脉夹层时，移植物应尽量避免覆盖粗大的肋间动脉，必要时还应行脊髓液测压和减压处理，以降低截瘫发生率。

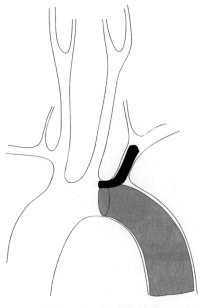

图76-0-2　"烟囱"技术

（4）术后随访：对所有接受腔内修复术的主动脉夹层患者术后都应随访，随访时间可定在术后3个月和6个月，此后每6个月或每年一次。随访的影像学手段主要是CTA，需观察假腔血栓化程度，残留假腔有无扩大，有无内漏尤其是近端内漏，支架位置形态等。

2. 分支技术进展——近端锚定区的拓展

1）平行支架技术

平行支架技术又称"烟囱"技术，最初是作为覆膜支架误封堵重要分支血管的救急措施，之后逐渐演变为重建主动脉弓上分支的常用技术，最常见的"烟囱"技术是通过左肱动脉，在左锁骨下动脉内置入与主动脉覆膜支架并行的支架于主动脉腔内（图76-0-2）。由于对器材准备和腔内技术要求较低，较易掌握和推广。在增加近端锚定区的同时，应确保左锁骨下动脉的血流通畅。其延伸技术还有"逆向烟囱"技术，或者称为"潜望镜"技术。

在准备行平行支架技术之前，需考虑支架之间的相互接触、支架的材质（径向支撑力）、弓上分支的角度等因素对手术效果的影响。主动脉支架超径过小，"烟囱"支架与主动脉支架之间易存留沟槽，内漏风险高。过大并不能进一步提高封堵效果，反而易使分支支架受压出现反折、闭塞，增加卒中的风险，而且容易诱发近端新发内膜撕裂。主动脉支架超径为15%，"烟囱"支架超径为5%较为合适。"烟囱"支架头端超出大支架头端不宜过长，5～10 mm即可，否则可能影响主动脉弓部其他分支血供。虽然"烟囱"技术使用较简单，但一直被认为是一种应急与无奈的方法。随着更多新方法的成熟和新器具的出现,"烟囱"技术应用应该会逐步减少[12]。

2)开窗技术

(1)体外开窗及开槽:术前根据锚定位置和左锁骨下动脉的开口位置与大小,对覆膜支架进行改造,在其近端开窗或开槽(图76-0-3)。然后回收入输送系统,到达预定位置后释放支架移植物,使开窗或开槽部位对准左锁骨下动脉。为防止开窗出现的左锁骨下动脉开口狭窄,避免开窗部位的内漏,有时需在左锁骨下动脉内放置一个小的覆膜支架或裸支架。由于主动脉弓扭曲,预开窗位置对位和对线技术操作难度较大,容易误封堵左锁骨下动脉等分支血管。此技术的关键在于准确定位,术前三维测量、术中标记、反向定位等方法有助于提高定位的准确性。如能熟练掌握这些技巧,这项技术简单而方便。

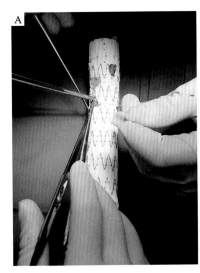
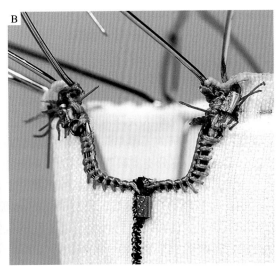

图76-0-3　开窗技术

A. 开窗;B. 开槽。

(2)原位开窗技术:TEVAR后,经左锁骨下动脉,通过激光、射频消融、硬导丝、穿刺针等工具,将支架移植物穿破。随后球囊扩张该破口完成开窗,植入覆膜小支架入开窗处完成手术。原位开窗方法较体外开窗精准,但此种技术的应用受分支发出角度的影响,有损伤主动脉的风险,还有连接部内漏问题,且开窗处存在随机性,受主体支架网孔及骨架限制,还必须放置覆膜小支架,会带来远期支架狭窄或闭塞的可能。因此,其远期效果有待进一步随访。

以上体外及原位开窗技术虽取得了良好的临床效果,但目前仍属于支架的适应证外使用(off-label),并且破坏了支架的原有结构,仍面临伦理等诸多方面的问题[13]。

3)分支支架技术

分支型支架是采用分支一体化的设计在主动脉主体支架上缝合覆膜分支支架,是针对近端锚定区不足而设计的,用于主动脉弓分支重建,能在有效延长近端锚定长度的前提下,保留弓部分支血管,避免杂交手术带来的创伤。其一体化的设计有助于术中精确定位,同时有更好的贴附性,能够有效降低内漏的发生率。目前这是最符合人体解剖的支架技术,也是未来最有发展前景的技术,但由于器材研发缓慢,该技术的应用仍处于起步阶段。

目前获得国家药品监督管理局(National Medical Products Administration,NMPA)批准上市的国产单分支型主动脉覆膜支架有由上海微创生产的Castor支架。Castor单分支型支架采用分支一体化设计和独有的双入路导入定位设计,有助于术中精确定位。支架前端无裸段。采用多重覆膜小波段设计,

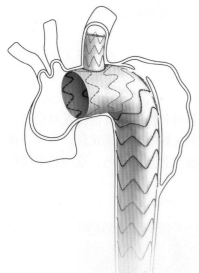

图 76-0-4　单分支型支架

降低对弓上分支血管的干扰，提升支架密封效果。此外，采用150°侧支旋转角度、0～30 mm 侧支后移长度、0～12 mm 主体支架锥度，能适应各种主动脉夹层解剖形态（图76-0-4）。同时，分支支架的根部定位环能确保侧支的通畅。在输送系统方面，硬鞘可保护过度扭曲的腹主动脉和髂动脉，软鞘跨主动脉弓。退出软鞘后，分支拉入左锁骨下动脉。精准定位后，采用拉线方式释放支架主体。解锁后再释放分支支架。释放过程简便、安全、精确。该支架的应用不仅降低Ⅰ型内漏的发生率，解决左锁骨下动脉血供问题，同时增加近端锚定区，拓展了腔内治疗的适应证，实现累及左锁骨下动脉的主动脉夹层的完全腔内治疗[14]。

十五、展望

主动脉夹层的治疗从传统的开放手术到杂交技术，再到腔内治疗的发展成熟，经历了不断实践、不断进步的过程。与开放手术相比，腔内手术的并发症及病死率大大降低。由于近些年介入材料及技术的飞速发展，主动脉夹层腔内治疗的适应证在逐渐扩展，国内外也出现了完全应用腔内技术重建主动脉弓的新器材及新技术（如模块式支架、内嵌分支支架、三分支支架等），尽管它们还处于临床试验阶段或临床前试验阶段，但在一定程度上代表了未来发展的趋势。累及主动脉弓部及升主动脉的夹层由于其独特的解剖学特点及个体化的差异性，目前仍是腔内治疗的难点，还有待开发出新的适应其病变特征的腔内器械和腔内技术。开放手术在主动脉夹层系统性治疗中仍处于不可替代的位置，心血管外科医师应结合患者病情以及术者技术熟练程度综合考虑选择开放手术、腔内治疗或者杂交手术。

（胡　畅）

参 考 文 献

［1］　DAKE M D, KATO N, MITCHELL R S, et al. Endovascular stent-graft placement for the treatment of acute aortic dissection [J]. N Engl J Med, 1999, 340 (20): 1546-1552.

［2］　NIENABER C A, CLOUGH R E, SAKALIHASAN N, et al. Aortic dissection [J]. Nat Rev Dis Primers, 2016, 2: 16053.

［3］　PARVE S, ZIGANSHIN B A, ELEFTERIADES J A. Overview of the current knowledge on etiology, natural history and treatment of aortic dissection [J]. J Cardiovas Surg, 2017, 58 (2): 238-251.

［4］　常谦. 主动脉夹层 [M]// 吴清玉. 心脏外科学 [M]. 济南：山东科学技术出版社：2003: 718-738.

［5］　KAJI S. Acute medical management of aortic dissection [J]. Gen Thorac Cardiovasc Surg, 2019, 67 (2): 203-207.

［6］　郭伟，刘峰，葛阳阳. B型主动脉夹层腔内治疗共识与争议 [J]. 中国实用外科杂志, 2017, 37 (12): 1339-1345.

［7］　UCHIDA T, SADAHIRO M. Thoracic endovascular aortic repair for acute aortic dissection [J]. Ann Vasc Dis, 2018, 11 (4): 464-472.

［8］　TADROS R, SAFIR S R, FARIES P L, et al. Hybrid repair techniques for complex aneurysms and dissections involving the aortic arch and thoracic aorta [J]. Surg Technol Int, 2017, 30: 243-247.

［9］　PELLENC Q, ROUSSEL A, DE BLIC R, et al. False lumen embolization in chronic aortic dissection promotes thoracic aortic remodeling at midterm follow-up [J]. J Vasc Surg, 2019, 70 (3): 710-717.

［10］　BURDESS A, MANI K, TEGLER G, et al. Stent-graft induced new entry tears after type B aortic dissection: how to treat and how to prevent? [J]. J Cardiovasc Surg (Torino), 2018, 59 (6): 789-796.

［11］ KUO E C, VERANYAN N, JOHNSON CE, et al. Impact of proximal seal zone length and intramural hematoma on clinical outcomes and aortic remodeling after thoracic endovascular aortic repair for aortic dissections [J]. J Vasc Surg, 2019, 69 (4): 987-995.

［12］ KOLVENBACH R R, KARMELI R. Commentary: impressive midterm results of parallel grafts in the aortic arch [J]. J Endovasc Ther, 2017, 24 (3): 394-396.

［13］ MOTTA F, CROWNER J R, KALBAUGH C A, et al. Outcomes and complications after fenestrated-branched endovascular aortic repair [J]. J Vasc Surg, 2019, 70 (1): 15-22.

［14］ SUN G Y, GUO W, LIU X P, et al. Total endovascular repair of aberrant right subclavian artery using caster branched stent-graft [J]. J Geriatr Cardiol, 2018, 15 (12): 751-754.

第 8 篇

心血管疾病的介入治疗

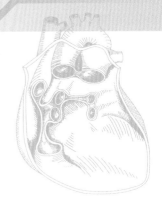

第77章
心脏手术后心律失常的介入治疗

第1节 儿童先天性心脏病相关快速心律失常

先天性心脏病（简称先心病）作为目前最常见的出生缺陷，发生率在0.7%~0.8%。儿童先天性心脏病合并的心律失常是临床常见问题，这些心律失常的类型较广泛，包括几乎各类室上性与室性心动过速、窦房结功能障碍、房室与束支传导阻滞等。这些心律失常的发生机制也十分复杂，包括心脏传导系统的先天发育异常和血流动力学的变化对于心脏组织电生理特性所造成的影响。先天性心脏病患者若同时合并心律失常，常使心功能进一步下降，甚至导致猝死。近年来，先天性心脏病矫治手术的技术有了很大的提高，但术后发生的心律失常会导致患者死亡，从而降低了术后患者的存活率。部分心律失常在术前便存在，若能在术前对心律失常进行有效地控制，则会提高术后患者的存活率与生活质量。

在过去半个世纪中，由于外科手术的普及和技术的创新，几乎所有的心脏解剖畸形都有了手术方案，先天性心脏病患者的生存得到显著改善，大多数患者能够存活至成年。然而，血流动力学的改善并不能降低所有患者的病死风险，其中主要问题就是心律失常。有些心律失常在术前已经存在，但是在多数情况下，心律失常是解剖矫治术带来的不良并发症，手术补片、缝线、心肌肥厚和纤维化是折返性心律失常的形成基础。心律失常已成为成年先天性心脏病患者发病和死亡的主要因素，儿童及心脏结构异常型心律失常，患者数量也在不断增长，儿童先天性心脏病相关的心律失常及诊治方案正日益受到关注和重视。2013年欧洲心律协会（European Heart Rhythm Association，EHRA）与欧洲儿科和先天性心脏病协会（Association of European Pediatric Cardiologists，AEPC）的心律失常工作组在国际上首次联合发布了《儿童心律失常药物与非药物治疗共识》[1]，对儿童先天性心脏病相关心律失常提供了目前最全面和权威的评估和治疗策略。

随着国内先天性心脏病诊治技术的发展和普及，先天性心脏病相关心律失常也日益受到关注，早期报道以直视术后为主，发病率为7.7%~47.5%，可见各类激动起源异常的快速性心律失常，不同程度的房室阻滞和窦房结功能障碍，主要见于房间隔缺损、室间隔缺损、Ebstein畸形、Fontan术后、矫正型大动脉转位等先天性心脏病患儿。近年来先天性心脏病介入治疗术后心律失常报道逐渐增多，主要见于房间隔缺损和室间隔缺损，发病率为5.3%~45.45%。导管消融术、心律失常的外科手术、心脏起搏器和植入除颤器已经成为这一类心律失常有效的治疗方法。

一、病生理机制、治疗与预后

室上性心动过速是儿童先天性心脏病合并的一种常见的心律失常，尤其以心房颤动和心房扑动最为常见。这一类心律失常发生的可能原因：①心房充盈压的增高；②与心脏修补术切口瘢痕相关。大动脉转位接受心房调转手术（Mustard或Senning术）发生心脏猝死的风险约为5%/1年。房性心律失常是导致心脏猝死的重要高危因素之一，导致猝死的潜在机制为房性心动过速伴快速的房室1∶1下传而恶化成的心室颤动和原发的室性心律失常。Fontan术后心律失常相关的心脏猝死并不罕见，一项随访时间为12年的研究发现其发生率为9%。交界性异位心动过速主要见于室间隔缺损、房室间隔缺损、法洛四联症、大动脉转位和Norwood矫治术后，发生率为2%～10%。

（一）交界区异位性心动过速

1. 病理生理机制及流行病学　术后早期交界区异位性心动快速（junctional ectopic tachycardia，JET）的发生率为2%（图77-1-1）。其发生与以下因素相关：小于1个月龄、有心力衰竭（心衰）病史、体温升高、术后肌钙蛋白T或肌酸激酶升高、长时间的机械通气支持以及应用大量的正性肌力药物。JET可见于任何一种先天性心脏病手术，但最常见于室间隔缺损修补术（4%）、房室间隔缺损修补术（2%），以及法洛四联症矫治术（22%）。JET发生最有可能的原因是希氏束自主兴奋性增强，潜在的病因包括房室结区域的缝线导致的出血、水肿或者炎症反应，对房室结的直接损伤，外科手术暴露室间隔或疏通右心室流出道切除肌束时对房室结区域的纵向牵拉。

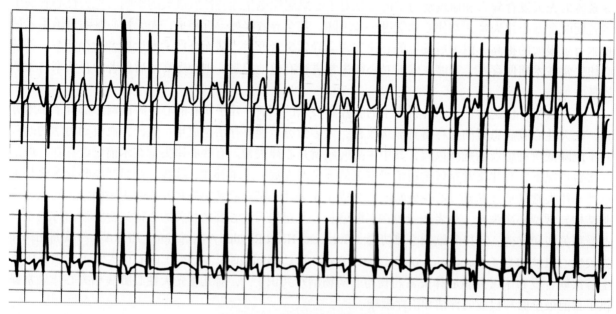

图77-1-1　交界区异位性心动过速
窄QRS波心动过速伴房室分离。

2. 治疗与预后　交界区异位性心动过速常出现于先天性心脏病术后早期，且多见于婴儿，通常表现为自限性，在术后数天之内自行消失，但由于可导致血流动力学异常，需要予以积极处理。多种抗心律失常药物曾被试用于治疗该类心动过速，其中胺碘酮被证实可有效降低患儿心率。约62%的患儿需联合用药治疗，药物治疗转复为窦性心律的比率仅为11%。婴儿患者的病死率约为4%，未采用胺碘酮治疗的病死率约为35%。口服或静脉注射胺碘酮为治疗交界区异位性心动过速的首选药物。对于治疗效果欠佳的患儿，可联合应用地高辛、β受体阻滞剂。

（二）房性心律失常

1. 病理生理机制及流行病学　房性心律失常包括房扑和心房内折返性心动过速，常见于术后晚期，可发生于术后数月至数年，常见于Fontan术、Mustard术、Senning术和法洛四联症矫治术后，也可见于室间隔缺损修补术，特别是心房扩大的患者。术后心律失常发生与先天性心脏病复杂程度、手术术式数量、血流动力学状态及术后时间等因素相关。而术后晚发房性心动过速主要是围绕手术瘢痕的折返引起。诱发因素包括异物组织的存在和心房结构的电生理病理改变。导致发生心房折返性心动过速的危险因素包括右心房扩大、心房压增高、心房不应期离散度增加、窦房结功能障碍、手术时年龄偏大、肺动脉高压、低氧饱和度、术前心律失常以及术后时间延长。导管的使用，较长的缝合线路或瘢痕组织作为折返环路的屏障。心律失常的发生率随着术后时间的推移有所增加。Mustard术、Senning术和Fontan术，术后心律失常的发生率可高达21%～50%。

2. 治疗与预后　传导功能正常的患者因1∶1房室传导而导致血流动力学障碍的快速心室率，可致患者昏迷甚至猝死。早期大规模随访研究显示，先天性心脏病术后心房内折返性心动过速超过6.5年的致死率为17%，其中约10%为猝死。有Fontan术、Mustard术和Senning术史且合并房性心动过速的患者随访3年以上，心源性猝死率高达6%，与猝死相关的危险因素包括持续的和（或）难以控制的心动过速。抗心律失常药物治疗总体效果不理想，而导管消融术是治疗先天性心脏病术后心房内折返性心动过速最有效的治疗方法，尤其近年来随三维标测技术的发展、冷盐水灌注消融导管的应用，使导管消融心房内折返性心动过速的即时成功率达90%，极大地提高了这一类患者的生存率。

窦房结功能障碍所致持续性心动过缓是房扑的相关和诱发因素。目前关于儿童房扑合并病窦综合征的发病情况仅见于本中心资料报道：先天性心脏病术后房扑29例。电生理机制中52%为三尖瓣峡部依赖性房扑，14%为心房切口折返性房性心动过速，34%为两者机制均参与。射频消融成功率为100%，复发率为3%。先天性心脏病术后59%的房扑合并病态窦房结综合征[2]。

（三）Ebstein 畸形

1. 病理生理机制及流行病学　Ebstein畸形在活产婴儿中占1/20万，在所有先天性心脏病中所占比例低于1%。Ebstein畸形最易合并室上性心动过速，约25%的Ebstein畸形患者合并房室旁路或房束旁路，旁路多见于右后侧壁（56.4%）、右后间隔（32.5%），少数旁路分布于右前间隔、右前壁、右中间隔及左侧，多旁路发生率相对较高[3]。Ebstein畸形患者典型的心电图表现为P波的时限延长、PR间期延长与右心房扩大，多伴右束支传导阻滞或心前导联QRS波形态呈QS型。P波时限延长的发生机制是三尖瓣位置下移导致右心房扩大，心房内激动的传导延迟，其延长的程度与三尖瓣下移的程度呈正相关。房室结-希氏束系统的传导异常导致PR间期延长。激动在房化右心室中传导的延迟表现为右束支传导阻滞。对于合并房室阻滞的Ebstein畸形患者进行心脏组织学检查，可见房室结位于下移的三尖瓣隔瓣上缘，多数被挤压变形，甚至发育不良，只能见到一条狭窄的组织嵴或纤维脂肪组织。这些房室结的异常表现可能是导致患者发生房室阻滞的原因。组织学检查还发现三尖瓣隔瓣中到重度下移，三尖瓣隔瓣发育不良或缺如的Ebstein畸形患者常合并右束支发育不良或缺如，提示三尖瓣隔瓣的发育与右束支的发育可能密切相关。右束支发育不良或缺如很可能是患者发生右束支传导阻滞的原因。

2. 治疗与预后　Ebstein畸形儿童发生房室折返性心动过速存在一定的危险性，药物治疗效果欠佳，且由于心脏结构异常，心动过速不及时终止易造成心力衰竭，应在Ebstein畸形外科矫治术前接受射频消融手术消除旁路。

（四）室性心动过速

1. 病理生理机制及流行病学　室性心动过速在先天性心脏病术后早期并不常见，多见于法洛四联症术后，也可见于右心室双出口矫治术、室间隔缺损修补术和Rastelli术后。近20年来，法洛四联症手术效果有了很大的改善，术后病死率已降至很低，患者寿命接近于正常人。法洛四联症术后室性心律失常的发生率要大于其他类型的先天性心脏病，其发生与手术密切相关，术后心律失常多起源于补片处及心室切口处，可能是纤维化的组织成为室性心律失常的折返回路。其他导致心律失常的原因包括局部心肌组织的心电分裂及延迟，使心脏形成了慢传导区域，这些慢传导区域成为折返环的重要组成部分。发生室性心律失常及猝死的高危人群：①手术不满意者；②持续性右心室高压者；③心室功能受损者；④多次手术的患者。

2. 治疗与预后 对于症状轻微的室性期前收缩应给予β受体阻滞剂治疗。症状严重或可诱发出室性心动过速的患者应采用射频消融治疗。有报道对法洛四联症根治术后患者进行长达21年的随访，室性心动过速的发生率高达12%，而猝死的发生率接近8%。

二、合并先天性心脏病快速心律失常的射频消融

（一）Ebstein畸形

中华医学会心电生理和起搏分会小儿心律学工作委员会、中华医学会儿科分会心血管学组、中国医师协会儿科分会心血管专业委员会共同发表于2017年的《中国儿童心律失常导管消融专家共识》将Ebstein畸形合并预激综合征，在外科矫治术前应行射频消融，列为Ⅱa类适应证[4]。

Ebstein畸形合并房室旁路的射频消融治疗具有一定的技术难度：①这类患者右心结构扩大使得消融电极很难固定贴靠于靶点位置；②射频消融靶点须选择在正常三尖瓣环部位（即真正的房室沟部位），而非下移三尖瓣瓣叶附着的部位，由于右心结构严重变异，寻找该部位有一定难度；③多数患者三尖瓣环右后间隔至右后壁及向下的房化心室区域局部电位形态碎裂，影响消融靶点的判断；④消融靶点处心肌菲薄，且有损伤右冠状动脉的可能性，因此消融的强度及深度受到限制。手术成功率约为85%，低于心脏结构正常的右侧房室旁路。有报道采用右冠状动脉造影法及采用窄口径电极导管在右冠状动脉内标测房室沟的部位，能够清晰显示A波及V波，从而确定消融靶点。本中心在消融手术过程中于正常三尖瓣瓣环处，采用心室起搏或心动过速下标测VA融合点作为消融靶点，效果较为可靠，疗效满意。应用Swartz鞘可增加消融电极的稳定性，有效提高消融成功率[5]（图77-1-2~图77-1-5）。

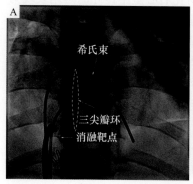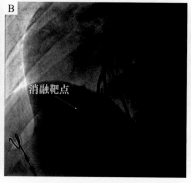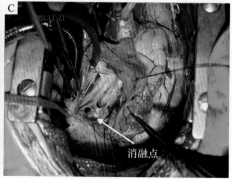

图 77-1-2　Ebstein 畸形射频消融术后 2 周行外科矫治术

A. 射频消融术中前后位 X 线片；B. 射频消融术中左前斜位 X 线片；C. 外科矫治术中显示的消融部位（正前位）。

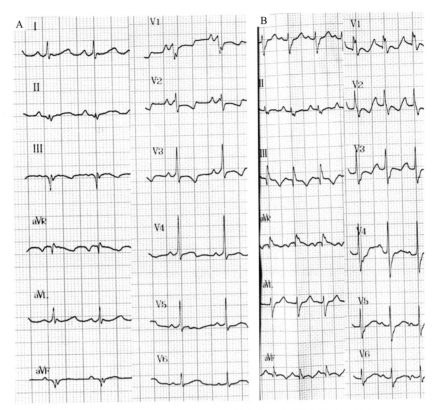

图 77-1-3　Ebstein 畸形合并预激综合征射频消融前后心电图

A. 射频消融前，心电图显示有预激波；B. 成功射频消融后，预激波消失，QRS 呈右束支阻滞图形。

3 岁 1 个月男孩，反复心动过速发作 1 年半。心脏彩超示三尖瓣下移畸形，房间隔缺损，三尖瓣中度反流。心电图显示有预激波。

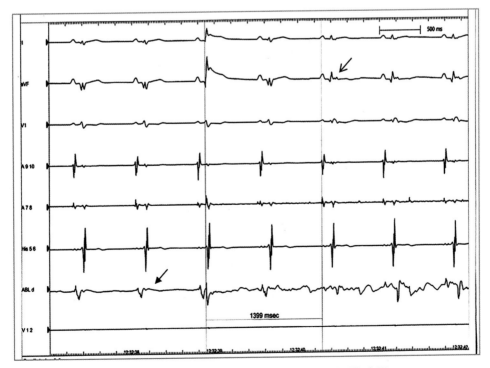

图 77-1-4　Ebstein 畸形合并预激综合征射频消融靶点图

第二个搏动实心箭头所指为成功消融靶点图，心房波（A 波）和心室波（V 波）融合；第三个搏动开始放电消融，1.4 s 旁路被阻断，体表心电图预激波消失。

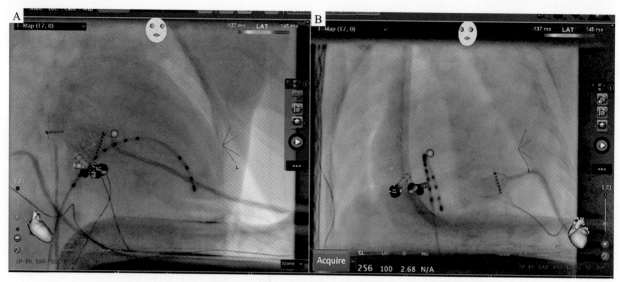

图 77-1-5   Ebstein 畸形合并预激综合征三维（Carto-Univu）标测射频消融

心内电生理检查并射频消融证实为多旁路，旁路位于三尖瓣环右后侧壁 8 点、6 点及冠状静脉窦口内，成功消融。

红点为放电消融点，黄点为希氏束所在部位。

A 图为右前斜 30° 体位影像；B 图为左前斜 40° 体位影像

（二）房性心律失常

经导管消融是治疗先天性心脏病术后心房内折返性心动过速（IART）最有效的治疗方法。近年来，随着三维标测技术的发展、灌注消融电极和大头消融电极（large-tip ablation catheters）的应用，使导管消融 IART 的即时成功率达 90%，但复发率仍较高，尤以 Fontan 术患者多见，可能与其存在多折返环、心房大且厚有关。先天性心脏病患者导管消融后"复发"的房性心律失常多为新出现的心律失常，提示心律失常"复发"可能更多源于心房纤维化加重，而非原先导管消融本身的失败。某些类型的先天性心脏病患者导管消融难度较大，特别是在单心室行 Fontan 术后。此类患者右心房通常明显扩大，导管稳定贴靠困难，存在大面积低电压及碎裂电位区域，消融难以达到透壁损伤，且房性心动过速折返部位复杂多变，手术难度大，手术成功率相对较低。

先天性心脏病术后 IART 的电生理标测和消融：在三维系统指导下行右心房建壳及激动标测，激动顺序显示激动围绕心房内经峡部的大折返环，提示为峡部依赖大折返性房扑。先天性心脏病术后常规行右心房电压标测（图 77-1-6A），自高右心房至低右心房标测到低电压或心房 A 波双电位区定义为手术切口瘢痕区（图 77-1-6B），激动顺序显示激动沿手术切口瘢痕区折返，提示为切口折返性房扑。采用冷盐水消融导管，自三尖瓣环口小 A 大 V 处至下腔静脉口行峡部线性消融，7F 蓝加硬消融导管设定 55℃，30～35 W 消融，冷盐水灌注导管采用流量 17 mL/min，43℃，35 W 消融，电生理检测达双向阻滞定义为消融终点。如为心房切口依赖的房扑，在完成三尖瓣峡部线性消融后再沿瘢痕低电压区底部至三尖瓣环或下腔静脉完成线性消融（图 77-1-6C、D），经检测消融线两侧达双向阻滞为消融终点。

病例：12 岁女孩，Ebstein（三尖瓣下移）畸形矫治术后先后发生房扑及房性心动过速成功射频消融（图 77-1-7）。①11 岁行 Ebstein 矫治术。②术后 5 个月发现房扑（图 77-1-7），行射频消融术。术中经 8F 鞘管送入冷盐水消融导管至右心房，构建右心房模型。电激动顺序显示为沿三尖瓣环逆行峡部依赖大折返房扑，以 43℃、35 W、17 mL/min 行三尖瓣峡部线性消融（图 77-1-8），消融过程中房扑终止恢复为窦性心律，完成线性消融达双向阻滞（图 77-1-9）。③房扑成功消融术后 5 日再发心动过速，心

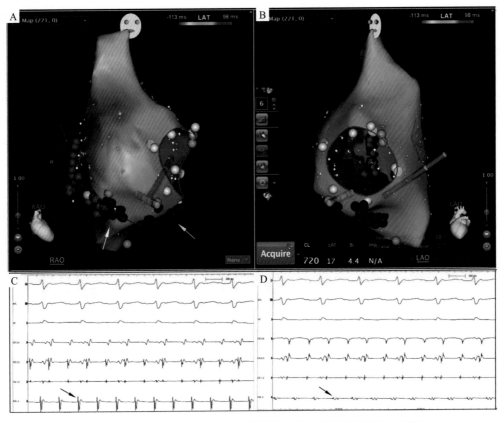

图 77-1-6　先天性心脏病术后房扑射频消融三维标测图及心内电图

A. 右前斜位显示右心房结构，红点显示消融路径，灰点为外科手术切口瘢痕区。黄箭头所示为三尖瓣峡部消融线，白箭头所示为外科手术切口瘢痕区下缘到下腔静脉口的消融线；B. 左前斜位显示右心房结构，红点显示消融路径，灰点为切口瘢痕区；C. 心内电图显示房扑2∶1下传，黑箭头所示为正常心房组织的电位（正常 A 波）；D. 心内电图显示房扑2∶1下传，黑箭头所示为右心房切口瘢痕区电位（A 波双电位及低电压）。

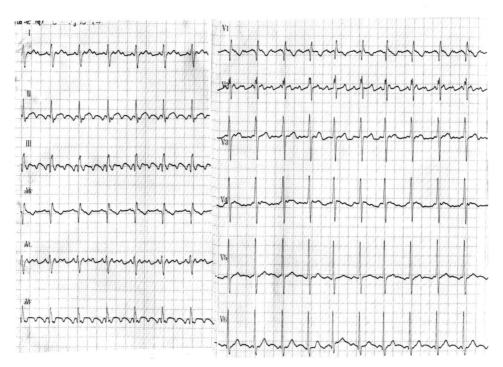

图 77-1-7　房扑心电图

Ⅱ、Ⅲ、aVF 导联可见较为明显的负向锯齿波（F 波），之间等电位线消失，F 波3∶1下传心室，心房率300次/min，心室率100次/min。

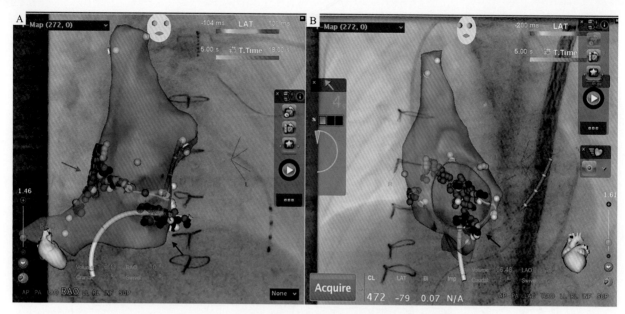

图 77-1-8　CARTO-Univu 三维标测系统指导房扑消融

红点表示消融点，灰点表示手术瘢痕区，黄点表示希氏束，黑色箭头所示为房扑折返缓慢传导区——三尖瓣峡部，红色箭头所示手术瘢痕区域
位于右心房下后壁（房化右心室的折叠缝合区域）。A. 右心房 RAO 30° 三维模型，可见三尖瓣峡部阻滞的线性消融，其中蓝点为消融过程中房
扑终止恢复窦性心律的关键靶点；B. 右心房 LAO 45° 三维模型，可见手术瘢痕区域补点消融至三尖瓣峡部阻滞线。

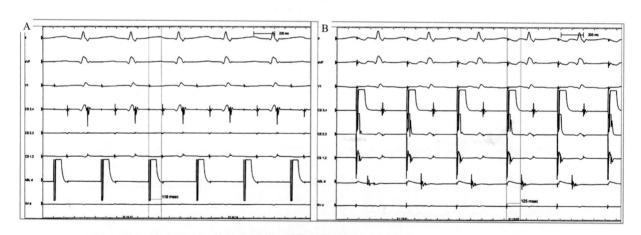

图 77-1-9　完成线性消融达双向阻滞

A. 低位右心房起搏，起搏信号至 CS3，4A 波传导时间 125 ms；B. 起搏 CS3，4，起搏信号至低位右心房传导时间 119 ms。

电图显示为房性心动过速（图 77-1-10），经美托洛尔、普罗帕酮和索他洛尔等抗心律失常药物治疗无
效，再行射频消融。术中经鞘管送入高密度标测导管至右心房，构建右心房模型，显示为起源于右心
耳根部（手术切口瘢痕区域）的局灶性房性心动过速（图 77-1-11），在此区域精细标测，标测到房性
心动过速最早起源点 A 波较体表心电图 P 波提早 27 ms，其前可见碎裂 A 波电位（图 77-1-12），在此以
43℃、30 W、17～20 mL/min 放电，消融成功。患儿术后为窦性心律（图 77-1-13）。

　　与心脏结构正常的房扑患儿不同，先天性心脏病术后房扑的电生理机制较为复杂。清华大学第一
附属医院心脏中心小儿科资料显示，52% 为单纯的三尖瓣峡部依赖的典型房扑，其余均有手术切口瘢
痕参与房扑折返形成。先天性心脏病术后房扑的消融策略为无论三尖瓣峡部依赖或手术切口瘢痕参与

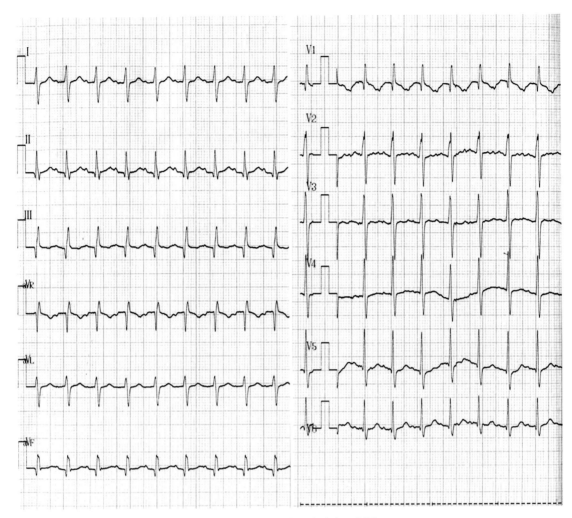

图 77-1-10　房性心动过速心电图

V1 导联 P 波极性负向且增宽，呈 "W" 型，Ⅱ、Ⅲ、aVF 导联 P 波极性向上；房室 1∶1 下传，心率 136 次/min。

机制，均行三尖瓣峡部线性消融后再沿瘢痕低电压区底部至三尖瓣环或下腔静脉完成线性消融，消融成功率为 100%，随访复发率约为 16%，经二次射频消融最终复发率为 6.3%。

（三）室性心动过速

室性心动过速易发生于外科心室切开术或心室肌切除术后。多见于法洛四联症外科矫治术后患儿（图 77-1-14），亦可见于右心室双出口矫治术、室间隔缺损修补术和 Rastelli 术后患儿。室性心动过速的主要机制为大折返环路的形成。折返环路围绕先天性电传导屏障与获得性外科术后电传导屏障形成。

大折返性心动过速可由心室程序刺激诱发，如果心动过速持续且患儿能够耐受，则可采用与房性心动过速中描述的相同规则进行标测。对于无法诱发或血流动力学无法耐受的心动过速，可行单纯位置标测识别瘢痕、先天性电传导屏障、慢传导和不均一传导区以及正常心肌。采用现代三维电解剖导航系统所获得的数据信息能够在无须诱发或患儿耐受室性心动过速的情况下指导导管消融。关于先天性心脏病术后室性心动过速的射频消融报道极少，主要为法洛四联症外科术后患儿。射频消融即刻成功率为 50%～100%，复发率为 9%～40%。

对于先天性心脏病术后室性心动过速，射频消融仅作为血流动力学稳定及心室功能良好的单形性

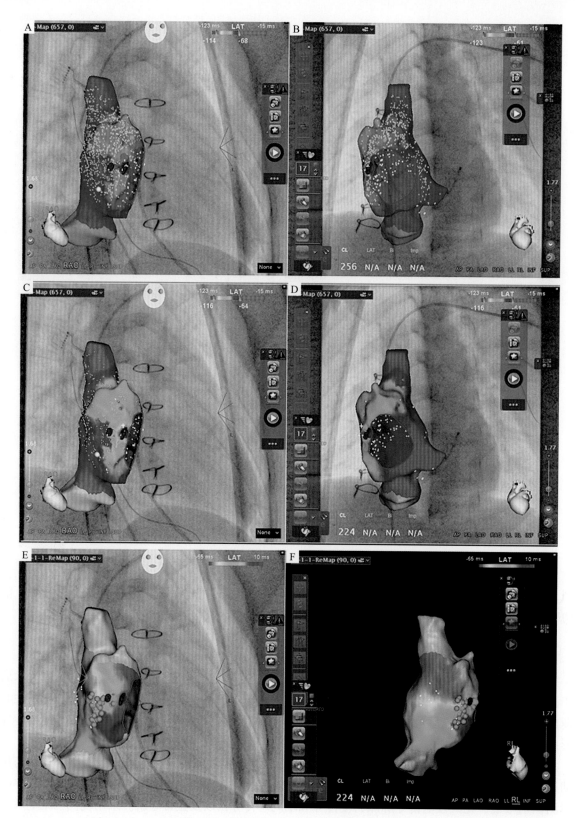

图 77-1-11 CARTO-Univu 结合 PentaRay 高精密度三维标测导管指导先天性心脏病术后房性心动过速消融

右心房 RAO 30°（A）+LAO 40°（B）的三维模型，可见三维模型高精密度导管建模同时激动标测（右心房内取点 900 星状小白点），右心房手术切口瘢痕顶端区域 A 波最早（红色区域），提示右心房局灶性房性心动过速；右心房 RAO 30°（C）+LAO 40°（D），红点表示消融点，在此区域消融房性心动过速终止恢复窦性心律；右心房 RAO 30°（E）+PA（F），红点表示消融靶点，浅蓝点表示手术切口瘢痕（略平行于房室沟），房性心动过速终止后再行激动标测，提示右心房后壁窦房结区域激动最早（红色区域），证实为窦性心律。

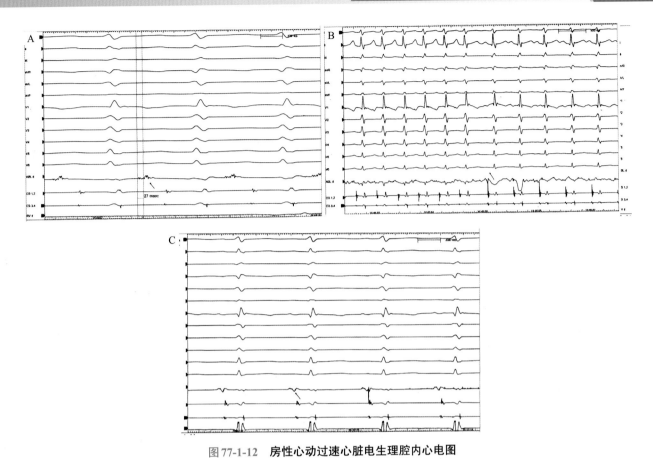

图 77-1-12　房性心动过速心脏电生理腔内心电图

A. 消融靶点处 A 波较 V1 导联 P 波提早 27 ms，该处 A 波低幅碎裂；B. 消融过程中房性心动过速终止恢复窦性心律；
C. 手术瘢痕区可见低幅碎裂电位。

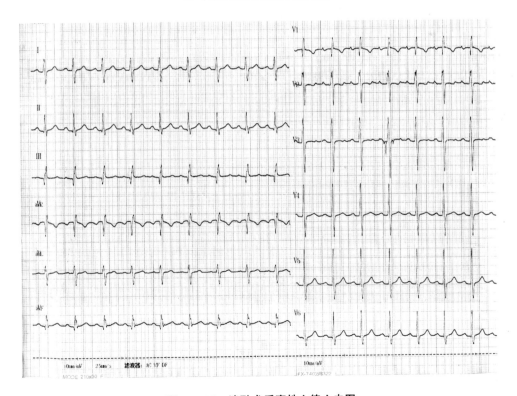

图 77-1-13　消融术后窦性心律心电图

V1 导联 P 波极性为正负双向，Ⅱ、Ⅲ、aVF 导联 P 波极性向上；aVR 导联 P 波极性向下。

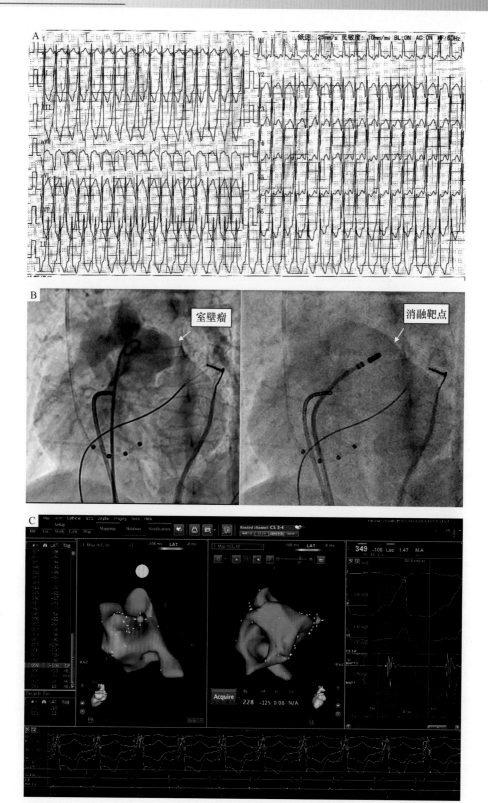

图77-1-14 法洛四联症矫治术后室性心动过速

7岁8个月男孩，法洛四联症。于生后10个月行法洛四联症根治术（右心室流出道疏通＋VSD修补术）＋PDA结扎术。7岁6个月时发作室性心动过速，7岁8个月时在Carto指导下行心内电生理检查，证实为室性心动过速。

A. 室性心动过速体表心电图；B. X线影像显示右心室流出道呈瘤样膨出，行选择性右心室流出道造影，提示右心室流出道室壁瘤，室性心动过速起源于右心室流出道室壁瘤内壁，成功消融；C. Carto三维电解剖标测系统行右心室流出道建壳，提示室性心动过速最早起源点位于右心室流出道室壁瘤内壁；D. 最早起源点V波较体表心电图室性心动过速V波起始处提前22 ms，且V波碎裂，于该部位以流速17 mL/min、能量30 W放电消融；E. 放电10 s后室性心动过速终止，转为窦性心律。

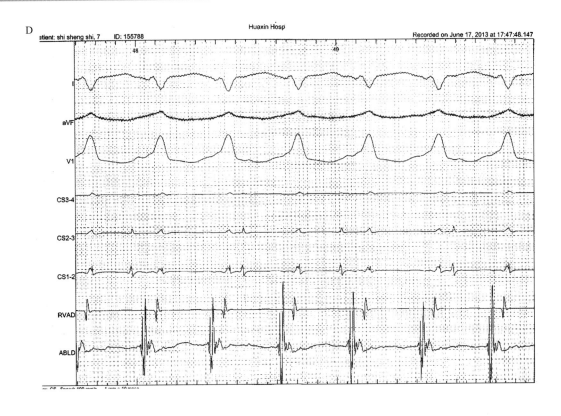

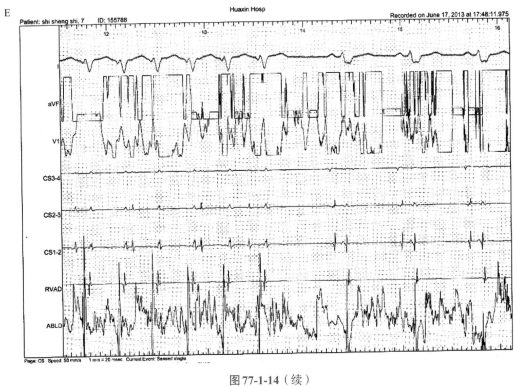

图 77-1-14（续）

室性心动过速的一项治疗选择。

（李小梅）

第 2 节 成人心脏外科手术后的心律失常

成人心脏外科术后并发心律失常比较常见，有些患者药物治疗难以控制，需要射频消融治疗，效果良好。

一、发生率

成人先天性心脏病外科矫正术后常可出现房性心律失常。研究显示Fontan术后随访4～5年，17%～30%出现房性心律失常，10年随访期间房性心律失常的发生率达到50%，完全性大动脉转位矫正术、Mustard术后房性心律失常的发生率为13%～30%。先天性心脏病术后出现的房性心律失常主要为大折返性房性心律失常，包括三尖瓣峡部依赖性房扑、二尖瓣环峡部房扑、切口依赖性右心房房性心动过速及左心房顶部依赖性房性心动过速，其中三尖瓣峡部房扑占很大的比例[6]。

成人获得性心脏病外科术后房性心律失常也很普遍，其中以心房颤动（房颤）更为常见。不同研究者报道的获得性心脏病外科术后房性心律失常发生率差别较大，从冠状动脉旁路移植即冠状动脉搭桥（coronary artery bypass grafting，CABG）术后早期房性心律失常发生率的15%～40%到心脏瓣膜外科术后的37%～50%，最高为心脏瓣膜置换合并CABG术后，达60%[7]。除房颤外，也有相当部分的患者发生大折返性房性心动过速。住院期间发现，房颤与房扑两者均以术后第3天发生率最高。多因素分析提示，高龄、女性、左心房扩大、主动脉阻断时间长、腔静脉插管等因素与房颤发生有关。

成人心脏外科术后室性期前收缩、非持续性及持续性室性心动过速（室速）以及心室颤动（室颤）等室性心律失常也不少见。心外科术后的持续性室速、室颤的发生率，取决于基础心脏病的种类和心功能的情况。CABG术后持续性室速、室颤的发生率在0.4%～4.1%，虽然比例并不高，但其院内病死率却高达25%。从手术结束到术后数周均可突然出现，大部分出现在术后最初的几日[8]。先天性心脏病的外科矫正手术影响了右心室或室间隔的解剖结构，可能提供了室性心动过速的基础。特别是法洛四联症根治术，术后室性心律失常发生率高达13.5%。传统术式有经右心房和经右心室两种途径，研究发现经右心房途径可明显降低严重室性心律失常的发生率，而经右心室途径室性心律失常的发生率显著增高，可达39.4%，且右心室功能不全和严重肺动脉瓣反流也较常见。尽管先天性心脏病外科术后25年的长期生存率超过80%，但在长期生存患者中晚期的心源性病死率达1%～6%，其中大部分原因为室性心律失常。研究显示，先天性心脏病患儿早期进行外科手术干预有增加长期生存的趋势，主要原因是降低了晚期心律失常的发生率。

二、发病机制

（一）心脏外科术后房性心律失常的发生机制

心脏外科术后房性心动过速（房速）或房扑以大折返最为常见，局灶性房性心动过速较少发生。

1. 心脏外科术后大折返性房扑、房性心动过速发生机制 迈因斯（Mines）在20世纪初即提出了围绕大解剖屏障的折返性心律失常的概念，并提出了证实折返的3条标准：单向传导阻滞、固定的折返环路、阻断折返环路折返终止。激动在一个方向发生阻滞后，可围绕固定屏障在相反方向进行传导，而且在两侧的解剖屏障保护下激动以一定顺序传导产生折返性心律失常。随后的观察发现解剖或不可激动屏障并非折返产生所必须，心房肌不应期的不均一性也可导致折返的产生及维持[9]。在围绕心房屏障折返之外，激动标测显示受损的正常心房肌可形成折返环路的边界（另一条边界可以是三尖瓣环），由此，大折返围绕中心屏障进行，两侧为解剖屏障或正常心肌保护/分界，两侧的边界保护使折返环路避免受到激动干扰侵入，使折返能够稳定持续进行。此外，心房肌的传导速度受心肌纤维排列方向的影响，当激动平行于肌纤维时，传导速度5倍于心肌纤维排列成角方向的传导，因此平行于心肌纤维的折返激动传导速度快，且易于维持。

两侧的边界限定了折返的宽度，是折返性心律失常稳定和维持所必须。典型房扑（三尖瓣峡部依赖性）的激动屏障是界嵴和三尖瓣环。其他传导屏障包括：心房切口瘢痕、腔静脉插管切口、间隔补片缝线及Fontan术、Mustard术或Senning术中所用的心内挡板等。这些屏障为折返的传导提供保护区域，即为心房内折返提供了基础[10]。在大部分心脏外科术后，右心房侧壁切口或缝线为三尖瓣峡部依赖性房扑提供了一条可能的后部阻滞线，阻止了小折返激动的产生，使得三尖瓣峡部依赖性房扑易于诱发和维持，这可能解释了心脏外科术后，心房切开患者三尖瓣峡部依赖性房扑为最常见的房性心律失常原因。

另外，动物模型研究发现心脏外科手术导致心房扩大，即使心房肌没有明显细胞电生理改变，折返性心律失常也易于诱发。因此，患者如术前存在心肌负荷异常，或术后产生的心肌负荷改变等因素，都可能使折返易于产生及维持，从而导致折返性房性心律失常。

2. 局灶性房性心动过速的发生机制　局灶性房性心动过速是指心房激动起自较小面积，之后离心性向四周传导。其机制既可为微小折返，也可为自律性增高或触发活动。心脏外科术后局灶性房性心律失常发生较少。马科维茨（Markowitz）等[11]应用电解剖标测确定不同入路二尖瓣术后的心房病变分布时证实，心房切口或插管部位表现为低电压区，提供了大折返心律失常的基础，而且局灶性房性心动过速也可起源于邻近不正常心房组织或缝线部位。心肌瘢痕边缘易于形成各向异性传导从而形成微折返，并且瘢痕边缘也易于形成自律性增加的组织，这可能是局灶性房性心动过速产生的基础。

3. 心脏外科术后房颤的发生机制　房颤是一种多因性疾病。遗传、自主神经、心肌纤维化、心房肌电重构及结构重构、炎症等均在房颤的发生及持续中起一定的作用。由于房颤发生机制较为复杂，目前尚未完全阐明。多年来有3种假说试图解释房颤的发生机制：多子波折返、局灶驱动及主导折返环伴颤动样传导学说。重要性的突破是认识到部分房颤可由快速驱动灶触发和维持，并可通过局灶消融治愈。一系列研究证实肺静脉在房颤的发生中起着重要作用，特别是阵发性房颤。近来，心电生理研究及"转子"学说的提出，使得房颤的持续机制也有重要进展，但仍存在争论。目前的证据提示异位激动、折返在房颤的发生及持续中起重要作用，但其确切机制及决定因素仍未能明确。

研究提示，炎症在获得性心脏病心外科术后早期房颤的发生中起重要作用。有研究发现，首次CABG术后早期房颤发生率达15.5%，但在随后的1年随访中发生率降至3%。另有一组研究观察窦性心律伴二尖瓣反流成形术患者，术后早期房颤发生率为18%，随后的10年随访晚发房颤发病率为14.5%。房颤发病率的变化，提示房颤与术后炎症的产生和消退有关。此外，获得性心脏病特别是瓣膜性疾病术前即存在心肌纤维化、心房肌电重构及心房扩大，以及先天性心脏矫正术后的心脏负荷改变等均可使房颤发生率增加。

（二）心脏外科术后室性心律失常的发生机制

心外科术后心律失常的诱发及加重因素包括围手术期的心肌缺血、心肌梗死、血流动力学不稳定、休克、低氧血症、代谢异常（酸中毒、碱中毒）、药物影响（交感神经兴奋药、抗心律失常药、麻醉药）、电解质紊乱（低钾血症、低镁血症）、CABG术后的缺血-再灌注、手术所致的心肌组织损伤及炎症、内源性的儿茶酚胺增加（围手术期应激）等。这些因素均可使心室肌细胞电生理学发生改变而诱发室性心律失常[8]。细胞水平心室肌细胞不应期离散度的增加，使得折返性室性心律失常发生率大大增加。细胞内钙浓度增加、钙超载，使触发活动引起的室性心律失常成为可能。受损的心室肌细胞膜电位及离子通道通透性改变，室性异位自律性心律失常的风险随之增加。

有学者对法洛四联症根治术及其他先天性心脏病外科术后合并室性心律失常、右心室扩大的患者进行右心室电压标测发现，所有患者均存在瘢痕，主要位于右心室流出道，占96.6%。瘢痕大小与术后随访时间、体表心电图QRS时限呈正相关。法洛四联症根治术后室性心动过速的主要机制是围绕解剖或功能屏障的大折返，部分患者折返是围绕心室切口或人工补片，折返路径的峡部也可在心室流出道的补片和三尖瓣环之间。详细的术中标测还发现许多右心室流出道功能性大折返的患者，并没有明显右心室流出道瘢痕存在。术中在心内膜标测局灶性室性心律失常时发现，最早激动部位通常邻近间隔补片或右心室流出道补片，这似乎和先天性心脏病外科术后局灶性房性心律失常易发部位相似。

在器质性心脏病室速中，持续性单形性室速大部分由折返引起，但仍有一部分是由局灶自律性增加或触发活动引起，如心肌急性缺血。折返的形成一般需要有解剖屏障以使折返环路得以维持，这些解剖屏障常为瘢痕与周边解剖结构（如瓣环）构成缓慢传导径路。当然，功能性折返不一定需要解剖屏障的存在。

多形性室速或室颤常源于持续的心肌缺血，其他可见于特发性室颤、长QT综合征、Brugada综合征等，大部分起源于浦肯野系统，少部分起源于右心室流出道[12]。其机制可能因不同瘢痕区域的折返环不同、同区域不同起源部位的兴奋性差异等引起。缺血性心脏病CABG术后心肌缺血再发或先天性心脏病外科术后心室扩大、心肌瘢痕扩展均可导致多形性室速/室颤发生。

三、导管射频消融治疗

（一）心脏外科术后的三尖瓣峡部依赖性房扑

三尖瓣峡部依赖的房扑指在右心房沿三尖瓣环折返并经过下腔静脉、欧氏嵴及三尖瓣环（称为三尖瓣峡部）之间狭窄缓慢传导区的电活动，是心脏外科术后房扑的主要类型。

1. 体表心电图诊断　三尖瓣峡部依赖性房扑在Wells房扑分型中称为Ⅰ型房扑，又根据电传导方向分为逆时针向房扑和顺时针向房扑。逆时针向房扑电激动从冠状窦附近开始向前间隔、游离壁方向传导。心电图表现为下壁导联F波倒置，呈典型锯齿波，V_1导联F波直立，V_6导联F波倒置。顺时针向房扑激动由房间隔或右心房游离壁开始激动，沿三尖瓣环向前间隔、后间隔及游离壁传导。下壁导联F波直立，锯齿波较圆钝没有逆时针向房扑典型，V_1导联F波倒置。

2. 心腔内电生理检查　虽然大部分典型房扑仅通过体表心电图就可确定为三尖瓣峡部依赖性房扑，但有些体表心电图不典型如顺时针向房扑，及外科术后因改变心房结构而干扰心电图表现，无论体表心电图典型与否对确定折返环的部位心腔内电生理检查是十分必要的。

（1）右心房内放置多级标测电极观察电传导顺序：除常规放置冠状窦电极、希氏束电极、右心室电极外，在右心房内放置多级标测电极（Halo电极）对诊断三尖瓣峡部依赖性房扑很有帮助。Halo电极尽可能贴近三尖瓣环，$Halo_{19,20}$放在前间隔，$Halo_{1,2}$放在右心房游离壁下缘。心动过速时逆时针向房扑电激动从$Halo_{19,20}$传向$Halo_{1,2}$，顺时针向房扑则相反，从$Halo_{1,2}$传向$Halo_{19,20}$。现在因有三维标测系统，很多医师已放弃多级标测电极。

（2）拖带标测：拖带标测的目的是帮助确定心房内某些感兴趣部位，如三尖瓣环峡部、右心房游离壁是否位于折返环内。一般在心动过速时选择比房扑自身周长短10～30 ms的周长在感兴趣部位起搏。如起搏时体表心电图F波形态无改变、心腔内多电极标测激动顺序无改变、起搏后间期（PPI）与房扑自身周长相差20～30 ms以内，则称为隐匿性拖带，表明该起搏部位位于折返环上。PPI指在起搏部位从最后一个刺激到心房出现第一个自身激动的距离（图77-2-1）。

3. 三维标测系统的应用　三维标测系统可以帮助建立右心房三维立体结构，直观显示右心房的解

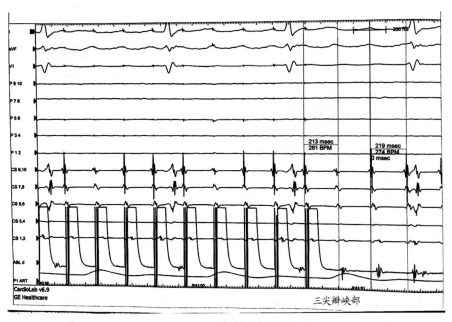

图 77-2-1 三尖瓣峡部拖带

标测导管于三尖瓣峡部以比房扑自身周长短 30 ms 的周长起搏，停止起搏后测起搏刺激信号至下一个自身 A 波的距离（PPI）为 213 ms，房扑自身周长为 219 ms，两者差值在 20 ms 以内则认为该起搏点位于折返环上。

剖形态、导管的位置及电传导的路径及方向。目前临床上多采用的是 CARTO 和 EnSite 三维标测系统。先将标测导管放入右心房，并尽可能使其到达心房的不同部位，每一部位进行取点记录，该系统依激动时间的早晚标以不同的颜色，从而可以清楚显示在心房内折返环的径路和电传导的方向。CARTO 电解剖标测系统设置最早激动部位为红色，依次为红、橙、黄、绿、蓝、靛、紫颜色，沿三尖瓣环的大折返可显示沿三尖瓣环颜色依次改变且红、紫相接的折返环（图 77-2-2）。另外测量红色到紫色的传导时间如可达到房扑自身周长的 70% 以上，则可证明房扑位于右心房。

4. 导管射频消融治疗 通过以上方法确定房扑是围绕三尖瓣环的大折返房扑，且房扑经过三尖瓣峡部后，即可对三尖瓣峡部进行线性消融。消融的径路有 3 种：三尖瓣下缘至下腔静脉、三尖瓣环后间隔部至冠状窦口、冠状窦口至下腔静脉。其中三尖瓣下缘至下腔静脉线性消融成功率最高，临床最常采用。目前消融常采用射频能量，普通温控模式导管一般设置温度 50～60℃，功率 <50 W，功率模式导管设置功率 35 W，盐水速度 17 mL/min。冷盐水灌注模式设置温度 40～45℃，功率 35～40 W，盐水灌注速度 17～25 mL/min。消融时先将消融导管放在三尖瓣环下缘 5～6 点处标测到小 A 大 V 开始，每点消融 20～30 s 或看到电位振幅显著下降，逐渐后撤至下腔静脉无电位处停止。消融中可见房扑终止并恢复窦性心律，如房扑终止但消融线还未完成仍需完成消融线（图 77-2-2）。消融终点：在完成消融线后还需检验消融线是否达到双向阻滞，起搏冠状窦口测量从冠状窦口到游离壁低右心房的传导时间，再起搏低右心房测量从低右心房向冠状窦口的传导时间，通常传导时间达 110～150 ms 则达到传导阻滞。

（二）心外科术后非三尖瓣依赖的房扑或房性心动过速

心房切口、人工补片及人工管道与心脏自身的解剖屏障可以组成不同的传导峡部，使心动过速可以穿行并围绕着某一部分进行折返。寻找到这些关键峡部并进行线性消融可以治疗房扑或大折返性房性心动过速。这类房扑的消融比三尖瓣峡部依赖性房扑要复杂、困难得多，成功率也相对较低，认真仔细的电生理检查及三维标测系统的应用可以显著提高消融成功率。

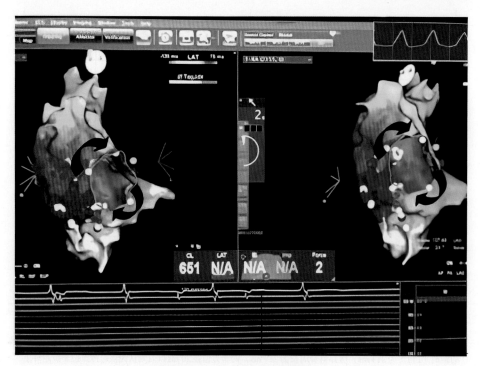

图 77-2-2　右心房激动标测图

心房扑动时激动图显示激动沿三尖瓣环顺时针向折返，最终在游离壁红紫相接，黑箭头显示传导方向。本例患者为 26 岁男性，行二尖瓣、主动脉瓣置换术后发生房扑，激动标测显示激动沿三尖瓣环大折返，三尖瓣峡部及游离壁均获得隐匿拖带，选择沿三尖瓣下缘至下腔静脉线性消融（右图红点处），房扑终止。

1. 心脏外科手术类型　充分了解心脏外科手术类型，进入心脏的方式，切口、补片、外管道及体外循环插管的位置。心房外科切口方式有多种类型，除了常见的右心房侧壁切口（右心房侧壁平行于三尖瓣环最为常用）、右心房游离壁 T 型切开跨间隔至左心房切口、平行于房间沟至二尖瓣的左心房切口外，Mustard 术、Fontan 术及双心房移植术均有特定的心房切口。一般右心房入路：房间隔缺损、室间隔缺损及法洛四联症修补/矫正术，Fontan 术、Glenn 术，三尖瓣修补/置换及 Ebstein 畸形矫正术。右心房及房间隔或左心房入路：二尖瓣成形或置换、左心房黏液瘤切除术。心房矫正见于大动脉转位Senning/Mustard 术。心动过速的类型有：三尖瓣环依赖、切口/瘢痕依赖、二尖瓣环或左心房顶部依赖，双环折返/"8"字折返及左右心房间折返等。弄清入路及手术方式，有助于术前预测折返部位并制订可能的消融策略。

2. 心腔内电生理检查　非三尖瓣峡部依赖的房扑折返环位置不确定，心内电生理检查的主要目的是帮助弄清折返环的部位及关键峡部的位置，如折返环位于右心房还是左心房、位于游离壁还是间隔部等。

（1）电极导管的放置：右心房电极导管的放置与三尖瓣环峡部依赖性房扑基本一致，如需与左心房相鉴别，除冠状静脉窦电极外还需在左肺静脉或右肺静脉内及二尖瓣环处放入电极，以观察最早激动点及激动传导顺序。

（2）心腔内电生理检查：①诱发心动过速。如标测时患者处于窦性心律状态则需要诱发心动过速。一般在冠状窦口及低右心房均可诱发房扑，房性心动过速也可在间隔、高右心房、中右心房等处诱发。常采用触发刺激和程序刺激的方法，触发刺激可以大于房扑周长 50 ms 的频率开始刺激直至周长 180～200 ms，或以 S_1S_1 400 ms 开始逐渐递减。程序刺激可采用 S_1S_2 及 $S_1S_2S_3$ 的方式，S_1 周长通常选 300～400 ms，S_2 或 S_3 可选用比房扑周长大 50 ms 的周长开始并以 10 ms 递减至心房不应期。房性心动

过速可选用 S_1 400～500 ms 及 S_2 300～350 ms 开始并以 10 ms 递减。②拖带标测。首先在右心房的不同部位进行拖带，包括三尖瓣环峡部、右心房游离壁及右心房间隔部等，明确是否为右心房房扑或房性心动过速。如 PPI 与房扑自身周长相差 20～30 ms 以内则表明折返环位于右心房，进一步标测如可获得隐匿性拖带，显示标测导管位于关键峡部的缓慢传导区。如排除右心房房扑或房性心动过速则进行左心房标测。左心房可通过二尖瓣环的侧壁及间隔部拖带明确是否为二尖瓣环房扑。如果二尖瓣环峡部房扑被排除，则考虑为左心房顶部及其他部位折返性或局灶性，需要通过进一步激动标测联合拖带确定部位。大折返定义为标测的最早与最晚激动时间 >90% 心动过速周长，在 2 个独立的解剖部位拖带停止后测量的 PPI 比自身房扑周长的差值 <30 ms。

（3）三维标测系统应用：既往使用点对点建模标测，现对解剖显著异常者可选择多电极建模标测，如 PentaRay 星形磁电双定位多级标测电极，其头端有 5 个分支，每个分支上有 4 个电极，导管在心房内转动取点时可同时取 20 个点，且导管头端柔软容易到达心房内各个部位，极大改善了解剖异常者的精确建模。如通过心腔内电生理检查可明确房扑或房性心动过速起源于右心房或左心房，可直接将标测导管置于该侧心房构建三维模型，如电生理检查不能确定则可先构建右心房再构建左心房模型，之后通过激动图比对确定最早激动部位。CARTO 电解剖标测系统在构建三维图形的同时可直接进行激动标测和电压标测。激动标测通过不同颜色显示激动传导的方向、顺序及传导路径，电压图则可显示切口瘢痕、补片等低电压部位。一般将电压振幅 <0.5 mV 区域设为低电压区。如果激动标测显示最早至最晚激动时间大于心动过速周长的 70% 并可见激动传导红、紫相接，则考虑该侧心房存在折返性心动过速，否则考虑为非主动折返心腔或局灶性房性心动过速。

3. 导管射频消融治疗

（1）切口依赖性大折返房扑：三维标测系统上显示折返围绕低电压区传导，结合拖带情况则可确定是切口依赖的大折返性房扑。消融策略是在外科导致的切口屏障和心房解剖屏障间做一最短的线性消融，通常选择的解剖屏障是三尖瓣、二尖瓣或下腔静脉。当电生理检查及电解剖标测显示折返环是围绕右心房游离壁切口瘢痕传导的，消融策略可选择从游离壁瘢痕下缘至下腔静脉线性消融，或选择瘢痕至三尖瓣环线性消融，临床中前者成功率更高。当标测显示折返环围绕房间隔补片传导，消融策略可选择补片下缘至下腔静脉线性消融或补片上缘至上腔静脉线性消融。如果在设定的切口区域标测到碎裂电位且证实其参与心动过速时，则该碎裂电位可为独立的传导通道，也是消融的靶点[6]。激动标测对同时围绕三尖瓣环和右心房侧壁切口瘢痕形成 "8" 字折返的心动过速，可首先于三尖瓣峡部拖带证实其参与折返环，在完成三尖瓣环峡部线性消融后，再次于三尖瓣峡部拖带，如 PPI 大于心动过速周长 30 ms，随后于右心房切口瘢痕附近拖带证实激动围绕切口瘢痕折返，则在瘢痕下端至下腔静脉间做一线性消融可终止心动过速（图 77-2-3）。

（2）局灶性房性心动过速：当激动标测显示最早激动点同时向四周传导而不是沿着一个方向环形传导时，激动最早至最晚传导时间小于心动过速周长的 40%，激动顺序无红紫相接，则考虑局灶性或微折返性房性心动过速，通常于最早激动部位行点状或点片状消融。

（3）右心房与体循环不相通的情况：因解剖异常体循环静脉与右心房下部不相通，消融导管可通过锁骨下静脉或颈内静脉进入右心房。下腔静脉缺如的导管可经脐静脉达上腔静脉进入右心房。如 Fontan 术及 Mustard 术后，因为心房内或心房外管道或补片把三尖瓣环及右心房（部分或整体）排除在体循环静脉系统外，而成为肺静脉循环（新左心房）的一部分。实际上，在这些手术操作中，三尖瓣环 - 腔静脉峡部分成为两部分，一部分为三尖瓣至人工管道/挡板/补片间峡部，另一部分为从人工管道/挡板/补片至下腔静脉间峡部，致使消融导管不能通过体循环静脉系统到达消融部位[13]。这部分患者要完成下腔静脉至三尖瓣环完整峡部的线性消融，有 3 种途径可接近该峡部进行消融（图 77-2-4）。①消融导管经主动脉逆行进入左心室，经心室间交通进入右心室，随后跨过右侧房室瓣到达腔静脉 - 三尖瓣环峡部；②消融导管经主动脉逆行进入左心室后，跨过左侧房室瓣进入肺静脉心房，通过已有

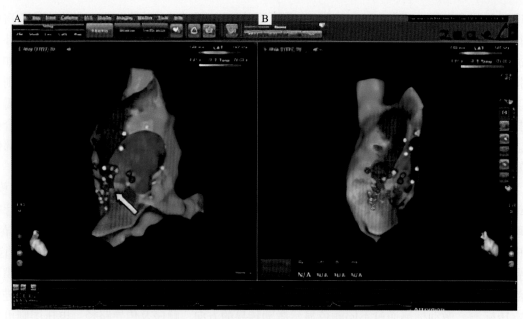

图 77-2-3 右心房游离壁切口至下腔静脉线性消融

患者男性，46岁，法洛四联症术后房扑。三尖瓣峡部及右心房游离壁拖带PPI与房扑周长相等，先行三尖瓣峡部线性消融房扑未终止，再沿右心房游离壁双电位处（瘢痕）至下腔静脉线性消融房扑终止（白箭头所示）。

A. 左前斜位；B. 右前斜位。

的房间隔缺损或开放的卵圆窝到达峡部完成消融；③超声引导下穿刺Fontan通道或挡板进入肺静脉循环进行峡部消融。改良的Fontan术如果右心房内挡板有开孔，则可尝试经此孔到达峡部进行消融。

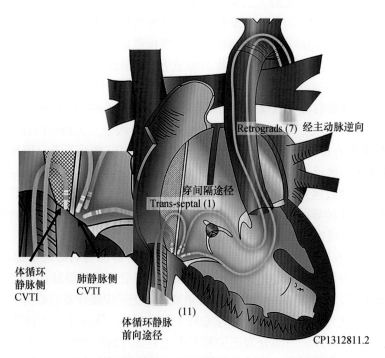

图 77-2-4 能达到的腔静脉-三尖瓣环峡部（CVTI）的各种径路

1例左心室双出口、大动脉转位的Fontan术患者，Fontan补片把CVTI分成两部分，一部分为体循环静脉侧，另外一部分为肺静脉侧CVTI，可通过穿间隔或主动脉逆行途径到达肺静脉侧CVTI。

（引自：Yaman MM, et al. Heart Rhythm, 2009, 6：949.）

消融能量主要采用射频能量，消融模式、功率、温度及盐水灌注速度与三尖瓣峡部依赖性房扑基本一致。成功消融终点：①消融中心动过速终止，且不能被心房刺激诱发；②消融后峡部阻滞线达到双向阻滞。

（三）心脏外科术后的室性心律失常

心外科术后出现的室速是术后患者死亡的主要原因，即便有些患者术后左心功能或左、右心功能均保持完好也会发生室速引起的心脏性猝死。心外科术后室速属于器质性心脏病室速，在国内外指南中为预防心脏猝死的发生，均建议首选植入体内自动转复除颤器（ICD）[8]。但由于ICD是室速发作后的被动治疗，ICD有寿命年限需要不断更换，价格昂贵，有些患者年龄较小，ICD放电会对心理、精神产生影响，有些成年患者不愿接受ICD治疗，因为ICD自身引起的并发症等原因，使ICD在一些患者中难以应用。导管消融治疗在其他快速心律失常的治疗中有很好的效果，但在心脏外科术后室速的治疗中因解剖复杂而具有一定难度和不确定性。然而据统计，在心外科术后室速中单形持续性室速高达80%，其发病基础为瘢痕及周边组织的异常传导。大多数瘢痕见于既往的心肌梗死、心室切口及人工补片、缝线等。这种室速与瘢痕-瘢痕之间、瘢痕-生理解剖结构之间存在的关键峡部的电传导有关，导管消融阻断峡部电传导可有效地阻断室速的发生。另外有些室速甚至室颤是由室性期前收缩诱发，对期前收缩的消融可达到治疗室速及室颤的目的。

1. 术前准备　术前充分了解心脏病种类及手术方式是成功进行消融的重要环节。认真阅读心外科手术记录，与心外科医师当面交流对理解心脏结构、切口瘢痕、补片及外管道的位置很有帮助，可提前预估消融部位及范围。认真了解超声心动图及心肌核磁影像学检查情况，掌握目前心脏结构及功能。了解室速发作时血流动力学及患者耐受情况，了解其心、肺、肝、肾生化指标等，对可能发生的情况做好应急预案。

2. 体表心电图定位　心脏外科手术可改变心室结构并引起部分心肌纤维化，从而影响体表心电图，用QRS波的形态预测折返性室速的起源准确率要低于心脏正常的局灶性室速。故体表心电图在指导器质性心脏病室速起源定位上有一定的帮助。室速呈左束支阻滞图形通常起源于右心室。室速呈右束支阻滞图形则起源于左心室。Ⅱ、Ⅲ、avF导联主波向下多起源于心尖，Ⅱ、Ⅲ、avF导联主波向上多起源于流出道。QRS较窄多起源于间隔部，起源于游离壁则较宽。然而法洛四联症上述特点可不明显，在右心室流出道沿补片顺钟向折返的表现为Ⅰ导联QRS主波向下，V_1导联QRS呈双向；而逆钟向折返的Ⅰ导联QRS主波向上，V_1导联QRS完全向下。合并冠心病心肌梗死的室速左束支阻滞图形常起源于左心室室间隔及其邻近组织，起源于心尖的Ⅰ、V_1、V_2、V_6存在Q波，起源于后壁的Ⅰ、V_1、V_2、V_6导联呈R波并呈右束支阻滞图形或左束支阻滞图形，而左束支阻滞图形合并Ⅰ、V_6导联Q波可起源于心尖间隔部，如呈R波则起源下基底部。

3. 心腔内电生理检查及三维标测系统应用

（1）室速的诱发：要想寻找室速起源应在心动过速下进行标测，因此需要诱发室速。瘢痕相关室速多是折返性室速，程序刺激可以诱发，诱发部位可选择心尖和流出道部位。刺激方案有S_1S_2、$S_1S_2S_3$、$S_1S_2S_3S_4$，S_1通常选择500 ms、400 ms，有研究提出应选择300 ms。$S_1S_2S_3$有学者使用慢-快-慢的方案（如400 ms-600 ms-400 ms），而临床中采用S_1S_1方案诱发率也较高。要注意可能会诱发出非临床室速甚至室颤。如室速频率过快或有严重心功能障碍者不宜行室速诱发，如诱发引起血流动力学不稳定则应行直流电转复改用其他标测方法。近年来有些学者对血流动学不稳定的患者采用左心室辅助装置帮助，再诱发室速进行标测。

（2）激动标测：诱发室速后，在构建心室三维结构的同时进行激动标测。通常采用标测电极在心腔内点对点取点建模，近年来出现的星形磁电双定位多级标测电极PentaRay因头端有20个电极，在心腔内建模时覆盖面积大，容易到位，对于复杂心脏结构的构建及电活动的精确标测很有帮助。瘢痕相关室速常是折返激动，像房扑的标测一样激动标测的不同颜色可显示折返环的径路与大小。但由于室速的复杂折返环常很难清晰显示，需要标测电极在多个位点的细致标测[14]，一般倾向使用双极电极记录。室速起源点的标测通常是在目标区域内寻找舒张中期电位，舒张中期电位多位于V波前50～150 ms呈低幅碎裂图形，也有呈尖锐图形，可提供折返环峡部传导通道的信息，有助于折返环关键峡部的精确定位。有些患者可能存在两个折返环（如"8"字折返环），需要医师结合电压图及拖带仔细分析。室早诱发的室速和室颤需标测和消融室早。激动标测需在室早出现时采点，激动图上代表最早激动的红色区域为室早起源处。

（3）起搏标测：在体表心电图提示的区域，起搏标测可寻找室速的起源。以室速的频率起搏该区域，起搏时如12导联心电图与自身室速的心电图相符则认为是室速的起源部位。由于起搏引起的扩布传导与室速发作时的顺时单向传导不一致，故起搏标测可仅能获得与室速QRS类似的图形，要想寻找室速起源部位和折返的出口，需结合基质标测方可获得有价值的信息。起搏标测对确定室早起源会很有帮助，但对折返性室速价值有限。起搏QRS图形与室速相符的部位往往是折返环的出口，不找到折返环的关键峡部单纯消融出口很难成功。瘢痕区、补片区起搏电流常不能引起局部激动，而加大刺激强度可能会激动邻近组织而干扰起搏心电图的识别。

（4）基质标测：心肌瘢痕区域是引发室速的基础，被称为室速发生的基质，该区域内电信号振幅变小或消失。采用CARTO电解剖图可以显示低电压区。在电压图上将标测电压设置在0.5～1.5 mV范围，正常心肌组织电压＞1.5 mV颜色显示粉色，坏死组织＜0.5 mV显示灰色，两者之间的边缘组织电压在0.5～1.5 mV呈黄绿蓝色。有时为看清低电压区内的传导通道可把电压下线设置到0.1～0.3 mV。除低电压外，标测导管在病变区域还可标测到位于V波之间的舒张中期电位及位于V波之后的晚电位。舒张中期电位一般碎裂振幅较小，而晚电位位于V波之后，碎裂程度及振幅常大于舒张中期电位。对血流动力学不稳定的患者可不行室速诱发和激动标测直接选择基质标测。

（5）拖带标测：拖带标测是寻找折返环关键峡部的有效手段。在有舒张中期电位的区域或瘢痕与解剖屏障之间以比自身室速周长短20～30 ms的频率进行超速起搏，证实该点位于折返环关键峡部应具备的特点包括：①起搏时体表心电图与室速时QRS形态一致。②刺激至QRS的间期与局部记录电位（如舒张中期电位）到QRS波起始的间期基本相等（±10 ms）。③起搏后间期PPI接近室速自身周长（±30 ms）。如拖带时体表心电图QRS有改变（融合波）而PPI间期与室速周长基本相等，则该点位于"8"字折返的外环部分。如拖带时体表心电图呈融合波且PPI比自身室速周长延长，则该点未在折返环上。如拖带时12导心电图与室速QRS相符，但刺激至QRS间期长于局部记录电位至QRS间期，PPI也有延长，则刺激部位在"8"字折返共同通道的旁观区。

4. 室速的导管消融治疗　室速导管消融成功与否有赖于低电压区、折返环及折返环关键峡部的精确标测。先天性心脏病矫正术后室速常为围绕手术瘢痕折返的单形持续性室速，阻断折返激动通过的关键峡部即可获得成功消融。最常见的峡部：①三尖瓣环与右心室切口瘢痕/右心室流出道补片之间；②右心室切口与肺动脉瓣之间；③肺动脉瓣与室间隔缺损补片之间；④室间隔缺损补片与三尖瓣环之间；⑤主动脉根部与室间隔基底部之间；⑥三尖瓣环与左心室后侧壁瘢痕之间。如继发于法洛四联症手术的室速，标测的结果通常是围绕着右心室流出道切口或动脉圆锥切口的顺时针向的折返，消融策略可以沿心室切口瘢痕向肺动脉瓣做线性消融或沿切口瘢痕向三尖瓣做线性消融可终止室速（图77-2-5）。如室速起源于室间隔缺损的修补处则沿补片边缘向三尖瓣环做线性消融。在Ebstein畸形矫正术后室速可来源于房化心室，需要识别是自律性增高引起的局灶性室速还是围绕瘢痕的折返性室速，如为局灶性室速在激动图精确标测下找到最早激动区域点状消融可获得成功，如为折返性室速需在瘢痕与邻近解剖结构之间行线性消融。冠心病术后发生的室速也要鉴别是手术瘢痕相关的折返性室速还是自身坏死心肌相关的折返性室速。

对于室速的消融能量目前临床最多采用的是射频能量。瘢痕组织可减缓热能量的传导，因此常选用损伤更深的冷盐水灌注导管。如选用冷盐水灌注导管温度常设在 40～50℃，功率 30～50 W，盐水速度 17 mL/min，每次消融 60～90 s。如无冷盐水灌注导管也可采用普通温控导管，功率输出设置在 50 W 以下，温度一般设置在 50℃左右，每次消融时间 60～120 s。逐点消融连成线，如室速未终止可回到消融线上寻找漏点补充消融。若室速不能诱发也可选择低电压区内的舒张中期电位或晚电位区进行消融。清华大学第一附属医院心脏中心曾为一例法洛四联症术后室速的患者进行消融，术中未诱发出室速，但发现低电压区存在很多晚电位，对这些晚电位区进行消融，术后随访 12 年室速未再发作。

（四）导管消融的疗效评价及并发症

总体来说心脏外科术后心律失常接受导管消融治疗的病例相对较少，各电生理中心报道的病例从几例到 200 余例，消融成功率各不相同。对于外科术后房性心律失常，较大中心的数据显示消融成功率为 81%～98%，长期随访复发率为12%～26%，消融成功率因手术类型及房性心律失常类型而异。如三尖瓣换瓣组的成功率为 73%，而三尖瓣成形组的成功率为 92%。三尖瓣峡部依赖型房扑消融成功率约为 95%，非峡部依赖房扑成功率为 70%～80%。并发症发生率与非外科手术相比无差异，约为 2.6%，具体如心脏压塞、房室阻滞、脑血管事件、低血压及消融心房引起室速发作等。对于这类房性心律失常导管消融治疗创伤小、相对风险低、治疗效果也较好。

外科术后室性心律失常因心脏病类型、手术方法、室速机制不同而异，综合消融成功率约为 64%。其中先天性心脏病术后围绕手术瘢痕折返的单形持续性室速在阻断折返峡部后消融成功率可达 74%，也有报道 Ebstein 畸形矫正术后折返性或自律性增强性室速消融成功率可达 92%，但报道例数较少，结果难免存在偏倚。并发症有右心室游离壁撕裂及房室传导阻滞。心脏外科术后的室速是术后晚期患者死亡的主要原因，虽说 ICD 可挽救患者生命，但其自身也存在着尚未解决的问题，如导线断裂、因感染致导线拔除、不适当放电、右心室过感知等、ICD 引起的患者心理障碍及经济问题，故对猝死风险较低、消融成功率相对较高的患者导管消融治疗应该是 ICD 治疗的一种补充或替代。

心外科术后心律失常可影响术后患者生活质量并增加患者的病死率，且药物治疗效果较差。既往消融治疗因解剖及心律失常复杂成功率相对较低，随着近年来三维标测系统的发展、标测导管的改进以及临床医师经验的积累，治疗成功率有显著提高，长期随访无心律失常比率也在提高，使导管消融成为这类患者可选择的治疗方案之一。对于室性心律失常不确定因素较多，应首先推荐患者植入 ICD 及药物治疗，对因各种原因不能植入 ICD 的患者尤其是心脏功能保存完好者，可在与患者及家属充分沟通后采用导管消融治疗。ICD 植入后如果室性心律失常频发，或除颤治疗降低患者生活质量，在 ICD 程控和（或）药物调整后仍然反复有室性心律失常发作，可考虑导管消融减少或消除室性心律失常，改善患者的生活质量。

（商丽华）

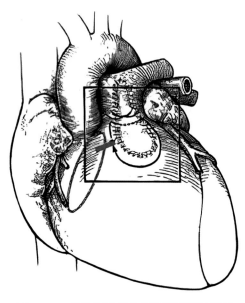

图 77-2-5　法洛四联症术后室速消融示意图

从补片边缘至三尖瓣环做一线性消融（红线处），可终止室速获得消融成功。

（引自 Wang PJ. Ventricular arrhythmias and sudden cardiac death [M]. Malden, Mass: Blackwell Futura, 2008.）

参 考 文 献

［1］　BRUGADA J, BLOM N, SARQUELLA-BRUGADA G, et al. Pharmacological and non-pharmacological therapy for arrhythmias in the pediatric population: EHRA and AEPC-Arrhythmia Working Group joint consensus statement [J]. Europace, 2013, 15 (9): 1337-1382.

［2］　江河, 李小梅, 张仪, 等. 小儿心房扑动射频消融及临床资料分析 [J]. 中华儿科杂志, 2017, 55 (4): 267-271.

［3］　TAMMO D, GIDEON J, MARRY E R, et al. A multicenter, long-term study on arrhythmias in children with Ebstein anomaly [J]. Pediatr Cardiol, 2010, 31 (2): 229-233.

［4］　中华医学会心电生理和起搏分会小儿心律学工作委员会, 中华医学会儿科分会心血管学组, 中国医师协会儿科分会心血管专业委员会. 中国儿童心律失常导管消融专家共识 [S/J]. 中华心律失常学志, 2017, 21 (6): 463-471.

［5］　李小梅, 张宴, 包敏. 小儿Ebstein畸形合并房室折返性心动过速的射频消融治疗 [J]. 中国实用儿科杂志, 2012, 27 (2): 106-108.

［6］　LUKAC P, PEDERSEN A K, MORTENSEN P T, et al. Ablation of atrial tachycardia after surgery for congenital and acquired heart disease using an electroanatomic mapping system: Which circuits to expect in which substrate? [J]. Heart Rhythm, 2005, 2 (1): 64-72.

［7］　DUNNING J, TREASURE T, VERSTEEGH M, et al. Guidelines on the prevention and management of de novo atrial fibrillation after cardiac and thoracic surgery [J]. Eur J Cardiothorac Surg, 2006, 300: 852-872.

［8］　大西哲. 心脏外科手术后的致死性室性心律失常的治疗 [J]. 日本医学介绍, 2003, 24: 162-165.

［9］　GARREY W E. The nature of fibrillary contraction of the heart. Its relationship to tissue mass form [J]. Am J Physiol, 1914, 33: 397-414.

［10］　BIRNBAUM S. Mechanisms of atrial reentry tachycardia after surgery for congenital heart disease [J]. Prog Pediat Cardiol, 2002, 14 (2): 205-209.

［11］　MARKOWITZ S M, BRODMAN R F, STEIN K M, et al. Lesional tachycardias related to mitral valve surgery [J]. J Am Coll Cardiol, 2002, 39 (12): 1973-1983.

［12］　NODA T, SHIMIZU W, TAGUCHI A, et al. Malignant entity of idiopathic ventricular fibrillation polymorphic ventricular tachycardia initiated by premature extrasystoles originating from the right ventricular outflow tract [J]. J Am Coll Cardiol, 2005, 46 (7): 1288-1294.

［13］　YAMAN M M, ASIRVATHAM S J, KAPA S, et al. Methods to access the surgically excluded cavotricuspid isthmus for complete ablation of typical atrial flutter in patients with congenital heart defects [J]. Heart Rhythm, 2009, 6 (7): 949-956.

［14］　ANTER E, TSCHABRUNN C M, BUXTON A E, et al. High-resolution mapping of post-infarction reentrant ventricular tachycardia: electrophysiological characterization of the circuit [J]. Circulation, 2016, 134 (4): 327-341.

第78章

先天性心脏病的介入治疗

尽管目前外科开胸手术治疗先天性心脏病（以下简称先心病）的成功率很高，并且胸部切口也越来越小，但人们更渴望能通过非开胸途径来治疗先心病。自1966年拉什坎德（Rashkind）和米勒（Miller）等进行球囊房间隔造口术（balloon artial septostomy，BAS），1967年波斯特曼（Porstmann）等用导管成功封堵动脉导管未闭（patent ductus arterious，PDA）后，介入性心导管术技术的提高和各种封堵装置及导管的改进和发明，使得这一技术逐步走向成熟并成为先心病治疗的重要手段之一，并且在某些单纯先心病的应用中正逐步替代外科手术治疗。特别是在20世纪90年代后期，先心病的介入治疗范围日趋扩大，逐步发展成治疗某些单纯先心病的首选方法和与外科镶嵌治疗复杂先心病的一种重要补充手段。先心病的随访及治疗需要延续，特别是先心病心脏瓣膜病变的继续发展需要更好的介入方法。目前一个以介入治疗为主要的专科应运而生，涵盖了经导管主动脉瓣、肺动脉瓣植入术，经导管左心耳封堵及目前正临床试验的经导管二尖瓣和三尖瓣修补等技术[1]。经过临床医师和科研人员的努力探索和不断创新，以及患者的勇气和认知，心脏介入技术正在蓬勃发展。

第1节 房间隔造口术

先心病诊断的准确率越来越高，加上外科手术技术和术后监护水平的提高，使得完全性大动脉转位、完全性肺静脉异位引流、室间隔完整的肺动脉闭锁等疾病的患儿在出生几小时内就可得到手术治疗。因此若患儿血流动力学稳定，并能在24 h内进行根治手术者，可不行球囊房间隔造口术。对那些无法做双室矫治又存在低氧血症的复杂新生儿先心病者，可行房间隔造口术，使其存活到适宜年龄后再做外科手术。

在器质性肺动脉高压及右心衰竭伴低心排血量综合征，右心室发育不良综合征、三尖瓣闭锁、严重左心室流出道梗阻、高危Fontan术时或Fontan术后低心排血量综合征等疾病中，房间隔造口术的应用价值越重要。但这类患者往往年龄大，房间隔厚而坚韧，用球囊造口的办法难以达到理想效果，因此近年来不断有人应用自膨型支架或球囊扩张支架来进行房间隔造口术。

第2节 先天性肺动脉狭窄的介入治疗

先天性肺动脉狭窄（congenital pulmonary stenosis）根据狭窄的部位可分为瓣膜部狭窄、漏斗部狭窄、肺动脉干及分支狭窄，以肺动脉瓣狭窄（pulmonary valve stenosis，PS）最为多见，占80%～90%。为了防止右心室流出道梗阻的进一步加重、右心室的进行性肥厚及继发性的右心功能衰竭，需要对轻度以上的右心室流出道梗阻患者进行治疗，因此经皮球囊肺动脉瓣成形术（percutaneous balloon pulmonary valvuloplasty，PBPV）及近期发展的血管内支架技术成为目前治疗肺动脉狭窄的首选方法。

一、先天性肺动脉瓣狭窄球囊扩张术

1982年卡恩（Kan）等首先报道采用球囊扩张导管治疗肺动脉瓣狭窄。30多年来，经过大量PBPV术临床经验的积累及对PBPV的适应证、方法学、术后随访资料等进行的深入对比研究，球囊扩张导管材料的不断改进，PBPV已成为治疗单纯肺动脉瓣狭窄的首选方法。球囊扩张虽可导致肺动脉瓣关闭不全，但由于球囊的应用是按合适的球囊/瓣环比值来选择的，因此所致肺动脉瓣关闭不全的程度仍在可控范围内。接受PBPV术或外科瓣膜切开术的患儿均获得中远期良好疗效；接受外科手术的患儿，其随访过程中测得的压差更低，但肺动脉反流的程度更大[2-3]。所以那些难治性肺动脉瓣狭窄的患儿可能受益于使用球囊扩张术来作为标准治疗方法。

适应证：典型的肺动脉瓣狭窄，心排血量正常时肺动脉与右心室的压力阶差（ΔP）≥50 mmHg为PBPV治疗的绝对适应证；而典型的肺动脉瓣狭窄，心电图显示右心室增大，右心室造影示肺动脉扩张、射流征存在，跨肺动脉瓣压差在35～50 mmHg可作为PBPV治疗的相对适应证。

若肺动脉瓣狭窄属中、重度，宜早行PBPV术，这样有利于患儿的右心功能恢复。一般情况下，1～3岁期间行PBPV术较好。对一些轻度肺动脉瓣狭窄（跨肺动脉瓣压差小于30 mmHg）的患儿，如无临床症状，可不必急于行PBPV术。这部分患儿一般生长发育不会受到影响，患儿杂音可减轻或消失，跨肺动脉瓣压差会更小。对于伴有右心室发育不良、右心功能不全，伴明显三尖瓣反流、重度肺动脉发育不良者，不宜选用PBPV，而外科手术应作为首选。球囊扩张术通常可选择以下方法。

（一）单球囊扩张

根据测得的肺动脉瓣环直径选择球囊扩张导管，可选择比瓣环内径≥1 mm的球囊，或超大球囊，即球囊直径＞瓣环20%，且＜50%，目前大多采用超大球囊法（图78-2-1）。

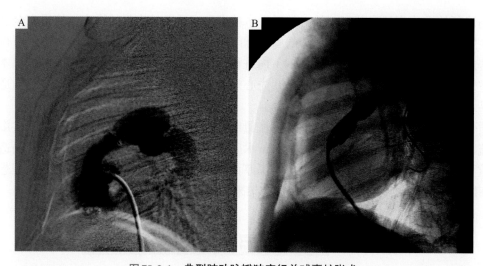

图78-2-1 典型肺动脉瓣狭窄行单球囊扩张术

A：右心室左侧位造影时有幕顶征和射流征，狭窄后扩张明显；B：左侧位，单球囊扩张狭窄的肺动脉瓣，可见腰凹。

（二）双球囊扩张

当肺动脉瓣环较大或股静脉较细时，为了达到良好的球囊扩张效果，对部分病例可做双球囊扩张。通常球囊的选择标准为2个球囊直径的总和为肺动脉瓣环直径的1.5倍或略多（图78-2-2）。

　　球囊扩张术后肺动脉与右心室（漏斗部）之间跨瓣压差≤30 mmHg，可认为PBPV效果良好。

　　PBPV虽为安全有效地治疗肺动脉瓣狭窄的方法，但有5%左右的并发症发生率，总病死率<0.5%，多见于新生儿、小婴儿及重症病例。并发症主要为球囊加压扩张时一过性的血压下降，甚至短暂的意识丧失，心律失常（心动过缓、传导阻滞、期前收缩及心动过速等），以及血管损伤、三尖瓣腱索损伤及心脏穿孔等。

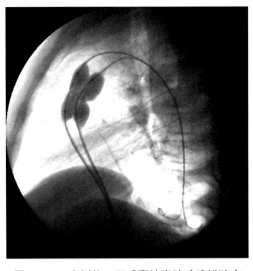

图78-2-2　左侧位，双球囊扩张肺动脉瓣狭窄

二、特殊类型的肺动脉瓣狭窄球囊扩张术

（一）瓣膜发育不良型肺动脉瓣狭窄球囊扩张

　　瓣膜发育不良型肺动脉瓣狭窄球囊扩张较为少见，其病理改变轻重不一。主要为瓣环发育不良，瓣膜增厚，活动度降低，瓣膜间没有或只有少量的融合。瓣膜发育不良型肺动脉瓣狭窄可伴或不伴有Noonan综合征。对于此型肺动脉瓣狭窄球囊扩张治疗疗效报道不一，随着技术的改善，尤其是超大球囊的应用，大多数患者能取得良好的扩张效果。目前球囊扩张仍作为瓣膜发育不良型肺动脉瓣狭窄的首选治疗。

（二）重度肺动脉瓣狭窄伴心房水平右向左分流

　　重度肺动脉瓣狭窄伴心房水平右向左分流可分为两种情况，一为心房水平为卵圆孔，另一种为继发孔型房间隔缺损。该类患者临床可有紫绀表现。如果肺动脉瓣狭窄不属于重度发育不良型，可行球囊扩张术。扩张方法可采用逐级扩张法，即先用小球囊，再用合适的大球囊。若球囊扩张术成功，再根据具体情况可同时或分期封堵房间隔缺损。

（三）新生儿严重肺动脉瓣狭窄的球囊扩张

　　紫绀严重的肺动脉瓣狭窄患儿，可作为球囊扩张术的指征。球囊扩张术后可长期缓解狭窄，只有不到5%的患儿需要再次手术。在行球囊扩张术前需了解右心室发育情况、冠状动脉循环（有无心肌窦样间隙开放）等。有些患儿的漏斗部肥厚会导致PBPV术后的右心室流出道残余梗阻，前向肺血流供应不足会紫绀。所以在右心室舒张功能得到恢复或漏斗部肥厚肌束消退前，应考虑植入PDA支架或行主肺动脉分流术来提高肺的血供。

　　新生儿重症肺动脉瓣狭窄手术并发症的发生率较高，主要有死亡、脑卒中、心脏压塞、坏死性小肠结肠炎和因严重低氧血症而需行外科分流术等。

三、先天性肺动脉分支狭窄的介入治疗

　　肺动脉分支狭窄是先天性心脏病中常见的外周血管病变，其病理改变可为单纯肺动脉左、右分支中央性狭窄，也可是多节段弥漫性外周肺小动脉分支狭窄，如Williams综合征，伴有右心室流出道狭窄的先心病术后肺动脉分支狭窄也非常多见。

　　严重或多发性的肺动脉分支狭窄，可导致右心室压力及狭窄近端的压力增高，病变侧的肺灌注血流减少，如不及时解除狭窄，最终可导致肺动脉分支的完全堵塞。洛克（Lock）等1983年首先应用球囊扩张术于临床并获得初步成功。由于这些病变部位外科手术难以处理，因此球囊扩张术仍为目前主

要的治疗方法。随着高压球囊和切割球囊的使用，球囊扩张的成功率明显上升。多部位的肺动脉分支及小分支狭窄的解除，将有助于发育不良的远端分支的发育扩大。肺动脉分支的球囊扩张术和其他瓣膜或血管成形术相比较成功率低，并发症多，危险性大。

球囊扩张适应证：①肺动脉分支狭窄的直径≤8 mm，并合并以下任何一项者：右心室收缩压/主动脉收缩压≥50%；或右心室收缩压≥50 mmHg；或肺核素扫描示肺灌注减少。②跨狭窄压差＞20 mmHg。球囊扩张导管的选择最好是球囊长度短的高压球囊，且球囊至导管顶端距离宜短。球囊直径一般为肺动脉分支狭窄直径的3～4倍（婴幼儿可选用4倍狭窄的直径，年长儿及成人可选用3倍狭窄的直径），但需小于2倍正常远端肺动脉的直径；球囊长度一般为20～40 mm，需根据病变位置及其长度决定。

对于多发的肺动脉分支狭窄者，一次导管可扩张多处狭窄，但是一般选择病变最严重、最远端的肺动脉分支进行扩张，也就是先扩张远端病变部位，再到近端，这样对血流动力学的影响最小。在同侧肺动脉分支的扩张中避免球囊导管再次进入已行扩张术的分支狭窄处。为避免扩张时肺动脉分支的破裂，可沿交换导丝置入长鞘到所要扩张部位的近心端，送入球囊扩张导管至病变部位。由于可发生肺水肿，一般一次只扩张一侧肺动脉分支。

肺动脉分支狭窄球囊扩张术并发症主要为肺动脉分支的破裂、动脉瘤、心律失常、肺水肿等，其中肺血管的并发症是致死的主要原因。对于肺血管破裂造成的支气管出血，在保守治疗无效时，可应用弹簧圈、血管栓或覆膜支架予以处理。

球囊成形术对长段的肺动脉分支狭窄及多发性的周围肺动脉狭窄疗效欠佳，由于血管壁的弹性回缩，肺动脉狭窄的球囊扩张总成功率较低。20年来，在球囊血管成形术的基础上，又有血管内支架的研制与临床应用。支架治疗已成为一些血管狭窄性先心病对常规球囊扩张术疗效不明显时的主要方法。

临床上应用的支架一般为自膨胀型支架（self-expanding stent）及球囊扩张型支架（balloon-expanding stent）。球囊扩张型支架具有可再扩张的特点，并且内膜增生发生率低，因此儿科病例多用此型支架（图78-2-3）。

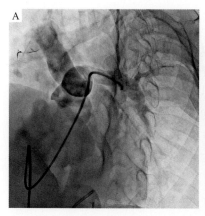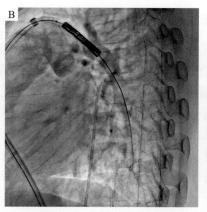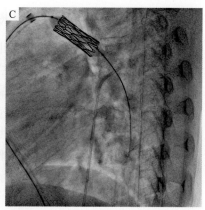

图78-2-3　球囊扩张型支架

A. 头位30°，左前斜40°，左肺动脉造影显示狭窄的左肺动脉；B. 头位30°，左前斜40°，确认造影支架的位置；
C. 头位30°，左前斜40°，加压充盈球囊，显示扩张的CP支架。

支架治疗适应证的选择与肺动脉分支狭窄球囊扩张术大致相同。目前主要应用于中央或肺动脉分支近端狭窄及球囊扩张术后再狭窄，以外科复杂先心病术后肺动脉及分支残余狭窄者为多（图78-2-4）。

介入治疗的指征为显著的肺动脉分支狭窄，跨狭窄处压差＞20 mmHg；右心室压力超过体循环压力的50%；肺血不对称，患侧肺灌注低于全肺灌注的35%。显然，这一标准并不适用于单心室循环患

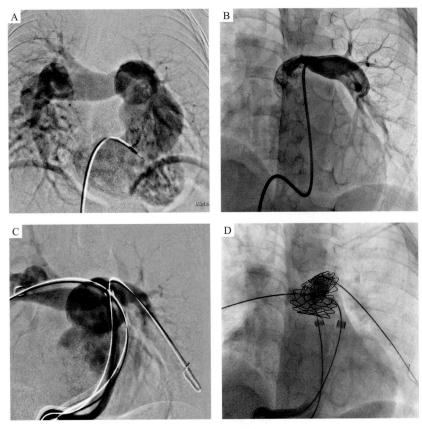

图 78-2-4　支架的应用

A. 右心室造影（向头 30°）：左、右肺动脉起始处狭窄；B. 选择性左肺动脉造影（向头 30°，左斜 25°），左肺动脉连接处狭窄明显；C. 将导丝分别送入左下、右下肺动脉，建立轨迹（向头 30°，左斜 25°）；D. 充分扩张后，吸瘪球囊，可见交叉的 CP 支架固定在左、右肺动脉内（向头 30 度，左斜 25°）。

者。单心室循环的患者，肺动脉血流缺乏心泵的作用，而主要依赖于腔静脉压力的驱动前行。由于静脉系统本身为低压力灌注，而且静脉侧支易于形成，肺动脉狭窄对单心室生理的影响常常被低估，单心室肺动脉狭窄的治疗指征应更积极，如果跨狭窄处压差≥2 mmHg，或者形态上狭窄≥50%，即使压差不明显也要积极干预，尤其是有反复胸腔积液、心包积液、蛋白丢失性肠病及心功能不全的患者[4]。

支架植入前需充分考虑植入后的结果是否比其他的治疗方法更有效、更安全。即使植入支架，支架植入的位置也应该是外科医师以后手术能取出的部位。

对于那些远端肺动脉分支狭窄、球囊多次扩张无效而狭窄又很重者，外科手术无法解决，可考虑远端肺动脉分支的支架植入，以缓解症状。

目前对于低体重婴幼儿时期植入一次性扩张的小支架患者，仍有可能采取"支架内支架"，也就是支架破坏（stent unzipping）技术来彻底治疗支架术后顽固性再狭窄，这样就扩大了支架应用的年龄范围[5]。

对于婴儿，不必急于行支架植入手术。支架的植入在婴儿并发症中的发生率较高。

支架长度的选择取决于狭窄的长度、与周围血管分支及瓣膜的关系及支架最终的扩张内径。

推荐使用高径向强度的支架：①CP 支架（NuMed）材料是铂铱金，闭合型。型号有 CP8Z16 mm、22 mm、28 mm、34 mm、39 mm 和 45 mm，根据所选球囊大小不同，其最大可扩直径达 25 mm。②Palmaz GenesisXD 支架（Cordis）是预装支架，不锈钢材料，闭合型。其优点是操作简便，所需要的输送长鞘小（7～10F）。但是这种类型的支架属于中型，最大直径可达 18 mm，可用长度 19 mm、25 mm、

29 mm、39 mm、59 mm，无法再次扩张，日后需要再次手术解除支架本身所致的狭窄，故推荐用于肺动脉分支远端狭窄以及日后需再次手术（如Fontan术）的患者等。③Mega LD和Max LD 支架（EV3）为开放型支架，不锈钢材料。Mega LD最大可扩直径为18 mm，而Max LD最大直径可达25 mm。可用的长度均为16 mm、26 mm、36 mm。

球囊扩张导管为BIB球囊（NuMed）和Z-Med球囊（B. Braun）。BIB球囊导管可使球囊扩张型支架的递送及定位更方便及精确，并可减少并发症的发生率。Z-Med球囊具有较好的硬度且轴径比较全，破裂压较高。

至于支架植入前先扩张病变部位，还是一开始就直接放置支架，笔者的经验是如患者为成人且是外科术后的残余病变，由于狭窄瘢痕形成时间长，建议做球囊预扩张。

有些患儿必须在手术室以内镶嵌方式植入支架，因为：①经股静脉输送长鞘管不能或难以进入肺动脉分支；②术中发现流出道补片或肺动脉分支的形态学适合支架治疗。

支架植入后需静脉给予肝素24 h，剂量为20 U/（kg·h）（每小时最大量不超过1000 U），以后再小剂量口服阿司匹林6个月。

较单纯的球囊扩张术，支架植入手术成功率高达90%以上。主要表现为术后狭窄部内径的增宽、跨狭窄段压差的减少、右心室压力下降。但有研究显示，血管内支架仍存在相当比例的再狭窄发生率。主要与手术导致的血管壁损伤、血管内皮过度增生、抗凝药物的使用不当及所选择的支架类型有关，同时患儿再狭窄可能是由于生长发育而导致的支架的相对性狭窄。研究还显示支架的再扩张是安全有效的。

常见的并发症为支架断裂、支架移位、支架球囊分离、球囊破裂、血管再狭窄、血栓及动脉瘤形成、肺动脉破裂、肺水肿等，还有支架的植入导致其他分支血管的堵塞等。

首例肺动脉支架植入术至今已逾20年，尽管支架植入曾经有一些技术限制，但随着新型的小球囊问世、更柔软的长鞘出现、支架的设计改进以及操作技巧的成熟，目前许多的限制都已跨越，现在支架最小可用于体重4～5 kg的婴儿。内外科镶嵌治疗使能扩张到成人肺动脉大小（18 mm以上）的大支架可用于小婴儿以及术后早期（术后6～8周）狭窄的病例。支架技术虽在一些先心病中解决了外科手术难以处理的难题，并且应用范围不断地扩大，但也存在一些问题，如随着儿童生长支架再扩张的限制性问题、支架植入的技术难度高、支架的断裂和再狭窄等，这些问题还有待于今后更新的、更理想的支架来解决。笔者所在单位应用新型国产肺动脉支架（Pul-Stent）植入治疗外科术后合并的肺动脉分支狭窄（图78-2-5），近期疗效良好，这将为治疗这类疾病提供了又一选择。笔者最近成功应用支架

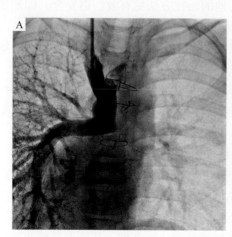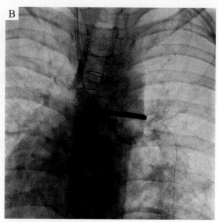

图78-2-5　新型国产肺动脉支架植入治疗

A. 单心室Glenn术后，后前位上腔静脉造影示左肺动脉近闭锁；B. 后前位，尝试置入0.014 in导丝，初以直径2.5 mm冠状动脉球囊预扩张；C. 后前位，继以6 mm EV3球囊扩张；D. 后前位，最终植入新型Pul-Stent，重建左侧肺血供应。

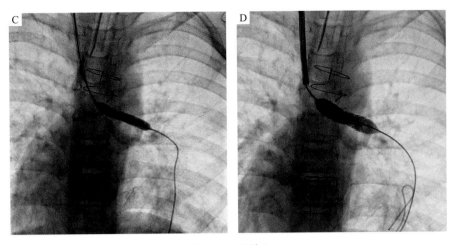

图 78-2-5（续）

破坏技术治愈了 1 例支架术后顽固性肺动脉分支再狭窄的患者（图 78-2-6）。此项技术使得在婴幼儿期已植入一次性扩张型小支架由于肺动脉分支再狭窄的患者多了一种非开胸的治疗方法。

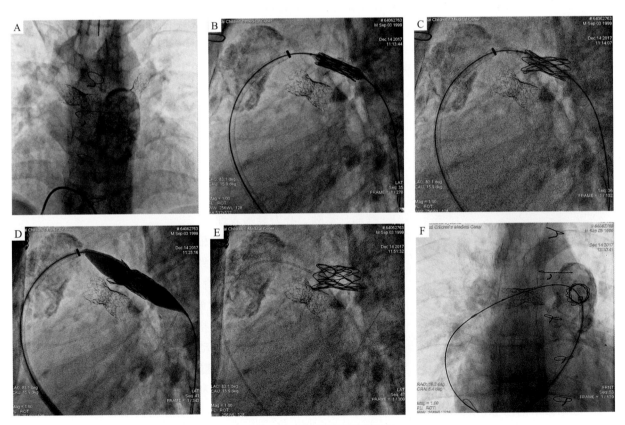

图 78-2-6　支架破坏技术的应用

A. 右心室造影（向头 30°）：左肺动脉起始部有一个 Intratheraputic 支架，右肺动脉有 Intratheraputic 和 Mega LD 支架；B. 肺动脉总干造影显示 BIB 内球囊充盈使覆膜 CP 支架正好覆盖于原来的小支架内，并位于狭窄处（向足 15°，左斜 83°）；C. BIB 外球囊（14 mm）充盈，扩张覆膜 CP 支架后，但仍可见腰凹征（向足 15°，左斜 83°）；D. 超高压 Atlas 球囊（18 mm）扩张覆膜 CP 支架，见腰凹征基本消失（向足 15°，左斜 83°）；E. 取出球囊后，显示良好的支架位置和形态（向足 15°，左斜 83°）；F. 同一 Atlas 球囊（18 mm）再进入右肺动脉支架内（右斜 20°，向头 5°）；G. 显示右肺动脉内支架直径增宽和扩张的左肺动脉起始部的支架（右斜 25°，向头 2°）；H. 显示直径明显增宽的左、右肺动脉内支架（左侧位，向头 1°）。

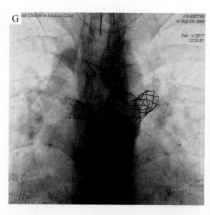
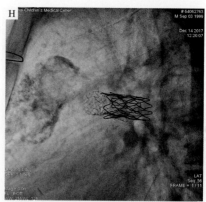

图 78-2-6（续）

第3节 先天性主动脉瓣狭窄的介入治疗

在进行PBPV的同时，经皮球囊主动脉瓣成形术（percutaneous balloon aortic valvalopasty，PBAV）也应运而生。首例PBAV是在1984年报道的。随后有多个研究比较了外科瓣膜切开术和球囊瓣膜成形术后的治疗结果以及再次治疗干预的比例，根据这些结果，PBAV术已成为新生儿、儿童和青年成人治疗先天性主动脉瓣狭窄的优选方法，且并发症比预期发生的低[6]。

根据跨主动脉瓣收缩期压力差，可将主动脉瓣狭窄分为轻度<50 mmHg、中度50～79 mmHg、重度≥80 mmHg。

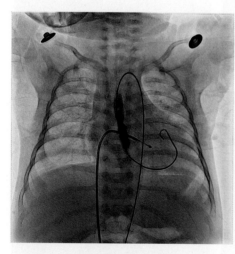

图 78-3-1　右心室起搏下行新生儿逆行主动脉瓣球囊扩张，见腰凹征

严重主动脉瓣狭窄在新生儿期即出现心力衰竭的表现，面色苍白、呼吸急促、心动过速、两肺水泡音、肝大。轻到中度狭窄者一般多无症状，生长发育良好，但随着年龄增长及病情的加重，一部分患者出现活动后气促、胸痛，甚至心绞痛、晕厥、心力衰竭表现。

主动脉瓣狭窄病理分型根据瓣环大小、瓣膜增厚程度和瓣膜狭窄后升主动脉扩张大致可分为主动脉瓣（环）发育良好伴瓣膜狭窄和主动脉瓣发育不良型。

国内在制订小儿主动脉瓣狭窄PBAV治疗指征时将瓣膜的形态学作为一项很重要的指标。经导管检测跨主动脉瓣压差≥50 mmHg；无或轻度主动脉瓣反流；主动脉瓣膜增厚不明显，活动度良好，无明显瓣膜发育不良者为球囊扩张指征。伴中度以上主动脉瓣反流者和发育不良型主动脉瓣狭窄者不适宜进行PBAV。重症新生儿主动脉瓣狭窄者也可以行PBAV治疗（图78-3-1）。

在PBAV时选用的球囊直径略小于或等于瓣环直径，通常球囊/瓣环直径比值为0.8～1.0（图78-3-2）。球囊过大可导致主动脉瓣、主动脉壁及室间隔等部位撕裂以及冠状动脉的阻塞。年长儿及青少年瓣环较大，单一球囊难以达到适合的球囊/瓣环比值者，可采用双球囊法进行PBAV。至于球囊扩张时是否需右心室临时起搏，作者的临床经验是不做起搏，而使用超加硬导丝和选择长度稍长的球囊基本可以控制球囊扩张时的位置，很少发生球囊扩张时随高速血流冲击造成球囊移位。

新生儿主动脉瓣狭窄的PBAV的唯一禁忌证就是左心室发育不良，这些患儿首选的姑息治疗方法

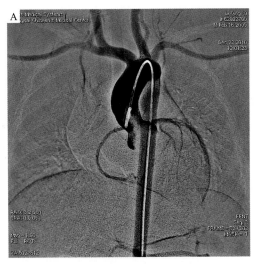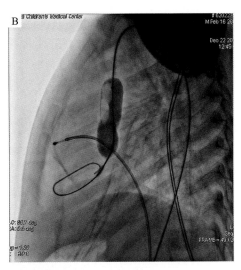

图 78-3-2　球囊与瓣环直径

A. 升主动脉造影（后前位）：见主动脉瓣开放受限，幕顶征，负性射流征，无主动脉反流；B. 在右心室起搏下（起搏频率210次/分），
球囊扩张狭窄的主动脉瓣，见腰凹征（左侧位）。

是Norwood手术。

一般认为，PBAV成功的标准为跨主动脉瓣压差下降50%以上；主动脉瓣口面积增加25%以上。无明显主动脉瓣反流或主动脉瓣反流程度较前无加重。

PBAV并发症远较PBPV为多，尤其是新生儿的PBAV，有一定的危险性。并发症主要是主动脉瓣反流、术后再狭窄、局部动脉并发症、二尖瓣损伤、心律失常和左心室及升主动脉穿孔等。与外科手术切开瓣膜比较，PBAV造成的主动脉反流严重程度能更好地控制。虽然PBAV术后即刻效果良好，但随访后发现主动脉瓣功能和后期再次干预的情况并不是特别好[8]。PBAV患者术后随着年龄的增长，由于本身瓣膜存在缺陷及退行性改变，主动脉反流会较早出现，并致左心功能不全，之后会面临再次瓣膜整形、换瓣或带瓣主动脉支架的植入等。所以，在儿童期严重的主动脉瓣狭窄的PBAV只是一种姑息治疗的方法。所有先天性主动脉狭窄患者都需要坚持终身随访。

第4节　主动脉缩窄的介入治疗

主动脉缩窄（coarctation of the aorta，CoA）是婴儿期心功能不全的常见原因之一，既往主要通过手术治疗，但术后再狭窄发生率较高。1982年辛格（Singer）等首先对主动脉缩窄的患者进行球囊扩张。随着临床经验的不断积累，技术和方法学的改进以及形态更小的、高效的导管和导丝的出现，使得该项技术的使用即使在新生儿中，并发症也越来越少。特别是20世纪80年代后期高压球囊扩张导管的使用、1991年第一例血管内支架的诞生和NuMeD CP支架的出现，大大提高了血管成形术的成功率。

按狭窄部位与动脉导管相对关系分为接近导管、导管前和导管后的主动脉缩窄。临床症状随缩窄程度及合并畸形而异。单纯缩窄不严重，或侧支循环代偿良好，常无明显症状，仅在体检时发现上肢血压增高等形象。合并动脉导管未闭，可因肺动脉高压、右心室负荷加重而出现心功能不全。

经皮球囊扩张和血管内支架植入术的指征为跨缩窄部压差≥20 mmHg者，以及影像学检查提示有缩窄者。对于先天性CoA治疗的方法选择一直存在争议，外科术后残余CoA再次实施手术，技术难度明显增加，而且并发症和病死率也增加，因此对此类患者首选经皮介入治疗。对于年长儿及成人应用球囊扩张术有可能导致动脉瘤形成和主动脉撕裂，应首选覆膜支架治疗。支架植入避免了对缩窄段的过度扩张，减少了对主动脉壁的损伤，限制了内膜损伤的程度，从而使动脉瘤的发生率更低。支架的高支撑力也能维持主动脉管腔的直径，并降低再狭窄的风险。婴幼儿处于生长发育阶段，支架植入后不能适应其生长发育的需要，可能出现再狭窄，因此对婴幼儿血管内支架的应用尚存在争议。

球囊大小的选择：目前最常用的球囊直径测量方法有2种：①球囊直径相当于缩窄部直径的2.5～5倍（不超过5倍）。②如无主动脉弓发育不良，则选用球囊直径等于或稍大于缩窄端近心端主动脉弓直径；球囊直径等于或稍大于降主动脉横隔水平直径，该测量法尤其适用于主动脉弓发育不良病例。

支架的选择：支架的长度应充分覆盖缩窄段。目前常用于主动脉缩窄的支架有Palmaz Genesis支架、NuMeD CP支架等，以后者为好。

在植入过程中，使用超加硬导丝并配以BIB球囊（图78-4-1），基本无须右心室起搏。

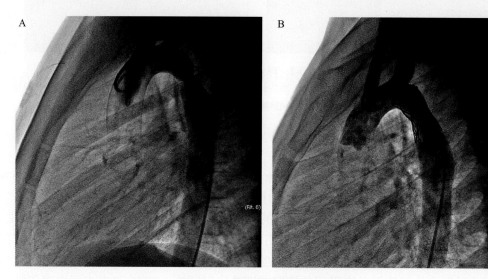

图78-4-1　超加硬导丝配B2B球表

A. 升主动脉造影（左侧位）：见主动脉弓峡部缩窄；B. 术后升主动脉造影（左侧位）：狭窄处明显被扩开。

评价球囊扩张术及支架植入术后的效果，若术后跨缩窄部压差≤20 mmHg或术后跨缩窄部压差较术前下降＞50%，主动脉缩窄部直径较术前扩大30%以上可认为效果良好。外科术后残余CoA与先天性CoA球囊扩张术后并发症比较，前者术后极少出现动脉瘤[9]。

主动脉缩窄球囊扩张术及血管内支架植入术病死率＜1%，主要并发症有动脉破裂、动脉瘤形成、神经系统的并发症，以及股动脉、髂动脉损伤和狭窄等[10]。但目前使用NuMeD CP覆膜支架，基本可避免动脉破裂、动脉瘤的发生。

第5节　先天性心脏病及异常血管堵塞术

自从1967年波斯特曼（Porstmann）首次应用海绵塞法成功堵塞动脉导管未闭（patent ductus arteriosus, PDA）后，有不少堵塞装置研制并应用于临床。先后采用的堵塞装置有弹簧圈、可脱卸球囊、伞状封堵器、Amplatzer堵塞器等。至20世纪90年代末，经导管心腔内缺损及异常血管封堵术在先天性心脏病介入治疗中已占非常重要的地位。目前使用的封堵装置主要是弹簧圈和Amplatzer类伞状封堵器。

血管异常交通或心内缺损的介入治疗可以用多种介入材料，如Amplatzer类伞状封堵器、血管塞、弹簧圈和微粒栓塞等装置，但具体选择何种材料及技术方法，需根据解剖畸形来确定。

临床上主要应用的弹簧圈是Cook的Gianturco弹簧圈、可控弹簧圈，pfm的Nit-Occlud和微弹簧圈等。前者弹簧圈表面附有纤维织物。

一、常见血管异常交通的介入治疗

（一）主动脉至肺动脉侧支血管封堵

主动脉至肺动脉侧支血管封堵主要指紫绀型先天性心脏病，如法洛四联症或肺动脉闭锁伴有异常的主动脉至肺动脉侧支血管。双心室循环患者的侧支血管很少引起症状，可能出现咯血、充血性心力衰竭、心内膜炎、血管病变等。但单心室术后（Glenn 术和 Fontan 术）侧支血管很常见，与外科术后生血管因子增加有关。如侧支血管大，造成肺内血流增加。如肺动脉压力增高，术后胸膜腔渗出液增多，蛋白丢失性肠病等。在明确解剖畸形及血流动力学改变的前提下，首先做主动脉弓近心端造影，透视窗内最好包括头颈部、胸部和上腹部血管，以后通过手推造影剂进行选择性侧支血管造影，了解侧支血管的大小、形态和长度以及该侧支血管供应的肺组织范围、这部分肺组织是否和固有的肺动脉相交通等。如侧支供应的肺组织存在双供血状态，则需封堵（图 78-5-1）；肺组织仅靠侧支供血则不能封堵，需外科行单源化手术。

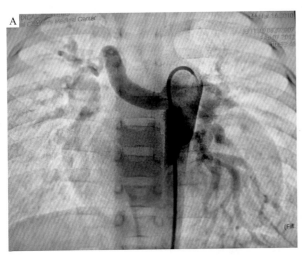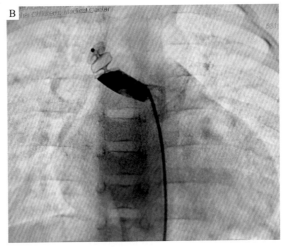

图 78-5-1　法洛四联症主动脉至肺动脉侧支血管封堵

A. 法洛四联症，降主动脉造影显示粗大右侧侧支血管并与肺动脉有交通（后前位）；B. 选择性侧支血管造影显示侧支血管封堵成功，无分流和释放后的血管塞。

紫绀型先天性心脏病侧支血管被封堵后，一部分患儿紫绀加重并危及生命，因此在完全封堵前需做封堵试验，如果封堵试验显示动脉血氧饱和度下降不超过 10% 或动脉血氧饱和度仍在 75% 以上，则该患儿可接受完全封堵。如果封堵后在机械通气下动脉血氧饱和度在 75% 以下，则需考虑急诊手术纠治心脏畸形。一般尽可能封堵外科医师手术不易处理的侧支血管。

（二）冠状动脉瘘的介入治疗

大的冠状动脉瘘可引起心室容量负荷增加，高流量分流可导致心肌毛细血管窃血，出现心绞痛和心肌缺血症状。小的冠状动脉瘘常无症状，可以随访观察。首先通过升主动脉或选择性冠状动脉造影，全面系统地评价冠状动脉瘘的解剖类型、冠状动脉的走向、有无相关侧支血管、精确测量瘘口的大小和数量，对有侧支血管者，需用球囊或可控封堵器作封堵试验，了解封堵后有无心肌缺血改变。所选弹簧圈直径一般大于所需封堵冠状动脉直径的 20% 以上（图 78-5-2），弹簧圈的位置尽量释放在瘘口。

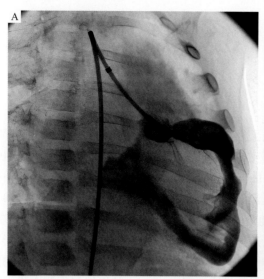
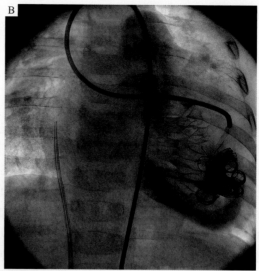

图78-5-2 封堵试验
A. 选择性左冠状动脉造影示（后前位）：左冠明显扩张，有多个分流口，与右心室交通；
B. 释放14个弹簧圈后，左冠状动脉造影，仍存在少量分流。

对于粗大冠状动脉瘘，也可选用Amplatzer动脉导管封堵器或Amplatzer无聚酯纤维栓子（Amplatzer plug）。封堵的途径有：①经动脉途径逆行封堵法，主要用于瘘管较短、途径不曲折的冠状动脉瘘畸形。②经静脉途径顺行封堵法（图78-5-3），主要用于瘘管较长、途径曲折的冠状动脉瘘畸形。该方法较前者烦琐，需建立左心系统-瘘口-右心系统的轨迹。术后是否需要服用抗凝药物尚有争议，目前一般选择阿司匹林抗凝6个月。

（三）先天性肺动静脉瘘的介入治疗

肺动静脉瘘是一种少见的疾病，绝大多数是先天性肺血管的畸形，也可以是继发性的，患者往往有肝脏疾病史或是先天性心脏病外科行Glenn术后。除了引起紫绀和运动耐力下降外，还会导致脑栓塞和脑脓肿。影像上分为局限性和弥漫性两种。对于弥漫性肺动静脉瘘目前尚无手术或介入治疗指征，

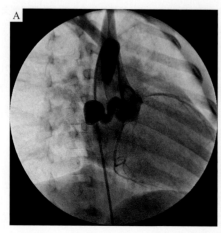
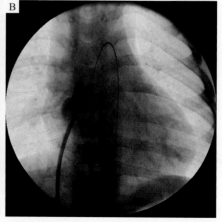

图78-5-3 静脉途径顺行封堵法
A. 升主动脉造影（右斜30°）：右冠状动脉扩张明显，与右心房有交通；B. 建立动静脉轨迹，送入输送长鞘，然后在输送长鞘内手推注入造影剂观察鞘的顶端位置（后前位）；C. 从股静脉端送入长鞘，依次释放PDA封堵器（左侧位），并见腰凹征；D. 术后选择性右冠状动脉手推注入造影剂（后前位）：无残余分流。

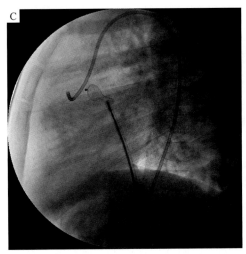
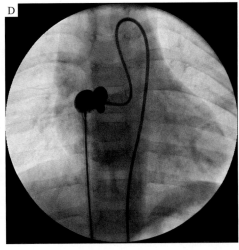

图78-5-3（续）

而对局限性肺动静脉瘘往往可采用介入治疗方法。通常封堵方法为经肺动脉释放弹簧圈，或Amplatzer类动脉导管封堵器，或Amplatzer血管塞至病变部位。封堵过程中需注意空气栓塞发生，保护近端正常肺动脉。

二、常见心内缺损的介入治疗

（一）动脉导管封堵术

由于左向右分流所致心脏容量增加及PDA患者终生有得动脉内膜炎的风险，应治疗动脉导管的分流，包括早产儿PDA的手术干预，一般在内科使用药物（布洛芬或吲哚美辛）关闭无效时进行。

禁忌证：①重症肺动脉高压，经规范方法（压力、阻力、肺小动脉造影及堵塞试验）评价为器质性肺高压或临界病例者；②伴有需要手术的先天性心脏畸形。

尽管经导管动脉导管封堵术被认为是复杂程度最低的心导管介入治疗方式之一，但PDA的大小、形态、心导管径路（经股静脉顺行或经股动脉顺行）和可能需要使用的哪种封堵装置在术前都必须仔细评估。直径大的动脉导管可选用Amplatzer类动脉导管未闭，当不适宜使用PDA封堵器时，可使用室间隔缺损封堵器等其他装置；直径小的可选择弹簧圈（图78-5-4）或AGA的动脉导管第二代封堵器和血管塞。

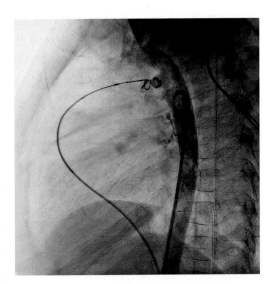

图78-5-4 **PDA顺向法释放弹簧圈并造影示**
（左侧位）：弹簧圈位置好，无残余分流

经动脉逆向方法特别适用于小的动脉导管未闭，大的动脉导管未闭采用经静脉途径的前向性方法（图78-5-5）。封堵方法在小婴儿大PDA中，有可能会导致主动脉缩窄，因此封堵器的选择和封堵器植入的位置很重要。

该技术安全、有效、操作方便、适应证广。偶见有残余分流、封堵器脱落、左肺动脉和主动脉狭窄等。作者团队所做的PDA封堵最小年龄是35周早产儿，日龄17日，1220 g，因心功能不全伴肺炎难以控制。使用国产PDA封堵器完成，无任何并发症[11]。

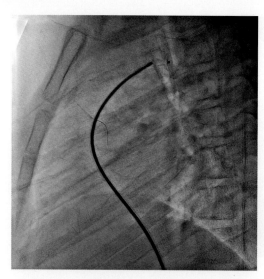

图78-5-5 采用顺向法Amplatzer PDA器封堵PDA（左侧位）

（二）房间隔缺损封堵术

继发孔型房间隔缺损（atrial septal defect，ASD）介入治疗关闭ASD具有创伤小、恢复期短、不输血等优点，同时安全性好、成功率高、长期随访晚期并发症少。1976年金（King）等首先采用双伞堵塞装置关闭成人继发孔型ASD取得成功，但递送导管粗大，仅适用于小型ASD；之后有Rashkind双伞堵塞装置、壳状夹式闭合器以及随后的CardioSEAL房隔堵塞器、Sideres纽扣式补片堵塞装置等，但都存在骨架断裂及残余分流问题，仅有限应用于临床。1998年Amplatzer双盘自膨性、自向心性房间隔缺损堵塞装置（AGA）研制成功，由于操作方便、递送导管小、完全封堵率高、并发症少、可回收等优点，获临床较大范围的应用。同时另一ASD封堵器Helex（Gore）也开始应用于临床，它是由单股镍丝和聚四氟乙烯多微孔薄片螺旋组成的可回收系统，一般用于20 mm以下的房间隔缺损，优点是金属含量少。

新生儿期或婴儿期ASD患者，一般到儿童期才考虑进行干预，因为大部分直径小于8 mm的ASD在出生后1年左右会自发性关闭。作者选择在1.5～5岁后对存在右心扩大的无症状ASD患者进行择期关闭，以降低晚期并发症的出现，如房性心律失常、血栓栓塞等。

大量临床实践表明，继发孔型ASD边缘与冠状窦、房室瓣、右上肺静脉、上下腔静脉口的距离应大于5 mm，这是保证安全有效堵塞ASD的前提。但作者认为如缺损边缘与右上肺静脉、上腔与下腔静脉距离≤5 mm，部分病例仍可通过一定的操作手法使之关闭，即可利用右上肺静脉或腔静脉一侧壁体作为封堵器的支撑点，使一小部分伞面夹入肺静脉或腔静脉中，但前提是在超声监测下无肺静脉或腔静脉狭窄发生，不过其远期效果还需随访。目前在国外有这类ASD封堵的报告，我院也有这类ASD成功封堵的病例。ASD缺损边缘与房室瓣距离很重要，如小于7 mm，除操作困难外，还有可能影响房室瓣功能。如果靠近主动脉一侧的边缘很少或缺如，相应对侧有足够边缘也是封堵的指征。年龄也是一个限制因素，但必须结合患儿ASD的大小，如所选封堵器伞面直径与房间隔长径相适应，且对周围组织无影响，即使小年龄也可行介入治疗。但对小年龄ASD患儿行封堵术时风险相对较大。另需考虑小儿是否有足够粗的股静脉来容纳较粗的输送鞘。多发或筛孔样ASD需视缺损之间的距离而定，如多发缺损之间距离小，可用一只封堵器封堵，或球囊扩张一孔使之二孔成一孔，或使二孔间距离缩小，再用一个封堵器封堵大孔并同时覆盖另一孔。如需两个或两个以上封堵器则需考虑患者经济承受力、风险性及长期疗效（图78-5-6）。其他适应证有外科术后残余分流或复杂先天性心脏病Fontan等术时留有的房间隔交通、二尖瓣狭窄球囊成形术后遗留的明显左向右分流、卵圆孔合并脑卒中等。对ASD行介入封堵前需排除同时合并心肌病的可能。

禁忌证：伴有需外科手术的先天性心脏畸形、原发孔型房间隔缺损和静脉窦型房间隔缺损和严重肺动脉高压/双向或右向左分流。如果右心室明显扩大，但ASD仅是小

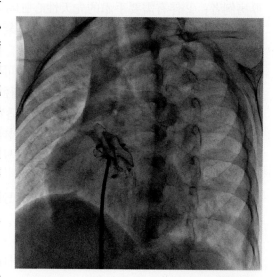

图78-5-6 使用3个Amplatzer ASD封堵器封堵多发ASD（左斜50°，向头12°）

型，此时必须仔细检查所有肺静脉的解剖结构，排除存在肺静脉的异常引流。

目前基本选用 Amplatzer 类 ASD 封堵器。一般按 ASD 伸展直径或比其大 1～2 mm 来选择封堵器。

术后需 3～6 个月抗凝，基本以口服阿司匹林为主。

目前在大多数心脏中心，经导管封堵 ASD 已基本取代了手术关闭的方法。经导管和外科手术方法的成功率差不多，但前者的住院时间显著缩短，而且并发症更少[12]。少数患者术后可存在仅有无血流动力学改变的残余分流，也无须外科再次干预。若分流量大，则需再次封堵或手术干预。个别发生房性期前收缩或传导阻滞，大部分为可逆。但在即刻并发症中需特别注意空气栓塞和心房穿孔，因其会致命或致残。此外还有少见的主动脉-心房瘘等。

（三）室间隔缺损封堵术

由于室间隔缺损（ventricular septal defect，VSD）有很高的自然闭合率，多年来临床上对 VSD 的封堵指征及最佳年龄一直存在争议。VSD 的外科手术治疗效果非常好，特别是膜周 VSD 周边组织复杂，靠近主动脉瓣、房室瓣、传导束等重要解剖结构，随着心室的收缩，室间隔变形，有可能使封堵器移位或对心内结构产生损伤，引起严重的并发症。因此，VSD 的介入封堵治疗一直是个有争议的话题。目前在欧美国家膜部室间隔缺损的介入治疗至今未获批准。我国改良 Amplatzer 肌部与膜周部室间隔缺损封堵装置应用于临床已近 20 年，并发症发生率较低。尽管国内室间隔缺损介入封堵数量已很多，但目前始终没有大样本 VSD 封堵术后详细数据的公开发表。

基本适应证：

（1）膜周型室间隔缺损：①年龄：通常超过 2 岁；②对心脏无器质性肺动脉高压的单纯性室间隔缺损；③室间隔缺损的上缘距主动脉瓣≥0.5 mm，无明显主动脉右冠状动脉瓣或无冠状动脉瓣脱垂。

（2）肌部室间隔缺损：对心脏有血流动力学影响，通常≥5 mm。

（3）外科术后残余分流。

（4）心肌梗死或外伤后室间隔缺损。

禁忌证为严重肺动脉高压导致右向左分流。

封堵器可选择对称型（图 78-5-7）、偏心型室间隔缺损封堵器、零边偏心型封堵器以及适用于有假性室隔瘤形成多个分流口的非对称型膜部室间隔缺损封堵器、动脉导管未闭封堵器、弹簧圈（图 78-5-8）等。

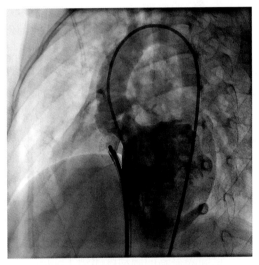

图 78-5-7　长轴斜位，使用对称型
VSD 封堵器关闭膜周 VSD

对于新生儿或 <1 岁的伴有肺动脉高压的靠近心尖的肌部室间隔缺损（单发或多发），通过经皮导管途径封堵可能较困难。此时可采取经胸小切口（无须体外循环）直接穿刺右心室通过肌部室间隔缺损，再释放封堵器。目前国内也有采用此方法治疗膜周型室间隔缺损。

由于室间隔缺损的经皮介入治疗步骤明显烦琐和室间隔缺损的所处特殊部位，故特别需注意并发症的发生：①瓣膜关闭不全：由于室间隔缺损位置邻近三尖瓣和主动脉瓣，因此封堵器植入后有可能造成瓣膜反流，特别是三尖瓣隔瓣后室间隔缺损和距主动脉右冠状动脉瓣或无冠状动脉瓣很近的室间隔缺损。②残余分流：通常与封堵器选择过小或封堵器移位有关，封堵器没有完全封堵和遮盖多个分流口。如有明显残余分流，有可能出现溶血现象。如出现内科治疗难以控制的溶血现象，则应行外科手术取出封堵器，修补室间隔缺损。③封堵器脱落：多与缺损直径测量不准确和封堵器选择过小有关。④心律失常：封堵术后短期内出现束支传导阻滞、房室传导阻滞可能与封堵器压迫引起局部水肿

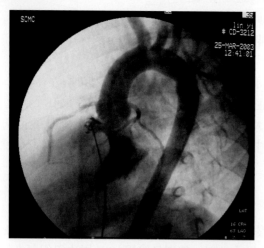

图78-5-8　长轴斜位，使用pfm弹簧圈关闭膜周VSD

有关。但据目前室间隔缺损封堵术后发生的高度或Ⅲ度房室传导阻滞资料统计，发生时间可在术后任何时刻，国内已有报道术后5年出现完全性房室传导阻滞，所幸的是比率非常低。另外，有封堵后出现左束支传导阻滞及左心功能不全发生死亡的个例报道。作者认为在儿童VSD治疗上，与外科开胸修补膜周VSD的方法比较，介入治疗方法在VSD右心室面的处理上远没有外科修补精细，造成三尖瓣关闭不全的机会更多；另术后发生房室传导阻滞的机制目前也不十分清楚，也无法预见其是否会出现或何时出现，所以更需有更好的封堵器材料（可吸收材料）和形状的改进。

第6节　先天性心脏病复合畸形的介入治疗

先天性心脏病（先心病）的介入治疗创伤小，恢复快。从单一先心病的介入治疗到扩大介入治疗应用范围（如复合先心病等），或开展与外科的镶嵌治疗等是今后先心病治疗的发展方向。

一些先心病的复合畸形完全可以通过心导管、造影、封堵、球囊、支架这5项介入技术治愈。有的复合畸形介入治疗对技术操作要求较高，成功率较低，并发症较多，因此必须充分考虑风险与收益比、介入治疗的方法与顺序、术者的技术和经验、对患者的合理选择等各项因素。

目前能开展的有室间隔缺损、房间隔缺损、动脉导管未闭、冠状动脉瘘、肺动脉及分支狭窄、主动脉瓣狭窄、主动脉缩窄和主动脉窦瘤破裂等疾病的组合。原则是先做难度大的畸形，后做操作容易的。因为这样可避免简单的畸形介入完成了，难度大的畸形不能同时完成而再转外科手术的事件发生。

第7节　室间隔完整的肺动脉闭锁的介入治疗

室间隔完整的肺动脉闭锁（pulmonary atresia with intact ventricular septum，PA-IVS）指右心室流出道与肺动脉干之间完全闭锁但室间隔完整的先天性畸形，是一种少见的紫绀型先天性心脏病，这种畸形在东方人群中发生率较高。未经治疗多数早期夭折。

90%以上的肺动脉闭锁呈纤维隔膜性闭锁，瓣环有不同程度的发育不良。肺动脉分支多数发育良好，这一点与肺动脉闭锁伴有室间隔缺损不同。右心室的发育程度不一，有的右心室流入道、小梁部、漏斗部三部分均存在，右心室腔大小接近正常；有的右心室发育不良，漏斗部、小梁部不同程度消失，严重者仅残留有流入道部。部分患儿可合并有冠状动脉的心肌窦样间隙，冠状动脉的供血依赖于右心室高压，可导致受累的冠状动脉扩张。一般不伴有心外畸形，常伴有卵圆孔未闭或房间隔缺损，出生时多数存在动脉导管未闭。

由于肺血流严重减少，患儿可严重紫绀，尤其是在动脉导管闭合后，可出现严重低氧血症及代谢性酸中毒。多数右心室右心房高压，腔静脉回流梗阻，可有右心衰竭的表现。

PA-IVS是新生儿时期的危重急症，手术死亡率高，对于右心室中重度发育不良者多数需经多次外科手术才可达到根治。介入治疗技术由于微创、无须开胸及体外循环、可多次重复、风险相对小等特点，在PA-IVS的治疗中起重要的作用。对于右心室及肺动脉发育良好者，部分可代替外科瓣膜切开术；对于右心室发育不良者，可以缓解新生儿时期的严重症状，推迟外科治疗的时间，减少外科开胸手术的次数，明显改善患儿的生活质量及预后。

肺动脉瓣打孔术及球囊扩张术，应用导引钢丝、射频消融或激光等方法进行瓣膜打孔，连通肺动脉与右心室，进而应用球囊扩张肺动脉瓣。如随访中发现有再狭窄，但右心室发育正常的，可再行球囊扩张达到根治效果。

有些患者通过心导管打孔右心室减压后，由于发育不良而且肥厚的右心室没有良好的顺应性，无法立即恢复足够的肺血流量。此时需要保持或建立额外的肺血流来源，可以进行动脉导管内支架植入或外科手术，建立 B-T 通道[13]。

另一介入姑息治疗方法是保持 PDA 的开放，维持肺血流量。PA-IVS 时动脉导管往往是肺动脉供血的唯一来源，且 PA-IVS 动脉导管更易于关闭。动脉导管关闭后将引起严重的低氧血症、代谢性酸中毒。对于应用前列腺素 E 后血氧饱和度仍较低者，可应用支架放置保持动脉导管开放，至患者血流动力学稳定，在 3 个月龄时再行外科根治手术。

第 8 节　复杂先天性心脏病外科术后的介入治疗和镶嵌治疗

介入治疗发展至今，目前可替代外科在一些先天性心脏病中的姑息手术，也可以和心胸外科一起对一些复杂型先天性心脏病进行镶嵌治疗，从而采用最佳的治疗手段获得最好的治疗效果。

许多复杂心脏畸形，往往需要多次分期手术，手术的次数越多，则手术的难度及风险也越高。介入治疗由于微创、风险相对较低、可重复性好等优点，在复杂先天性心脏病外科术后患者中的应用逐年增多，可以起到推迟外科手术时间、减少外科开胸手术的次数，甚至代替外科再次手术的作用。这些病变包括主肺动脉狭窄（先天性或术后发生的），先天性心脏病术后同种异体管道或人工管道狭窄，Mustard 或 Senning 术后板障阻塞上腔及下腔静脉阻塞，肺静脉狭窄等。这些病变均可行介入治疗，其指征与手术指征相同。

一、同种异体管道或人工管道（homograft/conduit）狭窄

永存动脉干、法洛四联症、肺动脉闭锁合并室间隔缺损、右心室双出口合并肺动脉狭窄、大动脉转位合并肺动脉狭窄等复杂先天性心脏病的外科治疗常应用人工带瓣管道连接右心室与肺动脉，术后管道的再狭窄发生率高，发生再狭窄的时间不一，与手术年龄、伴随畸形、远端肺血管床的状态等因素有关。

外科置换管道需再次开胸，由于以前的多次手术造成粘连，操作技术上有困难，人工带瓣管道再狭窄可采用球囊扩张和支架植入等介入治疗的方法，减轻创伤，降低风险，达到治疗或推迟外科手术的目的。

球囊扩张的适应证为狭窄部位位于瓣膜水平或吻合口处，吻合部位的狭窄原因为瘢痕形成，中度狭窄，肺动脉反流轻微，右心室功能正常者。支架植入的适应证为球囊扩张无效，右心室压力≥80%体循环压力和（或）右心室功能不全者。上述原因导致的梗阻多数情况下单纯球囊扩张效果较差，而支架植入效果较好。

冠状动脉异常走行在复杂先天性心脏病患者中很多见，如粗大的圆锥支从右冠状动脉发出，分布在右心室流出道的位置。所以支架植入前需仔细评估冠状动脉的解剖结构。

由于该类患者多伴有肺动脉反流，可导致右心室容量负荷过重，右心室功能下降，用带瓣支架治疗此类病变（图 78-8-1）可明显改善右心功能[14]。

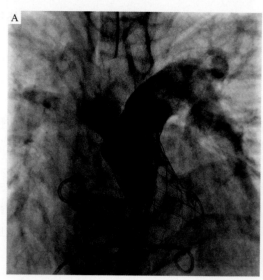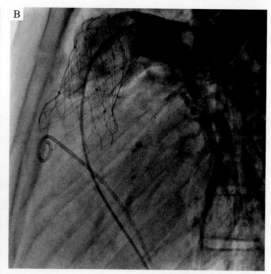

图 78-8-1　带瓣支架治疗

A. 植入 Venus-P 肺动脉带瓣支架后肺动脉造影，未见明显肺动脉反流（后前位）；B. 植入 Venus-P 肺动脉带瓣支架后肺动脉造影，未见明显肺动脉反流（左侧位）。

由于同种异体管道或人工管道的容积的限制，其扩张能力有限，易于发生撕裂，因此建议使用的球囊直径为植入人工带瓣管道正常直径的110%，或比植入的人工带瓣管道直径大1~2 mm。管道或瓣膜有钙化者需使用高压球囊。并发症包括动脉瘤形成和管道破裂，尤其是在管道有钙化而又使用过大球囊时易于发生。

与单纯球囊扩张术比较，支架植入术是一种更有效的治疗方法。可选用 Palmaz Genesis 支架或 CP 支架，支架的直径应不超过植入管道的正常直径。术后再狭窄的发生主要与外部压迫以及支架覆盖区域以外部位的狭窄有关。并发症主要包括支架移位或断裂、动脉瘤形成、细菌性心内膜炎、肺动脉反流加重等，特别是在支架跨过人工瓣膜同时合并远端肺动脉狭窄或高压者，肺动脉反流常加重较明显。

二、Fontan或Glenn术后

Fontan 术和 Glenn 术将体静脉的血流直接引流入肺动脉，因此肺血管保持低压低阻力是非常重要的。任何原因导致的肺血管压力和阻力升高都将引起体静脉回流障碍，出现紫绀加重和体静脉高压，术后早期及远期均可出现并发症，其中有些问题可以通过介入治疗解决。

（一）Fontan 术后开窗的开放与关闭

全腔静脉与肺静脉连接手术是治疗单心室的重要方法，对于存在手术危险因素的病例，在全腔静脉与肺动脉连接的右心房内膨体聚四氟乙烯片上开窗（fenestration），直径4 mm，可以减轻右心房压力，减少手术死亡率和并发症发生率。术后早期的开窗关闭可导致严重后果，需要重新开放，晚期如无腔静脉回流梗阻可考虑关闭开窗，均可通过介入治疗实现。

1. 开窗关闭后重新开放　Fontan 术后如果开窗部分或完全关闭，患者会出现血压降低、肾功能下降、代谢性酸中毒等，心排血量进行性下降，肺血管阻力逐步升高。超声检查时无穿过开窗的血流可证实。开窗关闭的原因包括右心房板障内血栓形成、板障扭折或狭窄，或者血凝块形成，有时心房的游离壁或者原发隔可覆盖在开窗上造成关闭。

球囊扩张法房间隔造口术适用于心房较小者，Fontan 术后开窗关闭者也可应用该方法重新开放开窗。通常首先通过 Berman 导管放置在下腔静脉与右心房连接处造影，以观察开窗是否仍开放、心房内板障的解剖结构、肺动脉的血流，同时观察是否有血凝块形成。如果板障内无血栓形成，无梗阻，可继续递送导管以开放或扩大开窗。有少量分流的开窗易于通过，易于扩张。如果开窗完全关闭，需递送导管和导丝，在板障的前侧壁探查开窗。即使完全关闭，在造影时也可在板障的表面看到细微的缺损。在极少数情况下，需要使用房隔穿刺针。通常使用6～8 mm的球囊进行扩张，扩张后应使动脉血氧饱和度上升。球囊扩张后应再次行造影检查观察开窗是否开放。房间隔组织遮盖造成的开窗关闭者，球囊扩张成功率非常低，应该外科手术重新开窗。板障内血栓形成造成fenestration关闭者也很难处理，需再次外科手术解除梗阻。

2. 开窗的关闭　Fontan术后如果无腔静脉回流梗阻征象，而血氧饱和度低于90%，血红蛋白上升，可以考虑应用房间隔缺损的封堵装置关闭开窗（图78-8-2）。

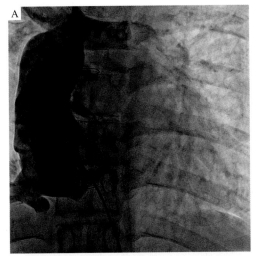
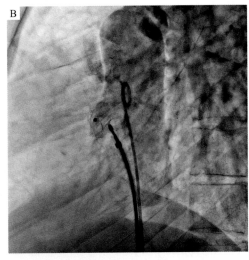

图78-8-2　关闭开窗

A. 板障管道内造影可见板障中部有分流口（fenestration）（后前位）；B. 板障管道内造影（左侧位）：房间隔缺损封堵器关闭板障开口，封堵器位置好，无明显残余分流。

进行介入治疗前应行常规血流动力学检查及血氧饱和度测定，测定板障内、上腔及下腔静脉、降主动脉、肺动脉的压力及血氧饱和度，并造影以除外肺动静脉瘘，肺动静脉瘘是Fontan术后血氧饱和度降低的常见原因。除外肺动静脉瘘后，可应用封堵器关闭开窗，并重新测定板障内、上腔及下腔静脉、降主动脉、肺动脉的压力和血氧饱和度。如果板障内及上腔及下腔静脉的压力明显上升超过20 mmHg，血压降低，板障内血氧饱和度陡然下降，则不能封堵开窗，否则易造成腔静脉回流梗阻，低心排血量综合征。如果板障内及上下腔静脉的压力无明显上升，而降主动脉的血氧饱和度上升5%以上，可以考虑封堵开窗。

（二）Fontan 或 Glenn 术后腔静脉狭窄

Fontan术或Glenn术后腔静脉狭窄的发生机制包括腔内血栓形成或血管扭曲牵拉，极少数情况下是由于外部压迫。即使是轻微的狭窄也容易产生明显的症状。上腔静脉梗阻的治疗指征为出现面部及上肢静脉瘀血、水肿等上腔静脉综合征的表现。

可应用球囊扩张及支架植入的方法治疗腔静脉梗阻。如果完全梗阻，应注意是否有侧支循环的建立。可使用头端较硬的导丝或房间隔穿刺针穿过梗阻部位，一旦导丝穿过梗阻部位，应用球囊开始扩张。由于体静脉血管的顺应性较强，因此选用的球囊直径应较大，2～2.5倍于上腔静脉的正常直径。球囊扩张的即刻效果非常有效，但是再狭窄发生率非常高，因此应用血管内支架治疗是更好的选择。对于婴幼儿不能接受成人支架者，可再次进行球囊扩张。

（三）Fontan术或Glenn术后的其他问题

1. 主肺动脉侧支血管　Fontan术或Glenn术后如果主动脉造影时肺动脉显影，特别是伴随血氧饱和度升高者，应关闭该侧支血管，否则易增加该侧的肺动脉和肺静脉扭曲或闭塞的危险性，远期可导致体静脉回流障碍，体静脉高压。可选用弹簧圈或Amplatzer plug来封堵侧支血管。

2. 肺动静脉瘘形成　Fontan术或Glenn术后如果一侧的肝静脉直接回流入对侧肺，则该侧肺的动静脉瘘非常常见。通常为多发的弥漫性小肺动静脉瘘，不适于介入治疗。偶尔可见单一的较大肺动静脉瘘，可应用弹簧圈或Amplatzer plug封堵。

3. 肺动脉狭窄　即使无压差，仅于造影时发现肺动脉狭窄也应进行治疗，否则易导致体静脉回流障碍。可应用球囊扩张或支架植入的方法治疗。

三、外科术后残余肺动脉和主动脉狭窄

法洛四联症、肺动脉闭锁合并室间隔缺损等术后常见残余肺动脉狭窄，残余肺动脉狭窄发生的原因，一部分是肺动脉分支狭窄外科手术难以处理，另一部分是术后吻合口处瘢痕形成，这种狭窄多发生于左、右肺动脉的开口处或肺动脉总干。大动脉转位转换术后残留的肺动脉狭窄和主动脉狭窄主要由于吻合口处瘢痕形成，狭窄多发生于主动脉及肺动脉瓣上水平。介入治疗是残余肺动脉分支狭窄的首选治疗。传统的球囊扩张以及逐渐发展起来的血管内支架均可用于肺动脉分支狭窄的治疗，但大动脉转位转换术主动脉瓣上狭窄则以球囊扩张为主（图78-8-3）。

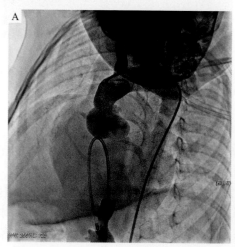
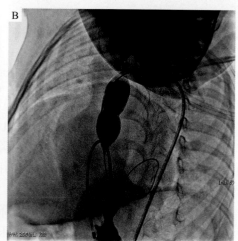

图78-8-3　大动脉转位转换术以球囊扩张为主

A. 完全性大动脉转位行大动脉转位术后升主动脉造影显示主动脉瓣上狭窄，同时插入临时起搏导管；

B. 球囊扩张狭窄的主动脉瓣上狭窄，显示扩张时明显的腰凹征。

四、有关体肺分流术管道的介入治疗

改良Blalock-Taussig（B-T）分流手术和其他一些体肺分流术（如升主动脉和肺动脉之间的中央分流术等）可以增加肺血流，提高患者动脉血氧饱和度，促进肺动脉发育，广泛应用于肺血减少型先天性心脏病。手术采用膨体聚四氟乙烯管道连接锁骨下动脉与肺动脉，一般婴幼儿选用直径4～5 mm、儿童应用6 mm的管道。

B-T分流术后早期或中晚期均可发生管道狭窄。术后早期由于动脉收缩压较低，管道内血流速度

过慢，易导致血栓形成。中晚期由于吻合口处瘢痕形成或挛缩也可导致分流量减少，瘢痕形成或挛缩多发生在肺动脉端吻合口处，可通过球囊扩张和放置支架扩张吻合口以达到增加肺血流的目的。

　　对于根治手术或肺血较多等需拆除B-T分流或中央分流术者，或外科手术不易拆除者，也可应用弹簧圈或Amplatzer plug堵塞管道。封堵后观察紫绀有无加重，如无加重，则封堵之（图78-8-4）。

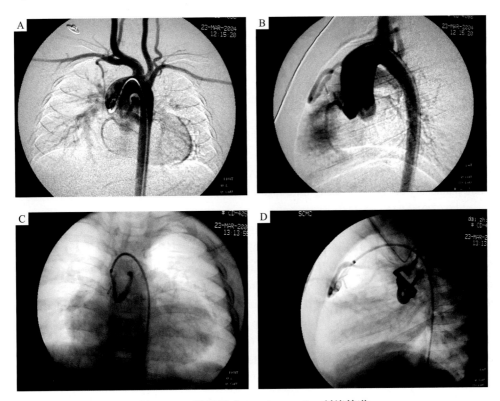

图78-8-4　弹簧圈或Amplatzer plug封堵管道

　A. 重症法洛四联症外科中央分流术后升主动脉造影（后前位）显示V形的分流管道；B. 重症法洛四联症外科中央分流术后升主动脉造影（左侧位）显示V形的分流管道；C. 重症法洛四联症外科中央分流术管道应用弹簧圈堵塞后选择性管道造影（后前位）；D. 重症法洛四联症外科中央分流术管道应用弹簧圈封堵后选择性管道造影（左侧位）。

　　在左心室发育不良综合征的治疗中，以往都采用Norwood手术方法。Norwood手术分三期。Ⅰ期：房间隔扩大，肺动脉干切断，其近端与发育不良的升主动脉和主动脉弓形成新的主动脉，体-肺循环建立新的分流；Ⅱ期：Ⅰ期术后6～12个月行Hemi-Fontan或双向腔肺分流术；Ⅲ期：Ⅱ期术后6个月行改良Fontan术。目前已有应用内外科镶嵌治疗Ⅰ期方法来替代NorwoodⅠ期手术，即肺动脉环缩，放置支架保持动脉导管开放（图78-8-5）。与Norwood手术方法比较，镶嵌治疗除了获得相同的手术效果外，而且手术操作上步骤简化，减少了麻醉和气管插管时间，不需要体外循环和避免大量的输血或不需输血，而且缩短了在外科重症监护室的住院天数[15]。

　　　　　　　　　　　　　　（高　伟）

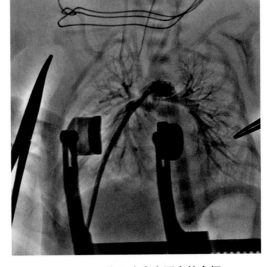

图78-8-5　左心室发育不良综合征

开胸后在不停跳的心脏表面直接穿刺右心室流出道，将导丝送入PDA到降主动脉，然后在PDA内植入Cordis Palmaz Blue 7～17 mm支架。

参 考 文 献

[1] FELDMAN T E, RUIZ C E, HIJAZI Z M. The SCAI Structural Heart Disease Council : toward addressing training , credentialing, and guidelines for structural heart disease intervention [J]. Catheter Cardiovasc Interv, 2010, 76 (4): 106-110.

[2] HARRILD D M, POWELL A J, TRANG T X, et al. Long-term pulmonary regurgitation following balloon valvuloplasty for pulmonary stenosis : risk factors and relationship to exercise capacity and ventricular volume and function [J]. J Am Coll Cardiol, 2010, 55 (10): 1041-1047.

[3] MCCRINDLE B W. Independent predictors of long-term results after balloon pulmonary valvuloplasty [J]. Circulation, 1994, 89: 1751-1759.

[4] 郭颖, 刘廷亮, 高伟, 等. 单心室生理矫治手术后肺动脉狭窄的置入肺动脉支架治疗 [J]. 中华胸心血管外科杂志, 2016, 32 (5): 274-278.

[5] MORRAY B H, MCELHINNEY D B, MARSHALL A C, et al. Intentional fracture of maximally dilated balloon-expandable pulmonary artery stents using ultra-high-pressure balloon angioplasty: a preliminary analysis [J]. Circ Cardiovasc Interv, 2016, 9 (4): e003281.

[6] MASKATIA S A, ING F F, JUSTINO H, et al. Twenty-five year experience with balloon aortic valvuloplasty for congenital aortic stenosis [J]. Am J Cardiol, 2011, 108 (7): 1024-1028.

[7] ROBINSON J D, DEL NIDO P J, GEGGEL R L, et al. Left ventricular diastolic heart failure in teenagers who underwent balloon aortic valvuloplasty in early infancy [J]. Am J Cardiol, 2010, 106 (3): 426-429.

[8] BROWN D W, DIPILATO A E, CHONG E C, et al. Aortic valve reinterventions after balloon aortic valvuloplasty for congenital aortic stenosis. Intermediate and late follow-up [J]. J Am Coll Cardiol, 2010, 56 (21): 1740-1749.

[9] REICH O, TAX P, BARTAKOVA H, et al. Long-term (up to 20 years)results of percutaneous balloon angioplasty of recurrent aortic coarctation without use of stent [J]. Eur Heart J, 2008, 29 (6): 2042-2048.

[10] KISCHE S, SCHNEIDER H, AKIN I, et al. Technique of interventional repair in adult aortic coarctation [J]. J Vasc Surg, 2010, 51 (6): 1550-1559.

[11] 高伟, 刘廷亮, 杨磊. 新生儿先天性心脏病的介入治疗构想 [J]. 中华实用儿科临床杂志, 2018, 33 (13): 974-978.

[12] ROSAS M, ZABAL C, GARCIA-MONTES J, et al. Transcatheter versus surgical closure of secundum atrial septal comparative study [J]. Congenit Heart Dis, 2007, 2 (3): 148-155.

[13] ALWI M, CHOO K K, RADZI N A M, et al. Concomitant stenging of the patent ductus arteriosus and radiofrequency valvotomy in pulmonary atresia with intact ventricular septum and intermediate right ventricle: early in-hospital and medium-term outcomes [J]. J Thorac Cardiovasc Surg, 2011, 140 (6): 1355-1361.

[14] ROMEIH S, KROFT L J, BOKENKAMP R, et al. Delayed improvement of right ventricular diastolic function and regression of right ventricular mass after percutaneous pulmonary valve implantation in patients with congenital heart disease [J]. Am Heart J, 2009, 158 (1): 40-46.

[15] BOUCEK M M, MASHBURN C, KUNZ E, et al. Ductal anatomy: a determinant of successful stenting in hypolastic left heart syndrome [J]. Pediatr Cardiol, 2005, 26 (2): 200-205.

第79章
瓣膜病的介入治疗

心脏瓣膜病（valvular heart disease，VHD）是常见的心脏疾病，是各种原因导致的主动脉瓣、二尖瓣、三尖瓣或肺动脉瓣结构和（或）功能发生改变，导致心脏血流动力学异常，最终引起心力衰竭。2018年我国瓣膜病潜在患者已达926万，老年退行性心脏瓣膜病是其中最主要的一种表现形式。预计随着老龄化程度加剧、慢性病的高发，心脏瓣膜病潜在患者将进一步增加。外科手术一直是心脏瓣膜病的主要治疗手段，但对高龄、有开胸手术史、心功能差、肺功能差等合并症的患者而言风险高而不宜施行。心脏瓣膜病的介入治疗从20世纪80年代单球囊扩张肺动脉揭开帷幕，至2012年经皮主动脉瓣置换术的临床应用，标志着进入一个新的时代。近年来随着经导管二尖瓣瓣膜修复技术和三尖瓣人工瓣膜置入术的快速发展，心脏瓣膜病的介入治疗已越来越多地应用于临床。

第1节　主动脉瓣的介入治疗

随着人均寿命的延长，瓣膜退行性变成为我国常见的瓣膜损害，欧美国家75岁以上人群中退行性主动脉瓣狭窄的发病率已达4.6%。其中主动脉瓣狭窄呈进行性发展，患者一旦出现症状，1、2和3年生存率仅分别为57%、37%和25%。长期以来，外科开胸的主动脉瓣置换手术（surgical aortic valve replacement，SAVR）是治疗主动脉瓣狭窄的主要手段，但约1/3的患者由于高龄、体质虚弱或合并多系统疾病使得外科手术风险增高，无法或不愿行手术治疗，近年来经导管主动脉瓣置换术（transcatheter aortic valve replacement，TAVR）快速发展，已成为外科手术高风险重度主动脉瓣狭窄患者新的治疗手段。

一、经导管主动脉瓣置换术

（一）历史回顾

瑞典医生Henning R. Anderson于1992年首先报道了TAVR的动物实验研究，2002年由Alian Cribier完成第一例人体应用。近年来TAVR技术快速发展，迄今全球范围内已开展逾90万例。国外目前在外科手术风险高，具有虚弱、主动脉钙化等其他危险因素的重度主动脉瓣狭窄患者中，以及主动脉瓣生物瓣衰败患者中TAVR已趋于常规应用。我国TAVR起步较晚，首例TAVR于2010年在上海中山医院完成，自2017年国产经导管人工瓣膜上市以来，我国TAVR已进入快速发展阶段，迄今已开展逾15 000例。

（二）TAVR团队

需成立有包括心外科、心内科、心脏超声、放射影像、麻醉、康复和围手术期护理医护组成的瓣膜病治疗团队。术前需充分评估患者的临床及解剖适应证、禁忌证，制订具体的手术策略并对评估可行性，对可能发生的并发症提出处理方案。

（三）适应证和禁忌证

参考新版欧洲心脏手术风险评估模型（EuroSCORE Ⅱ）和美国胸外科医师协会心脏手术风险评估模型（STS）、虚弱及营养状态评估、运动功能评估（6 min 步行试验）、认知功能评估（MMSE 量表）等模型评估外科手术风险。一般将年龄大于 75 岁，或 STS-PROM 和 EuroSCORE Ⅱ 评分＞20% 或 STS-PROM 评分＞8% 者视为外科手术高危患者，作为目前指南推荐的 TAVR 适用人群其适应证和禁忌证如下[1-2]：

1. 绝对适应证　①退行性钙化性重度主动脉瓣狭窄，超声心动图示跨主动脉瓣血流速度≥4 m/s，或跨主动脉瓣平均压差≥40 mmHg，或主动脉瓣口面积＜1.0 cm²，或有效主动脉瓣口面积指数＜0.6 cm²/m²，同时对于低压差-低流速患者，经多巴酚丁胺负荷试验、多普勒超声评价或其他影像学手段判断为重度主动脉瓣狭窄者；②患者有主动脉瓣狭窄导致的临床症状（分期 D 期）或心功能降低，包括左心室射血分数＜50% 及纽约心脏病协会（New York Heart Association，NYHA）心功能分级 Ⅱ 级以上；③外科手术禁忌或高危，外科手术禁忌是指预期术后 30 日内发生死亡或不可逆合并症的风险＞50%，或存在手术禁忌的合并症如胸部放射治疗后、肝功能衰竭、主动脉弥漫性严重钙化、极度虚弱等；④主动脉根部及入路解剖结构符合 TAVR 要求；⑤三叶式主动脉瓣；⑥术后预期寿命＞1 年。⑦外科主动脉生物瓣膜毁损且再次外科手术禁忌或高危。

2. 相对适应证　①满足上述绝对适应证第 1 至第 5 条，外科手术低危（STS 评分＜4%）且年龄≥70 岁。②满足上述绝对适应证第 1、2、3、4 条且年龄 60～70 岁的患者，由心脏团队评估外科手术风险及患者意愿，判断为适合行 TAVR 者。③满足上述绝对适应证的第 1、2、3、4、6 条的二叶式主动脉瓣（bicuspid aortic valve，BAV）重度狭窄患者。BAV 在我国基数大、占比高，从新一代 TAVR 瓣膜的 BAV 临床数据及我国现有经验看，效果不劣于三叶式主动脉瓣，但对术前影像评估及策略制订的要求更高，需在有经验的中心谨慎开展。④对于外科高危的无钙化风湿性主动脉瓣狭窄及单纯主动脉瓣反流患者，可考虑经心尖途径置入特殊 TAVR 瓣膜治疗。⑤外科主动脉生物瓣膜毁损且再次外科手术高危或禁忌的患者。

3. 禁忌证　①合并非心脏因素，即使纠正了瓣膜狭窄其预期寿命仍不足一年者；②肥厚型心肌病伴或不伴流出道梗阻；③30 日内心肌梗死；④左心室射血分数＜20%；⑤严重肺动脉高压伴右心室功能不全；⑥主动脉根部解剖形态不适合 TAVR 治疗（小瓣环、冠状动脉开口低、瓣环非对称性钙化、窦管连接严重钙化）；⑦感染性心内膜炎活动期；⑧严重二尖瓣反流；⑨6 个月内发生过卒中或一过性脑缺血；⑩左心室内血栓。

（四）辅助检查

1. CT　患者术前需行主动脉弓至心脏膈面的多排螺旋计算机体层扫描（multiple-slice spiral computed tomography，MSCT）心电门控全时相心室心脏收缩末期增强扫描，层厚≤1 mm，自鼻尖至小转子水平（涵盖从颈动脉到股动脉所有入路评估）行全主动脉非门控扫描。术前测量参数包括主动脉瓣瓣叶的大小、形态、数目、位置以及瓣叶和交界区瓣环处钙化的形态和程度，还包括主动脉根部结构，如左心室流出道、瓦氏窦、窦管结合部、主动脉瓣环上 40 mm 升主动脉及升主动脉最宽横截面，冠状动脉开口距瓣环高度，升主动脉动脉粥样硬化斑块、夹层和血肿，以及管壁钙化的程度及分布。选择观察瓣叶展开最佳方位为术中最佳跨瓣角度。通常选择瓣环与视角平行并显露左冠状动脉开口的投照体位。收缩期时相主动脉瓣环内径、周长及面积至关重要，对于瓣膜增生钙化严重者需在瓣环上各平面准确测量，并结合预估组织形变容纳程度评价人工瓣膜型号。术前还需了解冠状动脉狭窄程度、心腔内有无血栓、心室腔大小以及合并其他瓣膜病变情况。仔细阅片了解主动脉成角、钙化、夹层情况，并测量各平面内径，评价动脉穿刺点至整个路径血管情况，如股动脉入路困难应对经心尖途径、经升主动脉途径或经颈动脉途径做CT评估。CT造影分析冠状动脉病变者应在TAVR前完善冠状动脉造影评估，必要时需在TAVR前完成经皮冠状动脉介入治疗。

2. 超声心动图　明确各房室内径、室壁厚度、左心室舒张末期内径、左心室射血分数、主动脉瓣瓣环内径、瓣叶数目、钙化病变程度、有效瓣口面积、峰值流速、平均/最大跨瓣压差等。对于低压差-低流速患者需行多巴酚丁胺试验。

（五）TAVR瓣膜与器械

TAVR瓣膜由牛或猪心包瓣膜制备的合金支架及其传输系统组成，根据释放模式可分为自膨胀和球囊扩张型，第一代产品分别以Medtronic公司的CoreValve系列瓣膜和Edwards Lifesciences公司的Sapien系列瓣膜为代表（图79-1-1）。但第一代TAVR瓣膜存在固定不牢、残余反流发生率高、第二个瓣膜植入率高的问题。十多年来TAVR瓣膜产品不断迭代更新，目前主要的发展趋势是可回收和重新定位、防瓣周漏设计、更小的输送系统外径、更准确的定位系统、瓣膜术后不限制经皮冠状动脉介入治疗几个方面。

（1）Sapien 3、Sapien 3 Ultra和Centera：Sapien的新一代产品。Sapien 3为可调弯、带外反折裙边防瓣周漏产品，可通过14F可扩张鞘输送。Sapien 3 Ultra是其外裙高度增加近40%的防瓣周漏加强版本，2019年8月获批临床应用。Centera为新型自膨胀式牛心包瓣膜-镍钛支架，腰部设计有可收紧、回收支架的金属线，配合可调弯电动释放手柄，术者可单独操作完成瓣膜释放。已有研究入选STS-PROM评分为（6.1±4.2）%的203例患者，手术成功率为97.5%，30 d随访病死率为1.0%，起搏器植入率为4.9%，致残性卒中率为2.5%，中度瓣周漏发生率为0.5%，无重度瓣周漏发生。1年随访无中度以上瓣周漏，起搏器植入率为6.5%。

（2）Evolut R和Evolut pro：为CoreValve瓣膜增强了瓣环径向支撑和防瓣周漏功能的升级版本。瓣膜支架被设计得更短以提高支架同轴性。输送系统为内联引导鞘管，内、外径相当于14F和18F，通过输送系统近心端镍钛套管回收瓣膜。Evolut pro较Evolut R增加了一层外侧心包补片以减少瓣周漏和对传导系的压迫，于2019年8月获批临床应用。有23 mm、26 mm、29 mm和34 mm四个型号，通过14F或18F鞘输送。前期应用60例患者平均年龄83岁，STS-PROM评分6.4%，术后30 d病死率为1.7%，无中度以上瓣周漏发生，起搏器植入率为11.7%。

（3）Lotus/Lotus Edge、Portico和ACCURATE neo/neo2：Boston Scientific公司系列瓣膜。Lotus为可回收、防瓣周漏镍钛合金瓣膜支架，缺点是术后起搏器植入率为35.5%。Lotus Edge为设有下段防瓣周漏的密封圈版本，有23 mm、25 mm和27 mm三个型号，通过18F或20F鞘输送，已于2019年4月获批临床应用。Portico为可回收、防瓣周漏的环内瓣设计，可通过18F输送，头端可360°打弯。瓣膜上缘支架网眼空间大，对后继的经皮冠状动脉介入治疗影响小。对941例STS-PROM评分5.8%的患者植入Portico术后1年随访，全因病死率、心血管病死率、致残性卒中率和心肌梗死的估计分别为12.1%、6.6%、2.2%和2.5%。中度瓣周漏发生率为2.6%，无严重瓣周漏。术后30 d和1年的起搏器植入率分别为18.7%和21.3%。ACCURATE neo有自动定位锚定装置，需先推送锚定装置后推送瓣膜支架于主动脉瓣环，锚定装置定位后再释放支架。改型支架也采用了大网格设计以减小对术后经皮冠状动脉介入治疗的影响。SAVI研究入选1 000例患者，手术成功率为98.7%，30日病死率为1.4%，起搏器植入发生率为8.3%，2级及以上的瓣周漏发生率为4.1%。ACCURATE neo2为ACCURATE neo的防瓣周漏裙边改进款。

（4）JenaValve和TF-JenaValve：JenaValve科技公司产品，JenaValve为经心尖途径瓣膜，TF-JenaValve为其经股动脉版本。JenaValve的支架短、人工瓣膜为环上瓣设计，上端的网格孔大，利于冠状动脉介入。JenaValve需先释放近心端锚定装置后再将其推向自体主动脉瓣环处，待自动定位卡住后

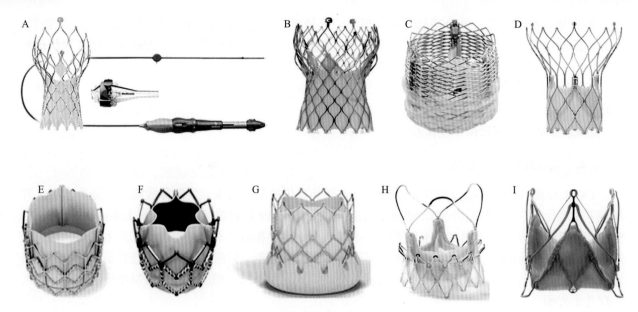

图 79-1-1　国外常用的 TAVR 系统外观

A. CoreValve 及输送系统；B. Evolut R；C. LOTUS；D. Portico 瓣膜；E. SAPIEN；F. SAPIEN XT；G. SAPIEN3；
H. ACCURATE；I. J-Valve 瓣膜。

再释放近心端的支架，最后释放远心端的连接装置。输送系统为18F，带有调弯功能。

　　国内已获得国家食品药品监督管理总局批准研发上市的经导管主动脉人工瓣膜产品包括Venus-A、
J-Valve、VitaFlow系列瓣膜（图79-1-2）。

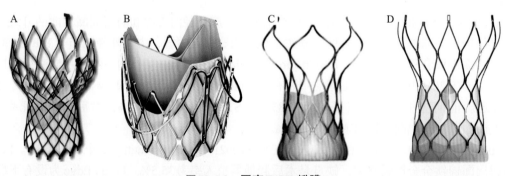

图 79-1-2　国产 TAVR 瓣膜

A. Venus A；B. J-Valve；C. VitaFlow Ⅱ；D. TaurusOne。

　　（1）Venus-A、Venus A plus 和 Venus-A pilot：Venus A 是一款径向支撑力较强的不可回收自膨胀瓣
膜，适合我国主动脉瓣狭窄患者钙化重、BAV比例高的特点。2017年成为首个通过国家食品药品监督
管理总局审批的国产瓣膜，其注册研究的1年病死率5.9%。目前已在国内商业化应用超过1 500例，术
后60日的累计生存率为95%，术后360 d的累计生存率为94.1%。Venus A plus 为可回收、重新定位的
二代产品，输送系统使用19F引导鞘管，可调弯，已完成上市前的注册研究。

　　（2）J-Valve 和 TF-J-valve：杰成医疗研发的经心尖和股动脉入径猪心包镍钛支架瓣膜。经心尖的
J-Valve的术后30日全因病死率为4.7%，紧急外科手术或二次介入治疗率为0.9%，新发起搏器植入率为
2.8%。

　　（3）VitaFlow 和 VitaFlow Ⅱ：上海微创研发的自膨胀式牛心包镍钛合金支架瓣膜，设计有超过
瓣膜流入段的加长裙状结构，瓣膜有21 mm、24 mm、27 mm、30 mm型号，输送系统为16F/18F。
VitaFlow Ⅱ是其可回收、可调弯的二代产品。

（4）TaurusOne：沛嘉医疗的自膨胀式牛心包镍钛合金支架瓣膜，可通过18F鞘管输送。瓣膜有4个尺寸型号：23 mm、26 mm、29 mm、31 mm。多中心确认性临床试验入选125例受试者，手术成功率为97.6%，术后30 d、60 d和12个月的全因病死率分别为1.6%、3.2%和8.0%。

（六）TAVR 技术 [1]

1. 路径建立　应在选择具备杂交手术功能的导管室或手术室内进行手术，术前患者应口服双联抗血小板负荷剂量或予维持量1周以上。目前TAVR的股动脉路径应用更广泛，如股动脉血管管径<6 mm，血管严重迂曲以及重度钙化等困难因素，可选择心尖、升主动脉、锁骨下动脉、颈动脉、腋动脉以及下腔静脉入径完成。穿刺或者切开动脉建立入径的同时预置缝线或介入性缝合装置。Seldinger法建立第二动脉路径用于置入猪尾导管进行测压和辅助定位，穿刺深静脉并于右心室放置临时起搏电极、接程序控制仪测试起搏参数及稳定性。动脉通路建立或经心尖通路建立后应用普通肝素抗凝，监测ACT维持在250～350 s。

2. 麻醉

（1）术前评估：麻醉医师应在术前常规查看患者，回顾患者的病史、体格检查、实验室检查及影像学检查，综合了解患者的一般情况、非心脏基础疾病病史及认知能力等，以评估患者麻醉的风险；询问用药史和过敏史，并常规行气管评估。术前用药可以帮助患者缓解入室后麻醉诱导前紧张焦虑的情绪，也可避免患者因心动过速诱发不良心脏事件。

（2）术中协作：至少开放1条深静脉通路并监测有创血压，术中监测心电图、指脉氧饱和度、体温、呼气末二氧化碳分压、中心静脉压、活化凝血时间（active clotting time，ACT）。为了纠正任何可能出现的心律失常，麻醉诱导前安置体外心电复律电极贴片备用。根据患者自身条件、团队经验及手术方案选择全身麻醉或局部麻醉联合镇静药物下实施TAVR。全身麻醉需行单腔气管导管插管，麻醉诱导应缓慢平稳，麻醉管理全程尽可能维持窦性心律。注意维持足够的前负荷，避免使用扩血管药物，以保证心室充盈压。可小剂量使用去甲肾上腺素或去氧肾上腺素维持体循环阻力，避免低血压，保证肥厚的心肌获得足够灌注。防止心动过速的同时也要避免严重的心动过缓。静脉麻醉药可应用依托咪酯、丙泊酚、氯胺酮、阿片类药物［如芬太尼、舒芬太尼、瑞芬太尼（小剂量静脉泵注）］，吸入麻醉药如七氟烷、地氟烷，肌松剂如罗库溴铵、顺苯磺酸阿曲库铵等。TAVR患者年龄偏大且尽可能在术毕拔除气管导管，不推荐使用苯二氮䓬类药物。如选择吸入麻醉药，应控制药物吸入浓度避免过度抑制心肌。局部麻醉联合镇静药物下实施TAVR的禁忌证包括严重的睡眠呼吸暂停、预计困难气管、患者不能平卧、严重的胃食管反流、精神障碍或交流障碍、术中必须使用经食管超声心动图监测等。镇静药物一般选择右美托咪定持续静脉泵注，在球囊扩张前根据需要给予丙泊酚，以不抑制呼吸为准则。术中可监测脑电双频谱指数（bispectral index，BIS），维持BIS于65～75。手术全程严密监测呼吸和循环状况并做好全身麻醉准备。如患者出现舌后坠等上呼吸道梗阻情况，可尝试唤醒或给予口咽通气道开放气管。如出现胸壁僵硬或脉搏血氧饱和度明显下降等情况，试行面罩通气无效者立即转为全身麻醉。

3. 操作技术

（1）入路选择：股动脉路径患者若无明显股动脉粥样硬化、钙化斑块，可行股动脉穿刺并在透视下扩张血管以满足置入鞘管直径。经心尖入路者可借助经食管心脏超声选择左心室尖处穿刺。经升主动脉入路者，可行部分胸骨切开或建立2～3肋间隙右侧切口后，在瓣上5 cm水平穿刺。

（2）TAVR轨道的建立：X线透视下选择术前CT所确定的最佳跨瓣角度为投照体位，通过指引导管送入直头导丝或直头亲水涂层导丝跨过主动脉瓣，置换猪尾导管测压，之后导入塑型后的超硬导丝（预塑型或台上塑型）至左心室内，作为支撑球囊和人工瓣膜输送的轨道。超硬导丝应全程在透视下操作，控制导丝前端位置和张力形态以避免损伤室壁。一般自膨胀式瓣膜置入时将猪尾导管置于无冠状窦，球囊扩张式瓣膜置入时猪尾导管置于右冠状窦，以为术中判断瓣环水平提供参考。

（3）瓣膜选择：自膨胀式瓣膜的大小需基于超声心动图、CT血管造影测量瓣环尺寸选择大一号的（oversize）人工瓣膜。对于瓣膜钙化和增生严重的BAV，基于瓣环上结构测量结果需降阶选择（downsize）人工瓣膜型号。主动脉瓣环或左心室流出道严重钙化者，球囊扩张或植入支架瓣膜后瓣环破裂的风险大，应优选自膨胀式瓣膜。球囊扩张型瓣膜的输送系统鞘管尺寸均较大，股动脉内径相对小（5.0～5.5 mm）的患者应首选自膨胀型瓣膜。升主动脉内径＞43 mm或主动脉-左心室成角＞70°及经心尖TAVR的患者，可选用球囊扩张型瓣膜。冠状动脉开口低的患者应优选第三代可回收、自膨胀式瓣膜如Evolut R，在支架未完全释放前可回收、调整高度再释放，以避免支架边缘闭塞冠状动脉开口。

（4）球囊预扩张：如术前判断瓣膜部位钙化增生程度可能限制器械通过，应予球囊预扩张。通常参考术前CT瓣环内径选择略小于瓣环短径的预扩张球囊以防止瓣环破裂。对瓣膜钙化和增生明显的BAV，经验性选18 mm预扩张球囊初始扩张，如球囊扩张时的腰凹征和主动脉根部反流明显，可循序增加2 mm球囊再次扩张。预扩张球囊到位后右心室快速临时起搏（频率180～220次/分，目标动脉收缩压＜60 mmHg、脉压差低于20 mmHg）使血压达到目标值，球囊快速充分扩张，助手同时行主动脉根部造影，观察球囊膨胀、主动脉根部反流及冠状动脉灌注，之后快速回抽排空预扩张球囊内造影剂、停止快速起搏。球囊的充盈、排空应迅速，总起搏时间控制在15 s以内。

（5）人工瓣膜置入：球囊扩张式瓣膜置入过程与球囊预扩张相似，人工瓣膜的定位和释放应全程X线最佳跨瓣角度投照透视，在快速右心室起搏术下完成并于术中行主动脉根部造影。目前专家共识推荐球囊扩张式瓣膜行160～220次/分起搏控制收缩压下降至＜70 mmHg、脉压＜20 mmHg时释放瓣膜支架。自膨胀式瓣膜根据情况选择是否快速起搏，一般起搏频率100～120次/分。对二叶式主动脉瓣、瓣上结构复杂、钙化重等特点的患者，优先考虑有外包裙边以及环上瓣设计的自膨胀瓣膜。瓣膜置入的最佳深度在0～6 mm间，由于瓣膜释放过程中会向下移位，释放过程中可根据猪尾导管、瓣膜钙化影等标记或反复多次造影以确认瓣膜置入深度，根据瓣膜移位情况通过推拉输送系统或超硬导丝的操作加以调整。瓣膜释放过程应缓慢，瓣膜支架逐渐展开至锚定态时最容易移位，此过程可快速起搏减少瓣膜位移。二代可回收人工瓣膜释放位置不满意，可回收瓣膜重复以上操作。如人工瓣膜球囊膨胀不全或移位，可尝试通过球囊后扩张纠正。后扩球囊尺寸不应超过瓣环的平均直径。瓣膜完全释放后，行影像学、心电、血流动力学评估（主要包括瓣膜深度等）。术后观察血流动力学情况，快速识别并发症，通过超声心动图、升主动脉造影及心电图来评估瓣膜的位置和深度、瓣膜形态、跨瓣压差、瓣周漏、冠状动脉阻塞、二尖瓣、左心室功能及心包的情况。手术结束前应行入径血管造影，以排除血管并发症。入径血管的止血可采用外科缝合、ProStar或ProGlide止血装置缝合法。

4. 术后管理

（1）术后院内管理：根据麻醉方式及入路情况酌情于监护病房过渡，条件允许后进入普通病房进行循环容量、抗感染、呼吸系统、消化系统的综合调整。根据患者术前基础情况及术中手术情况，完成患者综合评估，主要包括运动功能评估、关节活动度评估、肌张力评估、感知功能评估、言语及吞咽评估、日常生活能力评估、认知评估，个体化制订院内早期运动康复计划及出院时间规划。结果良好、平稳的患者可于术后5～7日出院。

（2）院外长期管理：参考SAVR术后管理和TAVR患者高龄、高危特点进行院外长期管理。一般由心脏瓣膜病团队完成术后30日管理工作，随后转TAVR的心内科介入团队完成后续6个月及每年常规随访，其中6个月及1年复查主动脉增强CT以评估人工瓣膜形态、位置及亚临床血栓情况，评价器械远期效果并制订远期抗栓策略。经胸超声心动图随访早期的观察重点包括评价有无急性、亚急性并发症（如心包积液、主动脉根部血肿、瓣膜位置功能等），远期随访重点在于心脏整体、人工瓣叶形态及功能状态的评估，重点评估瓣周漏、再狭窄、瓣叶钙化、瓣叶血栓等可能。术后管理团队应包括评估、康复和老年医学专家，可通过门诊随访为主，微信、电话为辅，及时获悉患者不良事件，共同完成术后长期随访及评估，及时处理纠正并发症，并合理调整药物治疗，指导术后康复。建议术后3个月内按康复计划进行门诊及家庭康复训练。

（3）抗栓治疗：对窦性心律患者推荐阿司匹林与氯吡格雷双联抗血小板治疗3～6个月后，改为阿司匹林终身抗血小板治疗。对合并有心房颤动或血栓栓塞等需长期抗凝状况的患者，应在华法林抗凝基础上加用1种抗血小板药物联合治疗3～6个月后改为华法林单药抗凝治疗。合并心房颤动且不适合长期抗凝者可考虑与TAVR同期或择期行左心耳封堵术治疗。HAS-BLED出血评分低危者双联抗血小板治疗6个月后转为单一抗血小板药终身服用。若出血风险高危，术后直接单一抗血小板药物治疗。术后影像学检查发现瓣叶血栓患者应予以抗凝（维生素K拮抗剂）治疗，1个月后再次根据主动脉根部全时相CT四维重建和超声心动图调整方案。

（七）手术并发症 [3-5]

1. 脑卒中　早期脑卒中多为操作所致瓣叶组织栓塞，TAVR后约70%的患者头颅MRI显示有新的缺血性损伤，但仅接近4%患者有临床症状。晚期脑卒中多与患者心房颤动相关。TAVR后30日内整体脑卒中发生率为3%～4%。预先放置脑保护装置后的卒中发生率为1.9%。

2. 传导阻滞　传导阻滞与心脏传导束受人工瓣膜支架流出道部分挤压有关。EuroSCORE评分高、右束支传导阻滞、长QRS间期和术后瓣环面积扩张>15%和人工瓣膜下缘超过左心室流出道4 mm，是TAVR后起搏器植入的预测因子，室间隔厚度与束支传导阻滞呈负相关。绝大多数左束支传导阻滞发生于术后1周内，发生率在不同类型的瓣膜中发生率差异很大。左束支传导阻滞及完全性房室传导阻滞发生率分别为4%～65%和2%～51%。早期自膨胀式瓣膜术后左束支传导阻滞发生率为30%～60%、永久起搏器植入率为22.5%～37.6%。球囊扩张式瓣膜左束支传导阻滞发生率为6%～12%，起搏器植入率为17%。Evolut R较CoreValve的起搏器植入率有所降低（11.7%），Sapien 3与Sapien相似，但左束支传导阻滞发生率更高，Sapien 3为24%，Sapien为7.1%。

3. 血管并发症　早期报道经股动脉入路TAVR的严重血管并发症发生率为5.5%～20%，穿刺股动脉的出血并发症略高于外科切开。随输送系统外径的缩小，围手术期血管并发症已趋于减少。加强术前评估，对于内径过小、管壁环形钙化、血管迂曲或穿刺点过深的患者，应选择切开或预缝合方式。

4. 心肌梗死　自体瓣膜毁损、人工生物瓣毁损的"瓣中瓣"（valve-in-valve）TAVR术中急性冠状动脉闭塞发生率分别为0.6%和3.5%。危险因素包括女性、瓣环至冠状动脉开口高度<12 mm、主动脉窦直径<30 mm、瓣叶大且钙化重、"瓣中瓣"TAVR和球囊扩张瓣膜。高危患者需预先置入指引导丝保护，或在球囊预扩张时行主动脉根部造影观察冠状动脉灌注情况。

5. 瓣周漏　视TAVR瓣膜的设计瓣周漏发生率为6%～85%，15%～20%为重度瓣周漏，发生率明显高于SAVR。中度以上瓣周漏加重左心室负荷并可能引起溶血。处理策略：①球囊后扩张；②"瓣中瓣"TAVR；③抓捕、牵拉法调整；④外科手术；⑤经导管封堵。

6. 主动脉瓣环撕裂　多为主动脉根部、瓣下及左心室流出道钙化程度及球囊过度扩张所致，发生率为1.1%。

7. 其他并发症
①急诊外科开胸；②计划外的体外循环支持；③室间隔穿孔；④心脏压塞；⑤二尖瓣功能损伤；⑥感染性心内膜炎；⑦瓣膜移位；⑧瓣膜血栓；⑨"瓣中瓣"TAVR；⑩出血；⑪急性肾损伤。

（八）治疗效果 [3,6-10]

1. 外科手术极高危（禁忌）的重度主动脉瓣狭窄　与保守治疗组比较，TAVR治疗有效改善患者心功能，显著降低极高危AS患者的1年病死率（30.7%和50.7%）。

2. 外科手术高危的重度主动脉瓣狭窄　TAVR术后1年全因病死率为24.2%，与SAVR相当（26.8%）。Sapien XT和CoreValve瓣膜术后5年的心血管病死率分别为31.6%和21.5%，脑卒中发生率为17.5%和16.5%，心力衰竭再次住院率为28.9%和22.5%，生物瓣衰败率分别为4.1%和3.4%。CoreValve较Sapien XT术后人工瓣面积更大[（1.9±0.5）cm²和（1.6±0.5）cm²]、平均跨人工瓣膜压力阶差更低[（6.9±2.7）mmHg和（12.2±8.7）mmHg]、瓣膜血栓发生率更低（0.8%和7.3%）。

3. 外科手术中危的重度主动脉瓣狭窄　TAVR组与SAVR组的术后2年全因病死率（19.3%和21.1%）、脑卒中发生率（12.8%和11.1%）及主要复合终点（12.6%和14%）相当，急性肾损伤（1.2%和3.3%）、严重出血（10.5%和46.9%）、新发生的心房颤动发生率（11.3%和29.3%）均低于SAVR组，起搏器植入率在8.6%～25.9%，高于SAVR组（6.6%～7.3%）。新一代瓣膜ACURATE Neo和SAPIEN 3用于外科中危患者的主要终点事件分别为24%和16%。

4. 外科手术低危的重度主动脉瓣狭窄　TAVR组术后1年死亡、脑卒中和再入院的复合终点事件率（8.5%和15.1%）、术后30日脑卒中发生率（0.6%和2.4%）、新发生的心房颤动率（5.0%和39.5%）均显著低于SAVR组。TAVR术后30天轻度主动脉瓣反流较SAVR更常见（28.8%和4.2%），中度以上主动脉瓣反流（0.8%和0.2%）并无显著差别。1年随访与SAVR的平均跨瓣梯度[（13.7±5.6）mmHg和（11.6±5.0）mmHg]和主动脉瓣面积[（1.72±0.37）cm²和（1.76±0.42）cm²]相似。TAVR组术后30日和12个月随访的新发生心房颤动（RR值分别为0.27和0.32）、术后30日致残和致命性脑出血（RR值0.29）、急性肾损伤风险（RR值0.28）均低于SAVR组，严重血管并发症风险（RR值1.36）、30日和12个月的永久起搏器植入风险（RR值分别为3.13和2.99）高于SAVR。

5. BAV合并主动脉瓣重度狭窄　由于瓣环较大、钙化程度重、瓣叶不对称，瓣环结构稳定性劣于三叶式主动脉瓣，BAV患者TAVR后易发生瓣膜移位、瓣周漏、冠状动脉堵塞，之前曾被列为TAVR的相对禁忌。2012年至2016年美国国家住院患者样本数据库中经TAVR及SAVR治疗的BAV患者的住院病死率均为3.1%。两组患者的心脏猝死（4.1%和3.1%）、心源性休克（5.6%和4.6%），急性肾损伤（14.1%和14.9%）、心包出血（均为0.5%）、心脏压塞（1.0%和1.5%）和急性卒中发生率（2.1%和2.6%）均无显著差异（RR值分别为0.29和0.28）。TAVR组术后急性心肌梗死（1.0%和3.1%）、需输血的患者术后出血发生率（7.2%和27.2%）、血管并发症发生率（0.5%和2.6%）和专科护理天数（4和7日）均低于SAVR组，完全性房室阻滞（14.9%和6.2%）和永久性起搏器植入发生率（13.8%和4.6%）高于SAVR组。与TAVR组相比，BAV与三叶式主动脉瓣行TAVR后的住院期间病死率、心源性休克、急性心肌梗死、急性肾损伤、心包出血和心脏压塞、术后严重出血、急性脑卒中、住院天数、完全性房室阻滞和永久性起搏器植入发生率间差异均无统计学意义。近2年我国接受TAVR治疗的患者逾7 000例，其中自体BAV瓣膜比例接近一半。廖（Liao）等报道（2018）的国人数据显示，BAV与三叶式主动脉瓣AS比较，术中植入第二个瓣膜率（14.8%和12.9%）、中重度瓣周漏（发生率40.2%和31.9%）、永久性起搏器植入率（24.1%和28.6%）及2年的血流动力学结果（2.3 m/s和2.1 m/s）差异均无统计学意义。

6. 外科生物瓣衰败　外科手术主动脉瓣置换的生物瓣使用年限一般为8～15年，瓣膜退变、功能丧失时二次外科手术难度高、风险大、病死率高。"瓣中瓣"TAVR技术为这类患者提供了新的治疗选择。分析美国国家再入院数据库中的生物瓣衰败病例库，"瓣中瓣"TAVR组（3 443例）与再次SAVR组（3 372例）相比，"瓣中瓣"TAVR术后30 d病死率（2.7%和5.0%）和大出血率（35.8%和50%）均低于再次SAVR组。PARTNER Ⅱ亚组研究（2019）中植入生物瓣内径＜21 mm并发瓣膜衰败的365例患者平均STS评分9.1，超过90%为心功能NYHA Ⅲ/Ⅳ级、左心室射血分数＜20%或预期寿命＜2年。经"瓣中瓣"TAVR植入Sapien XT瓣膜后平均有效瓣口面积1.2 cm²，术后30 d平均压差为17.7 mmHg，术后1年、3年病死率分别为12.1%、32.7%，3年复合终点事件发生率为35.6%。

二、经皮球囊主动脉瓣成形术

1983 年由 Lababidi 首先应用经皮球囊主动脉瓣成形术（percutaneous balloon aortic valvuloplasty，PBAV）成功治疗先天性或后天性主动脉瓣狭窄。PBAV 治疗老年钙化性主动脉瓣狭窄的短期内血流动力学效果较好，但手术并发症发生率、术后再狭窄率高，远期随访效果不佳。目前 PBAV 主要用于小儿、青少年先天性主动脉瓣狭窄的治疗，成年严重 AS 患者度过急性不稳定期、等待 SAVR 和 TAVR 过渡期的桥接（bridge）治疗，以及不适合 SAVR 或 TAVR 治疗的重度主动脉瓣狭窄患者的姑息性（palliative）治疗。

（一）适应证和禁忌证[11]

1. 适应证

（1）新生儿或婴幼儿严重瓣膜型主动脉瓣狭窄：①体重＞1 600 g 合并左心功能衰竭；②无症状患儿跨瓣压差＞70 mmHg；③有症状患儿跨瓣压差＞50 mmHg。

（2）儿童严重瓣膜型主动脉瓣狭窄：①心导管测量静息主动脉瓣跨瓣压差≥50 mmHg；②心导管测量静息主动脉瓣跨瓣压差≥40 mmHg 伴充血性心力衰竭、晕厥、心电图示缺血性 ST-T 改变者。

（3）青少年或年轻成人患者：①有心绞痛、晕厥、劳力性呼吸困难，跨瓣压差≥50 mmHg，瓣膜无严重钙化；②无症状，跨瓣压差＞60 mmHg；③无症状，休息或运动时出现心电图左胸导联缺血性 ST-T 改变、跨瓣压差＞50 mmHg。

（4）隔膜型主动脉瓣下狭窄。

（5）外科瓣膜切开术后再狭窄。

（6）TAVR 或 SAVR 等待期心功能急性失代偿患者的桥接治疗。

2. 禁忌证

（1）伴有中度或重度主动脉瓣反流。

（2）发育不良型主动脉瓣狭窄。

（3）纤维肌性或管样主动脉瓣下狭窄。

（4）主动脉瓣上狭窄。

（5）伴有严重冠状动脉疾病。

（6）心导管禁忌证，如严重肝肾损害、全身严重疾病、碘过敏、有出血倾向、急性炎症、风湿活动等。

（二）手术技术

PBAV 分顺行法和逆行法两种，以经股动脉逆行法较多用，新生儿或小婴儿有时采用脐动脉、腋动脉及颈动脉插管法。经静脉前向穿房间隔法主要用于严重的髂动脉阻塞性疾病、髂动脉迂曲或股动脉瘤患者，两种方法所获结果大致相同。按所应用球囊的扩张方式分单球囊和双球囊 PBAV。年长儿及青少年瓣环较大，单球囊扩张术难以达到足够的球囊/瓣环比值者，可选用双球囊 PBAV。重症主动脉瓣狭窄的年长儿或成人，可先以较小球囊扩张，再行大球囊或双球囊扩张。

（1）逆行法：穿刺一侧股动脉置入带瓣血管鞘，经血管鞘送普通端孔型导管达主动脉和左心室，术前行左心导管和左心室造影，测量主动脉跨瓣压差和瓣环直径，评价狭窄的性质和严重程度。经股动脉送入球囊导管至狭窄处，扩张球囊使腰凹征快速消失，扩张时间为 5~10 s，反复 2~3 次。严重狭窄可先以小尺寸球囊扩张，再换较大球囊或双球囊扩张。

（2）顺行法：经皮穿刺股静脉置入鞘管，送入房间隔穿刺针、穿刺鞘管行心房间隔穿刺，经穿刺鞘送入导丝及端孔型球囊漂浮导管至左心房。随后经二尖瓣口、左心室推送球囊导管至升主动脉，在越过二尖瓣口之前向球囊内注入少量气体以避免导管滑入、嵌顿于腱索间。之后再经球囊漂浮导管将长260 cm、直径为0.076 cm的导引钢丝送至升主动脉后，退出球囊漂浮导管并沿导引钢丝送入8 mm PBAV球囊，扩大房间隔穿孔后，经导引钢丝将PBAV球囊导管经左心房—二尖瓣口—左心室送至主动脉瓣口后行PBAV治疗。

（3）单球囊PBAV：为最常用的PBAV方法。循导丝送入球囊导管至主动脉瓣口后，以少量稀释造影剂扩张球囊，确保球囊中央部跨在狭窄的主动脉瓣口后则快速加压扩张球囊至球囊腰凹征消失。观察球囊充分扩张后立即抽吸压力注射器吸瘪球囊。从开始扩张球囊至回抽吸瘪球囊的总时间应控制在5～10 s，可反复扩张2～3次，每次间隔5 min左右。为避免左心室射血所引起的球囊大幅度位移，可180～200次/分快速起搏右心室临时电极使患者收缩压降至50～70 mmHg时完成球囊扩张，从起搏至吸瘪球囊总时程应控制于10 s之内。

（4）双球囊PBAV：经皮穿刺双侧股动脉置入6～10F鞘管建立通路，分别送入长导丝并留置于左心室。先沿一侧导丝送入球囊导管至左心室，以少量稀释造影剂扩张球囊并调整球囊位置，随后对侧通路送入第二个球囊导管，调整球囊导管使双球囊中部定位与狭窄瓣膜口，随后同时扩张两个球囊。

（5）主动脉瓣口、瓣环的测量：①二维超声心动图测定瓣环直径；②心脏内超声直接测定主动脉瓣口面积；③心导管检查法或左心室造影测定主动脉瓣环直径，或用Gorlin公式计算出主动脉瓣口面积。

（6）球囊选择：成人常用的单球囊PBAV产品有Z-Med、NuCLUES、TYSHARK、VASC的系列球囊及Inoue、Crystal球囊，直径范围18～30 mm，视外径大小可通过6～13F鞘管输送。以球囊/瓣环直径比0.8～1.0选择球囊大小，或选择等于或小于主动脉瓣环直径1～2 mm的球囊。正常成人主动脉瓣环直径18～25 mm，可经验性首选直径18 mm球囊，再升级为20 mm、23 mm直径球囊扩张。主动脉瓣脉压差大、血流流速快，短的球囊不易使中央部固定在狭窄的瓣膜口，应选用3 cm及更长的球囊。

（7）成功标准：主动脉跨瓣压差下降50%以上，主动脉瓣口面积增加25%以上，无明显主动脉瓣反流。

（三）特殊情况及注意事项

1. 新生儿及小婴儿PBAV　　新生儿及小婴儿PBAV多为重度AS或伴左心功能不全，由于动脉细小，并发症及病死率高。患儿常合并过动脉导管右向左分流以维持降主动脉血流，一旦动脉导管发生生理性收缩，可引起体循环血流量减少，产生严重并发症。因此需应用前列腺素E维持患儿动脉导管开放，以保证体循环血流量。血管入路以股动脉最为常用，局部血管并发症发生率可达40%，因体循环灌注不足或肝素应用不足而致血栓形成多见。10%～20%的患儿术中导丝通过主动脉瓣困难。经颈动脉途径PBAV的行程短、轴径直，易于操纵导管进入左心室，近年应用渐多。早期单球囊法应用冠状动脉扩张球囊，通常选用等于或略小于瓣环直径的球囊，近年来已有相应直径球囊和4F、5F导管供选用。

2. 局限性主动脉瓣下狭窄　　为左心室流出道梗阻性先天性心脏病，常呈进行性加重，按病理分为纤维肌肉嵴型、管状狭窄型及隔膜型。一般认为压力差≥30 mmHg者应行手术治疗，以预防主动脉瓣反流。隔膜型主动脉瓣下狭窄可尝试PBAV，纤维肌肉嵴型狭窄和管状狭窄型均非PBAV的指征。选用和瓣环相等直径的球囊扩张2～6次，当压差缓解不满意时，可选用略大于瓣环直径的球囊，至腰凹征消失为止。PBAV即刻效果好，约25%的患者发生再狭窄，可行再次PBAV治疗。

3. 妊娠期的主动脉狭窄患者　　孕前严重主动脉瓣狭窄合并有心功能下降症状、左心室射血分数<50%或在运动耐量下降者差，应及早干预。PBAV指征：主动脉瓣口面积1.0 cm² 及以下、跨主动脉瓣压差>75 mmHg和（或）显著的左心室功能障碍（射血分数<55%）。干预的最佳时间是妊娠中期，此

时胎儿器官已完全形成，甲状腺功能不活跃，孕妇子宫体积尚小，胎儿和胸部间距较大。

（四）术后处理及随访

术后局部穿刺处压迫止血，密切观察血压、心率、心律、心电图改变及穿刺创口血肿、出血及同侧足背动脉搏动情况，术后 2 h 内复查超声心动图，以尽早发现可能的并发症。术后 1、3、6 和 12 个月随访，包括临床检查、心电图及超声心动图。

（五）手术并发症

（1）总的并发症发生率为 14.1%～30%，病死率为 3%。需输血的出血事件发生率约为 23%，近年降至 4.9%～13%。无症状的脑梗死及脑缺血发生率为 42%～77%，有症状的脑梗死发生率为 1.3%～3%。

（2）周围血管并发症：包括血栓形成、血管穿孔、动静脉瘘和假性动脉瘤、局部感染，早期报道发生率为 10%～15%，近年降至 7%～8.4%。

（3）主动脉瓣关闭不全：发生率为 3%～28%，中至重度反流发生率约为 4%，低于外科手术。严重主动脉瓣反流可引起急性左心衰，需做外科换瓣或 TAVR 准备。

（4）左心室穿孔，发生率为 0.7%～3.6%。一旦诊断明确，需快速心包穿刺减压，早期行开胸手术修补术。

（5）心脏传导系受损：与球囊/瓣膜直径比正相关，总体发生率约为 8.5%，术后永久性起搏器植入率为 1.5%。

（六）治疗效果

新生儿、幼儿 PBAV 术后 5、10、20 年存活率分别为 95%、89%～93% 和 81%～88%，中远期并发症主要为瓣膜反流和再发狭窄，10 年需再次介入或外科手术干预率为 50%～80%。新生儿围手术期病死率相对高，可达 15%～50%，死亡原因除与 PBAV 相关外，主要与 AS 解剖类型及患儿心功能、伴随疾病状况有关。主动脉瓣环直径<7 mm 的患儿的病死率明显升高。

成人患者的 PBAV 成功率为 90% 以上，大多数患者症状改善。术后即刻主动脉瓣压差平均下降 15～40.9 mmHg，平均瓣口面积增加 0.16～0.58 cm^2，心排血量增加 4.6～4.8 L/min。早期研究报道围手术期病死率为 3.1%～10.4%，近年已降至 1.5%。主动脉瓣关闭不全发生率为 45%，14% 的患者 2 年内需行瓣膜置换术。术后第 1、2、3 年的生存率分别是 64%、35% 和 23%，第 1、2、3 年无干预事件（SAVR 或再次 PBAV）生存率分别是 40%、19% 和 6%，行 SAVR 干预后患者的 3 年生存率为 84%。

第 2 节　二尖瓣疾病的介入治疗

二尖瓣疾病主要为狭窄和关闭不全或两者兼而有之。二尖瓣狭窄多由风湿性心脏病引起。我国风湿性心脏病的发病率仍较高，但随着经济发展和人口老龄化，发病率已呈下降趋势。二尖瓣反流（mitral regurgitation，MR）是最常见的心脏瓣膜疾病。中度以上 MR 在总体人群中发病率为 1.7%，并随着年龄而增长，在年龄>75 岁的人群中发病率可达 10%。二尖瓣瓣叶、瓣环、腱索、乳头肌和左心室形态的任一环节出现问题都会引起 MR。重度 MR 患者 5 年内全因死亡和心源性病死率分别为（22±3）% 和（14±3）%，出现严重心衰患者每年病死率达 34%～60%。与主动脉瓣环不同，二尖瓣瓣环呈一鞍形，不能在一个二维平面展现，即使在心房侧放置轮缘，仍可能存在瓣周漏。此外，二尖瓣瓣环质软，随心脏收缩和舒张，其形态有所改变，加上心脏收缩时左心室腔内压力对人工瓣膜的冲击，使二尖瓣的介入性人工瓣膜对径向支持力的要求更高。二尖瓣的解剖结构复杂，包括瓣叶、瓣环、腱索、乳头肌，这些结构的完整性对左心室功能的维持或不可缺，任一部分出现问题都会引起MR。

二尖瓣的介入器材和技术大致分为经皮二尖瓣球囊成形术（percutaneous balloon mitral valvuloplasty，PBMV）、经导管瓣膜置换术和经导管瓣膜修复术三类。其中，PBMV是适用于二尖瓣狭窄（mitral stenosis，MS）的成熟治疗技术。外科瓣膜修复或置换术是MR的标准治疗方法，但约49%须行手术的MR患者因心功能低下、合并症多、高龄等因素可考虑经导管MR的介入治疗，目前经导管二尖瓣介入治疗是该类患者的新兴治疗手段。但人工瓣膜应避免影响腱索、阻塞左心室流出道，还需兼顾血流缓慢的心房面形成血栓，这些因素严重制约着二尖瓣人工瓣膜的设计和发展，使介入性二尖瓣人工瓣膜设计和发展受到较大限制。

目前形成的技术有经导管瓣膜置换和修复两大类。后者包括"缘对缘"瓣叶修复术、瓣环成形术、人工腱索重建术和心室重构术。导管入路的主要方式有经外周血管及外科小切口经心尖，也有其他经肺静脉或右心房入路。外科小切口经心尖的方法目前最具操作优势。

一、二尖瓣狭窄的经皮二尖瓣球囊成形术治疗

PBMV利用球囊扩张的机械力量使粘连的二尖瓣叶交界处分离，达到缓解瓣口狭窄的目的。自1984年日本学者井上（Inoue）等首次报道以来，已发展成为中、青年单纯MS患者的首选治疗，器械和技术已臻成熟。

根据所用器械的不同目前分为Inoue球囊法、聚乙烯单球囊法、双球囊法及金属机械扩张器法，临床普遍应用的是Inoue球囊法。

（一）适应证与禁忌证[2]

1. 理想适应证　①二尖瓣口面积≤1.5 cm²，瓣膜柔软，无钙化和瓣下结构异常，Wilkins超声评分（表79-2-1）≤8分；②窦性心律，无体循环栓塞史；③不合并二尖瓣关闭不全及其他瓣膜病变；④无风湿活动；⑤年龄在50岁以下；⑥有明确临床症状，心功能为NYHA Ⅱ～Ⅲ级者。

2. 相对适应证　二尖瓣口面积≤1.5 cm²，合并下列情况者：①二尖瓣叶弹性较差及钙化，Wilkins超声积分>8分，或透视下二尖瓣有钙化者；②外科闭式分离术后或PBMV术后再狭窄者；③合并轻度二尖瓣关闭不全或主动脉瓣关闭不全；④心房颤动患者食管超声心动图证实无左心房血栓（须抗凝治疗4～6周）；⑤合并仅限于左心耳机化血栓或无左心房血栓的证据，但有体循环栓塞史者（须抗凝治疗4～6周）；⑥高龄患者（须行冠状动脉造影）；⑦合并中期妊娠；⑧合并急性肺水肿；⑨合并其他可施行介入治疗的先天性心血管畸形患者，如房间隔缺损、动脉导管未闭、肺动脉瓣狭窄及肺动静脉瘘等；⑩合并不适合外科手术的情况，如心肺功能差或因气管疾患等不耐受外科手术麻醉者；⑪合并心胸畸形，如右位心或明显脊柱侧弯者；⑫已治愈的感染性心内膜炎且经超声心动图证实无瓣膜赘生物者。

3. 禁忌证　①合并左心房新鲜血栓者；②有活动性风湿病者；③未控制的感染性心内膜炎或有其他部位感染病患者；④合并中度以上的二尖瓣关闭不全、主动脉瓣关闭不全及狭窄者；⑤严重瓣膜钙化或交界处钙化；⑥合并瓣下狭窄，Wilkins超声评分>12分者；⑦合并严重器质性三尖瓣狭窄、严重的功能性三尖瓣反流合并瓣环扩大；⑧合并严重的冠状动脉疾病需行冠状动脉旁路移植术治疗。

（二）术前瓣膜评估

Wilkins超声心动图评分（表79-2-1）是最常用的二尖瓣形态学特征评价积分，根据瓣叶的活动度、厚度、瓣下结构病变及瓣叶钙化的严重程度分为1～4级，即1～4分，四项相加的总分为4～16分。超声评分越小，表明瓣膜病变程度越轻，反之表明瓣膜病变程度越重。评分≤8分者行PBMV的

即刻及远期效果良好，评分在9～12分之间的部分患者效果满意，如效果不佳建议行瓣膜置换术。评分＞12分者应直接选择瓣膜置换术。

表79-2-1　Wilkins超声心动图评分

分值	活动度	瓣下增厚	瓣叶增厚	钙化
1	瓣叶活动程度大，仅瓣尖受限	瓣叶下结构轻度增厚	瓣叶厚度基本正常（4～5 mm）	小范围超声亮度增加
2	瓣叶基底部及瓣叶中部活动正常	腱索增厚达全长1/3	瓣叶中部正常，边缘显著增厚（5～8 mm）	亮度增加范围扩大，限于瓣叶边缘
3	舒张期瓣叶主要从基底部连续前向运动	腱索增厚达远端1/3	整个瓣叶显著增厚（5～8 mm）	亮度增加范围扩大，至瓣叶中部
4	舒张期瓣叶几乎没有前向运动	所有腱索增厚并短缩，累及乳头肌	所有瓣叶均显著增厚（＞8 mm）	大部分瓣叶组织亮度增加

（三）术前准备

常规病史及体检，控制心房颤动患者平均心室率在100次/分以内。超声心动图评估二尖瓣瓣膜形态、功能、瓣口面积及左心房有无血栓。心房颤动或疑诊血栓者需查经食管心脏超声。

（四）手术技术

（1）心导管检查：局麻下常规穿刺股静脉、股动脉置入鞘管，经股静脉行右心导管检查测量多部位血氧饱和度、肺动脉压、肺毛细血管楔压、心排血量。经股动脉送入猪尾导管行左心导管检查测量左心室舒张末压，计算出二尖瓣跨瓣压差，连续监测左心室压力。

（2）房间隔穿刺：经股静脉通路置入Mullin鞘，透视下送入Brockenbrough穿刺针，J形导丝于上腔静脉，穿刺针送至距导管开口0.5～1 cm处并指向前方，针尾指针指向时钟4～5点的角度，在透视下回撤全套装置达恰当穿刺点。推荐以下3种房间隔穿刺点定位办法。①经典的Ross方法：后前位X线透视下缓慢回撤导管顶端，滑过主动脉根部的隆凸向右移动（患者的左侧）与脊柱影重叠，继续向下回撤时即滑入卵圆窝内，透视下可见导管顶端突然向脊柱左侧移动，此即"跳跃征"。房间隔穿刺点一般约在右心房的中间部，随左心房的扩大穿刺点应适当偏向下方和脊柱右缘，穿刺针指向也更为向后。②Ross改良-右前斜位法：右前斜位40°～50°透视判断穿刺针指向，避免过于偏前刺入主动脉或偏后刺破右心房游离壁。为保证安全需行主动脉根部造影。③右心房造影定位法：将穿刺导管或右心导管置于右心房中下部水平，合并有三尖瓣重度反流或者中、重度肺动脉高压时建议置于肺动脉内，手工快速推注20～30 mL造影剂直至左心房显影，在左心房影水平上下、左右平均画2条线（"井"字形），取左下交叉点为穿刺点（左心房巨大者适当向操作者左下方移位）。确定穿刺点后，右前斜45°确认穿刺针呈一直线，套管头端抵住卵圆窝处推送穿刺针0.5～1 cm即可刺入左心房内，有轻微突破感。回抽血液呈鲜红色、注入造影剂可见左心房顶部显影即可证实穿刺成功。固定穿刺针，轻轻将穿刺套管旋入左心房，回撤穿刺针后经套管送入左心房引导导丝，退出房间隔穿刺套管，再经外周静脉注入肝素（50～100 U/kg），术中维持全血激活凝血时间（ACT）＞250 s。

（3）首次扩张球囊直径的选择：首次扩张直径的选择应根据患者的二尖瓣条件确定。理想适应证患者，首次扩张的球囊直径（mm）＝身高（cm）/10＋10。相对适应证患者依此公式减小2 mm。应当注意对合并二尖瓣反流和主动脉瓣病变的相对适应证患者，在不追求过大的二尖瓣瓣口面积的情况下需恰当把握扩张终点，避免二尖瓣反流发生或加重。

（4）球囊导管的操作：沿左心房盘状导引钢丝送入14F房间隔扩张器，扩张皮肤软组织、静脉入口及房间隔穿刺口。随后沿左心房盘状导引钢丝送入二尖瓣球囊导管，当球囊送入左心房后，撤出金属延伸管及左心房盘状导引钢丝，经球囊内腔管测左心房压。经球囊导管插入导向探条，将球囊前部少量充盈，共同向前推送整个系统使球囊前端达到二尖瓣口，逆时针旋转导向探条并轻轻回撤，将球囊送入左心室。一旦球囊进入左心室，轻微前后移动球囊导管，确保未穿越腱索经球囊导管侧孔注入少量稀释后的造影剂将球囊前部充盈，此时轻轻回撤球囊导管，将球囊腰部卡在二尖瓣瓣口，并快速注射已稀释好的造影剂，待球囊导管的腰部完全充盈后快速回抽球囊内液体，同时轻轻回撤球囊导管使其滑退至左心房（图79-2-1）。左心房巨大或房间隔穿刺点位置较高时，球囊导管进入左心室困难。需顺时针旋转导向探条，在肺静脉前部向后旋转球囊导管使之抵在左心房后下壁以形成支点，球囊顶端由后向前指向二尖瓣瓣口时进一步向二尖瓣环前送部分充盈球囊，并轻微前后移动可将球囊送入左心室。如果球囊导管无法通过严重狭窄二尖瓣口，可建立股静脉-右心房-左心房-左心室-主动脉-股动脉轨道，有利于球囊导管通过二尖瓣进行有效扩张。

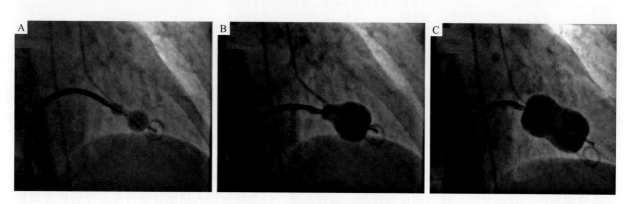

图 79-2-1　Inoue技术完成 PBMV

A. 球囊前部在左心室内充盈；B. 回撤将球囊嵌在二尖瓣瓣口；C. 球囊完全扩张。

（五）扩张终点

球囊扩张有效性判断：①心尖区舒张期杂音减轻或消失；②左心房平均压≤11 mmHg；③跨瓣压差≤8 mmHg为成功，≤6 mmHg为优；④心脏超声提示瓣口面积达到1.5 cm² 以上为成功，≥2.0 cm²为优。

停止扩张的标准：①交界处完全分离；②瓣口面积＞1 cm²/m²体表面积，或瓣口面积≥1.5 cm²；③出现二尖瓣反流，或反流增加25%。

（六）术后处理

术后需严密观察心率、心律、心音、心脏杂音、呼吸及血压情况，并密切注意穿刺部位有无血肿、渗血、下肢水肿及足背动脉搏动情况。术后24～48 h复查超声心动图、心电图、X线心脏正位及左侧位（服钡）片。常规口服肠溶阿司匹林（150～300 mg/d）2个月。心房颤动患者术后继续应用洋地黄或β受体阻滞剂控制心室率，不复律者应继续长期抗凝治疗。

术后症状缓解不明显者，需限盐饮食、长期口服利尿剂。应用β受体阻滞剂可显著降低二尖瓣狭窄患者的心室率和静息时的心排血量，进而降低跨瓣压、肺毛细血管楔压和平均肺动脉压。PBMV后再狭窄率随时间延长增加，有必要坚持积极的抗风湿治疗，可予长效青霉素（苄星青霉素120万U，1次/月）肌注。

（七）手术并发症

（1）心脏穿孔、心脏压塞：发生率在0.5%～5%。少量心包积液可观察生命体征，稳定者继续

PBMV。中到大量心包积液可引发急性心脏压塞，需要立即行心包穿刺减压并保留引流管，保守治疗稳定后可择期行PBMV。术中若判断扩张管穿过心包，切忌退管扩大心包腔出血流速，应尽快施行外科手术。经积极处理心包积液未见明显减少者应及时行外科修补术或同时行瓣膜置换术。

（2）房间隔缺损：PBMV后会遗留直径约3 mm的房间隔缺损，约60%的患者缺损可闭合，一般不会对患者产生影响。肺循环血流量/体循环血流量（Qp/Qs）>1.5～2.0者可考虑行介入封堵。

（3）二尖瓣反流：术后即刻轻度MR的发生率为12.4%。大多数发生在二尖瓣交界处，非交界处反流主要为小叶撕裂或者腱索损伤所致。伴有显著MR的患者8年无事件生存率为48%，远低于无MR者（83%）。李华泰等报道[13]，合并中度MR者PBMV后MR二尖瓣反流未加重者占95.2%，25.8%的患者二尖瓣反流程度反而减轻，心功能提高1.35级。

（4）体循环栓塞：发生率在1%～3%，以房颤患者发生率较高，偶可见发生于窦性心律者。若无禁忌，无论是阵发性还是持续性房颤，均应长期口服华法林抗凝，使INR维持在2.5～3.0，以预防血栓形成及栓塞事件发生。

（八）疗效评价

绝大多数患者PBMV后二尖瓣瓣口面积可增加至2 cm^2以上，尽管小于正常的4～6 cm^2，但血流动力学（包括降低左心房压力、缩短跨瓣压力阶差、降低肺动脉压力及增加心排血量）改善均较充分。随时间延长，一些患者肺血管阻力持续下降并有正常化趋势。81%的术后轻、中度MR二尖瓣反流无进一步加重，加重者通常仅升高一个级别。

成人PBMV后1～4年的生存率分别为93%、90%、87%和84%，无事件生存率（无死亡、无二尖瓣瓣膜手术或者再次PBMV）分别为80%、71%、66%和60%。远期预后与患者年龄、术前心功能及瓣膜状况有关。超声评分≤8分的患者术后12年生存率为82%，而评分>8分的生存率为57%；评分≤8分无事件生存率为38%，而评分>8分无事件生存率为22%。术后12年因再次MS需行干预者为38%，20年总的生存率为75%，无外科手术的生存率为46%，而无任何再次干预的生存率为38%。

PBMV近、远期疗效均优于外科闭式分离术，与外科直视分离术相似。对中、重度二尖瓣狭窄合并重度三尖瓣反流的患者，二尖瓣瓣膜置换术联合三尖瓣瓣膜修复术的近、远期效果均优于PBMV。

（九）随访

主要依靠经胸超声心动图，应于术后1周、1个月、3个月、6个月及1年进行。主要观察二尖瓣叶形态结构、开闭活动、最大及平均跨瓣压差、有效瓣口面积、左心房大小、右心室结构及功能、有无二尖瓣反流及程度等。若术后发生瓣膜再狭窄，可酌情行再次扩张术。

二尖瓣再狭窄定义为随访时二尖瓣瓣口面积<1.5 cm^2或首次PBMV后二尖瓣瓣口面积所获得增加值减少50%以上。其发生呈时间依赖性，发生率为4%～40%不等。10年随访缩小变化趋势可参考公式：二尖瓣瓣口缩小面积（cm^2）=0.11×随访时间（年）+0.068。

二、二尖瓣反流

（一）经导管二尖瓣"缘对缘"瓣膜修复术

经导管二尖瓣"缘对缘"瓣膜修复术是当前临床效果最为确定的经导管二尖瓣治疗技术。其原理是对外科二尖瓣修复术"缘对缘"技术的微创化实现。器材的工作内核是对瓣叶的固定、捕捉。以MitraClip™系统最为成熟，目前已发展到第四代产品。

1. 器械简介　MitraClip™系统是2003年推出并经美国FDA批准的经导管二尖瓣治疗器材。Mitra-

Clip™ 系统由一特定的二尖瓣夹合器与一组能够控制夹合器开闭的三轴输送系统组成，其近端导引导管为24F，远端到达左心房处约为22F。MitraClip™ 系统前端工作部由钴镍合金制成，宽4 mm，内侧为钳子样双臂装置，每一瓣叶皆由单侧臂的钳具装置固定以确保准确定位和瓣叶稳定（图79-2-2）。输送系统有操纵内芯分别连接钳具的双臂，通过体外的旋钮可行前后、内外的移动控制和对钳具开放、闭合状态的操纵。结合导管顶端放射标志物，可在透视下精确定位和操作二尖瓣夹。MitraClip的双臂及钳具表面覆有聚酯纤维，最新一代MitraClip™ 系统提供XTR和NTR两种型号以适应不同的瓣叶条件（图79-2-3）。

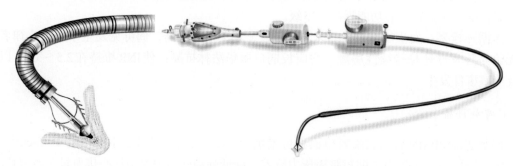

图79-2-2　**MitraClip™ 系统的夹合器与输送系统**

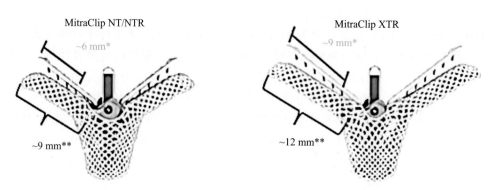

图79-2-3　**MitraClip NTR/XTR系列：NTR为常规型，XTR为延长形**

2. 适应证与禁忌证

（1）适应证：①外科手术高危或禁忌（STS评分>8分），解剖合适、预期生存时间超过1年的症状性重度功能性以及退行性MR患者；②左心室收缩末内径≤55 mm，LVEF>25%；③瓣膜解剖：二尖瓣开口面积>4.0 cm²，二尖瓣腱索未出现断裂，二尖瓣无环状钙化、瓣叶结构正常。

（2）心脏超声入选标准：瓣叶强度及活动度正常；功能性MR患者瓣尖接合长度>2 mm，接合处深度<11 mm；对于瓣叶呈连枷样改变的患者则需满足连枷段间隙<10 mm，连枷段的宽度<15 mm。

（3）禁忌证：①收缩期瓣叶间接缝间隙>10 mm，MitraClip™ 无法准确同步两瓣叶活动；②瓣下结构严重增厚、钙化，MitraClip™ 可能增加腱索及瓣叶、瓣环张力，造成腱索断裂。

3. 操作方法

（1）准备工作：操作应在导管室、杂交手术室内、患者全身麻醉下进行。需预先在体外准备输送导管系统并充分排气。MitraClip™ 系统外鞘为24F，输送和钳夹操作要求整个系统稳定、同轴，需安置专用托架系统并调试角度、距离。经股静脉建立血管通路后沿导丝送入长鞘管（Swartz鞘管、Preface鞘管、Mullins鞘管等）及相匹配的心房穿刺针，在X线透视或经食管心脏超声引导下穿刺房间隔，证实针尖穿入左心房给予肝素化，送入导丝留置于左心耳。

（2）MitraClip™系统的输送和操作：MitraClip™输送系统送入导引导管，在三维超声及DSA引导下，前送MitraClip™进入左心房，在超声和X线定位下操作三轴输送导管将MitraClip™装置远端与瓣环中心轴向对齐送至反流起始处，保持MitraClip™两臂开放送入二尖瓣瓣叶下，寻找合适部位行预钳夹，夹住前、后叶的中部后拉近两瓣瓣叶，从而使二尖瓣瓣叶紧密附着，用超声评估效果满意后再行释放。由收缩期大的单孔变成小双孔流入道而纠正反流（图79-2-4）。当二尖瓣夹经由输送导管放置成功后，若术者判断二尖瓣夹位置不当或经食管超声提示二尖瓣反流情况改善不满意，可重新打开MitraClip™装置并调整位置。

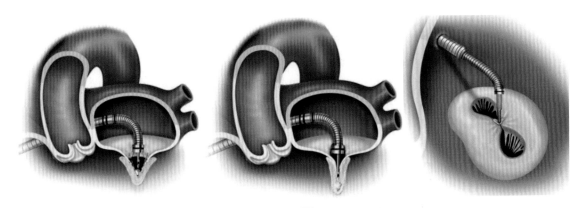

图 79-2-4　MitraClip™装置钳夹示意图

（引自：Desai M，Jellis C，Yingchoncharoen T. An Atlas of Mitral Valve Imaging Christine Jellisc. Mitral Valve Devices [M].

London：Springer-Verlag London，2015：90.）

向左心房内回撤MitraClip™须平稳、缓慢操作，严格在透视下全程观察和体会器材阻力以避免倒垂的臂部缠绕和损害腱索。MitraClip™放置后需行超声心动学和血流动力学评估，判定有效减少MR后即可将二尖瓣夹收紧、释放，撤出导管输送导管。在单个二尖瓣夹效果不满意时，经超声心动图评估局部有足够空间后，按上述步骤植入第2个MitraClip™（图79-2-5）。

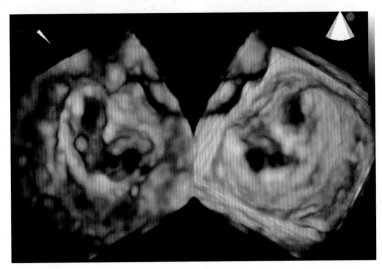

图 79-2-5　实时三维超声显示两个MitraClip™形成的双孔二尖瓣（左为心室面，右为心房面）

（引自：Desai M，Jellis C，Yingchoncharoen T. An Atlas of Mitral. Valve Imaging Christine Jellis.Mitral Valve Devices [M]. London: Springer-Verlag

London，2015：100.）

4. 并发症 心脏压塞的发生率为1.0%～3.0%，脑卒中发生率1.2%，大出血发生率为3.9%。夹子单边脱落发生率为1.5%，完全脱落栓塞发生率为0.1%。

5. 治疗效果 迄今，MitraClip™已在全球植入逾15万例，不同中心的植入成功率在82%～94%之间。一组入选2 952例外科手术极高危（STS评分9.2%）的老年MR患者研究中，急性手术有效率为92%，住院期间病死率为2.7%。与外科手术组相比，MitraClip™的5年随访的生存率无差异。MR复发到3级以上（12.3%和1.8%）或需要再次外科手术（27.9%和8.9%）的概率明显高于外科。相比于单纯优化药物治疗，在药物治疗基础上联合Mitraclip™可降低中、重度继发性MR患者术后3年的心力衰竭再住院和全因死亡风险。美国FDA于2019年3月批准了MitraClip™用于治疗继发性MR的适应证。

6. 其他夹闭器械 已通过临床安全性和有效性验证的"缘对缘"夹合装置还有Edward Lifesciences公司的Pascal系统、国内研发的 MitraStitch 系统（图79-2-6）和ValveClamp系统。Edwards公司的Pascal的夹子由两个宽桨叶状瓣叶抓捕夹合头、两个独立的瓣叶捕获固定钩和一个填充头组成。用于修复原发性包括功能性MR在内的安全性及早期有效性已获得早期临床验证。MitraStitch结合了"缘对缘"夹合和人工腱索植入技术，其夹闭器的前后叶间距可根据需求进行调节，适用于修复原发性MR和可矫治继发性MR。

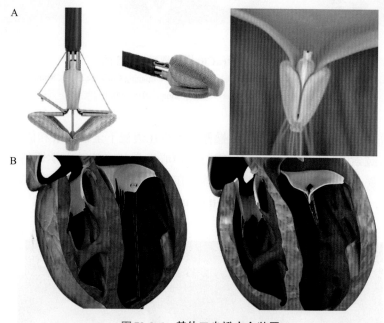

图79-2-6 其他二尖瓣夹合装置
A. Pascal系统；B. MitraStitch 系统工作原理。
（引自：Lamelas J，Aberle C M，Gnanashanmugams S. Innovative Approaches to Mitral Valve Repair and Replacement [M]//Blase A. Carabello BA. Valvular Heart Disease. London：Springer-Verlag London，2020：131-176.）

（二）经导管二尖瓣瓣环成形术

可分为经导管直接和间接两类。直接瓣环成形术是通过导管在瓣环处放置可调节人工环带以缩小瓣环直径，减少瓣膜反流。代表性的器械有Cardioband™系统、Mitralign Bient系统和AccuCinch系统。间接瓣环成形术借鉴外科瓣膜环缩术的原理，经导管在冠状静脉窦内植入环缩装置，挤压后叶以缩小瓣叶间距、减轻功能性MR。代表装置是Carillon（图79-2-7）。

（1）Cardioband™系统：经食管超声心动图、X线透视引导下通过旋进螺丝将人工瓣环带置于心房侧后瓣环之上，调校导线缩短环形条带而减小瓣环周长直至纠正二尖瓣反流。可与NeoChord联用治疗纠正 MitraClip™ 术后 MR。操作难度大，仅适用于不能外科手术治疗的特定、高危的功能性 MR 患者。

（2）Mitralign 系统：通过外周动脉和可调弯鞘管进入左心室，通过细绳收紧置于二尖瓣环的锚定垫片紧缩二尖瓣环，仅适用于功能性 MR。治疗外科高危的功能性重度 MR 手术有效率为 70.4%，心脏压塞发生率为 8.9%，术后 6 个月手术有效率为 50%。

（3）Carillon 装置：经导管锚定在冠状静脉窦内并通过收紧装置牵引二尖瓣瓣环收缩，短期有效率为 62.5%。

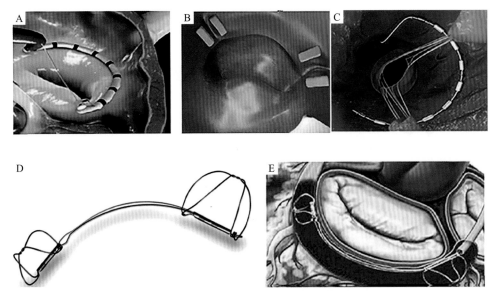

图 79-2-7　已进入临床的经导管二尖瓣环成形术装置

A. Cardioband；B. Mitralign；C. AccuCinch；D、E. Carillon

（引自：Fernando R J，et al. Cardiothora Vascu Anesth，2020，34：1.）

（4）疗效与并发症：Mitralign 系统手术有效率为 70.4%，6 个月随访手术有效率为 50%。心脏压塞发生率为 8.9%，30 日病死率和卒中发生率均为 4.4%。Cardioband™ 系统初步开展的 31 例全部安装成功，无操作相关死亡。术后 1 个月随访Ⅲ级以上 MR 患者的比例由 77.4% 降至 10.7%，术后 7 个月时为 13.6%。

（三）经导管人工腱索植入术

参考外科应用人工腱索治疗 Carpentier Ⅱ 型 MR 所设计，早期临床效果满意的器材有 NeoChord DS1000、Edwards Harpoon、ChordArt、Pipeline 和 MitraStitch。NeoChord 是唯一经美国 FDA 批准的经心尖人工腱索植入装置。器材送入左心室后在经食管超声引导下抓住脱垂瓣叶并植入人工腱索，调整长度后固定在室壁。注册研究资料显示重度 MR 患者操作成功率为 97.6%，平均需植入 4 个腱索，出院前手术有效率（MR ≤ Ⅱ级）为 87%，6 个月随访时手术有效率为 75%。

（四）经导管二尖瓣人工瓣膜置换术

已植入的生物瓣、瓣膜修复术的成型环和自体钙化瓣环，能够为介入性心瓣膜提供径向支持，经心房或经心尖路径植入介入性主动脉瓣膜，即瓣中瓣、环中瓣和自体环中瓣技术。器械介绍参见 TAVR。需预先将人工瓣膜在体外压缩、装载至经导管输送系统，沿血管路径或经穿心尖送达二尖瓣瓣环处，在透视下固定输送系统内芯后撤出输送系统外鞘释放，将人工瓣膜固定在二尖瓣瓣环内。

二尖瓣环的解剖空间结构复杂，环面接近 D 形呈马鞍结构，人工瓣膜即使在心房侧设置轮缘仍可能有瓣周漏。此外，二尖瓣瓣环质软，随心脏缩舒张形态会有改变。加上心脏收缩期左心室压力的冲击大，使得人工瓣膜对径向支持力的要求高于主动脉瓣。二尖瓣的植入器械既不能对腱索和左心室流出道造成影响，又需兼顾血流缓慢的心房面易栓状态，这些因素严重制约着二尖瓣人工瓣膜的设计和发展。二尖瓣介入性人工瓣膜产品较多，有30余种器械在研发中，其中有10种进入人体试验（图79-2-8）。从目前完成的数百例植入病例数据上看，效果并不令人满意。

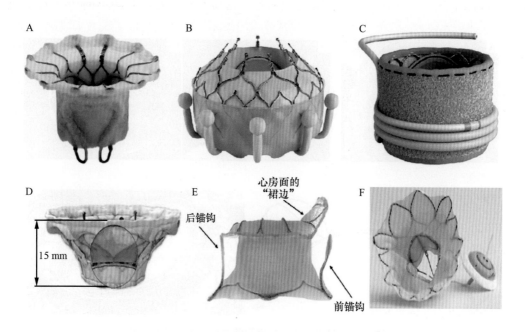

图79-2-8　进入临床阶段的介入性二尖瓣人工瓣膜
A. FORTIS；B. EVOQUE；C. Sapien M3；D. Cardiovalve；E. Tiara；F. Tendyne。

1. 器材与技术

（1）Cardi AQ：由自膨式的、环形的、无须使用径向力或腱索来固定镍合金支架及牛心包材质的三片瓣叶组成。可经股静脉至房间隔途径或经心尖途径置入。2012年在丹麦通过穿刺房间隔途径为一无法行外科手术及MitraClip™治疗的重度MR患者完成第一例人体应用。

（2）FORTIS装置：以自膨胀式的镍钛记忆合金为支架的3张牛心包生物瓣膜以及锚定系统组成。2014年首次经心尖完成了3例经人体置入，均为丧失外科手术机会的高危重度缺血性MR患者（LVEF低于30%）。

（3）Tiara瓣膜：基于自膨胀支架的牛心包瓣膜，有分别钩挂于前后二尖瓣和腱索处的前、后锚定装置。其心房部模仿二尖瓣鞍状结构设计成D形以防止左心室流出道梗阻，心房室面部分有边缘"裙边"以避免瓣周漏。2014年在加拿大经心尖完成了人体置入试验，2例均为左心功能减退、不能耐受外科手术的重度功能性MR患者。

2. 适应证与禁忌证
经导管瓣膜置换术目前仅限于外科手术禁忌的二尖瓣反流患者中作探索性研究。对人工生物瓣衰败、已有瓣膜成型环和自体瓣环成形术钙化的症状性原发性MR，可考虑植入TAVR瓣膜。

3. 手术效果和并发症
各类介入性二尖瓣人工瓣膜的手术成功率为60%～97%，30日病死率为14%～54%。

并发症包括瓣周漏、心尖部出血、瓣膜移位、急性左心室流出道梗阻和人工二尖瓣装置血栓形成。

第3节　肺动脉瓣疾病的介入治疗

　　肺动脉瓣疾病包括肺动脉瓣狭窄（pulmonary valve stenosis，PS）和肺动脉瓣反流（pulmonary valve regurgitation，PR）。肺动脉瓣狭窄多为先天性，占所有先天性心脏畸形的8%～12%，体外循环下瓣膜切开术曾是其唯一的治疗方法。1982年卡恩（Kan）等首次报道了经皮球囊肺动脉瓣成形术（percutaneous balloon pulmonary valvuloplasty，PBPV），此后逐步成为单纯肺动脉瓣狭窄的首选治疗方法。PR可由固有瓣膜病变受损或继发于肺高压引起的瓣环扩张，也是PS和法洛四联症治疗后的较常见并发症。20世纪70年代心脏外科开始应用戊二醛处理的猪主动脉瓣膜置换儿童患者肺动脉瓣。2000年Philip Bonhoeffer等应用牛颈静脉带瓣膜支架完成了首例经导管肺动脉瓣置换（transcathater pulmonary valve replacement，TPVR），目前主要应用于外科矫正术后的PR患者。

一、经皮球囊肺动脉瓣成形术

（一）适应证及禁忌证[12]

1. 绝对适应证

（1）典型PS，跨肺动脉压差≥40 mmHg。

（2）相对适应证：对于青少年及成人患者，跨肺动脉瓣压差≥30 mmHg，同时合并劳力性呼吸困难、心绞痛、晕厥或先兆晕厥等症状。

2. 相对适应证

（1）重症PS伴心房水平右向左分流。

（2）轻、中度发育不良型PS。

（3）婴幼儿复杂先天性心脏病伴PS，暂不能进行根治术，应用PBPV进行姑息治疗，缓解紫绀。

（4）部分婴儿重症法洛四联症伴PS，可试行球囊瓣膜及血管成形术作为姑息疗法，以缓解紫绀及肺动脉分支狭窄。

（5）PS经球囊扩张及外科术后残余压力差。

（6）室间隔完整的肺动脉瓣膜性闭锁，右心室发育正常或轻度发育不良，可先行射频打孔，再进行球囊扩张术。

（7）重症PS伴左心室腔小及左心室功能低下，可逐步分次行球囊扩张术。

3. 禁忌证

（1）肺动脉瓣下漏斗部狭窄；PS伴先天性瓣下狭窄；PS伴瓣上狭窄。

（2）重度发育不良型PS。

（3）婴儿极重型PS合并重度右心室发育不良或右心衰竭。

（4）极重度PS或室间隔完整的肺动脉瓣闭锁合并右心室依赖性冠状动脉循环。

（5）PS合并重度三尖瓣反流需外科处理者。

（二）球囊导管的选择

（1）球囊选择：通常选择球囊/瓣环直径比值（球/瓣比）为1.2～1.25的球囊，根据情况最大不超过1.4。瓣膜狭窄严重者适当选择比球囊瓣环直径偏小的球囊，瓣膜发育不良者则反之。新生儿及小婴儿宜选择长度为20 mm的球囊；儿童和成人分别选择30 mm和40 mm的球囊。年龄大于10岁或体重＞

30 kg者可应用Inoue球囊导管。

（2）单、双球囊瓣膜成形术式选择：年长儿童肺动脉瓣环直径较大，应用单一球囊难以达到足够的球/瓣比值；重症PS时，为兼顾安全和效果，可先置入较小球囊扩张，随后以两个球囊行双球囊扩张。对年龄较小患儿外周血管细小，单个合适直径的球囊及相应鞘管置入困难，可选择两个较小直径球囊导管扩张。双球囊扩张时球囊间有空隙，不完全阻断右心室流出道血流，较单球囊PBPV对血流动力学的影响小。轻、中度发育不良型PS，可作为部分复杂性先天性心脏病伴PS的姑息手术。

（三）操作流程

全麻或局麻下经股静脉、颈内静脉或锁骨下静脉穿刺置管，并监测心电图、动脉血氧饱和度（SaO_2）及动脉血压。根据病情选用单或双球囊扩张术。先行心导管检查以及右心室造影，测量并记录右心室收缩压、主肺动脉收缩压、肺动脉跨瓣压差和瓣环直径，评估狭窄的程度、类型、瓣环的直径，以确定所需使用球囊的大小及单球囊或双球囊扩张方式。随后以端孔导管或球囊端孔漂浮导管由股静脉途径插入肺动脉，然后经导管插入长度为260 cm的直头或弯头加硬导引导丝并固定于肺下叶动脉，撤去端孔导管，循导丝插入球囊导管。瓣口极度狭窄患者，可先选择小外径的球囊行阶梯球囊扩张术。

（1）单球囊成形术：通常准备1：3或1：4稀释对比造影剂连接球囊压力端，使球囊的正中部位于肺动脉瓣水平，预扩张球囊时切迹部即"腰凹征"位于球囊正中。如球囊位置满意即加压充盈球囊至"腰凹征"逐渐消失，随后快速抽回造影剂至球囊内负压状态，将球囊导管向前推进至肺动脉或回撤至下腔静脉。从充盈至抽瘪球囊的总时间应小于10 s，以避免长时间中断右心室流出道血流引起的并发症。通常反复扩张2～3次，每次间隔以3～5 min为宜（心率、血压、血氧饱和度稳定），同步经胸超声心动图监测跨肺动脉瓣压力差下降或右心室压力下降至正常即可结束扩张操作。术后重复右心导管检查及左侧位右心室造影，测量肺动脉至右心室跨瓣压差，并观察球囊扩张后的效果及有无右心室漏斗部反应性狭窄。年龄大于10岁或体重>30 kg者也可用Inoue导管行球囊扩张术。

（2）双球囊成形术：双球囊的有效扩张直径计算公式为［$D_1+D_2\pi(D_1+D_2)/2$］/π，（其中D_1和D_2为所用两个球囊的直径）。也可采用简易方法估算：一个球囊直径加上另一个球囊1/2直径的和。需穿刺两侧股静脉置管送入球囊导管，推送一侧球囊导管完成单球囊扩张术，随后送对侧球囊导管至肺动脉瓣处，使两个球囊处于同一水平且球囊中部位于肺动脉瓣瓣膜水平后，以稀释的造影剂同步扩张，通常2～3次。以球囊扩张时"腰凹征"的程度判别球囊直径是否足够。为了获得满意的扩张效果，所用的双球囊的直径和长度应大致相同，以避免球囊扩张时球囊间相互位移。

（四）术后处理及随访

术后局部穿刺处压迫止血，重症及小婴儿需罩症监护，24 h内复查超声心动图。术后伴右心室流出道反应性狭窄者，给予普萘洛尔0.5～1.0 mg/（kg·d），分2～3次口服，通常3～6个月。术后1、3、6和12个月进行随访，复查心电图及超声心动图。

（五）特殊类型PS的处理[14-15]

（1）发育不良型PS：治疗成功率为20%～70%，约14.3%的患者1年后需重复PBPV。球囊扩张效果取决于瓣膜狭窄严重程度和解剖特征。其诊断标准：①肺动脉瓣不规则或结节状增厚，瓣膜活动差、不呈幕顶状活动；②瓣环发育不良，小于正常平均值；③无或仅轻度狭窄后扩张。符合3项条件为重型发育不良型PS。有肺动脉瓣叶发育不良表现满足1项条件者为轻、中度型。瓣叶增厚、坚硬、高低不平，瓣环发育不良，瓣叶交界可能融合，均直接影响球囊扩张效果。应视这些解剖特征选择达到足够球/瓣比值的球囊。目前推荐超大球囊法，即球/瓣比值1.4～1.5，近期疗效良好率达69%，远期可达77%。

（2）PS伴心房水平右向左分流：重症PS引起右心室压力明显增高，多伴卵圆孔开放，或合并小型房间隔缺损引起心房水平右向左分流。以瓣膜型狭窄为主宜行球囊扩张术。可先以小球囊进行扩张，随后以较大单球囊或双球囊再次扩张。伴有继发孔型ASD适合封堵者可同时堵闭治疗。

（3）PS伴继发性右心室漏斗部肥厚：部分中、重度PS患者可伴有右心室漏斗部继发性狭窄，肺动脉瓣梗阻解除即刻，右心室漏斗部与底部压差仍存在，但右心室漏斗部肥厚可逐渐消退，PBPV仍为首选治疗方法。PBPV对非继发性流出道肥厚者无消退效果。

（4）新生儿PS：PBPV的最适年龄为2～4岁，新生儿期即出现症状者，多为重症PS，常伴低氧血症及酸中毒，需急症处理。单纯PS为球囊成形术指征，但并发症多见。PS合并右心室发育不良型或伴漏斗部狭窄，常需行体-肺分流术。

（5）法洛四联症：重症伴肺动脉发育不良者常规分期手术，已有中心对有明显低氧血症、缺氧发作或伴肺动脉分支狭窄者采用PBPV以改善低氧血症、促进肺动脉发育。操作方法与单纯性PS球囊成形术相同，球/瓣比值宜略大一些。由于扩张术后漏斗部狭窄依然存在，PBPV后右心室压力及肺动脉-右心室压力阶差仅轻度降低，或无明显改变，但术后SaO_2会有不同程度的升高。缺氧改善、肺血流增加有助于肺动脉分支发育。少数患者术后发生反应性右心室漏斗部狭窄而引起缺氧。

（6）室间隔完整的肺动脉闭锁：为婴儿期少见的重症紫绀型先天性心脏病，多死于低氧血症，需早期应用前列腺素E扩张动脉导管改善低氧血症。为保证患儿存活，可先行射频打孔术后完成PBPV，以作为外科根治术之前的姑息手术，一部分病例经上述治疗及后继介入治疗可达到根治目的。

（7）外科手术后右心室流出道梗阻：包括生物瓣膜置换术后和跨瓣环补片、带瓣管道术后狭窄。球囊扩张成功率报道不一（33%～100%），长期疗效尚需进一步观察，可作为外科再次置换瓣膜或安置血管内支架前的治疗手段。肺动脉瓣上狭窄多见于完全性大动脉转位解剖纠治术后肺动脉吻合口处狭窄，需根据病情决定是否选用球囊扩张术。室间隔缺损伴肺动脉高压患儿，婴儿期曾行肺动脉环扎手术，在行室间隔缺损根治术时，环扎拆除后发生肺动脉瓣上狭窄，也可试行球囊扩张术。以上患者出现右心衰竭症状和（或）右心室压力大于主动脉压力60%以上者，由于多合并心内畸形，常需外科手术治疗。

（8）其他复杂紫绀型先天性心脏病伴PS：包括单心室伴肺动脉瓣狭窄、完全性大动脉转位伴室间隔缺损、肺动脉瓣及瓣下狭窄等。PBPV后使肺血流量增加，以改善低氧血症，从而替代开胸体-肺动脉分流术。

（六）疗效评价

球囊扩张术后重复肺动脉与右心室压力监测及右心室侧位造影。如果术后肺动脉与右心室（漏斗部）之间跨瓣压差≤25 mmHg，右心室造影示PS已解除，为PBPV效果良好。如跨瓣压差≥50 mmHg为效果不良，应考虑是否需更换更大的球囊重新行PBPV。部分患者（多为重度PS）在PBPV后瓣口梗阻虽已解除，但由于反应性漏斗部狭窄，右心室压力下降不满意，但连续曲线示肺动脉与漏斗部压差已解除，则仍为有效。

（七）并发症[14]

PBPV并发症总体发生率约为5%，总病死率<0.5%，多为新生儿、小婴儿及重症患者。球囊选择过大可造成肺动脉瓣环撕裂及出血。新生儿操作不当可造成下腔静脉与髂静脉连接处撕裂，可致腹腔积血、低血压及心搏骤停。球囊导管穿过三尖瓣腱索，扩张时可引起三尖瓣腱索损伤和重度三尖瓣闭合不全，需外科手术治疗。术中和术后血压下降、心动过缓或导管头端途径异常时，应警惕并发心脏穿孔，需即刻行超声心动图检查以早期诊断和干预。瓣口严重狭窄者，反复刺激右心室流出道可引起流出道严重痉挛致死。

血管并发症包括动静脉血栓形成、股静脉撕裂、导管穿刺部位出血等。肺动脉瓣瓣叶撕裂可引起轻度血流动力学障碍。球囊扩张时间过长或过频可引起呼吸暂停。扩张术中可引起一过性高度房室传导阻滞或快速心律失常。球囊堵塞右心室流出道引起血压下降、心动过缓、缺氧等，快速吸瘪并回撤球囊，上述反应即消失。依据患者体重，瓣环直径恰当选择球囊大小和长度，规范操作，是减少并发症的关键。

（八）疗效与预后

对单纯PS患者，PBPV术后有效率为88%，80%～90%的患者术后10年内无需再次手术治疗。疗效较好，与外科开胸手术效果相当，术后患者的活动耐量明显增加，右心室功能得到改善，目前基本替代了外科手术治疗。

二、经导管肺动脉瓣置换术

法洛四联症术后患儿常可耐受PR数年之久。慢性重度PR合并症状及进展性三尖瓣反流等情况者需行外科或经导管介入矫治。经导管肺动脉瓣置换术（transcatheter pulmonary valve replacement，TPVR）具有创伤性小、手术风险低等优点。可改善患者的心功能及症状，提高其生活质量；可能降低某些患者的猝死风险，从而改善预后；延缓外科手术时间，减少患者外科手术的次数。

（一）适应证[14]

中到重度肺动脉瓣反流患者中，解剖学适合TPVR，有右心室流出道不全相关临床症状者、或无症状但有以下任一情况：①右心室舒张末期容量指数（RVEDVI）>150 mL/m^{2}和（或）右心室收缩末期容量指数（RVESVI）>80 mL/m^2；②中度以上三尖瓣关闭不全；③右心室射血分数（RVEF）<45%或半年内进行性下降；④合并右室流出道梗阻；右室收缩压≥2/3体循环收缩压；⑤有猝死高危因素如QRS宽度≥180 ms、电生理检查可诱发性室速等。

（二）应用器械

国际上用于TPVR的器械系统有Melody瓣膜系统和SAPIEN瓣膜（图79-3-1），均为球囊扩张式人工瓣膜，临床试验入选标准见表79-3-1。Melody瓣膜是在Philipp Bonhoeffer早期自制的牛颈静脉瓣支架基础上发展的新型铂铱支架，有16 mm和18 mm两种型号，输送鞘为22F，于2000年首次应用。SAPIEN为牛心包人工瓣钴铬金属支架，有23 mm和26 mm两种型号，输送鞘有22F和24F两种，于2006年首次用于PR治疗。新一代SAPIEN XT瓣膜支架最大型号为29 mm。

国内的VenusP-Valve瓣膜是首个进入临床试验的经导管自膨胀式人工肺动脉瓣膜（图79-3-1）。瓣膜为双喇叭状设计，适用范围为16～32 mm，最小可使用14F输送鞘，植入前无须于右心室流出道安置固定支架，亦无须球囊预扩张，操作简便，且可用于跨瓣补片的自体右心室流出道患者。目前已于全球16个国家和地区进行了近300例植入，平均随访时间超过2年。迈迪顶峰公司研制的Med-Zenith PT-Valve瓣膜为自膨式猪心包瓣膜，由镍钛合金框架和猪心包瓣膜组成（图79-3-1）。框架近端、远端直径一致，有5个规格（28～55 mm）；框架长度38～54 mm；中间瓣环部直径20 mm、23 mm、26 mm三个规格，通过18F或21F鞘管输送。Med-Zenith PT-Valve的哑铃型设计有利于支架贴合肺动脉主干和右心室流出道，不需做冠状动脉挤压预估和球囊挤压测试。人工瓣腰部为瓣膜缝合处，利于保持瓣叶正常工作形态。首例已于2018完成植入，目前处于临床效果随访阶段。

表 79-3-1　**Melody 瓣膜和 SAPIEN 瓣膜临床试验入选标准**

Melody 瓣膜	SAPIEN 瓣膜
年龄≥5 岁/体重≥30 kg	体重>35 kg
原位管道直径≥16 mm	原位管道直径≥16 mm 且≤24 mm
超声心动图提示 RVOT 功能不全	经食管超声提示重度 PR 或磁共振肺动脉反流分数>40%
心功能（NYHA）Ⅱ～Ⅳ级患者：多普勒测量平均压差≥35 mmHg 或中、重度 PR	有或无 PS
心功能（NYHA）Ⅰ级患者：多普勒测量平均压差≥40 mmHg 或重度 PR 伴三尖瓣环 Z 积分≥2 或右心室射血分数<40%	

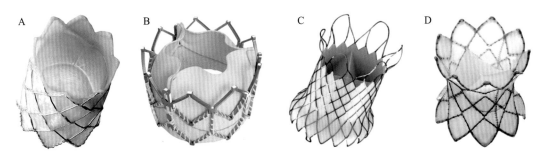

图 79-3-1　**TPVR 器械系统**
A. Melody 瓣膜；B. SAPIEN XT 瓣膜；C. VenusP-Valve 瓣膜；D. Med-Zenith PT-Valve 瓣膜。

（三）操作流程

患者需于全麻下进行手术，经股静脉、颈内静脉或锁骨下静脉穿刺置管，送入 6F 猪尾导管行右心室和肺动脉造影并测量流出道、主肺动脉、肺动脉瓣环各径线参数，评估肺动脉瓣反流程度、肺动脉瓣跨瓣压差、右心房压力、右心室压力。随后撤出右心导管，经左侧股动脉送入猪尾导管于主动脉根部。经右侧股静脉置入超硬导丝建立股静脉-右心室-肺动脉的轨道，然后将合适型号的顺应性球囊导管送至右心室流出道-主肺动脉处。测量顺应性球囊的直径（应测量球囊腰部狭窄部位）选择适合型号的瓣膜。在球囊完全充气时同步行肺动脉球囊测量与多角度非选择性冠状动脉造影，以评估主肺动脉与左、右冠状动脉的位置关系，评估瓣膜支架是否压迫冠状动脉。通常选择的瓣膜尺寸比所测肺动脉瓣环内径大 3～5 mm。自右侧 20F 血管鞘输送装配合适的瓣膜系统。反复进行造影检查，确认瓣膜支架处于理想位置后，释放瓣膜支架，撤出输送系统。

（四）并发症[15]

经导管肺动脉瓣植入术常见的并发症有瓣膜支架断裂、冠状动脉压迫、人工瓣移位、瓣周漏等。总的并发症发生率成人为 6%～8%，儿童为 16%。瓣膜支架断裂发生率约为 30%，分为 3 型：①Ⅰ型，未失去瓣膜支架完整性，最为常见，无须特殊干预；②Ⅱ型，失去瓣膜支架完整性，需植入瓣中瓣治疗；③Ⅲ型，瓣膜支架分离或分离片段形成栓塞，需行外科手术治疗。晚期并发症为感染性心内膜炎，年发生率为 2.4%，为外科人工瓣膜植入术的 4.5 倍。抗生素治疗有效，无须再次介入治疗。冠状动脉压迫发生率为 6%，多与球囊与管道的直径和长度不匹配有关。管道破裂是较严重的并发症，成人发生率约为 9%，儿童发生率约为 20%。

（五）手术效果[15]

TPVR总体植入成功率为94%～98%，术后第1、2、5年无须再次介入治疗率分别为90%、80%和76%。Melody瓣膜用于重度PR患儿，术后24个月有效率为93%，术后12、24、36个月的不需再次手术比例分别为91%、80%、80%，支架断裂发生率为10.8%。

第4节 三尖瓣疾病的介入治疗

三尖瓣疾病包括三尖瓣狭窄（tricuspid stenosis，TS）和三尖瓣反流（tricuspid regurgitation，TR）。TR在临床上较为常见。由于右心室对后负荷增加的耐受性较好，TR的进程表现缓慢、易被忽视。既往认为左心瓣膜系统外科术后TR可趋缓解，故而三尖瓣亦被称为"被遗忘"的瓣膜（forgotten valve），其治疗和干预策略较为保守。近年来随着TR干预后右心系统中远期获益相关循证医学证据的增加和经导管瓣膜治疗技术的发展，TR的介入治疗也得到快速发展。

一、三尖瓣狭窄

随着对TS多由风湿热所致，先天性TS少见，仅占先天性心脏病患者的0.3%。临床上TS多合并不同程度的TR。单纯性重度TS患者（瓣口面积≤1 cm²、平均跨瓣压差＞5 mmHg、压力半衰时间≥190 ms）可考虑行经皮三尖瓣球囊成形术，手术准备、操作方法可参考其他瓣膜经皮球囊成形术。

二、三尖瓣反流

TR在临床上常见，根据病因可分为原发性和继发性。原发性TR仅占20%～25%，包括先天性三尖瓣病变（如Ebstein畸形）和获得性三尖瓣病变，获得性TR的病因有风湿性疾病、退行性疾病、感染性心内膜炎、类癌、心肌纤维化、黏液瘤、创伤及导管或电极植入所致的医源性原因等。临床上继发性TR更为多见，常为左心瓣膜病、心力衰竭、肺动脉高压和心房颤动等所致的右心室压力或容量负荷过重，引起三尖瓣环扩张所致。

重度TR的治疗包括药物治疗、外科三尖瓣环成形或三尖瓣置换手术，三尖瓣成形术为首选方法。但约半数的重度TR患者因高龄、心功能低下、二次手术或存在严重并发症等因素无法耐受体外循环下的外科手术。TR的经导管治疗近年来应运而生，设计上借鉴外科瓣环成形术的矫治思路和左心系统经导管瓣膜技术，但因三尖瓣解剖结构、毗邻关系的独特性，仍面临着诸多特殊的制约因素。三尖瓣环大体上为一非平面的椭圆形鞍状结构，其瓣叶组织较脆、非钙化瓣环使人工瓣膜定位后锚定困难。三尖瓣毗邻窦房结、希氏束，传导系统并发症风险高。功能性TR患者瓣环内径更大，对器材输送鞘管和入路的要求更高。经腔静脉送入角大，也使输送操作难度增加，而右心室壁薄、肌小梁丰富的特点使经心尖路径的困难和风险增加。

（一）适应证[2]

对于有症状的继发性TR患者，在无法行外科手术时，应在心脏瓣膜中心专家讨论下考虑对三尖瓣疾病行介入治疗。

（二）器材及技术

　　TR的经导管治疗技术根据干预机制分以下几类：①瓣环成形装置；②增加瓣叶对合装置；③腔静脉瓣装置；④经导管三尖瓣置换（transcatheter tricuspid valve replacement，TTVR）；⑤其他：有改善对合不良的FORMA修复系统等器械。

　　1. 经皮三尖瓣瓣环成形装置　包括Trialign系统、TriCinch和Edwards Cardioband系统经导管三尖瓣修复系统（图79-4-1）。

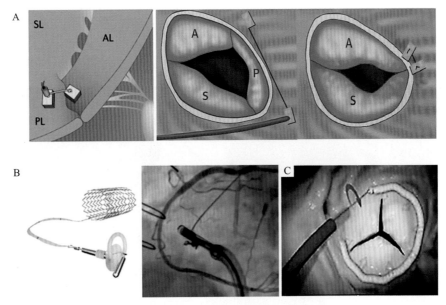

图 79-4-1　经皮三尖瓣瓣环成形装置
A. Trialign系统；B. TriCinch装置；C. Cardioband系统。
（引自 Christine J. JTCVS Open，2020，2：14.）

　　（1）Trialign系统：美国设计研发的经股静脉途径专用治疗FTR的经导管三尖瓣瓣环成形系统。其设计参考了外科三尖瓣术式的工作原理，旨在折叠缩小瓣环、使三尖瓣二瓣化以减少反流（图79-4-1A）。操作该系统时需将指引导管置于三尖瓣环前后瓣叶和隔瓣后瓣叶结合部，分别送入由细绳连接的缝合垫片，通过收紧缝合垫片间缝线使三尖瓣环缩短，造成三尖瓣二瓣瓣化，从而缩小瓣口面积、减少TR。

　　（2）TriCinch装置：TriCinch装置，由不锈钢螺旋锚、自扩张镍钛合金支架和连接两者的涤纶条带组成（图79-4-1B）。同样参考外科手术原理，通过输送器材经皮在三尖瓣前后叶联合部安置不锈钢螺母，通过调整与下腔静脉的瓣膜之间的张力以重塑三尖瓣。螺母通过涤纶条带连接于自扩张镍钛合金支架，整个装置可由股静脉路径植入。术中经食管超声确认效果最佳后，将支架释放于下腔静脉肝段以维持张力。该装置通过涤纶带的牵引力缩短瓣前后径、改善瓣叶接合，从而减少反流量。其优点是在腔静脉支架释放前可调整牵拉张力，以降低右冠状动脉损伤风险、优化减少反流的效果。支架有多种尺寸可选（直径27～43 mm，长度66 mm），以确保大于下腔静脉肝段的内径。由于对影像引导和患者筛选要求较高，目前尚不适于右心功能差所致下腔静脉过度扩张患者。

　　（3）Edwards Cardioband三尖瓣瓣环重建系统：原为一种无缝线原位二尖瓣瓣环成形装置，已有用于缩小三尖瓣瓣环的病例应用（图79-4-1C）。通过股静脉途径，在三尖瓣瓣环处按顺时针方向围绕前隔瓣至隔后瓣的顺序，将涤纶带固定在原位瓣环偏外侧位置，术中通过 X 线透视及食管超声确定瓣环位置后植入锚钉，锚钉最多可植入 17 个。超声监测下收紧 Cardioband 环以缩小三尖瓣瓣环，调整到合适尺寸。Cardioband 系统也可经股动脉入路、经房间隔穿刺放置。

2. 增加瓣叶对合装置 常用的有 FORMA 修复系统、MitraClip 系统和 PASCAL 系统等。

FORMA 修复系统由铆定在右心室顶部轨道和起增加瓣叶接合面积作用的垫片构成（图 79-4-2）。垫片经左锁骨下静脉或腋静脉送入，在右心室造影确定三尖瓣平面和铆钉位置后将垫片固定在右心室顶部。随后将铆钉装置经鞘管输送至右心室顶部，结合部装置至三尖瓣。将可调节传送装置固定于右心室顶部并垂直于三尖瓣平面。回收可调节导管，接合元件沿轨道向远段推送至三尖瓣。术中在经胸超声引导下将装置组件调节至最理想位置后，将装置埋藏于锁骨下区域的皮下囊袋中。FORMA 该装置可使三尖瓣反流减少到轻到中度，尿量增加，水肿减轻，生活质量提高。目前仅适用于反流孔较小的患者，处于临床探索阶段。

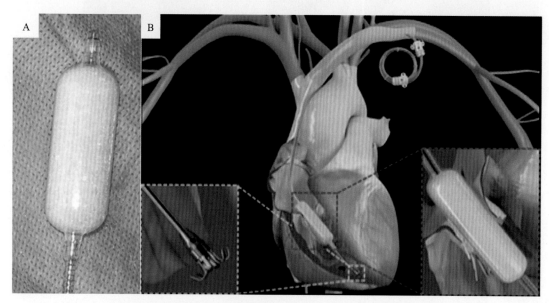

图 79-4-2 FORMA 三尖瓣修复系统垫片及工作原理示意（A、B）

（引自：Muntané-Carol G，et al. Transcatheter innovations in tricuspid regurgitation：FORMA device. Prog Cardiovasc Dis，2019，62（6）：496-499.）

MitraClip 系统和 PASCAL 系统均最早用于二尖瓣修复，工作原理见本章二尖瓣疾病经导管治疗部分。

3. 腔静脉瓣装置 长期重度 TR 和右心室扩大的患者中常伴腔静脉反流。腔静脉瓣膜装置植入术是一种通过在下腔静脉处经皮植入人工瓣膜以少肝肾系统的静脉压力、减轻重度 TR 导致的难治性腹水和低位重度水肿的姑息技术。但腔静脉装置仅解决血液反流进入腔静脉的问题，而不涉及 TR 本身的治疗。因此，植入装置之前需有明确的腔静脉反流的血流动力学证据。已在临床研究中应用的产品包括，包括在腔静脉置入专用的自扩张生物瓣膜 TricValve 瓣膜和 TAVR 所用 Edwards Sapien XT、Sapien 3 瓣膜。TricValve 瓣膜由两个自扩张生物瓣膜组成，直径为 28～43 mm。其操作亦在 X 线下进行，术后应用超声心动图监测功能变化。该术式分为单下腔静脉置入术与双腔静脉置入术两种，上腔静脉瓣膜一般需安装在漏斗形支架上，以适应上腔静脉-心房流入部位的着陆区。生物瓣膜应植入于膈肌的上方，以避免腹部血管系统的收缩期反流和肝静脉闭塞。短期随访结果显示该技术有效降低肝瘀血程度，减轻外周水肿，长期随访结果仍待进一步评估。

4. 经导管三尖瓣置换术

（1）适应证：主要用于三尖瓣生物瓣衰败后和三尖瓣瓣环成形术后的重度 TR 患者。

（2）介入瓣膜的选择：目前主要应用三种介入瓣膜：Gate™、Edwards Sapien 和 Melody 介入瓣膜（图 79-4-3）。Gate™ 介入瓣膜是美国设计的自扩张式原位人工瓣膜，可通过颈静脉或心房路径植入，需经 42F 鞘管输送。Edwards SPIEN 和 Melody 瓣膜主要用于"瓣中瓣"应用。成人三尖瓣置换术后衰败的生物瓣尺寸多在 25～31 mm，而 Melody 瓣膜可用尺寸较小（最大直径为 22 mm），不适于成人患者应用。

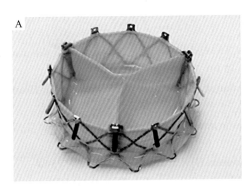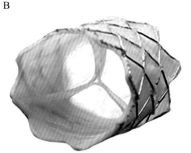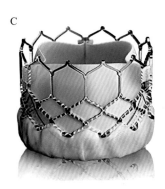

图 79-4-3　常用的经导管三尖瓣人工瓣膜

A. Gate 系统；B. Melody 瓣膜；C. Edwards Sapien 瓣膜。

（3）介入瓣膜尺寸的选择：与 TAVR 和二尖瓣的"瓣中瓣"技术相似，可参考介入瓣膜的人工内径和 CT 测量的平均直径、三维经食管超声心动图（transesophageal echocardiography，TEE）以及造影。原则是选择最接近瓣环平均内径大小，避免过度或不足。有报道，造影结果通常会高估三尖瓣直径，而 TEE 会低估直径。此外，在手术开始阶段用球囊小心扩张原瓣环可能对准确测量植入瓣膜的尺寸有帮助。

（4）操作方法：常规入路为经心房或经颈静脉、股静脉路径。以经股静脉路径 Edwards Sapien 系列瓣膜为例，手术在全麻和 TEE 引导下进行，术前置好左心室或冠状窦部临时起搏电极备用。首先送入 J 型导丝，跨过三尖瓣环置于右心室尖部，将尺寸合适的 Edwards Sapien XT 或 Sapien 3 瓣膜在输送系统前段承载。快速心室起搏（140～180 次 / 分）下，参照 TAVR 操作方法完成定位和释放瓣膜，在导管室通过监测血流动力学、TEE 或造影监测植入效果，出院前再行 CT 三维重建确认。需要注意的是，应避免瓣膜置入前预扩张生物支架瓣膜，以避免瓣叶撕裂或栓塞。

（三）疗效及并发症[16]

共入选 249 例患者的国际多中心注册研究 TRIVALVE 研究的结果显示，MitraClipTR 安全可行、有效。但实际操作中，由于三尖瓣解剖角度等原因，易出现夹合器定位困难的情况，在严重的继发性 TR 患者可能造成接合移位、夹闭不完全处反流。

双腔静脉置入自膨胀式带瓣膜支架用于外科高危重度 TR 伴心力衰竭患者，能有效降低腔静脉压，减少体循环瘀血，缓解右心衰竭症状。球囊扩张式瓣膜也可通过前置自膨胀支架的锚定区，成功完成定位释放，其安全性和有效性有待 TRICAVAL 研究及 HOVER 研究的进一步证实。单下腔静脉置入术降低右心室后负荷能力略弱，但安全性较佳。双腔静脉瓣膜置入术操作简单，但右心房心室化带来的远期影响尚不明确。

Edwards Sapien/XT 球囊扩张瓣膜和 TricValve 用于生物瓣衰败的重度 TR 患者的植入成功率接近

100%，院内病死率为21%。并发症包括败血症、右心衰恶化等。

FORMA系统外科高危的重度TR患者中的植入成功率为89%，术后32个月随访病死率为24%，3年无重度TR生存率为67%。并发症包括血栓、肺栓塞和血管并发症。

（苗立夫）

参 考 文 献

［1］ 中华医学会心血管病学分会结构性心脏病学组. 中国经导管主动脉瓣置换术临床路径专家共识 [S/J]. 中国介入心脏病学杂志, 2022, 30 (1): 7-16.

［2］ COISNE A, LANCELLOTTI P, HABIB G, et al. ACC/AHA and ESC/EACTS Guidelines for the Management of Valvular Heart Disease: JACC Guideline Comparison [J]. J Am Coll Cardiol, 2023, 82 (8): 721-734.

［3］ KONISHI A, IWASAKI M, OMORI T, et al. The effect of multiple-inflation balloon aortic valvuloplasty [J]. Heart Vessels, 2020, 35 (11): 1557-1562.

［4］ MAS-PEIRO S, FICHTLSCHERER S, WALTHER C, et al. Current issues in transcatheter aortic valve replacement [J]. J Thorac Dis, 2020, 12 (4): 1665-1680.

［5］ RANDALL M H, BAVRY A A. Update on transcatheter aortic valve replacement [J]. Cardiol Ther, 2020, 9 (1): 75-84.

［6］ ABDEL-WAHAB M, LANDT M, NEUMANN F J, et al. 5-year outcomes after TAVR with balloon-expandable versus self-expanding valves: results from the CHOICE randomized clinical trial [J]. J Am Coll Cardiol Intv, 2020, 13 (9): 1071-1082.

［7］ CORMICAN D, JAYARAMAN A, VILLABLANCA P, et al. TAVR procedural volumes and patient outcomes: analysis of recent data [J]. J Cardiotho Vasc An, 2020, 34 (2): 545-550.

［8］ ELBADAWI A, SAAD M, ELGENDY I Y, et al. Temporal trends and outcomes of transcatheter versus surgical aortic valve replacement for bicuspid aortic valve stenosis [J]. JACC Cardiovasc Interv, 2019, 12 (18): 1811-1822.

［9］ HIRJI S A, MCCARTHY E, KIM D, et al. Relationship between hospital surgical aortic valve replacement volume and transcatheter aortic valve replacement outcomes [J]. JACC Cardiovasc Interv, 2020, 13 (3): 335-343.

［10］ LEVETTA J Y, WINDLE S B, FILION K B, et al. Meta-analysis of transcatheter versus surgical aortic valve replacement in low surgical risk patients [J]. Am J Cardiol, 2020, 125: 1230-1238.

［11］ 中国医师协会心血管内科分会先心病工作委员会. 常见先天性心脏病介入治疗中国专家共识: 四、经皮球囊肺动脉瓣与主动脉瓣成形术 [S/J]. 介入放射学杂志, 2011, 20 (4): 253-260.

［12］ 李华泰, 尹秋林, 洪浪, 等. 经皮二尖瓣球囊扩张术治疗二尖瓣狭窄体中度返流 [J]. 中国介入心脏病学杂志, 2004, 12 (1): 18-20.

［13］ POPESCU B A, GURZUN M M, POPESCU A C. Pulmonic valve diseases [M]// Zamorano J, Lancellotti P, Pierard L, et al. Heart Valve Disease. Basel: Springer Nature Switzerland AG, 2020: 147-161.

［14］ 中国医师协会心血管内科医师分会结构性心脏病学组, 亚洲心脏病学会, 国家放射与治疗临床医学研究中心. 经导管肺动脉瓣置换术亚洲专家共识.《中国介入心脏病学杂志》[J]. 2023, 31 (6): 404-412.

［15］ SURADI H S, HIJAZI Z M. Transcatheter pulmonary valve replacement [M]// Raja. Cardiac Surgery. Basel: Springer Nature Switzerland AG, 2020: 447-454.

［16］ KOLTE D, ELMARIAH S. Transcatheter tricuspid valve therapy [J]. Curr Treat Options Cardio Med, 2019, 21 (6): 26.

第9篇

心血管外科微创手术

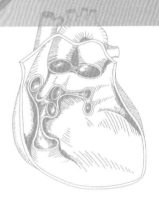

第9篇

心血管外科微创手术

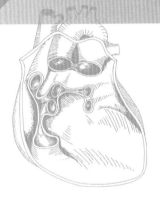

第80章
心脏小切口手术

心脏小切口手术是心血管微创手术（cardiovascular minimal invasive surgery）的一部分，心血管微创手术指在保证医疗质量的前提下，尽量减少心脏手术创伤并满足患者对美观的要求，且影响患者顺利康复的手术方法。随着社会的进步，人口老龄化，需要做心脏手术的患者越来越多，年龄越来越大，病情也越来越复杂。因此尽可能减少手术创伤非常重要，这是时代进步的要求和标志，也是医学发展的终极目标之一。

现在开展的心脏微创手术主要有与介入治疗方法结合的杂交手术（hybrid approaches）、心脏小切口手术、胸腔镜辅助下的心脏手术和借助机器人帮助手术。整体是处于一个从前以术者为主、使用常规手术器械完成手术，到现在更多地依赖器械、设备来完成手术的发展过程。需要强调的是目前的微创手术还不够"微创"，术者更多的是做到手术切口的缩小，心内损伤尽可能减少。为了提高手术疗效，更需要注重减少内部组织和体外循环的损伤。只有在保证和提高手术疗效的基础上的微创手术才有意义。

在常规心脏直视手术中，绝大多数心脏手术采用胸骨前正中切口为手术入路。正中切口有很多好处，不需要特殊的设备，可避免挤压肺脏，易于建立体外循环，术野显露良好，便于进行心内操作，并且也有利于保证和提高手术疗效。但还存在一定的问题，如切口长，组织创伤较大，出血多，因此可能需要大量输血。儿童患者还可能易致术后胸骨畸形。可因手术瘢痕影响美观，有的患者会产生心理障碍，不利于术后康复。皮肤切口和胸骨还可能发生感染等并发症，可使患者住院和恢复时间长，费用增加。

心脏小切口手术顾名思义，切口小，长度多在5～8 cm，或为胸部正中切口的1/2～2/3。有较多优点，诸如手术不仅能安全有效地矫治大多数心脏病变，并且术后痛苦轻，切口出血少，显著减少患者术后的引流量，因此可减少输血或不输血，从而减少输血所带来的感染等风险；ICU住院时间、呼吸机辅助时间短，伤口并发症少，恢复快；美观效果好，可减轻患者的身体和精神创伤，有利于提高生活质量；心脏小切口手术不需要特殊的辅助设备，用常规手术器械即可完成，临床推广应用相对容易，有利于小切口手术的开展。

任何事物都有两面性，心脏小切口手术不能避免术中体外循环的损伤，并且还存在其他许多不足：因为手术切口小，会使视野暴露不充分，解剖不清楚，手术操作难以得心应手，手术时间延长；手术时过度牵拉可增加组织损伤或误伤重要组织。术中不得不改回做传统手术，反而会给患者带来更严重的损伤，甚至危及生命。因此，外科医师必须根据自己的经验和医院现有的条件来决定是否选择做小切口手术。各类手术切口均有优点和缺点，外科医师也应该根据患者的病情、年龄和性别等情况为患者选择合适的手术切口，不仅从美观的角度和满足患者的要求出发，追求切口的短小和隐蔽，还要保证手术的安全。毕竟心脏手术关乎生命，矫治好心脏病变更重要。

此外做小切口手术，外科医师可能需要一定时间的学习和训练。目前还是要选择那些诊断明确、病情较轻、手术较简单、心肺功能好的患者做小切口手术。身高和体重较小者易于显露，年轻体壮者恢复快，对进行小切口手术也是一个有利条件。心脏小切口手术为了更有效地利用切口，可将插管移到股动脉和股静脉，但是这种插管可能引起相关的并发症。因此对诊断不完全明确，尤其是病情重、病变复杂的患者，还应采用常规切口。以下介绍几种常用的心脏小切口手术方法。

一、右腋下直小切口

此切口的优点：切口较为隐蔽，在胳膊放下后，看不到切口，较其他部位小切口美观且效果好（图80-0-1）；组织损伤小，肌肉切开少，可减轻手术创伤和出血；不需要钢丝固定，保持了胸廓的完整性和稳定性，对呼吸功能影响不大，对上肢运动也无影响；对婴幼儿而言，可避免锯开胸骨和固定胸骨后出现鸡胸；经此切口开、关胸操作简单，患者术后疼痛轻。此外该技术不需要股动脉插管，可以避免出现远期股动脉狭窄[1-4]。

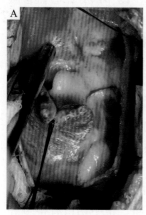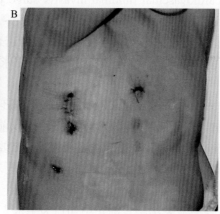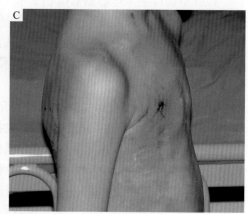

图80-0-1　右腋下直小切口
A. 右腋下切口修补ASD；B、C. 腋下切口修补ASD术后。

此切口有以下不足：对身高、体重大的成人患者手术难度增大，更适用于儿童；由于切口小，且从侧面进入胸腔，对肺有压迫和损伤；术野较深，心脏显露差；主动脉插管、体外循环的建立较为困难，难以对心脏左侧病变和复杂的病例进行手术治疗，影响手术的安全性。因此要求术前诊断要明确，避免漏诊。

对于心内畸形诊断有疑问或合并复杂心脏畸形者仍宜采用胸骨正中切口，以免造成术中被动，被迫扩大切口导致更严重的损伤。右侧开胸小切口对外科医师要求较高，需要解剖和操作非常熟练，一旦出现意外情况，能处置得当，使其广泛应用受到限制。

（一）手术适应证

适用于大多数婴幼儿及儿童心脏病的矫治术，包括各类不能介入封堵的先天性心脏病（先心病），房室间隔缺损修补，心房黏液瘤切除，主动脉瓣、二尖瓣及三尖瓣成形或置换术，肺动脉瓣成形术，部分型心内膜垫缺损矫治术，部分型肺静脉异位引流矫治术，主动脉窦瘤破裂矫治术等。

（二）手术禁忌证

右侧胸腔内恶性肿瘤、右胸腔胸壁活动性结核、心功能Ⅳ级、重度肺动脉高压、合并心脏左侧结构病变（如左心室流出道狭窄、动脉导管未闭等）应为手术的禁忌证。右侧胸腔或心包粘连并不是腋下小切口的禁忌证。

（三）手术技术

患者静脉复合麻醉，气管内插管。患者取左侧卧位60°~90°，左腋下垫枕抬高右侧胸壁，右上肢悬吊于头架上，手术在低温体外循环下进行。

切口在腋中线，从第3至第5肋间，长5～9 cm，婴幼儿先天性心脏病手术切口长度可3～5 cm，成人切口6～9 cm，二尖瓣及三尖瓣手术的切口9.0～12 cm。纵行切开皮肤、皮下组织，分离胸壁肌肉。在第4肋骨上缘或第4肋间切开肌肉，进入胸腔，用胸骨牵开器撑开，必要时延长切口。用盐水纱布将肺推向胸腔后方，在腋中线第7肋间切1.5 cm小口，预留用于插下腔静脉引流管。平行膈神经前方2～3 cm切开心包，至膈肌附近转向前方延长心包切口，充分悬吊心包以利于主动脉和肺动脉的显露。

全身肝素化后，让助手用一把长扁桃钳向下牵拉主动脉，用4/0 prolene线，在主动脉上缝两个主动脉插管荷包线，缝合要缝入中层但不能缝透主动脉壁。剪开外膜，术者可用长扁桃钳夹住主动脉插管前端，用尖刀切开主动脉，插入主动脉插管。经手术切口游离上腔静脉套阻断带，5/0 prolene线缝荷包线，插直角引流管，并行循环。经第7肋间小切口导入下腔静脉插管，也为直角管，在心脏较空后，套阻断带，插入下腔静脉插管。降温后，阻断升主动脉，经主动脉根部插管、灌注心脏停搏液，经右心房切口切开，吸出停跳液，置入左心引流管，进行心内直视手术。心内操作同正中切口。如存在左上腔静脉时，可在游离后，套阻断带间断或经冠状静脉窦插管引流。修补干下型室间隔缺损或跨肺动脉瓣环补片至左肺动脉而显露欠佳时，可将心脏轻轻向右旋转，并应仔细缝合，以防出血。

待手术完毕、体外循环结束后，拔除心脏各插管，缝合心包上段大部分，近膈肌处心包保留足够大的开口，以备充分引流，防止术后心包积液[5]。经原下腔静脉插管孔放置胸腔引流管。关胸前充分吸痰，膨胀肺，以防止术后肺不张，彻底止血，逐层关胸。

二、右胸前外侧切口

右侧前外侧切口可以做到切口小，创伤、失血少，恢复快。较胸骨正中切口美观。但要注意不能影响乳腺的发育，女性患儿不宜采用此切口。该切口需要横断的肌肉较多，包括肋间肌、前锯肌等，损伤比腋中线切口大。缩短了开关手术时间，可能减少术后切口瘢痕增生。

（一）手术适应证

适用于先天性心脏病ASD、VSD、部分型心内膜垫缺损，各种瓣膜及二次手术和急症等心脏手术。

（二）手术技术

右胸垫高45°，经右胸前外侧、乳腺下缘做弧形切口，切口长5～10 cm，在乳房与胸大肌间隙向上游离，经第3或第4肋间进胸。必要时切除部分右侧胸腺组织，纵行剪开心包，将心包两侧分别缝合悬吊于切口外，使心脏倾向右侧。首先向右下牵开右心耳，显露升主动脉根部，于升主动脉前壁置一弯血管钳向足侧牵拉，以便缝合主动脉插管荷包线并剪开外膜、插入主动脉管。上、下腔静脉常规插管，并行循环后，经右上肺静脉置左心引流管，可根据患者病情选择停跳或不停跳下进行心内手术。余同常规手术操作。

三、右侧开胸切口

（一）手术适应证和禁忌证

适应证和禁忌证同腋下小切口。

（二）手术技术

患者左侧卧位，切口前至腋前线第6肋间，后至腋中线第3肋间，长9～12 cm，根据需要可向前或向后延长切口。沿第4肋间弧形切开皮肤、皮下及肌肉组织，从胸大、小肌深面潜行游离至第4肋骨上缘进胸，注意保护乳内动脉。用牵开器撑开胸腔，用湿纱布向后外侧推开右肺组织。于膈神经前方2 cm处切开心包，上至主动脉反折处，下至心包底部并绕向心尖，心包缘悬吊于切口两侧皮缘上，注意保护膈神经。上腔及下腔静脉分别绕阻断带，肝素化后行升主动脉插管，主动脉插管部位和方法同腋下直切口。在上腔静脉近端、距右心房约1 cm处，缝荷包线后插入直角上腔静脉引流管，经右心房外侧壁下方插入下腔静脉管，并行体外循环、降温。游离主肺动脉间隔后阻断循环，经主动脉根部常规灌注冷停跳液。经右心房切口行心内手术，其余手术步骤通腋下小切口。

四、胸骨上段小切口

切口短于正中切口，胸骨完整性较完全锯开胸骨好，兼有术后疼痛减轻等其他小切口手术的优点，还可以使二次手术难度降低[6]。缺点是术中无法探查整个心脏，心脏排气可能不充分，心外膜临时起搏导线放置相对困难，右侧胸廓内动脉有潜在损伤、出血的可能。由于术中直接除颤困难，麻醉时务必安置体外除颤电极，尤其对于主动脉瓣狭窄、关闭不全，心脏扩大患者。

（一）手术适应证

主要适用于心功能好、心脏扩大不严重的主动脉瓣置换或升主动脉根部手术。

（二）手术技术

术前可经胸部CT观察主动脉根部所在肋间位置，手术在胸骨上窝下方2 cm至第4肋间做切口，切口长8～10 cm，切开皮肤后游离胸骨，自切口上端至第3或第4肋间锯开胸骨，向右侧锯开胸骨至肋间隙，并撑开使胸骨切口呈倒L形。注意不要过度撑开，损伤右侧乳内动脉。切除心包前方的脂肪组织以利于显露。切开心包悬吊，全身肝素化，升主动脉，右心房插管，建立体外循环。右上肺静脉插管进行左心吸引减压。阻断升主动脉后的手术步骤同正中切口。但在主动脉开放前应常规在右心室表面放置临时起搏导线，否则心脏复跳后放置较难。心包、纵隔引流管也应在体外循环停机前放置，以免损伤心脏。

五、胸骨下段小切口

手术切口位于胸骨下段，有隐蔽性和美观效果。可保持胸骨上段完整和胸廓稳定性，有利于胸骨愈合。伤口短，胸骨及胸骨后创面小，术后渗血少。疼痛轻，胸廓不变形，安全性好。若术中遇到意外情况，可以很容易地扩大切口，术后不会发生胸骨裂开[7-8]。一旦出现插管困难的情况应及时改为正中切口。如手术中出现意外情况，可随时延长切口，充分显露，处理术中可能出现的情况，提高手术效果。但是该切口同样具有显露差的缺点，对心底部、大血管显露欠佳，不如正中切口，故对一些复杂的心脏手术，尤其是心底部、大血管操作较多的手术，应选用胸骨正中切口。

（一）手术适应证

主要适用于有简单先天性心脏病的患者，如ASD/VSD等修补术[9]，也可进行CABG手术[10]。

（二）手术技术

患者仰卧位，垫高肩背部。从胸正中第2或3肋间水平至剑突下1 cm做皮肤切口，切口长度为正中切口的一半左右，7～13 cm。由下而上切开皮肤及皮下组织，锯开胸骨至第2或3肋间水平，横断右半部分胸骨，胸骨切口呈倒L形。胸骨上段5～6 cm不予劈开，保持部分胸骨的连续性。置入胸骨撑开器撑开，切开和悬吊心包，充分显露右心室流出道和肺动脉。在主动脉插管时应将升主动脉向足侧牵拉，插入主动脉插管，以获得较好显露[11]。因术野小，上腔静脉应插直角引流管并使管道不妨碍术野。术后仍需用钢丝固定胸骨。

六、右侧胸骨旁小切口

切口位于胸骨一侧，不损伤胸骨，长度3～5 mm。

（一）手术适应证

可用于房室间隔缺损的封堵术，但是如果出现复杂情况需要延长切口，可能影响乳腺的发育。也可用于主动脉瓣置换手术。

（二）手术技术

患者平卧位，右侧垫高30°，采用右侧胸部第3肋间横切口入胸，长4～6 cm，置入切口保护套，采用硬牵开器，扩张肋间隙，扩大手术视野，分别在腋中线第6肋和腋中线第4肋间做1 cm左右大小的切口备用。在右侧膈神经前方2 cm纵行切开心包到主动脉反折及隔面。心包牵引线分别经第4、6肋间小切口引出，在腹股沟区开约3 cm手术切口，分离出股动静脉，经股动静脉建立体外循环，降温，第6肋间小切口置入左心引流管。经胸壁第4肋间使用Chitwood特制主动脉阻断钳阻断升主动脉，灌注停搏液。行心脏右心房切口，切开房间隔，用小S拉钩将房间隔向左牵拉，充分显露二尖瓣，进行探查，其他手术步骤与正中切口相似。

七、左胸骨旁小切口

距胸骨左侧3 cm左右，沿左侧第4肋间做弧形长6～8 cm切口入胸，平行膈神经前方2 cm切开心包，悬吊。可延长肋间切口、切断第4或5肋软骨，以便显露，最好用特制牵开器。适用于在胸腔镜下取乳内动脉，在非体外循环下行CABG手术（MIDCAB)，一般只吻合前降支。这种切口虽较短，但术中仍需较大的牵引方可将胸廓牵开，因此可致胸壁结构损伤。

其他还有经剑突下等小切口，临床应用不多。

（吴清玉）

参 考 文 献

[1] 王东进, 吴清玉, 杨秀滨. 微创心脏瓣膜替换术27例[J]. 中国循环杂志, 1998, 2(1): 91-93.
[2] 王东进, 吴清玉, 杨秀滨, 等. 微创心脏瓣膜替换术73例报告[J]. 中华外科杂志, 1999, 34(4): 243.
[3] 王东进, 武忠, 曹彬, 等. 右腋下小切口二尖瓣、主动脉瓣双瓣膜置换28例[J]. 中国胸心血管外科临床杂志, 2004, 11(4): 295-296.
[4] 王东进, 吴清玉, 杨秀滨, 等. 右腋下直切口在体外循环心脏直视手术中的应用[J]. 中国胸心血管外科临床杂志, 2007, 6(6): 468-470.
[5] 杨秀滨, 吴清玉, 王东进. 右腋下小切口心脏瓣膜替换术中意外情况的预防和处理[J]. 中华外科杂志, 2001, 39(3): 256.
[6] 陈振强, 赵扬, 张辉, 等. 胸骨上段小切口径路行心脏瓣膜手术[J]. 中国胸心血管外科临床杂志, 2005, 12(3): 204-205.

［7］ 吕锋, 吴清玉, 王小启, 等. 经胸骨下段正中小切口行心脏瓣膜手术 [J]. 中国循环杂志, 2000, 15(2): 106-107.

［8］ 李守军, 吴清玉, 吕锋, 等. 胸骨下段小切口行先天性心脏病矫治术116例 [J]. 中国循环杂志, 2000, 15(4): 206-207.

［9］ 王小启, 吴清玉, 吕锋. 胸骨下段小切口治疗先天性心脏病20例 [J]. 中国循环杂志, 2000, 15(1): 45.

［10］ 孙寒松, 吴清玉, 胡盛寿, 等. 胸骨下段正中小切口冠状动脉旁路移植术 [J]. 中华胸心血管外科杂志, 2002, 18(2): 103-104.

［11］ 吴清玉, 罗国华, 李守军, 等. 胸部不同切口治疗小儿常见先天性心脏病的比较 [J]. 中国胸心血管外科临床杂志, 2004, 11(2): 81-83.

第81章
微创冠状动脉搭桥术

　　微创冠状动脉搭桥术（CABG)自用于临床以来，因其疗效确切，已经得到了广泛的认可。随着外科技术、医疗设备及医学知识等方面的进步，微创外科手术的指征及范围不断扩大并逐渐完善。冠状动脉搭桥术的主要发展过程为从切口的减小、创伤的减轻到避免了体外循环相关的不良反应，近期也有少数医疗机构开展冠心病三支病变的小切口、非体外循环下多支冠状动脉搭桥术。早期微创冠状动脉搭桥术主要是通过切口的减小来减轻患者的创伤并兼顾美容的需要；随后发展为体外循环、心脏跳动下手术以降低心脏停搏导致的心肌再灌注损伤等不良反应；后来以非体外循环下冠状动脉搭桥术（off-pump）为主，这就避免了体外循环相关的不良反应；部分术者采用不同的小切口在非体外循环、心脏跳动下完成CABG，使用或不使用特殊的设备（如胸腔镜、机器人等）辅助完成手术，既避免了体外循环相关的并发症，又减轻了创伤[1-2]。

　　非体外循环、心脏跳动下CABG已经在临床实践中得到了广泛实施及验证，既满足了部分冠心病的外科血运重建手术的需要，同时也为患者带来了明显的益处。从文献报道及临床实践来看，相对于常规体外循环下CABG，非体外循环下CABG的主要优势：①避免了体外循环带来的心肌再灌注损伤；②降低了中枢神经系统的并发症；③降低了急性肾功能不全等器官损害的发生率；④减轻了对凝血系统的破坏，减少了外科术后的渗血，降低了库血的使用量，这在当前临床用血紧张的情况下更有实际意义；⑤降低了围手术期的病死率；⑥患者术后恢复快，不同程度地缩短了呼吸机辅助呼吸时间、监护室停留时间及住院时间，减少了医疗支出。尤其危重的患者由非体外循环下CABG获得的益处更大，可以从病死率及主要并发症的明显降低上得到验证[3]。

第1节　非体外循环、心脏跳动下冠状动脉搭桥术

　　非体外循环下冠状动脉搭桥术是指不用体外循环转流，在常温、心脏跳动下完成CABG，多应用冠状动脉搭桥固定器等器材辅助。体外循环对于患者而言，是一个复杂的非生理性的状态，它为心脏外科手术的广泛开展提供了重要的保障，使心脏内部的畸形能够得到矫治，而且体外循环的设备、所使用的氧合器等材料及操作技术等方面都有明显的进步。但它不可避免地给机体带来相关的不良反应，导致患者发生明显的病理生理改变。体外循环过程中血液与体外循环管道及相关设备内表面的接触、器官的缺血-再灌注损伤、非搏动性低灌注压等因素可以导致体外循环转流后全身炎症反应，表现为不同程度的肺、消化道、肾脏、心脏及中枢神经系统的功能紊乱，以及凝血障碍、发热、白细胞增多等。这种体外循环转流后全身炎症反应导致的严重后遗症成为心脏术后死亡的原因。非体外循环下冠状动脉搭桥术避免了上述的炎症反应及相关的并发症，已经成为微创冠状动脉搭桥术的主要手术方式。

一、手术适应证

除了部分再次冠状动脉搭桥术及冠状动脉弥漫病变并且血管直径较细的患者，绝大部分拟行冠状动脉搭桥术的患者都可以进行非体外循环下冠状动脉搭桥术。

通常情况下，心功能正常、血流动力学稳定、心脏无明显扩大、冠状动脉直径较粗且非弥漫性钙化的患者为非体外循环下冠状动脉搭桥术的最佳适应证。从临床实践来看，高龄、心脏扩大、升主动脉严重粥样硬化或钙化、陈旧性脑血管疾病、其他脏器功能不全等重症患者，进行非体外循环下冠状动脉搭桥术，手术并发症发生率、病死率较传统心脏停搏下冠状动脉搭桥术有明显下降[4]。

二、手术禁忌证

如果冠状动脉位于心肌内，尤其前降支拟进行桥血管吻合的部位走行于心肌内将明显增加手术的难度；另外如果患者合并明显的室性心律失常，术中的血流动力学管控较困难，应该在体外循环下进行冠状动脉搭桥术；肺动脉压力增高的患者对于心脏的搬动耐受性差，可以导致血流动力学明显不稳定，如果拟行左侧钝缘支或右冠状动脉的左心室后支搭桥，也不建议非体外循环下进行手术。

三、手术基本原则

（一）手术团队

非体外循环下冠状动脉搭桥术需要团队的密切配合，技术团队包括外科医师、麻醉医师、手术室护士以及体外循环灌注师，麻醉医师在保障手术顺利实施的过程中至关重要。

在术前，手术组对患者的整体状况要有一个全面的了解及充分的评估，包括冠状动脉病变的程度、心脏功能，是否合并高血压、脑梗死、肾功能不全、呼吸功能不全、升主动脉钙化（粥样硬化）情况及颈动脉狭窄等，以确定手术中血流动力学的目标范围及冠状动脉血运重建的策略等。

麻醉的核心目标是在手术中保证血流动力学的稳定，为此，手术中常规持续监测有创血压、心电图、体温、脉搏氧饱和度、中心静脉压、肺动脉压、呼吸末期二氧化碳、连续心排血量及混合静脉氧饱和度等，同时动态观察血气、液体出入量、酸碱情况及电解质的变化。手术室应该保持适当的温度，输入的液体及吸入的气体都要加温，同时使用变温毯，以便于保持患者的体温，避免低体温的发生。手术中避免使用负性肌力药物，可以使用硝酸甘油来增加心肌血供，必要时可以短期、适当应用缩血管药物如间羟胺（阿拉明）及去甲肾上腺素等，以提高外周血管的阻力，维持合适的血压，保证冠状动脉的灌注。容量是维持血流动力学稳定的重要因素，保持合适的前负荷是贯穿手术全过程的基本要求，注意容量的动态监测及随时补充。手术中通过上述处理，再结合患者体位的调整，一般可以保证手术的顺利进行。非体外循环下冠状动脉搭桥术也需要应用肝素，一般肝素的初始剂量为150～200 U/kg体重，维持ACT大于300 s即可，每隔20～30 min监测一次ACT，根据结果决定是否追加肝素。常规应用血液回收机，把手术中的全部失血进行回收并经过洗涤后重新输回患者体内，如果术中回收血液量较多，必要时需要补充新鲜血浆及血小板。

在进行非体外循环下冠状动脉搭桥术时，常规要求体外循环机置于手术室内并预充排气，以备紧急情况下随时转为体外循环下继续手术。这样可以明显缩短紧急情况下转换为体外循环辅助的时间，避免患者发生更为严重的并发症，从而降低手术死亡率。

（二）用于 CABG 血管材料

使用的桥血管材料跟传统冠状动脉搭桥术没有区别，常规游离左侧内乳动脉及合适长度的大隐静脉，对于年轻患者可以切取非优势侧桡动脉。游离内乳动脉时强调对血管的保护，尽可能减少刺激，以避免痉挛及损伤，同时注意远端的长度要足够长[5]。这是因为在非体外循环下冠状动脉搭桥术时通常需要首先使用内乳动脉，而且随后心脏会向不同的方向搬动，这就要求内乳动脉即刻要有足够的血流量及充分的长度。大隐静脉的获取原则：一般从踝关节上部开始，采用"无损伤原则"，尽可能减少对静脉的直接接触和刺激，适当保留静脉周围的软组织，离断后以肝素、罂粟碱盐水充于血管腔内，不要过分扩张血管，避免血管内皮的损伤，同时用上述液体浸泡保存。

四、手术技术

对于多支病变的患者，非体外循环下冠状动脉搭桥术基本采用前正中切口[6]，胸骨下段切口对于一部分患者也是一种选择，这两种切口便于手术操作，而且一旦需要中转为体外循环转流，也可以快速完成，有利于保障患者的安全。患者一般取平卧位，手术中根据需要通过调整手术床来进行体位的调整，头低足高位对于维持心脏的前负荷及血压非常重要，所以这是手术中经常采用的体位。

桥血管的吻合顺序一般先易后难，先（冠状动脉病变）重后轻，原则是在手术操作过程中尽可能减轻对血流动力学的干扰。充分利用内乳动脉不需要近端吻合的优势，左前降支容易显露，通常首先吻合左内乳动脉-左前降支。以下两种情况属于例外：①右冠状动脉完全闭塞，从左前降支的侧支循环向右冠状动脉供血；②右冠状动脉及左回旋支都为极重度狭窄，而左前降支狭窄相对较轻，如果先吻合左内乳动脉-前降支，在操作过程中因为影响冠状动脉前降支的血液供应，可能导致明显的心肌灌注不足，引起血压严重降低甚至室颤。所以，对于上述两种冠状动脉病变情况，需要优先完成闭塞的冠状动脉或严重狭窄的冠状动脉的桥血管吻合，并在桥血管开始供血后再进行左内乳动脉-前降支的吻合。

吻合左内乳动脉-前降支时，可以放松右侧悬吊心包的牵引线，提紧左侧悬吊心包的牵引线，向心脏的左后方置入温水浸泡过的湿纱垫，必要时也可以向右侧稍微倾斜手术床，就可以较好地显露前降支。此时应用冠状动脉固定器，使即将吻合的目标冠状动脉局部达到相对静止的状态（图 81-1-1），游离冠状动脉表面的心外膜及脂肪组织，然后在吻合口的近端环绕冠状动脉放置弹性硅橡胶条以阻断近端血流，同时使用二氧化碳吹雾管清除局部的血液，以获得无血的术野，便于精确地完成冠状动脉桥血管的吻合。如果预计心脏不能耐受冠状动脉血流的阻断，可以通过冠状动脉的切口向冠状动脉内置入合适口径的分流栓，保持冠状动脉血流的通畅（图 81-1-2）。二氧化碳吹雾管的气体流量不要过

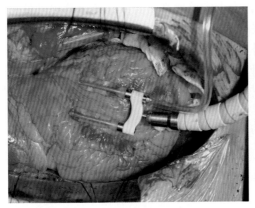

图 81-1-1　运用固定器固定前降支待吻合的部位

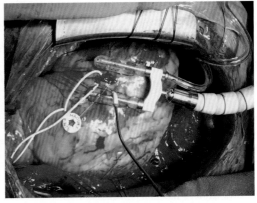

图 81-1-2　前降支放置冠状动脉分流栓

在冠状动脉切口的近端已经环绕了弹力橡皮条，以便于控制出血。

大，以免造成冠状动脉切口处的夹层及桥血管的损伤；二氧化碳吹雾管所使用的等渗液体需要加温至37℃左右，如果使用室温的液体有可能诱发室颤。

吻合其他的桥血管时，通常需要取一定程度的头低足高位。根据不同冠状动脉的位置需要向不同方向移动心脏，以便充分显露冠状动脉远端桥血管的吻合部位。在移动心脏时，动作要轻柔、精细，逐步达到显露目标冠状动脉的位置，而且需要同时密切观察血压、心率及心律的变化，并与麻醉医师密切配合，使对血流动力学的干扰降到最小的程度。

如果右冠状动脉为闭塞性病变，一般首先完成该冠状动脉桥血管的远端吻合，接着完成近端吻合（同时完成其他游离桥血管的近端吻合，避免多次钳夹升主动脉），这样可以避免先进行左内乳动脉-前降支吻合，因为冠状动脉灌注不足而诱发的低血压或室性心律失常。进行右冠状动脉桥血管的吻合时往往需要放松悬吊左侧心包的牵引线，提紧悬吊右侧心包的牵引线，同时以湿纱垫置于心尖后下方的心包内，这样有利于显露右冠状动脉主干的分布区域、以冠状动脉固定器固定右冠状动脉相应节段

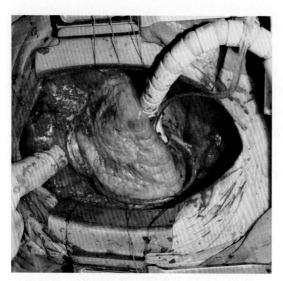

图81-1-3　右冠状动脉后降支静脉桥已经完成
图中显示近端的两个静脉桥吻合口已经完成。

的心脏外膜，沿纵轴分离外膜及脂肪组织。显露右冠状动脉的吻合位置后，纵行切开血管，直接进行桥血管的端-侧吻合。如果远端的回血较多，应置入冠状动脉分流栓，而不建议以弹力硅橡胶条阻断吻合口的远端，避免可能造成的冠状动脉内膜损伤，从而导致吻合口远端的冠状动脉狭窄，影响远期的疗效。右冠状动脉桥血管远端吻合完成后，放松牵引线，去除心包腔内的纱垫，让心脏恢复到正常位置，截取合适长度的右冠状动脉桥血管。同时把预计要吻合的其他桥血管的长度也确定下来，然后在升主动脉上置侧壁钳，以5/0或6/0 prolene线完成桥血管的近端吻合，注意吻合口的角度及桥血管的走行方向，避免桥血管的扭曲或打折。开放右冠状动脉桥血管后（图81-1-3），可以提高进行其他桥血管吻合时心脏对位置变动及一过性缺血的耐受性。接着完成左侧冠状动脉桥血管的吻合，原则同样是优先处理冠状动脉狭窄比较重的血管。

如果右冠状动脉不是闭塞性病变而且需要在冠状动脉主干上进行吻合时，常常具有挑战性，因为发生室性心律失常及心动过缓的概率较高，而且可能带来血流动力学的极度不稳定。需要常规使用冠状动脉内分流栓，尽可能保持心脏接近自然位置。开始操作后，与麻醉医师随时沟通，密切观察心律、心率及血压的变化。作者一般把非闭塞的右冠状动脉主干的桥血管吻合放在其余的桥血管的近、远端吻合都完成且开放后再进行，这样可以提高心脏对右冠状动脉缺血的耐受程度，降低发生意外的风险。操作要点同上述右冠状动脉闭塞性病变的处理原则。必须强调的是，通常需要放置冠状动脉分流栓。在开始桥血管远端吻合后，一旦发生心率减慢、室性心律失常或血压明显降低，经过麻醉医师的快速处理后没有改善，就需要让心脏恢复正常位置，再辅助以药物等处理，待血流动力学及心律等稳定后继续手术。

随后的桥血管吻合顺序基本如下：首先进行对角支桥血管的吻合，该操作通常比较容易，手术过程对血流动力学干扰的程度最轻。然后可以吻合右冠状动脉的后降支及左心室后侧支、左回旋支及其钝缘支。一般把中间支及高位的钝缘支放在后面完成，因为显露这两条血管时可能会压迫右心室流出道，导致心排血量降低进而造成血压下降。

吻合左心室后侧支及远端钝缘支时有可能因为心尖向前方竖起来而导致二尖瓣关闭不全（通过术中经食管超声已经证实），造成心排血量降低而导致血压下降。可在心包后壁靠近左上、下肺静脉开

口处缝一根深部牵引线，然后放置温生理盐水浸泡过的湿纱垫，通过不同程度及不同方向悬吊这根牵引线，结合手术台的头低足高位及右侧倾斜，同时放松悬吊右侧心包的牵引线，都可以使上述目标冠状动脉得到很好的显露，完成冠状动脉桥血管远端的吻合（图81-1-4）。进行冠状动脉中间支及高位钝缘支桥血管远端吻合时，通过提紧悬吊左侧心包的牵引线同时提紧后心包的牵引线，使心尖向右前方竖起，即可使相应的冠状动脉得到较好的显露，同时有利于维持血流动力学的稳定。必须强调的是，应保持与麻醉医师的随时沟通，根据将要进行的操作，及时给予预处理，必要时短时间应用缩血管药物及调整心率的药物以保持合适的灌注压。通过上述措施，可以保证绝大部分患者能够顺利完成手术。

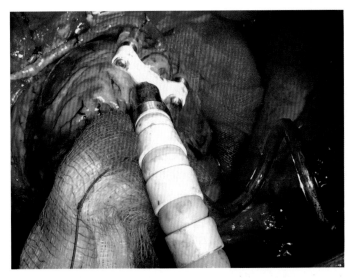

图81-1-4　左冠状动脉钝缘支静脉桥吻合完成

　　对于桥血管近端吻合与远端吻合的先后顺序问题，如果先完成桥血管远端吻合，有利于桥血管长度的确定。但是对于较重的患者，应该先做闭塞或极重度狭窄的冠状动脉的远端桥血管的吻合，然后确定这根桥血管的长度，再完成所有桥血管的近端吻合，这样随后每一个桥血管远端吻合完成后就能够即刻恢复该区域的心肌供血，有利于维持血流动力学的稳定。对少数极其危重的患者，可先完成所有桥血管的近端吻合，然后再根据难易及病变的程度决定远端吻合的顺序，原则是尽可能保证血流动力学的稳定。如果选择首先完成桥血管近端吻合，在需要两支以上的游离桥血管时，如何确定桥血管的长度有时比较困难。可以先确定非序贯桥血管的长度或右冠状动脉桥血管的长度，在心脏跳动的情况下，比较容易确定上述桥血管的长度，裁剪出该段桥血管后再准备好剩余的桥血管（通常情况下，游离的大隐静脉等桥血管会有一小段的富余长度），这样就可以保证所有桥血管的合适长度。

　　近端桥血管的吻合方法仍然以主动脉侧壁钳部分阻断升主动脉进行吻合为主，而且要求仅阻断一次主动脉。为了避免或降低主动脉夹层的风险，要求对升主动脉的血管壁情况进行评估，采用的方式包括：术前的主动脉CT扫描，手术中术者通过手指触摸探查或主动脉表面超声检查，发现是否有主动脉壁的钙化及明显的粥样硬化斑块。如果存在主动脉壁的钙化及粥样硬化斑块，钳夹时要避开。同时在准备部分阻断升主动脉前要求麻醉医师控制血压，这是需要充分重视的环节，因为可明显降低升主动脉损伤及斑块脱落导致的脑卒中等栓塞的风险。冠状动脉搭桥近端吻合器或近端吻合辅助装置也是一种选择。对于升主动脉壁严重粥样硬化或钙化的患者，采用主动脉"非接触技术"也可以完成手术，可以采用以下几种方式：游离双侧内乳动脉；把静脉桥血管的近端吻合于左侧锁骨下动脉；把游离的桥血管与内乳动脉端-端吻合后完成远端桥血管的吻合；把游离的桥血管与左内乳动脉进行Y形吻合等[7]。

胸骨下段切口非体外循环下冠状动脉搭桥术，就是采用胸骨下段"L"形切口，在第2或第3肋间向右侧横断胸骨。与全胸骨切口、非体外循环下冠状动脉搭桥术相比，创伤更小，较好地保持了胸廓的完整性及稳定性，降低了呼吸系统的并发症，缩短了住院时间，同时减轻了创伤，从而进一步减少了库血的输入量。手术指征同常规冠状动脉搭桥术，全麻、气管插管，向右侧横断胸骨时注意不要损伤右内乳动脉。游离左内乳动脉时，在处理近段的分支时需要仔细，既要保证离断所有的内乳动脉分支，又要避免损伤内乳动脉。进行桥血管吻合时，基本策略与全胸骨切口、非体外循环下冠状动脉搭桥术相同，桥血管的近端吻合需要应用辅助装置的比率会高一些，这是由于升主动脉的显露受到不同程度的影响，使用侧壁钳可能有一定的困难。另外采用序贯吻合或Y形吻合技术可以减少桥血管近端吻合口的数量，从而降低了手术的难度，提高了手术的可操作性。

五、手术效果

非体外循环下冠状动脉搭桥术完成后，对于手术效果的即刻评价方法有以下几种：

（1）直接测量桥血管的血流量。此法结果比较客观，但要结合患者手术后的血流动力学状态及相应的目标冠状动脉的病变情况进行判断。

（2）通过动态心电图监护观察心脏不同区域的心肌供血的变化来判断相应桥血管的供血情况。从临床应用来看，此方法较敏感，而且简单、实用，需要注意的是在心脏恢复到正常位置后再观察心电监护的变化，并与术前的心电图进行对比。

（3）使用经食管超声观察左心室室壁运动情况并结合手术前后的变化来评估相应室壁区域的桥血管通畅状况。需要专科医师进行操作，而且干扰因素较多，如容量状况、增强心室收缩的药物的使用等。

通常情况采用多种方法进行判断，如果怀疑有桥血管通畅性不好，在排除各种干扰因素后心肌灌注仍然不能改善，血压、心律不稳定，则需要拆除该桥血管的远端吻合口，重新吻合。

如果在手术过程中出现血流动力学指标的恶化如明显的低血压、混合静脉氧饱和度的快速下降，或者出现严重的心律失常如心率明显减慢、短阵室速等，经过快速处理或停止手术操作、心脏复位后仍然无改善者，应该尽快转为体外循环。中转的时机对患者的预后起决定性的作用，这要求外科医师具备丰富的非体外循环、心脏跳动下进行冠状动脉搭桥术的经验，同时能够对手术中的各种不利情况有预判，对于异常状况能够及时处理。因此在进行非体外循环下冠状动脉搭桥术时，常规要求体外循环机置于手术室内并预充排气，同时有灌注师备班，以备紧急情况下随时转为体外循环下继续手术。这样可以明显缩短紧急情况下转换为体外循环转流的时间，可以避免患者发生更为严重的并发症，从而降低手术死亡率。对于部分危重患者，手术时常规缝好主动脉插管的荷包线备用，对于个别患者甚至需要把体外循环管道摆放于手术台上，这样能够明显降低危重患者的病死率。具有成熟经验的手术组需要中转为体外循环手术的概率在1%左右。

另外，在手术开始时，如果发现有不适合进行非体外循环下冠状动脉搭桥术的情况，就不要继续勉强进行非体外循环下手术。这些因素包括但不限于血流动力学严重不稳定、明显的心律失常、前降支等重要的靶血管走行较深而不能显露出需要吻合的部位等。应该在体外循环下进行手术，以避免把患者置于危险的境地，或导致桥血管远端吻合位置不理想及吻合质量不佳而影响手术的远期疗效。

六、术后处理

手术完成后，仔细检查桥血管的各吻合口及桥血管本身的出血情况，仔细止血后，放置引流管，固定胸骨，缝合切口。可以根据每例患者的具体情况，决定是否在手术室内拔除气管插管。返回监护室后，在引流液不多后即开始给予抗血小板药物，也可以静脉应用肝素50 U/kg体重。给予肝素后，如果引流液量不增加，血红蛋白无下降，6 h后给予低分子量肝素4 000～6 000单位，每天2次，皮下注射。拔除气管插管后即开始口服阿司匹林肠溶片100 mg/d，同时口服氯吡格雷75 mg/d。三联抗血小板治疗同时应用1～2日，随后停用低分子肝素。如果没有禁忌证，氯吡格雷与阿司匹林联合服用一年，以后单独给予阿司匹林100 mg/d。对于氯吡格雷抵抗的患者，可以考虑以替格瑞洛代替氯吡格雷。由于非体外循环下冠状动脉搭桥术术中肝素的使用量仅为传统体外循环手术的1/3左右，而且避免了体外循环对血小板及其他凝血因子的破坏，术后需要早期给予抗血小板治疗，通过上述的三联、序贯抗血小板药物治疗方案，可以明显降低围手术期冠状动脉桥血管及脑血管的栓塞事件，降低严重并发症如围手术期心肌梗死的发生率，提高手术成功率。

七、手术并发症

1. 中枢神经系统并发症　非体外循环下冠状动脉搭桥术与体外循环下冠状动脉搭桥术相比，中枢神经系统的损伤无论是发生率还是损伤程度都有不同程度地降低，尤其在高龄患者中表现得更加明显。分析有以下几方面的原因：

（1）首先降低了各种栓塞的发生率，升主动脉粥样硬化是体外循环下冠状动脉搭桥术患者发生脑梗死的主要原因，非体外循环下冠状动脉搭桥术避免了因为主动脉插管及阻断升主动脉引起的动脉粥样硬化斑块的脱落，明显降低了脑卒中的发生率，同时也避免了体外循环带来的微小栓子及空气栓塞的可能。

（2）其次，体外循环转流中低灌注压及相关的炎症反应造成一定程度的脑灌注不足、脑梗死导致术后不同程度的认知功能不良，非体外循环下冠状动脉搭桥术由于避免了上述因素，术中基本可以保证正常的脑血流灌注，明显降低了由此导致的神经功能障碍的发生率。

既往有脑卒中、短暂性脑缺血发作病史的患者，非体外循环下冠状动脉搭桥术能够明显降低脑卒中的发生率。

2. 肾功能不全　非体外循环下冠状动脉搭桥术肾功能不全的发生率明显降低，原因可能有以下几方面：避免了体外循环转流相关的影响，如低灌注压、非搏动性血流、体外循环导致的炎性介质的产生、红细胞机械性损伤所产生的游离血红蛋白、手术中低体温、体外循环时间较长等。

对于手术前合并肾功能不全的患者，非体外循环下冠状动脉搭桥术可能获益更大，从我们有限的病例回顾中能够给予证明。合并长期糖尿病史的患者肾脏功能处于临界状态的比例较高，进行非体外循环下冠状动脉搭桥术较传统冠状动脉搭桥术肾功能不全的发生率亦有下降。

3. 血液系统的破坏　非体外循环下冠状动脉搭桥术围手术期库血的使用量较传统体外循环下冠状动脉搭桥术明显减少。这可能基于以下原因：避免了体外循环所造成的红细胞的直接破坏、血小板的消耗及凝血机制的紊乱，手术过程中术野渗血量的减少（术中肝素使用量的减少）及由此导致的各种凝血因子丢失减少。

4. 呼吸功能不全　非体外循环下冠状动脉搭桥术后呼吸机辅助时间缩短，部分患者甚至可以在手术室内拔除气管插管，原因考虑与以下几方面有关：避免了体外循环转流导致的炎性反应及再灌注损伤引起的肺功能减退；避免了传统冠状动脉搭桥术过程中血液稀释及胶体渗透压降低造成的肺渗出增加，从而缩短了呼吸机辅助时间；非体外循环下冠状动脉搭桥术的麻醉策略可以采用"快通道"，即应用短效麻醉药物，减少对心肌有抑制作用的药物的使用，既能够尽可能保证循环稳定，又可以使患者早期苏醒；术后渗血量减少可以缩短因为引流液量的异常而导致观察时间的延长。以上因素都可以促成及早拔除气管插管，缩短呼吸机辅助时间，进而可以降低其他并发症如肺感染等的发生率。最终缩短监护室停留时间及平均住院时间，降低医疗支出。

5. 主动脉夹层　早期开展的非体外循环下冠状动脉搭桥术提示升主动脉夹层的发生率较传统体外

循环转流下偏高，这主要是由于在进行桥血管的近端吻合时侧壁钳部分阻断升主动脉造成的，原因考虑为与主动脉壁的粥样硬化或钙化、操作手法及器械的质量有关。现在这样的并发症非常少见，得益于以下几方面：术前及术中通过CT及超声等对升主动脉壁的情况进行充分评估；使用侧壁钳部分阻断升主动脉时注意合适的位置、力度及血压的控制；桥血管近端吻合或辅助吻合装置的应用；主动脉非接触技术。

第2节　再次非体外循环冠状动脉搭桥术

随着时间的推移，再次冠状动脉搭桥术的数量逐渐增加。再次冠状动脉搭桥术的病死率及并发症的发生率明显高于初次冠状动脉搭桥术，原因包括：胸骨后与心脏的广泛粘连导致的再次劈开胸骨发生心脏及大血管损伤的风险；在尚通畅的严重粥样硬化的桥血管的手术中操作造成斑块脱落导致的急性心肌梗死的风险；严重冠状动脉病变及桥血管病变导致的心肌保护困难造成的术后低心排血量综合征等。

针对再次冠状动脉搭桥术的高风险因素及需要再次血运重建的冠状动脉病变血管的位置，采用不同的切口和策略，目的是既能完成再次充分心肌血运重建，又尽可能降低手术的风险。

一、手术技术

目前主要有的手术切口：前正中切口、全胸骨切开，用于多支冠状动脉的再次搭桥，可以根据患者的不同病理改变采用非体外循环下冠状动脉搭桥术或体外循环下冠状动脉搭桥术；左胸外侧切口，主要用于对角支、回旋支病变；左侧胸骨旁切口，需要再次进行左前降支搭桥的患者可以采用此切口。

对于左、右冠状动脉都需要再次搭桥的患者，前正中切口、全胸骨切开有利于充分显露并进行精确桥血管吻合。对于部分患者可以通过此切口在非体外循环、心脏跳动下完成手术。首先对患者进行充分的评估，除了前述的心脏跳动下冠状动脉搭桥术的常规检查以外，冠状动脉的增强CT扫描是必要的，可以了解升主动脉、无名静脉、心脏表面与胸骨后的粘连情况，特别是桥血管的走行、与胸骨的粘连情况，可以避免或明显降低开胸过程中心脏、大血管及桥血管的损伤机会。在游离心脏表面的粘连时，一定要注意通畅的桥血管及有明显的粥样硬化斑块的静脉桥血管的保护，一旦有较大的斑块脱落将会造成急性心肌梗死，增加围手术期病死率，所以对于桥血管与心脏表面之间的粘连可以不用分离。对于通畅的吻合于左前降支的内乳动脉的保护十分重要，尤其是其近段可能与胸骨上段有明显的粘连，这可以在手术前通过增强CT清楚显示。手术中在劈开胸骨时要避开左内乳动脉，分离左胸骨后粘连时也要避免损伤左内乳动脉，一旦发生损伤，对于主要靠左内乳动脉供血的严重冠心病患者可能造成致命的后果。在心脏的粘连充分游离后，如果心脏无明显扩大，左心室射血分数没有明显下降，往往可以耐受非体外循环、心脏跳动下冠状动脉搭桥术，手术策略同前述的初次冠状动脉搭桥手术。其近端吻合口的处理根据升主动脉粥样硬化情况、上次手术时近端吻合口的位置及桥血管的通畅情况来决定，可以吻合于升主动脉近段、无名动脉近段或左侧腋动脉。

左胸部外侧切口冠状动脉搭桥术，主要适用于冠状动脉搭桥术后，前降支、对角支或左回旋支病变需要再次手术而且不适合前正中切口的患者，这种情况比较少见。主要是为了避免前正中切口可能造成的升主动脉及通畅的桥血管的损伤，降低手术操作带来的脑栓塞及因桥血管内斑块脱落造成的围手术期心肌梗死的风险。除了常规的手术前检查，重要的一点是通过胸部CT平扫来评估胸降主动脉的钙化情况。手术采用全麻、双腔气管插管，首先游离合适长度的桥血管，然后患者取右侧卧位，双下肢右侧45°半卧位。右侧单肺通气，根据需要搭桥的冠状动脉不同，经第4、5或6肋间进入胸腔。仔细游离左侧胸腔的粘连，使左肺下叶有足够的活动度。在左侧膈神经后方纵向切开心包，仔细游离粘连组织，显露出需要吻合的冠状动脉的确切部位，其他部位的心包不需要游离，这样有利于减少心肌损伤、减少出血。使用冠状动脉固定器固定目标冠状动脉的吻合部位，应用硅橡胶条阻断吻合部位的近端血管，如果预计不能耐受阻断血流，也可以使用冠状动脉分流栓，使用7/0 prolene线完成该桥血管的远端吻合。然后显露胸降主动脉，确定合适的吻合位置，截取相应的桥血管长度，需要考虑左肺完全膨胀后对桥血管的影响，避免桥血管过短。以侧壁钳部分阻断降主动脉，使用6/0或5/0 prolene线连续缝合完成近端吻合，因术野较深，花费时间稍多；或者以近端吻合器完成桥血管与降主动脉的吻合，操作简单，可以明显节省时间；如果需要进行两支桥血管近端吻合，可以采用Y形技术。如果降主动脉有明显的粥样硬化或钙化，桥血管的近端可以吻合于左侧腋动脉。

左侧胸骨旁切口，可以用于左前降支的再次血运重建。如果初次手术没有使用左内乳动脉，仍然可以在再次手术中应用，内乳动脉的获取方法同初次手术（具体方法见第63章）；如果采用其他桥血管，其近端可以吻合于左侧腋动脉。手术前常规检查同非体外循环下冠状动脉搭桥术的要求，强调呼吸功能的情况，胸部CT扫描注意左侧胸腔的粘连情况。手术中患者平卧位，双腔气管插管，右侧单肺通气，一般经左侧胸骨旁第4肋间进入胸腔，仔细游离粘连。如果上次手术没有使用内乳动脉，那么左肺与心脏的粘连往往较轻，比较容易分离，以专用的内乳动脉牵开器显露左侧内乳动脉，从切口的上或下一个肋间开始逐渐游离内乳动脉，直至获取全部内乳动脉。如果上次手术使用了内乳动脉，发生了桥血管的闭塞，左肺与心脏的粘连通常比较严重，分离粘连会相对困难，但因为内乳动脉桥血管闭塞，不必担心内乳动脉损伤的问题，操作也比较简单。使用其他桥血管材料，需要在开胸的同时或之前准备好，开胸后需要首先完成桥血管的近端吻合，常常吻合于左侧腋动脉上，经第3肋间把桥血管引入胸腔。根据手术瘢痕等解剖标志确定左前降支的走行，仅切开冠状动脉远端拟吻合部位的心包，应用心脏跳动下冠状动脉搭桥固定器固定该处心外膜，以硅橡胶条阻断前降支的近端血流或置入冠状动脉分流栓，以7/0 prolene线连续缝合进行远端吻合。

二、手术效果

非体外循环下冠状动脉搭桥术的围手术期病死率低于传统冠状动脉搭桥术。主要得益于避免了体外循环转流造成的心肌再灌注损伤及相关的心功能不全的发生、中枢神经系统损伤发生率的减少、急性肾功能不全及呼吸系统并发症的下降，这对于危重冠心病、急性心肌梗死后及术前有严重合并症的患者更有意义，其围手术期病死率明显低于传统冠状动脉搭桥术。

从围手术期病死率、主要并发症的发生率及远期桥血管通畅率等主要临床结果来看，只要能够保证充分的心肌血运重建，确切的桥血管吻合，等同于传统的体外循环下冠状动脉搭桥术桥血管远端吻合口的位置，非体外循环下冠状动脉搭桥术的远期结果如生存率、免于再次血运重建率等就不逊于传统冠状动脉搭桥术。

随着非体外循环下冠状动脉搭桥术的广泛开展，其远期效果已经达到传统的体外循环下冠状动脉搭桥术相同的结果，目前成为微创冠状动脉搭桥术的主要手术方法。

第 3 节　胸腔镜辅助下冠状动脉搭桥术

胸腔镜辅助下的非体外循环下冠状动脉搭桥术与机器人辅助下的手术类似。主要应用于左内乳动脉-前降支的吻合。同样需要双腔气管插管、单肺通气。患者向右侧倾斜45°，分别经腋前线及腋中线置入胸腔镜光源及器械，游离内乳动脉，确认内乳动脉可以使用后，修剪，备用。纵向切开心包，确定前降支拟吻合的部位，在对应的肋间（一般为第4或5肋间，可以把胸腔镜的一个器械孔向前扩大）进入胸腔，切口长度7 cm左右，应用心脏不停跳搭桥固定器，根据病变情况使用硅橡胶条阻断前降支吻合口的近端或使用冠状动脉分流栓，采用7/0 prolene线连续缝合完成吻合。相对于机器人辅助下的冠状动脉搭桥术，胸腔镜辅助下的冠状动脉搭桥术同样可以在非体外循环下完成，而且设备支出低，耗材支出少，在具备适应证的情况下，具有明显的经济优势。同机器人辅助下的冠状动脉搭桥术一样，手术医师都需要一个学习曲线。也可以在胸腔镜辅助下经左侧胸腔入路，游离双侧内乳动脉并完成冠状动脉搭桥术。目前手术例数很少。

（李洪银）

参 考 文 献

［1］ ISHIKAWA N, WATANABE G. Ultra-minimally invasive cardiac surgery: robotic surgery and awake CABG [J]. Surg Today, 2015, 45 (1): 1-7.

［2］ REDDY R C. Minimally invasive direct coronary artery bypass: technical considerations [J]. Semin Thorac Cardiovasc Surg, 2011, 23 (3): 216-219.

［3］ MEHARWAL ZS, MISHRA YK, KOHLI V, et al. Off-pump multivessel coronary artery surgery in high-risk patients [J]. Ann Thorac Surg, 2002, 74 (4): s1353-1357.

［4］ JASINSKI MJ, WOS S, OLSZOWKA P, et al. Dysfunction of left ventricle as an indicator for off-pump coronary artery bypass grafting [J]. Heart Surg Forum, 2003, 6 (6): E85-E88.

［5］ CAMERON A A, GREEN G E, BRONGNO D A, et al. Internal thoracic artery grafts: 20-year clinical follow-up [J]. J Am Coll Cardiol, 1995, 25 (1): 188-192.

［6］ PUSKAS J D, WRIGHT C E, RONSON R S, et al. Off-pump multivessel coronary bypass via sternotomy is safe and effective [J]. Ann Thorac Surg, 1998, 66 (3): 1068-1072.

［7］ HALBERSMA W B, ARRIGONI S C, MECOZZI G, et al. Four-year outcome of OPCAB no-touch with total arterial Y-graft: making the best treatment a daily practice [J]. Ann Thora Surg, 2009, 88 (3): 796-801.

第82章
微创心脏瓣膜手术

近年来，随着外科技术、麻醉、体外循环、围手术期监护治疗水平的提高，新材料和新的辅助性手术器械的应用，心脏外科微创技术得以迅速发展。微创心脏瓣膜外科（minimally invasive valve surgery，MIVS）与传统的心脏瓣膜手术相比，具有切口小、美观、创伤小、恢复快等优点，已经成为心脏瓣膜外科技术的重要发展方向。

一、历史回顾

1992年坚部（Tatebe）等[1]报道应用小切口加部分胸骨正中劈开和罗森加特（Rosengart）等应用经右前外侧切口行心内手术是微创心脏手术的尝试。1996年科斯格罗夫（Cosgrove）等[2]经右胸骨旁径路行主动脉瓣手术是最早的微创心脏瓣膜手术。此后，右胸骨旁径路、右前外侧胸部径路和各种部分胸骨劈开等胸部小切口手术技术的发展，以及应用Heart-port系统经右侧小切口开胸胸腔镜手术和外科手术机器人辅助下行心脏瓣膜手术等技术在临床开始广泛应用。2002年格里比尔（Gribier）等[3]采用球囊扩张式支架瓣膜完成了经皮主动脉瓣替换手术；2004年自膨式支架瓣膜用于临床，标志着微创心脏瓣膜技术进入了全新的阶段。

二、常用微创技术

（一）胸部小切口的心脏瓣膜手术径路

心脏瓣膜手术小切口径路有多种选择，较常用的有胸骨旁径路、经右胸前外侧肋间径路和部分胸骨劈开手术径路等。

1. 胸骨旁径路　手术切口为右胸骨旁第2肋骨下缘1 cm处切口4～6 cm，若显露需要可以切断第3、4肋软骨，根据术中情况处理右侧胸廓内动脉（大多数可保留），进入右胸腔，推开右肺、切开心包后，可显露右心房、主动脉。该切口需经股动脉和股静脉插管建立体外循环，且常规放置体外除颤电极。此切口用于二尖瓣或主动脉瓣手术。该径路的优点：保持了胸廓的完整性、不损伤胸骨、出血少、恢复快、切口小且相对美观。主要缺点：术野显露较差，发生意外情况时处理较困难，手术适应证较局限。

2. 经右胸前外侧肋间径路　对于女性患者，沿右乳房下缘作弧形切口，男性则作右前外胸部切口。前端起自乳头右下方第4肋下缘做8～10 cm切口。经第4肋间进胸，于膈神经前方2 cm处纵向切开心包，达膈肌面上方绕向心尖，呈L形，显露主动脉、右心房。该手术入路不需要经股动脉和股静脉插管建立体外循环，可行二尖瓣、主动脉瓣和三尖瓣手术。该径路的优点：保持胸廓的完整性、不损伤胸骨、出血少、切口隐蔽。主要缺点：主动脉插管比较困难，发生意外情况需股动脉插管，行主动脉瓣手术显露主动脉瓣比较困难。

3. 部分胸骨劈开　手术径路部分胸骨劈开方法比较多，主要有倒L形、T形、倒T形、胸骨完全横断法等。倒L形切口指采用正中切口第2肋下1.0 cm至剑突，正中劈开胸骨范围为剑突至胸骨柄，横断右半胸骨，保留右侧胸廓内动脉。可行二尖瓣和主动脉瓣手术。该径路的主要优点：损伤较小，切口隐蔽。主要缺点：主动脉插管相对困难，主动脉插管并行主动脉瓣手术则术野局限，操作困难，常常需要股动脉插管。

4. "孔洞式"径路　在右侧胸壁的右腋中线第7肋间、右胸骨旁第4肋间、右腋中线第4肋间各打一个直径1～2 cm的孔。胸腔内操作均为完全胸腔镜下进行，以胸腔镜显示屏为手术视野，不需要直视。该径路的优点：切口非常小、美观、术后疼痛轻，切口不用切断肌肉，可以分离肌肉入胸，不用开胸器。主要缺点：完全胸腔镜下操作，闭式体外循环，技术难度大，学习曲线长。

（二）体外循环技术

微创心脏瓣膜手术的体外循环技术可以根据手术方式进行选择。包括插管位置、体外循环方式、主动脉阻断方法、心肌保护方法等。

1. 插管位置　微创心脏瓣膜手术的动脉插管包括升主动脉、股动脉、腋动脉等。插管的位置选择要根据患者的情况以及手术切口而定。采用升主动脉插管要术前评估主动脉壁硬化情况。对于上部分胸骨切开手术，能充分显露主动脉，因此多采用升主动脉插管。而右胸前外侧切口，升主动脉近端显露较好，而远端显露较差，外科医师多选择股动脉插管。股动脉插管是微创心脏瓣膜手术可选择的插管位置，显露股动脉直接方式插管和经皮股动脉插管均为可选择的方法。静脉插管常用股静脉插管。现代三阶插管辅以动力引流可以提供较好的静脉引流并能减轻右心的压力，这对心肌保护非常重要。右侧股静脉是最常见的插管位置。而根据手术需要，上腔静脉插管可以多选择颈部经皮插管。

2. 体外循环　由于手术视野的限制，微创心脏瓣膜手术常采用周围体外循环技术。该方法具有安全可靠、并发症少等优点，但同时也存在灌注阻力大、灌注流量不足、股动脉或静脉损伤等缺点。

3. 主动脉阻断方法　主动脉阻断方法包括升主动脉直接阻断、经胸特殊阻断钳阻断、主动脉腔内气囊阻断等方法。

4. 心肌保护方法　传统的心脏停搏液多采用顺行灌注方法；对于主动脉瓣关闭不全者可以经主动脉根部直接灌注。根据手术的需要，也可以选择长效的心脏停搏液。

（三）经导管心脏瓣膜植入技术

对于高龄、多种合并症或曾有过开胸手术史的瓣膜病患者，开胸手术的病死率较高。随着新的介入瓣膜的研发和介入治疗技术的进步，经导管心脏瓣膜植入技术得到了快速发展，并取得较为满意的效果。瓣膜输送途径包括经股动脉逆行或经心尖小切口顺行植入。该技术的优点：非体外循环，对患者身体内环境影响小，恢复快，尤其适用于重症患者。但目前仍存在容易发生瓣周漏、支架移位、脑卒中、血管损伤等并发症。

三、手术适应证

手术适应证有二尖瓣替换或成形术、三尖瓣替换或成形术、主动脉瓣替换或成形术。

四、手术禁忌证

除了同传统开胸手术禁忌证外，此外还有：①体重<15 kg和过度肥胖者；②严重胸廓畸形如漏

斗胸，心脏完全位于左侧胸腔内，无法提供最佳的手术视野显露者；③入路胸腔严重粘连者；④严重血管病变，包括腹主动脉、髂动脉或股动脉疾病，或有严重的主动脉粥样硬化、升主动脉内径大于40 mm；⑤心功能分级（NYHA）Ⅳ级、有低心排血量综合征及并发肝、肾功能不全者，近期有神经系统征象如栓塞史者。

五、术前准备

除了传统开胸手术的准备外，还需要行股动、静脉超声检查，排除血管病变或畸形；对于50岁以上的患者需行计算机扫描血管造影检查，排除胸主动脉、腹主动脉、髂动脉、股动脉狭窄；注意排除胸腔镜手术不能处理的合并畸形和病变，合并永存左上腔时，做好术中体外循环插管准备。

六、手术技术

（一）体位与麻醉

右胸入路时患者仰卧位右侧略垫高20°～30°，右上肢抬高并固定手于头侧，上臂应用软垫保护，谨防过伸损伤神经。麻醉同传统开胸手术，成人采用双腔或单腔气管内插管，小儿采用单腔气管内插管，胸腔内操作时进行单肺通气。

（二）手术路径

全胸腔镜手术胸壁作3个孔（1～2 cm），安置保护套。右胸壁第一孔位于右胸骨旁第3肋间，第二孔位于右腋中线第4肋间，第三孔位于右腋前线第5肋间。第一、二孔为操作孔；第三孔为腔镜插入孔。切口一般按三角形分布，位置的选择尚可根据手术类型和病变部位做相应变动。3个孔的功能选择也可根据对心内病变要求和术者习惯变更。胸腔镜辅助下手术在胸壁相应位置加一个小切口。

（三）体外循环技术及管理

1. 体外循环插管

（1）股动脉插管：一般于右侧腹股沟作2～3 cm 纵切口，肝素化，分离出股血管，可在股动脉穿刺导丝引导下或者股动脉切开插入股动脉插管，插管深度10 cm，收紧荷包缝线固定。

（2）股静脉插管：体重15～30 kg 通常选用18 F、20 F 插管，30～60 kg 应用24/29 F 插管，体重60 kg 以上应用30/33 F 插管。全胸腔镜手术通常插1根二级股静脉插管，尖端一级引流口应该插经右心房位于上腔静脉内，二级引流口位于下腔静脉内。阻闭上、下腔静脉绕带后，可以切开右心房进行心内操作。胸腔镜辅助加小切口手术插一根单级股静脉插管和一根上腔静脉插管引流。

（3）上腔静脉插管：全胸腔镜手术一般在儿童单根股静脉插管不能满足静脉引流时，或在右心房黏液瘤避免组织脱落时应用，以及在胸腔镜辅助加小切口手术时应用。上腔静脉插管可经右心房壁荷包缝线中央切开插入，或从颈静脉插入。

2. 体外循环管理　体外循环流量、低温、血液稀释等同传统开胸手术，但要注意启动体外循环待平稳后行单肺通气和进行手术操作，防止因通气不足产生低氧血症。

3. 心脏停搏及心肌保护　采用特制长灌注针经右侧腋中线第4肋间操作孔送入胸腔，经升主动脉根部荷包缝线中心穿刺。插入深度4 mm，妥善固定，排气后连接心肌保护液灌注装置。一般采用加长主动脉阻闭钳经右侧腋前线第二操作孔阻闭升主动脉。经主动脉根部灌注心肌保护液，灌注量、压力、成分、温度同传统开胸手术。

（四）心包切开

单侧通气使术侧肺萎陷，推开肺组织显露纵隔后，于右侧膈神经前2～3 cm处夹住并向上提起心包，平行右侧膈神经作心包切口，自下腔静脉根部到升主动脉。心包切口前缘缝牵引线分别由第二、三孔引出。

（五）二尖瓣置换或成形手术

房间隔或房间沟入路，缝置房间隔牵引线充分显露。如部分瓣环显露不清，可以在瓣叶上缝合牵引线由助手控制角度，可完全得到整个瓣环图像，有利于缝合；按照传统开胸二尖瓣手术方法原则完成手术，全腔镜手术打结采用推结器。

（六）主动脉瓣置换

胸腔镜辅助下经右胸骨旁第2～3肋间进行横形或纵形小切口，断第3肋骨，放置小牵开器显露，经切口直视和胸腔镜辅助下完成手术。

（七）心脏排气与复跳

恢复心脏跳动前，应处于头低位，停止左心吸引，缝闭左心房切口前膨肺排气；开放升主动脉前膨肺、挤压心脏，主动脉根部排气，心脏多能顺利复跳。如果出现持续室颤通过胸外电击除颤。术中胸腔内充二氧化碳气体。

七、手术并发症

1. 股动、静脉插管并发症　包括血管壁撕裂、静脉血栓和局部血肿等。应以预防为主，插管大小选择应适宜，操作要轻柔。

2. 主动脉根部和腔静脉插管处出血　手术宜注意操作轻柔，缝合荷包缝线确实、避免贯穿全层，阻闭牢靠、采用推结器打结，多能预防。

3. 胸壁切口出血　因切口小，出血有时难以发现，并且容易出现迟发性纵隔心包积液或心脏压塞。在心内操作结束后，从心壁到胸壁反复仔细查看彻底止血。

4. 肺部并发症　术中单肺通气由于肺内分流、气管内插管位置不当以及麻醉药物的影响等，易发生低氧血症，防治方法是间歇改为双肺通气。关胸前应充分膨胀萎陷侧肺组织，以防术后肺不张和肺部并发症。

八、手术效果

布霍特（Bouhout）等[4]对2006—2016年手术例数超过100例的微创二尖瓣手术和主动脉瓣手术进行荟萃分析，纳入研究的文献共1 425篇。其中对不分胸骨切口、右侧开胸切口与传统的正中开胸切口比较。主动脉瓣微创手术的早期病死率和远期存活率与传统手术没有明显差别；术后呼吸系统并发症及呼吸机使用时间明显低于传统手术；术中出血量、输血量、术后伤口感染率均低于传统手术，但术后出血再开胸率高于传统手术；术后康复速度及住院时间好于传统手术。在微创二尖瓣手术方面的分析结果与主动脉瓣手术相似。沈金强[5]等（2016）对微创主动脉瓣手术经胸骨上段入路与右胸骨旁入路进行比较，认为两种手术路径均安全有效；胸骨上段切口入路手术适应证广泛，右胸切口避免胸骨切开有助术后康复。俞世强等（2016）对全胸腔镜心脏手术3 864例进行分析，其中瓣膜病1 011例，认为全胸腔镜手术安全可靠、创伤小、并发症少、恢复快，具有良好的中长期效果[6-7]。

（张明奎）

参 考 文 献

［1］　TATEBE S, EGUCHI S, MIYAMURA H, et al. Limited vertical skin incision for median sternotomy [J]. Ann Thorac Surg, 1992, 54 (4): 787-788.

［2］　COSGROVE D M 3rd, SABIK JF. Minimally invasive approach for aortic valve operations [J]. Ann Thorac Surg, 1996, 62 (2): 596-597.

［3］　CRIBIER A, ELTCHANINOFF H, BASH A, et al. Percutaneous transcatheter implantation of an aortic valve prosthesis for calcific aortic stenosis: first human case description [J]. Circulation, 2002, 106 (24): 3006-3008.

［4］　BOUHOUT I, MORGANT M C, BOUCHARD D. Minimally invasive heart valve surgery [J].The Canadian journal of cardiology." Can J Cardiol, 2017, 33 (9): 1129-1137.

［5］　中华医学会胸心血管外科学会胸腔镜微创心脏手术技术操作规范共识专家组, 沈金强, 魏来, 夏利民, 等.右胸骨旁横切口和胸骨上段切口行微创主动脉瓣置换术的临床比较研究 [J].中华外科杂志, 2016, 54(8): 601-604.

［6］　俞世强, 徐学增, 易蔚, 等.全胸腔镜微创心脏手术单中心临床经验 [J].中国体外循环杂志, 2016, 14(1): 87-90.

［7］　易定华, 俞世强, 徐学增, 等.我国胸腔镜微创心脏手术技术操作规范专家共识 [J].中国胸心血管外科临床杂志, 2016, 23(4): 315-318.

第83章
心脏杂交手术

心脏杂交手术（cardiac hybrid approaches）始于20世纪90年代，1996年安格利尼（Angelini）等首先报道了用杂交手术的方式治疗了6例患者[1]。心脏杂交手术主要指通过导管介入治疗技术和微创心脏外科手术方法的结合，利用各自的优势，扬长避短，联合手术治疗比较复杂的心脏病变，以达到减少手术创伤、促使患者更快康复的一种治疗方式。这种治疗方式适用于病情较为复杂、具有一定的条件和适应证的患者。

杂交手术需要组织好各方面的专家队伍，包括心内科、心外科、血管外科、放射科、麻醉科、体外循环科医师，以及手术室护士等，还要有符合条件的杂交手术室。杂交手术室需要较大的空间，除了置放手术室麻醉机、体外循环机、超声心动图机等原有的设备，还要添加心血管造影机等设备，医疗流程也要合理。

心脏杂交手术可以在多种心脏病的治疗中发挥作用[2]，如先天性心脏病、获得性心脏病、心律失常等。很多医院也都积累了较多的杂交手术经验。杂交手术可使一部分危重患者获益，但也有一定的不足，比如需要多学科合作，参与医务人员较多，经济投入和耗费较大，需要不断改进，加以提高。

一、先天性心脏病

在法洛四联症、肺动脉闭锁矫治术中，通过心导管的检查，可以进行诊断和封堵较大的侧支血管；用球囊扩张或植入支架解除右心室流出道和肺动脉狭窄；在室间隔缺损或Taussig-Bing畸形合并主动脉弓缩窄、重度肺动脉高压的情况下，先用导管介入方法植入支架、解除主动脉缩窄，再进行VSD修补或大动脉Switch手术，可缩短手术时间，增强手术安全性。在左心发育不良综合征时植入支架，保持动脉导管开放可以简化手术[3]，术后造影可以监测手术质量。

二、冠状动脉粥样硬化性心脏病

冠状动脉粥样硬化性心脏病（简称冠心病）介入（PCI）治疗通过心导管置入冠状动脉支架解除狭窄，患者创伤小、痛苦少、恢复快。新一代药物洗脱支架（drug eluting stent，DES）再狭窄发生率下降，患者乐于接受。但对于多血管病变和左主干疾病的患者，CABG仍然是首选的治疗方法，是金标准。

CABG用左内乳动脉（left internal mammary artery，LIMA）吻合前降支，10年通畅率在95%以上，具有明显的优势，为世界所公认。在左优势冠状动脉患者100%左心室供血来自左冠状动脉，75%来自前降支，因此缓解心绞痛等症状效果良好。其他血管病变通常用大隐静脉进行吻合，实现再血管化，但大隐静脉的术后一年通畅率为71%～87%，10年通畅率仅50%左右，效果不理想。桡动脉术后1年的通畅率与大隐静脉相似，10年通畅率比起大隐静脉高还不明确。在这种情况下有些患者可以选择杂交手术治疗，即采用微创直接冠状动脉旁路手术（MIDCAB），用机器人或胸腔镜取乳内动脉，用乳内动脉经胸骨左侧小切口吻合前降支，再通过导管置入支架，解除其他冠状动脉血管病变。但双侧乳内动脉（bilateral IMA，BIMA）的使用受到限制，主要是由于胸骨易合并感染，不易愈合，在糖尿病患者中最明显。与用大隐静脉搭桥相比，PCI用洗脱支架具有相似甚至更好的长期通畅率。

杂交手术可以同期或分期进行。同期手术冠状动脉血运重建充分，可以在术中造影确认LIMA到LAD吻合的质量，如果吻合不理想，可以立即重新吻合，必要时可改为常规CABG。分期手术先进行非LAD动脉病变PCI，目前仅限于急性冠脉综合征的患者。患者的血运重建不完全，存在发生心肌梗死的重大风险，并且在植入支架之后由于双重抗血小板治疗，进行LIMA到LAD吻合，有出血的可能性，如进行止血则可能导致支架内血栓形成。因此应尽量同期手术，先行MIDCAB，再行介入治疗。

（一）手术适应证

冠心病的杂交手术适用于主动脉钙化严重、无法进行CABG的冠状动脉狭窄患者，如患者为多支血管病变、高龄、糖尿病、重度肥胖、肾功能不全、肺功能差，可实施杂交手术。患者最近有心肌梗死病史，再次手术，射血分数<0.40以及有严重的主动脉疾病也可以考虑用杂交手术方法治疗。此外患者合并周围动脉血管病变也可以通过杂交手术治疗，如冠心病合并颈动脉[4]、股动脉、肾动脉狭窄，可以同期用球囊扩张并植入支架治疗。

（二）手术禁忌证

（1）左锁骨下动脉或LIMA狭窄，LAD位于心肌内不能进行搭桥手术，患者体重指数超过40 kg/m²。

（2）冠状动脉病变不能进行PCI治疗，例如弥漫性冠状动脉病变，靶血管直径小于1.5 mm、钙化广泛，支架植入术后的冠状动脉完全闭塞、分叉病变以及由于周围动脉狭窄致使导管不能进入，对造影剂过敏，不能进行双重抗血小板治疗等。

（三）手术效果

术后早期（30日）病死率为0～2.6%，长期生存率为84.8%～100%，左乳内动脉1年通畅率93%～100%。杂交手术与常规手术相比输血少、住院时间短，恢复快，感染，肾功能不全发病率低，但在5年生存率、脑卒中并发症等方面无明显优势。对高危患者常规CABG手术仍然是一个金标准的治疗方法，尤其在体外循环下进行CABG手术桥血管远期通畅率高，效果更好[5]。

三、瓣膜病

CABG加瓣膜手术的病死率较单一种外科手术高，微创瓣膜加PCI杂交手术可使操作简化，并降低手术风险，手术死亡率低，为0.7%～2%。

（一）手术适应证

在以下情况下可以考虑行杂交手术治疗：

（1）患者需要进行瓣膜手术并发急性冠状动脉综合征（ACS）。

（2）再次手术在开胸时，由于胸骨和心包粘连，可能导致术中大出血，还可能损伤尚通畅的CABG桥血管，增加了手术的风险。

（3）瓣膜手术后心脏扩大、心包粘连，再做CABG手术增加了困难，再做瓣膜手术显露较差。

（4）患者高龄、高危，不能耐受常规手术等其他原因。

当瓣膜疾病和冠心病并存时，同期进行杂交手术出血风险小，费用少，对患者有利。也可以进行分期手术，但是在冠状动脉支架植入、使用抗血小板药物的情况下进行瓣膜手术是危险的，如不使用抗血小板药物，则构成支架狭窄的风险更大，因此应在洗脱支架植入后3～6个月对这些患者进行手术治疗。

如使用氯吡格雷，可以临时停止使用，以便完成外科手术。但有作者认为两次手术之间的间隔越短，急性肾损伤的风险就越大，PCI和瓣膜手术间隔3周时间，可以降低急性肾损伤的风险。

（二）手术效果

在冠心病和瓣膜病并存的患者中，杂交手术恢复快、并发症少，效果较好[6]。奥兰多·桑塔纳（Orlando Santana）报道222例PCI加瓣膜手术，手术死亡率3.6%，随访1年生存率91.9%，4～5年生存率88.3%[7]。同一作者报告杂交手术加主动脉替换术也会取得很好的结果[8]。如患者高龄、射血分数低、肥胖以及肺和肾功能不全，手术危险性高，可以考虑杂交手术。

四、主动脉疾病

（一）主动脉夹层

主动脉夹层是一种很危险的疾病，较易诊断。患者在发病72 h内因主动脉破裂的病死率高达50%，如未能及时手术治疗，1周内的生存率不到20%。患者多在35～70岁急性发病，对家庭和社会均造成了严重的负担，因此应该积极抢救治疗。

急性主动脉夹层的常规治疗是紧急开胸手术，置换部分或全部主动脉，在手术过程中，体外循环时间较长，需要深低温、停循环，因此对患者的凝血系统和心肺等脏器功能都有损害。术后也可能发生脑卒中、截瘫等神经系统并发症，对年老体弱和有他脏器疾病的高危患者来说手术风险更大。

1. 杂交手术　采用杂交手术，把外科和介入手术结合起来，一次性手术解决患者急性Stanford A型主动脉夹层的病变是比较理想的治疗方式。同期手术具有许多优势。展开支架后，可以立即检查移植物的通畅性和可靠性。

杂交手术可以缩短手术时间，明显地减少手术创伤，从而降低了手术的并发症和病死率，使患者能够更快地恢复。杂交手术使很多患者在手术过程中，不需要深低温停循环，甚至不需要体外循环，减少体外循环的损伤，提高手术的安全性。同期杂交手术切口小，可视性强、操作简便，必要时可术后造影，可以明确吻合后的血管是否通畅，支架位置是否可靠和有无内漏，保证手术质量[9-11]。

2. 手术技术　患者平卧位、全身麻醉、经胸骨正中切口开胸，经股动脉及上、下腔静脉插管建立体外循环，先完成升主动脉置换手术，再用带四分支的人工血管分别吻合头臂动脉血管分支，结扎和封闭头臂血管的近端，并加以标记。将带分支的人工血管主干端-侧吻合在升主动脉上。然后行主动脉弓-降主动脉腔内隔绝治疗（TEVAR），将内覆膜支架植入主动脉弓和降主动脉腔内。经股动脉穿刺造影，确定内膜破口位置及锚定区动脉直径、破口上缘与主动脉弓部三分支开口距离。选取超过锚定区主动脉直径10%～15%覆膜支架，控制血压后经股动脉置入支架，保证支架头端覆盖主动脉弓部标记位置，再次造影确定主动脉真腔支架扩张及假腔闭合良好，支架位置是否准确，是否存在内漏，支架有无扭曲，必要时血管造影评估主动脉弓部血管分支供血情况。

对Stanford B型主动脉夹层累及范围较高、内膜破口距左锁骨下动脉非常近或累及左颈总动脉、锚定区非常短而不适合做单纯介入覆膜支架植入的患者，使用颈部切口行无名动脉及左颈总动脉、左锁骨下动脉转流手术后，扩大了锚定区，使支架释放于较高位置，可以保证手术治疗效果。

（二）胸腹主动脉瘤

患者常规需行胸腹主动脉置换术，手术创伤大、危险性大。杂交手术可减少并发症发生率，提高手术的成功率[12-13]。

1. 手术适应证　主动脉夹层的高危患者，年龄＞70岁，急诊手术，有慢性阻塞性肺疾病、心肌病，再次主动脉手术，主动脉夹层累及头臂血管，或其他胸腹主动脉瘤的患者。

2. 手术禁忌证　慢性病变包括主动脉弓在内的主动脉夹层，不建议采用杂交手术；另一个禁忌证是左椎动脉起源于主动脉弓，因为如果植入支架，它将被闭塞。

3. 手术效果　胸腹主动脉瘤杂交手术成功率会优于开放手术。永久性截瘫是最重要的并发症之一，发生率为3.2%～16%。

五、心房颤动

心房颤动（房颤）是老年人最常见的室上性心律失常，易致心内血栓形成、脑卒中和心力衰竭加重。在阵发性房颤中，导管射频消融的成功率超过70%，但在严重的心脏病和长期持续性房颤的情况下，这种方法的成功率较低。

微创手术在胸腔镜辅助、心脏跳动下，经胸壁小切口行肺静脉隔离及左心耳切除，手术采用双极射频钳消融治疗房颤，已逐渐取代开放式缝合（Maze）外科手术。但由于心脏的外膜消融对二尖瓣峡部和三尖瓣峡部连线不能达到连续性和透壁性损伤，手术后易复发。为了获得最佳效果，需要进行杂交手术[14-15]。

通过微创方法在胸腔镜下进行心外膜消融之后，用心内膜导管标测，检验消融线是否达到双向阻滞，然后用导管进行消融，使消融处透壁损伤更彻底。与导管消融相比，杂交消融治疗阵发性或者持续性房颤效果更好；与单纯外科消融相比，杂交消融更能实现透壁损伤，并可以利用三维标测系统从心内膜对不完整的消融径线进行标测和补充消融，可以提高手术的疗效。

手术效果：对于大多数患者无论是外科Maze手术还是心导管射频消融，杂交手术治疗持续性房颤年效率87.3%，阵发性房颤100%，低于前两种方法。但杂交手术也可以出现多种并发症，最严重的是术中大出血、心房-食管瘘、永久性膈神经损伤、严重感染等。

（吴清玉）

参 考 文 献

［1］ ANGELINI G D, WILDE P, SALERNO T A, et al. Integrated left small thoracotomy and angioplasty for multivessel coronary artery revascularization [J]. Lancet, 1996, 347: 757-811.

［2］ PAPAKONSTANTINOU N A, NIKOLAOS G, BAIKOUSSIS N G, et al. Cardiac surgery or interventional cardiology? Why not both? Let's go hybrid [J]. Cardiol, 2017, 69 (1): 46-56.

［3］ KENNY D P, HIJAZI Z M. Current status and future potential of transcatheter interventions in congenital heart disease [J]. Circ Res, 2017, 120 (6): 1015-1026.

［4］ CHIARIELLO L, NARDI P, PELLEGRINO A, et al. Simultaneous carotid artery stenting and heart surgery： expanded experience of hybrid surgical procedures [J]. Ann Thorac Surg, 2015, 99 (4): 1291-1297.

［5］ SAHA T, NAQVI S Y, GOLDBERG S. Hybrid Revascularization: A Review [J]. Cardiology, 2018, 140 (1): 35-44.

［6］ GEORGE I, NAZIF T M, KALESAN B, et al. Hybrid coronary intervention and valvular cardiac surgery [J]. Ann Thorac Surg, 2015, 99 (6): 2032-2037.

［7］ SANTANA O, PINEDA A M, CORTES-BERGODERI M, et al. Hybrid approach of percutaneous coronary intervention followed by minimally invasive valve operations [J]. Ann Thorac Surg, 2014, 97 (6): 2049-2055.

［8］ SANTANA O, XYDAS S, WILLIAMS F, et. al. Outcomes of a hybrid approach of percutaneous coronary intervention followed by minimally invasive aortic valve replacement [J]. J Thoraci Dis, 2017, S7: S569-S574.

［9］ YOUNES H K, DAVIES M G, BISMUTH J, et al. Hybrid thoracic endovascular aortic repair: pushing the envelope [J]. J Vasc Surg, 2010, 51: 259-266.

［10］ XYDAS S, MIHOS C G, WILLIAMS R F, et al. Hybrid repair of aortic arch aneurysms: a comprehensive review [J]. J Thorac Dis, 2017 , 9 (7): 629-634.

［11］ SHIRAYA S, NAKAMURA Y, HARADA S, et. al. Debranching thoracic endovascular aortic repair for distal aortic arch aneurysm in elderly patients aged over 75 years old [J]. J Cardiothorac Surg, 2020, 15 (1): 13.

［12］ PIFFARETTI G, TRIMARCHI S, GELPI G, et al. Hybrid repair of extensive thoracic aortic aneurysms [J]. Eur J Cardiothorac Surg, 2020, 58 (5): 940-948.

［13］ BIANCARI F, MARISCALCO G, MARIANI S, et al. Endovascular treatment of degenerative aneurysms involving only the descending thoracic aorta: systematic review and meta-analysis [J]. J Endovasc Ther, 2016, 23(2): 387-392.

［14］ LA MEIR M, GELSOMINO S, LUCÀ F, et al. Minimally invasive surgical treatment of lone atrial fibrillation: early results of hybrid versus standard minimally invasive approach employing radiofrequency sources [J]. Int J Cardiol, 2013, 167 (4): 1469-1475.

［15］ COX J L, CHURYLA A, MALAISRIE S C, et al. A hybrid maze procedure for long-standing persistent atrial fibrillation [J]. Ann Thorac Surg, 2019, 107 (2): 610-618.

第84章

机器人在心脏外科中的应用

第1节 机器人心脏外科发展简况

近年来，我国心脏外科事业得到了较快发展，微创外科理念不断深入人心，机器人心脏外科手术是微创心脏外科的代表方向之一。机器人心脏手术可最大限度地减小手术切口、降低手术创伤、术后恢复快，是目前微创心脏外科最前沿的技术。

自20世纪80年代起，国外先后有3种机器人手术系统用于手术，第一代伊索（AESOP）和第二代宙斯（Zeus）机器人外科手术系统，第三代是达·芬奇（da Vinci）机器人手术系统，目前达·芬奇手术系统成为应用最为广泛的外科手术机器人。

我国手术机器人系统自主研发时间较短，但已取得了长足进展，天玑骨科手术机器人系统和睿米神经外科手术机器人已取得国内医疗器械注册证，妙手S多孔腔镜手术机器人系统已进入临床试验阶段，其他各类手术机器人系统仍在研发攻关阶段。除骨科和神经外科手术机器人系统外，达·芬奇手术机器人在国内腔镜手术机器人系统中仍处于垄断地位。

达·芬奇机器人手术系统主要由三部分构成：术者控制台、床旁机械臂车和视频成像系统。三部分组件在手术室内通过数据传输光缆连接为一体，实现交互式信息传递，术者于控制台利用手柄控制机械臂的运动，另一名助手在患者旁协助完成手术。该系统可控性强、操作精细、手术视野良好、术者劳动强度降低、不易疲劳，可以提高术者工作效率和准确度（图84-1-1）。

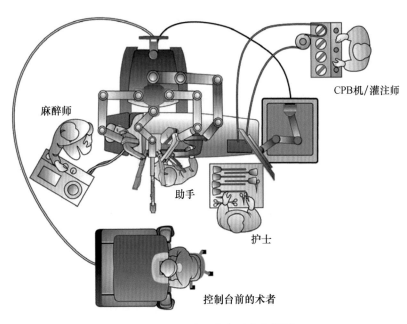

图84-1-1 达·芬奇手术室设置

近年来,以达·芬奇为代表的机器人手术平台,因其高清的3D操作图像、具备7个自由度和钥匙孔大小的手术切口等优势,已经广泛应用于外科多个学科,包括心脏外科、泌尿外科、普通外科、妇科、胸外科等。

在心脏外科领域,机器人手术系统首先应用于二尖瓣成形术中,1998年卡彭蒂尔(Carpentier)等[1]使用达·芬奇原型机完成首例机器人辅助下二尖瓣成形术。1999年莫尔(Mohr)等[2]报道使用达·芬奇系统完成了世界首例机器人辅助下冠状动脉旁路移植术。2000年福兰克(Falk)等[3-4]报道22例机器人辅助下冠状动脉旁路移植术,并进一步证实利用心脏内固定器心脏不停跳下机器人冠状动脉旁路移植术的可行性。2004年杰罗萨(Gerosa)等[5]报道机器人辅助治疗心房颤动。2005年苏松(Suematsu)等[6]报道了使用达·芬奇机器人系统行动脉导管未闭结扎术;墨菲(Murphy)等[7]报道3例机器人辅助下左心房肿瘤切除术;纳维亚(Navia)等[8]报道机器人辅助下左心室电极植入术,无手术失败及并发症发生。

2006年12月,解放军总医院率先在国内引进当时世界最先进的四手臂达·芬奇S机器人。2007年1月,解放军总医院高长青等[9]成功完成国内首例全机器人微创房间隔缺损修补术。自2006年后不断有达·芬奇机器人手术系统落户国内各大医院。2009年8月复旦大学附属中山医院魏来等[10]开展达·芬奇机器人心脏手术,此后国内大的心脏中心陆续有报道使用达·芬奇机器人辅助心脏手术。随着科技的不断进步,机器人手术系统也在不断更新换代。2019年8月南昌大学第一附属医院万力等应用当时国内首台第四代达·芬奇Xi机器人成功完成1例房间隔缺损修补术和三尖瓣成形手术。以机器人为核心的微创心脏外科在全世界范围内广为研究和开展,机器人辅助手术已应用于心脏外科诸多病种。

第2节 机器人心脏手术的适应证及禁忌证

一、适用机器人辅助心脏手术病种

(1)机器人先天性心脏病矫治,包括房间隔缺损修补术、膜周部室间隔缺损修补术、部分型心内膜垫缺损矫治术、动脉导管未闭结扎术、部分型肺静脉异位引流矫治术。

(2)机器人冠状动脉旁路移植术(totally endoscopic coronary artery bypass grafting,TECAB)、肋间小切口微创冠状动脉旁路移植术(minimally invasive direct cornary artery bypass,MIDCAB)、杂交手术(Hybrid技术)。

(3)机器人二尖瓣成形或二尖瓣置换术、三尖瓣成形或三尖瓣置换术。

(4)机器人心房肿瘤切除术。

(5)其他手术,包括心房颤动射频消融术、左心室起搏电极植入术等。

二、机器人心脏手术适应证

(1)患者外科手术指征明确。

(2)患者心功能允许,EF>45%。

(3)患者身高大于130 cm、体重>30 kg。

(4)升主动脉无严重的粥样硬化、钙化。无双下肢股动静脉、右侧颈内静脉狭窄或畸形。

(5)肺功能、血气分析、胸片和气管检查正常,可行双腔气管插管和耐受单肺通气。

(6)生化检验无肝、肾功能障碍及凝血功能障碍等。

（7）其他纳入标准同常规开胸下手术相关要求。

三、机器人心脏手术禁忌证

（1）患者重度胸膜粘连，升主动脉严重的粥样硬化、钙化。

（2）严重的双下肢动静脉畸形或狭窄。

（3）合并重度肺动脉高压或慢性阻塞性肺疾病的患者不宜长时间单肺通气。

（4）既往胸部手术史或心脏手术史。

（5）严重的胸廓或脊柱畸形，影响双腔气管插管或手术操作。

（6）肥胖，体重指数＞35 kg/m² 为相对禁忌证。

（7）主动脉瓣中度以上关闭不全及左心房血栓为相对禁忌证。

（8）升主动脉直径大于40 mm谨慎实施。

（9）合并有需同期处理的其他复杂心内病变。

第3节　特殊的术前检查

机器人心脏手术治疗，除常规开胸手术检查外，还需完成以下特殊检查：

（1）双侧股动脉、股静脉、髂静脉和右侧颈内静脉的超声检查。

（2）60岁以上患者，需行腹主动脉、髂动脉和股动脉的CTA三维重组，明确是否存在动脉粥样硬化性狭窄和迂曲等情况；若行冠状动脉搭桥患者需行内乳动脉CTA检查，了解内乳动脉走形排外内乳动脉闭塞扭曲。

（3）50岁以上患者常规行冠状动脉造影检查，冠状动脉造影应避免经右侧股动脉路径，因右侧股动脉是体外循环首选插管部位，以免局部形成血肿而影响血管的分离、显露和插管。

（4）胸部CT明确是否存在升主动脉粥样硬化、钙化，肺功能检查明确肺功能情况等。

第4节　体外循环的管理

机器人辅助心脏手术是通过小切口入路技术完成的，不能按常规方法建立体外循环（CPB），需要通过外周血管建立体外循环。采用股动脉、股静脉、右侧颈内静脉建立体外循环，引流不畅时使用负压辅助静脉引流（VAVD）技术，经操作孔缝合灌注荷包并插灌注针，侧胸壁戳孔使用Chitwood钳阻断升主动脉。该方法操作简捷，安全可靠，效果良好。

一、建立外周体外循环的方法

通过外周血管插管建立体外循环时，应根据患者的体重及股动、静脉管腔直径的大小选择合适的动、静脉插管。在不经右心房入路的手术中（二尖瓣成形或置换、左心房黏液瘤摘除术），静脉引流管可选择双极股静脉插管，可不用颈内静脉插管。但作者认为，左心系统手术最好也采用股静脉插管联合右颈内静脉插管双静脉引流，这样更有利于术野的暴露，使得手术安全性更高。全麻双腔气管插管后，麻醉医师行右侧颈内静脉预置入一中心静脉穿刺导管，适量肝素水封管备用。

（一）游离与显露股动脉、股静脉

在消毒前根据触摸股动脉搏动的位置，做股动脉和股静脉的体表标记，常规消毒铺巾后，取腹股沟2 cm切口，切开皮肤后，显露股动脉和股静脉，然后分别在股动脉和股静脉远近端套带备用（作者不做股动脉荷包，避免出现血肿影响穿刺插管，且荷包打结容易导致血管狭窄，拔管后远近端阻断缝合）。

（二）股动脉插管

全身肝素化后，股动脉穿刺后泥鳅导丝引导Medtronic股动脉插管进入，尽可能插深，动作需轻柔，遇阻不可强行突破，需退出重插，避免插管进入髂内等其他分支血管。固定后逐渐撤除管芯及导丝。排气后与体外循环动脉灌注管道连接，确保术中不发生意外情况（体外循环开始前需测试灌注压力确保股动脉插管无异常）。

（三）股静脉插管

插管前比对股静脉至右心房长度，股静脉穿刺后在TEE引导下将导丝轻轻送至右心房，将股静脉的两根套带向上提起，术者用尖刀在荷包缝线圆圈的中央戳眼，然后用蚊式钳扩张，再将插管顺导丝送至右心房，撤除管芯及导丝后与体外循环下腔静脉引流管接头连接，固定于手术台备用。

（四）右颈内静脉插管

在TEE引导下，术者将导丝经预置的右颈内中心静脉导管送入右心房，助手将预置导管退出，术者将扩张器顺导丝扩张皮肤和皮下组织，在TEE引导下，将插管送入右心房与上腔静脉结合部，并与体外循环上腔静脉引流管接头连接，缝合固定于手术台上。

二、体外循环方法

（1）在右侧胸壁定位、打孔，与机器人手术系统连接后插入内镜及机械手臂，经内镜套管持续向胸腔内吹入CO_2气体（压力 5～10 mmHg）。

（2）体外循环转流开始后术者才可切开心包。

（3）体外循环按常规方法开始，静脉引流先采用重力引流方式，待引流充分后，封闭氧合器的所有排气出口，如静脉引流管引流不畅可打开VAVD，将引流方式改为负压辅助引流，通常负压控制在－40 mmHg左右。

（4）完成心内操作后，缝闭右心房时去除负压，待体温升到正常、血流动力学稳定后按常规体外循环方法停机。

第5节 右胸入路机器人辅助心脏手术

一、麻醉和手术体位

全身麻醉后双腔气管插管，左侧桡动脉穿刺建立动脉血压监测。患者右侧胸部抬高并左倾30°，右上肢置于半垂固定体位，暴露右侧胸壁。插入食管超声探头，于左前和右后胸部贴好体外除颤电极板备用（图84-5-1）。

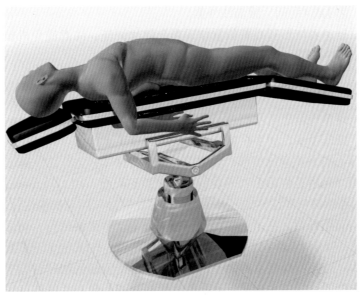

图84-5-1　达·芬奇机器人手术体位

二、手术技术

（一）胸壁定位、打孔方法

建立外周体外循环，左肺单肺通气后于右侧胸壁打孔，右侧胸壁进胸，用于房、室间隔缺损修补术、二尖瓣和三尖瓣手术、心房黏液瘤切除等体外循环下心内手术（图84-5-2）。

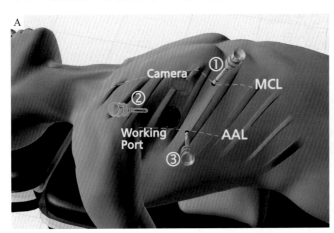
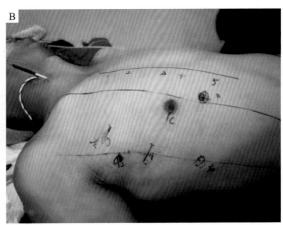

图84-5-2　右侧胸壁打孔
A. 达·芬奇机器人手术胸壁定位及打孔方法；B. 达·芬奇机器人手术胸壁定位。
Camera：镜头孔；MCL：锁骨中线；AAL：腋前线；Working Port：操作孔

镜头孔（蓝色，12 mm）：第4或5肋间，锁骨中线稍外侧。

第一器械孔（黄色，8 mm）：第5或6肋间，锁骨中线上（左心房拉钩，可使用胸壁穿刺提线钩牵拉牵引线代替）。

第二器械孔（绿色，8 mm）：第2或3肋间，腋前线稍内侧。

第三器械孔（红色，8 mm）：第5或6肋间，腋前线上。

辅助工作切口（黑色，3.5 cm）：第4或5肋间，腋前线稍内侧。

Chitwood阻断钳：第3或4肋间，腋前线外侧。

上述各孔定位可根据患者体形和心脏位置作适当个体化调整，注意避免机械臂互相碰撞干扰，以达到最佳的术野暴露和操作效果。

（二）机器人房间隔缺损修补术

机器人系统的机械臂车推至患者左侧适当位置，机械臂与穿刺套管连接，插入微创器械，术者于控制台前、三维视野下操作手术，助手在患者右侧协助完成手术操作。体外循环开始后，于膈神经前方2 cm切开心包，暴露心脏及主动脉根部，切取适当大小的自体心包补片，通过工作孔取出后用0.2%戊二醛中浸泡处理备用。悬吊心包后上、下腔静脉套带预备阻断。用3/0 prolene线于升主动脉缝合一灌注针荷包并套管，用停跳液长灌注针插入升主动脉，灌注管排气后与长灌注针连接，在第3或4肋间腋前线下方插入Chitwood阻断钳，在术者指引下，置于升主动脉阻断部位，切忌阻断钳损伤肺动脉和左心耳，阻断升主动脉，顺灌4∶1冷血停跳液或康斯特保护液（HTK液）至心脏停搏，胸腔内持续给予低流量二氧化碳气体。心脏停搏满意后，上、下腔静脉套带阻断后切开右心房，暴露房间隔缺损并探查心内结构，根据缺损的位置、大小及形状采用直接缝合或心包补片修补房间隔缺损，修补或缝闭缺损最后1～2针时，停止心内吸引并请麻醉医师膨肺，彻底排出左心内残余气体，开放升主动脉，检查房间隔缺损修补处有无残余分流，4/0 prolene线连续缝合右心房切口。如合并存在三尖瓣中、大量反流时，可先行三尖瓣成形或置入三尖瓣成形环，而后行房间隔缺损修补术，经食管超声（TEE）检查手术效果。辅助平稳后停止体外循环并撤离机械臂，鱼精蛋白中和肝素后探查胸腔内各处无出血，留置胸腔闭式引流管，常规缝合各穿刺切口。手术结束后，在手术间为患者将气管插管更换为单腔气管插管，并反复膨肺使塌陷的肺叶复张（图84-5-3）。

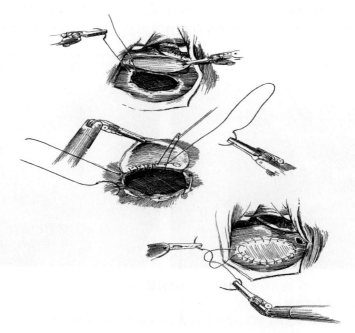

图84-5-3　达·芬奇机器人辅助下房间隔缺损修补

（三）机器人二尖瓣成形术、置换术

前期手术操作同机器人房间隔缺损修补术，可单根股静脉引流管至右心房引流，无须上、下腔阻断。心脏停搏后经房间沟切口切开左心房，调整心房拉钩，使二尖瓣及瓣下结构暴露良好。探查左心房及二尖瓣结构，根据二尖瓣病变情况决定手术方式，瓣膜条件适合成形行二尖瓣成形或置入二尖

瓣成形环，瓣膜条件不适合成形行二尖瓣置换术，二尖瓣置换采用间断缝合。心内操作结束后以 4/0 prolene 缝线连续缝合左心房切口，膨肺排气后，开放升主动脉，经食管超声（TEE）评估二尖瓣手术效果。辅助平稳后停止体外循环并撤离机械臂，鱼精蛋白中和肝素后探查胸腔内各处无出血，留置胸腔闭式引流管，常规缝合各穿刺切口。手术结束后，在手术间为患者将气管插管更换为单腔气管插管并反复膨肺使塌陷的肺叶复张。

机器人几乎可以完成所有常规开胸二尖瓣成形术式。对于二尖瓣后叶脱垂最常用的方法为二尖瓣后叶部分瓣叶切除、对合缝合瓣叶并植入二尖瓣成形环，机器人手术也可用于较复杂的前叶成形中。

（四）机器人三尖瓣成形术、置换术

前期手术操作同机器人房间隔缺损修补术，可不停跳下完成手术。心脏停搏后经右心房切口切开右心房，调整心房拉钩，使三尖瓣及瓣下结构暴露良好。探查三尖瓣结构，根据三尖瓣病变情况决定成形或置换术，三尖瓣置换采用间断缝合。心内操作结束后以 4/0 prolene 缝线连续缝合右心房切口，经食管超声（TEE）评估三尖瓣手术效果。辅助平稳后停止体外循环并撤离机械臂，鱼精蛋白中和肝素后探查胸腔内各处无出血，留置胸腔闭式引流管，常规缝合各穿刺切口。手术结束后，在手术间为患者将气管插管更换为单腔气管插管，并反复膨肺使塌陷的肺叶复张。

机器人几乎可以完成所有常规开胸三尖瓣成形术式。机器人手术也可用于较复杂的瓣叶成形术中。

（五）机器人左心房黏液瘤切除术

前期手术操作同机器人房间隔缺损修补术。心脏停搏后经房间沟切口切开左心房，调整心房拉钩，暴露左心房黏液瘤，探查黏液瘤性质、大小及基底部附着位置。先于基底部缝 1 针牵引线，予以彻底完整切除瘤蒂，将肿瘤置于腔镜下标本袋中自工作孔中取出，切除肿瘤标本常规送病理。蒂部切缘予电刀电灼，探查房间隔有无缺损及缺损大小，如有房间隔缺损，根据缺损大小采取直接缝合或补片修补。停止心内吸引并膨肺，彻底排出左心内残余气体。用 4/0 prolene 线连续缝合左心房切口。膨肺排气后，开放升主动脉，经食管超声评估二尖瓣手术效果。辅助平稳后停止体外循环并撤离机械臂，用鱼精蛋白中和肝素后探查胸腔内各处无出血，留置胸腔闭式引流管，常规缝合各穿刺切口。手术结束后，在手术间为患者将气管插管更换为单腔气管插管，并反复膨肺使塌陷的肺叶复张。

第 6 节　左胸入路机器人辅助心脏手术

左胸入路机器人辅助心脏手术用于单侧或双侧内乳动脉游离、心脏不停跳冠状动脉旁路移植、心包肿瘤切除等手术。达·芬奇机器人手术系统由于视野放大，操作精准灵活，可代替人手的微小操作，完全能实施冠状动脉旁路移植术。

机器人辅助下冠状动脉旁路移植术主要适用于左冠状动脉前降支、对角支或部分回旋支需要搭桥的高度选择性患者。机器人冠状动脉旁路移植术手术方式包括机器人游离内乳动脉后，左侧胸壁小切口下冠状动脉旁路移植术（MIDCAB）；全机器人下冠状动脉旁路移植术（TECAB），可在体外或非体外循环下完成。对于需要多支冠状动脉再血管化治疗的患者，可选择"杂交技术"来完成，即机器人左冠状动脉前降支搭桥，其余血管病变同期或分期行内科介入治疗。

一、机器人辅助非停跳下冠状动脉旁路移植术

（一）麻醉和手术体位

全身麻醉后双腔气管插管，保证术中左肺萎陷以暴露左侧胸腔空间，左侧桡动脉穿刺建立动脉血压监测。患者左侧胸部抬高并手术床右倾30°，左上肢置于半垂固定体位，暴露左侧胸壁。

（二）胸壁定位、打孔方法

常规消毒铺巾后，先行右侧肺单肺通气，左肺塌陷于左侧胸壁打孔3个，内镜孔位于第5肋间腋前线处，直径1 cm，左、右机械臂孔分别位于第3及第7肋间，直径0.8 cm，三孔基本呈一直线。将达·芬奇机器人手术系统平台推至患者右侧合适位置，连接机械臂和穿刺套管。内镜进入胸腔后，灌注CO_2加压，胸腔内压力维持于6～8 mmHg，以利于视野的暴露，此时应注意监测患者血流动力学变化情况。术者于控制台上通过三维成像系统观察胸腔内结构，应用机器人专用组织镊和电铲骨骼化游离内乳动脉。从第1肋间游离至第6肋间内乳动脉分叉处，分支用电凝切断或钛夹夹闭较大侧支。取双侧内乳动脉时，分离前纵隔胸膜，先游离右侧内乳动脉，后游离左侧乳内动脉。游离完毕后，调整镜头方向，游离心包表面脂肪，沿前降支走行方向切开心包，暴露靶血管（前降支或对角支），全身肝素化（1 mg/kg）后切断内乳动脉远端，并以钛夹固定于心包合适位置。撤除达·芬奇机器人手术系统，根据靶血管吻合位置于左胸壁第4肋间前外侧取6 cm的切口（女性行乳房下缘切口）进胸，悬吊心包，显露靶血管并用稳定器固定，切开靶血管位置，检查内乳动脉血流量良好后修剪其末端，用8/0 prolene连续吻合内乳动脉和靶血管，吻合完成后，多普勒流量监测仪检测乳内动脉血流量。确切止血，鱼精蛋白中和肝素。置胸腔闭式引流管，逐层缝合胸壁（图84-6-1）。

对于大多数患者为前降支或对角支单支病变，第4肋间进胸显露满意，少数患者由于心脏位置改变或考虑吻合部位需调整至第5肋间。这种切口操作简单易行，术后胸廓稳定性好。切口大小以靶血管显露充分并能安置心表稳定器为原则。吻合方法与正中开胸手术无异，但技术难度增加。部分前降支、对角支双支病变患者还可左内乳动脉的序贯吻合技术来完成手术（图84-6-2）。

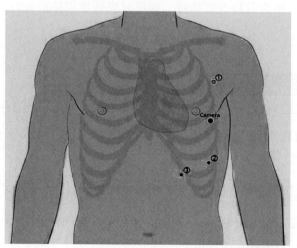

图84-6-1　达·芬奇机器人辅助下左乳内动脉获取胸部定位及打孔方法

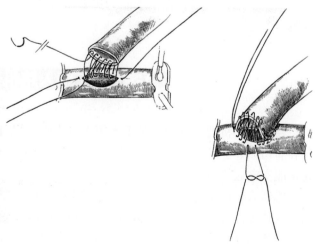

图84-6-2　左乳内动脉-前降支/对角支端侧吻合

二、杂交手术

杂交手术（Hybrid 技术）分为一站式和分站式杂交。冠状动脉旁路移植术（CABG）及经皮冠状动脉介入治疗（PCI）是目前治疗冠状动脉粥样硬化性心脏病的重要方法，随着微创冠状动脉旁路移植术（MIDCAB）及经皮冠状动脉介入治疗研究的进一步深入，应用 MIDCAB 联合 PCI 技术，即杂交手术治疗冠状动脉多支血管病变逐渐进入人们的视野。因冠状动脉介入治疗后必须服用抗血小板药物以保持支架通畅，而外科手术治疗前需停用抗血小板药物，因此应用杂交手术治疗多支血管病变，必须先行机器人冠状动脉搭桥而后行介入治疗，一站式进行或分站式进行。分站式杂交的好处：前降支首先获得再血管化，后期行冠状动脉介入治疗安全性提高；微创手术后 6～8 h 即口服抗血小板药物，为分站式介入治疗做充分准备，而分站式杂交手术则可在支架植入同期行内乳动脉造影，评估桥血管全程及吻合口的通畅情况。研究证实，冠状动脉多支血管病变采用杂交技术近中期行冠状动脉造影术显示桥血管和支架功能良好。

第 7 节　其他机器人心脏手术

机器人应用在动脉导管未闭结扎术、膜周部室间隔缺损修补术、部分型心内膜垫缺损矫治、部分型肺静脉异位连接矫治术、心房颤动射频消融术、左心室起搏电极植入术等也可见临床报道，取得较好的临床效果。

近 20 年来，经过各大临床中心的不断研究和临床应用，机器人辅助心脏手术技术取得了巨大进步。机器人手术系统在心脏外科应用的结果表明，该术式同正中开胸手术相比，可以减少输血量、明显减轻手术创伤、缩短住院时间、提高患者生活质量。然而机器人手术系统及相关耗材的投入较高，患者经济负担较重，相对限制其发展。良好的外科基础是开展机器人心脏手术的必要条件，作者的体会是，在胸腔镜心脏手术的基础上可以减少一定手术技巧训练时间，缩短学习曲线。随着经济和科技的发展，手术医师的技术进步，机器人心脏外科手术将会得到更广泛的应用。

（万　力）

参 考 文 献

［1］　CARPENTIER A, LOULMET D, AUPECLE B, et al. Computer assisted open-heart surgery: first case operated on with success [J]. C R Acad Sci Ⅲ, 1998, 321 (5): 437-442.

［2］　MOHR F W, FALK V, DIEGELER A, et al. Computer-enhanced coronary artery bypass surgery [J]. J Thorac Cardiovasc Surg, 1999, 177 (6): 1212-1214.

［3］　FALK V, DIEGELER A, WALTHER T, et al. Total endoscopic computer enhanced coronary artery bypass grafting [J]. Eur J Cardiothorac Surg, 2000, 17 (1): 38-45.

［4］　FALK V, DIEGELER A, WALTHER T, et al. Total endoscopic off-pump coronary artery bypass grafting [J]. Heart Surg Forum, 2000, 3 (1): 29-31.

［5］　GEROSA G, BIANCO R, BUJA G, et al. Totally endoscopic robotic-guided pulmonary veins ablation: an alternative method for the treatment of atrial fibrillation [J]. Eur J Cardiothorac Surg, 2004, 26 (2): 450-452.

［6］　SUEMATSU Y, MORA B N, MIHALJEVIC T, et a1. Totally endoscopic robotic-assisted repair of patent ductus arteriosus and vascular ring in children [J]. Ann Thorac Surg, 2005, 80 (6): 2309-2313.

［7］ MURPHY D A, MILLER J S, LANGFORD D A. Robot-assisted endoscopic excision of left atrial myxomas [J]. J Thorac Cardiovasc Surg, 2005, 130 (2): 596-597.

［8］ NAVIA J L, ATIK F A, GRIMM R A, et al. Minimally invasive left ventricular epicardial lead placement: surgical techniques for heart failure resynchronization therapy [J]. Ann Thorac Surg, 2005, 79 (5): 1536-1544.

［9］ 高长青. 机器人外科学 [M]. 北京: 人民卫生出版社, 2015.

［10］ 魏来, 沈金强, 夏利民, 等. 达·芬奇机器人手术系统在51例心脏手术中的应用 [J]. 复旦学报 (医学版), 2013, 40 (6): 699-703.

第 10 篇

心力衰竭的外科治疗

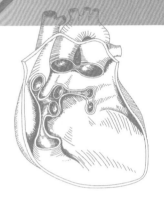

主动脉内球囊反搏（intra-aortic balloon pump，IABP）是机械辅助循环的方法之一，系通过动脉系统植入一根带球囊的导管到降主动脉内左锁骨下动脉开口远端，在心脏舒张期球囊充气，在心脏收缩前球囊排气，减少心脏做功，减少心肌氧耗，增加心肌氧供，起到辅助衰竭心脏的作用。

IABP技术是经过多年不断研究改进发展起来的。1952年坎特罗威茨（Kantrowitz）实验证明，血液从股动脉吸出，舒张期回注入冠状动脉，可增加冠状动脉血流量。后来虽然不曾见到这种方法有什么实际应用，但它为各种反搏技术提供了理论基础。20世纪60年代初克劳斯（Clauss）等开始探索主动脉内反搏方法，他们将一根导管插入主动脉内，在心脏舒张时将一部分血液打回主动脉内，以降低动脉收缩压，增加舒张压。这一技术在动物实验和临床试用中证实是有效的，但存在着血液机械性破坏。由于股动脉和主动脉根部的延迟时相，妨碍有效地减低心脏后负荷和提高舒张压，由于动脉血管供血不足在心源性休克时血液引出困难，而不能实际应用。此后，穆洛普洛斯（Moulopoulos）等（1962）研制了主动脉内球囊泵，利用球囊的充气与排气，取得了与Clauss相同的"反搏"效果[1]。经不断研究改进，1967年Kantrowitz首先用于临床治疗心源性休克[2]。60多年来，经过多位学者的努力，装置不断改进，积累了丰富的临床经验，IABP已成为治疗心衰的常规方法[3]。

一、辅助作用原理

球囊在心电图或动脉压力触发下，与心脏同步充气排气，心脏舒张期，球囊迅速充气，主动脉舒张压升高，冠状动脉流量增加，心肌供氧增加；心脏收缩前，球囊迅速排气，主动脉压力下降，心脏后负荷下降，心脏射血阻力减少，心肌耗氧量下降[3]（图85-0-1，图85-0-2）。

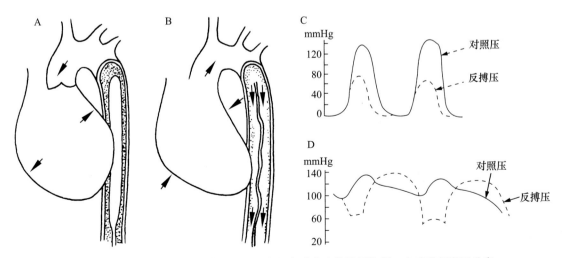

图85-0-1 主动脉内球囊反搏，使左心室和主动脉内收缩压降低，主动脉舒张压升高
A. 心脏舒张期，气囊充气；B. 心脏收缩期，气囊排气；C. 左心室压力曲线，收缩压减低；D. 主动脉压力曲线，舒张压升高，收缩压减低。

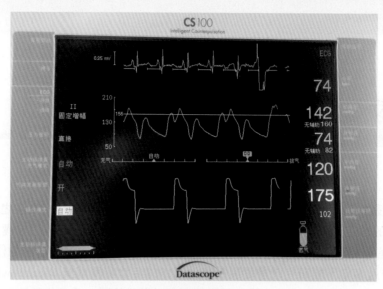

图 85-0-2　主动脉内球囊反搏机器监测屏幕显示主动脉压力波形

心电图触发反搏，反搏频率 2∶1，反搏使动脉收缩压降低、舒张压升高、舒张末压降低。

二、装置及材料

（一）反搏机器

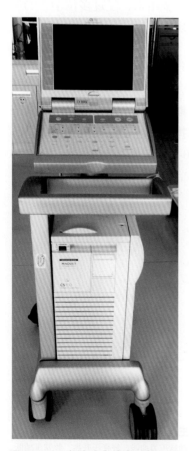

反搏机器为球囊导管的驱动部分，由监测、调控、动力部分组成。监测部分可以通过屏幕显示患者的心电图、动脉压及波形（图 85-0-2）；调控部分根据患者的心电、动脉压触发反搏，使驱动反搏与心跳同步，当体外循环心脏停搏期间可用内置频率启动反搏；动力部分由气体压缩机和真空泵组成，使氦气充进球囊和排出[3]（图 85-0-3）。

（二）球囊导管

球囊导管为一次性使用，导管末端连一聚氨酯材料制成的球囊。球囊形状有单囊、双囊两种，目前应用的多为单囊。导管有单腔、双腔两种，目前应用均为双腔。单腔只能通气，双腔除通气外还能监测动脉压，插入引导钢丝，注入造影剂，确定血管是否狭窄及球囊位置，还可采集动脉血液标本。根据气囊充气量多少，有 5 mL、7 mL、9 mL、12 mL、20 mL、25 mL、35 mL、40 mL、50 mL 等不同容积，可供不同体重的儿童和成人选用。

IABP 自应用于临床，驱动装置和球囊导管不断改进提高，其操作更加简单方便，驱动装置自动化程度不断提高，更加安全。可自动通过心电或压力信号调控充排气时相，达到最佳反搏效果。亦可应用半自动、手动调控。球囊导管 20 世纪 70 年代为经吻合于股动脉的人工血管植入；80 年代研制出经皮穿刺导管，最初球囊为卷绕式，要人工旋转才能打开；80 年代末改为折叠状，可自动打开，但要经穿刺鞘管植入。现在，普遍应用经皮穿刺无鞘管球囊导管，可避免或减少穿刺部位远端缺血。这些改进使球囊导管植入更加简单方便[3]。

图 85-0-3　主动脉内球囊反搏机器

三、应用指征

应用IABP的患者均有重症心衰、低心排血量综合征。应用前要根据临床表现、监测及实验室检查结果、床旁超声检查、床旁X线胸片，综合评估，及时应用。术后患者应通过综合评估，除外造成低心排血量综合征的机械因素，如心脏压塞、人工瓣膜活动障碍、冠状动脉桥阻塞、先天性心脏病畸形纠正不满意等，这些问题通过IABP的应用可能有所缓解，但根本问题需再次手术才能解决[3-4]。

（一）适应证

IABP在临床已广泛应用于各种重度心力衰竭的患者。各种原因导致的心力衰竭都可应用，但以冠心病效果好、应用多[4]。

（1）在高危因素心脏病患者手术中预防性应用，如瓣膜患者术前心功能Ⅳ级，冠状动脉血流重建术前EF＜0.3。

（2）心脏手术后脱离心肺机困难。

（3）心脏手术后低心排血量综合征。

（4）缺血性心脏病，急性心肌梗死并发心源性休克，机械性并发症室间隔穿孔、二尖瓣反流，顽固性心绞痛，顽固性严重心律失常，PTCA及外科手术前后的辅助。IABP-SHOCK Ⅱ表明，急性心肌梗死并发心源性休克患者应用IABP不能减少早期和晚期病死率[5]，欧洲心衰指南将应用级别下调至Ⅲ级，但在临床实践中IABP仍在广泛应用于急性心肌梗死并发心源性休克的患者。

（5）心脏移植前后的辅助治疗。

（6）体外循环手术中产生搏动性血流。

（7）与ECMO同时用于心衰的辅助治疗。

（8）作为晚期心衰患者心脏移植、心脏恢复的桥梁。

（二）应用指征

IABP的应用指征并非固定不变，与病种、病变程度、发展变化趋势等因素有关，以下各项作为应用IABP的参考[3]。

（1）多巴胺用量＞10 μg/（kg·min），或并用两种升压药，且血压仍有下降趋势。临床工作中我们体会到不同病种有所区别，风湿性心脏病、先天性心脏病术后多巴胺用量虽然大于10 μg/（kg·min），但病情稳定，尿量好，可密切观察，暂不用IABP；冠心病术后多巴胺用量虽不足10 μg/（kg·min），但心率大于120次/min，应及早应用IABP。

（2）心脏指数＜2.0 L/（m²·min）。

（3）平均动脉压＜50 mmHg。

（4）左心房压＞20 mmHg。

（5）CVP＞15 cmH₂O。

（6）尿量＜0.5 mL/（kg·h）。

（7）末梢循环差，手足凉。

（8）精神萎靡，组织供氧不足，动脉或静脉血氧饱和度低。

（9）乳酸持续增加。

一有指征，应尽早应用[6-7]。如果犹豫不决，待病情进一步恶化，多脏器功能不全后再行应用，就会影响治疗效果，患者很难存活。

（三）禁忌证

（1）绝对禁忌证：较重的主动脉瓣关闭不全；主动脉窦瘤破裂；主动脉动脉瘤；脑出血。以上疾病应用IABP会使病情加重，甚至危及生命。

（2）相对禁忌证：不可逆的脑损伤；心内畸形纠正不满意；有转移的肿瘤；严重髂动脉钙化或外周血管疾病；过度肥胖、腹股沟有瘢痕的患者，禁止在未用导引鞘管的情况下送入IABP导管。

（四）撤除指标

因IABP限制患者活动，患者经IABP辅助，心功能恢复后应撤除IABP。可逐渐减少反搏频率和反搏幅度：1:1、1:2、1:3，并密切观察病情变化，如病情稳定，可停反搏机并立即撤除球囊导管，切不可停搏后留在体内观察，这样可致血栓形成[3]。下列情况，可以考虑停用IABP：

（1）多巴胺用量<5 μg/（kg·min），且依赖性小，减药后对血流动力学影响小。

（2）心脏指数>2.5 L/（m^2·min）。

（3）平均动脉压>80 mmHg。

（4）尿量>1 mL/（kg·h）。

（5）手足暖，末梢循环好，意识清醒，问答正确。

（6）已撤除呼吸机且血气正常。

（7）减小反搏幅度和反搏频率时，上述指标稳定。

（8）床旁超声心动图评估，心肌收缩、心腔大小改善。

（9）乳酸已恢复正常或已下降。

四、应用

（一）球囊导管的选择

选择合适大小的球囊导管非常重要，球囊太小会降低辅助效果，球囊过大，不能正常扩张，易于疲劳破裂，并且破坏血液成分，有造成动脉壁损伤的危险。球囊导管的选择标准是球囊充气后阻塞主动脉管腔的90%～95%，球囊容积大于心脏每搏量的50%。按照标准，根据患者身材大小选择合适的球囊导管，身高大于180 cm，选择50 mL球囊导管；身高165～180 cm，选择40 mL球囊导管；身高小于165 cm，选择35 mL球囊导管，儿童根据体重酌情选择[3]。

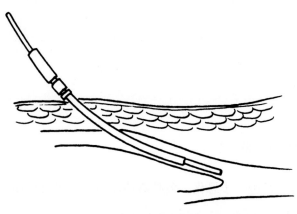

图85-0-4　经皮股动脉穿刺法植入球囊导管

（二）IABP导管植入与撤除方法

1. 经皮穿刺法　经皮穿刺法为目前常规应用的方法，操作简便，适用于手术室、ICU、病房、导管室（图85-0-4）。

（1）植入方法：常规选择股动脉，为了方便患者活动，晚期心脏病长期应用的患者可选腋动脉[8]。下面以股动脉为例说明。选择股动脉搏动较好一侧，腹股沟区皮肤消毒铺巾，局部麻醉，动脉穿刺针与股动脉呈≤45°刺入股动脉，通过穿刺针芯将导丝送入股动脉，保留导丝，退出穿刺针，在导丝旁做皮肤小切口，沿导丝将扩张器送入股动脉。准备球囊导管，球囊导管接上单通管，用注射器抽净球囊内气体，使气囊膜紧密地贴附到一起，从盘内将其抽出，保留单通管。退出扩张器，以手压迫皮肤控制出血，沿导丝将球囊导管送入股动脉直至预定位置（主动脉内左锁骨下动脉开口远端2 cm）。如球囊导管送入困难，可通过鞘管植入，具体步骤为扩张后退出扩张器，沿导丝将扩张器和鞘管一起送入股动脉，撤出扩张器，球囊导管通过鞘管腔沿导丝送入动脉，外撤鞘管，如体内保留鞘管过多，球囊不能完全退出鞘管，不能正常充气排气。固定鞘管和球囊导管，撤去单通管，球囊导管通过延长管连接至反搏机器。将球囊导管中心管连接至压力传感器和反搏机器，以检测动脉压、触发和调控反搏，压力传感器调零后选择触发（心电图或动脉压力波形），启动反搏[3]。

（2）撤出方法：未用鞘管的气囊导管直接拔出，用鞘管的球囊导管将球囊拔至鞘管（不拔入），一手压迫股动脉穿刺点下方，一手拔除鞘管及球囊，喷出少量血液，冲出可能存在的栓子，用手指在股动脉穿刺点表面皮肤局部压迫30 min，加压包扎24 h[3]。

2. 股动脉切开法　股动脉切开法现已被经皮穿刺法取代，该法只用于成人穿刺法失败或儿童股动脉细不适于穿刺者（图85-0-5）。

（1）植入方法：选择股动脉搏动较强的一侧，局部消毒铺巾，0.5%普鲁卡因溶液或0.5%～1%利多卡因溶液局部麻醉，自腹股沟韧带下缘开始在股动脉表面作长约5 cm的皮肤切口，游离股动脉及其分支并阻断，纵行切开股动脉1～1.5 cm，取一段内径10 mm或8 mm、长5 cm的人工血管，近端剪成45°的斜面，用4/0或5/0聚丙烯线连续吻合于股动脉，开放股动脉远端阻断钳，检查吻合口有无漏血，如有漏血应补针缝合。测量切口至胸

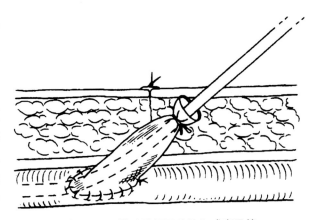

图85-0-5　股动脉切开法植入球囊导管

骨角距离为球囊导管插入长度，用丝线在导管上结扎作标记，以止血钳提起人工血管边缘，插入气囊，用手捏紧人工血管控制出血，双重结扎人工血管，防止漏血。也可将气囊导管套入人工血管后植入，开始反搏后再吻合人工血管，以节约抢救时间。

在紧急情况下，股动脉作荷包缝线，球囊导管套入人工血管后，从荷包缝线中插入股动脉，立即开始反搏。

（2）撤出方法：拆开皮肤缝线，剪开人工血管结扎线，球囊充入少量气体后拔出，拉出可能存在的栓子，喷出少量血液，冲出可能的凝血块，钳夹人工血管根部，剪短人工血管，对端连续缝合，用抗生素或有机碘液反复冲洗后缝合皮肤。

3. 经胸升主动脉植入法　经胸升主动脉植入法适用于股动脉不能植入气囊导管或心脏手术过程中（图85-0-6）。

（1）植入方法：用主动脉侧壁钳夹住部分升主动脉侧壁，将直径10 mm、长约20 cm的人工血管与主动脉切口作端-侧吻合（亦有人用大隐静脉代替人工血管），插入气囊导管，结扎人工血管远端，并使之固定于胸壁皮下。

（2）撤出方法：不需开胸，拆开皮肤缝线，取出球囊导管，结扎或缝合人工血管远端，将其包埋于皮下。

以上三种方法，可根据医院条件和患者情况酌情选择。无论选用哪种方法，最好在X线监测下送入导管，但多数病

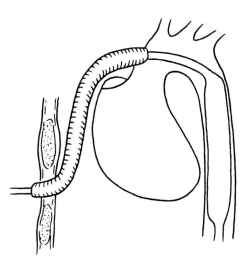

图85-0-6　经胸升主动脉植入球囊导管

例不具备X线监测条件，送入导管后应尽快拍摄X线片，以确定导管位置是否合适，及时调整球囊位置。

（三）反搏机器的操作

反搏机器种类不同，操作规程大同小异，应用前要仔细阅读说明书，熟练掌握其性能及操作规程。反搏机的一般操作程度如下。

（1）监测动脉压及波形：双腔球囊导管通过导管中心腔连接传感器，观察动脉压力波形变化，根据动脉波形调整反搏时相，并可用以触发反搏。

（2）连接心电图：选择R波高尖、T波低平的导联，触发反搏，并观察心率、心律变化。

（3）反搏时相的调控：当机器处于自动模式时，球囊充气和排气自动调控，充气和排气时相键无效，当机器处于半自动或手动模式时，需调解充气和排气时相键。使球囊在舒张期相当于重搏波切迹处充气，使舒张压高于收缩压，在心脏收缩前排气，使舒张末压比对照值低5～10 mmHg。调整好反搏时相非常重要，它是获得最佳辅助效果的关键；否则，会降低辅助效果，甚至有害。充气过早，主动脉瓣尚未关闭，阻碍心室排空，加重心脏负担；充气过迟，减少舒张压升高时间，减少冠状动脉血流的增加，辅助效果减低；排气过早，同充气过迟，辅助效果减低；排气过迟，左心室收缩时气囊尚未排气，增加心脏射血阻力，增加心肌耗氧量[3]（图85-0-7）。

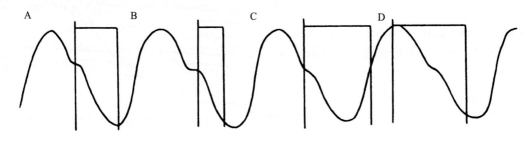

图85-0-7　反搏时相调控

A. 效果最佳；B. 充气过迟排气过早；C. 排气过迟；D. 充气过早。

（四）抗凝

气囊材料系血液相容性好的聚氨酯制成，所以抗凝要求不严格，血栓形成多由于停搏所致。术后不用肝素并不增加肢体缺血，术后应用肝素增加出血，术后心包、纵隔引流管未拔，渗血多，可暂时不用抗凝药。术后渗血少，可应用肝素0.5～1 mg/kg，4～6 h静注一次，使ACT维持在150 s左右[3]。

五、应用期间的观察与处理

应用IABP期间要密切观察反搏效果及病情变化，定时评估，及时处理[3]。

（一）辅助有效的表现

1. 动脉压力波形改变　舒张压升高，大部分舒张压高于收缩压，但有时血管张力低，心率过快（＞120次/min）或血容量不足，舒张压虽升高，但略低于收缩压，也有辅助效果；收缩压及舒张末压下降（图85-0-1，图85-0-2）。

2. 临床情况改善　升压药用量逐渐减少；心排血量增加；血压逐渐回升，静脉压或左心房压逐渐减低；心率、心律恢复正常；尿量增加；末梢循环改善，手脚变暖；乳酸下降。

如果用IABP后病情无改善，甚至恶化，应进一步查找原因，及时采取针对性措施。

（二）应用失败的原因

应用 IABP 者部分失败，常见的原因如下[6]。

（1）应用太晚：医师试图用药物纠正心衰，对应用 IABP 犹豫不决，低心排血量时间长，组织缺氧，造成多脏器损害。

（2）病情过重：IABP 在心脏具有一定的收缩功能和维持一定血压的情况下才有效，动脉收缩压不能低于 50 mmHg。心室收缩力差者需用心室辅助装置或体外膜氧合装置。

（3）存在机械性因素：如先天性心脏病畸形纠正不满意，瓣口狭窄或反流，冠状动脉搭桥后主要桥阻塞，心脏压塞。如应用 IABP 无效，应分析其原因，如怀疑存在机械性因素，应尽快做床旁超声检查，明确原因后应尽早再次手术，否则患者很难存活。

（4）撤除过早：患者病情有所恢复，但尚未稳定，撤出 IABP 后又重新恶化。这种情况应及时再次植入球囊导管，进行辅助支持。

（三）提高治疗效果的其他措施

尽管 IABP 疗效优于目前应用的任何药物，但 IABP 不能替代常规疗法，下列措施对于提高抢救成功率是必要的[6]。

（1）保持血容量平衡：既要补足血容量，预防低血压及心率过快，又要针对术后组织间隙水潴留，防止过多的体液进入血液循环后造成循环血量过多，加重心脏负荷。

（2）纠正酸中毒：低心排血量综合征组织灌注不足，易致代谢性酸中毒，影响心肌收缩力，应给予碳酸氢钠纠正。

（3）纠正心律失常：心率过快（>120次/min）和心律失常都影响辅助效果，要针对不同原因，给予纠正。心率快为低血容量所致者要补足血容量，应用去乙酰毛花苷 C（西地兰）、β受体阻滞剂；心房颤动，且心率较慢者，应用心脏起搏器。

（4）应用正性肌力药物：维持一定的动脉压和血管张力，有助于提高反搏压。升压药只能根据心功能恢复血压回升情况逐渐减量，不能减得过快或骤停用药。

六、并发症

早年应用 IABP 的并发症发生率高达10%～36%，某些并发症可延长患者住院时间，严重者如动脉穿孔、下肢缺血可致死致残。近年由于球囊导管的改进及经验的积累，并发症发生率明显降低。了解并发症发生的原因，采取预防措施，降低并发症的发生率，尽早发现并发症给予及时正确地处理，对于提高抢救成功率非常重要[3]。

（一）下肢缺血

下肢缺血为多见而严重的并发症。

（1）原因：球囊导管或鞘管粗，股动脉细，或股动脉粥样硬化造成的狭窄，阻塞股动脉；球囊导管或鞘管周围血栓形成；经皮穿刺者，血管片形成活瓣；血栓脱落栓塞；血管痉挛。

（2）表现：缺血肢体疼痛，肌肉痉挛，皮肤颜色苍白、花斑、变凉，足背动脉搏动消失。

（3）预防：选择搏动较好的一侧股动脉植入球囊导管；选择合适的球囊导管，应用无鞘管经皮穿刺球囊导管，以防阻塞股动脉血流；适当抗凝；持续反搏，不能停、搏交替，以防停搏时在气囊表面形成血栓，在搏动时脱落。定时观察下肢脉搏、温度、颜色变化，发现情况及时处理，否则有造成下肢缺血坏死的危险。

（4）处理：手术取出脱落的栓子，如心功能稳定，则拔出球囊；如病情不稳，可采用人工血管搭桥术，即用人工血管将髂动脉或对侧股动脉的血液引流到阻塞部位的远端，或取出球囊导管后在对侧重新植入股动脉。如下肢因缺血肿胀严重，应行筋膜切开术减压，如下肢已经坏死，应行截肢手术，以防毒素吸收导致肾衰竭。

（二）感染

有局部和全身感染，早期切开植入法局部感染多见，现在经皮穿刺法发生少。
（1）原因：紧急情况下操作，消毒不彻底。
（2）预防：注意无菌操作，全身及切口局部用抗生素。
（3）处理：局部换药，如感染经久不愈，取出残留的人工血管，以滑线缝合血管壁。

（三）出血和血肿形成

（1）原因：经皮穿刺法导管植入时血管壁撕裂或拔除后加压压迫不够或压迫位置不准，形成血肿。切开法人工血管吻合口缝合不严，股动脉或血管分支损伤，止血不彻底。
（2）预防及处理：人工血管吻合要严密；体外循环后，暂不用抗凝药；腹股沟局部加压包扎或沙袋压迫止血；血管损伤较重者应外科修复，出血多者应输血。

（四）导管插入夹层

（1）原因：动脉迂曲，动脉内膜有斑块狭窄，内膜不平。患者不能平卧，动脉形成角度。植入气囊导管时过度用力。
（2）表现：如仅仅导管进入夹层，血液未进入夹层，夹层不限制气囊扩张，反搏效果与气囊在主动脉腔内时相似，只在尸检和动脉造影时发现。如气囊扩张受限，则有气囊充气不全的表现。如血液进入夹层形成动脉夹层，动脉夹层压迫重要脏器动脉开口，造成相应脏器缺血衰竭，如肾衰竭。
（3）预防：经皮穿刺法植入时，穿刺针回抽血液通畅，以保证穿刺针在血管腔内。插入导管时动作轻柔，不可过度用力，如遇阻力，应旋转导管插入、停止插入或经升主动脉插入。
（4）处理：如怀疑导管进入夹层，应该做血管造影，经证实后要立即撤出导管。但往往患者病情严重，转运到导管室做造影比较困难。动脉夹层造成脏器缺血，要急诊手术修复。

（五）动脉穿孔

（1）原因：同导管插入夹层。
（2）表现：患者腰背疼痛，不可解释的低血容量、低血压，腹主动脉、髂动脉穿孔表现为腹部隆起。
（3）预防：参考导管插入夹层的预防。
（4）处理：快速输血，维持血压，急诊手术。

（六）导管插入困难

（1）原因：小体重或儿童股动脉细，动脉痉挛，动脉扭曲，动脉腔内狭窄。
（2）处理：选较细的球囊导管，用导丝插入，或选对侧股动脉、髂动脉、腹主动脉、胸主动脉插入导管。

（七）气囊破裂

（1）原因：在插入球囊导管时，尖锐物擦划气囊；动脉粥样硬化斑块刺破球囊；动脉内壁有突出的硬化斑块，球囊未全部退出鞘管或植入锁骨下动脉内形成折曲，折曲部位膜易折破裂。

（2）表现：反搏波形消失，通气管内有血液吸入。

（3）预防：应用前常规检查球囊有无破裂，球囊不要接触尖锐、粗糙物品，送入球囊导管后，鞘管要部分撤出，体内保留12 cm，将球囊送至合适位置。

（4）处理：一旦发生，要立即拔出球囊导管，否则进入球囊内的血液凝固，气囊将无法拔出，只能通过动脉切开取出。

七、效果

IABP的应用效果优于目前应用的任何药物，是抢救重症心衰的有效手段[4, 6]。蒙延海（2014）应用Meta分析的方法评价冠状动脉移植术前高危患者预防性应用IABP的效果[9]，共入选患者1 386例。与对照组相比，试验组（术前预防性应用IABP）在术后住院病死率（RR＝0.37；95% CI：0.22～0.63）、术后低心排血量综合征（RR＝0.40；95% CI：0.19～0.87）及术后肾功能不全（RR＝0.59；95% CI：0.39～0.90）的发生率明显减少，差异具有统计学意义（分别$P<0.01$，$P=0.02$，$P=0.01$）；试验组患者的ICU时间（SMD＝－0.72；95% CI：1.13～0.31；$P<0.01$）和住院时间（SMD＝－0.34；95%CI：－0.68～0.01；$P=0.04$）较对照组明显缩短；由此得出结论：高危患者CABG术前预防性应用IABP可能是安全有效的，能够改善心功能，减少术后低心排血量综合征、肾功能不全等严重并发症的发生，从而降低围手术期病死率，提高CABG高危患者的手术效果。

赞格里格（Alberto Zangrillol）（2015）综合分析8个随机临床试验625例患者（312例应用IABP组，313例为对照组），观察术前应用IABP对冠状动脉搭桥手术的影响，术前应用IABP死亡风险明显减低［312例死亡11例（3.5%），313例死亡33例（11%）］，表明术前应用IABP可以减少冠状动脉搭桥手术患者的围手术期和术后30 d病死率[10]。

费里德（Justin A. Fried）报道2011年至2016年132例慢性心衰失代偿心源性休克的患者应用IABP，30日生存率为84.1%，78%进行心脏移植或缓解出院。表明IABP是慢性心衰失代偿心源性休克患者的一线选择[11]。

登乌伊尔（Corstiaan A den Uil）等（2019）报道了非急性心肌梗死、心衰、心功能失代偿和低心排血量综合征的患者应用IABP和强心药物随机对照临床试验的结果，IABP组比药物组效果更好，混合静脉氧饱和度改善，心脏输出功率增加，NT-proBNP减低，体内潴留液体减少，呼吸困难改善，各项指标IABP组都优于药物组。30日病死率分别是23%和44%[7]。

比马拉吉（Arvind Bhimaraj）报道2007年至2018年休斯敦卫理公会医院对晚期心衰的患者经皮穿刺腋动脉植入IABP，在195例明确的患者中，终端器官改善的患者桥接到下一步治疗，133例（68%）成功地进行了心脏移植（120例）和左心辅助装置（13例）；16例IABP辅助期间死亡；18例需要辅助升级。右心房压高，右心房/肺楔压比率高，左心室舒张末径小和缺血性心肌病和死亡有关。心脏移植和左心辅助装置存活率分别是87%和62%。37%由于故障需要替换[8]。

古尔（Burcu Gul）报道2013年至2017年该院193例心源性休克患者应用IABP的结果，平均年龄68.8岁，38%心脏停搏，LVEF为33.7%，30日总病死率为36%，发生心源性休克后置入IABP小于1 h的病死率是24%，而大于1 h是49%，0、1、2、3 h植入者的病死率分别为18%、21%、36%、74%。说明尽早植入IABP可以明显改善30日生存率[12]。

李（Yongnan Li）等（2019）综合分析29个研究4 576例应用A-VECMO加IABP或单用ECMO的结果，单用ECMO院内病死率是63.1%（1441/2285），ECMO加IABP是58.4%（1339/2291），表明ECMO加IABP可以减少心源性休克的病死率[13]。

八、经验与启示

IABP对于衰竭的心脏是一种强有力的辅助措施，疗效优于目前应用的任何药物。用常规疗法治疗无效，需及早应用IABP，如不及时应用，多脏器因低心排时间长、全身组织缺血缺氧损伤导致多脏器功能不全或衰竭。即使心功能恢复，患者难以存活或存活异常艰难，往往并发难以控制的消化道大出血或感染性休克，从而导致死亡。IABP只是帮助心脏做功，不能代替心脏做功，心功能损伤严重者要应用可代替心脏做功的ECMO或心室辅助装置。部分患者可以发生并发症，最严重的是血管并发症，但如上文所述正确应用IABP，采取预防措施，可减少并发症的发生率。

（吴　信）

参 考 文 献

［1］ MOULOPOULOS S D, TOPAZ S, KOLFF W J. Diastolic balloon pumping (with carbon dioxide) in the aorta-a mechanical assistance to the failing circulation [J]. Am Heart J, 1962, 63: 669-675.

［2］ KANTROWITS A, TIONNELAND S, FREED P S, et al. Initial clinical experience with intra-aortic balloon pumping in cardiogenic shcok [J]. JAMA, 1968, 203 (2): 113-118.

［3］ 吴信. 主动脉内气囊反搏[M] // 吴清玉. 心脏外科学. 济南: 山东科学技术出版社, 2003: 225-231.

［4］ 吴信, 胡宝琏, 刘平, 等. 主动脉内球囊反搏术在不同心脏病术后应用效果的比较 [J]. 中国循环杂志, 1997, 12 (2): 107-109.

［5］ THIELE H, ZEYMER U, NEUMANN F, et al. Intraaortic balloon support for myocardial infarction with cardiogenic shock [J]. NEJM, 2012, 367 (14): 1287-1296.

［6］ 吴信, 胡宝莲, 张极, 等. 心内直视术后应用主动脉内球囊反搏的初步经验 [J]. 中国循环杂志, 1991, 6 (5): 434-438.

［7］ DEN UIL C A, VAN MIEGHEM N M, BASTOS M B, et al. Primary intra-aortic balloon support versus inotropes for decompensated heart failure and low output: a randomised trial [J]. EuroIntervention, 2019, 15 (7): 586-593.

［8］ BHIMARAJ A, AGRAWAL T, DURAN A, et al. Percutaneous left axillary artery placement of intra-aortic balloon pump in advanced heart failure patients [J]. JACC Heart Fail, 2020, 8 (4): 313-323.

［9］ 蒙延海, 张燕搏, 王水云, 等. 高危患者冠状动脉旁路移植术前预防性应用主动脉内球囊反搏泵的临床效果: Meta 分析 [J]. 中国循环杂志, 2014, 29 (增刊): 81.

［10］ ZANGRILLO A, PAPPALARDO F, DOSSI R, et al. Preoperative intra-aortic balloon pump to reduce mortality in coronary artery bypass graft: a meta-analysis of randomized controlled trials [J]. Crit Care, 2015, 19 (1): 10.

［11］ FRIED J A, NAIR A, TAKEDA K, et al. Clinical and hemodynamic effects of intra-aortic balloon pump therapy in chronic heart failure patients with cardiogenic shock [J]. J Heart Lung Transplant, 2018, 37 (11): 1313-1321.

［12］ GUL B, BELLUMKONDA L. Usefulness of intra-aortic balloon pump in patients with cardiogenic shock [J]. Am J Cardiol, 2019, 123 (5): 750-756.

［13］ YONGNAN L, SHUJIE Y, SIZHE G, et al. Effect of an intra-aortic balloon pump with venoarterial extracorporeal membrane oxygenation on mortality of patients with cardiogenic shock: a systematic review and meta-analysis [J]. Eur J Cardio-chorac Surg, 2019, 55 (3): 395-404.

第86章
心室辅助装置

心室辅助装置（ventricular assist device，VAD）又称心脏辅助泵（heart assist pump），因多用于左心室，通常称为左心室辅助装置（left ventricular assist device，LVAD）。该装置将血液由静脉系统或心脏泵入动脉系统，部分或全部代替衰竭的心脏做功，用于经过最佳药物治疗而顽固性心衰仍无改善的患者，以维持循环保持组织器官灌注，赢得时间，等待心脏功能恢复或等待供体心脏进行心脏移植，或作为慢性晚期心衰患者的终点长期辅助。LVAD是机械循环支持装置（mechanical circulatory support devices，MCSD）之一。目前临床应用的机械循环支持方法有数种（表86-0-1），各有特点，临床酌情选用。本章主要介绍LVAD并简单介绍与之有关的MCSD临床应用。

表86-0-1 机械循环支持方法

方法	名称
挤压法	①胸外心脏挤压；②人工心脏挤压；③机械心脏挤压
反搏法	①主动脉内球囊反搏（IABP）；②舒张期肢体挤压反搏（体外反搏）
转流法	①左心（房或室）-动脉转流（左心辅助）；②右心（静脉）-肺动脉转流（右心辅助）；③双侧转流（双心辅助）；④静脉-动脉转流，用氧合器（ECMO）；⑤静脉-静脉转流，用氧合器（ECMO）
代替法	全人工心脏

一、历史回顾

LVAD的研发已有50多年的历史。1963年廖塔（Liotta）等报道了临床首次应用于心衰，该装置将左心房与降主动脉连接，提供部分左心转流，该患者4日后死于心搏骤停。1966年德贝基（DeBakey）第一次成功地实施了气动LVAD的应用，为一主动脉瓣二尖瓣置换术后心力衰竭患者，10日后患者顺利脱离辅助装置，18日后治愈出院。1984年第一个经美国FDA批准的LVAD Novacor（Baxter，Oakland，CA）应用于临床，1994年美国FDA批准LVAD作为心脏移植前的过渡治疗使用。2003年FDA批准LVAD作为终末期心脏病的永久辅助治疗。2006年跨部门合作注册机械辅助循环支持组织（The Interagency Registry for Mechanically Assisted Circulatory Support，INTERMACS）建立，该组织负责规划机械辅助循环装置的发展，它的成立进一步促进了LVAD的发展。随着恒（持续）流式LVAD的出现与发展，传统的搏动式LVAD逐渐被取代。2014年及2015年，INTERMACS的统计资料表明：2006至2014年底机械循环装置的使用例数逐年增多，已经超过15 000例，其中绝大多数为左心室机械辅助装置（13 286例）；近年来几乎全部为持续流式泵，搏动泵已经在大多数心脏中心停用。2006至2013年底使用机械循环装置的心脏中心增加到200多个。

我国在世界上也较早开展LVAD的研制，全国各地多家单位多位学者先后开展了LVAD的研究工作。1965年上海仁济医院叶椿秀研制了第一具囊状（第一代）LVAD。1983年中国医学科学院基础医学研究所杨子彬开展了第一代气动隔膜泵及驱动装置的研制，植入山羊体内并存活287 h。1990年广东省心血管病研究所与上海仁济医院合作研制气动隔膜泵，为纪念罗征祥和叶椿秀两位教授对此所做出的贡献，该装置被取名为罗叶泵，1998年用于临床。2001年中国医学科学院阜外医院吴清玉将心室辅助血泵Novacor植入1例由于缺血性心肌病而导致心力衰竭的33岁患者体内，2年后成功进行了心脏移植[1]。1984年上海第二医科大学钱坤喜进行叶轮（第二代）辅助泵的研制，1987年研制成叶轮旋转型双心室辅助泵并用于动物实验。1996年中国医学科学院阜外医院李国荣在朱晓东的指导下进行可植入体内的微型轴流（第二代）泵的研究，经多年不断改进，研发出轴向磁力卸载式微型可植入轴流泵，2018年通过国家检测并进行了临床试验。2012年苏州同心公司研制出第三代全磁悬浮血泵（CH-rAD），2017年北京中国医学科学院阜外医院以人道主义救助形式用于心衰患者。于2021年11月获得国家药品管理局批准。2009年天津泰心医院和中国运载火箭技术研究院第十八研究所合作，开始研制磁液双悬浮血泵；2019年以人道主义救助形式成功植入2例晚期心衰患者。2022年7月植入式左心室辅助系统HeartCon（火箭心）获得国家药品管理局批准上市。2013年重庆永仁心公司从日本引进"永仁心"项目，2019年植入式左心室辅助装置EVAHEARTI（永仁心）获得国家药品管理局上市批准。

纵观LVAD 50多年发展史，由于其研发涉及医学、生物医学工程、机械、电子、电磁、材料、力学多个学科，需医学与生物医学工程密切结合；研制涉及医疗、开发商、投资人，需医、工、商协力合作，与其他项目相比进展相对缓慢，许多学者为此投入毕生精力，仍未达到临床应用，未见显效，但他们超前的理念、闪光的思路、不懈的努力、成功的经验、失败的教训都化作LVAD发展路上的基石。

二、心室辅助装置的类型及分代

（一）类型

经过50余年的研究，已有多种心脏辅助装置问世，按结构与性能大致分为转子泵（roller pump）、气动泵（pneumatically assist pump）、电动泵（electrically powered pump）、旋转持续血流泵（continuous flow/rotary systems）。根据是否为脉动性血流分为搏动性泵与恒流血泵（continuous flow），气动泵和电动泵为搏动泵，转子泵和旋转泵为恒流性泵（离心泵通过变速可达搏动效果）。转子泵已不再用。根据辅助泵植入部位分为体内（胸腔、腹部）泵、体外泵。根据植入方式分为经皮穿刺植入、小切口植入、胸骨正中切口植入。根据辅助泵应用目的，可分为短期应用和长期应用（>3个月），短期应用多作为心脏可逆性急性损伤的临时辅助，长期应用多为心脏急慢性不可逆性损伤等待心脏供体的长期辅助或终点长期辅助。根据患者年龄和应用血泵大小分为成人泵和儿童泵[2]。

（二）分代

50多年来，血泵结构性能不断改进提高，可分为三代，第一代为囊状搏动性血泵，血泵为囊状，由气体或电机推动泵膜，产生搏动性血流，血泵出入口有人工瓣膜，常用的有Thoratec PVAD泵、Novacor泵、HeartMate IP泵、Heart Excor泵、BVS5000泵等。这种装置可辅助左心室、右心室、双心室，如用于双室辅助，由于泵体较大只能置于体外，单纯左心室辅助，根据泵品种不同，可置于体内或体外。这些泵的最初设计是作为心脏移植的桥梁，首次植入该装置并此后成功地进行心脏移植完成于1984年。多年来装置不断改进，装置的小型化，使患者带装置回家等待心脏供体成为可能，20世纪90年代应用最多，主要为短期应用，部分可长期使用。但由于体积大、耗能多、噪声、经皮管道较粗、感染等并发症多，泵膜损坏、瓣膜毁损等故障多，日常生活不便，有时引起致命的并发症，故随着第二代血泵的临床应用增加，目前已基本弃用于长期辅助。第二代为旋转持续血流血泵，包括轴流泵（axial flow）及离心泵（centrifugal flow），体积是第一代的1/7，重量为第一代的1/4，噪声小，耐久性好，经皮导线细，常用的有HeartMate II泵、Jarvik 2000血泵、Impella泵、TandemHeart泵等。20

世纪90年代研发的第二代血泵克服了第一代搏动泵的缺点，改善了应用结果，提高了生活质量，装置体积小、易植入、噪声小、减少了感染发生率；结构简单，没有瓣膜部分，没有气囊室，降低了泵失功的发生率。2008年FDA批准HeartMate Ⅱ作为心脏移植的桥梁，2010年FDA批准HeartMate Ⅱ作为终点长期辅助，使患者具有较好的生活质量，可以走动，脏器功能恢复，一些患者甚至可以恢复工作。第三代血泵的突出特点是利用磁悬浮或水力悬浮，从而不需要轴承，可以减少机械磨损及对血细胞的破坏，减少血栓及感染等，有HeartWare血泵、Incor泵、DuraHeart血泵、HeartMate Ⅲ等。第三代血泵显著减小了泵的体积，HeartWare泵甚至可以植入体内作为双心室辅助，预期10年无毁损，能达到每分钟10 L的流量，可以全流量辅助。HeartMate Ⅲ是由Thoratec公司设计的第三代辅助装置，通过规律性地变换旋转速度可产生搏动性血流，避免血液在泵室内淤滞，减少血栓和栓塞的危险[3]。

三、心室辅助装置的基本结构

不论哪种辅助泵，基本由四部分组成：泵室、驱动系统、监测调控系统、能源[2]。

1. 泵室　泵室是辅助心脏的重要部分，它的作用是辅助自然心脏推动血液循环，维持脏器血液灌注。

2. 驱动系统　驱动系统是推动血液流动的部分，有气体驱动、电机驱动、电液驱动、叶轮驱动。

第一代辅助装置囊状泵的泵室与驱动系统是分开的，驱动系统的气体或电机推动囊状隔膜致使血液流动。第二代及第三代辅助装置泵室与驱动系统是一体的，泵室内旋转的叶轮使血液流动。

3. 监测调控系统　监测调控系统监测血流动力学变化，根据需要调节泵流量。

4. 能源　目前应用的有交流电、电池，核能尚处于研究阶段。

四、心室辅助装置的标准

人工心脏只有50多年的历史，所以目前尚无理想的辅助泵，理想的长期辅助泵应符合下列标准[2]：

（1）可产生有效的血流动力学效应，流量可随需要而调节。美国国家心肺血研究院制订的长期辅助泵标准：在安静状态下当泵率75～100次/min时，泵血量达到4～7 L/min；当平均充盈压≤15 mmHg，泵率≤120次/min，动脉压≥120 mmHg时，泵血量应≥10 L/min。

（2）血泵组成材料对组织和血液相容性好，不引起血栓，不破坏血液成分（血细胞、血浆蛋白、酶），无免疫反应，不致癌，无毒性。

（3）结构设计合理，腔内不形成死角、涡流、滞流，血流要完全冲刷泵室壁各内面，流入流出口压力阶差小。外部结构要与植入部位的解剖形态相适应，既要有一定的容积，又不压迫其他脏器。

（4）泵体耐久，不易损坏，性能安全可靠。

（5）操作简单，易于植入和去除，对患者创伤小。

（6）患者易于耐受，装置轻便，患者有一定的活动度，长期应用，可进行自我护理，生活质量好。

五、目前临床应用的心室辅助装置简介

多年来，几代人曾研制了几十种辅助装置，多数并未用于临床，已用于临床的辅助装置多数已被性能更好的装置所取代，只有少数在临床应用，下面简介目前临床应用的VAD。

（一）BVS5000泵

BVS5000泵为第一代血泵，少数中心尚用于心脏术后低心排血量综合征的患者。它是一种气动

的、产生搏动血流的辅助泵，可以行左心、右心及双心室辅助，适用于短期辅助，可以产生大约6 L/min的流量。经胸插管把血液从左、右心引出再经血泵输回主动脉、肺动脉。血泵是一双室腔，由硬性多碳外罩包裹。上面室腔相当于心房，借重力被动充盈；下面室腔相当于心室，通过重力作用血液从患者心房引流至床边的装置。操纵台和血泵的泵室由一根压缩空气驱动管道连接。在泵收缩期间，压缩空气进入血泵的泵室，压迫血囊使之萎陷，从而把血液送入动脉。1992年美国FDA批准用于心脏术后心衰患者的辅助治疗。1999年9月BVS 5000的全球数据库统计，大约有1 513人植入此泵，其中63%用于术后心衰患者，15%作为心脏移植的桥梁，52%为双心室辅助，平均的辅助时间是（5.5±6.4）d；总存活率为34%；心脏术后患者出院率为31%，而心肌病患者为40%，急性心肌梗死出院率接近33%。

（二）Impella 泵

Impella是微型非搏动轴流泵，末端呈猪尾状导管（图86-0-1），利用阿基米德螺旋原理，通过跨过主动脉瓣的空心管内旋转的小螺旋把血液从左心室泵至主动脉内。猪尾状导管（12～21 F，依型号而定）通过股动脉逆行植入，使泵的流入口在左心室内流出口在升主动脉内，有三个型号：Impella 2.5为12 F，最大流量2.5 L/min；Impella CP 为14 F，最大流量3.3 L/min；Impella 5.0为21 F，最大流量5.0 L/min；前两者可经皮穿刺植入，后者需外科切开。

通过把血液从左心室泵入升主动脉增加前向血流，改善平均动脉压、组织灌注及减低PCWP，同时减少心搏量，直接减轻左心室负荷，减少左心室氧耗量。与IABP相比，Impella增加的心排血量更多（图86-0-1）。2015年Impella RP被批准用于右心衰竭，流入口位于下腔静脉，流出口位于肺动脉，其应用经验尚有限。

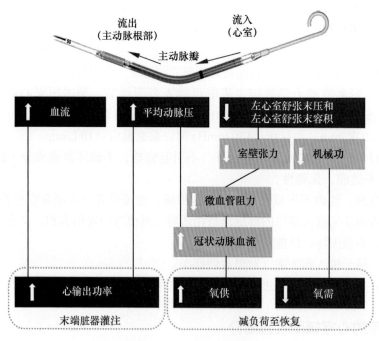

图86-0-1 Impella 的作用

（引自：Zainab A, Tuazon D, Uddin F, et al. How new support devices change critical care delivery [J]. Methodist Debakey Cardiovasc J, 2018, 14 (2): 101-109. ）

主要禁忌证是左心室有血栓，主动脉瓣机械瓣置换术后。相对禁忌证是主动脉瓣狭窄、反流。同时应考虑到右心功能，良好的右心功能才能维持左心室前负荷，如有室间隔缺损，可造成右向左分流导致紫绀。

前瞻性的 PROTECT Ⅱ 试验，452 例患者具有复杂三支病变或无保护左主干病变，LVEF<35%，随机分为 Impella 2.5 组或 IABP 组行 PCI，30 d 复合不良事件主要终点差异无统计学意义。在校正的患者群体 Impella 2.5 和 IABP 具有同样的安全性，但改善血流动力学作用更强。

在来自 USpella 登记的"真实世界"连续 154 例心源性休克 PCI 患者中，PCI 前应用 Impella 2.5 的患者与 PCI 后应用的患者相比，病死率降低（40.7% 比 65.1%；P=0.003）。其中几乎 90% 的患者血管活性药和（或）IABP 无效，38% 的患者因病情太重不能纳入 IABP-SHOCK Ⅱ 试验。

很少有研究评估 Impella 5.0 的效用，多是非随机试验。在一项回顾性单中心研究中，比较了应用 Impella 2.5 或 Impella 5.0 的 34 例心源性休克患者的病死率，Impella 5.0 组 30 日生存率 33%，比 Impella 2.5 组更高。

（三）TandemHeart 泵

TandemHeart 是体外、离心、恒流泵，可用于左心、右心、双心衰竭。对于左心辅助，把氧合血液从左心房引出，泵入股动脉从而绕过了左心室，21 F 的引流管通过股静脉穿刺房间隔进入左心房，过房间隔的导管部有 4 个侧孔和端孔，易于吸引左心房的血液，15～19 F 的输出管插入股动脉。

血液通过泵血到股动脉减少左心室做功，股动脉插管的大小决定泵的流量，15 F 插管提供大约 3.5 L/min 的流量，19 F 插管可提供 5 L/min 的流量。通过左心房到股动脉转流，心脏和泵并联共同做功，协力泵血到主动脉（Impella 与心脏串联工作），使左心室前负荷减少，左心室射血减少，左心室做功减少，从而减低氧耗量，血液排出增加，组织灌注增加。当辅助右心室时，泵流入管置于右心房，流出管置于肺动脉。

泵应用禁忌证：TandemHeart 功能的维护依赖于左心房血液，而左心房血液依靠正常的右心，当右心功能不全时需要右心辅助。重度主动脉瓣反流和房间隔缺损不能应用，左心房或右心房血栓不能应用。

伯克霍夫（Burkhoff）等（2006）报道，33 例发生心源性休克 24 h 之内的患者，随机分为 IABP 组（14 例）及 TandemHeart 组（19 例），应用 TandemHeart 的患者增加心指数减低 PCWP，但是 30 日生存率两组间差异无统计学意义。

卡尔（Kar）等 2012 年回顾性分析 117 例重度心源性休克患者，对 IABP 和（或）升压药无效，应用 TandemHeart 后血流动力学指标明显改善，心脏指数、收缩压、尿量增加，PCWP、乳酸及肌酐降低。

（四）HeartMate Ⅱ 血泵

HeartMate Ⅱ 为第二代轴流血泵，是替代 HeartMate XVE 的产品，技术较为成熟。其临床应用已超过 20 000 例患者，最长的辅助时间是 8 年，有 100 例患者辅助时间超过 5 年。患者年龄跨度大，10～91 岁。2003 年开始临床试验，2005 年获得欧洲的 CE 认证，2010 年获得美国 FDA 的批准，可以进行移植前过渡治疗及永久支持治疗。

米勒（Miller）等报道，2005 至 2006 年，在全美 26 个心脏中心，进行置入 HeartMate Ⅱ 血泵后移植前过渡的临床试验。入选了 133 例等待心脏移植的晚期心衰患者。以 180 日为研究终点，观察患者是否进行心脏移植、撤机或者继续使用血泵辅助，平均辅助时间为 126 日。结果表明，辅助 3 个月后，患者的心功能及生活质量都有明显提高。

（五）HeartMate Ⅲ 血泵

HeartMate Ⅲ 血泵为当前最新的第三代全磁悬浮离心血泵，可以进行血流动力学辅助，用于晚期心衰患者心脏移植的桥梁、心肌的恢复、终点永久辅助。

该装置预计可以应用 10～15 年。它的体积是 HeartMate Ⅰ 的 1/3，比 HeartMate Ⅱ 小 1/3，泵血量与 HeartMate Ⅱ 相同（10 L/min），患者可以从事各种体力活动。与以前的辅助装置比较，由于体积小，可以植入心包腔，不需在胸腔内再准备植入空间。由于是全磁悬浮无接触无摩擦转子使得装置更耐久、剪切力更小，术后并发症的危险性更少。该装置的新特点是能够产生人工搏动，泵速通过周期性的变化，模拟30次/分的心脏搏动。人工搏动功能是其他FDA批准的辅助装置所不具备的。该装置设计目标是减少红细胞破坏、血栓和出血。

2014年6月25日，德国汉诺威医学院的施米托（Jan D. Schmitto）植入世界第一例HeartMate Ⅲ血泵。根据世界10个中心50例心衰作为心脏移植桥梁或终点辅助的临床试验结果，2015年获得欧洲市场产品认证委员会批准。一年后捷克共和国布拉格IKEM研究所的内图卡（Ivan Netuka）和Schmitto微创植入HeartMate Ⅲ。临床试验随访表明患者存活率高，1、6个月和1、2年生存率分别为98%、92%、81%、74%。栓塞、出血、卒中、感染并发症低，无泵内血栓形成和装置毁损。1、2年胃肠道出血发生率分别为12%和20%，卒中发生率分别为18%和24%，感染发生率分别为48%和52%[4]。HeartMate Ⅲ于2018年获得FDA批准上市。

（六）HeartWare HVAD 血泵

HeartWare HVAD（简称HVAD）为第三代血泵，其组成包括离心泵、流入套管、连接升主动脉的可伸拉防变形的人工血管及经皮导线。HVAD为恒流，没有机械接触点，以确保无磨损，泵的宽片叶轮受磁力和水动力悬浮，可产生高达10 L/min的流量。它具有两台电机，可防止单台电机故障以提高可靠性，泵置于心包内，流入部连接左心室，可调的钛和聚酯缝合环便于术中调整，流出的人工血管直径10 mm有预防折曲的性能，被吻合于升主动脉。HVAD的体外包括控制器、监视器、带充电器的锂电池及交流直流电适配器。控制器由可充电电池供电，并通过数据端口连接到监视器上。来自控制器的患者信息显示在监视器上，可根据需要调整[5]。

HVAD有周期性速度调节功能，可以改变左心室内的血流模式，更好地改善血流淤滞。体外测试和临床应用表明，这一特征对室内流场有积极的影响，对其有冲洗作用，减少患者不良事件发生。

2006至2007年，应用HVAD进行了第一次国际临床试验（CE认证研究），该研究涉及5个中心50名患者的登记，试验的目的是评估心脏衰竭患者植入HVAD作为心脏移植的桥梁的安全性和有效性，前23例患者中21例成功存活至少180日。根据临床试验的数据，2008年HVAD获得了的CE认证。

随后，HVAD作为获得FDA批准的一部分，在美国30个中心进行了140例终末期心衰患者桥到移植的临床评估，监测患者植入HVAD后180 d的生存情况，直到LVAD取出，心脏移植，恢复或死亡，评估植入LVAD的安全性，试验显示94%的患者存活。HVAD于2012年4月获得FDA批准上市。

2011年德国汉诺威医学院首次微创植入HVAD。该方法经改进、长期随诊、安全评估，已经成为治疗终末期心衰的成熟技术。2018年Schmitto教授团队开发了一种成功的上半胸骨切开和前外侧开胸HVAD植入技术，可减少创伤、出血及避免右心衰竭[6]。2016年，微创HVAD植入方法获CE认证[5]。2016年6月，因使用HVAD患者死亡率上升及潜在的神经系统不良事件风险的增加，美敦力公司正式在全球范围停止销售HVAD系统。

（七）Jarvik 2015 泵

Jarvik 2015是一个用于儿童体内的轴流泵，已被FDA批准用于儿童的临床研究，该装置是Jarvik 2000的重新设计，而Jarvik 2000的溶血水平不能接受（血浆游离血红蛋白400 mg/L）。动物实验证实Jarvik 2015溶血率低，FDA已批准进行有或无先天性心脏病儿童的可行性研究。

六、心室辅助装置的作用及机制

许多学者对急慢性心衰的机制进行了研究，通过实验和临床应用证明，心室辅助装置的主要作用机制如下[2]。

（1）通过外力将血液引流到体外，经辅助装置泵至动脉系统，既可减少心室负荷，使之休息，又有恢复的可能，同时保证包括冠状动脉供血在内的全身组织器官灌注。降低左心室前负荷，降低左心室及主动脉收缩压，提高主动脉舒张压，从而降低张力时间指数（TTI）和每搏做功指数，减少心肌氧消耗，增加舒张压力时间指数（DPTI），增加心肌氧供需比率（DPTI/TTI）。彭诺克（Pennock）（1974）的实验结果表明，转流量与心肌消耗量呈非线性关系，当转流为80%时，氧消耗量仅减少15%，而全部转流可减少氧消耗50%。皮尔斯（Pierce）（1972）报道，左心房引流量为85%时，能减少氧耗量22%，全部转流可减少氧耗量41%。

（2）单用左心室辅助，在室颤的情况下，可维持体循环。内斯勒（Nessler）等用动物实验证明，在室颤的情况下，用双室辅助，可维持动脉压80/35 mmHg、肺动脉压28/11 mmHg；单用左心室辅助可维持动脉压70/30 mmHg、肺动脉压20/15 mmHg。减少或停止缩血管药物的应用，改善全身组织脏器灌注，使缺血、缺氧造成的脏器损害得到恢复。

（3）打断和逆转低心排血量综合征造成的恶性循环：低心排血量综合征→组织脏器灌注不足→机体酸中毒→心脏收缩力下降→加重低心排血量综合征。

（4）通过降低左心室舒张末压、左心房压，减少肺瘀血，有利于氧的交换，改善低氧血症。

（5）减少心肌梗死的面积：弗兰克（Frank）（1983）的实验表明，辅助循环可使梗死面积明显减少（对照组：辅助组＝21.6%：10.4%）。拉克斯（Laks）（1978）报道，可以减少心肌梗死的54.2%；Pennock报道可减少梗死面积的54.5%。

（6）逆转心肌重构：少部分重症晚期心衰的患者，经过心室辅助装置的辅助，心脏功能得到有效恢复，可以撤除心室辅助装置。

（7）改变心肌细胞和细胞外基质：使用LVAD后可以使肥大的心肌细胞向正常心肌细胞的大小转变。扎菲里德（Zafeiridis）等（1998）进行的研究显示，使用LVAD后心肌细胞的长度、宽度和体积均减小。有研究观察到使用LVAD后基质内胶原沉积减少，胶原含量降低。

（8）影响β肾上腺素受体的调节：使用LVAD后可以改善慢性心力衰竭患者体内β肾上腺素受体不利的变化。佩里诺（Perrino）（2007）发现使用LVAD能够使细胞质膜上的β受体水平正常化，减少细胞内膜结构上的β受体。施内（Schnee）（2008）还发现使用LVAD后β肾上腺素受体由异常的聚集式分布转向正常的均质式分布。

（9）影响钙离子转运：心力衰竭患者体内钙离子转运变化可能导致心肌收缩力减低。乔杜里（Chaudhary）（2004）评估了心衰患者和心衰后使用LVAD患者的钙离子转运情况，发现后者心肌细胞的钙离子转运情况更接近于非心力衰竭患者。研究显示，钙离子转运情况的改变可能与肌膜上钙通道介导的钙快速内流、肌浆网钙容量增加以及动作电位时程减短等因素有关。

（10）影响基因和小分子核糖核酸的表达：布拉萨尔（Blaxall）等（2003）发现使用LVAD后可能会引起部分基因表达方式的改变。研究提示多种基因的上调和下调都参与心力衰竭的发病机制，并与抑制心肌重塑有一定的关系。使用LVAD可能通过影响这部分基因的表达而延缓心力衰竭的进展。马特科维奇（Matkovich）等（2009）从非心衰患者、心衰患者以及使用LVAD的心衰患者3组人中分别取心肌组织，对组织中的小分子核糖核酸进行了微阵列分析，发现在心衰患者的心肌组织中有28种小分子核糖核酸的水平超过非心衰患者的2倍，而在使用LVAD的心衰患者的心肌组织中，这些小分子核糖核酸的水平几乎完全恢复正常。

七、应用心室辅助装置的患者入选标准

（一）心室辅助装置的适应证

LVAD的临床应用主要为急性心肌损伤的短期辅助和慢性晚期心衰的长期辅助两种。两者的共同点都为重度心衰，用最佳药物疗法无效，才用LVAD，两者的不同点是应用LVAD前急性心衰多为应用药物及IABP无效，而慢性心衰应用LVAD前很少用IABP。LVAD适于下述情况[2]。

（1）心脏手术后，不能脱离心肺机，或术后严重心衰，心源性休克。

（2）急性心肌梗死心源性休克应用IABP无效，或严重动脉粥样硬化，不能应用IABP的患者。

（3）各种急性严重心衰的辅助，如急性心肌炎导致的心力衰竭、心脏移植后心衰的辅助。

（4）重症冠心病患者，行冠状动脉搭桥术时，应用左心室辅助，既可维持循环，又避免了心肌缺血对心肌进一步的损害。

（5）作为心脏移植的桥梁（bridge-to-transplantation，BTT），同种异体心脏受到来源的限制，辅助泵可用于晚期心脏病心衰一时找不到供体心脏的临时措施。

（6）对终末期心衰的永久治疗（destination therapy，DT），对于年龄太大或其他因素不适于心脏移植的终末期心衰患者，作为终点长期支持治疗。

（7）心脏病高危患者在非心脏手术的应用。

（二）急性心衰心室辅助应用的血流动力学指标

各种原因导致的急性心衰，应用足量药物、IABP治疗无效，出现下述血流动力学指标，可考虑紧急应用短期心室辅助装置或ECMO辅助：

（1）心脏指数（CI）$\leqslant 2.0$ L/（min·m^2）。

（2）动脉血压小于80 mmHg，平均动脉压小于65 mmHg。

（3）肺动脉楔压大于20 mmHg。

（4）体循环阻力>2100（dyn·s）/cm^5。

成人尿量少于20 mL/h虽然不是血流动力学指标，但是低心排脏器灌注不足的敏感指标。

（三）慢性心衰患者植入心室辅助装置前的评估

对慢性终末期心衰患者植入心室辅助装置前要进行评估，患者经过2个月以上的最佳药物治疗心衰症状仍然明显，且具有下述一条以上者适于植入LVAD。

（1）左心室射血分数小于25%。

（2）耗氧量峰值（peak V$_{O_2}$）<12 mL/（kg·min）。

（3）过去12个月没有明显原因的3次以上因心衰住院。

（4）依赖静脉血管活性药物。

（5）末端器官功能障碍进展，肝肾功能日益恶化。

（6）PCWP $\geqslant 20$ mmHg和SBP $\leqslant 80\sim 90$ mmHg或CI$\leqslant 2$ L/（min·m^2）。

对于不适合心脏移植治疗的患者，实施LVAD作为永久支持（DT）的入选标准与BTT治疗标准类似。只是这部分患者由于年龄过大，或已经详细评估考虑常规移植治疗会出现严重合并症导致预后不佳，基本排除了在紧急情况下接受心脏移植治疗的可能。对于拟行DT治疗的患者，只要条件允许均应做运动试验以评估其真实的心肺功能状况，同时严格分析患者的合并症情况以避免治疗效果不佳。

任何尚保留有一定生活质量、预期生存时间能超过1～2年，而又在接受长期静脉血管活性药物治

疗的患者应该都被视为LVAD治疗的对象。右心室功能障碍及肺动脉压力高时不适合进行LVAD永久支持治疗。

（四）应用时机选择

上面讲述了急慢性心衰的应用LVAD的适应证，如何把握恰当的时机呢？INTERMACS将患者的临床状态分为七个等级[7]。这些标准可以帮助对患者的病情进行评估，简化植入的风险评估模式（表86-0-2）。60%~80%的LVAD植入患者符合INTERMACS模式中的一级或二级。

表 86-0-2　LVAD 的风险评估分级[7]

分级	简述	患者状态	需要 LVAD 的时间
1	循环崩溃 病情危急	尽管有正性肌力药物的应用，患者仍有低血压，重要器官的灌注不足，乳酸升高和（或）系统酸中毒	必须在数小时内
2	用药病情恶化	尽管静脉正性肌力药物的作用下，患者器官功能仍下降	必须在数天内
3	用药稳定	在正性肌力药物作用下，患者血压稳定	选择数周内
4	活动受限	患者可以稳定于接近正常状态，但容易液体潴留，需要大剂量利尿药物	选择数周或数月内
5	活动轻度受限	患者可以在室内进行轻微的体力活动；在休息时无症状	根据患者的营养、器官功能及活动情况
6	轻度活动	患者可以在室内进行体力活动；也可以在室外进行简单的活动，但是在室外运动数分钟后就感觉疲乏	根据患者的营养、器官功能及活动情况
7	预备	患者可以进行日常的活动，限于轻度运动	目前不需移植及装置植入

（五）禁忌证

（1）神经系统功能障碍（脑出血、血栓等）。

（2）严重的肝、肾功能不全，AST、ALT或TBIL＞正常值5倍的患者。

（3）血清肌酐＞443 μmol/L或需要肾脏替代治疗。

（4）不能控制的感染等。

（5）严重的呼吸功能障碍。

（6）消化道溃疡病史。

（7）曾经有过心脏移植或主动脉瓣置换（机械瓣）的患者。

（8）血小板计数＜50×10^9/L。

（9）主动脉瘤＞5 cm未经治疗。

（10）严重肺动脉高压患者＞8 Wood单位，药物治疗无效者。

（11）周围血管疾病。

（12）患者有严重的主动脉瓣关闭不全等。

（13）恶性肿瘤。

八、心室辅助装置选择

根据辅助目的（短期或长期辅助）、病情（需左心室、右心室或双室辅助）及科室条件选择适宜的装置。

进行急诊植入治疗时，选择一些易植入、价格便宜的短期辅助装置是比较合适的。当患者病情不稳定，进行急诊手术时，可以选择经皮植入的LVAD，例如Impella及Tandem血泵，特别是在心内科介入手术失败时使用。这些经皮辅助装置可能不适合于体重大或病情危重的患者，这时必须在手术室内更换为其他更合适的机械辅助装置，例如CentriMag血泵、Thoratec PVAD血泵或ABS5000血泵等。这些血泵也较容易植入，可以提供足够的血液流量，可以进行单心室或双心室辅助治疗。也可选择经皮插管的V-A ECMO，因为相对其他辅助装置，它容易植入，外科医师及其团队较为熟悉。这也是在急诊过程中进行双心室辅助的唯一装置。V-A ECMO的缺点是必须使用氧合器，必须进行抗凝治疗，有血栓栓塞及出血的并发症。患者也必须进行机械通气，适合短期辅助（数小时或数天）。

对于移植前需要心室辅助过渡治疗，除非预计等待供心的时间较短时才使用短期辅助装置，一般使用长期辅助装置进行辅助。

九、心室辅助的植入方法

植入辅助泵患者的病情不同、目的不同，选择的辅助装置不同，植入方法也不同。

（一）急性或短期辅助装置的植入

辅助装置分为经皮穿刺和外科植入两种方法。

1. 经皮穿刺　Impella 2.5和CP是真正的经皮穿刺植入的左心泵，在X线下操作，经皮穿刺股动脉，通过主动脉瓣口把微型轴流血泵置于左心室，通过控制台调控转数。Impella 5.0通过外科在股动脉或髂动脉吻合的人工血管植入，流量可达5 L/mim。

TandemHeart在X线下，通过股静脉植入，引流管穿过房间隔进入左心房，通过体外的血泵把血液泵入股动脉。

2. 外科植入　外科植入的血泵创伤大，但转流量比微创经皮植入的血泵大。常用的搏动性泵为BVS5000或Thoratec PVAD；离心泵Thoratec CentriMag。通常泵输出管置于升主动脉，可以是升主动脉直接插管也可以吻合人工血管。泵输入管置于右上肺静脉或心尖，两者各有优缺点，右上肺静脉插管快速，不需体外循环，但受插管位置影响左心室减负荷可能不满意。心尖引流管需在体外循环下缝合，搬动心脏，可发生出血。

（二）长期辅助泵的植入

当前长期植入的血泵一般是第三代，第二代和第三代恒流泵目前已取代了搏动泵，常用的泵是Thoratec HeartMate Ⅱ、ReliantHeart HeartAssist 5、Jarvik 2000、Incor柏林（Berlin，Germany）、HeartMate Ⅲ和DuraHeart LVAS。目前，应用最多的是Heart Mate Ⅱ。患者可有溶血、血栓形成和脑神经事件发生，精细的植入操作可以减少这些并发症的发生。

最常用的方法是在体外循环心脏跳动下植入LVAD，也有在体外循环下主动脉阻断灌注心脏停搏液后植入在心脏停搏不用体外循环植入的报道。心尖到泵的流入部件有两种方式完成，先切后缝或先缝后切。给予抗凝药后，在左心尖用刀切一孔，流入部件用连续缝合或间断缝合固定到左心室尖，缝合加或不加垫片，根据患者心肌质量和术者习惯而定，是为先切后缝；先将引流部件缝到左心尖然后再切心肌，是为先缝后切。彻底清除流入口的乳头肌及室壁心肌，将辅助泵连接固定到流入部件的缝合环上。不同辅助泵固定连接方法不同，HeartMate Ⅱ缝合或结扎，HeartMate Ⅲ用夹子。

在升主动脉大弯侧窦管交界处置侧壁钳部分阻断升主动脉，在升主动脉做纵切口，把人工血管吻合到升主动脉。

在升主动脉严重钙化或微创植入LVAD时，可以应用左心尖到降主动脉的辅助方法，即泵的流出管吻合到降主动脉。

供电、调控和交流信号的传导线引至锁骨中线下2～3指处穿皮而出，并缝合固定。

术后应尽早开始抗凝，一般用肝素维持PTT 50～60 s或ACT大于250 s。

（三）其他解剖考虑

显著的半月瓣的反流在LVAD植入时应给予修复。在LVAD植入时需要修复的畸形包括卵圆孔未闭、主动脉瓣关闭不全、三尖瓣关闭不全和左心室血栓。

十、心室辅助装置的撤除

（一）短期辅助装置的撤除

先在床旁进行初步评估，减慢泵的转数和流量，同时观察动脉压和搏动幅度，如果脉压＞30 mmHg，CVP增加＜2 cmH₂O，认为有脱机的可能，外科、心内科和有超声经验的医师在场，给予适当抗凝，逐渐减低泵流量并做经胸超声检查，观察心脏射血分数和三尖瓣环收缩偏移情况下的心室形态变化，血流动力学数据及混合静脉氧，两个心室运动的协调性同样重要，一个心室停止辅助对另一个心室的影响，不需将泵全停，不需将泵速减至1500以下（CentriMag或TandemHeart）。如果超声所见、血流动力学及心排血量良好，则可到手术室取泵，反之，继续辅助1周后再试。

取泵过程：患者到手术室，超声监测，肝素化ACT＞300 s，停泵5～10 min，持续观察血流动力学，如果上述指标稳定，则可撤除辅助装置，如果指标恶化需增加血管活性药用量则不能撤除。

（二）慢性心衰长期辅助装置的撤除

心衰的特征是具有重塑的过程，临床上常表现为进行性的心室扩张、收缩减弱以及心内压力的升高。这些变化与心肌的细胞成分、空间结构和功能的变化有关。一旦心衰发生并持续一段时间，尽管口服药物可有适当的改善作用，重塑过程仍被认为几乎不可逆转。然而，慢性晚期心衰患者，使用几乎可以全部卸载心室负荷的左心室辅助装置进行支持后，其心肌的所有异常结构可恢复正常，心肌的结构出现逆转，逆重塑过程出现，但只有很小比例的患者心功能明显改善，可以脱离辅助装置。然而，成功脱机的患者得到持久的心脏功能恢复，可以基本正常地生活，避免了心脏移植。

在多数的心脏中心，LVAD植入作为BTT或DT治疗，但不曾检测患者的心肌功能。采取多种检测手段则可能发现更多恢复病例，提高脱机概率。鉴别心肌功能是否恢复主要是在小流量LVAD辅助下或停止心室辅助下，通过安全、精确、可重复的方法来检测心肌功能的恢复情况。在决定是否可以从患者体内移除辅助泵前，超声心动图、功能试验和血流动力学指标检测尤为重要（表86-0-3）。

表86-0-3 LVAD撤除标准

停泵或将流量降至最低，血压稳定超过30 min
停泵或流量降至最低，射血分数大于45%超过15 min；两次测试间隔1个月
左心室舒张期末直径小于5.5 cm；两次测试间隔1个月
VO₂＞16 mL/（kg·min）或＞65%预测值
心脏指数＞2.5 L/（min·m²）

停泵前5 min，给予患者10 000 U的低分子量肝素。一旦停止搏动泵，需每15 s手动泵血3次，以防止泵内血液淤滞。测量血流动力学和超声心动图指标时停止泵辅助。分别在心室辅助、停止以及停止后5 min、10 min、15 min时对血流动力学进行检测。超声心动图指标在基线时和停泵后第5 min、15 min时测得。如果辅助停止后15 min患者可以耐受，则在患者6 min步行试验后重复测量上述指标，以测定心肌储备情况。超声心动图检测指标包括左心室收缩末期直径、舒张末期直径和射血分数，同时进行的血流动力学检测，指标包括收缩压、舒张压、平均动脉压和心率。停泵后非辅助阶

段应密切监测患者的症状，如头晕、出汗或心悸等。

十一、心室辅助装置的临床应用

上文介绍了LVAD，但临床实际应用中，其他MCSD在心衰的救治中亦有应用，在此一并简介。

（一）在心源性休克中的短期应用

心源性休克是由左心、右心或双心室功能衰竭引起循环衰竭的临床表现。心源性休克也可定义为主要由于心功能障碍导致终末器官低灌注的危急状态。心源性休克的临床表现从休克前的血流动力学异常到轻度休克，进展为重度休克，最终导致难治性休克，病死率很高。

心源性休克的常见原因是急性冠脉综合征，其他原因有急性心肌梗死的机械并发症、心肌炎、右心衰、心肌病进行性心衰、心脏手术后心源性休克、严重心律失常。

心源性休克的病死率可达50%，机械辅助循环可以减少病死率，MCS装置除LVAD外，常用的还有IABP和ECMO（表86-0-4），IABP应用方便，创伤小，经济，但增加心排血量少［增加心排血量500～800 mL/（min·m²）］。AV-ECMO是人工心肺机的一种形式，可以代替心肺功能，进行生命支持，但需要抗凝，对血液有破坏作用[8]。

表86-0-4 经皮穿刺机械辅助装置技术特征[8]

装置	IAPB	IMPELLA 2.5	IMPELLA CP	IMPELLA 5.0	TandemHeart	VA-ECMO
泵血流向	主动脉	LV→主动脉	LV→主动脉	LV→主动脉	LA→主动脉	RA→主动脉
流量［L/(min·m²)］	0.3～0.5	1.0～2.5	3.7～4.0	Max. 5.0	2.5～5.0	3.0～7.0
插管径（F）	7～8	13～14	13～14	21 14～16动脉	15～17动脉21静脉	18～21静脉
股动脉径（mm）	>4.0	5.0～5.5	5.0～5.5	8.0	8.0	8.0
心跳同步	是	否	否	否	否	否
维持时间	不定	7～10天	7～10天	2～3周	2～3周	3～4周
心排血量	↑	↑↑	↑↑	↑↑	↑↑	↑↑↑
后负荷	↓	↓	↓	↓	↑	↑↑↑
MAP	↑	↑↑	↑↑	↑↑	↑↑	↑↑
LVEDP	↓	↓↓	↓↓	↓↓	↓↓	↔
PAOP	↓	↓↓	↓↓	↓↓	↓↓	↔
前负荷	—	↓	↓	↓	↓↓	↓
冠状动脉灌注	↑	↑	↑	↑	—	—

LV：左心室；MAP：平均动脉压；LVEDP：左心室舒张末压；PAOP：肺动脉阻塞压。

不论哪种原因导致的心源性休克都应紧急处理，包括患者评估（床旁超声、心电图、床旁X线片、漂浮导管、血气、生化）和最佳药物治疗（补足血容量，应用血管活性药物），针对病因治疗（开通阻塞的冠状动脉、溶栓等），如果治疗效果不佳根据评估及时选择适宜的机械辅助装置（图86-0-2）[8]。

经过机械循环支持，患者可有如下转归：①心功能恢复，脱离辅助装置；②得到供体心脏，进行心脏移植；③改为长期心脏辅助装置，等待心脏移植；④改为长期心脏辅助装置作为终身辅助；⑤作出其他选择，如患者在休克状态下有不知预后的神经病变，先维持稳定循环，进一步评估后作出是否放弃的决定。

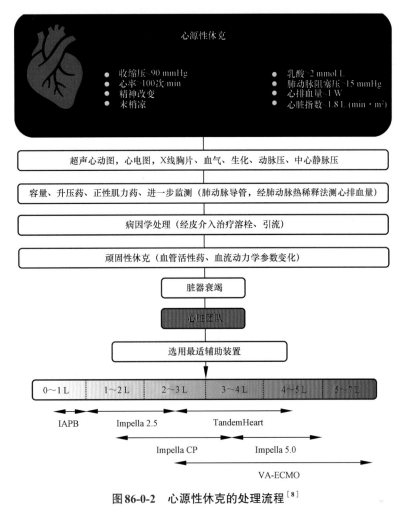

图 86-0-2 心源性休克的处理流程[8]
（引自：Hajjar L A, Teboul J L. Critical Care, 2019, 23: 76.）

（二）在慢性晚期心衰中的长期应用

心衰是多种原因导致的临床综合征，发病率为 1%～2%，70 岁以上人口达 70%，药物治疗预后不佳，住院患者 12 个月全因病死率达 17%[7]。心衰是一个进行性综合征，最终导致末期心衰和死亡，唯一有效方法是心脏移植，但供心来源有限，MCS 成为心脏移植的替代疗法，非搏动 LVAD 用量逐渐增多，搏动性 LVAD 已不再用于长期辅助，搏动性全人工心脏用于特定的适应证。

1. LVAD 的应用 LVAD 应用于下述情况。①桥梁到桥梁（bridge-to-bridge，BTB）：指心源性休克的患者意识不清或脏器功能不定，紧急植入 ECMO 或 Impella，维持循环，为做决定赢得时间，患者有希望时再换为长期的 LVAD，然后再评估心脏移植的合格性。②桥梁到候选资格（bridge-to-candidacy，BTC）：末期心衰患者由于各种原因不适合心脏移植，如肿瘤、肺动脉高压应用 LVAD 维持生命，当不适合的原因去除后，可以考虑心脏移植。③桥梁到移植（bridge-to-transplantation，BTT）：是最常见的情况，患者情况恶化，植入 LVAD 等待供心，维持生命预防末端器官损伤和临床情况恶化。④终点治疗（destination therapy，DT）：由于高龄或并存病不适于心脏移植，LVAD 作为最终的治疗方法，2008～2011 年美国 28.6% 为终点治疗患者，2015～2018 年达到 49.8%。⑤桥梁到恢复（bridge-to-recovery，BTR）：患者在应用 LVAD 期间，如果心功能恢复，可以脱离辅助装置。没有明确的标准预知哪个患者可能恢复，因此桥梁到恢复的患者可作为桥梁到移植或终点治疗，再监测观察其有无恢复的可能性。

2. 右心辅助装置（RVAD）的应用　目前，通常被用于双心室辅助，同时辅助左心室，长期单独右心室辅助尚未常规进行。右心室特殊的解剖，肌小梁和乳头肌及室壁薄都是影响右心室辅助装置应用的因素，另外，肺循环压力低、血管阻力低导致在泵的正常转速下流量增加。因此，右心室长期辅助受限，作为双心室长期辅助的一部分，短期右心室辅助是有效的。

3. 双心室辅助装置（BiVAD）的应用　一般来说，双心室辅助的患者比左心室辅助的患者病情更重，心指数低，肺毛细血管楔入压高，胆红素和肌酐水平高。更多患者植入辅助装置前需要IABP和呼吸机通气。短期双心室辅助主要用于急性循环崩溃，如暴发性心肌炎、扩张型心肌病急性失代偿、大面积心肌梗死、中毒性心肌病、浸润性心肌病、限制型心肌病、心脏恶性肿瘤、不适于单用LVAD的患者。植入前应用侵入性和非侵入性检测方法评估右心室功能，包括右心室几何形状、功能和负荷，结合临床状况、实验室检查、血流动力学指标［在应用药物和IABP的情况下，CVP＞18 mmHg或平均PAP＞25 mmHg，或LVAD植入后LVAD流量＜2.0 L/（min·m²）和CVP＞18 mmHg］，作出决定。

以前，搏动性体外血泵长期应用较多，现在持续流血泵HeartMate也可用于右心室和左心室分别辅助，在应用LVAD期间如发生右心衰也可应用于右心辅助。

4. 全人工心脏（TAH）　全人工心脏是一个可植入体内的用于长期代替心脏做功的人工装置。目前，Cardia TAH（Syn Cardia Systems）是市场可买到的唯一全人工心脏，它是气动搏动装置，与Excor双心室辅助泵相似，Syn Cardia TAH全部植入体内，适应证是末期心衰因心脏原因不适于LVAD或BiVAD的患者，如心肌广泛梗死合并室间隔穿孔、大面积心腔内血栓、广泛的冠状动脉夹层或心脏肿瘤。TAH主要只用于心脏移植的桥梁，用量远低于LVAD。2013～2016年，应用TAH 226例，而应用LVAD 10 726例，12与24个月生存率分别是52%与37%，尽管生存率低，但对于特殊心脏疾病的患者作为心脏移植的桥梁是不可代替的装置。

以上对急性和慢性心衰LVAD的应用进行了分别叙述，实际应用中两者不可截然分开，急性心源性休克经LVAD辅助心功能不可逆转，可转为慢性。

（三）在心脏术后的应用

LVAD在心脏术后应用实际为心源性休克的急性短期应用的一种情况。LVAD早期应用对象主要为心脏手术后低心排和（或）不能脱离心肺机的患者，应用的装置为转子泵、搏动性气动泵或电动泵，现在仍用于术后心源性休克应用最佳药物治疗及IABP无效的患者。由于外科技术及体外循环心肌保护技术的改进和提高，心脏术后心源性休克的发生率降低，并且部分患者应用了ECMO，应用LVAD的病例数量在减少，部分中心还在用BVS5000等气动泵，但目前更倾向于应用更方便的Impella和TandemHeart，可避免再次开胸。

Impella在心脏术后心源性休克中的应用：RECOVER Ⅰ可行性研究，评估Impella LP 5.0心脏术后心源性休克应用的安全性和有效性，16例患者应用后血流动力学明显改善，30日、6个月、1年生存率分别是94%、81%和75%，主要安全终点（脑卒中和死亡）2例，因出血需要再次手术7例，败血症6例，肾衰3例，肝衰1例，主要血管损伤1例。

（四）在儿童中的应用

儿童实际应用适应证和成人相同，同样包括心源性休克的短期应用和慢性心衰的长期应用，但有其特殊性：①儿童应用VAD与体重有关，大体重可以成人装置代替，小体重需用特制小号的VAD装置；②儿童在发生心源性休克短期辅助多应用ECMO，但作为心脏移植桥梁的长期辅助应用VAD的生存率显著高于ECMO[9]。

在过去20年间，MCSD在儿童中的应用增加很多，特别是VAD，在泵的设计、应用时机、术后抗凝和血压控制方面取得了显著进步。据儿童心脏移植研究（pediatric heart transplant study，PHTS）

关于VAD应用的初步报道，1993～2003年，只有4%的心脏移植儿童应用VAD。目前，在心脏中心VSD作为心脏移植的桥梁已成为常规，应用者超过40%，恢复者和末期心衰长期应用治疗者亦可见到，儿童等待心脏移植名单的病死率已降至8%。据2019年第三届儿童机械循环支持跨界登记报告，2012～2017年30个中心植入500多例VAD，共有750多例儿童植入了VAD。

儿童辅助装置的应用要考虑体重，是成人装置应用的扩展和新装置的研发。随着装置的改进和影像技术的提高，有的装置如HeartMate Ⅲ可以植入小患者体内。对于小体重儿童（8～20 kg），Jarvik 2015正在进行儿童、婴儿、新生儿（PumpKin）试验。这个小的（AA电池大小）植入体内的持续轴流泵是国家心肺血研究院儿童循环支持项目，2018年首次成功用于4岁的女孩（12 kg），植入3周时，末端器官功能正常，经口进食，可以走动[9]。

十二、心室辅助装置与机械循环支持（MCS）之间的关系及应用路线图

心衰的原因有多种，不管是急性或慢性，造成的后果是相同的——不能满足机体需要，用最佳药物疗法不能改善，就需要机械循环支持。如表86-0-1所示，MCS方法有多种，这些方法尚无完美者。主动脉内球囊反搏（IABP）在我国已广泛开展，用于重症心衰的救治；体外膜氧合循环支持（ECMO）在我国开展较多，用于心肺功能衰竭的救治；全人工心脏在全球仍有少量应用，这些方法有各自的特点、优势、缺陷及适应证，同一患者在临床应用中也存在几种MCSD之间转换的情况，LVAD是MCSD方法之一，LVAD与其他MCSD方法有何异同？他们之间的关系如何？何种情况下选哪种方法患者获益最大？患者转归如何？每名医务工作者在实际应用中应根据技术、设备情况因时因地制宜尽力挽救唯一的生命。下面介绍讲一个真实的病例，可能有助于理解这个问题。某患者突然心搏骤停，救助者立即进行心脏人工挤压，以维持组织供血，当地医院未能心脏复苏，持续心脏按压下用飞机运至心脏中心，植入LVAD维持循环，等到心脏供体施行了心脏移植，患者得以生存。下面分述之，并结合心室辅助装置的临床应用的内容画出机械循环支持的路线图（图86-0-3）。

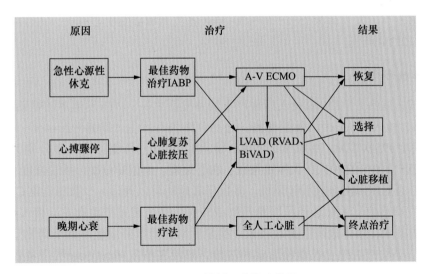

图86-0-3　机械循环支持路线图

IABP：主动脉内球囊反搏；A-V ECMO：体外膜氧合生命支持系统；LVAD：左心室辅助装置；RVAD：右心室辅助装置；BiVAD：双心室辅助装置。

体外心脏按压是最早应用于抢救心搏骤停且现在仍然应用的有效方法，但有人长时间挤压耐力不足或按压不到位，于是有了心脏按压机，可以长时间有效按压心脏。心脏外科发生的心脏停搏在体外按压不能复苏或血流动力学不稳的情况下，往往床旁开胸施行体内心脏按压，并设计了心脏按压杯，

以代替人工体内心脏按压,这种方法因效率有限,早已摒弃不用。无论体内体外按压都会对心肌造成损伤,都不可长期应用,如不能复苏或复苏后在最佳药物治疗下心排血量不能满足机体需要时,需要其他机械辅助装置。

主动脉内球囊反搏(IABP)与LVAD比较,IABP更简单方便,为首选的机械辅助循环方法,但辅助力度比LVAD低。

ECMO同时有代替心肺做功的作用,但对血液的破坏比LVAD严重,需要严格抗凝,用于术后心源性休克、急性心衰或急性呼吸衰竭的短期辅助装置。

全人工心脏研究目的为原位替换自然心脏,但由于在临床应用中发现其机械坏损、感染、血栓形成等不良事件高发,远不如LVAD的临床应用效果好,所以现多被LVAD所取代,仅用于心脏有特殊情况者。

十三、心室辅助装置的主要并发症

(一)脑卒中

脑卒中是LVAD植入后导致残疾的并发症,发生率为10%~20%,它导致死亡和再住院,尽管技术进步,脑卒中发生率仍然较高。早年,应用HeartMate XVE装置的患者脑卒中发生率高达0.22次事件/患者/年(eventsper patient-years, EPPY),应用HeartMate Ⅱ泵脑卒中发生为0.13 EPPY,应用HeartWare为0.27 EPPY。缺血和出血性脑卒中发生率相似,然而,出血性脑卒中1年病死率高达70%,缺血性脑卒中病死率为45%[7]。

(二)出血

出血为开胸手术后辅助早期死亡最常见的原因,由于长时间体外循环,血液成分破坏,凝血因子消耗,可导致脏器出血和切口创面广泛渗血,有的需再次开胸探查止血。慢性心衰长期辅助可以出现腹部血肿、消化道出血(发生率为15%~61%),与装置类型和心脏中心有关,占住院患者的30%。最严重的为脑出血(2.2%)[7]。

(三)装置血栓形成

装置血栓形成(DTh)是LVAD植入后最严重的并发症之一,DTh发生率随辅助时间延长而增加,2年发生率为20%,植入后头6个月发生率高,之后DTh仍有发生。2008~2014年,9 808例患者应用HeartMate Ⅱ,发生995次TDh,替换912个泵。植入12与24个月免除TDh率分别为93%与89%。主要危险因素:年轻、女性、白种人、大体重指数、右心衰竭、血型非O型、插管位置不当、依从性差。DTh诊断困难,心衰症状和溶血应引起怀疑。多数患者超声可以确诊,少数患者需CT检查确诊。TDh是紧急情况,需立即治疗,治疗选择可以是药物或外科,这与装置类型有关。植入HeartMate Ⅱ的患者,换泵是标准的处置,手术危险性相对较低,换泵后脑血管事件发生率低于药物疗法,换泵者生存率低于未换泵者。药物疗法包括抗血栓形成和溶栓,溶栓在植入HeartWare的患者效果好,换泵也可行,如果有供体心脏移植是好的选择[7]。

(四)感染

现在长期应用多为连接线感染,发生率为13%~28%,与装置类型和分析的患者有关,感染多影响连接线的皮肤和皮下组织。装置有关的感染占再住院的20%,在Momentum 3试验中,用HeartMate Ⅲ装置,2年感染发生率为23.8%,败血症发生率为13.8%[7]。

（五）装置故障

对于搏动性血泵来说，装置的耐久性是限制其长期应用的一个主要问题，一般在18个月时瓣膜或轴承都有损伤。恒流血泵的发展大大降低了此种并发症的发生。恒流血泵的机械故障（轴承或泵本身）的发生率很低。现在第二代第三代恒流血泵该并发症少见，包括涉及设备的机械问题，电源电线或控制器的机械损害。目前这种机械并发症9%。美国Michigan大学（2019）的研究报道，LVAD组及BiVAD植入组装置故障的发生率分别为9%及11%。辅助装置的机械故障一旦发生，须及时更换装置[7]。

（六）右心室衰竭

在LVAD植入的患者中右心室衰竭的发生率为10%～30%，大约5%的患者需要右心室辅助治疗，BiVSD的患者病死率高于LVAD。右心室衰竭预防很重要，术前对于右心室的功能进行评估，包括中心静脉压、肺血管阻力。术后避免出血，右心室前负荷要适当，降低右心室后负荷。选择适当的LVAD植入时机，在右心室不可逆损伤前植入LVAD[7]。

十四、结果

上文已介绍了一些应用VAD的相关结果，下面只介绍几个LVAD研制发展过程中里程碑式的临床试验的结果，这些临床试验的结果引领了LVAD的进展。

2001年，罗斯（Rose）等报道了随机对照的临床试验结果，REMATCH临床试验表明，左心室辅助装置对晚期心衰患者可延长寿命、提高生活质量[10]。应用第一代气动HeartMate XVE血泵，对比药物治疗晚期心衰的效果，共129例患者，68例为左心室辅助装置组，61例为最佳药物治疗组，1年生存率左心室辅助装置组为52%、药物组为25%；2年生存率左心室辅助装置组为23%、药物组为8%。左心室辅助装置组尽管发生了一系列不良事件，如感染、脑卒中、装置故障等，但生活质量显著改善。这为左心室辅助装置治疗晚期心衰提供了证据。2003年7月，FDA根据这个临床试验，批准HeartMate XVE血泵进行永久支持治疗。HeartMate XVE成为第一个经FDA批准的用于永久辅助的心室辅助装置。

2009年，斯劳特（Slaughter）报道了随机对照的临床试验结果，表明恒流血泵优于搏动性血泵[11]，2005年4月至2007年5月，全美38个心脏中心共入选200例心衰患者，其中134例植入HeartMate Ⅱ血泵，66例植入HeartMate XVE血泵，试验终点为2年内再次手术换泵或脑血管意外的发生率、生存率及并发症的发生率等。临床试验表明，与搏动泵（HeartMate XVE）相比，恒流泵（HeartMate Ⅱ）可以显著提高患者2年的生存率，分别为24%及58%。无神经系统并发症及泵失功分别为11%及46%。2010年1月FDA批准HeartMate Ⅱ血泵应用于不适合心脏移植的患者进行永久支持使用。

2019年，Mandeep报道了多中心随机对照临床试验结果，MOMENTUM 3研究通过对比长期应用全磁悬浮离心泵HeartMate Ⅲ和轴承轴流式泵HeartMate Ⅱ的效果，表明第三代全磁悬浮血泵优于第二代轴流泵[12]。该研究从美国69个中心纳入1028例晚期心衰患者，手术过程中随机为患者植入HeartMate Ⅲ 516例或HeartMate Ⅱ 512例。主要终点事件为存活2年且无致残性卒中、无再次手术替换或移除故障的装置，次要终点是2年的泵更换。主要终点分析：三代离心泵组397例（76.9%）与二代轴流泵组332例（64.8%）在2年仍然存活，无致残性脑卒中或再次手术替换或移除故障的装置（RR：0.84；95%CI：0.78～0.91；$P<0.001$），泵替换在离心泵组少见［12例（2.3%）比57例（11.3%）；RR：0.21；95%CI：0.11～0.38；$P<0.001$］。结论为，晚期心衰患者植入全磁悬浮泵比植入轴流泵需换泵少，无致残性脑卒中或再次手术替换或移除故障的装置少[12]。

十五、展望

心力衰竭是各种心脏病末期的共同转归，是当今世界人口死亡的主要原因之一，目前全球大约有2 000万心力衰竭患者，我国最新流行病学调查数据显示我国现有心力衰竭患者约1 370万，较上一次（2000年）调查增加了900万[13]。由于药物治疗作用有限，心脏移植供体来源有限，且有些患者由于各种原因并不适于心脏移植，心室辅助装置是治疗心力衰竭的有效手段。随着临床应用越来越多，心室辅助装置在向小型化、高功效、低噪声、低耗能、并发症少、无线能量传输和便于植入及耐久可靠方向发展。目前全球多家心脏中心和研发机构正在对心室辅助装置研发改进。新一代泵应该拥有优良的长期生物相容性、低血栓发生率、低抗凝要求、血液破坏更小、外科操作更便捷，装置更易于植入和取出等，让患者摆脱出血、血栓形成和感染等常见并发症，使心室辅助装置成为终末期心衰治疗的可靠方法。

（吴　信）

参 考 文 献

［1］ 吴清玉, 杨研, 郭少先, 等. 应用左心室机械辅助装置行心脏移植前过渡治疗2年一例 [J]. 中华外科杂志, 2004, 42(24): 1533-1534.

［2］ 吴信. 心室辅助装置 [M] //吴清玉. 心脏外科学. 济南: 山东科学技术出版社, 2003: 231-235.

［3］ PRINZING A, HEROLD U, BERKEFELD A, et al. Left ventricular assist devices—current state and perspectives [J]. J Thorac Dis, 2016, 8 (8): E660-E666.

［4］ CHATTERJEE A, FELDMANN C, HANKE J S, et al. The momentum of HeartMate 3: a novel active magnetically levitated centrifugal left ventricular assist device (LVAD) [J]. J Thorac Dis, 2018, 10 (Suppl 15): S1790-S1793.

［5］ CHATTERJEE A, FELDMANN C, DOGAN G, et al. Clinical overview of the HVAD: a centrifugal continuous-flow ventricular assist device with magnetic and hydrodynamic bearings including lateral implantation strategies [J]. J Thorac Dis, 2018, 10 (Suppl 15): S1785-S1789.

［6］ WERT L, CHATTERJEE A, DOGAN G. Minimally invasive surgery improves outcome of left ventricular assist device surgery in cardiogenic shock [J]. J Thorac Dis, 2018, 10 (Suppl 15): S1696-S1702.

［7］ PALUSZKIEWICZ L, KUKULSKI T, ZEMBALA M, et al. The role of long-term mechanical circulatory support in the treatment of end-stage heart failure [J]. Kardiologia Polska, 2019, 77: 331-340.

［8］ HAJJAR L A, TEBOU J. Mechanical circulatory support devices for cardiogenic shock: state of the art [J]. Critical Care, 2019, 23 (1): 76.

［9］ SHUGH1 S B, RIGGS K W, MORALES D L S. Mechanical circulatory support in children: past, present and future [J]. Transl Pediatr, 2019, 84 (4): 269-277.

［10］ ROSE E A, GELIJNS A C, MOSKOWITZ A J, et al. Long term use of left ventricular assist device for end stage heart failure [J]. N Eng J Med, 2001, 345 (20): 1435-1443.

［11］ SLAUGHTER M S, ROGERS J G, MILANO C A, et al. Advanced heart failure treated with continuous-flow left ventricular assist device [J]. N Engl J Med, 2009, 361 (23): 2241-2251.

［12］ MANDEEP R M, NIR U, YOSHIFUMI N, et al. A fully magnetically levitated left ventricular assist device-final report [J]. N Engl J Med, 2019, 380 (17): 1618-1627.

［13］ HAO G, WANG X, CHEN Z, et al. Prevalence of heart failure and left ventricular dysfunction in China: the China Hypertension Survey, 2012–2015 [J]. Eur J Heart Fail, 2019, 21 (11): 1329-1337.

第87章
体外膜氧合生命支持

体外膜氧合（extracorporeal membrane oxygenation，ECMO）是一种从静脉引流血液，通过氧合器氧合后，再将血液送回动脉（静脉-动脉体外膜氧合，V-A ECMO）或静脉（静脉-静脉体外膜氧合，V-V ECMO）的生命支持系统，可对患者进行循环和呼吸支持，使心脏和肺脏得到充分休息，有效改善低氧血症，避免机械通气导致的气道损伤，增加心排血量，改善全身灌注，保障循环稳定，为心肺功能的恢复赢得时间。在心脏外科的临床应用上，主要是使用VA ECMO治疗心肌顿抑，无法脱离体外循环及低心排血量综合征。

VA ECMO治疗心脏手术围手术期发生的心源性休克在20世纪70年代ECMO技术发明后，在欧美应用较少，但远东地区则是ECMO临床使用的主流；2009年后，VA ECMO在成人的应用迅速增长[1]，心脏围手术期的病例数也快速上升。但是据2017年美国哥伦比亚大学统计，心脏术后VA ECMO存活率其实是下降的，如何提高质量是迫在眉睫的挑战。

ECMO是一种支持性治疗，其目的：①改善氧输送和二氧化碳清除，恢复正常的代谢生理环境；②允许受伤的心/肺"休息"，避免/尽量减少潜在的伤害性治疗，促进心肺的恢复；③在心脏未恢复的情况下，维持器官功能，过渡至针对性治疗（如心脏移植）。本章将就心外科领域之ECMO适应证与使用时机、插管路径、抗凝管理、并发症以及预后逐项阐明，以期读者能在临床善加利用ECMO技术，拯救生命，造福患者。

一、ECMO适应证与使用时机

VA ECMO主要用于传统治疗方法反应不佳的心源性休克；VV ECMO主要用于机械通气仍无法矫正的低氧血症或高碳酸血症。在此两种基本模式基础上衍生的VVA和VAV三插管模式，系为因应特殊病况的构型变化。

（一）适应证考量

无论是呼吸还是循环辅助，确定ECMO的适应证前都应该考虑以下问题：

1. 有无ECMO治疗成功的基础

（1）重要器官功能可否恢复？

（2）是否合并脑神经系统不可逆损伤？

（3）是否存在ECMO治疗的禁忌证？

2. 使用ECMO的最佳时机

（1）如何判断传统治疗无效？

（2）心肺功能衰竭到什么程度需要辅助？

这些问题需要临床医师根据现有证据、实际情况和经验来具体判断。

（二）VA ECMO 适应证

主要为各种原因导致的心源性休克：心脏术前循环崩溃；心脏术后心肌顿抑，无法脱离体外循环；急性心肌梗死合并休克；顽固性室速、室颤；心脏术后低心排血量综合征；心脏移植急性排斥或移植物失能；肺栓塞合并休克；心肌炎、冠状动脉痉挛等所致急性心力衰竭；淤血性心衰急性恶化；心搏骤停；围手术期心肌病等。此类适应证进行ECMO辅助的目的主要是为急性疾病提供治疗的时间窗或等待脏器的恢复（表87-0-1）。

表87-0-1　VA-ECMO循环支持时机

VA-ECMO治疗目的	适应证	VA-ECMO治疗目的	适应证
过渡至恢复	心肌顿抑/心肌炎	过渡至决策	心搏骤停
过渡至手术/治疗/移植	急性心肌梗死/末期心衰		

在ECMO辅助时机的把握上，目前通行的标准：①恶性心律失常或心搏骤停CPR＞10 min，仍无恢复自身循环的迹象，建议使用ECMO行ECPR（ECMO assisted CPR）。②心源性休克在给予高剂量血管活性药物和（或）IABP支持下，依然无法脱离休克状态。③心脏手术完成矫正仍难以脱离体外循环支持。在临床实践中发现，将血管活性药物等治疗方法使用到极限，还不能维持足量心排血量，且组织灌注不佳引起乳酸持续上升，此时宜尽早使用ECMO，改善脏器的灌注，以降低器官衰竭及死亡之风险。ECMO的延迟使用，使得术中、术后的循环支持治疗难度提高，待内脏功能因低心排血量、低灌注量而摧毁后，即使心脏有恢复的机会，也要面临多器官衰竭，病死率更高。

（三）其他适应证

除上述常规适应证外，VA ECMO还可用于其他领域，如心脏死亡器官捐献（donation after cardiac death，DCD）的脏器保护、体外复温、危重患者的转运等。随着ECMO设备的发展，ECMO的使用也将在急危重症领域得到进一步发展和普及。

二、VA ECMO 的植入路径

VA-ECMO可自中心路径（升主动脉，弓上分支，右心房，腔静脉）或外周路径（股动静脉）植入。2017法国专家共识建议，除心脏手术中安装VA ECMO时使用中心路径外，推荐自外周路径植入。自外周路径植入有迅速、病床边可执行、技术门槛较低等优点，但有易发生下肢缺血并发症的缺点。采用中心路径安装VA ECMO时，可利用心脏手术中原有体外循环插管，亦可以ECMO专用插管重新建立路径，如自右锁骨下动脉插管等。另一个要点，术中安装VA-ECMO时，植入左心减压去负荷管较为方便，可自右上肺静脉直接插入引流管至左心房或穿越二尖瓣达到左心室，将引流管连接至VA-ECMO静脉端引流管路上，可有效移除左心的容积负荷，改善心肌灌注，加速收缩力的恢复。当患者在急诊室、ICU、病房时，通常采用外周路径安装ECMO，可利用经皮技术或开放手术植入。VA-ECMO通常利用静脉插管（21～25 F）从右心房或腔静脉引流血液，经过离心泵和氧合器联合作用后，再利用动脉插管（15～19 F）注入动脉系统，以下就各类插管逐项介绍。

（一）小儿插管

1. 中心插管[2]　插管方法与普通心脏手术建立体外循环相似，在以下场合中，可能需要自中心路径插管：

（1）手术室无法脱离体外循环；

（2）需要快速建立ECMO；

（3）需要插入大口径插管以提供高血流量；

（4）外周插管尝试失败。

2. 颈部插管 小儿的股动脉口径较小，而国内又欠缺较小口径的ECMO插管，因此部分体重较轻（<15 kg）的患者必须利用颈总动脉与内颈静脉植入ECMO。即使使用荷包缝合技术插入插管，血管常见相当程度的过度扩张与内皮损伤，ECMO撤机时可见远端血栓与血管外膜的失养性伤害，因而仍必须结扎封闭。颈动脉插管及撤机时结扎颈动脉，会增加脑部并发症的发生概率。

大体重小儿股动脉可能有足够的口径为ECMO插管提供合适的入路，但血管会被插管堵塞，所以必须预防下肢远端缺血。由于这些患者远端血管的内径较小，对提供足够的远端灌注是比较困难的，因此一般使用T-graft技术插管，即先在股总动脉上缝合一段人工血管，再将动脉插管插入人工血管内，达成双向灌注避免下肢缺血，但此法必须留意吻合处针孔的出血。股静脉有较好的弹性足以容纳插管，且静脉侧支循环通常足以避免过度水肿和静脉充血。

（二）成人插管

心脏手术中插管的要点是确保手术及插管范围止血充分。学界对胸骨切开伤口是否必须维持开放并无定论，但在观察中，由于ECMO管路必须出入伤口，额外的左心引流管，出血造成心脏压塞，以及近期可能必须再手术的考量，大多选择维持胸骨开放，以Bogota袋或涤纶膜缝合覆盖伤口。

非心脏手术的患者，股动静脉通常是最快的入路，即使是心脏手术中插管，也有部分中心选择自外周股动静脉插管，并将胸骨伤口关闭的做法。股动静脉插管方式分为开放手术置管与经皮置管两种。

1. 开放手术法 脉搏可触及或血管超声可定位股动脉的位置，腹股沟韧带以下纵向切开，穿过Scarpa筋膜，深入至股鞘，向近端游离出股总动脉，向远端游离出股浅动脉，游离过程中专注于动脉部分即可，无须将股静脉旁的软组织剥离。动脉显露清楚后，于股总动脉上建立荷包缝合，若时间允许，可在股总或浅股动脉上为远端灌注管另缝一个荷包。穿刺针向上向下直视穿刺于荷包之内，向上使用150 cm导丝，向下使用血管鞘较短之导丝，穿刺前静脉给予60～100 U/kg的肝素；向上经扩张子逐次扩张后植入ECMO动脉管，管腔内以肝素水充填后钳闭待用，荷包束紧避免出血，若有残余出血，通常在荷包脚跟处以prolene线平行缝合加固，止血效果好。向下植入远端灌注管进入股浅动脉（重点是绝对避免误入股深动脉），检查回血情况，用肝素水充填。股静脉插管可在同侧或对侧穿刺，不需要开放手术游离，若采用开放法插静脉管，撤机拔管时，避免因修补血管造成静脉狭窄。动静脉插管完成后，连接ECMO管路后可开始循环辅助，远端灌注管联结至动脉插管侧孔处，均匀的管路血色即代表灌注管通畅，阻塞时3～5 min内即可见血浆血清分离现象。由于VA-ECMO置管时患者大多处于休克状态，血压较低，手术中的出血点不明显，VA-ECMO辅助开始后，因血压上升加上抗凝，出血会较明显，务必彻底止血，止血后关闭伤口，并用缝线固定ECMO插管，要求在插管近端30 cm内固定牢固，避免插管滑脱或拽出等重大意外。若插管时，患者股动脉已无法触及脉搏，又无血管超声定位股动脉位置，建议在大腿皮肤皱褶内1/3处，沿皱褶横向切开皮肤，有利于寻找动脉，此时因患者大多已处于急救状态，迅速恢复循环是当务之急，远端灌注管的放置可延迟到止血阶段再完成。静脉管的穿刺置管要在横向切口之下。

2. 经皮置管法 血管超声应是安全与正确插管的保障，尤其是在ECPR时或是股动脉脉搏无法探及时，此时因不能精确定位股动脉位置，或因高剂量缩血管药导致股动脉口径缩小，易于发生动脉插管误入静脉或股动脉穿刺困难的状况。超声定位血管位置、口径、走向后，不仅易于穿刺，也有助于选择插管，在完成插管程序后，评估股浅动脉血流是否受到阻塞。

股动脉经皮穿刺置管时使用Seldinger技术，所需的器材与耗材应固定配置于ECMO机器旁，便于随时使用。双侧腹股沟以标准的无菌方式准备和覆盖。超声显示并定位股动静脉。如果患者血流动力学稳定，首先置入股浅动脉远端并放置远端灌注导管，然后插入股总动脉，并将其扩张，以允许适当选择的动脉插管通过。插管进入后，排气，并以肝素水充填后钳闭。动脉插管在静脉之前，由于股动脉插管深度较浅，有滑脱的风险，缝合固定应在动脉置管完成后立即执行。在超声引导下穿刺股静脉，放置静脉插管并将其调整到适当的水平（使插管的尖端大致位于下腔静脉/右心房连接处），约为穿刺处至乳头的长度，同样须排气，并以肝素水充填后钳闭。两支插管末端与ECMO管路连接，注意排除气泡。在患者急性循环崩溃的情况下，如在ECPR中，首先放置动静脉插管，以稳定患者，循环恢复后放置远端灌注导管。

（三）插管选择的基础考量

（1）"ECMO插管"一词可以指ECMO管路（circuit）衔接人体血管的管子（cannula），也可以指将这个管子插入血管内的动作（cannulation）。

（2）据泊肃叶定律，$R=8\eta L/\pi r^4$，血管通道阻力与长度成正比，与半径的四次方成反比。因此，导管内径是控制血流阻力的最重要因素。

（3）侧壁孔、锥形截面等其他因素也影响阻力，高流量时阻力增大，压力也增大，应依据流量的需求与压力的限制选择插管。

（4）插管后的引流负压差应在100 mmHg以下，注入正压于泵后膜前区段和膜后区段，压力皆应小于300 mmHg。

（四）远端血管的处理

（1）如果使用动静脉切开术，则将静脉和动脉远端结扎，依靠与头部之间的侧支循环代偿。

（2）如果通过外周血管插管，静脉侧支引流充分，但股动脉明显闭塞。则在插管前后必须确定远端动脉搏动并记录。如果插管是通过切开放置的，则可同时放置远端灌注导管。若是经皮插管，则可应用Seldinger技术，超声引导下将6～8.5 F套管置入股浅动脉。对于稳定的患者，在动脉插管之前，因无插管阻挡超声与穿刺的窗口，可能更容易放置。对于极不稳定的患者，如在ECPR期间，应始终首先放置动脉插管，以恢复全身循环为最优先。另一种替代方法是使用胫后动脉逆行灌注，此技术在无脉搏状态下极困难，必须有血管超声的指引。在任何情况下，VA-ECMO置管医师必须在插管程序完成后确保足够的远端灌注。由于股动脉插管会影响下肢远端灌注，因此在插管选择时，在满足患者所需流量前提下，尽量选择较小动脉插管，待循环稳定后以超声或多普勒探头评估插管侧远端血流，临床上亦可以根据下肢灌注、皮温、肤色决定是否放置远端灌注管。若患者所需流量较高，采用较大号插管的情况下，建议使用远端灌注导管以避免肢体缺血。

（3）持续或过高剂量使用α受体激动剂，外周动脉的收缩可能会非常剧烈，尤其是年轻的患者。即使使用较小口径的动脉插管，仍可能因股动脉收缩而造成血流阻塞，除了损害组织灌注，过高的外周血管阻力亦不利于心脏的恢复。VA-ECMO运转后血压若有提升，宜减少α受体激动剂。

（五）增加或改变插管方式

（1）ECMO是一种前负荷依赖（preload dependent）的装置，其流量依靠自静脉系统中引流出的血液量，血管内容积不足、静脉回流不良、引流管吸壁或位置不佳，都会影响静脉管的引流功能，并造成ECMO无法达成其治疗目标。如果静脉引流不足，第一步是评估血管内容积状况（考虑出血或其他失血来源）和静脉插管位置。

（2）如果容积足够且插管位置正确，则引流可能受到引流管阻力的限制。在这种情况下，最好是首先选择添加另一个静脉引流插管。

（3）亦可将静脉引流管更换为更大尺寸的插管，但拆除和更换插管可能很困难，时常ECMO仅仅短时间失去功能，患者也不能承受。如果插管被刺穿、扭结、损坏或出现血凝块，则必须更换插管。无论是切开或经皮置管，都可以运用 Seldinger 方法通过导丝更换插管。

三、ECMO抗凝

2018 年 ELSO 国际组织报道显示，ECMO 期间的出血和血栓发生率高达 40%～70%。究其原因，ECMO 对凝血系统的影响不仅取决于 ECMO 系统，也与患者的疾病状态密切相关。在正常生理状态下，体内凝血系统维持着微妙的动态平衡。平衡的维系取决于三个要素：血管、血流和血液成分。血管主要指血管结构的完整性和血管内皮的调节功能；血流主要包括血流速度（慢流、对血小板剪切力的变化）、血流方式（湍流、涡流）等；血液成分主要指参与凝血的物质（凝血因子、血小板）的数量与质量。在 ECMO 过程中，上述三个要素均发生了显著的非生理性变化：血液直接暴露于非内皮细胞表面的人工材料；高剪切力与湍流；血液成分稀释、吸附、激活、消耗等。这些变化对人体的凝血系统产生了显著的影响。评估危重患者的凝血是复杂的，加上体外循环和抗凝治疗会显著增加这一复杂程度。

（一）ECMO 前血液试验

一旦患者被认为有 ECMO 适应证，如果时间和动脉/静脉通道允许，则应获得凝血相关指标的实验室基线值，包括血常规、PT/INR、APTT、纤维蛋白原、D-二聚体、全血激活凝血时间（ACT）、抗凝血酶活性（AT）和血栓弹性图（TEG）或旋转血栓弹性测定法（ROTEM）。如果可能的话，应尝试通过输注新鲜冷冻血浆（FFP）、血小板、冷沉淀和维生素 K 来纠正严重的凝血病。在 ECMO 开始前纠正先前存在的凝血病，可能有助于患者在开始使用肝素时进行抗凝治疗。肝素已成为绝大多数中心 ECMO 的抗凝血剂。在插入 ECMO 插管之前，在血管暴露后给予剂量介于 50～100 IU/kg 之间的肝素。随后，持续输注肝素并根据凝血监测结果进行管理。

1. 全血激活凝血时间（ACT） ACT 指整个血液凝块对纤维蛋白激活剂的反应时间（以秒为单位）。每个 ACT 设备有一个特定的上限，血液正常（对于大多数系统是 120～140 s）；大多数中心的 ACT 目标大约是正常的 1.5 倍。ACT 每小时测量一次，如果 ACT 发生变化，则应加强检测频率。因为通常需要立即决定肝素的剂量，ACT 通常是在床边测量（而不是送到实验室）。ACT 检测受肝素以外的因素影响，如血小板减少症、低纤维蛋白原血症和纤维蛋白降解产物，因此有时需要补充 ACT 和其他试验。

2. 活化部分凝血活酶时间（APTT） APTT 评估凝血的内在和最终共同途径，因此受凝血因子、肝素和抗凝血酶水平的影响。APTT 是在实验室中测量的，是无钙血浆凝块对纤维蛋白激活剂与钙结合反应的时间（以秒为单位）。儿童在凝血方面存在发育差异，与成人相比，APTT 在新生儿和儿童患者中的表现并不可靠。对于新生儿和儿童 ECMO 患者，APTT 值与抗因子 Xa 和肝素水平的相关性较差[3-4]。

3. 抗因子 Xa 法 抗因子 Xa 法测定联苯甲醛的抗凝血活性，仅依赖于肝素和 AT 水平。抗因子 Xa 试验引导抗凝治疗的频率越来越高，可能比其他方法具有明显的优势。大多数 ECMO 中心使用抗因子 Xa 试验作为抗凝治疗方案的一部分，目标水平为 0.3～0.7 IU/mL。由于抗 Xa 试验对肝素的反应也各不相同，在分析标准化方面也存在重大问题。因此，对所有检测方法采用一个抗因子 Xa 范围可能导致各中心之间的管理结果不一致。如果有出血或血栓形成的临床证据，可以更频繁地测量抗因子 Xa 活性。

4. 血栓弹力图（TEG）和旋转血栓弹性测定法（ROTEM） TEG 是血凝块形成黏弹性特性的全血 POCT，它测量从纤维蛋白形成到纤溶的凝血过程的完整性，包括血小板的影响。TEG/ROTEM 提供了与全血凝血的多个阶段有关的信息，这与 ECMO 患者极为相关，因为可能有不止一个原因导致凝血异常 TEG 可以使用或不使用使肝素失活的药物，因此肝素的抗凝血效果可以从其他因素中分离出来。

TEG可以在床边新鲜血液上进行，也可以在实验室中用无钙血液（在活化剂中添加钙）进行。

5. 抗凝血酶Ⅲ试验 肝素通过"激活"一种名为抗凝血酶Ⅲ（通常称为AT3）的血浆分子而发挥作用。与年龄较大的儿童和成人相比，婴儿在发育过程中AT3活性和抗原水平较低。对于任何接受ECMO抗凝治疗的患者，AT3的最佳活性尚不清楚。然而，对于婴儿和儿童的抗凝要求不断上升，肝素剂量35～40 IU/（kg·h），和（或）临床亚治疗抗凝，获得性AT缺乏可能是一个因素，导致患者的肝素抗药性。低AT3可以通过提供新鲜的冷冻血浆、冷沉淀或重组AT3来处理。AT3浓缩物（血浆衍生或重组）现在已经可用，一些中心常规使用AT浓缩物替代AT<30%～80%，而另一些中心只有在临床上或基于低ACT、低抗Xa或对高岭土和肝素酶TEG样品有较小的肝素效应的情况下才会治疗AT活性低。在常规替代AT作为抗凝治疗方案一部分的ECMO方案中，没有考虑其他有肝素效果的测试，大多数目标水平从>50%到>100%不等。有些中心建议所有患者>50%，也有文献建议新生儿>80%，婴儿和儿童>100%。在使用AT浓缩物之前，肝素的输注量可以减少，因为它具有增强肝素抗凝作用的潜力。

6. 肝素诱导的血小板减少症（HIT） HIT是肝素相关抗体引起的罕见疾病，其特点是血小板减少和血栓形成风险增加。由于肝素的使用和危重患者血小板减少的发生率高，常被怀疑，但ICU患者的真实发生率仅为0.3%～0.6%。HIT的实验室测试不敏感，已经存在几个评分系统来确定预测试概率，但"4TS"是研究最多的。在出现血栓并发症的情况下，肝素在开始使用后5天或更长时间内持续、急促地降低血小板计数，应评估和停止使用肝素和改用其他抗凝剂。

7. 新型抗凝物直接凝血酶抑制剂（DTIS）的潜在作用 DTIS是一种较新的短效抗凝药物，许多中心都采用DTIS作为主要抗凝血药物。DTIS与凝血酶上的活性位点直接结合，与肝素相比，药代动力学具有更好的预测性，并且凝血酶生成减少。这些新型抗凝血剂在理论上优于肝素，特别是在儿童中。①DTIS与凝血酶直接结合，与AT无关，使AT活性低或波动的患者更可靠。②DTIS不与其他血浆蛋白或细胞结合，因此不容易发生血清化学或细胞计数的变化。因此，DTIS可能提供一个更可预测的剂量方案，允许持续的抗凝血效果，出血较少，使它们在ECMO中有应用前景。③DTIS一个潜在的问题是缺乏药物解毒剂或逆转剂。这在CPB中比在ECMO中更有可能限制DTIS的使用。然而，与CPB不同的是，在ECMO期间需要逆转抗凝的情况很少发生。如果需要，在严重出血的情况下，由于其半衰期相对较短，DTI可以减少或停止。目前已在CPB、ECMO和VAD支持中使用了三种合成的DTIS，即阿加曲班（Argatroban）、比伐卢定（Bivalirudin）和重组水蛭素；然而，重组水蛭素的供应有限。已公布的用于小儿ECMO的比伐卢定剂量包括初始剂量0.05～0.5 mg/（kg·h），然后是0.03～0.1 mg/（kg·h），随后调整为维持APTT 1.5～2.5倍。

8. 新型口服抗凝药 直接因子Xa抑制剂（Xabans）是一种新的抗凝血药物，直接抑制因子X而不使用AT作为介质。临床前数据显示，利瓦罗沙班对脐带血凝血酶生成的影响与成人相似，提示给药对新生儿的凝血酶产生影响可能比注药更可行，也更简单。许多口服因子Ⅱa抑制剂，包括达比加兰和阿比沙班，也在临床前阶段。然而，这类药物的肠给药和儿科研究的缺乏，在不久的将来很可能会限制其在儿童ECMO中的使用。

9. 一氧化氮（NO）和其他管路释放化合物 ECMO理想的抗凝血策略是完善体外循环系统，使其像血管内皮一样抑制血栓形成。内皮细胞产生前列环素和NO，抑制凝血酶诱导的血小板黏附和活化，从而维持血液的流动性。前列环素和NO都是为了抑制血小板与体外表面的相互作用而一起加到体外循环回路中的，已被证明可以减少血小板的活化和消耗。Mahama/NO是第一种被加入应用于体外循环的化合物，在暴露于血液时，该物质在其表面局部释放NO而不需进行系统肝素化。与肝素化组和非肝素对照组相比，Mahama/NO结合管路血小板消耗明显减少。此外，将NO注入体外循环可降低术后低心排血量综合征的发生率，加入ECMO回路可潜在地减轻缺血-再灌注损伤和内啡肽功能障碍。

10. 血小板 血小板减少（血小板计数<150×10⁹/L）在ECMO患者中很常见。这可能是原发疾病、

药物和其他治疗的结果，也可能是血液表面暴露引起的。循环血小板黏附在塑料表面，并发生"释放反应"，吸引其他血小板[5-6]。这些"无效"血小板聚集在血液中，并被肝脏和脾脏移除。如果血小板计数小于 $2×10^9$/L，就会发生自发性出血。通常的做法是输注血小板，使计数保持在 $80×10^9$/L 以上。即使血小板计数超过 $80×10^9$/L，血小板功能也可能受到损害。激肽释放酶抑制剂（抑肽酶或氨甲环酸）可以改善血小板功能。

11. 纤维蛋白原　纤维蛋白原（Fib）在 ECMO 过程中可能耗尽。每天测定纤维蛋白原水平，并通过注入新鲜冷冻血浆或纤维蛋白原将其维持在正常范围内（2 500～3 000 mg/L）。原发疾病或管路中的凝块可能产生纤溶导致循环的纤维蛋白降解产物。这些分子起到抗凝血的作用，可以增加出血的危险。如果检测到纤维蛋白降解产物和（或）出血过多，可使用抗纤溶药物所抑制纤溶酶。

12. 表面涂层　ECMO 循环管路和设备可用表面肝素涂层或其他聚合物涂层，以尽量减少与血液表面的相互作用。但在使用目前市场上的表面涂层管道时，仍然需要全身抗凝。如果在没有全身抗凝的情况下管理 ECMO，应保持较高的血流量，一旦管路出现血凝块，则应视具体情况决定是否更换管道和设备。

（二）凝血和抗凝的考量

当血液与非内皮细胞表面相互作用时，存在广泛的炎症和血栓前反应。ECMO 启动后的几分钟内，不仅出现了消耗性的凝血病，而且还有凝血因子的稀释。减少纤维蛋白沉积和微血栓负担，可以减少终末器官损害。在最初的促凝状态下，抗凝是必要的，以防止插管、氧合器和 ECMO 管路血栓形成。

在管路中，血小板和单核细胞沉积在血流漩涡和氧合器（可能形成凝块的部位），并能表达组织因子（TF）。[7] 循环组织因子途径抑制物，抗凝血酶Ⅲ（AT）可能是该回路中的主要抗凝系统。肝素除了增强 AT 依赖性的抑制游离因子 Xa 和凝血酶（较小程度上是Ⅸa、Ⅶa/TF）外，还向循环释放组织因子途径抑制剂。相反，凝血酶抑制剂的作用仅限于凝血酶，但它们在抑制凝血酶方面可能优于肝素/AT 复合物。AT 随着 ECMO 的建立而下降，导致促凝状态，肝素应答降低，大剂量肝素抗凝后补充 AT 会导致出血倾向，因为在逆转肝素抗药性后不再需要高剂量肝素。这也适用于作为 AT 来源的血浆的管理，并且必须由团队来考虑。保持正常的 AT 水平可能会避免这一陷阱。然而，AT 水平在 60%～70% 与静脉血栓形成有关，并且在体外循环期间补充 AT 可减少凝血酶的产生。

在体外循环过程中，肝素涂层管路减少了红细胞损伤，降低了补体和粒细胞的活化，非肝素涂层管路可能限制了这一作用。由于 Vroman 效应，管路的抗血栓性可能会随着时间的推移而降低，从而在固体表面发生竞争性的蛋白质交换。最初纤维蛋白原吸收到管路表面，促进纤维蛋白介导的促凝血作用和血小板活化，随后是其他凝血中性蛋白，如白蛋白。因此，凝血酶与纤维蛋白聚合物结合的稳定状态随着时间的推移而减少，导致纤维蛋白原消耗和凝血激活减少。

血浆和细胞成分的持续激活和消耗/耗竭可能导致血栓形成或凝血病，且在 ECMO 支持过程中可能共存。因此，密切监测凝血状态是非常必要的。

全血激活凝血时间（ACT）最早是一种全血分析，ACT 值主要受肝素影响，但也受到血小板减少、血小板功能障碍或抑制（例如 GPⅡb/Ⅲa 抑制剂）、低温、AT 水平、患者年龄、血液稀释、低纤维蛋白原血症和口服抗凝药物的影响。

相对于 CPB 的 400～480 靶目标值，建议 ECMO 的 ACT 范围为 180～220 s[8]。然而，不同的 ACT 平台及其与测定的肝素水平和 APTT 的关系不一致，特别是在 ECMO 中[9-10]。因此，仅 ACT 监测可能无法实现对需要 ECMO 的患者进行一致和适当的抗凝监测。

在抗凝监测方法的使用上有很大差异：有些中心仅依赖于 APTT，有些依赖于 ACT，另一些依赖于 ACT 和 APTT 的组合，还有一些仅依赖于 TEG。目前还没有针对 ECMO 患者抗凝控制的国家标准规程，这方面还需要进一步的研究。笔者所在中心根据当前 ECMO 设备不断改进，制订自身相应的抗凝策略。

1. 肝素的给予和维持　初始抗凝非体外循环术后的患者，ECMO插管前首次给予肝素剂量50～100 IU/kg，ECMO建立后，根据ACT值，使用持续泵输注肝素维持ACT或相应指标在目标范围内。肝素的剂量要参考具体情况（病种、温度、流量）而定，在输注血小板或尿量较多时，ECMO低流量、低转速时，同时采用肾替代治疗时，应加大肝素剂量。在肾功能不全或凝血功能低下时则应降低肝素用量。需要注意的是，相较于西方人群，东亚人群更容易出血，而不容易血栓，因此有研究认为东亚人群应选择较低的抗凝强度。对于ECMO患者最佳的抗凝强度应考虑到种族差异，因地制宜，因患而异。

维持和调整ECMO期间肝素抗凝的维持一定要用微量泵精确输注，禁止分次推注或静脉滴注。肝素输注速度一般从最低10～15 IU/（kg·h）到最高40～60 IU/（kg·h），需要根据监测值，不断调整，具体调整方法可参见表87-0-2。ECMO早期ACT 1～2 h（间隔1～2 h）测一次，稳定后可间隔3～6 h测一次。间歇性地配合APTT、抗Xa活性、TEG、AT活性等检测，对出凝血情况复杂患者的肝素剂量调整非常有益。这些监测项目的具体监测频率可参见表87-0-3，目标值参考表87-0-4。

表87-0-2　肝素剂量调整参考示例

ACT目标范围（s）	APTT（s）	抗Xa活性（U/L）	肝素调整比例
＜120	＜35	0～100	↑30%
120～150	35～40	100～200	↑20%
150～180	40～50	200～300	↑10%
180～220	50～75	300～700	→不变
220～250	75～90	700～900	↓10%
250～300	90～120	900～1 200	↓20%～30%
＞300	＞120	＞1 200	暂停1 h后↓30%

注：具体目标范围仅供参考，应因患制宜。ACT：全血激活凝血时间；APTT：活化部分凝血活酶时间。

表87-0-3　ECMO期间监测频率推荐表

凝血指标	监测频率	凝血指标	监测频率
ACT	Q1 h～Q2 h（稳定后Q3 h～Q6 h）	AT	Q12 h～Q24 h
APTT	Q6 h～Q12 h	TEG	Q24 h或需要时（发生出血或血栓时）
抗Xa活性	Q6 h～Q12 h	D-二聚体	Q12 h～Q24 h
PT/INR	Q12 h～Q24 h	CBC（WBC、RBC、PLT）	Q6 h～Q12 h
Fib	Q12 h～Q24 h		

注：PT/INR：凝血酶原时间/国际标准化比值；Fib：纤维蛋白质；AT：抗凝血酶活性；TEG：血栓弹力图；CBC（WBC、RBC、PLT）：血细胞计数（白细胞、红细胞、血小板）。

表87-0-4　ECMO肝素抗凝目标范围

	ECMO维持范围	说明
ACT	160～180 s；180～220 s	
APTT比值	1.5～2.5	根据所用监测设备、患者状态不同，可适当调整目标范围
Anti-Xa	0.3～0.7 U/mL	
TEG	—	部分医院采用普通杯与肝素酶杯R时间比值1.5～2.0倍之间，但缺乏证据

注：ACT：全血激活凝血时间；APTT：活化部分凝血活酶时间；Anti-Xa：抗因子Xa；TEG：血栓弹力图；R时间：反应时间

2. ECMO期间止血药物及制品的使用　原则上，ECMO期间凝血因子的补充应缺什么补什么，做到有的放矢。因此，完善的凝血功能监测帮助很大。长时间ECMO会实时地消耗凝血物质，造成凝血因子缺乏、血小板降低，因此按一定频率动态监测凝血指标的变化，分析指标变化的原因，适时地补充FFP和血小板等制品。ECMO期间的输血指征应根据患者的病种、凝血指标、是否出血或血栓高危等因素结合判断。表87-0-5中列举了常见ECMO患者的血制品输注指征。另外，在输注血制品时，应同时注意补充可协同作用的物质，如：输注血小板进行止血时，可同时使用去氨加压素（DDAVP）增强血小板聚集功能；输注FFP时，则需注意补充Ca^{2+}（凝血IV因子）。

表87-0-5　ECMO期间的输血指征

指标	指征
血小板	中国人建议低于$50×10^9$/L时，考虑输注血小板
INR	INR大于2.0时，考虑输注FFP
Fib	稳定状态：<1.0 g/L；出血或围手术期：<1.5 g/L。考虑输注冷沉淀或浓缩纤维蛋白原制剂
HCT	HCT低于30%，考虑输注红细胞
AT	AT低于50%～80%时或存在肝素抵抗表现时，可考虑补充FFP（fresh frozen plasma）

注：应因患制宜，综合考虑组织型纤溶酶原激活物；INR. 国际标准化比值；Fib：纤维蛋白原；HCT：红细胞比容；AT：抗凝血酶活性。

3. 抗纤溶治疗　抗纤溶药物，诸如氨甲环酸（TXA）、6-氨基己酸（6-aminohexanoic acid，EACA）和氨甲苯酸（aminomethylbenzoic acid PAMBA）等可以防止结合在纤维蛋白上的组织型纤溶酶原激活物（tPA）把纤溶酶原激活成纤溶酶，阻碍纤溶酶与纤维蛋白结合，并将纤溶酶从纤维蛋白表面置换下来，达到显著抑制纤溶功能的目的。此外，它们还能防止正常纤维蛋白凝块过早溶解。也有证据表明这些药物有保护血小板的功能，因为纤溶本身可引起血小板表面受体糖蛋白Ib（GPIb）的水解而损害血小板功能。这些药物已被广泛用于术中及术后出血的预防及治疗。研究者证实，抗纤溶药物可显著减少术后使用ECLS患者的出血并发症。抗纤溶治疗的指征和效果可以使用TEG/ROTEM等进行评估。

4. 重组活化因子VII（rFVIIa）和凝血酶原复合物（PCC）

（1）rFVIIa可以通过旁路途径直接激活凝血，增加凝血酶的生成，一般的使用剂量在40～90 μg/kg。有报道称，对于输注血小板和其他凝血因子缺乏已经得到纠正，依然无法止住的出血，使用重组活化因子VII（rFVIIa）会有显著的效果。一系列研究显示，rFVIIa可以显著减少胸引量以及红细胞的输注。然而，也有部分案例报道发现ECLS患者使用rFVIIa会引起致命性的血栓形成。此外，rFVIIa商品制剂价格昂贵。因此，对于ECMO患者，rFVIIa应谨慎考虑，只应作为常规止血手段处理出血无效时的备选，且需要告知患者或其家属相应的风险。如果出血风险已经大于血栓风险，危及生命，使用rFVIIa应在保证ECMO高流量（建议>3 L/min）时使用，减少血栓形成的风险。

（2）凝血酶原复合物（PCC）是从健康人混合血浆中分离制备的一种能促进血液凝固的静脉注射血浆蛋白制剂，为冻干产品，主要含有维生素K依赖性凝血因子II、IX、X，含或不含凝血因子VII，以及部分抗凝蛋白。根据是否含有凝血因子VII将PCC分三因子PCC和四因子PCC两种规格。四因子PCC主要用于继发性凝血功能障碍的治疗，如抗凝剂过量、严重肝病等。而三因子PCC主要用于治疗原发性凝血功能障碍，如乙型血友病。PCC相比新鲜冰冻血浆（FFP）的优点：PCC中维生素K依赖的凝血因子浓度是血浆中的25倍，因此PCC降低患者INR的作用更加快速、持久。

四、并发症（complications）与合并症（co-morbidity）

由于传统医学院课程中鲜有着墨，医疗人员对ECMO的认知有一定的误区，就是将并发症与合并症混为一谈。例如ECPR救回的患者日渐增加，因急救脑部缺血神经损伤的患者也变多，遂认为是

ECMO导致了神经损伤，殊不知若无ECMO协助，患者可能早已死亡，何谈神经损伤。使用ECMO前务必了解其所可能产生的并发症与此类患者有可能出现的合并症。

由于VA ECMO需要通过血管建立通路、ECMO与心脏的双循环效应、抗凝治疗和血液-异物表面接触，所以患者可能会出现多种ECMO相关的并发症。这些包括与设备相关并发症、患者相关并发症及抗凝相关并发症。

（一）设备相关并发症

（1）系统进气：近5%的新生儿ECMO运行中会导致空气进入静脉[11]。成人可能对相同容量的空气有更大的耐受性（尤其是在VV ECMO上），但这仍然是一种可怕的并发症。这种并发症的治疗方案类似于体外循环期间大量空气栓塞的治疗，包括低温逆行脑灌注、更换系统和高压氧治疗。

（2）负压事件：负压抽吸事件会导致ECMO血流中断（由此导致器官低灌注），往往是由于低血容量静脉塌陷到引流管上或插管位置不当引起。静脉引流受阻同样可导致静脉充盈，造成重要器官的损害[12]。

（3）血栓：泵或氧合器中血栓通过肉眼可以看见，氧合器跨膜压差增加、氧合器膜后氧分压降低及二氧化碳分压升高也可以判断[12]。管路中血栓形成可能是血液流速降低的结果，例如由于插管位置错误管路扭曲，以及管路接头周围或氧合器内的低速漩涡。氧合器内的大面积接触是活化血小板、单核细胞或红细胞的理想场所，可通过表达组织因子（TF）、释放促凝微粒或两者兼有，促进凝血。

（4）溶血：溶血是ECMO患者常见的并发症，原因包括管路血栓形成、剪切应力、离心泵或滚压泵产生的机械应力、ECMO管路路中湍流区的物理特性。溶血可诱发急性肾损伤（AKI）、血尿以及可能的高胆红素血症神经后遗症[13]。溶血可以通过血红蛋白水平降低、血浆游离血红蛋白水平增加和高胆红素来诊断。此外，溶血还可导致产生过量的一氧化碳（CO），可通过碳氧血红蛋白水平增加直接测量。游离血红素刺激血红素加氧酶-1的产生，将血红素转化为CO、铁和胆绿素。CO可能在局部充当血管扩张剂，但也可能损害组织氧合；过低或过高的血红素加氧酶-1活化、CO生成和碳氧血红蛋白与心脏手术后的不良结果有关。

（5）气栓：在ECMO上用经颅多普勒设备可检测到没有安装空气过滤器的中心静脉管路中的微栓子。静脉输液推荐使用空气过滤器，因为膜氧合器过滤器可能不会阻挡这种微栓子。

（6）低氧：与设备相关的低氧血症包括因插管不当导致的脱氧血液再循环、氧合器故障，以及患者的高代谢超过了氧合器的能力。需要重新定位插管、增加回路流量、更换氧合器/电路或添加第二个氧合器，以及尽量减少高代谢（用神经肌肉阻滞或镇静）可以降低发病率。

此外，泵故障和管路破裂、插管移位导致ECMO血流中断和需要重新置管、换热器故障、氧合器血栓以及经皮或中心插管期间的主要血管损伤。

（二）患者相关并发症

1. 南北综合征（harlequin syndrome）　南北综合征又名红脚青头综合征或弄臣综合征，是外周型VA ECMO所独有的特征，有以下两个独特的现象：①上半身与下半身的周边动脉血氧饱和度与血氧分压不同，上低下高；②心脏收缩力改善时，此等周边血氧不同的现象范围会扩大。

VA ECMO开始运转时，心脏的排血量未必为零，即使当时为零，尔后也有机会逐渐恢复，否则此患者除心脏移植外并无生路。只要心脏有排血量，就表示患者身体动脉系统有两种来源的血液，一为心脏，其血液中的氧气来于肺脏；一为ECMO的离心泵，其血液中的氧气来于ECMO的人工肺，通常ECMO人工肺较肺脏能装载更多的氧气，此两种血液各有其灌注区域，当心排血量较小时，ECMO的灌注区域就较大，反之亦然。当心肌逐渐恢复功能时，心排血量随之增加，心脏的灌注区域也随之增大，于是可以观察到自右手、右耳至左耳再到左手，出现周边动脉血氧饱和度与血氧分压下降的现象。当弄臣综合征出现时，表示心脏功能逐渐恢复。但如果肺脏因肺水肿、肺不张或肺部感染降低了换氧功能，弄臣综合征则有可能因心脏搏出的血液含氧不足造成心肌或脑部缺氧，此为肺部并发症所造成的连带损伤，故使用 VA ECMO 期间，肺部的管理至为重要。若因急性代偿不能的左心衰竭，已然引起严重的肺水肿，必须慎重考虑适当的左心去负荷方式，一则有助于心脏恢复，二则预防尔后严重的弄臣综合征。

2. 抗凝相关并发症 抗凝相关并发症可能由抗凝不充分（血栓）或过度抗凝（出血）引起。在 ECMO 支持的前提下，这些并发症与手术部位出血有着千丝万缕的联系，而出血本身预示着相当严重的疾病。目前尚未确定理想抗凝水平或实验室目标。ECMO 前凝血状态如何？在疾病前或经皮冠状动脉介入治疗中是否使用抗血栓或抗血小板药物，心脏手术后残余肝素化或术后凝血病，肝或肾衰竭合并心源性休克，控制不当的外科出血，或最近使用止血药物（如重组因子Ⅶa），都需要在制定抗凝目标时加以考虑。

应该使用哪种抗凝血剂？治疗目的是什么？考虑到即将进行的手术（肝素和鱼精蛋白）、器官功能障碍和药物代谢的可逆性（双戊菊酯，特别是利吡鲁丁被肾清除，而阿加曲班被肝清除），管路中存在凝块的证据，以及减少抗凝血需要的管路特性（磷胆碱或肝素涂层）应加以考虑。

出血和输血：出血可能不会严格地继发于高凝或抗凝状态。据报道，每例成人 ECMO 患者平均需输血 45 个单位的红细胞，手术再探查率为 40%～80%，需大量输血及其他血制品。更确切地说，由于凝血病和凝血因子的消耗，使用 ECMO 的成人患者每天可能需要 2～3 个红细胞、14 个血浆单位和冷沉淀。血小板的输入也是很大的负担。血小板数量低与出血有关。输血量与病死率的增加独立相关。虽然重组因子Ⅶa 的止血效果已得到很好地描述，但必须强调指出，ECMO 中使用会引起血栓并发症，特别是在其他因素联合用药之后。在强调降低费用、提高患者护理质量的情况下，有必要继续努力研究如何防止或尽量减少输血，特别是在全国各地使用 ECMO 的情况下。

笔者所在的武汉亚洲心脏病医院处理出血的流程如下（图 87-0-1）：

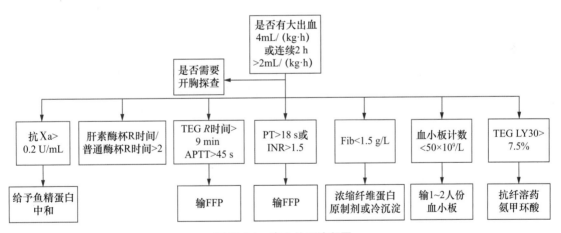

图 87-0-1 出血处理流程图

注：TEG：血栓弹力图；R时间：反应时间；PT：凝血酶原时间；APTT：活化部分凝血活酶时间；FFP：新鲜冷冻血浆；Fib：纤维蛋白原；LY30：30 min 血凝块溶解率。

ECMO 是一种可以挽救生命的方式，但需要大量的资源和管理策略，包括对许多可能影响患者预后并发症的处理，特别是抗凝和输血方面的并发症，需要进行更多的研究，以更好地理解最佳抗凝和监测，尽量减少输血，减少 ECMO 期间的并发症。

（三）合并症

1. 神经损伤 包括脑血管出血、缺血、梗死和全身神经功能损害，是最可怕的合并症，也是婴儿死亡的主要原因。里斯内（Risnes）（2013）等报道了28例成年幸存者在心肺功能衰竭ECMO治疗5年后的结果，43%的患者临床表现正常，41%的患者神经心理表现和病理脑电图受损，52%的患者神经影像学异常。使用VA ECMO较VV ECMO脑梗死和出血的发生率较高，但神经心理损害的发生率是均等的。此外，在梅奥诊所接受ECMO治疗的87例患者中，42例发生了56次神经事件，诊断包括蛛网膜下腔出血、缺血性分水岭梗死、缺氧缺血性脑病和脑死亡。尸检的10例中有9例显示来自血管的缺氧缺血性和出血性病变。回顾性分析显示，女性和血小板减少似乎是颅内出血最重要的预测因素，AKI也导致风险增加。AKI似乎也是ECMO相关病死率的独立危险因素。在102例成人ECMO患者中，肾脏替代治疗的需要和持续时间都与ECMO病死率增加有关。

2. 下肢缺血　肢体缺血是ECMO治疗的另一严重合并症。儿童股动脉插管的肢体缺血发生率为50%，需要干预。较大的血管可能减少缺血性并发症，但需要更大的插管并且合并周围血管疾病的风险增加。通过中央和外周插管的比较发现，组织灌注不良和肢体缺血的发生率与两种插管技术相似。由于中心插管（升主动脉和右心房）出血发生率较高，因此输血率较高，再次手术和资源利用的需求也更大，目前大多数中心都采用外周插管的方式。胸骨切开术/心脏手术后中心插管的优势在于主动脉和右心房可以在体外循环的情况下被接入，但术后凝血相关的出血并发症与ECMO相关的出血并存。

3. 感染　感染是与使用ECMO有关的另一个重要合并症。呼吸机相关肺炎、血流感染、插管感染和纵隔炎的发病率很高。死亡的独立预测因素包括严重脓毒症或脓毒性休克。儿童感染合并症的危险因素包括年龄增加、ECMO建立前感染和ECMO模式，成人患者血流感染最为常见，其次是手术部位、呼吸道和尿路感染。与感染合并症相关的独立危险因素包括持续较长时间的ECMO支持、自身免疫性疾病和VV ECMO[14]。

五、预后[15]

根据国际ELSO组织数据，2009—2015年，每年报告儿科ECLS病例的中心数量增加了50%以上，从2009年的164个中心增加到2021年的577个中心。

1. ECMO在新生儿心脏疾病中的应用率逐渐增加　先天性心脏病是最常见的新生儿心脏ECLS指征占80%以上的病例。合并心肌病和心肌炎的新生儿支持时间较长，但存活率更高。

在先天性心脏病患儿中，左心发育不良综合征（HLHS）、左心室流出道梗阻、肺血流量增加（大动脉转位和动脉干转位）与肺血流减少（包括法洛四联症、右心室双出口伴肺血流受限、Ebstein异常）的新生儿生存率较低。新生儿ECLS平均运行时间为6日，出院时存活率为45%。

2. ECMO应用在小儿心脏疾病逐渐在增加　小儿心脏ECLS最常用于支持患有先天性心脏病的儿童（52%）。在小儿心脏ECLS患者中，心肌炎患者的存活率最高（76%），而心搏骤停患者的存活率最低（45%）。在患有先天性心脏病的非新生儿儿童中，HLHS患者平均支持时间最长，生存率最低（46%），右侧梗阻性病变与支持时间短、生存率最高（62%）有关。

3. 新生儿、儿童ECPR使用越来越多　在一组3 005例ECPR的报道中，总存活率为43%。ECPR队列包括887例新生儿和2 118例儿童，两组患者的平均出院率均为43%，平均持续时间为5日。2009年至2015年，新生儿ECPR从108例增加到146例，增加了35%，儿科ECPR从221例增加到369例，增长了67%。

4. 成人ECMO心脏支持数量逐年增加　2009年成人ECMO支持数量为270例，此后ECMO登记的成人心脏ECMO支持数量呈每年快速增长趋势，且每年ECMO支持增长数量大幅攀升，2016年这一数量达2096例。成人心脏ECMO支持的需求呈持续增强趋势，并且随着ECMO技术的普及和进步，未来这一趋势将更加明显。

在心脏外科领域，ECMO无论应用于新生儿、小儿还是成人，其应用数量均在不断增加，虽然当前各种方式ECMO支持生存率在30%～50%，但如果没有体外生命支持，这些患者几乎无生存的可能。当前ECMO处于快速发展时期，相信随着设备装置的不断改进、技术的提高、管理的改善，未来ECMO支持生存率仍有上升空间。

（刘　燕　魏新广）

参 考 文 献

［1］ ABRAMS D, COMBES A, BRODIE D. Extracorporeal membraneoxygenation in cardiopulmonary disease in adults [J]. J Am CollCardiol 2014, 63 (25 PtA): 2769-2778.

［2］ BROWN G, DEATRICK K B. Guidelines for Pediatric Cardiac Failure [R]. Ann Arbor: Extracorporeal Life Support Organization, 2018.

［3］ NGUYEN T, MUSICK M, TERUYA J. Anticoagulation monitoring during ECMO: is anti-factor Xa assay (heparin level) a better test? [J]. Pediatr Crit Care Med, 2014, 15 (2): 178-179.

［4］ BEMBEA M M, SCHWARTZ J M, SHAH N, et al. Anticoagulation Monitoring during Pediatric Extracorporeal Membrane Oxygenation [J]. ASAIO, 2013, 59 (1): 63-68.

［5］ SIDDIQUI F A, DESAI H, AMIRKHOSRAVI A, et al. The presence and release of tissue factor from human platelets [J]. Platelets, 2002, 13 (4): 247-253.

［6］ GEAR A R, CAMERINI D. Platelet chemokines and chemokine receptors: linking hemostasis, inflammation, and host defense [J]. Microcirculation, 2003, 10 (3-4): 335-350.

［7］ VAN D E R MEIJDEN P E, VAN SCHILFGAARDE M, VAN OERLE R, et al. Platelet- and erythrocyte-derived microparticles trigger thrombin generation via factor XIIa [J]. J Thromb Haemost, 2012, 10 (7): 1355-1362.

［8］ LAWSON D S, WALCZAK R, LAWSON A F, et al. North American neonatal extracorporeal membrane oxygenation (ECMO) devices: 2002 survey results [J]. J Extra Corpor Technol, 2004, 36 (1): 16-21.

［9］ COLBY C E, SHEEHAN A, BENITZ W, et al. Maintaining adequate anticoagulation on extracorporeal membrane oxygenation therapy: Hemochron Junior Low Range versus Hemochron 400 [J]. J Extra Corpor Technol, 2003, 35 (1): 35-38.

［10］ NANKERVIS C A, PRESTON T J, DYSART K C, et al. Assessing heparin dosing in neonates on venoarterial extracorporeal membrane oxygenation [J]. ASAIO J, 2007, 53 (1): 111-114.

［11］ TIMPA J G, O'MEARA C, MCILWAIN R B, et al. Massive systemic air embolism during extracorporeal membrane oxygenation support of a neonate with acute respiratory distress syndrome after cardiac surgery [J]. J Extra Corpor Technol, 2011, 43 (1): 86-88.

［12］ SIDEBOTHAM D, ALLEN S J, MCGEORGE A, et al.Venovenous extracorporeal membrane oxygenation in adults: practical aspects of circuits, cannulae, and procedures [J]. J Cardiothorac Vasc Anesth, 2012, 26 (5): 893-909.

［13］ BETRUS C, REMENAPP R, CHARPIE J, et al. Enhanced hemolysis in pediatric patients requiring extracorporeal membrane oxygenation and continuous renal replacement therapy [J]. Ann Thorac Cardiovasc Surg, 2007, 13 (6): 378-383.

［14］ GANDER J W, FISHER J C, REICHSTEIN A R, et al. Limb ischemia after common femoral artery cannulation for venoarterial extracorporeal membrane oxygenation: an unresolved problem [J]. J Pediatr Surg, 2010, 45 (1): 2136-2140.

［15］ Extracorporeal Life Support Orangnization Registry 2021 International Report. 2022. Available at: www. elso. org.

第88章
全人工心脏

终末期心力衰竭（end-stage heart failure）药物治疗基本无效，机械辅助和心脏移植是唯一有效的治疗方法。1967年12月，南非医师巴纳德（Christian Barnard）成功地进行了人类历史上第一例心脏移植，患者虽然只生存了18天，却为终末期心力衰竭的治疗开创了新时代。

由于心脏供体的短缺和排斥反应等原因，心脏移植的广泛开展受到限制。目前全世界至少有2 600万心力衰竭患者，而能进行心脏移植的只有5 000例左右，供需矛盾很大。随着社会人口老龄化加剧，心衰患者的数量还会增加，很多患者会因等不到供体心脏而死亡，因此研发功能良好，经久耐用的全人工心脏（total artificial heart，TAH）非常必要。

目前临床常用的心室辅助装置多为单一左心室辅助泵（LVAD），作为患者等待心脏移植期间的过渡（BTT）或终末期心力衰竭患者的有效治疗措施[2]，但双心室衰竭的患者的治疗会因此受到限制，只有全人工心脏研制的成功，才可能给这些患者带来更大的福音。

一、历史回顾

1953年5月，美国心外科医师吉本（John Gibbon）研究制造了全球第一台心肺机，为一例心脏病患者在体外循环下进行了26 min的手术，从而证实了用人工心肺机替代心肺的可行性，并推动了心脏外科的迅速地发展。

1957年，威廉·约翰·科尔夫（Willem Johan Kolff）与同事Tetsuzo Akutsu在美国第一次成功地将一颗聚氯乙烯人工心脏置入狗体内，使其生存了近90 min，从而使人工心脏的研制进入了新阶段[3]。

1969年，美国著名心脏外科专家库利（Denton Cooley）首次作为心脏移植前过渡治疗，将Liotta-Cooley全人工心脏植入1例室壁瘤切除术后、不能脱离体外循环机的患者体内。在辅助了64 h后，成功地为该患者进行了心脏移植，这也是全球第一例全人工心脏植入术。不幸的是，患者在移植后32 h后死于假单胞菌性肺炎。1981年Cooley又进行了全球第2例TAH移植，将Akutsu-Ⅲ植入1例冠状动脉旁路移植术患者，55 h后，患者接受心脏移植，其后10日死于感染、肾衰竭及肺部并发症。由于效果不好，这两种TAH未再被用于临床。

2000年，美国历经20多年，研发了全球第一个可以全部植于人体内的AbioCor TAH。此型人工心脏包括2个人工心室和4个瓣膜的电动泵、控制系统、内置电池和经皮能量传输系统（TET）线圈，血泵的袖状涤纶布接口和人工血管分别与自体心房和大血管缝合。2个人工心室由聚氨酯材料制作，每搏量60 mL，最大流量8 L/min。微型的电动组件置于腹部腹壁内，体外计算机系统通过和体内的控制系统相连控制血泵，以监测和控制血泵的流量，左、右心室的平衡状况以及电机的转速。此外，腹壁内还有一个可充电电池，为备用能源。该电池可经皮肤外的感应线圈持续充电，在外部电池不能用时可单独提供30 min能源供应。体外TET感应线圈通过控制系统或体外电池为血泵提供动力，信号经由TET和射频交流系统传递。体外电池可使血泵工作2～4 h。

2001年7月，在美国肯塔基州Louisville的Jewish医院，外科医师首次为1例59岁的终末期心衰患者植入 Abiocor TAH，患者存活了近5个月，死于抗凝并发症，无机械故障发生。2006年9月，美国 FDA 批准 AbioCor 人工心脏用于临床。这款人工心脏共被植入了15例患者，其中14例是在 FDA 批准之后植入的。因没有胸壁的管线，感染风险大大降低，患者生活质量显著提高。但 AbioCor 体积很大，重达900 g，只能用于胸腔容积较大的患者，其使用寿命只有18个月，因缺乏商业价值，该产品退出了全人工心脏市场。

2013年12月法国著名心外科专家卡彭蒂尔（Alain Carpentier）发明的 Carmat 人造心脏被首次植入人体。Carmat total artificial heart（C-TAH）是使用奶牛心包等生物材料研发而成，与 SynCardia TAH 一样，C-TAH 也有两个有膈膜的人造心室，通过挤压来泵出血流，但其使用的不是压缩空气，而是液体。C-TAH 人工心室的入口和出口都有 Edwards 的生物瓣保持血液单向流动。人工心室腔内安置用于感受心室压力的传感器，可根据患者需求调整心排血量。为 C-TAH 提供动力的电池在体外，其功能可维持2个 h。C-TAH 每搏输出量30～65 mL，流量范围在2～9 L/min。其大小与自然心脏相当，重量超过900 g，只适用于86%的男性和20%的女性患者，可减少血栓栓塞并发症和排斥反应风险，移植者不需要服用免疫抑制药物。该产品预期使用寿命为5年，适用于治疗晚期心脏病、寿命不足2周的患者，但临床效果不佳。有4例患者植入了 C-TAH，其中3例作为长期治疗（destination therapy）（分别76、68、74岁），另1例作为移植的桥梁（58岁）。他们的植入时间分别为74、270、254和20天。所有患者均无溶血，无临床神经系统并发症，也没有发生血栓和设备相关感染。2例患者身体恢复可以出院回家，累计时间为7个月。抗凝治疗术后第2天开始使用肝素，然后使用低分子量肝素和阿司匹林。在第1～4个月期间，所有患者均观察到 D-二聚体水平升高。暂时停止肝素抗凝治疗，可导致血小板减少症和纤维蛋白单体增加。恢复肝素抗凝治疗可逆转。第1例患者在术后75日死亡；第2例患者68岁，于2014年8月5日接受了 C-TAH 移植手术，2015年1月初出院回家，2015年5月去世。第1、2例患者死于设备的原因，第3例死于呼吸衰竭，第4例死于多器官衰竭[6]。

1978年美国罗伯特 K. 亚尔维克（Robert K. Jarvik）和科尔夫（Kolff）团队研发了 Jarvik5 和 Jarvik 7人工心脏，也是第一颗永久性 TAH，由两个气动的球形聚氨酯泵模拟双心室功能，以袖口状涤纶材料与患者心房相连，以两条聚氨酯电缆穿出胸壁连接外部控制器。1982年12月2日犹他大学医学中心德弗里斯（W. DeVries）和乔伊斯（Joyce）将 Jarvik 7置入61岁患者体内，患者存活112日。另外有4例患者接受 Jarvik 7作为长期治疗（destination therapy，DT），患者生存期最长620日，其他患者分别生存了2周、10个月和14个月[7]。

1985年美国科普兰（Copeland）首次将 Jarvik 7用于心脏移植前过渡治疗（bridge-transplantation therapy，BTT）获得成功。Jarvik 7 TAH 历经几次更名和改良（如 Symbion TAH-Cardiowest TAH-SynCardia temporary、SynCardia t-TAH -Syncardia TAH），但其基本设计并未改变。1985～1991年，使用 Jarvik-7 TAH 作为心脏移植前的过渡治疗（BTT）的患者约有170例。然而在 Jarvik 7支持期间，败血症及多器官功能衰竭的发生率较高。

1991年，美国 FDA 停止了该款 TAH 的临床应用。尔后公司将 Jarvik 7 TAH 进行改进，并重新命名为 Syncardia TAH。1993年1月，美国 FDA 批准 Syncardia TAH 应用于临床试验。2001年，Syncardia TAH 在美国、加拿大及法国均被批准应用于临床。2004年8月，Copeland 经过10年的研究结果表明：Syncardia TAH 组患者有79%生存到心脏移植，对照组仅有46%（$P < 0.001$）。同年10月，获美国 FDA 批准上市，其应用指征为双心室衰竭患者在心脏移植前过渡治疗（BTT）[8]。

2004年 SynCardia TAH 全人工心脏通过了美国 FDA 认证和欧洲认证，也是目前唯一通过美国 FDA 和欧洲认证的全人工心脏。SynCardia TAH 是一种气动泵，其基本设计还是 Jarvik 7人工心脏，有2个人工心室、4个倾斜碟瓣，每个心室连接一个气动驱动装置，气体和血液通过一个4层的聚氨酯膜分隔开，每个心室有2个机械瓣膜以保证搏动性血流的单向流动，驱动装置和动力系统在体外。有50 mL 和70 mL TAH 两款产品，70 mL 型每搏输出量最大为70 mL，心排血量可高达9.5 L/min；50 mL 型每搏输出量为50 mL，心排血量可达7.5 L/min。适合成人患者在等待心脏移植期间的过渡治疗。70 mL的泵主要用于BSA＞1.7 m²的患者，50 mL的泵用于BSA 1.2～1.7 m²的女性和大龄儿童患者。

2012年3月，美国FDA批准Syncardia TAH用于长期治疗（destination therapy，DT）。

2014年6月，美国FDA批准Freedom便携式电源用于病情稳定的置入SynCardia TAH患者，可使24%的患者摆脱笨重的控制器和全程住院的命运，带着重6 kg的驱动系统回家，过上接近正常的生活。由于血流动力学不稳定等因素，大多数的患者仍需住院治疗。到目前为止，全世界共有1 800例应用SynCardia TAH全人工心脏的患者，其中有的患者生存期超过4年[9]。

二、人工心脏性能的基本要求

目前没有关于TAH的统一的国际标准，但是在流量、压力、可靠性、适用范围和生物相容性等方面有专家的共识。

1. TAH搏动性　虽然植入持续血流的LVAD是公认的治疗终末期心力衰竭的方法，但同时也要认识到非搏动血流所带来的风险，如主动脉反流、获得性血管性血友病综合征（Willebrand syndrome）以及神经体液调节失调等。目前临床使用的TAH均为搏动血流。

2. 流量　成人TAH的流量范围在3～9 L/min比较适宜，过高的流量会导致TAH体积更大，增加住院时间和电力消耗。

3. 压力梯度　TAH的压力范围必须适应体肺循环血管的阻力，包括患者的胸腔大小和血流动力学状态。其压力梯度范围为肺循环10～40 mmHg、体循环60～120 mmHg，体肺循环压力梯度比值为1.5∶1～15∶1。小儿患者压力梯度范围为肺循环5～50 mmHg、体循环40～120 mmHg，建议体肺循环压力梯度比值为1.5∶1～20∶1。

4. 压力　平均动脉压110 mmHg，平均肺动脉压力25 mmHg，左心房压＜15 mmHg，右心房压＜10 mmHg。1985年美国国家心肺和血液研究所建议的左、右心房最大压力值分别为15 mmHg和10 mmHg，左、右心房压力差（LAP-RAP）为5～10 mmHg。

5. 患者的体积　可以使用S-T10间距（胸骨与第10胸椎间距）来模拟胸腔可以容纳TAH的空间，其大小为身高的6%～10%，例如一个身高167 cm、体表面积为1.7 m²的成年患者其S-T10间距在10 cm左右。小儿往往上半身更长一些，因此其S-T10间距为其身高的7.5%～13%。

6. 溶血　生理上可接受的溶血指数应低于0.4 mg/L（使用人血标准化）。

7. 抗凝　使用LVAD的患者血栓栓塞的风险很高，应抗凝治疗以尽可能降低风险。但植入TAH后患者处于一个抗凝的状态，而且肝、肾功能不全也会导致出血倾向，因此最佳的抗凝方法需要平衡血栓形成与出血两方面因素。抗凝治疗需要个体化，应根据患者的情况，是否有出血或血栓形成的倾向，选择合适的抗凝治疗方案。

三、SynCardia TAH植入适应证

应根据患者具体情况进行个体化的选择。尽管LVAD有很多优点，但是在植入之后有10%～40%的患者会并发右侧心力衰竭，结果导致术中病死率升高，延长住院时间，生存率降低，即便是心脏移植之后也是如此。而SynCardia TAH几乎适用于所有不适于单心室辅助（VAD）的终末期心力衰竭或者在左心室辅助时右侧心衰的患者（RVEF＜20%或CVP＞18 mmHg）。其他如ECMO失败的患者、严重的肥厚或限制型心肌病、复杂的先天性心脏病晚期、左心室衰竭伴严重的室间隔缺损、房室破裂、顽固性恶性心律失常、大面积心肌梗死或在进行左心室辅助时损伤心脏、急性心肌炎合并多器官衰竭、心脏移植失败或由于血管病等原因致使心脏移植失败的患者、瓣膜病所致心室衰竭或手术破裂、心脏

肿瘤患者等也可以使用 SynCardia TAH 进行辅助。对于终末期双心室衰竭的患者，无法及时获得供体心脏或不适合心脏移植时，曾有医学中心采用两套左心室辅助方法分别进行左右心室的辅助，然而长时间的双心室分别辅助并发症多，辅助效果也不理想。因此，SynCardia TAH 植入往往成为最后的选择，对于挽救这些患者的生命具有重要的意义。使用 SynCardia TAH 与使用的双心室辅助费用相似，SynCardia TAH 还可以降低用药成本。

由于 SynCardia TAH 体积偏大，必须与患者胸腔大小匹配。70 mL 型适用于体表面积（BSA）>1.7 m² 或在胸部 X 线片、CT 影像上测量第 10 椎体水平至胸骨上缘前后径>10 cm 的患者；50 mL 型适用于 BSA<1.7 m² 或第 10 椎体水平至胸骨上缘前后径>8 cm 的患者。前者多为成人，后者为女性或大龄儿童患者，婴幼儿不适用[10]。

四、禁忌证

禁忌证为患者有不可逆性脑损害、脑出血或血肿、艾滋病、脓毒血症、恶性肿瘤、心血管解剖异常、晚期多器官衰竭、恶病质、精神不正常，患者身材与 SynCardia TAH 之间的大小不匹配等。

五、SynCardia TAH 植入的手术技术

1. 人工心脏的准备 在手术之前要先准备好 SynCardia TAH 人工心脏与受体心脏连接的接口，确定人工心脏连接两大血管的人工血管长度和连接两心房的涤纶布缝合边缘的大小，并进行预凝或喷涂百特公司的 CoSeal 胶以防出血。将与心房连接涤纶布接口缝合边缘修剪成类似围嘴状圆形，留下 3～5 mm 宽的缝合缘（图 88-0-1）。

2. 患者体外循环的建立 患者仰卧。在全身麻醉下，置入中心静脉管和经食管超声心动图（TEE）探头。不需要 Swan-Ganz 导管，先标记出以前的手术瘢痕作为切口以及上腹部心室驱动管线（drivelines）的出口，第一个标记在左锁骨中线、肋缘下方 7～10 cm 处；第二个标记为右心室驱动管线出口，距离第一个标记内侧约 5 cm。按常规心脏手术进行胸部和腹部皮肤消毒和铺单。如为再次手术需要消毒和准备股动、静脉以备在紧急情况下插管，建立体外循环。经胸骨正中切口开胸，游离和显露心脏和大血管与心脏移植手术相似。全身肝素化，经升主动脉远端和右心房插上腔静脉和下腔静脉插管建立体外循环（图 88-0-2）。保留部分心房壁。可在上、下腔静脉穿阻断带，一般不需要阻断。

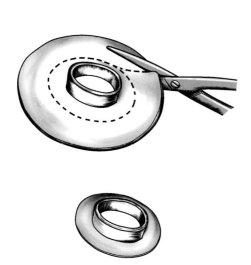

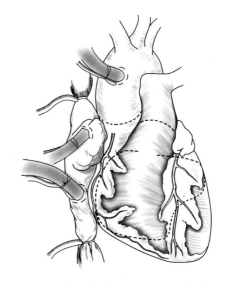

图 88-0-1 修剪人工心脏与受体心脏连接的接口　　**图 88-0-2 体外循环建立和准备心脏切除线**

3. 心脏的切除   阻断升主动脉后，灌注停搏液使心脏停搏，向后游离心脏、分离粘连到肺静脉。保留两个心房和两个房室瓣膜及其下方下的1～2 cm的心室肌。先于右心房室沟下约1 cm平行切开右心室，向右延伸到心室的锐缘，再向左前方延伸超过右心室流出道，横断肺动脉主干，尽可能多地保留肺动脉。然后沿右心室锐缘切口向后切开至室间隔。如有任何起搏器导线均需剪断拔出。再切开左

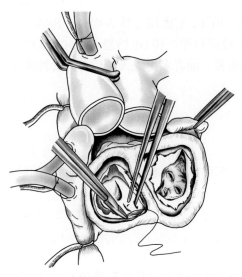

图88-0-3   心脏切除后、缝合冠状静脉窦

心室，保留与二尖瓣相连的1 cm的心室肌，继续向左切开至完全切除左心室。在窦管交界处横断升主动脉。从左心房顶水平游离主动脉根部，部分切除主动脉瓣，保留瓣膜和二尖瓣附着部分，因为这是连接左心房的一部分。最后将心室完全切出。

4. 修剪好心室肌肉   保留在房室瓣膜下的心室肌约1 cm。从心腔内解剖出来起搏导线并在SVC处剪断。起搏器的电池和遗留的起搏器导线在关胸前拔除。检查右心房中是否有中心静脉管，如果太长可以剪短。如果需要，可以阻断腔静脉。然后切除二尖瓣和三尖瓣，保护好瓣环的完整性，保留2 mm附着在瓣环的瓣叶组织，以便加固缝合。切出其余的瓣叶、腱索和瓣下乳头肌。从心房内缝合冠状静脉窦，同法处理左心耳。也可以将左心耳从外部结扎，但这可能会促进粘连，不利于以后的心脏移植。检查房间隔并封闭所有间隔缺损（图88-0-3）。

5. 吻合人工心脏   将人工心脏心房连接器吻合到左心房上，使用3/0 prolene线连续缝合。在主动脉-二尖瓣幕区，缝合线将穿过主动脉根部和中心纤维瓣三角，再用3/0 prolene线连续缝合以确保完全止血。左侧操作完成后，同法进行右心房连接器的吻合（图88-0-4）。

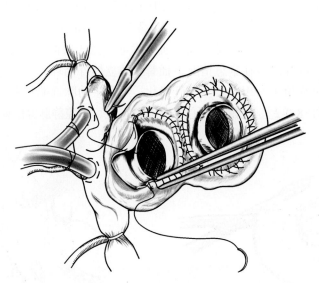

图88-0-4   心房连接器的吻合

在缝合过程中，不要缝合太多的心脏组织以免形成瘢痕，特别是在左侧肺静脉区域，使用双层缝合技术，止血很好，不需要任何额外缝合。如使用涤纶条加固，会导致强烈的炎症和纤维瘢痕形成，增加以后心脏移植手术的困难。

6. 动脉吻合   调整人工心脏的流出管道，通常连接肺的人工血管长度为5～6 cm，而连接主动脉的人工血管较短，为3～4 cm。血管远端用4/0 prolene线端-端连续缝合（图88-0-5）。

7. 心室植入　在植入心室之前，将两片大的Gore-tex防粘连膜缝合至房室沟，以使整个人工心脏与周围组织隔离（图88-0-6），有利于在心脏移植手术时取出人工心脏和进行手术。

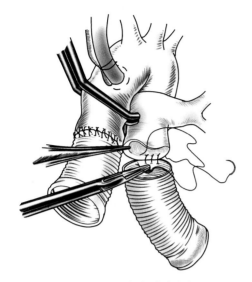
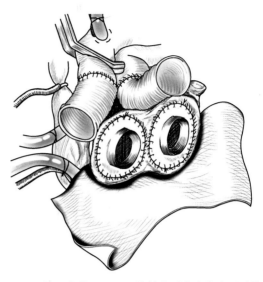

图 88-0-5　进行大动脉吻合　　　　　图 88-0-6　将两大片 Gore-tex 片缝合到房室沟中以防粘连

心室驱动管线（drivelines）引出皮肤，首先在左上腹、左锁骨中线肋缘以下7~10 cm处切开长约1 cm的弧形皮肤切口，作为左心室驱动管线出口位置，右边的另一个皮肤切口位于左边切口内侧5 cm处。该两切口之间保持距离以避免皮肤坏死。用探子将通道扩大，在心包腔中将左心室的驱动管线放在40 F大小的胸腔引流管中，并将胸管及驱动管线一起经皮肤切口拉出。同法置放右心室驱动管线（图88-0-7）。

8. 连接人工心脏和排气　首先连接左心室。在此阶段仔细评估人工心室应放的确切位置及其方向，这一步骤至关重要。用两个血管钳抓住左心房接头，同时将人工心脏推入最终位置（图88-0-8）。

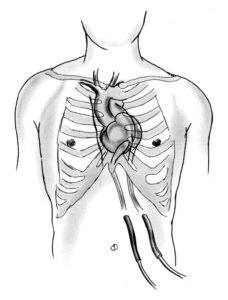
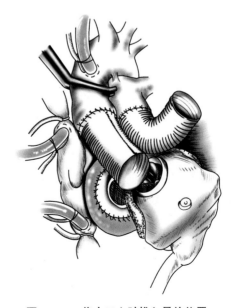

图 88-0-7　两条动力管线经皮下隧道穿出　　　图 88-0-8　将人工心脏推入最终位置

根据需要进行位置调整，可稍微旋转心室以保证流出道正确的方向，恢复肺部通气以充盈心室。在低流量下开放主动脉阻断钳，以充盈主动脉人工血管，完成主动脉与人工左心室的快速连接，此时要避免人工心脏的扭曲,如有扭曲则重新连接。连接满意后,将排气针放在主动脉人工血管中持续排气,再以相似的方式连接右人工心室。首先连接右心房侧,然后连接肺动脉。在连接肺动脉之前,使右心室充满血液。在TEE的引导下,通过对心室和心房进行轻轻晃动,进一步排气。启动人工心脏,逐渐增加心率,减少体外循环流量,停止体外循环。在右侧胸腔和心包腔安置引流管(图88-0-9)。

9. 关胸　用鱼精蛋白中和肝素并拔除体外循环管道,进行仔细止血后用常规方法关胸。对于凝血功能异常的患者,此过程可能会延长。在胸口闭合之前,用Gore-tex膜覆盖在两个人工心室和隧道传动系统表面和周围。在许多TAH患者中已经观察到人工心脏周围心包腔会发生收缩,限制以后心脏移植,因此用乳房填充植入物或扩张组织可以维持心尖部心包空间,以用于后续心脏移植(图88-0-10)。乳房填充植入物通常留在心包中,以免在整个人造心脏(TAH)周围纵隔收缩,并在移植时在供体心脏的胸腔内留出空间。

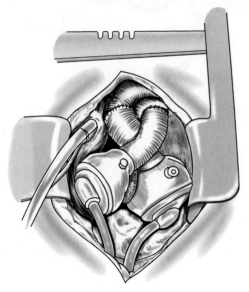 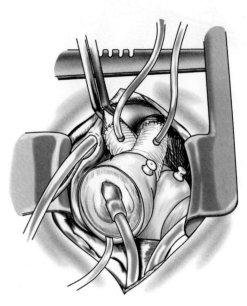

图88-0-9　启动人工心脏,主、肺动脉排气,　　　　图88-0-10　将填充物植入留在心包中,
　　　　胸腔、心包腔置引流管　　　　　　　　　　　　　　以便后续心脏移植

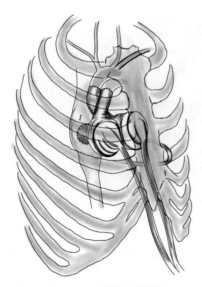

由于胸骨裂开和纵隔炎人工心脏可引起TAH的灾难性的后果,因此必须仔细关胸。

如果患者体表面积<1.7 m²,胸腔空间小,可游离心包与膈肌,打开左侧胸腔,使人工心脏向左胸腔偏移。将左心室用Gore-tex膜包起来,防止肺粘连。还要防止下腔静脉和肺静脉受压,需要将人工心脏固定在左胸壁和肋骨上可能有帮助。左心室在左胸腔,右心室可能在胸骨后,需要用超声心动图观察心室充盈情况来确定。确定了合适的位置以后,用缝线固定,关闭胸骨时还要观察。人工心脏驱动管线可以从同一个肋间、两个皮肤切口穿出(图88-0-11)[10]。

图88-0-11　人工心脏驱动管线可以从
同一个肋间、两个皮肤切口穿出

10. 先天性心脏病　复杂先天性心脏病和终末期心肌病的患者是SynCardia TAH放置的理想选择,因为大多数心脏会被切除。心脏切除后,通常可以采用与原位心脏移植相似的方式植入TAH。这比进行手术矫正容易得多。但在某些情况下,先天性心脏病会给TAH植入带来技术挑战。多见于单心室和大血管移位的情况[11]。

如果Fontan手术失败，需要重新构建"新右心房（neo RA）"再植入TAH。均需切断心外管道和IVC及右肺动脉的连接，右肺动脉的缺损可用牛心包修补。然后，在SVC和IVC之间再连接一个直径24或26 mm的Gore-tex人工血管，以充当"neo RA"。以标准方式连接左心房，关闭卵圆孔或房间隔缺损。椭圆形剪开"neo RA"管以连接TAH的右心房接头。再将TAH流出道人工血管与主动脉进行端-端吻合。并以端-侧吻合的方式将TAH肺动脉管道缝合在肺动脉分叉处（图88-0-12）。

SynCardia TAH也可用于矫正性大动脉转位和完全性大动脉转位的患者。对于这种先天性心脏病，TAH植入的挑战主要是主动脉和肺动脉位置异常，主动脉位于肺动脉的前方和左侧，这就要求在植入TAH时与主动脉和肺动脉的连接，是平行而不是正常的十字交叉和左、右泵动脉连接。

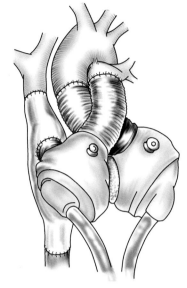

图88-0-12　Fontan术后置入人造心脏（TAH）

六、手术并发症

TAH的应用可导致严重的并发症。最常见的并发症为感染、严重的术后出血和血栓栓塞。其他并发症包括肝、肾、肺以及神经系统功能不全和与安装技术有关的并发症。影响因素为病例的选择、植入TAH的大小和时间、植入时周围组织的游离范围等。

1.**感染**　致命性感染是植入SynCardia TAH患者最严重的并发症。由于有些患者术前病史长、体质差，全身营养不良，免疫功能低下，在植入SynCardia TAH之后很容易发生感染，感染发生率高达71.6%。感染可发生在TAH支持过程中的任何部位。一旦TAH的内部组件发生感染，治疗常常非常困难且效果欠佳。易感因素包括手术时组织创伤、植入设备的污染、免疫力降低、大面积的异物接触表面、驱动线以及各种导管的应用、患者必需的其他监护设备等。通常感染发生在术后早期，尤其是患者由于出血严重需要再次手术时。细致的护理以及重视感染的预防对TAH患者至关重要。

Jarvik 7 TAH长期支持期间出现的并发症包括血栓、脑卒中、感染以及多器官衰竭等。1985～1991年，作为心脏移植过渡的桥梁，共有170例患者应用Symbion系统作为支持的手段。过渡到移植的成功率达66%，和左心室辅助装置的结果相似。脓毒血症和多器官衰竭为早期的死亡原因。Jarvik 7的早期应用经验表明，患者在支持数月后都发生了严重的感染并最终导致死亡。作为心脏移植过渡的TAH短期应用患者，感染率也在30%～40%。在应用SynCardia TAH期间，由于驱动管线所致的局部和纵隔感染较多且严重，而近期在使用CardioWest TAH作为心脏移植过渡的患者中感染率已低于20%。

2.**术后出血**　是TAH植入后常见的严重并发症，发生率在40%～50%，最近的经验表明，Cardio-West TAH植入后出血发生率在25%左右[8]。危险因素包括严重心衰伴肝功能不全、凝血功能障碍，广泛的手术操作和长时间的体外循环以及术后抗凝治疗。这类患者手术前往往持续应用抗凝或抗血小板治疗，并且在TAH植入前很难予以纠正。术中广泛的解剖分离以及长时间转流可导致凝血因子的消耗。由于术后必须抗凝，应通过不断地调整抗凝用药，以避免血栓栓塞和出血。

3.**血栓形成**　早期6例Jarvik 7患者中有5例出现栓塞。尔后栓塞的发生率明显下降，目前为10%～15%。应适当地抗凝治疗。通常使用肝素和华法林，使PT、ACT以及国际标准化比值超过正常值的2～3倍。

感染、出血以及血栓形成之间关系复杂，细菌感染也可以促使血栓形成，血栓形成可引发感染。在血栓中可见到细菌存在，并且不易被抗生素和白细胞消灭。细菌、内毒素以及炎症细胞可影响血小板聚集引起血栓。细菌内毒素也可引起血小板聚集、内皮细胞损伤以及增加凝血酶原激酶活性。过多的出血常常需要再次手术，从而增加污染的机会。患者输血多、长期输液均可导致感染机会增加。

4. 其他合并症　有报道在81例使用患者中，并发症发生率高达93.8%，除感染外还包括出血（42.0%）、呼吸功能障碍（29.6%）、肝功能紊乱（35.8%）、脑卒中（24.7%）、肾功能衰竭（25.9%）[8]。设备功能障碍非常少见，大多数涉及外部设备的问题已获解决。目前的问题是TAH的体积偏大，只适合体表面积>1.7 m^2的患者。TAH的外部设备也比较笨重，限制了患者的活动、锻炼和康复，可能还存在设备和人体不匹配、社会和伦理以及运动和营养问题。

七、手术效果

TAH手术死亡率为34%，1年生存率为53.9%，2年生存率为33.9%。死亡的主要原因为多器官衰竭，高龄、营养不良、低蛋白血症、肾功能不全为手术高危因素，神经系统和出血为主要并发症。到目前为止，植入SynCardia TAH患者1 800多例，接受了心脏移植的患者达60%～80%。24%的患者在术后1个多月可以出院回家，75% 1周后可以走路，60%以上2周后可以走30多米。实践证明SynCardia TAH人造心脏本身是安全的，在VAD和ECMO无法完全支持心脏功能的时候是一种较好的选择。

八、患者生存质量

对植入SynCardia 2年的患者进行统计，证实了患者生活质量有所提高。但需要全社会的理解和支持并给予有效的医疗服务，还要重视患者的心理问题。

九、展望

对于终末期心衰等待心脏移植的患者来说，由于供体缺乏以及使用左心辅助设备无效，TAH是唯一的选择。毫无疑问，TAH将由长期辅助方式变身为终极治疗手段（destination therapy，DT）。TAH未来应能向微创植入，提高患者生存率、生活质量和耐久性，改进组织相容性、性能更稳定，降低医疗费用和减少各种手术后并发症的方向发展。生物材料的人工心脏的问世可以避免由血液抗凝所致的并发症，有很好的发展前景。目前仅有的单体持续灌注TAH是克利夫兰（Cleveland）研究所的CFTAH和得克萨斯心脏研究所的BiVACOR人工心脏，但仍处于研究阶段，尚未应用于临床[13]。

BiVACOR是澳大利亚生物医学工程师丹尼尔·蒂姆斯（Daniel Timms）在2001年开始研发的一种新型TAH。Bivacor人工心脏原理为使用悬浮于磁场的旋转圆盘而不是仿照人类四腔心脏结构和跳动的机械泵。泵的设计简洁：一个装有叶片的圆盘转子在一个小钛盒里旋转，转子一面的小叶片推动血液进入右侧心室到达肺部；另一面较大的叶片驱动血液从左边的心室进入体循环系统。该装置的外壳由钛制成，钛是一种几乎不会引发免疫反应的抗腐蚀材料。通过用磁悬浮技术控制叶片旋转来满足患者的需求。2012年，Daniel Timms来到美国休斯敦，与得克萨斯州心脏研究所的心脏外科专家合作，进行改良和测试。BiVACOR可为双心室提供支持（BV Assist），可完全替代心脏功能。虽然悬浮圆形转子两侧的血液会在转子的边缘处混合，少量氧合血会从高压侧流入低压侧，致使部分含氧血返回到肺部，但实际上这种混合是一种设计上的突破，确保外壳内不会发生血液停滞的现象。这些血流会对外壳内部进行冲刷，以减少形成血栓的危险。在血液流动过程中，血液在悬浮转子与外壳之间有足够的间隙，至少为240 μm，是红细胞大小的20倍以上，这种设计有利于减少作用于血液的剪切力，减少溶血。

BiVACOR TAH只有手掌大小，重约650 g，比成年人的心脏稍重。能效高、输出量大，从源头上消除了机械磨损和故障，适用于各种体形患者。患者需佩戴一个4 kg的外部控制器包，其中包含两个可充电电池（每个电池可供电约5 h），也可以使用电源插座给装置充电。但潜在缺陷是血液会产生少量泡沫，可能导致内部出血、脑卒中、感染等并发症。

2019年4月开始在15头奶牛身上植入BiVACOR人工心脏进行测试，结果表明这种人工心脏性能良好，在绵羊身上也进行了测试，羊的体肺循环均得到了很好的支持。在71 kg的小牛体内放置30日，泵的平均流量在12 L/min。该泵可在恒定速度下运转，在恒压下连续输送血流。在后期开展的实验证明，控制速度的变化会带来不同的血流和压力特征性变化。先以泵高速运转增加血液泵送量，再以低速运转，减少血液搏出量，两种速度的交替就会产生近似正常的搏动性血流[14]。

美国Cleveland研究所的连续性血流全人工心脏（CFTAH）是另一种无瓣膜的人工心脏，其泵的流量和压力通过传感器自动进行调节。2010年17只动物实验证实了该设备自我调节的可靠性，其流量在7.3 L/min左右，术后没有进行抗凝，所有长期存活的动物均显示了其可以接受的生物相容性，没有出现血栓栓塞。持续灌注CFTAH的优点是减少了泵的体积和提高耐久性，但使用CFTAH后可能会出现并发症，包括胃肠道出血、获得性血管性血友病综合征和血小板破坏等[15]。

由于各种客观原因，我国研发和应用心室辅助装置和人工心脏都在初始阶段，而在国外已成为常规的治疗手段。随着我国经济的快速发展，左心室辅助装置和全人工心脏有望在国内逐渐普及，用于心脏移植前的患者过渡治疗或长期治疗。

（吴清玉）

参 考 文 献

［1］ COOPER D K C. Christiaan Barnard—The surgeon who dared: The story of the first human-to-human heart transplant [J]. Glob Cardiol Sci Pract, 2018, (2): 11.

［2］ 吴清玉, 杨研, 郭少先, 等. 用左心室机械辅助装置行心脏移植前的过渡 [J]. 中华外科杂志, 2004, 42(24): 1533-1534.

［3］ FRAZIER O H. In Memoriam Tetsuzo Akutsu 1922–2007 [J]. Tex Heart Inst J, 2008; 35(1): 4.

［4］ COOLEY DA. Two-staged cardiac replacement [J]. Indian Heart J, 1982, 34: 341-348.

［5］ DOWLING R D, ETOCH S W, STEVENS K A, et al. Current status of the AbioCor implantable replacement heart [J]. Ann Thorac Surg, 2001, 71 (3 Suppl): 147-149.

［6］ LATRÉMOUILLE C, CARPENTIER A, LEPRINCE P, et al. A bioprosthetic total artificial heart for end-stage heart failure: Results from a pilot study [J]. J Heart Lung Transplant, 2018, 37 (1): 33-37.

［7］ DEVRIES W C, ANDERSON J L, JOYCE L D, et al. Clinical use of the total artificial heart [J]. N Engl J Med, 1984, 310 (5): 273-278.

［8］ COPELAND J G, SMITH R G, ARABIA F A, et al. CardioWest Total Artificial Heart Investigators. Cardiac replacement with a total artificial heart as a bridge to transplantation [J]. N Engl J Med, 2004, 351: 859-867.

［9］ SPILIOPOULOS S, HERGESELL V, WASLER A, et al. Current state of total artificial heart therapy and introduction of the most important total artificial heart systems [J]. Biomed Tech (Berl), 2019, 27, 64 (3): 247-250.

［10］ CHUNG J S, EMERSON D, MEGNA D, et al. Total artificial heart: surgical technique in the patient with normal cardiac anatomy [J]. Ann Cardiothorac Surg, 2020, 9 (2): 81-88.

［11］ KARTHIK THANGAPPAN, CHET VILLA. The total artificial heart in patients with congenital heart disease [J]. Ann Cardiothorac Surg, 2020, 9 (2): 89-97.

［12］ ARABIA F A, CANTOR R S, KOEHL D A, et al. Interagency registry for mechanically assisted circulatory support report on the total artificial heart [J]. J Heart Lung Transplant, 2018, 37 (11): 1304-1312.

［13］　BEAUPRÉ R A, FRAZIER O H, MORGAN J A. Total artificial heart implantation as a bridge to transplantation: a viable model for the future? [J]. Expert Rev Med Devices, 2018, 15 (10): 701-706.

［14］　KLEINHEYER M, TIMMS D, TANSLEY G D, et al. Rapid speed modulation of a rotary total artificial heart impeller [J]. Artif Organs, 2016, 40 (9): 824-833.

［15］　FUMOTO H, HORVATH D J, RAO S, et al. In vivo acute performance of the Cleveland Clinic self-regulating, continuous-flow total artificial heart [J]. J Heart Lung Transplant, 2010, 29 (1): 21-26.

第89章
心脏移植

心脏移植术分为原位心脏移植和异位心脏移植两种。原位移植是把供心植入原来心脏的位置上；异位移植则是不切除患者的心脏，而在右侧胸腔内再移植一个心脏辅助循环。后者由于术后自身心脏的萎缩和血栓形成，以及不能对供心活检进行监测排斥反应等缺点，目前此种手术已被摒弃，因此，本文只介绍原位心脏移植。

一、历史回顾

1967年12月3日，南非巴纳德（Christian Barnard）医师首次在临床上开展心脏移植并获成功，为终末期心力衰竭患者治疗开创了新纪元[1]。特别是20世纪80年代以来，美国沙姆韦（Norman Shumway）团队在世界上首先将环孢素用于心脏移植术后的抗排斥治疗，获得了成功，使心脏移植在全世界大部分心脏中心已成为常规手术。到了90年代心脏移植数量达到了高峰，在1993至2004年间数量有所减少，但近年来数量又有所增加，在世界范围内心脏移植数量已超过5 000例。由于技术的进步，心脏移植后排异反应的有效监测和抑制，以及临床经验的积累，使心脏移植后存活率明显提高。

二、手术适应证

手术适应证是治疗终末期心力衰竭的患者，有些患者需要选择心脏移植还是心室辅助治疗[2-4]。临床上大多数心脏移植的对象仍为心肌病患者，少数为冠心病患者或其他晚期心脏病患者。某些危重的瓣膜病或复杂先天性心脏病，如左心发育不良综合征、Ebstein畸形、心内膜弹力纤维增生症等，也可以考虑心脏移植，但所占比例很少。

接受心脏移植的患者要符合下列条件：年龄在65岁以下，心功能Ⅲ～Ⅳ级（NYHA），射血分数≤25%，内科治疗无效，预期寿命小于12个月。顽固性心衰或室性心律失常、安装心脏辅助装置后心功能仍不能恢复者。除心脏外，肝、肺、肾功能正常，糖尿病患者也可以进行心脏移植。年龄＞65岁者可能合并动脉硬化等病变，易致严重并发症，如无明显动脉硬化，其他器官功能良好，亦可以进行心脏移植[2]。

三、手术禁忌证

患者心力衰竭合并肺动脉高压，压力＞6 Wood单位，术后会导致供心的右心功能不全，而使移植失败。患有其他器官恶性肿瘤或器官功能严重受损为心脏移植禁忌。患者有人类淋巴细胞毒素抗体，应与供体做交叉试验，试验阳性者不适于心脏移植。患者有艾滋病或有活动性感染病灶，心理障碍或精神病患者，不适于进行心脏移植。

四、供体选择

供体应无明显心血管病史，年龄在50岁以下。无心包损伤、肝炎、艾滋病感染等病史。CVP≤10 mmHg。如供体使用正性肌力药物如多巴胺，应小于10 μg/（kg·min）即可维持正常血压；肾上腺素超过0.1 μg/（kg·min）时，供心不宜移植。身高、体重相匹配，相差一般不超过20%体重。预计供心缺血时间≤5 h。心肌酶谱检查正常[5]。

五、术前准备

1. 术前明确诊断　充分了解患者的全身情况和心功能状态，及时发现和处理口腔感染等病灶。

2. 胸部X线片　经X线胸片检查明确供体、受体是否有肺内感染或其他病变及心脏大小和形态。

3. 实验室检查　血常规及血型检验。组织分型，主要是人类淋巴细胞分型，常规行人类淋巴细胞毒素抗体测定，一般在移植前3个月左右测一次。如患者体内有抗人类淋巴细胞毒素抗体，则必须先与供体做血清淋巴细胞交叉试验。

4. 进行常规术前准备　要清洁口腔，配血，禁食5～6 h，术前4 h给环孢素4 mg/kg。

六、供心采集

麻醉医师最好能参与供心的采集和处理，尽量在取心之前使心肺功能、内环境、电解质、血气和血糖在正常范围。

手术应经正中切口，纵劈胸骨，切开心包，撑开胸骨，充分暴露心脏，心外探查心脏形态、大小和功能状态，有无合并其他畸形或冠心病。全身肝素化后（2.5～3.0 mg/kg），游离升主动脉，主肺动脉及上、下腔静脉，下腔静脉要套带子。升主动脉游离至无名动脉起始处，上腔静脉游离至无名静脉，下腔静脉游离至膈肌。于升主动脉远端、无名动脉附近插入并固定心脏停搏液灌注针头，阻断升主动脉后，经主动脉根部灌注停搏液。阻断下腔静脉远端后切断下腔静脉，右肺动脉减压，要避免心脏灌注过胀，停搏液以200～300 mL/min的速度灌注，一般在15 min左右完成。心脏停搏后，心表用冰屑降温，一般按自上而下顺序采集供心。结扎上腔静脉并切断远端，于阻断钳远端切断升主动脉，抬高心尖，切断左、右肺静脉并在肺动脉分叉处切断肺动脉，切断心脏后方的附着心包组织，即可取出心脏。心脏取出后立即放入盛有4℃生理盐水或林格液的塑料容器中进一步降温，并检查心脏各瓣膜是否正常，注意有无卵圆孔未闭，若有予以关闭。剪开4个静脉开口，再将此容器置入3层无菌塑料袋中，最后将塑料袋置于小冷藏箱内运走。

七、供心保护

目前心脏得到的保护时间明显延长，但还是短于肝脏和肾脏，因此保护液很重要。UW高钾保护液能使心脏快速停跳，但可能损伤血管内膜。Celsior保护液是HTK液和等渗的UW液的混合，是一种细胞外型保护液。在德国最常用保护供心的是HTK液，是一种低钾高容量的心肌保护液，在美国多用UW和Celsior保护液。

八、手术技术

受体手术时间应与供心组工作人员及时联系后决定，最好在供心到达手术室时，再使患者全身肝素化，建立体外循环。

（一）切除病变心脏

患者仰卧，常规备皮，铺无菌巾，经胸骨正中切口，锯开胸骨，切开心包，游离主动脉及肺动脉。供心到达手术室后，全身肝素化，常规插管建立体外循环，降温至30℃。阻断升主动脉，于半月瓣上方切断升主动脉及肺动脉，靠近房室沟切开右心房，向上切至右心房顶部，向下切至房间隔下部，至三尖瓣环处切开房间隔，再将心脏反转，从房间隔下缘沿房室沟剪开左心房后壁，要注意避免切开左肺静脉。扩大切口上达心底部，最后切开房间隔，心脏即可完全切除（图89-0-1）。心脏切除缘要彻底止血。

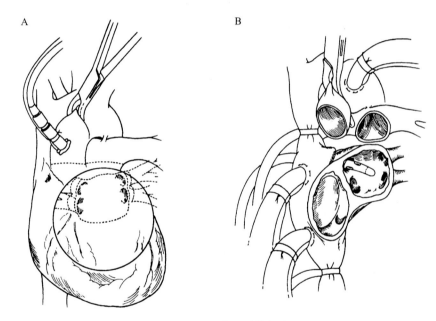

图89-0-1　受体心脏的切除
A. 切除心脏范围；B. 将心脏反转，切开左心房后壁。

（二）供心置入

切除病心后，将修剪好的供心置入心包腔，供心外裹冰水纱布，将供心的左心房壁与患者左心房壁吻合。用3/0 prolene线从左心耳和左上肺静脉之间开始吻合，向下缝至房间隔下缘，再用缝线于另一端缝合左心房顶和房间隔，至房间隔下缘与另一端缝线打结。右心房吻合宜用3/0 prolene线，先从房间隔下方开始，向上缝至右心耳，另一针由下向上缝至右心耳前壁，两线相遇后先不打结，以备排气（图89-0-2）。以4/0 prolene线连续缝合吻合主动脉。此时可以复温，最后吻合肺动脉。由于供心完全离体，因而需要各心腔内充分排气，应先排尽左心房，再排左心室及升主动脉气体（图89-0-3）。开放循环，心脏复跳至窦性心律后，与体外循环并行至少1h，可加多巴胺、肾上腺素等药物，等待各项指标基本恢复正常以后，才能停体外循环机，撤除各种管道，中和肝素，止血，心表面置临时起搏导线。

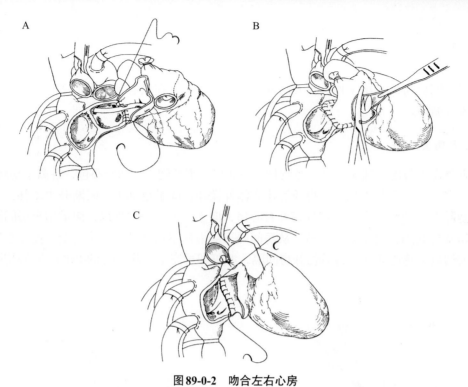

图 89-0-2　吻合左右心房

A. 从左房开始吻合；B. 裂开供右心房；C. 吻合房间隔及右房。

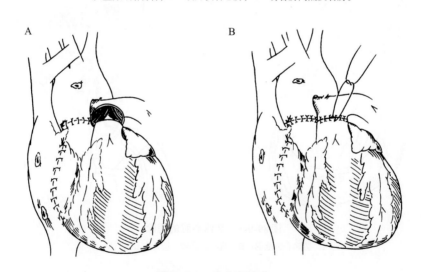

图 89-0-3　吻合主动脉

A. 吻合主动脉；B. 吻合肺动脉。

（三）完全切除患者心房的心脏移植术

近年来发现保留心房的移植方法，手术操作较为简便，但有时心房收缩不同步，可能引起血栓形成或瓣膜关闭不全等问题。因此，切除患者的心房，再行移植，可能避免这些问题。

取供心时尽量在远端切断上、下腔静脉，于心包内切断左、右4条肺静脉，再剪除上、下肺静脉之间的心房壁，使左心房形成两大静脉开口。

切除病心时，在腔静脉远端插管，建立体外循环，阻断升主动脉后，将左、右心房全部切除，仅留上下腔静脉和左右肺静脉开口（图89-0-4）。

吻合时，先吻合左肺静脉，再吻合右肺静脉、下腔静脉、上腔静脉、肺动脉和主动脉，也可先吻合主动脉,再吻合肺动脉。心内排气后开放升主动脉,停机器方法和过程与其他手术方法相同[6](图89-0-5)。

九、术后护理

1. 监护室准备 术后处理与常规心脏手术相同,但应更重视感染的预防,应设单一的心脏监护室。每次移植手术前,房间、地板、门窗均应彻底清洗,能消毒的物品要尽量做清洗、消毒处理。病床除清洗消毒外,被褥、床单也应予以更换。

2. 卫生隔离 所有进室人员均须戴帽、戴口罩、穿隔离衣和使用无菌手套,做好口腔及全身护理,静脉用药和取血标本要戴手套,胃管作为胃肠给药通道每天亦要更换。

3. 常规护理 术后24 h监护各项生命体征、引流液、液体出入量等。及时进行有关实验室检查,如血常规、血小板、血钾、血气、肝及肾功能和血糖。每天摄胸部X线片,术后复查心电图,气管插管和插尿管后,要做痰、尿的细菌培养。术后用蒸馏水擦洗全身,3周内用蒸馏水漱口,以免造成口腔感染。每天用消毒水多次洗手。患者恢复后户外活动要戴口罩和手套。

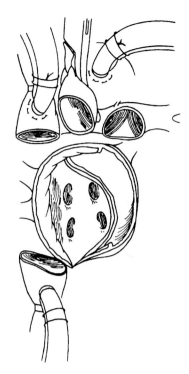

图89-0-4 受体心脏的切除

4. 排异反应的监测 应每天行超声心动图检查,观察心脏收缩及舒张功能,可以提示是否发生排异反应。心肌活检仍然为诊断排异反应的金标准。术后6周内应每周一次心肌活检,6周后应每间隔3～4个月一次。发热、关节疼痛和情绪改变,提示排异反应的可能。

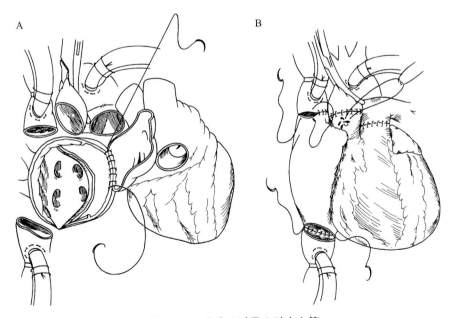

图89-0-5 吻合心脏及心脏大血管
A. 先吻合左房;B. 吻合心脏上、下腔静脉、主动脉、肺动脉。

5. 免疫抑制剂的使用 各中心所用的免疫抑制药物方案因经验和患者不同而异,并且会随着新药的出现而改变。对是否应用免疫诱导治疗还有争论,大多数中心都采用2～3种联合用药方式。主要药物有以下几种。

（1）环孢素A：环孢素A（cyclosporin A）是一种环状多肽真菌类制剂，系1972年从真菌中分离出来，并被布罗德（Brod）发现该药有免疫抑制作用。此药可选择性抑制T细胞功能，抑制其生成各种淋巴细胞因子，抑制T和B淋巴细胞的增殖和分化。本药主要副作用为肾功能损害。

（2）他克莫斯（FK-506）：FK-506为大环内酯类药物，其与胞质中FK结合蛋白结合，通过与环孢素类似的途径抑制钙调磷酸酶，使同种异体抗原引起的T淋巴细胞的活化和增殖反应受到抑制。在不良反应方面，高血压、高血脂、肾功能损害较环孢素A轻，但新发糖尿病的机会高于环孢素A。

（3）硫唑嘌呤：硫唑嘌呤（azathioprine，ATP）是细胞毒素抑制类的抗嘌呤制剂，在体内缓慢分解产生硫基嘌呤，可抑制DNA的合成，抑制T淋巴细胞，常与环孢素A、泼尼松联合应用。不良反应是骨髓抑制，白细胞、粒细胞、血小板减少等。

（4）吗替麦考酚酯（MMF）：MMF现已成为首选抗代谢药，和硫唑嘌呤一样是前体药物，可以抑制T、B细胞的增殖。

（5）激素类：多用泼尼松，可抑制淋巴细胞RNA、DNA及蛋白质的合成，抑制细胞免疫和抗体的形成，干扰单核细胞的吞噬作用。

（6）舒莱（巴利昔单抗Simulect）：舒莱是一种单克隆抗体，能够选择性的结合T细胞的IL-2的受体，阻止其与受体复合物结合，通过抑制IL-2介导的T细胞增殖而产生免疫抑制作用，可用于预防和治疗心脏移植术后急性排异反应。

6. 预防感染 要根据患者的情况和实验室结果，选择合适的抗生素，常用的为广谱、足量和强有力及作用时间长者。

十、手术并发症

1. 原发性移植心功能不全（primary graft dysfunction） 发生在术后24小时以内，主要表现为低心排血量综合征，与患者免疫功能状态、心肌缺血时间长短、心肌保护方法、手术技术等因素有关，可以使用正性肌力药物治疗，除了多巴胺、肾上腺素等药物，左西孟旦、西地那非对改善心功能也有帮助。可以并行循环辅助，必要时安装IABP[7]、心室辅助泵和使用ECMO技术治疗，如不能恢复，应再次心脏移植或植入人工心脏。

2. 右心衰竭 右心衰竭原因为患者术前肺动脉高压[8]、心肌缺血、耐受性低、右冠状动脉进气等，表现为CVP高、右心扩张和收缩无力。应延长辅助循环时间，使用前列腺素，吸入一氧化氮，增加正性肌力药物，或加用IABP、心室辅助装置和ECMO技术治疗。

3. 出血 各吻合口在心脏收缩时出血，常发生在左心房及肺动脉吻合口，如为外科手术所致，应再次手术止血，如与凝血机制有关，应采取相应的处理。有少数患者有血栓形成的可能，需要抗凝治疗[9]。

4. 感染 与免疫抑制剂的应用和多器官功能衰竭有关，肺炎、病毒感染与真菌感染占死亡患者的20%～58%。

5. 排异反应 移植后几分钟至数小时为超急性排异反应，目前已少见；急性排异反应最常见，发生于移植后2周至4个月，6个月后少见。慢性排异发生在移植较长时间以后，临床上无明显症状，患者较早发生冠状动脉硬化，可能与慢性排异反应有关。在心脏移植后的儿童更是一个亟待解决的问题[10]。诊断主要靠心肌活检和冠状动脉造影。对于急性排异反应可增加免疫抑制剂，如无效，可增加泼尼松龙剂量至1 000 mg/d，静脉注射，用3日，然后减量至维持水平，如效果不好可增加环孢素A和抗胸腺细胞免疫球蛋白（ATG）及抗人T细胞CD₃鼠单克隆抗体（OKT3）等免疫抑制剂的剂量。

6. 冠状动脉粥样硬化 此为心脏移植后死亡的原因之一，发生在心脏移植术后晚期。与冠心病不同的是病变始于远端小动脉，很少累及近端，狭窄以血管向心性纤维性狭窄为主，而与冠心病的粥样硬化不尽相同。移植后1～2年开始发生，发生率为14%。因此术后应该口服降血脂药物。由于心脏是去神经的，没有明显的心绞痛症状。可能无法进行PTCA或CABG手术，可在6个月后再行心脏移植。

7. 三尖瓣关闭不全 心内膜活检可导致三尖瓣膜索断裂、乳头肌断裂和三尖瓣叶穿孔，在植入心脏时右心房位置对合有误或过度扭转使三尖瓣不在一个平面，右心功能不全，心脏扩大，三尖瓣环扩大，三尖瓣关闭不全，发生率14%，必要时需行三尖瓣替换术。

8. 肿瘤 由免疫治疗所致，发生率5%左右，以淋巴瘤常见。

9. 肾功能衰竭 为环孢素A的副作用，发生率为20%～50%，与使用环孢素A的剂量有关。

十一、出院后注意事项

注意家里不要养动、植物；少到人群聚集的地方，必要时要戴口罩和手套，避免高脂饮食；移植术后9个月方可恢复工作。

十二、手术效果

心脏移植已经开展半个多世纪了，由于供心保护、手术技术、免疫抑制剂的使用、围手术期处理的技术水平等方面的提高，手术的效果不断改善，手术数量有所增长。心脏移植术后一年生存率成人为85%，儿童90%以上，成人生存中位数为12年，儿童为16年，之后每年病死率为3.4%。不少患者术后存活30年以上[2]。笔者和同事们曾在2001年3月21日为1例体重90 kg的男性心搏骤停患者抢救成功后，因心力衰竭严重，顺利地植入了Novacor左心辅助装置，作为等待心脏移植的过度治疗。由于左心室辅助装置内生物瓣损毁和等到了合适的供体，2003年4月24日笔者又为他去除了左心室辅助装置，成功地进行了心脏移植，术后患者顺利出院，恢复了正常工作和生活。术后8年多死于脑血管意外[11]。

（吴清玉）

参 考 文 献

[1] COOPER D K C. Christian Barnard—The surgeon who dared: The story of the first human-to-human heart transplant [J]. Glob Cardiol Sci Pract, 2018, (2): 11.

[2] BHAGRA S K, PETTIT S, PARAMESHWAR J. Heart failure cardiac transplantation: indications, eligibility and current outcomes [J]. Heart , 2019, 105: 252-260.

[3] GUGLIN M, ZUCKER M J, BORLAUG B A, et al. Evaluation for heart transplantation and LVAD implantation: JACC Council Perspectives [J]. J Am Coll Cardiol, 2020, 75 (12): 1471-1487.

[4] PAL N, GAY S H, BOLAND C G, et al. Heart transplantation after ventricular assist device therapy: benefits, risks, and outcomes [J]. Semin Cardiothorac Vasc Anesth, 2020, 24 (1): 9-23.

[5] QUADER M, TOLDO S, CHEN Q, et al. Heart transplantation from donation after circulatory death donors: Present and future [J]. J Card Surg, 2020, 35 (4): 875-885.

[6] AZIZ T, BURGESS M, KHAFAGY R, et al. Bicaval and standard techniques in orthotopic heart transplantation: medium-term experience in cardiac performance and survival [J]. J Thorac Cardiovasc Surg, 1999, 118 (1): 115-122.

[7] ARAFA O E, GEIIAN O R, ANDERSEN K, et al. Intra aortic balloon pumping for predominantly right ventricular failure after heart transplantation [J]. Ann Thorac Surg, 2000, 70 (5): 1587-1593.

[8] DELGADO J F, GOMEZ-SANCHEZ M A, SAENZ DE LA CALZADA C, et al. Impact of mild pulmonary hypertension on mortality and pulmonary artery pressure profile after heart transplantation [J]. J Heart Lung Transplant, 2001, 20 (9):

942-948.

［9］ RIZK J, MEHRA M R. Anticoagulation management strategies in heart transplantation [J]. Prog Cardiovasc Dis, 2020, 63 (3): 210-218.

［10］ KIRKLIN J K, CARLO W F, PEARCE F B. Current expectations for cardiac transplantation in patients with congenital heart disease [J]. World J Pediatr Congenit Heart Surg, 2016 , 7 (6): 685-695.

［11］ 吴清玉, 杨研, 郭少先, 等. 用左心室机械辅助装置行心脏移植前的过渡 [J]. 中华外科杂志, 2004, 42 (24): 1533-1534.

第90章
心肺移植

晚期心肺功能衰竭的患者，各种治疗措施无效，心肺移植是唯一的选择。但由于供体来源有限，接受心肺移植的患者也有一定的条件限制和手术适应证，因此目前心肺移植患者数量不多，并且效果远不如心脏移植，5年生存率为52%，10年仅为32%[1]。另外，即使有这样的供体，在多数移植中心也会用来救治更多的患者，因此决定进行心肺移植手术要非常慎重。

一、历史回顾

心肺移植从动物实验到第1例成功的临床手术已经过了25年多的时间[2]。1957年，韦布（Webb）和霍华德（Howard）在体外循环下进行了狗的心肺移植，由于自主呼吸难以恢复导致狗死亡。1970年，格里南（Grinnnan）进行了一例狗的心肺移植，存活了10天。这些早期实验显示心肺移植是可行的。人类第一例心肺移植手术是在1968年由D.A.厄尔医师在休斯顿完成的，不幸的是患者仅存活14 h[3]。20世纪80年代初由于环孢霉素的发现并用于临床，使心肺移植的成功率明显提高，1981年布鲁斯·雷兹（Bruse Reiz）成功地进行了人类第1例心肺移植，患者为45岁女性，术后存活4年[4]。1994年，中国医学科学院阜外医院进行了1例心肺移植手术，患者术后存活15天，后死于肾功能衰竭和感染[5]。2003年中南大学湘雅二院胡建国教授开展的心肺移植手术患者生存19年以上，创造了非常优秀的纪录。

二、手术适应证

终末期心肺功能衰竭的患者，预期寿命少于2年，心肺移植手术失败都适合心肺移植。但近年心肺移植手术适应证有所变化，由于供体缺乏，部分先天性心脏病和艾森曼格综合征患者可以通过双肺移植和心脏手术治疗。双肺移植后，肺血管阻力可以恢复正常。长期随访观察，双肺移植和心肺移植远期结果相似。只有心脏本身有病变如左、右心功能不全或合并三尖瓣关闭不全的艾森曼格综合征患者才选择行心肺移植手术，如心脏移植后、肺动脉高压、肺动脉阻力高于3 Wood单位，也可以考虑心肺移植。

以往全世界心肺移植最多的年份是1989年，有226例患者接受了心肺移植手术，而后每年心肺移植的例数在9~92例之间[6]。受体也有所改变，从以心肌病为主，变为先天性心脏病患者增多，两者之比为11%和35%。手术适应证范围有所改变，主要为先天性心脏病合并肺动脉高压、艾森曼格综合征患者（35%），心肌病（11%），其他原因所致的肺动脉高压（27%），心肺移植后再移植（1%）。但如果不能确定双肺移植后心功能是否正常，仍以行心肺移植手术为宜。原发性肺动脉高压和肺组织囊性纤维化患者大多可进行双肺移植，不需要心肺移植，如果进行心肺移植，受体的心脏也可以再移植给其他患者。因此单独双肺移植或心脏移植都不能治疗的终末期心肺衰竭的患者，才考虑行心肺移植术[1, 7-8]。

三、受体选择

心肺移植受体指晚期心肺疾病而没有其他重要器官疾病的患者，年龄一般在50岁以下，同时无药物、酒精依赖病史，精神正常。

四、手术禁忌证

1. 绝对禁忌证 除心肺以外还患有多器官功能衰竭、肿瘤和可能复发的肿瘤患者，艾滋病病毒（HIV）感染者，肾、肝功能不全，3～4个月内有吸烟史、药物或酒精依赖、精神状态不稳定的患者。

2. 相对禁忌证 1型糖尿病、年龄超过50岁、长期呼吸支持、进行过胸腔手术。

有专家报告，服用类固醇并不降低支气管愈合率而且能降低闭塞性支气管炎的发生率，因此，术前服用类固醇已不为绝对禁忌证。

五、供体选择

（1）供体年龄应＜50岁，HIV、HBsAg、HBcAg、巨细胞病毒（CMV）均阴性。无心肺疾病史、肿瘤病史。与供体心肺大小匹配，利用后前位胸片进行测量，横径在膈肌水平测量，纵径由胸骨顶至肋膈角，供体可略小于受体，但不能大于受体4 cm。身高/体重相差不应超过20%。无大量吸烟史（30包/年）。

（2）供体使用呼吸机辅助呼吸应少于1周。在使用呼吸机辅助呼吸情况下，吸入氧浓度100%、呼气末正压（PEEP 5 cmH_2O）、潮气量12 mL/kg时，PO_2大于300 mmHg；或吸入40%氧，$PO_2＞$140 mmHg。潮气量15 mL/kg，每分钟给予8次呼吸时，吸气峰压不超过30 cmH_2O。

（3）胸部X线片正常，少量渗出也不是手术的禁忌证。

（4）痰培养无真菌感染、革兰阴性菌感染，无脓性分泌物。可对供体进行支气管镜检查，排除肺炎、急性支气管炎、异物存在。在受体心肺功能极差、不可能继续等待的情况下，供体如有药物依赖病史、肿瘤病史、肝炎血清学检查阳性，其心肺也可移植给患者。

由于供体器官缺乏，供体年龄在许多肺移植中心已不限定＜50岁。由于更昔洛韦（ganciclovir）和巨细胞病毒（CMV）高效免疫球蛋白的有效应用，对巨细胞病毒（CMV）阳性供体的心肺也可以移植给阴性的患者[7-8]。

六、手术技术

Retiz等最早描述了心肺移植的手术方法。此方法保留膈神经，切除左心房，保留部分右心房，将供体与受体的右心房吻合。随后卡布拉尔（Cabral）等保留肺动脉、隆突后壁和主支气管。由于心脏供体缺乏，Domino技术的应用，促进了直接腔静脉吻合技术。

（一）供体心肺采集

正中切口，锯开胸骨，用撑开器撑开胸骨，切开胸膜，探查双肺及胸腔。短暂停止呼吸，待肺回缩后，用电刀切断肺韧带。将胸腺残余组织全部切除，T形剪开心包，游离升主动脉、主肺动脉及上、下腔静脉并套阻断带。在升主动脉与上腔静脉之间纵行切开气管前心包，游离气管，并保证于隆突上4个气管环上方套阻断带。切除心包至肺门处。结扎上腔静脉，钳夹下腔静脉，心脏跳空后，夹闭升主动脉。经主动脉根部灌注停搏液并切断下腔静脉及左心耳。在灌注停搏液的同时，经主肺动脉灌注冷肺保护液，并用冰盐水将心肺组织浸泡起来。灌注结束，吸净胸腔内液体，暂停肺通气，沿食管从膈肌到隆突游离心肺组织，并切断肺门后的组织。在半通气状态下，在隆突上最少4个气管环上方夹闭气管，切断升主动脉、上下腔静脉及气管，将心肺组织移出胸腔，用无菌纱垫包裹，浸入2～4℃冰盐水中。

（二）心肺保存

肺保护液如改良 Euro-collins 液加前列腺素，多年前就被应用于临床。近年来，在肺保护液组成、保存条件、药物干预方面进行了许多实验研究，但将这些研究结果应用于临床还很少。戴维（David N.），霍普金斯（Hopkinson M D）等（1998年）调查125个肺移植中心，112个中心给予了回答，发现77%的中心仍应用Euro-collins液，其中69%应用前列腺素。32%供体应用类固醇，13.5%的中心应用Wisconsin液（UW），其中67%应用前列腺素，9个中心应用Papworth液，1个中心应用供体中心降温方法。应用UW保护液的中心，93%认为肺功能保护良好。而应用Euro-collins的中心，67%认为肺功能保护良好。

经过统计各中心可接受的供体心肺缺血时间为4～12 h，供体心肺保存时间少于7 h，与供体心肺保存时间超过7 h的移植术后患者无明显差异[9]。

（三）切除受体心肺

正中切口可对心脏大血管和肺能提供良好的暴露，游离主动脉及下腔静脉，牵开胸骨后剪开两侧胸膜，若有胸膜粘连，必须用电刀先充分游离。保留膈神经两侧心包3 cm，切除其余心包。

受体全身肝素化后，靠近无名动脉插升主动脉管，上、下腔静脉插管，并行循环降温至28～30℃。先切除心脏，切断升主动脉，于主肺动脉分叉前切断主肺动脉。上腔静脉在窦房结处切断，下腔静脉保留一部分右心房组织（图90-0-1）。在右肺静脉与房间沟处切开左心房壁，向上、向下延伸，勿伤及房间隔，以使右心房完全与右肺静脉分开。行Domino手术时，应尽量保证右心房的完整。沿左、右肺静脉中线纵行切开左心房剩余组织，将包括左上、下肺静脉的左心房后壁游离使之进入左胸腔，切断肺韧带，将左肺移出胸腔，仔细切断左肺门后壁粘连组织，防止损伤迷走神经。完成以上步骤后，切断左肺动脉，夹闭左主支气管并切断之，将左肺移走（图90-0-2），同样方法取出右肺（图90-0-3）。为防止损伤喉返神经，切除主肺动脉时应保留动脉韧带处的一部分肺动脉。游离左、右支气管至隆突，仔细止血，特别注意心包和心房边缘及纵隔淋巴组织的止血。结扎支气管血管，用尖刀在隆突处切断气管。

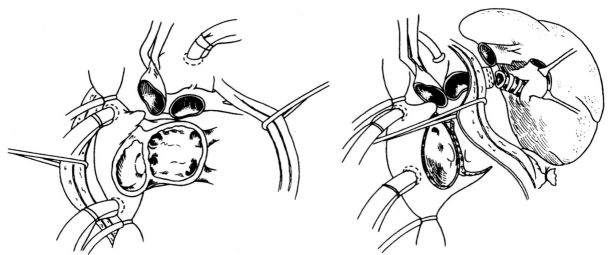

图90-0-1　切除心脏，保留部分右房组织　　　　　图90-0-2　切除左肺

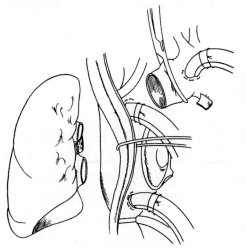

图 90-0-3　切除右肺

（四）心肺植入

　　将心肺组织从保存容器中取出，修剪气管并做细菌培养，在气管隆突上保留一个软骨环（图 90-0-4）。将心肺组织放入胸腔，将右肺在右膈神经蒂下放入右胸腔，然后小心将左肺在左膈神经蒂下放入左胸腔。先用 3/0 prolene 线吻合气管，可连续缝合，也可间断缝合，以间断缝合为好。气管吻合后，用呼吸机半潮气量通气以防止肺不张，同时在两胸腔放置冰生理盐水中心降温，左心耳滴注冰生理盐水降心内温度和排气。将受体右心房与供体右心房缝合（图 90-0-5），用 4/0 prolene 线行主动脉端-端吻合（图 90-0-6）。主动脉和肺动脉排气后，开放升主动脉及上、下腔静脉。缝闭左心耳切口以及肺动脉灌注处（图 90-0-7）。

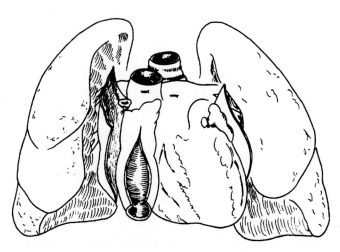

图 90-0-4　供体心肺

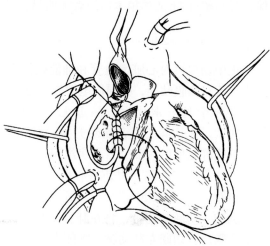

图 90-0-5　吻合右心房

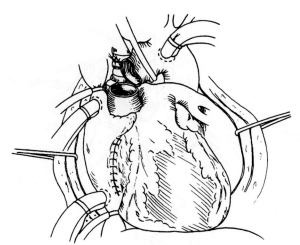

图 90-0-6　吻合气管和主动脉

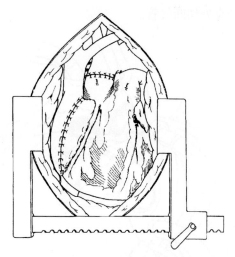

图 90-0-7　吻合完成

如将肺门放置于膈神经前方，同时进行直接腔静脉吻合。这种方法减少了膈神经和迷走神经损伤的可能性，并且在并行循环下，较容易搬动心肺组织，有利于检查后纵隔出血。但应用此方法应小心避免肺静脉回流受阻。手术技术的关键是彻底止血，避免损伤膈神经与迷走神经。为确保支气管吻合口愈合，尽量保留受体气管，不用激素。

（五）止血关胸

心脏除颤，复温至37℃，逐步减低流量，撤离体外循环机。常规放置左、右胸和纵隔引流管，止血，关胸。回ICU前用支气管镜检查支气管吻合口。用鱼精蛋白中和后，给予500 mg甲泼尼龙。呼吸机辅助呼吸，PEEP为3～5 cmH_2O，吸入氧浓度40%。用异丙肾上腺素将心率提至100～110次/min，并减低肺血管阻力。

七、术后处理

（一）免疫抑制剂的应用

各个移植中心有所不同，但使用免疫抑制剂的原则基本相同，均采用两三种药物联合用药，即环孢素、他克莫司（FK-506）、吗替麦考酚酯（MMF）、硫唑嘌呤、类固醇等联合应用。

美国Colorado大学心肺中心应用经验：术前，环孢素A 5 mg/kg，口服；硫唑嘌呤2 mg/kg，口服。术中，再灌注前甲泼尼龙500 mg冲击；术后，环孢素A 3～7 mg/h，静滴，连用2天。然后改5 mg/kg口服，每天2次，以保持血环孢素水平在300～500 μg/L。硫唑嘌呤2 mg/（kg·d），甲泼尼龙125 mg/12 h，共6次，之后硫唑嘌呤改为1 mg/kg，应用1周，然后再改为0.75 mg/kg、0.5 mg/kg、0.25 mg/kg，逐渐减量。

手术2周后开始应用泼尼松7.5～10 mg/d。对CMV阳性供体或受体，静脉使用更昔洛韦5 mg/kg治疗，术后第1天5 mg/kg，每天1次，连用2～4 d，或加用CMV免疫球蛋白。用药过程中对药物使用浓度进行及时的监测。

（二）预防感染

患者的生活环境要保持清洁、整齐，避免污染，做好患者本身的清洁卫生工作，医疗和护理各个环节都必须尽量减少患者感染的机会。

（三）监测排异反应

持续监测患者是否发生排斥反应，如患者胸部X线片有较广泛渗出、胸腔渗出、白细胞增多、血氧饱和度下降、咳嗽，要结合支气管镜、支气管肺泡漏出液检查结果作出诊断，另外需用CMV培养，超声心动图和CT检查有帮助，必要时可以进行心肌活检。

八、手术并发症

（一）术后早期并发症

1. 排异反应　即使患者术前用了免疫抑制剂，大多数患者都会发生排斥反应。超急性、急性和慢性排斥反应的症状和体征相似，主要为发热、呼吸困难、咳嗽、动脉血氧饱和度（SaO_2）降低以及FEV1降低10%～15%。

超急性排异反应要和早期移植物功能衰竭、急性排斥反应要和感染相鉴别。胸部X线片检查可见肺间质渗出，支气管镜检查和活检可以诊断。如果发生排异反应，活检可见小血管周围淋巴细胞浸润；多形核白细胞肺泡浸润和感染性病原体提示感染。支气管肺泡漏出液检查可作为鉴别排斥与感染的方法。

静脉使用皮质激素对超急性排异反应、加速期或急性排异反应通常有效。对于反复发作或耐药的患者，酌情使用大剂量的激素、环孢素气雾吸入和ATG。

2. 肾功能衰竭　患者术中肾功能受损，手术后受环孢素或其他免疫抑制剂的影响，使肾损害加重，术后可发生急性肾衰竭，表现为尿少或无尿、肌酐增高，应采取相应方法处理。

3. 出血　患者手术时间长，止血不彻底，胸壁或肋间血管损伤未及时发现，血管吻合口出血等原因都可得能导致术后出血，处理较为困难。应在移植供体心肺之前，仔细止血，加以预防。

4. 感染　患者术后咳嗽、脓痰、发热、白细胞增多、血氧饱和度下降，提示有肺部感染的可能，应及时做血和痰培养，全身应用有效的抗生素。

5. 气管吻合口瘘　患者术前营养状况差，合并感染，手术中吻合口局部处理不当，血液循环差，会并发气管吻合口瘘。当患者出现呼吸困难，胸部X线片出现气胸或纵隔积气时可诊断，应及时手术清创，重新吻合。移植后14日内避免应用泼尼松，支气管吻合口大网膜包裹，有利于气管吻合口愈合。

6. 心律失常　部分患者术后会发生室上性心律失常，可能与心房和肺静脉缝合造成的心电传导异常有关。

7. 神经损伤　术中损伤神经可带来相应的并发症，如喉返神经损伤可造成声音嘶哑，膈神经损伤会引起膈肌瘫痪，迷走神经损伤可致患者消化功能受损等。

（二）远期并发症

1. 慢性排异反应

（1）主要为闭塞性细支气管炎（bronchiolitis obliterans）：病因很多，而急性排异反应和巨细胞病毒感染是慢性闭塞性细支气管炎发生的主要危险因素。最终表现为自体免疫损伤，免疫介质和生长因子释放，管腔闭塞和小气管纤维瘢痕形成。1995年斯坦福大学一项研究分析了14年163例患者，呼吸功能（FEV_1 25%～75%）和经气管活检可以早期诊断。如能早期诊断并积极治疗，1、3、5和10年存活率分别为83%、66%、46%和22%，同期无慢性闭塞性细支气管炎患者生存率分别为86%、83%、67%和67%。积极治疗巨细胞病毒感染，早期诊断排异反应，并积极应用环孢素A、FK506控制排异反应，对慢性闭塞性细支气管炎的发生及预后有一定帮助。1997年芬克尔斯坦（Finkelstein S M）报道应用呼吸功能仪检测出院患者早期呼吸功能、生命体征的变化，尽早发现排异及感染，有助于早期治疗。高达50%以上的患者移植1年后发生慢性排斥反应，表现为闭塞性细支气管炎或少见的动脉粥样硬化。急性排斥反应可能增加慢性排斥反应的风险。闭塞性细支气管炎的患者表现为咳嗽、呼吸困难、FEF25%～75%或FEV_1下降，伴或不伴体格检查和气管影像学证据。鉴别诊断包括肺炎，确诊通常根据支气管镜活检。目前尚无有效的治疗方法，可选择的治疗有激素、抗胸腺球蛋白（ATG），环孢素气雾吸入和重新进行心肺移植[10-11]。

（2）冠状动脉血管病（coronary artery vasculopathy）：由于慢性排斥反应，患者的冠状动脉可以发生动脉硬化和狭窄，手术后1、3、5和10年的发生率分别为3%、7%、9%和27%，低于手术后闭塞性细支气管炎的发生率（8%、27%、42%和62%）。

2. 移植后淋巴组织增生紊乱（post-transplant lymphoproliferative disorders，PTLDs）　PTLDs在心肺移植患者要比心脏移植、肺移植患者多见，与Epstein-Barr病毒感染有关，对减少免疫抑制药量并抗病毒治疗有一定疗效，但生存率较低。

3. 高血压　术后因口服环孢素等药物，88.1%患者会出现高血压，70%患者会出现高血脂等药物引起的并发症，可使用美托洛尔等药物治疗。

4. 再移植　由于心肺再移植生存率比首次移植低（下降30%～50%），许多患者都因缺少供体而死亡，因此再移植手术例数很少。

九、手术效果

国内1992—2013年有6家医院共完成44例心肺联合移植手术，术后3个月内病死率高达50%。手术后1年生存率为39.4%，5年生存率为30.6%。国外心肺联合移植的患者1年生存率为60%左右。

根据国际心肺移植学会报告，在1982年1月至2014年6月期间，共进行3 775例心肺移植手术。术后3个月生存率为71%，1年63%，3年52%，5年45%，10年32%。2004—2014年生存率有所提高，中位生存期为5.8年。心肺移植和单纯肺移植比较，心肺移植早期病死率高，晚期生存率高[6]；和双肺移植术后生存率差别不大，但闭塞性细气管炎发病率低。由于心肺移植手术经验的积累，外科技术的改进，患者的手术适宜条件，以及免疫抑制药物的研制和应用，心肺移植的生存率有所提高。

双肺移植30例和心肺移植38例的比较结果：双肺移植的5年生存率80%，而心肺移植的生存率为75%，10年后均为28%。术前呼吸机维持，医院的移植经验（每年移植数小于5例）是主要危险因素。同时随受体年龄增加[13]，手术危险性也有所增加。心肺移植早期非特异性心肺功能衰竭、感染、手术技术因素和出血，是死亡的主要原因，移植术后1个月内，患者可死于原发性移植物衰竭、缺血和再灌注损伤以及除巨细胞病毒外的感染，如肺炎等。中期1月和1年之间感染是死亡的主要原因，远期（1年后）闭塞性细支气管炎和感染是死亡的主要原因，死亡的危险因素包括供体巨细胞病毒阳性而受者阴性、人类白细胞抗原（HLA-DR）不匹配、糖尿病、移植前需要机械通气或辅助通气。

心肺移植生存率与以下各项有密切关系：长期预防性抗菌治疗，心肌活检监测排异反应，经常支气管镜检查并活检，定期肺功能检查以检测排异反应，每年进行一次心导管检查并进行冠状动脉造影检查。

（吴清玉）

参 考 文 献

［1］　LE PAVEC J, HASCOËT S, FADEL E. Heart-lung transplantation: current indications, prognosis and specific considerations [J]. J Thorac Dis, 2018, 10 (10): 5946-5952.

［2］　HUDDLESTON C B, RICHEY S R. Heart-lung transplantation [J]. J Thorac Dis, 2014, 6 (8): 1150-1158.

［3］　MARGREITER R. History of lung and heart-lung transplantation, with special emphasis on german-speaking countries [J]. Transplant Proc, 2016, 8 (8): 2779-2781.

［4］　REITZ B A, WALLWORK J, HUNT S A, et al. Heart and lung transplantation: successful therapy for patients with pulmonary vascular disease [J]. N Engl J Med, 1982, 306: 557.

［5］　吴清玉, 朱晓东, 宋云虎, 等. 心肺联合移植一例 [J]. 中华外科杂志, 1996, 4 (12): 747.

［6］　YUSEN R D, EDWARDS L B, DIPCHAND A I, et al. The registry of the international society for heart and lung transplantation: thirty - third adult lung and heart-lung transplant report—2016；focus theme: primary diagnostic indications for transplant [J]. J Heart Lung Transplant, 2016, 35 (10): 1170-1184.

［7］　GALIÈ N, HUMBERT M, VACHIERY J L, et al. 2015 ESC/ERS Guidelines for the diagnosis and treatment of pulmonary hypertension: The joint task force for the diagnosis and treatment of pulmonary hypertension of the European Society of Cardiology (ESC) and the European Respiratory Society (ERS): Endorsed by: Association for European Paediatric and Congenital Cardiology (AEPC), International Society for Heart and Lung Transplantation (ISHLT) [J]. Eur Heart J, 2016, 37 (1): 67-119.

［8］ LUND L H, EDWARDS L B, DIPCHAND A I, et al. The Registry of the International Society for Heart and Lung Transplantation: thirty-third official adult heart transplantation report—2016; Focus theme: Primary diagnostic indications for transplant [J]. J Heart Lung Transplant, 2016, 35 (10): 1158-1169.

［9］ HOPKINSON D N, BHABRA M S, HOOPER T L. Pulmonary graft preservation: a worldwide survey of current clinical practice [J]. J Heart Lung Transplant, 1998, 17 (5): 525-531.

［10］ BURKE C M, THEODORE J, DAWKINS K D, et al. Post-transplant obliterative bronchiolitis and other late lung sequelae in human heart-lung transplantation. [J]. Chest, 1984, 86 (6): 824-829.

［11］ VERLEDEN G M, RAGHU G, MEYER K C, et al. A new classification system for chronic lung allograft dysfunction [J]. J Heart Lung Transplant, 2014, 33 (2): 127-133.

［12］ FADEL E, MERCIER O, MUSSOT S, et al. Long-term outcome of double-lung and heart-lung transplantation for pulmonary hypertension: a comparative retrospective study of 219 patients [J]. Eur J Cardiothorac Surg, 2010, 38 (3): 277-284.

［13］ BROUCKAERT J, VERLEDEN S E, VERBELEN T, et al. Double-lung versus heart-lung transplantation for precapillary pulmonary arterial hypertension: a 24-year single-center retrospective study [J]. Transpl Int, 2019, 32 (7): 717-729.

索　引